GRAY ANATOMIA CLÍNICA
PARA ESTUDANTES

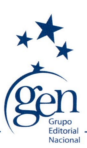

O GEN | Grupo Editorial Nacional – maior plataforma editorial brasileira no segmento científico, técnico e profissional – publica conteúdos nas áreas de ciências da saúde, exatas, humanas, jurídicas e sociais aplicadas, além de prover serviços direcionados à educação continuada e à preparação para concursos.

As editoras que integram o GEN, das mais respeitadas no mercado editorial, construíram catálogos inigualáveis, com obras decisivas para a formação acadêmica e o aperfeiçoamento de várias gerações de profissionais e estudantes, tendo se tornado sinônimo de qualidade e seriedade.

A missão do GEN e dos núcleos de conteúdo que o compõem é prover a melhor informação científica e distribuí-la de maneira flexível e conveniente, a preços justos, gerando benefícios e servindo a autores, docentes, livreiros, funcionários, colaboradores e acionistas.

Nosso comportamento ético incondicional e nossa responsabilidade social e ambiental são reforçados pela natureza educacional de nossa atividade e dão sustentabilidade ao crescimento contínuo e à rentabilidade do grupo.

GRAY ANATOMIA CLÍNICA
PARA ESTUDANTES

RICHARD L. DRAKE, PHD, FAAA
Director of Anatomy
Professor of Surgery
Cleveland Clinic Lerner College of Medicine
Case Western Reserve University
Cleveland, Ohio

A. WAYNE VOGL, PHD, FAAA
Professor of Anatomy and Cell Biology
Department of Cellular and Physiological Sciences
Faculty of Medicine
University of British Columbia
Vancouver, British Columbia, Canada

ADAM W. M. MITCHELL, MB, BS, FRCS, FRCR
Consultant Radiologist
Director of Radiology
Fortius Clinic
London, United Kingdom

Ilustrações de
Richard Tibbitts e Paul Richardson

Fotografias de
Ansell Horn

Quarta edição

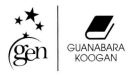

- Os autores deste livro e a editora empenharam seus melhores esforços para assegurar que as informações e os procedimentos apresentados no texto estejam em acordo com os padrões aceitos à época da publicação, *e todos os dados foram atualizados pelos autores até a data do fechamento do livro.* Entretanto, tendo em conta a evolução das ciências, as atualizações legislativas, as mudanças regulamentares governamentais e o constante fluxo de novas informações sobre os temas que constam do livro, recomendamos enfaticamente que os leitores consultem sempre outras fontes fidedignas, de modo a se certificarem de que as informações contidas no texto estão corretas e de que não houve alterações nas recomendações ou na legislação regulamentadora.
- Data do fechamento do livro: 26/05/2021
- Os autores e a editora se empenharam para citar adequadamente e dar o devido crédito a todos os detentores de direitos autorais de qualquer material utilizado neste livro, dispondo-se a possíveis acertos posteriores caso, inadvertida e involuntariamente, a identificação de algum deles tenha sido omitida.
- **Atendimento ao cliente: (11) 5080-0751 | faleconosco@grupogen.com.br**
- Traduzido de:
  GRAY'S ANATOMY FOR STUDENTS, FOURTH EDITION.
  Copyright © 2020 Elsevier Inc. All rights reserved.
  Previous editions copyrighted 2014, 2010, 2005 by Churchill Livingstone, an imprint of Elsevier Inc.
  This edition of *Gray's Anatomy for Students, 4th edition,* by *Richard L. Drake, A. Wayne Vogl and Adam W. M. Mitchell,* is published by arrangement with Elsevier Inc.
  ISBN: 978-0-323-39304-1
  Esta edição de *Gray's Anatomy for Students,* 4ª edição, de *Richard L. Drake, A. Wayne Vogl e Adam W. M. Mitchell,* é publicada por acordo com a Elsevier Inc.
- Direitos exclusivos para a língua portuguesa
  Copyright © 2021 by
  GEN | GRUPO EDITORIAL NACIONAL
  Publicado pelo selo Editora Guanabara Koogan
  Travessa do Ouvidor, 11
  Rio de Janeiro – RJ – CEP 20040-040
  www.grupogen.com.br
- Reservados todos os direitos. É proibida a duplicação ou reprodução deste volume, no todo ou em parte, em quaisquer formas ou por quaisquer meios (eletrônico, mecânico, gravação, fotocópia, distribuição pela Internet ou outros), sem permissão, por escrito, do GEN | Grupo Editorial Nacional Participações S/A.
- Adaptação da Capa: Bruno Sales
- Editoração eletrônica: Diretriz

Nota
Este livro foi produzido pelo GEN	Grupo Editorial Nacional, sob sua exclusiva responsabilidade. Profissionais da área da Saúde devem fundamentar-se em sua própria experiência e em seu conhecimento para avaliar quaisquer informações, métodos, substâncias ou experimentos descritos nesta publicação antes de empregá-los. O rápido avanço nas Ciências da Saúde requer que diagnósticos e posologias de fármacos, em especial, sejam confirmados em outras fontes confiáveis. Para todos os efeitos legais, a Elsevier, os autores, os editores ou colaboradores relacionados a esta obra não podem ser responsabilizados por qualquer dano ou prejuízo causado a pessoas físicas ou jurídicas em decorrência de produtos, recomendações, instruções ou aplicações de métodos, procedimentos ou ideias contidos neste livro.

- Ficha catalográfica

CIP-BRASIL. CATALOGAÇÃO NA PUBLICAÇÃO
SINDICATO NACIONAL DOS EDITORES DE LIVROS, RJ

D797g
4. ed.

Drake, Richard L.
    Gray's anatomia para estudantes / Richard L. Drake, A. Wayne Vogl, Adam W. M. Mitchell ; [ilustração Richard Tibbitts, Paul Richardson] ; tradução Alfredo Luiz Jacomo, Mauro Andrade - 4. ed. - Rio de Janeiro : GEN | Grupo Editorial Nacional S.A.
Publicado pelo selo Editora Guanabara Koogan Ltda., 2021.
    960 p. : il. ; 28 cm.

    Tradução de: Gray's anatomy for student
    Inclui índice
    ISBN 978-85-9515-120-8

    1. Anatomia humana. I. Vogl, A. Wayne. II. Mitchell, Adam W. M. III. Tibbitts, Richard. IV. Richardson, Paul. V. Jacomo, Alfredo Luiz. VI. Andrade, Mauro. VII. Galvão, Maria de Fátima Azevedo. VIII. Título.

21-70269   CDD: 611
                                                                           CDU: 611

Camila Donis Hartmann – Bibliotecária – CRB-7/6472

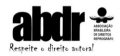

À minha esposa, Cheryl, que me apoiou;
e aos meus pais, que me guiaram.
Richard L. Drake

À minha família, aos meus colegas profissionais e mentores,
e aos meus alunos. Este livro é para vocês.
A. Wayne Vogl

A Max, Elsa, Cathy e Timothy Ianthor Mitchell, o homem que nos criou.
Adam W. M. Mitchell

Revisão Técnica

ALFREDO LUIZ JACOMO (Capítulos 5 e 9)
Professor Associado Livre-Docente da Disciplina de Topografia Estrutural Humana.
Professor Responsável da Disciplina de Topografia Estrutural Humana do Departamento de Cirurgia
da Faculdade de Medicina da Universidade de São Paulo (FMUSP).

MAURO ANDRADE (Capítulos 3 e 4)
Professor Livre-Docente. Professor Associado do Departamento de Cirurgia da Faculdade de Medicina
da Universidade de São Paulo (FMUSP), Disciplina de Topografia Estrutural Humana.

FLÁVIA EMI AKAMATSU (Capítulos 2 e 7)
Professora Doutora da Disciplina de Topografia Estrutural Humana do Departamento de Cirurgia
da Faculdade de Medicina da Universidade de São Paulo (FMUSP).

FLAVIO CARNEIRO HOJAIJ (Capítulo 8)
Doutor em Clínica Cirúrgica. Médico do Laboratório de Investigação Médica (LIM-02) do Hospital das Clínicas da
Faculdade de Medicina da Universidade de São Paulo (HC-FMUSP). Médico Colaborador da Disciplina de Topografia
Estrutural Humana do Departamento de Cirurgia da FMUSP.

SAMIR OMAR SALEH (Capítulos 1 e 6)
Pós-Doutorando na Faculdade de Medicina da Universidade de São Paulo (FMUSP). Doutor em Ciências
pelo Departamento de Cirurgia da FMUSP. Professor Convidado da Disciplina de Topografia Estrutural
Humana da FMUSP. Médico Especialista em Angiologia, Cirurgia Vascular e Endovascular.

Tradução
Alfredo Luiz Jacomo (Capítulos 1, 2, 5 a 9)
Mauro Andrade (Capítulos 3 e 4)

Agradecimentos

Primeiramente, gostaríamos de agradecer a todos que revisaram as várias edições anteriores deste livro – anatomistas, educadores e estudantes membros da área editorial de várias partes do mundo. Suas contribuições são inestimáveis.

Também gostaríamos de agradecer a Richard Tibbitts e Paul Richardson, pela habilidade em transformar nossas ideias visuais em uma realidade que não somente é fundamento para a aquisição de conhecimento anatômico, mas também é bela.

Agradecemos também a Madelene Hyde, Jeremy Bowes, Bill Schmitt, Rebecca Gruliow, John Casey e todo o time da Elsevier, por nos guiar durante a preparação deste livro.

Como trabalhamos separadamente (em alguns casos, distanciados por milhares de quilômetros), há várias pessoas que nos deram suporte local e que gostaríamos de mencionar individualmente. Por isso, toda a nossa gratidão a: Dr. Leonard Epp, Dr. Carl Morgan, Dr. Robert Shellhamer e Dr. Robert Cardell, que influenciaram profundamente minha carreira como cientista e educador.

Richard L. Drake

Dr. Sydney Friedman, Dr. Elio Raviola e Dr. Charles Slonecker, por me inspirarem e apoiarem, além de fomentarem em mim a paixão pela disciplina de Anatomia.

Dr. Murray Morrison, Dr. Joanne Matsubara, Dr. Brian Westberg, Laura Hall e Jing Cui, por contribuírem com imagens para o capítulo sobre cabeça e pescoço.

Dr. Bruce Crawford e Logan Lee, pela ajuda com as imagens para a seção de anatomia de superfície do membro superior.

Professora Elizabeth Akesson e Dr. Donna Ford, por seu apoio entusiástico e suas valiosas críticas.

Dr. Sam Wiseman, por contribuir com imagens de cirurgias e outras nos capítulos sobre abdome e sobre cabeça e pescoço. Dr. Rosemary Bassom, por escrever "Na clínica: Disfunção erétil" no capítulo sobre pelve e períneo.

A. Wayne Vogl

A anatomia muda! Nós a vemos por meio de novos "óculos" – radiografia, tomografia computadorizada (TC), ressonância magnética (RM) e, agora, inteligência artificial (IA). Não sei o que vem depois, mas é entusiasmante. Precisamos de novos olhos e sangue novo; diante disso, tive a dádiva de ter sido auxiliado, com a parte clínica, por dois colegas inspiradores: Dra. Monika Rowe e Dr. Rajat Choudhury. Eles são as estrelas do futuro.

Dr. Justin Lee e Dr. Gajan Rajeswaran são os melhores colegas e me desafiam diariamente com a anatomia musculoesquelética.

Muitos agradecimentos pelo constante apoio do Sr. Andrew Williams, do Prof. James Calder e de Lucy Ball. Eles são incríveis!

Adam W. M. Mitchell

Prefácio

Esta quarta edição de *Gray Anatomia Clínica para Estudantes* mantém os mesmos objetivos das edições anteriores e continua a incorporar as contribuições dos leitores e a adequar o conteúdo a um ambiente educacional em constante desenvolvimento. Um dos nossos principais focos enquanto a preparávamos foi ajustar o material impresso de acordo com a crescente necessidade de disponibilizá-lo em plataformas digitais de educação. Por esse motivo, aumentamos a quantidade de boxes "Na clínica" na versão impressa e disponibilizamos alguns "Casos Clínicos" de edições anteriores apenas no material *online*. Assim, foi possível ter conteúdo novo sem aumentar o tamanho do livro ou comprometer seus objetivos básicos.

Dentre as novidades desta quarta edição, há novas imagens para demonstrar os avanços recentes no campo da Radiologia e, atendendo a pedidos dos leitores, diagramas de traço simples (esboços de desenho rápido) para algumas das principais figuras, os quais podem ser facilmente replicados pelos estudantes.

Além disso, houve a inclusão de um capítulo totalmente *online* sobre neuroanatomia, e esperamos que ele ajude os estudantes em seu avanço no conhecimento do assunto.

Acreditamos que, com essas inovações, esta quarta edição de *Gray Anatomia Clínica para Estudantes* seja uma versão aprimorada da anterior e desejamos que este livro continue a ser um valioso recurso de aprendizado para estudantes.

Richard L. Drake
A. Wayne Vogl
Adam W. M. Mitchell
Outubro de 2018

Sobre o livro

A ideia

Nos últimos 20 anos, houve muitas mudanças que moldaram a maneira como os estudantes aprendem anatomia humana em escolas de Medicina e Odontologia e em programas de saúde, com currículos que se tornaram mais integrados ou mais sistêmicos. Além disso, os métodos de instrução alteraram o foco para atividades em pequenos grupos, com o objetivo de aumentar o nível de aprendizagem autodirecionada e obter conhecimentos para toda a vida. Uma explosão de informações de todas as disciplinas também tem servido para impulsionar as mudanças curriculares, aumentando o conhecimento a ser adquirido sem necessariamente requerer mais tempo disponível. Diante dessas mudanças, sentimos que era hora de escrever um novo texto, que possibilitasse aos estudantes aprender anatomia dentro do contexto de muitos sistemas curriculares diferentes, considerando a restrição de tempo cada vez maior.

Começamos no outono de 2001, considerando as várias abordagens e os diversos formatos que poderíamos adotar e, finalmente, decidimos por um enfoque regional da anatomia, com quatro seções em cada capítulo. Desde o início, queríamos que o livro fosse direcionado a estudantes de todas as áreas da saúde, sendo paralelo ao tratado *Gray's Anatomy*, que é dirigido a profissionais. Escrevemos o texto primeiro e, subsequentemente, elaboramos todo o projeto gráfico para complementar e ampliar o conteúdo. Quando completos, os esboços preliminares dos capítulos foram distribuídos, para revisão, a um grupo internacional de anatomistas, educadores e estudantes de anatomia. Seus comentários foram, então, cuidadosamente considerados na preparação final do livro.

O texto não pretende ser exaustivo em sua abrangência, mas sim apresentar conteúdo de anatomia suficiente para fornecer aos estudantes um contexto estrutural e funcional, possibilitando-lhes acrescentar detalhes à medida que avançarem na carreira. Durante a preparação deste livro, *Gray's Anatomy* foi usado como referência principal, tanto para o texto quanto para as ilustrações, e é a fonte recomendada para se obterem detalhes adicionais.

O livro

Gray Anatomia Clínica para Estudantes é um livro didático, orientado para a clínica e de fácil leitura para os estudantes de anatomia humana. Foi preparado principalmente para aqueles que pretendem atuar nas mais diversas áreas profissionais, como Medicina, Odontologia, Quiropraxia e Fisioterapia. Pode ser usado por alunos que desejem currículos tradicionais, sistêmicos, combinados (tradicionais/sistêmicos) ou com base em problemas e é particularmente útil para aqueles com pouca experiência em leituras específicas e laboratórios de anatomia macroscópica.

ORGANIZAÇÃO

Ao usar uma abordagem regional, o livro avança pelo corpo humano de maneira lógica, alicerçando as complexidades dele à medida que o leitor se familiariza com o conteúdo. Cada capítulo pode ser utilizado como módulo independente de aprendizagem, e a variação da sequência não afeta a qualidade da experiência educacional.

Escolhemos organizá-lo da seguinte maneira: *Dorso, Tórax, Abdome, Pelve e Períneo, Membro Inferior, Membro Superior* e *Cabeça e Pescoço*. Começamos com o capítulo *O Corpo*, que contém uma visão geral da disciplina de Anatomia e uma introdução às modalidades de diagnóstico por imagem e aos sistemas corporais. Seguimos então com o dorso, por se tratar, geralmente, da primeira área dissecada pelos estudantes. O tórax é abordado na sequência, em função da sua localização central e de seus componentes (coração, grandes vasos e pulmões). Esse capítulo também inicia uma progressão pelas cavidades corporais. Abdome e pelve e períneo aparecem em uma sequência lógica depois de tórax. Continuando em movimento descendente em direção aos pés, temos membro inferior e membro superior. A última região a ser abordada é cabeça e pescoço, que provavelmente tem a anatomia mais complexa do corpo. No entanto, estudar as partes anteriores possibilita ao estudante construir uma base consistente de conhecimento, a partir da qual pode compreender tal região complexa.

CONTEÚDO

Cada capítulo contém quatro seções consecutivas: *Revisão conceitual, Anatomia regional, Anatomia de superfície* e *Casos clínicos*.

Revisão conceitual apresenta a base sobre a qual as seções seguintes são desenvolvidas. Ela pode ser lida independentemente do restante do texto por estudantes que desejem apenas um nível básico de conhecimento e também funciona como resumo de conceitos importantes, após compreensão da anatomia regional.

Anatomia regional apresenta um conteúdo mais detalhado, juntamente com uma quantidade substancial de correlações clínicas significativas. Não é uma discussão exaustiva, mas fornece as informações necessárias para a compreensão da organização anatômica da região abordada. Nessa seção, há dois tipos de material clínico. As correlações com a clínica estão totalmente integradas com o texto anatômico principal e funcionam para associar a anatomia discutida diretamente com uma aplicação prática, sem interromper a linha de pensamento dos estudantes e o fluxo do texto. Embora completamente ligados ao texto anatômico, esses trechos estão destacados em verde. Os boxes denominados "Na clínica" fornecem aos estudantes informações clínicas úteis e relevantes, demonstrando como a aplicação do conhecimento anatômico facilita a resolução de problemas clínicos. Esses boxes são distribuídos em todo o texto e ficam próximo à discussão anatômica mais relevante.

Anatomia de superfície auxilia os estudantes a visualizar a relação entre estruturas anatômicas e pontos de referência na superfície. Essa seção também proporciona aplicações práticas das informações anatômicas, combinando inspeção visual com avaliação funcional, como ocorre durante qualquer tipo de exame com um paciente.

A seção final de cada capítulo consiste na apresentação de *Casos clínicos*. Eles representam o terceiro tipo de material clínico presente no livro. Em tais exemplos, um problema clínico é descrito, e um conjunto de perguntas e respostas leva o leitor à resolução do caso passo a passo. A inclusão desses relatos em cada capítulo oferece a oportunidade de aplicação do conhecimento de anatomia para a resolução de um problema clínico.

As ilustrações são parte integrante de qualquer texto de anatomia, mas precisam oferecer ao leitor uma experiência que transporte o texto para a realidade e apresente projeções que auxiliem na compreensão do assunto. Neste livro, a arte cumpre tais objetivos. As ilustrações são originais e vibrantes; muitas delas são únicas, pois foram desenhadas exclusivamente para se integrar ao texto, apresentar a anatomia de maneira nova, lidar com questões que os estudantes acham particularmente difíceis e fornecer estrutura conceitual para a construção do conhecimento. A fim de assegurar que as ilustrações trabalhem em conjunto e possibilitem aos estudantes fazer referência cruzada entre elas, usamos cores padronizadas em todo o livro, exceto quando indicado de outro modo.

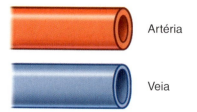

Artéria

Veia

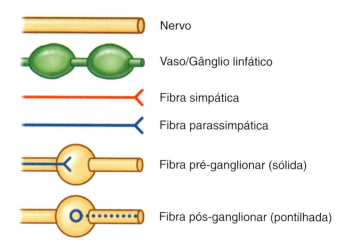

Nervo

Vaso/Gânglio linfático

Fibra simpática

Fibra parassimpática

Fibra pré-ganglionar (sólida)

Fibra pós-ganglionar (pontilhada)

A posição e o tamanho das imagens foram alguns dos parâmetros considerados no *layout* de cada página do livro.

As imagens clínicas também são instrumentos importantes na compreensão da anatomia e são abundantes no livro inteiro. Exemplos de exames de imagem de alta tecnologia, incluindo ressonância magnética (RM), tomografia computadorizada (TC), tomografia por emissão de pósitrons (PET) e ultrassonografia, bem como radiografias de alta qualidade, garantem aos estudantes instrumentos adicionais para aumentar a capacidade de visualizar a anatomia *in vivo* e, desse modo, aprimorar seu conhecimento.

Enfoque

Gray Anatomia Clínica para Estudantes tem enfoque na anatomia macroscópica. Enquanto muitos currículos no mundo estão sendo apresentados em formato mais integrado, combinando Anatomia, Fisiologia, Histologia e Embriologia, concentramos este livro apenas nos conhecimentos de Anatomia e sua aplicação aos problemas clínicos. Exceto por algumas breves referências à Embriologia, quando necessário, para melhor compreensão da Anatomia, o conteúdo de outras disciplinas não é incluído. Sabemos que há muitas obras extraordinárias que englobam essas áreas, e tentar cobrir tudo em um único livro produziria um texto de qualidade e utilidade questionáveis, para não mencionar seu tamanho!

Terminologia

Em qualquer texto anatômico ou atlas, a terminologia é sempre uma questão a ser pensada. Em 1989, formou-se o Federative Committee on Anatomical Terminology (FCAT), encarregado de desenvolver a terminologia oficial das ciências anatômicas. *Terminologia anatômica* (2ª edição, Thieme, Stuttgart/Nova York, 2011) foi uma publicação conjunta desse grupo e de 56 associações/membros da International Federadion of Associations of Anatomists (IFAA), cuja 1ª edição foi traduzida, na língua portuguesa, pela Sociedade Brasileira de Anatomia. Escolhemos a terminologia apresentada nessa publicação em prol da uniformidade. Não é incorreto o uso de outra, mas consideramos que a dessa fonte única e internacionalmente reconhecida seja a abordagem mais lógica e direta.

Embora usemos o máximo possível de termos anatômicos para orientação, ocasionalmente lançamos mão de palavras como "atrás" ou "em frente a" para tornar o texto mais fácil de ler. Nesses casos, acreditamos que o contexto esclarece o significado.

Uso anatômico dos advérbios

Durante a elaboração deste livro, tivemos longas discussões sobre como descreveríamos as relações anatômicas o mais claramente possível, mantendo a legibilidade do texto. Uma questão que surgiu em nossas discussões foi o uso correto do sufixo "mente" nos termos de orientação anatômica, como anterior, posterior, superior, inferior, lateral e medial. Chegamos ao seguinte consenso:

Advérbios com sufixo (como anteriormente, posteriormente) foram usados para acompanhar (descrever) verbos em trechos em que uma ação ou uma direção é mencionada. Por exemplo: "A traqueia segue inferiormente ao longo do tórax."

Advérbios sem sufixo (como anterior, posterior) foram usados para indicar o local fixo de uma característica anatômica. Por exemplo: "A traqueia é anterior ao esôfago."

Além disso, ambos os usos podem ocorrer no mesmo trecho. Por exemplo: "A traqueia segue inferiormente ao longo do tórax, anterior ao esôfago."

Desfrutamos muito do processo de produção deste livro em conjunto. Esperamos que vocês também desfrutem enquanto o utilizarem.

Material Suplementar

Este livro conta com o seguinte material suplementar:

- Capítulo 9, *Neuroanatomia*
- Casos clínicos.

O acesso ao material suplementar é gratuito. Basta que o leitor se cadastre e faça seu *login* em nosso *site* (www.grupogen.com.br), clicando no menu superior do lado direito e, depois, em *GEN-IO*. Em seguida, clique no menu retrátil (▤) e insira o PIN de acesso localizado na primeira orelha deste livro.

O acesso ao material suplementar on-line fica disponível até seis meses após a edição do livro ser retirada do mercado.

É rápido e fácil! Caso haja alguma mudança no sistema ou dificuldade de acesso, entre em contato conosco (gendigital@grupogen.com.br).

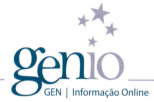

GEN-IO (GEN | Informação Online) é o ambiente virtual de aprendizagem do GEN | Grupo Editorial Nacional

Sumário

1   O Corpo, 1

O que é anatomia?, 2
   Como a anatomia macroscópica pode ser estudada?, 2
   Termos anatômicos importantes, 2

Exames de imagem, 4
   Técnicas de imagem, 4
   Medicina nuclear, 8
Interpretação de imagens, 9
   Radiografia simples, 9
   Tomografia computadorizada, 10
   Ressonância magnética, 10
   Medicina nuclear, 10
Segurança nos exames de imagem, 10

Sistemas do corpo, 10
Sistema esquelético, 10
   Cartilagens, 11
   Ossos, 11
   Articulações, 15
Pele e fáscias, 20
   Pele, 20
   Fáscia, 20
Sistema muscular, 21
Sistema circulatório, 22
Drenagem linfática, 24
   Vasos linfáticos, 24
   Linfonodos, 25
   Troncos e ductos linfáticos, 25
Sistema nervoso, 26
   Sistema nervoso central, 26
   Subdivisões funcionais do SNC, 27
   Parte somática do sistema nervoso, 27
   Parte visceral do sistema nervoso, 32
Outros sistemas, 42

Casos clínicos, 44

2   Dorso, 45

Revisão conceitual, 47
Descrição geral, 47
Funções, 47
   Sustentação, 47
   Movimento, 48
   Proteção do sistema nervoso, 48

Partes componentes, 48
   Ossos, 48
   Músculos, 50
   Canal vertebral, 51
   Nervos espinais, 51
Relações com outras regiões, 52
   Cabeça, 52
   Tórax, abdome e pelve, 52
   Membros, 53
Características principais, 53
   Coluna vertebral longa e medula espinal curta, 53
   Forames intervertebrais e nervos espinais, 54
   Inervação do dorso, 54

Anatomia regional, 54
Estrutura esquelética, 54
   Vértebras, 55
   Forames intervertebrais, 62
   Espaços posteriores entre os arcos vertebrais, 62
Articulações, 67
   Articulações entre as vértebras no dorso, 67
Ligamentos, 69
   Ligamentos longitudinais anterior e posterior, 69
   Ligamentos amarelos, 69
   Ligamentos supraespinal e nucal, 69
   Ligamentos interespinais, 69
Musculatura do dorso, 73
   Grupo superficial de músculos do dorso, 73
   Grupo intermediário de músculos do dorso, 75
   Grupo profundo de músculos do dorso, 77
Medula espinal, 82
   Vasculatura, 83
   Meninges, 86
   Organização de estruturas no canal vertebral, 87
   Nervos espinais, 89

Anatomia de superfície, 91
   Anatomia de superfície do dorso, 91
   Ausência de curvaturas laterais, 91
   Curvaturas primárias e secundárias no plano sagital, 92
   Acidentes anatômicos não vertebrais úteis, 92
   Identificação de processos espinhosos de vértebras específicas, 92
   Visualização das extremidades inferiores da medula espinal e do espaço subaracnóideo, 94
   Identificação dos principais músculos, 94

Casos clínicos, 96

3 Tórax, 97

Revisão conceitual, 99
Descrição geral, 99
Funções, 99
  Respiração, 99
  Proteção de órgãos vitais, 99
  Conduto, 99
Componentes, 100
  Parede torácica, 100
  Abertura superior do tórax, 100
  Abertura inferior do tórax, 100
  Diafragma, 101
  Mediastino, 102
  Cavidades pleurais, 102
Relação com outras regiões, 103
  Pescoço, 103
  Membro superior, 103
  Abdome, 103
  Mama, 103
Características principais, 104
  Nível das vértebras T IV/T V, 104
  Shunts venosos esquerda-direita, 104
  Suprimento neurovascular segmentar da parede torácica, 105
  Sistema simpático, 105
  Flexibilidade da parede torácica e da abertura inferior do tórax, 107
  Inervação do diafragma, 107

Anatomia regional, 108
Região peitoral, 108
  Mama, 108
  Músculos da região peitoral, 110
Parede torácica, 111
  Arcabouço esquelético, 111
  Espaços intercostais, 117
Diafragma, 124
  Irrigação, 125
  Drenagem venosa, 125
  Inervação, 125
Movimentos da parede torácica e do diafragma durante a respiração, 125
Cavidades pleurais, 127
  Pleura, 127
  Pulmões, 130
Mediastino, 140
  Mediastino anterior, 140
  Mediastino médio, 141
  Mediastino superior, 162
  Mediastino posterior, 170
  Inervação, 171

Anatomia de superfície, 176
  Anatomia de superfície do tórax, 176
  Como contar as costelas, 176
  Anatomia de superfície da mama em mulheres, 176
  Visualizando estruturas no nível das vértebras T IV/T V, 176
  Visualização de estruturas no mediastino superior, 177
  Visualização das margens do coração, 177
  Onde auscultar os sons cardíacos, 177
  Visualização das cavidades pleurais e dos pulmões, dos recessos pleurais, dos lobos pulmonares e das fissuras, 179
  Onde auscultar os sons pulmonares, 180

Casos clínicos, 182

4 Abdome, 185

Revisão conceitual, 187
Descrição Geral, 187
Funções, 187
  Abrigo e proteção de vísceras importantes, 187
  Respiração, 187
  Mudanças na pressão intra-abdominal, 188
Componentes, 188
  Parede, 188
  Cavidade abdominal, 189
  Abertura inferior do tórax, 190
  Diafragma, 190
  Abertura superior da pelve, 192
Relações com outras regiões, 192
  Tórax, 192
  Pelve, 193
  Membro inferior, 193
Características principais, 193
  Distribuição das vísceras abdominais no adulto, 193
  A região inguinal é uma área de fraqueza na parede anterior do abdome, 196
  Nível da vértebra L I, 197
  O sistema digestório e seus derivados são irrigados por três artérias importantes, 197
  Shunts venosos esquerda-direita, 198
  Toda a drenagem venosa do sistema digestório passa pelo fígado, 198
  As vísceras abdominais são inervadas por um grande plexo pré-vertebral, 201

Anatomia regional, 202
Topografia de superfície, 202
  Padrão de quatro quadrantes, 202
  Padrão de nove regiões, 203

Parede do abdome, 204
  Fáscia superficial, 204
  Musculatura anterolateral, 206
  Fáscia extraperitoneal, 210
  Peritônio, 210
  Inervação, 210
  Irrigação e drenagem venosa, 211
  Drenagem linfática, 212
Região inguinal, 213
  Canal inguinal, 215
  Hérnias inguinais, 218
Vísceras abdominais, 223
  Peritônio, 223
  Cavidade abdominopélvica, 223
  Órgãos, 228
  Irrigação arterial, 258
  Drenagem venosa, 265
  Linfáticos, 271
  Inervação, 271
Região posterior do abdome, 278
  Parede posterior do abdome, 278
  Vísceras, 283
  Vasculatura, 295
  Sistema linfático, 298
  Sistema nervoso na região posterior do abdome, 300
  Troncos simpáticos e nervos esplâncnicos, 300

Anatomia de superfície, 308
  Anatomia de superfície do abdome, 308
  Definição da projeção de superfície do abdome, 308
  Como determinar níveis vertebrais lombares, 310
  Visualização das estruturas no nível da vértebra L I, 310
  Visualização da posição dos vasos sanguíneos principais, 310
  Definição das regiões de superfície de dor referida do intestino, 311
  Onde encontrar os rins, 313
  Onde encontrar o baço, 313

Casos clínicos, 314

5 Pelve e Períneo, 317

Revisão conceitual, 319
Descrição geral, 319
Funções, 319
  Contém e sustenta a bexiga urinária, o reto, o canal anal e os sistemas genitais, 319
  Ancora as raízes da genitália externa, 319
Partes componentes, 321
  Abertura superior da pelve, 321
  Paredes da pelve, 321
  Abertura inferior da pelve, 321
  Assoalho da pelve, 321
  Cavidade pélvica, 324
  Períneo, 324
Relação com outras regiões, 324
  Abdome, 324
  Membro inferior, 324
Características principais, 325
  A cavidade da pelve projeta-se posteriormente, 325
  Importantes estruturas cruzam os ureteres na cavidade pélvica, 328
  A próstata, em homens, e o útero, em mulheres, são anteriores ao reto, 328
  O períneo é inervado por segmentos espinais sacrais, 328
  Nervos se relacionam com ossos, 329
  A inervação parassimpática dos níveis espinais S2 a S4 controla a ereção, 329
  Os músculos e a fáscia do assoalho da pelve e do períneo se intersectam no corpo do períneo, 331
  O trajeto da uretra é diferente em homens e mulheres, 331

Anatomia regional, 333
Pelve, 333
  Ossos, 333
  Articulações, 337
  Orientação, 338
  Diferenças entre homens e mulheres, 338
  Pelve menor, 340
  Vísceras, 349
  Fáscia, 367
  Peritônio, 368
  Nervos, 372
  Vasos, 380
  Drenagem linfática, 385
Períneo, 386
  Margens e teto, 386
  Fossas isquioanais e seus recessos anteriores, 386
  Trígono anal, 389
  Trígono urogenital, 389
  Nervos somáticos, 397
  Nervos viscerais, 397
  Vasos, 398
  Veias, 401
  Drenagem linfática, 402

Anatomia de superfície, 403
  Anatomia de superfície da pelve e do períneo, 403
  Orientação da pelve e do períneo na posição anatômica, 403
  Definição das margens do períneo, 403
  Identificação de estruturas no trígono anal, 405
  Identificação de estruturas no trígono urogenital das mulheres, 405
  Identificação de estruturas no trígono urogenital de homens, 406

Casos clínicos, 409

6 Membro inferior, 411

Revisão conceitual, 413
Introdução geral, 413
Função, 413
  Sustentação do peso corporal, 413
  Locomoção, 415
Componentes, 416
  Ossos e articulações, 416
  Músculos, 416
Relações com outras regiões, 418
  Abdome, 418
  Pelve, 420
  Períneo, 420
Informações importantes, 420
  A inervação é feita pelos nervos espinais lombares e sacrais, 420
  Nervos relacionados a ossos, 423
  Veias superficiais, 424

Anatomia regional, 424
  Pelve óssea, 424
  Parte proximal do fêmur, 427
  Articulação do quadril, 429
  Passagens para o membro inferior, 433
  Nervos, 435
  Artérias, 438
  Veias, 439
  Drenagem linfática, 440
  Fáscia profunda e hiato safeno, 441
  Trígono femoral, 442
Região glútea, 443
  Músculos, 443
  Nervos, 447
  Artérias, 449
  Veias, 450
  Drenagem linfática, 450
Coxa, 451
  Ossos, 452
  Músculos, 456
  Artérias, 464
  Veias, 466
  Nervos, 467
  Articulação do joelho, 469
  Articulação tibiofibular, 477
  Fossa poplítea, 477
Perna, 480
  Ossos, 482
  Articulações, 483
  Compartimento posterior da perna, 483
  Compartimento lateral da perna, 490
  Compartimento anterior da perna, 492
Pé, 495
  Ossos, 495
  Articulações, 500
  Túnel do tarso, retináculo e organização das principais estruturas do tornozelo, 506
  Arcos do pé, 508
  Aponeurose plantar, 508
  Bainhas fibrosas dos dedos do pé, 509
  Capuzes extensores, 510
  Músculos intrínsecos, 510
  Artérias, 516
  Veias, 518
  Nervos, 518

Anatomia de superfície, 521
  Anatomia de superfície do membro inferior, 521
  Evitando o nervo isquiático, 521
  Posição da artéria femoral no trígono femoral, 522
  Identificação de estruturas ao redor do joelho, 522
  Visualização do conteúdo da fossa poplítea, 522
  Posição do túnel do tarso – a abertura para o pé, 523
  Identificação dos tendões ao redor do tornozelo e do pé, 524
  Localização da artéria dorsal do pé, 525
  Posição aproximada do arco arterial plantar, 525
  Principais veias superficiais, 526
  Pontos para palpação de pulsos arteriais, 526

Casos clínicos, 529

7 Membro Superior, 533

Revisão conceitual, 535
Descrição geral, 535
Funções, 536
  Posicionamento da mão, 536
  A mão como ferramenta mecânica, 536
  A mão como instrumento sensitivo, 536
Partes componentes, 536
  Ossos e articulações, 536
  Músculos, 540
Relações com outras regiões, 540
  Pescoço, 540
  Dorso e parede torácica, 540
Informações importantes, 541
  Inervação por nervos cervicais e torácicos superiores, 541
  Nervos relacionados a ossos, 544
  Veias superficiais, 546
  Orientação do polegar, 547

Anatomia regional, 548
Ombro, 548
  Ossos, 548
  Articulações, 551
  Músculos, 554
  Músculo trapézio, 558

Músculo deltoide, 559
Músculo levantador da escápula, 559
Músculos romboides menor e maior, 559
Região escapular posterior, 561
Músculos, 562
Passagens para a região escapular posterior, 562
Nervos, 564
Artérias e veias, 564
Axila, 565
Entrada da axila, 565
Parede anterior, 566
Parede medial, 570
Parede lateral, 571
Parede posterior, 571
Passagens na parede posterior, 573
Assoalho, 573
Conteúdo da axila, 574
Braço, 588
Ossos, 589
Músculos, 592
Artérias e veias, 595
Nervos, 598
Articulação do cotovelo, 602
Fossa cubital, 607
Antebraço, 609
Ossos, 610
Articulações, 611
Compartimento anterior do antebraço, 613
Músculos, 613
Artérias e veias, 618
Nervos, 620
Compartimento posterior do antebraço, 621
Músculos, 621
Nervos, 627
Mão, 628
Articulações, 631
Túnel do carpo e estruturas do punho, 632
Aponeurose palmar, 635
Músculo palmar curto, 635
Tabaqueira anatômica, 635
Bainhas fibrosas dos dedos, 636
Capuzes dos extensores, 636
Músculos, 639
Nervos, 648

Anatomia de superfície, 651
Anatomia de superfície do membro superior, 651
Acidentes anatômicos ósseos e músculos da região escapular posterior, 651
Visualização da axila e localização de seu conteúdo e suas estruturas relacionadas, 651
Localização da artéria braquial no braço, 652
O tendão do músculo tríceps braquial e a posição do nervo radial, 652

Fossa cubital (vista anterior), 652
Identificação de tendões e localização de grandes vasos e nervos na parte distal do antebraço, 653
Aspecto normal da mão, 656
Posição do retináculo dos músculos flexores e do ramo recorrente do nervo mediano, 656
Função motora dos nervos mediano e ulnar na mão, 657
Visualização das posições dos arcos palmares superficial e profundo, 657
Pontos para a palpação dos pulsos arteriais, 658

Casos clínicos, 660

8 Cabeça e Pescoço, 663

Revisão conceitual, 665
Descrição geral, 665
Cabeça, 665
Pescoço, 666
Funções, 667
Proteção, 667
Contém as partes superiores dos sistemas digestório e respiratório, 668
Comunicação, 668
Posicionamento da cabeça, 668
Conecta as partes superiores e inferiores dos sistemas respiratório e digestório, 668
Partes componentes, 668
Crânio, 668
Vértebras cervicais, 670
Osso hioide, 670
Palato mole, 670
Músculos, 670
Relação com outras regiões, 670
Tórax, 670
Membros superiores, 671
Principais características, 671
Níveis vertebrais C III/C IV e C V/C VI, 671
Vias respiratórias no pescoço, 673
Nervos cranianos, 674
Nervos cervicais, 674
Separação funcional das vias digestória e respiratória, 674
Trígonos cervicais, 676

Anatomia regional, 679
Crânio, 679
Vista anterior, 679
Vista lateral, 681
Vista posterior, 683
Vista superior, 683
Vista inferior, 683

Cavidade craniana, 687
  Teto, 687
  Assoalho, 688
Meninges, 695
  Parte encefálica da dura-máter, 695
  Aracnoide-máter, 698
  Pia-máter, 698
  Disposição das meninges e espaços, 698
Encéfalo e sua irrigação, 701
  Encéfalo, 701
  Irrigação arterial, 701
  Drenagem venosa, 702
Nervos cranianos, 710
  Nervo olfatório [I], 715
  Nervo óptico [II], 717
  Nervo oculomotor [III], 717
  Nervo troclear [NC IV], 717
  Nervo trigêmeo [V], 717
  Nervo oftálmico [V1], 718
  Nervo maxilar [V2], 719
  Nervo mandibular [V3], 719
  Nervo abducente [NC VI], 719
  Nervo facial [NC VII], 719
  Nervo vestibulococlear [NC VIII], 720
  Nervo glossofaríngeo [NC IX], 720
  Nervo vago [NC X], 720
  Nervo acessório [NC XI], 720
  Nervo hipoglosso [NC XII], 724
Face, 724
  Músculos, 724
  Glândula parótida, 730
  Inervação, 731
  Vasos, 735
Couro cabeludo, 739
  Camadas, 739
  Inervação, 740
  Vasos, 741
  Drenagem linfática, 743
Órbita, 743
  Órbita óssea, 743
  Pálpebras, 744
  Aparelho lacrimal, 747
  Fissuras e forames, 749
  Especializações da fáscia, 751
  Músculos, 752
  Vasos, 755
  Inervação, 758
  Bulbo do olho, 761
Orelha, 767
  Orelha externa, 767
  Orelha média, 770
  Orelha interna, 776
Fossas temporal e infratemporal, 781
  Estrutura óssea, 784
  Articulações temporomandibulares, 786
  Músculo masseter, 788
  Fossa temporal, 788
  Fossa infratemporal, 790
Fossa pterigopalatina, 801
  Estrutura óssea, 801
  Passagens, 802
  Conteúdo, 802
Pescoço, 807
  Fáscia, 808
  Drenagem venosa superficial, 810
  Veias jugulares externas, 810
  Trígono cervical anterior, 810
  Trígono cervical lateral, 824
  Raiz do pescoço, 833
Faringe, 840
  Estrutura esquelética, 841
  Parede da faringe, 842
  Fáscia, 846
  Espaços na parede da faringe e estruturas que os atravessam, 846
  Parte nasal da faringe, 846
  Orofaringe, 848
  Parte laríngea da faringe, 848
  Tonsilas, 848
  Vasos, 849
  Nervos, 849
Laringe, 851
  Cartilagens da laringe, 852
  Ligamentos extrínsecos, 854
  Ligamentos intrínsecos, 855
  Articulações da laringe, 856
  Cavidade da laringe, 857
  Músculos intrínsecos, 859
  Função da laringe, 861
  Vasos, 863
  Nervos, 865
Cavidades nasais, 866
  Parede lateral, 866
  Regiões, 868
  Inervação e irrigação sanguínea, 868
  Estrutura esquelética, 869
  Nariz externo, 869
  Seios paranasais, 869
  Paredes, teto e assoalho, 873
  Narinas, 876
  Cóanos, 876
  Passagens, 877
  Vasos, 878
  Inervação, 879
Cavidade oral, 882
  Múltiplos nervos suprem a cavidade oral, 882
  Estrutura esquelética, 883
  Paredes | As bochechas, 886

Assoalho, 887
Língua, 888
Glândulas salivares, 895
Teto – palato, 898
Rima da boca e lábios, 905
Istmo das fauces, 906
Dentes e gengivas, 906

Anatomia de superfície, 911
Anatomia de superfície da cabeça e do pescoço, 911
Posições anatômicas na cabeça e principais pontos de referência, 911
Visualização de estruturas nos níveis vertebrais C III/C IV e C VI, 912
Como delinear os trígonos cervicais anterior e lateral, 912
Como localizar o ligamento cricotireóideo mediano, 912
Como encontrar a glândula tireoide, 914
Estimativa da posição da artéria meníngea média, 915
Principais estruturas da face, 915
O olho e o aparelho lacrimal, 916
Orelha externa, 917
Pontos de palpação dos pulsos arteriais, 917

Casos clínicos, 919

Índice Alfabético, 921

9 Neuroanatomia, 1*

Parte I | Visão geral do sistema nervoso, 2
Desenvolvimento, 2
Termos de orientação, 2
Componentes celulares, 2
Organização funcional do sistema nervoso, 4

Parte II | Cérebro, 8
Hemisférios cerebrais, 8
Sistema ventricular, 9
Meninges, 10
Vascularização cerebral, 13
Drenagem venosa, 17

Parte III | Tálamo, 20

Parte IV | Tronco encefálico, 23
Visão geral, 23

*Capítulo exclusivamente online.

Morfologia externa do mesencéfalo, 23
Morfologia externa da ponte, 25
Morfologia externa do bulbo, 26
Características internas do tronco encefálico, 26
Interior do mesencéfalo, 26
Morfologia interna da ponte, 27
Morfologia interna do bulbo, 28
Vascularização do tronco encefálico, 29

Parte V | Medula espinal, 32
Visão geral, 32
Meninges espinais, 33
Características externas, 35
Características internas, 35
Tratos ascendentes na medula espinal, 38
Tratos descendentes na medula espinal, 40
Vascularização da medula espinal, 46

Parte VI | Núcleos da base, 47
Corpo estriado, 47
Conexões dos núcleos da base, 48

Parte VII | Cerebelo, 49
Estruturas do cerebelo, 49
Vias aferentes cerebelares, 51
Vias eferentes cerebelares, 53
Vascularização, 54

Parte VIII | Sistema visual, 55
Via visual central, 56

Parte IX | Sistema auditivo e vestibular, 59
Vias auditivas, 59
Cóclea, 59
Vias auditivas centrais, 60
Vias vestibulares, 62

Parte X | Hipotálamo, 65
Margens do hipotálamo, 65
Conexões com a hipófise, 65
Divisões funcionais do hipotálamo, 66
Resumo das conexões, 67

Parte XI | Sistemas olfatório e límbico, 70
Sistema olfatório, 70
Sistema límbico, 70

O Corpo

1

O que é anatomia?, 2
    Como a anatomia macroscópica pode ser estudada?, 2
    Termos anatômicos importantes, 2

Exames de imagem, 4
    Técnicas de imagem, 4
    Medicina nuclear, 8
Interpretação de imagens, 9
    Radiografia simples, 9
    Tomografia computadorizada, 10
    Ressonância magnética, 10
    Medicina nuclear, 10
Segurança nos exames de imagem, 10

Sistemas do corpo, 10
Sistema esquelético, 10
    Cartilagens, 11
    Ossos, 11
    Articulações, 15
Pele e fáscias, 20
    Pele, 20
    Fáscia, 20
Sistema muscular, 21
Sistema circulatório, 22
Drenagem linfática, 24
    Vasos linfáticos, 24
    Linfonodos, 25
    Troncos e ductos linfáticos, 25
Sistema nervoso, 26
    Sistema nervoso central, 26
    Subdivisões funcionais do SNC, 27
    Parte somática do sistema nervoso, 27
    Parte visceral do sistema nervoso, 32
Outros sistemas, 42

Casos clínicos, 44

O que é anatomia?

A anatomia inclui as estruturas que podem ser vistas a olho nu (sem ampliação) e microscopicamente (com ampliação). Tipicamente, o termo *anatomia* se refere a anatomia macroscópica – ou seja, o estudo de estruturas que podem ser vistas sem o uso de um microscópio. A anatomia microscópica, também chamada de histologia, é o estudo das células e tecidos, usando-se um microscópio.

A anatomia forma a base da prática da medicina. Ela guia o médico a compreender a doença do paciente, seja durante um simples exame físico ou com o uso das técnicas mais avançadas de exame de imagem. A anatomia também é importante para dentistas, quiropratas, fisioterapeutas e todos os outros profissionais envolvidos em qualquer aspecto do tratamento dos pacientes que se inicia com uma análise dos sinais clínicos. A capacidade de interpretar uma observação clínica corretamente é, portanto, o objetivo do estudo da anatomia.

A observação e a visualização são as técnicas primárias que um estudante deve usar para aprender anatomia. A anatomia é muito mais do que decorar listas de nomes. Embora a linguagem da anatomia seja importante, o conjunto de informações necessárias para visualizar a posição de estruturas em um paciente vai além da simples memorização. Saber os nomes dos vários ramos da artéria carótida externa não é a mesma coisa que ser capaz de visualizar o trajeto da artéria lingual, desde sua origem, no pescoço, até seu término na língua. Da mesma forma, conhecer a organização do palato mole, como ele se relaciona com as cavidades oral e nasal, e como ele se movimenta durante a deglutição é bem diferente de ser capaz de recitar os nomes de seus músculos e nervos individuais. O conhecimento da anatomia exige compreensão do contexto em que a terminologia pode ser lembrada.

Como a anatomia macroscópica pode ser estudada?

O termo *anatomia* deriva do grego *temnein*, que significa "cortar". Claramente, portanto, o estudo da anatomia está ligado, em suas raízes, à dissecção, embora a dissecção de cadáveres seja, hoje em dia, auxiliada ou, em alguns casos, até substituída, pela visualização de peças previamente preparadas e modelos plásticos, ou pelo uso de módulos educativos computadorizados e outros recursos de aprendizado.

A anatomia pode ser estudada segundo uma abordagem regional ou sistêmica.

- Na **abordagem regional**, cada *região* do corpo é estudada separadamente, e todos os aspectos daquela região são estudados ao mesmo tempo. Por exemplo, se o tórax está sendo estudado, todas as suas estruturas são examinadas. Isso inclui a vasculatura, os nervos, os ossos, os músculos e todos os outros órgãos e estruturas localizados na região do corpo definida como tórax. Após estudar essa região, as outras regiões do corpo (como o abdome, a pelve, o membro inferior, o membro superior, o dorso, a cabeça e o pescoço) são estudadas de maneira semelhante

- Na **abordagem sistêmica**, por outro lado, cada *sistema* do corpo é estudado e seguido por todo o corpo. Por exemplo, um estudo do sistema circulatório engloba o coração e todos os vasos sanguíneos do corpo. Quando isso é completado, o sistema nervoso (encéfalo, medula espinal e todos os nervos) poderia ser examinado em detalhe. Essa abordagem continua por todo o corpo até que todos os sistemas, incluindo o nervoso, o esquelético, o muscular, digestório, o respiratório, o linfático e o genital, sejam estudados.

Cada uma dessas abordagens tem pontos positivos e negativos. A abordagem regional funciona muito bem se o curso de anatomia envolver dissecção de cadáveres, mas é limitada quando se quer entender a continuidade de um sistema inteiro em todo o corpo. A abordagem sistêmica facilita o entendimento dessa continuidade, mas é muito difícil coordenar essa abordagem diretamente com uma dissecção de cadáver, ou estudar de maneira suficientemente detalhada.

Termos anatômicos importantes

Posição anatômica

A posição anatômica é a posição padrão de referência do corpo humano, usada para descrever a localização das estruturas (Figura 1.1). A pessoa está em posição ortostática, com os braços estendidos ao longo do corpo, as palmas das mãos viradas para frente, os pés juntos, e a face voltada para frente com o olhar no horizonte. A boca fica fechada e a expressão facial é neutra. A margem óssea sob os olhos fica no mesmo plano horizontal do topo da abertura da orelha, e os olhos ficam abertos, focados em um objeto distante. As palmas das mãos ficam voltadas para a frente, com os dedos estendidos e juntos e a polpa do polegar perpendicular às outras polpas digitais. Os dedos dos pés ficam voltados para a frente.

Planos anatômicos

Três importantes grupos de planos atravessam o corpo na posição anatômica (Figura 1.1).

- **Planos frontais (coronais)** são orientados verticalmente e dividem o corpo em partes anterior e posterior

Capítulo 1 • O Corpo

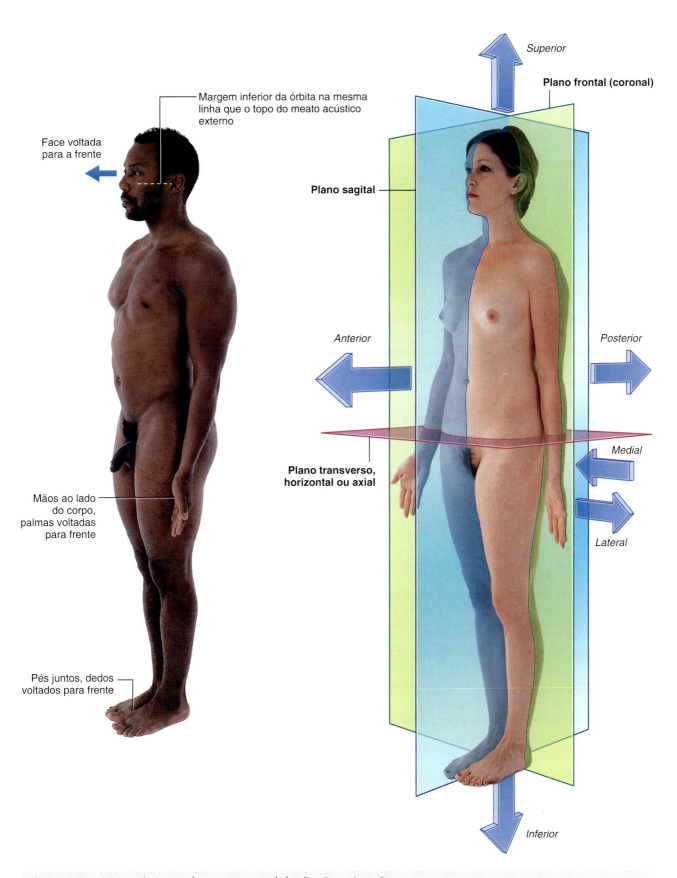

Figura 1.1 A posição anatômica, os planos e os termos de localização e orientação.

- **Planos sagitais** também são orientados verticalmente, mas são perpendiculares aos planos frontais (coronais) e dividem o corpo em partes direita e esquerda. O plano que atravessa o centro do corpo, dividindo-o em metades direita e esquerda iguais, é denominado **plano sagital mediano**
- **Planos transversos**, **horizontais** ou **axiais** dividem o corpo em partes superior e inferior.

Termos para descrever localização

Anterior (ventral) e posterior (dorsal), medial e lateral, superior e inferior

Três principais pares de termos são usados para descrever a localização de estruturas, em relação ao corpo como um todo ou a outras estruturas (*ver* Figura 1.1).

- **Anterior** (ou **ventral**) e **posterior** (ou **dorsal**) descrevem a posição de estruturas em relação à parte "da frente" e à parte "de trás" do corpo. Por exemplo, o nariz é uma estrutura anterior (ventral), enquanto a coluna vertebral é uma estrutura posterior (dorsal). Além disso, pode-se dizer que o nariz é anterior às orelhas, e a coluna vertebral é posterior ao esterno
- **Medial** e **lateral** descrevem a posição de estruturas em relação ao plano sagital mediano e aos lados do corpo. Por exemplo, o polegar é lateral ao dedo mínimo. O nariz fica no plano sagital mediano e é medial aos olhos, que, por sua vez, são mediais às orelhas externas
- **Superior** e **inferior** descrevem estruturas em relação ao eixo vertical do corpo. Por exemplo, a cabeça é superior aos ombros, e a articulação do joelho é inferior à articulação do quadril.

Proximal e distal, cranial e caudal, rostral

Outros termos utilizados para se descrever posições incluem proximal e distal, cranial e caudal, e rostral.

- **Proximal** e **distal** são usados para se referir a localizações mais próximas ou mais distantes da origem da estrutura, particularmente os membros. Por exemplo, a mão é distal à articulação do cotovelo. A articulação do ombro (antes articulação glenoumeral) é proximal à articulação do cotovelo. Esses termos também são usados para descrever as posições relativas de ramos ao longo do trajeto de estruturas lineares, como vias respiratórias, vasos e nervos. Por exemplo, ramos distais estão localizados mais próximos das extremidades do sistema, enquanto ramos proximais estão localizados mais perto de sua origem
- **Cranial** (em direção à cabeça) e **caudal** (em direção à cauda) são, por vezes, utilizados no lugar de superior e inferior, respectivamente
- **Rostral** é usado, particularmente na cabeça, para descrever a posição de uma estrutura em relação ao nariz. Por exemplo, o prosencéfalo é rostral ao rombencéfalo.

Superficial e profundo

Dois outros termos usados para descrever a posição de estruturas no corpo são **superficial** e **profundo**. Esses termos são usados para descrever as posições relativas de duas estruturas, em relação à superfície do corpo. Por exemplo, o esterno é superficial ao coração, e o estômago é profundo à parede do abdome.

Superficial e profundo também podem ser usados de uma maneira mais absoluta para definir duas principais regiões do corpo. A região superficial é externa à camada externa da fáscia profunda. As estruturas profundas são envolvidas por essa camada. As estruturas da região superficial do corpo incluem pele, fáscia superficial e glândulas mamárias. Estruturas profundas incluem a maior parte dos músculos esqueléticos e vísceras. Ferimentos superficiais são externos à camada externa de fáscia profunda, enquanto ferimentos profundos a atravessam.

Exames de imagem

Técnicas de imagem

Em 1895, Wilhelm Roentgen usou os raios X de um tubo de raios catódicos para expor uma placa fotográfica e produzir a primeira radiografia, da mão de sua esposa. Nos últimos 35 anos, houve uma revolução nos exames de imagem, que acompanhou os avanços na tecnologia de computação.

Radiografia simples

Os raios X são fótons (um tipo de radiação eletromagnética) gerados por um complexo tubo de raios X, que é um tipo de tubo de raios catódicos (Figura 1.2). Os raios X são, então, colimados (ou seja, direcionados por blindagens revestidas com chumbo, para evitar a dispersão do feixe) para a área apropriada do corpo. Conforme os raios X

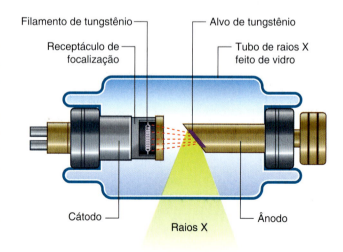

Figura 1.2 Tubo de raios catódicos, para a produção de raios X.

atravessam o corpo, são atenuados (têm sua energia reduzida) pelos tecidos. Os raios que atravessam os tecidos interagem com o filme fotográfico.

No corpo:

- O ar atenua pouco os raios X
- A gordura atenua os raios X mais do que o ar, mas menos do que a água, e
- O osso é o que mais atenua os raios X.

Essas diferenças em atenuação resultam em diferenças no nível de exposição do filme. Quando o filme fotográfico é revelado, o osso aparece em branco na imagem, porque essa região do filme foi exposta a menos raios X. O ar parece escuro porque essas regiões foram expostas a mais raios X.

Modificações nessa técnica possibilitam que um fluxo contínuo de raios X seja produzido e que a informação resultante seja projetada em uma tela, com visualização em tempo real de estruturas anatômicas em movimento, exames baritados, angiografias e fluoroscopias (Figura 1.3).

Contrastes

Para demonstrar estruturas específicas, como alças intestinais ou artérias, pode ser necessário preenchê-las com uma substância que atenue os raios X mais do que elas sozinhas normalmente conseguiriam. No entanto, é extremamente importante que essas substâncias não sejam tóxicas. Sulfato de bário, um sal insolúvel, é um contraste atóxico, com densidade relativamente alta, que é muito útil nos exames do sistema digestório. Quando uma **suspensão de sulfato de bário** é ingerida, atenua os raios X e pode, portanto, ser usada para demonstrar o lúmen intestinal (Figura 1.4). É comum adicionar-se ar à suspensão, ingerindo-se grânulos efervescentes ou injetando ar diretamente na cavidade do corpo, como um enema. Isso é conhecido como contraste duplo (ar/bário).

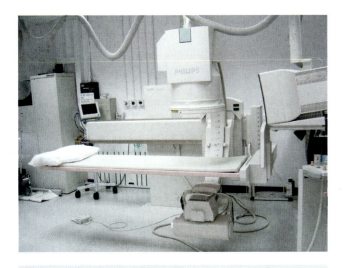

Figura 1.3 Unidade de fluoroscopia.

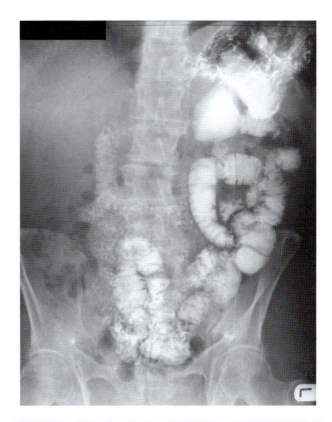

Figura 1.4 Trânsito intestinal com sulfato de bário.

Para alguns pacientes, é necessário injetar contrastes diretamente nas artérias ou veias. Nesse caso, moléculas contendo iodo são os agentes apropriados. O **iodo** é escolhido por ter uma massa atômica relativamente alta e, portanto, atenuar significativamente os raios X, mas também, com importância, é naturalmente excretado pelo sistema urinário. Contrastes intra-arteriais e intravenosos são bastante seguros e bem tolerados pela maioria dos pacientes. Raramente, alguns pacientes apresentam reação anafilática às injeções; portanto, as precauções necessárias devem ser tomadas. Contrastes intra-arteriais e intravenosos não somente auxiliam na visualização dos vasos, mas também, por serem excretados pelo sistema urinário, podem ser usados para a visualização dos rins, dos ureteres e da bexiga urinária em um exame denominado **urografia excretora** ou **pielografia intravenosa**.

Angiografia por subtração

Durante a angiografia, frequentemente é difícil avaliar o contraste dentro dos vasos por causa das estruturas ósseas sobrejacentes. Para superar essa dificuldade, a técnica de angiografia por subtração foi desenvolvida. Simplesmente, uma ou duas imagens são obtidas antes da injeção do contraste. Essas imagens são invertidas (ou seja, uma imagem negativa é criada a partir da imagem positiva). Após a injeção do contraste nos vasos, outra série de imagens é obtida, demonstrando a passagem dele pelas artérias, para as veias e por toda a circulação. A superposição da "imagem pré-contraste negativa" às imagens pós-contraste positivas, os ossos e os tecidos moles são subtraídos com produção de uma imagem apenas do contraste. Antes do advento das técnicas de imagem digitais isso era um desafio, mas agora o uso de computadores tornou essa técnica relativamente direta e instantânea (Figura 1.5).

Ultrassonografia

A ultrassonografia (US) do corpo é amplamente utilizada para todos os aspectos da medicina.

Ultrassom é uma onda sonora (e não radiação eletromagnética) de frequência muito alta gerada por materiais piezoelétricos. É importante notar que o material piezoelétrico também consegue receber as ondas sonoras que são refletidas pelos órgãos internos. As ondas sonoras são interpretadas por um computador, e uma imagem em tempo real é produzida no painel.

Os avanços na tecnologia do ultrassom, incluindo nas dimensões dos transdutores e na variedade de frequências, possibilitaram que uma ampla gama de áreas seja examinada.

Tradicionalmente, o ultrassom é usado para a avaliação do abdome (Figura 1.6) e o feto em gestantes. A US também é amplamente utilizada para avaliação de olhos, pescoço, partes moles e sistema musculoesquelético periférico. Transdutores já foram colocados em endoscópios, e a US endoluminal do esôfago, estômago e duodeno é,

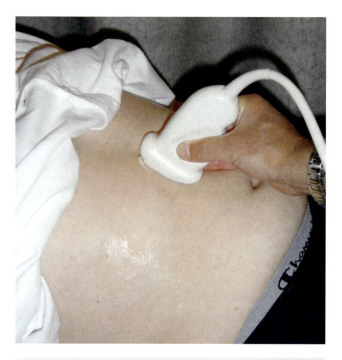

Figura 1.6 Ultrassonografia do abdome.

agora, rotineira. A US endocavitária é realizada, mais comumente, para avaliar o sistema genital de mulheres, por via transvaginal ou transretal. Nos homens, a US transretal é o exame de imagem mais adequado para avaliação da próstata quando há suspeita de hipertrofia ou malignidade prostática.

Ultrassonografia com Doppler

A US com Doppler possibilita a determinação do fluxo, sua direção e sua velocidade dentro de um vaso, utilizando-se técnicas simples de ultrassonografia. As ondas sonoras são refletidas por estruturas em movimento, e então retornam. O grau de mudança de frequência determina se o objeto está se afastando ou se aproximando do transdutor, e a velocidade de seu movimento. Medidas precisas de fluxo e velocidade sanguíneos podem assim ser obtidas, o que, por sua vez, pode indicar os locais de obstrução nos vasos sanguíneos.

Tomografia computadorizada

A tomografia computadorizada (TC) foi inventada na década de 1970, por Sir Godfrey Hounsfield, que recebeu o Prêmio Nobel de Medicina em 1979. Desde sua invenção, já existiram muitas gerações de *scanners* de TC.

Um *scanner* de TC obtém uma série de imagens do corpo (cortes) no plano axial. O paciente se deita na mesa do aparelho, a ampola de raios X gira ao redor do corpo dele (Figura 1.7) e várias imagens são obtidas. Um computador realiza uma transformação matemática complexa nas várias imagens para produzir a imagem final (Figura 1.8).

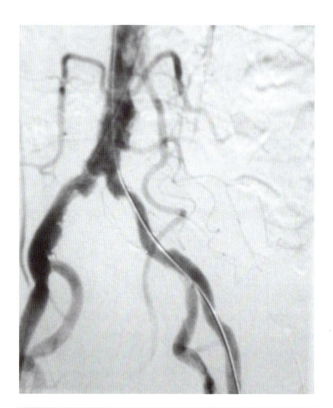

Figura 1.5 Angiografia por subtração digital.

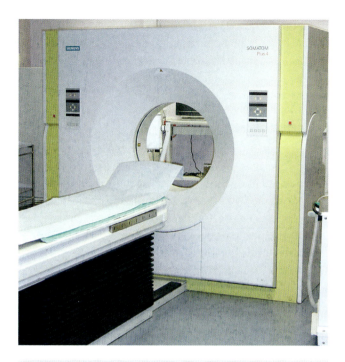

Figura 1.7 Aparelho de tomografia computadorizada.

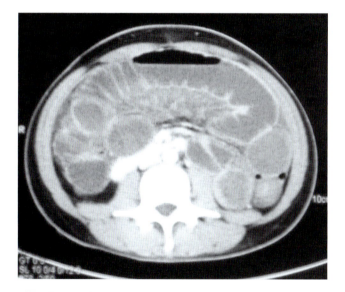

Figura 1.8 Tomografia computadorizada do abdome, no nível da vértebra L II.

Ressonância magnética

A obtenção de imagens por ressonância magnética foi descrita pela primeira vez em 1946 e usada para se determinar a estrutura de moléculas complexas. A ressonância magnética (RM) depende dos prótons livres nos núcleos de hidrogênio das moléculas de água (H_2O). Como água é encontrada em quase todos os tecidos biológicos, o próton de hidrogênio é ideal. Os prótons nos núcleos de hidrogênio de um paciente podem ser vistos como pequenos ímãs em barra, que estão orientados aleatoriamente no espaço. O paciente é colocado dentro de um forte campo magnético, que alinha os ímãs. Quando um pulso de ondas de rádio atravessa o paciente, os ímãs são defletidos e, quando retornam a suas posições alinhadas, emitem pequenos pulsos de rádio. A potência e a frequência dos pulsos emitidos e o intervalo de tempo para os prótons retornarem ao seu estado pré-excitado produzem um sinal. Esses sinais são analisados por um computador, e uma imagem é criada (Figura 1.9).

Graças à modificação da sequência de pulsos a qual os prótons são submetidos, diferentes propriedades deles podem ser avaliadas. Essas propriedades são conhecidas como a "ponderação" do exame. A modificação da sequência de pulsos e dos parâmetros de avaliação possibilita a obtenção de imagens ponderadas em T1 (Figura 1.10 A) e em T2 (Figura 1.10 B). Esses dois tipos de sequência de imagens fornecem diferenças no contraste das estruturas, que acentuam e otimizam diferentes características teciduais.

Do ponto de vista clínico:

- Na maioria das imagens ponderadas em T1, o líquido é escuro e a gordura é brilhante – por exemplo, no encéfalo, o líquido cerebrospinal (LCS) é escuro
- Nas imagens ponderadas em T2, o líquido tem sinal brilhante e a gordura tem sinal intermediário – por exemplo, no encéfalo o LCS é branco.

A RM também pode ser usada para avaliação do fluxo nos vasos e para produção de angiogramas complexos das circulações periférica e cerebral.

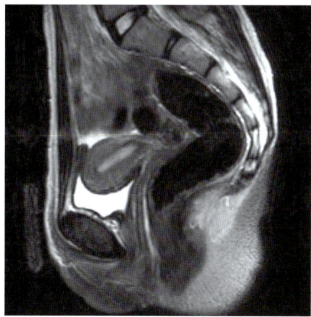

Figura 1.9 RM, plano sagital, imagem ponderada em T2 no das vísceras pélvicas, em uma mulher.

Gray Anatomia Clínica para Estudantes

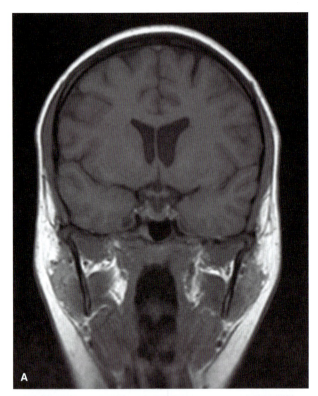

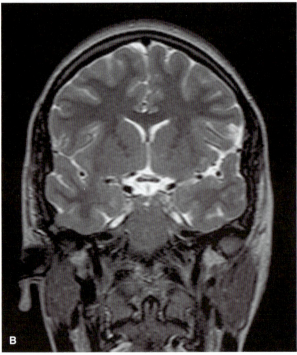

Figura 1.10 RM, imagens ponderadas em T1 (**A**) e em T2 (**B**) do encéfalo, no plano coronal.

Imagens ponderadas por difusão

As imagens ponderadas por difusão fornecem informações sobre o grau de movimento browniano das moléculas de água em vários tecidos. A difusão é relativamente livre nos espaços extracelulares e mais restrita nos espaços intracelulares. Em tumores e tecidos infartados, há aumento na quantidade de moléculas de água no líquido intracelular, em comparação com o líquido do ambiente extracelular, resultando em um aumento geral da difusão restrita e, portanto, na identificação de tecidos anormais dentre os saudáveis.

Medicina nuclear

A medicina nuclear envolve a obtenção de imagens utilizando-se raios gama, que são outro tipo de radiação eletromagnética. A importante diferença entre os raios gama e os raios X é que os raios gama são produzidos dentro do núcleo de um átomo quando este se torna instável e decai, enquanto os raios X são produzidos bombardeando-se um átomo com elétrons.

Para que uma área seja visualizada, o paciente precisa receber um emissor de raios gama, que, para ser útil, precisa apresentar algumas propriedades, incluindo:

- Meia-vida razoavelmente longa (p. ex., 6 a 24 h)
- Raios gama facilmente mensuráveis e
- Deposição de energia nos tecidos do paciente na menor dose possível.

O radioisótopo (radionuclídeo) mais comumente usado é o tecnécio-99m, que pode ser injetado como sal de tecnécio ou combinado com outras moléculas complexas. Por exemplo, combinando-se o tecnécio-99m com metileno-difosfonato (MDP), um radiofármaco é produzido. Quando injetado no corpo, esse radiofármaco liga-se especificamente aos ossos, possibilitando a avaliação do esqueleto. Da mesma forma, a combinação do tecnécio-99m com outros compostos possibilita a avaliação de outras partes do corpo, como o sistema urinário e o fluxo sanguíneo cerebral.

Dependendo de como o radiofármaco é absorvido, distribuído, metabolizado e excretado após a injeção, as imagens são obtidas por uma câmara gama (Figura 1.11).

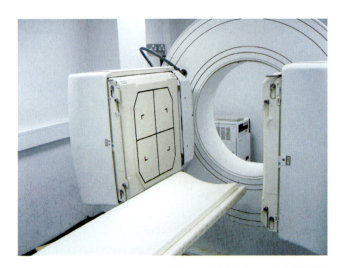

Figura 1.11 Uma câmara gama.

Tomografia por emissão de prótons

A tomografia por emissão de prótons (*positron emission tomography – PET*) é uma modalidade de exame de imagem que detecta radionuclídeos emissores de pósitrons. Um pósitron é um antielétron, ou seja, uma partícula de antimatéria com carga elétrica positiva. Pósitrons são emitidos pelo decaimento de radionuclídeos ricos em prótons. A maioria desses radionuclídeos é feita em um cíclotron, e tem meias-vidas extremamente curtas.

O radionuclídeo mais usado na PET é fluorodesoxiglicose (FDG) marcada com flúor-18 (um emissor de prótons). Tecidos que estão metabolizando glicose ativamente captam esse composto, e a alta concentração localizada dessa molécula, comparada à emissão ambiente, é detectada como hipercaptante ("quente").

A PET se tornou uma modalidade importante de obtenção de imagens na detecção do câncer e na avaliação de seu tratamento e recorrência.

Tomografia computadorizada por emissão de fóton único

A tomografia computadorizada por emissão de fóton único (*single photon emission computed tomography – SPECT*) é uma modalidade de obtenção de imagens que detecta raios gama emitidos pelo decaimento de radionuclídeos injetados, como o tecnécio-99, iodo-123 ou iodo-131. Os raios são detectados por uma câmara que faz rotação a 360°, o que possibilita a construção de imagens tridimensionais (3D). A SPECT pode ser usada para diagnosticar uma ampla variedade de condições patológicas, como doença da artéria coronária (DAC) e fraturas ósseas.

INTERPRETAÇÃO DE IMAGENS

A obtenção de imagens é necessária na maioria das especialidades clínicas, para diagnosticar alterações patológicas nos tecidos. É essencial que se saiba o que é normal e o que é anormal. O conhecimento de como a imagem é obtida, de quais são as variações normais e de quais são as considerações técnicas é necessário para obter um diagnóstico radiológico. Sem o conhecimento da anatomia da imagem examinada, é impossível comentar sobre o que é anormal.

Radiografia simples

A radiografia simples é, sem dúvida, o exame de imagem mais realizado em hospital ou ambulatório. Antes da interpretação, é importante conhecer a técnica de obtenção de imagem e das incidências padrões.

Na maioria dos casos (com exceção da radiografia de tórax), o tubo de raios X fica a 1 m de distância do filme. O objeto em questão, como uma mão ou um pé, é colocado sobre o filme. Quando é descrita a posição do corpo para radiografia, a parte mais próxima ao tubo de raios X é nomeada primeiro, e a mais próxima do filme, em seguida. Por exemplo, na incidência anteroposterior (AP), a parte mais anterior do corpo do paciente está mais próxima do tubo, e a parte posterior está mais perto do filme.

Quando as radiografias são vistas em um negatoscópio, o lado direito do paciente está à esquerda do observador; assim, os observadores veem a radiografia como se estivessem olhando para o paciente na posição anatômica.

Radiografia do tórax

A radiografia de tórax é uma das radiografias simples mais requisitadas. Uma imagem é obtida com o paciente em posição ortostática na incidência posteroanterior (PA; ou seja, o dorso do paciente está mais próximo do tubo de raios X).

Ocasionalmente, quando os pacientes não conseguem ficar em posição ortostática, as imagens são obtidas no leito, em uma incidência anteroposterior (AP). Essas imagens são menos padronizadas do que as imagens em PA, e maior cuidado deve ser tomado durante sua interpretação.

Deve-se sempre checar a qualidade das radiografias simples de tórax. Os marcadores do filme devem ser colocados no lado apropriado. (Às vezes, os pacientes apresentam dextrocardia, o que pode ser interpretado incorretamente se o marcador do filme não for colocado corretamente.) Uma radiografia de tórax de boa qualidade mostra os pulmões, o contorno cardiomediastinal, o diafragma, as costelas e as partes moles periféricas.

Radiografia de abdome

Radiografias simples do abdome são obtidas em decúbito dorsal, com incidência AP. Ocasionalmente, uma radiografia simples de abdome é feita na posição ortostática, quando existe a suspeita de obstrução do intestino delgado.

Exames gastrintestinais com contraste

Um meio de contraste de alta densidade é ingerido para tornar mais opacos o esôfago, o estômago, o intestino delgado e o intestino grosso. Como descrito anteriormente, o intestino pode ser insuflado com ar (ou dióxido de carbono) para exames com duplo contraste. Em muitos países, a endoscopia substituiu a seriografia esôfago-estômago-duodeno (SEED), mas o clister opaco duplo (enema baritado com duplo contraste) ainda é o principal exame do intestino grosso. Tipicamente, o paciente precisa passar por preparo do intestino, em que laxativos potentes são usados para esvaziá-lo. Na hora do exame, um pequeno tubo é colocado no reto, e a suspensão de bário é injetada no intestino grosso. A posição do paciente é modificada várias vezes para que o contraste percorra todo o intestino grosso. Então, ar é injetado pelo mesmo tubo, para insuflar o órgão. Uma fina camada de bário recobre a mucosa normal, possibilitando a visualização de seus detalhes (ver Figura 1.4).

Estudos urológicos com contraste

A urografia intravenosa (urografia excretora) é o padrão-ouro para avaliação do sistema urinário. Um contraste intravenoso é injetado, e imagens são obtidas conforme ele é excretado pelos rins. Uma série de imagens é obtida durante esse período, desde imediatamente após a injeção até aproximadamente 20 minutos depois, quando a bexiga está cheia de meio de contraste.

Essa série de radiografias demonstra os rins, os ureteres e a bexiga urinária, possibilitando a avaliação do retroperitônio e de outras estruturas que podem comprimir o sistema urinário.

Tomografia computadorizada

É importante que o estudante entenda a apresentação das imagens. A maioria das imagens é adquirida no plano axial e vista de maneira que o observador olha de baixo para cima, em direção à cabeça (a partir dos pés da mesa de exame). Dessa forma:

- O lado direito do paciente fica no lado esquerdo da imagem, e
- A margem superior da imagem é anterior.

Muitos pacientes recebem contraste oral ou intravenoso para diferenciar as alças intestinais de outros órgãos abdominais e para avaliar a vascularização de estruturas anatômicas normais. Quando contraste intravenoso é usado, quanto mais cedo as imagens forem obtidas, maior a probabilidade de realce arterial. Conforme o tempo passa entre a injeção e a obtenção da imagem, uma fase venosa e uma fase de equilíbrio também são obtidas.

A grande vantagem da TC é a capacidade de estender e comprimir a escala de cinza para visualizar ossos, partes moles e vísceras. A modificação das configurações e a centralização das janelas fornecem aos médicos informações específicas sobre essas estruturas.

Ressonância magnética

Não há dúvida de que a RM revolucionou o entendimento e a interpretação do encéfalo e seus revestimentos. Além disso, alterou significativamente a prática de medicina musculoesquelética e de cirurgia. As imagens podem ser obtidas em qualquer plano e na maioria das sequências. Tipicamente, as imagens são observadas com os mesmos princípios da observação de imagens de TC. Meios de contraste intravenosos também são usados para realçar ainda mais o contraste entre os tecidos. Tipicamente, os contrastes da RM contêm substâncias paramagnéticas (p. ex., gadolínio e manganês).

Medicina nuclear

A maioria dos exames de medicina nuclear é funcional. As imagens geralmente são interpretadas diretamente de um computador, e uma série de cortes representativos são obtidos para uso clínico.

SEGURANÇA NOS EXAMES DE IMAGEM

Sempre que um paciente faz uma radiografia ou a um exame de medicina nuclear, ele recebe uma dose de radiação (Tabela 1.1). Como princípio geral, espera-se que a dose dada seja a menor possível para a obtenção de uma imagem diagnóstica. Muitas leis determinam a exposição à radiação de um paciente durante vários procedimentos, e estes são monitorados para evitar doses excessivas ou adicionais. Quando uma radiografia é agendada, o médico que fez o pedido precisa estar ciente de sua necessidade e conhecer a dose dada ao paciente, para ter certeza de que os benefícios são maiores do que os riscos.

As modalidades de imagem como US e RM são ideais porque não apresentam risco significativo para o paciente. Além disso, a US é a modalidade de escolha para a avaliação do feto.

Os aparelhos de aquisição de imagem são caros e, consequentemente, quanto mais complexa for a técnica (p. ex., RM), mais caro será o exame. Os exames precisam ser solicitados de modo criterioso, com base em uma boa anamnese e um exame físico bem-feito, para o qual o conhecimento da anatomia é vital.

Sistemas do corpo

SISTEMA ESQUELÉTICO

O esqueleto pode ser dividido em dois subgrupos, o axial e o apendicular. O esqueleto axial consiste nos ossos do crânio, na coluna vertebral, nas costelas e no esterno, enquanto o esqueleto apendicular consiste nos ossos dos membros superiores e inferiores (Figura 1.12).

O sistema esquelético consiste em cartilagem e osso.

Tabela 1.1 Dose aproximada de exposição à radiação, em ordem de grandeza.

Exame	Dose efetiva típica (mSv)	Duração equivalente de exposição secundária
Radiografia de tórax	0,02	3 dias
Radiografia de abdome	1,00	6 meses
Urografia intravenosa	2,50	14 meses
TC da cabeça	2,30	1 ano
TC de abdome e pelve	10,00	4 a 5 anos

Capítulo 1 • O Corpo

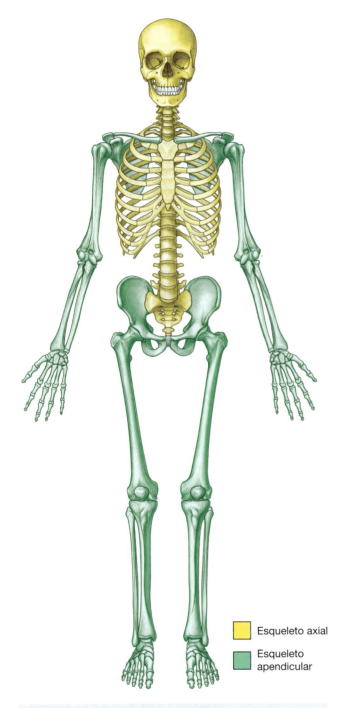

Figura 1.12 O esqueleto axial e o esqueleto apendicular.

Cartilagens

A cartilagem é uma forma avascular de tecido conjuntivo que consiste em fibras extracelulares integradas a uma matriz contendo células localizadas em pequenas cavidades. A quantidade e o tipo de fibras extracelulares na matriz variam de acordo com o tipo de cartilagem. Nas áreas de sustentação de peso ou áreas sujeitas a trações, a quantidade de colágeno é bastante aumentada, e a cartilagem é quase inextensível. Por outro lado, nas áreas onde há menos sustentação de peso e tensão, cartilagens contendo fibras elásticas, e menos fibras colágenas, são comuns. As funções da cartilagem são:

- Suporte das partes moles
- Fornecer uma superfície lisa, para o fácil deslizamento dos ossos, nas articulações e
- Possibilitar o desenvolvimento e o crescimento dos ossos longos.

Há três tipos de cartilagem:

- Hialina – a mais comum; a matriz contém uma quantidade moderada de fibras colágenas (p. ex., superfícies articulares de ossos)
- Elástica – a matriz contém fibras colágenas com muitas fibras elásticas (p. ex., orelha externa)
- Fibrocartilagem – a matriz contém um número limitado de células e substância amorfa entre uma quantidade substancial de fibras colágenas (p. ex., discos intervertebrais).

A cartilagem é nutrida por difusão e não possui vasos, vasos linfáticos ou nervos.

Ossos

O osso é um tecido conjuntivo vivo e calcificado que forma a maior parte do esqueleto. Consiste em matriz extracelular calcificada, que também contém fibras de colágeno, e vários tipos celulares integrados à matriz. Os ossos funcionam como:

- Estruturas de sustentação para o corpo
- Proteção para os órgãos vitais
- Reservatórios de cálcio e fósforo
- Alavancas para que os músculos possam produzir movimento e
- Reservatórios de células hematopoéticas.

Há dois tipos de osso, compacto e esponjoso (trabecular). O osso compacto é uma camada densa que forma a parte exterior de todos os ossos e circunda o osso esponjoso. Este consiste em espículas ósseas que revestem cavidades contendo células hematopoéticas (medula óssea). A classificação dos ossos é de acordo com seu formato.

- Ossos longos são tubulares (p. ex., úmero no membro superior, fêmur no membro inferior)
- Ossos curtos são cuboides (p. ex., ossos carpais e tarsais)
- Ossos planos consistem em duas lâminas ósseas compactas separadas por osso esponjoso (p. ex., crânio)
- Ossos irregulares têm formatos variados (p. ex., ossos da face)
- Ossos sesamoides são ossos esféricos ou ovoides que se desenvolvem dentro de tendões.

Gray Anatomia Clínica para Estudantes

Na clínica

Ossos acessórios e sesamoides

Esses são ossos extranumerários que geralmente não são encontrados como parte do esqueleto normal, mas podem existir como uma variante anatômica em muitas pessoas. Tipicamente, são encontrados em múltiplos locais no punho e mãos, tornozelo e pés (Figura 1.13). Não devem ser confundidos com fraturas em exames de imagem.

Ossos sesamoides ficam embutidos dentro de tendões, o maior dos quais é a patela. Há muitos outros ossos sesamoides no corpo, particularmente nos tendões das mãos e dos pés, e mais frequentemente nos tendões flexores do polegar e do hálux.

Alterações degenerativas e inflamatórias, assim como tensões mecânicas, nos ossos acessórios e sesamoides, podem causar dor, que pode ser tratada com fisioterapia e injeções localizadas de esteroides, mas, em alguns casos mais graves, pode ser necessário remover o osso cirurgicamente.

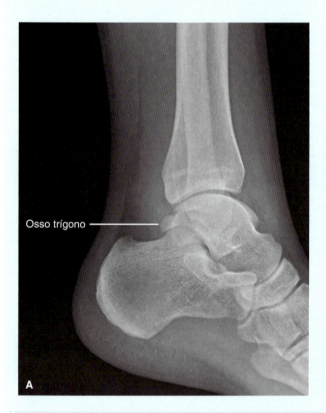
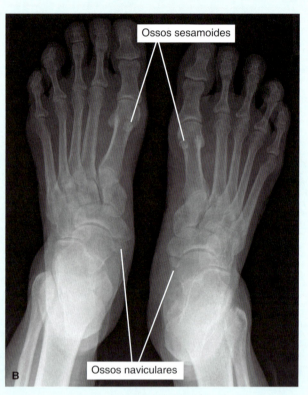

Figura 1.13 Ossos acessórios e sesamoides. **A.** Radiografia da região do tornozelo mostrando um osso acessório (osso triangular). **B.** Radiografia dos pés mostrando numerosos ossos sesamoides e ossos acessórios (ossos naviculares).

Ossos são vascularizados e têm inervação. Geralmente, uma artéria adjacente emite uma artéria nutrícia, normalmente uma por osso, que penetra diretamente na cavidade interna do osso e irriga a medula óssea, o osso esponjoso e as camadas internas de osso compacto. Além disso, todos os ossos são recobertos, externamente, exceto na área de uma articulação em que há cartilagem articular, por uma membrana de tecido conjuntivo fibroso chamada de periósteo, que tem a capacidade única de formar tecido ósseo novo. Essa membrana recebe vasos sanguíneos cujos ramos irrigam as camadas externas de osso compacto. Um osso sem seu periósteo não sobrevive. Nervos acompanham os vasos que irrigam o osso e o periósteo. A maioria dos nervos que penetram na cavidade interna junto com as artérias nutrícias consiste em fibras vasomotoras, que regulam o fluxo sanguíneo. O osso em si tem poucas fibras nervosas sensitivas. Por outro lado, o periósteo é inervado por numerosas fibras sensitivas e é muito sensível a qualquer tipo de lesão.

Embriologicamente, todos os ossos provêm do mesênquima, seja por ossificação intramembranácea, na qual modelos ósseos mesenquimais sofrem ossificação, ou endocondral, na qual modelos cartilagíneos dos ossos se formam a partir do mesênquima e depois sofrem ossificação.

Capítulo 1 • O Corpo

Na clínica

Determinação da idade esquelética

Os ossos se desenvolvem de uma maneira previsível, do nascimento até formarem o esqueleto adulto maduro, ao fim da puberdade. Nos países ocidentais, a maturidade esquelética tende a ocorrer entre os 20 e 25 anos de idade. No entanto, isso pode variar de acordo com as condições geográficas e socioeconômicas. A maturidade esquelética também é determinada por fatores genéticos e estados patológicos.

Até a idade da maturidade esquelética, o crescimento e o desenvolvimento ósseos seguem um estado ordenado tipicamente previsível, que pode ser medido com ultrassonografia, radiografia simples ou RM. Tipicamente, a mão não dominante (esquerda, em destros) é radiografada, e a radiografia é comparada a uma série de radiografias padrão. Dessas imagens, a idade óssea pode ser determinada (Figura 1.14).

Em certos estados patológicos, como desnutrição e hipotireoidismo, a maturidade óssea pode ser tardia. Se a idade óssea estiver significativamente reduzida em relação à idade real do paciente, pode ser necessário tratamento.

Em um indivíduo saudável, a idade óssea representa a idade real do paciente. Isso é importante para se determinar a idade real de um indivíduo, o que pode ter importância médico-legal.

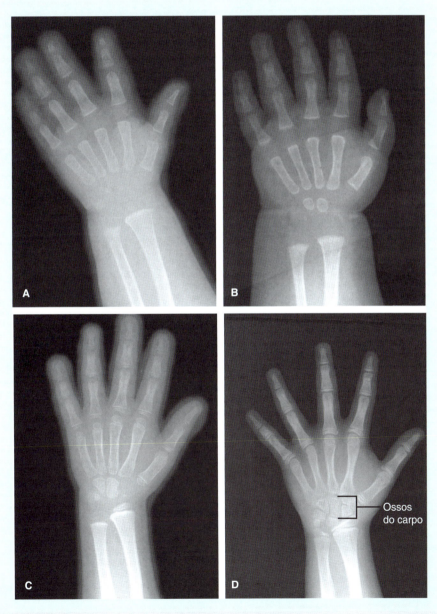

Figura 1.14 Uma série de radiografias de desenvolvimento, mostrando a progressiva ossificação dos ossos carpais (do punho), de 3 (**A**) a 10 (**D**) anos de idade.

Na clínica

Transplantes de medula óssea

A medula óssea serve uma importante função. Há dois tipos de medula óssea, medula vermelha (também chamada de tecido mieloide) e medula amarela. As hemácias, plaquetas e a maioria dos leucócitos surgem dentro da medula vermelha. Na medula amarela, alguns leucócitos são criados; no entanto, essa medula é dominada por grandes glóbulos adiposos (conferindo-lhe sua aparência amarela) (Figura 1.15).

Ao nascimento, a maior parte da medula óssea do corpo é vermelha; no entanto, com o passar da idade, a medula vermelha é convertida a medula amarela, dentro dos ossos longos e ossos planos.

A medula óssea contém dois tipos de células-tronco. As células-tronco hematopoéticas dão origem aos leucócitos, hemácias e plaquetas. Células-tronco mesenquimais diferenciam-se em estruturas que formam osso, cartilagem e músculo.

Há algumas doenças que envolvem a medula óssea, incluindo infecção e câncer. Em pacientes que desenvolvem uma malignidade na medula óssea (leucemia), pode ser possível coletar células não malignas da medula do próprio paciente, ou da medula óssea de outra pessoa. A medula cancerígena do paciente é destruída com quimioterapia ou radiação, e as novas células são injetadas. Esse tratamento é o transplante de medula óssea.

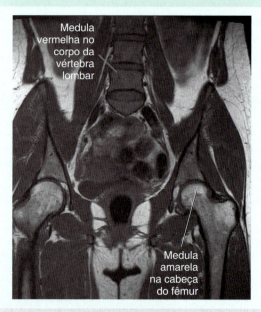

Figura 1.15 RM, imagem ponderada em T1 no plano coronal, demonstrando intensidade de sinal relativamente alta nas cabeças e nos colos dos fêmures, consistente com medula óssea amarela. Neste jovem paciente, os corpos vertebrais têm sinal mais escuro intermediário, que representa medula óssea vermelha. Há relativamente pouca gordura nessas vértebras, daí o sinal mais baixo.

Na clínica

Fraturas ósseas

Fraturas ocorrem em ossos normais por causa de tensões ou cargas anormais, sob as quais o osso cede (Figura 1.16 A). Fraturas também podem ocorrer em ossos com baixa densidade (osteoporose); nesses casos, uma tensão normal é exercida sobre um osso que não consegue suportá-la, e acaba fraturando.

Em crianças, cujos ossos ainda estão em desenvolvimento, fraturas podem ocorrer na lâmina epifisial (segundo a Terminologia Anatômica), também conhecida como placa de crescimento, ou através da diáfise. Essas fraturas na diáfise tipicamente envolvem rompimento cortical parcial, semelhante à quebra de um galho de uma árvore jovem; por isso, são denominadas fraturas "em galho verde".

Após a ocorrência de uma fratura, a resposta natural do corpo é sua cicatrização. Entre as margens da fratura é formado um coágulo de sangue, dentro do qual novos vasos crescem. Uma matriz gelatinosa é formada, e ocorre mais migração de células produtoras de colágeno. Nessa estrutura de partes moles, hidroxiapatita de cálcio é produzida por osteoblastos e forma cristais insolúveis, e a matriz óssea é depositada. Conforme mais osso é produzido, um calo pode ser demonstrado, formando-se sobre o local da fratura.

O tratamento de fraturas requer a redução da linha de fratura. Se essa redução não pode ser mantida por gesso ou tala comuns, pode ser necessária fixação interna ou externa, com parafusos e pinos (Figura 1.16 B).

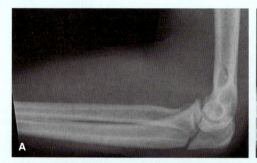
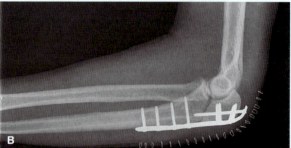

Figura 1.16 Radiografia, incidência lateral, mostrando fratura da ulna na articulação do cotovelo (**A**) e a restauração dessa fratura (**B**), usando fixação interna com uma placa e múltiplos parafusos.

Capítulo 1 • O Corpo

Na clínica

Necrose avascular

A necrose avascular é morte celular óssea resultante de perda, temporária ou permanente, da irrigação do osso. A necrose avascular pode ocorrer em várias condições clínicas, algumas com etiologias obscuras. Um local típico para necrose avascular é uma fratura do colo do fêmur em um paciente idoso. Nesses pacientes, há perda de continuidade do fluxo sanguíneo medular cortical, com perda do fluxo sanguíneo profundo às fibras do retináculo. Essencialmente, isso faz com que a cabeça do fêmur deixe de ser irrigada; subsequentemente, a cabeça necrosa e colapsa (Figura 1.17). Nesses pacientes, é necessário substituir a cabeça do fêmur por uma prótese.

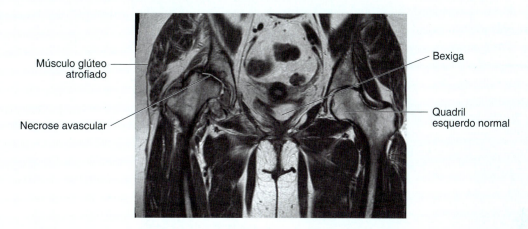

Figura 1.17 Imagem da articulação do quadril demonstrando perda de altura da cabeça do fêmur direito, com esclerose óssea justarticular e formação de cistos subcondrais secundária a necrose avascular. Há também significativa atrofia dos músculos que sustentam o quadril, que é secundária ao desuso e dor.

Na clínica

Fraturas epifisiais

Conforme o esqueleto se desenvolve, há estágios de crescimento intenso, tipicamente em torno dos 7 a 10 anos de idade e, mais tarde, durante a puberdade. Esses estirões de crescimento estão associados a aumento da atividade celular ao redor da lâmina epifisial, entre a cabeça e o corpo (diáfise) de um osso. Esse aumento da atividade torna a lâmina epifisial mais vulnerável a lesões, que podem ocorrer por deslocamento através da lâmina epifisial ou fratura através dela. Ocasionalmente, uma lesão resulta em compressão da lâmina epifisial, destruindo parte dela, o que pode resultar em crescimento assimétrico. Todas as fraturas através da lâmina epifisial têm de ser reduzidas com cuidado e rapidez.

Articulações

Os locais onde dois elementos esqueléticos entram em contato são denominados articulações. As duas categorias gerais de articulações (Figura 1.18) são aquelas em que:

- Os elementos esqueléticos são separados por uma cavidade (**articulações sinoviais**) e
- Não há cavidade, e os componentes são unidos por tecido conjuntivo (**articulações fibrosas** ou **sinartroses**).

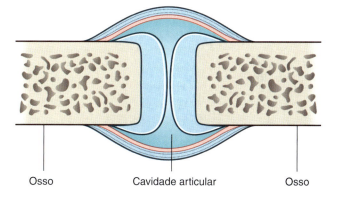

A Articulação sinovial

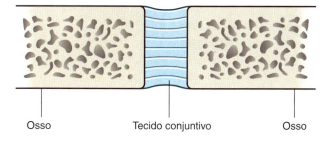

B Articulação fibrosa

Figura 1.18 Articulações. **A.** Articulação sinovial. **B.** Articulação fibrosa.

Vasos sanguíneos que atravessam uma articulação, e nervos que inervam músculos que agem sobre uma, geralmente enviam ramos para a articulação.

Articulações sinoviais

Articulações sinoviais são conexões entre componentes esqueléticos em que os elementos envolvidos são separados por uma estreita cavidade articular (Figura 1.19).

Além da cavidade articular, essas articulações têm algumas outras características.

Primeiro, uma camada de cartilagem, geralmente **cartilagem hialina**, recobre as superfícies articulares dos elementos esqueléticos. Em outras palavras, uma superfície óssea normalmente não toca diretamente em outra. Como consequência, quando essas articulações são vistas em radiografias simples, um amplo espaço parece separar os ossos adjacentes, porque a cartilagem que recobre as superfícies articulares é mais transparente aos raios X do que os ossos.

Uma segunda característica das articulações sinoviais é a **cápsula articular**, que consiste em uma **membrana sinovial**, mais interna, e uma **membrana fibrosa**, mais externa.

- A membrana sinovial se insere nas margens das superfícies articulares, na interface entre a cartilagem e o osso, e envolve a cavidade articular. A membrana sinovial é altamente vascularizada e produz o líquido sinovial, que fica na cavidade articular e lubrifica as superfícies articulares. Estruturas saculares fechadas de membrana sinovial também ocorrem fora das articulações, onde formam bolsas sinoviais ou bainhas de tendões. As bolsas frequentemente ficam entre estruturas, como tendões e osso, tendões e articulações, ou pele e osso, e reduzem o atrito de uma estrutura se movimentando sobre a outra. As bainhas dos tendões envolvem os tendões, bem como reduzem o atrito

- A membrana fibrosa é formada por tecido conjuntivo denso e envolve e estabiliza a articulação. Partes da membrana fibrosa podem se espessar para formar ligamentos, que estabilizam ainda mais a articulação. Os ligamentos fora da cápsula geralmente fornecem um reforço adicional.

Outra característica comum, mas não universal, das articulações sinoviais é a existência de estruturas adicionais dentro da área envolvida pela cápsula ou pela membrana sinovial, como **discos articulares** (geralmente compostos por fibrocartilagem), **corpos adiposos** e **tendões**. Os discos articulares absorvem forças de compressão, moldam-se a alterações nos contornos das superfícies articulares durante o movimento e aumentam a amplitude de movimentos que podem ocorrer em uma articulação. Corpos adiposos geralmente ocorrem entre a membrana sinovial e a cápsula, e entram e saem de regiões conforme os contornos da articulação se alteram durante o movimento. As regiões redundantes da membrana sinovial e da membrana fibrosa possibilitam movimentos mais amplos nas articulações.

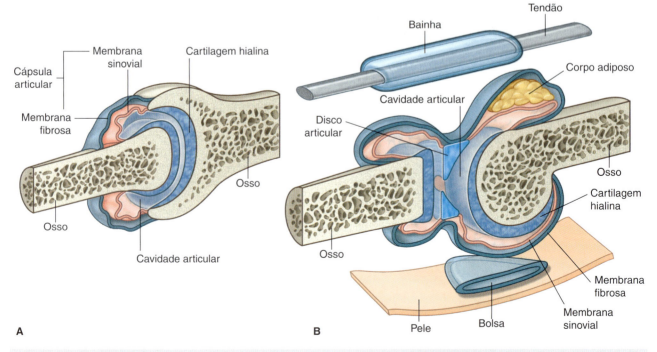

Figura 1.19 Articulações sinoviais. **A**. Principais características de uma articulação sinovial. **B**. Estruturas acessórias associadas às articulações sinoviais.

Descrição de articulações sinoviais com base em seu formato e movimento

As articulações sinoviais são descritas com base em seu formato e movimento:

- Com base no formato das superfícies articulares, articulações são descritas como planas, gínglimo, trocóideas, bicondilares (dois conjuntos de pontos de contato), elipsóideas, selares e esferóideas
- Com base no movimento, as articulações sinoviais são descritas como uniaxiais (movimento em um plano), biaxiais (movimento em dois planos) e multiaxiais (movimento em três planos).

Gínglimos são uniaxiais, enquanto articulações esferóideas são multiaxiais.

Tipos específicos de articulações sinoviais

- Articulações planas – possibilitam movimentos de deslizamento de um osso sobre a superfície do outro (p. ex., articulação acromioclavicular)
- Gínglimo – possibilitam movimento ao redor de um eixo, que atravessa a articulação transversalmente; permitem flexão e extensão (p. ex., articulação do cotovelo [umeroulnar])
- Articulações trocóideas – possibilitam movimento ao redor de um eixo que passa longitudinalmente ao longo do corpo do osso; permitem rotação (p. ex., articulação atlanto-axial)
- Articulações bicondilares – possibilitam movimento principalmente em um eixo, com rotação limitada em torno de um segundo eixo; formada por dois côndilos convexos que se articulam com superfícies côncavas ou planas (p. ex., articulação do joelho)
- Articulações elipsóideas – possibilitam movimento em torno de dois eixos perpendiculares entre si; permitem flexão, extensão, abdução, adução e circundação (limitada) (p. ex., articulação do punho)
- Articulações selares – possibilitam movimento ao redor de dois eixos perpendiculares entre si; as superfícies articulares têm formato de sela, permitem flexão, extensão, abdução, adução e circundação (p. ex., articulação carpometacarpal do polegar)
- Articulações esferóideas – permitem movimento ao redor de múltiplos eixos, permitem flexão, extensão, abdução, adução, circundação e rotação (p. ex., articulação do quadril) (Figura 1.20).

Articulações fibrosas

Articulações fibrosas (sinartroses) são conexões entre elementos esqueléticos onde as superfícies adjacentes são unidas por tecido conjuntivo fibroso ou por cartilagem, geralmente fibrocartilagem (Figura 1.21). Os movimentos nessas articulações são mais restritos do que nas articulações sinoviais.

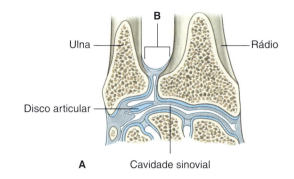

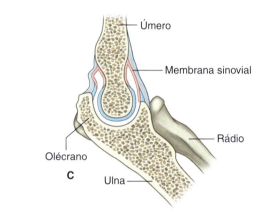

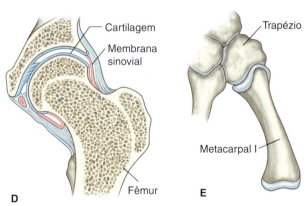

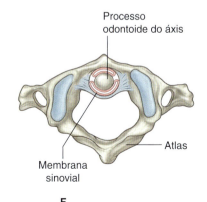

Figura 1.20 Vários tipos de articulações sinoviais. **A**. Elipsóidea (punho). **B**. Plana (radioulnar). **C**. Gínglimo (cotovelo). **D**. Esferóidea (quadril). **E**. Selar (carpometacarpal do polegar). **F**. Trocóidea (atlanto-axial).

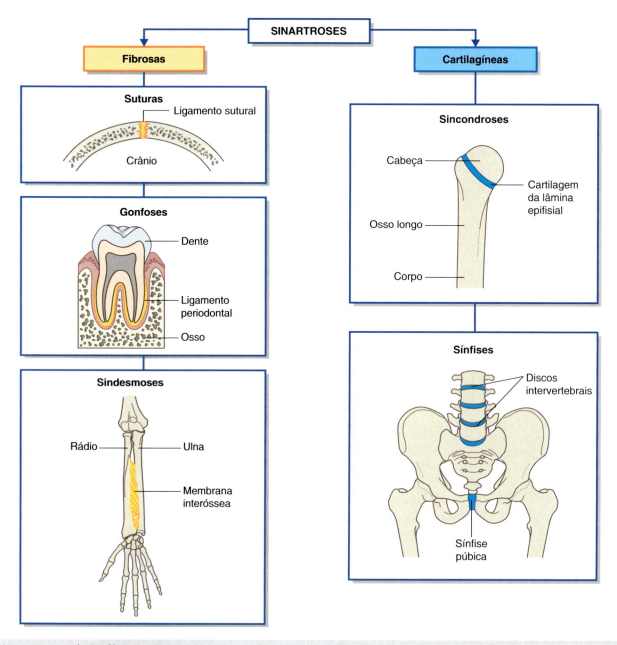

Figura 1.21 Articulações fibrosas.

Articulações fibrosas (sinartroses) incluem suturas, gonfoses e sindesmoses.

- **Suturas** ocorrem somente no crânio, onde os ossos adjacentes são ligados por uma fina camada de tecido conjuntivo denominada *ligamento sutural*
- **Gonfoses** ocorrem somente entre os dentes e o osso adjacente. Nessas articulações, curtas fibras de tecido colágeno no ligamento periodontal correm entre a raiz do dente e o encaixe ósseo
- **Sindesmoses** são articulações em que dois ossos adjacentes são unidos por um ligamento. Exemplos são os ligamentos amarelos, que ligam lâminas vertebrais adjacentes, e uma membrana interóssea, que liga, por exemplo, o rádio e a ulna, no antebraço.

Articulações cartilagíneas incluem sincondroses e sínfises.

- **Sincondroses** ocorrem onde dois centros de ossificação, em um osso em desenvolvimento, ficam separados por uma camada de cartilagem, por exemplo, a lâmina epifisial que ocorre entre a cabeça e o corpo de ossos longos em crescimento. Essas articulações possibilitam o crescimento ósseo e acabam completamente ossificadas
- **Sínfises** ocorrem onde dois ossos separados são interconectados por cartilagem. A maioria dessas articulações ocorre na linha média e inclui a sínfise púbica, entre os dois ossos do quadril, e os discos intervertebrais, entre as vértebras adjacentes.

Capítulo 1 • O Corpo

Na clínica

Doença articular degenerativa

A doença articular degenerativa é mais comumente conhecida como osteoartrite ou osteoartrose. Esse distúrbio é relacionado à idade, mas não é causado por ela. Tipicamente, há diminuição do conteúdo de água e proteoglicanos da cartilagem. Ela se torna mais frágil e suscetível a desgaste mecânico (Figura 1.22). Conforme a cartilagem é gasta, o osso subjacente se torna fissurado e espessado. O líquido sinovial pode ser forçado para dentro de pequenas rachaduras que apareçam na superfície do osso, o que produz grandes cistos. Além disso, nódulos ósseos justarticulares reativos são formados (osteófitos) (Figura 1.23). Conforme esses processos ocorrem, há discreta deformação, o que altera as tensões biomecânicas, modificando ainda mais a articulação.

Nos EUA, a osteoartrite é responsável por até 25% das consultas médicas e é vista como um distúrbio significativo.

A etiologia da osteoartrite não é clara; no entanto, pode ocorrer secundariamente a outras doenças articulares, como artrite reumatoide e infecção. Uso excessivo das articulações e tensões anormais, como aquelas experimentadas pelas articulações de atletas profissionais, também podem tornar uma pessoa mais suscetível a osteoartrite articular crônica.

Vários tratamentos são possíveis, incluindo redução de peso, exercício apropriado, tratamento com agentes anti-inflamatórios e próteses articulares (Figura 1.24).

Artroscopia

A artroscopia é uma técnica para a visualização do interior de uma articulação, utilizando-se um pequeno telescópio, colocado através de uma pequena incisão na pele. A artroscopia pode ser realizada na maioria das articulações. No entanto, é mais comumente realizada nas articulações do joelho, ombro, tornozelo e quadril.

A artroscopia permite que o cirurgião veja o interior da articulação e seu conteúdo. Notavelmente, no joelho, os meniscos e ligamentos são facilmente visualizados, e é possível usar locais de punção separados e instrumentos específicos para se removerem os meniscos e se substituírem os ligamentos cruzados. As vantagens da artroscopia são o fato de ser realizada através de pequenas incisões, possibilitando que o paciente se recupere rapidamente e retorne às atividades normais, e necessita apenas de anestesia leve ou regional.

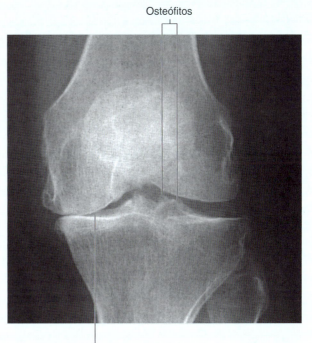

Figura 1.23 Essa radiografia demonstra a perda de espaço articular no compartimento medial e a presença de pequenas regiões osteofíticas pontiagudas no aspecto lateral medial da articulação.

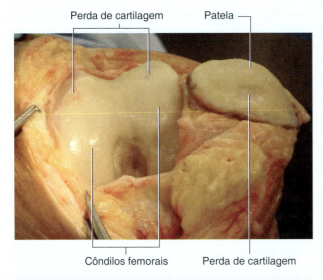

Figura 1.22 Essa fotografia cirúrgica demonstra as áreas de focos de perda de cartilagem na patela e nos côndilos femorais, em toda a articulação do joelho.

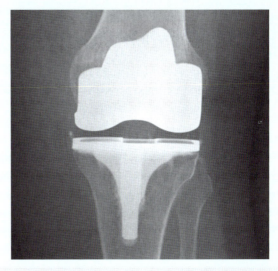

Figura 1.24 Após a colocação de uma prótese de joelho. Essa radiografia mostra a posição da prótese.

Na clínica

Próteses articulares

A colocação de próteses articulares é realizada por uma variedade de motivos. Estes, predominantemente, incluem doença articular degenerativa e destruição articular. As articulações que estão severamente degeneradas, ou que perderam sua função normal, são dolorosas. Em alguns pacientes, a dor pode ser tão grave que os impede de sair de casa, ou de realizar até as mínimas atividades sem desconforto.

As grandes articulações são mais comumente afetadas, como o quadril, o joelho e o ombro. No entanto, com a tecnologia atual e materiais de prótese e técnicas cirúrgicas, até as pequenas articulações dos dedos podem ser substituídas.

Tipicamente, ambos os lados da articulação são substituídos; no quadril, o acetábulo é aparado e um receptáculo de plástico ou metal é introduzido. O componente femoral é moldado precisamente ao fêmur e cimentado em seu lugar (Figura 1.25).

A maioria dos pacientes recebe um benefício significativo através da colocação de próteses articulares, e continuam a levar uma vida ativa após a cirurgia. Em uma minoria de pacientes que receberam um copo acetabular metálico e um componente femoral também metálico, uma lesão asséptica associada a vasculite e dominada por linfócitos (*aseptic lymphocyte-dominated vasculitis-associated – ALVAL*) pode se desenvolver, possivelmente causada por uma resposta de hipersensibilidade à presença de íons metálicos nos tecidos adjacentes. Esses pacientes com frequência sofrem dor crônica e podem precisar de cirurgias adicionais para substituir as próteses com modelos mais seguros.

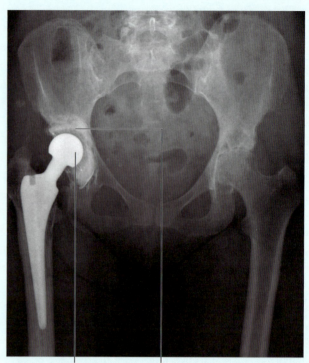

Cabeça do fêmur artificial   Acetábulo

Figura 1.25 Essa é uma radiografia, com incidência anteroposterior, de uma pelve após a colocação de uma prótese total de quadril. Há significativas alterações degenerativas na articulação do quadril esquerda também, que provavelmente também necessitará de uma prótese.

PELE E FÁSCIAS

Pele

A pele é o maior órgão do corpo humano. Consiste na epiderme e na derme. A epiderme é a camada celular externa, epitélio estratificado escamoso, que é avascular e varia em espessura. A derme é um denso leito de tecido conjuntivo vascular.

A pele funciona como uma barreira mecânica e de permeabilidade e como um órgão sensitivo e termorregulador. Pode também iniciar respostas imunes primárias.

Fáscia

A fáscia é um tecido conjuntivo que contém variadas quantidades de gordura e que separa, sustenta e interliga órgãos e estruturas, permite o movimento de uma estrutura em relação a outra, e permite o trânsito de vasos e nervos de uma área para outra. Há duas categorias gerais de fáscia: superficial e profunda.

- A fáscia superficial (subcutânea) fica imediatamente profunda à derme da pele, fixando-se a ela. Consiste em tecido conjuntivo frouxo, geralmente contendo muita gordura. A espessura da fáscia superficial (tecido subcutâneo) varia consideravelmente, tanto de uma área do corpo para outra e de um indivíduo para outro. A fáscia superficial possibilita o movimento da pele sobre áreas mais profundas do corpo, age como um conduto para vasos e nervos saindo e entrando na pele e serve como reservatório de energia (gordura)
- A fáscia profunda geralmente consiste em tecido conjuntivo denso e bem organizado. A camada exterior de fáscia profunda é fixada à camada profunda de fáscia superficial e forma uma fina cobertura fibrosa sobre a maioria das regiões mais profundas do corpo. Extensões internas dessa camada fascial formam os septos intermusculares que compartimentalizam os grupos musculares com função e inervação semelhantes. Outras extensões envolvem músculos individuais e grupos de vasos e nervos, formando uma fáscia de revestimento. Próximo a algumas articulações, a fáscia profunda se espessa, formando retináculos. Esses retináculos fasciais seguram os tendões em seus lugares e evitam que eles se arqueiem durante os movimentos da articulação. Finalmente, há uma camada de fáscia profunda separando a

membrana que reveste a cavidade abdominal (o peritônio parietal) e a fáscia que recobre a superfície profunda dos músculos da parede abdominal (a fáscia transversal). Essa camada é denominada **fáscia extraperitoneal**. Uma camada semelhante de fáscia fica no tórax e é chamada de **fáscia endotorácica**.

Na clínica

A importância das fáscias
A fáscia é uma delgada camada de tecido que envolve os músculos, ossos, órgãos, nervos e vasos sanguíneos, e frequentemente permanece ininterrupta, como uma estrutura em 3D entre os tecidos. Fornece uma importante sustentação para os tecidos e pode servir como limite entre estruturas.

Clinicamente, as fáscias são extremamente importantes porque, frequentemente, limitam a disseminação de infecções e malignidades. Quando estas conseguem cruzar um plano fascial, uma limpeza cirúrgica primária pode requerer uma dissecção muito mais extensiva para deixar a área livre de tumor ou infecção.

Um exemplo típico da importância clínica de uma camada fascial seria daquela que recobre o músculo psoas. Uma infecção dentro de um corpo intervertebral, secundária a tuberculose, pode se disseminar lateralmente, para o músculo psoas. O pus preenche o músculo, mas sua disseminação é limitada pela fáscia do psoas, que envolve o músculo e se estende inferiormente até a virilha, abaixo do ligamento inguinal.

Na clínica

O local das incisões e a cicatrização
As incisões cirúrgicas na pele devem ser, idealmente, colocadas ao longo ou paralelamente às linhas de Langer, que são linhas de tensão da pele, que correspondem à orientação das fibras colágenas dérmicas. Elas tendem a correr na mesma direção em que correm as fibras musculares subjacentes, e incisões feitas ao longo delas tendem a cicatrizar melhor, sem deixar marcas. Em contraste, incisões perpendiculares às linhas de Langer têm mais tendência a formar uma cicatriz proeminente e, em alguns casos, podem levar a cicatrizes elevadas, firmes, hipertróficas ou queloides.

SISTEMA MUSCULAR

O sistema muscular é geralmente considerado como consistindo em apenas um tipo de músculo – músculos esqueléticos. No entanto, há dois outros tipos de tecido muscular encontrados no corpo, músculo liso e músculo cardíaco, que são componentes importantes de outros sistemas. Esses três tipos de músculo podem ser caracterizados por serem controlados voluntariamente ou involuntariamente, por terem aparência estriada ou lisa, e por serem associados com a parede corpórea (somáticos) ou com órgãos e vasos sanguíneos (viscerais).

- Músculos esqueléticos formam a maior parte do tecido muscular do corpo. Consistem em feixes paralelos de longas fibras multinucleadas com listras transversas, são capazes de contrações poderosas e são inervados por nervos motores somáticos e branquiais. Esses músculos movimentam os ossos e outras estruturas e fornecem sustentação e dão formato ao corpo. Músculos esqueléticos individuais são frequentemente nomeados com base em seu formato (p. ex., músculo romboide maior), inserções (p. ex., músculo esterno-hióideo), função (p. ex., músculo flexor longo do polegar), posição (p. ex., músculo interósseo palmar) ou orientação de suas fibras (p. ex., músculo oblíquo externo)
- O músculo cardíaco é um tipo de músculo estriado encontrado apenas nas paredes do coração (miocárdio) e em alguns dos grandes vasos, em locais próximos de onde se unem ao coração. Consiste em uma rede ramificada de células individuais elétrica e mecanicamente ligadas para funcionar como uma unidade. Suas contrações são menos poderosas do que as do músculo esquelético e resistentes à fadiga. O músculo cardíaco é inervado por nervos motores viscerais
- O músculo liso (sem estrias) consiste em fibras alongadas, ou com formato de carretel, capazes de contrações lentas e duradouras. É encontrado nas paredes dos vasos sanguíneos (túnica média) e nas paredes das várias estruturas associadas com os sistemas digestório, respiratório, genital e urinário. O músculo liso é inervado por nervos motores viscerais.

Na clínica

Paralisia muscular
Paralisia muscular é a inabilidade de movimentar um músculo, ou grupo muscular, específico, e pode estar associada com outras anormalidades neurológicas, incluindo a perda da sensibilidade. As principais causas incluem derrame, trauma, poliomielite e fatores iatrogênicos. A paralisia pode ser decorrente de anormalidades no encéfalo, na medula espinal ou nos nervos que inervam os músculos.

A longo prazo, a paralisia muscular produzirá atrofia muscular secundária e atrofia geral da região, devido ao desuso.

Na clínica

Atrofia muscular
A atrofia muscular é um distúrbio de desgaste do músculo. Pode ser produzida por uma variedade de causas, que incluem dano nervoso ao músculo e desuso.

A atrofia muscular é um problema importante em pacientes que sofreram repouso prolongado, requerendo reabilitação extensiva e exercícios de construção muscular para se manter as atividades normais da vida diária.

Na clínica

Lesões e estiramentos musculares

As lesões e os estiramentos musculares tendem a ocorrer em grupos musculares específicos, e geralmente estão relacionadas a uma contração súbita e ruptura muscular. Tipicamente ocorrem em atletas.

Lacerações musculares podem envolver desde uma pequena lesão intersticial até uma ruptura completa do músculo (Figura 1.26). É importante identificarem-se quais grupos musculares foram afetados e a extensão da laceração, para facilitar o tratamento e obter um prognóstico, que determinará a duração da reabilitação necessária para o retorno à atividade normal.

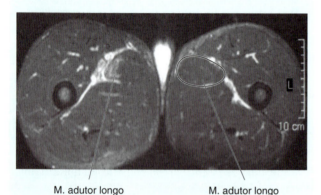

Figura 1.26 RM axial, sequência com recuperação de inversão, que suprime a gordura e as partes moles, deixando sinal de alta intensidade nos locais com líquido. Uma ruptura do músculo adutor longo direito, com edema no músculo e ao seu redor, é mostrada.

SISTEMA CIRCULATÓRIO

O sistema circulatório consiste no coração, que bombeia o sangue por todo o corpo, e os vasos sanguíneos, que são uma rede fechada de tubos que transportam o sangue. Há três tipos de vasos sanguíneos:

- Artérias, que transportam sangue para fora do coração
- Veias, que transportam sangue para o coração
- Capilares, que conectam as artérias e as veias. São os menores vasos sanguíneos e os locais onde oxigênio, nutrientes e escórias metabólicas são trocados nos tecidos.

As paredes dos vasos sanguíneos do sistema circulatório geralmente consistem em três camadas, ou túnicas:

- Túnica externa (adventícia) – a camada de tecido conjuntivo
- Túnica média – a camada de músculo liso (também contém quantidades variáveis de fibras elásticas em artérias médias e grandes)
- Túnica íntima – o revestimento endotelial interno do vaso sanguíneo.

As artérias geralmente são subdivididas em três classes, de acordo com o músculo liso e as fibras elásticas que contribuem para a espessura da túnica média, as dimensões totais do vaso e sua função.

- Grandes artérias elásticas contêm quantidades substanciais de fibras elásticas na túnica média, possibilitando expansão e retração durante o ciclo cardíaco normal. Isso ajuda a manter um fluxo sanguíneo constante durante a diástole. Exemplos de grandes artérias elásticas são a aorta, o tronco braquiocefálico, a artéria carótida comum esquerda, a artéria subclávia esquerda e o tronco pulmonar
- Artérias musculares médias são compostas por uma túnica média que contém principalmente fibras de músculo liso. Essa característica permite que esses vasos regulem seus diâmetros e controlem o fluxo sanguíneos para diferentes partes do corpo. Exemplos de artérias musculares médias são a maioria das artérias nomeadas, incluindo a femoral, a axilar e a radial
- Artérias pequenas e arteríolas controlam o preenchimento dos capilares e contribuem diretamente para a pressão arterial do sistema.

As veias também são subdivididas em três classes.

- Grandes veias contêm algum músculo liso em sua túnica média, mas a camada mais espessa é a túnica externa. Exemplos de grandes veias são a veia cava superior, a veia cava inferior e a veia porta
- Veias médias e pequenas contêm pequenas quantidades de músculo liso, e a camada mais espessa é a túnica externa. Exemplos de veias médias e pequenas são as veias superficiais nos membros superiores e inferiores e as veias mais profundas da perna e do antebraço
- Vênulas são as menores veias e drenam os capilares.

Embora as veias sejam semelhantes em estrutura geral às artérias, têm algumas características que as diferem.

- As paredes das veias, especificamente a túnica média, são finas
- Os diâmetros luminais das veias são grandes
- Frequentemente, há múltiplas veias intimamente associadas com uma única artéria em regiões periféricas
- Válvulas frequentemente são encontradas em veias, particularmente em vasos periféricos inferiores ao nível do coração. Geralmente, são estruturas pareadas que facilitam o fluxo sanguíneo na direção do coração, impedindo o refluxo.

Informações mais específicas sobre o sistema circulatório e como ele se relaciona com a circulação do sangue pelo corpo serão discutidas, onde apropriadas, em cada um dos próximos capítulos do texto.

Capítulo 1 • O Corpo

Na clínica

Aterosclerose

Aterosclerose é uma doença que afeta as artérias; há reação inflamatória crônica nas paredes das artérias, com deposição de colesterol e lipoproteínas. Isso, por sua vez, resulta em calcificação secundária, com redução do diâmetro do vaso e redução do fluxo distal. A placa em si pode ser um local de atração de plaquetas, que podem "se soltar" (embolizar) distalmente. A fissura da placa pode ocorrer, possibilitando a formação de novos coágulos e oclusão do vaso.

A importância da aterosclerose e seus efeitos dependem do vaso obstruído. Se a aterosclerose ocorrer na artéria carótida, pequenos êmbolos podem se formar e produzir um acidente vascular cerebral (AVC) ou encefálico (AVE). No coração, a fissura das placas pode provocar trombose aguda de vasos, causando um infarto do miocárdio. Nos membros inferiores, o estreitamento crônico dos vasos pode limitar a capacidade de deambulação do paciente e, por fim, isquemia distal e gangrena dos dedos dos pés.

Na clínica

Veias varicosas

Varizes são veias dilatadas tortuosas que tipicamente ocorrem nos membros inferiores, embora possam ocorrer nas veias superficiais dos braços e em outros órgãos.

Em indivíduos normais, os movimentos dos músculos dos membros inferiores adjacentes às vias bombeiam o sangue em seu interior na direção do coração. O sangue das veias superficiais também é bombeado, através da fáscia de revestimento do membro inferior, para as veias profundas. As válvulas dessas veias perfurantes podem ser danificadas, possibilitando o fluxo de sangue no sentido oposto. Esse aumento do volume e da pressão provoca dilatação e tortuosidades das veias superficiais (Figura 1.27). Além do efeito pouco estético de veias dilatadas, a pele pode se tornar pigmentada e atrófica, com resposta insatisfatória a traumatismo tecidual. Em alguns pacientes, até pequenos traumatismos podem provocar ulcerações na pele, que necessitam de elevação do membro e de aplicação de bandagens de pressão para cicatrizarem.

O tratamento das veias varicosas depende de sua localização, tamanho e gravidade. Tipicamente, as veias varicosas superficiais podem ser dissecadas e retiradas, permitindo que o sangue flua apenas para o sistema profundo.

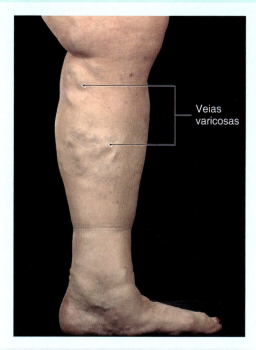

Figura 1.27 Fotografia demonstrando veias varicosas.

Na clínica

Anastomoses e circulação colateral

Todos os órgãos necessitam de uma irrigação sanguínea das artérias e de drenagem por veias. Dentro da maioria dos órgãos, há múltiplas maneiras de se perfundir o tecido, de maneira que, se o principal vaso a alimentar o órgão, ou veia a drená-lo, é bloqueado, uma série de vasos menores (vasos colaterais) continuam a fazer sua irrigação ou drenagem.

Alguns órgãos têm mais de um vaso fazendo sua perfusão, como a mão, que é irrigada pelas artérias radial e ulnar. A perda de qualquer uma delas pode não produzir sintomas de perfusão reduzida na mão.

Há circunstâncias em que a perda de uma veia produz uma significativa circulação venosa colateral. Algumas dessas veias colaterais se tornam suscetíveis a sangramento.

Isso é um problema considerável em pacientes que sofreram trombose ou oclusão portal, em que a drenagem venosa das vísceras abdominais evita o fígado através das veias colaterais e retorna à circulação sistêmica.

Anastomoses vasculares normais, associadas com um órgão, são importantes. Alguns órgãos, como o duodeno, têm uma irrigação dupla vinda, de ramos do tronco celíaco e também de ramos da artéria mesentérica superior. Caso algum desses vasos seja danificado, a irrigação do órgão será mantida. O encéfalo tem múltiplos vasos fazendo sua irrigação, dominados pelas artérias carótidas e pelas artérias vertebrais. Os vasos dentro do encéfalo são artérias terminais e têm pouca circulação colateral; assim, qualquer oclusão pode produzir dano cerebral permanente.

DRENAGEM LINFÁTICA

Vasos linfáticos

Os vasos linfáticos formam uma extensa e complexa rede interconectada de canais, que se iniciam como capilares linfáticos "porosos" e com fundo cego nos tecidos do corpo e convergem para formar alguns vasos maiores, que finalmente se conectam a grandes veias na raiz do pescoço.

Os vasos linfáticos coletam principalmente o líquido perdido pelos leitos capilares durante o processo de troca de nutrientes e o entregam de volta para o lado venoso do sistema vascular (Figura 1.28). Também inclusos nesse líquido intersticial que drena para os capilares linfáticos estão patógenos, células do sistema linfático, produtos celulares (como hormônios) e restos celulares.

No intestino delgado, algumas gorduras absorvidas e processadas pelo epitélio intestinal são empacotadas em gotículas de lipídios recobertas por proteínas (**quilomícrons**) que são secretadas pelas células e entram no compartimento intersticial. Junto com outros componentes do líquido intersticial, os quilomícrons drenam para os capilares linfáticos (conhecidos como **lácteos** no intestino delgado) e chegam, por fim, ao sistema venoso no pescoço. O sistema linfático é, portanto, uma importante via de transporte de gorduras absorvidas pelas vísceras abdominais.

O líquido na maioria dos vasos linfáticos é transparente e incolor e é conhecido como **linfa**. A linfa transportada pelos vasos linfáticos do intestino delgado é opaca e leitosa por causa dos quilomícrons e é chamada de **quilo**.

Há vasos linfáticos na maioria das áreas do corpo, incluindo aquelas associadas com a parte central do sistema nervoso (conhecida como sistema nervoso central na prática clínica) (Louveau A et al., Nature 2015; 523:337-41; Aspelund A et al., J Exp Med 2015; 212:991-9). As exceções incluem a medula óssea e tecidos avasculares, como os epitélios e as cartilagens.

O movimento da linfa nos vasos linfáticos é gerado principalmente pela ação indireta das estruturas adjacentes, particularmente pela contração de músculos esqueléticos e pelos pulsos das artérias. O fluxo unidirecional é mantido pelas válvulas nos vasos.

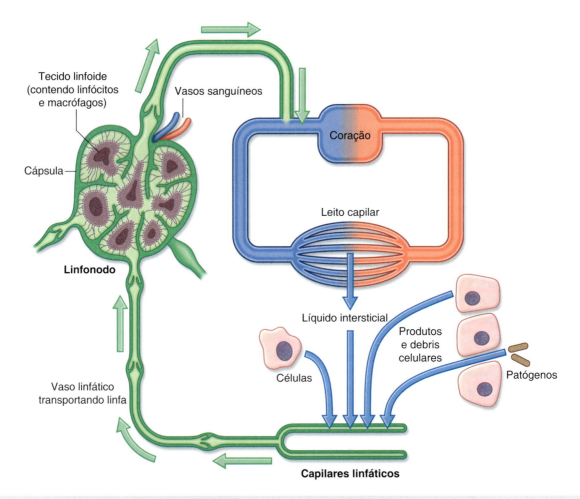

Figura 1.28 Vasos linfáticos são responsáveis, principalmente, por coletar o líquido perdido dos leitos capilares durante o processo de troca de nutrientes e devolvê-lo ao lado venoso do sistema vascular.

Linfonodos

Os linfonodos são estruturas pequenas (0,1 a 2,5 cm de comprimento) e encapsuladas que interrompem o trajeto dos vasos linfáticos e contêm elementos do sistema de defesa do corpo, como agrupamentos de linfócitos e macrófagos. Agem como filtros elaborados que retêm e fagocitam matéria particulada na linfa que passa através deles. Além disso, fazem a detecção e a defesa contra antígenos, que também são carreados na linfa (*ver* Figura 1.28).

Como os linfonodos são filtros eficientes, e o fluxo através deles é lento, células metastáticas de tumores primários que penetram nos vasos linfáticos frequentemente se fixam e crescem como tumores secundários nos linfonodos. Os linfonodos que drenam regiões infectadas ou que contêm outras formas de doença podem aumentar de tamanho ou sofrer certas alterações físicas, como tornarem-se "endurecidos" ou "dolorosos à palpação". Essas alterações podem ser usadas por médicos para detectar alterações patológicas, ou para acompanhar a disseminação de uma doença.

Algumas regiões do corpo são associadas a agrupamentos ou a uma abundância específica de linfonodos (Figura 1.29). De maneira previsível, os linfonodos de muitas dessas regiões drenam a superfície do corpo, o sistema digestório ou o sistema respiratório. Essas três áreas são áreas de alto risco para a entrada de patógenos.

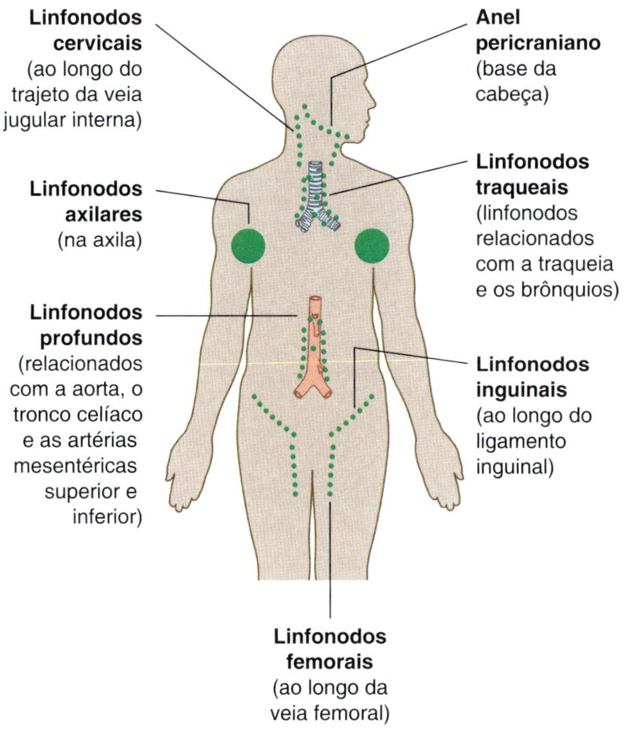

Os linfonodos são abundantes e acessíveis à palpação na axila, na região inguinal e na região femoral e no pescoço. Locais profundos, que não são palpáveis, incluem os associados com a traqueia e os brônquios, no tórax, e com a aorta e seus ramos, no abdome.

Troncos e ductos linfáticos

Todos os vasos linfáticos coalescem para formar troncos ou ductos maiores, que drenam para o sistema venoso nos locais, no pescoço, onde as veias jugulares internas se unem às veias subclávias para formar as veias braquiocefálicas (Figura 1.30):

- A linfa do lado direito da cabeça e do pescoço, do membro superior direito e do lado direito do tórax flui por vasos linfáticos que se conectam com veias no lado direito do pescoço
- A linfa de todas as outras regiões do corpo flui por vasos linfáticos que drenam para veias no lado esquerdo do pescoço.

Informações específicas sobre a organização do sistema linfático em cada região do corpo serão discutidas nos capítulos apropriados.

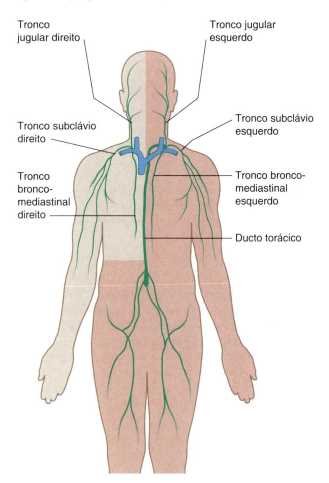

Figura 1.29 Regiões associadas a agrupamentos, ou uma abundância em particular, de linfonodos.

Figura 1.30 Principais vasos linfáticos que drenam para grandes veias no pescoço.

Na clínica

Linfonodos

Os linfonodos são filtros eficientes e têm uma rede interna de tecido conjuntivo reticular preenchida com linfócitos. Esses linfócitos agem sobre bactérias, vírus e outras células para destruí-los. Os linfonodos tendem a drenar áreas específicas, e, se uma infecção ocorrer dentro de uma área de drenagem, o linfonodo se tornará ativo. O ciclo celular aumentado e a produção de mediadores inflamatórios locais podem fazer com que os linfonodos se tornem aumentados e dolorosos à palpação. Da mesma forma, em pacientes com malignidades, o sistema linfático irá drenar células metastáticas para os linfonodos. Estes podem se tornar aumentados e inflamados e podem ser removidos se forem clinicamente sintomáticos.

Os linfonodos podem se tornar difusamente aumentados em determinadas doenças sistêmicas (como infecção viral), ou grupos locais podem se tornar aumentados com malignidades linfáticas primárias, como um linfoma (Figura 1.31).

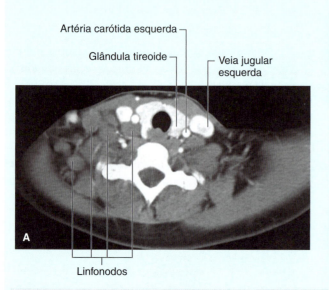
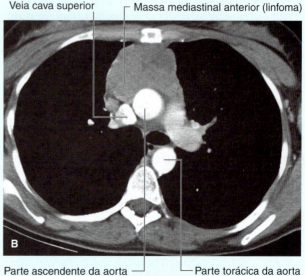

Figura 1.31 A. Essa tomografia computadorizada com contraste, no plano axial, demonstra as artérias carótidas comuns normais e veias jugulares internas normais, com numerosos outros nódulos não atenuantes, que representam os linfonodos, em um paciente com linfoma. **B.** Essa TC com contraste, no plano axial, demonstra uma grande massa mediastinal anterior de tecido mole, que representa um linfoma.

SISTEMA NERVOSO

O sistema nervoso pode ser separado em partes com base na estrutura e função:

- Estruturalmente, pode ser dividido em parte central do sistema nervoso (segundo a Terminologia Anatômica) ou sistema nervoso central (SNC) e parte periférica do sistema nervoso (segundo a Terminologia Anatômica) ou sistema nervoso periférico (SNP) (Figura 1.32)
- Funcionalmente, pode ser dividido em partes somática e visceral.

A parte central do sistema nervoso é composta por encéfalo e medula espinal, que se desenvolvem do tubo neural do embrião.

A parte periférica do sistema nervoso é composta por todas as estruturas nervosas fora do SNC, que o conectam ao resto do corpo. Os elementos desse sistema se desenvolvem a partir das células das cristas neurais, como protrusões do SNC. O SNP consiste nos nervos espinais e cranianos, nervos e plexos viscerais e sistema entérico. A anatomia detalhada de um nervo espinal típico é descrita no Capítulo 2, assim como a maneira como os nervos espinais são numerados. Nervos cranianos são descritos no Capítulo 8. Os detalhes dos plexos nervosos são descritos nos capítulos a respeito das regiões específicas em que os plexos estão localizados.

Sistema nervoso central

Encéfalo

As partes do encéfalo são os hemisférios cerebrais, o cerebelo e o tronco encefálico. Os hemisférios cerebrais consistem em uma parte mais externa, a **substância cinzenta**, que contém corpos celulares; uma parte mais interna, ou **substância branca**, feita de axônios formando tratos e vias; e os **ventrículos**, que são espaços preenchidos por LCS.

O cerebelo tem dois lobos laterais e uma parte média. Os componentes do tronco encefálico são classicamente definidos como diencéfalo, mesencéfalo, ponte e bulbo. No entanto, no uso comum contemporâneo, o termo "tronco encefálico" geralmente se refere a mesencéfalo, ponte e bulbo.

Capítulo 1 • O Corpo

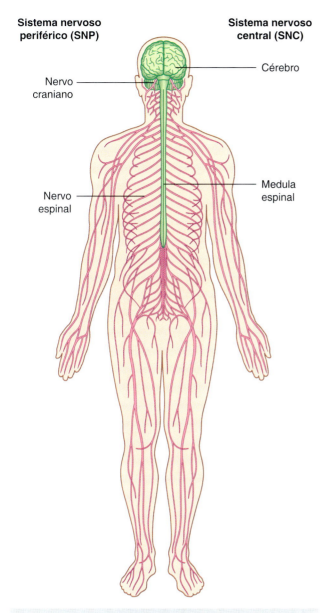

Figura 1.32 SNC e SNP.

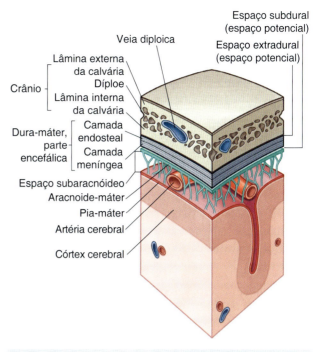

Figura 1.33 Arranjo das meninges na cavidade craniana.

- A dura-máter é a mais espessa e mais externa das camadas
- A aracnoide-máter fica contra a superfície interna da dura-máter
- A pia-máter fica aderida ao encéfalo e à medula espinal.

Entre a aracnoide-máter e a pia-máter, há o espaço subaracnóideo, que contém LCS.

Uma discussão mais aprofundada das meninges cranianas pode ser encontrada no Capítulo 8, e das meninges espinais, no Capítulo 2.

Subdivisões funcionais do SNC

Funcionalmente, o sistema nervoso pode ser dividido em partes somática e visceral.

- A **parte somática** inerva estruturas (pele e a maioria dos músculos esqueléticos) derivadas dos somitos no embrião e é principalmente envolvida em receber e responder a informações vindas do ambiente externo
- A **parte visceral** inerva sistemas de órgãos no corpo e outros elementos viscerais, como músculo liso e glândulas, em regiões periféricas do corpo. É responsável, principalmente, por detectar e responder a informações provenientes do ambiente interno.

Parte somática do sistema nervoso

A parte somática do sistema nervoso consiste em:
- Nervos que carreiam sensações conscientes, das regiões periféricas de volta ao SNC, e
- Nervos que suprem os músculos voluntários.

Uma discussão mais aprofundada do encéfalo pode ser encontrada no Capítulo 8.

Medula espinal

A medula espinal é a parte do SNC nos dois terços superiores do canal vertebral. Tem formato aproximadamente cilíndrico, e sua secção transversal é de circular a oval, com um canal central. Uma discussão mais profunda da medula espinal pode ser encontrada no Capítulo 2.

Meninges

As meninges (Figura 1.33) são três revestimentos de tecido conjuntivo que envolvem, protegem e suspendem o encéfalo e a medula espinal na cavidade craniana e do canal vertebral, respectivamente:

Gray Anatomia Clínica para Estudantes

Os nervos somáticos surgem, de modo segmentar, ao longo do SNC em desenvolvimento, em associação com os **somitos**, que também são arranjados segmentariamente ao longo de cada lado do tubo neural (Figura 1.34). Parte de cada somito (o **dermatomiótomo**) dá origem ao músculo esquelético e à derme da pele. Conforme as células do dermatomiótomo se diferenciam, elas migram para áreas posteriores (dorsais) e anteriores (ventrais) do corpo em desenvolvimento:

- Células que migram anteriormente dão origem a músculos nos membros e no tronco (**músculos hipaxiais**) e à derme associada a eles
- Células que migram posteriormente dão origem aos músculos intrínsecos do dorso (**músculos epaxiais**) e à derme a eles associada.

Os neurônios em desenvolvimento dentro das regiões anteriores do tubo neural estendem prolongamentos periféricos para dentro das regiões anterior e posterior dos dermatomiótomo em diferenciação de cada somito.

Simultaneamente, derivações das células da crista neural (células derivadas de pregas neurais durante a formação do tubo neural) se diferenciam em neurônios a cada lado do tubo e estendem prolongamentos nas direções medial e lateral (Figura 1.35).

- Prolongamentos mediais penetram na face posterior do tubo neural
- Prolongamentos laterais penetram nas regiões em diferenciação dos dermatomiótomos adjacentes.

Os neurônios que se desenvolvem a partir de células na medula espinal são **neurônios motores**, e os que se desenvolvem de células da crista neural são **neurônios sensitivos**.

Fibras somáticas sensitivas e motoras que são organizadas de modo segmentar ao longo do tubo neural se tornam partes de todos os nervos espinais e de alguns nervos cranianos.

Os agrupamentos de corpos celulares de neurônios sensitivos, derivados das células da crista neural e localizados fora do SNC, formam os gânglios sensitivos.

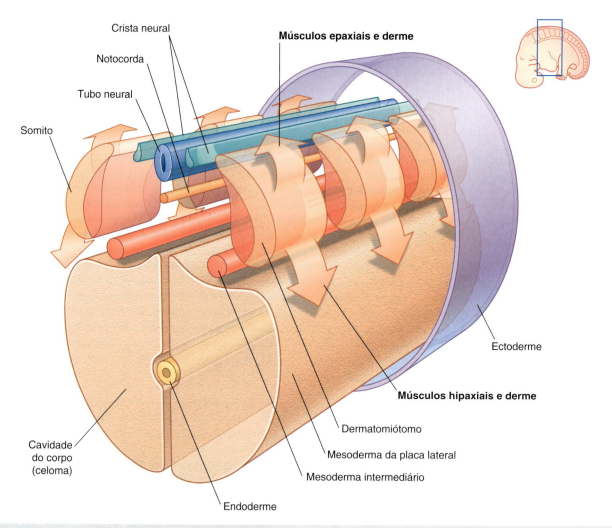

Figura 1.34 Diferenciação dos somitos em um embrião tubular.

Capítulo 1 • O Corpo

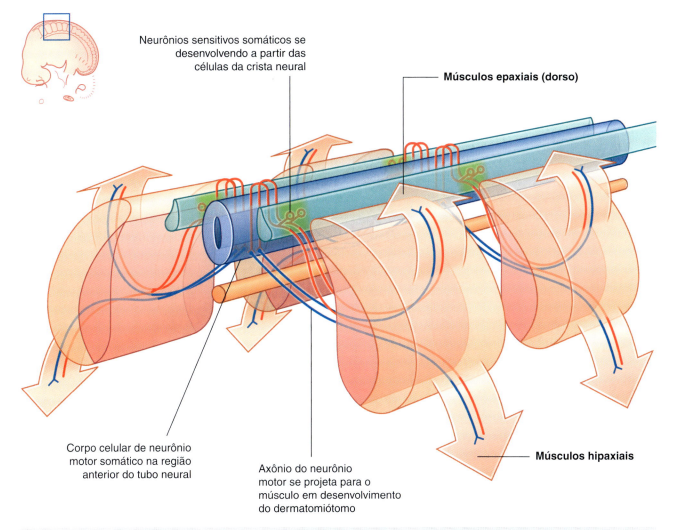

Figura 1.35 Neurônios sensitivos somáticos e motores. As linhas azuis indicam nervos motores, e as linhas vermelhas, sensitivos.

Geralmente, toda a informação sensitiva entra na face posterior da medula espinal, e todas as fibras motoras saem pela face anterior.

Neurônios sensitivos somáticos carreiam informação da periferia para o SNC e são também chamados de **aferentes sensitivos somáticos** ou **aferentes somáticos gerais (ASGs)**. As modalidades carreadas por esses nervos incluem temperatura, dor, tato e propriocepção. A propriocepção é a capacidade de determinar a posição e o movimento de sistemas musculoesqueléticos detectados por receptores especiais em músculos e tendões.

Fibras motoras somáticas carreiam informação do SNC para os músculos esqueléticos e são também chamadas de **eferentes motores somáticos** ou **eferentes somáticos gerais (ESGs)**. Assim como as fibras somáticas sensitivas provenientes da periferia, as fibras motoras somáticas podem ser muito longas. Estendem-se dos corpos celulares, na medula espinal, até as células musculares que inervam.

Dermátomos

Como as células de um somito específico se desenvolvem em derme da pele em uma localização precisa, fibras sensitivas somáticas originalmente associadas com esse somito entram na região posterior da medula espinal em um nível específico e se tornam parte de um nervo espinal específico (Figura 1.36). Cada nervo espinal, portanto, carreia informação sensitiva somática de uma área específica de pele na superfície do corpo. Um **dermátomo** é a área de pele inervada por um único nível espinal ou, a cada lado, por um único nervo espinal.

A derme da pele dessa região se desenvolve a partir do somito inicialmente associado com o nível C6 da medula espinal em desenvolvimento.

Há intercalação na distribuição dos dermátomos, mas geralmente uma região específica em cada dermátomo pode ser identificada como uma área inervada por um único nível espinal. O teste da sensibilidade ao

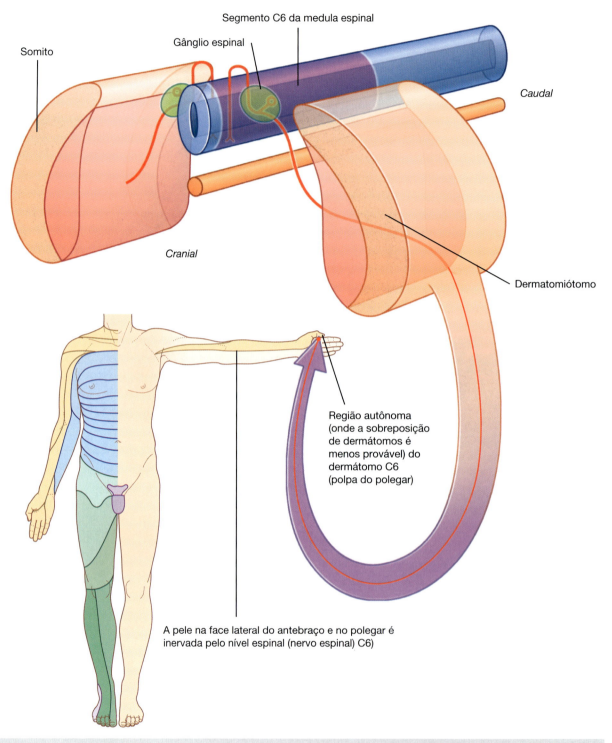

Figura 1.36 Dermátomos.

toque nessas zonas autônomas em um paciente consciente pode ser usado para se localizar lesões a um nervo espinal específico, ou a um nível específico da medula espinal.

Miótomos

Nervos motores somáticos que eram, originalmente, associados com um somito específico emergem da região anterior da medula espinal e, junto com os nervos sensitivos do mesmo nível, tornam-se parte de um nervo espinal. Assim, cada nervo espinal carreia fibras motoras somáticas para os músculos que, originalmente, se desenvolveram do somito a ele relacionado. Um **miótomo** é a parte do músculo esquelético inervado por um único nível espinal, ou, a cada lado, por um único nervo espinal.

Capítulo 1 • O Corpo

Os miótomos, em geral, são mais difíceis de se testar do que os dermátomos, porque cada músculo esquelético do corpo frequentemente se desenvolve a partir de mais de um somito e é, portanto, inervado por nervos derivados de mais de um nível espinal (Figura 1.37).

Testar os movimentos nas articulações em sucessão auxilia a localizar lesões a nervos específicos ou a um nível espinal específico. Por exemplo:

- Os músculos que movimentam o ombro são inervados, principalmente, por nervos espinais vindos dos níveis espinais C5 e C6
- Músculos que movimentam o cotovelo são inervados principalmente pelos nervos espinais C6 e C7
- Os músculos da mão são inervados pelos níveis espinais C8 e T1.

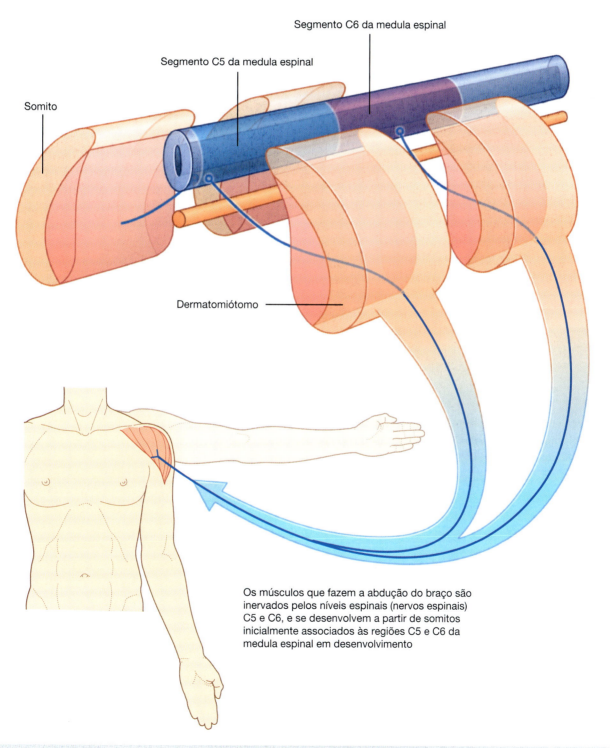

Figura 1.37 Miótomos.

Gray Anatomia Clínica para Estudantes

Na clínica

Dermátomos e miótomos

O conhecimento dos dermátomos e miótomos é absolutamente fundamental para a realização de um exame neurológico. Um mapa de dermátomos típico é mostrado na Figura 1.38.

Clinicamente, um dermátomo é a área de pele inervada por um único nervo espinal ou nível espinal. Um miótomo é a região de músculo esquelético inervada por um único nervo ou nível espinal. A maioria dos músculos individuais do corpo são inervados por mais de um nível espinal; assim, a avaliação de miótomos é geralmente testando-se os movimentos de articulações ou grupos musculares.

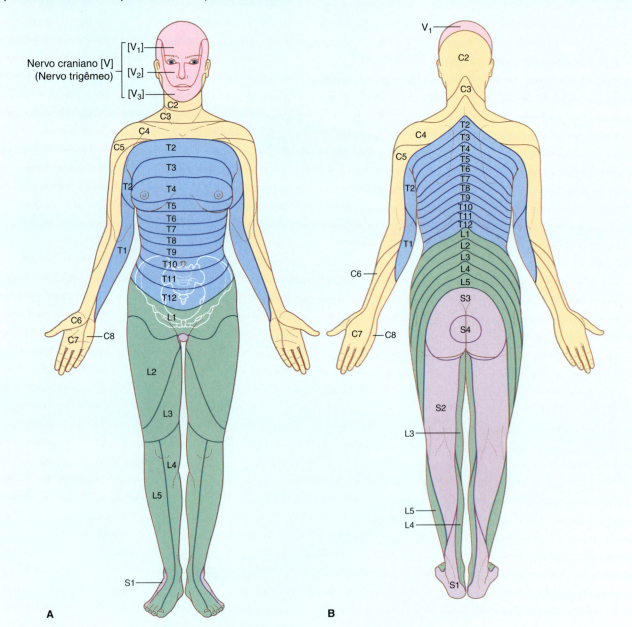

Figura 1.38 Dermátomos. **A**. Vista anterior. **B**. Vista posterior.

Parte visceral do sistema nervoso

A parte visceral do sistema nervoso, assim como a parte somática, consiste em componentes motor e sensitivo:

- Nervos sensitivos monitoram as alterações nas vísceras
- Nervos motores principalmente inervam músculo liso, musculo cardíaco e glândulas.

O componente motor visceral é comumente chamado de **divisão autônoma do SNP** e é subdividido em partes **simpática** e **parassimpática**.

Assim como a parte somática do sistema nervoso, a parte visceral é arranjada segmentariamente e se desenvolve de uma maneira paralela (Figura 1.39).

Neurônios sensitivos viscerais que surgem das células da crista neural emitem prolongamentos medialmente até o tubo neural adjacente, e lateralmente, até regiões associadas com o corpo em desenvolvimento. Esses neurônios sensitivos e seus prolongamentos, chamados de **fibras aferentes viscerais gerais (AVGs)**, são associados, primariamente, com quimiocepção, mecanocepção e percepção de estiramento.

Neurônios motores viscerais que surgem de células nas regiões laterais do tubo neural emitem prolongamentos à parte anterior do tubo. Diferentemente da parte somática, esses prolongamentos, contendo **fibras eferentes viscerais gerais (EVGs)**, fazem sinapse com outras células, geralmente outros neurônios motores viscerais, que se desenvolvem fora do SNC a partir de células da crista neural que migram para locais longe de suas posições originais, próximas ao tubo neural em desenvolvimento.

Os neurônios motores viscerais localizados na medula espinal são denominados neurônios motores pré-ganglionares, e seus axônios, **fibras pré-ganglionares**; os neurônios motores viscerais localizados fora do SNC são chamados de neurônios motores pós-ganglionares, e seus axônios, **fibras pós-ganglionares**.

Os corpos celulares dos neurônios motores viscerais fora do SNC frequentemente se associam uns com os outros formando uma massa bem diferenciada, chamada de **gânglio**.

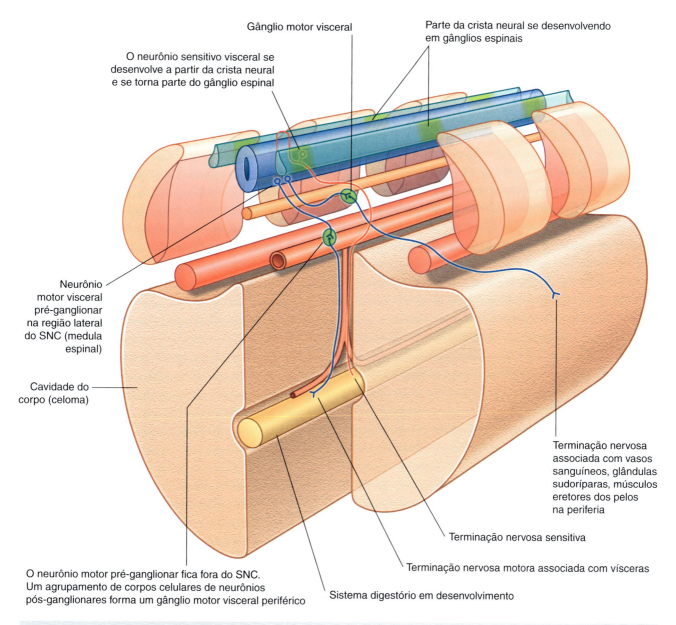

Figura 1.39 Desenvolvimento da parte visceral do sistema nervoso.

Fibras sensitivas e motoras viscerais entram e saem do SNC junto com seus equivalentes somáticos (Figura 1.40). Fibras sensitivas viscerais entram na medula espinal junto com fibras sensitivas somáticas, através das raízes posteriores dos nervos espinais. Fibras pré-ganglionares de neurônios motores viscerais saem da medula espinal nas raízes anteriores dos nervos espinais, junto com fibras dos neurônios motores somáticos.

Fibras pós-ganglionares que vão até elementos viscerais na periferia são encontradas nos ramos posterior e anterior dos nervos espinais.

Fibras motoras e sensitivas viscerais que vão até as vísceras e saem delas formam ramos viscerais nomeados, que são separados dos ramos somáticos. Esses nervos geralmente formam plexos dos quais surgem ramos para as vísceras.

Fibras motoras e sensitivas viscerais não entram e saem do SNC em todos os níveis espinais (Figura 1.41):

- Na região craniana, os componentes viscerais são associados a quatro dos doze nervos cranianos (III, VII, IX e X)
- Na medula espinal, os componentes viscerais são associados, principalmente, com os níveis espinais T1 a L2 e S2 a S4.

Os componentes motores viscerais associados com os níveis espinais T1 a L2 são chamados de **simpáticos**. Os componentes motores viscerais nas regiões craniana e sacral, a cada lado da região simpática, são denominados **parassimpáticos**:

- O sistema simpático inerva estruturas nas regiões periféricas do corpo e das vísceras
- O sistema parassimpático é restrito apenas à inervação das vísceras.

Nomenclatura

Os neurônios espinais simpáticos e parassimpáticos têm certas características embriológicas e fenotípicas que os diferenciam dos neurônios parassimpáticos cranianos. Com base nisso, alguns pesquisadores sugeriram a reclassificação de todos os neurônios motores viscerais espinais como simpáticos (Espinosa-Medina I *et al. Science* 2016; 354:893-897). Outros são contra a reclassificação, argumentando que os resultados indicam apenas que os

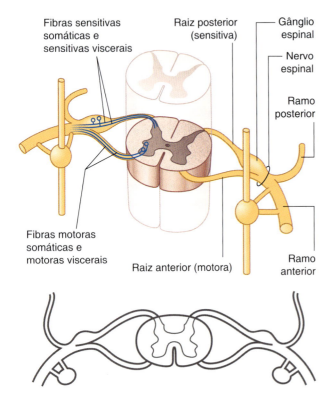

Figura 1.40 Anatomia básica de um nervo espinal torácico.

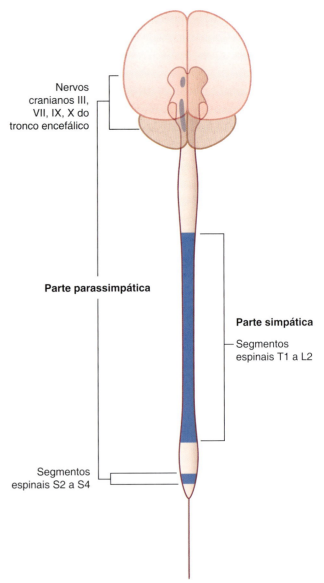

Figura 1.41 Partes do SNC associadas aos componentes motores.

neurônios são espinais em sua origem (Neuhuber W *et al*. *Anat Rec* 2017; 300:1369-1370). Além disso, nervos sacrais não entram no tronco simpático, nem têm fibras que vão até a periferia em nervos espinais, como as fibras motoras viscerais de T1-L2. Nós escolhemos reter a classificação dos neurônios motores viscerais S2, S3 e S4 como parassimpáticos. "Parassimpático" simplesmente significa "a cada lado do simpático", o que descreve sua anatomia corretamente.

Sistema simpático

A parte simpática da divisão autônoma do SNP sai de regiões toracolombares da medula espinal junto com os componentes somáticos dos nervos espinais T1 a L2 (Figura 1.42). A cada lado, um tronco simpático paravertebral se estende da base do crânio até a extremidade inferior da coluna vertebral, onde os dois troncos convergem anteriormente até o cóccix, no gânglio ímpar. Cada tronco é ligado

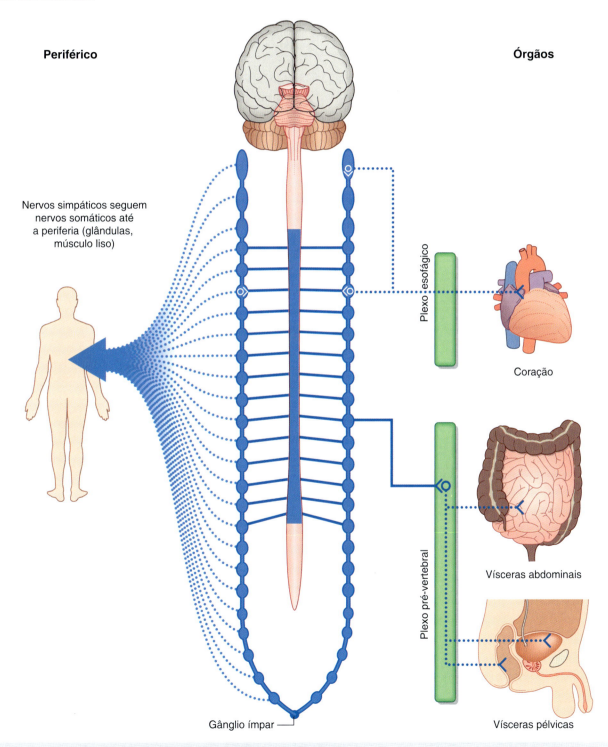

Figura 1.42 Parte simpática da divisão autônoma do SNP.

Gray Anatomia Clínica para Estudantes

aos ramos anteriores dos nervos espinais e se torna a via por onde toda a inervação simpática é distribuída para a periferia e para todas as vísceras.

Fibras motoras viscerais pré-ganglionares saem da parte T1 a L2 da medula espinal nas raízes anteriores. As fibras então entram nos nervos espinais, passam pelos ramos anteriores e entram nos troncos simpáticos. Um tronco fica localizado a cada lado da coluna vertebral (paravertebral) e posicionado anteriormente aos ramos anteriores. Ao longo do tronco, há uma série de gânglios, arranjados segmentariamente, formados de coleções de corpos celulares pós-ganglionares, onde os neurônios pré-ganglionares fazem sinapse com os pós-ganglionares. Os ramos anteriores de T1 a L2 são conectados ao tronco simpático ou a um gânglio por um **ramo comunicante branco**, que carreia fibras simpáticas pré-ganglionares e parece branco porque essas fibras são mielinizadas.

Fibras simpáticas pré-ganglionares que penetram em um gânglio paravertebral ou no tronco simpático através de um ramo comunicante branco podem tomar um dos seguintes caminhos até os tecidos alvo:

1. Inervação periférica simpática no nível de origem da fibra pré-ganglionar

As fibras simpáticas pré-ganglionares podem fazer sinapse com neurônios motores ganglionares em gânglios associados com o tronco simpático, e então fibras pós-ganglionares entram no mesmo ramo anterior e são distribuídas pelos ramos periféricos dos ramos anteriores daquele nervo espinal (Figura 1.43). As fibras inervam estruturas na periferia do corpo, em regiões inervadas pelo nervo espinal. Os **ramos comunicantes cinzentos** conectam o tronco simpático ou um gânglio ao ramo anterior e contêm fibras simpáticas pós-ganglionares. Têm aparência cinzenta porque as fibras pós-ganglionares não são mielinizadas.

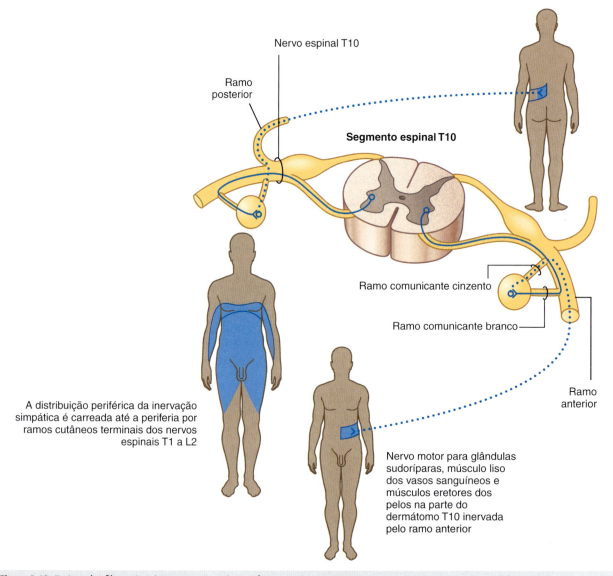

Figura 1.43 Trajeto das fibras simpáticas que vão até a periferia nos mesmos nervos espinais em que saem da medula espinal.

O ramo comunicante cinzento tem posição medial ao ramo comunicante branco.

2. Inervação periférica simpática acima ou abaixo do nível de origem da fibra pré-ganglionar

As fibras simpáticas pré-ganglionares podem subir ou descer para outros níveis vertebrais, onde fazem sinapse, em gânglios associados com nervos espinais que podem ou não ter informação motora visceral vinda diretamente da medula espinal (ou seja, os nervos que não são T1 a L2) (Figura 1.44).

As fibras pós-ganglionares saem dos gânglios distantes via um ramo comunicante cinzento e são distribuídas ao longo dos ramos posterior e anterior dos nervos espinais.

As fibras ascendentes e descendentes, junto com todos os gânglios, formam o **tronco simpático paravertebral**, que se estende por todo o comprimento da coluna vertebral. A formação desse tronco, a cada lado, permite que as fibras motoras viscerais da parte simpática da divisão autônoma do SNP, que acabam por emergir somente de uma pequena região da medula espinal (T1 a L2), sejam distribuídas a regiões periféricas inervadas por todos os nervos espinais.

Ramos comunicantes brancos só ocorrem em associação com os nervos espinais T1 a L2, enquanto ramos comunicantes cinzentos estão associados a todos os nervos espinais.

As fibras dos níveis espinais T1 a T5 se direcionam predominantemente superiormente, enquanto fibras de T5 a L2 se direcionam inferiormente. Toda a inervação simpática que vai até a cabeça tem fibras pré-ganglionares que emergem do nível espinal T1 e ascendem, nos troncos simpáticos, até o gânglio mais alto do pescoço (o **gânglio cervical superior**), onde fazem sinapse. Fibras pós-ganglionares então caminham junto com vasos sanguíneos até os tecidos alvo na cabeça, incluindo outros vasos sanguíneos, glândulas sudoríparas, pequenos músculos lisos associados com as pálpebras superiores e o dilatador da pupila.

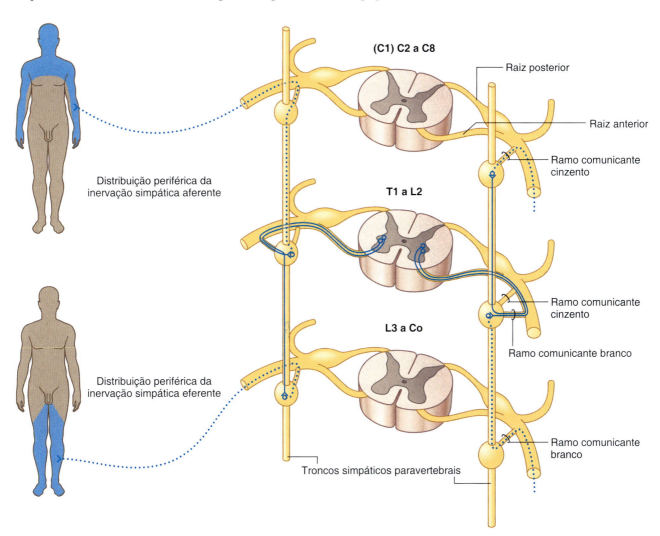

Figura 1.44 Trajeto das fibras simpáticas que vão até a periferia em nervos espinais que não são aqueles em que estavam quando originalmente saíram da medula espinal.

Gray Anatomia Clínica para Estudantes

3. Inervação simpática das vísceras cervicais e torácicas

As fibras simpáticas pré-ganglionares podem fazer sinapse com neurônios motores pós-ganglionares em gânglios e então sair deles medialmente para inervar vísceras torácicas ou cervicais (Figura 1.45). Podem ascender no tronco antes de fazer sinapse, e após fazerem sinapse as fibras pós-ganglionares podem se combinar com fibras de outros níveis para formar nervos viscerais nomeados, como nervos cardíacos.

Frequentemente, esses nervos se unem a ramos do sistema parassimpático para formar plexos na superfície do órgão alvo, ou próximos a ela, como os plexos cardíaco e pulmonar, por exemplo. Ramos do plexo inervam o órgão. Os níveis espinais T1 a T5 inervam, principalmente, vísceras cranianas, cervicais e torácicas.

4. Inervação simpática das regiões abdominal e pélvica e das glândulas suprarrenais

As fibras simpáticas pré-ganglionares podem atravessar o tronco simpático e os gânglios paravertebrais sem fazer sinapse e, junto com fibras semelhantes de outros níveis, formar **nervos esplâncnicos** (**maior**, **menor**, **imo**, **lombar** e **sacral**), que se direcionam para dentro do abdome e das regiões pélvicas (Figura 1.46). As fibras pré-ganglionares nesses nervos são derivadas dos níveis espinais T5 a L2.

Os nervos esplâncnicos geralmente se conectam a gânglios simpáticos ao redor das raízes das principais artérias que se ramificam a partir da parte abdominal da aorta. Esses gânglios são partes de um grande plexo pré-vertebral que também recebe informações provenientes da parte parassimpática da divisão autônoma do SNP. Fibras simpáticas pós-ganglionares são distribuídas nas extensões desse plexo, predominantemente ao longo de artérias, para vísceras no abdome e na pelve.

Algumas das fibras pré-ganglionares no plexo pré-vertebral não fazem sinapse nos gânglios simpáticos do plexo, mas atravessam o sistema até a glândula suprarrenal, onde fazem sinapse diretamente com as células da medula suprarrenal. Essas células são homólogas dos neurônios simpáticos pós-ganglionares e secretam norepinefrina e norepinefrina para o sistema vascular.

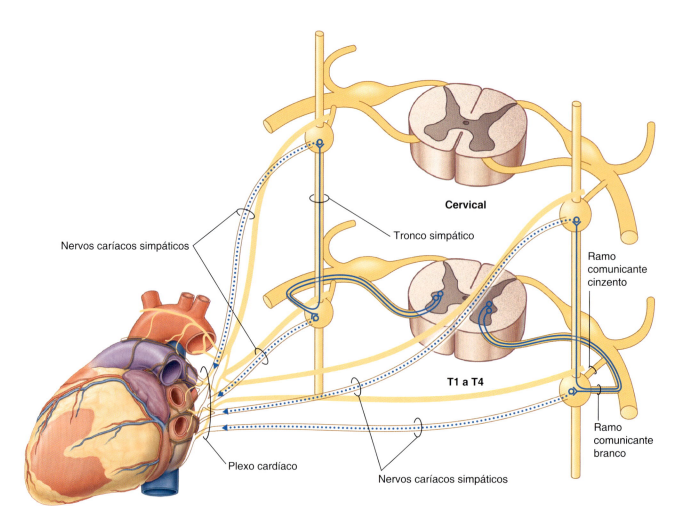

Figura 1.45 Trajeto dos nervos simpáticos que vão até o coração.

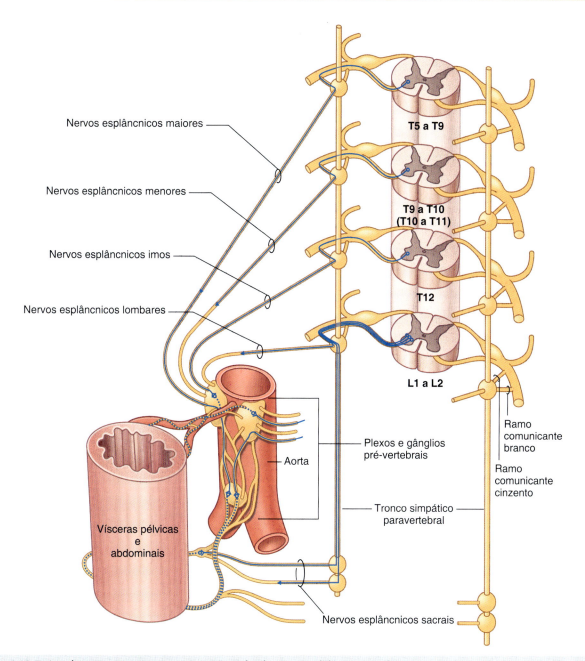

Figura 1.46 Trajeto dos nervos simpáticos que correm ao redor das vísceras abdominais e pélvicas.

Sistema parassimpático

A parte parassimpática da divisão autônoma do SNP (Figura 1.47) sai das regiões craniana e sacral do SNC em associação com:

- Os nervos cranianos III, VII, IX e X: os NCs III, VII e IX carreiam fibras parassimpáticas até estruturas dentro da cabeça e do pescoço somente, enquanto NC X (o nervo vago) também supre as vísceras torácicas e a maioria das abdominais, e
- Os nervos espinais S2 a S4: fibras parassimpáticas sacrais inervam as vísceras abdominais inferiores, as vísceras pélvicas e as artérias associadas com os tecidos eréteis do períneo.

Assim como os nervos motores viscerais da parte simpática, os nervos motores viscerais da parte parassimpática geralmente têm dois neurônios em sua via. Os neurônios pré-ganglionares ficam no SNC, e as fibras saem pelos nervos cranianos.

Fibras parassimpáticas pré-ganglionares sacrais

Na região sacral, as fibras parassimpáticas pré-ganglionares formam nervos viscerais especiais (os **nervos esplâncnicos pélvicos**), que se originam dos ramos anteriores de S2 a S4 e entram em extensões pélvicas do grande plexo pré-vertebral formado ao redor da parte abdominal da aorta. Essas fibras são distribuídas para vísceras pélvicas e abdominais principalmente junto com vasos sanguíneos. Os neurônios

Gray Anatomia Clínica para Estudantes

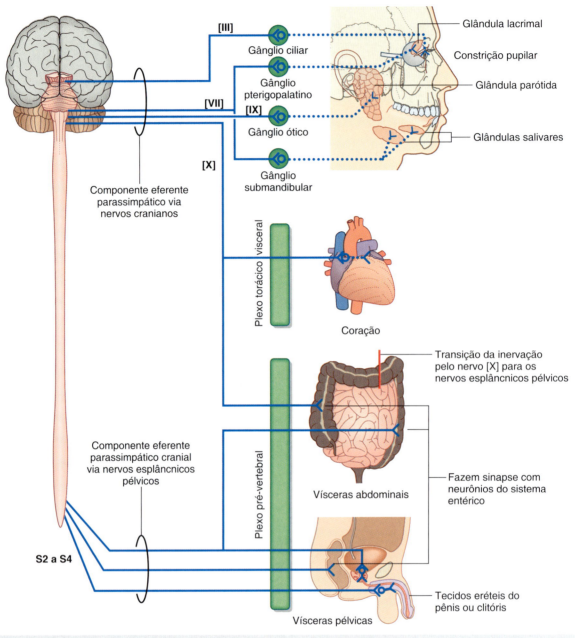

Figura 1.47 Parte parassimpática da divisão autônoma do SNP.

motores pós-ganglionares ficam nas paredes das vísceras. Em órgãos do sistema digestório, as fibras pré-ganglionares não têm um neurônio motor parassimpático em sua via; em vez disso, fazem sinapse diretamente com neurônios nos gânglios do sistema entérico.

Fibras parassimpáticas pré-ganglionares dos nervos cranianos

As fibras motoras parassimpáticas pré-ganglionares nos NC III, NC VII e NC IX se separam dos nervos e se conectam com um de quatro gânglios distintos, que abrigam neurônios motores pós-ganglionares. Esses quatro gânglios ficam próximos a importantes ramos do NC V. As fibras pós-ganglionares saem dos gânglios, unem-se a ramos do NC V e são levadas até os tecidos-alvo (glândulas salivar, mucosa e lacrimal; músculo constritor da pupila e músculo ciliar do olho) junto com eles.

O nervo vago [NC X] dá origem a ramos viscerais ao longo de seu trajeto. Esses ramos contribuem a plexos associados com vísceras torácicas ou com o grande plexo pré-vertebral, no abdome e na pelve. Muitos desses plexos também contêm fibras simpáticas.

Quando existentes, os neurônios parassimpáticos pós-ganglionares ficam nas paredes das vísceras alvo.

Inervação sensitiva visceral (visceral aferente)

As fibras sensitivas viscerais geralmente acompanham fibras motoras viscerais.

Fibras sensitivas viscerais que acompanham fibras simpáticas

Fibras sensitivas viscerais seguem o trajeto de fibras simpáticas e penetram na medula espinal em níveis similares. No entanto, as fibras sensitivas viscerais também podem penetrar na medula espinal em níveis diferentes daqueles associados com os componentes eferentes motores. Por exemplo, fibras sensitivas viscerais do coração podem penetrar em níveis espinais mais altos do que T 1. As fibras sensitivas viscerais que acompanham fibras simpáticas são principalmente responsáveis por detectar dor.

Fibras sensitivas viscerais que acompanham fibras parassimpáticas

As fibras sensitivas viscerais que acompanham fibras parassimpáticas são carreadas, principalmente, nos NCs IX e X e nos nervos espinais S2 a S4.

As fibras sensitivas viscerais no NC IX carreiam informação de quimiorreceptores e barorreceptores associados com as paredes das principais artérias do pescoço e de receptores na faringe.

As fibras sensitivas viscerais no NCX incluem aquelas das vísceras cervicais e dos principais vasos e das vísceras no tórax e no abdome.

As fibras sensitivas viscerais das vísceras pélvicas e das partes distais do cólon são carreadas em S2 a S4.

Fibras sensitivas viscerais associadas com fibras parassimpáticas primariamente levam informação até o SNC sobre o estado de processos fisiológicos normais e de atividades reflexas.

O sistema entérico

O sistema nervoso entérico consiste em neurônios motores e sensitivos e suas células de suporte, que formam dois plexos interconectados, os **plexos nervosos mioentérico** e **submucoso**, nas paredes do tubo digestório (Figura 1.48). Cada um desses plexos é formado por:

- Gânglios, que abrigam corpos celulares e células associadas, e
- Feixes de fibras nervosas, que passam entre os gânglios e dos gânglios para os tecidos ao redor.

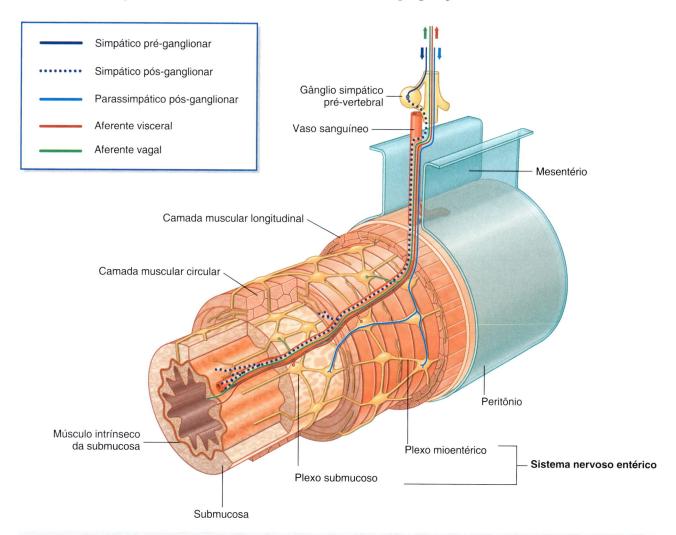

Figura 1.48 Parte entérica do sistema nervoso.

Os neurônios do sistema entérico são derivados de células da crista neural originalmente associadas com as regiões occipitocervical e sacral. Um fato interessante é que há mais neurônios no sistema entérico do que na própria medula espinal.

Os neurônios sensitivos e motores do sistema entérico controlam a atividade reflexa dentro e entre partes do sistema digestório. Esses reflexos regulam o peristaltismo, atividade secretomotora e tônus vascular. Essas atividades podem ocorrer independentemente do cérebro e da medula espinal, mas podem também ser modificadas pelo componente eferente de fibras parassimpáticas pré-ganglionares e fibras simpáticas pós-ganglionares.

As informações sensitivas do sistema entérico são devolvidas para o SNC por fibras sensitivas viscerais.

Plexos nervosos

Plexos nervosos podem ser somáticos ou viscerais e combinam fibras de diferentes fontes ou níveis para formar novos nervos com alvos ou destinos específicos (Figura 1.49). Os plexos do sistema entérico também geram atividade reflexa independente do SNC.

Plexos somáticos

Os principais plexos somáticos, formados pelos ramos anteriores dos nervos espinais, são o cervical (C1 a C4), braquial (C5 a T1), lombar (L1 a L4), sacral (L4 a S4) e coccígeo (S5 a Co). Exceto o nervo espinal T1, os ramos anteriores dos nervos espinais torácicos permanecem independentes e não participam de plexos.

Plexos viscerais

Plexos nervosos viscerais são formados em associação com vísceras, e geralmente há componentes eferentes (simpáticos e parassimpáticos) e aferentes (*ver* Figura 1.49).

Esses plexos incluem os plexos cardíaco e pulmonar, no tórax, e um grande plexo pré-vertebral, no abdome anterior à aorta, que se estende inferiormente até as paredes laterais da pelve. Esse imenso plexo pré-vertebral envia fibras eferentes e recebe fibras aferentes de todas as vísceras abdominais e pélvicas.

> **Na clínica**
>
> **Dor referida**
> A dor referida ocorre quando as informações sensitivas chegam à medula espinal vinda de um local, mas são interpretadas pelo SNC como provenientes de outro local suprido pelo mesmo nível espinal. Geralmente, isso acontece quando a informação de dor vem de uma região, como as vísceras abdominais, que têm poucas terminações sensitivas. Essas aferências convergem para neurônios no mesmo nível espinal que recebem informações da pele, que é uma área rica em terminações sensitivas. Como resultado, a dor da região que tem pouca sensibilidade é interpretada como proveniente da região com alta sensibilidade.
>
> A dor é mais frequentemente referida de uma região inervada pela parte visceral do sistema nervoso para uma região inervada, no mesmo nível espinal, pelo lado somático do sistema nervoso.
>
> A dor também pode ser referida de uma região somática para outra. Por exemplo, a irritação do peritônio na face inferior do diafragma, que é suprida pelo nervo frênico, pode ser referida para a pele no topo do ombro, que é suprida por outros nervos somáticos que surgem no mesmo nível espinal.

OUTROS SISTEMAS

Informações específicas a respeito da organização e dos componentes dos sistemas respiratório, digestório, urinário e genital serão discutidas em cada um dos capítulos seguintes deste texto.

Capítulo 1 • O Corpo

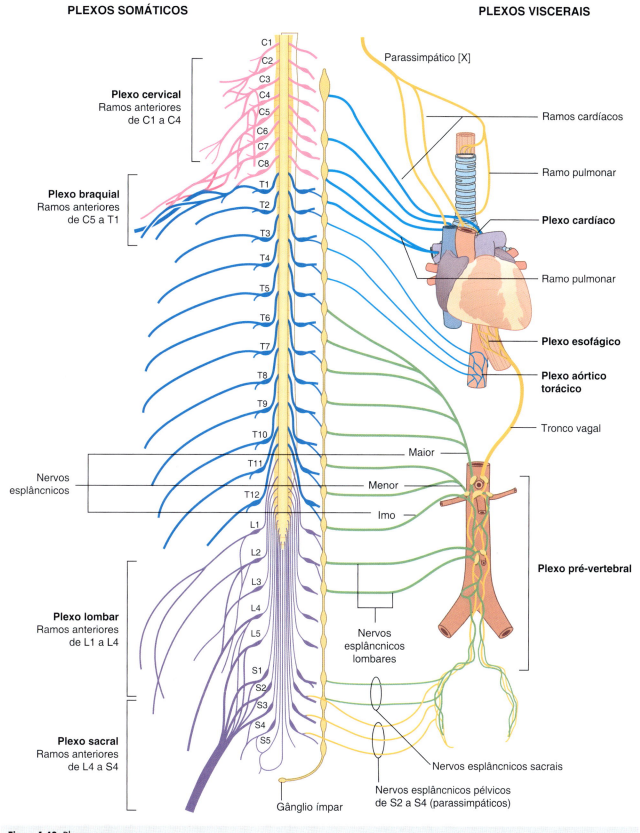

Figura 1.49 Plexos nervosos.

43

Casos clínicos

Caso 1

APENDICITE

Um homem jovem procurou ajuda médica por causa de dor abdominal central, difusa e em caráter de cólica. Após algumas horas, a dor começou a se localizar na fossa ilíaca direita e se tornou constante. Ele foi encaminhado para um cirurgião abdominal, que removeu um apêndice vermiforme bastante inflamado. O paciente teve recuperação sem intercorrências.

Quando o apêndice vermiforme se torna inflamado, as fibras sensitivas viscerais são estimuladas. Essas fibras entram na medula espinal junto com as fibras simpáticas do nível espinal T10. A dor é referida para o dermátomo de T10, que é na região umbilical (Figura 1.50). A dor é difusa, não focal; toda vez que uma onda peristáltica passa pela região ileocecal, a dor recorre. Esse tipo de dor intermitente é chamado de cólica.

Em estágios mais tardios da doença, o apêndice vermiforme entra em contato e irrita o peritônio parietal na fossa ilíaca direita, que é inervado por nervos sensitivos somáticos. Isso provoca dor focal constante, que predomina sobre a dor em caráter de cólica que o paciente sentia algumas horas antes. O paciente não interpreta mais a dor como referida do dermátomo T10.

Embora esta seja uma história típica para apendicite, deve-se sempre ter em mente que os sintomas e sinais do paciente podem variar. O apêndice vermiforme fica situado em uma posição retrocecal em aproximadamente 70% dos pacientes; portanto, pode nunca entrar em contato com o peritônio parietal na parte anterior da fossa ilíaca. É também possível que o apêndice vermiforme seja longo e entre em contato direto com outras estruturas. Como consequência, o paciente pode ter outros sintomas (p. ex., o apêndice vermiforme pode tocar o ureter, e o paciente apresenta sintomas urológicos).

Embora a apendicite seja comum, outros distúrbios, como dos intestinos e da pelve, podem provocar sintomas semelhantes.

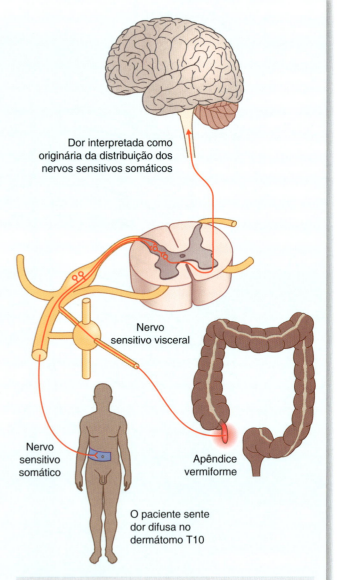

Figura 1.50 Mecanismo de dor referida de um apêndice vermiforme inflamado até o dermátomo de T10.

2 Dorso

Revisão conceitual, 47

Descrição geral, 47
Funções, 47
    Sustentação, 47
    Movimento, 48
    Proteção do sistema nervoso, 48
Partes componentes, 48
    Ossos, 48
    Músculos, 50
    Canal vertebral, 51
    Nervos espinais, 51
Relações com outras regiões, 52
    Cabeça, 52
    Tórax, abdome e pelve, 52
    Membros, 53
Características principais, 53
    Coluna vertebral longa e medula espinal curta, 53
    Forames intervertebrais e nervos espinais, 54
    Inervação do dorso, 54

Anatomia regional, 54

Estrutura esquelética, 54
    Vértebras, 55
    Forames intervertebrais, 62
    Espaços posteriores entre os arcos vertebrais, 62
Articulações, 67
    Articulações entre as vértebras no dorso, 67
Ligamentos, 69
    Ligamentos longitudinais anterior e posterior, 69
    Ligamentos amarelos, 69
    Ligamentos supraespinal e nucal, 69
    Ligamentos interespinais, 69
Musculatura do dorso, 73
    Grupo superficial de músculos do dorso, 73
    Grupo intermediário de músculos do dorso, 75
    Grupo profundo de músculos do dorso, 77

Medula espinal, 82
    Vasculatura, 83
    Meninges, 86
    Organização de estruturas no canal vertebral, 87
    Nervos espinais, 89

Anatomia de superfície, 91
    Anatomia de superfície do dorso, 91
    Ausência de curvaturas laterais, 91
    Curvaturas primárias e secundárias no plano sagital, 92
    Acidentes anatômicos não vertebrais úteis, 92
    Identificação de processos espinhosos de vértebras específicas, 92
    Visualização das extremidades inferiores da medula espinal e do espaço subaracnóideo, 94
    Identificação dos principais músculos, 94

Casos clínicos, 96

Capítulo 2 • Dorso

Revisão conceitual

DESCRIÇÃO GERAL

O dorso é a parte posterior do corpo, a qual fornece o eixo musculoesquelético de sustentação do tronco. Seus elementos ósseos consistem, principalmente, nas vértebras, embora elementos proximais das costelas, partes superiores dos ossos do quadril e regiões basais posteriores do crânio contribuam para o arcabouço esquelético do dorso (Figura 2.1).

Os músculos associados ao dorso conectam as vértebras e costelas entre si e com a pelve e o crânio. O dorso contém a medula espinal e as partes proximais dos nervos espinais, que enviam e recebem informações da maior parte do corpo.

FUNÇÕES

Sustentação

Os elementos esqueléticos e musculares do dorso sustentam o peso do corpo, transmitem forças, através da pelve, para os membros inferiores, carregam e posicionam a cabeça e seguram e ajudam a manobrar os membros superiores. A coluna vertebral é posicionada posteriormente no corpo, na linha mediana. Quando vista lateralmente, tem algumas curvaturas (Figura 2.2):

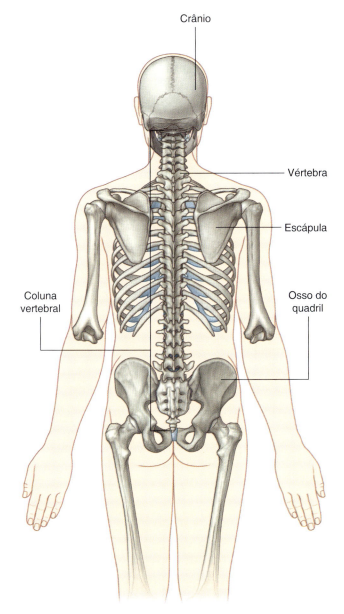

Figura 2.1 Estrutura esquelética do dorso.

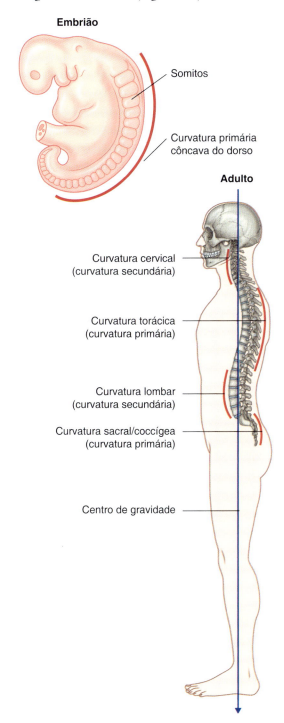

Figura 2.2 Curvaturas da coluna vertebral.

- A curvatura primária da coluna vertebral é côncava anteriormente, refletindo o formato original do embrião, e é mantida nas regiões torácica e sacral dos adultos
- As curvaturas secundárias, que são côncavas posteriormente, formam-se nas regiões cervical e lombar e trazem o centro de gravidade a uma linha vertical, o que permite que o peso do corpo seja equilibrado na coluna vertebral de maneira a gastar pouca energia muscular para manter a posição ortostática.

Como as tensões no dorso aumentam das regiões cervicais até as lombares, condições lombares são comuns.

Movimento

Os músculos do dorso consistem em grupos extrínseco e intrínseco:

- Os músculos extrínsecos do dorso movimentam os membros superiores e as costelas
- Os músculos intrínsecos do dorso (músculos próprios do dorso segundo a Terminologia Anatômica) mantêm a postura e movimentam a coluna vertebral; esses movimentos incluem flexão (arqueamento anterior), extensão, flexão lateral e rotação (Figura 2.3).

Embora o movimento entre duas vértebras seja limitado, os efeitos entre as vértebras são aditivos ao longo do comprimento da coluna vertebral. Além disso, a liberdade de movimento e a extensão são limitadas na região torácica, em relação à parte lombar da coluna vertebral. Músculos nas regiões mais anteriores fazem a flexão da coluna vertebral.

Na região cervical, as duas primeiras vértebras e os músculos a elas associados são modificados especificamente para sustentar e posicionar a cabeça. A cabeça faz flexão e extensão, no movimento de dizer "sim", sobre a vértebra C I, e a rotação da cabeça ocorre quando a vértebra C I se move sobre a vértebra C II (Figura 2.3).

Proteção do sistema nervoso

A coluna vertebral e as partes moles do dorso contêm a medula espinal e as partes proximais dos nervos espinais (Figura 2.4). As partes mais distais dos nervos espinais vão até todas as outras regiões do corpo, incluindo algumas regiões da cabeça.

PARTES COMPONENTES

Ossos

Os principais ossos do dorso são as 33 vértebras (Figura 2.5). O número e as características específicas das vértebras variam, dependendo da região do corpo à qual estão associadas. Há sete vértebras cervicais, doze torácicas, cinco lombares, cinco sacrais e três a quatro coccígeas. As vértebras sacrais se fundem em um único elemento ósseo, o sacro. As vértebras coccígeas são rudimentares em estrutura, variam em número de três a quatro e, frequentemente, estão fundidas (cóccix).

Vértebras típicas

Uma vértebra típica consiste em um corpo vertebral e um arco vertebral (Figura 2.6).

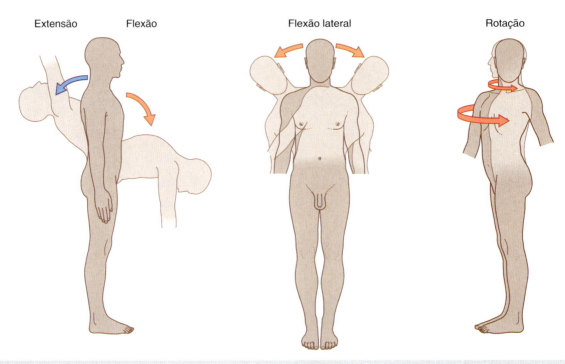

Figura 2.3 Movimentos do dorso.

Capítulo 2 • Dorso

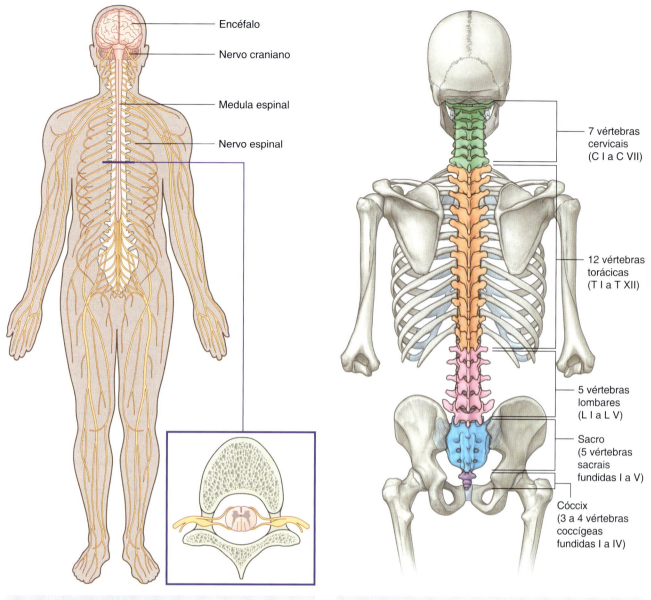

Figura 2.4 Sistema nervoso.

Figura 2.5 Vértebras.

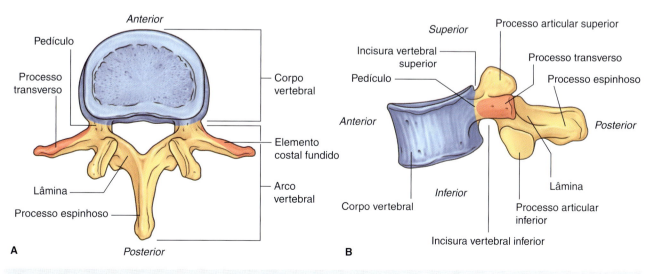

Figura 2.6 Uma vértebra típica. **A.** Vista superior. **B.** Vista lateral.

49

O corpo vertebral é anterior e é o principal componente de sustentação de peso do osso; suas dimensões aumentam desde a vértebra C II até a vértebra L V. Discos intervertebrais fibrocartilagíneos separam os corpos vertebrais das vértebras adjacentes.

O arco vertebral é firmemente ancorado à superfície posterior do corpo vertebral por dois pedículos, que formam seus pilares laterais. Seu teto é formado pelas lâminas direita e esquerda, que se fundem na linha mediana.

Os arcos vertebrais das vértebras estão alinhados e formam as paredes lateral e posterior do canal vertebral, que se estende desde a primeira vértebra cervical (C I) até a última vértebra sacral (S V). Esse canal ósseo contém a medula espinal e suas membranas protetoras, junto com vasos sanguíneos, tecido conjuntivo, gordura e as partes proximais dos nervos espinais.

O arco vertebral de uma vértebra típica tem algumas projeções características, que servem como:

- Locais de inserção de músculos e ligamentos
- Alavancas para a ação de músculos e
- Locais de articulação com vértebras adjacentes.

Um processo espinhoso se projeta posteriormente e, em geral, inferiormente a partir do teto do arco vertebral.

A cada lado do arco vertebral, um processo transverso se estende lateralmente, a partir da região onde a lâmina e o pedículo se encontram. Dessa mesma região, um processo articular superior e um processo articular inferior se conectam com processos similares nas vértebras adjacentes.

Cada vértebra também contém elementos costais. No tórax, esses elementos costais são grandes e formam costelas, que se articulam com os corpos vertebrais e com os processos transversos. Em todas as outras regiões, esses elementos são pequenos, e são incorporados aos processos transversos. Ocasionalmente, desenvolvem-se e se tornam costelas em regiões diferentes do tórax, geralmente nas regiões cervical inferior e lombar superior.

Músculos

Os músculos do dorso podem ser classificados como extrínsecos ou intrínsecos (músculos próprios do dorso, segundo a TA), baseado em sua origem embriológica e tipo de inervação (Figura 2.7).

Os músculos extrínsecos estão envolvidos com movimentos do membro superior e da parede torácica e, em geral, são inervados pelos ramos anteriores dos nervos espinais. O grupo superficial desses músculos é relacionado aos membros inferiores, enquanto o grupo médio é associado com a parede torácica.

Todos os músculos próprios do dorso são profundos em posição e são inervados pelos ramos posteriores dos nervos

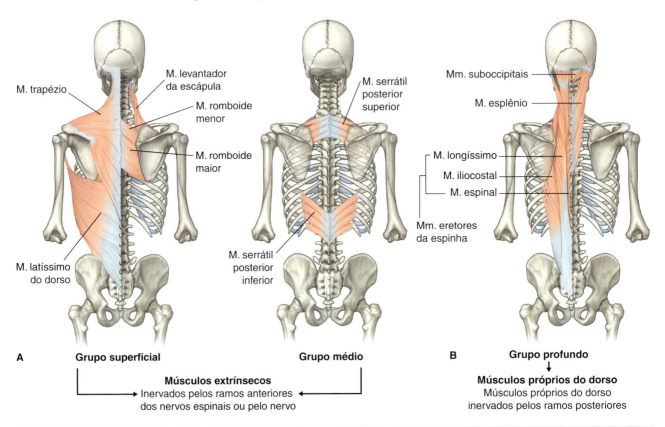

Figura 2.7 Músculos do dorso. **A.** Músculos extrínsecos. **B.** Músculos intrínsecos (próprios do dorso).

espinais; sustentam e movimentam a coluna vertebral e participam na movimentação da cabeça. Um grupo de músculos intrínsecos também movimenta as costelas em relação à coluna vertebral.

Canal vertebral

A medula espinal fica dentro de um canal ósseo, formado por vértebras adjacentes e partes moles (o canal vertebral) (Figura 2.8):

- A parede anterior é formada pelos corpos vertebrais das vértebras, discos intervertebrais e ligamentos associados
- A parede lateral e o teto são formados pelos arcos vertebrais e ligamentos.

Dentro do canal vertebral, a medula é envolvida por três membranas de tecido conjuntivo (as meninges):

- A pia-máter é a membrana mais interna, e fica intimamente associada com a superfície da medula espinal
- A segunda membrana, a aracnoide-máter, é separada da pia-máter pelo espaço subaracnóideo, que contém o líquido cerebrospinal
- A mais espessa e externa das membranas, a dura-máter, fica diretamente contra a aracnoide-máter, mas não se fixa a ela.

No canal vertebral, a dura-máter fica separada dos ossos ao redor por um espaço extradural (epidural), que contém tecido conjuntivo frouxo, gordura e um plexo venoso.

Nervos espinais

Os 31 pares de nervos espinais são segmentários em distribuição e emergem do canal vertebral entre os pedículos das vértebras adjacentes. Há oito pares de nervos cervicais (C1 a C8), doze torácicos (T1 a T12), cinco lombares (L1 a L5), cinco sacrais (S1 a S5) e um coccígeo (Co). Cada nervo é conectado à medula espinal por uma raiz posterior e uma raiz anterior (Figura 2.9).

Após sair do canal vertebral, cada nervo espinal se ramifica em:

- Um ramo posterior – coletivamente, os pequenos ramos posteriores inervam o dorso, e
- Um ramo anterior – os ramos anteriores, muito maiores, inervam a maior parte das outras regiões do corpo,

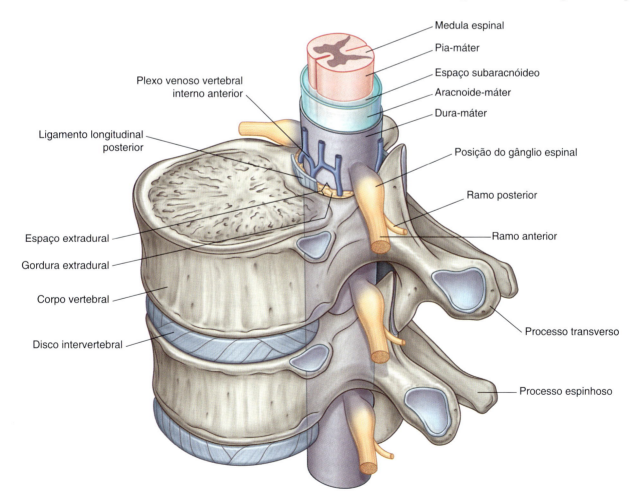

Figura 2.8 Canal vertebral.

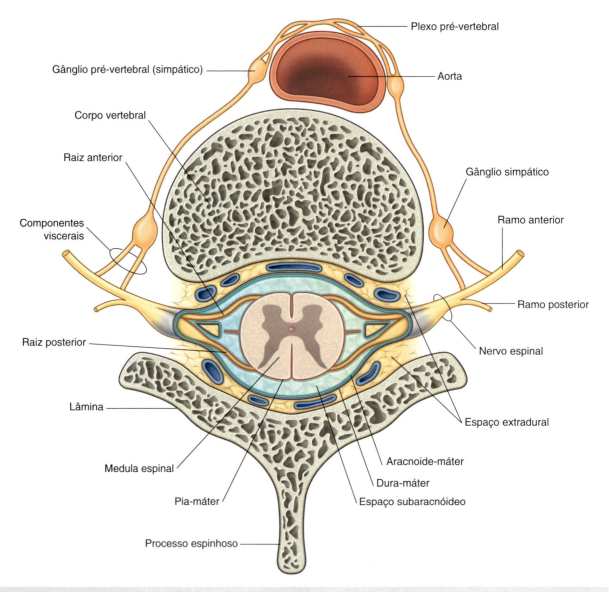

Figura 2.9 Nervos espinais (secção tranversal).

exceto a cabeça, que é predominantemente, mas não exclusivamente, inervada por nervos cranianos.

Os ramos anteriores formam os principais plexos somáticos do corpo (cervical, braquial, lombar e sacral). Os principais componentes viscerais da parte periférica do sistema nervoso (ou sistema nervoso periférico [SNP]) do corpo (tronco simpático e plexo pré-vertebral) também estão associados, principalmente, com os ramos anteriores dos nervos espinais.

RELAÇÕES COM OUTRAS REGIÕES

Cabeça

As regiões cervicais do dorso constituem o arcabouço esquelético e grande parte da estrutura muscular do pescoço, que, por sua vez, sustenta e movimenta a cabeça (Figura 2.10).

O encéfalo e as partes encefálicas das meninges são contínuos com a medula e as meninges espinais, no forame magno do crânio. As duas artérias vertebrais ascendem, uma a cada lado, através de forames nos processos transversos das vértebras cervicais, e atravessam o forame magno para participar, junto com as artérias carótidas internas, na irrigação do encéfalo.

Tórax, abdome e pelve

As diferentes regiões da coluna vertebral contribuem para a estrutura esquelética do tórax, abdome e pelve (Figura 2.10). Além de fornecer sustentação para cada uma dessas partes do corpo, as vértebras fornecem locais de inserção para músculos e fáscia, e locais de articulação para outros ossos. Os ramos anteriores dos nervos espinais associados com o tórax, o abdome e a pelve penetram nessas partes vindas do dorso.

Capítulo 2 • Dorso

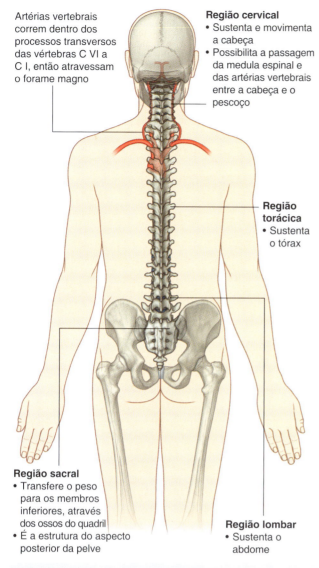

Artérias vertebrais correm dentro dos processos transversos das vértebras C VI a C I, então atravessam o forame magno

Região cervical
• Sustenta e movimenta a cabeça
• Possibilita a passagem da medula espinal e das artérias vertebrais entre a cabeça e o pescoço

Região torácica
• Sustenta o tórax

Região lombar
• Sustenta o abdome

Região sacral
• Transfere o peso para os membros inferiores, através dos ossos do quadril
• É a estrutura do aspecto posterior da pelve

Figura 2.10 Relações do dorso com outras regiões.

Membros

Os ossos do dorso fornecem extensos locais de inserção para músculos associados com ancorar e movimentar os membros superiores sobre o tronco. Isso acontece menos nos membros inferiores, que são firmemente ancorados à coluna vertebral pela articulação dos ossos do quadril com o sacro. Os membros superiores e inferiores são supridos pelos ramos anteriores dos nervos espinais que emergem dos níveis cervical e lombossacral, respectivamente, da coluna vertebral.

CARACTERÍSTICAS PRINCIPAIS

Coluna vertebral longa e medula espinal curta

Durante o desenvolvimento, a coluna vertebral cresce muito mais rápido do que a medula. Como resultado, a medula espinal não se estende por todo o comprimento do canal vertebral (Figura 2.11).

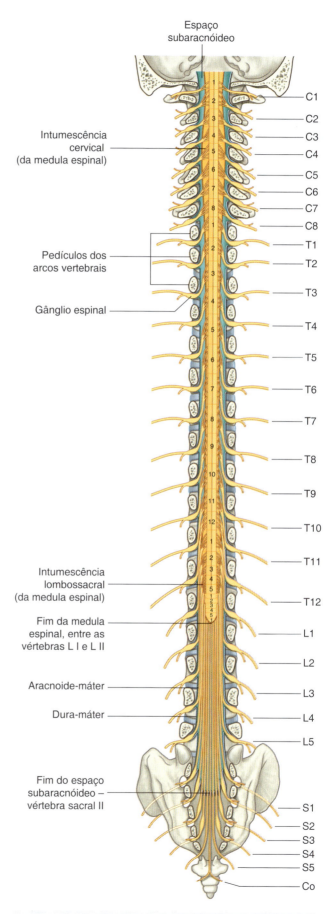

Figura 2.11 Canal vertebral, medula espinal e nervos espinais.

53

No adulto, a medula espinal tipicamente termina entre as vértebras L I e L II, embora possa acabar tão superiormente quanto a vértebra T XII, e tão inferiormente quanto o disco entre as vértebras L I e L II.

Os nervos espinais se originam da medula espinal em ângulos progressivamente mais oblíquos desde a vértebra C I (atlas) até o cóccix (vértebras coccígeas I a IV), e as raízes nervosas permanecem no canal vertebral por distâncias cada vez maiores. Seu nível espinal de origem, portanto, torna-se progressivamente menos associado com seu nível vertebral de saída. Isso é particularmente evidente para os nervos espinais lombares e sacrais.

Forames intervertebrais e nervos espinais

Cada nervo espinal sai do canal vertebral lateralmente, através de um forame intervertebral (Figura 2.12). Esse forame é formado entre os arcos vertebrais adjacentes e fica intimamente relacionado com as articulações intervertebrais:

- As margens superior e inferior são formadas por incisuras nos pedículos adjacentes
- A margem posterior é formada pelos processos articulares dos arcos vertebrais e a articulação associada
- A margem anterior é formada pelo disco intervertebral entre os corpos vertebrais das vértebras adjacentes.

Qualquer patologia que oclua ou reduza as dimensões de um forame intervertebral, como perda óssea, herniação do disco intervertebral ou deslocamento da articulação entre os processos articulares, pode afetar a função do nervo espinal associado.

Inervação do dorso

Os ramos posteriores dos nervos espinais inervam os músculos próprios do dorso e a pele adjacente. A distribuição cutânea desses ramos posteriores se estende até a região glútea do membro inferior e a parte posterior da cabeça. Partes dos dermátomos inervados pelos ramos posteriores dos nervos espinais são mostradas na Figura 2.13.

Anatomia regional

ESTRUTURA ESQUELÉTICA

Os componentes esqueléticos do dorso consistem, principalmente, nas vértebras e nos discos intervertebrais associados. O crânio, as escápulas, os ossos do quadril e as costelas também contribuem para o arcabouço ósseo do dorso e fornecem locais para inserção de músculos.

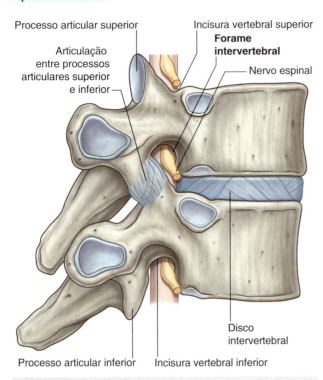

Figura 2.12 Forames intervertebrais.

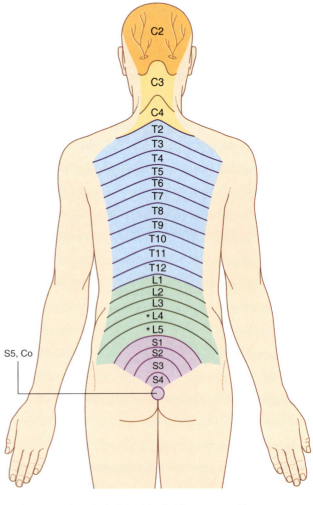

*Os ramos dorsais de L4 e L5 não têm ramos cutâneos e, portanto, não são representados como dermátomos no dorso.

Figura 2.13 Dermátomos supridos pelos ramos posteriores dos nervos espinais.

Vértebras

Há aproximadamente 33 vértebras, que são subdivididas em cinco grupos, com base em sua morfologia e localização (Figura 2.14):

- As sete vértebras cervicais, entre o tórax e o crânio, são caracterizadas, principalmente, por seu tamanho pequeno e pela existência de um forame em cada processo transverso (Figuras 2.14 e 2.15)
- As doze vértebras torácicas são caracterizadas por suas costelas articuladas (Figuras 2.14 e 2.16). Embora todas as vértebras tenham elementos costais, eles são pequenos e incorporados aos processos transversos nas outras regiões; no tórax, as costelas são ossos separados e se articulam, por meio de articulações sinoviais, com os corpos e os processos transversos das vértebras associadas
- Inferiormente às vértebras torácicas, há cinco vértebras lombares, que formam a sustentação esquelética para a parede posterior do abdome e são caracterizadas por seu grande tamanho (Figuras 2.14 e 2.17)
- Em seguida, há cinco vértebras sacrais, fundidas em um único osso, denominado sacro, que se articula, a cada lado, com um osso do quadril e é um componente da parede pélvica
- Inferiormente ao sacro, há um número variável, geralmente quatro, de vértebras coccígeas, que se fundem em um único pequeno osso triangular chamado cóccix.

No embrião, as vértebras são formadas entre segmentos, a partir de células chamadas esclerótomos, que se originam dos somitos adjacentes (Figura 2.18). Cada vértebra é derivada das partes craniais dos dois somitos abaixo, um a cada lado, e as partes caudais dos dois somitos acima. Os nervos espinais se desenvolvem de modo segmentar e passam entre as vértebras em formação.

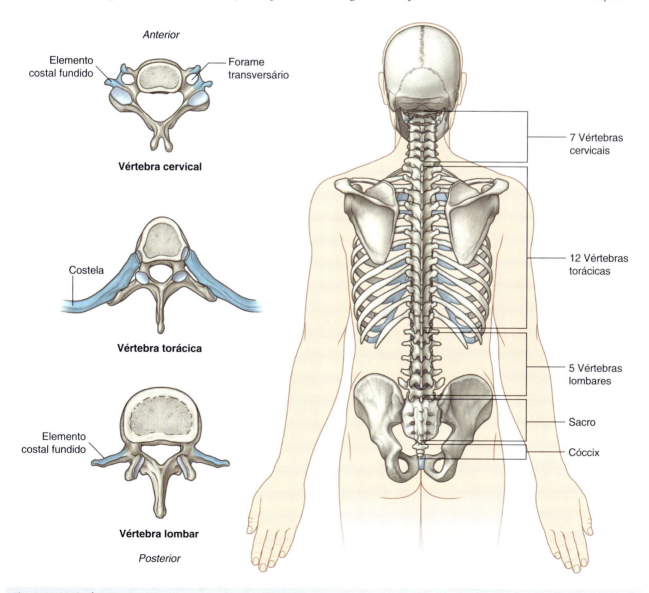

Figura 2.14 Vértebras.

Gray Anatomia Clínica para Estudantes

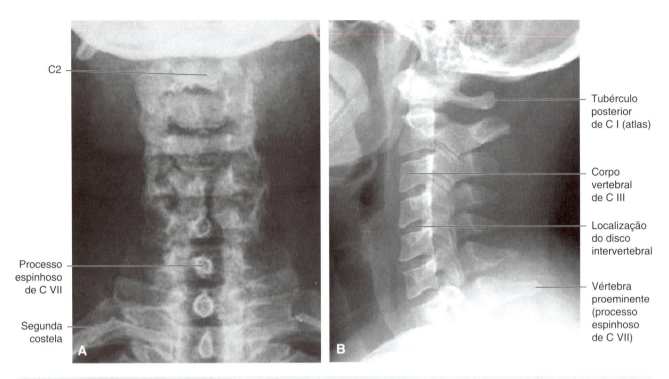

Figura 2.15 Radiografias da região cervical da coluna vertebral. **A.** Incidência anteroposterior. **B.** Incidência lateral (perfil).

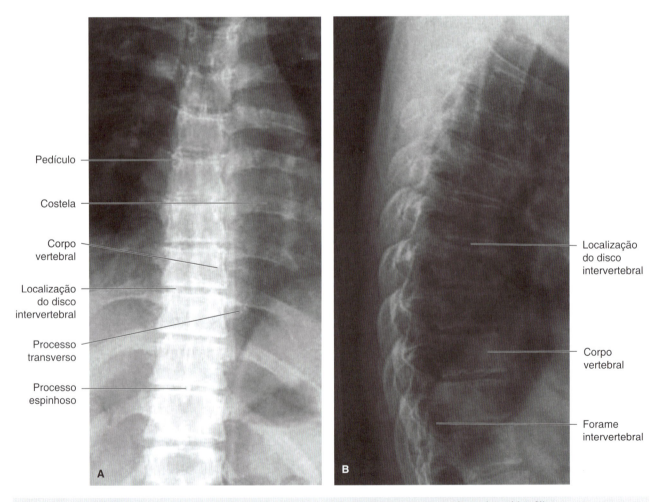

Figura 2.16 Radiografias da região torácica da coluna vertebral. **A.** Incidência anteroposterior. **B.** Incidência lateral (perfil).

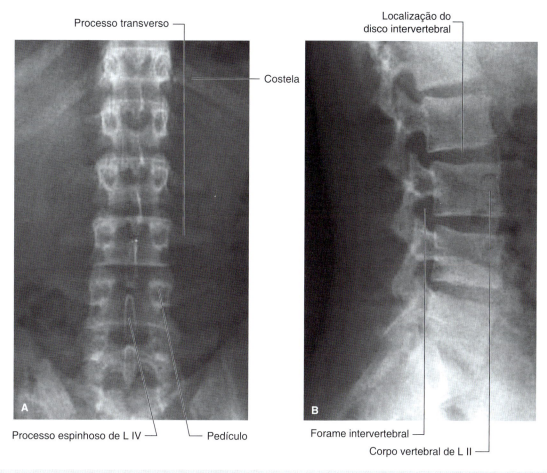

Figura 2.17 Radiografias da região lombar da coluna vertebral. **A.** Incidência anteroposterior. **B.** Incidência lateral (perfil).

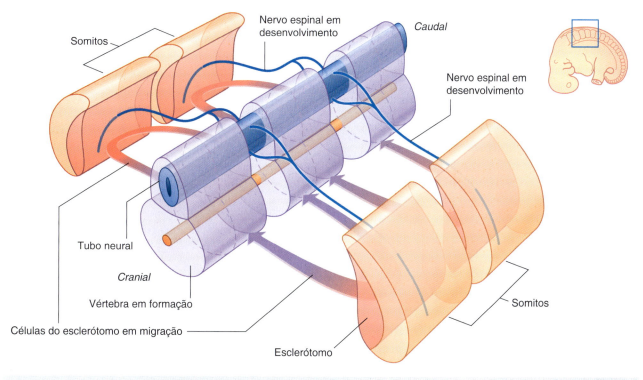

Figura 2.18 Desenvolvimento das vértebras.

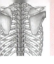

Vértebras típicas

Uma vértebra típica consiste em um corpo vertebral e um arco vertebral posterior (Figura 2.19). Estendendo-se a partir do corpo vertebral há alguns processos, para a inserção de músculos e articulação com ossos adjacentes.

O **corpo vertebral** é a parte de sustentação de carga da vértebra e é conectado aos corpos vertebrais adjacentes por discos intervertebrais e ligamentos. O tamanho dos corpos vertebrais aumenta inferiormente, conforme o peso suportado também aumenta.

O **arco vertebral** forma as partes lateral e posterior do forame vertebral.

Os forames vertebrais de todas as vértebras juntas formam o **canal vertebral**, que contém e protege a medula espinal. Superiormente, o canal vertebral é contínuo, através do forame magno do crânio, com a cavidade craniana da cabeça.

O arco vertebral de cada vértebra consiste em pedículos e lâminas (Figura 2.19):

- Os dois **pedículos** são pilares ósseos que fixam o arco vertebral ao corpo vertebral
- As duas **lâminas** são camadas planas de osso que se estendem a partir de cada pedículo, para se encontrar medialmente e formar o teto do arco vertebral.

Um **processo espinhoso** se projeta posterior e inferiormente a partir da junção das duas lâminas, e é o local de inserção de músculos e ligamentos.

Um **processo transverso** se estende posterolateralmente a partir da junção do pedículo à lâmina, a cada lado, e é local de inserção de músculos e ligamentos, e para articulação com as costelas, na região torácica.

Também projetando-se a partir da região onde os pedículos se encontram com as lâminas há os **processos articulares superior** e **inferior** (Figura 2.19), que se articulam com os processos articulares inferior e superior, respectivamente, das vértebras adjacentes.

Entre o corpo vertebral e a origem dos processos articulares, cada pedículo tem uma incisura em suas faces superior e inferior. Essas **incisuras vertebrais superior** e **inferior** participam na formação dos forames intervertebrais.

Vértebras cervicais

As sete vértebras cervicais são caracterizadas por seu pequeno tamanho e pela existência de um forame em cada processo transverso. Uma vértebra cervical típica tem as seguintes características (Figura 2.20 A):

- O corpo vertebral é curto em altura, tem formato quadrado quando visto de cima e tem uma face superior côncava e uma face inferior convexa
- Cada processo transverso tem formato de cocheira e é perfurado por um **forame transversário** redondo
- O processo espinhoso é curto e rombo
- O forame vertebral é triangular.

A primeira e a segunda vértebras cervicais – o atlas e o áxis – são especializadas para acomodar o movimento da cabeça.

Atlas e áxis

A vértebra C I (o **atlas**) se articula com a cabeça (Figura 2.21). Sua principal característica é a ausência de corpo vertebral (Figura 2.20 B). De fato, o corpo vertebral de C I se funde com o corpo vertebral de C II durante

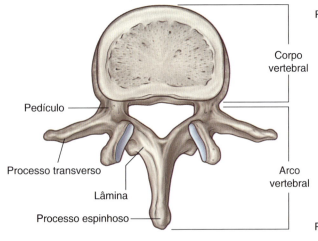

Vista superior

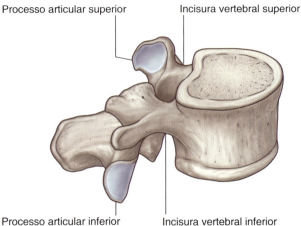

Vista superolateral oblíqua

Figura 2.19 Vértebra típica.

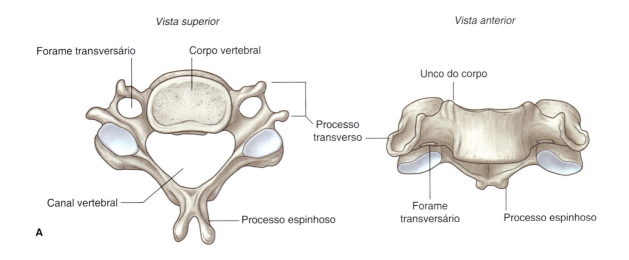
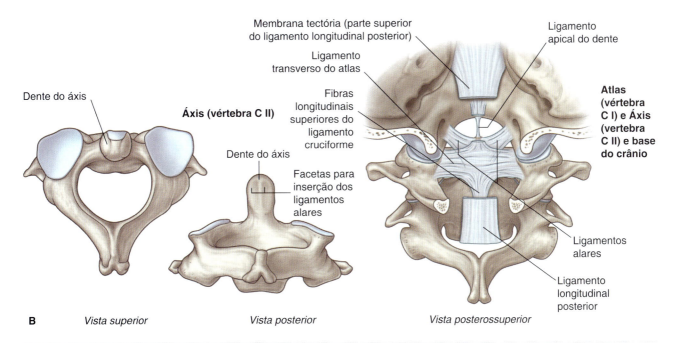

Figura 2.20 Vértebras regionais. **A** Típica vértebra cervical. **B**. Atlas e áxis (*continua*).

Gray Anatomia Clínica para Estudantes

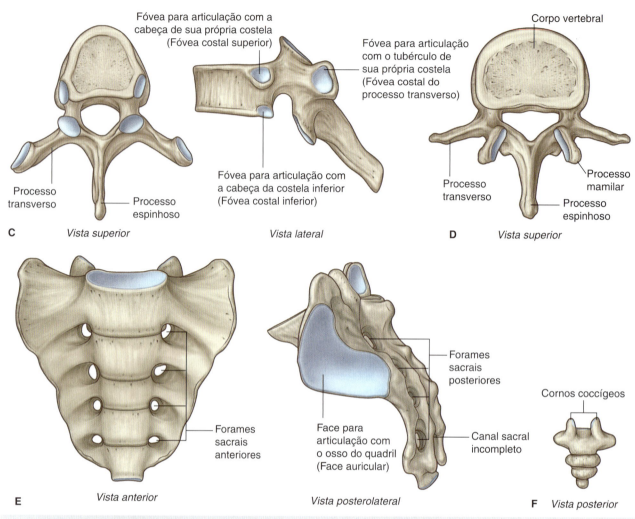

Figura 2.20 (*continuação*) **C.** Típica vértebra torácica. **D.** Típica vértebra lombar. **E.** Sacro. **F.** Cóccix.

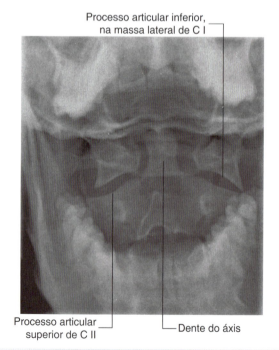

Figura 2.21 Radiografia mostrando as vértebras C I (atlas) e C II (áxis). Boca aberta, incidência anteroposterior.

o desenvolvimento, para se tornar o dente de C II. Como resultado, não há disco intervertebral entre C I e C II. Quando visto por cima, o atlas tem formato de anel e é composto por duas **massas laterais** interconectadas por um **arco anterior** e um **arco posterior**.

Cada massa lateral se articula, acima, com um **côndilo** occipital do crânio e, abaixo, com o processo articular superior da vértebra C II (o **áxis**). As **faces articulares superiores** têm formato de feijão e são côncavas, enquanto as **faces articulares inferiores** são quase circulares e planas.

A **articulação atlanto-occipital** possibilita flexão superior e inferior da cabeça sobre a coluna vertebral.

A superfície posterior do arco anterior tem uma faceta articular para o **dente do áxis**, que se projeta superiormente a partir do corpo vertebral do áxis. O dente do áxis é fixado por um forte **ligamento transverso do atlas**, posterior a ele e cobrindo a distância entre as facetas de fixação ovais, nas superfícies mediais das massas laterais do atlas.

O dente do áxis age como um pivô, que possibilita que o atlas, bem como a cabeça a ele fixada, façam rotação lateral sobre o áxis.

Os processos transversos do atlas são grandes, projetam-se mais lateralmente do que aqueles das outras vértebras cervicais e agem como alavancas para a ação de músculos, particularmente os músculos que movimentam a cabeça nas **articulações atlantoaxiais**.

O áxis é caracterizado pelo grande dente, que se projeta superiormente a partir do corpo vertebral (*ver* Figuras 2.20 B e 2.21). A superfície anterior do dente tem uma faceta oval para articulação com o arco anterior do atlas.

As duas superfícies súperolaterais do dente apresentam impressões circulares que servem como local de inserção para fortes ligamentos alares, um a cada lado, que conectam o dente às superfícies mediais dos côndilos occipitais. Esses **ligamentos alares** impedem a rotação excessiva da cabeça e do atlas em relação ao áxis.

Vértebras torácicas

As doze vértebras torácicas são todas caracterizadas por sua articulação com as costelas. Uma vértebra torácica típica tem duas facetas parciais (fóveas costais superior e inferior), em cada lado do corpo vertebral, para articulação com a cabeça de sua própria costela e a cabeça da costela abaixo (*ver* Figura 2.20 C). A fóvea costal superior é muito maior do que a fóvea costal inferior.

Cada processo transverso tem também uma fóvea (fóvea costal do processo transverso) para articulação com o tubérculo de sua própria costela. O corpo vertebral tem o formato aproximado de um coração quando visto de cima, e o forame vertebral é circular.

Vértebras lombares

As cinco vértebras lombares se distinguem das vértebras de outras regiões por seu grande tamanho (*ver* Figura 2.20 D). Além disso, não possuem faces para articulação com as costelas. Os processos transversos são, geralmente, delgados e longos, com a exceção dos processos da vértebra L V, que são espessos e têm o formato aproximado de um cone, para a inserção dos **ligamentos iliolombares**, que conectam os processos transversos aos ossos do quadril.

O corpo de uma vértebra lombar típica é cilíndrico, e o forame vertebral tem formato triangular e é maior do que nas vértebras torácicas.

Sacro

O sacro é um único osso que representa as cinco vértebras sacrais fundidas (*ver* Figura 2.20 E). Tem formato triangular, com o **ápice** voltado inferiormente, e é curvado de maneira a ter uma face anterior côncava e uma face posterior convexa. Articula-se, acima, com a vértebra L V e, abaixo, com o cóccix. Tem duas grandes faces (auriculares) em formato de L, em cada superfície lateral, para articulação com os ossos do quadril.

A face posterior do sacro tem quatro pares de forames sacrais posteriores, e a face anterior tem quatro pares de forames sacrais anteriores, para a passagem dos ramos posterior e anterior, respectivamente, dos nervos espinais (S1 a S4).

A parede posterior do canal vertebral pode estar incompleta, próxima à extremidade inferior do sacro.

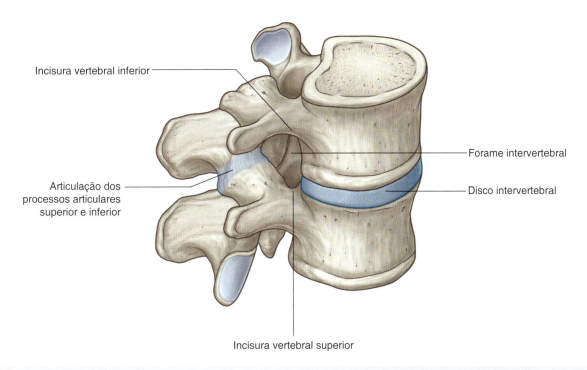

Figura 2.22 Forame intervertebral.

Cóccix

O cóccix é um pequeno osso triangular que se articula com a extremidade inferior do sacro e representa três ou quatro vértebras coccígeas fundidas (Figura 2.20 F). Caracteriza-se por seu pequeno tamanho e pela ausência de arcos vertebrais e, portanto, de um canal vertebral.

Forames intervertebrais

Os forames intervertebrais são formados, a cada lado, entre partes adjacentes de vértebras e dos discos intervertebrais associados (Figura 2.22). Os forames possibilitam a entrada e a saída de estruturas, como os nervos espinais e vasos sanguíneos, do canal vertebral.

Um forame intervertebral é formado pela incisura vertebral inferior, no pedículo da vértebra acima, e uma incisura vertebral superior, no pedículo da vértebra abaixo. É margeado:

- Posteriormente, pela articulação entre os processos articulares superior e inferior de duas vértebras, e
- Anteriormente, pelo disco intervertebral e corpos vertebrais adjacentes.

Cada forame intervertebral é um espaço confinado, cercado por ossos, ligamentos e articulações. As patologias em quaisquer dessas estruturas, e nos músculos ao redor, podem afetar estruturas dentro do forame.

Espaços posteriores entre os arcos vertebrais

Na maioria das regiões da coluna vertebral, as lâminas e processos espinhosos das vértebras adjacentes se sobrepõem para formar uma parede posterior óssea relativamente completa para o canal vertebral. No entanto, na região lombar, grandes espaços existem entre os componentes posteriores dos arcos vertebrais adjacentes (Figura 2.23). Esses espaços, entre lâminas e processos espinhosos adjacentes, tornam-se cada vez mais largos, da vértebra L I até a vértebra L V, e podem ser ainda mais distendidos pela flexão da coluna vertebral. Eles permitem um acesso relativamente fácil ao canal vertebral, para procedimentos clínicos.

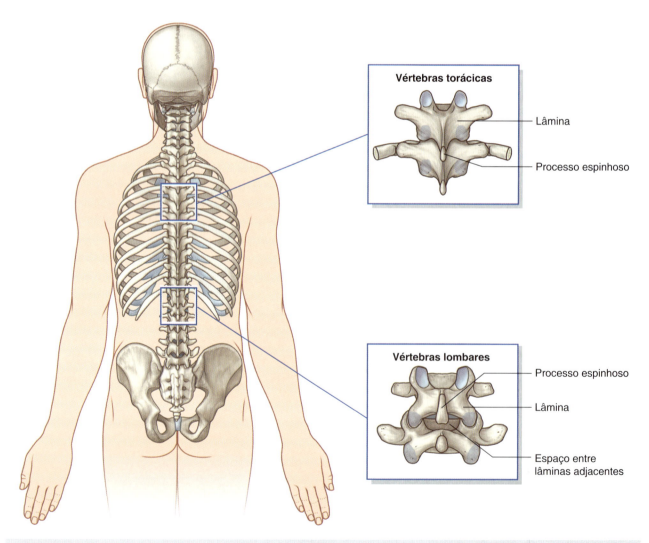

Figura 2.23 Espaços entre os arcos vertebrais adjacentes na região lombar.

Capítulo 2 • Dorso

Na clínica

Espinha bífida
A espinha bífida é uma condição em que os dois lados dos arcos vertebrais, geralmente das vértebras inferiores, não se fundem durante o desenvolvimento, resultando em um canal vertebral "aberto" (Figura 2.24). Há dois tipos de espinha bífida

- O tipo mais comum é a espinha bífida oculta, no qual há um defeito no arco vertebral de L V ou S I. Esse defeito ocorre em até 10% dos indivíduos, e resulta em um arco posterior que não se funde medialmente. Clinicamente, o paciente é assintomático, embora o exame físico possa revelar um tufo de pelos na pele sobre os processos espinhosos
- A apresentação mais grave de espinha bífida envolve falha completa de fusão do arco posterior na junção lombossacral, com uma grande protrusão de meninges. Essa protrusão forma um saco, que pode conter líquido cerebrospinal (**meningocele**) ou parte da medula espinal (**mielomeningocele**). Essas anormalidades podem resultar em vários déficits neurológicos, incluindo distúrbios da marcha e do controle da bexiga urinária.

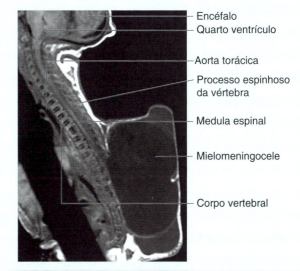

Figura 2.24 RM, imagem ponderada em T1 no plano sagital, mostrando mielomeningocele lombossacral. Não há lâminas do arco vertebral nem processos espinhosos na região lombossacral.

Na clínica

Vertebroplastia
A vertebroplastia é uma técnica relativamente nova, em que o corpo de uma vértebra pode ser preenchido com cimento ósseo (geralmente, metil-metacrilato). As indicações para essa técnica incluem colapso do corpo vertebral e dor proveniente do corpo vertebral, que pode ser secundária a infiltração tumoral. O procedimento é mais comumente realizado por fraturas cuneiformes por osteoporose, que são uma causa de morbidade e dor consideráveis em pacientes mais velhos.

Fraturas cuneiformes por osteoporose (Figura 2.25) tipicamente ocorrem na região toracolombar, e a abordagem para se realizar uma vertebroplastia é inovadora e de realização relativamente fácil. O procedimento é realizado sob sedação ou anestesia geral leve. Utilizando-se radiografia comum como guia, o pedículo é identificado na incidência anteroposterior (AP). Uma cânula metálica é colocada dentro do corpo vertebral, atravessando o pedículo. O cimento ósseo líquido é injetado pela cânula até o corpo vertebral (Figura 2.26). A função do cimento ósseo é dupla. Em primeiro lugar, aumenta a força do corpo vertebral e evita perda adicional da altura. Além disso, conforme o cimento endurece, há um certo grau de calor gerado, e acredita-se que isso interfira com terminações nervosas de dor. A cifoplastia é uma técnica semelhante, que tem o objetivo de restaurar alguma ou toda a altura perdida pelos corpos vertebrais por causa da fratura em cunha injetando cimento ósseo líquido nos corpos vertebrais.

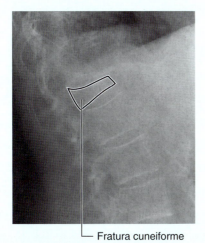

Figura 2.25 Radiografia da região lombar da coluna vertebral mostrando uma fratura cuneiforme da vértebra L I. Essa condição é tipicamente vista em pacientes com osteoporose.

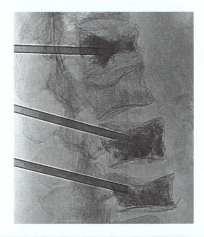

Figura 2.26 Radiografia da região lombar da coluna vertebral mostrando três agulhas intrapediculares, todas colocadas no meio dos corpos vertebrais. O material de alta densidade é cimento ósseo radiopaco, que foi injetado na forma líquida para depois solidificar.

Na clínica

Escoliose

A escoliose é uma curvatura lateral anormal da coluna vertebral (Figura 2.27).

A escoliose verdadeira envolve não somente a curvatura (para o lado direito ou para o esquerdo), mas também um elemento rotacional de uma vértebra sobre a outra.

Os tipos mais comuns de escoliose têm causa e patologia desconhecidas e são chamados de escoliose idiopática. Acredita-se que há rotação axial inicial das vértebras, que altera a localização das forças mecânicas compressivas e distensivas aplicadas através das placas de crescimento vertebrais, resultando em alterações na velocidade de crescimento ósseo e, finalmente, alterações na curvatura vertebral. Nunca ocorrem ao nascimento, e tendem a ocorrer nos grupos etários infantil, juvenil ou adolescente. Os corpos vertebrais e os elementos posteriores (pedículos e lâminas) são normais nesses pacientes.

Quando existe escoliose desde o nascimento (escoliose congênita), geralmente está associada com outras anormalidades do desenvolvimento. Nesses pacientes, há uma forte associação com outras anormalidades da parede do tórax, do sistema genital, do sistema urinário e doenças cardíacas. Esse grupo de pacientes precisa de avaliação cuidadosa por muitos especialistas.

Um grupo de escolioses raro, mas importante, é aquele em que os músculos são anormais. Distrofia muscular é o exemplo mais comum. O músculo anormal não conserva o alinhamento normal da coluna vertebral, e uma curvatura se desenvolve como resultado. Uma biopsia muscular é necessária para confirmar o diagnóstico.

Outros distúrbios que podem provocar escoliose incluem tumores ósseos, tumores da medula espinal e protrusões localizadas de disco intervertebral.

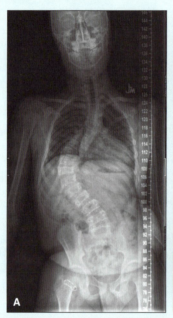
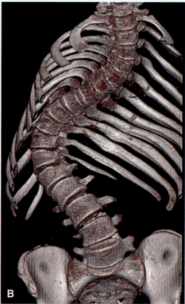

Figura 2.27 Escoliose grave. **A**. Radiografia, incidência anteroposterior. **B**. TC tridimensional, incidência anterior.

Na clínica

Cifose

A cifose é uma curvatura normal da coluna vertebral na região torácica, hipercifose é o exagero dessa curvatura com formação de "corcunda". Essa condição ocorre em certos estados patológicos, o mais dramático dos quais é geralmente secundário à tuberculose de um corpo vertebral torácico com angulação da coluna vertebral no local da lesão e **deformidade em giba**, que era prevalente antes do advento de medicamentos efetivos contra tuberculose (Figura 2.28).

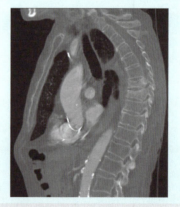

Figura 2.28 TC sagital mostrando cifose.

Capítulo 2 • Dorso

Na clínica

Lordose

A lordose é uma curvatura normal da coluna vertebral na região lombar e hiperlordose é a acentuação patológica dessa curvatura normal.

Na clínica

Variação no número de vértebras

Geralmente, há sete vértebras cervicais, embora possam estar fundidas em algumas doenças. A fusão das vértebras cervicais (Figura 2.29 A) pode estar associada com outras anormalidades, como síndrome de Klippel-Feil, por exemplo, em que há fusão das vértebras C I e C II ou C V e C VI, e pode estar associada com uma escápula alta congênita (ombro de Sprengel) e anormalidades cardíacas.

As variações no número de vértebras torácicas também são bem descritas.

Uma das anormalidades mais comuns nas vértebras lombares é uma fusão parcial da vértebra L V com o sacro (sacralização da vértebra lombar). A separação parcial da vértebra S I (lombarização da primeira vértebra sacral) também pode ocorrer (Figura 2.29 B). A vértebra L V geralmente pode ser identificada pelo ligamento iliolombar, que é uma faixa de tecido conjuntivo que corre da ponta do processo transverso de L V até a crista ilíaca, bilateralmente (Figura 2.29 C).

Uma hemivértebra ocorre quando uma vértebra se desenvolve apenas em um lado (Figura 2.29 B).

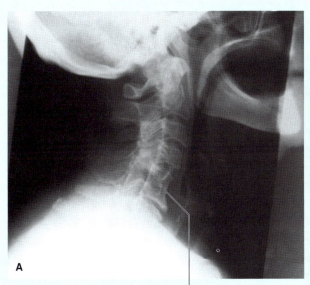
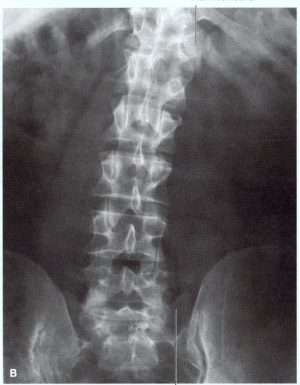
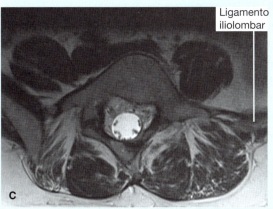

Figura 2.29 Variações no número de vértebras. **A**. Corpos das vértebras cervicais fundidos. **B**. Hemivértebra. **C**. RM axial passando pela vértebra L V. O ligamento iliolombar vai do ápice do processo transverso da vértebra L V até a crista ilíaca.

Na clínica

Vértebras e câncer

As vértebras são locais comuns para doença metastática (disseminação secundária de células cancerígenas). Quando células cancerígenas crescem dentro dos corpos vertebrais e dos elementos posteriores, interrompem a reposição celular óssea normal, levando a destruição ou formação óssea, e destruindo as propriedades mecânicas do osso. Uma pequena lesão pode, portanto, levar a colapso vertebral (Figura 2.30). Células cancerígenas têm metabolismo de glicose muito mais alto do que as células ósseas adjacentes normais. Essas células metastáticas podem, portanto, ser detectadas administrando-se glicose marcada com radioisótopos a um paciente e acompanhamento dos locais onde a glicose é metabolizada (Figura 2.30 B). É importante notar que nas vértebras com doença metastática extensa pode ocorrer extrusão de fragmentos do tumor para dentro do **canal vertebral**, comprimindo nervos e a medula espinal.

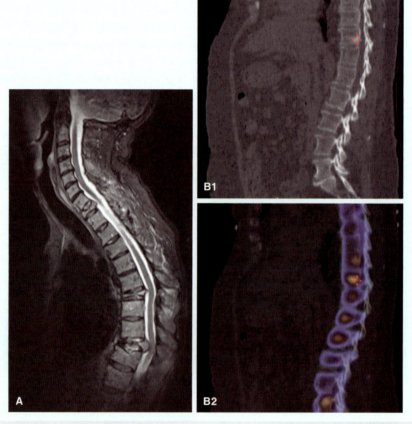

Figura 2.30 A. RM de uma coluna com múltiplas vértebras colapsadas devido à infiltração difusa por mieloma metastático. B1, B2. TC associada a tomografia por emissão de pósitrons (PET-TC) detectando células cancerígenas na coluna, que têm alto metabolismo de glicose.

Na clínica

Osteoporose

A osteoporose é uma condição patológica em que a qualidade do osso é normal, mas há redução da densidade óssea. É uma doença metabólica óssea que mais comumente ocorre em mulheres entre 50 e 60 anos de idade e homens em torno dos 70.

Muitos fatores influenciam o desenvolvimento de osteoporose, incluindo predisposição genética, nível de atividade e estado nutricional e, em particular, níveis de estrógeno, em mulheres.

As complicações típicas da osteoporose incluem fraturas de corpos vertebrais por esmagamento, fraturas da parte distal do rádio e fraturas do quadril.

O envelhecimento e as alterações ósseas dos pacientes se tornam mais suscetíveis a fraturas. A cicatrização tende a ser dificultada nesses pacientes idosos, que, consequentemente, necessitam de longas internações hospitalares e reabilitação prolongada.

Os pacientes com maior probabilidade de desenvolver osteoporose podem ser identificados por densitometria óssea. Radiação de baixa intensidade é passada através do osso, e, contando-se o número de fótons detectados e sabendo-se a dose administrada, a radiação absorvida pelo osso pode ser calculada. A absorção de radiação pode ser diretamente correlacionada com a massa óssea, e isso pode ser usado para predizer se o paciente corre risco de fraturas de osteoporose.

Capítulo 2 • Dorso

ARTICULAÇÕES

Articulações entre as vértebras no dorso

Os dois principais tipos de articulação entre as vértebras são:

- Sínfises entre os corpos vertebrais (Figura 2.31) e
- Articulações sinoviais entre os processos articulares (Figura 2.32).

Uma vértebra típica tem um total de seis articulações com as vértebras adjacentes: quatro sinoviais (duas acima e duas abaixo) e duas sínfises (uma acima e uma abaixo). Cada sínfise inclui um disco intervertebral.

Embora o movimento entre quaisquer duas vértebras seja limitado, a somatória dos movimentos ao longo de todas as vértebras resulta em uma grande amplitude de movimento da coluna vertebral.

Os movimentos da coluna vertebral incluem flexão, extensão, flexão lateral, rotação e circundução.

Os movimentos das vértebras em uma região específica (cervical, torácica e lombar) são determinados pelo formato e pela orientação das faces articulares, nos processos articulares e nos corpos vertebrais.

Sínfises entre corpos vertebrais (discos intervertebrais)

As sínfises entre os corpos vertebrais adjacentes são formadas por uma camada de cartilagem hialina em cada corpo vertebral e um disco intervertebral, que fica entre essas camadas.

O **disco intervertebral** consiste em um anel fibroso externo, que cerca um núcleo pulposo, central (Figura 2.31).

- O **anel fibroso** consiste em um anel exterior de colágeno que cerca uma zona mais ampla de fibrocartilagem, arranjada uma configuração lamelar. Esse arranjo de fibras limita a rotação entre as vértebras
- O **núcleo pulposo** preenche o centro do disco intervertebral, é gelatinoso e absorve forças de compressão entre as vértebras.

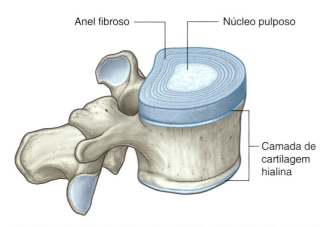

Figura 2.31 Articulações intervertebrais.

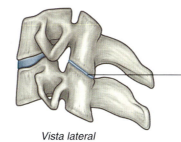

Cervical
"Inclinada de anterior para posterior"

Articulação entre os processos articulares superior e inferior de vértebras adjacentes

Vista lateral

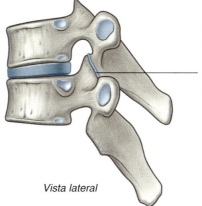

Torácica
"Vertical"

Articulação entre os processos articulares superior e inferior de vértebras adjacentes

Vista lateral

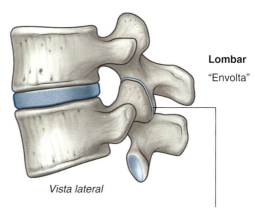

Lombar
"Envolta"

Vista lateral

Articulação entre os processos articulares superior e inferior de vértebras adjacentes

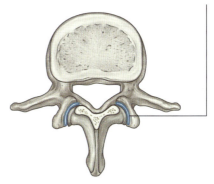

Vista superior

Figura 2.32 Articulações entre os processos articulares superior e inferior de vértebras adjacentes.

Alterações degenerativas no anel fibroso podem levar a herniação do núcleo pulposo. A herniação posterolateral pode comprimir as raízes de um nervo espinal, no forame intervertebral.

Articulações entre arcos vertebrais

As articulações entre os processos articulares superior e inferior de vértebras adjacentes são sinoviais (ver Figura 2.32). Uma fina cápsula articular, fixada às margens das fóveas articulares, envolve cada articulação.

Nas regiões cervicais, as articulações entre os processos articulares superior e inferior de vértebras adjacentes (antes chamadas articulações zigapofisárias) se inclinam inferiormente, de anterior a posterior, e seu formato viabiliza a flexão e a extensão. Nas regiões torácicas, as articulações são orientadas verticalmente, e seu formato limita a flexão e a extensão, mas facilita a rotação. Nas regiões lombares, as superfícies articulares são curvas, e os processos adjacentes se intercalam, limitando a amplitude de movimento, embora a flexão e a extensão continuem sendo importantes movimentos nessa região.

Articulações "uncovertebrais"

As margens laterais das faces superiores das vértebras cervicais típicas são elevadas, tornando-se cristas ou lábios, denominados úncos dos corpos das vértebras. Esses úncos se articulam com o corpo da vértebra acima, formando pequenas articulações sinoviais uncovertebrais (Figura 2.33).

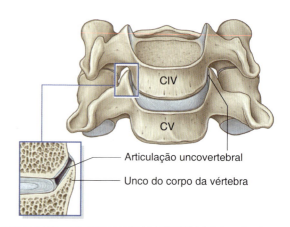

Figura 2.33 Articulações uncovertebrais.

Na clínica

Dorsalgia

Dorsalgia é um distúrbio extremamente comum; pode estar relacionado a distúrbios mecânicos ou a protrusão de um disco intervertebral com compressão de um nervo. Quando há comprometimento dos discos intervertebrais, pode ser necessário remover cirurgicamente o disco que está pressionando o nervo.

Não é raro que pacientes se queixem de dor e nenhuma causa imediata possa ser encontrada; a dor é, portanto, atribuída a desconforto mecânico, que pode ser causado por doença degenerativa. Um dos tratamentos é introduzir uma agulha na articulação dos processos articulares superior e inferior e injetá-la com anestesia local e corticosteroides.

Na clínica

Herniação de discos intervertebrais

Os discos que ficam entre as vértebras têm uma parte central (o núcleo pulposo) e uma complexa série de anéis fibrosos (o anel fibroso). Uma ruptura pode ocorrer no anel fibroso, resultando em extravasamento do material do núcleo pulposo. Após algum tempo, esse material pode extravasar para o canal vertebral ou para o forame intervertebral, comprimindo estruturas neurais (Figura 2.34). Essa é uma causa comum de dorsalgia. Um disco intervertebral pode se projetar posteriormente, para comprimir diretamente a medula espinal ou as raízes dos nervos lombares, dependendo do nível da lesão, ou fazer protrusão posterolateral, adjacente ao pedículo, e comprimir a raiz descendente.

Nas regiões cervicais da coluna vertebral, as protrusões de disco intervertebral frequentemente se tornam ossificadas, e são denominadas osteófitos do disco.

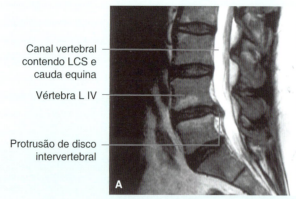
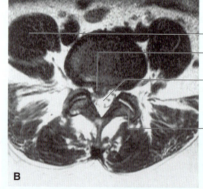

Figura 2.34 Protrusão de disco intervertebral. RM, imagem ponderada em T2, da região lombar da coluna vertebral. **A**. Plano sagital. **B**. Plano Axial.

Na clínica

Doenças articulares

Algumas doenças parecem ter predileção por articulações sinoviais, em vez de sínfises. Um exemplo típico é a artrite reumatoide, que afeta, primariamente, articulações sinoviais e bolsas sinoviais, resultando em destruição da articulação e de seu revestimento. As sínfises geralmente são preservadas.

LIGAMENTOS

As articulações entre as vértebras são reforçadas e sustentadas por numerosos ligamentos, que passam entre os corpos vertebrais e interconectam componentes dos arcos vertebrais.

Ligamentos longitudinais anterior e posterior

Os ligamentos longitudinais anterior e posterior ficam nas faces anterior e posterior dos corpos vertebrais, e se estendem ao longo da maior parte da coluna vertebral (Figura 2.35).

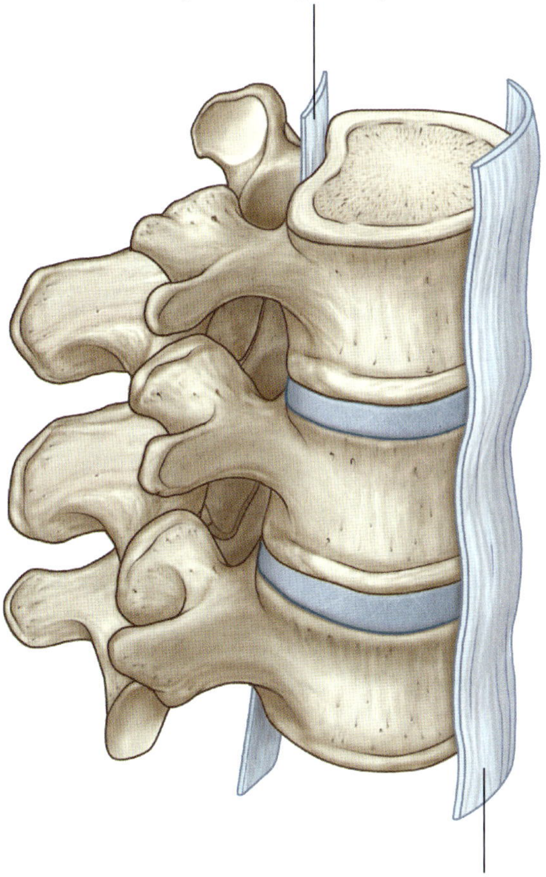

Figura 2.35 Ligamentos longitudinais anterior e posterior da coluna vertebral.

O **ligamento longitudinal anterior** é fixado, superiormente, à base do crânio, e se estende inferiormente para se inserir na face anterior do sacro. Ao longo de seu comprimento, fixa-se aos corpos vertebrais e aos discos intervertebrais.

O **ligamento longitudinal posterior** fica nas faces posteriores dos corpos vertebrais, e recobre a face anterior do canal vertebral. Assim como o ligamento longitudinal anterior, fixa-se, ao longo do seu comprimento, aos corpos vertebrais e aos discos intervertebrais. A parte superior do ligamento longitudinal posterior, que conecta C II à face intracraniana da base do crânio, é denominada **membrana tectória** (ver Figura 2.20 B).

Ligamentos amarelos

Os **ligamentos amarelos**, um a cada lado, passam entre as lâminas de vértebras adjacentes (Figura 2.36). Esses ligamentos delgados e amplos consistem predominantemente em tecido elástico, e formam parte da face posterior do canal vertebral. Cada ligamento amarelo corre entre a face posterior da lâmina da vértebra abaixo até a face anterior da lâmina da vértebra acima. Os ligamentos amarelos resistem à separação das lâminas na flexão, e assistem a extensão de volta para a posição anatômica.

Ligamentos supraespinal e nucal

O ligamento supraespinal conecta os ápices dos processos espinhosos das vértebras C VII até o sacro, passando ao longo deles (Figura 2.37). Da vértebra C VII até o crânio, o ligamento se torna estruturalmente distinto de como é nas regiões mais caudais, e passa a ser chamado de ligamento nucal.

O **ligamento nucal** é uma estrutura plana e triangular no plano sagital mediano:

- A base do triângulo está inserida no crânio, desde a protuberância occipital externa até o forame magno
- O ápice está inserido na extremidade do processo espinhoso da vértebra C VII
- O lado profundo do triângulo está inserido no tubérculo posterior da vértebra C I e aos processos espinhosos das outras vértebras cervicais.

O ligamento nucal sustenta a cabeça. Resiste à flexão e facilita o retorno da cabeça à posição anatômica. As faces laterais largas e margem posterior do ligamento fornecem locais de inserção para os músculos adjacentes.

Ligamentos interespinais

Os ligamentos interespinais passam entre os processos espinhosos de vértebras adjacentes (Figura 2.38); fixam-se desde a base até o ápice de cada processo espinhoso e se misturam com o ligamento supraespinal, posteriormente, e com os ligamentos amarelos, anteriormente e a cada lado.

Gray Anatomia Clínica para Estudantes

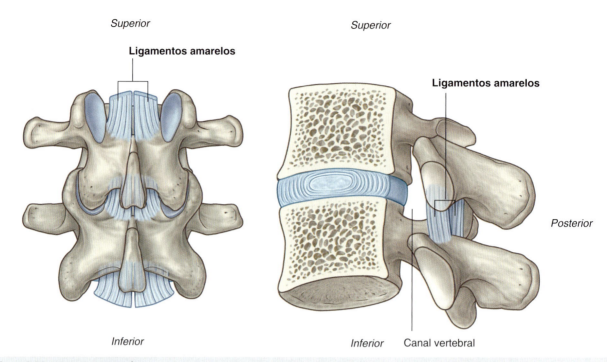

Figura 2.36 Ligamentos amarelos.

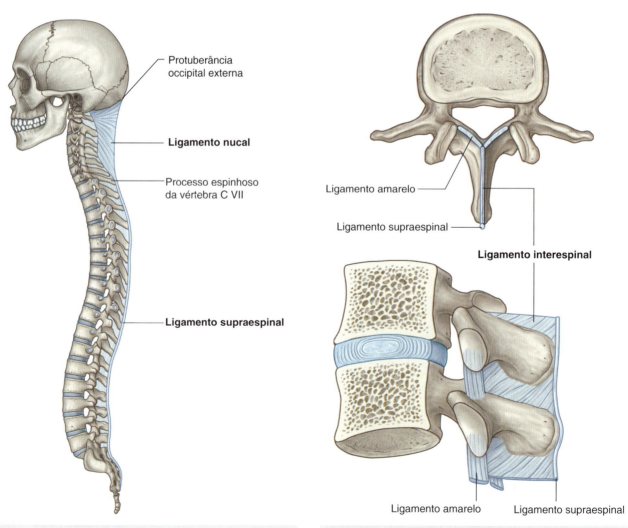

Figura 2.37 Ligamentos supraespinal e nucal.

Figura 2.38 Ligamentos interespinais.

Na clínica

Ligamentos amarelos

Os ligamentos amarelos são importantes estruturas associadas com o canal vertebral (Figura 2.39). Em condições degenerativas da coluna vertebral, os ligamentos amarelos podem hipertrofiar. Isso é frequentemente associado com hipertrofia e alteração artrítica das articulações entre os processos articulares superior e inferior (também denominadas zigapofisárias). Em conjunto, a hipertrofia da articulação entre os processos articulares superior e inferior das vértebras, hipertrofia do ligamento amarelo e protrusão discreta de disco intervertebral podem reduzir as dimensões do canal vertebral, provocando a síndrome de estenose espinal.

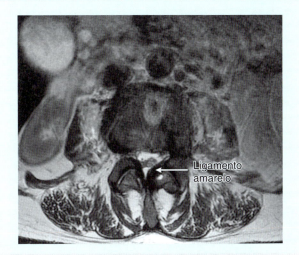

Figura 2.39 RM axial através da região lombar da coluna vertebral demonstrando hipertrofia bilateral do ligamento amarelo.

Na clínica

Fraturas vertebrais

Fraturas podem ocorrer em qualquer ponto da coluna vertebral. Na maioria dos casos, a fratura consolida em circunstâncias apropriadas. Por ocasião da lesão, não é a fratura em si, mas o dano ao conteúdo do canal vertebral e aos tecidos circundantes que determina a gravidade da condição do paciente.

A estabilidade da coluna vertebral é dividida em três "colunas" clínicas arbitrárias: a **coluna anterior** consiste nos corpos vertebrais e no ligamento longitudinal anterior; a **coluna mediana** é composta pelo corpo vertebral e ligamento longitudinal posterior, e a **coluna posterior** é formada pelos ligamentos amarelos, ligamentos interespinais, ligamentos supraespinais e o ligamento nucal, na coluna vertebral cervical.

A destruição de uma das colunas clínicas geralmente é uma lesão estável, exigindo apenas repouso e analgesia apropriada. É muito provável que a destruição de duas colunas seja instável, exigindo fixação e imobilização. Uma lesão de três colunas geralmente resulta em um evento neurológico significativo, e exige fixação para prevenir extensão adicional do dano neurológico e para criar estabilidade na coluna vertebral.

Na junção craniocervical, uma complexa série de ligamentos cria estabilidade. Se o incidente traumático comprometer a estabilidade craniocervical, as chances de lesão raquimedular significativa são extremamente altas. A consequência é tetraplegia. Além disso, a função respiratória pode ser comprometida por paralisia do nervo frênico (que se origina nos nervos espinais C3 a C5), e hipotensão grave pode resultar de comprometimento central da parte simpática da divisão autônoma do sistema nervoso.

A disrupção das partes média e inferior da coluna cervical pode provocar uma gama de distúrbios neurológicos complexos envolvendo os membros superiores e inferiores, embora seja improvável comprometimento da função respiratória abaixo do nível de C5, a.

Lesões da região lombar da coluna vertebral são raras. Quando ocorrem, geralmente envolvem força significativa. Visto que uma grande força é necessária para fraturar uma vértebra, é preciso avaliar os órgãos abdominais e o restante do esqueleto axial a procura outras possíveis fraturas e rupturas viscerais.

Lesões vertebrais também podem envolver partes moles e as estruturas de sustentação entre as vértebras. Exemplos típicos disso são luxações de uma ou duas faces articulares das vértebras cervicais que ocorrem em lesões de hiperflexão.

Fraturas da parte interarticular

A parte interarticular é um termo clínico para descrever a região específica de uma vértebra entre as faces dos processos articulares superior e inferior (Figura 2.40 A). Essa região é suscetível a traumatismo, especialmente em atletas.

Se uma fratura ocorrer em torno da parte interarticular, o corpo vertebral pode deslizar anteriormente e comprimir o canal vertebral.

Os locais mais comuns de fraturas de parte interarticular são os níveis L IV e L V (Figura 2.40 B, C). (Os médicos frequentemente se referem a partes do dorso em termos que não são estritamente anatômicos; por exemplo, articulações zigapofisárias em vez de articulações dos processos articulares das vértebras)

É possível que uma vértebra deslize anteriormente sobre a vértebra inferior sem fratura da parte interarticular. Geralmente, isso está relacionado com alterações degenerativas das articulações dos processos articulares das vértebras. Esse distúrbio é denominado **espondilolistese**.

(Continua)

Gray Anatomia Clínica para Estudantes

Na clínica (*continuação*)

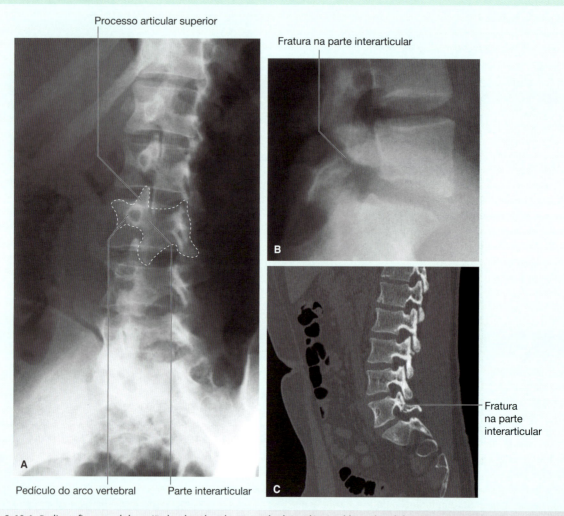

Figura 2.40 A. Radiografia normal da região lombar da coluna vertebral, incidência oblíqua (sinal do terrier escocês). **A**. Radiografia normal da região lombar da coluna vertebral, incidência oblíqua. Nessa incidência, o processo transverso (focinho), o pedículo do arco vertebral (olho), o processo articular superior (orelha), o processo articular inferior (pata dianteira) e a parte interarticular (pescoço) lembram a silhueta de um cachorro. Uma fratura na parte interarticular fica visível como uma solução de continuidade no pescoço do cachorro ou uma coleira. **B**. Fratura da parte interarticular. **C**. TC da região lombar da coluna vertebral mostra fratura da parte interarticular da vértebra L V.

Na clínica

Procedimentos cirúrgicos no dorso
Discectomia/laminectomia
Um disco intervertebral prolapsado pode comprimir o saco meníngeo, a medula espinal e, mais comumente, a raiz nervosa, provocando sintomas atribuíveis a esse nível. Em alguns casos, a protrusão do disco sofre um grau de involução que pode suprimir os sintomas sem intervenção. Em outros, dor, perda de função e ausência de resolução podem exigir cirurgia para remover o disco intervertebral.

É da maior importância que o nível da protrusão de disco seja identificado antes da cirurgia. Isso exige RM e fluoroscopia intracirúrgica, para evitar intervenção no nível errado. Um acesso medial, à direita ou à esquerda dos processos espinhosos, dependerá do local mais proeminente do volume formado pelo disco. Em alguns casos, a remoção da lâmina aumenta o espaço potencial e alivia os sintomas. Alguns cirurgiões realizam uma pequena fenestração (criação de uma janela) no ligamento amarelo; isso fornece acesso ao canal. O saco meníngeo e seu conteúdo é gentilmente retraído, expondo a raiz nervosa e o disco intervertebral protruso. Este é dissecado, removendo seu efeito sobre a raiz nervosa e o canal.

Fusão de vértebras (artrodese)
Essa intervenção é realizada quando é necessário fundir uma vértebra com a vértebra superior ou inferior, e em alguns casos a fusão de muitos níveis pode ser necessária. As indicações dessa cirurgia são variadas, embora incluam estabilização após fratura, estabilização relacionada com infiltração tumoral e estabilização quando dor mecânica é provocada pelo disco intervertebral ou por seus elementos posteriores.

(Continua)

Na clínica (continuação)

Há muitos métodos cirúrgicos para realização da fusão, seja por um acesso posterior, fundindo os elementos posteriores, um acesso anterior por remoção do disco e colocação de uma prótese discal ou fusão anterior, ou, em alguns casos, uma fusão total (360°), tanto dos elementos posteriores quanto dos anteriores.

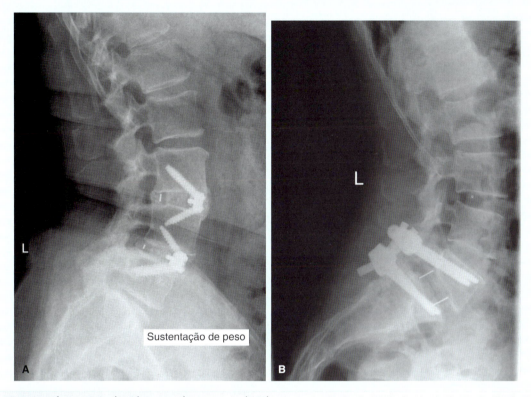

Figura 2.41 A. Artrodese anterior (ALIF). B. Artrodese posterior (PLIF).

MUSCULATURA DO DORSO

Os músculos do dorso são organizados em grupos superficial, intermediário e profundo.

Os músculos dos grupos superficial e intermediário são extrínsecos, porque se originam, embriologicamente, de locais diferentes do dorso. São inervados por ramos anteriores dos nervos espinais:

- O grupo superficial consiste em músculos relacionados com movimentos do membro superior
- O grupo intermediário consiste em músculos fixados às costelas e podem ter função respiratória.

Os músculos do grupo profundo são músculos próprios do dorso, porque se desenvolvem nesta região. São inervados por ramos posteriores dos nervos espinais e estão diretamente relacionados com os movimentos da coluna vertebral e da cabeça.

Grupo superficial de músculos do dorso

Os músculos do grupo superficial são imediatamente profundos à pele e à fáscia superficial (Figuras 2.42 a 2.45).

Unem a parte superior do esqueleto apendicular (clavícula, escápula e úmero) ao esqueleto axial (crânio, costelas e coluna vertebral). Como esses músculos estão primariamente envolvidos com movimentos dessa parte do esqueleto apendicular, são, por vezes, chamados de **grupo apendicular**.

Os músculos do grupo superficial incluem o trapézio, o latíssimo do dorso, o romboide maior, o romboide menor e o levantador da escápula. Os músculos romboide maior, romboide menor e levantador da escápula estão localizados profundamente ao músculo trapézio, na parte superior do dorso.

Músculo trapézio

Cada músculo **trapézio** é plano e triangular, com a base do triângulo situada ao longo da coluna vertebral (a origem do músculo), e o ápice voltado para a extremidade do ombro (a inserção do músculo) (Figura 2.43; Tabela 2.1). Os músculos dos dois lados, juntos, formam um trapezoide.

As fibras superiores do músculo trapézio, desde o crânio e a parte superior da coluna vertebral, descem para se inserir no terço lateral da clavícula e no acrômio da escápula.

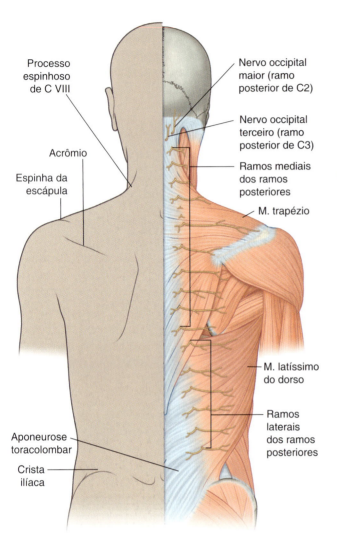

Figura 2.42 Grupo superficial de músculos do dorso – músculos trapézio e latíssimo do dorso.

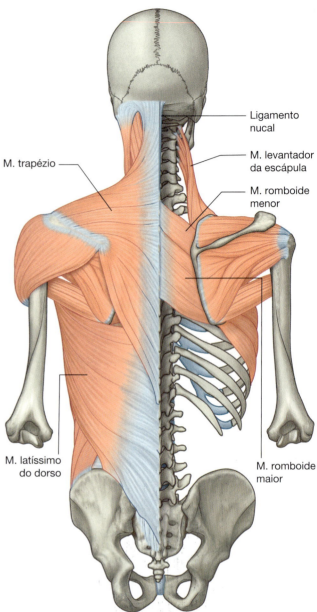

Figura 2.43 Grupo superficial de músculos do dorso – Mm. trapézio e latíssimo do dorso, com os Mm. romboide maior, romboide menor e levantador da escápula localizados profundamente ao M. trapézio, na parte superior do dorso.

A contração dessas fibras eleva a escápula. Além disso, as fibras superiores e inferiores trabalham juntas para fazer a rotação da face lateral da escápula para cima, que precisa ocorrer quando se levanta o membro inferior acima da cabeça.

A inervação motora do músculo trapézio é feita pelo nervo acessório [NC XI], que desce do pescoço até a face profunda do músculo (Figura 2.44). Fibras proprioceptivas do trapézio viajam em ramos do plexo cervical e penetram na medula espinal nos níveis C3 e C4.

A irrigação do músculo trapézio provém do ramo superficial da artéria cervical transversa, do ramo acromial da artéria supraescapular e dos ramos dorsais das artérias intercostais posteriores.

Músculo latíssimo do dorso

O **músculo latíssimo do dorso** é um grande músculo plano e triangular que começa na porção inferior do dorso e se adelgaça conforme ascende até se tornar um delgado tendão, que se insere ao úmero, anteriormente (Figuras 2.42 a 2.45 e Tabela 2.1). Como resultado, os movimentos associados com esse músculo incluem extensão, adução e rotação medial do membro inferior. O músculo latíssimo do dorso também pode fazer a depressão do ombro, evitando seu movimento para cima.

O nervo toracodorsal do plexo braquial supre o músculo latíssimo do dorso; associada a esse nervo está a artéria toracodorsal, que é a fonte primária de irrigação desse músculo. Pequenas artérias adicionais provêm de ramos dorsais das artérias intercostal posterior e lombar.

Capítulo 2 • Dorso

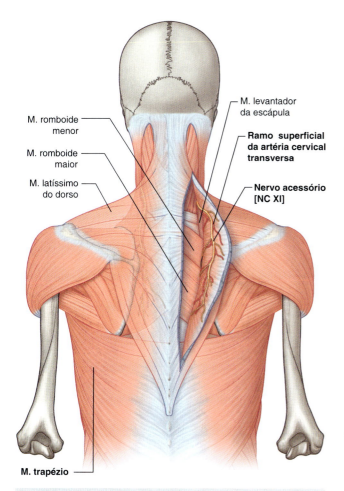

Figura 2.44 Inervação e irrigação do músculo trapézio.

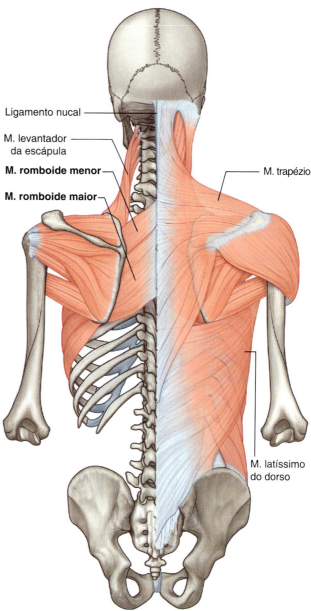

Figura 2.45 Músculos romboides e levantador da escápula.

Músculo levantador da escápula

O **músculo levantador da escápula** é delgado e desce dos processos transversos das vértebras cervicais superiores até a parte superior da escápula, em sua margem medial no ângulo superior (Figuras 2.43 e 2.45 e Tabela 2.1). Ele eleva a escápula e ajuda outros músculos na rotação da face lateral da escápula para baixo.

O músculo levantador da escápula é inervado por ramos dos ramos anteriores dos nervos espinais C3 e C4 e pelo nervo dorsal escapular, e sua irrigação arterial consiste em ramos, primariamente, das artérias cervicais transversa e ascendente.

Músculos romboide maior e romboide menor

Os dois músculos romboides são inferiores ao músculo levantador da escápula (Figura 2.45 e Tabela 2.1). O **músculo romboide menor** é superior ao músculo romboide maior, e é um músculo pequeno e cilíndrico que se origina do ligamento nucal do pescoço e dos processos espinhosos das vértebras C VII e T I e se insere na margem medial da escápula, oposta à raiz da espinha da escápula.

O **músculo romboide maior** se origina dos processos espinhosos das vértebras torácicas superiores e se insere na margem medial da escápula, inferiormente ao músculo romboide menor.

Os dois músculos romboides trabalham juntos para retrair ou puxar a escápula em direção à coluna vertebral. Junto com outros músculos, giram a face lateral da escápula para baixo.

O nervo dorsal escapular, um ramo do plexo braquial, supre os músculos romboides (Figura 2.46).

Grupo intermediário de músculos do dorso

Os músculos do grupo intermediário de músculos do dorso consistem em duas delgadas lâminas musculares nas regiões superior e inferior do dorso, imediatamente

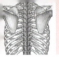

Gray Anatomia Clínica para Estudantes

Tabela 2.1 Grupo superficial (apendicular) de músculos do dorso.

Músculo	Origem	Inserção	Inervação	Função
Trapézio	Linha nucal superior, protuberância occipital externa, Ligamento nucal, processos espinhosos de C VII a T XII	Terço lateral da clavícula, acrômio, espinha da escápula	Motora – nervo acessório [NC XI]; propriocepção – C3 e C4	Assistência à rotação da escápula durante a abdução do úmero acima da horizontal; fibras superiores fazem elevação, fibras medianas fazem adução e fibras inferiores fazem depressão da escápula
Latíssimo do dorso	Processos espinhosos de T VII a L V e sacro, crista ilíaca, costelas X a XII	Assoalho do sulco intertubercular do úmero	Nervo toracodorsal (C6 a C8)	Extensão, adução e rotação medial do úmero
Levantador da escápula	Processos transversos de C I a C IV	Porção superior da margem medial da escápula	C3 e C4 e nervo dorsal escapular (C4, C5)	Eleva a escápula
Romboide maior	Processos espinhosos de T II a T V	Margem medial da escápula, entre a espinha e o ângulo inferior	Nervo dorsal escapular (C4, C5)	Adução e elevação da escápula
Romboide menor	Porção inferior do ligamento nucal, processos espinhosos de C VII e T I	Margem medial da escápula, na espinha da escápula	Nervo dorsal escapular (C4, C5)	Adução e elevação da escápula

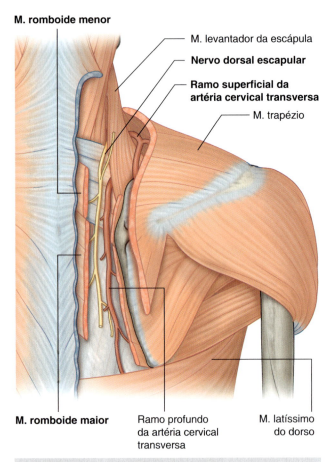

Figura 2.46 Inervação e irrigação dos músculos romboides.

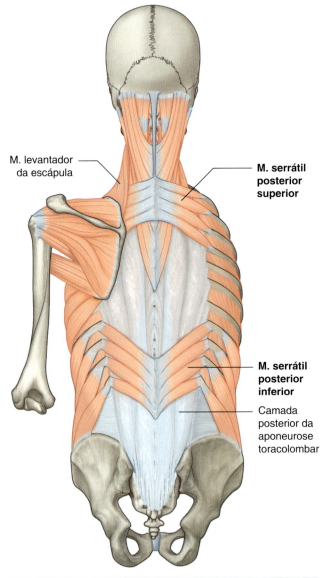

Figura 2.47 Grupo médio de músculos do dorso – músculos serráteis posteriores.

profundas aos músculos do grupo superficial (Figura 2.47 e Tabela 2.2). As fibras desses dois músculos serráteis posteriores (**músculos serrátil posterior superior** e **serrátil posterior inferior**) saem obliquamente da coluna vertebral para se inserir nas costelas. Esse posicionamento sugere uma função respiratória, e, por vezes, esses músculos foram chamados de grupo respiratório.

Capítulo 2 • Dorso

Tabela 2.2 Grupo médio de músculos do dorso.

Músculo	Origem	Inserção	Inervação	Função
Serrátil posterior superior	Porção inferior do ligamento nucal, processos espinhosos de C VII a T III e ligamentos supraespinais	Margem superior das costelas II a V, imediatamente lateral a seus ângulos	Ramos anteriores dos nervos torácicos superiores (T2 a T5)	Elevação das costelas II a V
Serrátil posterior inferior	Processos espinhosos de T XI a L III e ligamentos supraespinais	Margem inferior das costelas IX a XII, imediatamente lateral a seus ângulos	Ramos anteriores dos nervos torácicos inferiores (T9 a T12)	Depressão das costelas IX a XII e impede a elevação das costelas quando o diafragma se contrai

O músculo serrátil posterior superior é profundo aos músculos romboides, enquanto o músculo serrátil posterior inferior é profundo ao músculo latíssimo do dorso. Ambos os músculos serráteis posteriores fixam-se à coluna vertebral e estruturas mediais associadas, e descem (fibras do músculo serrátil posterior superior) ou sobem (fibras do músculo serrátil posterior inferior) para se fixar às costelas. Esses dois músculos, portanto, elevam e deprimem as costelas.

Os músculos serráteis posteriores são inervados por ramos segmentares dos ramos anteriores dos nervos intercostais. Seu suprimento vascular é fornecido por um padrão segmentar semelhante, pelas artérias intercostais.

Grupo profundo de músculos do dorso

Os músculos profundos, ou próprios do dorso, se estendem da pelve até o crânio, e são inervados por ramos segmentários dos ramos posteriores dos nervos espinais. Incluem:

- Os extensores e rotadores da cabeça e do pescoço – os músculos esplênios da cabeça e do pescoço (músculos espinotransversais)
- Os extensores e rotadores da coluna vertebral – os músculos eretores da espinha e transversoespinais, e
- Os músculos segmentares curtos – os interespinais e intertransversários.

A irrigação nesse grupo profundo de músculos é feito por ramos das artérias vertebral, cervical profunda, occipital, cervical transversa, intercostal posterior, subcostal, lombar e sacral lateral.

Aponeurose toracolombar

A **aponeurose toracolombar** cobre os músculos profundos do dorso e do tronco (Figura 2.48). Essa camada fascial é crítica para a organização geral e a integridade da região:

- Superiormente, passa anteriormente ao músculo serrátil posterior, e é contínua com a fáscia profunda do pescoço
- Na região torácica, recobre os músculos profundos e os separa dos músculos nos grupos superficial e intermediário
- Medialmente, fixa-se aos processos espinhosos das vértebras torácicas e, lateralmente, aos ângulos das costelas.

As inserções mediais do músculo latíssimo do dorso e do músculo serrátil posterior inferior se misturam à aponeurose toracolombar. Na região lombar, ela consiste em três camadas:

- A camada posterior é espessa, e se insere nos processos espinhosos das vértebras lombares e sacrais e aos ligamentos supraespinais – a partir dessas inserções, estende-se lateralmente para cobrir os músculos eretores da espinha
- A camada média está inserida, medialmente, às extremidades dos processos transversos das vértebras lombares e aos ligamentos intertransversários – inferiormente, está inserida na crista ilíaca e, superiormente, na margem inferior da costela XII
- A camada anterior cobre a face anterior do músculo quadrado do lombo (um músculo da parede posterior do abdome); está inserida, medialmente, nos processos transversos das vértebras lombares. Inferiormente, está inserida na crista ilíaca e, superiormente, forma o ligamento arqueado lateral, para inserção do diafragma.

As camadas posterior e mediana se encontram na margem lateral dos músculos eretores da espinha (Figura 2.48). Na margem lateral do músculo quadrado do lombo, a camada anterior se une a elas e forma a origem aponeurótica do músculo transverso do abdome.

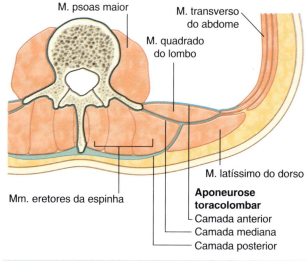

Figura 2.48 Aponeurose toracolombar e músculos profundos do dorso (corte transversal).

Músculos espinotransversais

Os dois músculos espinotransversais correm superior e lateralmente, a partir dos processos espinhosos e ligamento nucal (Figura 2.49 e Tabela 2.3):

- O músculo esplênio da cabeça é um músculo largo, inserido no osso occipital e no processo mastoide do osso temporal
- O músculo esplênio do pescoço é um músculo estreito, inserido nos processos transversos das vértebras cervicais superiores.

Juntos, os músculos espinotransversais puxam a cabeça para trás, estendendo o pescoço. Individualmente, cada músculo faz a rotação da cabeça para um lado – o mesmo lado do músculo que se contrai.

Músculos eretores da espinha

Os músculos eretores da espinha são o maior grupo de músculos próprios do dorso; são posterolaterais à coluna vertebral, entre os processos espinhosos, medialmente, e os ângulos das costelas, lateralmente. São recobertos, nas regiões torácica e lombar, pela aponeurose toracolombar e pelos músculos serrátil posterior inferior, romboides e esplênios. A massa surge de um tendão largo e espesso, fixado ao sacro, aos processos espinhosos das vértebras lombares e torácicas inferiores e à crista ilíaca (Figura 2.50 e Tabela 2.4). Divide-se, na região lombar superior, em três colunas verticais de músculo, cada qual é subdividida regionalmente (do lombo, torácico, do pescoço e da cabeça), com base na inserção superior do músculo.

- A coluna externa, ou posicionada mais lateralmente, dos músculos eretores da espinha é o **músculo iliocostal**, que está associado com elementos costais e sai do tendão de origem comum para múltiplas inserções nos ângulos das costelas e nos processos transversos das vértebras cervicais inferiores
- A coluna intermédia de músculos é o **músculo longuíssimo**, que é a maior subdivisão dos músculos eretores da espinha, estendendo-se, a partir do tendão de origem comum, até a base do crânio. Em toda essa vasta extensão, o posicionamento lateral do músculo longuíssimo é na área dos processos transversos das várias vértebras
- A coluna mais medial é o **músculo espinal**, que é a menor das subdivisões e interconecta os processos espinhosos de vértebras adjacentes. O músculo espinal é mais constante na região torácica e, geralmente, não é encontrado na região cervical. É associado com um músculo mais profundo (o músculo semiespinal da cabeça) conforme o grupo eretor da espinha se aproxima do crânio.

Os músculos eretores da espinha são os extensores primários da coluna vertebral e da cabeça. Agindo bilateralmente, retificam o dorso, retornando-o à posição anatômica a partir de uma posição flexionada, e puxam a cabeça para trás. Também participam no controle da flexão da coluna vertebral, contraindo e relaxando de maneira coordenada. Agindo unilateralmente, inclinam a coluna vertebral lateralmente. Além disso, contrações unilaterais dos músculos inseridos na cabeça fazem com que esta gire para o lado que está se contraindo.

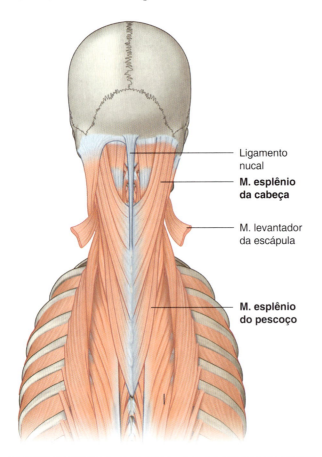

Figura 2.49 Grupo profundo de músculos do dorso – músculos espinotransversais (Mm. esplênio da cabeça e esplênio do pescoço).

Tabela 2.3 Músculos espinotransversais do dorso.

Músculo	Origem	Inserção	Inervação	Função
Esplênio da cabeça	Metade inferior do ligamento nucal, processos espinhosos de C VII a T IV	Processos mastoides do osso temporal, crânio abaixo do terço lateral da linha nucal superior	Ramos posteriores dos nervos cervicais médios	Juntos – tração da cabeça para trás, estendendo o pescoço; individualmente – tração e rotação da cabeça para o lado (virar o rosto para o mesmo lado do músculo)
Esplênio do pescoço	Processos espinhosos de T III a T VI	Processos transversos de C I a C III	Ramos posteriores dos nervos cervicais inferiores	Juntos – extensão do pescoço; individualmente – tração e rotação da cabeça para o lado (virar o rosto para o mesmo lado do músculo)

Capítulo 2 • Dorso

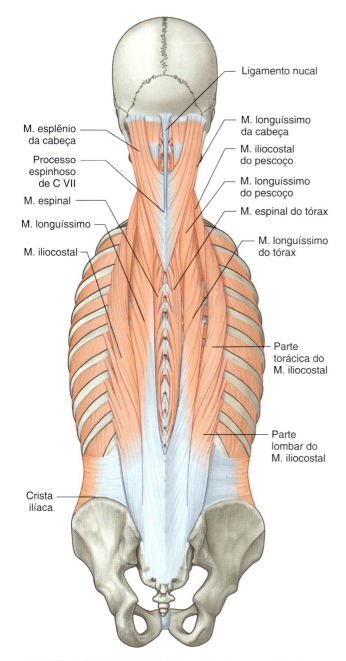

Figura 2.50 Grupo profundo de músculos do dorso – músculos eretores da espinha.

Tabela 2.4 Músculos eretores da espinha.

Músculo	Origem	Inserção
Parte lombar do M. iliocostal	Sacro, processos espinhosos das vértebras lombares e das duas vértebras torácicas mais inferiores e seus ligamentos supraespinais e crista ilíaca	Ângulos das seis ou sete costelas inferiores
Parte torácica do M. iliocostal	Ângulos das seis costelas mais inferiores	Ângulos das seis costelas superiores e processo transverso de C VII
Iliocostal do pescoço	Ângulos das costelas III a VI	Processos transversos de C IV a C VI
Longuíssimo do tórax	Mistura-se com a parte lombar do M. iliocostal e se insere nos processos transversos das vértebras lombares	Processos transversos de todas as vértebras torácicas e imediatamente lateral aos tubérculos das nove ou dez costelas inferiores
Longuíssimo do pescoço	Processos transversos das quatro ou cinco vértebras torácicas superiores	Processos transversos de C II a C VI
Longuíssimo da cabeça	Processos transversos das quatro ou cinco vértebras torácicas superiores e processos articulares das três ou quatro vértebras cervicais inferiores	Margem posterior do processo mastoide
Espinal do tórax	Processos espinhosos de T X ou T XI a L II	Processos espinhosos de T I a T VIII (varia)
Espinal do pescoço	Parte inferior do ligamento nucal e processo espinhoso de C VII (ocasionalmente T I a T II)	Processo espinhoso de C II (áxis)
Espinal da cabeça	Geralmente se mescla com o M. semiespinal da cabeça	Junto com o M. semiespinal da cabeça

Músculos transversoespinais

Os músculos transversoespinais correm obliquamente para cima e, medialmente, a partir dos processos transversos até os processos espinhosos, preenchendo o sulco entre essas duas projeções vertebrais (Figura 2.51 e Tabela 2.5). São profundos aos músculos eretores da espinha e consistem em três principais subgrupos – o músculo semiespinal, o músculo multífido e os músculos rotadores:

- Os músculos **semiespinais** são fibras musculares mais superficiais no grupo transversoespinal. Começam na região torácica inferior e terminam inserindo-se no crânio, cruzando entre quatro e seis vértebras, de seu ponto de origem até seu ponto de inserção. Os músculos semiespinais são encontrados nas regiões torácica e cervical e fixam-se ao osso occipital, na base do crânio
- Profundamente aos músculos semiespinais, há um segundo grupo de músculos, os **multífidos**. Esses músculos estendem-se por todo o comprimento da coluna vertebral, passando de um ponto de origem lateral para cima e medialmente até se inserirem nos processos espinhosos de duas a quatro vértebras. Apesar de serem encontrados ao longo de toda a coluna vertebral, os músculos multífidos são mais desenvolvidos na região lombar
- Os pequenos músculos **rotadores** são os mais profundos do grupo dos músculos transversoespinais. São encontrados ao longo de toda a coluna vertebral, mas são mais desenvolvidos na região torácica. Suas fibras se direcionam para cima e medialmente a partir de processos transversos até processos espinhosos, cruzando duas vértebras (rotadores longos) ou inserindo-se na vértebra adjacente (rotadores curtos).

Quando os músculos do grupo transversoespinal se contraem bilateralmente, fazem a extensão da coluna vertebral, uma ação semelhante à do grupo eretor da espinha. No entanto, quando os músculos de apenas um

Gray Anatomia Clínica para Estudantes

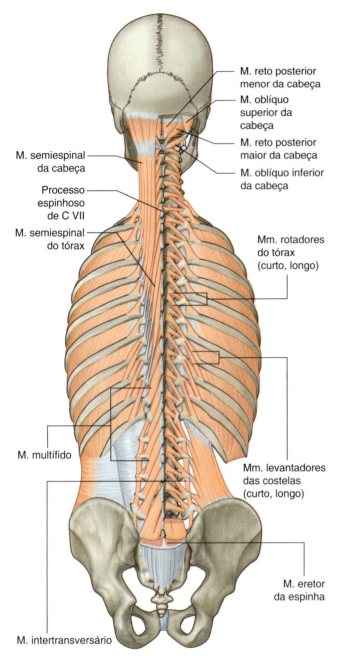

Figura 2.51 Grupo profundo de músculos do dorso – músculos transversoespinais e segmentares.

Tabela 2.5 Grupo transversoespinal de músculos do dorso.

Músculo(s)	Origem	Inserção
Semiespinal do tórax	Processos transversos de T VI a T X	Processos espinhosos das quatro vértebras torácicas superiores e duas cervicais inferiores
Semiespinal do pescoço	Processos transversos das cinco ou seis vértebras torácicas superiores	Processos espinhosos de C II (áxis) a C V
Semiespinal da cabeça	Processos transversos de T I a T VI (ou T VII) e C VII, e processos articulares de C IV a C VI	Área medial entre as linhas nucais superior e inferior do osso occipital
Multífido	Sacro, origem do M. eretor da espinha, espinha ilíaca posterior superior, processos mamilares das vértebras lombares, processos transversos das vértebras torácicas e processos articulares das quatro vértebras cervicais inferiores	Base dos processos espinhosos de todas as vértebras de L V a C II (áxis)
Rotadores do lombo	Processos transversos das vértebras lombares	Processos espinhosos das vértebras lombares
Rotadores do tórax	Processos transversos das vértebras torácicas	Processos espinhosos das vértebras torácicas
Rotadores do pescoço	Processos articulares das vértebras cervicais	Processos espinhosos das vértebras cervicais

Músculos segmentares

Os dois grupos de músculos segmentares (Figura 2.51; Tabela 2.6) são posicionados profundamente no dorso, e são inervados por ramos posteriores dos nervos espinais.

- O primeiro grupo consiste nos **músculos levantadores das costelas**, que se originam dos processos transversos das vértebras C VII e T I até T XI. Têm uma direção oblíqua, lateral e para baixo, e se inserem na costela abaixo de sua vértebra de origem, na área do tubérculo. Sua contração eleva as costelas
- O segundo grupo consiste nos verdadeiros músculos segmentares do dorso – os **músculos interespinais**, que passam entre os processos espinhosos adjacentes, e os **músculos intertransversários**, que passam entre os processos transversos adjacentes. Esses músculos posturais estabilizam vértebras adjacentes durante os movimentos da coluna vertebral, possibilitando a ação mais efetiva dos grupos de músculos maiores.

Músculos suboccipitais

Um pequeno grupo de músculos profundos na região cervical superior, na base do osso occipital, movimentam a cabeça. Eles conectam a vértebra C I (atlas) à vértebra C II (áxis), e conectam as duas vértebras à base do crânio. Por causa de sua localização, são às vezes chamados de músculos suboccipitais (Figuras 2.51 e 2.52 e Tabela 2.7). Incluem, a cada lado:

- **M. reto posterior maior da cabeça**
- **M. reto posterior menor da cabeça**
- **M. oblíquo inferior da cabeça** e
- **M. oblíquo superior da cabeça**.

lado se contraem, tracionam os processos espinhosos em direção aos processos transversos desse mesmo lado, fazendo com que o tronco gire na direção oposta.

Um componente do grupo dos transversoespinais, o músculo **semiespinal da cabeça**, tem uma ação única porque se insere no crânio. Contraindo bilateralmente, esse músculo traciona a cabeça posteriormente, enquanto a contração unilateral traciona a cabeça posteriormente e a vira, fazendo com o que o queixo (mento) se movimente superiormente e se volte para o lado do músculo contraído. Essas ações são semelhantes às dos músculos eretores da espinha superiores.

Tabela 2.6 Músculos segmentares do dorso.

Músculo(s)	Origem	Inserção	Função
Levantadores das costelas	Músculos curtos e pares surgindo dos processos transversos de C VII a T XI	A costela abaixo da vértebra de sua origem, próximo ao tubérculo	Contração eleva a costela
Interespinais	Músculos curtos e pares fixados aos processos espinhosos das vértebras contíguas, um de cada lado do ligamento interespinal	–	Músculos posturais que estabilizam vértebras adjuntas durante os movimentos da coluna vertebral
Intertransversários	Pequenos músculos entre os processos transversos das vértebras contíguas	–	Músculos posturais que estabilizam vértebras adjuntas durante os movimentos da coluna vertebral

A contração dos músculos suboccipitais faz a extensão e a rotação da cabeça nas articulações atlanto-occipital e atlanto-axial, respectivamente.

Os músculos suboccipitais são inervados pelo ramo posterior do primeiro nervo cervical, que entra na área entre a artéria vertebral e o arco posterior do atlas (Figura 2.52). A irrigação dos músculos nessa área é feita por ramos das artérias vertebral e occipital.

Os músculos occipitais formam os limites do trígono suboccipital, uma área que contém muitas estruturas importantes (Figura 2.52):

- O músculo reto posterior maior da cabeça forma a borda medial do trígono
- O músculo oblíquo superior da cabeça forma a margem lateral
- O músculo oblíquo inferior da cabeça forma a margem lateral.

O conteúdo do trígono suboccipital inclui:

- O ramo posterior de C1
- A artéria vertebral e
- Veias.

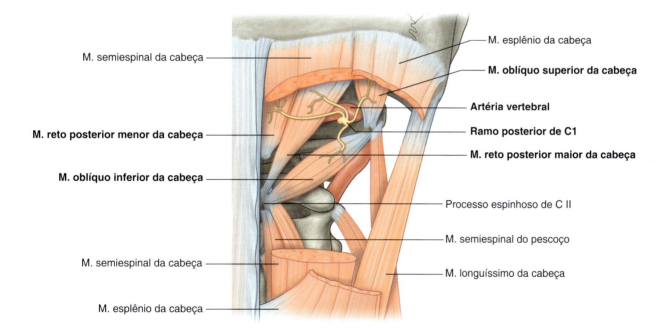

Figura 2.52 Grupo profundo de músculos do dorso – músculos suboccipitais. Também estão mostradas as margens do trígono suboccipital.

Tabela 2.7 Grupo suboccipital de músculos do dorso.

Músculo	Origem	Inserção	Inervação	Função
Reto posterior maior da cabeça	Processo espinhoso do áxis (C II)	Parte lateral do osso occipital abaixo da linha nucal inferior	Ramo posterior de C1	Extensão da cabeça; rotação da face para o mesmo lado do músculo
Reto posterior menor da cabeça	Tubérculo posterior do atlas (C I)	Parte medial do osso occipital abaixo da linha nucal inferior	Ramo posterior de C1	Extensão da cabeça
Oblíquo superior da cabeça	Processo transverso do atlas (C I)	Osso occipital entre as linhas nucais superior e inferior	Ramo posterior de C1	Extensão da cabeça e flexão lateral para o mesmo lado do músculo
Oblíquo inferior da cabeça	Processo espinhoso do áxis (C II)	Processo transverso do atlas (C I)	Ramo posterior de C1	Rotação da face em direção ao mesmo lado do músculo

Na clínica

Lesões nervosas que afetam músculos superficiais do dorso

Fraqueza do músculo trapézio, causada por interrupção do nervo acessório [NC XI], pode se apresentar como queda do ombro, incapacidade de levantar o braço acima da cabeça por causa do comprometimento da rotação da escápula ou fraqueza ao tentar elevar o ombro (contra resistência).

Fraqueza do músculo latíssimo do dorso, ou incapacidade de usá-lo, resultante de lesão do nervo toracodorsal, diminui a capacidade de puxar o corpo para cima durante uma escalada ou uma flexão de braço na barra fixa.

Uma lesão ao nervo dorsal escapular, que supre os músculos romboides, pode resultar em desvio lateral na posição da escápula do lado afetado (ou seja, a posição normal da escápula é perdida por causa da incapacidade de o músculo afetado impedir a tração lateral da escápula pelos músculos antagonistas).

MEDULA ESPINAL

A medula espinal se estende do forame magno até aproximadamente o nível do disco entre as vértebras L I e L II, em adultos, embora possa terminar tão superiormente quanto a vértebra T XII ou tão inferiormente como o disco entre as vértebras L II e L III (Figura 2.53). Em neonatos, a medula espinal se estende aproximadamente até a vértebra L III, mas pode ser tão inferior quanto a vértebra L IV. A extremidade distal da medula espinal (o **cone medular**) é conoide. Um fino filamento de tecido conjuntivo (a parte pial do **filamento terminal**) continua inferiormente, a partir do ápice do **cone medular**.

O diâmetro da medula espinal não é uniforme ao longo de seu comprimento. Há duas principais intumescências ou dilatações nas regiões associadas com as origens dos nervos espinais que suprem os membros superiores e inferiores. Uma **intumescência cervical** ocorre na região associada com as origens dos nervos cervicais C5 a T1, que suprem os membros superiores. Uma **intumescência lombossacral** ocorre na região associada com as origens dos nervos espinais L1 a S3, que suprem os membros inferiores.

A superfície externa da medula espinal é marcada por algumas fissuras e sulcos (Figura 2.54):

- A **fissura mediana anterior** se estende por todo o comprimento da superfície anterior
- O **sulco mediano posterior** es estende ao longo da superfície posterior
- O **sulco posterolateral**, a cada lado da superfície posterior, marca o local onde as radículas posteriores dos nervos espinais entram na medula.

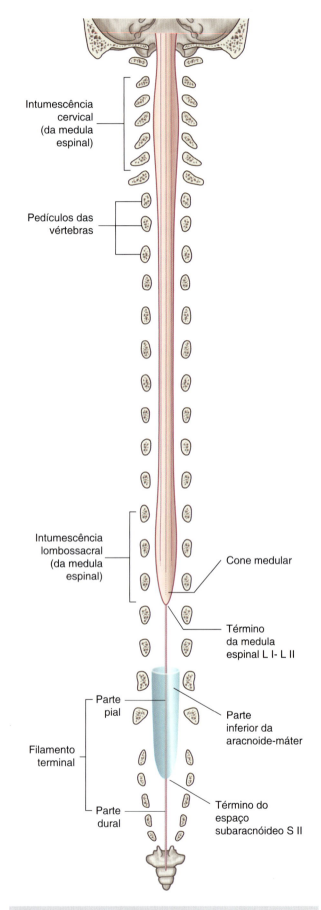

Figura 2.53 Medula espinal.

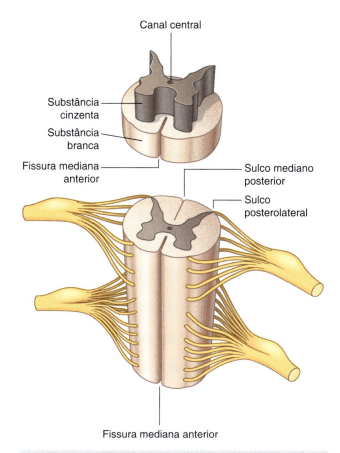

Figura 2.54 Características da medula espinal.

Internamente, a medula espinal tem dois pequenos canais centrais, envolvidos por substâncias cinzenta e branca:

- A substância cinzenta é rica em corpos celulares de neurônios, que formam colunas longitudinais ao longo da medula espinal; no corte transversal, essas colunas formam um "H" característico nas regiões centrais da medula espinal
- A substância branca circunda a substância cinzenta e é rica em axônios, que formam grandes feixes, ou tratos, que ascendem e descem a medula espinal para outros níveis espinais ou carreiam informações para o encéfalo e dele para a medula espinal.

Vasculatura
Artérias

A irrigação arterial da medula espinal vem de duas fontes (Figura 2.55). Elas consistem em:

- Vasos orientados longitudinalmente, surgindo superiormente à parte cervical da medula espinal, que descem por sua superfície, e
- Artérias nutrícias, que penetram no canal vertebral através de forames intervertebrais em cada nível; esses vasos nutrícios, ou **artérias espinais segmentares**,

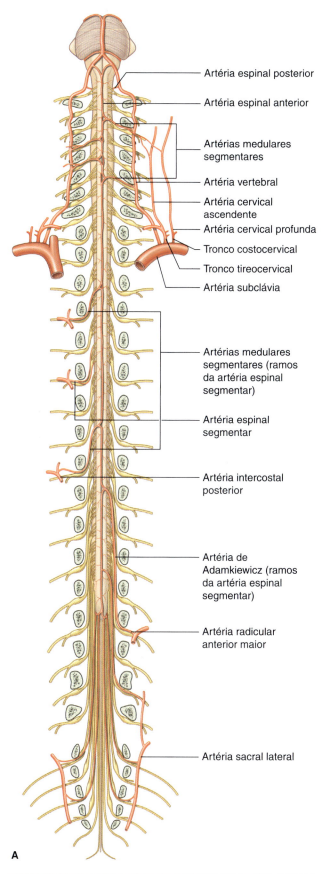

Figura 2.55 Artérias que irrigam a medula espinal. **A**. Vista anterior da medula espinal (algumas artérias espinais segmentares não são mostradas). (*continua*)

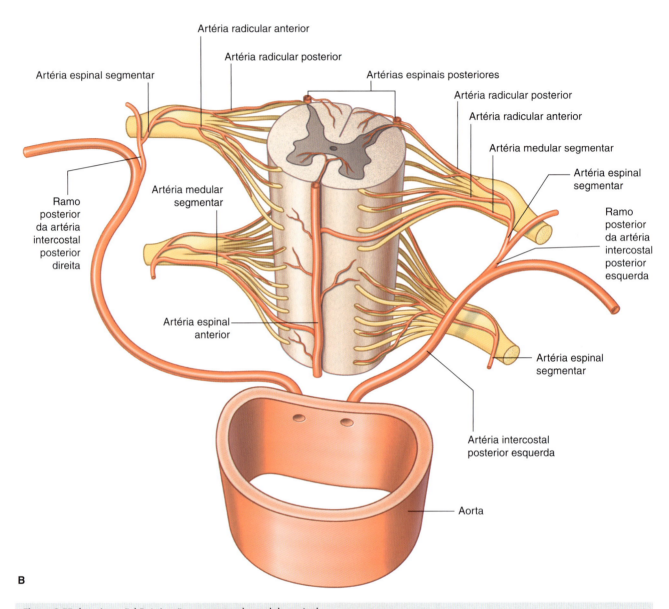

Figura 2.55 (*continuação*) **B**. Irrigação segmentar da medula espinal.

surgem predominantemente das artérias vertebral e cervical profunda, no pescoço, das artérias intercostais posteriores, no tórax, e das artérias lombares, no abdome.

Após entrar por um forame intervertebral, as artérias espinais segmentares dão origem a **artérias radiculares anterior** e **posterior** (Figura 2.55). Isso ocorre em todos os níveis vertebrais. As artérias radiculares seguem as raízes anterior e posterior, irrigando-as. Em vários níveis vertebrais, as **artérias espinais segmentares** também emitem **artérias medulares segmentares** (Figura 2.55).

Esses vasos vão diretamente até os vasos orientados longitudinalmente, reforçando-os.

Os vasos longitudinais consistem:

- Em uma **artéria espinal anterior**, que se origina na cavidade craniana como a união de dois vasos que surgem das artérias vertebrais – a única artéria espinal anterior resultante se direciona inferiormente, ao longo da superfície da medula espinal, em posição aproximadamente paralela à fissura mediana anterior, e
- Em duas **artérias espinais posteriores**, que também se originam na cavidade craniana, geralmente surgindo

diretamente de um ramo terminal de cada artéria vertebral (a artéria cerebelar posterior inferior) – as artérias espinais posteriores direita e esquerda descem ao longo da medula espinal, cada uma como dois ramos que circundam o sulco posterolateral e a conexão das raízes posteriores com a medula espinal.

As artérias espinais anterior e posteriores são reforçadas, ao longo de seu comprimento, por oito a dez artérias medulares segmentares (Figura 2.55). A maior delas é a **artéria radicular anterior maior** ou **artéria de Adamkiewicz** (Figura 2.55). Esse vaso se origina na região torácica inferior ou lombar superior, geralmente no lado esquerdo, e reforça a irrigação arterial da parte inferior da medula espinal, incluindo a intumescência lombar.

Veias

As veias que drenam a medula espinal formam alguns canais longitudinais (Figura 2.56):

- Dois pares de veias a cada lado abraçam as conexões das raízes posterior e anterior à medula
- Um canal na linha mediana corre paralelo à fissura mediana anterior
- Um canal na linha mediana corre ao longo do sulco mediano posterior.

Esses canais longitudinais drenam para um extenso plexo vertebral interno no espaço extradural (epidural) do canal vertebral, que, por sua vez, drena para vasos dispostos de modo segmentar, que se conectam com importantes veias sistêmicas, como o sistema ázigos no tórax. O plexo vertebral interno também se comunica com as veias intracranianas.

Na clínica

Discite

Os discos intervertebrais são mal vascularizados; no entanto, uma infecção na corrente sanguínea pode se disseminar para os discos a partir dos ramos terminais das artérias espinais, nas lâminas terminais dos corpos vertebrais, que ficam imediatamente adjacentes aos discos (Figura 2.57). Fontes comuns de infecção incluem os pulmões e o sistema urinário.

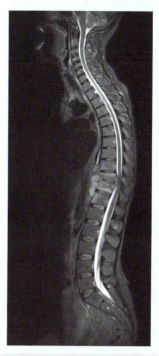

Figura 2.57 RM da coluna. Há discite do disco intervertebral entre T X e T XI, com destruição das lâminas terminais adjacentes. Há também um abscesso pré-vertebral e um abscesso epidural, com compressão da medula espinal.

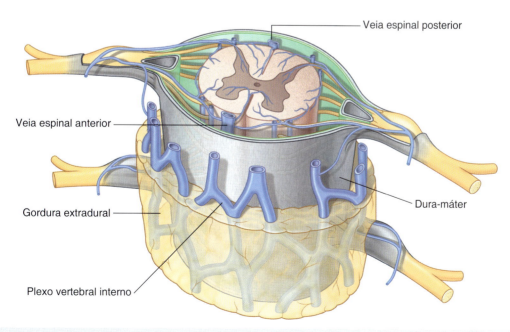

Figura 2.56 Veias que drenam a medula espinal.

Na clínica

Fraturas do atlas e do áxis

Fraturas nas vértebras C I (atlas) e C II (áxis) podem levar aos piores tipos de lesão da medula espinal, incluindo morte e paralisia, devido à lesão do tronco encefálico, que contém os centros cardíaco e respiratório. O atlas é um anel fechado, sem corpo vertebral. Lesões por força axial, como bater a cabeça mergulhando em água rasa ou bater a cabeça no teto do carro em um acidente automobilístico, podem causar um tipo de fratura "explosiva", em que o anel é rompido em mais de um lugar (Figura 2.58). O neurocirurgião britânico Geoffrey Jefferson foi o primeiro a descrever esse padrão de fratura, em 1920; portanto, esses tipos de fraturas são frequentemente chamados de *fraturas de Jefferson*.

As fraturas do áxis geralmente ocorrem devido a hiperextensão ou flexão extrema, o que pode resultar em fratura da ponta do dente do áxis, da base do dente do áxis ou através do corpo do atlas. Em enforcamentos judiciais, há lesão por hiperextensão e distensão, causando fratura através dos pedículos do atlas e espondilolistese de C II sobre C III. Esse tipo de fratura é frequentemente chamado de *fratura do enforcado*.

Em muitos casos de lesão na parte superior do pescoço, mesmo na ausência de fraturas no atlas ou no áxis, há lesão aos ligamentos atlantoaxiais, o que pode deixar o pescoço instável e apresentar risco importante de lesão do tronco encefálico e da parte superior da medula espinal.

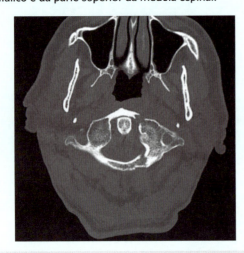

Figura 2.58 TC no nível de C I demonstrando duas fraturas no anel do atlas após uma lesão no eixo axial.

Na clínica

Paraplegia e tetraplegia

Uma lesão na medula espinal, na região cervical da coluna vertebral, pode provocar graus variáveis de perda de função sensitiva e motora (paralisia) nos quatro membros, denominada *quadriplegia* ou *tetraplegia*. Uma lesão nos níveis superiores da coluna vertebral cervical pode resultar em morte, devido à perda de inervação do diafragma. Uma lesão na medula espinal abaixo do nível de T I pode causar graus variáveis de perda de função sensitiva e motora (paralisia) nos membros inferiores, denominada *paraplegia*.

Meninges

Parte espinal da dura-máter

A parte espinal da **dura-máter espinal** é a membrana meníngea mais exterior, e está separada dos ossos que formam o canal vertebral por um espaço extradural (Figura 2.59). Superiormente, é contínua com a camada meníngea interna da parte encefálica da dura-máter, no forame magno do crânio. Inferiormente, o saco dural se estreita dramaticamente no nível da margem inferior da vértebra S II e forma uma bainha de revestimento para a parte pial do filamento terminal da medula espinal. Essa extensão filamentar de dura-máter (a parte dural do filamento terminal) se insere na superfície posterior dos corpos vertebrais do cóccix.

Quando os nervos espinais e suas raízes passam lateralmente, são circundados por bainhas tubulares de dura-máter, que se mesclam e se tornam parte da cobertura externa (epineuro) dos nervos.

Aracnoide-máter

A **aracnoide-máter** é uma membrana fina e delicada que fica contra, mas não se adere à face profunda da dura-máter (Figura 2.59); está separada da pia-máter pelo espaço subaracnóideo. A aracnoide-máter termina no nível da vértebra S II (*ver* Figura 2.53).

Espaço subaracnóideo

O espaço subaracnóideo, entre a aracnoide-máter e a pia-máter, contém LCS (Figura 2.59). Esse espaço ao redor da medula espinal é contínuo, no forame magno, com o espaço subaracnóideo que envolve o encéfalo. Inferiormente, o espaço termina aproximadamente no nível da margem inferior da vértebra S II.

Delicados filamentos de tecido (**trabéculas aracnóideas**) são contínuas com a aracnoide-máter, em um lado, e com a pia-máter, no outro; estendem-se pelo espaço subaracnóideo e interconectam as duas membranas adjacentes. Grandes vasos sanguíneos ficam suspensos no espaço subaracnóideo por filamentos semelhantes de material, que se expandem sobre os vasos para formar um revestimento externo contínuo.

O espaço subaracnóideo se estende mais inferiormente do que a medula espinal. A medula espinal termina aproximadamente no nível do disco entre as vértebras L I e L II, enquanto o espaço subaracnóideo se estende até, aproximadamente, a margem inferior da vértebra S II. O espaço subaracnóideo é maior na região inferior à extremidade terminal da medula espinal, onde envolve a cauda equina. Como consequência, LCS pode ser retirado do espaço subaracnóideo na região lombar sem risco para a medula espinal.

Capítulo 2 • Dorso

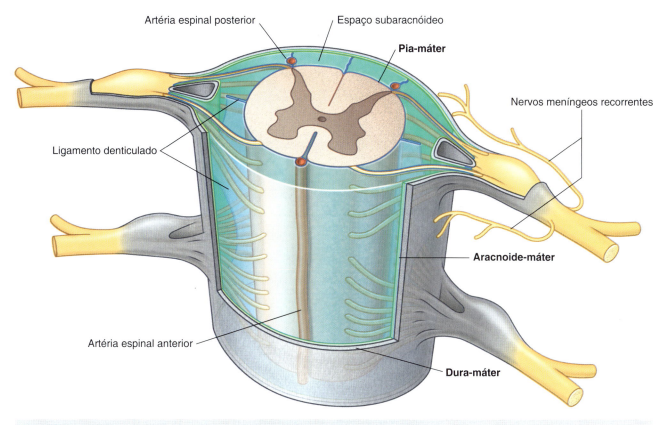

Figura 2.59 Meninges.

Pia-máter

A parte espinal da pia-máter é uma membrana vascular que adere firmemente à superfície da medula (Figura 2.59). Estende-se para dentro da fissura mediana anterior e se reflete, como bainhas, sobre as radículas anteriores e posteriores e raízes quando cruzam o espaço subaracnóideo. Quando as raízes saem do espaço, as bainhas se refletem para a aracnoide-máter.

De cada lado da medula espinal, uma lâmina de pia-máter orientada longitudinalmente (o **ligamento denticulado**) se estende lateralmente, partindo da medula espinal até a aracnoide-máter e dura-máter (Figura 2.59).

- Medialmente, cada ligamento denticulado é inserido na medula espinal em um plano que fica entre as origens das radículas anteriores e posteriores
- Lateralmente, cada ligamento denticulado forma uma série de extensões triangulares ao longo de sua margem livre, com o ápice de cada extensão sendo ancorado, através da aracnoide-máter, na dura-máter.

As inserções laterais dos ligamentos denticulados geralmente ocorrem entre pontos de saída de radículas posteriores e anteriores adjacentes. Os ligamentos têm a função de posicionar a medula espinal no centro do espaço subaracnóideo.

Organização de estruturas no canal vertebral

O canal vertebral é limitado:

- Anteriormente, pelos corpos das vértebras, discos intervertebrais e ligamentos longitudinais posteriores (Figura 2.60)
- Lateralmente, a cada lado, pelos pedículos e forames intervertebrais, e
- Posteriormente, pelas lâminas e ligamentos amarelos, e no plano mediano, as raízes dos ligamentos interespinais e processos espinhosos das vértebras.

Entre as paredes do canal vertebral e o saco dural, há um espaço extradural, contendo um plexo vertebral de veias, integrado ao tecido conjuntivo adiposo.

Os processos espinhosos vertebrais podem ser palpados através da pele na linha mediana, nas regiões torácica e lombar do dorso. Entre a pele e o processo espinhoso, há uma camada de fáscia superficial. Na região lombar, os processos espinhosos adjacentes e as lâminas associadas de cada lado da linha mediana não se intercalam, resultando em espaços entre os arcos vertebrais adjacentes.

Durante uma punção lombar, a agulha passa entre os processos espinhosos adjacentes, através dos ligamentos supraespinal e interespinal, e penetra no espaço extradural. A agulha continua através da dura-máter e da aracnoide-máter e penetra no espaço subaracnóideo, que contém LCS.

Gray Anatomia Clínica para Estudantes

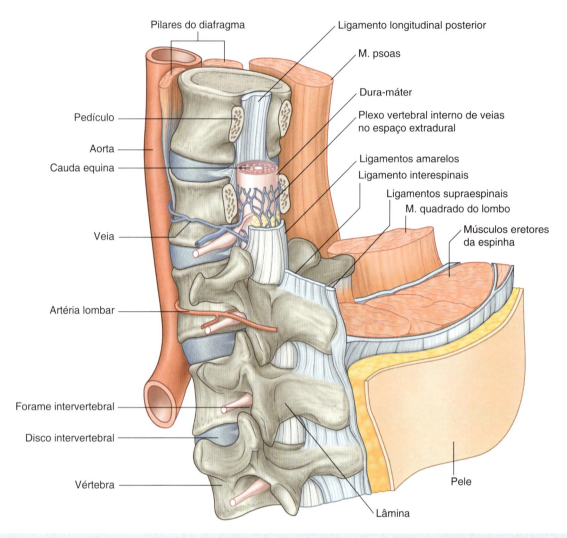

Figura 2.60 Organização de estruturas no canal vertebral e no dorso (região lombar).

Na clínica

Punção lombar de líquido cerebrospinal

Uma punção lombar é realizada para se obter uma amostra de LCS para exame. Além disso, a introdução de uma agulha ou conduto ao espaço subaracnóideo (espaço que contém LCS) é usada para administração de antibióticos, agentes quimioterápicos e anestésicos.

A região lombar é um local ideal para se acessar o espaço subaracnóideo porque a medula termina ao redor do nível do disco entre as vértebras L I e L II, no adulto. O espaço subaracnóideo se estende até a região da margem inferior da vértebra S II. Há, portanto, um grande espaço preenchido por LCS, contendo raízes nervosas lombares e sacrais, mas sem medula espinal.

Dependendo da preferência do médico, o paciente é colocado em decúbito lateral ou ventral. Uma agulha é introduzida na linha mediana, entre os processos espinhosos, até o espaço extradural. O avanço adicional da agulha perfura a dura-máter e a aracnoide-máter, para penetrar no espaço subaracnóideo. A maioria das agulhas empurra as raízes para longe de sua ponta, sem causar sintomas no paciente. Uma vez que a agulha está no espaço subaracnóideo, o líquido pode ser aspirado. Em algumas situações, é importante se medir a pressão de LCS.

Anestésicos locais podem ser injetados no espaço extradural ou subaracnóideo para anestesiar as raízes nervosas sacrais e lombares. Essa anestesia é útil para operações na pelve e nos membros inferiores, que podem assim ser realizadas sem necessidade de anestesia geral. Durante os procedimentos, o paciente precisar estar em posição ortostática, e não em decúbito lateral ou com a cabeça mais elevada que o resto do corpo. Se o paciente estiver em decúbito lateral, a anestesia provavelmente será unilateral. Se a cabeceira do leito estiver mais alta, o anestésico pode se direcionar cranialmente e causar depressão respiratória.

Em alguns casos, os anestesiologistas optam por **anestesia extradural**. Uma agulha é introduzida através da pele, do ligamento supraespinal, do ligamento interespinal e dos ligamentos amarelos, até os tecidos areolares e adiposo ao redor da dura-máter. O agente anestésico é injetado e se difunde ao redor do canal vertebral para anestesiar as raízes nervosas que estão saindo e se difundir até o espaço subaracnóideo.

Nervos espinais

Cada nervo espinal é conectado à medula espinal por raízes anterior e posterior (Figura 2.61):

- A **raiz posterior** contém os axônios dos neurônios sensitivos, carreando informações para parte central do sistema nervoso (ou sistema nervoso central [SNC]) – os corpos celulares dos neurônios sensitivos, que são embriologicamente derivados das células da crista neural, ficam agrupados em um **gânglio espinal**, na extremidade distal da raiz posterior, geralmente no forame intervertebral
- A **raiz anterior** contém fibras nervosas motoras, que carreiam sinais provenientes do SNC – os corpos celulares dos neurônios motores primários ficam nas regiões anteriores da medula espinal.

Medialmente, as raízes anteriores e posteriores se dividem em radículas, que se unem à medula.

Um **segmento espinal** é a área da medula espinal que dá origem às **radículas anteriores** e **posteriores**, que formarão um único par de nervos espinais. Lateralmente, as raízes posterior e anterior, a cada lado, se unem para formar um nervo espinal.

Cada nervo espinal se divide, quando emerge do forame intervertebral, em dois grandes ramos: um pequeno ramo posterior e um ramo anterior muito maior (Figura 2.61):

- Os **ramos posteriores** inervam apenas os músculos próprios do dorso e a estreita faixa de pele do dorso associada
- Os **ramos anteriores** inervam a maioria dos outros músculos esqueléticos, incluindo aqueles dos membros e do tronco, e a maioria das áreas remanescentes de pele, exceto certas regiões da cabeça.

Próximo ao ponto de divisão em ramos anterior e posterior, cada nervo espinal dá origem a dois a quatro nervos meníngeos recorrentes (ver Figura 2.59). Esses nervos reentram no forame intervertebral para inervar a dura-máter, os ligamentos, os discos intervertebrais e os vasos sanguíneos.

Todos os principais plexos somáticos (cervical, braquial, lombar e sacral) são formados pelos ramos anteriores.

Como a medula espinal é muito mais curta do que a coluna vertebral, as raízes dos nervos espinais se tornam cada vez mais longas e têm trajeto cada vez mais oblíquo, das regiões cervical à coccígea do canal vertebral (Figura 2.62).

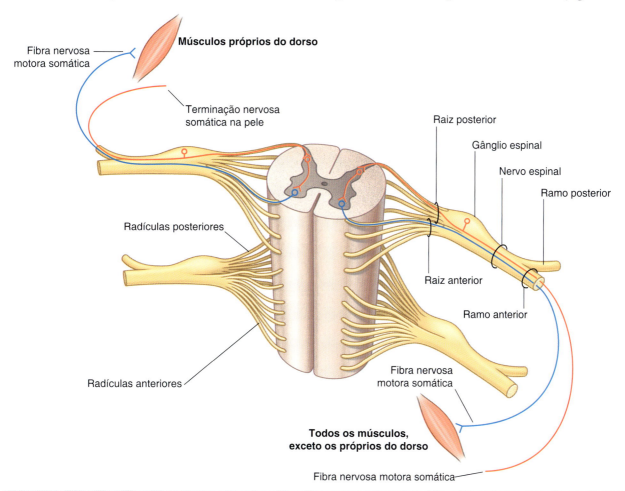

Figura 2.61 Organização básica de um nervo espinal.

Gray Anatomia Clínica para Estudantes

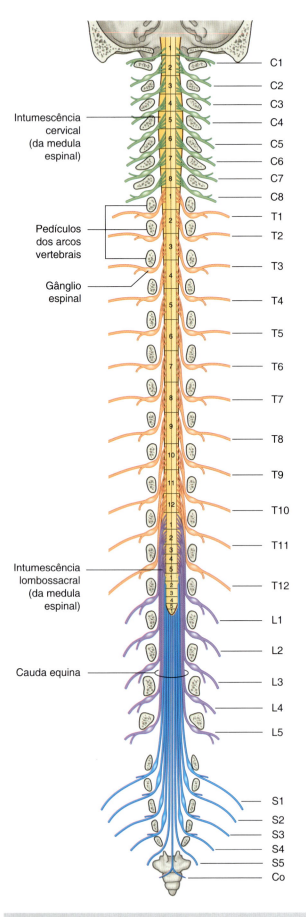

Em adultos, a medula espinal termina em um nível aproximadamente entre as vértebras L I e L II, mas isso pode variar entre a vértebra T XII e o disco entre as vértebras L II e L III. Consequentemente, raízes anterior e posterior, formando nervos que emergem entre as vértebras das regiões mais baixas da coluna vertebral, são conectadas à medula espinal em níveis vertebrais mais altos.

Abaixo da medula espinal, as raízes anteriores e posteriores dos nervos lombares, sacrais e coccígeo se direcionam inferiormente para alcançar seus pontos de saída do canal vertebral. Esse agrupamento terminal de raízes é a cauda equina.

Nomenclatura dos nervos espinais

Há aproximadamente 31 pares de nervos espinais (Figura 2.62), nomeados de acordo com suas posições em relação às vértebras associadas:

- Oito nervos cervicais – C1 a C8
- Doze nervos torácicos – T1 a T12
- Cinco nervos lombares – L1 a L5
- Cinco nervos sacrais – S1 a S5, e
- Um nervo coccígeo – Co.

O primeiro nervo cervical (C1) emerge do canal vertebral entre o crânio e a vértebra C I (Figura 2.63). Portanto, os nervos cervicais C2 a C7 também emergem do canal vertebral acima de suas respectivas vértebras. Como há apenas sete vértebras cervicais, C8 emerge entre as vértebras C VII e T I. Como consequência, todos os nervos espinais restantes, começando com T1, emergem do canal vertebral abaixo de suas respectivas vértebras.

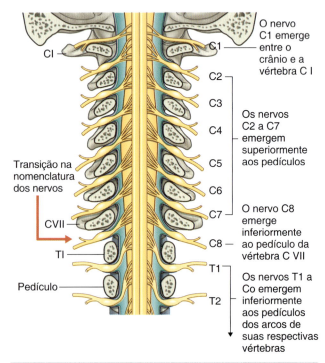

Figura 2.62 Trajeto dos nervos espinais no canal vertebral.

Figura 2.63 Nomenclatura dos nervos espinais.

Na clínica

Herpes-zóster

Herpes-zóster é causado pelo mesmo vírus que provoca varicela (catapora) em crianças. Em alguns pacientes, o vírus fica quiescente nas células dos gânglios espinais. Em determinadas circunstâncias, o vírus se torna ativo e desloca-se ao longo das áreas inervadas por esse nervo (o dermátomo). A seguir, ocorre erupção cutânea, que, caracteristicamente, é extremamente dolorosa. É importante mencionar que essa distribuição em dermátomos é típica dessa doença.

Na clínica

Dorsalgia – explicações alternativas

Dorsalgia é uma condição extremamente comum, ocorrendo em quase todos os indivíduos em algum estágio de suas vidas. É de imensa importância clínica identificar se a dorsalgia está relacionada com a coluna vertebral e suas inserções ou com outras estruturas.

Não considerar outras estruturas que podem provocar dorsalgia pode levar a taxas significativas de mortalidade e morbidade. Dor pode ser referida para o dorso a partir de numerosos outros órgãos situados no retroperitônio. A dor de origem pancreática, em particular, é referida para o dorso, e pode estar associada com câncer pancreático e pancreatite. Dor de origem renal, que pode ser provocada por cálculos no sistema coletor renal ou tumores renais, também é, tipicamente, referida para o dorso. Frequentemente, a dor é unilateral; no entanto, pode a dor ocorre na região central do dorso. Linfonodos aumentados nas regiões pré e para-aórticas podem provocar dorsalgia central e podem ser um sinal de tumor maligno sólido, infecção ou linfoma de Hodgkin. Uma aorta abdominal dilatada (aneurisma aórtico abdominal) pode causar dorsalgia antes de sua ruptura. Assim, é crítico pensar nessa estrutura como uma causa potencial de dorsalgia, porque o tratamento salva a vida dos pacientes. Além disso, a ruptura de um aneurisma aórtico abdominal também pode causar dorsalgia aguda.

Em todos os pacientes, dorsalgia exige avaliação cuidadosa, não somente da coluna vertebral, mas também do tórax e do abdome, para que não se ignorem outras importantes estruturas anatômicas que podem provocar sinais e sintomas que se irradiam para o dorso.

Anatomia de superfície

Anatomia de superfície do dorso

As características superficiais do dorso são usadas para localizar grupos musculares para testar os nervos periféricos, determinar regiões da coluna vertebral e estimar a posição aproximada da extremidade inferior da medula espinal. São também usadas para localizar órgãos em posições posteriores no tórax e no abdome.

Ausência de curvaturas laterais

Quando vista por trás, a coluna vertebral normal não tem curvaturas laterais. O sulco vertical na pele, entre as massas musculares de cada lado da linha mediana, é reto (Figura 2.64).

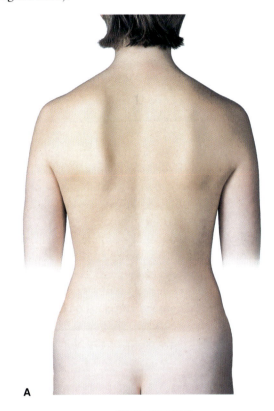

A

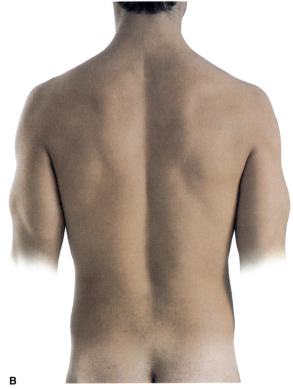

B

Figura 2.64 Aspecto normal do dorso. **A.** Em mulheres. **B.** Em homens.

Curvaturas primárias e secundárias no plano sagital

Quando vista pela lateral, a coluna vertebral normal tem curvaturas primárias nas regiões torácica e sacral/coccígea, e curvaturas secundárias nas regiões cervical e lombar (Figura 2.65). As curvaturas primárias são côncavas anteriormente, enquanto as secundárias são côncavas posteriormente.

Acidentes anatômicos não vertebrais úteis

Há algumas estruturas ósseas facilmente palpáveis que fornecem marcos úteis para a definição de músculos e para a localização de estruturas associadas com a coluna vertebral. Dentre elas, estão a protuberância occipital externa, a escápula e a crista ilíaca (Figura 2.66).

A protuberância occipital externa é palpável na linha mediana, na parte posterior da cabeça, imediatamente superior à linha de implantação do cabelo.

A espinha, a margem medial e o ângulo inferior da escápula são, com frequência, visíveis e palpáveis sem esforço.

A crista ilíaca é palpável ao longo de todo o seu comprimento, desde a espinha ilíaca anterior superior, na margem lateral inferior da parede anterior do abdome, até a espinha ilíaca posterior superior, próxima à base do dorso. A posição da espinha ilíaca posterior superior é frequentemente visível como uma "depressão sacral", imediatamente lateral à linha mediana.

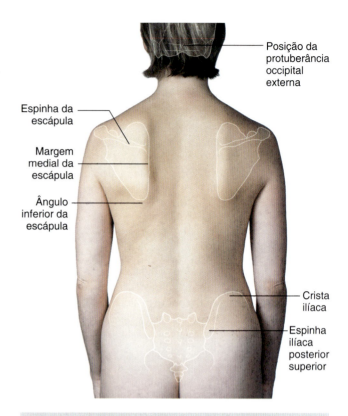

Figura 2.66 Dorso de uma mulher com os principais acidentes anatômicos palpáveis indicados.

Identificação de processos espinhosos de vértebras específicas

A identificação de processos espinhosos das vértebras (Figura 2.67 A) pode ser usada para diferenciar as regiões da coluna vertebral e para facilitar a visualização da posição de estruturas mais profundas, como as extremidades inferiores da medula espinal e do espaço subaracnóideo.

O processo espinhoso da vértebra C II pode ser identificado, por palpação profunda, como a protuberância óssea mais superior na linha mediana inferior ao crânio.

A maioria dos outros processos espinhosos, exceto o da vértebra C VII, não são facilmente palpáveis, porque estão encobertos por partes moles.

O processo espinhoso de C VII geralmente é visível como uma eminência proeminente na linha mediana na base do pescoço (Figura 2.67 B), sobretudo quando o pescoço está flexionado.

Estendendo-se entre C VII e a protuberância occipital externa do crânio, está o ligamento nucal, que é visível como uma crista longitudinal, quando o pescoço está flexionado (Figura 2.67 C).

Inferiormente ao processo espinhoso de C VII, está o processo espinhoso de T I, que também é geralmente visível como uma protuberância na linha mediana. Frequentemente, é mais proeminente do que o processo espinhoso de CVII (Figura 2.67 A, B).

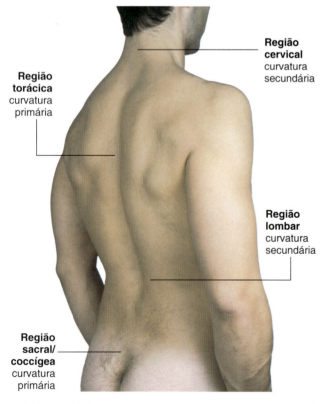

Figura 2.65 Curvaturas normais da coluna vertebral.

A raiz da espinha da escápula fica no mesmo nível que o processo espinhoso da vértebra T III, e o ângulo inferior da escápula está na mesma altura do processo espinhoso da vértebra T VII (Figura 2.67 A).

O processo espinhoso da vértebra T XII fica no mesmo nível que o ponto médio de uma linha vertical imaginária passando pelo ângulo inferior da escápula e pela crista ilíaca (Figura 2.67 A).

Uma linha horizontal imaginária entre o ponto mais alto das cristas ilíacas atravessa o processo espinhoso da vértebra L IV. Os processos espinhosos de L III e L V podem ser palpados acima e abaixo do processo espinhoso de L IV, respectivamente (Figura 2.67 A).

As depressões sacrais marcam a posição da espinha ilíaca superior posterior, e ficam no mesmo nível que o processo espinhoso da vértebra S II (Figura 2.67 A).

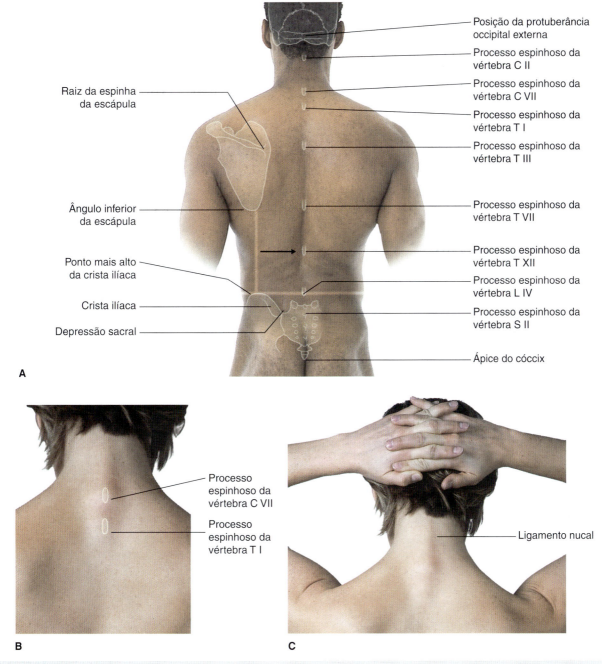

Figura 2.67 Dorso com as posições dos processos espinhosos vertebrais e estruturas a eles associadas indicados. **A**. Homem. **B**. Mulher com o pescoço em flexão. Os processos espinhosos das vértebras C VII e T 1 estão marcados. **C**. Em uma mulher com o pescoço flexionado para acentuar o ligamento nucal.

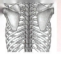

Gray Anatomia Clínica para Estudantes

A extremidade do cóccix é palpável na base da coluna vertebral, entre as massas glúteas (Figura 2.67 A).

Os ápices dos processos espinhosos vertebrais nem sempre ficam no mesmo plano horizontal que seus corpos vertebrais correspondentes. Nas regiões torácicas, os processos espinhosos são longos e agudamente inclinados para baixo, de forma que seus ápices ficam no mesmo nível que o corpo vertebral inferior. Em outras palavras, a ponta do processo espinhoso da vértebra T III fica no nível vertebral T IV.

Nas regiões lombar e sacral, os processos espinhosos geralmente são mais curtos e menos inclinados do que nas regiões torácicas, e suas pontas palpáveis refletem mais precisamente a posição de seus corpos vertebrais correspondentes. Como consequência, a ponta palpável do processo espinhoso da vértebra L1V fica aproximadamente no nível da vértebra L IV.

Visualização das extremidades inferiores da medula espinal e do espaço subaracnóideo

A medula espinal não ocupa todo o comprimento do canal vertebral. Normalmente, em adultos, ela termina no nível do disco entre as vértebras L I e L II; no entanto, pode terminar em local tão alto quanto T XII ou tão baixo quanto o disco entre as vértebras L II e L III. O espaço subaracnóideo termina, aproximadamente, no nível da vértebra S II (Figura 2.68 A).

Como o espaço subaracnóideo pode ser acessado na região lombar sem oferecer dano à medula espinal, a capacidade de identificar as posições dos processos espinhosos lombares é importante. O processo espinhoso de L IV fica no mesmo nível que uma linha imaginária horizontal entre os pontos mais altos das cristas ilíacas. Na região lombar, as extremidades palpáveis dos processos espinhosos vertebrais ficam em oposição aos corpos vertebrais correspondentes. O espaço subaracnóideo pode ser acessado entre os níveis vertebrais L III e L IV, e entre L IV e L V, sem oferecer risco à medula espinal (Figura 2.68 B). O espaço subaracnóideo termina no nível da vértebra S II, que fica no mesmo nível que as depressões sacrais, que marcam as espinhas ilíacas posteriores superiores.

Identificação dos principais músculos

Alguns músculos intrínsecos e extrínsecos do dorso podem ser prontamente observados e palpados. Os maiores músculos são o trapézio e o latíssimo do dorso (Figura 2.69 A, B). A retração das escápulas em direção à linha mediana acentua os músculos romboides (Figura 2.69 C), que são profundos ao músculo trapézio. Os músculos eretores da espinha são visíveis como duas colunas longitudinais, separadas por um sulco na linha mediana (Figura 2.69 A).

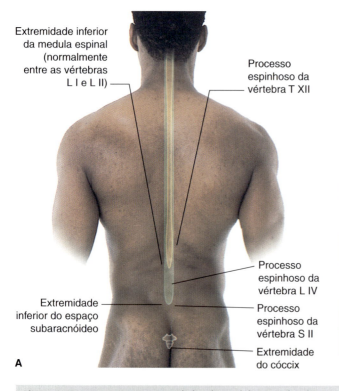

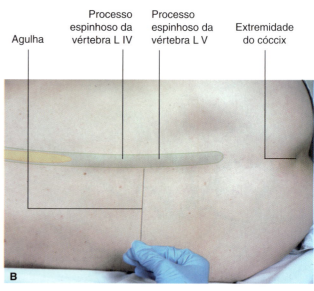

Figura 2.68 Dorso com as extremidades da medula espinal e do espaço subaracnóideo indicadas. **A**. Homem. Dorso mostrando as extremidades da medula espinal e do espaço subaracnóideo. **B**. Mulher em decúbito lateral esquerdo na posição fetal que acentua os processos espinhosos das vértebras lombares e abre os espaços entre os arcos vertebrais adjacentes. Líquido cerebrospinal pode ser retirado do espaço subaracnóideo nas regiões lombares sem riscos para a medula espinal.

Capítulo 2 • Dorso

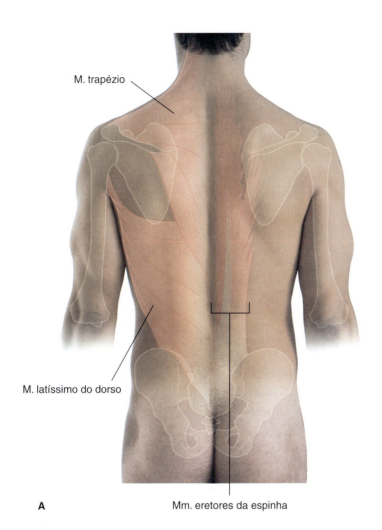

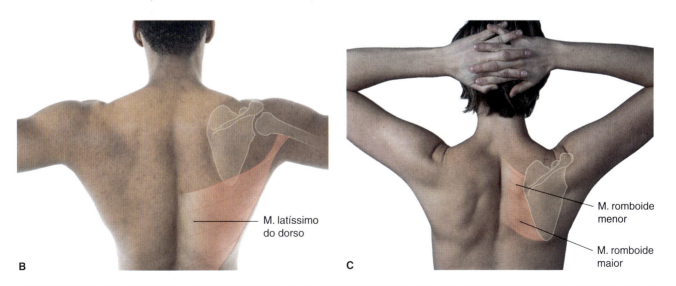

Figura 2.69 Músculos do dorso. **A**. Homem com os músculos latíssimo do dorso, trapézio e eretores da espinha delineados. Músculos do dorso. **B**. Homem com os braços abduzidos para acentuar as margens laterais dos músculos latíssimos do dorso. **C**. Mulher com as escápulas em rotação externa e retração forçada para acentuar os músculos romboides.

Casos clínicos

Caso 1

SÍNDROME DA CAUDA EQUINA

Um homem de 50 anos foi trazido ao departamento de emergência com lombalgia intensa, que começou há vários dias. Nas últimas 24 horas, ele teve dois episódios de incontinência fecal e incapacidade miccional, e agora refere dormência e fraqueza nos membros inferiores.

O médico de plantão realizou um exame físico e constatou redução da força durante extensão do joelho e dorsiflexão do pé e dos dedos dos pés. Havia também redução dos reflexos patelar e aquileu, dormência na região perineal (em sela) e redução do tônus do esfíncter anal.

Os sintomas do paciente e os achados do exame físico são muito sugestivos de compressão de múltiplas raízes nervosas lombares e sacrais, afetando vias motoras e sensitivas. O comprometimento da extensão do joelho e a redução dos reflexos patelares eram sugestivos de compressão das raízes nervosas de L4. Sua redução na capacidade de fazer dorsiflexão do pé e dos dedos era sugestiva de compressão das raízes nervosas de L5. Seus reflexos reduzidos no tornozelo eram sugestivos de compressão das raízes de S1 e S2, e a dormência perineal era sugestiva de S3, S4 e S5.

Um diagnóstico de síndrome da cauda equina foi feito, e o paciente fez uma RM urgente, que confirmou herniação significativa de disco intervertebral (entre L II e L III), comprimindo a cauda equina e gerando os sintomas (Figura 2.70). O paciente foi submetido a descompressão cirúrgica da cauda equina, e sua recuperação foi completa.

A coleção de raízes nervosas lombares e sacrais além do cone medular assemelha-se à cauda de um cavalo, daí seu nome, "cauda equina". A compressão da cauda equina pode ser causada por um disco intervertebral herniado (como nesse caso), fragmentos de fraturas após lesão traumática, tumores, abscesso ou estenose degenerativa significativa do canal central.

A síndrome da cauda equina é classificada como emergência cirúrgica, para prevenir danos permanentes e irreversíveis às raízes nervosas comprimidas.

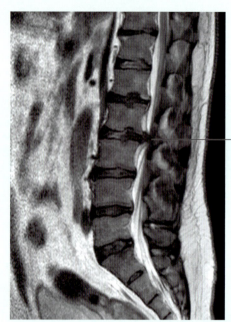

Figura 2.70 RM da região lombar da coluna vertebral revelando herniação posterior do disco entre as vértebras LII e LIII, resultando em compressão dos filamentos da cauda equina.

Caso 2

LESÃO DA MEDULA ESPINAL NA REGIÃO CERVICAL

Um homem de 45 anos esteve envolvido em um acidente automobilístico sério. Foi constatado no exame que ele sofreu grave lesão da região cervical da coluna vertebral, com dano à medula espinal. De fato, sua respiração se tornou errática e parou.

Se a lesão da medula cervical for acima do nível de C5, provavelmente ocorrerá parada respiratória. O nervo frênico tem sua origem de C3, C4 e C5, e inerva o diafragma. A respiração pode não cessar imediatamente se a lesão for logo abaixo de C5, mas isso acontece conforme a medula espinal se torna edemaciada e o dano progride superiormente. Além disso, alguma troca respiratória e ventilatória pode ocorrer com o uso dos músculos do pescoço e os músculos esternocleidomastóideo e trapézio, que são inervados pelo nervo acessório [NC XI].

O paciente não apresentava sensibilidade nem movimentos dos membros superiores e inferiores.

O paciente tinha paralisia dos membros superiores e inferiores e está, portanto, tetraplégico. Se a respiração não for comprometida, a lesão é abaixo do nível de C5, ou nesse nível. A inervação dos membros superiores é feita pelo plexo braquial, que começa no nível de C5. O local da lesão espinal é acima do nível de C5 ou nesse nível.

É importante lembrar que, embora a transecção da medula espinal tenha ocorrido na região cervical, a medula espinal abaixo desse nível está intacta. A atividade reflexa pode, portanto, ocorrer abaixo da lesão, mas não há comunicação com o encéfalo.

3 Tórax

Revisão conceitual, 99

Descrição geral, 99
Funções, 99
    Respiração, 99
    Proteção de órgãos vitais, 99
    Conduto, 99
Componentes, 100
    Parede torácica, 100
    Abertura superior do tórax, 100
    Abertura inferior do tórax, 100
    Diafragma, 101
    Mediastino, 102
    Cavidades pleurais, 102
Relação com outras regiões, 103
    Pescoço, 103
    Membro superior, 103
    Abdome, 103
    Mama, 103
Características principais, 104
    Nível das vértebras T IV/T V, 104
    Shunts venosos esquerda-direita, 104
    Suprimento neurovascular segmentar
      da parede torácica, 105
    Sistema simpático, 105
    Flexibilidade da parede torácica e da abertura
      inferior do tórax, 107
    Inervação do diafragma, 107

Anatomia regional, 108

Região peitoral, 108
    Mama, 108
    Músculos da região peitoral, 110
Parede torácica, 111
    Arcabouço esquelético, 111
    Espaços intercostais, 117
Diafragma, 124
    Irrigação, 125
    Drenagem venosa, 125
    Inervação, 125

Movimentos da parede torácica e do diafragma durante a respiração, 125
Cavidades pleurais, 127
    Pleura, 127
    Pulmões, 130
Mediastino, 140
    Mediastino anterior, 140
    Mediastino médio, 141
    Mediastino superior, 162
    Mediastino posterior, 170
    Inervação, 171

Anatomia de superfície, 176

    Anatomia de superfície do tórax, 176
    Como contar as costelas, 176
    Anatomia de superfície da mama em mulheres, 176
    Visualizando estruturas no nível das vértebras T IV/T V, 176
    Visualização de estruturas no mediastino superior, 177
    Visualização das margens do coração, 177
    Onde auscultar os sons cardíacos, 177
    Visualização das cavidades pleurais e dos pulmões, dos recessos pleurais, dos lobos pulmonares e das fissuras, 179
    Onde auscultar os sons pulmonares, 180

Casos clínicos, 182

Revisão conceitual

DESCRIÇÃO GERAL

O **tórax** é um cilindro de formato irregular com uma abertura estreita superiormente (abertura superior do tórax) e uma abertura relativamente ampla inferiormente (abertura inferior do tórax) (Figura 3.1). A abertura superior do tórax é contínua com o pescoço. A abertura inferior do tórax é fechada pelo diafragma.

A parede musculoesquelética do tórax é flexível e consiste em vértebras e costelas com distribuição segmentar, músculos e o esterno.

A **cavidade torácica**, delimitada pela parede torácica e pelo diafragma, é subdividida em três importantes compartimentos:

- Cavidades pleurais esquerda e direita, cada uma envolvendo um pulmão, e
- Mediastino.

O mediastino é uma divisão espessa de tecido frouxo flexível orientado longitudinalmente em uma posição sagital mediana; contém o coração, o esôfago, a traqueia e importantes nervos e vasos sanguíneos sistêmicos.

As cavidades pleurais estão completamente separadas pelo mediastino. Portanto, eventos anormais em uma cavidade pleural não afetam necessariamente a outra cavidade. Isto também significa que o mediastino pode ser abordado cirurgicamente sem abertura das cavidades pleurais.

Outra característica importante das cavidades pleurais é que elas se estendem acima do plano da costela I. O ápice de cada pulmão na verdade se estende até a raiz do pescoço. Como consequência, eventos anormais na raiz do pescoço podem envolver a pleura e o pulmão adjacentes, e eventos anormais na pleura e no pulmão adjacentes podem atingir a raiz do pescoço.

FUNÇÕES

Respiração

Uma das funções mais importantes do tórax é a respiração. O tórax contém, além dos pulmões, as estruturas necessárias (diafragma, parede torácica, costelas) para mover de modo efetivo o ar para dentro e para fora dos pulmões.

Os movimentos ascendente e descendente do diafragma e as mudanças nas dimensões laterais e anterior da parede torácica, causadas por movimentos das costelas, alteram o volume da cavidade torácica e são elementos fundamentais da respiração.

Proteção de órgãos vitais

O tórax abriga e protege o coração, os pulmões e os grandes vasos. Devido ao formato em cúpula convexa do diafragma, a parede torácica também protege algumas vísceras abdominais importantes.

Grande parte do fígado situa-se sob o hemidiafragma direito, e o estômago e o baço situam-se sob o hemidiafragma esquerdo. As faces posteriores dos polos superiores dos rins estão apoiadas no diafragma e são anteriores à costela XII à direita e às costelas XI e XII à esquerda.

Conduto

O mediastino funciona como conduto para estruturas que cruzam o tórax de uma região corpórea para outra e para estruturas que conectam órgãos no tórax a outras regiões corpóreas.

O esôfago, os nervos vagos e o ducto torácico cruzam o mediastino no seu trajeto entre o abdome e pescoço.

Os nervos frênicos, que se originam no pescoço, também atravessam o mediastino para penetrar e suprir o diafragma.

Outras estruturas como a traqueia, a parte torácica da aorta e a veia cava superior (VCS) atravessam o mediastino no trajeto entre importantes órgãos torácicos.

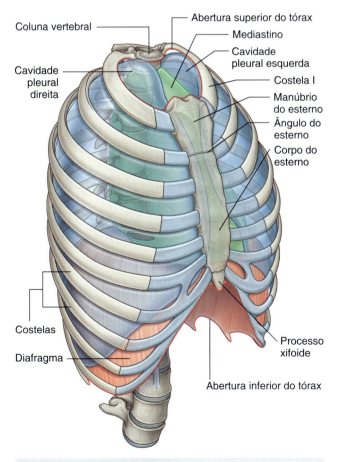

Figura 3.1 Parede e cavidade torácicas.

COMPONENTES

Parede torácica

A **parede torácica** consiste em estruturas esqueléticas e músculos (Figura 3.1):

- Posteriormente, é composta por 12 vértebras torácicas e seus discos intervertebrais
- Lateralmente, a parede é formada por **costelas** (12 de cada lado) e três camadas de músculos planos que ocupam os espaços intercostais entre costelas adjacentes, movem as costelas e dão suporte para os espaços intercostais
- Anteriormente, a parede é constituída pelo **esterno**, que consiste em manúbrio, corpo e processo xifoide.

O manúbrio do esterno, angulado posteriormente ao corpo do esterno na sínfise (sincondrose) manubrioesternal, forma o ângulo do esterno, que é uma importante referência de superfície usada pelos profissionais de saúde durante o exame físico do tórax.

A extremidade anterior (distal) de cada costela é composta por cartilagem costal, que contribui para a mobilidade e a elasticidade da parede.

Todas as costelas se articulam posteriormente com as vértebras torácicas. A maioria das costelas (da costela II à IX) têm três articulações com a coluna vertebral. A cabeça de cada costela se articula com o corpo da sua própria vértebra e com o corpo da vértebra acima (Figura 3.2). Como estas costelas se curvam posteriormente, cada uma delas também se articula com o processo transverso de sua vértebra.

Anteriormente, as cartilagens costais das costelas I a VII se articulam com o esterno.

As cartilagens costais das costelas VIII a X se articulam com as margens inferiores das cartilagens costais acima delas. As costelas XI e XII são denominadas flutuantes porque não se articulam com outras costelas, cartilagens costais ou com o esterno. Suas cartilagens costais são pequenas, cobrindo apenas suas extremidades.

O arcabouço esquelético da parede torácica proporciona grandes áreas de inserção para músculos do pescoço, do abdome, do dorso e dos membros superiores.

Alguns destes músculos se inserem nas costelas e funcionam como músculos acessórios da respiração; outros também estabilizam a posição da primeira e da última costela.

Abertura superior do tórax

Completamente circundada por estruturas esqueléticas, a **abertura superior do tórax** consiste no corpo da vértebra T I posteriormente, na margem medial da costela I de cada lado e no manúbrio do esterno anteriormente.

A margem superior do manúbrio do esterno está aproximadamente no mesmo plano horizontal do disco entre as vértebras T II e T III.

As primeiras costelas inclinam-se inferiormente a partir das suas articulações posteriores com a vértebra T I até sua inserção anterior no manúbrio do esterno. Consequentemente, o plano da abertura superior do tórax se encontra em um ângulo oblíquo, voltado discretamente para frente.

Na abertura superior do tórax, as faces superiores das cavidades pleurais que circundam os pulmões localizam-se lateralmente à entrada do mediastino (Figura 3.3).

Estruturas que passam entre o membro superior e o tórax passam sobre a costela I e a parte superior da cavidade pleural ao entrar ou sair do mediastino. Estruturas que passam entre a cabeça e pescoço e o tórax passam mais verticalmente através da abertura superior do tórax.

Abertura inferior do tórax

A **abertura inferior** do tórax é ampla e expansível. Osso, cartilagem e ligamentos formam sua margem (Figura 3.4A).

A abertura inferior do tórax é fechada pelo diafragma e estruturas que passam entre o abdome e o tórax, atravessam o diafragma ou passam posteriormente ao diafragma.

Os elementos esqueléticos da abertura inferior do tórax são:

- O corpo da vértebra T XII posteriormente
- A costela XII e a extremidade distal da costela XI posterolateralmente
- As extremidades cartilagíneas distais das costelas VII a X, que se unem para formar a margem costal anterolateralmente e
- O processo xifoide anteriormente.

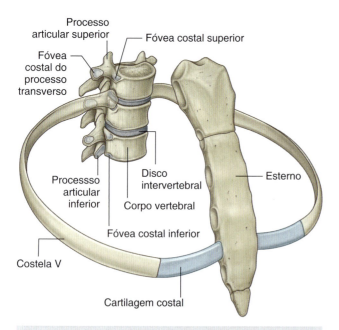

Figura 3.2 Articulações entre costelas e vértebras.

Capítulo 3 • Tórax

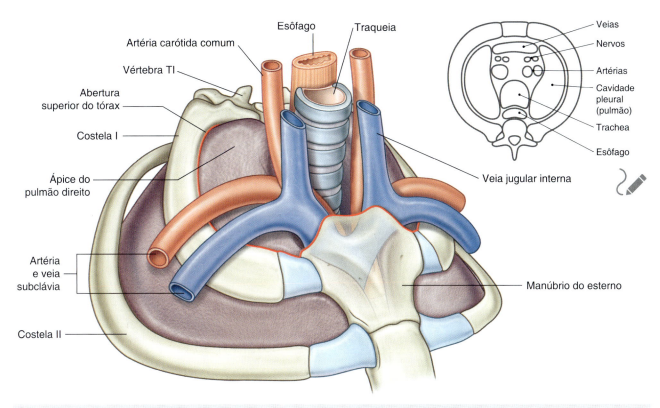

Figura 3.3 Abertura superior do tórax.

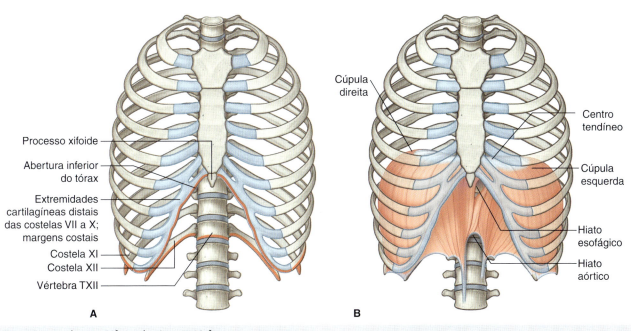

Figura 3.4 A. Abertura inferior do tórax. **B.** Diafragma.

A articulação entre a margem costal e o esterno se localiza aproximadamente no mesmo plano horizontal que o disco intervertebral entre as vértebras T IX e T X. Em outras palavras, a margem posterior da abertura inferior do tórax é inferior à margem anterior.

Quando vista anteriormente, a abertura inferior do tórax é inclinada superiormente.

Diafragma

O **diafragma** musculotendíneo "fecha" a abertura inferior do tórax (Figura 3.4B).

Geralmente, as fibras musculares do diafragma surgem radialmente a partir das margens da abertura inferior do tórax e convergem para um grande tendão central.

Devido ao ângulo oblíquo da abertura inferior do tórax, a inserção posterior do diafragma é inferior à inserção anterior.

O diafragma não é plano; ele se projeta superiormente nos lados direito e esquerdo, formando cúpulas. A cúpula direita é mais alta que a esquerda, chegando até a costela V. Quando o diafragma contrai, a altura das cúpulas diminui e o volume do tórax aumenta.

O esôfago e a veia cava inferior penetram o diafragma, enquanto a aorta passa posteriormente ao diafragma.

Mediastino

O **mediastino** é um grande compartimento na linha mediana que se estende do esterno anteriormente até às vértebras torácicas posteriormente e da abertura superior do tórax até a abertura inferior do tórax.

Um plano horizontal que atravessa o ângulo do esterno e o disco entre as vértebras T IV e T V separa o mediastino em partes inferior e superior (Figura 3.5). A parte inferior é adicionalmente subdividida pelo pericárdio, que circunda a cavidade pericárdica ao redor do coração. O pericárdio e o coração constituem o mediastino médio.

O mediastino anterior está localizado entre o esterno e o pericárdio; o mediastino posterior se localiza entre o pericárdio e as vértebras torácicas.

Cavidades pleurais

As duas cavidades pleurais estão situadas em cada lado do mediastino (Figura 3.6).

Cada **cavidade pleural** é completamente revestida por uma membrana mesotelial denominada pleura.

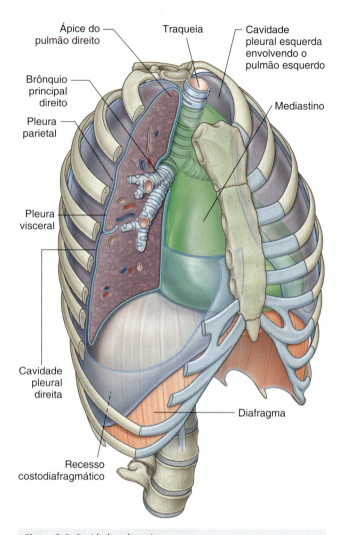

Figura 3.6 Cavidades pleurais.

Durante o desenvolvimento, os pulmões crescem a partir do mediastino e passam a ser circundados pelas cavidades pleurais. Como resultado, a superfície externa de cada órgão é recoberta por pleura. Cada pulmão permanece fixado ao mediastino por uma raiz formada pela via respiratória, pelos vasos sanguíneos pulmonares, por tecido linfático e por nervos.

A pleura que reveste as paredes da cavidade é a pleura parietal, enquanto aquela que se reflete a partir do mediastino nas raízes e sobre a superfície dos pulmões é a pleura visceral. Normalmente, existe apenas um espaço potencial entre a pleura visceral que recobre o pulmão e a pleura parietal que reveste a parede da cavidade torácica.

O pulmão não ocupa completamente o espaço potencial da cavidade pleural, criando recessos que não são ocupados pelos pulmões, mas que são importantes para acomodar as alterações de volume pulmonar durante a respiração. O recesso costodiafragmático, que é o maior recesso e clinicamente o mais importante, está localizado inferiormente entre a parede torácica e o diafragma.

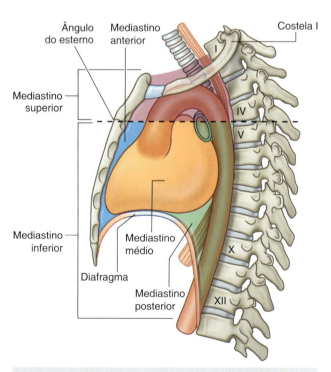

Figura 3.5 Subdivisões do mediastino.

RELAÇÃO COM OUTRAS REGIÕES

Pescoço

A abertura superior do tórax se comunica diretamente com a raiz do pescoço (Figura 3.7).

A região superior de cada cavidade pleural se estende por aproximadamente 2 a 3 cm acima da costela I e da cartilagem costal para o pescoço. Entre estas extensões pleurais, estruturas viscerais importantes passam entre o pescoço e o mediastino superior. Na linha mediana, a traqueia se localiza imediatamente anterior ao esôfago. Vasos sanguíneos e nervos importantes entram e saem do tórax pela abertura superior do tórax anteriormente e lateralmente a estas estruturas.

Membro superior

O **ápice ou vértice da axila**, local de comunicação com o membro superior, está localizado em cada lado da abertura superior do tórax. Os ápices das axilas e a abertura superior do tórax se comunicam superiormente com a raiz do pescoço (Figura 3.7).

Cada ápice da axila é formado por:

- Margem superior da escápula posteriormente
- Clavícula anteriormente e
- Margem lateral da costela I medialmente.

O ápice de cada axila está direcionado lateralmente e é formado pela margem medial do processo coracoide, que se estende anteriormente a partir da margem superior da escápula.

A base da axila é a margem lateral da costela I.

Os grandes vasos sanguíneos que passam entre o ápice da axila e a abertura superior do tórax o fazem por sobre a costela I.

Partes proximais do plexo braquial também passam entre o pescoço e o membro superior através do ápice da axila.

Abdome

O diafragma separa o tórax do abdome. Estruturas que passam entre o tórax e o abdome penetram ou passam posteriormente ao diafragma (Figura 3.8):

- A veia cava inferior (VCI) perfura o **centro tendíneo do diafragma** para entrar no lado direito do mediastino próximo ao nível da vértebra T VIII
- O esôfago penetra a parte muscular do diafragma para deixar o mediastino e entrar no abdome imediatamente à esquerda da linha mediana no nível da vértebra T X
- A aorta passa posteriormente ao diafragma na linha mediana do nível da vértebra T XII
- Muitas outras estruturas que passam entre o tórax e o abdome o fazem através ou posteriormente ao diafragma.

Mama

As mamas, consistindo em glândulas mamárias, fáscia superficial e pele sobrejacente, estão na **região peitoral** de cada lado da parede torácica anterior (Figura 3.9).

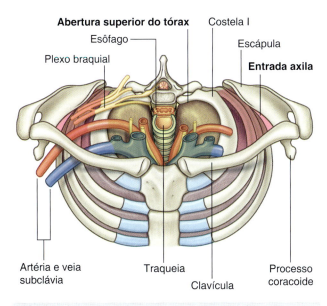

Figura 3.7 Abertura superior do tórax e entrada axilar.

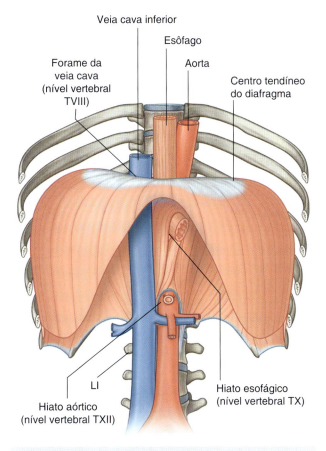

Figura 3.8 Estruturas importantes que passam entre o abdome e o tórax.

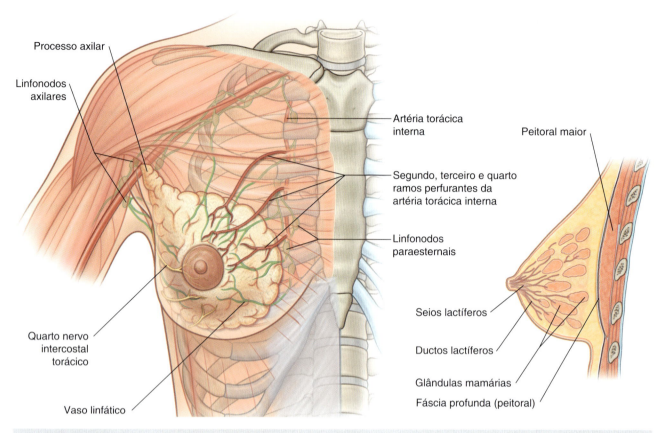

Figura 3.9 Mama direita.

Os vasos, linfáticos e nervos associados às mamas são os seguintes:

- Ramos das artérias e veias torácicas internas perfuram a parede anterior do tórax a cada lado do esterno para irrigar as regiões anteriores da parede torácica. Estes ramos, principalmente os provenientes do segundo ao quarto espaços intercostais, também irrigam as regiões anteromediais de cada mama
- Vasos linfáticos da região medial da mama acompanham as artérias perfurantes e drenam para os linfonodos paraesternais na superfície profunda da parede torácica
- Vasos sanguíneos e linfáticos relacionados com as regiões laterais da mama emergem ou drenam para a **região axilar** do membro superior
- Ramos laterais e anteriores do quarto ao sexto nervos intercostais transmitem a sensibilidade somática da pele da mama.

CARACTERÍSTICAS PRINCIPAIS

Nível das vértebras T IV/T V

Durante o exame dos pacientes, os médicos utilizam níveis vertebrais para determinar a posição de estruturas anatômicas importantes nas regiões corporais.

O plano horizontal que atravessa o disco entre as vértebras T IV e T V é um dos significativos no corpo (Figura 3.10) porque:

- Atravessa o ângulo do esterno anteriormente, marcando a posição da articulação anterior da cartilagem costal da costela II com o esterno. O ângulo do esterno é utilizado para determinar a posição da costela II como referência para a contagem de costela (por causa da clavícula sobreposta, a costela I não é palpável)
- Separa o mediastino superior do mediastino inferior e demarca a posição do limite superior do pericárdio
- Demarca o início e o final do arco da aorta
- Passa através do local onde a veia cava superior penetra no pericárdio para entrar no coração
- É o nível no qual a traqueia se bifurca nos brônquios principais direito e esquerdo
- Demarca o limite superior do tronco pulmonar.

Shunts venosos esquerda-direita

O **átrio direito** é a câmara do coração que recebe sangue desoxigenado proveniente do corpo. Ele se localiza à direita da linha mediana, e as duas veias principais, as veias cavas superior (VCS) e inferior (VCI), que drenam para ele, também estão localizadas no lado direito do corpo. Isto significa que, para chegar ao lado direito do corpo, todo o sangue

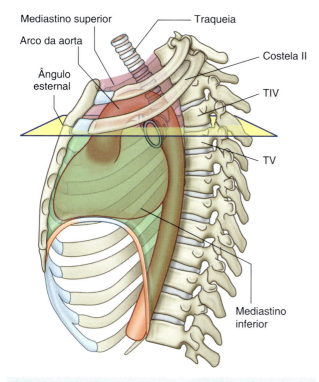

Figura 3.10 Nível vertebral TIV/TV.

proveniente do lado esquerdo precisa cruzar a linha mediana. Este desvio (*shunt*) da esquerda para a direita é realizado por algumas veias importantes e, em alguns casos, bastante calibrosas, várias delas localizadas no tórax (Figura 3.11).

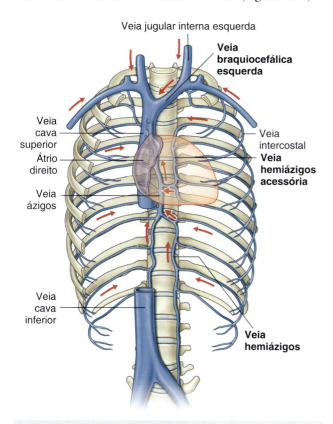

Figura 3.11 *Shunts* venosos esquerda-direita.

Em adultos, a veia braquiocefálica esquerda cruza a linha mediana imediatamente posterior ao manúbrio do esterno e transporta sangue do lado esquerdo da cabeça e do pescoço, do membro superior esquerdo e da parede torácica esquerda para a veia cava superior.

As veias hemiázigo e hemiázigo acessória drenam as partes posteriores e laterais da parede torácica esquerda, passam imediatamente anterior aos corpos das vértebras torácicas e fluem para a veia ázigo no lado direito, que acaba se conectando com a veia cava superior.

Suprimento neurovascular segmentar da parede torácica

A distribuição dos vasos e nervos que suprem a parede torácica reflete a organização segmentar da parede. Artérias para a parede têm duas origens:

- Parte torácica da aorta, que está no mediastino posterior e
- Um par de vasos, as artérias torácicas internas que percorrem parte profunda da parede torácica anterior em cada lado do esterno.

Os vasos intercostais posteriores e anteriores são ramos segmentares destas artérias e passam lateralmente ao redor da parede, principalmente acompanhando a margem inferior de cada costela (Figura 3.12A). Juntamente com estes vasos estão os nervos intercostais (os ramos anteriores dos nervos espinais torácicos), que inervam a parede, a pleura parietal e pele correspondentes. A posição destes nervos e vasos em relação às costelas deve ser considerado quando são introduzidos instrumentos, como drenos torácicos, através da parede torácica.

Os dermátomos do tórax geralmente refletem a organização segmentar dos nervos espinais torácicos (Figura 3.12B).

Existe uma exceção, anteriormente e superiormente, com o primeiro dermátomo torácico, que se localiza principalmente no membro superior e não no tronco.

A região anterossuperior do tronco recebe ramificações do ramo anterior de C4 via nervos supraclaviculares do plexo cervical.

O dermátomo mais alto da parede anterior do tórax é T2, que também se prolonga para o membro superior. Na linha mediana, a pele sobre o processo xifoide é inervada por T6.

Os dermátomos de T7 a T12 seguem o contorno das costelas sobre a parede abdominal anterior (Figura 3.12C).

Sistema simpático

Todas as fibras pré-ganglionares do sistema simpático saem da medula espinal pelos nervos espinais T1 a L2 (Figura 3.13). Isto significa que as fibras simpáticas de todo o corpo basicamente emergem da medula espinal como

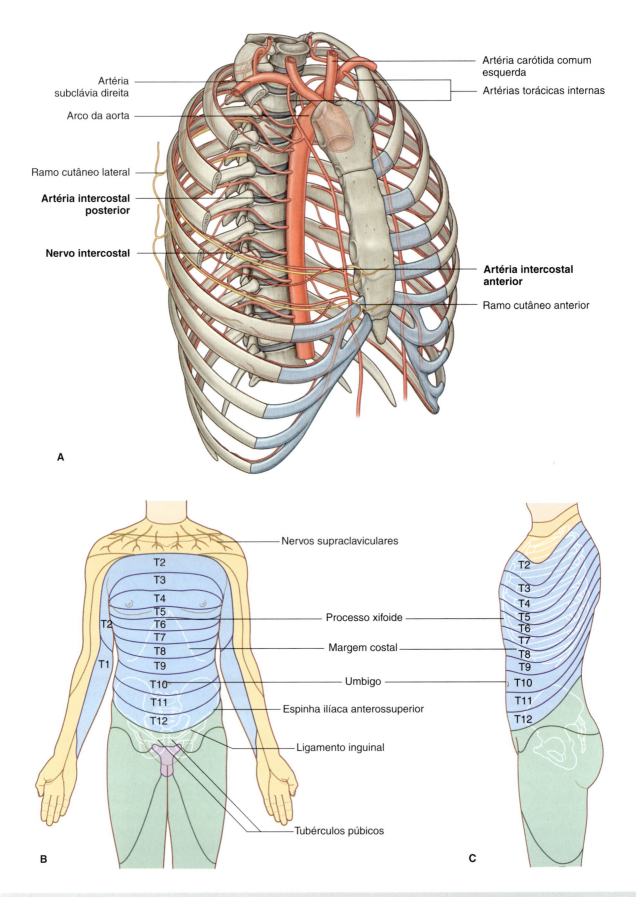

Figura 3.12 A. Suprimento neurovascular segmentar da parede torácica. B. Vista anterior dos dermátomos torácicos associados aos nervos espinais torácicos. C. Vista lateral dos dermátomos associados aos nervos torácicos espinais.

Capítulo 3 • Tórax

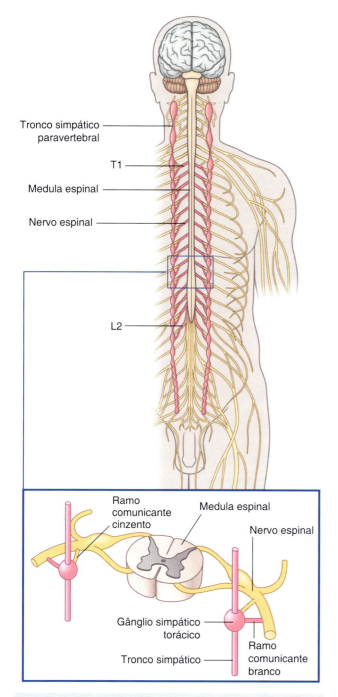

Figura 3.13 Troncos simpáticos.

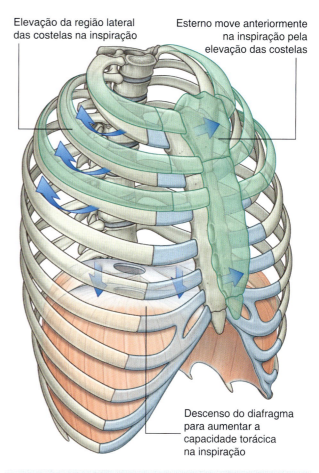

Figura 3.14 Flexibilidade da parede torácica e abertura inferior do tórax.

A inserção posterior de uma costela é superior à sua inserção anterior. Portanto, quando uma costela é elevada, a parede anterior do tórax se move para a frente em relação à parede posterior, que é fixa. Além disso, a parte média de cada costela é inferior às suas extremidades, de modo que, quando esta região da costela é elevada, ela expande lateralmente a parede torácica. Finalmente, como o diafragma é muscular, ele modifica o volume torácico na direção vertical.

Mudanças nas dimensões anterior, lateral e vertical são importantes para a respiração.

Inervação do diafragma

O diafragma é suprido por dois nervos frênicos que se originam, um de cada lado, como ramos do plexo cervical no pescoço (Figura 3.15). Eles surgem dos ramos anteriores dos nervos cervicais C3, C4 e C5, sendo a maior contribuição vindo de C4.

Os **nervos frênicos** atravessam verticalmente o pescoço, a abertura superior do tórax e o mediastino para fornecer inervação motora para todo o diafragma, incluindo os pilares (extensões musculares que fixam o diafragma às vértebras lombares superiores). No mediastino, os nervos frênicos passam anteriormente às raízes dos pulmões.

componentes destes nervos espinais. Fibras simpáticas pré-ganglionares destinadas à cabeça provêm da medula espinal através do nervo espinal T1.

Flexibilidade da parede torácica e da abertura inferior do tórax

A parede torácica é expansível porque a maioria das costelas se articulam com outros componentes da parede por articulações verdadeiras que possibilitam movimento, bem como devido ao formato e à orientação das costelas (Figura 3.14).

Gray Anatomia Clínica para Estudantes

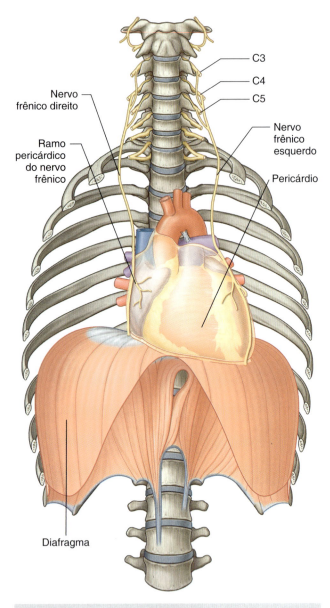

Figura 3.15 Inervação do diafragma.

Os tecidos que originalmente dão origem ao diafragma estão posicionados anteriormente no disco embrionário antes do desenvolvimento da prega cefálica, o que explica a origem cervical dos nervos que suprem o diafragma. Em outras palavras, o tecido que origina o diafragma se forma superiormente à localização final do diafragma.

Lesões da medula espinal abaixo do nível da origem do nervo frênico não afetam o movimento do diafragma.

Anatomia regional

O tórax consiste em:

- Parede
- Duas cavidades pleurais
- Os pulmões
- Mediastino.

O tórax abriga o coração e os pulmões, age como um conduto para estruturas que passam entre o tórax e o abdome e tem um papel fundamental na respiração. Além disso, a parede torácica protege o coração e os pulmões e dá suporte para os membros superiores. Músculos ancorados na parede anterior do tórax proporcionam parte deste suporte e, conjuntamente com o tecido conjuntivo associado, nervos, vasos, revestimento cutâneo e fáscia superficial, definem a região peitoral.

REGIÃO PEITORAL

A região peitoral é externa à parede anterior do tórax e auxilia na ancoragem do membro superior ao tronco. Consiste em:

- Um compartimento superficial contendo pele, fáscia superficial e mamas
- Um compartimento profundo contendo músculos e estruturas associadas.

Nervos, vasos e linfáticos no compartimento superficial emergem da parede torácica, da axila e do pescoço.

Mama

As mamas consistem em glândulas mamárias e pele e tecido conjuntivo associados. As glândulas mamárias são glândulas sudoríparas modificadas na fáscia superficial anterior aos músculos peitorais e à parede anterior do tórax (Figura 3.16).

As glândulas mamárias consistem em uma série de ductos e lóbulos secretórios associados. Estes convergem para forma de 15 a 20 **ductos lactíferos** que se abrem de forma independente **na papila mamária** (denominada mamilo na prática clínica). A papila mamária é circundada por uma área circular de pele pigmentada denominada **aréola**.

Um estroma bem desenvolvido de tecido conjuntivo envolve os ductos e os lóbulos da glândula mamária. Em algumas regiões, ele se condensa e forma ligamentos bem definidos, os **ligamentos suspensores da mama**, que são contínuos com a derme da pele e sustentem a mama.

O carcinoma de mama tensiona estes ligamentos, causando depressão da pele.

Em mulheres não lactantes, o componente predominante da mama é a gordura, enquanto o tecido glandular é mais abundante em lactantes.

A mama está posicionada sobre a fáscia profunda relacionada ao músculo peitoral maior e outros músculos circunjacentes. Uma camada de tecido conjuntivo frouxo (o **espaço retromamário**) separa a mama da fáscia profunda e confere algum grau de movimento sobre as estruturas subjacentes.

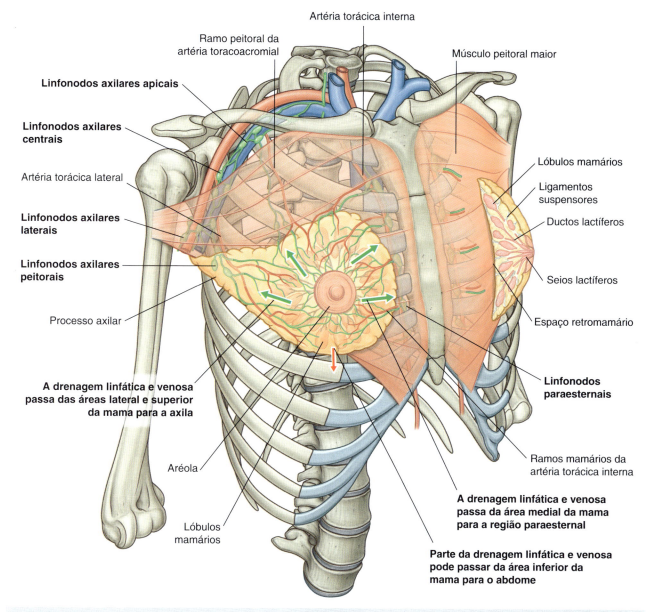

Figura 3.16 Mamas.

A base, ou superfície fixa, de cada mama se estende verticalmente das costelas II a VI e transversalmente do esterno até a linha axilar média.

Irrigação arterial

A mama está relacionada com a parede torácica e com estruturas associadas ao membro superior; portanto, a irrigação arterial e a drenagem venosa podem ocorrer por diversas vias (Figura 3.16):

- Lateralmente, ramos da artéria axilar – artérias torácica superior, toracoacromial, torácica lateral e subescapular
- Medialmente, ramos da artéria torácica interna
- Da segunda à quarta artérias intercostais vias, ramos que perfuram a parede torácica e o músculo sobrejacente.

Drenagem venosa

As veias que drenam a mama acompanham as artérias e drenam nas veias axilar, torácica interna e intercostais.

Inervação

A inervação da mama é feita via ramos cutâneos anteriores e laterais do segundo ao sexto nervos intercostais. A papila mamária é inervada pelo quarto nervo intercostal.

Drenagem linfática

A drenagem linfática da mama é a seguinte:

- Aproximadamente 75% se faz por vasos linfáticos que drenam lateralmente e superiormente para **linfonodos axilares** (Figura 3.16)

- A maior parte da drenagem restante se faz para linfonodos paraesternais, profundos à parede torácica anterior e associados à artéria torácica interna
- Alguma drenagem pode ocorrer por vasos linfáticos que seguem os ramos laterais das artérias intercostais posteriores que se dirigem para linfonodos intercostais localizados próximos à cabeça e ao colo das costelas.

Os linfonodos axilares drenam para os troncos subclávios, os linfonodos paraesternais drenam para os troncos broncomediastinais, e os linfonodos intercostais drenam para o ducto torácico ou para os troncos broncomediastinais.

Mamas nos homens

A mama nos homens é rudimentar e consiste apenas em pequenos ductos, frequentemente composta por cordões celulares que normalmente não se estendem além da aréola. Pode ocorrer câncer de mama em homens.

Na clínica

Processo axilar (lateral) da mama
É importante que os médicos, ao examinar a mama, lembrem que a região laterossuperior da mama pode se projetar para a axila, contornando a margem lateral do músculo peitoral maior. Este processo axilar (cauda de Spence) pode perfurar a fáscia profunda e se estender superiormente até o ápice da axila.

Músculos da região peitoral

Cada região peitoral contém os músculos peitoral maior, peitoral menor e subclávio (Figura 3.17 e Tabela 3.1). Todos se originam da parede torácica anterior e se inserem em ossos do membro superior.

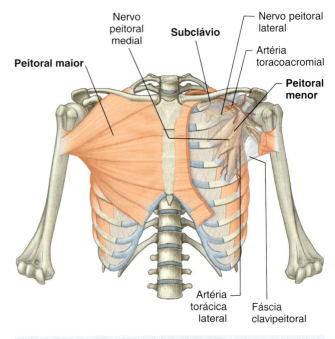

Figura 3.17 Músculos e fáscia da região peitoral.

Na clínica

Câncer de mama
O câncer de mama é um dos tumores malignos mais comuns em mulheres. Ele se desenvolve nas células dos ácinos, ductos lactíferos e lóbulos da mama. O crescimento e a disseminação do tumor dependem da exata origem celular do câncer.

Estes fatores afetam a resposta à cirurgia, quimioterapia e radioterapia. Os tumores de mama se disseminam pelos linfáticos e veias ou por invasão direta.

Quando uma pessoa tem um nódulo na mama, o diagnóstico de câncer de mama é confirmado por biopsia e análise histológica. Uma vez confirmado, é preciso fazer o estadiamento do tumor.

O **estadiamento do tumor** significa definir:

- ▪ ▪   As dimensões do tumor primário
- ▪ ▪   A localização exata do tumor primário
- ▪ ▪   O número e os locais de disseminação linfonodal e
- ▪ ▪   Os órgãos para os quais o tumor se disseminou.

A tomografia computadorizada (TC) do corpo pode ser empregada para identificar disseminação para os pulmões (metástases pulmonares), para o fígado (metástases hepáticas) ou para os ossos (metástases ósseas).

Outros exames de imagem incluem cintilografia óssea, utilizando radioisótopos, que são avidamente retidos pelas metástases tumorais no osso, e PET-TC, que consegue visualizar focos ativos de metástases no corpo.

A drenagem linfática da mama é complexa. Vasos linfáticos se dirigem para linfonodos axilares, supraclaviculares e paraesternais e podem até atingir linfonodos abdominais, assim como a mama contralateral. Portanto, a contenção das metástases linfonodais no câncer de mama é potencialmente difícil porque este pode disseminar por muitos grupamentos linfonodais.

A obstrução linfática na tela subcutânea e o crescimento tumoral podem tracionar os ligamentos de tecido conjuntivo da mama, resultando em uma textura semelhante à casca de laranja (*peau d'orange*) na superfície da mama. A disseminação adicional pode produzir uma manifestação rara do câncer de mama que produz uma textura lenhosa na pele (câncer em "couraça").

A mastectomia (remoção cirúrgica da mama) implica excisão de tecido mamário. Na axila, o tecido mamário deve ser removido a partir da parede medial da axila. Intimamente relacionado à parede medial da axila, está o nervo torácico longo.

Lesão neste nervo pode resultar em paralisia do músculo serrátil anterior, resultando em escápula "alada" característica.

Também é possível ocorrer lesão ao nervo no músculo latíssimo do dorso, que pode afetar a extensão, rotação medial e adução do úmero.

Tabela 3.1 Músculos da região peitoral.

Músculo	Origem	Inserção	Inervação	Função
Peitoral maior	Metade medial da clavícula, face anterior do esterno, sete primeiras cartilagens costais, aponeurose do oblíquo externo	Lábio lateral do sulco intertubercular do úmero	Nervos peitorais medial e lateral	Adução, rotação medial e flexão do úmero na articulação do ombro
Subclávio	Costela I na junção entre a costela e a cartilagem costal	Sulco na superfície inferior do terço médio da clavícula	Nervo para o subclávio	Traciona a clavícula medialmente para estabilizar a articulação esternoclavicular; deprime a ponta do ombro
Peitoral menor	Superfícies anteriores da terceira, quarta e quinta costelas e fáscia profunda que recobre os espaços intercostais relacionados	Processo coracoide da escápula	Nervo peitoral medial	Deprime a ponta do ombro, protrai a escápula

Peitoral maior

O **músculo peitoral maior** é o maior e mais superficial dos músculos da região peitoral. Está imediatamente subjacente à mama e está separado desta pela fáscia profunda e pelo tecido conjuntivo frouxo do espaço retromamário.

O peitoral maior tem uma origem extensa que inclui as superfícies anteriores da metade medial da clavícula, do esterno e das cartilagens costais relacionadas. As fibras musculares convergem para formar um tendão plano que se insere no lábio medial do sulco intertubercular do úmero.

O peitoral maior aduz, flete e roda medialmente o braço.

Músculos subclávio e peitoral menor

Os músculos subclávio e peitoral menor localizam-se sob o peitoral maior:

- O subclávio é pequeno e se dirige lateralmente da região anterior e medial da costela I para a superfície inferior da clavícula
- O peitoral menor passa das superfícies anteriores das costelas III a V para o processo coracoide da escápula.

Tanto o subclávio quanto o peitoral menor tracionam inferiormente a ponta do ombro.

Uma camada contínua de fáscia profunda, a fáscia clavipeitoral, envolve o subclávio e o peitoral menor e se fixa à clavícula acima e ao assoalho da axila abaixo.

Os músculos da região peitoral formam a parede anterior da axila, uma região entre o membro superior e o pescoço por onde passam todas as estruturas importantes. Nervos, vasos e linfáticos passam entre a região peitoral e a axila através da fáscia clavipeitoral entre o subclávio e o peitoral menor ou sob as margens inferiores dos peitorais maior e menor.

PAREDE TORÁCICA

A parede torácica apresenta uma disposição segmentar e é composta por estruturas esqueléticas e músculos. Ela se estende entre:

- A abertura superior do tórax, delimitada pela vértebra T I, pela costela I e pelo manúbrio do esterno; e
- A abertura torácica inferior, delimitada pela vértebra TXII, pela costela XII, pelo ápice da costela XI, pela margem costal e pelo processo xifoide do esterno.

Arcabouço esquelético

Os elementos esqueléticos da parede torácica consistem nas vértebras torácicas, nos discos intervertebrais, nas costelas e no esterno.

Vértebras torácicas

Há doze vértebras torácicas, cada uma delas caracterizadas por articulações com as costelas.

Vértebra torácica típica

A vertebra torácica típica tem um **corpo vertebral** em formato de coração, com dimensões transversa e anteroposterior aproximadamente iguais e um longo processo espinhoso (Figura 3.18). O **forame vertebral** é geralmente circular, e as lâminas são largas e se sobrepõem às da vértebra abaixo. Os **processos articulares superiores** são planos, com suas superfícies articulares voltadas posteriormente, enquanto os **processos articulares inferiores** se projetam a partir das lâminas, e suas faces articulares estão voltadas anteriormente.

Os **processos transversos** são cilíndricos e se projetam posterolateralmente.

Articulação com as costelas

Uma vértebra torácica típica tem três locais em cada lado para articulação com as costelas.

- Duas fóveas costais localizadas nas regiões superior e inferior do corpo para articulação com as regiões correspondentes das cabeças das costelas adjacentes. A **fóvea costal superior** se articula com parte da cabeça de sua própria costela, e a **fóvea costal inferior** se articula com parte da cabeça da costela abaixo
- Uma **fóvea costal do processo transverso**, ovalada, na extremidade do processo transverso que se articula com o tubérculo da costela correspondente.

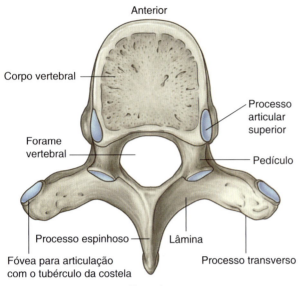

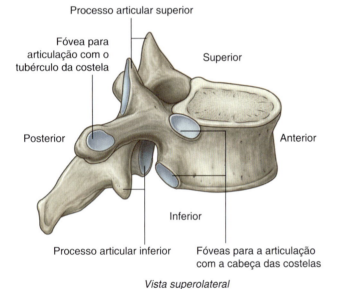

Figura 3.18 Vértebra torácica típica.

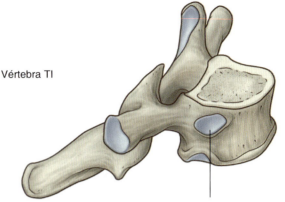

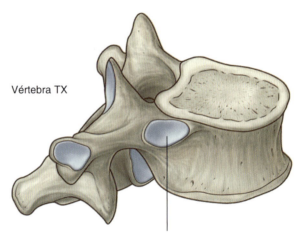

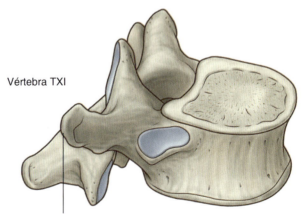

Figura 3.19 Vértebras torácicas atípicas.

Nem todas as vértebras se articulam com as costelas da mesma maneira (Figura 3.19):

- As fóveas costais superiores no corpo da vertebra T I são completas e se articulam por uma face articular única na cabeça da costela I – em outras palavras a cabeça da costela I não se articula com a vértebra C VII
- Da mesma forma, a vértebra T X (e frequentemente a vértebra T IX) se articula unicamente com suas próprias costelas e, portanto, não apresenta fóveas costais inferiores no corpo
- As vértebras T XI e T XII se articulam somente com as cabeças de suas próprias costelas – elas não têm fóveas costais nos processos transversos e têm apenas uma única superfície articular a cada lado dos seus corpos.

Costelas

Existem 12 pares de costelas, cada uma terminando anteriormente em uma cartilagem costal (Figura 3.20).

Apesar de todas as costelas se articularem com a coluna vertebral, apenas as cartilagens costais das sete costelas superiores, conhecidas como costelas verdadeiras,

Capítulo 3 • Tórax

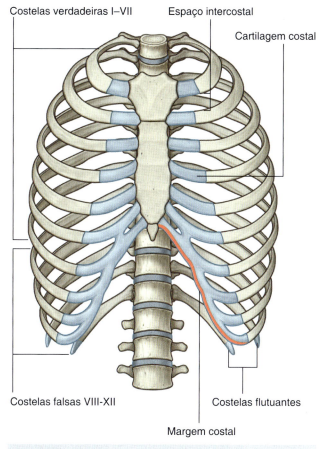

Figura 3.20 Costelas.

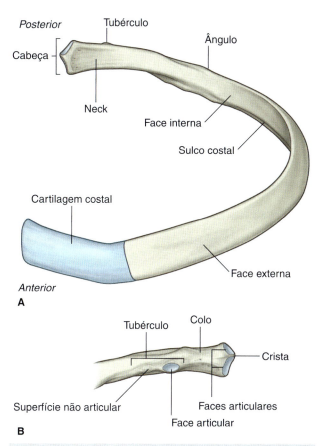

Figura 3.21 Costela típica. A. Vista anterior. B. Vista posterior da extremidade da costela.

articulam-se diretamente com o esterno. Os cinco pares restantes de costelas são chamadas costelas falsas:

- As cartilagens costais das costelas VIII a X se articulam anteriormente com as cartilagens costais das costelas acima
- As costelas XI e XII não se conectam anteriormente com outras costelas ou com o esterno e são frequentemente chamadas de costelas flutuantes.

Uma costela típica consiste em um corpo curvo e extremidades anterior e posterior (Figura 3.21). A extremidade anterior é contínua com sua cartilagem costal. A extremidade posterior se articula com a coluna vertebral e é caracterizada por ter cabeça, colo e tubérculo.

A **cabeça** é ligeiramente alargada e tipicamente apresenta duas faces articulares separada por uma **crista**. A superfície superior da face articular é menor e se articula com a fóvea costal inferior do corpo da vértebra acima, enquanto a superfície articular inferior, maior, articula-se com a fóvea costal superior da sua própria vértebra.

O **colo** é uma região óssea curta e achatada que separa a cabeça do tubérculo.

O **tubérculo** se projeta posteriormente a partir da junção entre o colo e o corpo e consiste em duas regiões: uma parte articular e uma parte não articular.

- A parte articular é medial e tem uma face oval para a articulação com a fóvea articular do processo transverso da vértebra associada
- A parte elevada não articular é rugosa devido a inserções ligamentares.

O corpo é geralmente delgado e plano e tem superfícies interna e externa.

A margem superior é lisa e arredondada, enquanto a margem inferior é aguda. O corpo se curva anteriormente logo após o tubérculo em um local denominado **ângulo da costela**. O corpo também apresenta uma discreta rotação em torno do seu eixo longitudinal de forma que a superfície externa da porção anterior do corpo se posiciona ligeiramente superior em relação à porção posterior. A margem inferior da superfície interna é marcada pela presença do **sulco da costela**.

Características específicas das costelas superiores e inferiores

As costelas superiores e inferiores apresentam características distintas (Figura 3.22).

Costela I

A **costela I** é plana no eixo horizontal e apresenta superfícies superior e inferior amplas. A partir da sua articulação

113

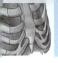

Gray Anatomia Clínica para Estudantes

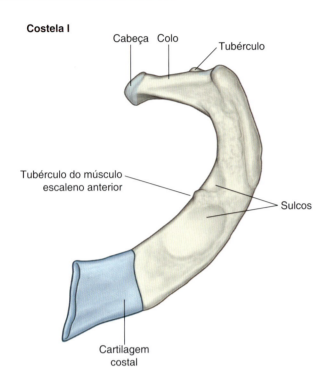

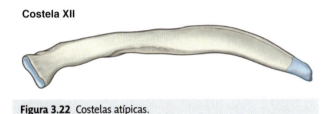

Figura 3.22 Costelas atípicas.

com a vértebra TI, ela se inclina inferiormente até sua fixação ao manúbrio do esterno.

A cabeça se articula somente com o corpo da vértebra TI e, portanto, apresenta apenas uma face articular.

Assim como em outras costelas, o tubérculo tem uma face para articulação com o processo transverso. A superfície superior da costela se caracteriza por um tubérculo nítido, o **tubérculo do músculo escaleno anterior**, que separa dois sulcos lisos que cruzam a costela aproximadamente no meio do corpo. O sulco anterior é o sulco da veia subclávia, e o sulco posterior é o sulco da artéria subclávia. Anteriormente e posteriormente a estes sulcos, o corpo da costela é áspero devido a fixações de músculos e ligamentos.

Costela II

A **costela II**, assim como a costela I, é plana, mas tem o dobro do comprimento. Ela se articula com a coluna vertebral da forma típica da maioria das costelas.

Costela X

A cabeça da **costela X** tem apenas uma face para articulação com a sua própria vértebra.

Costelas XI e XII

As **costelas XI e XII** se articulam apenas com os corpos de suas próprias vértebras e não apresentam colo ou tubérculo. Ambas são curtas, pouco curvas e pontiagudas anteriormente.

Esterno

O **esterno** do adulto consiste em três partes principais: o manúbrio do esterno, amplo e localizado superiormente; o corpo, estreito e orientado longitudinalmente, e o processo xifoide, pequeno e localizado inferiormente (Figura 3.23).

Manúbrio do esterno

O **manúbrio do esterno** faz parte da estrutura óssea do pescoço e do tórax. A superfície superior do manúbrio se expande lateralmente e apresenta uma incisura nítida e palpável, a **incisura jugular** (**incisura supraesternal**) na linha mediana.

A cada lado desta incisura, existe uma grande fossa oval para articulação com a clavícula. Imediatamente

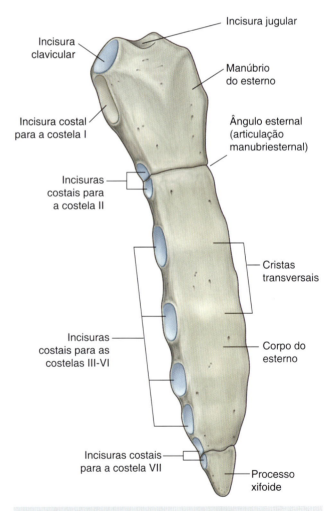

Figura 3.23 Esterno.

inferior a esta fossa, em cada superfície lateral do manúbrio, está uma face para a fixação da primeira cartilagem costal. Na extremidade inferior da borda lateral, há uma incisura para articulação com a metade superior da extremidade anterior da segunda cartilagem costal.

Corpo do esterno

O **corpo do esterno** é plano.

A face anterior do corpo do esterno é comumente marcada por cristas transversais que representam as linhas de fusão entre estruturas segmentares denominadas estérnebras, das quais esta parte do esterno se origina embriologicamente.

As margens laterais do corpo do esterno têm faces articulares para as cartilagens costais. Superiormente, cada margem lateral apresenta uma incisura para articulação com a região inferior da segunda cartilagem costal. Inferiormente a cada uma destas faces articulares, existem quatro incisuras para articulação com as cartilagens costais das costelas III a VI.

Na extremidade inferior do corpo do esterno, há uma incisura para articulação com a porção superior da face articular da sétima cartilagem costal. A extremidade distal do esterno está fixada ao processo xifoide.

Processo xifoide

O processo xifoide é a menor parte do esterno. Seu formato é variável: pode ser largo, estreito, pontiagudo, bífido, curvo ou perfurado. Ele se origina como uma estrutura cartilagínea que se ossifica no adulto. A cada lado de suas margens laterais existe uma incisura para articulação com a porção inferior da face articular da sétima cartilagem costal.

Articulações

Articulações costovertebrais

Uma costela típica se articula com:

- Os corpos das vértebras adjacentes, formando uma articulação com a cabeça da costela; e
- O processo transverso da vértebra relacionada, formando uma articulação costotransversária (Figura 3.24).

Juntas, as articulações costovertebrais e seus ligamentos relacionados permitem que os colos das costelas rodem ao redor de seus eixos longitudinais, o que ocorre principalmente nas costelas superiores, ou se movimentem superior ou inferiormente em relação à coluna vertebral, o que acontece sobretudo nas costelas inferiores. Os movimentos combinados de todas as costelas na coluna vertebral são essenciais para alterar o volume da cavidade torácica durante a respiração.

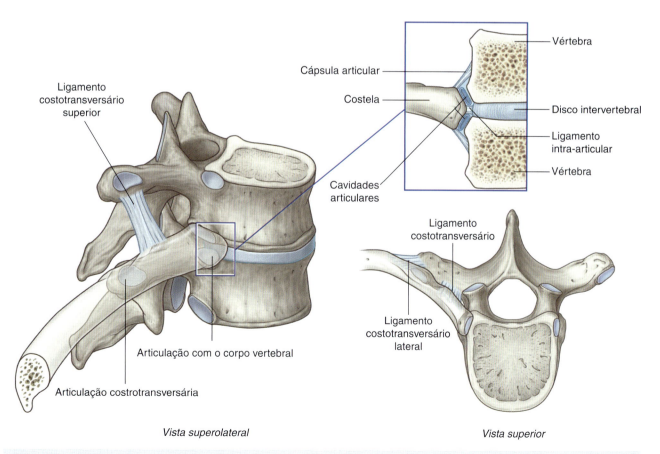

Figura 3.24 Articulações costovertebrais.

Articulação com a cabeça da costela

A face articular da cabeça da costela se articula com o corpo de sua própria vértebra e com o corpo da vértebra acima. Esta articulação é dividida em dois compartimentos sinoviais por um ligamento intra-articular, que fixa a crista ao disco intervertebral adjacente e divide a face articular da cabeça da costela. Os dois compartimentos sinoviais e o ligamento associado são envolvidos por uma única cápsula articular fixada às margens externas das faces articulares da cabeça e da coluna vertebral.

Articulações costotransversárias

As **articulações costotransversárias** são articulações sinoviais entre o tubérculo da costela e o processo transverso da vértebra relacionada (Figura 3.24). A cápsula que envolve cada articulação é delgada. A articulação é estabilizada por dois ligamentos extracapsulares fortes que ocupam o espaço entre o processo transverso e a costela nas regiões medial e lateral da articulação.

- O **ligamento costotransversário** é medial à articulação e fixa o colo da costela ao processo transverso
- O **ligamento costotransversário lateral** é lateral à articulação e fixa a ponta do processo transverso à porção rugosa não articular do tubérculo da costela.

Um terceiro ligamento, o **ligamento costotransversário superior**, fixa a superfície superior do colo da costela ao processo transverso da vértebra acima.

Pequenos movimentos de deslizamento ocorrem nas articulações costotransversárias.

Articulações esternocostais

As articulações esternocostais são articulações entre as sete cartilagens costais superiores e o esterno (Figura 3.25).

A articulação entre a costela I e o manúbrio não é sinovial e consiste em uma conexão fibrocartilagínea entre o manúbrio e a cartilagem costal. Da segunda até a sétima, as articulações são sinoviais e têm cápsulas delgadas reforçadas por ligamentos esternocostais adjacentes.

A articulação entre a segunda cartilagem costal e o esterno é dividida em dois compartimentos por um ligamento intra-articular. Este ligamento fixa a segunda cartilagem costal à articulação entre o manúbrio e o corpo do esterno.

Articulações intercondrais

As articulações intercondrais se fazem entre as cartilagens costais de costelas adjacentes (Figura 3.25), sobretudo entre as cartilagens costais das costelas VII a X, mas também podem incluir as cartilagens costais das costelas V e VI.

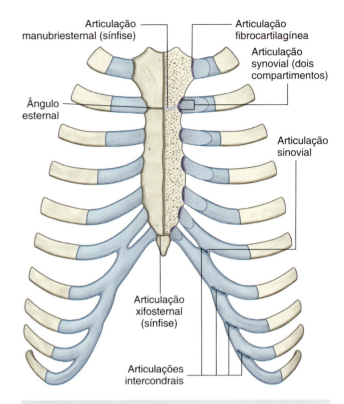

Figura 3.25 Articulações esternocostais.

As articulações intercondrais propiciam ancoragem indireta ao esterno e contribuem para a formação de uma margem costal inferior lisa. Elas são normalmente sinoviais e sua cápsula fibrosa delgada é reforçada por ligamentos intercondrais.

Articulações manubriesternal e xifosternal

As articulações entre o manúbrio e o corpo do esterno e entre o corpo do esterno e o processo xifoide são em geral sínfises (Figura 3.25). Apenas discretos movimentos angulares ocorrem entre o manúbrio e o corpo do esterno durante a respiração. A articulação entre o corpo do esterno e o processo xifoide frequentemente se ossifica com a idade.

Uma característica clinicamente útil da articulação manubriesternal é que ela pode ser palpada facilmente. Isto ocorre porque o manúbrio normalmente se angula posteriormente em relação ao corpo do esterno, produzindo uma elevação conhecida como ângulo do esterno. Esta elevação corresponde ao local da articulação da costela II com o esterno. A costela I não é palpável por estar localizada inferiormente à clavícula e estar envolvida por tecidos na base do pescoço. Portanto, a costela II é usada como referência na contagem das costelas e pode ser palpada imediatamente lateral ao ângulo do esterno.

Além disso, o ângulo do esterno se localiza em um plano horizontal que passa através do disco entre as vértebras T IV e T V (Figura 3.10). Este plano separa o mediastino superior do mediastino inferior e indica a borda superior do pericárdio. O plano também passa através da terminação da aorta ascendente e início do arco da aorta, pelo final do arco da aorta e início da parte torácica da aorta, pela bifurcação da traqueia e imediatamente superior ao tronco pulmonar (Figuras 3.79 e 3.86).

Espaços intercostais

Os **espaços intercostais** se localizam entre costelas adjacentes e são preenchidos por músculos intercostais (Figura 3.26).

Nervos intercostais e importantes artérias e veias relacionadas se localizam no **sulco da costela** ao longo da margem inferior da costela superior, passando no plano entre as duas camadas mais internas de músculos.

Em cada espaço, a veia é a estrutura mais superior e, portanto, a estrutura mais alta no sulco da costela. A artéria é inferior à veia e o nervo é inferior à artéria e, frequentemente, não protegido pelo sulco. Portanto, o nervo é a estrutura sob maior risco quando objetos perfuram a região superior de um espaço intercostal.

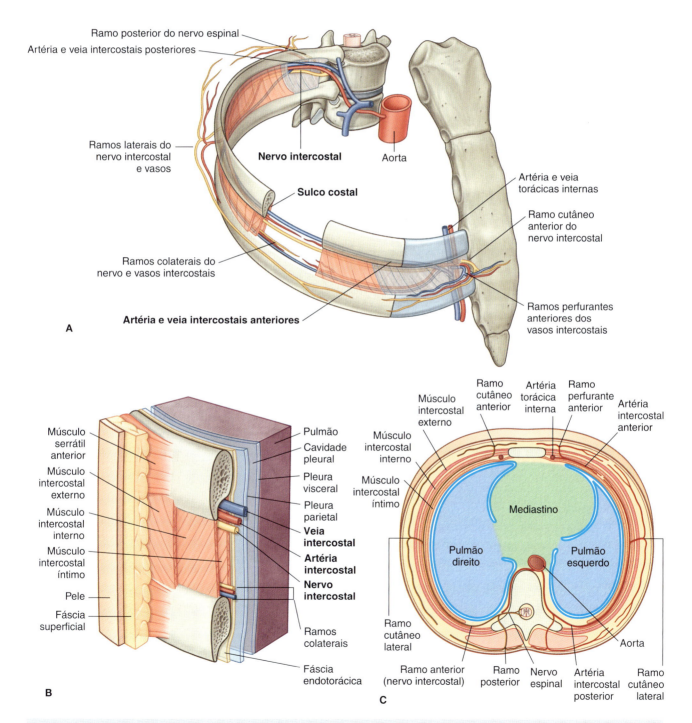

Figura 3.26 Espaço intercostal. **A.** Vista anterolateral. **B.** Detalhes do espaço intercostal e suas relações. **C.** Secção transversal.

Gray Anatomia Clínica para Estudantes

Pequenos ramos colaterais dos principais vasos e nervos intercostais estão frequentemente presentes superiormente à costela inferior.

Profundamente aos espaços intercostais e costelas e separando estas estruturas da pleura subjacente, há uma camada de tecido conjuntivo frouxo, denominada **fáscia endotorácica**, que contém quantidades variáveis de gordura.

Superficialmente aos espaços intercostais estão a fáscia profunda, a fáscia superficial e a pele. Músculos relacionados aos membros superiores e dorso recobrem os espaços.

Na clínica

Costelas cervicais

Costelas cervicais estão presentes em aproximadamente 1% da população. A costela cervical é uma costela acessória que se articula com a vértebra CVII; a extremidade interior está fixada na borda superior da face anterior da costela I.

Radiografias simples podem demonstrar costelas cervicais como pequenas estruturas em forma de chifre (Figura 3.106).

É frequentemente negligenciado pelos clínicos que uma banda fibrosa se estende da ponta anterior de pequenas costelas cervicais até a costela I, produzindo uma banda cervical que não é visível na radiografia. Em pacientes com costelas cervicais e bandas cervicais, as estruturas que normalmente passam sobre a costela I (Figura 3.7) são elevadas e passam sobre a costela e banda cervical.

Clinicamente, o termo "síndrome do desfiladeiro torácico" é usado para descrever os sintomas resultantes da compressão anormal do plexo braquial quando passa sobre a primeira costela e através do ápice da axila para o membro superior. O ramo anterior de T1 se dirige superiormente pela abertura superior do tórax para se juntar e tornar-se parte do plexo braquial. A banda cervical de uma costela cervical é uma das causas da síndrome do desfiladeiro torácico, por pressionar superiormente as porções inferiores do plexo braquial quando este cruza a banda cervical e a costela cervical associada.

Na clínica

Coleta de medula óssea do esterno

A posição superficial do esterno torna possível a inserção de uma agulha através da camada cortical externa até a camada interna (ou medular) que contém medula óssea. Uma vez a agulha posicionada, pode-se aspirar a medula óssea. O estudo deste material na microscopia ajuda o clínico a diagnosticar determinadas doenças, tais como a leucemia.

Na clínica

Fraturas de costelas

Fraturas isoladas de costelas são de pouca consequência, embora extremamente dolorosas.

Após traumatismos graves, as costelas podem ser quebradas em dois ou mais locais. Se costelas suficientes são fraturadas, produz-se um segmento isolado do conjunto da parede do tórax (**tórax instável**).

Quando o paciente realiza uma inspiração profunda, esta região se move na direção oposta com relação ao restante da parede, impedindo a expansão pulmonar completa e criando um segmento com movimento paradoxal. Se este segmento afetado for extenso o suficiente, a ventilação pode ser prejudicada e necessitar de ventilação assistida até que as costelas se estabilizem.

Músculos

Os músculos da parede torácica incluem aquele que preenchem e sustentem os espaços intercostais, aqueles que passam entre o esterno e as costelas e aqueles que cruzam várias costelas entre as fixações costais (Tabela 3.2).

Os músculos da parede torácica, conjuntamente com os músculos entre as vértebras e as costelas posteriormente (p. ex., os **levantadores das costelas** e os músculos **serráteis posteriores superior e inferior**), alteram a posição das costelas e do esterno, modificando o volume torácico durante a respiração. Eles também reforçam a parede torácica.

Tabela 3.2 Músculos da parede do tórax.

Músculo	Fixação superior	Fixação interior	Inervação	Função
Intercostal externo	Margem inferior da costela superior	Margem superior da costela inferior	Nervos intercostais T1 – T11	Maior atividade durante a inspiração, suporta o espaço intercostal, move as costelas superiormente
Intercostal interno	Margem lateral do sulco costal da costela superior	Margem superior da costela inferior profundamente ao músculo intercostal externo correspondente	Nervos intercostais T1 – T11	Maior atividade durante a expiração, suporta o espaço intercostal e move as costelas inferiormente
Intercostal íntimo	Margem medial do sulco costal da costela superior	Região interna da margem superior da costela inferior	Nervos intercostais T1 – T11	Age em conjunto com os músculos intercostais internos
Subcostais	Face interna (próximo ao ângulo) das costelas inferiores	Face interna da segunda ou terceira costela abaixo	Nervos intercostais relacionados	Podem deprimir as costelas
Transverso do tórax	Margens inferiores e superfícies internas das cartilagens costais da segunda à sexta costelas	Região inferior da superfície interna do corpo do esterno, processo xifoide e cartilagens costais IV-VII	Nervos intercostais relacionados	Deprime as cartilagens costais

Músculos intercostais

Os **músculos intercostais** são três músculos planos encontrados em cada espaço intercostal que passam entre costelas adjacentes (Figura 3.27). Individualmente, os músculos deste grupo são denominados de acordo com as suas localizações:

- Os músculos intercostais externos são os mais superficiais
- Os músculos intercostais internos se localizam entre os músculos intercostais externos e os intercostais íntimos
- Os músculos intercostais íntimos são os mais profundos dos três músculos.

Os músculos intercostais são inervados pelos nervos intercostais relacionados. Como grupo, os músculos intercostais provêm suporte estrutural para os espaços intercostais durante a respiração. Eles também podem mover as costelas.

Músculos intercostais externos

Os onze pares de **músculos intercostais externos** se estendem das margens inferiores (bordas laterais dos sulcos das costelas) das costelas acima para as margens superiores das costelas abaixo.

Quando a parede do tórax é vista de uma posição lateral, as fibras musculares se dirigem obliquamente para frente e para baixo (Figura 3.27).

Os músculos se estendem ao redor da parede torácica desde a região dos tubérculos das costelas até as cartilagens costais, onde cada camada se continua como uma aponeurose delgada de tecido conjuntivo denominada **membrana intercostal externa**.

Os músculos intercostais externos são principalmente ativos durante a inspiração.

Músculos intercostais internos

Os onze pares de **músculos intercostais internos** passam entre a borda lateral mais inferior dos sulcos costais da costela acima para as margens superiores das costelas abaixo.

Eles se estendem das regiões paraesternais, onde os músculos se localizam entre cartilagens costais adjacentes, até o ângulo das costelas posteriormente (Figura 3.27). Esta camada se continua medialmente em direção à coluna vertebral em cada espaço intercostal como **membrana intercostal interna**. As fibras musculares correm em direção oposta àquela dos músculos intercostais externos. Quando a parede torácica é vista de uma posição lateral, as fibras musculares se dirigem obliquamente para trás e para baixo.

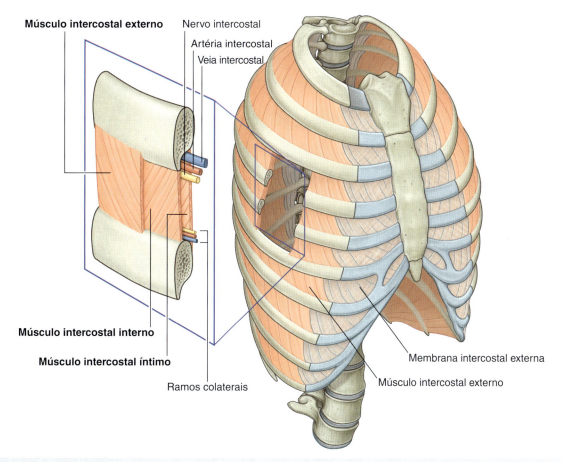

Figura 3.27 Músculos intercostais.

Os músculos intercostais internos são mais ativos durante a expiração.

Músculos intercostais íntimos

Os **músculos intercostais íntimos** são os menos distintos dos músculos intercostais, e suas fibras têm a mesma orientação que os músculos intercostais internos (Figura 3.27). Estes músculos são mais evidentes na região lateral da parede torácica. Eles se localizam entre as superfícies internas de costelas adjacentes a partir da borda medial do sulco costal até a superfície interna da costela abaixo. Essencialmente, os feixes neurovasculares relacionados aos espaços intercostais percorrem a parede torácica nos sulcos costais em um plano entre os músculos intercostais íntimos e intercostais internos.

Subcostais

Os músculos **subcostais** estão no mesmo plano que os intercostais íntimos, abrangem várias costelas e são mais numerosos nas regiões inferiores da parede torácica posterior (Figura 3.28A).

Eles se estendem da superfície interna da costela para a superfície interna da costela abaixo ou da seguinte.

Suas fibras têm o trajeto paralelo ao dos músculos intercostais internos e se estendem do ângulo das costelas para posições mais mediais das costelas inferiores.

Músculos transversos do tórax

Os **músculos transversos do tórax** encontram-se na face profunda da parede torácica anterior (Figura 3.28B) e no mesmo plano dos intercostais íntimos.

Os músculos transversos do tórax se originam da região posterior do processo xifoide, da porção inferior do corpo do esterno e das cartilagens costais adjacentes das costelas verdadeiras inferiores.

Eles se dirigem superiormente e lateralmente para se inserirem nas bordas inferiores das cartilagens costais das costelas III a VI. Eles provavelmente tracionam estas estruturas inferiormente.

Os músculos transversos do tórax situam-se profundamente aos vasos torácicos internos e fixam estes vasos à parede.

Irrigação

Os vasos que irrigam a parede torácica são principalmente as artérias intercostais posteriores e anteriores, que circundam a parede entre costelas adjacentes nos espaços intercostais (Figura 3.29). Estas artérias se originam da aorta e das artérias torácicas internas, que por sua vez se originam das artérias subclávias na raiz do pescoço. Juntas, as artérias intercostais formam um padrão de suprimento vascular semelhante a uma cesta ao redor da parede torácica.

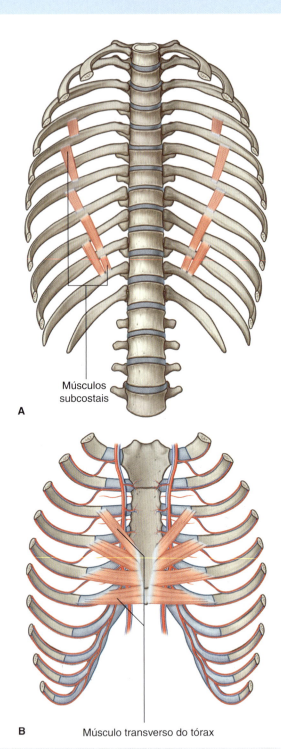

Figura 3.28 A. Músculos subcostais. **B.** Músculos transversos do tórax.

Artérias intercostais posteriores

As **artérias intercostais posteriores** se originam de vasos associados à parede posterior do tórax. As duas primeiras artérias intercostais posteriores de cada lado são derivadas da **artéria intercostal suprema**, que desce para o tórax como um ramo do **tronco costocervical** no pescoço.

O tronco costocervical é um ramo posterior da artéria subclávia (Figura 3.29).

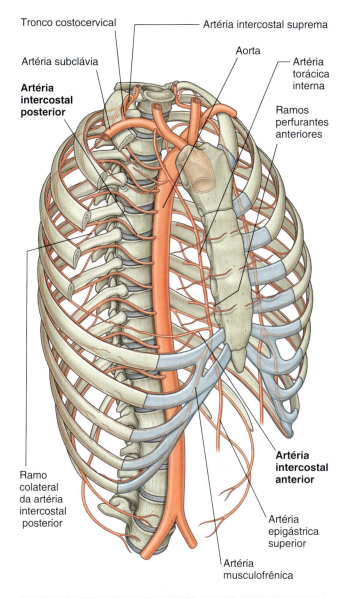

Figura 3.29 Artérias da parede do tórax.

Os nove pares restantes de artérias intercostais posteriores se originam da face posterior da parte torácica da aorta. Pelo fato de a aorta estar à esquerda da coluna vertebral, os vasos intercostais posteriores que passam para o lado direito da parede torácica cruzam a linha mediana anteriormente aos corpos das vértebras e, portanto, são mais longas do que os vasos correspondentes à esquerda.

Além de ter vários ramos que irrigam os diversos componentes da parede, as artérias intercostais posteriores têm ramos que acompanham os ramos cutâneos laterais dos nervos intercostais para as regiões superficiais.

Artérias intercostais anteriores

As **artérias intercostais anteriores** se originam direta ou indiretamente como ramos laterais das artérias torácicas internas (Figura 3.29).

Cada **artéria torácica interna** se origina como um importante ramo da artéria subclávia no pescoço. Dirige-se anteriormente sobre cúpula cervical da pleura e desce verticalmente através da abertura superior do tórax ao longo da face profunda da parede anterior do tórax. A cada lado, a artéria torácica interna localiza-se posteriormente às cartilagens costais das seis costelas superiores e a cerca de um centímetro lateralmente ao esterno.

Aproximadamente no nível do sexto espaço intercostal, a artéria se divide em dois ramos terminais:

- A artéria epigástrica superior, que se continua inferiormente na parede anterior do abdome (Figura 3.29) e
- A artéria musculofrênica, que acompanha a margem costal, atravessa o diafragma e termina próximo ao último espaço intercostal.

As artérias intercostais anteriores que irrigam os seis espaços intercostais superiores se originam da artéria torácica interna, enquanto as que irrigam os espaços inferiores vêm da artéria musculofrênica.

Em cada espaço intercostal, as artérias intercostais anteriores têm em geral dois ramos:

- Um passando abaixo da margem da costela acima
- Outro que passa acima da margem da costela inferior e se une com um ramo colateral da artéria intercostal posterior.

As distribuições dos vasos intercostais anteriores e posteriores se sobrepõem e podem desenvolver conexões anastomóticas.

As artérias intercostais anteriores são geralmente menores do que as posteriores.

Além das artérias intercostais anteriores e de alguns outros ramos, as artérias torácicas internas originam ramos perfurantes que se dirigem anteriormente entre as cartilagens costais para irrigar estruturas externas à parede torácica. Estes vasos acompanham ramos cutâneos anteriores dos nervos intercostais.

Drenagem venosa

A drenagem venosa da parede torácica segue o padrão do suprimento arterial (Figura 3.30).

Centralmente, as veias intercostais terminam por drenar no sistema venoso ázigo ou nas **veias torácicas internas**, que desembocam nas **veias braquiocefálicas** no pescoço.

Frequentemente, as veias intercostais posteriores superiores do lado esquerdo se unem para formar a veia intercostal superior esquerda, que drena na **veia braquiocefálica esquerda**.

Similarmente, as veias intercostais posteriores superiores do lado direito podem se unir para formar a **veia intercostal superior direita**, que drena na **veia ázigo**.

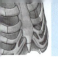

Gray Anatomia Clínica para Estudantes

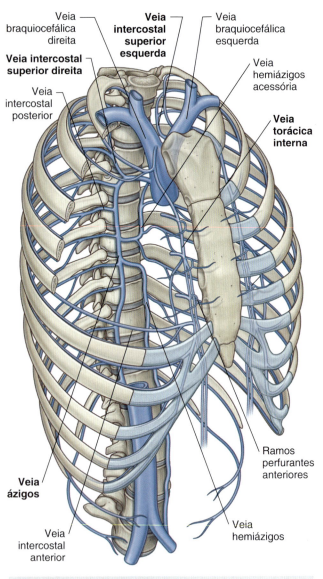

Figura 3.30 Veias da parede do tórax.

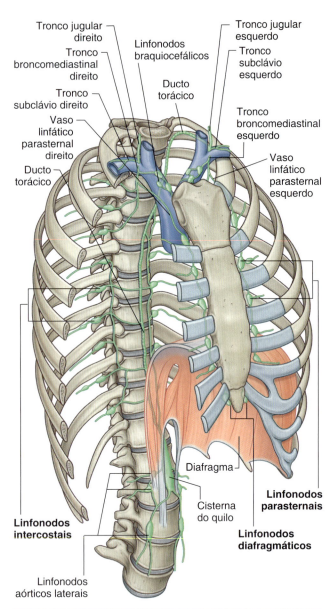

Figura 3.31 Principais vasos linfáticos e linfonodos da parede do tórax.

Drenagem linfática

Os vasos linfáticos da parede do tórax drenam principalmente em linfonodos associados às artérias torácicas internas (**linfonodos paraesternais**), às cabeças e colos das costelas (**linfonodos intercostais**) e ao diafragma (**linfonodos frênicos**) (Figura 3.31). Os linfonodos frênicos estão posteriores ao xifoide e em áreas onde os nervos frênicos penetram no diafragma. Eles também estão presentes em regiões onde o diafragma se fixa à coluna vertebral.

Linfonodos paraesternais drenam para os **troncos broncomediastinais**. Linfonodos intercostais da região superior do tórax também drenam para os troncos broncomediastinais, enquanto os linfonodos intercostais da região inferior do tórax drenam para o **ducto torácico**.

Os linfonodos associados ao diafragma se interconectam com linfonodos paraesternais, pré-vertebrais, justaesofágicos, **linfonodos braquiocefálicos** (anteriores às veias braquiocefálicas no mediastino superior) e **linfonodos aórticos laterais e lombares** (no abdome).

As regiões superficiais da parede torácica drenam principalmente para os **linfonodos axilares** ou linfonodos paraesternais.

Inervação

Nervos intercostais

A inervação da parede do tórax é feita principalmente pelos **nervos intercostais**, que são ramos anteriores dos nervos espinais T1 a T11 e se localizam nos espaços intercostais entre costelas adjacentes. O ramo anterior do nervo espinal T12 (o **nervo subcostal**) é inferior à costela XII (Figura 3.32).

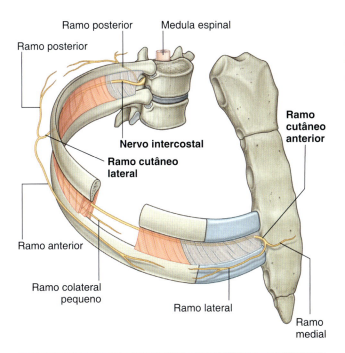

Figura 3.32 Nervos intercostais.

Um nervo intercostal típico cursa lateralmente ao redor da parede torácica em um espaço intercostal. O maior dos seus ramos é o **ramo cutâneo lateral**, que perfura a parede torácica lateral e se divide em um ramo anterior e outro posterior que inervam a pele sobrejacente.

Os nervos intercostais terminam como **ramos cutâneos anteriores** que emergem seja na região paraesternal, entre cartilagens costais adjacentes, ou lateralmente à linha mediana na parede anterior do abdome para suprir a pele.

Além destes ramos principais, pequenos ramos colaterais podem ser encontrados no espaço intercostal, acompanhando a borda superior da costela abaixo.

No tórax, os nervos intercostais conduzem:

- Inervação somática motora para os músculos da parede torácica (músculos intercostais, subcostal e transversos do tórax)
- Inervação somática sensitiva da pele e da pleura parietal e
- Fibras simpáticas pós-ganglionares periféricas.

A inervação sensitiva da pele da parede torácica superior é feita por ramos cutâneos (nervos supraclaviculares) que provêm do plexo cervical no pescoço.

Além de inervar a parede torácica, os nervos intercostais inervam outras regiões:

- O ramo anterior de T1 contribui para o plexo braquial
- O ramo cutâneo lateral do segundo nervo intercostal (nervo intercostobraquial) contribui para a inervação cutânea da superfície medial superior do braço
- Os nervos intercostais inferiores inervam os músculos, a pele e o peritônio da parede abdominal.

Na clínica

Acesso cirúrgico ao tórax

Um acesso cirúrgico ao tórax é potencialmente mais desafiador devido à natureza rígida da caixa torácica. Além disso, o acesso também depende do órgão a ser operado e suas relações com as estruturas subdiafragmáticas e com as estruturas do pescoço.

As abordagens mais comuns são a esternotomia mediana e a toracotomia lateral.

A esternotomia mediana consiste em realizar uma incisão vertical no esterno desde a incisura jugular até a terminação do processo xifoide. Deve-se tomar cuidado para não causar lesões aos vasos, em particular às veias braquiocefálicas. Sangramento de ramos da artéria torácica interna pode ocorrer e necessita de controle. A abertura do esterno traciona as costelas superiores e pode levar a fraturas. Ocasionalmente, realiza-se uma esternotomia parcial com a incisão abrangendo apenas a porção superior do esterno até o nível da articulação manubriesternal ou imediatamente abaixo. Uma esternotomia mediana permite o acesso ao coração, incluindo artérias coronárias e valvas, pericárdio, grandes vasos, mediastino anterior e timo, assim como à traqueia distal. Também pode ser utilizada para a ressecção de bócio mergulhante ou durante uma esofagectomia. A incisão pode ser estendida lateralmente para a região supraclavicular para dar acesso às artérias subclávias e carótidas.

Uma toracotomia lateral dá acesso ao hemitórax ipsilateral e seu conteúdo, incluindo o pulmão, mediastino, esôfago e coração (toracotomia lateral esquerda) (Figura 3.33).

No entanto, a toracotomia lateral envolve secção de músculos da parede torácica que leva a dor pós-operatória significativa e que necessita ser bem controlada para evitar restrição à função pulmonar. A incisão inicia na linha axilar anterior, passa abaixo do ângulo inferior da escápula e é estendida superiormente entre a linha mediana posterior e a margem medial da escápula. Entra-se na cavidade pleural através do espaço intercostal. Em pacientes idosos e naqueles com osteoporose, um pequeno segmento de costela pode ser ressecado para minimizar o risco de fratura da costela.

A cirurgia torácica minimamente invasiva (cirurgia torácica videoassistida) consiste em realizar pequenas (1 cm) incisões nos espaços intercostais, utilizando uma pequena câmera e manipulando outros instrumentos através de outras pequenas incisões adicionais. Vários procedimentos podem ser realizados desta forma, incluindo lobectomia, biopsia pulmonar e esofagectomia.

Na clínica (*continuação*)

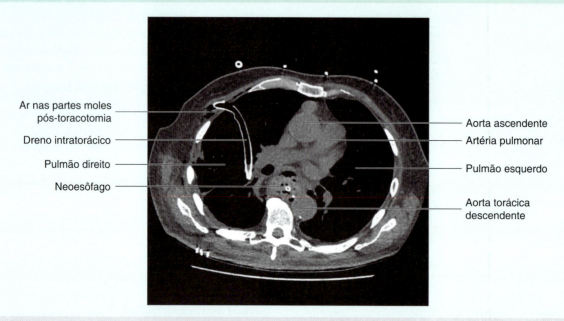

Figura 3.33 Toracotomia direita por câncer esofágico com dreno intratorácico calibroso. Neste caso, um neoesôfago foi confeccionado com o estômago.

Na clínica

Toracostomia/Drenagem de tórax

A inserção de um dreno torácico é um procedimento realizado comumente e está indicado para retirar ar ou fluido acumulado no tórax entre o pulmão e a parede do tórax (cavidade pleural). Este procedimento é realizado para pneumotórax, hemotórax, hemopneumotórax, derrame pleural maligno, empiema, hidrotórax, quilotórax e após cirurgias torácicas.

Normalmente, posiciona-se o dreno entre a linha axilar anterior e a linha axilar média, no quarto ou no quinto espaço intercostal. A posição das costelas nesta região deve ser claramente identificada. Deve-se aplicar anestésico na borda superior da costela e na região inferior do espaço intercostal, incluindo uma costela e um espaço intercostal acima e abaixo. O feixe neurovascular percorre o plano neurovascular, que se localiza na região superior do espaço intercostal (logo abaixo da costela); daí a razão para posicionar o dreno na borda superior de uma costela (ou seja, na região mais inferior do espaço intercostal).

Atualmente, é comum que a drenagem do tórax seja feita com o auxílio do ultrassom. Esta abordagem permite ao médico tanto avaliar se o derrame pleural é simples ou complexo e loculado, quanto selecionar o local mais seguro para acessar o espaço pleural. Em alguns casos de pneumotórax, o dreno torácico pode ser inserido sob controle de tomografia computadorizada, especialmente em pacientes com doença pulmonar subjacente onde seja difícil diferenciar uma grande bolha pulmonar de ar livre no espaço pleural.

Na clínica

Bloqueio de nervo intercostal

A anestesia local de nervos intercostais produz excelente analgesia em pacientes com trauma torácico ou naqueles pacientes necessitando anestesia para toracotomia, mastectomia ou procedimentos cirúrgicos no abdome superior.

Os nervos intercostais estão situados inferiormente às bordas das costelas no feixe neurovascular. Cada feixe neurovascular está localizado profundamente aos músculos intercostais internos e externos.

O bloqueio do nervo pode ser feito "às cegas" ou dirigido por método de imagem. O paciente é colocado na posição apropriada para acessar a costela. Tipicamente, sob controle ultrassonográfico, pode-se avançar uma agulha na região do sulco da costela, seguindo-se por injeção de um anestésico local.

Dependendo do tipo de anestésico utilizado, a analgesia pode ser de curta ou de longa duração.

Devido à posição do feixe neurovascular e do sulco da costela, as complicações podem incluir a punção da pleura parietal, provocando um pneumotórax. Sangramento também pode ocorrer se uma artéria ou veia for lesada durante o procedimento.

DIAFRAGMA

O **diafragma** é uma estrutura musculotendínea delgada que preenche a abertura inferior do tórax e separa a cavidade torácica da cavidade abdominal (Figura 3.34 e Capítulo 4). É fixada perifericamente a:

Capítulo 3 • Tórax

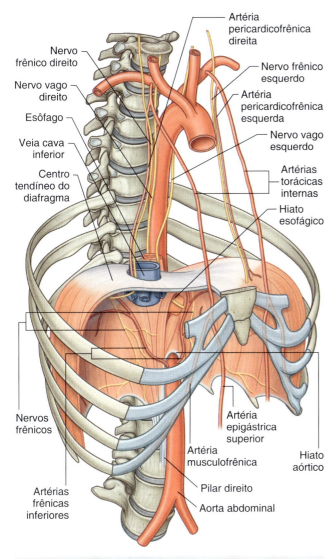

Figura 3.34 Diafragma.

- Processo xifoide do esterno
- Margem costal da parede do tórax
- Extremidades das costelas XI e XII
- Ligamentos que abrangem estruturas da parede abdominal posterior e
- Vértebras da região lombar.

Destas fixações periféricas, as fibras musculares convergem para um centro tendíneo. O pericárdio é fixado à porção média do centro tendíneo. No plano sagital mediano, o diafragma se inclina inferiormente a partir de sua fixação anterior ao xifoide até sua fixação posterior ao **ligamento arqueado mediano**, cruzando anteriormente a aorta aproximadamente no nível da vértebra T XII.

Estruturas que passam entre o tórax e o abdome o fazem através do diafragma ou entre o diafragma e suas fixações periféricas:

- A veia cava inferior atravessa o centro tendíneo aproximadamente no nível da vértebra T VIII

- O esôfago atravessa a parte muscular do diafragma, imediatamente à direita da linha mediana, aproximadamente no nível da vértebra T X
- Os nervos vagos atravessam o diafragma junto com o esôfago
- A aorta passa atrás da fixação posterior do diafragma no nível da vértebra T XII
- O ducto torácico passa posteriormente ao diafragma junto à aorta
- As veias ázigo e hemiázigo podem também passar pelo hiato aórtico ou através dos pilares diafragmáticos.

Outras estruturas fora das fixações posteriores do diafragma laterais ao hiato aórtico incluem os troncos simpáticos. Os nervos esplâncnicos maior, menor e imo atravessam os pilares.

Irrigação

O suprimento arterial do diagrama se dá por vasos que se originam superiormente e inferiormente a ele (Figura 3.34). De cima, o suprimento é feito pelas artérias pericardiofrênicas e musculofrênicas. Estes vasos são ramos das artérias torácicas internas. As **artérias frênicas superiores**, que se originam diretamente da região inferior da parte torácica da aorta, e pequenos ramos das artérias intercostais contribuem para a irrigação. As maiores artérias que irrigam o diafragma se originam abaixo dele. Estas artérias são as **artérias frênicas inferiores**, ramos diretos da aorta abdominal.

Drenagem venosa

A drenagem venosa do diafragma se dá por veias que geralmente acompanham as artérias. Estas veias drenam para:
- As veias braquiocefálicas no pescoço
- O **sistema ázigo** ou
- Veias abdominais (veia suprarrenal esquerda e veia cava inferior).

Inervação

O diafragma é inervado pelos **nervos frênicos** (C3, C4 e C5) que penetram o diafragma e o inervam pela sua superfície abdominal.

A contração das cúpulas retifica o diafragma, aumentando, desta forma, o volume torácico. Os movimentos do diafragma são essenciais para a respiração normal.

MOVIMENTOS DA PAREDE TORÁCICA E DO DIAFRAGMA DURANTE A RESPIRAÇÃO

Uma das principais funções da parede torácica e do diafragma é alterar o volume do tórax e, consequentemente, movimentar o ar para dentro e para fora dos pulmões.

125

Gray Anatomia Clínica para Estudantes

Durante a respiração, as dimensões do tórax mudam nas direções vertical, lateral e anteroposterior. A elevação e o abaixamento do diafragma alteram significativamente as dimensões verticais do tórax. O abaixamento é resultante da contração das fibras musculares do diafragma. A elevação acontece quando o diafragma relaxa.

As mudanças nas dimensões anteroposterior e lateral são resultantes da elevação ou abaixamento das costelas (Figura 3.35).

As extremidades posteriores das costelas se articulam com a coluna vertebral, enquanto as extremidades anteriores da maioria das costelas se articulam com o esterno ou com costelas adjacentes.

Visto que as extremidades anteriores das costelas se localizam inferiormente em relação às extremidades posteriores, quando as costelas são elevadas, elas movem o esterno para cima e para frente. Também o ângulo entre o corpo do esterno e o manúbrio pode se tornar um pouco menos agudo. Quando as costelas são abaixadas, o esterno se move para baixo e para trás. Este movimento de "braço de bomba" muda as dimensões do tórax na direção anteroposterior (Figura 3.35A).

Assim como as extremidades anteriores das costelas são mais baixas do que as extremidades posteriores, a região média do corpo das costelas tende a ser mais baixa do que as duas extremidades. Quando os corpos das costelas são elevados, sua região média se move lateralmente. Este movimento em "alça de balde" aumenta as dimensões laterais do tórax (Figura 3.35B).

Quaisquer músculos fixados às costelas podem potencialmente mover uma costela em relação à outra e, portanto, agir como músculos acessórios da respiração. Músculos no pescoço e no abdome podem fixar ou alterar as posições das costelas superiores e inferiores.

Na clínica

Paralisia diafragmática

Em casos de paralisia do nervo frênico, ocorre paralisia diafragmática, que se manifesta pela elevação do diafragma do lado afetado (Figura 3.36). A causa mais importante de paralisia do nervo frênica que nunca deve ser negligenciada é o acometimento neoplásico do nervo pelo câncer de pulmão. Outras causas incluem a neuropatia viral (em particular relacionada ao vírus da varicela-zóster), trauma, lesão iatrogênica durante cirurgia torácica e alterações degenerativas da coluna cervical com compressão das raízes nervosas C3-C5.

A maior parte dos pacientes com paralisia diafragmática unilateral é assintomática e não requer tratamento. Alguns podem referir falta de ar, principalmente no esforço. A paralisia bilateral do diafragma é rara, mas pode causar insuficiência respiratória grave.

A plicatura do diafragma pode ser realizada em casos com comprometimento respiratório e é frequentemente realizada por via laparoscópica. O cirurgião cria pregas no diafragma paralisado e os sutura, reduzindo a mobilidade do diafragma. Costuma ocorrer boa melhora da função pulmonar, da tolerância ao exercício e da falta de ar após o procedimento.

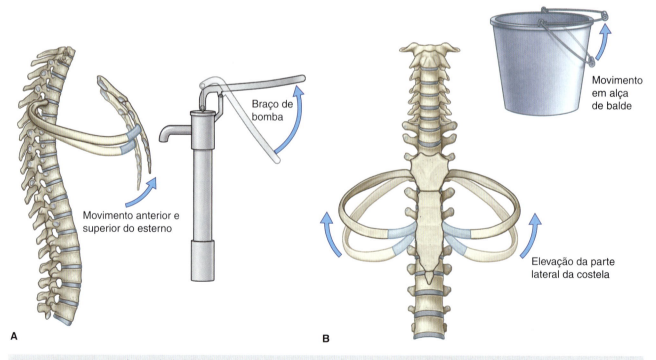

Figura 3.35 Movimento da parede do tórax na respiração **A.** Movimento em braço de bomba das costelas e do esterno. **B.** Movimento em alça de balde das costelas.

Na clínica (continuação)

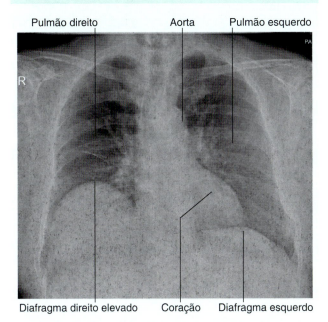

Figura 3.36 Radiografia de tórax demonstrando elevação do hemidiafragma direito em um paciente com paralisia diafragmática direita.

CAVIDADES PLEURAIS

Duas **cavidades pleurais**, uma a cada lado do mediastino, envolvem os pulmões (Figura 3.37):

- Superiormente, elas se estendem acima da costela I até a raiz do pescoço
- Inferiormente, elas se entendem até um nível imediatamente acima da margem costal
- A parede medial de cada cavidade pleural é o mediastino.

Pleura

Cada cavidade pleural é revestida por uma camada única de células planas, mesotélio, e por uma camada associada de tecido conjuntivo de sustentação; juntas, elas formam a pleura.

A **pleura** é dividida em dois tipos principais, baseado na sua localização.

- A pleura associada com as paredes da cavidade pleural é a pleura parietal (Figura 3.37)
- A pleura que se reflete na parede medial para a superfície dos pulmões é a **pleura visceral** (Figura 3.37), que se adere e cobre o pulmão.

Cada cavidade pleural é o espaço potencial delimitado entre as pleuras visceral e parietal. Normalmente, elas contêm apenas uma pequena quantidade de líquido seroso. Como consequência, a superfície do pulmão, que é

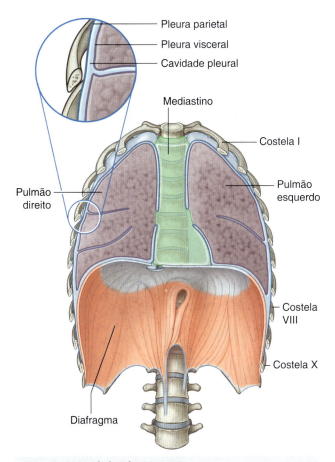

Figura 3.37 Cavidades pleurais.

recoberta por pleura visceral, opõe-se e desliza livremente sobre a pleura parietal fixada à parede.

Pleura parietal

Os nomes dados à pleura parietal correspondem às partes da parede com as quais ela está relacionada (Figura 3.38):

- A pleura relacionada às costelas e aos espaços intercostais é denominada **parte costal**
- A pleura que recobre o diafragma é a **parte diafragmática**
- A pleura que recobre o mediastino é a **parte mediastinal**
- A camada de pleura parietal que reveste a extensão **cervical da cavidade pleural** é a **cúpula pleural**.

Recobrindo a superfície superior da cúpula pleural existe uma camada distinta de fáscia, a **membrana suprapleural** (Figura 3.38). Esta membrana de tecido conjuntivo está fixada lateralmente à margem medial da primeira costela e posterior ao processo transverso da vértebra CVII. Superiormente, a membrana recebe fibras musculares de alguns músculos profundos do pescoço (músculos escalenos), que mantém a membrana tensa. A membrana suprapleural fornece suporte para o ápice da cavidade pleural na raiz do pescoço.

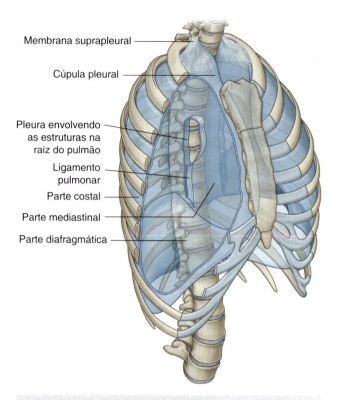

Figura 3.38 Pleura parietal.

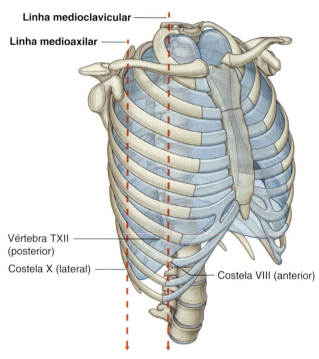

Figura 3.39 Reflexões pleurais.

Na região das vértebras TV a TVII, a parte mediastinal da pleura se reflete a partir do mediastino como uma cobertura tubular, um manguito de revestimento para estruturas (p. ex., via respiratória, vasos, nervos, linfáticos) que passam entre o pulmão e o mediastino. Este manguito de revestimento e as estruturas nele contidas formam a **raiz do pulmão**. A raiz se une à superfície medial do pulmão em uma área denominada **hilo do pulmão**. Aqui, a parte mediastinal da pleura é contínua com a pleura visceral.

A pleura parietal é inervada por fibras aferentes somáticas. A parte costal da pleura é inervada por ramos dos nervos intercostais e sente-se dor relacionada com a parede torácica. A parte diafragmática e a parte mediastinal da pleura são inervadas principalmente pelos nervos frênicos (originários dos níveis medulares C3, C4 e C5). A dor destas áreas são referidas aos dermátomos C3, C4 e C5 (região lateral do pescoço e região supraclavicular do ombro).

Reflexões periféricas

As reflexões periféricas da pleura parietal definem os limites das cavidades pleurais (Figura 3.39).

Superiormente, a cavidade pleural pode-se projetar até 3 a 4 cm acima da primeira cartilagem costal, mas não se estende acima do colo da costela I. Esta limitação é causada pela inclinação inferior da costela I para sua articulação com o manúbrio.

Anteriormente, as cavidades pleurais se aproximam entre si na parte superior do esterno. No entanto, posteriormente à parte inferior do esterno, a pleura parietal não se aproxima tanto da linha mediana no lado esquerdo como no lado direito, em razão de o mediastino médio, contendo o pericárdio e o coração, abaular-se para a esquerda.

Inferiormente, a parte costal da pleura se reflete sobre o diafragma acima da margem costal. Na linha medioclavicular, a cavidade pleural se estende inferiormente até aproximadamente a costela VIII.

Na linha axilar média, ela se estende até a costela X. A partir deste ponto, a margem inferior cursa quase que horizontalmente, cruzando as costelas XI e XII para atingir a vértebra T XII. Da linha medioclavicular até a coluna vertebral, o limite inferior da pleura segue aproximadamente uma linha que passa entre a costela VIII, a costela X e a vértebra T XII.

Pleura visceral

A pleura visceral é contínua com a pleura parietal no hilo de cada pulmão, onde estruturas entram e saem do órgão. A pleura visceral está firmemente aderida à superfície do pulmão, incluindo as superfícies opostas das fissuras que dividem os pulmões em lobos.

Apesar da pleura visceral ser inervada por nervos aferentes viscerais que acompanham os vasos bronquiais, normalmente este tecido não desencadeia dor.

Recessos pleurais

Os pulmões não preenchem completamente as regiões inferiores anterior e posterior das cavidades pleurais (Figura 3.40). Isto resulta em recessos nos quais duas camadas

Capítulo 3 • Tórax

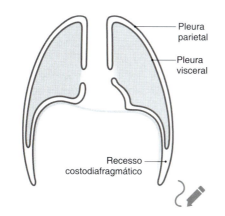

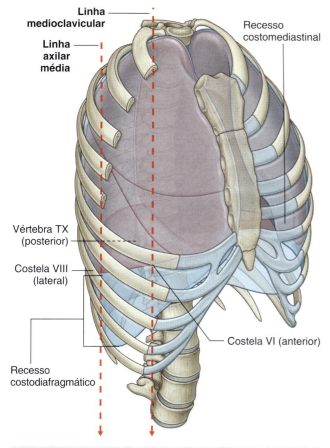

Figura 3.40 Reflexões e recessos da pleura parietal.

VIII e pela vértebra T X. O recesso costodiafragmático é a região entre as duas margens.

Durante a expiração, a margem inferior do pulmão se eleva e o recesso costodiafragmático se torna maior.

Recessos costomediastinais

Anteriormente, existe um **recesso costomediastinal** a cada lado onde a parte costal se opõe à parte mediastinal da pleura parietal. O maior dos recessos fica do lado esquerdo, na região correspondente ao coração (Figura 3.40).

Recessos costodiafragmáticos

Os recessos maiores e mais importantes são os **recessos costodiafragmáticos**, que existem em cada cavidade pleural entre a parte costal e a parte diafragmática da pleura (Figura 3.40). Os recessos costodiafragmáticos são as regiões entre a margem inferior dos pulmões e a margem inferior das cavidades pleurais. Eles são mais profundos após a expiração profunda e mais rasos após a inspiração profunda.

Na clínica

Derrame pleural
Um derrame pleural ocorre quando há um excesso de líquido acumulado no espaço pleural. Conforme o líquido se acumula no espaço pleural, o pulmão é afetado e pode ter sua função comprometida com o aumento do volume do derrame pleural. Quando se diagnostica o derrame pleural, frequentemente se aspira o líquido para determinar sua causa, que pode incluir infecção, câncer, insuficiência cardíaca, doença hepática e embolia pulmonar. Um derrame pleural volumoso necessita ser drenado para permitir que a parte colapsada do pulmão se reexpanda e melhore a respiração (Figura 3.41).

de pleura parietal se opõem. A expansão dos pulmões para esses espaços normalmente ocorre durante a inspiração forçada; os recessos também fornecem espaços potenciais onde líquidos podem se acumular e de onde fluidos podem ser aspirados.

Durante a respiração tranquila, a margem inferior do pulmão cruza a costela VI na linha medioclavicular e a costela VIII na linha axilar média para então seguir quase horizontalmente para atingir a coluna vertebral no nível da vértebra T X. Assim, da linha medioclavicular e contornando a parede torácica até a coluna vertebral, a margem inferior do pulmão pode ser aproximadamente localizada por uma linha que passa pela costela VI, costela

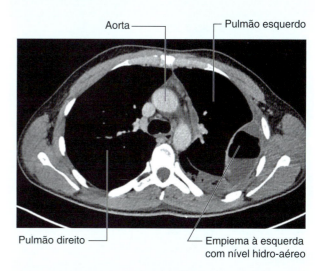

Figura 3.41 Imagem de tomografia computadorizada de derrame pleural esquerdo.

129

Na clínica

Pneumotórax

O pneumotórax é uma coleção de gás ou ar na cavidade pleural (Figura 3.42). Quando o ar penetra na cavidade pleural, a elasticidade tecidual do parênquima faz com que o pulmão sofra um colapso no tórax, prejudicando a função pulmonar.

Ocasionalmente, o gás na cavidade pleural pode se acumular de tal maneira que o mediastino é descolado para o lado oposto, afetando o outro pulmão. Isto é conhecido como pneumotórax hipertensivo e requer tratamento urgente.

A maioria dos pneumotórax é espontânea (ou seja, ocorrem na ausência de doenças do pulmão). Além disso, os pneumotórax podem ocorrer como resultado de traumatismo, inflamação, tabagismo e outras doenças pulmonares. Algumas metástases pulmonares, como em pacientes com osteossarcoma, podem apresentar pneumotórax espontâneos, sobretudo após quimioterapia. A ocorrência de pneumotórax influencia o tratamento do câncer e aumenta a mortalidade.

Os sintomas de pneumotórax são dependentes da quantidade e velocidade do vazamento de ar e do colapso pulmonar resultante. Eles incluem dor, falta de ar e, em casos graves, instabilidade cardiorrespiratória.

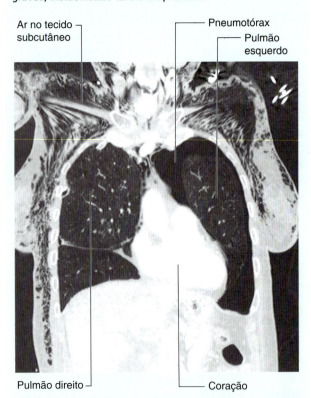

Figura 3.42 Pneumotórax em um paciente com enfisema subcutâneo extenso.

Pulmões

Os dois pulmões são órgãos da respiração e se localizam a cada lado do mediastino, envolvidos pelas cavidades pleurais direita e esquerda. O ar entra e sai dos pulmões através dos brônquios principais, que são ramificações da traqueia.

As artérias pulmonares fornecem sangue desoxigenado para os pulmões a partir do ventrículo direito do coração. O sangue oxigenado retorna ao átrio esquerdo através das veias pulmonares.

O pulmão direito é normalmente um pouco maior que o pulmão esquerdo devido ao abaulamento decorrente da presença do coração no mediastino médio ser mais pronunciado à esquerda do que à direita.

Cada pulmão tem o formato de um cone pela metade, com uma base, um ápice, duas faces e três margens (Figura 3.43).

- A **base** se apoia no diafragma
- O **ápice** se projeta para cima da costela I na raiz do pescoço
- As duas faces – a **face costal** se localiza adjacente às costelas e aos espaços intercostais da parede do tórax. A **face mediastinal** se posiciona opostamente ao mediastino na região anterior e à coluna posteriormente e contém o hilo em formato de vírgula, por onde as estruturas entram e saem
- As três margens – a **margem inferior** do pulmão é aguda e separa a base da face costal. As **margens anterior e posterior** separam a face costal da face mediastinal. Diferentemente das margens anterior e inferior, que são agudas, a margem posterior é lisa e arredondada.

Estruturas adjacentes aos pulmões produzem marcas na superfície dos pulmões relacionadas a estas estruturas. O coração e os grandes vasos formam abaulamentos no mediastino que causam impressões nas faces mediastinais dos pulmões; as costelas marcam as faces costais. Doenças, como tumores ou anormalidades em alguma das estruturas, podem afetar a estrutura relacionada.

Raiz e hilo

A **raiz** de cada pulmão é um conjunto curto de estruturas tubulares que, em conjunto, fixam o pulmão às estruturas do mediastino (Figura 3.44). Ela é revestida por um manguito da parte mediastinal da pleura parietal que se reflete para a superfície do pulmão como pleura visceral. A região demarcada por esta reflexão pleural na face mediastinal do pulmão é o **hilo**, onde entram e saem estruturas.

Uma prega delgada de pleura se projeta inferiormente a partir da raiz do pulmão e se estende do hilo ao mediastino. Esta estrutura é denominada de **ligamento pulmonar**. Ele pode estabilizar a posição do lobo inferior, bem como pode acomodar a movimentação vertical das estruturas da raiz do pulmão durante a respiração.

No mediastino, os nervos vagos passam imediatamente posteriores às raízes dos pulmões, enquanto os nervos frênicos passam imediatamente anteriores a elas.

Capítulo 3 • Tórax

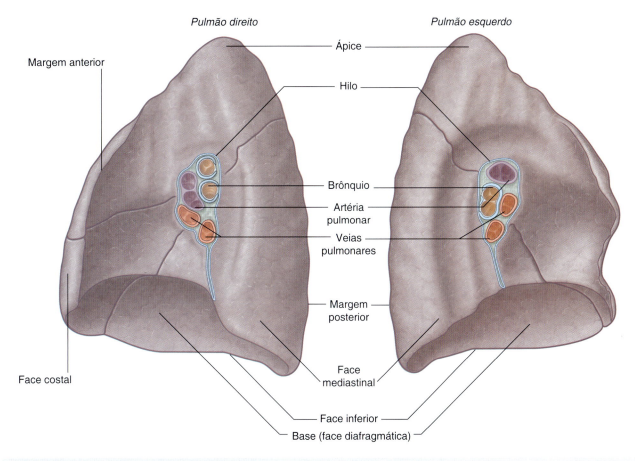

Figura 3.43 Pulmões.

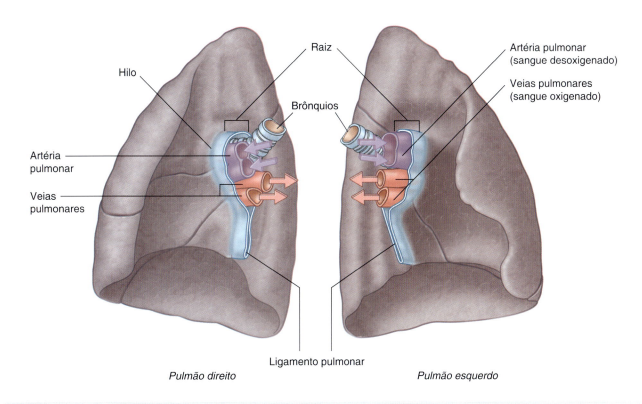

Figura 3.44 Raízes e hilos dos pulmões.

131

Gray Anatomia Clínica para Estudantes

Em cada raiz e localizada no hilo estão:

- Uma artéria pulmonar
- Duas veias pulmonares
- Um brônquio principal
- Vasos bronquiais
- Nervos e
- Linfáticos.

Geralmente, a artéria pulmonar é superior no hilo, as veias são inferiores e os brônquios têm posição ligeiramente posterior.

Do lado direito, o brônquio lobar para o lobo superior se ramifica a partir do brônquio principal na raiz, diferentemente do lado esquerdo, onde ele se ramifica dentro do pulmão e se localiza superiormente à artéria pulmonar.

Pulmão direito

O **pulmão direito** tem três lobos e duas fissuras (Figura 3.45A). Normalmente, os lobos são livremente móveis entre si por serem separados, quase até o hilo, por invaginações da pleura visceral. Estas invaginações formam as fissuras.

- A **fissura oblíqua** separa o **lobo inferior** do **lobo superior** e do **lobo médio do pulmão direito**
- A **fissura horizontal** separa o **lobo superior** do lobo médio.

A posição aproximada da fissura oblíqua em um paciente com respiração calma pode ser demarcada por uma linha curva na parede torácica que começa grosseiramente no nível do processo espinhoso da vértebra TIV, cruza o quinto espaço intercostal lateralmente e segue o contorno da costela VI anteriormente.

A fissura horizontal segue o quarto espaço intercostal do esterno até encontrar a fissura oblíqua quando esta cruza a costela V.

A orientação das fissuras oblíqua e horizontal determina onde os clínicos devem auscultar os ruídos pulmonares de cada lobo.

A maior parte da superfície do lobo superior está em contato com a porção superior da parede anterolateral, e o ápice deste lobo se projeta para a raiz do pescoço. A superfície do lobo médio se relaciona principalmente com a região inferior da parede anterior e com a parede lateral. A face costal do lobo inferior está em contato com as paredes posteriores e inferiores.

Ao auscultar os ruídos pulmonares de cada um dos lobos, é importante posicionar o estetoscópio sobre estas áreas da parede torácica que estão relacionadas com a posição dos lobos subjacentes.

A face mediastinal do pulmão direito se localiza adjacente a algumas estruturas importantes no mediastino e na raiz do pescoço (Figura 3.45B). Estas incluem:

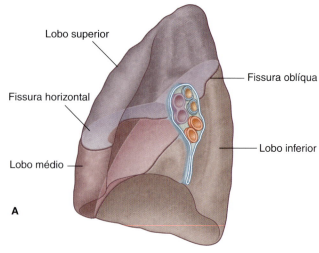

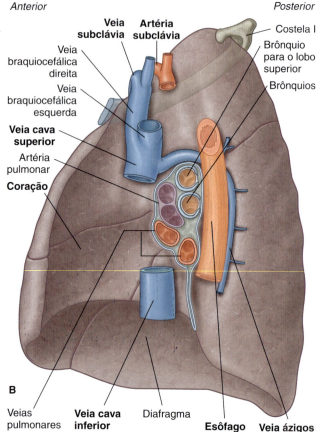

Figura 3.45 A. Pulmão direito. **B.** Estruturas importantes relacionadas ao pulmão direito.

- Coração
- Veia cava inferior
- Veia cava superior
- Veia ázigo
- Esôfago.

No seu trajeto para a axila, a artéria e a veia subclávia direita formam um arco e se relacionam com o lobo superior do pulmão direito ao passar sobre a cúpula na parte cervical da pleura.

Pulmão esquerdo

O **pulmão esquerdo** é menor do que o pulmão direito e tem dois lobos separados por uma **fissura oblíqua** (Figura 3.46A). A fissura oblíqua do pulmão esquerdo é ligeiramente mais oblíqua que a fissura correspondente do pulmão direito.

Durante uma respiração calma, a posição aproximada da fissura oblíqua esquerda corresponde a uma linha curva na parede torácica que se inicia entre os processos espinhosos das vértebras TIII e TIV, cruza o quinto espaço intercostal lateralmente e segue o contorno da costela VI anteriormente.

Assim como no pulmão direito, a orientação da fissura oblíqua determina onde devem ser auscultados os sons pulmonares de cada lobo.

A maior parte da superfície do lobo superior está em contato com a região superior da parede anterolateral, e o ápice deste lobo se projeta para a raiz do pescoço. A face costal do lobo inferior está em contato com as paredes posteriores e inferiores.

Ao auscultar os sons pulmonares de cada um dos lobos, o estetoscópio deve ser posicionado naquelas áreas da parede torácica relacionadas com a posição dos lobos subjacentes.

A região inferior da face mediastinal do pulmão esquerdo, diferentemente do pulmão direito, apresenta uma incisura causada pela projeção do coração para a cavidade pleural esquerda a partir do mediastino médio.

Da margem anterior da porção inferior do lobo superior, uma extensão em forma de língua (**a língula do pulmão esquerdo**) se projeta sobre o abaulamento cardíaco.

A face mediastinal do pulmão esquerdo se localiza adjacente a algumas estruturas importantes no mediastino e na raiz do pescoço (Figura 3.46B). Estas incluem:

- Coração
- Arco da aorta
- Parte torácica da aorta e
- Esôfago.

A artéria e veia subclávia esquerda formam um arco e se relacionam com o lobo superior do pulmão esquerdo quando passam sobre a cúpula da parte cervical da pleura em seu trajeto para a axila.

Árvore bronquial

A traqueia é um tubo flexível que se estende a partir do nível da vértebra C VI na região inferior do pescoço até o nível das vértebras T IV/T V no mediastino, onde ela se bifurca em brônquios principais direito e esquerdo (Figura 3.47). A traqueia é mantida aberta por anéis cartilagíneos transversais em formato de C contidos em sua parede – com a porção aberta do C voltada posteriormente.

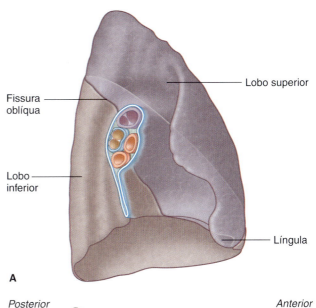

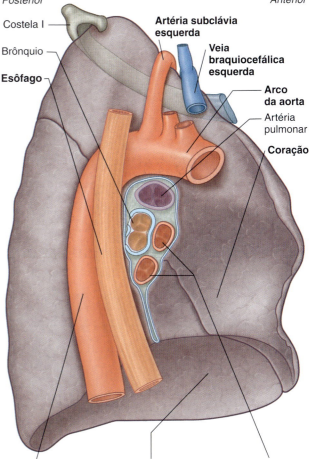

Figura 3.46 A. Pulmão esquerdo. **B.** Estruturas importantes relacionadas ao pulmão esquerdo.

O anel traqueal mais inferior apresenta uma estrutura em formato de gancho, a carina, que se projeta posteriormente na linha mediana entre as origens dos dois brônquios principais. A parede posterior da traqueia é composta principalmente por músculo liso.

Gray Anatomia Clínica para Estudantes

Cada brônquio principal entra na raiz do pulmão e atravessa o hilo para atingir o pulmão. O brônquio principal direito é mais largo e assume um trajeto mais vertical através da raiz e do hilo do que o brônquio principal esquerdo (Figura 3.47A). Portanto, corpos estranhos inalados tendem a se alojar mais frequentemente no lado direito do que no esquerdo.

O brônquio principal se divide dentro do pulmão em brônquios lobares (brônquios secundários), cada um deles suprindo um lobo. No lado direito, o brônquio lobar para o lobo superior se origina na raiz do pulmão.

Os brônquios lobares se dividem adicionalmente em brônquios segmentares (brônquios terciários), que suprem segmentos broncopulmonares (Figura 3.47B).

Em cada segmento broncopulmonar, os brônquios segmentares dão origem a várias gerações de divisões até chegar finalmente aos bronquíolos, que se subdividem para suprir as superfícies respiratórias. As paredes dos brônquios são mantidas abertas por placas de cartilagem alongadas e descontínuas, que, todavia, não estão presentes nos bronquíolos.

Segmentos broncopulmonares

Um **segmento broncopulmonar** é a área do pulmão suprida por um brônquio segmentar e o ramo correspondente da artéria pulmonar.

As tributárias da veia pulmonar tendem a ter trajeto intersegmentar, entre e ao redor das margens dos segmentos.

Cada segmento broncopulmonar tem formato de um cone irregular, com o ápice na origem do brônquio segmentar e a base voltada perifericamente para a superfície do pulmão.

Um segmento broncopulmonar é a menor região independente funcionalmente do pulmão e a menor área pulmonar que pode ser isolada e retirada sem afetar as regiões adjacentes.

Existem dez segmentos broncopulmonares em cada pulmão (Figura 3.48); alguns deles se fundem no pulmão esquerdo.

Artérias pulmonares

As artérias pulmonares direita e esquerda se originam do tronco pulmonar e transportam para o pulmão sangue desoxigenado do ventrículo direito do coração (Figura 3.49).

A bifurcação do tronco pulmonar ocorre à esquerda da linha mediana, imediatamente inferior ao nível das vértebras T IV/T V e anteriormente, inferiormente e à esquerda da bifurcação da traqueia.

Artéria pulmonar direita

A **artéria pulmonar direita** é mais longa que a esquerda e atravessa horizontalmente o mediastino (Figura 3.49).

Ela passa:

- Anteriormente e ligeiramente inferior à bifurcação traqueal e anteriormente ao brônquio principal direito e
- Posteriormente à parte ascendente da aorta, veia cava superior e veia pulmonar direita superior.

A artéria pulmonar direita penetra na raiz do pulmão e origina um grande ramo para o lobo superior do pulmão. O vaso principal se continua através do hilo do pulmão, origina um segundo ramo (recorrente) para o lobo superior e então se divide para suprir os lobos médio e inferior.

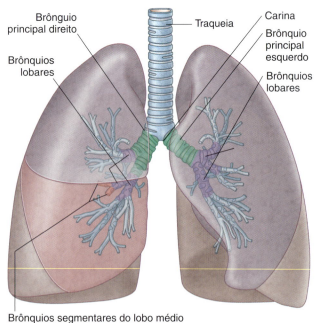

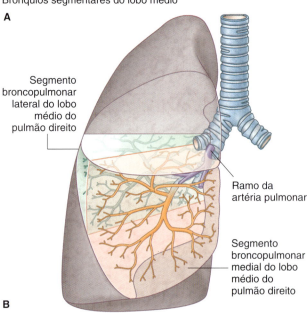

Figura 3.47 A. Árvore bronquial. **B.** Segmentos broncopulmonares.

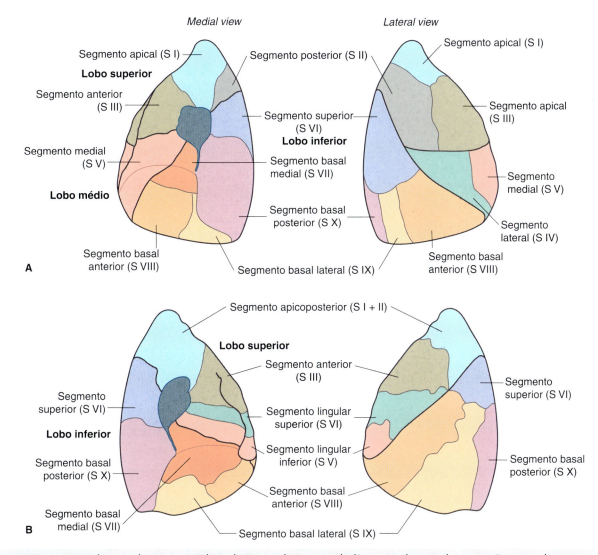

Figura 3.48 Segmentos broncopulmonares. **A.** Pulmão direito. **B.** Pulmão esquerdo. (Segmentos broncopulmonres estão numerados e nomeados.)

Artéria pulmonar esquerda

A **artéria pulmonar esquerda** é mais curta que a direita e se localiza anteriormente à aorta descendente e posteriormente à veia pulmonar superior (Figura 3.49). Ela passa através da raiz e do hilo e se ramifica no pulmão.

Veias pulmonares

A cada lado, uma **veia pulmonar superior** e uma **veia pulmonar inferior** transportam sangue oxigenado dos pulmões de volta para o coração (Figura 3.49). As veias se originam do hilo do pulmão, atravessam a raiz do pulmão e, em seguida, drenam para o átrio esquerdo.

Artérias e veias bronquiais

As artérias e veias bronquiais (Figura 3.49) formam o sistema vascular que nutre os tecidos pulmonares (paredes bronquiais e glândulas, paredes dos vasos maiores e pleura visceral). Elas se interconectam no pulmão com ramos das artérias e veias pulmonares. As artérias bronquiais se originam da parte torácica da aorta ou de um de seus ramos:

- Uma única **artéria bronquial direita** comumente se origina da terceira artéria intercostal (embora ocasionalmente se origine da **artéria bronquial esquerda superior**)
- Duas **artérias bronquiais esquerdas** se originam diretamente da superfície anterior da parte torácica da aorta – a **artéria bronquial esquerda superior** se origina no nível da vértebra T V e a artéria bronquial inferior se origina inferiormente ao brônquio esquerdo.

As artérias bronquiais percorrem as superfícies posteriores dos brônquios e se ramificam nos pulmões para suprir os tecidos pulmonares.

As **veias bronquiais** drenam:

- Para as veias pulmonares ou para o átrio esquerdo e
- Para a veia ázigo à direita ou para a veia intercostal superior ou hemiázigo à esquerda.

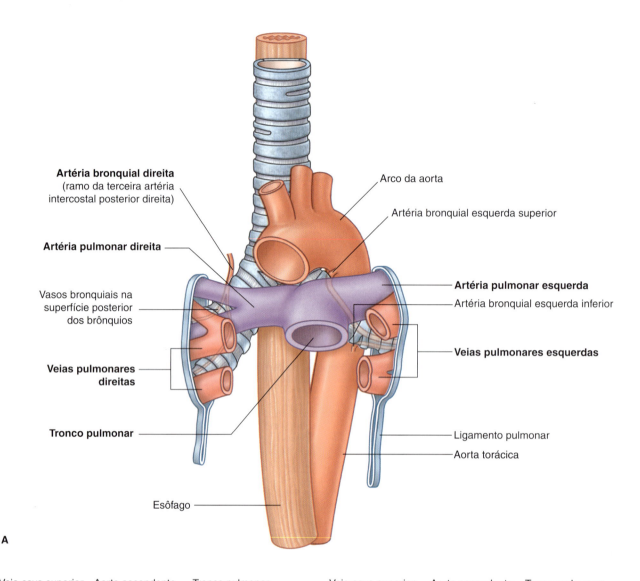
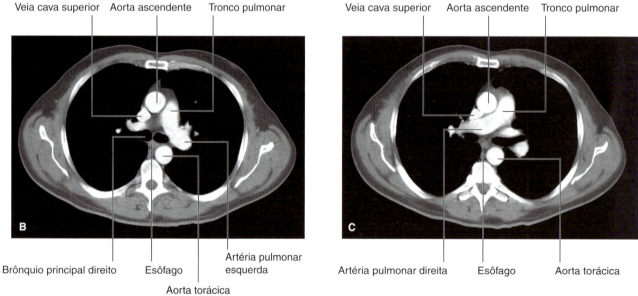

Figura 3.49 Vasos pulmonares. **A.** Diagrama da vista anterior. **B.** Imagem de tomografia computadorizada mostrando a artéria pulmonar esquerda se originando do tronco pulmonar. **C.** Imagem de tomografia computadorizada (imediatamente inferior à imagem **B**) mostrando a artéria pulmonar direita se originando do tronco pulmonar.

Inervação

As estruturas do pulmão e da pleura visceral são supridas por aferentes e eferentes viscerais distribuídos através do plexo pulmonar anterior e do plexo pulmonar posterior (Figura 3.50). Esses plexos interconectados se localizam anteriormente e posteriormente à bifurcação traqueal e aos brônquios principais. O plexo anterior é bem menor que o plexo posterior.

Ramos destes plexos, que basicamente se originam dos troncos simpáticos e dos nervos vagos, distribuem-se ao longo de ramificações das vias respiratórias e dos vasos.

Eferentes viscerais dos:

- Nervos vagos contraem os bronquíolos
- Sistema simpático dilatam os bronquíolos.

Drenagem linfática

Os linfáticos superficiais ou subpleurais e os linfáticos profundos do pulmão drenam para linfonodos denominados traqueobronquiais, ao redor das raízes dos brônquios lobares e brônquios principais e ao longo dos lados da traqueia (Figura 3.51). Como conjunto, esses linfonodos se entendem do pulmão, passam pelo hilo e pela raiz e atingem o mediastino posterior. Vasos eferentes desses linfonodos se dirigem superiormente ao longo da traqueia para se unir com vasos similares dos linfonodos paraesternais e dos linfonodos braquiocefálicos, que são anteriores às veias braquiocefálicas no mediastino superior, para formar os troncos broncomediastinais direito e esquerdo. Esses troncos drenam diretamente para veias profundas na base do pescoço ou podem drenar para o tronco linfático direito ou para o ducto torácico.

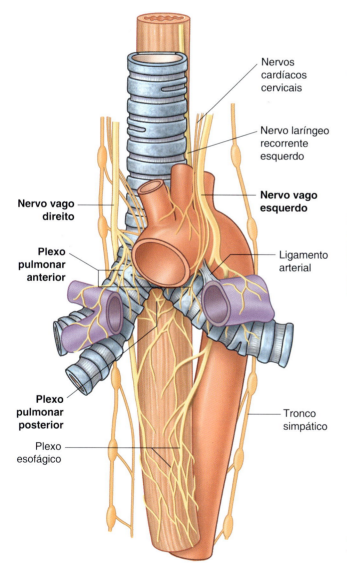

Figura 3.50 Inervação pulmonar.

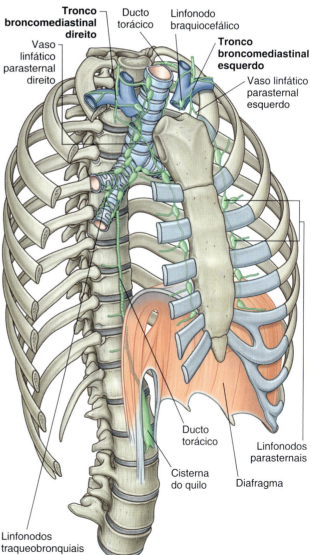

Figura 3.51 Drenagem linfática dos pulmões.

Gray Anatomia Clínica para Estudantes

Na clínica

Métodos de imagens dos pulmões

As imagens médicas dos pulmões são importantes porque eles são locais comuns de doenças. Quando se está em repouso, os pulmões trocam até 5 ℓ de ar por minuto e este pode conter patógenos e outros elementos potencialmente prejudiciais (p. ex., alergênios). Técnicas para visualizar os pulmões vão desde a radiografia simples de tórax até a tomografia computadorizada (TC) de alta resolução, que permite a localização precisa de uma lesão no pulmão.

Na clínica

TC pulmonar de alta resolução

A tomografia computadorizada de alta resolução é um método diagnóstico para avaliar os pulmões; mais especificamente o interstício pulmonar. A técnica envolve a obtenção de secções transversas estreita de 1 a 2 mm. Este exame permite ao médico e ao radiologista observarem o padrão da doença e sua distribuição. Doenças que podem ser facilmente demonstradas utilizando esta técnica incluem enfisema (Figura 3.52), pneumoconiose e asbestose. A tomografia computadorizada de alta resolução também é útil no seguimento de pacientes com doença intersticial para monitorar a progressão da doença.

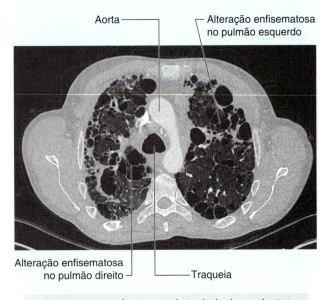

Figura 3.52 Tomografia computadorizada de alta resolução em paciente com enfisema.

Na clínica

Broncoscopia

Pacientes que tenham uma lesão endobronquial (ou seja, uma lesão dentro do brônquio) podem ser submetidos a uma avaliação broncoscópica da traqueia e de seus ramos principais (Figura 3.53).

Na clínica (continuação)

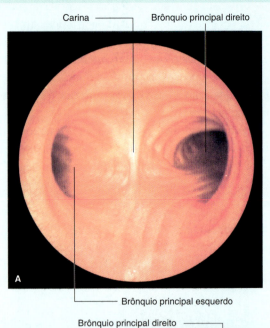

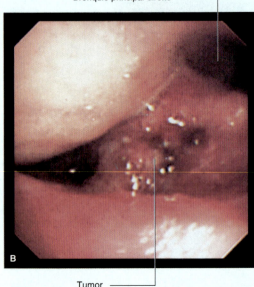

Figura 3.53 Exame broncoscópico. **A.** Porção final da traqueia e brônquios principais. **B.** Bifurcação da traqueia mostrando um tumor na carina.

O broncoscópio é introduzido pelo nariz até a orofaringe e então é dirigido por um sistema de controle através das cordas vocais para a traqueia. Os brônquios são examinados e, se necessário, realizam-se pequenas biopsias. A broncoscopia pode ser utilizada em combinação com o ultrassom. Uma sonda de ultrassom é introduzida em uma das vias de trabalho do broncoscópio para visualizar as paredes das vias respiratórias e estruturas vizinhas. O ultrassom endobronquial permite a localização acurada da lesão e, portanto, proporciona maior valor diagnóstico. Pode ser usado para obter amostras de linfonodos mediastinais ou hilares ou auxiliar na biopsia transbronquial de nódulos pulmonares.

Capítulo 3 • Tórax

Na clínica

Câncer de pulmão

É importante fazer o estadiamento do câncer pulmonar pois o tratamento depende do seu estágio.

Se um pequeno nódulo maligno é encontrado no pulmão, ele pode ser ocasionalmente ressecado e o prognóstico é excelente. Infelizmente, muitos pacientes apresentam uma massa tumoral que invadiu estruturas no mediastino ou a pleura ou que já apresentam metástases. O tumor pode ser inoperável e ser tratado com radioterapia e quimioterapia.

A disseminação do tumor se dá por vasos linfáticos para os linfonodos no hilo, no mediastino e na raiz do pescoço.

Um fator fundamental que afeta o prognóstico e a possibilidade de cura da doença é a disseminação de metástases a distância. Métodos de imagem para avaliar a disseminação incluem a radiografia simples (Figura 3.54A), tomografia computadorizada (TC; Figura 3.54 B, C) e a ressonância magnética (RM). Vem aumentando o uso de estudos de Medicina Nuclear usando a tomografia de emissão de pósitrons da fluorodeoxiglicose (FDG PET; Figura 3.54 D).

No FDG PET, um emissor de radiação gama é ligado a uma molécula de glicose. Em áreas de grande atividade metabólica (p. ex., tumor), ocorre captação excessiva que é captada por uma gama câmera.

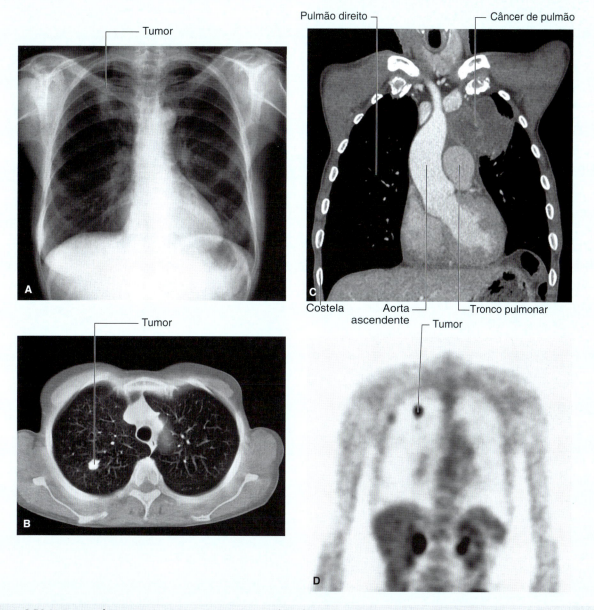

Figura 3.54 Imagens pulmonares. **A.** Vista posteroanterior padrão do tórax mostrando tumor na região superior do pulmão direito. **B.** Imagem axial de tomografia computadorizada pulmonar mostrando tumor no pulmão direito. **C.** Imagem coronal de tomografia computadorizada pulmonar mostrando tumor no pulmão esquerdo atingindo o mediastino. **D.** Imagem de Medicina Nuclear usando FDG PET mostrando tumor no pulmão direito.

139

MEDIASTINO

O **mediastino** é uma ampla divisão central que separa as duas cavidades pleurais posicionadas lateralmente (Figura 3.55). Ele se estende:

- Do esterno até os corpos vertebrais e
- Da abertura superior do tórax até o diafragma (Figura 3.56).

O mediastino contém o timo, o pericárdio, o coração, a traqueia e importantes artérias e veias.

Adicionalmente, o mediastino serve como uma passagem para estruturas como o esôfago, o ducto torácico e vários componentes do sistema nervoso que atravessam o tórax no seu trajeto para o abdome.

Com objetivo de organização, o mediastino é subdividido em algumas regiões menores. Um plano transverso que se estende desde o ângulo do esterno (a articulação entre o manúbrio e o corpo do esterno) até o disco entre as vértebras T IV e T V separa o mediastino em:

- **Mediastino superior** e
- **Mediastino inferior**, que é subdividido em **mediastino anterior**, **médio** e **posterior** pelo pericárdio.

A área anterior ao pericárdio e posterior ao corpo do esterno é o mediastino anterior. A região posterior ao pericárdio e ao diafragma e anterior aos corpos vertebrais é o mediastino posterior. A área intermediária, que inclui o pericárdio e seus componentes, é o mediastino médio (Figura 3.57).

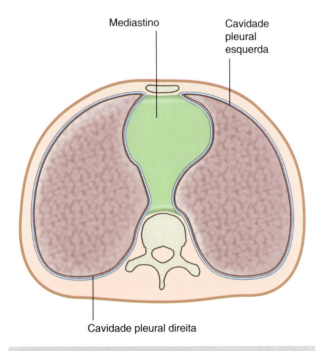

Figura 3.55 Corte transversal do tórax mostrando a posição do mediastino.

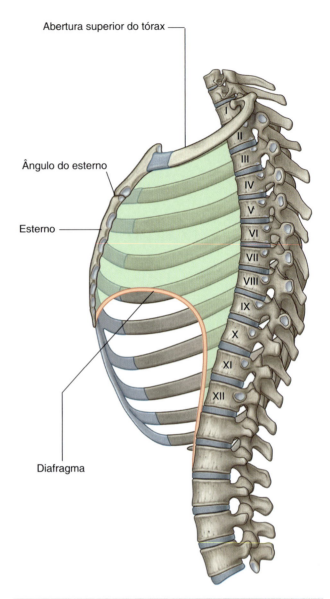

Figura 3.56 Vista lateral do mediastino.

Mediastino anterior

O mediastino anterior é posterior ao corpo do esterno e anterior ao pericárdio (Figura 3.57).

- Seu limite superior é um plano transverso passando do ângulo do esterno até o disco entre as vértebras T IV e T V, que o separa do mediastino superior
- Seu limite inferior é o diafragma
- Lateralmente, ele é delimitado pela parte mediastinal da pleura parietal a cada lado.

A estrutura mais importante do mediastino anterior é uma extensão inferior do timo (Figura 3.58).

Também há gordura, tecido conjuntivo, linfonodos, ramos mediastinais dos vasos torácicos internos e ligamentos esternopericárdicos que vão da face posterior do corpo do esterno até o pericárdio fibroso.

Capítulo 3 • Tórax

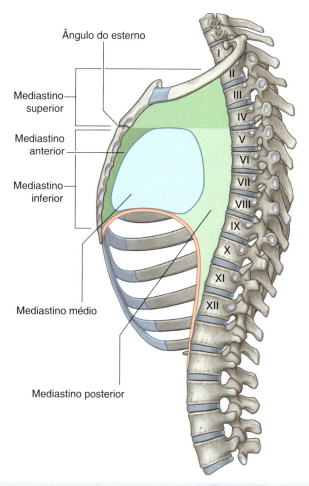

Figura 3.57 Subdivisões do mediastino.

Mediastino médio

O **mediastino médio** se localiza centralmente na cavidade torácica. Ele contém o pericárdio, o coração, as origens dos grandes vasos, vários nervos e vasos menores.

Pericárdio

O **pericárdio** é uma bolsa fibrosserosa envolvendo o coração e as raízes dos grandes vasos. Ele consiste em dois componentes, o pericárdio fibroso e o pericárdio seroso (Figura 3.59).

O **pericárdio fibroso** é uma camada externa de tecido conjuntivo denso que define os limites do mediastino médio. O **pericárdio seroso** é delgado e consiste em duas partes:

- A **lâmina parietal** do pericárdio seroso reveste a superfície interna do pericárdio fibroso
- A **lâmina visceral** (**epicárdio**) do pericárdio seroso está aderida ao coração e forma seu revestimento externo.

As lâminas parietal e visceral do pericárdio seroso são contínuas nas raízes dos grandes vasos. O pequeno espaço criado entre as duas lâminas do pericárdio seroso contendo uma pequena quantidade de líquido é a **cavidade pericárdica**. Este espaço potencial permite o movimento relativamente livre do coração.

Pericárdio fibroso

O **pericárdio fibroso** é uma bolsa em formato de cone com sua base no diafragma e seu ápice contínuo com a **adventícia** dos grandes vasos (Figura 3.59). A base está

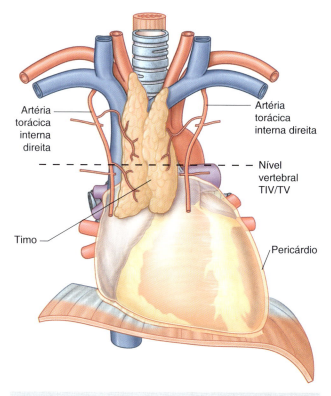

Figura 3.58 Timo.

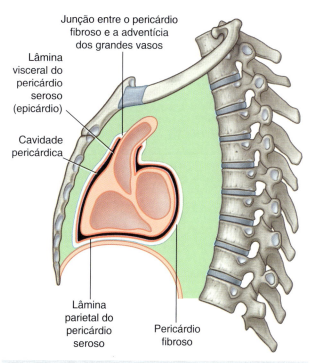

Figura 3.59 Corte sagital do pericárdio.

fixada ao **centro tendíneo do diafragma** e a uma pequena área muscular do diafragma no lado esquerdo. Anteriormente, o pericárdio fibroso está fixado à face posterior do corpo do esterno por **ligamentos esternopericárdicos**. Estas fixações auxiliam na manutenção do coração em sua posição na cavidade torácica. A bolsa também limita a distensão cardíaca.

Os nervos frênicos, que inervam o diafragma e se originam dos níveis C3 a C5 da medula espinal, atravessam o diafragma e inervam o pericárdio fibroso conforme se dirigem do seu ponto de origem até o seu destino (Figura 3.60).

Sua localização no pericárdio fibroso está diretamente ligada à origem embriológica do diafragma e das mudanças que ocorrem durante a formação da cavidade pericárdica. Da mesma forma, os **vasos pericardiofrênicos** também se localizam no pericárdio fibroso e o irrigam durante seu trajeto pela cavidade torácica.

Pericárdio seroso

A lâmina parietal do pericárdio seroso é contínua com a lâmina visceral do pericárdio seroso ao redor dos grandes vasos. Estas reflexões do pericárdio seroso (Figura 3.61) ocorrem em dois locais:

- Um superiormente, envolvendo as artérias – a aorta e o tronco pulmonar
- Um segundo, mais posterior, envolvendo as veias – as veias cavas superior e inferior e as veias pulmonares.

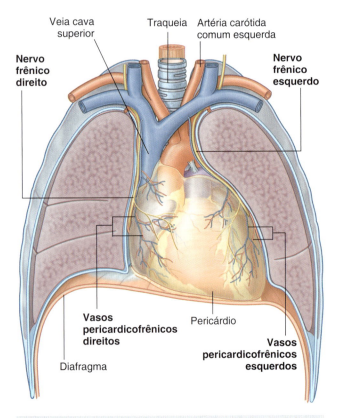

Figura 3.60 Nervos frênicos e vasos pericardicofrênicos.

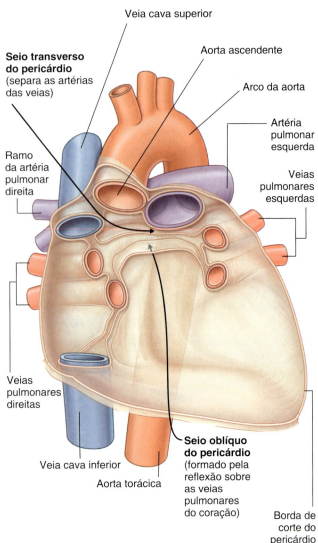

Figura 3.61 Região posterior do pericárdio mostrando as reflexões do pericárdio seroso.

A região de reflexão envolvendo as veias tem a forma de J, e o fundo de saco formado pelo J, posteriormente ao átrio esquerdo, é o seio oblíquo do pericárdio.

A passagem entre os dois locais de reflexão do pericárdio seroso é o seio transverso do pericárdio. Este seio se localiza posteriormente à aorta ascendente e ao tronco pulmonar e anteriormente à veia cava superior, superiormente ao átrio esquerdo.

Quando o pericárdio é incisado anteriormente durante uma cirurgia, um dedo colocado no seio transverso separa as artérias das veias. A mão posicionada sob o ápice do coração e deslizada superiormente atinge o seio oblíquo.

Vasos e nervos

O pericárdio é irrigado por ramos das artérias torácicas interna, pericardiofrênicas, musculofrênicas, frênicas inferiores e da parte torácica da aorta.

A veias do pericárdio drenam para o sistema ázigo de veias e para as veias torácicas internas e para as veias frênicas superiores.

Nervos que suprem o pericárdio se originam do nervo vago (X), dos troncos simpáticos e dos nervos frênicos.

É importante observar que a fonte da sensação somática (dor) do pericárdio parietal é transportada por fibras aferentes somáticas nos nervos frênicos. Por esta razão, a dor relacionada a um problema no pericárdio pode ser referida para os dermátomos dos segmentos C3, C4 e C5 da medula espinal na região supraclavicular do ombro ou na área lateral do pescoço.

Na clínica

Pericardite

A pericardite é uma doença inflamatória do pericárdio. As causas comuns são as infecções virais e bacterianas, as doenças sistêmicas (p. ex., a insuficiência renal crônica) e após o infarto do miocárdio.

A pericardite deve ser diferenciada do infarto do miocárdio porque seu tratamento e prognóstico são muito diferentes. Assim como em pacientes com infarto do miocárdio, pacientes com pericardite se queixam de dor contínua na região central do tórax que pode se irradiar para um ou ambos os membros superiores. Entretanto, diferentemente do infarto do miocárdio, pacientes com pericardite pode experimentar alívio quando estão sentados e se inclinam para a frente. O eletrocardiograma (ECG) é usado para ajudar na distinção entre as duas situações. Normalmente, o ECG mostra elevação difusa do segmento ST. A ecocardiografia também pode ser realizada se há suspeita clínica ou radiológica de derrame pericárdico.

Na clínica

Pericardite constritiva

O espessamento anormal do pericárdio (pericardite constritiva), que em geral envolve apenas a lâmina parietal do pericárdio, mas que também pode atingir a lâmina visceral com menor frequência, pode comprimir o coração, prejudicando a função cardíaca e provocando insuficiência cardíaca. Pode apresentar-se como quadro agudo, mas frequentemente leva a uma condição crônica onde o pericárdio espessado por depósitos de fibrina causa inflamação pericárdica, ocasionando fibrose crônica e calcificação pericárdica. Como resultado, existe uma restrição grave ao enchimento normal durante a fase diastólica do ciclo cardíaco. O diagnóstico é feito pela inspeção do pulso venoso jugular no pescoço. Em indivíduos normais, o pulso venoso jugular diminui durante a inspiração; o contrário ocorre em pacientes com pericardite constritiva e é chamado de sinal de Kussmaul. O tratamento frequentemente envolve a abertura cirúrgica do pericárdio.

Na clínica

Derrame pericárdico

Normalmente, apenas uma quantidade mínima de líquido está presente entre as lâminas visceral e parietal do pericárdio seroso. Em determinadas situações, este espaço pode ser preenchido por líquido em excesso (derrame pleural) (Figura 3.62).

Pelo fato de o pericárdio fibroso ser uma estrutura relativamente fixa e que não se expande facilmente, um acúmulo rápido de líquido no pericárdio comprime o coração (tamponamento cardíaco), resultando em insuficiência biventricular. A retirada do líquido com uma agulha inserida no pericárdio pode aliviar os sintomas.

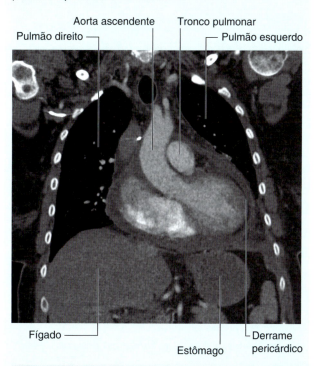

Figura 3.62 Tomografia computadorizada coronal mostrando derrame pericárdico.

Coração

Orientação do coração

A forma geral e a orientação do coração correspondem às de uma pirâmide caída sobre um dos seus lados. Localizada na cavidade torácica, o ápice desta pirâmide se projeta para frente, para baixo e para a esquerda, enquanto sua base é oposta ao ápice e voltada posteriormente (Figura 3.63). Os lados da pirâmide consistem em:

- Uma face diafragmática (inferior) sob a qual a pirâmide se apoia
- Uma face anterior (esternocostal) orientada anteriormente
- Uma face pulmonar direita e
- Uma face pulmonar esquerda.

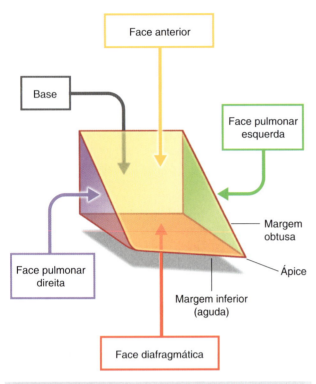

Figura 3.63 Ilustração esquemática do coração mostrando orientação, faces e margens.

Base (face posterior) e ápice

A base do coração é um quadrilátero e se volta posteriormente.

Ela consiste em:

- Átrio esquerdo
- Uma pequena parte do átrio direito e
- As regiões proximais das grandes veias (veias cavas superior e inferior e veias pulmonares) (Figura 3.64).

Devido à entrada das grandes veias na base do coração, com as veias pulmonares entrando nos lados direito e esquerdo do átrio e as veias cavas superior e inferior nas extremidades correspondentes do átrio direito, a base do coração se fixa posteriormente à parede do pericárdio, em frente aos corpos das vértebras T V a T VII (T VI a T IX quando em posição ortostática). O esôfago se localiza imediatamente posterior à base.

A partir da base, o coração se projeta para frente, para baixo e para a esquerda, terminando no ápice. O **ápice do coração** é formado pela parte inferolateral do ventrículo esquerdo (Figura 3.65) e se localiza profundamente ao quinto espaço intercostal esquerdo, 8 a 9 cm da linha esternal.

Faces do coração

A **face anterior** se localiza anteriormente e consiste principalmente no ventrículo direito, com parte do átrio direito à direita e parte do ventrículo esquerdo à esquerda (Figura 3.65).

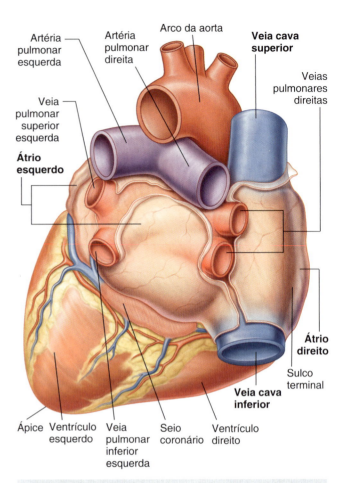

Figura 3.64 Base do coração.

O coração na posição anatômica se apoia sobre a **face diafragmática**, que consiste no ventrículo esquerdo e uma pequena parte do ventrículo direito, separados pelo sulco interventricular posterior (Figura 3.66). Essa face está voltada inferiormente para o diafragma, está separada da base do coração pelo seio coronário e se estende da base até o ápice do coração.

A **face pulmonar esquerda** se opõe ao pulmão esquerdo, é ampla e convexa e consiste no ventrículo esquerdo e parte do átrio esquerdo (Figura 3.66).

A face pulmonar direita se opõe ao pulmão direito, é ampla e convexa e consiste no átrio direito (Figura 3.66).

Margens e bordas

Algumas descrições gerais da orientação cardíaca se referem às margens direita, esquerda, inferior (aguda) e obtusa.

- As **margens direita** e **esquerda** correspondem às faces pulmonares direita e esquerda do coração
- A **margem inferior** é definida como a margem aguda entre as faces anterior e diafragmática do coração (Figuras 3.63 e 3.65) – é formada principalmente pelo ventrículo direito e uma pequena parte do ventrículo esquerdo próximo ao ápice

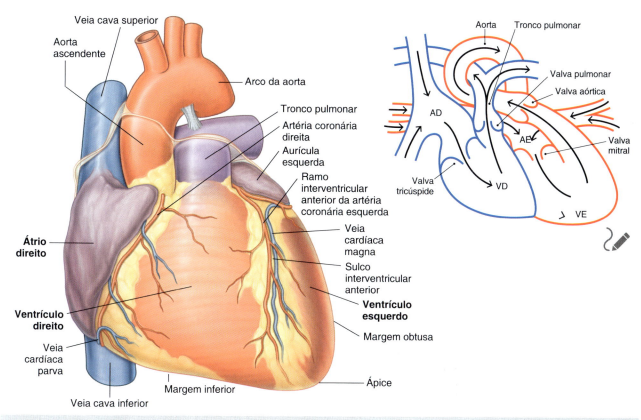

Figura 3.65 Face anterior do coração.

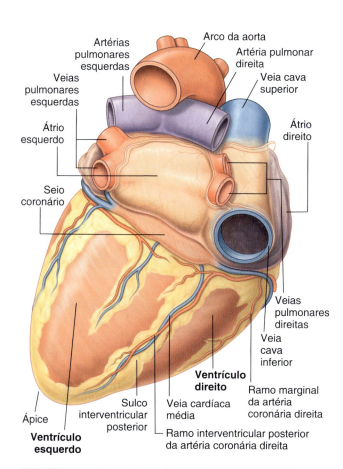

Figura 3.66 Face diafragmática do coração.

- A **margem obtusa** separa a face esternocostal da face pulmonar esquerda (Figura 3.63) – ela é arredondada e se estende da aurícula esquerda até o ápice do coração (Figura 3.65) e é formada principalmente pelo ventrículo esquerdo e por uma pequena porção da aurícula esquerda superiormente.

Para interpretações radiológicas, a completa compreensão das estruturas que definem as margens cardíacas é fundamental. A borda direita, em uma visualização posteroanterior padrão, consiste na veia cava superior, no átrio direito e na veia cava inferior (Figura 3.67A). A borda direita, em uma projeção semelhante, consiste no arco da aorta, tronco pulmonar, aurícula esquerda e ventrículo esquerdo. A borda inferior, neste estudo radiológico, é formado pelo ventrículo direito e, no ápice, pelo ventrículo esquerdo. Em projeções laterais, o ventrículo direito é visto anteriormente e o átrio esquerdo é visualizado posteriormente (Figura 3.67B).

Sulcos externos

Partições internas dividem o coração em quatro câmaras (ou seja, dois átrios e dois ventrículos) e produzem sulcos externos em sua superfície.

- O sulco coronário contorna o coração, separando os átrios dos ventrículos (Figura 3.68). Em seu trajeto, ele abriga a artéria coronária direita, a veia cardíaca parva, o seio coronário e o ramo circunflexo da artéria coronária esquerda

Gray Anatomia Clínica para Estudantes

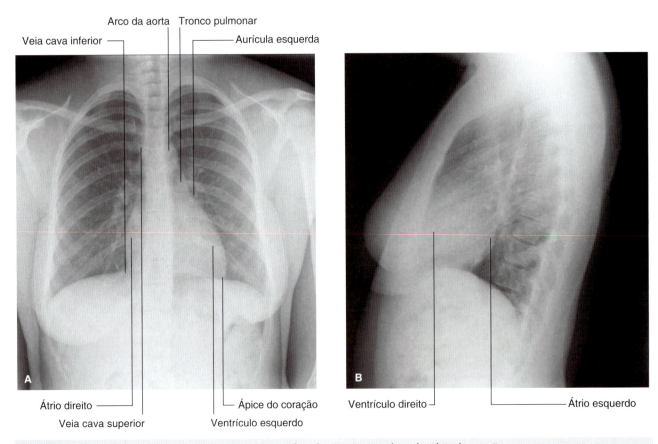

Figura 3.67 Radiografias do tórax. **A.** Vista posteroanterior padrão do tórax. **B.** Vista lateral padrão do coração.

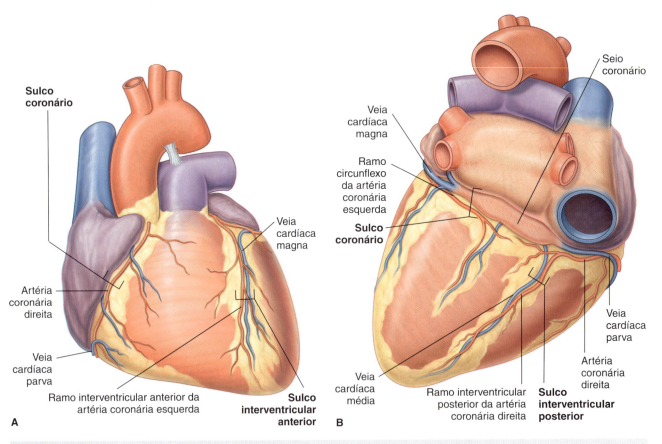

Figura 3.68 Sulcos do coração. **A.** Face anterior do coração. **B.** Face diafragmática e base do coração.

- Os sulcos interventriculares anterior e posterior separam os dois ventrículos – o sulco interventricular anterior se localiza na face esternocostal do coração e contém a artéria interventricular anterior e a veia cardíaca magna, e o sulco interventricular posterior se localiza na face diafragmática do coração e contém a artéria interventricular posterior e a veia interventricular posterior (veia cardíaca média).

Estes sulcos são contínuos inferiormente até imediatamente à direita do ápice do coração.

Câmaras cardíacas

O coração consiste funcionalmente em duas bombas separadas por uma divisória (Figura 3.69A). A bomba direita recebe sangue desoxigenado do corpo e o envia para os pulmões. A bomba esquerda recebe sangue oxigenado dos pulmões e o envia para o corpo. Cada bomba consiste em um átrio e um ventrículo separados por uma valva.

Os átrios de paredes delgadas recebem o sangue que chega ao coração, enquanto os ventrículos relativamente espessos bombeiam o sangue para fora do coração.

Mais força é necessária para bombear o sangue através do corpo do que através dos pulmões; desta forma, a parede muscular do ventrículo esquerdo é mais espessa que a do ventrículo direito.

Os septos interatriais, interventriculares e atrioventriculares separam as quatro câmaras do coração (Figura 3.69B). A anatomia interna de cada câmara é essencial para sua função.

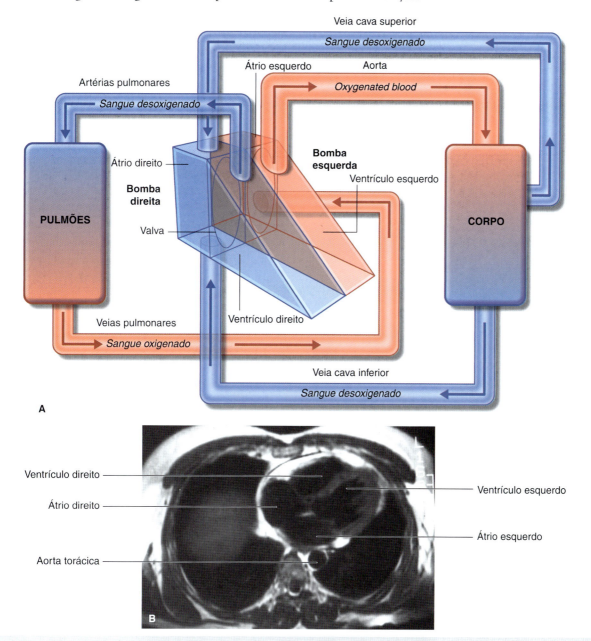

Figura 3.69 **A.** O coração tem duas bombas **B.** Ressonância magnética mostrando todas as quatro câmaras e septos.

Átrio direito

Na posição anatômica, a margem direita do coração é formada pelo **átrio direito**. Essa câmara também contribui para a região direita da face esternocostal do coração.

O sangue que retorna ao átrio direito entra através de um de três vasos, que são:

- As veias cavas superior e inferior que, em conjunto, transportam sangue do corpo para o coração e
- O seio coronário que transporta o sangue das paredes do próprio coração.

A veia cava superior desemboca na região posterior e superior do átrio direito, e a veia cava inferior e o seio coronário drenam para a região posterior e inferior do átrio direito.

Do átrio direito, o sangue passa para o ventrículo direito através do **óstio atrioventricular direito**. Essa abertura está voltada para frente e medialmente e é fechada pela valva tricúspide durante a contração ventricular. O interior do átrio direito é dividido em dois espaços contínuos. Externamente, essa separação é marcada por um sulco vertical raso (**sulco terminal do coração**) que se estende a partir do lado direito da abertura da veia cava superior até o lado direito da abertura da veia cava inferior. Internamente, essa divisão é marcada pela **crista terminal** (Figura 3.70), que é uma crista lisa que se inicia no teto do átrio, imediatamente anterior ao óstio da veia cava superior, e se estende distalmente pela parede lateral até a válvula da veia cava inferior.

A região posterior à crista terminal é o **seio das veias cavas** e é derivado embriologicamente do corno direito do seio venoso. Essa porção do átrio direito tem as paredes delgadas e lisas, e ambas as veias cavas drenam neste espaço.

O espaço anterior à crista, incluindo a **aurícula direita**, é, por vezes, chamado de **átrio propriamente dito**.

Essa terminologia se baseia na sua origem do átrio primitivo do embrião. Suas paredes são recobertas por sulcos denominados **músculos pectíneos**, que se distribuem a partir da crista como um "pente". Essas cristas também são encontradas na aurícula direita, que é uma bolsa muscular cônica, semelhante a uma orelha, que se sobrepõe externamente à aorta ascendente.

Uma outra estrutura no átrio direito é a **abertura do seio coronário**, que recebe sangue da maior parte das veias cardíacas e desemboca medialmente à **abertura da veia cava inferior**. Pequenas pregas de tecido derivado da válvula do seio venoso embrionário estão associadas a estas aberturas (a **válvula do seio coronário** e a **válvula da veia cava inferior**, respectivamente). Durante o desenvolvimento, a válvula da veia cava inferior contribui para o direcionamento do sangue oxigenado através do forame oval para o átrio esquerdo.

O **septo interatrial** separa o átrio direito do átrio esquerdo e está voltado para a frente e para a direita porque o átrio esquerdo se localiza posteriormente e para a esquerda do átrio direito. Uma depressão é claramente visível no septo imediatamente acima do óstio da veia cava inferior. Essa depressão é a **fossa oval** e sua margem proeminente é o **limbo da fossa oval**.

A fossa oval marca a localização do forame oval embrionário, que é uma parte importante da circulação fetal.

O **forame oval** permite que o sangue oxigenado que entra no átrio direito pela veia cava inferior passa diretamente para o átrio esquerdo e desvie dos pulmões, que não são funcionais antes do nascimento.

Por fim, várias pequenas aberturas – os **forames das veias mínimas do coração** – distribuem-se pelas paredes do átrio direito. São veias pequenas que drenam o miocárdio diretamente para o átrio direito.

Ventrículo direito

Na posição anatômica, o ventrículo direito forma a maior parte da face esternocostal do coração e uma parte da face diafragmática. O átrio direito está à direita do ventrículo direito e o ventrículo direito se localiza à frente e à esquerda do óstio atrioventricular direito. Portanto, a direção do sangue que entra no ventrículo direito a partir do átrio direito é horizontal e para a frente.

A via de saída do fluxo do ventrículo direito para o tronco pulmonar é o **cone arterial** (infundíbulo). Essa

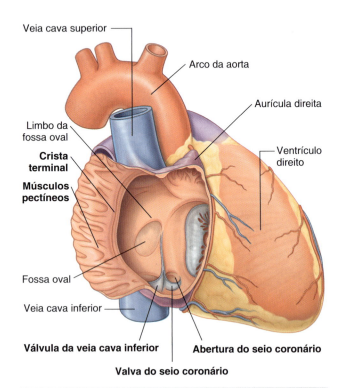

Figura 3.70 Vista interior do átrio direito.

área apresenta paredes lisas e é derivada do bulbo cardíaco embrionário.

As paredes do ventrículo direito relacionadas ao influxo de sangue têm várias estruturas musculares irregulares denominadas **trabéculas cárneas** (Figura 3.71). Em sua maior parte, estão fixadas às paredes ventriculares em toda a sua extensão ou em suas extremidades, formando cristas. Algumas trabéculas cárneas (músculos papilares) têm apenas uma das extremidades fixada à superfície ventricular, enquanto outra serve como ponto de fixação para cordas fibrosas semelhantes a tendões (as cordas tendíneas) que se ancoram nas bordas livres das cúspides da valva tricúspide.

Existem três músculos papilares no ventrículo direito: o músculo papilar anterior, o músculo papilar posterior e o músculo papilar septal. São denominados conforme seu ponto de origem na cavidade ventricular.

- O **músculo papilar anterior** é o maior e mais constante dos músculos papilares e se origina da parede anterior do ventrículo
- O **músculo papilar posterior** pode consistir em uma, duas ou três estruturas, com algumas cordas tendíneas surgindo diretamente da parede ventricular
- O **músculo papilar septal** é o mais inconstante dos músculos papilares, podendo ser pequeno ou ausente, com as cordas tendíneas emergindo diretamente da parede septal.

Uma única trabécula especializada, a **trabécula septomarginal** (**banda moderadora**), forma uma ponte entre a região inferior do **septo interventricular** e a base do músculo papilar anterior. A trabécula septomarginal abriga uma porção do sistema de condução do coração, o ramo direito do feixe atrioventricular, para a parede anterior do ventrículo direito.

Valva tricúspide

A **valva tricúspide** (**valva atrioventricular direita**) fecha o óstio atrioventricular direito e se fecha durante a contração ventricular. A valva recebe esse nome por consistir em três cúspides ou válvulas (Figura 3.71). A base de cada válvula está fixada ao anel fibroso que envolve o óstio atrioventricular. Esse anel fibroso ajuda na manutenção da forma da abertura. As válvulas são contínuas entre si próximo às suas bases, em regiões denominadas **comissuras**.

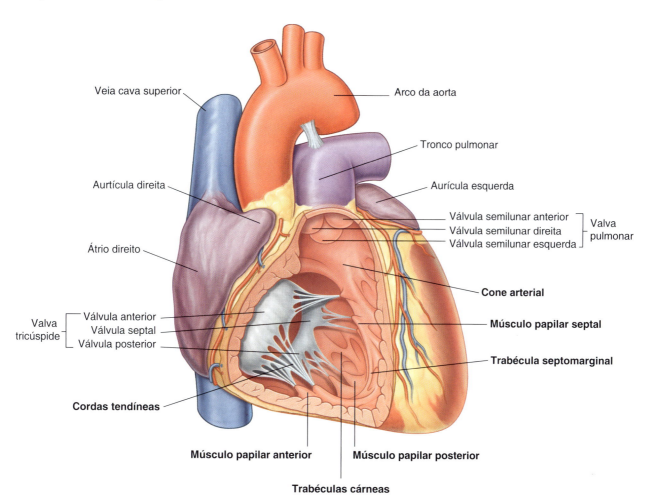

Figura 3.71 Vista interior do ventrículo direito.

A denominação das três válvulas, **anterior**, **septal** e **posterior**, baseia-se na sua posição relativa no ventrículo direito. As margens livres das válvulas são fixadas às cordas tendíneas, que se originam dos ápices dos músculos papilares.

Durante o enchimento do ventrículo direito, a valva tricúspide está aberta e as três válvulas se projetam para dentro do ventrículo direito.

Sem a presença de um mecanismo compensatório, quando a musculatura ventricular se contraísse, as cúspides valvares seriam forçadas pelo fluxo sanguíneo e o sangue retornaria para o átrio direito. No entanto, a contração dos músculos papilares fixados às cúspides pelas cordas tendíneas impede a eversão das válvulas para o átrio direito.

Em resumo, os músculos papilares e as suas cordas tendíneas associadas mantêm as valvas fechadas durante as mudanças dramáticas do tamanho do ventrículo que ocorrem durante sua contração.

Além disso, as cordas tendíneas de dois músculos papilares se fixam em cada válvula. Isso ajuda a evitar o afastamento entre as válvulas durante a contração ventricular. O fechamento adequado da valva tricúspide faz com que o sangue deixe o ventrículo direito em direção ao tronco pulmonar.

A necrose de um músculo papilar consequente ao infarto do miocárdio pode causar prolapso da valva correspondente.

Valva do tronco pulmonar

No ápice do infundíbulo, a via de saída do ventrículo direito, a abertura para o tronco pulmonar é fechada pela **valva pulmonar** (Figura 3.71), que consiste em três **válvulas semilunares** com bordas livres que se direcionam cranialmente no lúmen do tronco pulmonar.

A borda superior livre de cada válvula apresenta uma porção média espessada, os **nódulos das válvulas semilunares**, e porções laterais delicadas, as **lúnulas das válvulas semilunares** (Figura 3.72).

As válvulas são denominadas em **esquerda**, **direita** e **anterior**, de acordo com sua posição fetal prévia à rotação completa das vias de saída.

Cada válvula forma um seio (Figura 3.72) na porção inicial do tronco pulmonar. Após a contração ventricular, o refluxo de sangue preenche estes **seios**, forçando o fechamento das válvulas. Isso impede que o sangue do tronco pulmonar retorne ao ventrículo direito.

Átrio esquerdo

O **átrio esquerdo** forma a maior parte da base do coração. Assim como o átrio direito, o átrio esquerdo é derivado embriologicamente de duas estruturas.

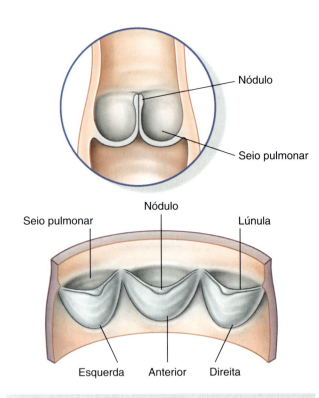

Figura 3.72 Vista posterior da valva pulmonar.

- A metade posterior, ou região de entrada, recebe as quatro veias pulmonares (Figura 3.73). Tem paredes lisas e se origina das porções proximais das veias pulmonares que são incorporadas ao átrio esquerdo durante o desenvolvimento
- A metade anterior é contínua com a aurícula esquerda. Contém os músculos pectíneos e se origina do átrio embrionário primitivo. Diferentemente da crista terminal no átrio direito, nenhuma estrutura visível separa os componentes do átrio esquerdo.

O septo interatrial faz parte da parede anterior do átrio esquerdo. Uma área mais delgada ou deprimida do septo é a valva do forame oval e se localiza opostamente ao assoalho da fossa oval no átrio direito.

Durante o desenvolvimento, a **valva do forame oval** impede o sangue de passar do átrio esquerdo para o átrio direito. Essa valva pode não se fechar em alguns adultos, deixando o forame oval patente entre o átrio direito e o átrio esquerdo.

Ventrículo esquerdo

O ventrículo esquerdo se localiza anteriormente ao átrio esquerdo. Contribui para as faces anterior, diafragmática e pulmonar esquerda do coração e forma o ápice.

O sangue chega ao ventrículo através do **óstio atrioventricular esquerdo** e flui em direção anterior para o ápice. A câmara é cônica, mais longa que o ventrículo direito e possui a camada mais espessa de **miocárdio**. A via de

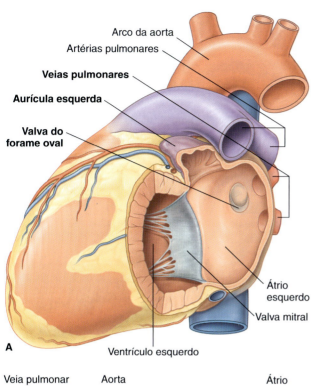
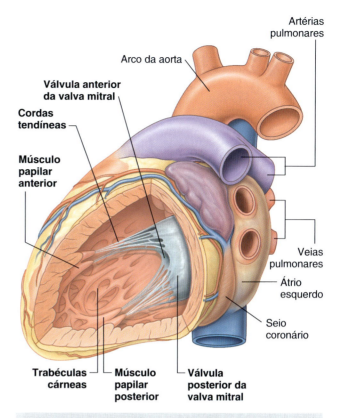

Figura 3.74 Vista interna do ventrículo esquerdo.

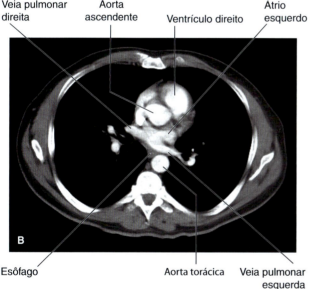

Figura 3.73 Átrio esquerdo. A. Vista interior. B. Tomografia computadorizada axial mostrando as veias pulmonares entrando no átrio esquerdo.

saída (**vestíbulo da aorta**) é posterior ao infundíbulo do ventrículo direito, possui paredes lisas e é derivada do broto cardíaco embrionário.

As **trabéculas cárneas** no ventrículo esquerdo são delicadas em comparação àquelas do ventrículo direito.

O aspecto geral das trabéculas, com suas cristas e pontes, é similar ao do ventrículo direito (Figura 3.74).

Os músculos papilares, em conjunto com as cordas tendíneas, também são observadas, e suas estruturas são como foi descrito acima para o ventrículo direito.

Dois músculos papilares, o **músculo papilar anterior** e o **músculo papilar posterior**, são comumente encontrados no ventrículo esquerdo e são maiores do que os do ventrículo direito.

Na posição anatômica, o ventrículo esquerdo é discretamente posterior ao ventrículo direito. O septo interventricular, portanto, forma a parede anterior e parte da parede do lado direito do ventrículo esquerdo. O septo é descrito como tendo duas partes:

- Uma parte muscular e
- Uma parte membranácea.

A parte muscular é espessa e forma a maior parte do septo, enquanto a parte membranácea é a porção delgada e superior do septo. Uma terceira parte do septo pode ser considerada como uma porção atrioventricular pela sua localização acima da válvula septal da valva tricúspide. Essa localização superior posiciona essa parte do septo entre o ventrículo esquerdo e o átrio direito.

Valva mitral

O óstio atrioventricular esquerdo se abre na região posterior direita da parte superior do ventrículo esquerdo. Durante a contração ventricular, o óstio é fechado pela **valva mitral** (**valva atrioventricular esquerda**), também denominada de valva bicúspide por apresentar duas válvulas, a **válvula anterior** e a **válvula posterior** (Figura 3.74). As bases das válvulas são fixadas em um anel fibroso que contorna o óstio, e as válvulas são contínuas entre si nas comissuras. A ação coordenada dos músculos papilares e das cordas tendíneas são como descritas para o ventrículo direito.

Valva da aorta

O vestíbulo da aorta, ou via de saída do ventrículo esquerdo, se continua superiormente com a aorta ascendente. A abertura do ventrículo esquerdo para a aorta é fechada pela valva da aorta. Essa valva tem estrutura similar com a valva do tronco pulmonar. Ela consiste em três válvulas semilunares com a margem livre de cada uma delas se projetando superiormente para o lúmen da aorta ascendente (Figura 3.75).

Entre as válvulas semilunares e a parede da aorta ascendente, existem seios – **seio direito, esquerdo e posterior**. As artérias coronárias direita e esquerda se originam dos seios direito e esquerdo. Por isso, o seio posterior da aorta e sua válvula são ocasionalmente denominados de **seio e válvula não coronários**.

O funcionamento da valva da aorta é semelhante ao da valva do tronco pulmonar, com uma característica adicional importante: conforme o sangue reflui após a contração ventricular e preenche os seios da aorta, ele é automaticamente impulsionado para as artérias coronárias, pois estes vasos se originam dos seios direito e esquerdo da aorta.

Na clínica

Doença valvar

As doenças valvares consistem em dois grupos básicos:

- Incompetência (insuficiência), que resulta do mau funcionamento da valva e
- Estenose, um estreitamento do óstio causado pela dificuldade de a valva ter uma abertura completa.

A **doença valvar mitral** apresenta frequentemente um padrão misto de estenose e insuficiência, com predominância de um dos dois.

Tanto a estenose quanto a insuficiência ocasionam o mau funcionamento valvar e subsequente alterações cardíacas, que incluem:

- Hipertrofia ventricular esquerda (que é menos evidente em pacientes com estenose mitral)
- Aumento da pressão venosa pulmonar
- Edema pulmonar e
- Aumento (dilatação) e hipertrofia do átrio esquerdo.

A estenose valvar mitral pode ser congênita ou adquirida; na última, a causa mais comum é a febre reumática.

A estenose normalmente ocorre décadas após um episódio agudo de endocardite reumática.

A **doença valvar aórtica**, tanto a estenose aórtica quanto a insuficiência aórtica (refluxo), podem produzir insuficiência cardíaca importante.

Estenose valvar aórtica é o tipo mais comum de doença valvar cardíaca e resulta da calcificação das válvulas por aterosclerose. A doença valvar pode ser causada por doenças pós-inflamatórias ou pós-reumáticas. Estas podem levar à insuficiência aórtica, tais como a endocardite infecciosa, doença degenerativa valvar, febre reumática ou trauma.

A **doença valvar do lado direito do coração (envolvendo a valva tricúspide ou a valva do tronco pulmonar)** é mais frequentemente causada por infecção. Drogas de uso intravenoso, alcoolismo, cateteres e queimaduras extensas predispõem à infecção das valvas, particularmente a valva tricúspide. A disfunção valvar resultante produz variações anormais de pressão no átrio direito e no ventrículo direito que podem ocasionar insuficiência cardíaca.

Esqueleto cardíaco

O esqueleto cardíaco é um conjunto de tecido conjuntivo fibroso espesso na forma de quatro anéis com áreas de interconexão em um plano entre os átrios e os ventrículos. Os quatro anéis do esqueleto cardíaco envolvem os dois óstios interventriculares, o óstio da aorta e o óstio do tronco pulmonar. Eles formam os **anéis fibrosos**. As regiões de interconexão incluem:

- O trígono fibroso direito, que é uma área espessada de tecido conjuntivo entre o anel da aorta e o anel atrioventricular direito e

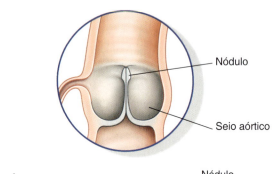
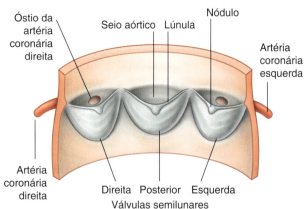

Figura 3.75 Vista anterior da valva aórtica.

- O trígono fibroso esquerdo, que é uma área espessada de tecido conjuntivo entre o anel da aorta e o anel atrioventricular esquerdo (Figura 3.76).

O esqueleto cardíaco ajuda na manutenção da integridade das aberturas que envolve e provê pontos de fixação para as válvulas. Ele também separa a musculatura atrial da musculatura ventricular. O miocárdio atrial se origina da margem superior dos anéis, enquanto o miocárdio ventricular se origina da margem inferior dos anéis.

O esqueleto cardíaco também funciona como uma separação de tecido conjuntivo denso que isola eletricamente os átrios dos ventrículos. O fascículo atrioventricular, que passa pelo anel, é a única conexão entre estes grupos de miocárdio.

Vascularização coronária

Duas artérias coronárias se originam dos seios da aorta na porção inicial da aorta ascendente e irrigam o músculo e os outros tecidos do coração. Elas rodeiam o coração no sulco coronário, com ramos marginais e interventriculares convergindo para o ápice do coração nos sulcos interventriculares (Figura 3.77).

O sangue venoso de retorno passa através das veias cardíacas, e a maioria drena no seio coronário. Esta grande estrutura venosa está localizada no sulco coronário na face posterior do coração entre o átrio esquerdo

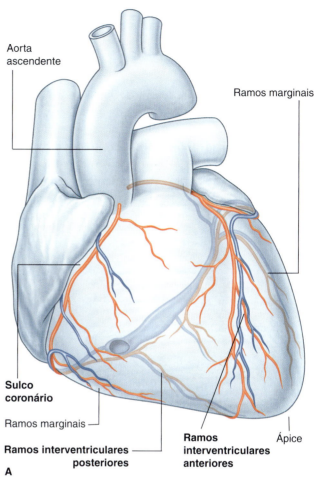

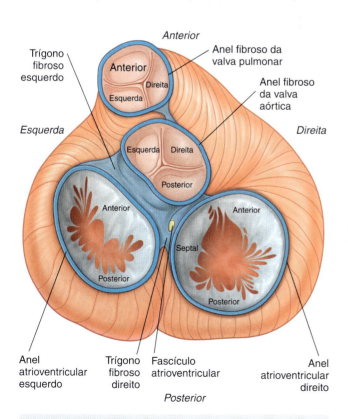

Figura 3.76 Esqueleto cardíaco (átrios removidos).

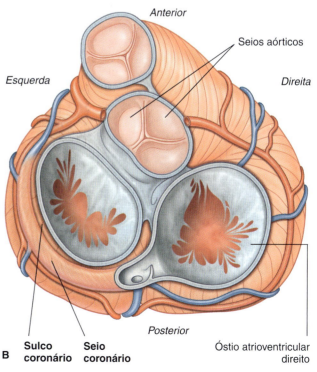

Figura 3.77 Vasculatura cardíaca. **A.** Vista anterior. **B.** Vista superior (átrios removidos).

e o ventrículo esquerdo. O seio coronário drena para o átrio direito entre o óstio da veia cava inferior e o óstio atrioventricular direito.

Artérias coronárias

Artéria coronária direita. A artéria coronária direita se origina do seio direito da aorta na aorta ascendente. Ela passa anteriormente e depois desce verticalmente no sulco coronário, entre o átrio direito e o ventrículo direito (Figura 3.78 A). Ao atingir a margem inferior do coração, ela se volta posteriormente e se continua no sulco sobre a face diafragmática e a base do coração. Neste trajeto, vários ramos se originam do tronco principal do vaso:

- Um **ramo atrial** inicial passa pelo sulco entre a aurícula direita e a aorta ascendente e produz o **ramo do nó sinoatrial** (Figura 3.78 A), que circunda posteriormente a veia cava superior para irrigar o nó sinoatrial
- Um **ramo marginal direito** se origina quando a artéria coronária direita se aproxima da margem inferior (aguda) do coração (Figura 3.78 A, B) e se continua ao longo desta margem em direção ao ápice do coração
- Conforme a artéria coronária direita segue seu trajeto para a face diafragmática do coração, ela fornece um pequeno ramo para o nó atrioventricular antes de se terminar como ramo interventricular

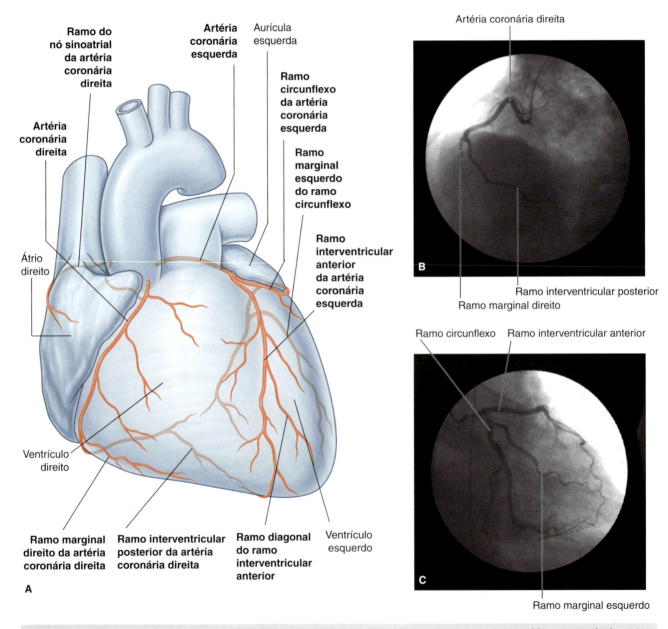

Figura 3.78 A. Vista anterior do sistema arterial coronário. Artéria coronária direita dominante. **B.** Vista anterior oblíqua esquerda da artéria coronária direita. **C.** Vista anterior oblíqua direita da artéria coronária esquerda.

posterior, seu último e mais importante ramo (Figura 3.78 A), que se localiza no **sulco interventricular posterior**.

A artéria coronária direita irriga o átrio direito e o ventrículo direito, os nós sinoatrial e atrioventricular, o septo interatrial, uma parte do átrio esquerdo, o terço posteroinferior do septo interventricular e uma parte da região posterior do ventrículo esquerdo.

Artéria coronária esquerda. A artéria coronária esquerda se origina do seio esquerdo da aorta ascendente. Passa entre o tronco pulmonar e a aurícula esquerda antes de entrar no sulco coronário. Emergindo por trás do tronco pulmonar, a artéria se divide em seus dois ramos terminais, o ramo interventricular anterior e o ramo circunflexo (Figura 37.8 A).

- O **ramo interventricular anterior** (**artéria descendente anterior**) (Figura 3.78 A, C) contorna o lado esquerdo do tronco pulmonar e desce obliquamente em direção ao ápice do coração no sulco atrioventricular anterior (Figura 3.78 A, C). No seu trajeto, pode produzir um ou dois **ramos diagonais** grandes que descem diagonalmente através da face esternocostal do ventrículo esquerdo
- O **ramo circunflexo** (Figura 3.78 A, C) se dirige para a esquerda no sulco coronário e sobre a face diafragmática do coração e normalmente termina antes de alcançar o sulco interventricular posterior. Um grande ramo, a **artéria marginal esquerda** (Figura 3.78 A, C), normalmente se origina a partir do ramo circunflexo e se continua através da margem obtusa do coração.

O padrão de distribuição da artéria coronária esquerda permite que ela irrigue a maior parte do átrio esquerdo e do ventrículo esquerdo e a maior parte do septo interventricular, incluindo o fascículo atrioventricular e seus ramos.

Variações no padrão de distribuição das artérias coronárias. Ocorrem muitas variações importantes no padrão de distribuição das artérias coronárias.

- O padrão de distribuição descrito acima, tanto para a artéria coronária direita quanto para a esquerda, é o mais comum e consiste na dominância coronária direita. Isso significa que o ramo interventricular posterior se origina da artéria coronária direita. A artéria coronária direita, portanto, irriga uma grande parte da parede posterior do ventrículo esquerdo e o ramo circunflexo da artéria coronária esquerda é relativamente pequeno
- Em contraste, em corações com dominância da artéria coronária esquerda, o ramo interventricular posterior se origina de um grande ramo circunflexo e irriga a maior parte da parede posterior do ventrículo esquerdo (Figura 3.79)
- Outro ponto de variação se refere à irrigação dos nós sinoatrial e atrioventricular. Na maior parte dos casos, estas duas estruturas são irrigadas pela artéria coronária direita. No entanto, ocasionalmente essas estruturas são irrigadas por vasos do ramo circunflexo da artéria coronária esquerda.

Na clínica

Terminologia clínica das artérias coronárias.
Na prática, os clínicos utilizam nomes alternativos para os vasos coronários. A curta artéria coronária esquerda é chamada de tronco da coronária esquerda. Um dos seus ramos primários, a artéria interventricular anterior, é chamada de artéria descendente anterior (DA). Similarmente, o ramo terminal da artéria coronária direita, o ramo interventricular posterior, é chamado de artéria descendente posterior (DP).

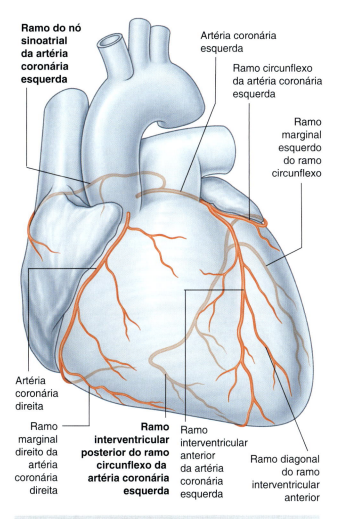

Figura 3.79 Artéria coronária esquerda dominante.

Na clínica

Infarto do miocárdio
O infarto do miocárdio acontece quando a perfusão do miocárdio é insuficiente para suprir as necessidades metabólicas do tecido, levando a lesão tecidual irreversível. A causa mais comum é a oclusão completa de uma artéria coronária importante.

Doença arterial coronária
A oclusão de uma artéria coronária importante, normalmente devido à aterosclerose, leva a uma oxigenação inadequada de uma área do miocárdio e morte celular (Figura 3.80). A gravidade do problema está relacionada com o tamanho e localização da artéria envolvida, se a obstrução é total ou não e se há vasos colaterais que permitam a perfusão do território a partir de outros vasos. Dependendo da gravidade, os pacientes podem desenvolver dor (angina) ou infarto do miocárdio (IAM).

Cateterismo cardíaco
Essa é uma técnica na qual um tubo longo e fino (cateter) é introduzido na artéria femoral na coxa e passado através das artérias ilíaca externa e ilíaca comum para a aorta abdominal. Continua-se a progressão do cateter através da parte torácica da aorta até a origem das artérias coronárias. As coronárias também podem ser acessadas através das artérias radial e braquial. Um guia fino é introduzido na artéria coronária e usado para ultrapassar a estenose. Um pequeno balão é então passado sobre o guia e pode ser insuflado no nível da obstrução, dilatando-a; esta é a chamada angioplastia.

Mais comumente, essa dilatação é complementada pela colocação de uma rede metálica delicada (*stent*) na obstrução para mantê-la aberta.

Outras intervenções percutâneas são a aspiração de trombos coronários e ablação de placas por rotação.

Revascularização do miocárdio
Se a doença coronária é muito extensa para ser tratada por intervenção percutânea, a revascularização coronária cirúrgica pode ser necessária. A veia safena magna no membro inferior é retirada e utilizada como enxerto. Ela é dividida em vários segmentos, cada um usado para ultrapassar regiões ocluídas das artérias coronárias. A artéria torácica interna e a artéria radial também podem ser utilizadas.

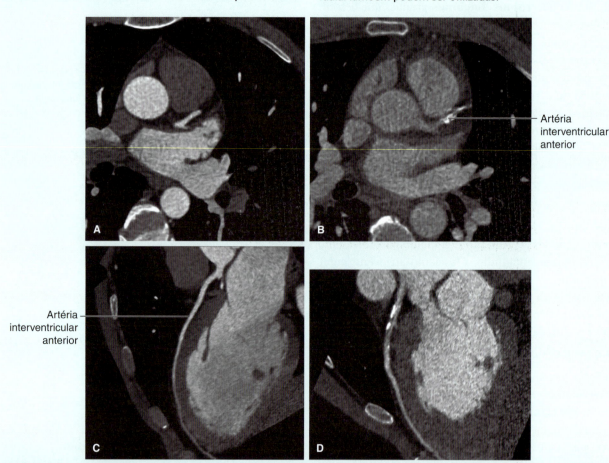

Figura 3.80 A e B. Imagem axial de tomografia computadorizada em projeção de intensidade máxima (MIP). **A.** Artéria interventricular anterior (descendente anterior) normal. **B.** Artéria interventricular anterior (descendente anterior) estenótica (calcificada). **C e D.** Imagem de tomografia computadorizada do coração com reconstrução multiplanar (MPR) no maior eixo vertical **C.** Artéria interventricular anterior (descendente anterior) normal. **D.** Artéria interventricular anterior (descendente anterior) estenótica (calcificada).

Na clínica

Sintomas clássicos do infarto do miocárdio

Os sintomas típicos são opressão torácica, que pode ser intensa e durar mais de 20 minutos e se associa frequentemente com sudorese. A dor no peito (que pode ser descrita como "um elefante sentado no meu peito" ou usar um punho cerrado para descrever a dor – Sinal de Levine) frequentemente se irradia para os braços (esquerdo mais comumente que o direito) e pode estar associada com náuseas.

A gravidade da isquemia e do infarto depende da velocidade com que ocorre a oclusão ou estenose e se vias colaterais tiveram ou não chance de se desenvolver.

Na clínica

Os sintomas do infarto são os mesmos em homens e mulheres?

Apesar de homens e mulheres poderem ter os sintomas típicos de dor torácica grave, sudorese fria e dor no braço esquerdo, mulheres têm maior chance do que homens de apresentarem sintomas mais sutis e menos reconhecíveis. Esses sintomas podem incluir dor abdominal, dolorimento da mandíbula ou dorso, náuseas, falta de ar ou simplesmente cansaço. O mecanismo dessa diferença não é compreendido, mas é importante considerar isquemia cardíaca para uma ampla gama de sintomas.

Na clínica

Defeitos cardíacos congênitos comuns

As anomalias mais comuns que ocorrem durante o desenvolvimento são aquelas produzidas por defeitos nos septos atrial e ventricular.

Um defeito no septo interatrial permite que o sangue passe de um lado do coração para outro, da câmara com maior pressão para a câmara com menor pressão; isso é clinicamente conhecido como *shunt*. Uma **comunicação interatrial (CIA)** permite que sangue oxigenado flua do átrio esquerdo (pressão maior) através do defeito septal para o átrio direito (pressão menor), ocasionando um *shunt* esquerdo-direito e sobrecarga de volume na circulação direita. Muitos pacientes com CIA são assintomáticos, mas, em alguns casos, a CIA pode causar sintomas e necessitar ser fechada cirurgicamente ou por dispositivos endovasculares. Ocasionalmente, o aumento do fluxo sanguíneo no átrio direito por muitos anos leva à hipertrofia atrial e ventricular direitas e dilatação do tronco pulmonar, resultando em hipertensão arterial pulmonar. Nestes casos, os pacientes podem apresentar falta de ar, cansaço progressivo, episódios de síncope e falência cardíaca. Na CIA, o ventrículo esquerdo não está dilatado e não é afetado pelo aumento do volume do sangue de retorno.

Os mais comuns de todos os defeitos cardíacos congênitos são aqueles que ocorrem no septo interventricular – **comunicação interventricular (CIV)**. Essas lesões são mais frequentes na parte membranácea do septo e permitem que o sangue flua do ventrículo esquerdo (pressão maior) para o ventrículo direito (pressão menor), levando a uma comunicação anormal entre as circulações sistêmica e pulmonar. Isso ocasiona hipertrofia ventricular direita, aumento do fluxo sanguíneo pulmonar, aumento da pressão arterial pulmonar e aumento do volume do sangue que retorna para o ventrículo esquerdo, causando sua dilatação. O aumento da pressão pulmonar nos casos mais graves pode causar edema pulmonar. Se suficientemente ampla e deixada sem tratamento, a CIV pode produzir problemas clínicos relevantes que podem necessitar cirurgia. A CIV pode ser uma anomalia isolada ou fazer parte de um quadro sindrômico, como a tetralogia de Fallot.

A **tetralogia de Fallot**, a doença cardíaca cianótica congênita mais comum diagnosticada logo após o parto, consiste clinicamente em quatro anormalidades: estenose pulmonar, CIV, transposição da aorta (originária do ventrículo direito em graus variáveis) e hipertrofia ventricular direita. A atrésia do ventrículo direito e a estenose do tronco pulmonar reduz o fluxo sanguíneo para os pulmões, levando a uma redução do sangue oxigenado que retorna ao coração. O defeito no septo interventricular faz com que o sangue oxigenado se misture com o sangue não oxigenado. Este sangue misturado é distribuído aos órgãos importantes pela aorta, resultando em oxigenação deficiente e cianose. Crianças podem apresentar cianose ao nascimento ou desenvolver episódios de cianose quando amamentam ou choram (crises cianóticas). A maioria das crianças afetadas necessitam de tratamento cirúrgico. O advento da circulação extracorpórea foi fundamental para a obtenção de resultados cirúrgicos altamente satisfatórios.

Ocasionalmente, o **canal arterial**, que conecta a artéria pulmonar esquerda à região inferior do arco da aorta, não se fecha ao nascimento. Isto é chamado de **persistência do canal arterial (PCA)**. Quando isso ocorre, o sangue oxigenado no arco da aorta (pressão mais alta) passa para a artéria pulmonar esquerda (pressão mais baixa) e produz hipertensão pulmonar e dilatação do átrio e ventrículo esquerdos. O prognóstico dos pacientes com PCA isolada é muito bom, já que a maioria deles não tem qualquer sequela importante após o fechamento cirúrgico.

Todos estes defeitos produzem um *shunt* esquerdo-direito, o que significa que o sangue oxigenado do lado esquerdo do coração se mistura com o sangue desoxigenado do lado direito do coração antes que este passe pela circulação pulmonar. Estes *shunts* são, normalmente, compatíveis com a vida, mas o tratamento cirúrgico ou endovascular pode ser necessário.

Raramente um *shunt* é direito-esquerdo. Isolado, ele é fatal; no entanto, esse tipo de *shunt* se associa frequentemente com outras anomalias, de modo que algum sangue desoxigenado retorna para os pulmões e para a circulação sistêmica.

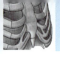

Na clínica

Ausculta cardíaca

A ausculta do coração evidencia o ciclo cardíaco normalmente audível, que permite ao clínico avaliar a frequência cardíaca, o ritmo e a regularidade. Além disso, os sopros cardíacos que têm sons característicos nas fases do ciclo podem ser demonstrados (Figura 3.81).

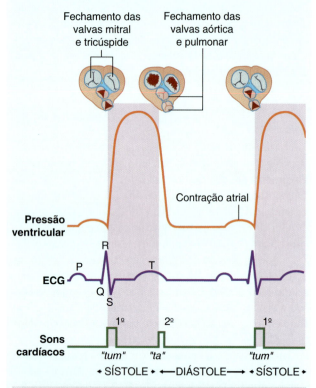

Figura 3.81 Sons cardíacos e como eles se relacionam com o fechamento valvar, eletrocardiograma (ECG) e pressão ventricular.

Veias cardíacas

O **seio coronário** recebe quatro tributárias importantes: a veia cardíaca magna, a veia interventricular posterior, a veia cardíaca parva e as veias ventriculares posteriores.

Veia cardíaca magna. A veia cardíaca magna se inicia no ápice do coração (Figura 3.82 A). Ela ascende no sulco interventricular anterior, onde está relacionada com a artéria interventricular anterior e é frequentemente chamada de veia interventricular anterior. Ao atingir o sulco coronário, a veia cardíaca magna se volta para a esquerda e continua pela face diafragmática do coração. Neste ponto, ela está associada com o ramo circunflexo da artéria coronária esquerda. Continuando seu trajeto no sulco coronário, a veia cardíaca magna gradualmente se dilata para formar o seio coronário, que desemboca no átrio direito (Figura 3.82 B).

Veia interventricular posterior. A veia interventricular posterior (veia cardíaca média) se inicia próximo ao ápice do coração e ascende pelo sulco interventricular posterior em direção ao seio coronário (Figura 3.82 B). Ela está associada ao ramo interventricular posterior da artéria coronária direita ou da artéria coronária esquerda em todo seu trajeto.

Veia cardíaca parva. A veia cardíaca parva começa na região anterior e inferior do sulco coronário entre o átrio direito e o ventrículo direito (Figura 3.82 A). Ela se continua neste sulco na face diafragmática do coração onde ela drena no seio coronário na sua extremidade atrial. Em todo o seu trajeto, acompanha a artéria coronária direita e pode receber a veia marginal direita (Figura 3.82 A). Esta pequena veia acompanha o ramo marginal da artéria coronária direita ao longo da margem direita do coração. Se a veia marginal direita não se une à veia cardíaca parva, ela drena diretamente no átrio direito.

Veia ventricular esquerda posterior. A veia ventricular esquerda posterior se localiza na face posterior do ventrículo esquerdo, imediatamente à esquerda da veia interventricular posterior (Figura 3.82 B). Ela drena diretamente no eio coronário ou se une à veia cardíaca magna.

Outras veias cardíacas. Dois grupos adicionais de veias cardíacas também estão envolvidas na drenagem venosa do coração.

- As **veias ventriculares direitas anteriores** (**veias cardíacas anteriores**) são pequenas veias que se originam na face anterior do ventrículo direito (Figura 3.82 A). Elas cruzam o sulco coronário e entram na parede anterior do átrio direito. Elas drenam a região anterior do ventrículo direito. A veia marginal direita pode fazer parte deste grupo se não se unir à veia cardíaca parva
- O grupo das veias cardíacas mínimas (**veias de Tebésio**) também foi descrito. Elas drenam diretamente nas câmaras cardíacas, são numerosas no átrio direito e no ventrículo esquerdo, ocasionalmente presentes no átrio esquerdo e raramente presentes no ventrículo esquerdo.

Linfáticos coronários

Os vasos linfáticos do coração seguem as artérias coronárias e drenam principalmente nos:

- Linfonodos braquiocefálicos, anteriores às veias braquiocefálicas e
- Linfonodos traqueobronquiais, na extremidade inferior da traqueia.

Complexo estimulante do coração

A musculatura dos átrios e dos ventrículos é capaz de se contrair espontaneamente. O complexo estimulante do coração inicia e coordena a contração. O complexo estimulante consiste em nós e redes de células musculares cardíacas especializadas organizado em quatro componentes básicos:

- O nó sinoatrial
- O nó atrioventricular

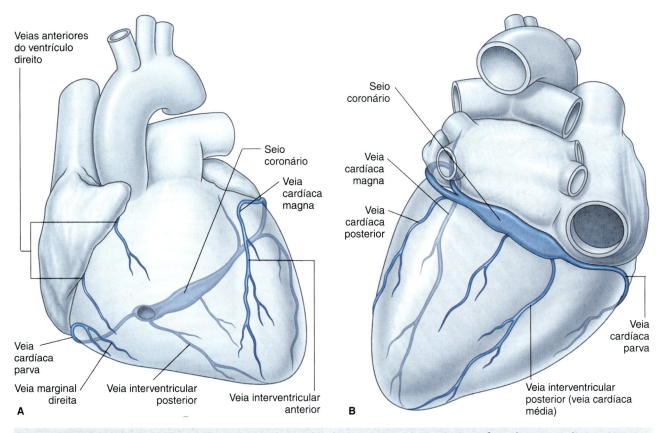

Figura 3.82 Veias cardíacas principais. **A.** Vista anterior das veias cardíacas principais. **B.** Vista posteroinferior das veias cardíacas principais.

- O fascículo atrioventricular com seus ramos direito e esquerdo e
- O plexo de ramos subendocárdicos de células de condução (as fibras de Purkinje).

O padrão singular de distribuição do complexo estimulante do coração cria um caminho unidirecional de excitação/contração. Em todo o seu trajeto, grandes ramos do sistema de condução estão isolados do miocárdio circundante por tecido conjuntivo.

Isso tende a diminuir o estímulo e a contração inapropriada das fibras musculares cardíacas.

O número de contatos funcionais entre a via de condução aumenta significativamente na rede subendocárdica.

Desta forma, estabelece-se uma onda unidirecional de excitação e contração, que se move dos músculos papilares e ápice dos ventrículos até as vias de saída.

Na clínica

Complexo estimulante do coração
O complexo estimulante do coração pode ser afetado pela doença arterial coronária. O ritmo normal pode ser alterado se o suprimento sanguíneo do sistema de condução for prejudicado. Se uma arritmia afetar a frequência cardíaca ou a sequência de contração das câmaras, pode ocorrer falência cardíaca e morte.

Nó sinoatrial

Os impulsos se iniciam no nó sinoatrial, o marca-passo cardíaco. Este conjunto de células está localizado na extremidade superior da crista terminal, na junção da veia cava superior com o átrio direito (Figura 3.83 A). Essa também é a junção entre as partes do átrio direito derivadas do seio venoso embrionário e do átrio propriamente dito.

Os sinais excitatórios gerados pelo nó sinoatrial se espalham pelos átrios, levando à contração muscular.

Nó atrioventricular

Paralelamente, a onda de excitação nos átrios estimula o **nó atrioventricular**, que se localiza próximo à abertura do seio coronário e à fixação da válvula septal da valva tricúspide e no interior do septo atrioventricular (Figura 3.83 A).

O nó atrioventricular é um conjunto de células especializadas que forma o início de um complexo sistema de tecido de condução, o fascículo atrioventricular, que transmite o impulso excitatório para toda a musculatura ventricular.

Fascículo atrioventricular

O **fascículo atrioventricular** é uma continuação direta do nó atrioventricular (Figura 3.83 A). Ele segue ao longo da borda inferior da parte membranosa do septo interventricular antes de se dividir em ramos direito e esquerdo.

Gray Anatomia Clínica para Estudantes

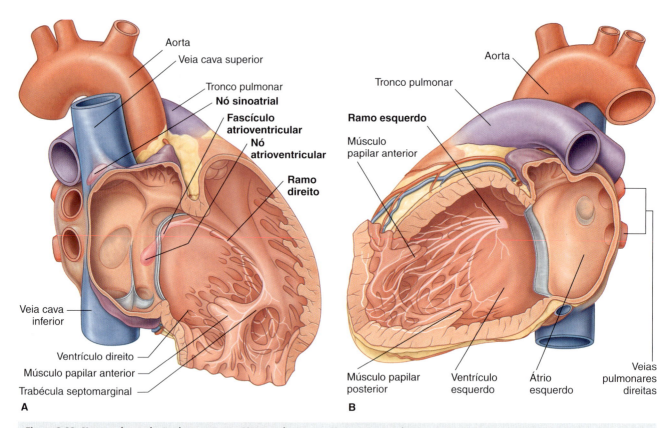

Figura 3.83 Sistema de condução do coração. **A.** Câmaras direitas. **B.** Câmaras esquerdas.

O **ramo direito** se continua no lado direito do septo interventricular em direção ao ápice do ventrículo direito. Do septo, ele penetra na trabécula septomarginal para atingir a base do músculo papilar anterior. Neste ponto, ele se divide e é contínuo com o componente final do complexo estimulante do coração, os ramos subendocárdicos ou fibras de Purkinje.

Essa rede de células especializadas se espalha por todo o ventrículo para suprir a musculatura ventricular, incluindo os músculos papilares.

O **ramo esquerdo** passa pelo lado esquerdo do septo muscular interventricular e desce para o ápice do ventrículo esquerdo (Figura 3.83 B). Ao longo do seu trajeto, ele dá ramos que terminam no **plexo subendocárdico de células de condução** (**fibras de Purkinje**). Assim como no lado direito, essa rede de células especializadas espalha os impulsos excitatórios por todo o ventrículo esquerdo.

Inervação cardíaca

A divisão autonômica do sistema nervoso periférico é diretamente responsável pela regulação:

- Da frequência cardíaca
- Da força de cada contração e
- Do débito cardíaco.

Ramos dos sistemas parassimpático e simpático contribuem para a formação do **plexo cardíaco**. Esse plexo consiste em uma **parte superficial**, inferior ao arco da aorta, entre este e o tronco pulmonar (Figura 3.84 A), e uma **parte profunda**, entre o arco da aorta e a bifurcação da traqueia (Figura 3.84 B).

Pequenos ramos que são nervos mistos contendo tanto fibras simpáticas quanto parassimpáticas inervam o coração a partir do plexo cardíaco. Esses ramos controlam o tecido nodal e outros componentes do complexo estimulante do coração, vasos coronários e musculatura atrial e ventricular.

Inervação parassimpática

O estímulo do sistema parassimpático:

- Reduz a frequência cardíaca
- Reduz a força de contração e
- Constringe as artérias coronárias.

As fibras parassimpáticas pré-ganglionares chegam ao coração como ramos cardíacos dos nervos vagos direito e esquerdo. Elas entram no plexo cardíaco e fazem sinapse em gânglios localizados no plexo ou nas paredes dos átrios.

Inervação simpática

O estímulo do sistema simpático:

- Aumenta a frequência cardíaca e
- Aumenta a força de contração.

Capítulo 3 • Tórax

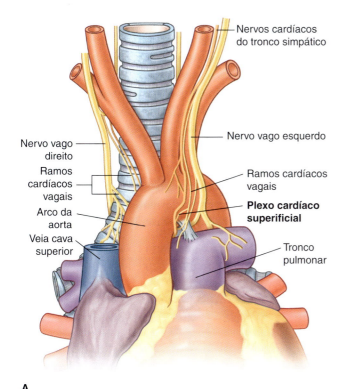

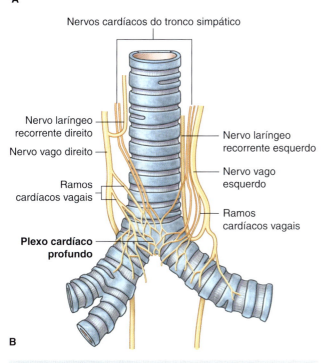

Figura 3.84 Plexo cardíaco. **A.** Superficial. **B.** Profundo.

As fibras simpáticas alcançam o plexo cardíaco através dos nervos cardíacos do tronco simpático. Fibras pré-ganglionares dos quatro ou cinco segmentos superiores da medula espinal torácica entram e movem-se através do tronco simpático. Eles realizam sinapses nas regiões cervical e nos gânglios simpáticos torácicos superiores, e as fibras pós-ganglionares procedem como ramos bilaterais do tronco simpático para o plexo cardíaco.

Aferentes viscerais

Os aferentes viscerais do coração também são componentes do plexo cardíaco. Essas fibras passam através do plexo cardíaco e retornam para o sistema nervoso central pelos nervos cardíacos do tronco simpático e ramos cardíacos do nervo vago.

Os aferentes associados aos nervos cardíacos vagais retornam pelo nervo vago (X). Eles são sensíveis às alterações da pressão sanguínea e da bioquímica sanguínea, sendo, portanto, relacionados primariamente aos reflexos cardíacos.

Os aferentes associados aos nervos cardíacos dos troncos simpáticos retornam pela parte cervical ou pela parte torácica do tronco simpático. Se estiverem na parte cervical do tronco, eles normalmente descem à região torácica, onde reentram na medula torácica pelos quatro ou cinco segmentos superiores, juntamente com os aferentes da região torácica do tronco simpático. Aferentes viscerais associados ao sistema simpático conduzem a sensação de dor do coração, que é detectado em nível celular como eventos lesivos aos tecidos (p. ex., isquemia cardíaca). Essa dor é frequentemente referida às regiões cutâneas inervadas pelos mesmos níveis da medula espinal.

Tronco pulmonar

O **tronco pulmonar** se localiza no interior do pericárdio (Figura 3.85) e é recoberto pela lâmina visceral do pericárdio seroso e se associa à aorta ascendente em uma bainha comum. O tronco pulmonar se origina do cone arterial do ventrículo direito no óstio do tronco pulmonar, ligeiramente anterior do óstio da aorta, e ascende posteriormente e para a esquerda, posicionando-se inicialmente anterior e, a seguir, posteriormente à aorta ascendente. Aproximadamente no nível do disco entre as vértebras T V e T VI, em oposição à margem esquerda do esterno e posterior à terceira cartilagem costal esquerda, o tronco pulmonar se divide em:

- Artéria pulmonar direita, que se dirige para a direita, posteriormente à parte ascendente da aorta e veia cava superior, para entrar no pulmão direito e
- Artéria pulmonar esquerda, que passa inferiormente ao arco da aorta e anteriormente à aorta descendente para entrar no pulmão esquerdo.

Parte ascendente da aorta

A parte ascendente da aorta está localizada no pericárdio e é recoberta pela lâmina visceral do pericárdio seroso, que também envolve o tronco pulmonar em uma bainha comum (Figura 3.85 A).

A parte ascendente da aorta se origina no óstio da aorta na base do ventrículo esquerdo, que está no nível da borda inferior da terceira cartilagem costal esquerda, posterior à metade esquerda do esterno. Dirigindo-se superiormente,

161

ligeiramente para frente e para a direita, a aorta ascendente atinge o nível da segunda cartilagem costal direita. Nesse ponto, ela entra no mediastino superior, sendo então denominada de **arco da aorta**.

Imediatamente superior ao ponto onde a parte ascendente da aorta se origina do ventrículo esquerdo estão três pequenos abaulamentos opostos às válvulas semilunares da valva da aorta. Estes são os seios posterior, direito e esquerdo da aorta. As artérias coronárias direita e esquerda se originam respectivamente dos seios direito e esquerdo da aorta.

Outros vasos

A metade inferior da **veia cava superior** se localiza no pericárdio (Figura 3.85 B). A veia passa pelo pericárdio fibroso aproximadamente no nível da segunda cartilagem costal e entra no átrio direito no nível da terceira cartilagem costal. A porção intrapericárdica é recoberta por pericárdio seroso, com exceção de uma pequena área em sua superfície posterior.

Após passar através do diafragma, aproximadamente no nível da vértebra TVIII, a **veia cava inferior** entra no pericárdio fibroso. Uma pequena parte deste vaso se encontra dentro do pericárdio antes de entrar no átrio direito. Enquanto está dentro do pericárdio, essa parte é recoberta pelo pericárdio seroso, exceto por uma pequena parte da sua superfície posterior (Figura 3.85 B).

Um segmento muito curto de cada uma das veias pulmonares também se localiza dentro do pericárdio. Essas veias, normalmente duas de cada pulmão, passam pelo pericárdio fibroso e entram na região superior do átrio esquerdo na sua face posterior. No pericárdio, com exceção de uma pequena porção de suas superfícies posteriores, todas essas veias são recobertas pelo pericárdio seroso.

Também, o seio oblíquo do pericárdio está localizado entre as veias pulmonares direitas e as veias pulmonares esquerdas (Figura 3.85 B).

Mediastino superior

O **mediastino superior** se localiza posteriormente ao manúbrio do esterno e anteriormente aos corpos das quatro primeiras vértebras torácicas (Figura 3.57).

- Seu limite superior é um plano oblíquo que passa pela incisura jugular e se dirige superior e posteriormente até a borda superior da vértebra TI
- Inferiormente, um plano transversal que passa pelo ângulo do esterno e pelo disco entre as vértebras T IV e T V separa o mediastino superior do mediastino inferior
- Lateralmente, é delimitado pela parte mediastinal da pleura parietal de cada lado.

O mediastino superior é contínuo com o pescoço acima e com o mediastino inferior abaixo.

As estruturas mais importantes encontradas no mediastino superior (Figura 3.86 e 3.87) incluem:

- Timo
- Veias braquiocefálicas direita e esquerda
- Veia intercostal superior esquerda
- Veia cava superior

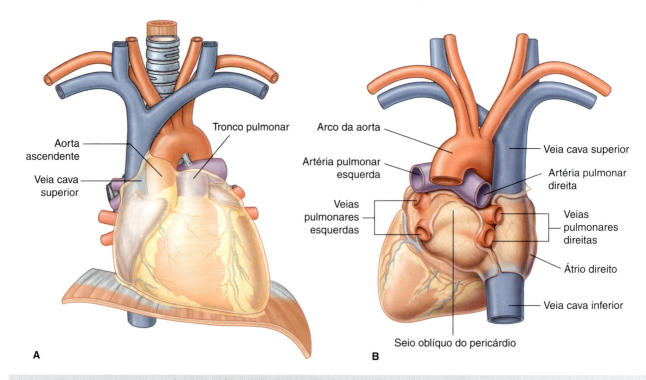

Figura 3.85 Vasos principais no mediastino médio. **A.** Vista anterior. **B.** Vista posterior.

Capítulo 3 • Tórax

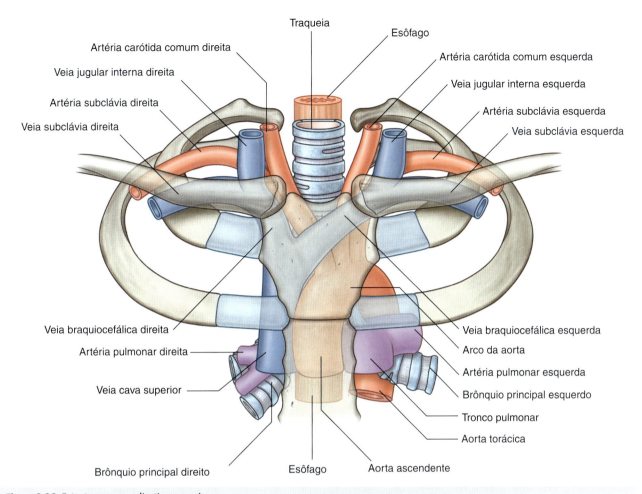

Figura 3.86 Estruturas no mediastino superior.

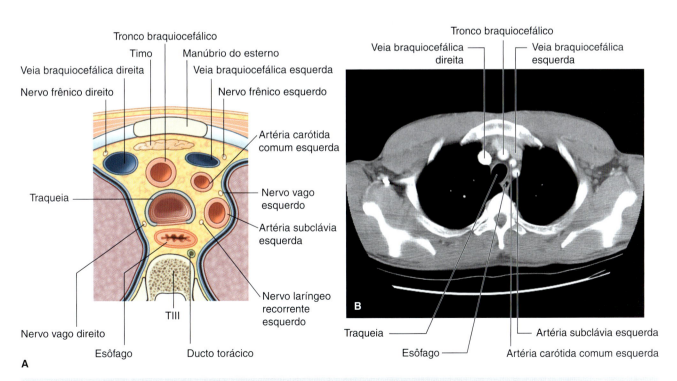

Figura 3.87 Secção transversal através do mediastino superior no nível da vértebra TIII. **A.** Diagrama. **B.** Imagem de tomografia computadorizada axial.

163

- Arco da aorta com seus três grandes ramos
- Traqueia
- Esôfago
- Nervos frênicos
- Nervos vagos
- Ramo laríngeo recorrente do nervo vago esquerdo
- Ducto torácico e
- Outros nervos, vasos sanguíneos e linfáticos pequenos.

Timo

O **timo** é a estrutura mais anterior do mediastino superior, localizado imediatamente posterior ao manúbrio do esterno. É uma estrutura bilobular assimétrica (Figura 3.58).

O prolongamento superior do timo pode atingir o pescoço, chegando até a altura da glândula tireoide; a parte inferior tipicamente se estende para o mediastino anterior sobre o pericárdio.

Relacionado com o desenvolvimento inicial do sistema imune, o timo é uma estrutura grande na criança, começa a se atrofiar após a puberdade e apresenta considerável variação de tamanho no adulto. No idoso, mal se identifica como um órgão, consistindo principalmente em tecido gorduroso que, às vezes, se organiza como duas estruturas lobulares gordurosas.

As artérias para o timo consistem em pequenos ramos originários das artérias torácicas internas. A drenagem venosa normalmente ocorre para a veia braquiocefálica esquerda e, possivelmente, para as veias torácicas internas.

A drenagem linfática se dá para múltiplos grupos de linfonodos em uma ou mais das seguintes áreas:

- Ao longo das artérias torácicas internas (paraesternal)
- Para a bifurcação traqueal (traqueobronquial) e
- Para a raiz do pescoço.

Na clínica

Glândulas paratireoides ectópicas no timo
As glândulas paratireoides se desenvolvem a partir da terceira bolsa faríngea, que também forma o timo. Portanto, o timo é um local comum para as glândulas paratireoides ectópicas e, potencialmente, para produção ectópica de hormônio da paratireoide.

Veias braquiocefálicas direita e esquerda

As veias braquiocefálicas esquerda e direita estão localizadas imediatamente posteriores ao timo. Elas se formam a cada lado pela união das veias jugulares internas e subclávias (Figura 3.86). A veia braquiocefálica esquerda cruza a linha média e se junta à veia braquiocefálica direita para formar a veia cava superior (Figura 3.88).

- A **veia braquiocefálica direita** se inicia posteriormente à extremidade medial da clavícula direita e cursa

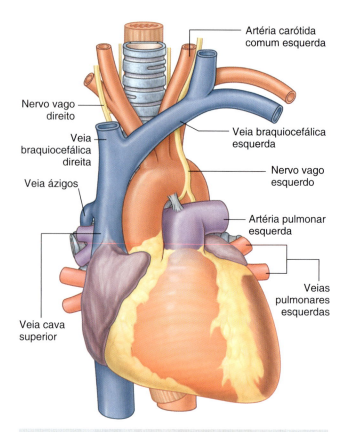

Figura 3.88 Mediastino superior com o timo removido.

verticalmente para baixo, formando a veia cava superior quando se une à veia braquiocefálica esquerda. Tributárias incluem as veias vertebral, intercostal suprema e torácica interna. As veias tireóidea inferior e tímicas também podem drenar para ela

- A **veia braquiocefálica esquerda** se inicia posteriormente à extremidade medial da clavícula esquerda. Ela cruza para a direita, deslocando-se em direção discretamente inferior, e se junta à veia braquiocefálica direita para formar a veia cava superior, posteriormente à margem inferior da primeira cartilagem costal, próximo à margem direita do esterno. As tributárias incluem as veias vertebrais, intercostal suprema, intercostal superior esquerda, tireóidea inferior e torácica interna. A veia braquiocefálica esquerda também pode receber veias tímicas e pericárdicas. No adulto, a veia braquiocefálica esquerda cruza a linha mediana posteriormente ao manúbrio. Em recém-nascidos e crianças, a veia braquiocefálica esquerda surge acima da borda superior do manúbrio, sendo, portanto, menos protegida.

Veia intercostal superior esquerda

A **veia intercostal superior esquerda** recebe a segunda, a terceira e, às vezes, a quarta veias intercostais posteriores, recebe frequentemente as veias bronquiais esquerdas e, ocasionalmente, a veia pericardicofrênica esquerda. Ela passa sobre o lado esquerdo do arco da aorta, lateralmente ao nervo vago esquerdo e medialmente ao nervo frênico esquerdo antes de drenar para a veia braquiocefálica esquerda (Figura 3.89). Inferiormente, ela pode estar conectada com a **veia hemiázigo acessória** (**veia hemiázigo superior**).

Veia cava superior

A veia cava superior (VCS) tem orientação vertical e se inicia posteriormente à margem inferior da primeira cartilagem costal direita, onde as veias braquiocefálicas direita e esquerda se unem, e termina na margem inferior da terceira cartilagem costal direita ao entrar no átrio direito (Figura 3.86).

A metade inferior da VCS se localiza no pericárdio, sendo, portanto, contida no mediastino médio.

A VCS recebe a veia ázigo imediatamente antes de penetrar no pericárdio e pode também receber veias pericárdicas e mediastinais.

A VCS pode ser facilmente visualizada na radiografia de tórax, formando parte da margem superolateral direita do mediastino (Figura 3.67 A).

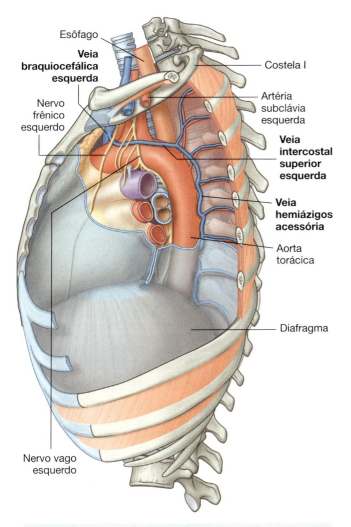

Figura 3.89 Veia intercostal superior esquerda.

Na clínica

Utilização da veia cava superior para acessar a veia cava inferior

Como as veias cavas superior e inferior estão orientadas ao longo do mesmo eixo vertical, fios-guia e cateteres podem ser passados da veia cava superior para a veia cava inferior através do átrio direito. Essa é uma via comum para procedimentos como:

- Biopsia hepática transjugular
- Implante de *shunts* porto-sistêmicos intra-hepáticos transjugulares (*TIPS*) e
- Implante de filtro de veia cava inferior para capturar êmbolos que se deslocam de veias do membro inferior e da pelve (como em pacientes com trombose venosa profunda – TVP).

Arco da aorta e seus ramos

A parte torácica da aorta pode ser dividida em **parte ascendente da aorta, arco da aorta** e **parte torácica da aorta** (**parte descendente da aorta**). Apenas o arco da aorta está no mediastino superior. Ele começa quando a parte ascendente da aorta emerge do pericárdio e se dirige superiormente, para trás e para a esquerda, enquanto atravessa o mediastino superior, terminando do lado esquerdo do nível das vértebras T IV e T V (Figura 3.86). Chegando a atingir até o ponto médio do manúbrio do esterno, o arco é inicialmente anterior até localizar-se lateralmente à traqueia.

Três ramos se originam da face superior do arco da aorta; em suas origens, todos estes ramos são cruzados anteriormente pela veia braquiocefálica esquerda.

O primeiro ramo

Começando pela direita, o primeiro ramo do arco da aorta é o **tronco braquiocefálico** (Figura 3.90). É o maior dos três ramos e, na sua origem posterior ao manúbrio do esterno, é ligeiramente anterior aos dois outros ramos. Ele ascende um pouco para trás e para a direita. No nível da borda superior da articulação esternoclavicular, o tronco braquiocefálico se divide em:

- Artéria carótida comum direita e
- Artéria subclávia direita (Figura 3.86).

Estas artérias irrigam principalmente o lado direito da cabeça e do pescoço e o membro superior direito, respectivamente.

Ocasionalmente, o tronco braquiocefálico origina um pequeno ramo, a **artéria tireóidea ima**, que contribui para a irrigação da glândula tireoide.

O segundo ramo

O segundo ramo do arco da aorta é a **artéria carótida comum esquerda** (Figura 3.90). Ela se origina do arco da

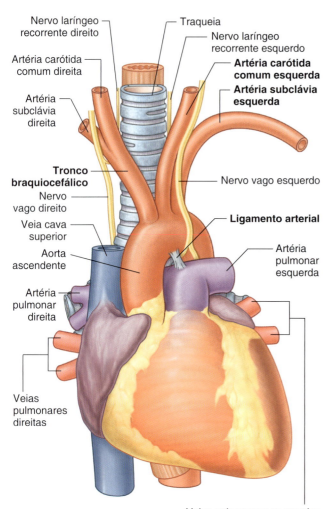

Figura 3.90 Mediastino superior com o timo e as veias removidas.

aorta imediatamente à esquerda e levemente posterior ao tronco braquiocefálico e ascende pelo mediastino superior acompanhando o lado esquerdo da traqueia. A artéria carótida comum esquerda irriga o lado esquerdo da cabeça e do pescoço.

O terceiro ramo

O terceiro ramo do arco da aorta é a **artéria subclávia esquerda** (Figura 3.90); ela se origina do arco da aorta imediatamente à esquerda e discretamente posterior à artéria carótida comum esquerda e ascende pelo mediastino superior acompanhando o lado esquerdo da traqueia.

A artéria subclávia esquerda é a principal fonte de irrigação do membro superior esquerdo.

Ligamento arterial

O **ligamento anterior** também se localiza no mediastino superior e é importante na circulação embrionária, quando está pérvio (**canal arterial**). Ele conecta o tronco pulmonar com o arco da aorta e possibilita que o sangue desvie dos pulmões durante o desenvolvimento (Figura 3.90). O vaso se oclui logo após o nascimento e forma a conexão ligamentar observada no adulto.

Na clínica

Coarctação da aorta

A coarctação da aorta é uma anomalia congênita em que o lúmen da aorta está constrito logo após a origem da artéria subclávia esquerda. Neste ponto, a aorta se torna significativamente estreitada e diminui a irrigação dos membros inferiores e do abdome. Com o tempo, vasos colaterais se desenvolvem na parede torácica e abdome para irrigar a parte inferior do corpo. Vasos intercostais dilatados e tortuosos, que compõem o desvio para irrigar a parte torácica da aorta (parte descendente da aorta), podem levar a erosões das margens inferiores das costelas. Isso pode ser observado em radiografias do tórax como incisuras inferiores nas costelas e são frequentemente vistas em casos crônicos. A coarctação também afeta o coração, que tem que bombear o sangue com maior pressão para manter a perfusão periférica, o que pode causar insuficiência cardíaca.

Na clínica

Parte torácica da aorta

Aterosclerose difusa da parte torácica da aorta pode ocorrer em pacientes com doença vascular, embora raramente provoque sintomas. No entanto, há duas situações clínicas nas quais a doença aórtica é potencialmente fatal.

Trauma

A aorta tem três pontos de fixação:

- A valva da aorta
- O ligamento arterial e
- O local de passagem posterior ao ligamento arqueado mediano do diafragma para entrar no abdome.

O restante da aorta é relativamente livre de fixações em outras estruturas do mediastino. É mais provável que uma lesão grave por desaceleração (p. ex., acidentes automobilísticos) provoque traumatismo aórtico nestes pontos de fixação.

Dissecção aórtica

Em algumas condições, tais como doença arterial grave, a parede da aorta pode se separar longitudinalmente criando uma luz falsa, que pode ou não se comunicar com a luz verdadeira distalmente (Figura 3.91). A dissecção da aorta ocorre entre as camadas íntima e média em qualquer ponto em sua extensão. Se ocorrer na parte ascendente da aorta ou no arco da aorta, o fluxo sanguíneo nas artérias coronárias e nas artérias cerebrais pode ser interrompido e resultar em infarto do miocárdio ou acidente vascular cerebral (AVC). No abdome, os vasos viscerais podem ser afetados, causando isquemia no intestino ou nos rins.

Capítulo 3 • Tórax

Na clínica (continuação)

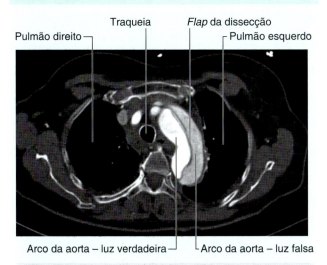

Figura 3.91 TC axial mostrando dissecção aórtica.

Na clínica

Arco da aorta e suas anomalias

O arco da aorta normal se dirige para a esquerda da traqueia e passa sobre o brônquio principal esquerdo. O arco da aorta direito acontece quando o vaso se dirige para a direita da traqueia e passa sobre o brônquio principal direito. O arco da aorta direito é raro e pode ser assintomático. Pode estar associado à **dextrocardia** e, ocasionalmente, com ***situs inversus totalis*** (inversão da esquerda para direita dos órgãos do corpo). Também pode associar-se a ramificação anormal dos grandes vasos, particularmente com a artéria subclávia esquerda aberrante.

Na clínica

Origem anômala dos grandes vasos

Os grandes vasos podem, ocasionalmente, ter uma origem anormal, incluindo:

- Origem comum do tronco braquiocefálico e da artéria carótida comum esquerda
- Artéria vertebral originando-se do arco da aorta e
- Artéria subclávia direita originando-se da porção distal do arco da aorta e passando posteriormente ao esôfago para suprir o braço direito – isso resulta na formação de um anel vascular ao redor da traqueia e do esôfago pelos grandes vasos, que podem potencialmente causar dificuldade na deglutição. Essa configuração é uma das anomalias mais comuns do arco da aorta.

Traqueia e esôfago

A traqueia é uma estrutura na linha mediana que é palpável na incisura jugular ao entrar no mediastino superior.

Posterior a ela e imediatamente anterior à coluna vertebral, está o esôfago (Figura 3.92; Figuras 3.86 e 3.87). Existe mobilidade significativa dessas estruturas em seu trajeto através do mediastino superior. Deglutição e respiração causam variações de sua posição, assim como doenças e utilização de instrumental específico.

Conforme a traqueia e o esôfago passam pelo mediastino superior, são cruzados pela veia ázigo no lado direito e pelo arco da aorta no lado esquerdo. A traqueia se divide em brônquios principais direito e esquerdo no plano transverso entre o ângulo do esterno e o nível das vértebras T IV/T V ou imediatamente inferior a ele (Figura 3.93), enquanto o esôfago se continua no mediastino posterior.

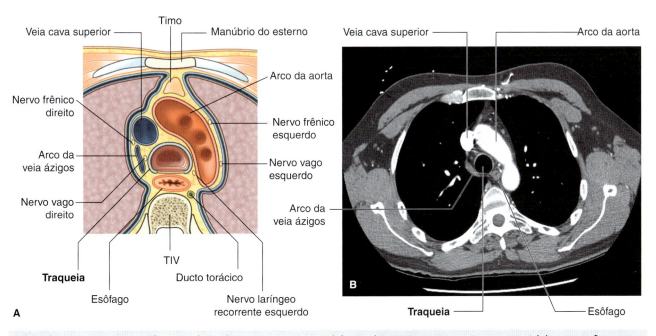

Figura 3.92 Seccção transversal através do mediastino superior no nível da vértebra TIV. **A.** Diagrama. **B.** Imagem axial de tomografia computadorizada.

167

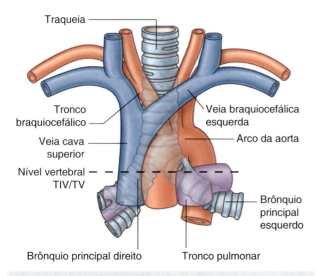

Figura 3.93 Traqueia no mediastino superior.

Nervos do mediastino superior

Nervos vagos

Os **nervos vagos** (NC X) atravessam as divisões superior e posterior do mediastino no seu trajeto para a cavidade abdominal. Durante seu trajeto através do tórax, fornecem inervação parassimpática para as vísceras torácicas e carreiam aferentes viscerais das vísceras torácicas.

Aferentes viscerais nos nervos vagos transmitem informações para a parte central do sistema nervoso (ou sistema nervoso central) sobre os processos fisiológicos normais e atividades reflexas. Eles não transmitem sensações dolorosas.

Nervo vago direito

O **nervo vago direito** entra no mediastino superior e se localiza entre a veia braquiocefálica direita e o tronco braquiocefálico. Desce posteriormente em direção à traqueia (Figura 3.94), cruza a superfície lateral da traqueia e passa posteriormente à raiz do pulmão direito para chegar ao esôfago. Pouco antes de chegar ao esôfago, é cruzado pelo arco da veia ázigo.

Ao passar pelo mediastino superior, o nervo vago direito fornece ramos para o esôfago, plexo cardíaco e plexo pulmonar.

Nervo vago esquerdo

O **nervo vago esquerdo** entra no mediastino superior posteriormente à veia braquiocefálica esquerda e entre as artérias carótida comum esquerda e subclávia esquerda (Figura 3.95).

Ao passar para o mediastino, ele se localiza profundamente à parte mediastinal da pleura parietal e atravessa o lado esquerdo do arco da aorta. O nervo se continua distalmente e passa posteriormente à raiz do pulmão esquerdo para chegar ao esôfago no mediastino posterior.

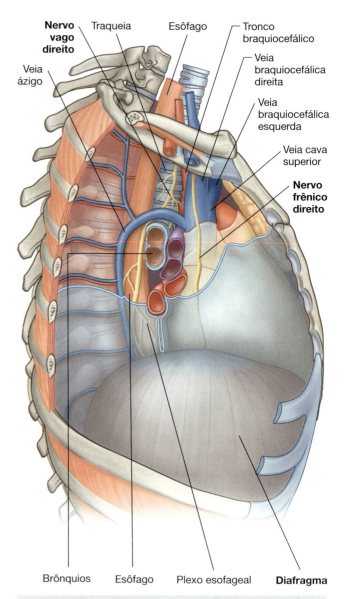

Figura 3.94 Nervo vago direito passando pelo mediastino superior.

O nervo vago esquerdo fornece ramos para o esôfago, plexo cardíaco e plexo pulmonar ao passar pelo mediastino superior.

O nervo vago esquerdo também origina o **nervo laríngeo recorrente esquerdo**, que se origina na região onde o nervo passa pela margem inferior do arco da aorta, imediatamente lateral ao ligamento arterial. O nervo laríngeo recorrente esquerdo passa inferiormente ao arco da aorta antes de ascender em sua face medial. Ao atingir o sulco entre a traqueia e o esôfago, o nervo laríngeo recorrente esquerdo continua superiormente até o pescoço, terminando na laringe (Figura 3.96).

Nervos frênicos

Os nervos frênicos se originam na região cervical, principalmente do quarto, mas também do terceiro e do quinto, segmento da medula espinal cervical.

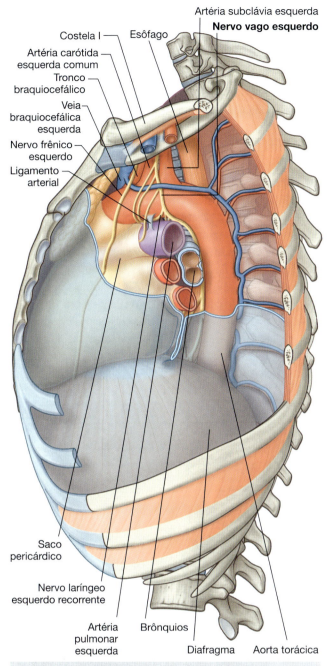

Figura 3.95 Nervo vago esquerdo passando pelo mediastino superior.

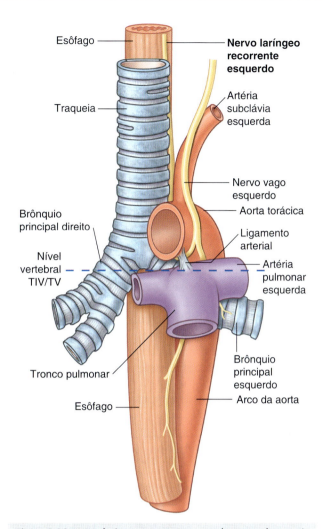

Figura 3.96 Nervo laríngeo recorrente esquerdo passando através do mediastino superior.

Os nervos frênicos descem pelo tórax para fornecer inervação motora e sensitiva para o diafragma e suas membranas associadas. Enquanto atravessam o tórax, recebem fibras nervosas somáticas aferentes da parte mediastinal da pleura, do pericárdio fibroso e da lâmina parietal do pericárdio seroso.

Nervo frênico direito

O **nervo frênico direito** entra no mediastino superior lateralmente ao nervo vago direito e discretamente posterior ao início da veia braquiocefálica direita (Figura 3.94). Ele continua inferiormente ao longo do lado direito desta veia e do lado direito da veia cava superior.

Quando penetra no mediastino médio, o nervo frênico direito desce ao longo do lado direito do pericárdio, dentro do pericárdio fibroso, anteriormente à raiz do pulmão direito. Os vasos pericardicofrênicos acompanham o nervo na maior parte do seu trajeto no tórax (Figura 3.60). O nervo deixa o tórax passando através do diafragma junto à veia cava inferior.

Nervo frênico esquerdo

O **nervo frênico esquerdo** penetra no mediastino superior em uma posição similar ao trajeto percorrido pelo nervo frênico direito. Ele se localiza lateralmente ao nervo vago esquerdo e lateralmente e discretamente posterior ao início da veia braquiocefálica esquerda (Figura 3.89) e continua distalmente cruzando a face lateral esquerda do arco da aorta, passando superficialmente ao nervo vago esquerdo e à veia intercostal posterior esquerda.

Quando penetra no mediastino médio, o nervo frênico esquerdo segue o lado esquerdo do pericárdio, no pericárdio fibroso, anteriormente à raiz do pulmão esquerdo e acompanhado pelos vasos pericardicofrênicos (Figura 3.60). O nervo deixa o tórax atravessando o diafragma próximo ao ápice do coração.

> ### Na clínica
>
> #### Os nervos vagos, nervos laríngeos recorrentes e rouquidão
>
> O nervo laríngeo recorrente esquerdo é um ramo do nervo vago; passa entre a artéria pulmonar e a aorta em uma região conhecida clinicamente como **janela aortopulmonar** e pode ser comprimido em pacientes com massas patológicas nessa região. Essa compressão ocasiona paralisia da prega vocal esquerda e rouquidão. Linfadenopatia, frequentemente associada com disseminação de câncer de pulmão, é uma situação comum que pode provocar a compressão. Portanto, a radiografia do tórax é em geral realizada nos pacientes cujos sintomas incluem rouquidão.
>
> Mais superiormente, na raiz do pescoço, o nervo vago direito origina o nervo laríngeo recorrente direito, que contorna a artéria subclávia direita ao passar sobre a parte cervical da pleura. Se o paciente apresentar rouquidão e a laringoscopia revelar paralisia da prega vocal direita, uma radiografia de tórax com incidência apicolordótica deve ser realoizada para diagnosticar câncer no ápice do pulmão direito (**tumor de Pancoast**).

Ducto torácico no mediastino superior

O **ducto torácico**, que é o principal vaso linfático do corpo, atravessa a região posterior do mediastino superior (Figuras 3.87 e 3.92). O ducto torácico:

- Penetra no mediastino superior inferiormente, um pouco à esquerda da linha mediana, tendo atingido esta posição imediatamente antes de deixar o mediastino posterior no nível das vértebras T IV/T V; e
- Continua através do mediastino superior, posteriormente ao arco da aorta e à região inicial da artéria subclávia esquerda, entre o esôfago e a parte mediastinal da pleura parietal esquerda.

Mediastino posterior

O **mediastino superior** é posterior ao pericárdio e ao diafragma e anterior aos corpos das vértebras torácicas médias e inferiores (Figura 3.57).

- Seu limite superior é o plano transverso que passa entre o ângulo do esterno e o disco entre as vértebras T IV e T V
- Seu limite inferior é o diafragma
- Lateralmente, é delimitado pela parte mediastinal da pleura parietal a cada lado
- Superiormente, é contínuo com o mediastino superior.

As estruturas mais importantes no mediastino posterior incluem:

- O esôfago e seu plexo nervoso associado
- A parte torácica da aorta e seus ramos
- O sistema venoso ázigo
- O ducto torácico e os linfonodos associados
- Os troncos simpáticos e
- Os nervos esplâncnicos torácicos.

Esôfago

O **esôfago** é um tubo muscular que passa entre a faringe no pescoço e o estômago no abdome. Ele se inicia na borda inferior da cartilagem cricóidea, opostamente à vértebra C VI, e termina no óstio cárdico do estômago, oposto à vértebra T XI.

O esôfago desce anteriormente aos corpos das vértebras, geralmente em uma posição mediana, ao atravessar o tórax (Figura 3.97). Ao se aproximar do diafragma, ele se dirige anteriormente e para a esquerda, cruzando o lado direito da parte torácica da aorta direita, até adotar uma posição anterior a ela para atingir o hiato esofágico, uma abertura da parte muscular do diafragma no nível da vértebra T X.

O esôfago apresenta uma discreta curvatura anteroposterior que acompanha a parte torácica da coluna

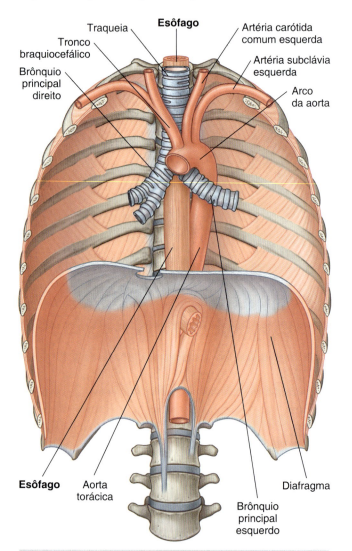

Figura 3.97 Esôfago.

vertebral e é fixada superiormente pela faringe e, inferiormente, pelo diafragma.

Relações com estruturas importantes no mediastino posterior

No mediastino posterior, o esôfago se relaciona com várias estruturas importantes. O lado direito é recoberto pela parte mediastinal da pleura parietal.

Posterior ao esôfago, o ducto torácico se encontra no lado direito inferiormente, mas cruza para a esquerda mais superiormente. Também ao lado esquerdo do esôfago está a parte torácica da aorta.

Anterior ao esôfago, abaixo do nível da bifurcação traqueal, estão a artéria pulmonar direita e o brônquio principal esquerdo. A seguir, o esôfago passa imediatamente posterior ao átrio esquerdo, separado deste apenas pelo pericárdio. Inferiormente ao pericárdio, o esôfago se relaciona ao diafragma.

Outras estruturas, além do ducto torácico, que são posteriores ao esôfago incluem partes das veias hemiázigos, os vasos intercostais posteriores direitos e, próximo ao diafragma, a parte torácica da aorta.

O esôfago é um tubo muscular flexível que pode ser comprimido ou estreitado por estruturas circundantes em quatro locais (Figura 3.98):

- Na junção do esôfago com a faringe no pescoço
- No mediastino superior, onde o esôfago é cruzado pelo arco da aorta
- No mediastino posterior, onde o esôfago é comprimido pelo brônquio principal esquerdo e
- No mediastino posterior, no hiato esofágico do diafragma.

Essas constrições têm consequências clínicas importantes. Por exemplo, é mais provável que um objeto deglutido se aloje em uma das áreas de constrição. Uma substância corrosiva ingerida se desloca mais lentamente por uma região estreitada, causando maior lesão nesta área do que em qualquer outra ao longo do esôfago. Além disso, as constrições podem dificultar a introdução de instrumental médico.

Irrigação arterial e drenagem venosa e linfática

A irrigação arterial e a drenagem venosa do esôfago no mediastino posterior envolvem vários vasos. Ramos esofágicos se originam da parte torácica da aorta, de ramos bronquiais e de ramos ascendentes da artéria gástrica esquerda no abdome.

A drenagem venosa envolve pequenos vasos para a veia ázigo, veia hemiázigo e ramos esofágicos para a veia gástrica esquerda no abdome.

A drenagem linfática do esôfago no mediastino posterior se faz para os linfonodos mediastinais posteriores e linfonodos gástricos esquerdos.

Inervação

A inervação do esôfago, em geral, é complexa. Ramos esofágicos se originam dos nervos vagos e dos troncos simpáticos.

As fibras musculares estriadas na parte superior do esôfago se originam dos arcos branquiais e são enervados por eferentes branquiais dos nervos vagos.

Fibras musculares lisas são inervadas por componentes da parte craniana da parte parassimpática da divisão autônoma do sistema nervoso periférico, eferentes viscerais dos nervos vagos. Esses componentes são fibras pré-ganglionares que fazem sinapse nos plexos mioentéricos e submucosos do sistema nervoso entérico da parede esofágica.

A inervação sensitiva do esôfago envolve fibras aferentes viscerais que provêm dos nervos vagos, troncos simpáticos e nervos esplâncnicos.

Os aferentes viscerais dos nervos vagos estão envolvidos na retransmissão para a parte central do sistema nervoso de informações sobre os processos fisiológicos normais e atividades reflexas. Eles não estão relacionados com a retransmissão do reconhecimento de dor.

Os aferentes viscerais que passam pelos troncos simpáticos e pelos nervos esplâncnicos são os elementos primários de detecção da dor esofágica e transmissão desta informação para vários níveis da parte central do sistema nervoso.

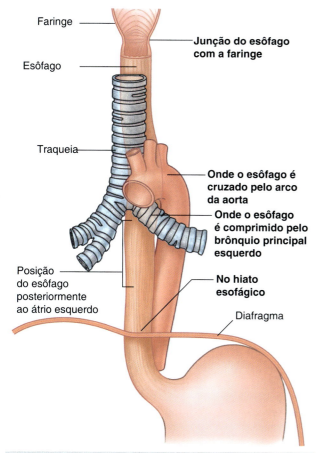

Figura 3.98 Locais de constrição normal do esôfago.

Gray Anatomia Clínica para Estudantes

Plexo esofágico

Após passar posteriormente à raiz dos pulmões, os nervos vagos direito e esquerdo se aproximam do esôfago. Ao chegar ao esôfago, cada nervo se divide em vários ramos que se espalham sobre esta estrutura, formando o **plexo esofágico** (Figura 3.99).

Existe alguma mistura de fibras dos dois nervos vagos, conforme o plexo segue inferiormente sobre o esôfago em direção ao diafragma. Imediatamente acima do diafragma, as fibras do plexo convergem para formar dois troncos:

- O **tronco vagal anterior** na superfície anterior do esôfago, formado principalmente por fibras originárias do nervo vago esquerdo
- O **tronco vagal posterior** na superfície posterior do esôfago, formado principalmente por fibras originárias do nervo vago direito.

Os troncos vagais se continuam na superfície do esôfago quando este atravessa o diafragma para o abdome.

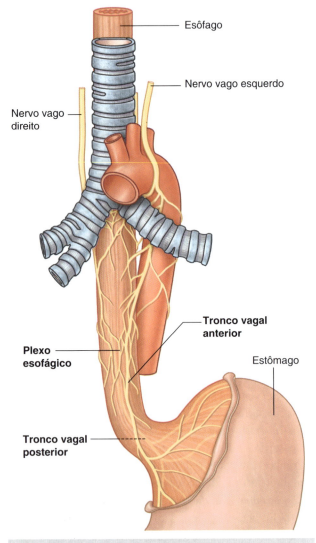

Figura 3.99 Plexo esofágico.

Na clínica

Câncer do esôfago

Quando os pacientes apresentam câncer esofágico, é importante diagnosticar qual parte do esôfago contém o tumor, porque sua localização determina os locais para onde a doença vai se disseminar (Figura 3.100).

O câncer do esôfago se dissemina rapidamente para os linfáticos, drenando para linfonodos no pescoço e ao redor do tronco celíaco. A endoscopia ou o esofagograma com bário são usados para identificar o local do tumor. A TC e a ressonância magnética podem ser necessárias para o estadiamento da doença.

Assim que a extensão do comprometimento for avaliada, pode-se planejar o tratamento.

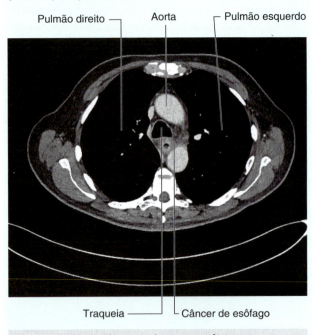

Figura 3.100 TC axial mostrando câncer esofágico.

Na clínica

Ruptura esofágica

O primeiro caso de ruptura esofágica foi descrito por Herman Boerhaave em 1724. Esse caso foi fatal, mas o diagnóstico precoce aumentou a taxa de sobrevida para 65%. Se a doença não for tratada, a taxa de mortalidade é de 100%.

Tipicamente, a ruptura ocorre no terço inferior do esôfago por elevação súbita da pressão intraluminal produzido por vômitos e incoordenação e incapacidade de relaxamento do músculo cricofaríngeo. Como as lesões ocorrem tipicamente à esquerda, com frequência estão associadas com derrame pleural esquerdo volumoso que apresenta conteúdo gástrico. Alguns pacientes apresentam enfisema subcutâneo.

O tratamento ótimo consiste em correção cirúrgica imediata.

Parte torácica da aorta

A parte torácica da aorta descendente inicia-se na margem inferior da vértebra T IV como continuação do arco da aorta. Ela termina anteriormente à margem inferior da vértebra T XII, onde passa pelo hiato da aorta, posteriormente ao diafragma. Situada ao lado esquerdo da coluna vertebral superiormente, ela se aproxima da linha mediana inferiormente, localizando-se anteriormente aos corpos das vértebras torácicas inferiores (Figura 3.101). Em todo o seu trajeto, ela fornece vários ramos, resumidos na Tabela 3.3.

Sistema ázigo de veias

O sistema ázigo de veias consiste em uma série de vasos longitudinais em cada lado do corpo que recebem sangue da parede corpórea e drenam na veia cava superior. Sangue de algumas vísceras torácicas também drena para o sistema e há anastomoses com veias abdominais.

Os vasos longitudinais podem ou não ser contínuos e, em seu trajeto, conectam os dois lados entre si (Figura 3.102).

O sistema ázigo de veias é uma importante via anastomótica que retorna o sangue venoso da parte inferior do corpo para o coração se houver obstrução da veia cava inferior.

Tabela 3.3 Ramos da aorta torácica.

Ramos	Origem e trajeto
Ramos pericárdicos	Alguns pequenos vasos na superfície posterior do pericárdio
Ramos bronquiais	Variam em número, tamanho e origem – normalmente, duas artérias bronquiais esquerdas se originam da aorta torácica e uma artéria bronquial direita se origina da terceira artéria intercostal posterior ou da artéria bronquial esquerda superior
Ramos esofágicos	Quatro ou cinco vasos da região anterior da aorta torácica, que formam uma cadeia anastomótica contínua – as conexões anastomóticas incluem ramos esofágicos da artéria tireóidea inferior superiormente e ramos esofágicos das artérias frênica inferior esquerda e gástrica esquerda, inferiormente
Ramos mediastinais	Vários pequenos ramos suprindo linfonodos, vasos, nervos e tecido areolar no mediastino posterior
Artérias intercostais posteriores	Normalmente, nove pares de vasos originários da região posterior da aorta torácica – em geral irrigam os nove espaços intercostais inferiores (os dois primeiros espaços são irrigados pela artéria intercostal suprema – um ramo do tronco costocervical)
Artérias frênicas superiores	Pequenos vasos da parte inferior da aorta torácica irrigando a região posterior da superfície superior do diafragma – eles se anastomosam com as artérias musculofrênicas e pericardicofrênicas.
Artéria subcostal	O par mais distal de ramos da aorta torácica, localizado inferiormente à costela xii

As principais veias do sistema são:

- A veia ázigo, do lado direito e
- As veias hemiázigo e hemiázigo acessória do lado esquerdo.

Existe variação significativa na origem, no trajeto, nas tributárias, nas anastomoses e na terminação destes vasos.

Veia ázigo

A **veia ázigo** se origina da junção entre a **veia lombar ascendente direita** e a **veia subcostal direita** junto à vertebra L I ou L II (Figura 3.102). Também pode se originar como um ramo direto da veia cava inferior que se junta a um tronco comum da junção entre a veia lombar ascendente direita e a veia subcostal direita.

A veia ázigo penetra no tórax através do hiato aórtico do diafragma ou posteriormente ao pilar direito do diafragma. Ascende pelo mediastino posterior, geralmente à direita do ducto torácico. Aproximadamente no nível da vértebra T IV, arqueia anteriormente, sobre a raiz do pulmão direito, para se juntar à veia cava superior antes que esta penetre no pericárdio.

As tributárias da veia ázigo incluem:

- A **veia intercostal superior direita** (um vaso único formado pela junção da segunda, da terceira e da quarta veias intercostais)

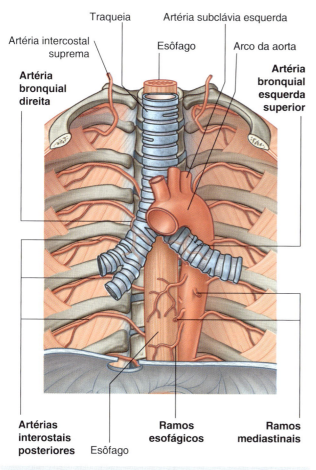

Figura 3.101 Aorta torácica e ramos.

- Quinta à décima primeira veias intercostais posteriores
- Veia hemiázigo
- Veia hemiázigo acessória
- Veias esofágicas
- Veias mediastinais
- Veias pericárdicas e
- Veias bronquiais direitas.

Veia hemiázigo

A **veia hemiázigo** (**veia hemiázigo inferior**) geralmente se origina na junção entre a **veia lombar ascendente esquerda** e a **veia subcostal esquerda** (Figura 3.102). Ela também pode se originar de uma destas veias isoladamente e, com frequência, tem uma conexão com a veia renal esquerda.

A veia hemiázigo geralmente penetra no tórax através do pilar esquerdo do diafragma, mas também pode entrar através do hiato aórtico. Ela ascende pelo mediastino posterior no lado esquerdo até aproximadamente o nível da vértebra T IX. Nesse ponto, ela cruza a coluna vertebral posteriormente à parte torácica da aorta, esôfago e ducto torácico e drena para a veia ázigo.

As tributárias que se unem à veia hemiázigo incluem:

- As últimas quatro ou cinco veias intercostais posteriores
- Veias esofágicas e
- Veias mediastinais.

Veia hemiázigo acessória

A **veia hemiázigo acessória** (**veia hemiázigo superior**) desce pelo lado esquerdo desde a parte superior do mediastino posterior até aproximadamente o nível da vértebra T VIII (Figura 3.102). Nesse ponto, ela cruza a coluna vertebral para se juntar à veia ázigo ou termina na veia hemiázigo ou apresenta conexão com ambas. Em geral, também tem uma conexão superiormente com a **veia intercostal superior esquerda**.

Os vasos que drenam para a veia hemiázigo acessória incluem:

- Da quarta à oitava veias intercostais esquerdas e
- Às vezes, as veias bronquiais esquerdas.

Ducto torácico no mediastino posterior

O ducto torácico é o principal canal de retorno da linfa da maior parte do corpo para o sistema venoso. Ele se inicia como a confluência de troncos linfáticos no abdome, algumas vezes formando uma dilatação sacular denominada de cisterna do quilo, que drena as vísceras e paredes do abdome, a pelve, o períneo e os membros inferiores.

O ducto torácico se estende desde a vértebra L II até a raiz do pescoço.

Ao entrar no tórax, posteriormente à aorta, pelo hiato aórtico do diafragma, o ducto torácico ascende através do mediastino posterior à direita da linha mediana, entre a parte torácica da aorta à esquerda e a veia ázigo à direita (Figura 3.103). Ele se localiza posteriormente ao diafragma e ao esôfago e anteriormente aos corpos das vértebras.

No nível da vértebra T V, o ducto torácico se desloca para a esquerda da linha mediana e penetra no mediastino superior. Ele se continua pelo mediastino superior e pelo pescoço.

Após se unir, na maioria dos casos, ao **tronco jugular esquerdo**, que drena o lado esquerdo da cabeça e do pescoço, e ao **tronco subclávio esquerdo**, que drena o membro superior esquerdo, o ducto torácico drena para a junção das veias subclávia e jugular interna esquerdas.

O ducto torácico geralmente recebe o conteúdo:

- Da confluência dos troncos linfáticos do abdome
- Dos troncos linfáticos torácicos descendentes, que drenam os seis ou sete espaços intercostais inferiores em ambos os lados
- Dos troncos linfáticos intercostais superiores, que drenam os cinco ou seis espaços intercostais superiores esquerdos

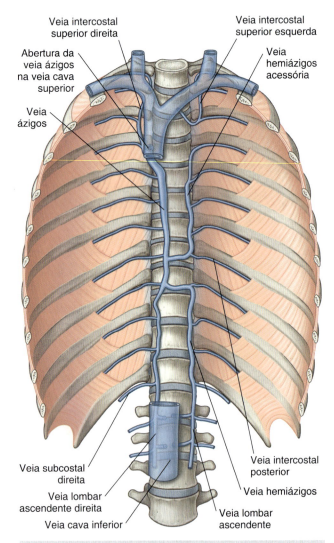

Figura 3.102 Sistema ázigos.

- Dos ductos dos linfonodos mediastinais posteriores e
- Dos ductos dos linfonodos diafragmáticos posteriores.

Troncos simpáticos

Os troncos simpáticos são estruturas importantes da parte simpática da divisão autônoma do sistema nervoso periférico e, em geral, são considerados como componentes do mediastino posterior conforme passam através do tórax.

Essa parte dos troncos simpáticos consiste em dois cordões paralelos intercalados por 11 ou 12 **gânglios** (Figura 3.104). Os gânglios estão conectados aos nervos espinais torácicos adjacentes por **ramos comunicantes brancos e cinzentos** e são numerados de acordo com o nervo espinal torácico ao qual se associam.

Na região superior do mediastino posterior, os troncos são anteriores ao colo das costelas. Inferiormente, eles se tornam mais mediais até se localizarem sobre a face lateral dos corpos vertebrais. Os troncos simpáticos deixam o tórax ao passar posteriormente ao diafragma, sob o ligamento arqueado medial ou através dos pilares do diafragma. Em todo o seu trajeto, os troncos são recobertos pela pleura parietal.

Ramos dos gânglios

Dois tipos de ramos mediais se originam dos gânglios:

- O primeiro tipo inclui ramos dos cinco gânglios superiores
- O segundo tipo inclui ramos dos sete gânglios inferiores.

O primeiro tipo, que inclui ramos dos cinco gânglios superiores, consiste principalmente em fibras simpáticas pós-ganglionares que inervam as diversas vísceras torácicas. Esses ramos são relativamente pequenos e contêm também fibras aferentes viscerais.

O segundo tipo, que inclui ramos dos sete gânglios inferiores, consiste principalmente em fibras simpáticas pré-ganglionares que inervam as diversas vísceras abdominais e pélvicas. Esses ramos são grandes, também transportam fibras aferentes viscerais e formam os três nervos esplâncnicos torácicos, denominados de esplâncnicos maior, menor e imo (Figura 3.104).

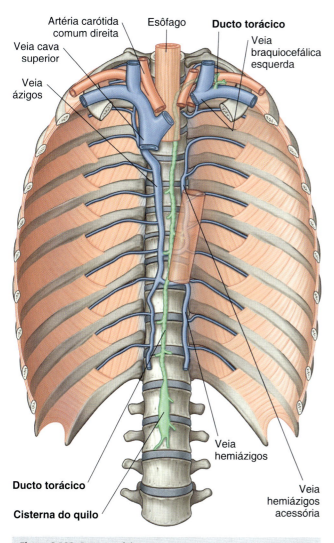

Figura 3.103 Ducto torácico.

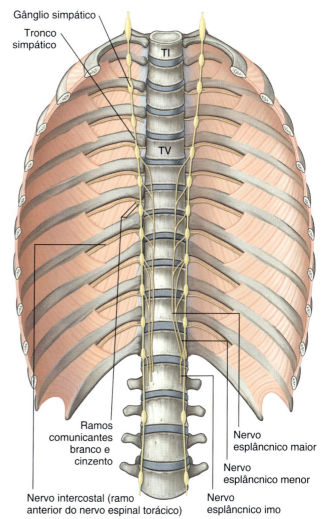

Figura 3.104 Parte torácica dos troncos simpáticos.

- O **nervo esplâncnico maior** em cada lado se origina, geralmente, do quinto ao nono ou décimo gânglios torácicos. Ele desce sobre os corpos vertebrais dirigindo-se medialmente e passa para o abdome através do pilar do diafragma, terminando no gânglio celíaco
- O **nervo esplâncnico menor** se origina, habitualmente, do nono e décimo, ou do décimo e décimo primeiro gânglios torácicos. Ele desce sobre os corpos vertebrais se dirigindo medialmente e passa para o abdome através do pilar do diafragma para terminar no gânglio aórtico-renal
- O **nervo esplâncnico imo** se origina, em geral, do décimo segundo gânglio torácico. Ele desce e passa para o abdome através do pilar do diafragma para terminar no plexo renal.

Anatomia de superfície

Anatomia de superfície do tórax

A capacidade de visualizar como as estruturas anatômicas no tórax se relacionam a pontos de referência de superfície é fundamental para o exame físico. Os pontos de referência na superfície corpórea podem ser utilizados para localizar estruturas profundas e para avaliar sua função pela ausculta e percussão.

Como contar as costelas

Saber como contar as costelas é importante porque diferentes costelas proporcionam referências palpáveis da posição de estruturas mais profundas. Para determinar a localização de costelas específicas, palpe a **incisura jugular** na projeção superior do manúbrio do esterno. Desça pelo esterno até que sinta uma crista. Essa crista é o **ângulo do esterno**, que identifica a articulação entre o manúbrio e o corpo do esterno. A cartilagem costal da costela II se articula com o esterno neste local. Identifique a costela II e continue contando as costelas para baixo e em direção lateral (Figura 3.105).

Anatomia de superfície da mama em mulheres

Apesar de as mamas variarem em tamanho, elas normalmente se localizam na parede torácica entre as costelas II e VI e recobrem os músculos peitorais maiores. Cada glândula mamária se estende superior e lateralmente ao redor da borda inferior do músculo peitoral maior até a axila (Figura 3.106). Essa parte da glândula é chamada de processo axilar. As posições da papila mamária (mamilo) e da aréola variam em relação à parede torácica dependendo do tamanho da mama.

Visualizando estruturas no nível das vértebras T IV/T V

O nível das vértebras T IV/V é um plano transverso que atravessa o ângulo do esterno na parede torácica anterior e o disco entre as vértebras T IV e TV posteriormente. Esse plano pode ser facilmente localizado porque a articulação entre o manúbrio do esterno e o corpo do esterno forma uma protuberância óssea evidente que pode ser palpada. No nível de T IV/T V (Figura 3.107):

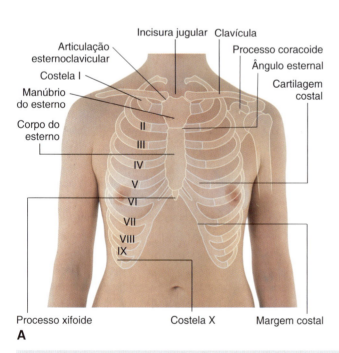
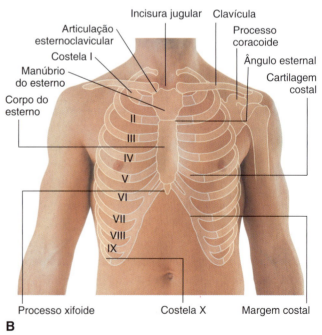

Figura 3.105 Vista anterior da parede do tórax com a localização de estruturas esqueléticas. **A.** Em mulheres. A localização da papila mamária em relação a um espaço intercostal específico depende do tamanho das mamas, que podem não ser simétricas. **B.** Em homens. Notar a localização da papila mamária no quarto espaço intercostal.

Capítulo 3 • Tórax

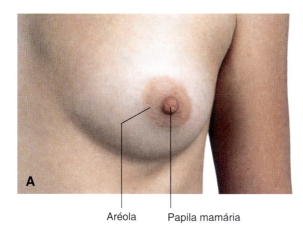

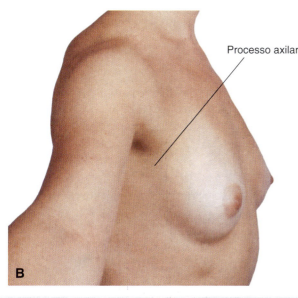

Figura 3.106 A. Vista aproximada da papila mamária e aréola da mama. B. Vista lateral da parede do tórax de uma mulher mostrando o processo axilar da mama.

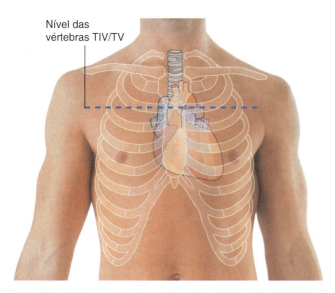

Figura 3.107 Vista anterior da parede torácica de um homem mostrando a localização de diversas estruturas relacionadas ao nível vertebral TIV/TV.

- A cartilagem costal da costela II se articula com o esterno
- O mediastino superior é separado do mediastino inferior
- Termina a parte ascendente da aorta ascendente e se inicia o arco da aorta
- O arco da aorta termina e se inicia a parte torácica da aorta
- A traqueia bifurca.

Visualização de estruturas no mediastino superior

Várias estruturas no mediastino superior em adultos podem ser visualizadas baseando-se nas suas posições em relação com pontos de referências esqueléticos que podem ser palpados através da pele (Figura 3.108).

- Em cada lado, a veia jugular interna e a veia subclávia se unem para formar as veias braquiocefálicas posteriormente às extremidades esternais das clavículas, próximo às articulações esternoclaviculares
- A veia braquiocefálica esquerda cruza da esquerda para a direita atrás do manúbrio do esterno
- As veias braquiocefálicas se unem para formar a veia cava superior posteriormente à margem inferior da cartilagem costal da primeira costela
- O arco da aorta se inicia e termina no plano transverso entre o ângulo do esterno anteriormente e o nível das vértebras T IV/T V posteriormente. O arco pode chegar até o nível médio do manúbrio do esterno.

Visualização das margens do coração

Referências de superfície podem ser palpadas para visualizar o contorno do coração (Figura 3.109).

- O limite superior do coração pode chegar até a terceira cartilagem costal no lado direito do esterno e o segundo espaço intercostal no lado esquerdo do esterno
- A margem direita do coração se estende da terceira cartilagem costal até próximo à sexta cartilagem costal
- A margem esquerda do coração desce lateralmente do segundo espaço intercostal até o ápice, localizado próximo à linha medioclavicular no quinto espaço intercostal
- A margem inferior do coração se estende da extremidade esternal da sexta cartilagem costal direita até o ápice no quinto espaço intercostal próximo à linha medioclavicular.

Onde auscultar os sons cardíacos

Para auscultar os sons valvares, posicione o estetoscópio a jusante do fluxo sanguíneo através das valvas (Figura 3.110).

- A valva atrioventricular direita (denominada valva tricúspide na prática clínica) é auscultada imediatamente à esquerda da parte inferior do esterno, próximo ao quinto espaço intercostal

177

Gray Anatomia Clínica para Estudantes

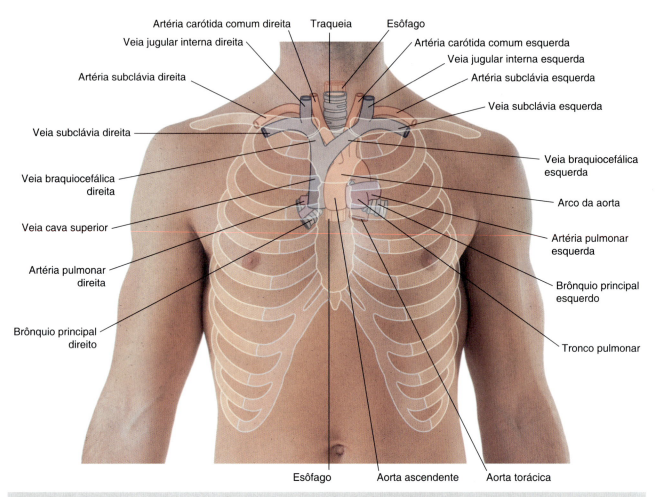

Figura 3.108 Vista anterior da parede torácica de um homem mostrando a localização de diversas estruturas no mediastino superior e sua relação com o esqueleto.

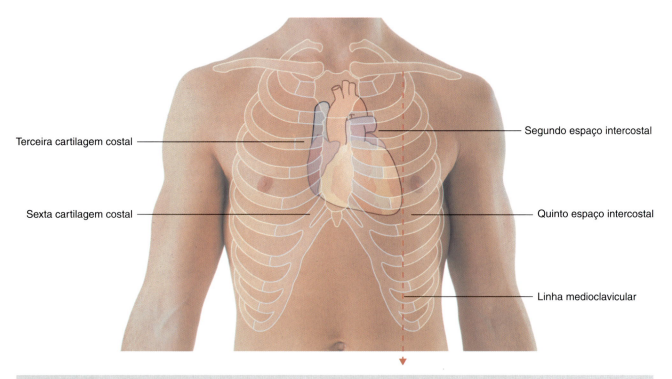

Figura 3.109 Vista anterior da parede torácica de um homem e a projeção de superfície do coração.

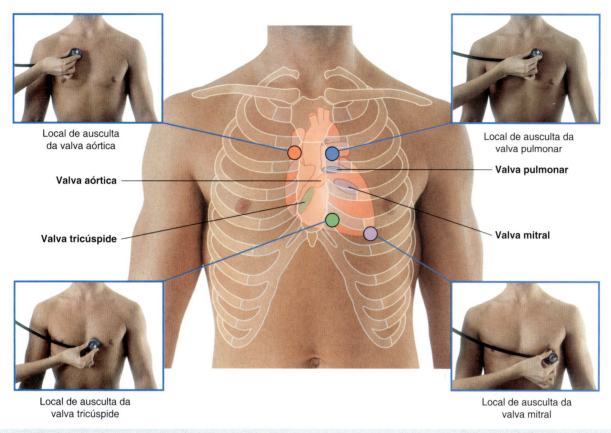

Figura 3.110 Vista anterior da parede torácica de um homem mostrando as estruturas esqueléticas, localização das valvas cardíacas e pontos de ausculta.

- A valva atrioventricular esquerda (denominada valva mitral na prática clínica) é auscultada sobre o ápice do coração no quinto espaço intercostal esquerdo na linha medioclavicular
- A valva do tronco pulmonar (denominada valva do tronco pulmonar na prática clínica) é auscultada sobre a extremidade medial do segundo espaço intercostal esquerdo
- A valva da aorta (denominada aórtica na prática clínica) é auscultada sobre a extremidade medial do segundo espaço intercostal direito.

Visualização das cavidades pleurais e dos pulmões, dos recessos pleurais, dos lobos pulmonares e das fissuras

Pontos de referência de superfície podem ser usados para visualizar o contorno normal das cavidades pleurais e dos pulmões e para determinar a posição dos lobos e das fissuras pulmonares.

Superiormente, a pleura parietal se projeta acima da primeira cartilagem costal. Anteriormente, a parte costal da pleura parietal se aproxima da linha mediana posterior à porção superior do esterno.

Posteriormente à porção inferior do esterno, a pleura parietal esquerda não chega tão próximo à linha mediana como no lado direito. Isso porque o coração se projeta para o lado esquerdo (Figura 3.111 A).

Inferiormente, a pleura se reflete sobre o diafragma acima da margem costal e contorna a parede torácica em um trajeto VIII, X e XII (ou seja, costela VIII na linha medioclavicular, costela X na linha axilar média e vértebra T XII posteriormente).

Os pulmões não ocupam completamente a área delimitada pelas cavidades pleurais, sobretudo anterior e inferiormente.

- Existem recessos costomediastinais anteriormente, principalmente do lado esquerdo, pela relação com a protuberância cardíaca.
- Existem recessos costodiafragmáticos inferiormente, entre a margem inferior do pulmão e a margem inferior da cavidade pleural.

Durante a respiração calma, a margem inferior dos pulmões se movimenta pela parede torácica seguindo um contorno VI, VIII e X (*i. e.*, costela VI na linha medioclavicular, costela VIII na linha axilar média e vértebra X posteriormente).

Na vista posterior, a fissura oblíqua em ambos os lados está localizada na linha mediana próximo ao processo espinhoso da vértebra T IV (Figura 3.111 B e 3.112 A). Ela se dirige lateralmente no sentido inferior, cruzando o quarto e o quinto espaços intercostais, alcançando a costela VI lateralmente.

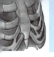

Gray Anatomia Clínica para Estudantes

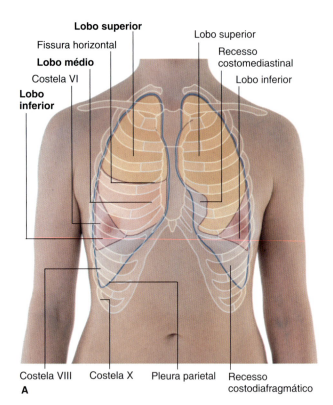

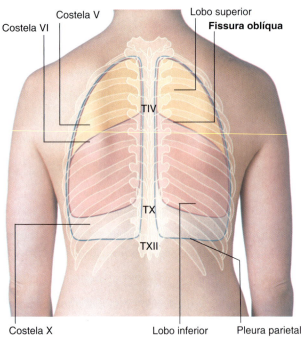

Figura 3.111 Vistas da parede do tórax mostrando as projeções de superfície dos lobos e fissuras dos pulmões. **A.** Vista anterior em uma mulher. Do lado direito, os lobos superior, médio e inferior são ilustrados. **B.** Vista posterior em uma mulher. Em ambos os lados, os lobos superiores e inferiores são ilustrados. O lobo médio no lado direito não é visível nesta posição.

Na vista anterior, a fissura horizontal do pulmão direito segue o contorno da costela IV e de sua cartilagem costal e as fissuras oblíquas de ambos os lados seguem o contorno da costela VI e de sua cartilagem costal (Figura 3.112 B).

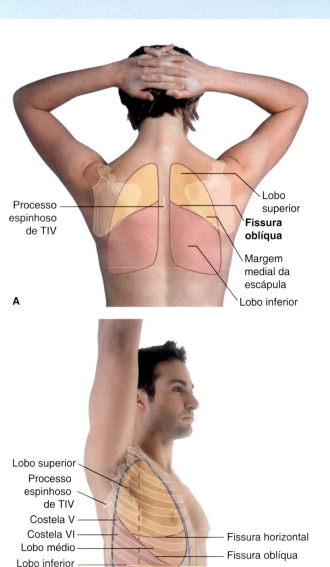

Figura 3.112 Vistas da parede torácica. **A.** Vista posterior em uma mulher com os braços abduzidos e mãos posicionadas atrás da cabeça. Em ambos os lados, os lobos superiores e inferiores são ilustrados. Quando a escápula é rotacionada para esta posição, a margem medial da escápula fica paralela à posição da fissura oblíqua e pode ser usada como orientação para determinar a projeção de superfície dos lobos superior e inferior dos pulmões. **B.** Vista lateral em um homem com seu braço direito abduzido. Os lobos superior, médio e inferior são ilustrados. A fissura oblíqua se inicia posteriormente no nível do processo espinhoso da vértebra TIV, passa inferiormente cruzando a costela IV, o quarto espaço intercostal e a costela V. Ela cruza o quinto espaço intercostal na linha axilar média e se continua anteriormente seguindo o contorno da costela VI. A fissura horizontal cruza a costela V no espaço axilar médio e se continua anteriormente, cruzando o quarto espaço intercostal e seguindo o contorno da costela IV e sua cartilagem costal até o esterno.

Onde auscultar os sons pulmonares

O posicionamento do estetoscópio para auscultar os sons pulmonares é mostrado na Figura 3.113.

Capítulo 3 • Tórax

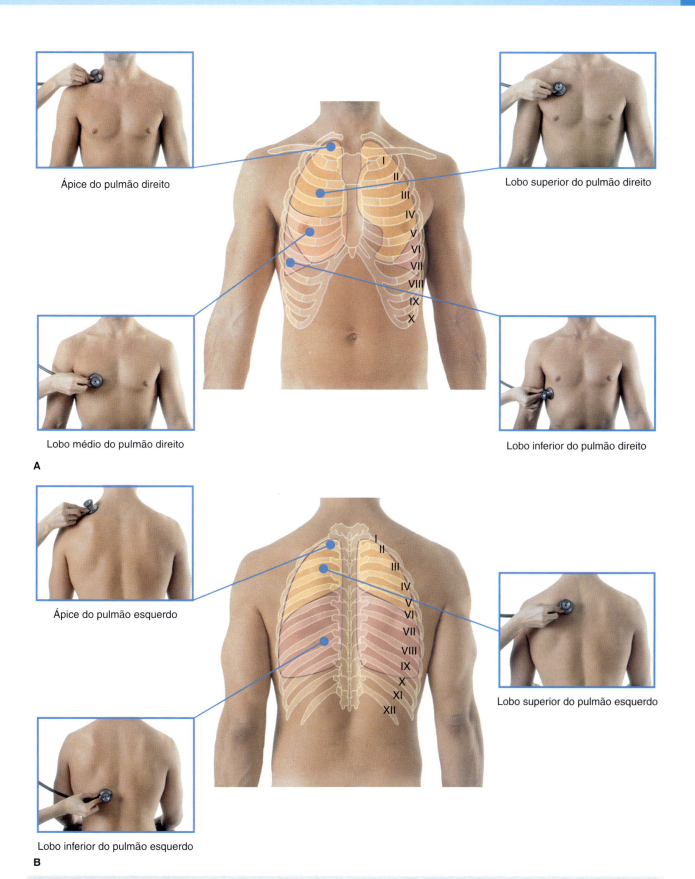

Figura 3.113 Vistas da parede do tórax de um homem com o posicionamento do estetoscópio para auscultar os lobos dos pulmões. **A.** Vistas anteriores. **B.** Vistas posteriores.

Casos clínicos

Caso 1

INFARTO DO MIOCÁRDIO

Um homem de 65 anos foi admitido no pronto-socorro por causa de dor intensa no tórax que se irradiava para o pescoço e, predominantemente, para o braço esquerdo. Ele apresentava sobrepeso e era um tabagista pesado.

Ao exame, ele se encontrava pálido e diaforético. Sua pressão arterial era 74/40 mmHg (nível normal 120/80 mmHg). Foi realizado um eletrocardiograma (ECG) que demonstrou infarto de parede anterior do miocárdio. O ecocardiograma de urgência comprovou disfunção do ventrículo esquerdo. A cineangiocoronariografia mostrou oclusão de artéria coronária esquerda (Figura 3.114 A, B). Outra forma de avaliar as artérias coronárias é a tomografia computadorizada com projeção de intensidade máxima (Figura 3.115 A, B).

O paciente foi submetido a revascularização miocárdica de urgência e teve excelente recuperação. Ele agora perdeu peso, parou de fumar e pratica exercícios regularmente.

Quando células cardíacas morrem durante um infarto do miocárdio, fibras dolorosas (aferentes viscerais) são estimuladas. Essas fibras sensitivas viscerais seguem o trajeto das fibras simpáticas que inervam o coração e entram na medula espinal entre os níveis TI e TIV. Neste nível, fibras aferentes somáticas dos nervos espinais T1 a T4 também entram na medula espinal pelas raízes posteriores. Os dois tipos de fibras aferentes (visceral e somática) fazem sinapse com interneurônios que, por sua vez, fazem sinapse com neurônios secundários cujas fibras atravessam a medula e ascendem para áreas somatossensitivas do cérebro que representam os níveis T1 a T4. O cérebro não é capaz de distinguir claramente entre as distribuições sensitivas somáticas e viscerais, e, portanto, a dor é interpretada como proveniente de regiões somáticas e não de vísceras (como o coração, Figura 3.114 C). O paciente estava dispneico por causa da disfunção ventricular esquerda.

Quando o ventrículo esquerdo fica insuficiente, ele causa dois efeitos.

- *Inicialmente, a força contrátil diminui. Isso reduz a pressão do sangue ejetado e abaixa a pressão arterial*

- *O átrio esquerdo tem mais dificuldade para encher o ventrículo esquerdo deficiente. Esse trabalho suplementar aumenta a pressão atrial esquerda, com consequente aumento da pressão nas veias pulmonares da pressão nas vênulas pulmonares. Essa elevação da pressão provoca extravasamento de líquido dos capilares para o interstício pulmonar e daí para os alvéolos. Esse líquido é chamado de edema pulmonar e restringe significativamente a troca gasosa. Isso resulta em dispneia.*

Esse homem tinha obstrução da artéria coronária esquerda, como mostrado na Figura 3.114 B.

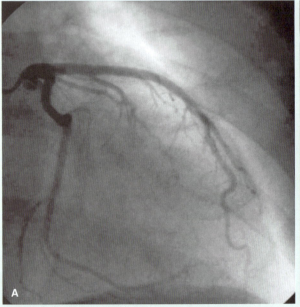
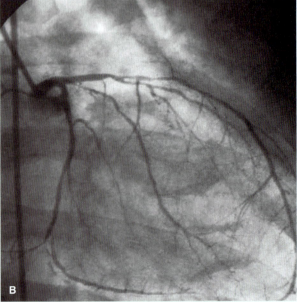

Figura 3.114 **A.** Angiografia normal da artéria coronária esquerda. **B.** Angiografia da artéria coronária esquerda mostrando diminuição do fluxo por estenoses.

(Continua)

Caso 1 – Continuação

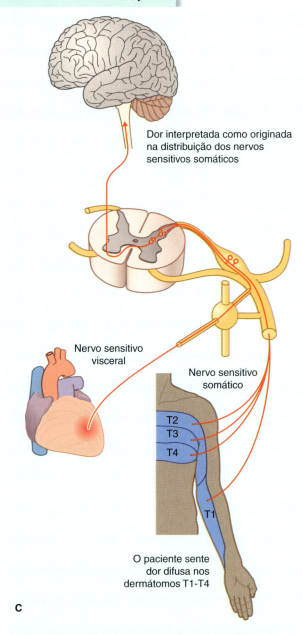

Figura 3.114 (cont.) C. Mecanismo para percepção da dor cardíaca nos dermátomos T1-T4.

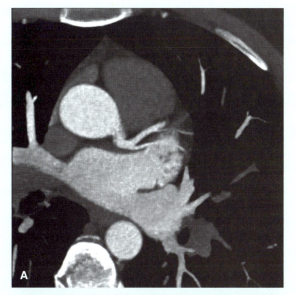

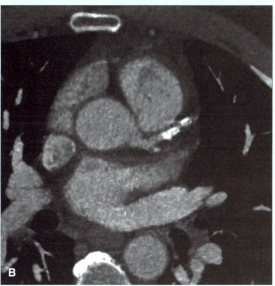

Figura 3.115 Imagem axial de tomografia computadorizada de projeção de intensidade máxima (MIP) através do coração. **A.** Artéria interventricular anterior (descendente anterior) normal. **B.** Artéria interventricular anterior (descendente anterior) estenótica (calcificada).

É importante saber qual artéria coronária está obstruída.

- A artéria coronária esquerda irriga a maior parte do lado esquerdo do coração. O tronco da artéria coronária esquerda tem aproximadamente 2 cm de comprimento e se divide no ramo circunflexo, que se localiza entre o átrio e o ventrículo no sulco coronário e no ramo interventricular anterior, que é frequentemente chamada de artéria descendente anterior esquerda (DAE)
- Quando a artéria coronária direita é comprometida e oclui, ocorrem frequentemente distúrbios do ritmo cardíaco porque o nó sinoatrial e o nó atrioventricular são irrigados predominantemente pela artéria coronária direita.

É importante saber qual artéria coronária está obstruída.

- A artéria coronária esquerda irriga a maior parte do lado esquerdo do coração. O tronco da artéria coronária esquerda tem aproximadamente 2 cm de comprimento e se divide no ramo circunflexo, que se localiza entre o átrio e o ventrículo no sulco coronário e no ramo interventricular anterior, que é frequentemente chamada de artéria descendente anterior esquerda (DAE)
- Quando a artéria coronária direita é comprometida e oclui, ocorrem frequentemente distúrbios do ritmo cardíaco porque o nó sinoatrial e o nó atrioventricular são irrigados predominantemente pela artéria coronária direita.

(Continua)

Caso 1 – Continuação

Quando esse paciente procurou atendimento médico, sua função miocárdica foi avaliada por ECG, ecocardiografia e angiografia.

Durante o exame inicial do paciente, o médico geralmente avalia a função miocárdica.

Após a anamnese e o exame físico, o diagnóstico diferencial da causa da disfunção cardíaca é feito. A avaliação objetiva das funções miocárdica e valvar é obtida da seguinte maneira:

- ECG (eletrocardiografia) – uma série de traçados elétricos obtidos dos eixos maior e menor do coração que revelam a frequência cardíaca e os distúrbios do ritmo e de condução. Além disso, demonstra a função global dos lados direito e esquerdo do coração e locais de disfunção. Alterações específicas no ECG se relacionam às áreas do coração que podem estar envolvidas no infarto do miocárdio. Por exemplo, a obstrução da artéria coronária direita provoca infarto da área do miocárdio por ela irrigada, que é predominantemente a face inferior: o infarto é, portanto, chamado de infarto da parede inferior do miocárdio. As mudanças do ECG são demonstradas nas derivações relacionadas com a face inferior do miocárdio (II, III e aVF)
- Radiografia do tórax – Revela as dimensões da área cardíaca e o aumento das câmaras. A observação cuidadosa dos pulmões pode demonstrar excesso de líquido (edema pulmonar) que é formado quando há falência do ventrículo esquerdo e pode provocar insuficiência respiratória significativa e morte se não for rapidamente tratada
- Exames de sangue – o coração libera enzimas durante o infarto do miocárdio, a saber, desidrogenase láctica (LDH), creatinoquinase (CK) e aspartato aminotransferase (AST). Essas enzimas plasmáticas são facilmente dosadas no laboratório do hospital e usadas para fazer o diagnóstico precoce. Enzimas específicas denominadas isoenzimas também podem ser dosadas (isoenzima MB da creatinoquinase – CKMB). Testes mais recentes incluem dosagem de troponina (um componente específico do miocárdio), que é liberada quando as células cardíacas morrem durante o infarto do miocárdio
- Teste ergométrico – os pacientes são monitorados por ECG e andam na esteira rolante. Áreas de isquemia ou irrigação deficiente podem ser demonstradas, possibilitando a localização da alteração vascular
- Cintigrafia – Tálio (um emissor de radiação) e seus derivados são análogos ao potássio. Eles são utilizados para definir áreas de isquemia coronária. Se houver áreas sem captação quando essas substâncias são administradas em um paciente, significa que essas áreas do miocárdio estão mortas
- Angiografia coronária (cateterismo cardíaco ou cinecoronariografia ou estudo hemodinâmico) – um cateter arterial de pequeno calibre é introduzido na artéria femoral, passando pela aorta até as origens das artérias coronárias. Injeta-se contraste radiopaco para demonstrar as artérias coronárias e seus ramos importantes. Se houver estreitamento (estenose), pode-se realizar angioplastia. Na angioplastia, balões minúsculos são passados através das áreas estreitadas e insuflados para remodelar o vaso e, assim, prevenir isquemia coronária adicional e infarto do miocárdio.

Caso 2

EMBOLIA PULMONAR

Um homem de 53 anos foi atendido no pronto-socorro com uma história de cinco horas de dor pleurítica aguda e dispneia. No dia anterior, ele esteve em um voo de longa duração, retornando de suas férias. Ele estava previamente saudável e em boa forma, sendo um adepto do alpinismo. Sua história patológica pregressa não era relevante.

No exame físico, seus pulmões estavam limpos, ele estava taquipneico com 24 inspirações por minuto e sua saturação estava reduzida para 92% em ar ambiente. Suspeitou-se de embolia pulmonar e o paciente foi encaminhado para realização de angiotomografia computadorizada pulmonar. O exame revelou coágulos nas artérias pulmonares principais direita e esquerda. Não havia derrame pleural, colapso nem condensação pulmonar.

Foi imediatamente iniciada enoxaparina subcutânea com transição para anticoagulação oral após alguns dias. O tratamento completo durou 6 meses porque nenhum outro fator de risco (exceto imobilidade durante um voo de longa duração) foi identificado.

Não houve sequela permanente.

O material embólico geralmente se origina nas veias profundas dos membros inferiores e, menos comumente, nas veias pélvicas, renais ou veias profundas do membro superior. O fragmento se desprende do trombo principal nas veias profundas e é levado para a circulação pulmonar, onde pode se alojar no tronco pulmonar ou nas artérias pulmonares, dando origem ao embolismo pulmonar central, ou, ainda, nos ramos lobares, segmentares ou subsegmentares, originando embolismo pulmonar periférico.

A gravidade dos sinais/sintomas é parcialmente dependente das dimensões do trombo e de qual parte da árvore arterial pulmonar é afetada. Êmbolos pulmonares grandes podem causar comprometimento respiratório e hemodinâmico graves e óbito (p. ex., um trombo a cavaleiro alojado no tronco pulmonar e nas duas artérias pulmonares principais).

Os fatores de risco comuns incluem imobilização, cirurgia, traumatismo, neoplasia maligna, gravidez, contraceptivos orais e fatores hereditários.

4
Abdome

Revisão conceitual, 187

Descrição Geral, 187
Funções, 187
    Abrigo e proteção de vísceras importantes, 187
    Respiração, 187
    Mudanças na pressão intra-abdominal, 188
Componentes, 188
    Parede, 188
    Cavidade abdominal, 189
    Abertura inferior do tórax, 190
    Diafragma, 190
    Abertura superior da pelve, 192
Relações com outras regiões, 192
    Tórax, 192
    Pelve, 193
    Membro inferior, 193
Características principais, 193
    Distribuição das vísceras abdominais no adulto, 193
    A região inguinal é uma área de fraqueza na parede anterior do abdome, 196
    Nível da vértebra L I, 197
    O sistema digestório e seus derivados são irrigados por três artérias importantes, 197
    Shunts venosos esquerda-direita, 198
    Toda a drenagem venosa do sistema digestório passa pelo fígado, 198
    As vísceras abdominais são inervadas por um grande plexo pré-vertebral, 201

Anatomia regional, 202

Topografia de superfície, 202
    Padrão de quatro quadrantes, 202
    Padrão de nove regiões, 203
Parede do abdome, 204
    Fáscia superficial, 204
    Musculatura anterolateral, 206
    Fáscia extraperitoneal, 210
    Peritônio, 210
    Inervação, 210

Irrigação e drenagem venosa, 211
Drenagem linfática, 212
Região inguinal, 213
Canal inguinal, 215
Hérnias inguinais, 218
Vísceras abdominais, 223
Peritônio, 223
Cavidade abdominopélvica, 223
Órgãos, 228
Irrigação arterial, 258
Drenagem venosa, 265
Linfáticos, 271
Inervação, 271
Região posterior do abdome, 278
Parede posterior do abdome, 278
Vísceras, 283
Vasculatura, 295
Sistema linfático, 298

Sistema nervoso na região posterior do abdome, 300
Troncos simpáticos e nervos esplâncnicos, 300

Anatomia de superfície, 308

Anatomia de superfície do abdome, 308
Definição da projeção de superfície do abdome, 308
Como determinar níveis vertebrais lombares, 310
Visualização das estruturas no nível da vértebra L I, 310
Visualização da posição dos vasos sanguíneos principais, 310
Definição das regiões de superfície de dor referida do intestino, 311
Onde encontrar os rins, 313
Onde encontrar o baço, 313

Casos clínicos, 314

Capítulo 4 • Abdome

Revisão conceitual

DESCRIÇÃO GERAL

O abdome é uma câmara aproximadamente cilíndrica que se estende da margem inferior do tórax até a margem superior da pelve e do membro inferior (Figura 4.1 A).

A **abertura inferior do tórax** forma o acesso superior para o abdome e é fechada pelo diafragma. Inferiormente, a parte profunda da parede do abdome é contínua com a parede pélvica na **abertura superior da pelve**. Superficialmente, o limite inferior da parede do abdome é a margem superior do membro inferior.

A câmara envolvida pela parede do abdome contém uma grande **cavidade peritoneal**, que se comunica livremente com a cavidade pélvica.

As vísceras abdominais estão suspensas na cavidade peritoneal por mesentérios ou estão localizadas entre a cavidade e a parede musculoesquelética (Figura 4.1 B). As vísceras abdominais incluem:

- Componentes importantes do sistema digestório – a extremidade distal do esôfago, o estômago, os intestinos delgado e grosso, o fígado, o pâncreas e a vesícula biliar
- O baço
- Componentes do sistema urinário – rins e ureteres
- As glândulas suprarrenais e
- Importantes estruturas neurovasculares.

FUNÇÕES

Abrigo e proteção de vísceras importantes

O abdome abriga elementos importantes do sistema digestório (Figura 4.2), o baço e partes do sistema urinário.

Grande parte do fígado, a vesícula biliar, o estômago, o baço e partes do colo do intestino grosso se localizam sob as cúpulas do diafragma, que se projetam superiormente acima da margem costal da parede torácica. Consequentemente, essas vísceras abdominais estão protegidas pela parede torácica. Os polos superiores dos rins situam-se profundamente às costelas inferiores.

As vísceras que não se localizam sob as cúpulas do diafragma são sustentadas e protegidas predominantemente pelas paredes musculares do abdome.

Respiração

Uma das funções mais importantes da parede do abdome é auxiliar a respiração:

- Ela relaxa durante a inspiração para acomodar a expansão da caixa torácica e o deslocamento inferior das vísceras abdominais durante a contração do diafragma (Figura 4.3)
- Durante a expiração, ela contrai para auxiliar na elevação das cúpulas do diafragma, reduzindo o volume torácico.

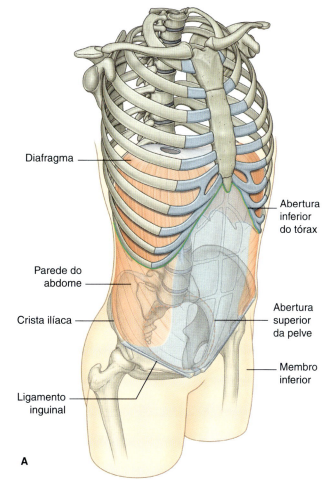

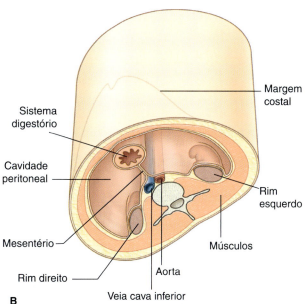

Figura 4.1 Abdome. **A.** Limites. **B.** Distribuição do conteúdo abdominal. Vista inferior.

Material pode ser expelido das vias respiratórias por expiração forçada, usando os músculos do abdome, como na tosse ou no espirro.

187

Gray Anatomia Clínica para Estudantes

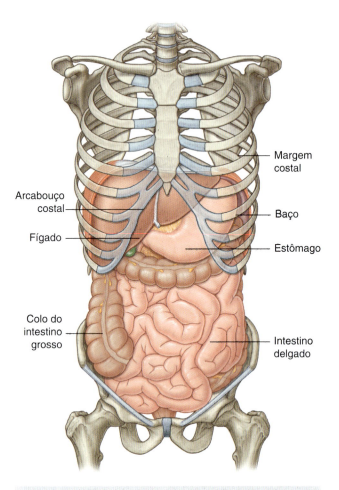

Figura 4.2 O abdome engloba as vísceras abdominais e as protege.

Mudanças na pressão intra-abdominal

A contração dos músculos da parede do abdome aumenta substancialmente a pressão intra-abdominal quando o diafragma está em posição fixa (Figura 4.4). O ar é mantido nos pulmões pelo fechamento de válvulas da laringe no pescoço. O aumento da pressão intra-abdominal auxilia no esvaziamento do conteúdo da bexiga urinária e do reto e no parto vaginal.

COMPONENTES

Parede

A parede do abdome consiste parcialmente em ossos, mas, principalmente, músculos (Figura 4.5). Os elementos esqueléticos da parede (Figura 4.5 A) são:

- As cinco vértebras lombares e seus discos intervertebrais intervenientes
- As partes superiores expandidas do osso do quadril e
- Os componentes ósseos da parede torácica inferior, incluindo a margem costal, a costela XII, a extremidade da costela XI e o processo xifoide do esterno.

Músculos compõem o restante da parede do abdome (Figura 4.5 B):

- Lateralmente à coluna vertebral, o músculo quadrado do lombo, o músculo psoas maior e os músculos ilíacos reforçam a face posterior da parede. As extremidades

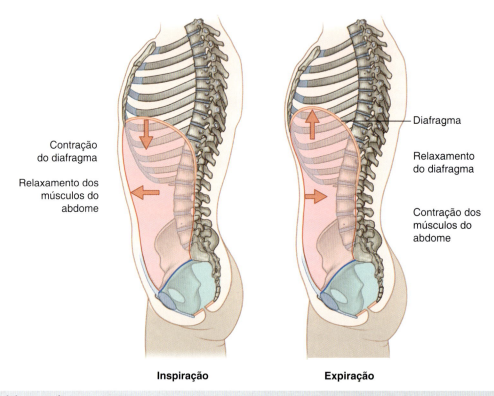

Figura 4.3 O abdome auxilia na respiração.

distais dos músculos psoas maior e ilíaco passam para a coxa e são os flexores mais importantes da articulação do quadril
- As partes laterais da parede do abdome são predominantemente formadas por três camadas de músculos, que têm orientação semelhante aos músculos intercostais do tórax – os músculos transversos do abdome, oblíquo interno do abdome e oblíquo externo do abdome
- Anteriormente, um músculo segmentar (o músculo reto do abdome) em cada lado cobre a distância entre a parede torácica inferior e a pelve.

A continuidade estrutural entre as partes posterior, lateral e anterior da parede do abdome é assegurada por uma fáscia espessa posteriormente e por bainhas tendíneas planas (aponeuroses) derivadas dos músculos da parede lateral. Uma camada fascial de espessura variável separa a parede do abdome do peritônio, que reveste a cavidade abdominal.

Cavidade abdominal

A organização geral da cavidade abdominal é tal que um tubo central é suspenso a partir da parede posterior do abdome e parcialmente da parede anterior do abdome por lâminas delgadas de tecido (**mesentérios**, Figura 4.6):

- Um mesentério anterior para as regiões proximais do tubo central do sistema digestório

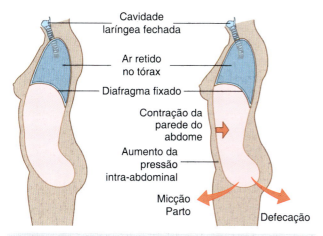

Figura 4.4 Aumento da pressão intra-abdominal para auxiliar na micção, na defecação e no parto.

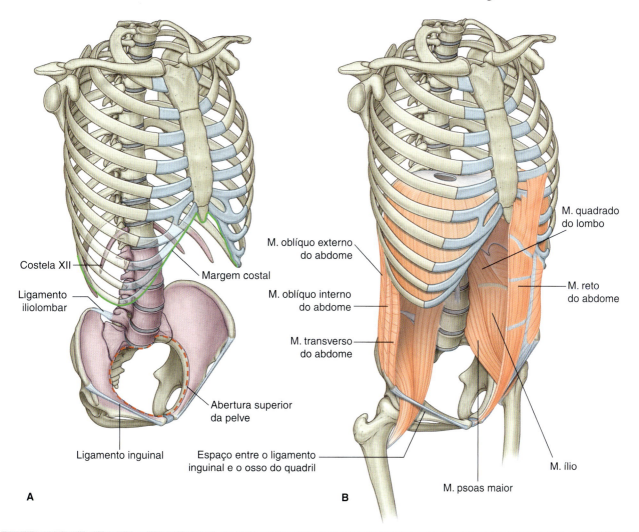

Figura 4.5 Parede do abdome. **A.** Estruturas esqueléticas. **B.** Músculos.

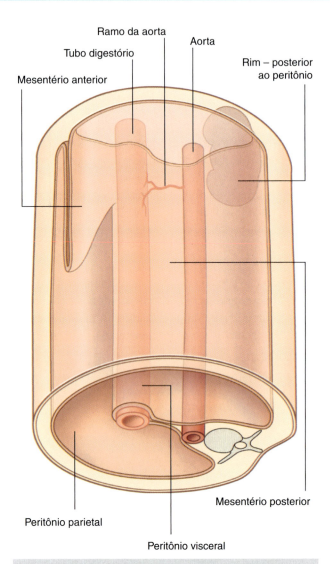

Figura 4.6 O tubo digestório é suspenso por mesentérios.

- Um mesentério posterior ao longo de todo o comprimento do sistema.

Partes diferentes destes dois mesentérios são denominadas de acordo com os órgãos por eles suspensos ou com os quais estão associados.

Vísceras importantes, como os rins, que não estão suspensos na cavidade abdominal por mesentérios, estão associadas à parede do abdome.

A cavidade abdominal é revestida pelo **peritônio**, que consiste em uma camada celular única semelhante ao epitélio (**mesotélio**) juntamente com uma camada de tecido conjuntivo de suporte. O peritônio é similar à pleura e ao pericárdio seroso no tórax.

O peritônio se reflete na parede do abdome para se tornar um componente dos mesentérios que suspendem as vísceras.

- O **peritônio parietal** que reveste a parede abdominal
- O **peritônio visceral** que recobre os órgãos suspensos.

Normalmente, os componentes do sistema digestório e seus derivados preenchem completamente a cavidade abdominal, fazendo com que a cavidade peritoneal seja um espaço potencial. O peritônio visceral dos órgãos e o peritônio parietal da parede do abdome adjacente deslizam livremente entre si.

As vísceras abdominais são intraperitoneais ou retroperitoneais:

- Estruturas **intraperitoneais**, tais como os componentes do sistema digestório, estão suspensos da parede do abdome por mesentérios
- Estruturas que não estão suspensas na cavidade abdominal por um mesentério e que se localizam entre o peritônio parietal e a parede do abdome têm posição **retroperitoneal**.

As estruturas retroperitoneais incluem os rins e os ureteres, que se desenvolvem na região entre o peritônio e a parede do abdome e permanecem nesta posição no adulto.

Durante o desenvolvimento, alguns órgãos, assim como partes dos intestinos delgado e grosso, estão inicialmente suspensos na cavidade abdominal por um mesentério, e mais tarde se tornam secundariamente retroperitoneais pela fusão com a parede do abdome (Figura 4.7).

Grandes vasos, nervos e linfáticos estão associados com a parede posterior do abdome ao longo do eixo mediano do corpo na região, onde, durante o desenvolvimento, o peritônio se reflete da parede como um mesentério posterior, que dá suporte ao tubo digestório primitivo. Como consequência, ramos das estruturas neurovasculares que se dirigem para partes do sistema digestório são ímpares, provêm da face anterior das estruturas que as originam e passam pelos mesentérios ou são retroperitoneais nas áreas onde os mesentérios se fundiram secundariamente à parede.

Geralmente, vasos, nervos e linfáticos para a parede do abdome e para órgãos que se originam como estruturas retroperitoneais ramificam-se lateralmente a partir das estruturas neurovasculares centrais e são, habitualmente, pareados, um em cada lado.

Abertura inferior do tórax

A abertura superior do abdome é a abertura inferior do tórax, que é fechada pelo diafragma. A margem da abertura inferior do tórax consiste na vértebra TX II, na costela XII, na extremidade distal da costela XI, na margem costal e no processo xifoide do esterno.

Diafragma

O diafragma musculotendíneo separa o abdome do tórax.

O diafragma se insere na margem da abertura inferior do tórax, mas sua fixação posterior é complexa e se estende para a região lombar da coluna vertebral (Figura 4.8).

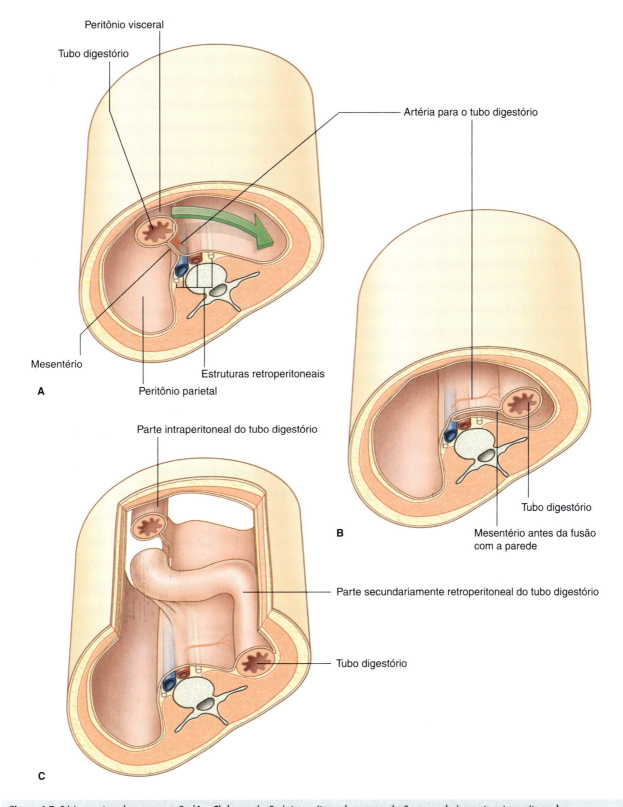

Figura 4.7 Série mostrando a progressão (**A** a **C**) de um órgão intraperitoneal para um órgão secundariamente retroperitoneal.

Em cada lado, uma extensão muscular (pilar) ancora firmemente o diafragma à face anterolateral da coluna vertebral até a vértebra L III à direita e a vértebra L II à esquerda.

Como a margem costal não é completa posteriormente, o diafragma é ancorado em ligamentos em forma de arco (ligamentos arqueados) que ocupam o espaço entre os pontos ósseos disponíveis e os tecidos moles intervenientes.

- Os **ligamentos arqueados mediais e laterais** cruzam músculos da parede posterior do abdome e se

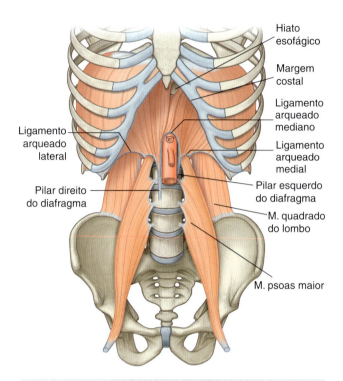

Figura 4.8 Abertura inferior do tórax e o diafragma.

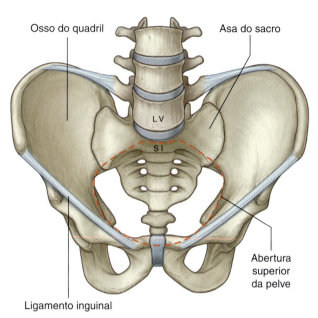

Figura 4.9 Abertura superior da pelve.

fixam às vertebras, nos processos transversos da vértebra L I e na costela XII, respectivamente
- O **ligamento arqueado mediano** cruza a aorta e é contínuo com os pilares em cada lado.

A inserção posterior do diafragma é bem mais inferior do que a fixação anterior. Consequentemente, o diafragma é um componente importante da parede posterior do abdome e se relaciona com várias vísceras.

Abertura superior da pelve

A parede do abdome é contínua com a parede pélvica na abertura superior da pelve e a cavidade abdominal é contínua com a cavidade pélvica.

A margem circular da abertura superior da pelve é formada inteiramente por ossos:

- Posteriormente pelo sacro
- Anteriormente pela sínfise púbica e
- Lateralmente, em cada lado, por uma margem óssea saliente no osso do quadril (Figura 4.9).

Pela angulação posterior que o sacro e os ossos do quadril fazem em relação à coluna vertebral, a cavidade pélvica não está orientada no mesmo plano vertical que a cavidade abdominal. A cavidade pélvica se projeta posteriormente e a abertura superior da pelve tem orientação anterior e discretamente superior (Figura 4.10).

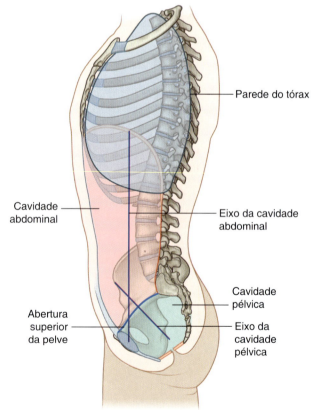

Figura 4.10 Orientação das cavidades abdominal e pélvica.

RELAÇÕES COM OUTRAS REGIÕES

Tórax

O abdome está separado do tórax pelo diafragma. Estruturas passam entre as duas regiões através do diafragma ou posteriormente ao mesmo (Figura 4.8).

Pelve

A entrada superior da pelve é um acesso direto para o abdome e através dela passam estruturas entre o abdome e a pelve.

O peritônio que reveste a cavidade abdominal é contínuo com o peritônio da pelve. Consequentemente, a cavidade abdominal e a cavidade pélvica são contínuas (Figura 4.11). Infecções em uma das regiões podem se propagar livremente para a outra.

A bexiga se expande superiormente da cavidade pélvica para a cavidade abdominal, e, durante a gravidez, o útero também cresce livremente da cavidade pélvica em direção à cavidade abdominal.

Membro inferior

O abdome se comunica diretamente com a coxa através de uma abertura formada anteriormente entre a margem inferior da parede do abdome (definida pelo ligamento inguinal) e o osso do quadril (Figura 4.12). As estruturas que atravessam esta abertura são:

- A artéria e a veia mais importantes do membro inferior
- O nervo femoral, que supre o músculo quadríceps femoral, que estende o joelho
- Linfáticos e
- As extremidades distais dos músculos psoas maior e ilíaco, que fletem a coxa na articulação do quadril.

Assim que os vasos passam inferiormente ao ligamento inguinal, seus nomes mudam – a artéria e a veia ilíacas externas se tornam a artéria e a veia femorais na coxa.

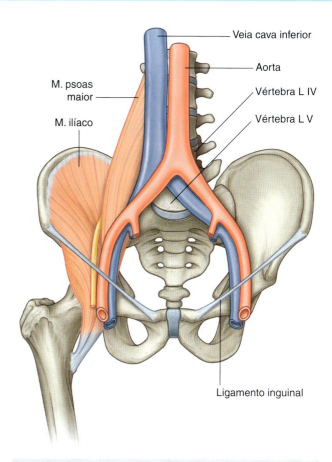

Figura 4.12 Estruturas passando entre o abdome e a coxa.

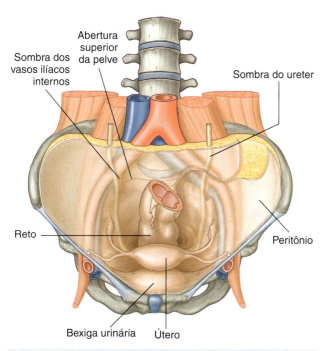

Figura 4.11 A cavidade abdominal é contínua com a cavidade pélvica.

CARACTERÍSTICAS PRINCIPAIS

Distribuição das vísceras abdominais no adulto

É necessário um conhecimento básico do desenvolvimento do sistema digestório para compreender a distribuição das vísceras e dos mesentérios no abdome (Figura 4.13).

O tubo digestório primitivo se orienta longitudinalmente na cavidade do corpo e está suspenso das paredes circundantes por um grande mesentério posterior e por um mesentério anterior bem menor.

Superiormente, os mesentérios posterior e anterior estão ancorados ao diafragma.

O intestino primitivo consiste em intestino anterior, intestino médio e intestino posterior. O enorme crescimento longitudinal do intestino primitivo, a rotação de determinadas partes e a fusão secundária de algumas vísceras e seus mesentérios associados à parede do corpo participam na disposição dos órgãos abdominais no adulto.

Desenvolvimento do intestino anterior

Na região abdominal, o **intestino anterior** origina a extremidade distal do esôfago, o estômago e a parte proximal do duodeno. O intestino anterior é a única parte do intestino primitivo que é suspensa da parede tanto pelo mesentério anterior quanto pelo mesentério posterior.

Gray Anatomia Clínica para Estudantes

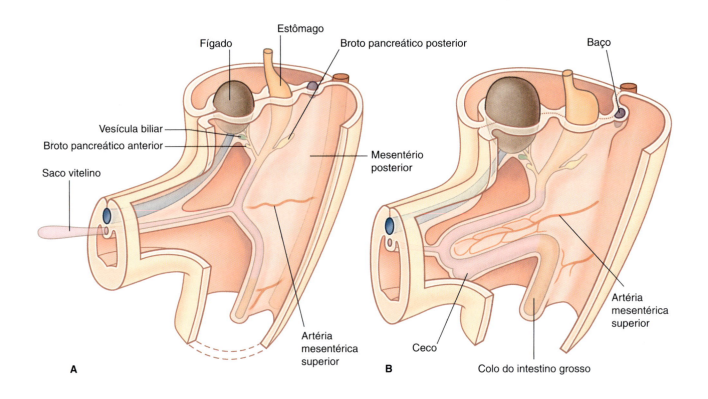

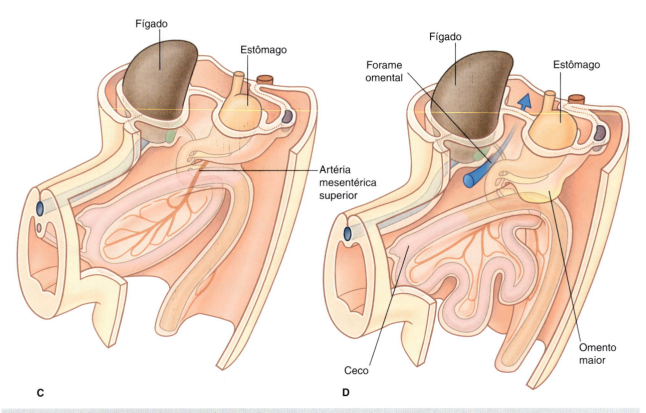

Figura 4.13 Série (**A** a **H**) mostrando o desenvolvimento do intestino e dos mesentérios. (*continua*)

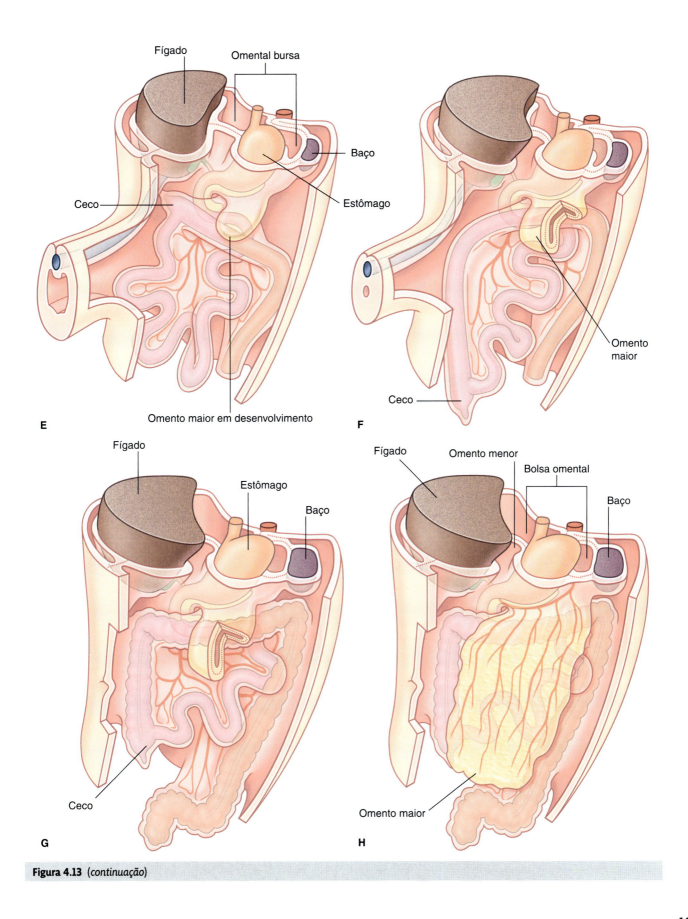

Figura 4.13 (continuação)

Um divertículo da face anterior do intestino anterior cresce para o mesentério anterior, dando origem ao fígado e à vesícula biliar e, finalmente, à parte anterior do pâncreas.

A parte posterior do pâncreas se desenvolve a partir de um brotamento do intestino anterior no mesentério posterior. O baço se desenvolve no mesentério posterior na região entre a parede do corpo e o futuro estômago.

No intestino anterior, o estômago em desenvolvimento roda no sentido horário, e o mesentério posterior associado a ele, contendo o baço, move-se para a esquerda e apresenta grande crescimento. Durante este processo, parte do mesentério se relaciona e, secundariamente, se funde com o lado esquerdo da parede do corpo.

Ao mesmo tempo, o duodeno, juntamente com seu mesentério posterior e uma parte significativa do pâncreas, gira para a direita e se funde à parede.

A fusão secundária do duodeno à parede do corpo, o grande crescimento do fígado no mesentério anterior e a fusão da face superior do fígado ao diafragma restringem a abertura para o espaço delimitado pela expansão do mesentério posterior associado ao estômago. Essa abertura restrita é o **forame omental** (antes denominado forame epiploico).

A parte da cavidade abdominal circundada pelo mesentério posterior expandido e posterior ao estômago é a **bolsa omental**. O acesso, através do forame omental, a esse espaço a partir do restante da cavidade peritoneal é inferior à margem livre do mesentério anterior.

Parte do mesentério posterior que inicialmente forma parte da bolsa omental cresce consideravelmente em direção inferior. As duas faces opostas do mesentério se fundem para formar uma estrutura em forma de avental (o **omento maior**). O omento maior está suspenso a partir da grande curvatura do estômago, recobre outras vísceras na cavidade abdominal e é a primeira estrutura visualizada quando a cavidade abdominal é aberta anteriormente.

Desenvolvimento do intestino médio

O intestino médio origina a parte distal do duodeno, o jejuno, o íleo, o colo ascendente do intestino grosso e os dois terços proximais do colo transverso do intestino grosso. Um pequeno saco vitelino se projeta anteriormente a partir do intestino médio em desenvolvimento para o umbigo.

O rápido crescimento do sistema digestório resulta na formação de uma alça de intestino médio que hernia da cavidade abdominal para o cordão umbilical. Conforme o corpo cresce e a conexão com o saco vitelino se fecha, o intestino médio retorna à cavidade abdominal. Enquanto esse processo ocorre, os dois ramos do intestino médio giram no sentido anti-horário ao redor de seu eixo central combinado. A parte da alça que se transforma no ceco desce para a região inferior direita da cavidade. A artéria mesentérica superior, que irriga o intestino médio, está no centro do eixo da rotação.

O ceco permanece intraperitoneal, o colo ascendente do intestino grosso se funde à parede do corpo, tornando-se secundariamente retroperitoneal, e o colo transverso do intestino grosso permanece suspenso pelo seu mesentério posterior (mesocolo transverso). O omento maior pende sobre o colo transverso do intestino grosso e mesocolo e, geralmente, funde-se a essas estruturas.

Desenvolvimento do intestino posterior

O terço distal do colo transverso do intestino grosso, o colo descendente do intestino grosso, o colo sigmoide do intestino grosso e a parte superior do reto se desenvolvem a partir do intestino posterior.

As partes proximais do intestino posterior giram para a esquerda e se tornam os colos descendente e sigmoide do intestino grosso. O colo descendente do intestino grosso e seu mesentério posterior se fundem à parede do corpo, enquanto o colo sigmoide do intestino grosso permanece intraperitoneal. O colo sigmoide do intestino grosso passa pela abertura superior da pelve e é contínuo com o reto no nível da vértebra S III.

Pele e músculos da parede anterolateral do abdome e nervos intercostais torácicos

Os ramos anteriores dos nervos espinais torácicos T7 a T12 seguem o declive inferior das partes laterais das costelas e cruzam a margem costal para penetrar na parede do abdome (Figura 4.14). Os nervos intercostais T7 a T11 suprem a pele e os músculos da parede do abdome, assim como o nervo subcostal T12. Além disso, T5 e T6 inervam as partes superiores do músculo oblíquo externo do abdome; T6 também inerva a pele sobre o processo xifoide do esterno.

A pele e os músculos nas regiões inguinal e suprapúbica são inervados por L1 e não por nervos torácicos.

Os dermátomos da parede anterior do abdome estão indicados na Figura 4.14. Na linha mediana, a pele sobre o ângulo infraesternal é T6 e a pele na região ao redor do umbigo é suprida por T10. L1 inerva a pele das regiões inguinal e suprapúbica.

Os músculos da parede do abdome têm inervação segmentar com padrões que geralmente refletem os padrões dos dermátomos sobrejacentes.

A região inguinal é uma área de fraqueza na parede anterior do abdome

Durante o desenvolvimento, as gônadas em ambos os sexos descem de seu local de origem, na parede posterior do abdome, para a cavidade pélvica nas mulheres e para o escroto em desenvolvimento nos homens (Figura 4.15).

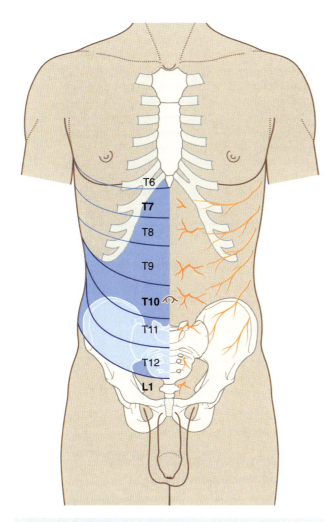

Figura 4.14 Inervação da parede anterior do abdome.

Antes da descida, um cordão de tecido (o **gubernáculo**) atravessa a parede anterior do abdome e conecta o polo inferior de cada gônada com os primórdios do escroto nos homens e com os lábios maiores do pudendo nas mulheres (eminências labioescrotais).

Uma extensão tubular (o **processo vaginal**) da cavidade peritoneal e as camadas musculares da parede anterior do abdome que a acompanham se projetam ao longo do gubernáculo para as eminências labioescrotais.

Nos homens, o testículo, juntamente com suas estruturas neurovasculares e seu ducto deferente, desce para o escroto por um trajeto, inicialmente definido pelo gubernáculo, entre o processo vaginal e as túnicas derivadas da parede do abdome. Tudo o que permanece do gubernáculo é um resquício de tecido conjuntivo que fixa o polo caudal do testículo ao escroto.

O **canal inguinal** é a passagem através da parede anterior do abdome criada pelo processo vaginal. O **funículo espermático** é a extensão tubular das camadas da parede do abdome para o escroto e contém todas as estruturas que passam entre o testículo e o abdome.

A extremidade terminal distal, de formato sacular, do funículo espermático em cada lado contém o testículo, as estruturas associadas e a parte agora isolada da cavidade peritoneal (a cavidade da túnica vaginal).

Nas mulheres, as gônadas descem para sua posição na cavidade pélvica e nunca atravessam a parede anterior do abdome. Assim, a única estrutura importante que atravessa o canal inguinal é um derivado do gubernáculo (o ligamento redondo do útero). Tanto nos homens como nas mulheres, a região inguinal é uma área de fraqueza na parede do abdome (Figura 4.15) e é o local das hérnias inguinais.

Nível da vértebra L I

O plano transpilórico é um plano horizontal que atravessa o corpo na parte inferior da vértebra L I (Figura 4.16). Ele:

- Situa-se aproximadamente no ponto médio entre a incisura jugular e a sínfise púbica e cruza a margem costal em cada lado na nona cartilagem costal
- Passa através da abertura do estômago para o duodeno (o óstio pilórico), que se localiza imediatamente à direita do corpo de L I; o duodeno então descreve a trajetória característica em formato de "C" na parede posterior do abdome e cruza a linha mediana para se abrir no jejuno imediatamente à esquerda do corpo da vértebra L II, enquanto a cabeça do pâncreas é envolta pela alça do duodeno e o corpo do pâncreas se estende para a esquerda através da linha mediana
- Atravessa o corpo do pâncreas e
- Marca aproximadamente a posição dos hilos renais, mesmo sendo o rim esquerdo discretamente superior ao direito, o plano transpilórico atravessa a face inferior do hilo esquerdo e a parte superior do hilo direito.

O sistema digestório e seus derivados são irrigados por três artérias importantes

Três grandes artérias ímpares se originam da superfície anterior da parte abdominal da aorta para irrigar a parte abdominal do sistema digestório e todas as estruturas (fígado, pâncreas, vesícula biliar) que essa parte do intestino primitivo origina durante o desenvolvimento (Figura 4.17). Essas artérias atravessam os derivados dos mesentérios posterior e anterior para atingir as vísceras-alvo. Portanto, também irrigam estruturas como o baço e linfonodos que se desenvolvem no mesentério.

Essas três artérias são:

- O **tronco celíaco**, que se origina da parte abdominal da aorta na margem superior da vértebra L I e irriga o intestino anterior
- A **artéria mesentérica superior**, que se origina da parte abdominal da aorta na margem inferior da vértebra L I e irriga o intestino médio e

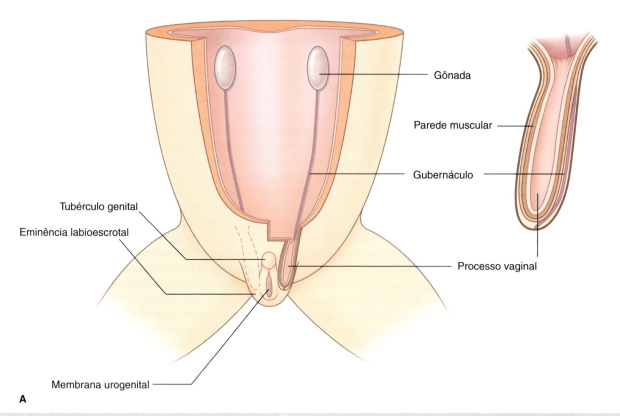

Figura 4.15 Região inguinal. **A.** Desenvolvimento. (*continua*)

- A **artéria mesentérica inferior**, que se origina da parte abdominal da aorta aproximadamente no nível da vértebra L III e irriga o intestino posterior.

Shunts venosos esquerda-direita

Todo o sangue que retorna ao coração de regiões do corpo, com exceção dos pulmões, flui para o átrio direito do coração. A veia cava inferior (VCI) é a principal veia sistêmica no abdome e drena essa região juntamente com a pelve, o períneo e ambos os membros inferiores (Figura 4.18).

A VCI se localiza à direita da coluna vertebral e atravessa o centro tendíneo do diafragma aproximadamente no nível da vértebra T VIII. Alguns grandes vasos cruzam a linha mediana para distribuir sangue do lado esquerdo do corpo para a veia cava inferior.

- Um dos vasos mais importantes é a veia renal esquerda, que drena o rim, a glândula suprarrenal e a gônada do mesmo lado
- Outro vaso é a veia ilíaca comum esquerda, que cruza a linha mediana aproximadamente no nível da vértebra L V para se juntar com a veia ilíaca comum do outro lado e formar a veia cava inferior. Essas veias drenam os membros inferiores, a pelve, o períneo e partes da parede do abdome
- Outros vasos que cruzam a linha mediana incluem as veias lombares esquerdas, que drenam o dorso e a parede posterior do abdome no lado esquerdo.

Toda a drenagem venosa do sistema digestório passa pelo fígado

O sangue das partes abdominais do sistema digestório e do baço passa por um segundo leito vascular no fígado antes de finalmente retornar ao coração (Figura 4.19).

O sangue venoso do tubo digestório, do pâncreas, da vesícula biliar e do baço entra pela face interior do fígado através da grande **veia porta do fígado**. Essa veia então se ramifica como uma artéria para distribuir sangue para pequenos sinusoides hepáticos revestidos por endotélio, que formam o sistema de troca vascular do fígado.

Depois de passar pelos sinusoides, o sangue atinge as **veias hepáticas** que drenam na veia cava inferior, imediatamente antes de esta atravessar o diafragma e atingir o átrio direito.

Normalmente, os leitos vasculares drenados pelo sistema porta do fígado se comunicam, via pequenas veias, com leitos drenados por vasos sistêmicos que, ao final, se conectam com a veia cava superior ou com a veia cava inferior.

Anastomoses portocava

Entre as regiões de sobreposição entre o sistema porta e o sistema cava de maior relevância clínica, estão aquelas em cada extremidade da parte abdominal do sistema digestório:

- Ao redor da extremidade distal do esôfago
- Ao redor da parte inferior do reto.

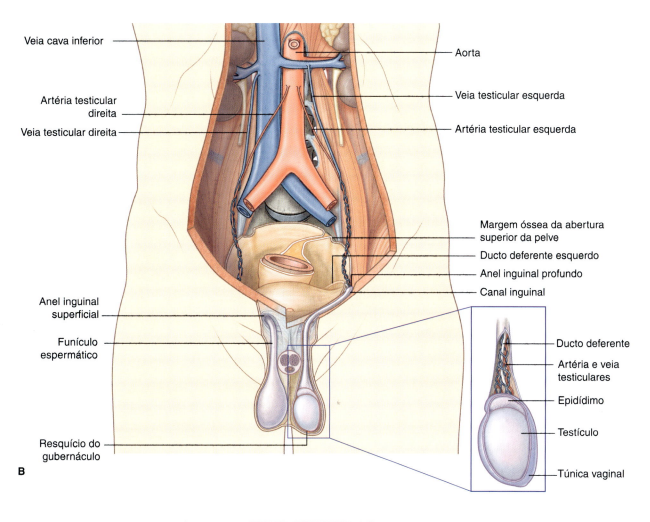
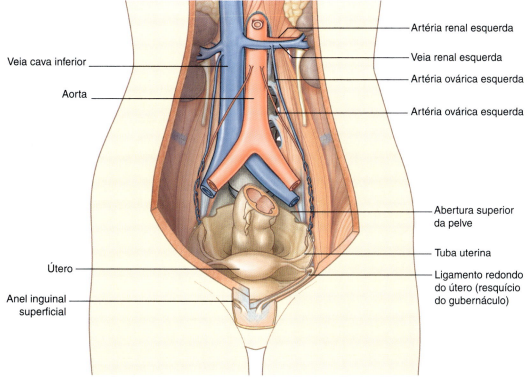

Figura 4.15 (*continuação*). **B.** Nos homens. **C.** Nas mulheres.

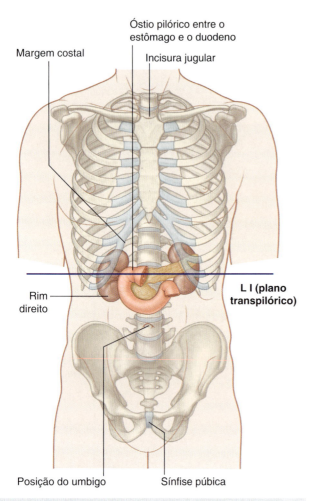

Figura 4.16 Nível da vértebra L I.

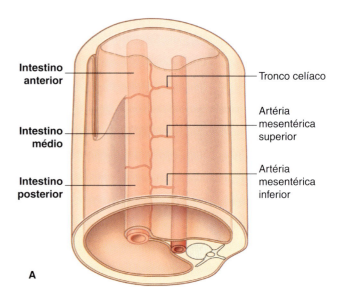

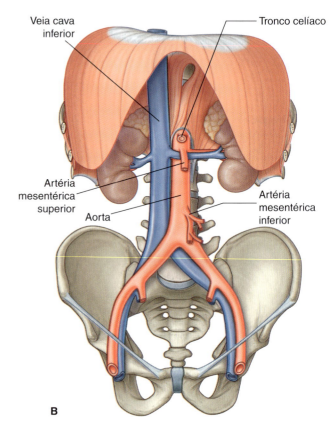

Figura 4.17 Irrigação do sistema digestório. **A.** Relação dos vasos com o intestino primitivo e mesentérios. **B.** Vista anterior.

Pequenas veias que acompanham o remanescente da veia umbilical (**ligamento redondo do fígado**) estabelecem outra importante anastomose portocava.

O ligamento redondo do fígado conecta o umbigo na parede anterior do abdome com o ramo esquerdo da veia porta do fígado assim que esta entra no fígado. As pequenas veias que acompanham esse ligamento formam uma conexão entre o sistema porta do fígado e as regiões paraumbilicais da parede do abdome que drenam para veias sistêmicas.

Outras regiões onde os sistemas porta do fígado e cava se interconectam incluem:
- Onde o fígado entra em contato direto com o diafragma (área nua do fígado)
- Onde a parede do sistema digestório está em contato direto com a parede posterior do abdome (áreas retroperitoneais do intestino delgado e do intestino grosso) e
- A face posterior do pâncreas (grande parte do pâncreas é secundariamente retroperitoneal).

Obstrução da veia porta do fígado ou dos canais vasculares no fígado

A obstrução da veia porta do fígado ou dos canais vasculares no fígado pode afetar o padrão do retorno venoso das partes abdominais do sistema digestório. Veias que interconectam os sistemas porta do fígado e cava podem se tornar dilatadas e tortuosas, possibilitando que o sangue das tributárias do sistema porta atinjam o sistema cava e possa retornar ao coração. Hipertensão portal pode resultar em varizes esofágicas e retais e formar a "cabeça

Capítulo 4 • Abdome

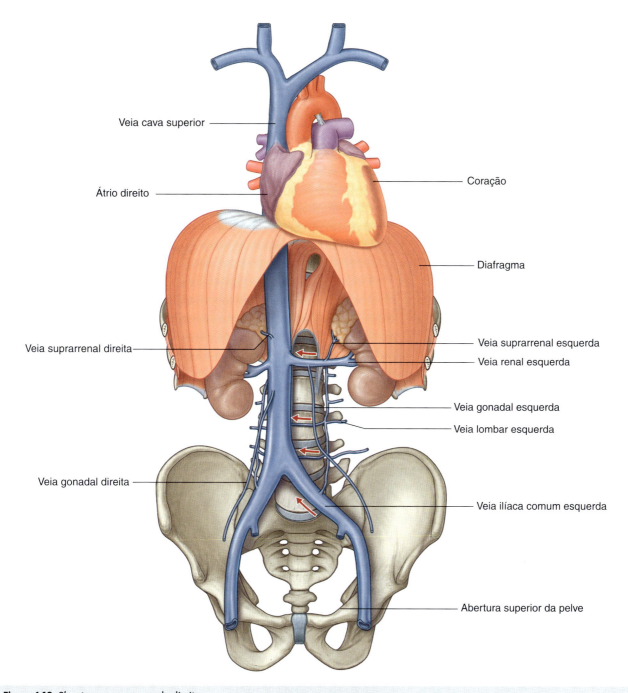

Figura 4.18 *Shunts* venosos esquerda-direita.

de medusa", onde vasos sistêmicos que irradiam a partir de veias paraumbilicais se dilatam e tornam-se visíveis na parede do abdome.

As vísceras abdominais são inervadas por um grande plexo pré-vertebral

A inervação das vísceras abdominais é derivada de um grande plexo pré-vertebral associado principalmente com as faces anterior e laterais da aorta (Figura 4.20). Os ramos se distribuem para os tecidos-alvo, acompanhando os vasos que se originam da parte abdominal da aorta.

O plexo pré-vertebral contém componentes simpáticos, parassimpáticos e sensitivos viscerais:

- O componente simpático se origina dos níveis T5 a L2 da medula espinal
- O componente parassimpático provém do nervo vago (NC X) e dos níveis S2 a S4 da medula espinal
- As fibras sensitivas geralmente acompanham as vias motoras.

201

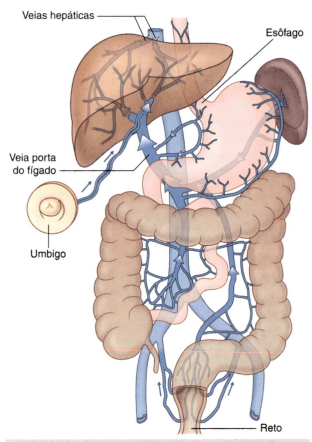

Figura 4.19 Sistema porta do fígado.

Anatomia regional

O abdome é a parte do tronco inferior ao tórax (Figura 4.21). Suas paredes musculomembranáceas envolvem uma grande cavidade (a **cavidade abdominal**), que é limitada superiormente pelo diafragma e inferiormente pela abertura superior da pelve.

A cavidade abdominal pode se estender superiormente até o quarto espaço intercostal e é contínua inferiormente com a cavidade pélvica. Ela contém a **cavidade peritoneal** e as vísceras abdominais.

TOPOGRAFIA DE SUPERFÍCIE

As divisões topográficas do abdome são utilizadas para descrever a localização dos órgãos abdominais e a dor associada a condições abdominais. Os dois esquemas utilizados mais frequentemente são:

- O padrão de quatro quadrantes e
- O padrão de nove regiões.

Padrão de quatro quadrantes

Um plano horizontal transumbilical, passando através do umbigo e do disco entre as vértebras L III e L IV, que cruza com o plano mediano vertical divide o abdome em quatro

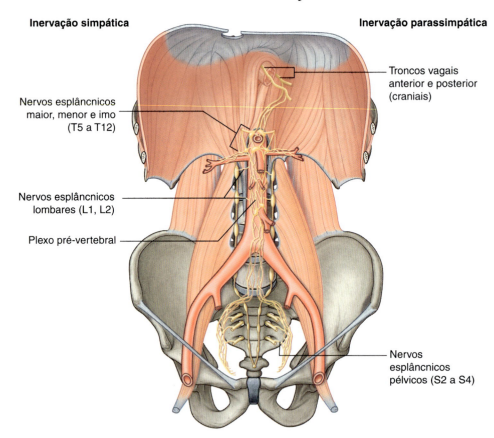

Figura 4.20 Plexo pré-vertebral.

Capítulo 4 • Abdome

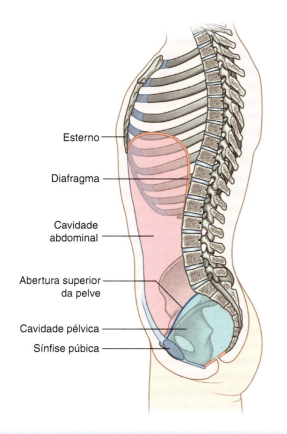

Figura 4.21 Limites da cavidade abdominal.

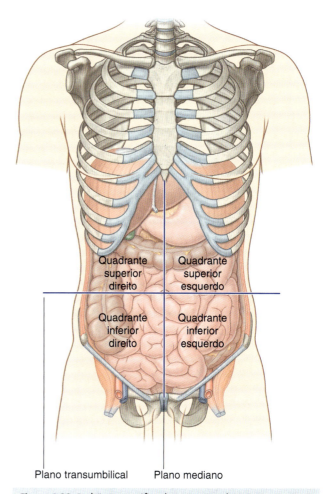

Figura 4.22 Padrão topográfico de quatro quadrantes.

quadrantes – os quadrantes superiores direito, esquerdo, inferiores direito e esquerdo (Figura 4.22).

Padrão de nove regiões

O padrão de nove regiões é baseado em dois planos horizontais e dois planos verticais Figura 4.23).

- O plano horizontal superior (**plano subcostal**) está imediatamente inferior às margens costais, que o coloca na margem inferior da cartilagem costal da costela X e passando posteriormente pelo corpo da vértebra L III (Note, no entanto, que, algumas vezes, o plano transpilórico, no ponto médio entre a incisura jugular e a sínfise púbica ou a meio caminho entre o umbigo e a extremidade inferior do corpo do esterno, passando posteriormente na margem inferior da vértebra L I e cruzando a margem costal das extremidades das nonas cartilagens costais, é usado em seu lugar.)
- O plano horizontal inferior (**plano intertubercular**) conecta os tubérculos ilíacos das cristas ilíacas e passa pela parte superior do corpo da vértebra L V. Os tubérculos ilíacos são estruturas palpáveis 5 cm posteriormente às espinhas ilíacas anterossuperiores
- Os planos verticais passam inferiormente do ponto médio das clavículas até o ponto médio entre a espinha ilíaca anterossuperior e a sínfise púbica.

Esses quatro planos estabelecem as divisões topográficas no padrão de nove regiões. A seguinte designação é utilizada para cada região: superiormente, o hipocôndrio direito, o epigástrio e o hipocôndrio esquerdo; inferiormente, a região inguinal direita, a região púbica e a região inguinal esquerda; e na parte média, a região lateral direita, a região umbilical e a região lateral esquerda (Figura 4.23).

Na clínica

Incisões cirúrgicas

O acesso ao abdome e seu conteúdo é, habitualmente, obtido através de incisões na parede anterior do abdome. Tradicionalmente, as incisões são realizadas nas regiões de interesse cirúrgico ou perto delas. O tamanho dessas incisões era em geral grande para possibilitar bom acesso e ótima visualização da cavidade abdominal. Com o desenvolvimento da anestesia e o uso disseminado de fármacos relaxantes musculares, as incisões abdominais tornaram-se menores.

Atualmente, a incisão abdominal extensa mais usada é uma incisão central craniocaudal desde o processo xifoide do esterno até à sínfise púbica, que possibilita amplo acesso a todo o conteúdo abdominal e a realização de procedimentos exploratórios (laparotomia).

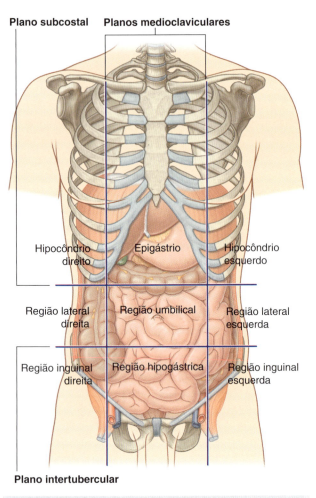

Figura 4.23 Padrão de organização em nove regiões.

PAREDE DO ABDOME

A parede do abdome cobre uma grande área. Ela é delimitada superiormente pelo processo xifoide do esterno e pela margem costal, posteriormente pela coluna vertebral e, inferiormente, pelas partes superiores do osso do quadril. Suas camadas consistem em pele, fáscia superficial (tecido subcutâneo), músculos e suas fáscias profundas associadas, fáscia extraperitoneal e peritônio parietal (Figura 4.24).

Fáscia superficial

A fáscia superficial da parede do abdome (tecido subcutâneo do abdome) é uma camada de tecido conjuntivo gorduroso. Habitualmente, é uma camada única semelhante e contínua com a fáscia superficial das outras regiões do corpo. No entanto, na região inferior da parte anterior da parede do abdome, inferiormente ao umbigo, ela forma duas camadas: uma camada superficial gordurosa e uma camada membranácea mais profunda.

Camada superficial

A camada adiposa superficial da fáscia superficial (**fáscia de Camper**) contém gordura e tem espessura variável (Figuras 4.25 e 4.26); é contínua sobre o ligamento inguinal com a fáscia superficial da coxa e com uma camada semelhante no períneo.

Nos homens, essa camada superficial continua sobre o pênis e, após perder sua gordura e fundir-se com a camada

---

Na clínica

Cirurgia laparoscópica

A cirurgia laparoscópica, também conhecida como cirurgia minimamente invasiva, é realizada através de algumas pequenas incisões, de não mais de 1 a 2 cm de comprimento. Como as incisões são muito menores do que as usadas na cirurgia abdominal tradicional, os pacientes sentem menos dor pós-operatória e têm recuperação mais rápida. Há, também, desfecho cosmético favorável, com cicatrizes menores. Vários procedimentos cirúrgicos, tais como apendicectomia, colecistectomia e reparo de hérnias, assim como numerosos procedimentos ortopédicos, urológicos e ginecológicos, são comumente realizados por laparoscopia.

Durante a operação, uma câmera chamada de laparoscópio é utilizada para transmitir imagens em tempo real e ampliadas do campo cirúrgico para um monitor observado pelo cirurgião. A câmera é inserida na cavidade abdominal através de uma pequena incisão, normalmente no umbigo. Para criar espaço suficiente para operar, a parede abdominal é elevada por insuflação da cavidade com gás, tipicamente dióxido de carbono. Outros instrumentos longos e finos que podem ser utilizados pelo cirurgião para operar são introduzidos através de incisões adicionais. O posicionamento dessas incisões é planejado para otimizar o acesso ao campo cirúrgico.

A cirurgia laparoscópica foi ainda mais aprimorada com o uso de robôs cirúrgicos. Ao utilizar esses sistemas, o cirurgião move indiretamente os instrumentos cirúrgicos, controlando braços robóticos que são inseridos no campo operatório através de pequenas incisões. Atualmente, a cirurgia robótica é usada rotineiramente em todo o mundo e ajudou a suplantar algumas limitações da laparoscopia por melhorar a destreza do cirurgião. O sistema robótico é preciso, oferece ao cirurgião a visualização 3D do campo cirúrgico e possibilita melhor grau de rotação e manipulação dos instrumentos cirúrgicos. Vários procedimentos, tais como prostatectomia e colecistectomia, podem agora ser realizados por esse método.

A cirurgia laparoendoscópica por incisão única é o avanço mais recente em cirurgia laparoscópica. Esse método utiliza uma incisão única, geralmente umbilical, para a introdução de um *port* com vários canais de trabalho, e pode ser realizada com ou sem assistência robótica. Os benefícios incluem menos dor pós-operatória, recuperação mais rápida e resultado cosmético ainda melhor do que na cirurgia laparoscópica tradicional.

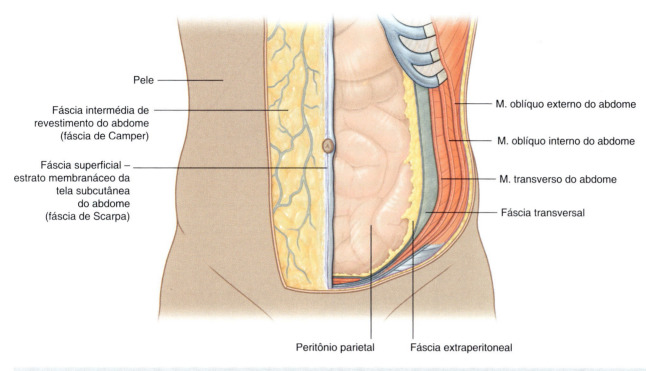

Figura 4.24 Camadas da parede abdominal.

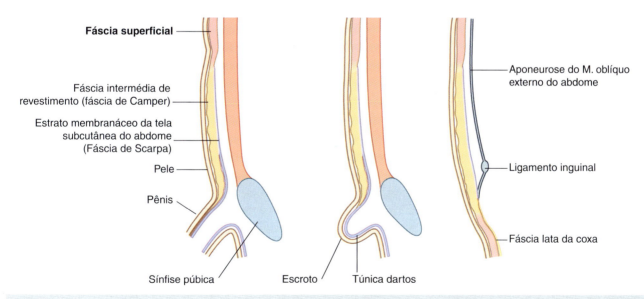

Figura 4.25 Fáscia superficial.

mais profunda da fáscia superficial, continua no escroto, onde forma uma camada fascial especializada contendo fibras de músculo liso (a **túnica dartos**). Nas mulheres, essa camada superficial conserva alguma gordura e faz parte dos lábios maiores do pudendo.

Camada mais profunda

A camada membranácea mais profunda da fáscia superficial (**fáscia de Scarpa**) é fina e membranácea e contém pouca ou nenhuma gordura (Figura 4.25). Inferiormente, ela se continua na coxa, mas, logo abaixo do ligamento inguinal, funde-se com a fáscia profunda da coxa (a **fáscia lata**, Figura 4.26). Na linha mediana, está firmemente fixada à linha alba e à sínfise púbica. Continua na parte anterior do períneo, onde está inserida nos ramos isquiopúbicos e à margem posterior da membrana do períneo. Nessa região, é conhecida como **camada membranácea da tela subcutâneo do períneo (fáscia de Colles)**.

Gray Anatomia Clínica para Estudantes

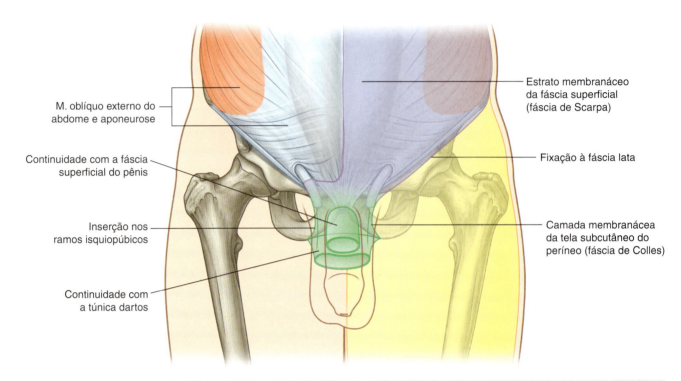

Figura 4.26 Continuidade do estrato membranáceo da fáscia superficial em outras áreas.

Nos homens, a camada membranácea mais profunda da fáscia superficial funde-se com a camada superficial quando ambas passam sobre o pênis, formando a fáscia superficial do pênis, antes de continuarem para o escroto, onde formam a túnica dartos (Figura 4.25). Também nos homens, extensões da camada membranácea mais profunda da fáscia superficial inserida na sínfise púbica passam inferiormente para o dorso e lados do pênis para formar o **ligamento fundiforme do pênis**. Nas mulheres, a camada membranácea da fáscia superficial se continua nos lábios maiores do pudendo e na parte anterior do períneo.

Musculatura anterolateral

Existem cinco músculos no grupo anterolateral da musculatura da parede do abdome:

- Três músculos planos cujas fibras se iniciam posterolateralmente passam em direção anterior e são substituídos por uma aponeurose conforme o músculo se continua para a linha mediana – o músculo oblíquo externo do abdome, o músculo oblíquo interno do abdome e o músculo transverso do abdome
- Dois músculos verticais, próximos à linha mediana, que estão circundados por uma bainha tendínea formada pelas aponeuroses dos músculos planos – o músculo reto do abdome e o músculo piramidal.

Cada um desses cinco músculos tem ações específicas, mas, em conjunto, os músculos são essenciais para a manutenção de várias funções fisiológicas normais. Pela sua disposição, eles formam uma parede firme, mas flexível, que mantém as vísceras abdominais na cavidade abdominal, protegem as vísceras de traumatismos e ajudam a manter a posição das vísceras contra a ação da gravidade na postura ortostática.

Além disso, a contração desses músculos auxilia na expiração normal e na expiração forçada, ao impulsionar as vísceras para cima (que ajuda a impulsionar o diafragma relaxado para a cavidade torácica) e na tosse e no vômito.

Todos esses músculos também estão envolvidos em todas as ações que aumentam a pressão intra-abdominal, incluindo o trabalho de parto vaginal, micção e defecação.

Músculos planos

Músculo oblíquo externo do abdome

O mais superficial dos três músculos planos da parede anterolateral do abdome é o **músculo oblíquo externo do abdome**, que está localizado imediatamente abaixo da fáscia superficial (Figura 4.27 e Tabela 4.1). Suas fibras musculares posicionadas lateralmente se dirigem no sentido inferomedial, enquanto seu amplo componente aponeurótico recobre a parte anterior da parede do abdome até a linha mediana. Ao se aproximar da linha mediana, as aponeuroses se entrecruzam e formam a linha alba, que se estende desde o processo xifoide do esterno até a sínfise púbica.

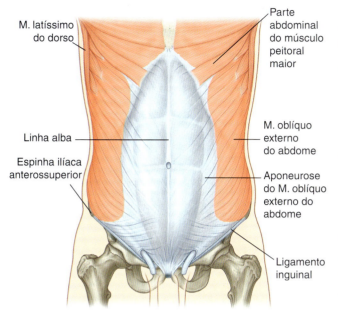

Figura 4.27 Músculo oblíquo externo do abdome e sua aponeurose.

Ligamentos associados

A margem inferior da aponeurose do músculo oblíquo externo do abdome forma o **ligamento inguinal** em cada lado (*ver* Figura 4.27). Esta margem livre reforçada e espessada vai da espinha ilíaca anterossuperior lateralmente até o tubérculo púbico medialmente (Figura 4.28). Ela se dobra sob si mesma e forma um canal que é importante na formação do canal inguinal.

Vários outros ligamentos também são formados a partir de extensões das fibras na extremidade medial do ligamento inguinal.

- O **ligamento lacunar** é uma extensão das fibras da extremidade medial do ligamento inguinal em forma de crescente que passa posteriormente para fixar-se à **linha pectínea do púbis** no ramo superior do osso do quadril (Figuras 4.28 e 4.29)
- Fibras adicionais se estendem a partir do ligamento lacunar ao longo da linha pectínea na margem da abertura superior da pelve para formar o **ligamento pectíneo (ligamento de Cooper)**.

Músculo oblíquo interno do abdome

O **músculo oblíquo interno do abdome** se situa profundamente ao músculo oblíquo externo do abdome e é o segundo dos três músculos planos (Figura 4.30 e Tabela 4.1). Esse músculo é menor e mais fino do que o músculo oblíquo externo do abdome e a maior parte de suas fibras musculares se direcionam superomedialmente. Seus componentes musculares laterais terminam anteriormente como uma aponeurose que se funde à linha alba na linha mediana.

Músculo transverso do abdome

O **músculo transverso do abdome** se situa profundamente ao músculo oblíquo interno do abdome (Figura 4.31 e Tabela 4.1), assim denominado por causa da direção da maior parte de suas fibras. Termina em uma aponeurose anterior que se funde à linha alba na linha mediana.

Tabela 4.1 Músculos da parede do abdome.

Músculo	Origem	Inserção	Inervação	Função
Oblíquo externo do abdome	Feixes musculares das faces externas das oito costelas inferiores (costelas V a XII)	Lábio lateral da crista ilíaca; aponeurose terminando na rafe mediana (linha alba)	Ramos anteriores dos seis últimos nervos espinais torácicos (T7 a T12)	Comprime o conteúdo abdominal; ambos os músculos fletem o tronco; isoladamente, curvam o tronco para o mesmo lado, rodando a parte anterior do abdome para o lado oposto
Oblíquo interno do abdome	Fáscia toracolombar; crista ilíaca entre as origens do oblíquo externo e transverso; dois terços laterais do ligamento inguinal	Margem inferior das três ou quatro costelas inferiores; aponeurose terminando na linha alba, crista púbica e linha pectínea	Ramos anteriores dos últimos seis nervos espinais torácicos (T7 a T12) e L1	Comprime o conteúdo abdominal; ambos os músculos fletem o tronco; isoladamente, cada músculo curva o tronco e roda a parte anterior do abdome para o mesmo lado
Transverso do abdome	Fáscia toracolombar; lábio medial da crista ilíaca; terço lateral do ligamento inguinal; cartilagens costais das seis costelas inferiores	Aponeurose terminando na linha alba, crista púbica e linha pectínea	Ramos anteriores dos últimos seis nervos espinais torácicos (T7 a T12) e L1	Comprime o conteúdo abdominal
Reto do abdome	Crista púbica, tubérculo púbico e sínfise púbica	Cartilagens costais das costelas V a VII; processo xifoide do esterno	Ramos anteriores dos últimos seis nervos espinais torácicos (T7 a T12)	Comprime o conteúdo abdominal; flexiona a coluna vertebral; tensiona a parede abdominal
Piramidal	Região anterior do púbis e da sínfise púbica	Linha alba	Ramo anterior de T12	Tensiona a linha alba

Gray Anatomia Clínica para Estudantes

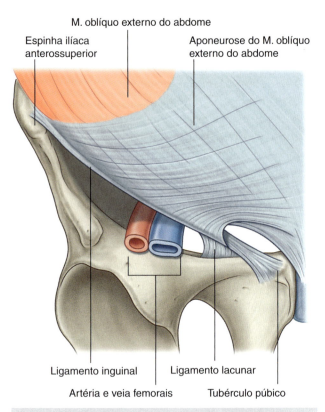

Figura 4.28 Ligamentos formados a partir da aponeurose do músculo oblíquo externo do abdome.

Figura 4.30 Músculo oblíquo interno do abdome e sua aponeurose.

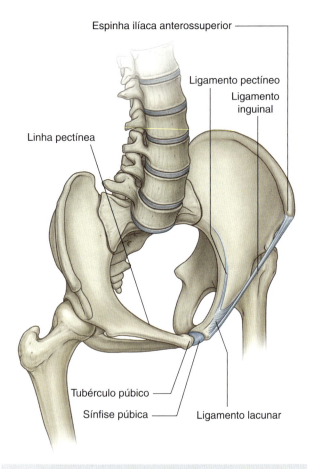

Figura 4.29 Ligamentos da região inguinal.

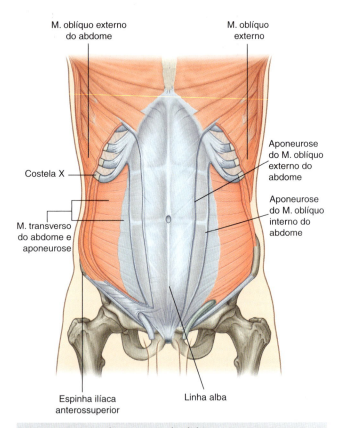

Figura 4.31 Músculo transverso do abdome e sua aponeurose.

Fáscia transversal

Cada um dos três músculos planos é recoberto por uma camada de fáscia profunda (de revestimento) em suas faces anterior e posterior.

Em geral, essas camadas não são distintas, exceto pela camada profunda do músculo transverso do abdome (a **fáscia transversal**), que é mais desenvolvida.

A fáscia transversal é uma camada contínua de fáscia profunda que reveste a cavidade abdominal e se continua na cavidade pélvica. Cruza a linha mediana anteriormente, associando-se à fáscia transversal do lado oposto, e é contínua com a fáscia da face inferior do diafragma. Ela se continua posteriormente com a fáscia profunda que recobre os músculos da parede posterior do abdome e se fixa à fáscia toracolombar.

Após sua fixação à crista ilíaca, a fáscia transversal se funde à fáscia que recobre os músculos associados às regiões superiores dos ossos da pelve e com a fáscia correspondente que reveste os músculos da cavidade pélvica. Nesse ponto, ela passa a ser denominada como fáscia **parietal da pelve**.

Existe, portanto, uma camada contínua de fáscia profunda envolvendo a cavidade abdominal, que é espessa em algumas áreas, delgada em outras, fixa ou livre, e que participa da formação de estruturas especializadas.

Músculos verticais

Os dois músculos verticais no grupo anterolateral de músculos da parede do abdome são o grande músculo reto do abdome e o pequeno músculo piramidal (Figura 4.32 e Tabela 4.1).

Músculo reto do abdome

O **músculo reto do abdome** é um músculo longo e plano e se estende pelo comprimento da parede anterior. É um músculo par, separado na linha média pela linha alba e se alarga e se adelgaça conforme ascende da sínfise púbica para a margem costal. Ao longo de seu trajeto, apresenta três ou quatro bandas fibrosas transversas ou intersecções tendíneas (Figura 4.32). Estas são facilmente visualizadas em indivíduos com músculos retos abdominais bem desenvolvidos.

Músculo piramidal

O segundo músculo vertical é o **músculo piramidal**. Esse músculo pequeno e triangular, que pode estar ausente, é anterior ao músculo reto do abdome, tem sua base no púbis e seu ápice é fixado superior e medialmente à linha alba (Figura 4.32).

Bainha do músculo reto do abdome

Os músculos reto do abdome e piramidal são envolvidos em uma bainha aponeurótica tendínea (a **bainha do**

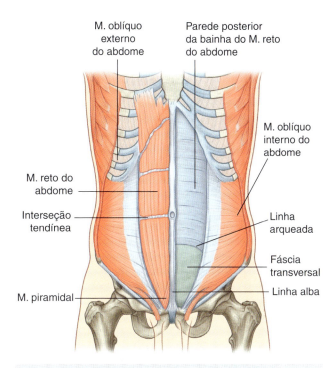

Figura 4.32 Músculos reto do abdome e piramidal.

músculo reto do abdome) formada por uma estratificação peculiar das aponeuroses dos músculos oblíquo externo, oblíquo interno e transverso do abdome (Figura 4.33).

A bainha do músculo reto do abdome envolve completamente os três quartos superiores do músculo reto do abdome e recobre a face anterior do quarto inferior do músculo. Como não há revestimento pela bainha na face posterior do quarto inferior do músculo reto do abdome, o músculo, nessa região, está em contato direto com a fáscia transversal.

A formação da bainha do músculo reto do abdome que envolve os três quartos superiores do músculo reto do abdome se faz da seguinte maneira:

- A parede anterior consiste na aponeurose do músculo oblíquo externo do abdome e metade da aponeurose do músculo oblíquo interno do abdome que se separa na margem lateral do músculo reto do abdome
- A parede posterior da bainha do músculo reto do abdome consiste na outra metade da aponeurose do músculo oblíquo interno do abdome e na aponeurose do músculo transverso do abdome.

No ponto médio entre o umbigo e a sínfise púbica, que corresponde ao início do quarto inferior do músculo reto do abdome, todas as aponeuroses se direcionam anteriormente ao músculo reto. Não há parede posterior da bainha do reto, e a parede anterior da bainha consiste nas aponeuroses dos músculos oblíquo externo, do oblíquo interno e transverso do abdome. Inferiormente a partir

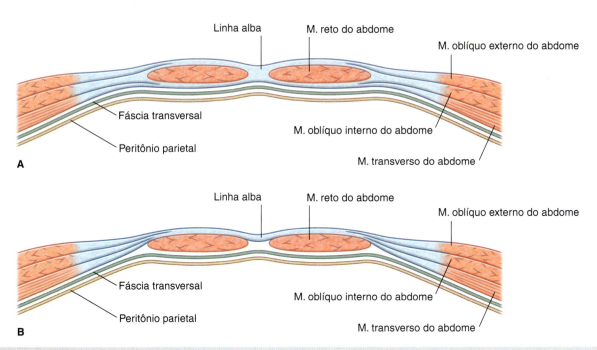

Figura 4.33 Organização da bainha do músculo reto do abdome. **A.** Corte transversal através dos três quartos superiores da bainha do músculo reto do abdome. **B.** Corte transversal através do quarto inferior da bainha do músculo reto do abdome.

deste ponto, o músculo reto do abdome está em contato direto com a fáscia transversal. Demarcando este ponto de transição, existe um arco de fibras (a **linha arqueada**, Figura 4.32).

Fáscia extraperitoneal

Profundamente à fáscia transversal, existe uma camada de tecido conjuntivo, a fáscia extraperitoneal, que separa a fáscia transversal do peritônio (Figura 4.34). Contendo quantidades variáveis de gordura, essa camada não apenas reveste a cavidade abdominal, mas também se continua com uma camada semelhante que reveste a cavidade pélvica. Ela é abundante na parede posterior do abdome, especialmente ao redor dos rins, continua-se sobre os órgãos recobertos por reflexões peritoneais e, como a vasculatura se localiza nesta camada, estende-se para os mesentérios junto com os vasos sanguíneos. As vísceras na fáscia extraperitoneal são denominadas de retroperitoneais.

Na descrição de alguns procedimentos cirúrgicos específicos, a terminologia utilizada para descrever a fáscia extraperitoneal pode ser modificada. A fáscia na região anterior do corpo é descrita como pré-peritoneal, e a fáscia da região posterior, como retroperitoneal (Figura 4.35).

Exemplos do uso desses termos seriam a continuidade da gordura do canal inguinal com a gordura pré-peritoneal e a correção pré-peritoneal de uma hérnia inguinal.

Peritônio

O peritônio se encontra profundamente à fáscia extraperitoneal (Figura 4.6 e 4.7). Essa fina membrana serosa reveste as paredes da cavidade abdominal e, em vários locais, reflete-se sobre as vísceras abdominais, recobrindo-as total ou parcialmente. O peritônio que reveste as paredes é o peritônio parietal; o peritônio que recobre as vísceras é o peritônio visceral.

O revestimento contínuo das paredes abdominais pelo peritônio parietal forma uma bolsa. Essa bolsa é fechada nos homens, mas tem duas aberturas nas mulheres onde as tubas uterinas possibilitam acesso ao exterior. A bolsa fechada nos homens e a bolsa semifechada nas mulheres é chamada de cavidade peritoneal.

Inervação

A pele, os músculos e o peritônio parietal da parede anterolateral do abdome são inervados pelos nervos espinais T7 a T12 e L1. Os ramos anteriores desses nervos espinais contornam o corpo, de posterior para anterior, em uma direção inferomedial (Figura 4.36). Enquanto isso, fornecem ramos cutâneos laterais e se terminam como um ramo cutâneo anterior.

Os nervos intercostais (T7 a T11) deixam seus espaços intercostais passando profundamente às cartilagens costais e se continuam para a parede anterolateral do abdome entre os músculos oblíquo interno e transverso do abdome (Figura 4.37).

Ao atingir a margem lateral da bainha do reto, eles penetram na bainha e passam posteriormente à região lateral do músculo reto do abdome. Ao se aproximar da linha mediana, um ramo cutâneo anterior perfura o músculo reto do abdome e a parede anterior da bainha do músculo reto do abdome para inervar a pele.

Capítulo 4 • Abdome

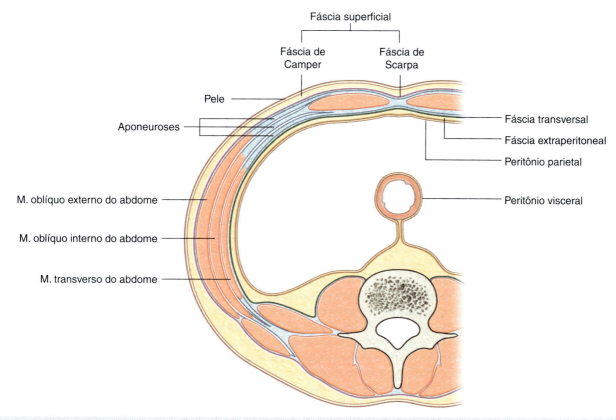

Figura 4.34 Corte transversal mostrando as camadas da parede abdominal.

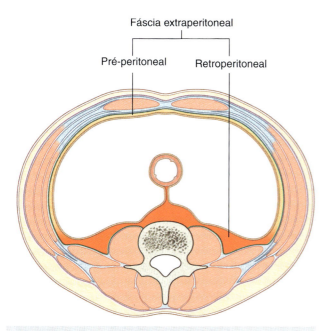

Figura 4.35 Subdivisões da fáscia extraperitoneal.

O nervo espinal T12 (o **nervo subcostal**) segue um trajeto semelhante aos intercostais. Ramos de L1 (o **nervo ilio-hipogástrico** e o **nervo ilioinguinal**), que se originam do plexo lombar, seguem trajetos inicialmente similares, mas têm um padrão diferente próximo à sua terminação.

Ao longo do seu trajeto, os nervos T7 a T12 e L1 fornecem ramos para os músculos da parede anterolateral do abdome e para o peritônio parietal sobrejacente. Todos terminam inervando a pele.

- Nervos T7 a T9 suprem a pele do processo xifoide do esterno até imediatamente acima do umbigo
- T10 inerva a pele ao redor do umbigo
- T11, T12 e L1 inervam a pele abaixo do umbigo, incluindo a região púbica (Figura 4.38)
- Adicionalmente, o nervo ilioinguinal (um ramo de L1) inerva a face anterior do escroto ou do lábio maior do pudendo e emite um pequeno ramo cutâneo para a coxa.

Irrigação e drenagem venosa

Vários vasos sanguíneos suprem a parede anterolateral do abdome. Superficialmente:

- A parte superior da parede é irrigada por ramos da artéria musculofrênica, um ramo terminal da artéria torácica interna e
- A parte inferior da parede é irrigada pela artéria epigástrica superficial, medialmente, e pelo ramo circunflexo ilíaco superficial, ambos ramos da artéria femoral (Figura 4.39).

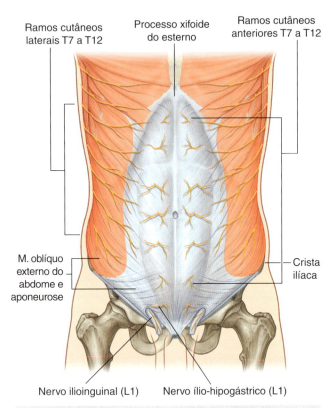

Figura 4.36 Inervação da parede anterolateral do abdome.

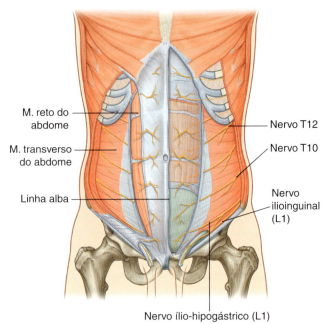

Figura 4.37 Trajetos dos nervos que suprem a parede anterolateral do abdome.

Em nível mais profundo:

- A parte superior da parede é irrigada pela artéria epigástrica superior, o ramo terminal da artéria torácica interna
- A parte lateral da parede é irrigada por ramos da décima e décima primeira artérias intercostais e pela artéria subcostal e
- A parte inferior da parede é irrigada pela artéria epigástrica inferior, medialmente, e pelo ramo circunflexo ilíaco profundo, ambos ramos da artéria ilíaca externa.

As artérias epigástricas superior e inferior penetram na bainha do músculo reto do abdome; elas são posteriores a esse músculo em todo seu trajeto e se anastomosam entre si (Figura 4.40).

Veias com nomes semelhantes seguem as artérias e são responsáveis pela drenagem venosa.

Drenagem linfática

A drenagem linfática da parede anterolateral do abdome segue os princípios básicos da drenagem linfática:

- Os linfáticos superficiais acima do umbigo se dirigem superiormente para os **linfonodos axilares**, enquanto a drenagem abaixo do umbigo se faz em direção inferior para os **linfonodos inguinais superficiais**
- A drenagem linfática profunda acompanha as artérias profundas em direção aos **linfonodos paraesternais**

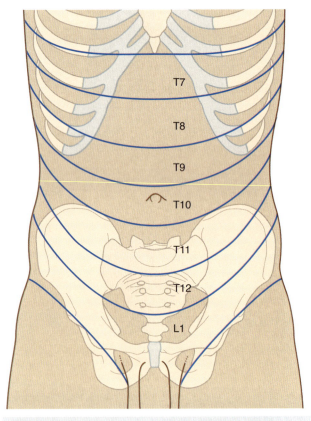

Figura 4.38 Dermátomos da parede anterolateral do abdome.

ao longo da artéria torácica interna, aos linfonodos lombares ao longo da parte abdominal da aorta e aos linfonodos ilíacos externos ao longo da artéria ilíaca externa.

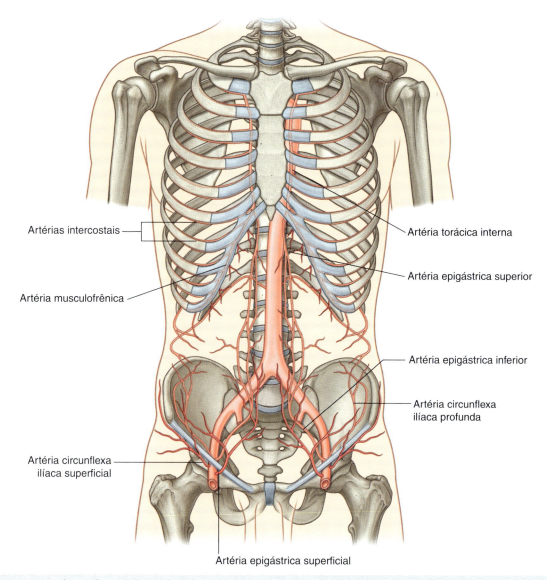

Figura 4.39 Irrigação da parede anterolateral do abdome.

REGIÃO INGUINAL

A região inguinal é a área de junção entre a parede anterior do abdome e a coxa. Nessa área, a parede do abdome é enfraquecida por mudanças que ocorrem durante o desenvolvimento, e uma bolsa peritoneal ou divertículo, com ou sem conteúdo abdominal, pode se exteriorizar através dela, criando uma hérnia inguinal. Esse tipo de hérnia ocorre em ambos os sexos, embora seja muito mais comum nos homens.

A fraqueza inerente na parede anterior do abdome na região inguinal é causada pelas mudanças decorrentes do desenvolvimento das gônadas. Antes da descida dos testículos e dos ovários de sua posição inicial alta na parede posterior do abdome, uma evaginação peritoneal (o processo vaginal) se forma (Figura 4.41) e se exterioriza através das várias camadas da parede anterior do abdome, sendo revestida por cada uma delas:

- A fáscia transversal forma a camada mais profunda
- A segunda camada é formada pela musculatura do músculo oblíquo interno (não existe uma camada proveniente do músculo transverso do abdome porque o processo vaginal passa sob as fibras arqueadas deste músculo da parede do abdome)
- Sua camada mais superficial é a aponeurose no músculo oblíquo externo do abdome.

Como resultado, o processo vaginal se transforma em uma estrutura tubular com várias camadas de revestimento provenientes das camadas da parede anterior do abdome. Isso forma a estrutura básica do **canal inguinal**.

Gray Anatomia Clínica para Estudantes

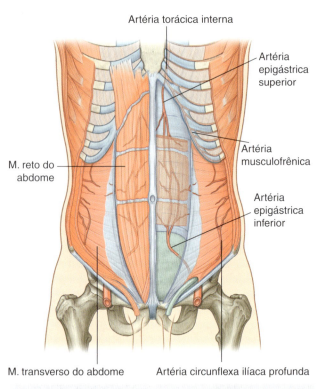

Figura 4.40 Artérias epigástricas superior e inferior.

O evento final desse desenvolvimento é a descida do testículo para o escroto ou dos ovários para a cavidade pélvica. Esse processo depende do desenvolvimento do gubernáculo, que se estende da margem inferior da gônada em desenvolvimento para as eminências labioescrotais (Figura 4.41).

O processo vaginal se localiza imediatamente anterior ao gubernáculo no canal inguinal.

Nos homens, conforme o testículo desce, o testículo e seus vasos, ductos e nervos passam através do canal inguinal e, portanto, são circundados pelas mesmas camadas fasciais da parede do abdome. A descida do testículo completa a formação do funículo espermático nos homens.

Nas mulheres, os ovários descem para a cavidade pélvica e se associam ao útero em desenvolvimento. Portanto, a única estrutura remanescente que passa através do canal inguinal é o ligamento redondo do útero, que é um resquício do gubernáculo.

A sequência do desenvolvimento é concluída em ambos os sexos quando o processo vaginal se oblitera. Se isso não ocorre ou é incompleta, uma fraqueza potencial existe na parede anterior do abdome e uma hérnia inguinal

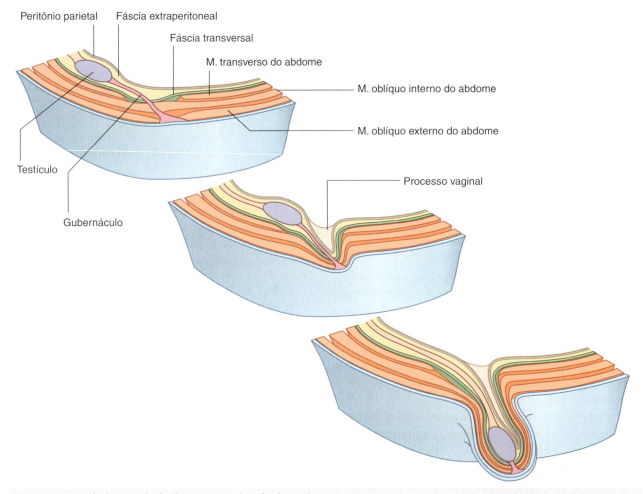

Figura 4.41 Descida do testículo desde a 7ª semana (pós-fertilização) até o nascimento.

214

pode-se desenvolver. Em homens, apenas as regiões proximais do processo vaginal se obliteram. A porção distal se expande para envolver a maior parte do testículo no escroto. Em outros termos, a **cavidade da túnica vaginal** nos homens se forma como uma extensão da cavidade peritoneal que se separa desta durante o desenvolvimento.

Canal inguinal

O canal inguinal é uma passagem que se estende em uma direção inferior e medial, imediatamente acima e paralela à metade inferior do ligamento inguinal. Ele se inicia no anel inguinal profundo e se continua por aproximadamente 4 cm, terminando no anel inguinal superficial (Figura 4.42). O conteúdo do canal inclui o ramo genital do nervo genitofemoral, o funículo espermático nos homens e o ligamento redondo do útero nas mulheres. Além destes, em ambos os sexos, o nervo ilioinguinal cruza parte do canal, exteriorizando-se pelo anel inguinal superficial com as outras estruturas.

Anel inguinal profundo

O anel inguinal profundo é o início do canal inguinal e se localiza a meio caminho entre a espinha ilíaca anterossuperior e a sínfise púbica (Figura 4.43). Ele está imediatamente superior ao ligamento inguinal e imediatamente lateral aos vasos epigástricos inferiores. Apesar de ser ocasionalmente descrito como um defeito ou abertura na fáscia transversal, ele é, na verdade, o início da evaginação tubular da fáscia transversal que forma uma das camadas de revestimento (a fáscia espermática interna) do funículo espermático nos homens ou do ligamento redondo do útero nas mulheres.

Anel inguinal superficial

O anel inguinal superficial é a terminação do canal inguinal e está localizado superiormente ao tubérculo púbico (Figura 4.44). É uma abertura triangular na aponeurose do músculo oblíquo externo, com seu ápice apontando superolateralmente e sua base formada pela crista púbica. Os dois lados restantes do triângulo (o **pilar medial** e o **pilar lateral**) são fixados à sínfise púbica e ao tubérculo púbico, respectivamente. No ápice do triângulo, os dois pilares são mantidos unidos por fibras entrecruzadas (fibras intercrurais), que impedem a abertura adicional do anel inguinal superficial.

Assim como o anel inguinal profundo, o anel inguinal superficial é, na realidade, o início da evaginação tubular da aponeurose do músculo oblíquo externo sobre as estruturas que atravessam o canal inguinal e emergem pelo anel inguinal superficial. A continuação do tecido sobre o funículo espermático é a **fáscia espermática externa**.

Parede anterior

A parede anterior do canal inguinal é formada pela aponeurose do músculo oblíquo externo em toda sua extensão (Figura 4.44). Ela é também reforçada lateralmente pelas fibras inferiores do músculo oblíquo interno que se originam dos dois terços laterais do ligamento inguinal (Figura 4.45). Isso acrescenta uma cobertura adicional sobre o anel inguinal profundo, que é uma área de fraqueza potencial na parede anterior do abdome. Além disso, quando o músculo oblíquo interno recobre o anel inguinal profundo, ele também contribui com uma camada (a **fáscia cremastérica**, que contém o **músculo cremaster**) para o revestimento das estruturas que atravessam o canal inguinal.

Parede posterior

A parede posterior do canal inguinal é formada pela fáscia transversal em toda sua extensão (Figura 4.43).

Ela é reforçada ao longo de seu terço medial pelo tendão conjunto (foice inguinal, Figura 4.45). Esse tendão é

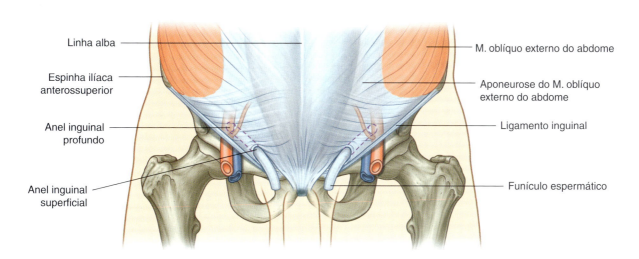

Figura 4.42 Canal inguinal.

Gray Anatomia Clínica para Estudantes

a inserção combinada dos músculos transverso do abdome e oblíquo interno na crista púbica e na linha pectínea.

Assim como no reforço da área sobre o anel inguinal profundo pelo músculo oblíquo interno, a posição da foice inguinal posteriormente ao anel inguinal superficial proporciona suporte adicional a uma área potencial de fraqueza da parede anterior do abdome.

Teto

O teto (parede superior) do canal inguinal é formado pelas fibras arqueadas dos músculos transverso do abdome e oblíquo interno (Figura 4.45; Figura 4.46). Elas passam do seu ponto de origem, lateral no ligamento inguinal, para sua região de inserção medial comum como tendão conjunto.

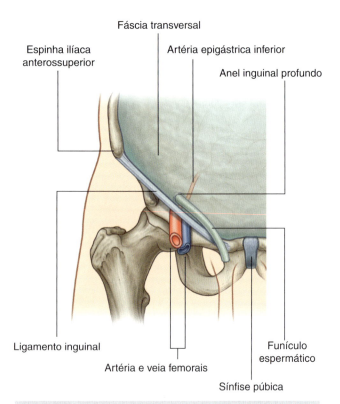

Figura 4.43 Anel inguinal profundo e fáscia transversal.

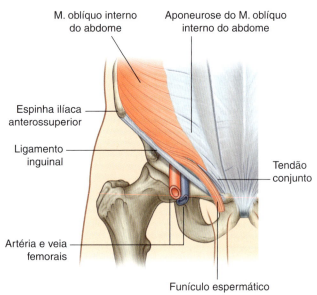

Figura 4.45 Músculo oblíquo interno do abdome e canal inguinal.

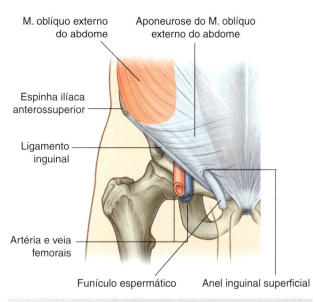

Figura 4.44 Anel inguinal superficial e aponeurose do músculo oblíquo externo do abdome.

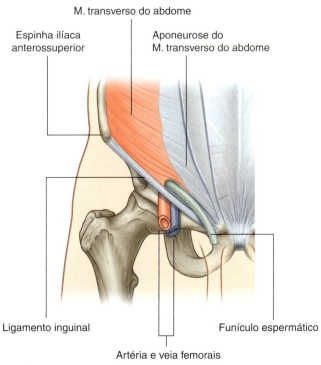

Figura 4.46 Músculo transverso do abdome e canal inguinal.

Assoalho

O assoalho (parede inferior) do canal inguinal é formado pela metade medial do ligamento inguinal.

Essa margem livre da parte mais inferior da aponeurose do músculo oblíquo externo se reflete para trás e forma um canal onde se localiza o conteúdo do canal inguinal. O ligamento lacunar reforça a maior parte da região medial deste canal.

Conteúdo

Os componentes do canal inguinal são:

- O funículo espermático nos homens e
- O ligamento redondo do útero e o ramo genital do nervo genitofemoral nas mulheres.

Essas estruturas entram no canal inguinal através do anel inguinal profundo e saem pelo anel inguinal superficial.

Além destas, o nervo ilioinguinal (L1) passa através de parte do canal inguinal. Esse nervo é ramo do plexo lombar, entra na parede do abdome posteriormente ao atravessar a face interna do músculo transverso do abdome e se continua inferiormente pelo canal até sair pelo anel inguinal superficial.

Funículo espermático

O funículo espermático (antes chamado cordão espermático) começa a se formar proximalmente no anel inguinal profundo e consiste em estruturas que passam entre a cavidade abdominopélvica e o testículo e em três camadas de revestimento que envolvem essas estruturas (Figura 4.47).

As estruturas no funículo espermático incluem:

- O ducto deferente
- A artéria para o ducto deferente (ramo da artéria vesical inferior)
- O plexo pampiniforme de veias (veias testiculares)
- A artéria e veia cremastéricas (pequenos vasos associados à fáscia cremastérica)
- O ramo genital do nervo genitofemoral (inervação do músculo cremaster)
- Fibras nervosas simpáticas e aferentes viscerais
- Linfáticos e
- Resquícios do processo vaginal.

Essas estruturas entram no anel inguinal profundo, seguem inferiormente pelo canal inguinal e saem pelo anel inguinal superficial acompanhadas pelas três camadas fasciais incorporadas no trajeto. Esse grupo de estruturas e fáscias se continua para o escroto onde se ligam ao testículo e às fáscias que envolvem o testículo.

Três fáscias envolvem o conteúdo do funículo espermático:

- A fáscia espermática interna, que é a camada mais profunda, origina-se da fáscia transversal e fixa-se às margens do anel inguinal profundo
- A fáscia cremastérica com o músculo cremaster associado é a camada fascial média, origina-se do músculo oblíquo interno
- A fáscia espermática externa, que é a camada mais superficial do funículo espermático e está fixada às margens do anel inguinal superficial (Figura 4.47 A).

Ligamento redondo do útero

O ligamento redondo do útero é uma estrutura tubular que passa do útero até o anel inguinal profundo, onde entra no canal inguinal (Figura 4.47 B). No seu trajeto pelo canal inguinal, ele perde sua estrutura tubular, até que, ao passar pelo anel inguinal superficial, transforma-se em alguns filamentos que se fixam ao tecido conjuntivo do lábio maior. Ao atravessar o canal inguinal, o ligamento redondo recebe o mesmo revestimento que o funículo espermático nos homens. Ao passar pelo anel inguinal superficial, as camadas de revestimento do ligamento redondo são indistinguíveis dos filamentos de tecido ligamentar.

O ligamento redondo do útero é a longa porção distal do gubernáculo do feto que se estende do ovário até as eminências labioescrotais. A partir de sua fixação no útero, o ligamento redondo do útero continua para o ovário como ligamento útero-ovárico que se desenvolve a partir da parte proximal mais curta do gubernáculo.

Na clínica

Reflexo cremastérico

Em homens, o músculo cremaster e a fáscia cremastérica formam a camada média de revestimento do funículo espermático. O músculo e sua fáscia são inervados pelo ramo genital do nervo genitofemoral (L1/L2).

A contração desse músculo e a resultante elevação do testículo pode ser estimulada por um arco reflexo. Um toque delicado na porção superior da região anterior da coxa estimula fibras sensitivas do nervo ilioinguinal. Essas fibras sensitivas entram no nível L1 da medula espinal. Nesse nível, as fibras sensitivas estimulam as fibras motoras transportadas pelo ramo genital do nervo genitofemoral, o que resulta na contração do músculo cremaster e elevação do testículo. O reflexo cremastérico é mais intenso em crianças, tendendo a diminuir com a idade. Assim como muitos outros reflexos, este pode estar ausente em determinados distúrbios neurológicos. Apesar de poder ser utilizado para testar a função da medula espinal no nível L1 em homens, seu uso clínico é limitado.

Gray Anatomia Clínica para Estudantes

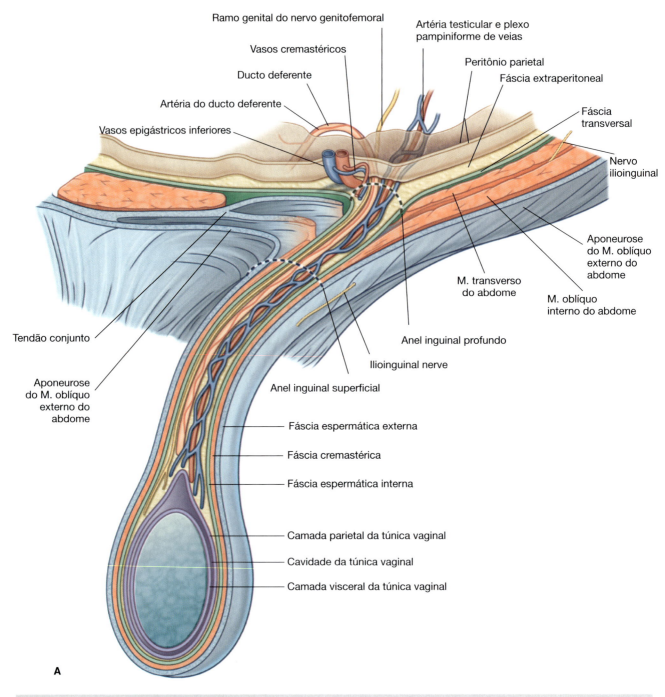

Figura 4.47 A. Funículo espermático (homens). (*continua*)

Hérnias inguinais

Uma hérnia inguinal é uma protrusão ou passagem de uma bolsa peritoneal, com ou sem conteúdo abdominal, através de uma região de fraqueza da parede abdominal na região inguinal. Ela ocorre porque a bolsa peritoneal entra no canal inguinal seja:

- Indiretamente, através do anel inguinal profundo ou
- Diretamente, através da parede posterior do canal inguinal.

Portanto, as hérnias inguinais são classificadas em diretas ou indiretas.

Hérnias inguinais indiretas

A hérnia inguinal indireta é a mais comum dos dois tipos de hérnia inguinal e é muito mais comum em homens do que em mulheres (Figura 4.48). Ela ocorre porque uma parte ou a totalidade do processo vaginal embrionário permanece aberto ou patente, sendo portanto, considerada de origem congênita.

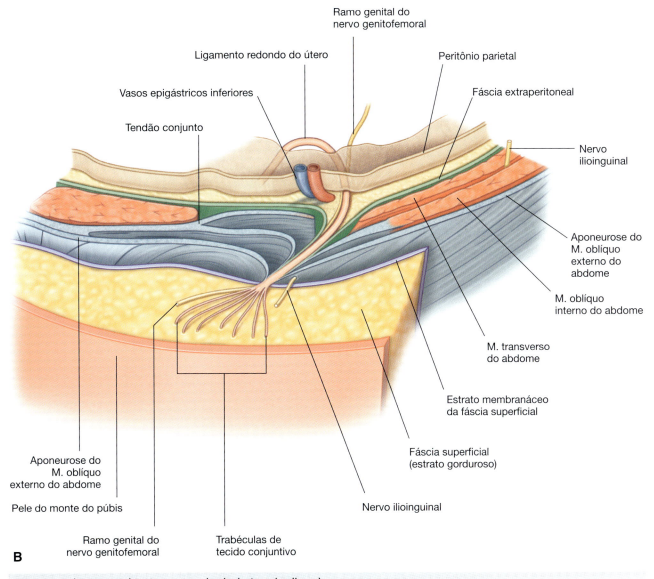

Figura 4.47 (*continuação*) **B.** Ligamento redondo do útero (mulheres).

A bolsa peritoneal protrusa entra no canal inguinal passando pelo anel inguinal profundo, imediatamente lateral aos vasos epigástricos inferiores. A extensão de seu curso no canal inguinal depende da extensão do processo vaginal que permanece patente. Se todo o processo vaginal permanece patente, a bolsa peritoneal pode atravessar todo a extensão do canal, sair pelo anel inguinal superficial e se continuar para o escroto no homem ou para o lábio maior nas mulheres. Nesse caso, a bolsa peritoneal herniada adquire as mesmas três camadas de revestimento que se associam ao funículo espermático nos homens ou ao ligamento redondo do útero nas mulheres.

Hérnias inguinais diretas

Uma bolsa peritoneal que entre na extremidade medial do canal inguinal diretamente através de uma área de fraqueza da parede posterior é uma hérnia inguinal direta (Figura 4.49). Ela é habitualmente descrita como sendo adquirida porque se desenvolve com o enfraquecimento da musculatura e é comumente observada em homens adultos. O abaulamento ocorre medialmente aos vasos epigástricos inferiores no trígono inguinal (triângulo de Hesselbach) que é delimitado:

- Lateralmente pela artéria epigástrica inferior
- Medialmente pelo músculo reto do abdome e
- Inferiormente pelo ligamento inguinal (Figura 4.50).

Internamente, um espessamento da fáscia transversal (o trato iliopúbico) segue o trajeto do ligamento inguinal (Figura 4.50).

Uma hérnia inguinal direta não atravessa por completo o canal inguinal, mas pode se exteriorizar pelo anel inguinal superficial. Quando isso ocorre, a bolsa peritoneal adquire uma camada de fáscia espermática externa e pode atingir, como uma hérnia indireta, o escroto.

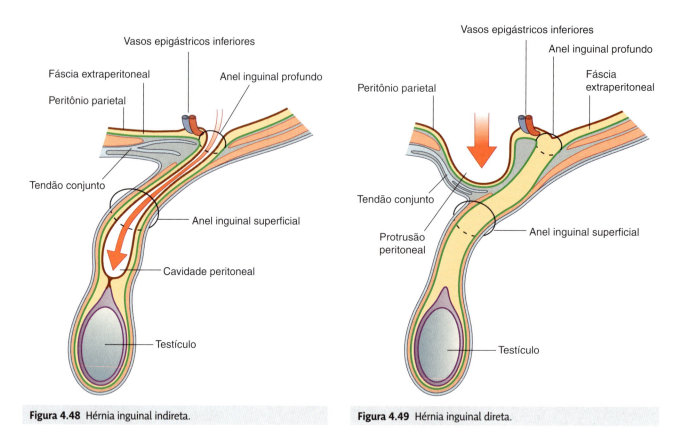

Figura 4.48 Hérnia inguinal indireta.

Figura 4.49 Hérnia inguinal direta.

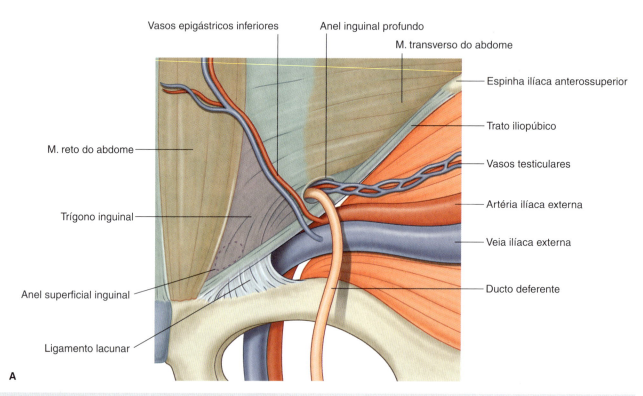

Figura 4.50 Trígono inguinal direito. **A.** Vista interna. (*continua*)

Capítulo 4 • Abdome

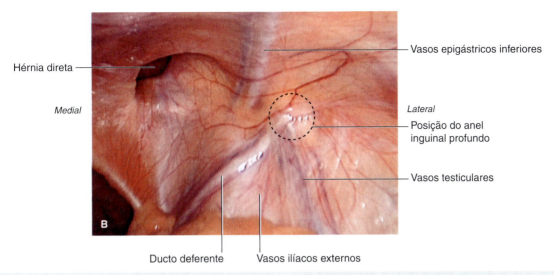

Figura 4.50 (continuação) Trígono inguinal direito. B. Vista laparoscópica mostrando o peritônio parietal recobrindo a área.

Na clínica

Tumorações na região inguinal

Ao redor da região inguinal, existe uma confluência complexa de estruturas anatômicas. O exame cuidadoso e o bom conhecimento anatômico possibilitam determinar a correta estrutura que origina a tumoração e, portanto, o diagnóstico. As tumorações mais comuns na região inguinal são as hérnias.

A chave para o exame inguinal é a determinação da posição do ligamento inguinal. O ligamento inguinal se estende da espinha ilíaca anterossuperior lateralmente até o tubérculo púbico medialmente. As hérnias inguinais se localizam acima do ligamento inguinal e são comumente mais aparentes em pé. A avaliação visual da massa é necessária, tendo em mente as referências anatômicas do ligamento inguinal.

Nos homens, é recomendável examinar o escroto quanto à presença de tumorações. Se uma massa anormal estiver presente, a impossibilidade de perceber sua margem superior sugere sua origem no canal inguinal, podendo ser uma hérnia. Posicionando-se a mão sobre a massa, ao pedir para que o paciente tussa, a massa se projeta para fora.

Pode-se tentar reduzir a massa aplicando uma pressão suave e constante sobre a tumoração. Se for redutível, a mão é retirada e se observa se há recorrência da tumoração.

A posição de uma massa anormal na região inguinal em relação ao tubérculo púbico é importante, assim como a elevação da temperatura corporal e dor, que podem ser sinais precoces de estrangulamento ou infecção.

Como regra geral:

- Uma hérnia inguinal surge através do anel inguinal superficial acima do tubérculo ilíaco e da crista púbica
- Uma hérnia femoral (ver adiante) surge através do canal femoral, abaixo e lateralmente ao tubérculo púbico.

Uma hérnia é uma protrusão de uma víscera, parcial ou total, através de um orifício normal ou anormal. A víscera normalmente leva uma cobertura de peritônio parietal, que forma o revestimento do saco herniário.

Hérnias inguinais

Hérnias ocorrem em várias regiões. O local mais comum é a região inguinal na parede anterior do abdome. Alguns pacientes apresentam hérnias inguinais desde o nascimento (congênitas) e são causadas pela persistência do processo vaginal e passagem de vísceras através do canal inguinal.

Hérnias adquiridas ocorrem em pacientes mais velhos e as causas incluem aumento da pressão intra-abdominal (p. ex., por tosse constante associada à doença pulmonar), lesão dos nervos da parede anterior do abdome (p. ex., por incisões cirúrgicas) e por enfraquecimento das paredes do canal inguinal.

Um dos problemas potenciais com as hérnias é que intestino e gordura podem ficar retidas no saco herniário. Isso pode causar dor considerável e obstrução intestinal, necessitando cirurgia de emergência. Outro risco potencial é o **estrangulamento** da hérnia, onde a irrigação do intestino é interrompida no colo do saco herniário, fazendo com que o intestino fique isquêmico e suscetível à perfuração (Figura 4.51).

O saco herniário da **hérnia inguinal indireta** entra no anel inguinal profundo e atravessa o canal inguinal. Se a hérnia for suficientemente grande, o saco herniário pode exteriorizar-se pelo anel inguinal superficial. Em homens, essas hérnias podem atingir o escroto (Figura 4.52).

O saco herniário de uma **hérnia inguinal direta** empurra a parede posterior do canal inguinal imediatamente posterior ao anel inguinal superficial. A hérnia se projeta anteriormente, medial aos vasos epigástricos inferiores e através do anel inguinal superficial.

A diferenciação entre a hérnia inguinal indireta e a direta é feita durante a cirurgia quando os vasos epigástricos são identificados na margem medial do anel inguinal profundo:

- O saco herniário indireto passa lateralmente aos vasos epigástricos inferiores
- A hérnia direta é medial aos vasos epigástricos inferiores.

Na clínica (continuação)

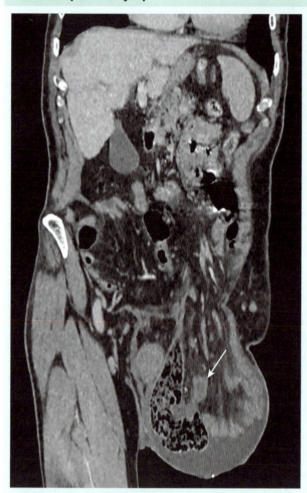

Figura 4.51 TC coronal mostrando uma grande hérnia inguinal contendo alças de intestino delgado e intestino grosso (seta) no lado esquerdo de um homem.

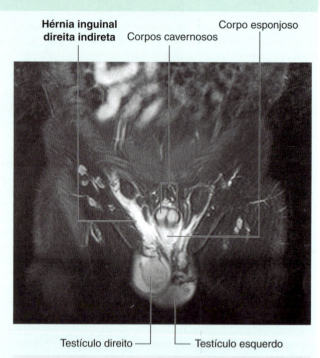

Figura 4.52 Hérnia inguinal direta à direita. Ressonância magnética, imagem ponderada em T2 com saturação de gordura, no plano coronal da região inguinal de um homem.

As hérnias inguinais ocorrem mais comumente em homens do que em mulheres possivelmente porque os homens apresentam um canal inguinal muito maior do que as mulheres.

Hérnias femorais

A **hérnia femoral** passa através do canal femoral para a região medial e anterior da coxa. O canal femoral se localiza na margem medial da bainha femoral, que contém a artéria femoral, a veia femoral e linfáticos.

O colo do canal femoral é extremamente estreito e é propenso a encarcerar alças intestinais no saco herniário, fazendo com que esse tipo de hérnia seja irredutível e suscetível a estrangulamento intestinal.

As hérnias femorais são em geral adquiridas, não são congênitas e ocorrem mais comumente em pessoas de meia idade e idosas. Além disso, pelo fato de as mulheres geralmente terem pelves mais largas do que os homens, elas tendem a ocorrer mais comumente em mulheres.

Hérnia do atleta

A região inguinal pode ser grosseiramente definida como a área onde o membro inferior encontra o tronco perto da linha mediana. Aqui, os músculos abdominais do tronco se misturam com os músculos adutores da coxa, a extremidade medial do ligamento inguinal se fixa ao tubérculo púbico, a sínfise púbica fixa os dois ossos do quadril entre si e se encontra o anel inguinal superficial. Também é nessa região onde há considerável translação de forças na maioria das atividades esportivas e atléticas. Dor na região inguinal ou na região púbica pode ser devido a várias causas, que incluem alterações inflamatórias na sínfise púbica, problemas na inserção do reto do abdome/adutor longo e hérnias.

Hérnias umbilicais

Hérnias umbilicais são raras. Ocasionalmente, são congênitas e ocorrem quando o intestino delgado não retorna à cavidade abdominal durante o desenvolvimento. Após o nascimento, as hérnias umbilicais podem resultar do fechamento incompleto do umbigo. Normalmente, a maior parte dessas hérnias se fecham no primeiro ano de vida e a correção cirúrgica não é feita antes disso.

As **hérnias paraumbilicais** podem ocorrer nos adultos, no umbigo ou ao redor dele e costumam ter colos estreitos, requerendo tratamento cirúrgico.

Hérnias incisionais

Hérnias incisionais ocorrem através de um defeito em uma cicatriz de uma operação abdominal prévia. Normalmente, os

Na clínica (*continuação*)

colos dessas hérnias são largos e, portanto, não estrangulam as vísceras nelas contidas.

Outras hérnias
A hérnia de Spiegel se dirige para cima através da linha arqueada na margem lateral da parte inferior da bainha posterior do reto. Pode aparecer como uma massa de consistência elástica na região inferior de um dos lados da parede anterior do abdome.

As hérnias da cavidade abdominopélvica também podem se desenvolver associadas às paredes pélvicas e esses locais incluem o canal obturatório, o forame isquiático maior e acima ou abaixo do músculo piriforme.

VÍSCERAS ABDOMINAIS

Peritônio

Uma fina membrana (o peritônio) reveste as paredes da cavidade abdominal e recobre a maior parte das vísceras. O peritônio parietal recobre as paredes da cavidade e o peritônio visceral recobre as vísceras. Entre as camadas parietal e visceral do peritônio existe um espaço potencial (a cavidade peritoneal). As vísceras abdominais podem estar suspensas na cavidade abdominal por pregas de peritônio (mesentérios) ou localizarem-se externamente à cavidade peritoneal. Os órgãos suspensos na cavidade são chamados de intraperitoneais (Figura 4.53); órgãos externos à cavidade peritoneal, com apenas uma face, ou parte dela, recoberta por peritônio, são extraperitoneais.

Inervação do peritônio

O peritônio parietal associado à parede do abdome é inervado por aferentes somáticos transportados por ramos dos nervos espinais associados e, portanto, sensíveis a dores bem localizadas. O peritônio visceral é inervado por aferentes viscerais que acompanham os nervos autônomos (simpático e parassimpático) de volta ao sistema nervoso central. A ativação dessas fibras pode levar a sensações referidas e mal localizadas de desconforto e a atividades viscerais motoras reflexas.

Cavidade abdominopélvica

A cavidade abdominopélvica é subdividida em cavidade peritoneal e bolsa omental (bolsa menor; Figura 4.54).

- A cavidade peritoneal representa a maior parte do espaço na cavidade abdominopélvica, iniciando-se superiormente no diafragma e continuando-se inferiormente na cavidade pélvica. Entra-se nela assim que se ultrapassa o peritônio parietal

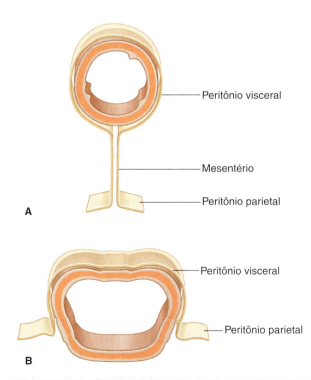

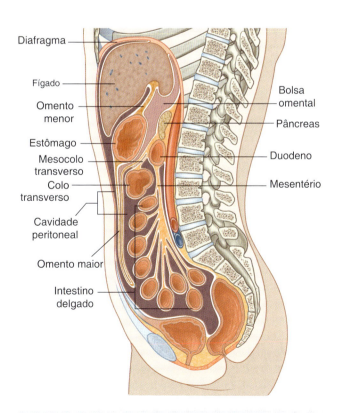

Figura 4.53 A. Intraperitoneal. B. Retroperitoneal.

Figura 4.54 Bolsa omental e cavidade peritoneal.

■ A bolsa omental é a menor subdivisão da cavidade abdominopélvica, posterior ao estômago e ao fígado, e é contínua com a cavidade peritoneal através de uma abertura, o forame omental (antes denominado forame epiploico) (Figura 4.55).

Circundando o forame omental, estão várias estruturas recobertas por peritônio. Elas incluem a veia porta do fígado, a artéria hepática comum e o ducto colédoco anteriormente; a veia cava inferior posteriormente; o lobo caudado do fígado superiormente e a primeira parte do duodeno inferiormente.

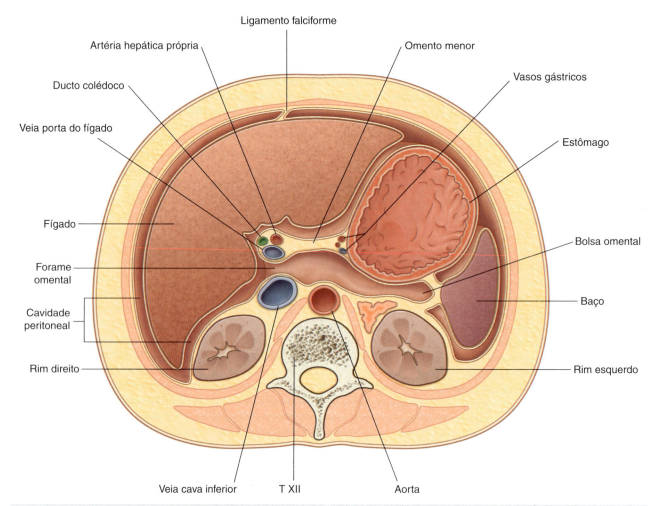

Figura 4.55 Corte transversal ilustrando a continuidade da bolsa omental com a cavidade peritoneal através do forame omental.

Na clínica

Peritônio

Um pequeno volume de líquido intraperitoneal lubrifica o movimento das vísceras suspensas na cavidade abdominal. Ele não é detectável nas modalidades de imagem como US e TC. Em várias condições patológicas (p. ex., na cirrose hepática, pancreatite aguda ou insuficiência cardíaca), o volume do líquido intraperitoneal pode aumentar; isso é conhecido como ascite. Quando existe grande volume de líquido intraperitoneal livre, pode-se observar grande distensão abdominal (Figura 4.56).

O espaço peritoneal tem uma grande área de superfície, o que facilita a disseminação de doenças através da cavidade peritoneal e sobre o intestino e superfícies viscerais. Por outro lado, essa grande superfície pode ser utilizada para a realização de alguns tipos de tratamentos e procedimentos.

Shunts ventrículo-peritoneais

Pacientes com hidrocefalia obstrutiva (acúmulo excessivo de líquido cerebrospinal no sistema ventricular cerebral) precisam de drenagem contínua desse líquido. Isso é realizado pela colocação de um cateter de pequeno calibre nos ventrículos cerebrais e pela tunelização da parte extracraniana do cateter sob a pele do escalpo, do pescoço, da parede do tórax e, depois, através da parede do abdome até a cavidade peritoneal. O líquido cerebrospinal drena pelo cateter para a cavidade peritoneal, onde é absorvido.

Diálise e diálise peritoneal

Pessoas que desenvolvem insuficiência renal precisam de diálise para sobreviver. Existem dois métodos.

No primeiro método (**hemodiálise**), o sangue é retirado da circulação, filtrado através de uma membrana artificial

Na clínica (continuação)

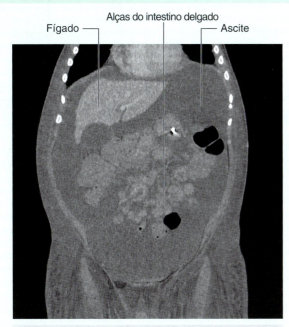

Figura 4.56 TC coronal mostrando líquido ascítico na cavidade abdominal.

complexa e, depois, devolvido ao corpo. Um grande fluxo sanguíneo é necessário para remover o excesso de líquido corporal, para trocar eletrólitos e para remover metabólitos prejudiciais. Para que isso seja feito, uma fístula arteriovenosa é criada cirurgicamente (conectando uma artéria a uma veia, geralmente no membro superior, que necessita cerca de seis semanas para "amadurecer"), que é puncionada cada vez que o paciente retorna para diálise. Pode-se, ainda, utilizar um cateter calibroso posicionado no átrio direito através do qual o sangue pode ser aspirado e reinfundido.

No segundo método, a **diálise peritoneal**, o peritônio é utilizado como membrana de diálise. A grande área de superfície da cavidade peritoneal é uma membrana dialítica ideal para a troca de líquidos e eletrólitos. Para isso, um pequeno cateter é inserido através da parede do abdome e líquido de diálise é infundido na cavidade peritoneal. Eletrólitos e moléculas são trocados entre o líquido de diálise e o sangue através do peritônio. Ao final da diálise, o líquido é drenado.

Disseminação peritoneal de doenças

A grande área de superfície da cavidade peritoneal possibilita a propagação fácil de infecções e doenças malignas através do abdome (Figura 4.57). Se células tumorais atingirem a cavidade peritoneal por invasão direta (p. ex., de cânceres do colo ou do ovário), a disseminação é rápida. Da mesma forma, um cirurgião ressecando um tumor maligno e liberando células tumorais na cavidade peritoneal pode causar piora significativa do prognóstico do paciente. A infecção também pode se espalhar pela grande área de superfície.

A cavidade peritoneal também pode funcionar como barreira para doenças. Infecções intra-abdominais tendem a se restringir abaixo do diafragma em vez de se espalharem para outras cavidades corpóreas.

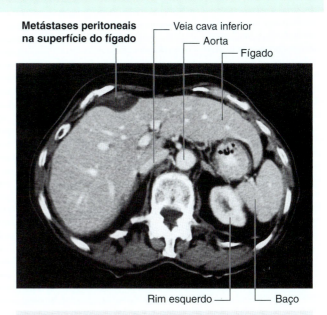

Figura 4.57 Metástases peritoneais na superfície do fígado. TC no plano axial do abdome superior.

Perfuração intestinal

Uma perfuração intestinal (p. ex., causada por uma úlcera duodenal perfurada) resulta, com frequência, em liberação de gás na cavidade peritoneal. Esse gás peritoneal pode ser facilmente identificado em uma radiografia de tórax em posição ortostática – até mesmo volumes extremamente pequenos de gás podem ser demonstrados sob o diafragma. Um paciente com dor abdominal intensa e gás na região subdiafragmática necessita laparotomia (Figura 4.58)

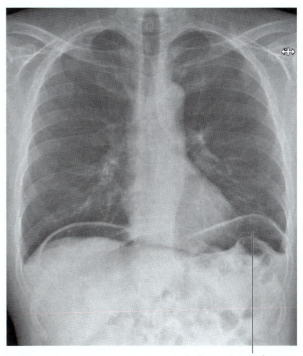

Figura 4.58 Radiografia de gás subdiafragmático.

Omentos, mesentérios e ligamentos

Em toda a cavidade peritoneal, numerosas pregas peritoneais conectam órgãos entre si ou à parede do abdome. Essas pregas (omentos, mesentérios e ligamentos) se desenvolvem dos mesentérios posterior e anterior primitivos, que suspendem o tubo digestivo em desenvolvimento na cavidade celômica embrionária. Alguns contêm vasos e nervos que suprem as vísceras, enquanto outros ajudam a manter a posição adequada das vísceras.

Omentos

Os omentos consistem em duas camadas de peritônio que passam do estômago e da primeira parte do duodeno para outras vísceras. São dois:

- O omento maior, derivado do mesentério posterior e
- O omento menor, derivado do mesentério anterior.

Omento maior

O **omento maior** é uma grande prega peritoneal semelhante a um avental que se fixa à grande curvatura do estômago e a primeira parte do duodeno (Figura 4.59). Ele cobre inferiormente o colo transverso do intestino grosso e as alças do jejuno e do íleo (Figura 4.54). Dobrando-se posteriormente, ele ascende e se adere ao peritônio na face superior do colo transverso do intestino grosso e à camada anterior do mesocolo transverso antes de atingir a parede posterior do abdome.

O omento maior, habitualmente uma membrana delgada, sempre acumula gordura, que pode ser substancial em alguns indivíduos. Duas artérias e suas veias correspondentes, os **vasos gastromentais direito e esquerdo**, são encontrados entre as duas camadas do omento maior, imediatamente inferior à grande curvatura do estômago.

Omento menor

A outra prega peritoneal com dupla camada é o **omento menor** (Figura 4.60). Ele se estende da pequena curvatura do estômago e da primeira parte do duodeno para a face inferior do fígado (Figura 4.54; Figura 4.60).

O omento menor, uma membrana delicada contínua com o revestimento peritoneal das faces anterior e posterior do estômago e da primeira parte do duodeno, é dividido em:

- Um ligamento hepatogástrico medial, que passa entre o estômago e o fígado e
- Um ligamento hepatoduodenal medial, que passa entre o duodeno e o fígado.

O ligamento hepatoduodenal termina lateralmente como uma margem livre e é a margem anterior do forame omental (Figura 4.55). Circundados por essa margem

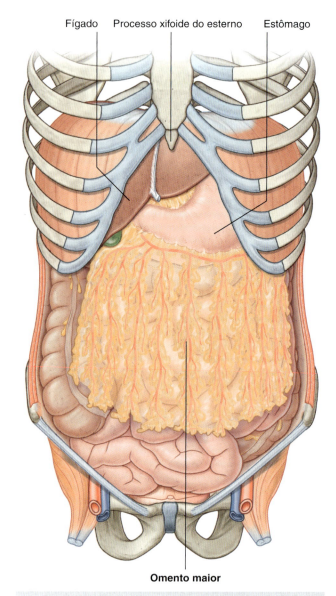

Figura 4.59 Omento maior.

livre, estão a artéria hepática comum, o ducto colédoco e a veia porta do fígado. Além destes, os vasos gástricos direito e esquerdo estão entre as duas camadas do omento menor próximo à pequena curvatura do estômago.

Mesentérios

Os mesentérios são pregas peritoneais que fixam as vísceras à parede posterior do abdome. Eles possibilitam algum movimento e são condutos para que vasos, nervos e linfáticos atinjam as vísceras. Eles incluem:

- O mesentério – associado a partes do intestino delgado
- O mesocolo transverso – associado ao colo transverso do intestino grosso e
- O mesocolon sigmoide – associado ao colo sigmoide do intestino grosso.

Todos esses são derivados do mesentério posterior.

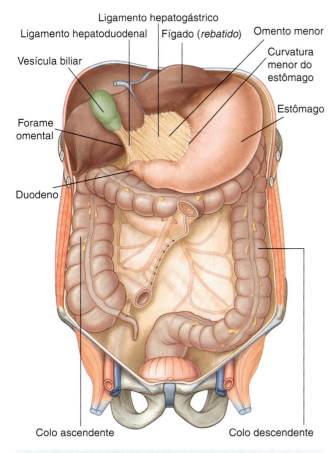

Figura 4.60 Omento menor.

Na clínica

O omento maior

Quando se realiza uma laparotomia e a cavidade peritoneal é aberta, a primeira estrutura que é habitualmente encontrada é o omento maior. Essa membrana gordurosa e vascular de duas camadas pende como um avental da grande curvatura do estômago, recobre o colo transverso do intestino grosso e fica livremente suspensa na cavidade abdominal. Ela é frequentemente chamado de "guarda do abdome" pela sua aparente capacidade de migrar para qualquer área inflamada e envolvê-la para bloquear a inflamação. Quando parte do intestino se inflama, a peristalse cessa. Essa área sem peristalse é conhecida como íleo paralítico. O restante do intestino não inflamado continua sua mobilidade e "leva" o omento maior para a região sem peristalse. A reação inflamatória localizada se espalha para o omento maior, que adere à área acometida do intestino.

O omento maior também é um local importante para a disseminação metastática de tumores. A invasão omental direta por uma via transcelômica é comum no carcinoma do ovário. Conforme as metástases se desenvolvem no grande omento, ele se torna significativamente espessado.

Na tomografia computadorizada (TC), o espessamento do omento é chamado de "bolo omental".

Mesentério

O **mesentério** é uma grande prega triangular de duas camadas de peritônio que fixa o jejuno e o íleo à parede posterior do abdome (Figura 4.61). Sua fixação superior está na junção duodenojejunal, imediatamente à esquerda da parte superior da coluna lombar. A fixação passa obliquamente para baixo e para a direita, terminando na junção ileocecal próximo à margem superior da articulação sacroilíaca direita. As artérias, as veias, os nervos e os linfáticos do jejuno e do íleo localizam-se na gordura entre as duas camadas peritoneais do mesentério.

Mesocolo transverso

O **mesocolo transverso** é uma prega de peritônio que fixa o colo transverso à parede posterior do abdome (Figura 4.61). Suas duas camadas de peritônio deixam a parede posterior do abdome sobre a face anterior da cabeça e do colo do pâncreas para envolver o colo transverso. Entre suas camadas se encontram as artérias, veias, nervos e

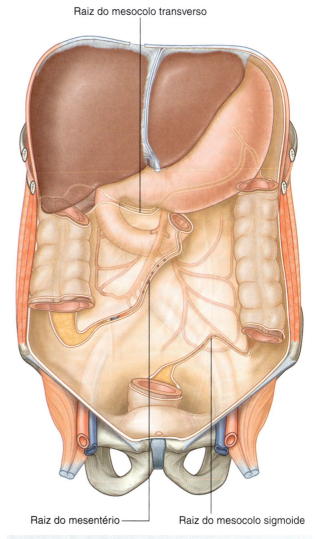

Figura 4.61 Reflexões peritoneais, formando mesentérios, salientadas na parede posterior do abdome.

linfáticos relacionados ao colo transverso. A camada anterior do mesocolo transverso está aderida à camada posterior do omento maior.

Mesocolo sigmoide

O mesocolo sigmoide é uma prega peritoneal no formato de um "V" invertido que fixa o colo sigmoide à parede do abdome (Figura 4.61). O ápice deste V se localiza próximo à divisão da artéria ilíaca comum esquerda nos seus ramos interno e externo, com o lado esquerdo do V ao longo da margem medial do músculo psoas maior, e o lado direito descendo para a pelve para se terminar no nível da vértebra SIII. Os vasos sigmoides e retais superiores, juntamente com nervos e linfáticos associados ao colo sigmoide, passam através desta prega peritoneal.

Ligamentos

Os ligamentos peritoneais consistem em duas camadas de peritônio que ligam dois órgãos entre si ou fixam um órgão à parede do corpo. Eles podem fazer parte de um omento. São em geral denominados de acordo com as estruturas que estão sendo conectadas. Por exemplo, o ligamento esplenorrenal liga o rim esquerdo ao baço, e o ligamento gastrofrênico fixa o estômago ao diafragma.

Órgãos

Parte abdominal do esôfago

A parte abdominal do esôfago é a curta parte distal do esôfago localizada na cavidade abdominal. Surgindo através do pilar direito do diafragma, em geral no nível da vértebra T X, passa do hiato esofágico para o óstio cárdico do estômago imediatamente à esquerda da linha mediana (Figura 4.62).

Associados ao esôfago, quando este entra na cavidade abdominal, estão os troncos vagais anterior e posterior:

- O tronco vagal anterior consiste em vários troncos menores cujas fibras vêm principalmente do nervo vago esquerdo; a rotação do intestino primitivo durante o desenvolvimento leva essas fibras para a face anterior do esôfago
- Similarmente, o tronco vagal posterior consiste em um tronco único, cujas fibras provêm principalmente do nervo vago direito, e o movimento de rotação durante o desenvolvimento leva este tronco para a face posterior do esôfago.

A irrigação do esôfago (Figura 4.63) inclui:
- Ramos esofágicos da artéria gástrica esquerda (do tronco celíaco) e
- Ramos esofágicos da artéria frênica inferior esquerda (da parte abdominal da aorta).

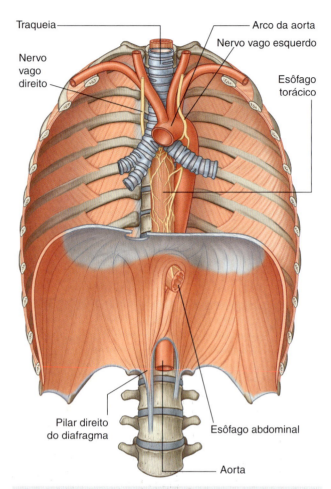

Figura 4.62 Esôfago abdominal.

Estômago

O estômago é a parte mais dilatada do sistema digestório e tem um formato de "J" (Figuras 4.64 e 4.65). Localizado entre a parte abdominal do esôfago e o intestino delgado, o estômago está nas regiões epigástrica, umbilical e no hipocôndrio esquerdo do abdome.

O estômago é dividido em quatro regiões:

- A cárdia, que envolve a abertura do esôfago para o estômago
- O fundo gástrico, que é a área acima do nível do óstio cárdico
- O corpo gástrico, que é a maior região do estômago e
- A parte pilórica, que é dividida em antro pilórico e canal pilórico e é a extremidade distal do estômago.

A parte mais distal da parte pilórica do estômago é o piloro (Figura 4.64). Ele é identificado na superfície do órgão pela constrição pilórica e contém um anel espesso de músculo gástrico circular, o esfíncter pilórico, que circunda a abertura distal do estômago, o óstio pilórico (Figuras 4.64 e 4.65 B). O óstio pilórico se localiza imediatamente à direita da linha mediana em um plano que passa através da margem inferior da vértebra L I (o plano transpilórico).

Capítulo 4 • Abdome

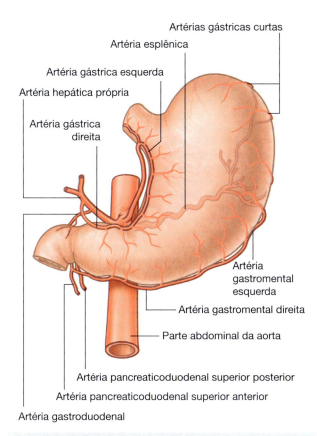

Figura 4.63 Irrigação arterial do esôfago abdominal e estômago.

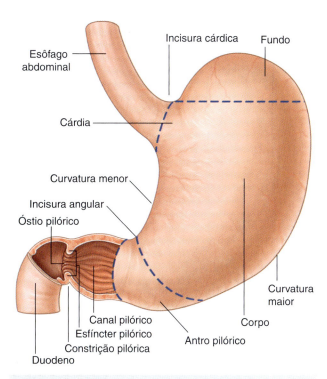

Figura 4.64 Estômago.

Outras características do estômago incluem:

- A curvatura maior, que é o ponto de fixação do ligamento gastresplênico e do omento maior
- A curvatura menor, que é o ponto de fixação do omento menor
- A incisura cárdica, que é o ângulo superior criado quando o esôfago entra no estômago e
- A incisura angular, que é uma curva na pequena curvatura.
  A irrigação do estômago (Figura 4.63) inclui:
- A artéria gástrica esquerda do tronco celíaco
- A artéria gástrica direita, frequentemente originada na artéria hepatica comum
- A artéria gastromental direita da artéria gastroduodenal
- A artéria gastromental esquerda da artéria esplênica e
- A artéria gástrica posterior da artéria esplênica (uma variante nem sempre presente).

Intestino delgado

O intestino delgado é a parte mais longa do sistema digestório e se estende do óstio pilórico do estômago até o lábio ileocecal. Este tubo oco, que tem cerca de 6 a 7 m de comprimento com seu diâmetro reduzindo-se progressivamente, consiste em duodeno, jejuno e íleo.

Duodeno

A primeira parte do intestino delgado é o duodeno. Essa estrutura em formato de "C", adjacente à cabeça do pâncreas, tem de 20 a 25 cm de comprimento e se situa acima do nível do umbigo; seu lúmen é o mais amplo do intestino delgado (Figura 4.66). O duodeno é retroperitoneal, exceto no seu início, que é fixado ao fígado pelo ligamento hepatoduodenal, uma parte do omento menor.

O duodeno é dividido em quatro partes (Figura 4.66).
- A parte superior (primeira parte) se estende do óstio pilórico do estômago ao colo da vesícula biliar. Localiza-se imediatamente à direita do corpo da vértebra LI e passa anteriormente ao colédoco, à artéria gastroduodenal, à veia porta e à veia cava inferior. Clinicamente, o início desta parte do duodeno é conhecido como ampola duodenal e a maioria das úlceras duodenais ocorrem nesta região do duodeno
- A parte descendente (segunda parte) do duodeno se localiza imediatamente à direita da linha mediana e se estende do colo da vesícula biliar até a margem inferior da vértebra LIII. Sua face anterior é cruzada pelo colo transverso. Posterior a ela está o rim direito e medialmente está a cabeça do pâncreas. Essa parte do duodeno contém a papila maior do duodeno, que é a entrada comum para o colédoco e para o ducto pancreático, e a papila menor do duodeno, que é a entrada do ducto pancreático acessório. A junção do intestino anterior com o intestino médio ocorre logo após a papila maior do duodeno

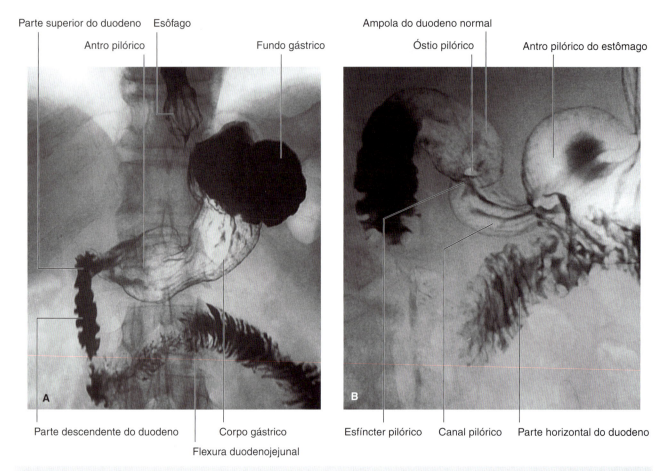

Figura 4.65 Radiografia com bário, mostrando o estômago e o duodeno. **A.** Radiografia de duplo contraste do estômago. **B.** Radiografia de duplo contraste mostrando o bulbo duodenal.

- A parte horizontal do duodeno é a mais longa, cruzando a veia cava inferior, a aorta e a coluna vertebral (Figuras 4.65 B e 4.66). É cruzada anteriormente pela artéria e pela veia mesentérica superior
- A parte ascendente (quarta parte) do duodeno se dirige superiormente e para a esquerda da aorta, aproximadamente até a margem superior da vértebra LII e termina na flexura duodenojejunal.

Esta flexura duodenojejunal é envolvida por uma prega de peritônio contendo fibras musculares chamado de músculo (ligamento) suspensor do duodeno (ligamento de Treitz).

A irrigação do duodeno (Figura 4.67) inclui:

- Ramos da artéria gastroduodenal
- A artéria supraduodenal da artéria gastroduodenal
- Ramos duodenais da artéria pancreaticoduodenal superior anterior
  (da artéria gastroduodenal)
- Ramos duodenais da artéria pancreaticoduodenal superior posterior
  (da artéria gastroduodenal)
- Ramos duodenais anteriores da artéria pancreaticoduodenal inferior (ramo da artéria mesentérica superior)
- Ramos duodenais posteriores da artéria pancreaticoduodenal inferior (ramo da artéria mesentérica superior)
- Primeiro ramo jejunal da artéria mesentérica superior.

Jejuno

O jejuno e o íleo são as duas últimas partes do intestino delgado (Figura 4.68). O jejuno representa os dois quintos proximais e se localiza principalmente no quadrante superior esquerdo do abdome e tem diâmetro maior e parede mais espessa do que o íleo. Adicionalmente, o revestimento mucoso interno do jejuno é caracterizado por numerosas pregas salientes, as pregas circulares. As arcadas arteriais menos proeminentes e os vasos retos mais longos se comparados com os do íleo são uma característica distinta do jejuno (Figura 4.69).

A irrigação do jejuno é feita por artérias jejunais da artéria mesentérica superior.

Íleo

O íleo responde pelos três quintos distais do intestino delgado e está localizado principalmente no quadrante inferior direito do abdome. Comparado ao jejuno, o íleo tem

Capítulo 4 • Abdome

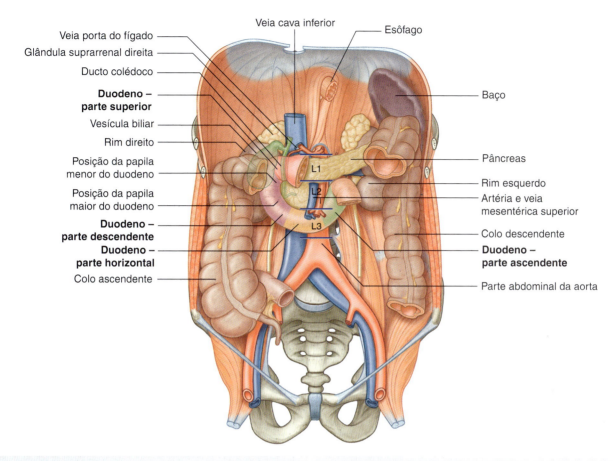

Figura 4.66 Duodeno.

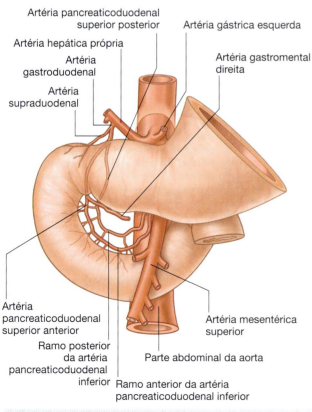

Figura 4.67 Irrigação arterial do duodeno.

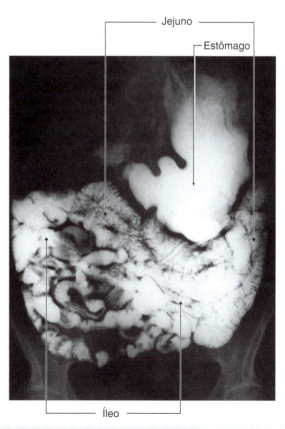

Figura 4.68 Radiografia com bário, mostrando o jejuno e o íleo.

231

paredes mais finas, pregas mucosas (pregas circulares) menos proeminentes e em menor número, vasos retos mais curtos, mais gordura mesentérica e maior número de arcadas arteriais (Figura 4.69).

O íleo se abre para o intestino grosso, no local onde o ceco e o colo ascendente se juntam. Duas pregas que se projetam para o lúmen do intestino grosso (os lábios ileocecais) circundam a abertura (Figura 4.70). As pregas dos lábios ileocecais se fundem em suas extremidades, formando frênulos. A musculatura do íleo se continua por cada prega, formando um esfíncter. Dentre as possíveis funções dos lábios ileocecais, incluem-se a prevenção de refluxo do ceco para o íleo e a regulação da passagem de conteúdo do íleo para o ceco.

A irrigação do íleo (Figura 4.71) inclui:

- Artérias ileais da artéria mesentérica superior e
- Um ramo ileal da artéria ileocólica (da artéria mesentérica superior).

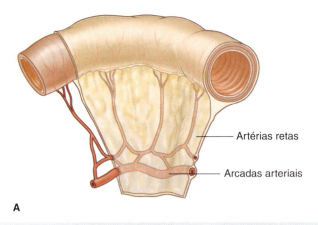
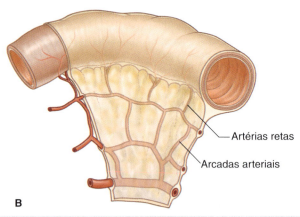

Figura 4.69 Diferenças na irrigação arterial do intestino delgado. **A.** Jejuno. **B.** Íleo.

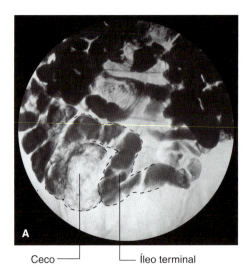
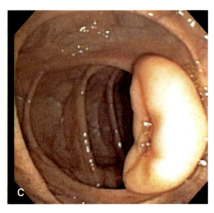
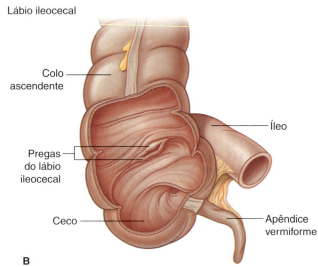

Figura 4.70 Junção ileocecal. **A.** Radiografia mostrando a junção ileocecal. **B.** Ilustração mostrando a junção ileocecal e o lábio ileocecal. **C.** Imagem endoscópica do lábio ileocecal.

Capítulo 4 • Abdome

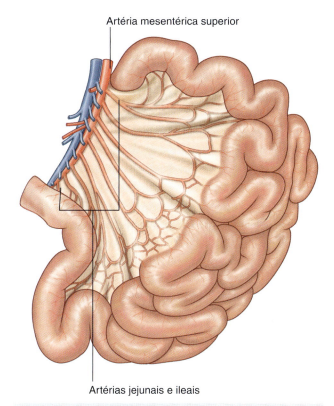

Figura 4.71 Irrigação arterial do íleo.

Na clínica

Transição epitelial entre a parte abdominal do esôfago e o estômago

A junção esofagogástrica é demarcada por uma transição de um tipo epitelial (epitélio escamoso estratificado não queratinizado) para outro tipo epitelial (epitélio colunar). Em algumas pessoas, a junção esofagogástrica histológica não corresponde à junção anatômica e ocorre mais proximal, no terço distal do esôfago. Isso pode predispor essas pessoas à ulceração esofágica que está relacionada com risco aumentado de adenocarcinoma. Em determinadas condições, como no refluxo gastresofágico, o epitélio escamoso estratificado do esôfago pode sofrer metaplasia, e o epitélio do esôfago inferior é substituído por epitélio colunar, uma condição denominada de esôfago de Barrett. O esôfago de Barrett predispõe essas pessoas ao desenvolvimento de câncer esofágico (adenocarcinoma).

Na clínica

Úlcera duodenal

As úlceras duodenais comumente ocorrem na parte superior do duodeno e são muito menos comuns do que eram 50 anos atrás. Inicialmente, não havia tratamento, e os pacientes morriam de hemorragia ou peritonite. Com o desenvolvimento das técnicas cirúrgicas, os pacientes com úlceras duodenais eram submetidos a grandes operações do trato digestório superior para prevenir a recidiva da úlcera, e, para alguns pacientes, o tratamento era perigoso. Conforme aumentaram o conhecimento e a compreensão dos mecanismos de secreção ácida pelo estômago, foram desenvolvidas drogas para o bloqueio indireto da estimulação ácida e sua secreção (antagonistas dos receptores H2 de histamina) que reduziram significativamente as taxas de morbidade e mortalidade desta doença. A terapia farmacológica pode, agora, inibir diretamente as células do estômago que produzem ácido com, por exemplo, inibidores das bombas de prótons. Os pacientes são também pesquisados para a presença das bactérias *Helicobacter pylori*, que, quando erradicadas, reduzem significativamente a formação de úlceras duodenais.

Anatomicamente, as úlceras duodenais tendem a ocorrer anteriormente ou posteriormente. As úlceras duodenais posteriores sofrem erosão diretamente sobre a artéria gastroduodenal ou, mais frequentemente, sobre a artéria pancreaticoduodenal superior posterior, que pode provocar hemorragia maciça e pode ser fatal em alguns pacientes. O tratamento pode exigir abordagem cirúrgica extensa do abdome superior, com ligadura dos vasos, ou pode ser feito por métodos endovasculares, onde o radiologista pode posicionar um cateter muito fino no tronco celíaco via punção retrógrada da artéria femoral. A artéria hepática comum e a artéria gastroduodenal são canuladas, e a área do sangramento pode ser bloqueada com a utilização de pequenas molas que interrompem o fluxo sanguíneo.

As úlceras duodenais anteriores sofrem erosão para a cavidade peritoneal, causando peritonite. Essa reação inflamatória intensa e o íleo paralítico local promovem a aderência do omento maior, que tenta bloquear a perfuração. O estômago e o duodeno contêm volumes consideráveis de gás, que entra na cavidade peritoneal e pode ser observado em uma radiografia de tórax com o paciente em posição ortostática como gás subdiafragmático. Na maioria dos casos, o tratamento da perfuração da úlcera é cirúrgico.

Na clínica

Exame do sistema digestório alto e baixo

É frequentemente necessário examinar o esôfago, o estômago, o duodeno, o jejuno proximal e o colo do intestino grosso para identificar doenças. Após a anamnese adequada e o exame físico do paciente, a maioria dos médicos solicita alguns exames de sangue para identificar sangramentos, inflamação e tumores. Os próximos passos na investigação avaliam os três componentes de qualquer alça intestinal, ou seja, o lúmen, a parede e massas extrínsecas ao intestino, que podem comprimir ou provocar erosões.

Exame do lúmen intestinal

Soluções de sulfato de bário podem ser deglutidas pelo paciente e visualizadas utilizando-se um aparelho de fluoroscopia. O lúmen é examinado a procura de massas (como pólipos e tu-

Na clínica (continuação)

mores) e as ondas peristálticas podem ser avaliadas. Também, pode-se dar ao paciente dióxido de carbono, liberando grânulos que preenchem o estômago, de forma que o bário apenas revista a mucosa, resultando em imagens que mostram a mucosa em detalhe. Esses exames são relativamente simples e podem ser usados para estudar o esôfago, o estômago, o duodeno e o intestino delgado. Para o exame do intestino grosso, pode-se utilizar um enema de bário para introduzir sulfato de bário no colo do intestino grosso. A colonoscopia e a colonografia por TC também podem ser utilizadas.

Exame da parede intestinal e de massas extrínsecas

A endoscopia é um método diagnóstico minimamente invasivo que pode ser usado para avaliar as faces internas de um órgão pela introdução de um tubo no corpo. O instrumento é tipicamente feito de material plástico flexível que tem uma fonte de luz e uma ocular fixadas em uma das extremidades. As imagens são transmitidas por um monitor. Alguns sistemas possibilitam a introdução de pequenos instrumentos através do orifício principal do endoscópio para permitir a obtenção de biopsias e a realização de pequenos procedimentos (p. ex., remoção de pólipos). Em gastrenterologia, o endoscópio é usado para avaliar o esôfago, o estômago, o duodeno e a parte proximal do intestino delgado (Figuras 4.72 a 4.75). O tubo é introduzido por via oral com o paciente sob sedação leve e é extremamente bem tolerado.

A avaliação do colo do intestino grosso (colonoscopia) é realizada pela introdução de um longo tubo flexível através do ânus até o reto. O endoscópio é avançado para o colo do intestino grosso e para o ceco e, algumas vezes, até o íleo terminal. O paciente é submetido a preparo intestinal antes do exame para possibilitar boa visualização de todo o intestino grosso.

Soluções específicas são administradas oralmente para ajudar na limpeza do material fecal do intestino grosso. Ar, água e aspiração podem ser utilizados para melhorar a visualização.

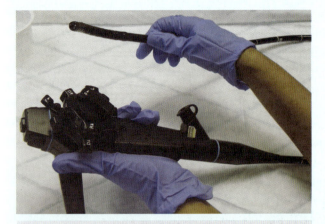

Figura 4.72 O endoscópio é um tubo plástico flexível que pode ser controlado pela extremidade proximal. Por um acesso lateral, podem ser inseridos vários instrumentos que percorrem o endoscópio e podem ser usados para obtenção de biopsias e realização de pequenos procedimentos cirúrgicos endoluminais (p. ex., excisão de pólipos).

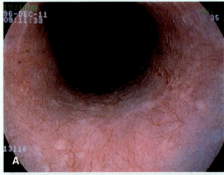
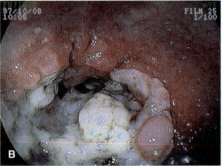

Figura 4.73 Imagens endoscópicas da junção gastresofágica. **A.** Normal. **B.** Câncer esofágico na junção gastresofágica.

Biopsias, remoção de pólipos, cauterização de sangramentos e implante de *stents* também podem ser realizados com o uso de instrumentos adicionais introduzidos em orifícios específicos do colonoscópio.

Tomografia computadorizada (TC) ou ressonância magnética (RM) é outra forma de avaliar o lúmen e parede intestinal. A RM é particularmente útil no estudo do intestino delgado porque possibilita a avaliação dinâmica da distensão e da mobilidade e oferece boa visualização de espessamentos parietais segmentares ou contínuos e de ulcerações murais ou mucosas. Também pode mostrar aumento da vascularização do mesentério do intestino delgado (Figura 4.76). É realizada, habitualmente, em pacientes com doenças inflamatórias intestinais, tais como a doença de Crohn.

Colonografia por tomografia computadorizada

A colonografia por TC (também chamada de colonoscopia virtual) é uma alternativa para visualizar e avaliar o colo para lesões anormais como pólipos e estenoses com o emprego de TC espiral para obtenção de imagens em 3D de alta resolução. É menos invasiva do que a colonoscopia convencional, mas, para a obtenção de imagens de boa qualidade, o paciente necessita de preparo intestinal para garantir a limpeza do intestino e há a necessidade de insuflar o colo do intestino grosso com CO_2. Se um tumor estiver presente (Figura 4.77), tanto a TC quanto a RM são usadas para avaliar doença locorregional (RM), linfonodos anormais (RM e CT) e metástases a distância (TC).

Na clínica (*continuação*)

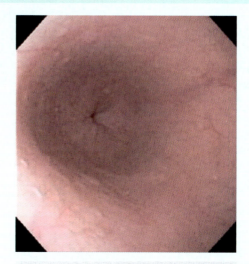

Figura 4.74 Imagem endoscópica do antro pilórico do estômago visualizando o piloro.

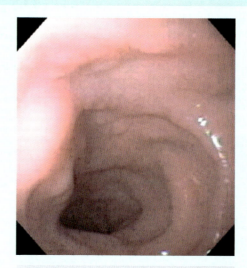

Figura 4.75 Imagem endoscópica mostrando a aparência normal da parte descendente do duodeno.

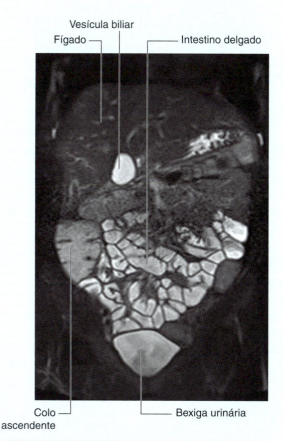

Figura 4.76 Visualização do intestino delgado utilizando RM em um plano coronal.

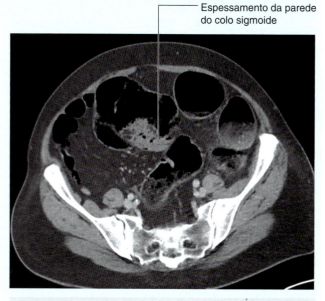

Figura 4.77 TC axial mostrando o colo sigmoide com espessamento parietal causado por tumor.

Na clínica

Divertículo de Meckel

O divertículo de Meckel (Figura 4.78) é um remanescente da parte proximal do ducto vitelino que se estende para o cordão umbilical do embrião e se localiza na da margem antimesentérica do íleo. Ele se apresenta como uma projeção em fundo cego do intestino. Apesar de ser um achado incomum (ocorre em cerca de 2% da população), é sempre importante considerar o diagnóstico de divertículo de Meckel porque ele provoca sintomas em um pequeno número de pacientes. Ele pode conter mucosa gástrica e, portanto, sofrer ulceração ou hemorragia. Outras complicações comuns incluem intussuscepção, diverticulite e obstrução.

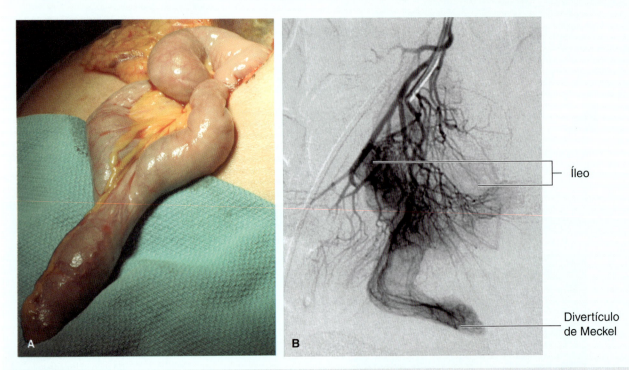

Figura 4.78 Vasculatura associada com um divertículo de Meckel. **A.** Imagem cirúrgica do divertículo de Meckel. **B.** Angiografia por subtração digital.

Na clínica

Tomografia computadorizada (TC) e ressonância magnética (RM)

Essas técnicas de imagem podem oferecer informação importante sobre a parede intestinal que não pode ser obtida em estudos com bário ou com a endoscopia. O espessamento da parede pode indicar alterações inflamatórias ou tumorais e é sempre suspeito. Se um tumor é demonstrado, a disseminação locorregional pode ser avaliada, juntamente com linfadenopatia e disseminação metastática.

Métodos avançados de imagem

A ultrassonografia endoscópica utiliza um pequeno dispositivo de ultrassom localizado na extremidade do endoscópio para avaliar o trato digestivo alto. Ele pode produzir imagens de alta resolução da mucosa e da submucosa e, portanto, definir se o tumor é ressecável. Ele também pode guiar o médico para a obtenção de uma biopsia.

Na clínica

Carcinoma do estômago

O carcinoma do estômago é uma neoplasia gastrintestinal comum. Inflamação gástrica crônica (gastrite), anemia perniciosa e pólipos predispõem ao desenvolvimento desse câncer agressivo, que normalmente não é diagnosticado antes de atingir um estágio avançado. Os sintomas incluem dor epigástrica vaga, plenitude pós-prandial, sangramento levando à anemia crônica e obstrução.

O diagnóstico pode ser feito com o uso de bário e radiografia convencional ou endoscopia, que permite a obtenção de biopsia ao mesmo tempo. A ultrassonografia é usada para verificar metástases hepáticas, e, se negativa, a tomografia computadorizada é realizada para avaliar a ressecabilidade cirúrgica. Se o carcinoma do estômago for diagnosticado precocemente, uma ressecção cirúrgica curativa é possível. No entanto, pelo fato de a maioria dos pacientes não procurarem tratamento até estágio avançados, a sobrevida em 5 anos é de 5 a 20%, com tempo médio de sobrevida entre 5 e 8 meses.

Intestino grosso

O intestino grosso se estende da extremidade distal do íleo até o ânus, uma distância aproximada de 1,5 m em adultos. Ele absorve líquidos e sais do conteúdo intestinal, formando as fezes. Ele consiste em ceco, apêndice, colo, reto e canal anal (Figuras 4.79 e 4.80).

Iniciando-se na região inguinal direita como ceco, com seu apêndice associado, o intestino grosso continua cranialmente como **colo ascendente** pela região lateral direita até o hipocôndrio direito (Figura 4.81). Logo abaixo do fígado, ele se dobra para a esquerda, formando a **flexura direita do colo** (**flexura hepática**), e cruza o abdome como colo transverso até o hipocôndrio esquerdo. Nessa região, logo abaixo do baço, o intestino grosso se dobra inferiormente, formando a **flexura esquerda do colo (flexura esplênica)**, e se continua como **colo descendente** através da região lateral esquerda até a região inguinal esquerda.

Ele entra na parte superior da cavidade pélvica como colo sigmoide, continua na parede posterior da cavidade pélvica como reto e termina no canal anal.

As características gerais da maior parte do intestino grosso são (Figura 4.79):

- Seu diâmetro interno maior, se comparado ao do intestino delgado
- Acúmulos de gordura recobertos por peritônio (os **apêndices adiposos**) estão associados ao colo
- A segregação do músculo longitudinal de suas paredes em três faixas estreitas (as **tênias do colo**), que são principalmente observadas no ceco e no colo e menos visíveis no reto e
- As saculações do colo (**haustrações do colo**).

Ceco e apêndice

O **ceco** é a primeira parte do intestino grosso (Figura 4.82). Ele se localiza inferiormente ao óstio ileal na fossa ilíaca direita. É geralmente considerado como uma estrutura intraperitoneal pela sua mobilidade, ainda que não esteja normalmente suspenso na cavidade peritoneal por um mesentério.

O ceco é contínuo com o colo ascendente na região do óstio ileal e, normalmente, está em contato com a parede

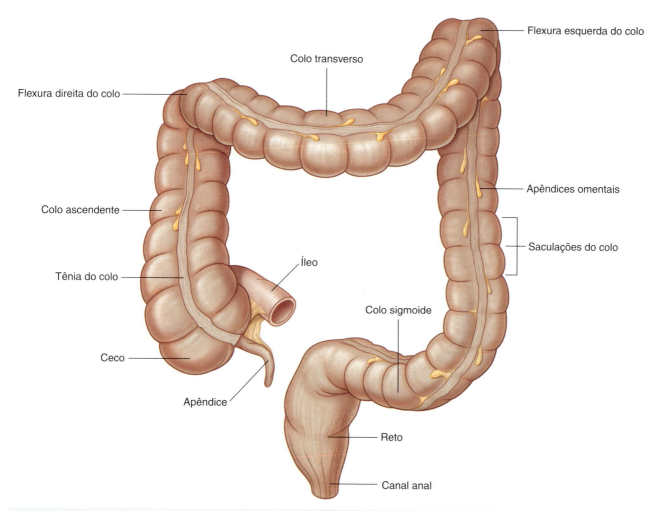

Figura 4.79 Intestino grosso.

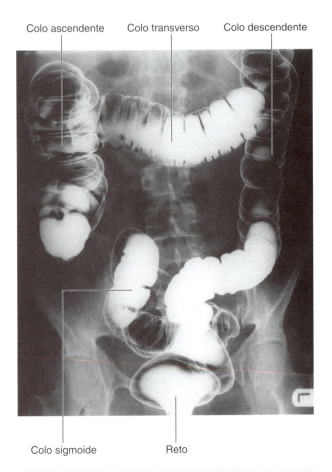

Figura 4.80 Radiografia utilizando bário, mostrando o intestino grosso.

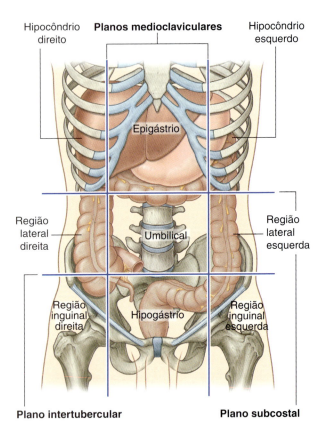

Figura 4.81 Posição do intestino grosso no padrão organizacional de nove regiões.

anterior do abdome. Ele pode cruzar a abertura superior da pelve e localizar-se na pelve verdadeira (pelve menor segundo a Terminologia Anatômica). O apêndice está fixado à parede posteromedial do ceco, imediatamente inferior ao final do íleo (Figura 4.82).

O **apêndice vermiforme** é um tubo em fundo cego, estreito e oco, conectado ao ceco. O apêndice vermiforme apresenta grandes nódulos linfáticos agregados em suas paredes e está suspenso do íleo terminal pelo **mesoapêndice** (Figura 4.83), que contém os **vasos apendiculares**. Seu ponto de fixação ao ceco é consistente com a tênia livre bem visível que se dirige diretamente à base do apêndice, mas a localização do resto do apêndice varia consideravelmente (Figura 4.84). Pode estar:

- Posterior ao ceco e/ou a parte inferior do colo ascendente do intestino grosso, em uma posição retrocecal ou retrocólica
- Suspensa sobre a abertura superior da pelve em uma posição pélvica ou descendente
- Abaixo do ceco, em posição subcecal ou
- Anterior ao íleo terminal, em possível contato com a parede do abdome, em posição pré-ileal ou posterior ao íleo terminal em posição pós-ileal.

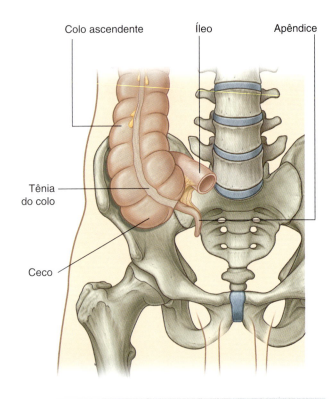

Figura 4.82 Ceco e apêndice.

A projeção na superfície da pele da base do apêndice vermiforme é na junção do terço médio com o terço lateral de uma linha imaginária entre a espinha ilíaca anterossuperior e o umbigo (ponto de McBurney). Pessoas com distúrbios no apêndice vermiforme descrevem dor próxima a essa localização.

A irrigação do ceco e do apêndice vermiforme (Figura 4.85) inclui:

- A artéria cecal anterior da artéria ileocólica (da artéria mesentérica superior)
- A artéria cecal posterior da artéria ileocólica (da artéria mesentérica superior) e
- A artéria apendicular da artéria ileocólica (da artéria mesentérica superior).

Colo do intestino grosso

O colo do intestino grosso se estende superiormente a partir do ceco e consiste em colo ascendente, colo transverso, colo descendente e colo sigmoide (Figura 4.88). Seus segmentos ascendente e descendente são (secundariamente) retroperitoneais, e seus segmentos transverso e sigmoide são intraperitoneais.

Na junção do colo ascendente do intestino grosso com o colo transverso do intestino grosso, está a flexura direita do colo, que se localiza imediatamente abaixo do lobo direito do fígado (Figura 4.89). Uma dobra similar, mas bem mais aguda (a flexura esquerda do colo), ocorre na junção do colo transverso com o descendente. Essa dobra é imediatamente inferior ao baço, é mais alta e mais posterior que a flexura direita do colo e está fixada ao diafragma pelo ligamento frenocólico.

Imediatamente lateral aos colos ascendente e descendente do intestino grosso, estão os **sulcos paracólicos direito e esquerdo** (Figura 4.88).

Estas depressões são formadas entre as margens laterais dos colos ascendente e descendente e a parede posterolateral do abdome e são canais através dos quais materiais podem passar de uma região da cavidade

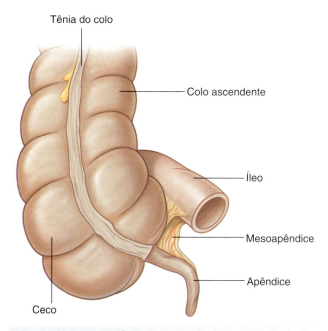

Figura 4.83 Mesoapêndice e vasos apendiculares.

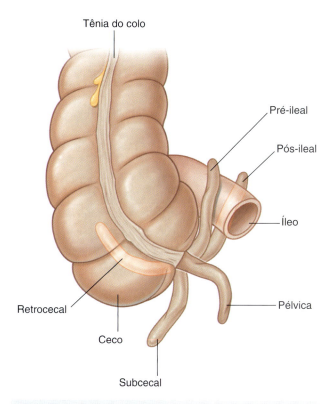

Figura 4.84 Posições do apêndice.

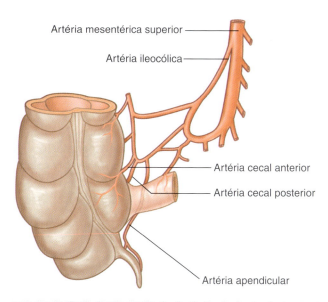

Figura 4.85 Irrigação arterial do ceco e do apêndice.

Na clínica

Apendicite

A apendicite aguda é uma emergência abdominal. De modo geral, ocorre por obstrução do apêndice vermiforme por fecalito ou por aumento dos nódulos linfáticos. No interior do apêndice vermiforme obstruído, bactérias proliferam e invadem a parede apendicular, que é lesada por necrose de compressão. Em alguns casos, esse processo desaparece espontaneamente, em outros, a alteração inflamatória (Figuras 4.86 e 4.87) persiste, resultando em peritonite localizada ou generalizada.

A maioria dos pacientes com apendicite aguda sente dor à palpação da região ilíaca direita. Inicialmente, a dor é central, periumbilical, em caráter de cólica e tende a ser intermitente. Após 6 a 10 horas, a dor tende a se localizar na fossa ilíaca direita e se torna constante. Os pacientes podem desenvolver febre, náuseas e vômitos. A etiologia da dor da apendicite é descrita no Caso 1 do Capítulo 1.

O tratamento da apendicite é a apendicectomia.

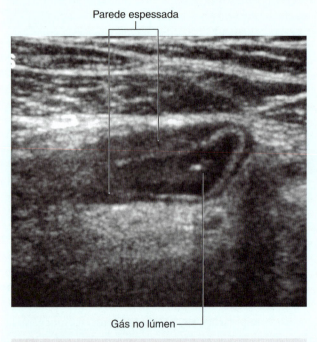

Figura 4.86 Apêndice inflamado. Ultrassonografia.

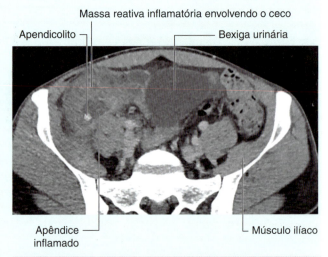

Figura 4.87 Tomografia computadorizada axial mostra apêndice inflamado.

peritoneal para outra. Visto que vasos sanguíneos e linfáticos importantes estão nas partes medial ou posteromedial do colo ascendente e do colo descendente do intestino grosso, a mobilização relativamente sem sangramento dos colos ascendente e descendente é possível pelo corte do peritônio ao longo destes sulcos paracólicos laterais.

O segmento final do colo do intestino grosso (o colo sigmoide) se inicia acima da abertura superior da pelve e se estende até o nível da vértebra S III, onde ele é contínuo com o reto (Figura 4.88). Essa estrutura em forma de "S" é bastante móvel, exceto na sua parte inicial, onde se continua a partir do colo descendente. Entre esses pontos, ele está suspenso pelo mesocolo sigmoide.

A irrigação do colo ascendente do intestino grosso (Figura 4.90) inclui:

- O ramo cólico da artéria ileocólica (da artéria mesentérica superior)
- A artéria cecal anterior da artéria ileocólica (da artéria mesentérica superior)
- A artéria cecal posterior da artéria ileocólica (da artéria mesentérica superior) e
- A artéria cólica direita da artéria mesentérica superior.

A irrigação do colo transverso (Figura 4.90) inclui:

- A artéria cólica direita da artéria mesentérica superior
- A artéria cólica média da artéria mesentérica superior e
- A artéria cólica esquerda da artéria mesentérica superior.

A irrigação do colo descendente (Figura 4.90) inclui a artéria cólica esquerda da artéria mesentérica inferior.

A irrigação do colo sigmoide (Figura 4.90) inclui as artérias sigmóideas da artéria mesentérica inferior.

Conexões anastomóticas entre artérias que irrigam o colo produzem uma **artéria marginal**, que cursa ao longo das partes ascendente, transversa e descendente do intestino grosso (Figura 4.90).

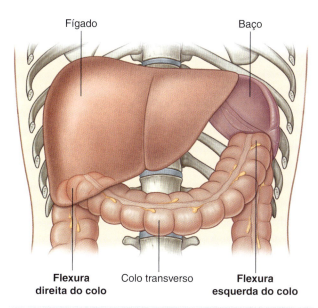

Figura 4.89 Flexuras direita e esquerda do colo.

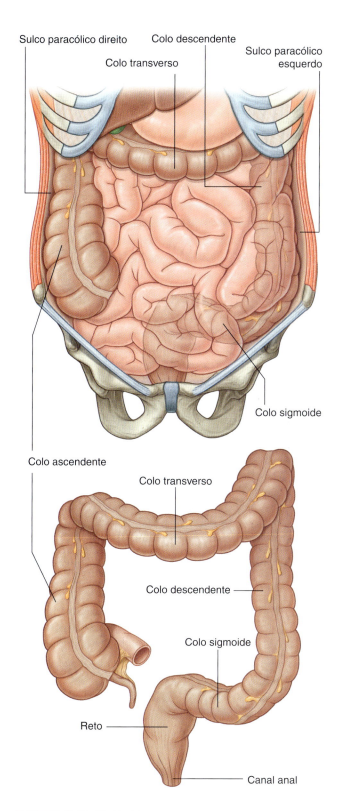

Figura 4.88 Intestino grosso.

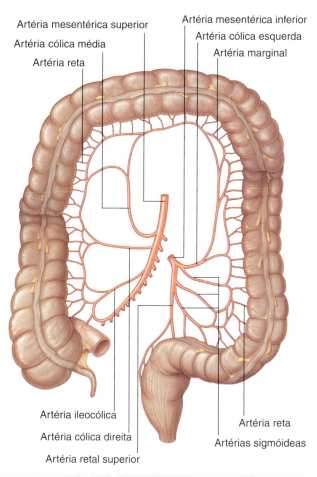

Figura 4.90 Irrigação arterial do intestino grosso.

Reto e canal anal

Estendendo-se a partir do colo sigmoide, está o reto (Figura 4.91). A junção reto-sigmoide é normalmente descrita como sendo no nível da vértebra SIII ou no final do mesocolo sigmoide, por ser o reto uma estrutura retroperitoneal.

O canal anal é a continuação do intestino grosso inferior ao reto.

Gray Anatomia Clínica para Estudantes

A irrigação do reto e do canal anal (Figura 4.92) inclui:

- A artéria retal superior da artéria mesentérica inferior
- A artéria retal média da artéria ilíaca interna e
- A artéria retal inferior da artéria pudenda interna (da artéria ilíaca interna).

Na clínica

Anomalias congênitas do sistema digestório

As posições normais das vísceras abdominais resultam de uma série de rotações complexas que o tubo digestivo primitivo sofre e do crescimento da cavidade abdominal para acomodar as mudanças do tamanho dos órgãos em desenvolvimento. Podem ocorrer algumas anomalias do desenvolvimento, muitas das quais aparecem no neonato ou na criança, e algumas delas são emergências cirúrgicas. Ocasionalmente, algumas anomalias são diagnosticadas apenas em adultos.

Má rotação e vólvulo do intestino médio

A má rotação é uma rotação incompleta e fixação do intestino médio após este ter passado pelo saco vitelino e retornado ao celoma abdominal (Figuras 4.93 e 4.94). A inserção proximal do mesentério do intestino delgado se inicia no **músculo suspensor do duodeno (ligamento de Treitz)**, que determina a posição da junção duodenojejunal. O mesentério do intestino delgado termina no nível da junção ileocecal no quadrante inferior direito do abdome. Essa longa linha de fixação do mesentério impede torções acidentais do intestino.

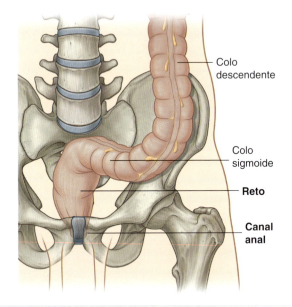

Figura 4.91 Reto e canal anal.

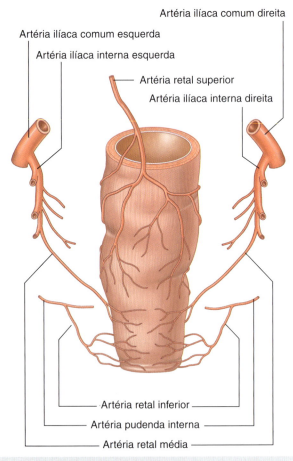

Figura 4.92 Irrigação arterial do reto e canal anal. Vista posterior.

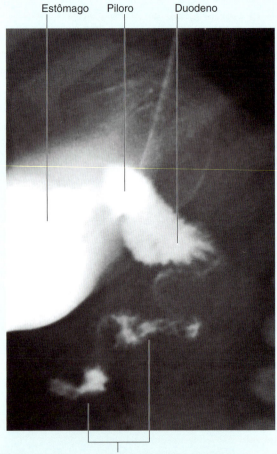

Figura 4.93 Má rotação e vólvulo do intestino delgado. Radiografia do estômago, duodeno e jejuno proximal usando bário.

Na clínica (continuação)

Se a flexura duodenojejunal ou o ceco não atingirem seu local usual, a origem do mesentério do intestino delgado encurta, o que possibilita a torção do intestino delgado ao redor do eixo da artéria mesentérica superior. A torção intestinal é, em geral, chamada de **vólvulo** ou **vólvulo**. Vólvulo do intestino delgado pode levar à redução do fluxo sanguíneo e ao infarto.

Em alguns pacientes, o ceco se localiza na região mediana do abdome. A partir do ceco e do lado direito do colo do intestino grosso, uma série de pregas peritoneais (**bandas de Ladd**) se desenvolvem e se se estendem para a região sub-hepática direita e comprimem o duodeno. Pode ocorrer vólvulo de intestino delgado ou obstrução duodenal. Cirurgia de emergência pode ser necessária para seccionar essas pregas.

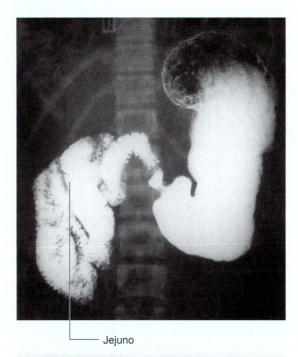

Figura 4.94 Má rotação do intestino delgado. Radiografia do estômago, duodeno e jejuno usando bário.

Na clínica

Obstrução intestinal

A obstrução intestinal pode ser funcional ou consequente à obstrução verdadeira. A obstrução mecânica é causada por uma massa intraluminal, mural ou extrínseca, que pode ser secundária a corpos estranhos, tumores parietais obstrutivos ou por compressão extrínseca por uma aderência ou por uma banda embriológica (Figura 4.95).

A obstrução funcional é, em geral, consequente à incapacidade do intestino de apresentar movimentos peristálticos, que pode ter várias causas, sendo mais frequente no perío-

Na clínica (continuação)

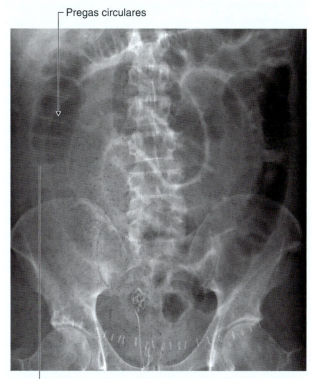

Figura 4.95 Essa radiografia do abdome, incidência anteroposterior, mostra várias alças dilatadas de intestino delgado. O intestino delgado pode ser identificado pelas pregas circulares de uma parede a outra, como indicado. O intestino grosso não está dilatado. A causa da dilatação do intestino delgado é uma aderência após cirurgia pélvica.

do pós-operatório por manuseio intraoperatório do intestino. Outras causas podem incluir anormalidades eletrolíticas (p. ex., de sódio e potássio), que provocam paralisia do intestino até que sejam corrigidas.

Os sinais e sintomas dependem do nível em que a obstrução ocorreu. O sintoma básico é dor abdominal central, intermitente e do tipo cólica enquanto as ondas peristálticas tentam vencer a obstrução. Se a obstrução for baixa (distal), ocorrerá distensão abdominal, com as alças intestinais mais proximais sendo preenchidas por líquido. Uma obstrução alta (no intestino delgado proximal) não provoca distensão abdominal.

Vômitos e constipação intestinal absoluta, inclusive ausência de eliminação de flatos, são as manifestações clínicas seguintes.

O diagnóstico precoce é importante porque uma quantidade considerável de líquidos e eletrólitos entram no lúmen intestinal e não são reabsorvidos, produzindo desidratação e anormalidades eletrolíticas. Além disso, o intestino continua a se distender, prejudicando o fluxo sanguíneo na parede intestinal, resultando em isquemia e perfuração. Os sintomas e sinais são variáveis e dependem do nível da obstrução.

Na clínica (continuação)

A obstrução do intestino delgado é tipicamente causada por aderências de cirurgia prévia, e a anamnese sempre deve pesquisar quaisquer operações ou intervenções abdominais (p. ex., apendicectomia prévia). Outras causas incluem hérnia inguinal e torção intestinal no próprio mesentério (vólvulo). O exame dos orifícios herniários é mandatório em pacientes com obstrução intestinal (Figura 4.96).

Obstrução do intestino grosso é comumente causada por um tumor. Outras causas potenciais incluem hérnias e doença diverticular inflamatória do colo sigmoide do intestino grosso (Figura 4.97).

O tratamento é a reposição intravenosa de líquidos e eletrólitos, analgesia e alívio da obstrução. A introdução do tubo nasogástrico possibilita a aspiração de líquido gástrico. Em muitos casos, a obstrução do intestino delgado, tipicamente secundária a aderências, é corrigida por manejo conservador. A obstrução do intestino grosso exige intervenção cirúrgica de urgência para remover a lesão obstrutiva ou realizar um procedimento de desvio temporário (p. ex., colostomia) (Figura 4.98).

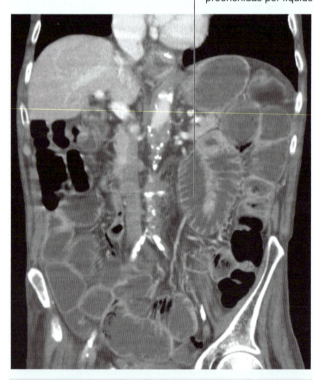

Figura 4.96 TC coronal mostrando alças de intestino delgado dilatadas preenchidas por líquido em um paciente com obstrução do intestino delgado.

Na clínica (continuação)

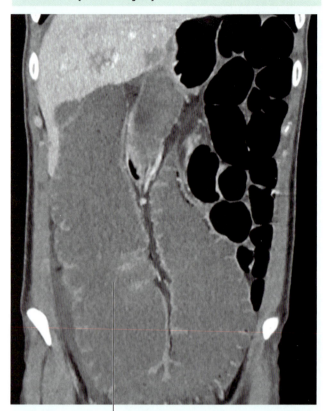

Figura 4.97 TC coronal de abdome mostrando os colos ascendente e transverso dilatados e preenchidos por líquido em um paciente com obstrução de intestino grosso.

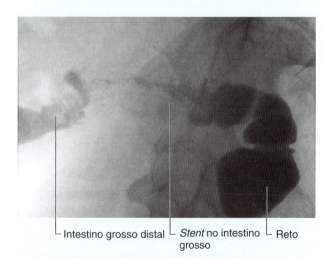

Figura 4.98 Essa radiografia, incidência oblíqua, mostra contraste passando por um *stent* inserido no intestino grosso que foi colocado para aliviar a obstrução intestinal antes da cirurgia.

Na clínica

Doença diverticular

A doença diverticular é o desenvolvimento de múltiplos divertículos colônicos, predominantemente ao longo do colo sigmoide, ainda que todo o colo possa ser afetado (Figura 4.99). O colo sigmoide tem o menor diâmetro entre todas as partes do colo do intestino grosso e, portanto, é o local onde a pressão intraluminal é potencialmente a mais alta. Uma dieta pobre em fibras e obesidade também estão ligadas à doença diverticular.

A existência de múltiplos divertículos não significa que o paciente precise de tratamento. Além disso, muitos pacientes não têm outros sinais ou sintomas.

Os pacientes tendem a desenvolver sintomas e sinais quando o colo do divertículo é obstruído por fezes e se torna infectado. A inflamação pode se disseminar pela parede, causando dor abdominal. Quando o colo sigmoide se inflama (diverticulite), surgem dor abdominal e febre (Figura 4.100).

Pela posição anatômica do colo, há várias complicações que podem ocorrer. Os divertículos podem perfurar e formar um abscesso na pelve. A inflamação pode produzir uma massa inflamatória e obstruir o ureter esquerdo. A inflamação também pode atingir a bexiga, produzindo uma fístula entre o colo sigmoide e a bexiga. Nessas circunstâncias, os pacientes podem desenvolver infecções urinárias e, raramente, eliminarem material fecal e gás pela uretra.

O diagnóstico se baseia no exame clínico e, frequentemente, na tomografia computadorizada (TC). Inicialmente, os pacientes são tratados com antibióticos; no entanto, a ressecção cirúrgica pode ser necessária se os sintomas persistirem.

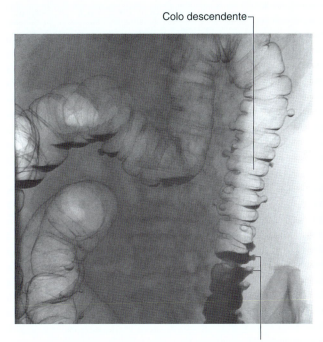

Figura 4.99 Esse enema baritado de duplo contraste demonstra várias saculações no intestino grosso distal, predominando nos colos descendente e sigmoide. Essas pequenas evaginações são divertículos e, na maioria dos casos, permanecem assintomáticos.

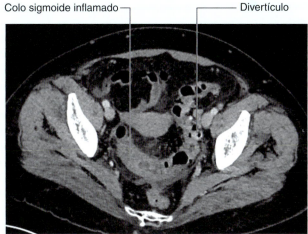

Figura 4.100 TC axial de colo sigmoide inflamado em paciente com diverticulite.

Na clínica

Ostomias

Ocasionalmente, é necessário exteriorizar cirurgicamente o intestino pela parede anterior do abdome. A exteriorização intestinal é importante no cuidado do paciente. Esse *bypass* (desvio) se baseia no conhecimento das estruturas anatômicas e, com frequência, salva vidas.

Gastrostomia

Realiza-se a gastrostomia pela fixação do estômago à parede abdominal anterior e um tubo é colocado no estômago através da pele. Tipicamente, é realizada para alimentar o paciente quando é impossível ingerir alimentos e líquidos (p. ex., cânceres complexos de cabeça e pescoço). Esse procedimento pode ser realizado cirurgicamente ou através de uma punção (sob sedação) através da parede anterior do abdome.

Jejunostomia

Da mesma forma, o jejuno é trazido para a parede anterior do abdome e fixado. A jejunostomia é utilizada como um local onde se insere um tubo alimentar através da parede anterior do abdome em direção ao intestino delgado eferente.

Na clínica (*continuação*)

Ileostomia

Realiza-se uma ileostomia quando o conteúdo do intestino delgado necessita ser desviado do intestino distal. Uma ileostomia frequentemente é indicada para proteger uma anastomose cirúrgica distal, como no colo do intestino grosso, para possibilitar a cicatrização após a cirurgia.

Colostomia

Existem várias indicações de colostomia. Em muitas circunstâncias, ela é realizada para proteger a parte distal do intestino grosso após cirurgia. Uma indicação adicional seria obstrução do intestino grosso com perfuração iminente na qual a colostomia possibilita descompressão do colo do intestino grosso e de seu conteúdo. É um procedimento seguro e temporário realizado quando o paciente não está em condições cirúrgicas adequadas para operações mais extensas. É relativamente simples e associado a risco reduzido, evitando morbidade e mortalidade significativas.

Uma colostomia terminal é necessária quando o paciente foi submetido à ressecção do reto e do ânus (tipicamente por causa de câncer).

Conduto ileal

Um conduto ileal é um procedimento de derivação extra-anatômica que é realizado após ressecção da bexiga urinária por causa de tumor. Nessa situação, um segmento curto de intestino delgado é escolhido. Esse segmento de intestino, de cerca de 20 cm, juntamente com seu mesentério é ressecado e utilizado como um conduto. O restante do intestino é reconectado. A parte proximal do conduto é anastomosada aos ureteres, e a parte distal é fixada na parede anterior do abdome. Dessa forma, a urina passa dos rins para os ureteres e, através do curto segmento de intestino delgado, para a parede anterior do abdome.

Quando os pacientes têm uma ileostomia, colostomia ou conduto ileal, é necessário fixar uma bolsa coletora sobre a parede anterior do abdome. Ao contrário do que se pensa, essas bolsas são extremamente bem toleradas pela maioria dos pacientes e possibilita uma vida quase normal e saudável.

Fígado

O fígado é a maior víscera do corpo e se localiza basicamente no hipocôndrio direito e no epigástrio, estendendo-se para o hipocôndrio esquerdo (ou no quadrante superior direito, estendendo-se para o quadrante superior esquerdo) (Figura 4.101).

As faces do fígado incluem:

- Uma **face diafragmática** com orientações anterior, superior e posterior e
- Uma **face visceral** com orientação inferior (Figura 4.102).

Face diafragmática

A face diafragmática do fígado, que é lisa e cupuliforme, está apoiada na face inferior do diafragma (Figura 4.103). Associados a ela estão os recessos subfrênico e hepatorrenal do peritônio (Figura 4.102):

- O **recesso subfrênico do peritônio** separa a face diafragmática do fígado do diafragma e é dividido em duas áreas, direita e esquerda, pelo **ligamento falciforme**, uma estrutura derivada do mesentério anterior do embrião.
- O recesso hepatorrenal do peritônio é uma área da cavidade peritoneal no lado direito, entre o fígado e o rim e a glândula suprarrenal direita.

Os recessos subfrênico e hepatorrenal do peritônio são contínuos anteriormente.

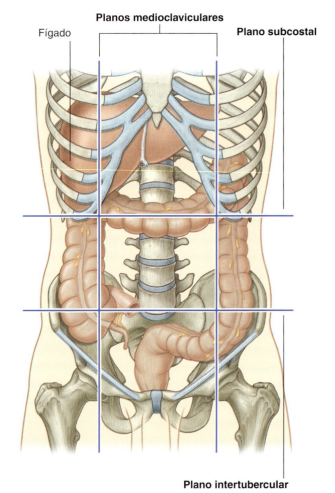

Figura 4.101 Posição do fígado no abdome.

246

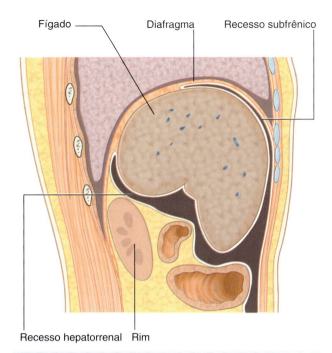

Figura 4.102 Faces do fígado e recessos associados ao fígado.

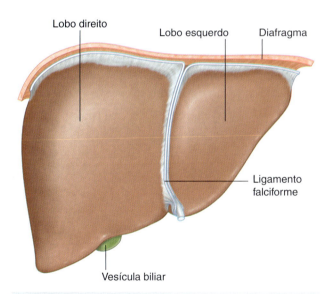

Figura 4.103 Face diafragmática do fígado.

Face visceral

A face visceral do fígado é recoberta por peritônio, exceto na **fossa da vesícula biliar** e na **porta do fígado** (Figura 4.104), e as estruturas relacionadas são as seguintes (Figura 4.105):

- Esôfago
- Parede anterior direita do estômago
- Parte superior do duodeno
- Omento menor
- Vesícula biliar

Capítulo 4 • Abdome

- Flexura direita do colo
- Parte direita do colo transverso
- Rim direito e
- Glândula suprarrenal direita.

A **porta do fígado** serve como acesso ao fígado para as artérias hepáticas e para a veia porta e como ponto de saída para os ductos hepáticos (Figura 4.104).

Ligamentos associados

O fígado é fixado à parede anterior do abdome pelo **ligamento falciforme** e, exceto por uma pequena área do fígado oposta ao diafragma (a **área nua**), é quase completamente envolvido por peritônio visceral (Figura 4.105). Pregas adicionais de peritônio conectam o fígado ao estômago (**ligamento hepatogástrico**), ao duodeno (**ligamento hepatoduodenal**) e ao diafragma (**ligamentos triangulares direito** e **esquerdo** e **ligamentos coronários anterior e posterior**).

A área nua do fígado é a parte do fígado na face diafragmática onde não há peritônio interposto entre o fígado e o diafragma (Figura 4.105):

- O limite anterior da área nua é indicado por uma reflexão do peritônio – o ligamento coronário anterior
- O limite posterior da área nua é indicado por uma reflexão de peritônio – o ligamento coronário posterior
- Onde os ligamentos coronários se fundem lateralmente, eles formam os ligamentos triangulares direito e esquerdo.

Lobos

O fígado é dividido em lobos direito e esquerdo pelo ligamento falciforme anterossuperiormente e pelas fissuras do ligamento venoso e do ligamento redondo na face visceral (Figura 4.104). O **lobo direito do fígado** é o maior lobo, enquanto o **lobo esquerdo do fígado** é o menor. Os lobos quadrado e caudado são descritos como derivados do lobo direito do fígado, mas funcionalmente são distintos.

- O lobo quadrado é visível na região anterior da face visceral do fígado e é limitado à esquerda pela fissura do ligamento redondo e à direita pela fossa da vesícula biliar. Funcionalmente, ele se relaciona ao lobo esquerdo do fígado
- O lobo caudado é visível na região posterior da face visceral do fígado. É limitado à esquerda pela fissura do ligamento venoso e à direita pelo sulco da veia cava inferior. Funcionalmente, ele está separado dos lobos direito e esquerdo do fígado.

A irrigação arterial do fígado inclui:

- A artéria hepática direita da artéria hepatica própria (ramo da artéria hepática comum do tronco celíaco) e
- A artéria hepática esquerda da artéria hepática própria (ramo da artéria hepática comum do tronco celíaco).

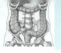

Gray Anatomia Clínica para Estudantes

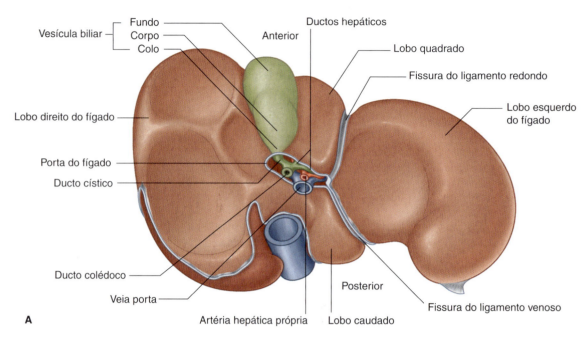

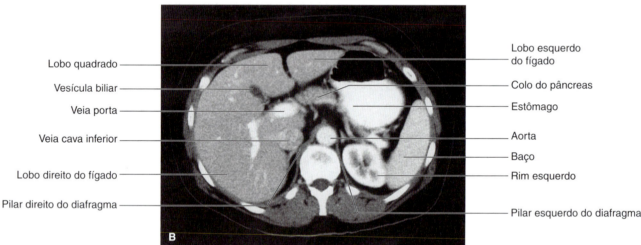

Figura 4.104 Face visceral do fígado. **A.** Ilustração. **B.** TC contrastada de abdome, no plano axial.

Vesícula biliar

A **vesícula biliar** é uma bolsa em forma de pera localizada na face visceral do lobo direito do fígado, em uma fossa entre os lobos direito e quadrado (Figura 4.104). Ela tem:

- Uma extremidade arredondada (**fundo da vesícula biliar**), que pode se projetar da margem inferior do fígado
- Uma parte maior na fossa (**corpo da vesícula biliar**), que pode se localizar sobre o colo transverso e a parte superior do duodeno e
- Uma parte estreita (**colo da vesícula biliar**) com pregas mucosas que formam a prega espiral.

A irrigação da vesícula biliar (Figura 4.106) é feita pela artéria cística da artéria hepática direita (um ramo da artéria hepática própria).

A vesícula biliar recebe, concentra e armazena bile do fígado.

Pâncreas

O pâncreas se localiza principalmente posterior ao estômago (Figuras 4.107 e 4.108). Ele se estende através da parede posterior do abdome desde o duodeno, à direita, até o baço, à esquerda.

O pâncreas é um órgão secundariamente retroperitoneal, com exceção de uma pequena parte de sua cauda, e consiste em cabeça, processo uncinado, colo, corpo e cauda.

- A **cabeça do pâncreas** se localiza na concavidade em forma de "C" do duodeno
- Projetando-se da parte inferior da cabeça está o **processo uncinado**, que passa posteriormente aos vasos mesentéricos superiores

Capítulo 4 • Abdome

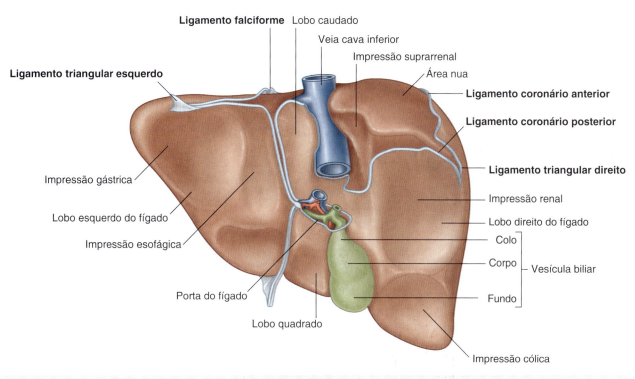

Figura 4.105 Vista posterior da área nua do fígado e ligamentos associados.

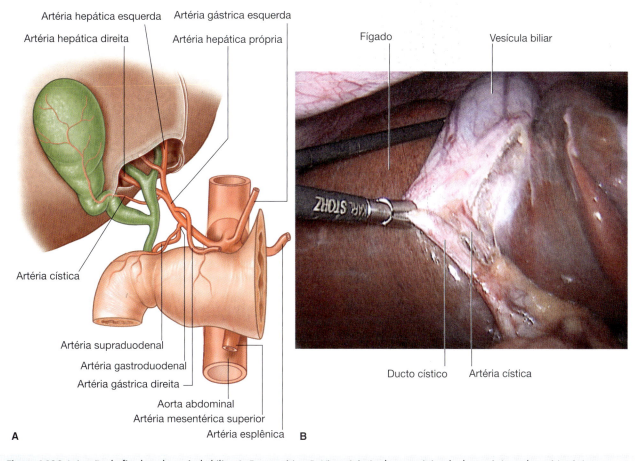

Figura 4.106 Irrigação do fígado e da vesícula biliar. A. Esquemático. B. Vista cirúrgica laparoscópica do ducto cístico e da artéria cística.

249

Gray Anatomia Clínica para Estudantes

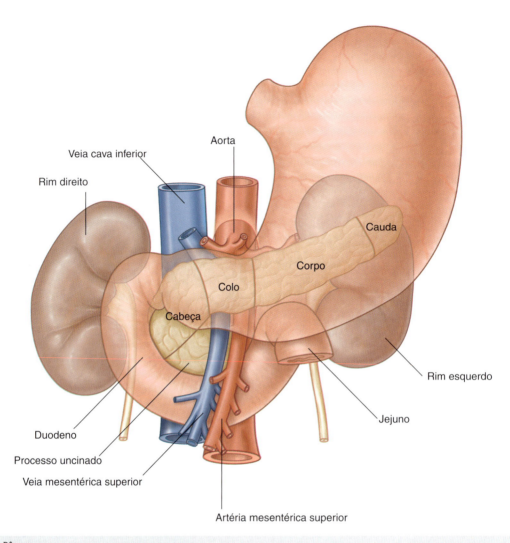

Figura 4.107 Pâncreas.

- O **colo do pâncreas** é anterior aos vasos mesentéricos superiores. Posteriormente ao colo do pâncreas, a veia mesentérica superior e a veia esplênica se unem para formar a veia porta
- O **corpo do pâncreas** é alongado e se estende do colo até a cauda do pâncreas
- A **cauda do pâncreas** passa entre as lâminas do ligamento esplenorrenal.

O **ducto pancreático** se inicia na cauda do pâncreas (Figura 4.109). Ele se dirige para a direita através do corpo do pâncreas e, após entrar na cabeça do pâncreas, ele se volta inferiormente. Na parte inferior da cabeça do pâncreas, o ducto pancreático se junta ao ducto colédoco. A junção dessas duas estruturas forma a ampola hepatopancreática (ampola de Vater), que penetra na parte descendente (segunda parte) do duodeno na papila maior do duodeno. Circundando a ampola, encontra-se o músculo esfíncter da **ampola hepatopancreática** (esfíncter de Oddi), que é um agrupamento de fibras musculares lisas.

O ducto pancreático acessório drena no duodeno na papila menor do duodeno, imediatamente acima da **papila maior do duodeno** (Figura 4.109). Se o ducto acessório é seguido a partir da papila menor para a cabeça do pâncreas, identifica-se uma ramificação:

- Um dos ramos continua para a esquerda, através da cabeça do pâncreas, e pode juntar-se ao ducto pancreático, onde este se volta inferiormente
- Um segundo ramo se dirige para a parte inferior da cabeça do pâncreas, anteriormente ao ducto pancreático, e termina no processo uncinado.

O ducto principal e o ducto acessório normalmente se comunicam entre si. A presença desses dois ductos reflete a origem embriológica do pâncreas a partir dos brotos posterior e anterior do intestino anterior.

Capítulo 4 • Abdome

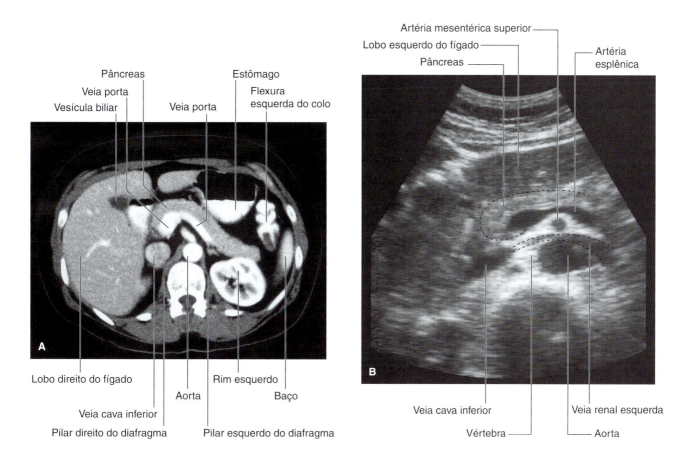

Figura 4.108 Imagens abdominais. **A.** TC contrastada de abdome, no plano axial. **B.** Ultrassonografia de abdome.

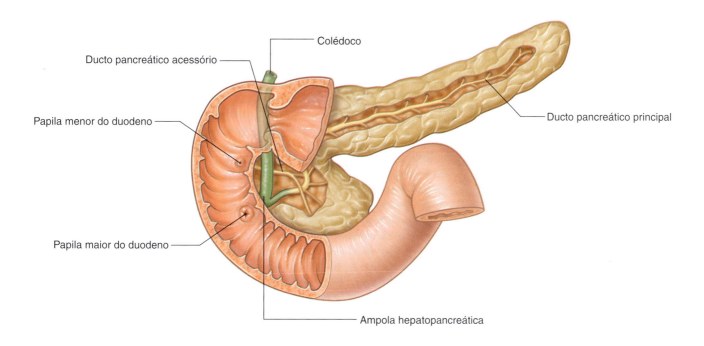

Figura 4.109 Sistema ductal do pâncreas.

251

A irrigação do pâncreas inclui (Figura 4.110):

- A artéria gastroduodenal da artéria hepática comum (ramo do tronco celíaco)
- A artéria pancreaticoduodenal superior anterior oriunda da artéria gastroduodenal
- A artéria pancreaticoduodenal superior posterior oriunda da artéria gastroduodenal
- A artéria pancreática dorsal oriunda da artéria pancreática inferior (ramo da artéria esplênica)
- A artéria pancreática magna oriunda da artéria pancreática inferior (ramo da artéria esplênica)
- O ramo anterior da artéria pancreaticoduodenal inferior (ramo da artéria mesentérica superior) e
- O ramo posterior da artéria pancreaticoduodenal inferior (ramo da artéria mesentérica superior).

Vias biliares

As vias biliares se originam no fígado, conectam-se com a vesícula biliar e drenam na parte descendente do duodeno (Figura 4.111). A coalescência dos ductos se inicia no parênquima hepático e se continua até que se formem os **ductos hepáticos direito e esquerdo**. Esses ductos drenam os respectivos lobos do fígado.

Os dois ductos hepáticos se juntam para formar o **ducto hepático comum**, que percorre a margem livre do omento menor, juntamente com a artéria hepática própria e a veia porta.

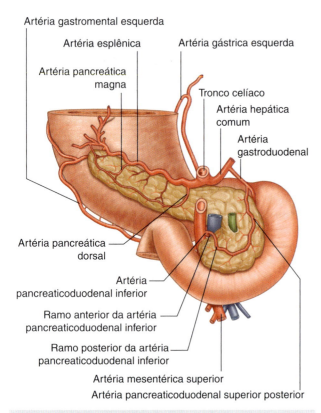

Figura 4.110 Irrigação arterial do pâncreas. Vista posterior.

Na clínica

Pâncreas anular

O pâncreas se desenvolve a partir de brotos anterior e posterior do intestino anterior. O broto posterior forma a maior parte da cabeça, do colo e do corpo do pâncreas. O broto anterior gira em torno do ducto colédoco para formar parte da cabeça e o processo uncinado. Se o broto anterior se dividir (torna-se bífido), os dois segmentos circundam o duodeno. O duodeno é, portanto, comprimido e pode até sofrer atresia e não existir ao nascimento por causa de defeitos do desenvolvimento. Após o parto, o recém-nascido não se desenvolve e pode vomitar devido a esvaziamento gástrico insatisfatório.

Algumas vezes, o pâncreas anular é diagnosticado *in utero* graças à ultrassonografia. A obstrução do duodeno impede o feto de deglutir líquido amniótico adequadamente, aumentando o volume de líquido no saco amniótico que circunda o feto (**polidrâmnio**).

Na clínica

Câncer do pâncreas

O câncer do pâncreas é responsável por um número significativo de óbitos e é frequentemente chamado de "assassino silencioso".

Tumores malignos do pâncreas podem ocorrer em qualquer parte do pâncreas, mas são mais frequentes na cabeça e no colo. Há vários achados inespecíficos em pacientes com câncer de pâncreas, incluindo dor abdominal alta, perda do apetite e perda de peso. Dependendo do exato local do câncer, pode ocorrer obstrução do ducto colédoco, que pode causar icterícia obstrutiva. Apesar de cirurgia estar indicada quando existe a possibilidade de cura, a maioria dos cânceres detectados apresenta disseminação local, invadindo a veia porta do fígado e os vasos mesentéricos superiores, podendo estender-se para a porta do fígado. Disseminação linfonodal também é comum e esses fatores impossibilitam a cirurgia curativa.

Devido à posição do pâncreas, a ressecção cirúrgica é um procedimento complexo envolvendo a ressecção do tumor pancreático, geralmente com parte do duodeno, o que exige um procedimento complexo de *bypass*.

Conforme o ducto hepático comum continua a descer, ele recebe o **ducto cístico** da vesícula biliar, completando a formação do **ducto colédoco**. Nesse ponto, o ducto colédoco se localiza à direita da artéria hepática própria e, em geral, à direita e anterior à veia porta na margem livre do omento menor. O **forame omental** é posterior a essas estruturas nessa região.

O ducto colédoco continua seu trajeto descendente, passando posteriormente à parte superior do duodeno, antes de se juntar ao ducto pancreático para penetrar na

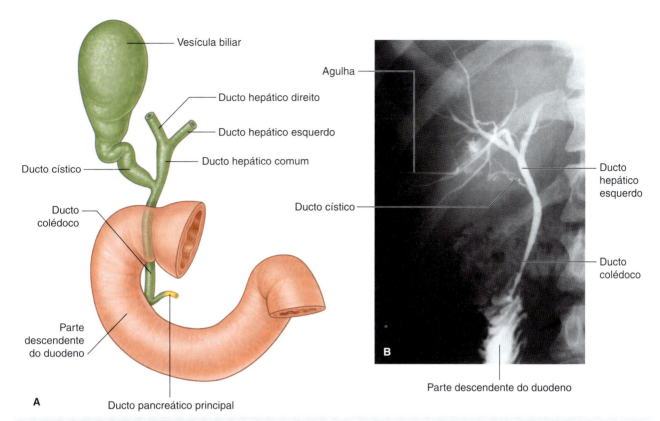

Figura 4.111 Drenagem biliar. **A.** Sistema ductal para passagem da bile. **B.** Colangiograma percutâneo transepático demonstrando o sistema ductal biliar.

parte descendente do duodeno na papila maior do duodeno (Figura 4.111).

Baço

O baço se desenvolve como parte do sistema vascular na região do mesentério posterior que suspende o estômago em desenvolvimento a partir da parede do corpo. No adulto, o baço está localizado em oposição ao diafragma, na área das costelas IX a X (Figura 4.112). Portanto, encontra-se no quadrante superior esquerdo ou no hipocôndrio esquerdo do abdome.

O baço está conectado com:

- A grande curvatura do estômago pelo ligamento gastresplênico, que contém os vasos gástricos curtos e os vasos gastromentais e
- O rim esquerdo pelo ligamento esplenorrenal (Figura 4.113), que contém os vasos esplênicos.

Os dois ligamentos são partes do omento maior.

O baço é envolvido por peritônio visceral, exceto na área do hilo na face visceral do baço (Figura 4.114). O **hilo esplênico** é o local de entrada dos vasos esplênicos, e, ocasionalmente, a cauda do pâncreas atinge esta área.

A irrigação do baço (Figura 4.115) é feita pela artéria esplênica do tronco celíaco.

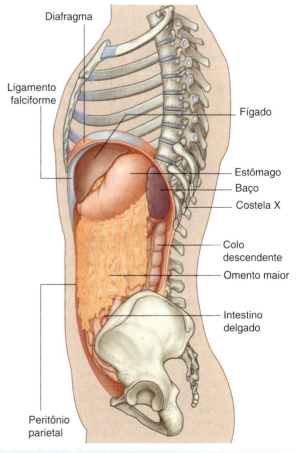

Figura 4.112 Baço.

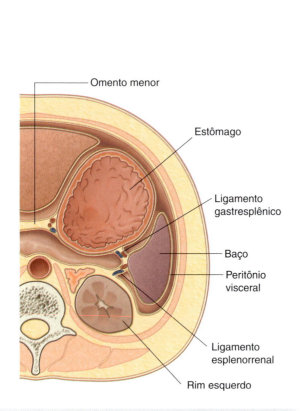

Figura 4.113 Ligamentos esplênicos e vasculatura associada.

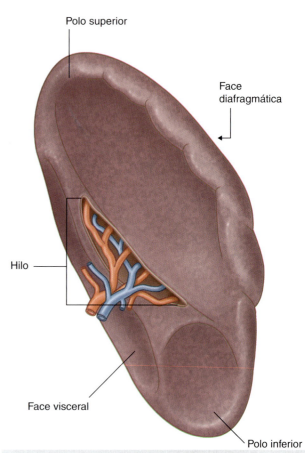

Figura 4.114 Faces e hilo do baço.

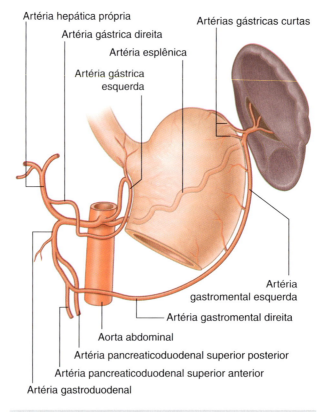

Figura 4.115 Irrigação do baço.

Capítulo 4 • Abdome

Na clínica

Anatomia segmentar do fígado

Durante muitos anos, a anatomia segmentar do fígado teve pouca importância. No entanto, desde o desenvolvimento da ressecção cirúrgica hepática, o tamanho, o formato e a anatomia segmentar do fígado se tornaram clinicamente importantes, sobretudo quanto à ressecção de metástases hepáticas. De fato, com o conhecimento detalhado dos segmentos, a cirurgia curativa pode ser realizada em pacientes com metástases tumorais.

O fígado é dividido pelo **plano principal**, que divide o órgão em metades de tamanho aproximadamente igual. Essa linha imaginária é definida como um plano parassagital que atravessa a fossa da vesícula biliar até a veia cava inferior. É nesse plano que se encontra a veia hepática média. O mais importante é que esse plano principal divide o fígado em metades esquerda e direita. Os lobos do fígado apresentam tamanhos desiguais e têm pouca importância para a anatomia cirúrgica.

A divisão tradicional do fígado em oito segmentos está relacionada com a irrigação arterial, a drenagem porta e a drenagem biliar desses segmentos (Figura 4.116).

O lobo caudado é definido como segmento I e os segmentos restantes são numerados no sentido horário até o segmento VIII. As características são extremamente consistentes entre os indivíduos.

Da perspectiva cirúrgica, a hepatectomia direita envolveria a secção do fígado no plano principal, onde os segmentos V, VI, VII e VIII seriam retirados, deixando os segmentos I, II, III e IV.

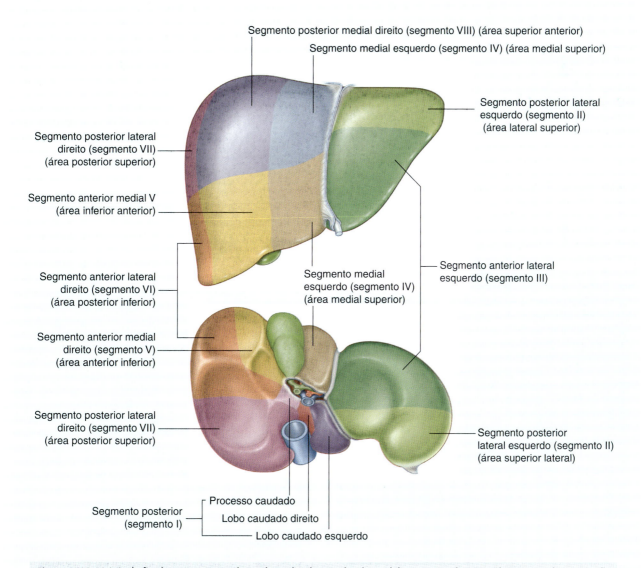

Figura 4.116 Divisão do fígado em segmentos baseada na distribuição dos ductos biliares e vasos hepáticos (segmentos de Couinaud).

Na clínica

Cálculos biliares

Cálculos biliares são encontrados em aproximadamente 10% das pessoas com mais de 40 anos e são mais comuns em mulheres. Os cálculos biliares têm vários componentes, mas consistem, predominantemente, em uma mistura de colesterol e pigmento biliar. Eles podem sofrer calcificação, que pode ser demonstrada em radiografias simples. Cálculos biliares podem ser visualizados incidentalmente em uma ultrassonografia (US) abdominal de rotina (Figura 4.117) ou em uma radiografia simples.

O jeito mais fácil de confirmar a existência de cálculos biliares é realizar uma US da vesícula biliar em jejum. O paciente fica em jejum durante seis horas para garantir que a vesícula biliar esteja bem distendida e haja pouca sobreposição de gás do intestino adjacente. A US também pode identificar a dilatação das vias biliares e a existência de colecistite. A colangiopancreatografia por ressonância magnética (CPRM) é outro método para visualizar a vesícula biliar e as vias biliares. A CPRM utiliza o líquido presente nas vias biliares como agente de contraste para demonstrar cálculos e defeitos de enchimento na vesícula biliar e nos ductos biliares intra-hepáticos e extra-hepáticos. Pode também demonstrar estreitamentos nas vias biliares e pode ser usada para visualizar a anatomia hepática e pancreática (Figura 4.118).

Ocasionalmente, cálculos biliares impactam na região da **bolsa de Hartmann** (infundíbulo da vesícula biliar), que é uma região dilatada do colo da vesícula biliar. Quando o cálculo biliar se aloja nesta região, a vesícula biliar não consegue esvaziar normalmente, e as contrações da parede da vesícula provocam dor intensa. Se isso persistir, **colecistectomia** (retirada da vesícula biliar) pode ser necessária.

Algumas vezes, a vesícula biliar se torna inflamada (**colecistite**). Se a inflamação envolver o peritônio parietal do diafragma, a dor ocorre não apenas no quadrante superior direito do abdome, mas pode ser referida ao ombro direito. Essa dor referida é devido à inervação do diafragma por níveis medulares espinais (C3 a C5) que também inervam a pele sobre o ombro. Nesse caso, uma região sensitiva somática de baixo aporte sensitivo (diafragma) é referida para outra região somática de alto aporte sensitivo (dermátomos).

Ocasionalmente, pequenos cálculos biliares passam para o colédoco e ficam retidos na região do esfíncter da ampola, obstruindo o fluxo de bile para o duodeno, resultando em icterícia.

CPRE

A colangiopancreatografia retrógrada endoscópica (CPRE) pode ser realizada para remover cálculos obstrutivos nas vias biliares. Esse procedimento combina endoscopia endoluminal com fluoroscopia para diagnosticar e tratar distúrbios nos ductos biliares e pancreáticos. Um endoscópio com sistema óptico com vista lateral é avançado através do esôfago e do estômago e posicionado na segunda parte do duodeno, onde a papila maior (ampola de Vater) é identificada.

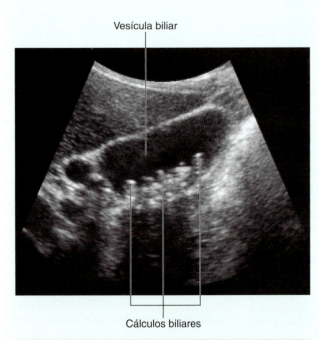

Figura 4.117 Vesícula biliar contendo múltiplos cálculos. Ultrassonografia.

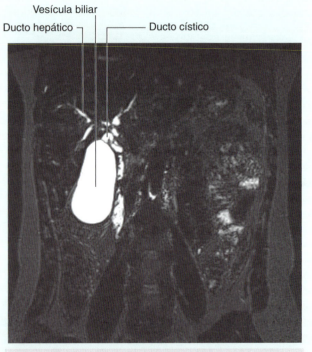

Figura 4.118 Colangiopancreatografia por ressonância magnética (CPRM) no plano coronal.

Na clínica

É o local onde o ducto pancreático converge com o colédoco. A papila é inicialmente avaliada, à procura de possíveis anomalias (cálculo impactado ou tumoração maligna), e uma biopsia pode ser obtida, se necessária. Então, tanto o ducto pancreático como o colédoco podem ser cateterizados, e uma quantidade pequena de contraste pode ser injetada na via biliar (colangiografia) ou no ducto pancreático (pancreatografia) (Figura 4.119). Se houver um cálculo, ele pode ser removido com um dispositivo em cesta ou balão. Habitualmente, realiza-se uma esfincterotomia antes da remoção do cálculo para facilitar sua passagem através do ducto colédoco distal.

Em casos de obstrução das vias biliares causada por estreitamentos benignos ou malignos, pode-se implantar um *stent* no ducto colédoco ou em um dos ductos hepáticos principais para ampliar o segmento estreitado. A perviedade do *stent* é confirmada pela injeção de mais contraste para demonstrar o fluxo livre de contraste através do *stent*.

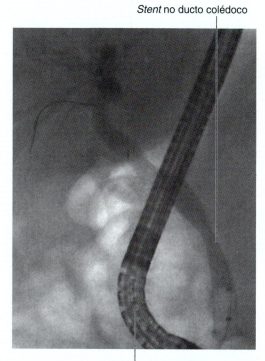

Figura 4.119 Colagiopancreatografia retrógrada endoscópica (CPRE) do sistema biliar.

Na clínica

Icterícia

Icterícia é a coloração amarelada da pele causada por excesso de pigmento biliar (bilirrubina) no plasma. A icterícia é mais bem avaliada examinando a esclera dos olhos, normalmente brancas, que se tornam amareladas.

O nível da elevação dos pigmentos biliares e a duração de sua elevação respondem pela intensidade da icterícia.

Uma explicação simplificada para compreender os tipos de icterícia e suas causas anatômicas

Quando as hemácias são destruídas pelo sistema reticuloendotelial (SRE), o ferro da hemoglobina é reciclado, enquanto os componentes do anel porfirínico (globina) são fragmentados para formar a bilirrubina lipossolúvel. Ao chegar ao fígado pela corrente sanguínea, a bilirrubina lipossolúvel é convertida em uma forma hidrossolúvel de bilirrubina. Essa bilirrubina hidrossolúvel é secretada para as vias biliares e, em seguida, no intestino, é responsável pela coloração escura das fezes.

Icterícia pré-hepática

Esse tipo de icterícia é, em geral, produzido por doenças onde há destruição excessiva de hemácias (como em transfusões sanguíneas incompatíveis e anemia hemolítica).

Icterícia hepática

As reações bioquímicas complexas para a conversão da bilirrubina lipossolúvel em hidrossolúvel podem ser afetadas por alterações inflamatórias do fígado (p. ex., hepatites ou doença hepática crônica, tal como a cirrose hepática) e venenos (p. ex., intoxicação por paracetamol).

Icterícia pós-hepática

Qualquer obstrução da via biliar pode provocar icterícia, mas as duas causas mais comuns são os cálculos biliares no ducto colédoco e tumores obstrutivos da cabeça do pâncreas.

Na clínica

Doenças esplênicas

Do ponto de vista clínico, há duas categorias principais de doenças esplênicas: ruptura e aumento.

Ruptura esplênica

Tende a ocorrer quando há traumatismo localizado no quadrante superior esquerdo. Pode estar associado com fraturas das costelas inferiores. Como o baço tem uma cápsula extremamente delgada, ele é suscetível a lesões mesmo quando não há lesão de estruturas vizinhas, e é extremamente vascularizado, quando se rompe, sangra profusamente na cavidade peritoneal. Ruptura do baço deve sempre ser suspeitada em traumatismo abdominal fechado (não penetrante). Os tratamentos atuais preservam o máximo possível do baço, mas alguns pacientes necessitam de esplenectomia.

Aumento esplênico

O baço é um órgão do SRE relacionado à hematopoese e à vigilância imunológica. Doenças que atingem o SRE (p. ex., leucemia ou linfoma) podem provocar linfadenopatia generalizada e aumento do baço (**esplenomegalia**) (Figura 4.120). O baço frequentemente aumenta durante a realização de suas funções fisiológicas, tais como remoção de microrganismos e partículas da circulação, produzindo anticorpos durante a septicemia ou removendo eritrócitos deficientes ou destruídos (como na talassemia e esferocitose). Esplenomegalia também pode ser resultado de aumento da pressão venosa causada por insuficiência cardíaca, trombose de veia esplênica ou hipertensão porta. Um baço aumentado é propenso à ruptura.

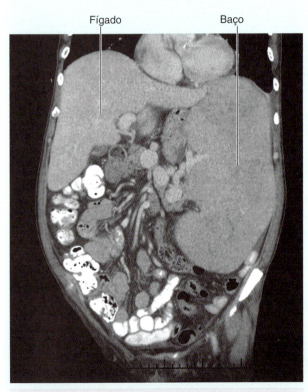

Figura 4.120 TC do abdome contendo um baço muito aumentado (esplenomegalia).

Irrigação arterial

A **parte abdominal da aorta** se inicia no hiato aórtico do diafragma, anteriormente à margem inferior da vértebra T XII (Figura 4.121). Ela desce pelo abdome anteriormente aos corpos vertebrais e, ao terminar, no nível da vértebra L IV, está discretamente à esquerda da linha mediana. Os ramos terminais da parte abdominal da aorta são as **duas artérias ilíacas comuns**.

Ramos anteriores da parte abdominal da aorta

A parte abdominal da aorta possui ramos anteriores, laterais e posteriores conforme passa através da cavidade abdominal.

Os três ramos anteriores suprem as vísceras do sistema digestório: o **tronco celíaco**, a **artéria mesentérica superior** e a **artéria mesentérica inferior** (Figura 4.121).

O intestino primitivo pode ser dividido em regiões anterior, média e posterior. Os limites dessas regiões estão diretamente relacionados às áreas de distribuição dos três ramos anteriores da parte abdominal da aorta (Figura 4.122).

- O **intestino anterior** se inicia com o esôfago abdominal e termina imediatamente inferior à papila maior do duodeno, na parte média da parte descendente do duodeno. Ele inclui o esôfago abdominal, o estômago, o duodeno (proximal à papila maior), o fígado, o pâncreas e a vesícula biliar. O baço também se desenvolve relacionado à região do intestino anterior. O intestino anterior é irrigado pelo tronco celíaco

- O **intestino médio** se inicia imediatamente inferior à papila maior do duodeno e termina na junção entre os dois terços proximais e o terço distal do colo transverso. Ele inclui o duodeno (inferior à papila maior do duodeno), jejuno, íleo, ceco, apêndice vermiforme, colo ascendente do intestino grosso e os dois terços direitos do colo transverso do intestino grosso. O intestino médio é irrigado pela artéria mesentérica superior (Figura 4.122).

- O **intestino posterior** se inicia logo após a flexura direita do colo do intestino grosso (na junção entre os dois terços proximais e o terço distal do colo transverso) e termina na região média do canal anal. Ele inclui o terço esquerdo do colo transverso, o colo descendente, o colo sigmoide, o reto e a parte superior do canal anal. O intestino posterior é irrigado pela artéria mesentérica inferior (Figura 4.122).

Tronco celíaco

O tronco celíaco é o ramo anterior da parte abdominal da aorta que irriga o intestino anterior. Ele surge da parte abdominal da aorta imediatamente abaixo do hiato aórtico

Capítulo 4 • Abdome

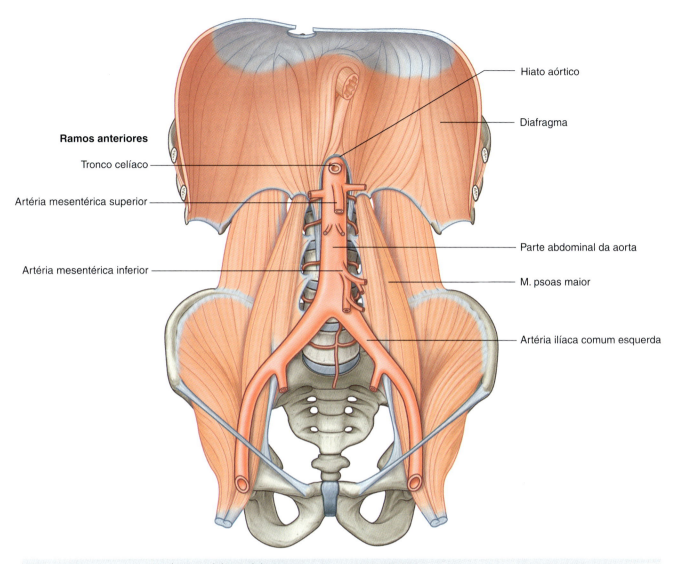

Figura 4.121 Ramos anteriores da parte abdominal da aorta.

do diafragma (Figura 4.123), anteriormente à parte superior da vértebra L I. Ele logo se divide em artéria gástrica esquerda, artéria esplênica e artéria hepática comum.

Artéria gástrica esquerda

A **artéria gástrica esquerda** é o menor ramo do tronco celíaco. Ela ascende à junção esofagogástrica e envia **ramos esofágicos** superiormente para a parte abdominal do esôfago (Figura 4.123). Alguns desses ramos atravessam o hiato esofágico do diafragma e se anastomosam com ramos esofágicos da aorta torácica. A artéria gástrica esquerda se volta para a direita e desce ao longo da curvatura menor do estômago no omento menor. Ela irriga as duas paredes do estômago e se anastomosa com a artéria gástrica direita.

Artéria esplênica

A **artéria esplênica**, o maior ramo do tronco celíaco, faz um trajeto tortuoso para a esquerda ao longo da margem superior do pâncreas (Figura 4.123). Ela passa pelo ligamento esplenorrenal e se divide em vários ramos, que entram no hilo esplênico. Enquanto a artéria esplênica percorre a margem superior do pâncreas, ela fornece vários ramos pequenos para irrigar o colo, o corpo e a cauda do pâncreas (Figura 4.124).

Ao se aproximar do baço, a artéria esplênica origina as **artérias gástricas curtas**, que atravessam o ligamento gastresplênico para irrigar o fundo do estômago. Também origina a **artéria gastromental esquerda**, que se dirige para a direita ao longo da curvatura maior do estômago e se anastomosa com a artéria gastromental direita.

Artéria hepática comum

A artéria hepática comum é um ramo de tamanho mediano do tronco celíaco que se dirige para a direita e se divide em dois ramos terminais, a artéria hepática própria e a artéria gastroduodenal (Figuras 4.123 e 4.124).

259

Gray Anatomia Clínica para Estudantes

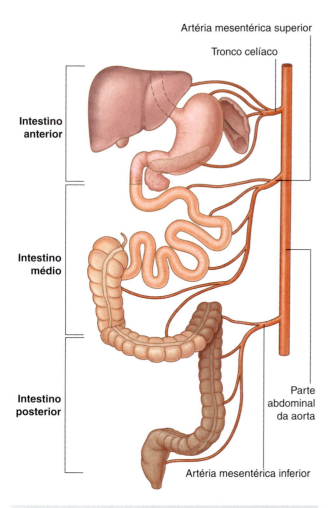

Figura 4.122 Divisões do sistema digestório em intestino anterior, intestino médio e intestino posterior, resumindo a irrigação arterial primária de cada segmento.

A artéria hepática própria ascende em direção ao fígado pela margem livre do omento menor. Ela se localiza à esquerda do ducto colédoco e anterior à veia porta e se divide em artérias hepáticas direita e esquerda junto à porta do fígado (Figura 4.125). Ao se aproximar do fígado, a artéria hepática direita origina a artéria cística para a vesícula biliar.

A artéria gástrica direita frequentemente se origina da artéria hepática própria, mas também pode se originar da artéria hepática comum, da artéria hepática esquerda, artéria gastroduodenal ou da artéria supraduodenal. Ela se dirige para a esquerda e ascende ao longo da curvatura menor do estômago no omento menor, irriga áreas adjacentes do estômago e se anastomosa com a artéria gástrica esquerda.

A artéria gastroduodenal pode originar a artéria supraduodenal e origina a artéria pancreaticoduodenal superior posterior próximo à margem superior do duodeno. Após esses ramos, a artéria gastroduodenal continua para baixo, posteriormente à parte superior do duodeno. Ao atingir a margem inferior da parte superior do duodeno, a artéria gastroduodenal se divide nos seus ramos terminais, a artéria gastromental direita e a artéria pancreaticoduodenal superior anterior (Figura 4.124).

A artéria gastromental direita se dirige para a esquerda, ao longo da curvatura maior do estômago até se anastomosar com a artéria gastromental esquerda da artéria esplênica. A artéria gastromental direita envia ramos para as duas faces do estômago e ramos adicionais descem para o omento maior. A artéria pancreaticoduodenal superior anterior se dirige inferiormente e, juntamente com a artéria pancreaticoduodenal superior posterior, irriga a cabeça do pâncreas e o duodeno (Figura 4.124). Esses vasos finalmente se anastomosam com os ramos anterior e posterior da artéria pancreaticoduodenal inferior.

Artéria mesentérica superior

A artéria mesentérica superior é o ramo anterior da parte abdominal da aorta que irriga o intestino médio. Ela se origina da parte abdominal da aorta imediatamente abaixo do tronco celíaco (Figura 4.126), anteriormente à região inferior da vértebra L I.

A artéria mesentérica superior é cruzada anteriormente pela veia esplênica e pelo colo do pâncreas. Posteriormente à artéria, estão a veia renal esquerda, o processo uncinado do pâncreas e a parte inferior do duodeno. Após a origem de seu primeiro ramo (a **artéria pancreaticoduodenal inferior**), a artéria mesentérica superior origina as **artérias jejunais e ileais** à sua esquerda (Figura 4.126). Originando-se do lado direito do tronco principal da artéria mesentérica superior, estão três vasos – **a artéria cólica média, a artéria cólica direita e a artéria ileocólica** – que irrigam o íleo terminal, o ceco, o colo ascendente do intestino grosso e dois terços do colo transverso do intestino grosso.

Artéria pancreaticoduodenal inferior

A artéria pancreaticoduodenal inferior é o primeiro ramo da artéria mesentérica superior. Ele se divide imediatamente em ramos anterior e posterior, que ascendem nas faces correspondentes da cabeça do pâncreas. Superiormente, esses ramos se anastomosam com as artérias pancreaticoduodenais superiores anterior e posterior (Figura 4.125 e 4.126). Essa rede arterial irriga a cabeça e o processo uncinado do pâncreas e o duodeno.

Artérias jejunais e ileais

Distalmente à artéria pancreaticoduodenal inferior, a artéria mesentérica superior origina diversos ramos. Originando-se à esquerda, há um grande número de artérias jejunais e ileais suprindo o jejuno e a maior parte do íleo (Figura 4.127). Esses ramos saem do tronco principal da artéria, passam entre duas lâminas de mesentério e formam arcos ou arcadas anastomóticas no seu trajeto para

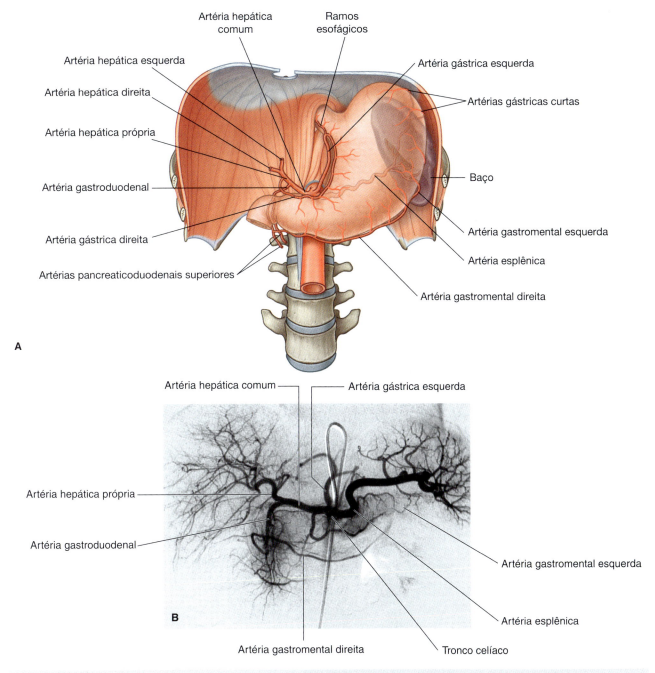

Figura 4.123 Tronco celíaco. **A.** Distribuição do tronco celíaco. **B.** Angiografia por subtração digital do tronco celíaco e seus ramos.

o intestino delgado. O número de arcos arteriais aumenta distalmente ao longo do intestino.

Pode haver arcos simples ou duplos na área do jejuno, com um incremento contínuo no número de arcos conforme se atinge a região do íleo. Estendendo-se a partir do arco terminal, estão os vasos retos, que são responsáveis pelo suprimento vascular terminal para as paredes do intestino delgado. Os **vasos retos** que irrigam o jejuno são, mais comumente, longos e próximos entre si, formando espaços estreitos visíveis no mesentério. Os vasos retos que irrigam o íleo são, geralmente, curtos e distantes, formando espaços mais curtos e mais largos.

Artéria cólica média

A artéria cólica média é o primeiro dos três ramos do lado direito do tronco principal da artéria mesentérica superior (Figura 4.127). Surgindo assim que a artéria mesentérica superior emerge por debaixo do pâncreas, a artéria cólica média penetra no mesocolo transverso e se divide em ramos direito e esquerdo. O ramo direito se anastomosa com a artéria cólica direita, enquanto o ramo esquerdo se anastomosa com a artéria cólica esquerda, que é um ramo da artéria mesentérica inferior.

Gray Anatomia Clínica para Estudantes

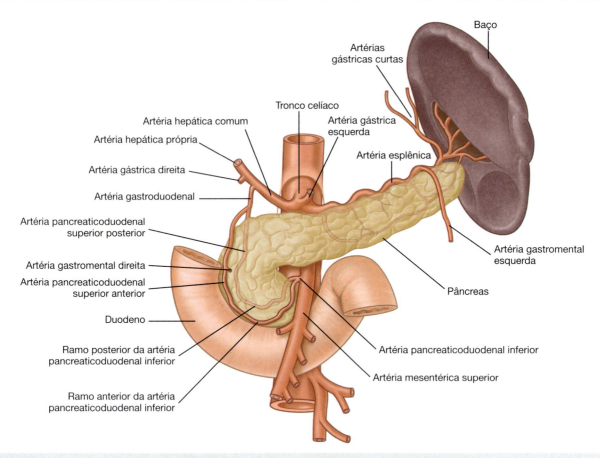

Figura 4.124 Irrigação arterial da cabeça do pâncreas.

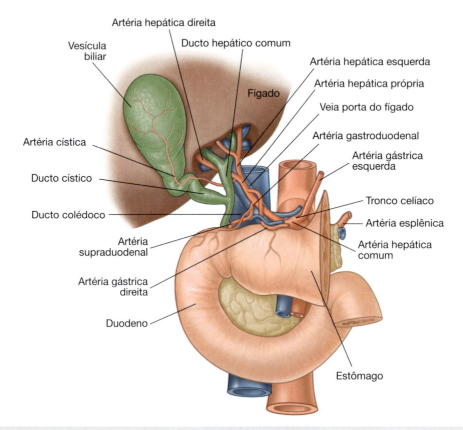

Figura 4.125 Distribuição da artéria hepática comum.

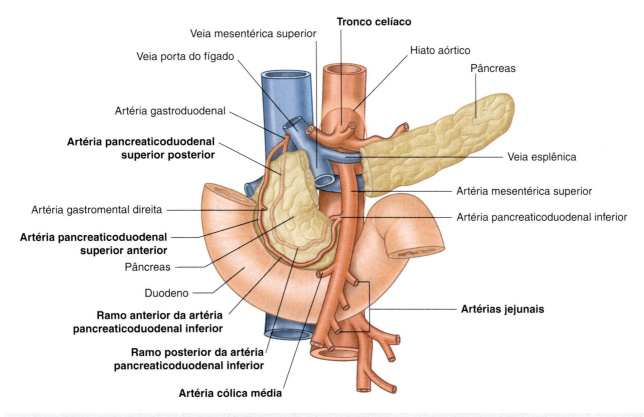

Figura 4.126 Ramificação inicial e relações da artéria mesentérica superior.

Artéria cólica direita

Prosseguindo distalmente ao longo do tronco principal da artéria mesentérica superior, a artéria cólica direita é o segundo dos três ramos do lado direito do tronco principal da artéria mesentérica superior (Figura 4.126). É um ramo inconstante e se dirige para a direita em posição retroperitoneal para irrigar o colo ascendente do intestino grosso. Ao se aproximar do colo do intestino grosso, ela se divide em um ramo descendente, que se anastomosa com a artéria ileocólica, e um ramo ascendente, que se anastomosa com a artéria cólica média.

Artéria ileocólica

O último ramo que se origina do lado direito da artéria mesentérica superior é a artéria ileocólica (Figura 4.127). Ele se dirige para baixo e para a direita em direção à fossa ilíaca direita, onde se divide nos ramos superior e inferior:

- O ramo superior se dirige cranialmente ao longo do colo ascendente para se anastomosar com a artéria cólica direita
- O ramo inferior se continua em direção à junção ileocólica e se divide nos **ramos cólicos, cecais, apendiculares e ileais** (Figura 4.127).

O padrão de distribuição e origem destes ramos é variável:

- O ramo cólico cruza para o colo ascendente do intestino grosso e se dirige cranialmente para irrigar a primeira parte do colo ascendente do intestino grosso
- As artérias cecais anterior e posterior surgem de um tronco comum ou como ramos separados e irrigam as faces correspondentes do ceco
- A artéria apendicular penetra na margem livre do mesoapêndice e irriga o mesoapêndice e o apêndice
- O ramo ileal passa para a esquerda e ascende para irrigar a parte final do íleo antes de se anastomosar com a artéria mesentérica superior.

Artéria mesentérica inferior

A artéria mesentérica inferior é o ramo anterior da parte abdominal da aorta que irriga o intestino posterior. É o menor dos três ramos anteriores da parte abdominal da aorta e se origina anteriormente ao corpo da vértebra L III. Inicialmente, a artéria mesentérica inferior desce anteriormente à aorta e se dirige para a esquerda ao se continuar inferiormente (Figura 4.128). Seus ramos incluem a **artéria cólica esquerda, várias artérias sigmóideas e a artéria retal superior**.

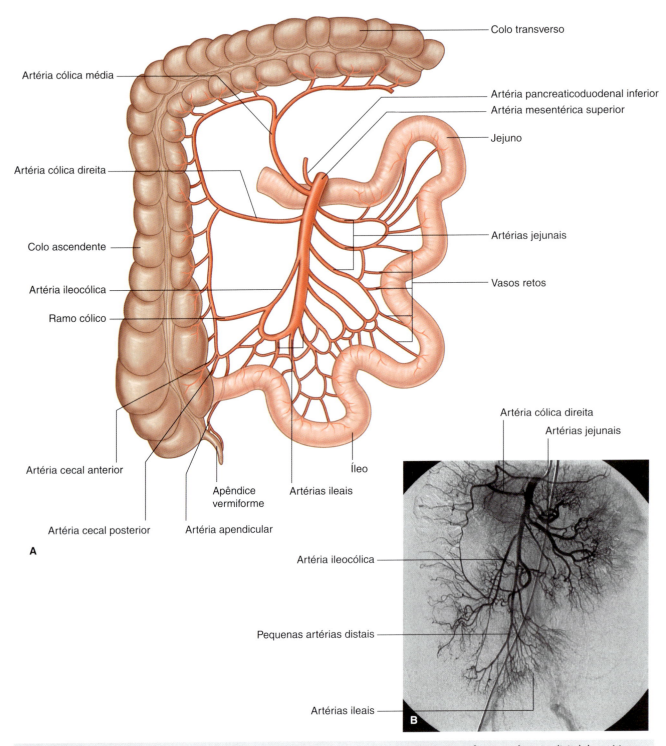

Figura 4.127 Artéria mesentérica superior. **A.** Distribuição da artéria mesentérica superior. **B.** Angiografia com subtração digital da artéria mesentérica superior e seus ramos.

Artéria cólica esquerda

A artéria cólica esquerda é o primeiro ramo da artéria mesentérica inferior (Figura 4.128). Ela ascende pelo retroperitônio, dividindo-se em ramos ascendente e descendente:

- O ramo ascendente passa anteriormente ao rim esquerdo e entra no mesocolo transverso, onde se dirige para cima para irrigar a parte superior do colo descendente do intestino grosso e a parte distal do colo transverso do intestino grosso. Ele se anastomosa com ramos da artéria cólica média
- O ramo descendente se dirige inferiormente, irrigando a parte inferior do colo descendente do intestino grosso e se anastomosa com a primeira artéria sigmóidea.

Capítulo 4 • Abdome

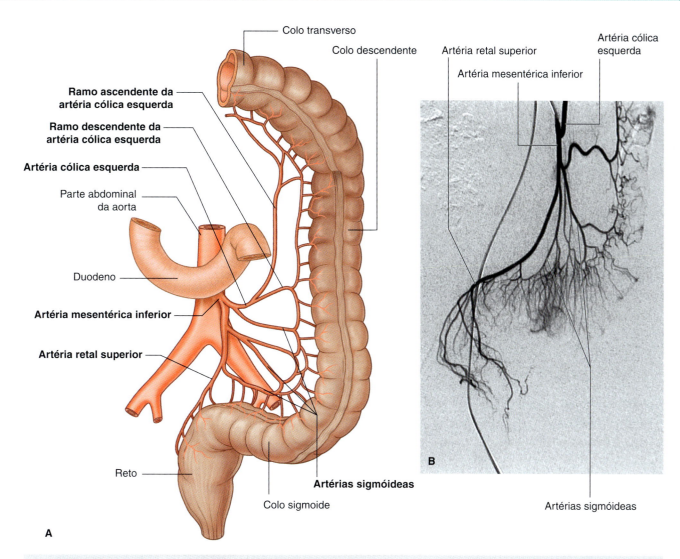

Figura 4.128 Artéria mesentérica inferior. **A.** Distribuição da artéria mesentérica inferior. **B.** Angiografia por subtração digital da artéria mesentérica inferior e seus ramos.

Artérias sigmóideas

As artérias sigmóideas consistem em dois a quatro ramos que descem para a esquerda, no mesocolo sigmoide, para irrigar a parte inferior do colo descendente e o colo sigmoide (Figura 4.128). Esses ramos se anastomosam superiormente com ramos da artéria cólica esquerda e inferiormente com ramos da artéria retal superior.

Artéria retal superior

O ramo terminal da artéria mesentérica inferior é a artéria retal superior (Figura 4.128). Esse vaso desce para a cavidade pélvica no mesocolo sigmoide, cruzando os vasos ilíacos comuns esquerdos. No nível da vértebra SIII, a artéria retal superior se divide. Os dois ramos terminais descem a cada lado do reto, dividindo-se em ramos menores na parede do reto. Esses ramos menores se continuam inferiormente até o nível do esfíncter interno do ânus, anastomosando-se no trajeto com ramos das artérias retais médias (das artérias ilíacas internas) e das artérias retais inferiores (da artéria pudenda interna).

Drenagem venosa

A drenagem venosa do baço, do pâncreas, da vesícula biliar e da parte abdominal do sistema digestório, com exceção da parte inferior do reto, é feita através do sistema porta de veias, que leva o sangue destas estruturas para o fígado.

Após passar pelos sinusoides hepáticos, o sangue passa por veias progressivamente maiores até entrar nas veias hepáticas, que retornam o sangue venoso para a veia cava inferior, imediatamente inferior ao diafragma.

Veia porta do fígado

A **veia porta do fígado** é a via final comum do transporte do sangue venoso do baço, pâncreas, vesícula biliar e parte abdominal do sistema digestório. É formada pela

Gray Anatomia Clínica para Estudantes

Na clínica

Irrigação arterial do sistema digestório

As partes abdominais do sistema digestório são irrigadas principalmente pelo tronco celíaco, pela artéria mesentérica superior e pela artéria mesentérica inferior (Figura 4.129):

- O tronco celíaco irriga o esôfago distal, o estômago, a parte superior do duodeno e a metade proximal da parte descendente do duodeno
- A artéria mesentérica superior irriga o restante do duodeno, o jejuno, o íleo, o colo ascendente do intestino grosso e os dois terços proximais do colo transverso do intestino grosso
- A artéria mesentérica inferior irriga o restante do colo transverso do intestino grosso, o colo descendente do intestino grosso, o colo sigmoide e a maior parte do reto.

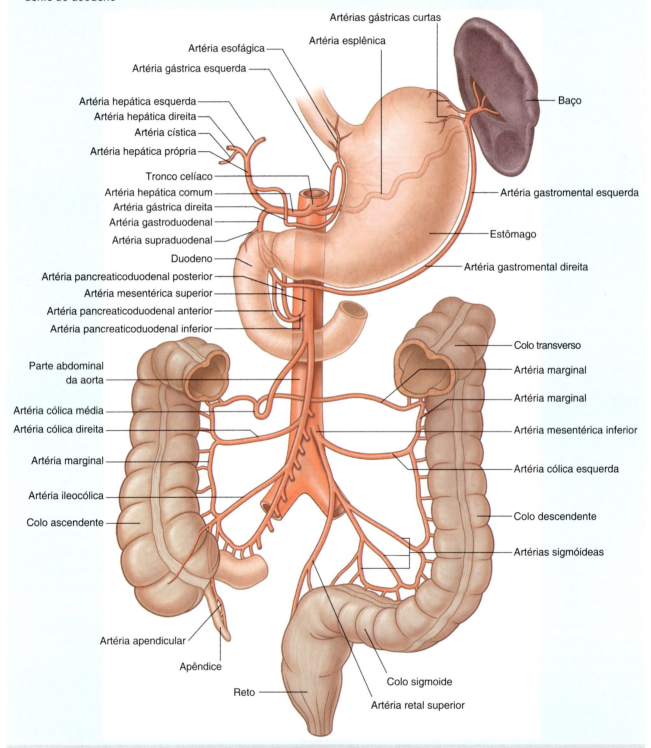

Figura 4.129 Irrigação arterial da parte abdominal do sistema digestório e do baço.

Na clínica (continuação)

Ao longo da parte descendente do duodeno, existe uma área limítrofe entre a irrigação pelo tronco celíaco e pela artéria mesentérica superior. É incomum que essa área se torne isquêmica, enquanto a área limítrofe entre a artéria mesentérica superior e a artéria mesentérica inferior, na flexura esquerda do colo do intestino grosso, é extremamente vulnerável à isquemia.

Em algumas doenças, a região da flexura esquerda do colo do intestino grosso pode tornar-se isquêmica. Quando isso ocorre, a mucosa se desprende, tornando o paciente suscetível a infecção e perfuração do intestino grosso, o que necessita de tratamento cirúrgico de urgência.

Arteriosclerose pode ocorrer em toda a parte abdominal da aorta e nos óstios do tronco celíaco, da artéria mesentérica superior e da artéria mesentérica inferior. Não é incomum a oclusão da artéria mesentérica inferior. Curiosamente, muitos desses pacientes não apresentam complicações, porque as anastomoses entre as artérias cólicas direita, média e esquerda se tornam gradualmente dilatadas, formando uma **artéria marginal** contínua. O intestino grosso distal, portanto, é suprido por essa artéria marginal dilatada (artéria marginal de Drummond), que substitui a irrigação pela artéria mesentérica inferior (Figura 4.130).

Se os óstios do tronco celíaco e da artéria mesentérica superior se estreitarem, o suprimento sanguíneo para o intestino diminui. Após uma refeição pesada, a demanda de oxigênio do intestino suplanta o aporte insuficiente de sangue pelos vasos estenóticos, resultando em dor significativa e desconforto (angina mesentérica). Pacientes nessa situação tendem a não comer por causa da dor e perdem peso rapidamente. O diagnóstico é feito por angiografia aórtica, e as estenoses do tronco celíaco e da artéria mesentérica superior são mais bem avaliadas na vista lateral.

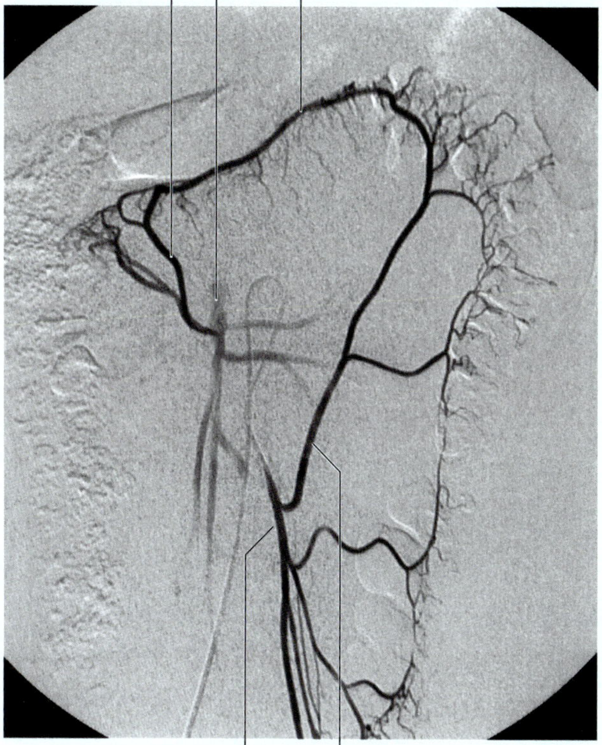

Figura 4.130 Artéria marginal dilatada conectando as artérias mesentéricas superior e inferior. Angiografia por subtração digital.

união da veia esplênica e da veia mesentérica superior posteriormente ao colo do pâncreas, no nível da vértebra L II (Figura 4.131).

Ascendendo em direção ao fígado, a veia porta do fígado passa posteriormente à parte superior do duodeno e entra na margem direita do omento menor. Enquanto atravessa essa parte do omento menor, ela se localiza anteriormente ao forame omental e posteriormente tanto ao ducto colédoco, que se encontra discretamente à sua direita, e à artéria hepática própria, que está discretamente à sua esquerda (Figura 4.125).

Ao se aproximar do fígado, a veia porta do fígado se divide em ramos direito e esquerdo, que entram no parênquima hepático.

As tributárias da veia porta do fígado incluem:

- **Veias gástricas direita e esquerda** que drenam a curvatura menor do estômago e o esôfago abdominal
- **Veias císticas** da vesícula biliar e
- As **veias paraumbilicais**, que estão associadas à veia umbilical obliterada e se conectam com veias da parede anterior do abdome (Figura 4.133)

Veia esplênica

A veia esplênica se forma a partir de numerosos vasos menores que deixam o hilo esplênico (Figura 4.132). Ela se dirige para a direita, passando através do ligamento esplenorrenal juntamente com a artéria esplênica e com a cauda do pâncreas. Continuando-se para a direita, a veia esplênica, calibrosa e reta, está em contato com o corpo do pâncreas conforme cruza a parede posterior do abdome. Posteriormente ao colo do pâncreas, a veia esplênica se une à veia mesentérica superior para formar a veia porta do fígado.

As tributárias da veia esplênica incluem:

- As **veias gástricas curtas** do fundo e da região esquerda da curvatura maior do estômago

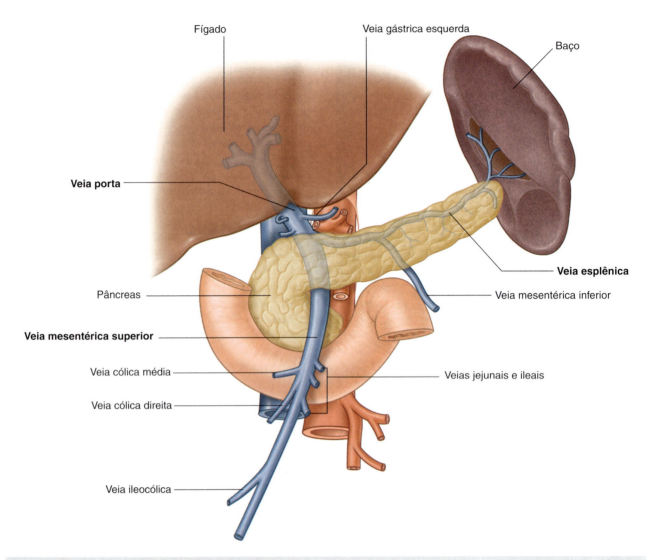

Figura 4.131 Veia porta do fígado.

- A **veia** gastromental **esquerda** da curvatura maior do estômago
- **Veias pancreáticas** que drenam o corpo e cauda do pâncreas e
- Geralmente, a veia mesentérica inferior.

Veia mesentérica superior

A veia mesentérica superior drena o sangue do intestino delgado, do ceco, do colo ascendente do intestino grosso e do colo transverso do intestino grosso (Figura 4.132). Ela inicia na fossa ilíaca direita quando as veias que drenam o íleo terminal, o ceco e o apêndice vermiforme se unem e ascende no mesentério pela direita da artéria mesentérica superior.

Posteriormente ao colo do pâncreas, a veia mesentérica superior se une à veia esplênica para formar a veia porta.

Como as veias correspondentes acompanham cada ramo da artéria mesentérica superior, as tributárias da veia mesentérica inferior incluem as veias jejunais, veias ileais, veia ileocólica, veia cólica direita e veia cólica média. Tributárias adicionais incluem:

- A **veia gastromental direita**, que drena a parte direita da curvatura maior do estômago e
- As **veias pancreaticoduodenais inferiores posterior e anterior**, que acompanham as artérias de mesmo nome; a veia pancreaticoduodenal superior anterior drena, habitualmente, na veia gastro-omental direita, e a veia pancreaticoduodenal superior posterior drena, em geral, diretamente para a veia porta.

Veia mesentérica inferior

A **veia mesentérica inferior** drena o sangue do reto, do colo sigmoide do intestino grosso, do colo descendente do intestino grosso e da **flexura esquerda** do colo do intestino grosso (Figura 4.132). Ela inicia como veia retal superior e ascende, recebendo tributárias das veias sigmóideas e da **veia cólica esquerda**. Todas essas veias

Capítulo 4 • Abdome

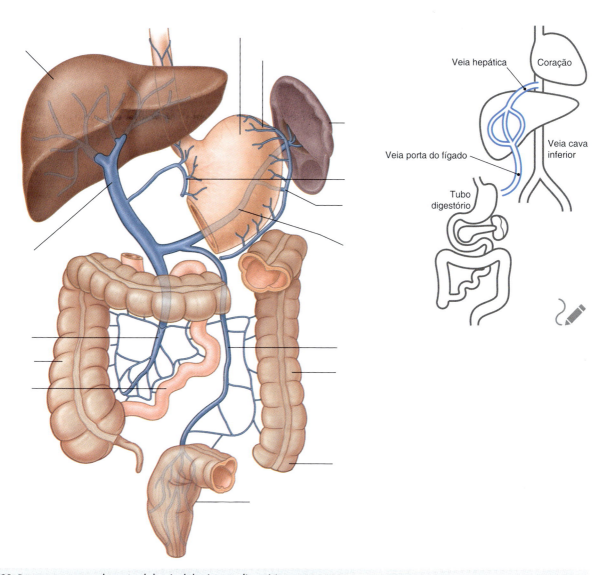

Figura 4.132 Drenagem venosa da parte abdominal do sistema digestório.

acompanham artérias com o mesmo nome. Continuando cranialmente, a veia mesentérica inferior passa posteriormente ao corpo do pâncreas e normalmente se une à veia esplênica. Ocasionalmente, ela termina na junção entre a veia esplênica e a veia mesentérica superior ou se une à veia mesentérica superior.

Na clínica

Cirrose hepática

A cirrose é uma doença complexa do fígado, cujo diagnóstico é confirmado histologicamente. Quando se suspeita do diagnóstico, uma biopsia hepática é necessária.

A cirrose é caracterizada por fibrose hepática difusa, entremeada por áreas de regeneração nodular e reconstrução anormal da arquitetura lobular preexistente. A presença de cirrose implica lesão celular hepática prévia ou em atividade.

A etiologia da cirrose é complexa e inclui toxinas (álcool), inflamação viral, obstrução biliar, obstrução da drenagem vascular, desnutrição e doenças hereditárias anatômicas e metabólicas.

Conforme a cirrose progride, a vasculatura intra-hepática se distorce, o que, por sua vez, leva a um aumento da pressão na veia porta e suas tributárias (hipertensão porta). A hipertensão portal provoca aumento da pressão nas vênulas esplênicas, ocasionando aumento do baço. Nos locais de anastomoses portossistêmicas (ver adiante), desenvolvem-se veias dilatadas (varizes). Essas veias são propensas a sangramentos e podem causar grandes perdas sanguíneas, em alguns casos, são fatais.

O fígado é responsável pela produção de várias proteínas, incluindo as da cascata da coagulação. Qualquer problema do fígado (incluindo infecção e cirrose) pode diminuir a produção

Gray Anatomia Clínica para Estudantes

Na clínica (*continuação*)

dessas proteínas e impedir a coagulação sanguínea adequada. Pacientes com cirrose grave do fígado têm um risco significante de sangramento importante, mesmo após pequenos cortes. Além disso, quando as varizes se rompem, existe o perigo de exsanguinação rápida.

Com a insuficiência hepática progressiva, o paciente desenvolve retenção de água e sais, o que ocasiona edema de pele e subcutâneo. Fluido (ascite) também é retido na cavidade peritoneal, que pode acumular vários litros.

O mau funcionamento das células hepáticas (hepatócitos) impede a metabolização do sangue e produtos sanguíneos, levado a aumento do nível sérico de bilirrubina, que se manifesta como icterícia.

Com a deficiência do metabolismo hepático normal, subprodutos metabólicos tóxicos não são convertidos para metabólitos não tóxicos. O incremento desses compostos nocivos torna-se ainda pior pela existência dos numerosos *shunts* porto-sistêmicos, que permitem que os metabólitos tóxicos sejam desviados do fígado. Os pacientes podem desenvolver grave quadro neurológico, denominado encefalopatia hepática, que pode se manifestar como quadro confusional agudo, ataques epilépticos ou estados psicóticos.

A encefalopatia hepática é um dos critérios de urgência para o transplante hepático; se a situação não for revertida, ela leva a dano neurológico irreversível e à morte.

Anastomose portossistêmica

O sistema porta hepático drena sangue dos órgãos viscerais do abdome para o fígado. Em indivíduos normais, 100% do sangue da veia porta do fígado pode ser recuperado das veias hepáticas, enquanto em pacientes com pressão porta elevada (p. ex., na cirrose hepática), há fluxo sanguíneo significativamente menor para o fígado. O restante do sangue drena por vias colaterais para a circulação sistêmica através de locais

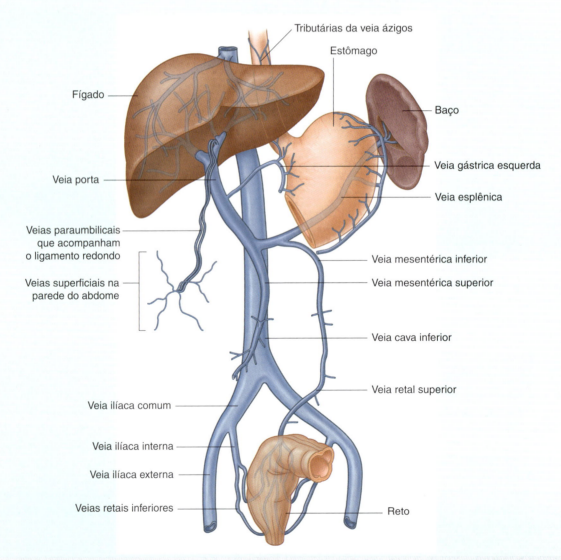

Figura 4.133 Anastomoses portossistêmicas.

Na clínica (*continuação*)

específicos (Figura 4.133). As maiores dessas colaterais se encontram:

- Na junção gastresofágica, ao redor da cárdia do estômago – onde a veia gástrica esquerda e suas tributárias formam uma anastomose portossistêmica com tributárias do sistema ázigos e veias do sistema cava
- No ânus – a veia retal superior do sistema porta se anastomosa com as veias retais médias e inferiores do sistema venoso sistêmico e
- Na parede anterior do abdome ao redor do umbigo – as veias paraumbilicais se anastomosam com veias da parede anterior do abdome.

Quando a pressão na veia porta está elevada, tende a ocorrer dilatação venosa (varizes) nos locais de anastomoses portossistêmicas e essas veias dilatadas são chamadas de:

- Varizes na junção anorretal,
- Varizes esofágicas na junção gastresofágica e
- Cabeça de medusa no umbigo.

As varizes esofágicas são suscetíveis a traumatismo e, uma vez lesadas, podem sangrar profusamente e exigir intervenção cirúrgica de urgência.

Linfáticos

A drenagem linfática da parte abdominal do sistema digestório até a parte inferior do reto, assim como o baço, o pâncreas, a vesícula biliar e o fígado, é feita por vasos e linfonodos que terminam em grandes grupos de linfonodos pré-aórticos nas origens dos três ramos anteriores da parte abdominal da aorta que irrigam essas estruturas. Esses grupos são denominados grupos celíaco, mesentérico superior e mesentérico inferior de linfonodos pré-aórticos.

A linfa das vísceras provém de três vias:

- Pelo tronco celíaco (ou seja, estruturas derivadas do intestino anterior), que drena para os linfonodos pré-aórticos próximos à origem do tronco celíaco (Figura 4.134) – estes linfonodos celíacos também recebem a linfa dos grupos mesentéricos superior e inferior e a linfa dos linfonodos celíacos drena para a cisterna do quilo
- Pela artéria mesentérica superior (ou seja, estruturas derivadas do intestino médio), que drena para os linfonodos pré-aórticos próximos à origem da artéria mesentérica superior (Figura 4.134) – estes linfonodos mesentéricos superiores também recebem a linfa do grupo mesentérico inferior e a linfa dos linfonodos mesentéricos superiores drena para os linfonodos celíacos
- Pela artéria mesentérica inferior (ou seja, estruturas derivadas do intestino posterior), que drena para linfonodos pré-aórticos próximos à origem da artéria mesentérica inferior (Figura 4.134) e a linfa dos linfonodos mesentéricos inferiores drena para os linfonodos mesentéricos superiores.

Inervação

As vísceras abdominais são inervadas por componentes extrínsecos e intrínsecos do sistema nervoso:

- A inervação extrínseca envolve o recebimento de impulsos motores e envio de informação sensitiva para o sistema nervoso central
- A inervação intrínseca envolve a regulação de atividades do sistema digestório por um sistema geralmente autossuficiente de neurônios motores e sensitivos (o sistema nervoso entérico).

As vísceras abdominais que recebem inervação extrínseca incluem a parte abdominal do sistema digestório, o baço, o pâncreas, a vesícula biliar e o fígado. Essas vísceras enviam informações sensitivas de volta à parte central do sistema nervoso via fibras aferentes viscerais e recebem impulsos motores da parte central do sistema nervoso via fibras eferentes viscerais.

As fibras eferentes viscerais são componentes das partes simpática e parassimpática da divisão autônoma da parte periférica do sistema nervoso.

As estruturas que servem como condutos para essas fibras aferentes e eferentes incluem, respectivamente, as raízes posterior e anterior da medula espinal, os nervos espinais, os ramos anteriores, os ramos comunicantes branco e cinzento, os troncos simpáticos, os nervos esplâncnicos que transportam fibras simpáticas (torácico, lombar e sacral), as fibras parassimpáticas (pélvicas), o plexo pré-vertebral e seus gânglios relacionados e os nervos vagos (NC X).

O sistema nervoso entérico consiste em neurônios motores e sensitivos em dois plexos interconectados nas paredes do sistema digestório. Esses neurônios controlam a contração e o relaxamento coordenado da musculatura lisa intestinal e regula a secreção gástrica e o fluxo sanguíneo.

Troncos simpáticos

Os troncos simpáticos são dois cordões nervosos paralelos que se estendem a cada lado da coluna vertebral desde a base do crânio até o cóccix (Figura 4.135). Ao passar pelo pescoço, eles se localizam posteriormente à bainha carótica. No tórax superior, eles são anteriores aos colos das costelas, enquanto no tórax inferior, localizam-se

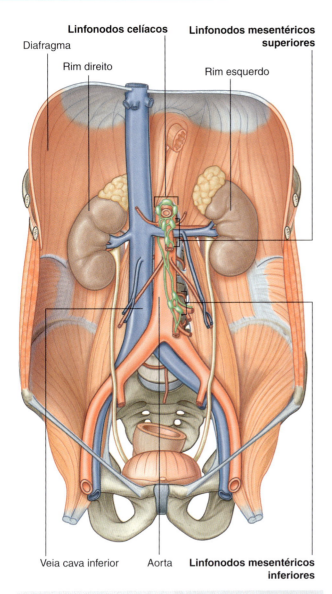

Figura 4.134 Drenagem linfática da parte abdominal do sistema digestório.

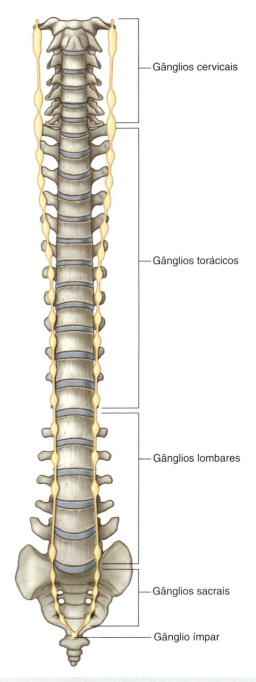

Figura 4.135 Troncos simpáticos.

na região lateral dos corpos vertebrais. No abdome, são anterolaterais aos corpos das vértebras lombares e, continuando na pelve, estão anteriores ao sacro. Os dois troncos simpáticos se unem anteriormente ao cóccix para formar o gânglio ímpar.

Em toda a extensão dos troncos simpáticos, pequenas áreas elevadas são visíveis. Essas coleções de corpos celulares neuronais fora do SNC são os gânglios simpáticos paravertebrais. São normalmente:

- Três gânglios na região cervical
- Onze ou 12 gânglios na região torácica
- Quatro gânglios na região lombar
- Quatro ou cinco gânglios na região sacral e
- O gânglio ímpar anterior ao cóccix (Figura 4.135).

Os gânglios e troncos estão conectados aos nervos espinais adjacentes por ramos comunicantes cinzentos em toda a extensão do tronco simpático e por ramos comunicantes brancos nas partes torácica e lombar superior do tronco (T1 a L2). Fibras neuronais encontradas nos troncos simpáticos incluem fibras simpáticas pré-ganglionares e pós-ganglionares e fibras aferentes viscerais.

Nervos esplâncnicos

Os nervos esplâncnicos são componentes importantes da inervação das vísceras abdominais. Eles se dirigem para os plexos pré-vertebrais ou para os gânglios anteriores à parte abdominal da aorta a partir do tronco simpático ou dos gânglios simpáticos associados.

Há dois tipos diferentes de nervos esplâncnicos, dependendo do tipo de fibra visceral eferente que transportam:

- Os nervos esplâncnicos torácicos, lombares e sacrais transportam fibras pré-ganglionares simpáticas dos troncos simpáticos para os gânglios no plexo pré-vertebral e fibras aferentes viscerais
- Os nervos esplâncnicos pélvicos transportam fibras pré-ganglionares parassimpáticas dos ramos anteriores dos nervos espinais S2, S3 e S4 para uma extensão do plexo pré-vertebral na pelve (o plexo hipogástrico inferior ou plexo pélvico).

Nervos esplâncnicos torácicos

Três nervos esplâncnicos torácicos passam dos gânglios simpáticos do tronco simpático no tórax para o plexo pré-vertebral e os gânglios associados com a parte abdominal da aorta (Figura 4.136):

- O nervo esplâncnico maior se origina do quinto ao nono (ou décimo) gânglios torácicos e se dirige ao gânglio celíaco no abdome (um gânglio pré-vertebral associado ao tronco celíaco)
- O nervo esplâncnico menor se origina do nono e décimo (ou décimo e décimo primeiro) gânglios torácicos e se dirige ao gânglio aórtico-renal
- O nervo esplâncnico imo, quando presente, se origina do décimo segundo gânglio torácico e se dirige ao plexo renal.

Nervos esplâncnicos lombares e sacrais

Normalmente, existem dois a quatro **nervos esplâncnicos lombares**, que se originam da parte lombar do tronco simpático ou gânglios associados para atingir o plexo pré-vertebral (Figura 4.136).

Da mesma forma, os **nervos esplâncnicos sacrais** vão da parte sacral do tronco simpático ou gânglios associados até o plexo hipogástrico inferior, que é uma extensão do plexo pré-vertebral dentro da pelve.

Nervos esplâncnicos pélvicos

Os **nervos esplâncnicos pélvicos (raiz parassimpática)** são singulares. Eles são os únicos nervos esplâncnicos que transportam fibras parassimpáticas. Ou seja, eles não se originam dos troncos simpáticos. Em vez, eles surgem diretamente dos ramos anteriores de S2 a S4. Fibras parassimpáticas pré-ganglionares que se originam na medula espinal sacral passam dos nervos espinais S2 a S4 para o plexo hipogástrico inferior (Figura 4.136). Chegando ao plexo, algumas dessas fibras se dirigem cranialmente, entram no plexo pré-vertebral abdominal e se distribuem com as artérias que irrigam o intestino posterior. Assim se estabelece a via da inervação do terço distal do colo transverso, do colo descendente e do colo sigmoide por fibras parassimpáticas pré-ganglionares.

Plexo pré-vertebral abdominal e gânglios

O plexo pré-vertebral abdominal é um grupo de fibras nervosas que envolvem a parte abdominal da aorta e se continua nos seus ramos importantes. Corpos celulares de fibras simpáticas pós-ganglionares estão distribuídas em toda a extensão do plexo pré-vertebral abdominal. Alguns desses corpos celulares estão organizados em gânglios distintos, enquanto outros têm distribuição aleatória. Os gânglios estão normalmente associados a ramos específicos da parte abdominal da aorta e recebem seus nomes.

As três divisões importantes do plexo pré-vertebral abdominal e seus gânglios associados são os plexos celíaco, aórtico e hipogástrico superior (Figura 4.137).

- O plexo celíaco é o grande acúmulo de fibras nervosas e gânglios associados à origem do tronco celíaco e da artéria mesentérica superior, imediatamente inferior ao hiato aórtico do diafragma. Os gânglios associados ao plexo celíaco incluem dois gânglios celíacos, um gânglio mesentérico superior único e dois gânglios aórtico-renais
- O plexo aórtico consiste em fibras nervosas e gânglios associados nas faces anterior e laterais da parte abdominal da aorta que se estendem desde imediatamente inferior à origem da artéria mesentérica superior até a bifurcação da aorta em duas artérias ilíacas comuns. O gânglio mais importante neste plexo é o gânglio mesentérico inferior, na origem da artéria mesentérica inferior
- O plexo hipogástrico superior contém vários gânglios pequenos e é a parte final do plexo pré-vertebral abdominal antes que o plexo pré-vertebral se continue para a cavidade pélvica.

Cada um desses plexos importantes origina alguns plexos secundários, que também podem conter pequenos gânglios. Esses plexos são normalmente denominados de acordo com os vasos aos quais se associam. Por exemplo, o plexo celíaco é em geral descrito como dando origem ao plexo mesentérico superior e ao plexo renal, assim como a outros plexos que se estendem ao longo dos diversos ramos do tronco celíaco. Da mesma forma, o plexo aórtico tem plexos secundários que consistem no plexo mesentérico inferior, plexo espermático e plexo ilíaco externo.

Inferiormente, o plexo hipogástrico superior se divide nos nervos hipogástricos, que descem para a pelve e contribuem para a formação do plexo hipogástrico inferior ou plexo pélvico (Figura 4.137).

O plexo pré-vertebral abdominal recebe:

- Fibras pré-ganglionares parassimpáticas e fibras aferentes viscerais dos nervos vagos (NC X)

Gray Anatomia Clínica para Estudantes

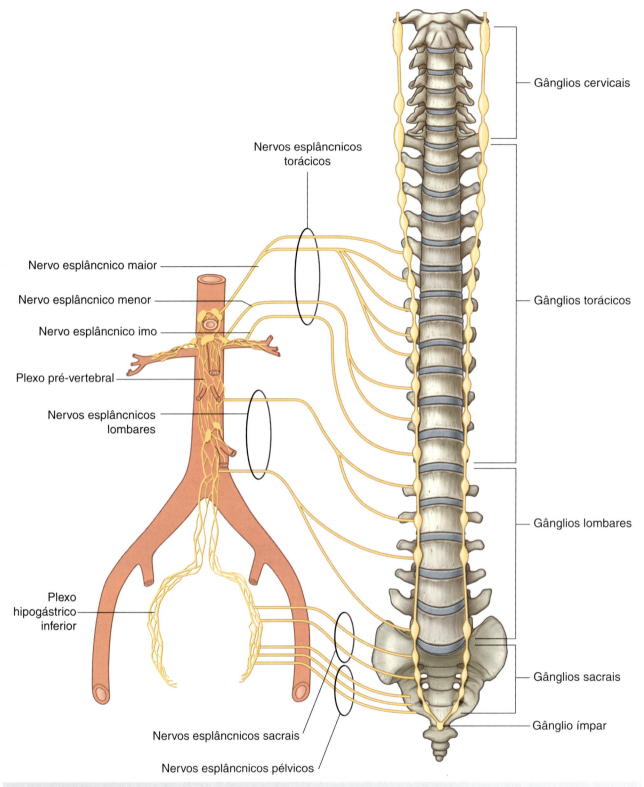

Figura 4.136 Nervos esplâncnicos.

- Fibras pré-ganglionares simpáticas e fibras aferentes viscerais dos nervos esplâncnicos torácicos e abdominais e
- Fibras pré-ganglionares parassimpáticas dos nervos esplâncnicos pélvicos.

Inervação parassimpática

A inervação parassimpática da parte abdominal do sistema digestório e do baço, pâncreas, vesícula biliar e fígado provém de duas origens – dos nervos vagos (NC X) e dos nervos esplâncnicos pélvicos.

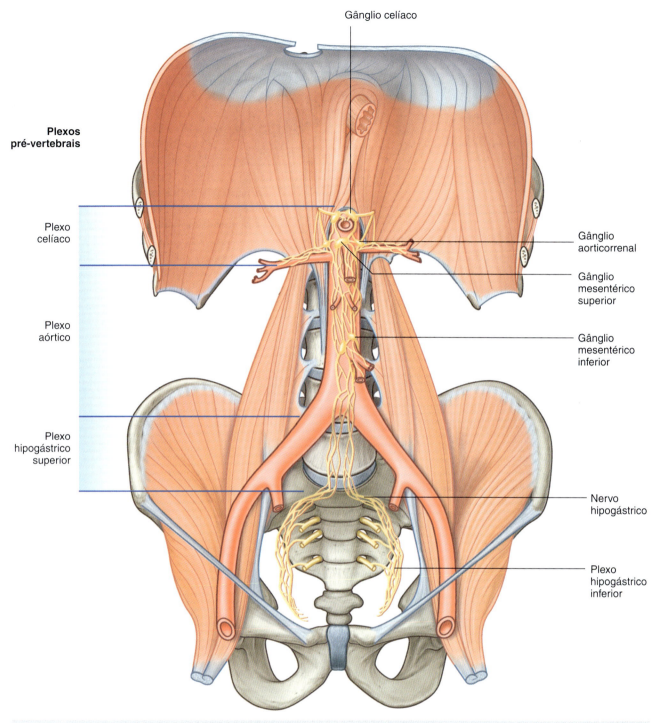

Figura 4.137 Plexo pré-vertebral e gânglios abdominais.

Nervos vagos

Os **nervos vagos** (NC X) entram no abdome associados ao esôfago, quando este atravessa o diafragma (Figura 4.138), e fazem a inervação parassimpática dos intestinos anterior e posterior.

Após entrar no abdome como **troncos vagais anterior** e **posterior**, eles enviam ramos para o plexo pré-vertebral abdominal. Esses ramos contêm fibras parassimpáticas pré-ganglionares que são distribuídas com os outros componentes do plexo pré-vertebral ao longo dos ramos da parte abdominal da aorta.

Nervos esplâncnicos pélvicos

Os nervos esplâncnicos pélvicos, transportando fibras parassimpáticas pré-ganglionares dos níveis medulares espinais de S2 a S4, entram no plexo hipogástrico inferior

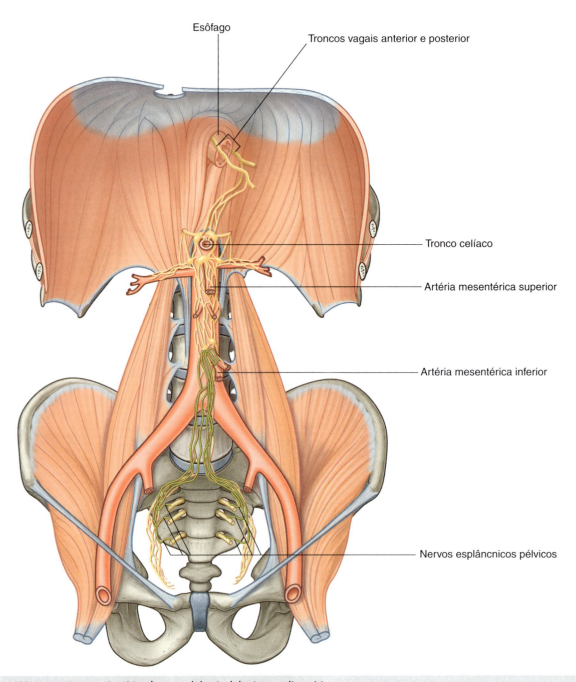

Figura 4.138 Inervação parassimpática da parte abdominal do sistema digestório.

na pelve. Algumas dessas fibras se dirigem superiormente para a parte mesentérica inferior do plexo pré-vertebral do abdome (Figura 4.138). A partir dessa região, essas fibras são distribuídas com ramos da artéria mesentérica inferior e fornece inervação parassimpática para o intestino posterior.

Sistema entérico

O sistema entérico é uma divisão da parte visceral do sistema nervoso e é um circuito neuronal local na parede do sistema digestório. Ele consiste em neurônios motores e sensitivos organizados em dois plexos interconectados (os **plexos mioentérico** e **submucoso**) entre as camadas da parede gastrintestinal e em fibras nervosas associadas que passam entre os plexos e dos plexos para o tecido adjacente (Figura 4.139).

O sistema entérico regula e coordena várias atividades do sistema digestório, incluindo a atividade secretória gástrica, fluxo sanguíneo gastrintestinal e os ciclos de contração e relaxamento da musculatura lisa (peristalse).

Apesar de o sistema entérico ser geralmente independente do sistema nervoso central, ele recebe estímulos dos neurônios simpáticos pós-ganglionares e dos neurônios parassimpáticos pré-ganglionares que modificam suas ações.

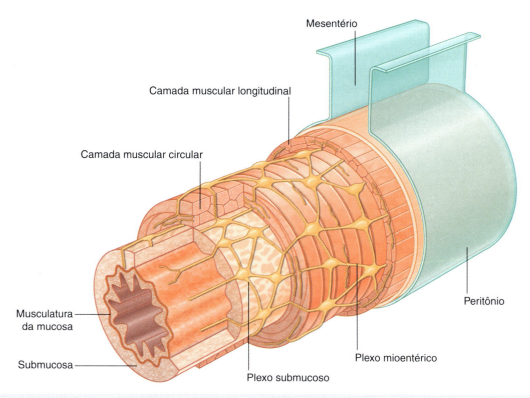

Figura 4.139 O sistema entérico.

Inervação simpática do estômago

A via de inervação simpática do estômago é a seguinte:

- Uma fibra simpática pré-ganglionar originária do nível T6 deixa a medula espinal pela raiz anterior
- No nível do forame intervertebral, a raiz anterior (que contém a fibra pré-ganglionar) e a raiz posterior se unem para formar o nervo espinal
- Fora da coluna vertebral, a fibra pré-ganglionar deixa o ramo anterior do nervo espinal através do ramo comunicante branco
- O ramo comunicante branco, contendo a fibra pré-ganglionar, conecta-se ao tronco simpático
- Ao entrar no tronco simpático, a fibra pré-ganglionar não faz sinapse e passa através do tronco para entrar no nervo esplâncnico maior
- O nervo esplâncnico maior passa através do pilar do diafragma e entra no gânglio celíaco
- No gânglio celíaco, a fibra pré-ganglionar faz sinapse com um neurônio pós-ganglionar
- A fibra pós-ganglionar se une ao plexo de fibras nervosas ao redor do tronco celíaco e se continua ao longo de seus ramos
- A fibra pós-ganglionar atravessa o plexo nervoso acompanhando os ramos do tronco celíaco que irrigam o estômago para, finalmente, atingir seu local de distribuição

- Esse estímulo da parte simpática pode modificar a atividade do sistema digestório controlado pelo sistema nervoso entérico.

Na clínica

Cirurgia da obesidade

A cirurgia da obesidade é também conhecida como cirurgia bariátrica. Esse tipo de cirurgia se tornou progressivamente popular nos últimos anos para pacientes que não conseguem perder peso significativamente através da modificação da dieta e programas de exercícios. É frequentemente considerada como último recurso. É importante reconhecer o impacto médico crescente que os pacientes obesos impõem. Com a obesidade, o paciente é mais suscetível a desenvolver diabetes e problemas cardiovasculares e pode ter mais problemas de saúde. Tudo isso tem um impacto significativo no custo do cuidado de saúde e é considerado uma situação grave para a "saúde de uma nação".

Existem várias opções cirúrgicas para tratar obesidade. Cirurgias para pacientes com obesidade mórbida podem ser categorizadas em dois grupos principais: procedimentos disabsortivos e procedimentos restritivos.

Procedimentos disabsortivos

Existe uma variedade de procedimentos de desvio que produzem um estado de mal absorção, impedindo ganho de peso adicional e causando perda de peso. Existem complicações, que podem incluir anemia, osteoporose e diarreia (como no *by-pass* jejunoileal).

Na clínica (*continuação*)

Procedimentos predominantemente restritivos
Procedimentos restritivos envolvem a colocação de uma banda ou grampeamento do estômago para reduzir o tamanho do órgão. Essa redução produz uma sensação de saciedade precoce e impede o paciente de comer em excesso.

Procedimento misto
Provavelmente, o procedimento mais popular atualmente nos EUA é a cirurgia de *by-pass* gástrico. Esse procedimento envolve o grampeamento do estômago proximal e a confecção de uma alça de intestino delgado no pequeno remanescente gástrico. O procedimento é normalmente realizado pela confecção de uma alça em Y de Roux, com alças alimentar e biliopancreática.

O outro tipo de procedimento, a gastrectomia vertical, está crescendo em popularidade porque pode ser utilizada em pacientes considerados de alto risco para a cirurgia de *by-pass* gástrico. Ele envolve a redução do lúmen gástrico por remover uma grande parte do estômago ao longo da curvatura maior.

Qualquer paciente obeso submetido a cirurgia tem risco significativo e morbidade elevada, com taxas de mortalidade de 1 a 5%.

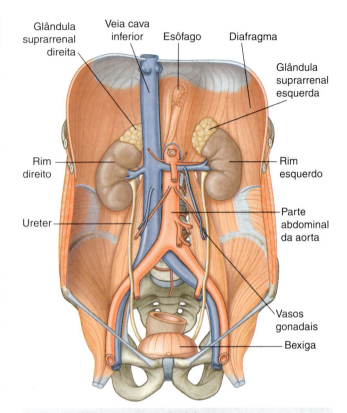

Figura 4.140 Região posterior do abdome.

REGIÃO POSTERIOR DO ABDOME

A região posterior do abdome é posterior à parte abdominal do sistema digestório, ao baço e ao pâncreas (Figura 4.140). Essa área, cercada por osso e músculos que constituem a parede posterior do abdome, contém várias estruturas que não apenas estão relacionadas com a atividade do conteúdo abdominal, como também servem como conduto entre regiões do corpo. Como exemplos estão a parte abdominal da aorta e os plexos nervosos associados, a veia cava inferior, os troncos simpáticos e os linfáticos. Também há estruturas que se originam nessa região que são fundamentais para o funcionamento normal de outras regiões do corpo (p. ex., o plexo nervoso lombar) e há órgãos que se relacionam com essa região durante o desenvolvimento que aí permanecem no adulto (p. ex., os rins e as glândulas suprarrenais).

Parede posterior do abdome
Ossos
Vértebras lombares e sacro

Projetando-se na linha mediana da região posterior do abdome estão os corpos das cinco vértebras lombares (Figura 4.141). A proeminência dessas estruturas nesta região é devido à curvatura secundária (com convexidade anterior) da parte lombar da coluna vertebral.

As vértebras lombares podem ser diferenciadas das vértebras cervicais e torácicas por suas dimensões. Elas são muito maiores do que qualquer vértebra em qualquer

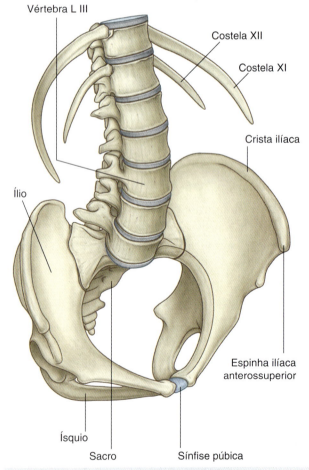

Figura 4.141 Osteologia da parede posterior do abdome.

outra região. Os corpos vertebrais são grandes e aumentam progressivamente em tamanho da vértebra L I até L V. Os pedículos são curtos e robustos, os processos transversos são longos e delgados e os processos espinhosos são grandes e cônicos. Os processos articulares são grandes e orientados medialmente e lateralmente, o que permite flexão e extensão nessa parte da coluna vertebral.

Entre as vértebras lombares está um disco intervertebral, que completa esta parte do limite mediano da parede posterior do abdome.

O limite mediano da parede posterior do abdome, inferiormente às vértebras lombares, consiste na margem superior do sacro (Figura 1.141). O sacro é formado pela fusão de cinco vértebras sacrais em uma estrutura óssea cuneiforme única que é larga superiormente e se estreita inferiormente. Sua face pélvica côncava e sua face posterior convexa apresentam forames sacrais anteriores e posteriores para a passagem dos ramos anteriores e posteriores dos nervos espinais.

Osso do quadril

Os ílios, que são componentes de cada osso do quadril, fixam-se lateralmente ao sacro nas articulações sacroilíacas (Figura 4.141). A região superior de cada ílio se expande externamente como uma delicada área semelhante a uma asa (a asa do ílio). A região medial dessas áreas de cada ílio e os músculos relacionados fazem parte da parede posterior do abdome.

Costelas

Superiormente, as costelas XI e XII completam a estrutura óssea da parede posterior do abdome (Figura 4.141). Essas costelas são singulares por não se articularem com o esterno ou com outras costelas e não possuírem colos ou tubérculos.

A costela XI é posterior à parte superior do rim esquerdo e a costela XII é posterior às partes superiores de ambos os rins. Também, a costela XII serve como ponto de fixação para vários músculos e ligamentos.

Músculos

Os músculos que formam os limites medial, lateral, inferior e superior da região posterior do abdome preenchem o arcabouço ósseo da parede posterior do abdome (Tabela 4.2). Medialmente, estão os músculos psoas maior e menor, lateralmente está o músculo quadrado do lombo, inferiormente está o músculo ilíaco e superiormente está o diafragma (Figuras 4.142 e 4.143).

Músculos psoas maior e menor

Medialmente, o **músculo psoas maior** recobre a face anterolateral dos corpos das vértebras lombares, preenchendo o espaço entre os corpos vertebrais e os processos transversos (Figura 4.142). Cada um desses músculos se origina dos corpos da vértebra T XII e de todas as cinco vértebras lombares, dos discos intervertebrais entre as vértebras e do processo transverso das vértebras lombares. Dirigindo-se inferiormente através da abertura da pelve, cada músculo se continua para a região anterior da coxa, sob o ligamento inguinal, para se fixar ao trocânter menor do fêmur.

O músculo psoas maior flexiona a coxa na articulação do quadril quando o tronco está estabilizado e flexiona o tronco contra a gravidade quando o corpo está em posição supina. É inervado pelos ramos anteriores dos nervos L1 a L3.

Associado ao músculo psoas maior está o **músculo psoas menor**, que algumas vezes está ausente. Situado sobre a superfície do músculo psoas maior, quando presente, este músculo delgado se origina das vértebras T XII e L I e do disco interveniente; seu longo tendão se insere

Tabela 4.2 Músculos da parede posterior do abdome.

Músculo	Origem	Inserção	Inervação	Função
Psoas maior	Superfície lateral dos corpos das vértebras T XII e de L I a L V, processos transversos das vértebras lombares e dos discos entre as vértebras T XII e L I até L V	Trocânter menor do fêmur	Ramos anteriores de L1 a L3	Flexão da coxa na articulação do quadril
Psoas menor	Superfície lateral dos corpos das vértebras T XII e L I e do disco interveniente	Linha pectínea da margem da abertura superior da pelve e eminência iliopúbica	Ramos anteriores de L1	Flexão fraca da coluna vertebral lombar
Quadrado do lombo	Processo transverso da vértebra L V, ligamento iliolombar e crista ilíaca	Processos transversos das vértebras L I a L IV e margem inferior da costela XII	Ramos anteriores de T12 e de L1 a L4	Deprime e estabiliza a costela XII e alguma curvatura lateral do tronco
Ilíaco	Dois terços superiores da fossa ilíaca, ligamento sacroilíaco anterior e ligamentos iliolombares, e superfície lateral do sacro	Trocânter menor do femur	Nervo femoral	Flexão da coxa na articulação do quadril

Gray Anatomia Clínica para Estudantes

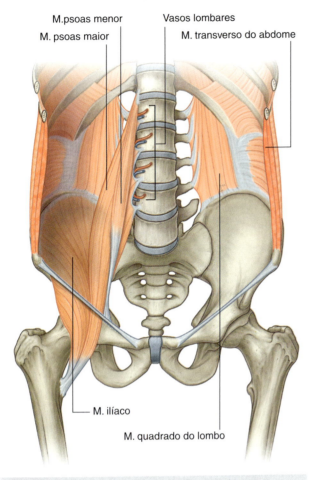

Figura 4.142 Músculos da parede posterior do abdome.

na linha pectínea da abertura superior da pelve e na eminência iliopúbica.

O músculo psoas menor é um flexor fraco da coluna vertebral lombar e é inervado pelo ramo anterior do nervo L1.

Músculo quadrado do lombo

Lateralmente, os músculos quadrados do lombo preenchem o espaço entre a costela XII e a crista ilíaca em ambos os lados da coluna vertebral (ver Figura 4.142). Eles são sobrepostos medialmente pelos músculos psoas maiores; ao longo de suas margens laterais, estão os músculos transversos do abdome.

Cada músculo quadrado do lombo se origina do processo transverso da vértebra L V, do ligamento iliolombar e da região adjacente da crista ilíaca. O músculo se fixa superiormente aos processos transversos das quatro primeiras vértebras lombares e à margem inferior da costela XII.

Os músculos quadrados do lombo deprimem e estabilizam as décimas segundas costelas e contribuem para curvar lateralmente o tronco. Agindo em conjunto, os músculos podem fazer a extensão da região lombar da coluna vertebral. Eles são inervados pelos ramos anterior de T12 e pelos nervos espinais de L1 a L4.

Músculo ilíaco

Inferiormente, o **músculo ilíaco** preenche a fossa ilíaca de cada lado (Figura 4.142). A partir dessa ampla origem

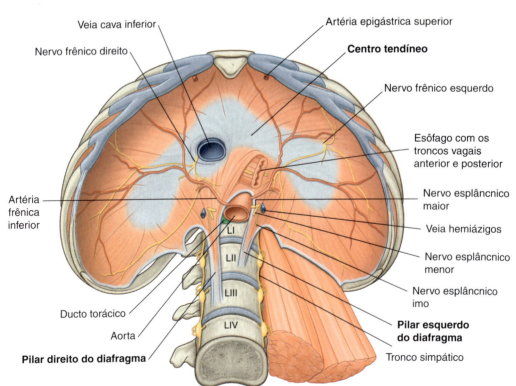

Figura 4.143 Diafragma.

recobrindo a fossa ilíaca, o músculo se dirige inferiormente, junta-se ao músculo psoas maior e se fixa no trocânter menor do fêmur. Ao passarem para a coxa, esses músculos em combinação são denominados de **músculo iliopsoas**.

Assim como o músculo psoas maior, o músculo ilíaco flexiona a coxa na articulação do quadril quando o tronco está fixado e flexiona o tronco contra a gravidade quando o corpo está na posição supina. Ele é inervado por ramos do nervo femoral.

Diafragma

Superiormente, o diafragma forma o limite da região posterior do abdome. Essa bainha musculotendínea também separa a cavidade abdominal da cavidade torácica.

Estruturalmente, o diafragma consiste em um centro tendíneo onde as fibras musculares se fixam em um arranjo circunferencial (Figura 4.143). O diafragma está ancorado nas vértebras lombares através de pilares musculotendíneos, que se fundem com o ligamento longitudinal anterior da coluna vertebral:

- O pilar direito é o mais longo e largo dos pilares e está fixado aos corpos das vértebras L I a L III e aos discos intervertebrais intervenientes (Figura 4.144)
- Da mesma forma, o pilar esquerdo está fixado às vértebras L I e L II e ao disco entre elas.

Os pilares do diafragma estão conectados através da linha mediana por um arco tendíneo (**o ligamento arqueado mediano**) que passa anterior à aorta (Figura 1.144).

Lateralmente aos pilares do diafragma, um segundo arco tendíneo é formado pela fáscia que recobre a parte superior do músculo psoas maior. Esse é o **ligamento arqueado medial**, que está fixado medialmente nas laterais das vértebras L I e L II e lateralmente no processo transverso da vértebra L I (Figura 4.144).

Um terceiro arco tendíneo, o **ligamento arqueado lateral**, é formado por um espessamento da fáscia que recobre o músculo quadrado do lombo. Ele se fixa medialmente ao processo transverso da vértebra L I e lateralmente à costela XII (Figura 4.144).

Os ligamentos arqueados mediais e laterais servem como origem de alguns componentes musculares do diafragma.

Estruturas que passam através ou ao redor do diafragma

Diversas estruturas passam através ou ao redor do diafragma (Figura 4.143):

- A aorta passa posterior ao diafragma e anterior aos corpos vertebrais no nível inferior da vértebra T XII, entre os dois pilares do diafragmáticos e posterior ao ligamento arqueado mediano, imediatamente à esquerda da linha mediana
- Acompanhando a aorta através do hiato aórtico está o ducto torácico e, às vezes, a veia ázigos
- O esôfago passa através da musculatura do pilar do diafragma no nível da vértebra T X, imediatamente à esquerda do hiato da aorta
- Passando através do hiato esofágico junto com o esôfago, estão os troncos vagais anterior e posterior, os ramos esofágicos da artéria e da veia gástricas esquerdas e alguns vasos linfáticos
- A terceira grande abertura no diafragma é o forame da veia cava, por onde a veia cava inferior passa da cavidade abdominal para a cavidade torácica (Figura 4.142), aproximadamente no nível da vértebra T VIII no centro tendíneo do diafragma
- Acompanhando a veia cava inferior através do forame da veia cava está o nervo frênico direito
- O nervo frênico esquerdo passa através da parte muscular do diafragma, imediatamente anterior ao centro tendíneo no lado esquerdo.

Estruturas adicionais passam através de pequenas aberturas no diafragma ou fora dele ao se dirigir da cavidade torácica para a cavidade abdominal (Figura 4.143):

- Os nervos esplâncnicos maior, menor e imo (quando presente) passam através dos pilares a cada lado
- A veia hemiázigos passa através do pilar esquerdo

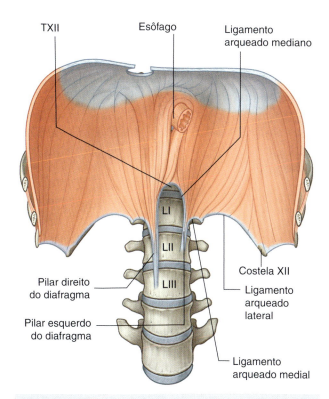

Figura 4.144 Pilares do diafragma.

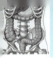

- Passando posteriormente ao ligamento arqueado medial estão os troncos simpáticos
- Passando anteriormente ao diafragma, profundamente às costelas, estão os vasos epigástricos superiores
- Outros vasos e nervos (como os vasos musculofrênicos e os nervos intercostais) atravessam o diafragma em locais variados.

Cúpulas

O aspecto típico das cúpulas direita e esquerda do diafragma é causado pelo conteúdo abdominal subjacente, deslocando superiormente essas áreas laterais, e pelo pericárdio fibroso que está fixado centralmente, causando retificação do diafragma nesta área (Figura 4.145).

As cúpulas são produzidas pelo:

- Fígado à direita, com certa contribuição do rim direito e da glândula suprarrenal direita e
- Fundo gástrico e pelo baço à esquerda, com contribuições do rim esquerdo e da glândula suprarrenal esquerda.

Embora as alturas destas cúpulas variem durante a respiração, uma estimativa razoável posiciona a cúpula esquerda no quinto espaço intercostal e a cúpula esquerda no nível da costela V durante a expiração normal. É importante lembrar disso ao percutir o tórax.

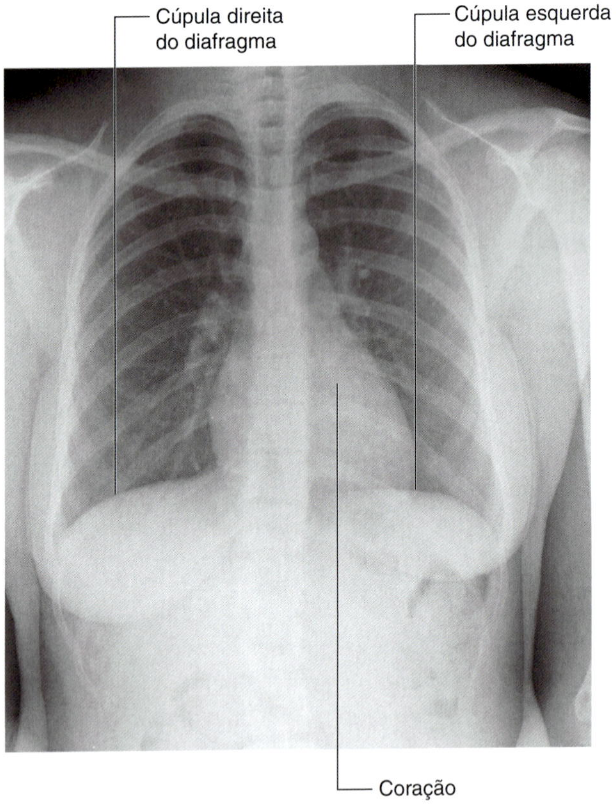

Durante a inspiração, a parte muscular do diafragma se contrai e traciona inferiormente o centro tendíneo. Isso resulta em certa retificação da cúpula, ampliação da cavidade torácica e redução da pressão intratorácica. O efeito fisiológico dessas mudanças é a entrada do ar nos pulmões e o aumento do retorno venoso para o coração.

Irrigação sanguínea

Existe irrigação sanguínea para o diafragma nas suas faces superior e inferior:

- Superiormente, as artérias musculofrênicas e pericardicofrênicas, ambas ramos da artéria torácica interna, e a artéria frênica superior, um ramo da parte torácica da aorta, irrigam o diafragma
- Inferiormente, as artérias frênicas inferiores, ramos da parte abdominal da aorta, irrigam o diafragma (Figura 4.143).

Inervação

A inervação do diafragma é feita primariamente pelos **nervos frênicos**. Esses nervos, provenientes dos níveis C3 a C5 da medula espinal, fornecem toda a inervação motora para o diafragma e fibras sensitivas para a parte central. Eles passam pela cavidade torácica, entre a parte mediastinal da pleura e o pericárdio, para a face superior do diafragma. Nesse local, o nervo frênico direito acompanha a veia cava inferior através do diafragma, e o nervo frênico esquerdo atravessa o diafragma isoladamente (Figura 4.143). Fibras sensitivas suplementares são fornecidas às áreas periféricas do diafragma pelos nervos intercostais.

> **Na clínica**
>
> **Abscesso do músculo psoas**
> À primeira vista, é difícil imaginar porque a bainha do músculo psoas é mais importante do que qualquer outra bainha muscular. O músculo psoas e sua bainha se originam não somente das vértebras lombares, mas também dos discos vertebrais entre as vértebras. Essa origem discal tem importância crítica. Em determinados tipos de infecção, os discos intervertebrais são afetados preferencialmente (p. ex., na tuberculose e na discite por *Salmonella*). Conforme a infecção no disco se desenvolve, ela pode se disseminar anterior e anterolateralmente. Na posição anterolateral, a infecção atinge a bainha do músculo psoas e se dissemina pelo músculo, e sua bainha e pode aparecer sob o ligamento inguinal como uma massa.

Figura 4.145 Cúpulas direita e esquerda do diafragma. Radiografia de tórax.

Na clínica

Hérnias diafragmáticas

Para entender por que uma hérnia ocorre através do diafragma, é necessário considerar a embriologia do diafragma.

O diafragma é formado a partir de quatro estruturas – o septo transverso, o mesentério posterior do esôfago, a membrana pleuroperitoneal e a margem periférica – que acabam se fundindo, separando a cavidade abdominal da cavidade torácica. O septo transverso forma o centro tendíneo, que tem origem no mesoderma em uma localização mais cranial e que se dirige para a posição que adotará no adulto durante o dobramento da parte cefálica do embrião.

A fusão dos vários componentes do diafragma pode ser deficiente, com consequente ocorrência de hérnias através desses locais (Figura 4.146). As áreas mais comuns são:

- Entre o processo xifoide do esterno e as margens costais à direita (hérnia de Morgagni) e

- Através de uma abertura à esquerda quando a membrana pleuroperitoneal não fecha o canal pericardicoperitoneal (hérnia de Bochdalek).

Hérnias também podem ocorrer através do centro tendíneo e através de um hiato esofágico congenitamente grande.

As hernias de Morgagni e Bochdalek tendem a aparecer ao nascimento ou nos primeiros meses de vida. Elas possibilitam que o intestino penetre na cavidade torácica, comprimindo os pulmões e diminuindo a função respiratória. A maioria dessas hérnias exige fechamento cirúrgico do defeito diafragmático. No entanto, grandes hérnias podem acarretar hipoplasia pulmonar, e o desfecho tardio depende mais do grau da hipoplasia do que da correção cirúrgica.

Ocasionalmente, pequenos defeitos no diafragma não possibilitam a passagem do intestino, mas possibilitam o livre movimento de líquido. Pacientes com ascite podem desenvolver derrames pleurais, enquanto pacientes com derrames pleurais podem apresentar ascite quando existem defeitos no diafragma.

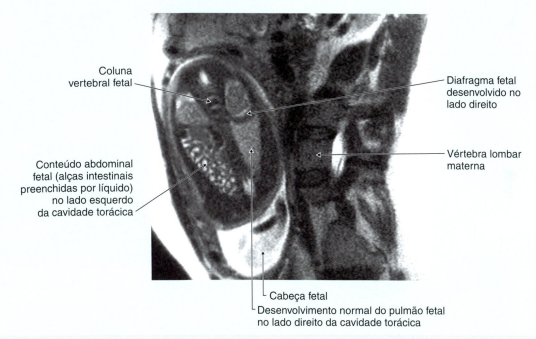

Figura 4.146 Hérnia diafragmática fetal *in utero*. RM, imagem ponderada em T2. Feto no plano coronal, mãe no plano sagital.

Vísceras

Rins

Os rins têm formato de feijão e são estruturas retroperitoneais na região posterior do abdome (Figura 4.149). Eles se localizam no tecido conjuntivo extraperitoneal imediatamente lateral à coluna vertebral. No decúbito dorsal, os rins se estendem desde aproximadamente a vértebra T XII superiormente até a vértebra L III inferiormente, com o rim direito ligeiramente mais baixo que o esquerdo devido à sua relação com o fígado. Apesar de serem similares em tamanho e forma, o rim esquerdo é um órgão um pouco maior e mais estreito que o rim direito e está mais próximo da linha mediana.

Relações com outras estruturas

A face anterior do rim direito está relacionada com várias estruturas, algumas delas são separadas do rim por uma

Gray Anatomia Clínica para Estudantes

Na clínica

Hérnia hiatal

No nível do hiato esofágico, o diafragma pode ser flácido, permitindo que o fundo do estômago hernie para o mediastino posterior (Figuras 4.147 e 4.148). Isso tipicamente provoca sintomas por causa do reflexo de ácido gástrico. Pode ocorrer ulceração e pode haver sangramento e anemia. O diagnóstico é feito, em geral, com estudos com bário ou endoscopia. A hérnia hiatal é frequentemente assintomática e é comumente um achado incidental em TCs realizadas por queixas não relacionadas. O tratamento é inicialmente clínico, embora a cirurgia possa ser necessária.

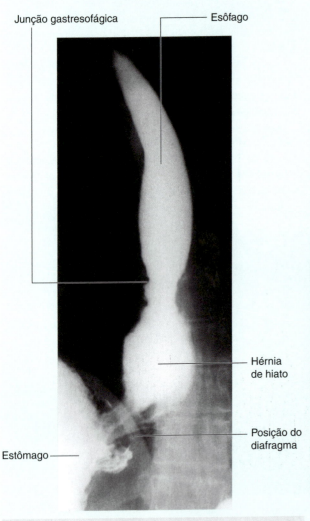

Figura 4.147 Parte inferior do esôfago inferior e parte superior do estômago mostrando uma hérnia de hiato. Radiografia baritada.

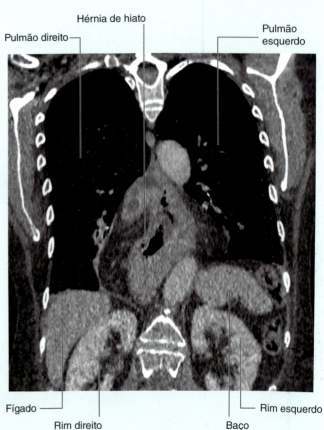

Figura 4.148 TC coronal de hérnia de hiato.

---

camada de peritônio e outras estão em contato direto (Figura 4.150):

- Uma pequena parte do polo superior é recoberta pela glândula suprarrenal
- Dirigindo-se inferiormente, uma grande parte do restante da região superior da face anterior encontra-se contra o fígado e é separado deste por uma camada de peritônio
- Medialmente, a parte descendente do duodeno é retroperitoneal e está em contato com o rim

- O polo inferior do rim, em sua face lateral, está diretamente associado à flexura direita do colo e, no seu lado medial, é recoberto por um segmento do intestino delgado intraperitoneal.

A face anterior do rim esquerdo também está relacionada com várias estruturas, algumas com uma camada interveniente de peritônio e outras diretamente em contato com o rim (Figura 4.150):

- Uma pequena parte do polo superior, no seu lado medial, é recoberto pela glândula suprarrenal esquerda

- O restante do polo superior é recoberto pelo estômago intraperitoneal e baço
- Dirigindo-se inferiormente, o pâncreas retroperitoneal recobre a parte média do rim
- Na sua face lateral, a metade inferior do rim é recoberta pela flexura esquerda do colo do intestino grosso e pelo início do colo descendente do intestino grosso, e, em sua região medial, por partes do jejuno intraperitoneal.

Posteriormente, o rim direito e o rim esquerdo estão relacionados com estruturas semelhantes (Figura 4.151). Superiormente, está o diafragma e, inferiormente a este, dirigindo-se de medial para lateral, estão os músculos psoas maior, quadrado do lombo e transverso do abdome.

O polo superior do rim direito é anterior à costela XII, enquanto a mesma região do rim esquerdo é anterior às costelas XI e XII. Portanto, as pleuras e, especificamente, os recessos costodiafragmáticos se estendem posteriormente para os rins.

Também passando posteriormente aos rins estão os nervos e vasos subcostais e os nervos ílio-hipogástrico e ilioinguinal.

Gordura e fáscia renal

Os rins estão envoltos e associados a um arranjo singular de fáscia e gordura. Logo junto à cápsula renal, há um acúmulo de gordura extraperitoneal – a **cápsula adiposa**, que circunda totalmente o rim (Figura 4.152). Envolvendo a cápsula adiposa existe uma condensação membranácea da fáscia extraperitoneal (a **fáscia renal**). As glândulas suprarrenais também estão envolvidas por esse compartimento fascial, geralmente separadas dos rins por um septo delicado. A fáscia renal tem de ser incisada em qualquer abordagem cirúrgica deste órgão.

Nas margens laterais de cada rim, as camadas anterior e posterior da fáscia renal se fundem (Figura 4.152). Essa camada pode conectar-se à fáscia transversal na parede lateral do abdome.

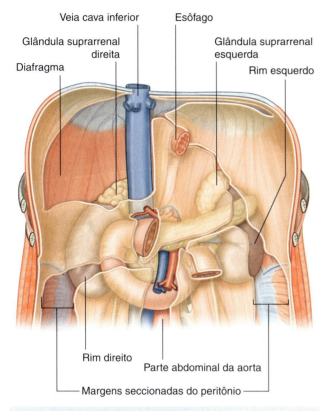

Figura 4.149 Posição retroperitoneal dos rins na região posterior do abdome.

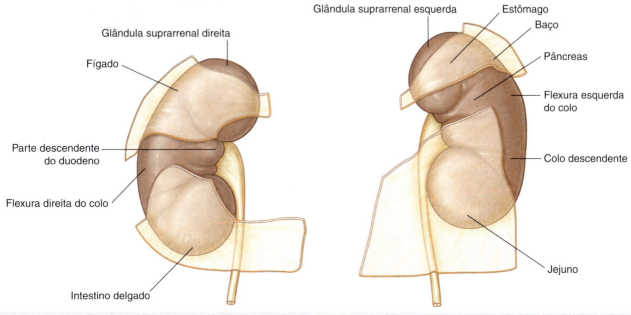

Figura 4.150 Estruturas relacionadas com a face anterior de cada rim.

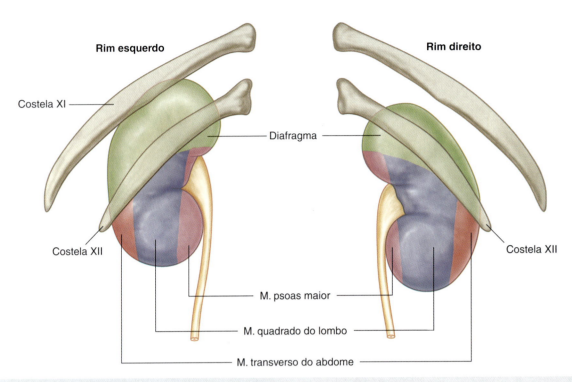

Figura 4.151 Estruturas relacionadas com a face posterior de cada rim.

Acima de cada glândula suprarrenal, as camadas anterior e posterior da fáscia renal se fundem e se misturam com a fáscia que recobre o diafragma.

Medialmente, a camada anterior da fáscia renal se continua sobre os vasos no hilo e se funde com o tecido conjuntivo associado à parte abdominal da aorta e à veia cava inferior (Figura 4.152). Em alguns casos, a camada anterior cruza a linha mediana para o lado oposto e se funde com a camada semelhante contralateral.

A camada posterior da fáscia renal passa medialmente entre o rim e a fáscia que recobre o músculo quadrado do lombo para se fundir com a fáscia que reveste o músculo psoas maior.

Inferiormente, as camadas anterior e posterior da fáscia renal envolvem os ureteres.

Além da cápsula adiposa e da fáscia renal, uma última camada de gordura (**corpo adiposo pararrenal**) completa as fáscias e o tecido adiposo associados ao rim (Figura 4.152). Esta gordura está acumulada posterior e posterolateralmente a cada rim.

Estrutura renal

Cada rim possui faces anterior e posterior lisas recobertas por uma cápsula fibrosa, que é facilmente destacável, exceto em doenças.

Na margem medial de cada rim está o **hilo renal**, que é uma abertura vertical profunda através da qual vasos renais, linfáticos e nervos entram e saem do parênquima renal (Figura 4.153). Internamente, o hilo é contínuo com o seio renal. A cápsula adiposa se continua para o hilo e para o seio e envolve todas as estruturas.

Cada rim consiste em um **córtex** externo e uma **medula** interna. O córtex renal é uma faixa contínua de tecido pálido que circunda completamente a medula renal. Extensões do córtex renal (as **colunas renais**) se projetam para a região interior do rim, dividindo a medula renal em agregados descontínuos triangulares de tecido (**pirâmides renais**).

As bases das pirâmides renais estão direcionadas para fora, em direção ao córtex renal, enquanto o ápice de cada pirâmide renal se projeta para dentro, em direção ao **seio renal**.

A projeção apical (**papila renal**) contém as aberturas dos ductos papilares que drenam os túbulos renais e são circundados por um **cálice menor**.

Os cálices menores recebem urina dos ductos papilares e representam as partes proximais do tubo que acaba formando o ureter (Figura 4.153). No seio renal, vários cálices menores se unem para formar um **cálice maior**, e dois ou três cálices maiores se unem para formar a **pelve renal**, que é a extremidade superior afunilada dos ureteres.

Vasculatura renal e linfáticos

Uma grande e única **artéria renal**, um ramo lateral da parte abdominal da aorta, irriga cada rim. Esses vasos normalmente surgem logo abaixo da origem da artéria mesentérica superior, entre as vértebras L I e L II (Figura 4.154). A **artéria renal esquerda** se origina,

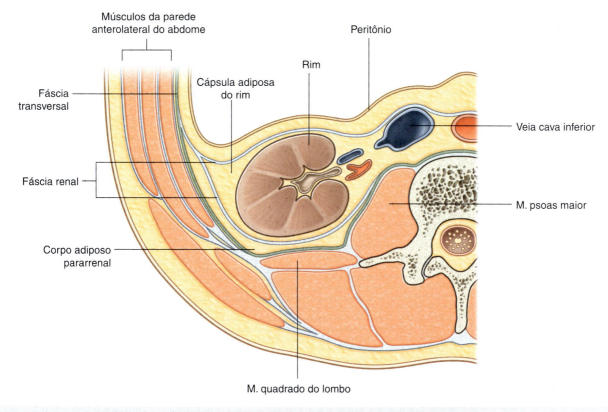

Figura 4.152 Organização da gordura e fáscia circundando o rim.

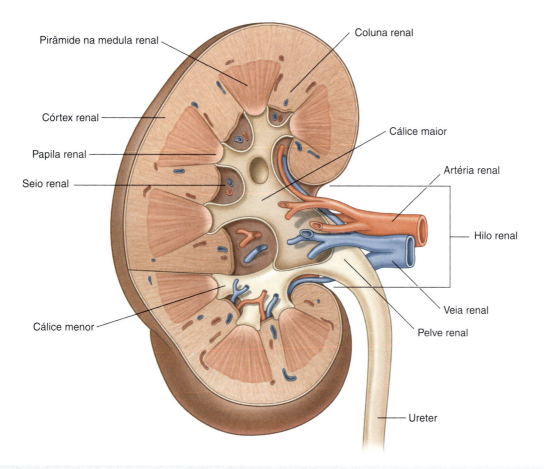

Figura 4.153 Estrutura interna do rim.

Gray Anatomia Clínica para Estudantes

habitualmente, um pouco mais alto que a direita, e a **artéria renal direita** é mais longa e passa posteriormente à veia cava inferior.

Ao se aproximarem do hilo renal, as artérias renais se dividem em ramos anterior e posterior que irrigam o parênquima renal. Artérias renais acessórias são comuns. Elas se originam da região lateral da parte abdominal da aorta, tanto acima como abaixo da artéria renal principal, entram no hilo com as artérias principais ou passam diretamente para o rim em algum outro nível, sendo comumente chamadas de **artérias extra-hilares**.

Múltiplas veias renais contribuem para a formação das **veias renais esquerda e direita**, ambas sendo anteriores às artérias renais (Figura 4.154 A). É importante lembrar que a veia renal esquerda, mais longa, cruza a linha mediana, anteriormente à parte abdominal da aorta e posteriormente à artéria mesentérica superior, e pode ser comprimida por um aneurisma em qualquer um desses vasos (Figura 4.154 B).

A drenagem linfática de cada rim é para os **linfonodos aórticos laterais** (**lombares**), ao redor da origem da artéria renal.

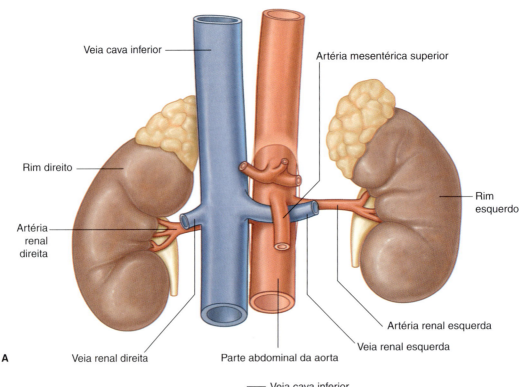

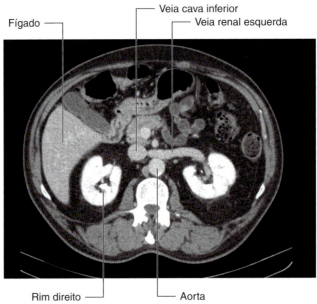

Figura 4.154 A. Vasculatura renal. **B.** TC mostrando a longa veia renal esquerda cruzando a linha mediana.

Ureteres

Os ureteres são tubos musculares que transportam urina dos rins para a bexiga. Eles são contínuos superiormente com a pelve renal, que é uma estrutura afunilada no seio renal. A pelve renal é formada pela união de dois ou três cálices maiores, que, por sua vez, são formados pela união de vários cálices menores (Figura 4.153). Os cálices menores envolvem a papila renal.

A pelve renal se estreita ao passar inferiormente através do hilo renal e se continua com o ureter na **junção ureteropélvica** (Figura 4.155). Distalmente a esta junção, os ureteres descem pelo retroperitônio na região medial do músculo psoas maior. Na abertura pélvica, os ureteres cruzam o final da artéria ilíaca comum ou o início da artéria ilíaca externa e continuam seu trajeto para a bexiga.

Ao longo de seu trajeto, o ureter apresenta três pontos de constrição (Figura 4.155):

- O primeiro ponto é na junção ureteropélvica
- O segundo ponto é onde os ureteres cruzam os vasos ilíacos comuns na abertura da pelve
- O terceiro ponto é onde o ureter entra na parede da bexiga.

Cálculos renais podem impactar nessas três constrições.

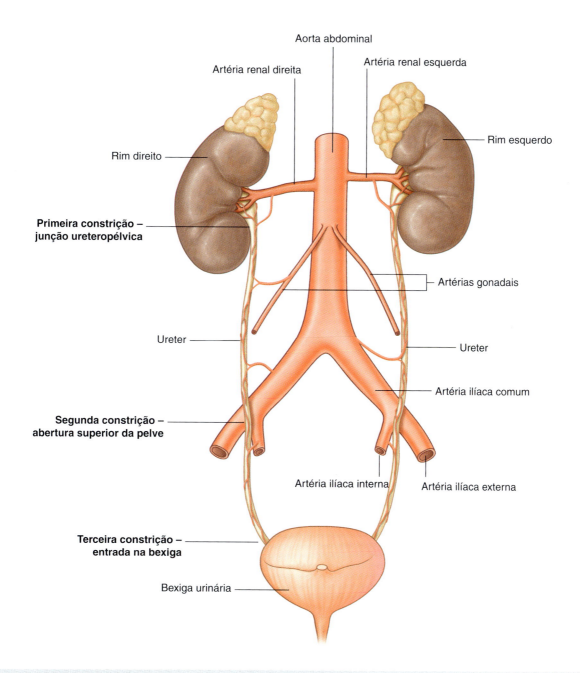

Figura 4.155 Ureteres.

Vasculatura ureteral e linfáticos

Os ureteres recebem ramos artérias de vasos adjacentes conforme se dirigem para a bexiga (Figura 4.155):

- As artérias renais irrigam a extremidade superior
- A região média pode receber ramos da parte abdominal da aorta, da artéria testicular ou ovárica e das artérias ilíacas comuns
- Na cavidade pélvica, os ureteres são irrigados por uma ou mais artérias provenientes de ramos das artérias ilíacas internas.

Em todos os casos, as artérias que atingem o ureter se dividem em ramos ascendente e descendente, que formam anastomoses longitudinais.

A drenagem linfática dos ureteres segue um padrão semelhante à da irrigação arterial. A linfa é proveniente da:

- Parte superior de cada ureter que drena para os linfonodos aórticos laterais (lombares)
- Parte média de cada ureter que drena para os linfonodos associados aos vasos ilíacos comuns e
- Parte inferior de cada ureter que drena para linfonodos associados aos vasos ilíacos externos e internos.

Inervação ureteral

A inervação ureteral provém dos plexos renal, aórtico, hipogástrico superior e hipogástrico inferior através de nervos que seguem os vasos sanguíneos.

Fibras eferentes viscerais provêm tanto da parte simpática quanto da parte parassimpática, enquanto fibras aferentes viscerais retornam aos níveis espinais medulares T11 a L2. Dor ureteral, que é em geral relacionada com a distensão do ureter, é, portanto, referida para áreas cutâneas inervadas pelos níveis espinais T11 a L2. Essas áreas, muito provavelmente, vão incluir as paredes posterior e lateral do abdome abaixo das costelas e acima da crista ilíaca, a região púbica, o escroto nos homens, o lábio maior do pudendo nas mulheres e a face proximal anterior da coxa.

Na clínica

Cálculos do sistema urinário

Os cálculos do sistema urinário (nefrolitíase) ocorrem mais frequentemente em homens do que em mulheres, são mais comuns em pessoas com 20 a 60 anos de idade e estão, em geral, associados a sedentarismo. Os cálculos são agregados policristalinos de cálcio, fosfato, oxalato, urato e outros sais solúveis em uma matriz orgânica. A urina se torna saturada com estes sais e pequenas variações de pH provocam precipitação desses sais.

Tipicamente, o paciente sente dor que irradia da região infraescapular para a região inguinal e até para o escroto ou lábios maiores do pudendo. Pode haver sangue na urina (**hematúria**).

É obrigatório descartar a possibilidade de infecção porque certas espécies de bactérias estão comumente associadas a cálculos urinários.

As complicações da nefrolitíase incluem infecções urinárias, obstrução urinária e insuficiência renal. Os cálculos também podem desenvolver-se na bexiga e provocar grande irritação, causando dor e desconforto.

O diagnóstico de nefrolitíase é baseado na anamnese e no exame físico. Cálculos são frequentemente visíveis na radiografia simples de abdome. Investigação adicional inclui:

- Ultrassonografia, que pode demonstrar dilatação da pelve e dos cálices renais quando há obstrução do sistema urinário. Essa é a forma preferencial de imagem em gestantes ou quando a suspeita clínica é baixa
- TC do sistema urinário, que possibilita a detecção de cálculos ainda menores, demonstra o nível exato de obstrução e, baseado nas dimensões, na densidade e na localização do cálculo, pode ajudar o urologista a planejar o procedimento para a remoção do cálculo, se necessário (litotripsia extracorpórea, ureteroscopia, nefrolitotomia percutânea ou, bastante rara atualmente, cirurgia a céu aberto) (Figura 4.156)
- Urografia excretora, que demonstra a obstrução e demarca o nível exato do cálculo. Atualmente menos empregada pela maior disponibilidade da TC.

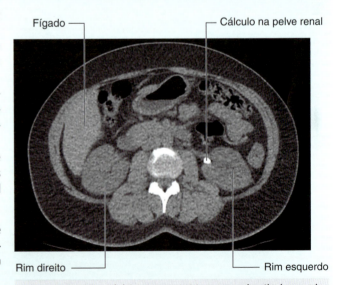

Figura 4.156 TC axial do sistema urinário mostrando cálculo na pelve renal esquerda.

Na clínica

Câncer do sistema urinário

A maior parte dos tumores que surgem no rim são carcinomas de células renais. Esses tumores se desenvolvem a partir do epitélio tubular proximal. Aproximadamente 5% dos tumores do rim são de células transicionais, que se originam do urotélio da pelve renal. A maioria dos pacientes apresenta sangue na urina (hematúria), dor na região infraescapular e uma massa.

Os tumores de células renais (Figuras 4.157 e 4.158) são peculiares porque crescem para fora do rim, invadindo a gordura e a fáscia, além de se disseminarem para a veia renal. Essa extensão venosa é rara em outros tipos de tumor, portanto, quando é observada, deve levar a suspeita de carcinoma de células renais. Além disso, o tumor pode se disseminar ao longo da veia renal e para dentro da veia cava inferior e, em raros casos, pode crescer até o átrio direito, através da valva atrioventricular direita (valva tricúspide) e para a artéria pulmonar.

O tratamento para a maior parte dos cânceres renais é a remoção cirúrgica, mesmo quando há disseminação metastática, porque alguns pacientes apresentam regressão das metástases.

O carcinoma de células transicionais se origina do urotélio. O urotélio é encontrado desde os cálices até a uretra e se comporta como uma "unidade única". Isto significa que, quando pacientes desenvolvem carcinomas transicionais na bexiga urinária, tumores semelhantes podem ser encontrados nas partes mais altas do sistema urinário. Em pacientes com câncer de bexiga, todo o sistema urinário sempre tem de ser investigado para excluir a possibilidade de outros tumores (Figura 4.159). Isto é obtido atualmente com a realização de uma urotomografia computadorizada de fase dupla, que possibilita a visualização do parênquima renal e do sistema coletor ao mesmo tempo.

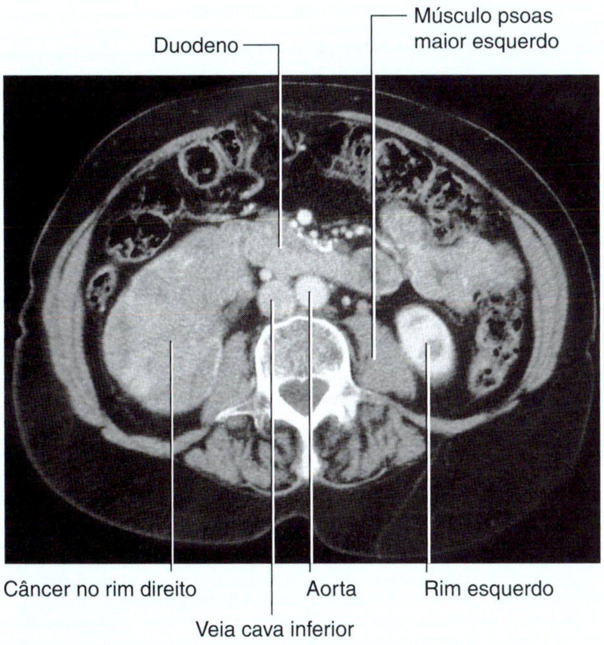

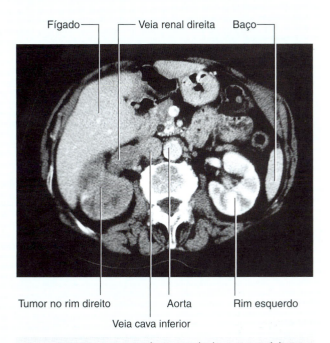

Figura 4.158 Tumor no rim direito invadindo a veia renal direita. TC no plano axial.

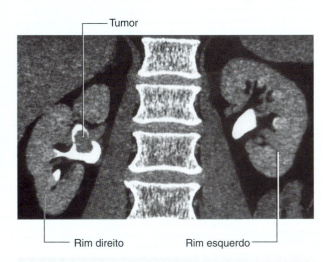

Figura 4.159 Carcinoma de células transicionais na pelve do rim direito. TC coronal (reconstrução).

Figura 4.157 Tumor no rim direito crescendo em direção ao duodeno e, provavelmente, invadindo-o. TC no plano axial.

Na clínica

Nefrostomia

A nefrostomia é um procedimento no qual um cateter é posicionado na pelve renal, através da parede lateral ou posterior do abdome. A função deste cateter é possibilitar a drenagem externa de urina da pelve renal (Figura 4.160).

Os rins estão situados na parede posterior do abdome e, em indivíduos magros sadios, podem estar a apenas 2 a 3 cm da pele. O acesso ao rim é relativamente simples, porque o rim pode ser facilmente visualizado sob orientação ultrassônica. Usando anestésico local e sob controle ultrassonográfico, pode-se introduzir uma agulha através da pele e do córtex renal até a pelve renal. Vários guias e tubos podem ser introduzidos pela agulha para posicionar o cateter de drenagem.

Existem muitas indicações para esse procedimento. Em pacientes com obstrução ureteral distal, a pressão retrógrada de urina nos ureteres e no rim prejudica significativamente a função renal. Isto vai produzir insuficiência renal e levar à morte. Além disso, um sistema obstruído e dilatado também é suscetível a infecção. Em muitos casos, não é apenas a obstrução que causa insuficiência renal, mas também a presença de urina infectada no sistema.

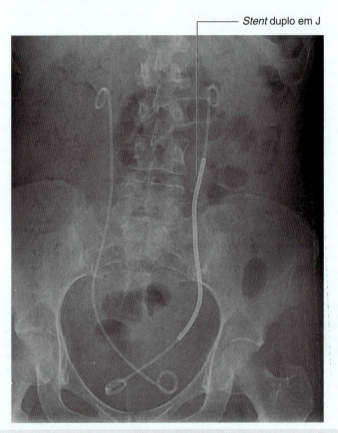

Figura 4.160 Essa radiografia mostra um *stent* duplo em J (incidência anteroposterior). A parte superior do *stent* duplo em J está na pelve renal. O *stent* passa pelo ureter, acompanhando seu trajeto, e a ponta dele duplo J está projetada sobre a bexiga urinária, que aparece como uma área discretamente densa na radiografia.

Na clínica

Transplante renal

O transplante renal é um procedimento atualmente comum realizado em pacientes com insuficiência renal em estágio final.

Rins para transplante são obtidos de doadores vivos e cadáveres. Os doadores vivos são cuidadosamente avaliados porque a retirada do rim de um indivíduo sadio normal, mesmo com a medicina moderna, apresenta algum risco.

No caso de rins de cadáveres, os doadores sofreram morte cerebral ou cardíaca. O rim do doador é coletado com um pequeno segmento de tecido aórtico e venoso. O ureter também é retirado.

Um local ideal para implantar o rim transplantado é a fossa ilíaca, direita ou esquerda (Figura 4.161). Uma incisão curvilínea é feita paralela à crista ilíaca e à sínfise púbica. Os músculos oblíquo externo, oblíquo interno e transverso

Na clínica (continuação)

do abdome e a fáscia transversal são incisadas. O cirurgião identifica o peritônio parietal, mas não penetra na cavidade peritoneal. O peritônio parietal é rebatido medialmente para expor a artéria ilíaca externa, a veia ilíaca externa e a bexiga urinária. Em algumas situações, a artéria ilíaca interna do receptor é mobilizada e anastomosada diretamente, com técnica término-terminal, na artéria renal do rim doador. De forma semelhante, a veia ilíaca interna é anastomosada com a veia do doador. Se houver um pequeno segmento de tecido, a artéria do doador é anastomosada na artéria ilíaca externa do receptor, sendo o mesmo realizado com a anastomose venosa. O ureter é facilmente tunelizado obliquamente através da parede da bexiga urinária com uma anastomose simples.

As fossas ilíacas esquerda e direita são locais ideais para o rim transplantado porque um novo espaço pode ser criado sem comprometer outras estruturas. A grande vantagem desse procedimento é sua proximidade com a parede anterior do abdome, que possibilita fácil visualização por US e avaliação vascular com Doppler. Essa localização também possibilita a realização de biopsias. O acesso extraperitoneal possibilita a recuperação rápida dos pacientes.

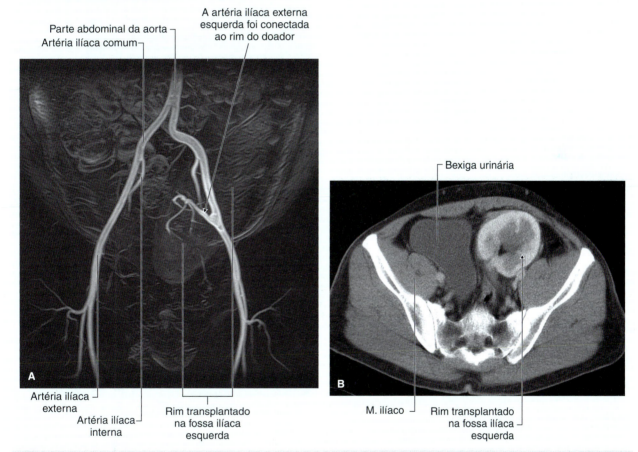

Figura 4.161 Transplante renal. **A.** Essa imagem mostra uma angiorressonância magnética da bifurcação da aorta. A artéria ilíaca externa foi usada como artéria doadora para um rim que foi transplantado na fossa ilíaca esquerda. **B.** TC do abdome no plano axial, mostrando o rim transplantado na fossa ilíaca esquerda.

Na clínica

Investigação do sistema urinário

Após anamnese e exame físico apropriados do paciente, incluindo o toque retal para avaliar a próstata nos homens, investigação adicional é necessária.

Cistoscopia

A cistoscopia é uma técnica que possibilita a visualização da bexiga urinária e da uretra utilizando um sistema óptico fixado a um tubo rígido ou flexível (cistoscópio). As imagens são exibidas em um monitor, como em outros estudos endoscópicos. Biopsias, remoção de cálculos vesicais, retirada de corpos estranhos da bexiga urinária e cauterização de sangramentos podem ser realizados durante a cistoscopia. A cistoscopia é útil para definir as causas de hematúria macroscópica ou microscópica, avaliar a bexiga e divertículos e fístu-

Na clínica (continuação)

uretrais, assim como servir de instrumento para investigar pacientes com problemas miccionais.

Urografia excretora (urografia intravenosa)

A urografia excretora é um dos exames radiológicos mais importantes e mais comumente solicitados (Figura 4.162). Injeta-se meio iodado de contraste no paciente. A maior parte dos meios de contraste contém três átomos de iodo ligados a um anel benzênico. O número atômico relativamente alto do iodo comparado com o número atômico do carbono, hidrogênio e oxigênio atenua o feixe de radiação. Após injeção intravenosa, o meio de contraste é excretado predominantemente por filtração glomerular, embora parte dele seja secretado pelos túbulos renais. Isso possibilita a visualização do sistema coletor, assim como dos ureteres e da bexiga urinária.

Ultrassonografia

A US pode ser usada para avaliar as dimensões dos rins e dos cálices, que podem estar dilatados quando obstruídos. Embora os ureteres não sejam bem visualizados na US, a bexiga urinária é facilmente visível quando está cheia. As medidas do volume da bexiga urinária podem ser obtidas antes e depois da micção.

Medicina nuclear

A medicina nuclear é uma ferramenta útil para investigar o sistema urinário porque compostos radioisotópicos podem ser usados para estimar a massa de células renais e sua

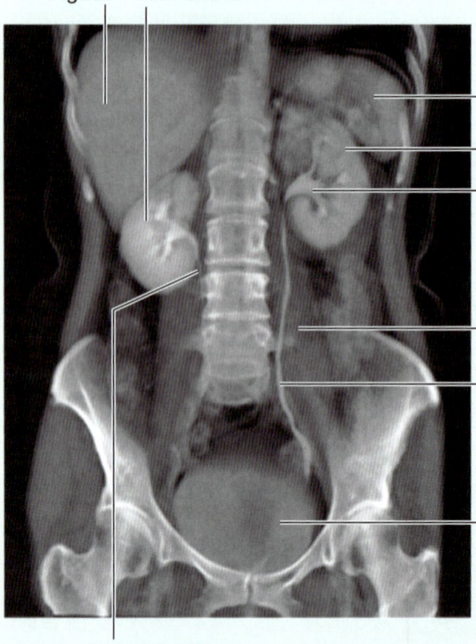

Figura 4.162 Vista coronal de uma urografia em 3D usando TC com multidetectores.

função e pesquisar fibrose cicatricial do parênquima renal. Esses exames são muito úteis em crianças com suspeita de lesões renais e refluxo.

Glândulas suprarrenais

As glândulas suprarrenais estão associadas com o polo superior de cada rim (Figura 4.163). Elas consistem em um córtex interno e uma medula interna. A glândula suprarrenal direita tem formato de pirâmide, enquanto a glândula suprarrenal esquerda tem formato semilunar e é a maior das duas.

Anteriormente à glândula suprarrenal direita, estão parte do lobo direito do fígado e a veia cava inferior, enquanto anteriormente à glândula suprarrenal esquerda estão parte do estômago, do pâncreas e, ocasionalmente, do baço. Partes do diafragma estão posteriores às duas glândulas suprarrenais.

As glândulas suprarrenais estão envolvidas pela cápsula adiposa e encerradas na fáscia renal, e um septo delgado separa cada glândula do rim correspondente.

Vasculatura suprarrenal

A irrigação das glândulas suprarrenais é extensa e se origina de três fontes primárias (Figura 4.163):

- Conforme as duas artérias frênicas inferiores ascendem da parte abdominal da aorta para o diafragma, elas originam vários ramos (artérias suprarrenais superiores) para as glândulas suprarrenais
- Um ramo intermédio (a artéria suprarrenal média) normalmente se origina diretamente da parte abdominal da aorta
- Ramos inferiores (artérias suprarrenais inferiores) das artérias renais dirigem-se superiormente para as glândulas suprarrenais.

Em contraste com essa irrigação arterial múltipla, a drenagem venosa normalmente consiste em uma única veia deixando o hilo de cada glândula. Do lado direito, a **veia suprarrenal direita** é curta e entra quase imediatamente na veia cava inferior, enquanto no lado esquerdo, a **veia suprarrenal esquerda** se dirige inferiormente para entrar na veia renal esquerda.

Inervação das glândulas suprarrenais

A glândula suprarrenal é principalmente inervada por fibras pré-ganglionares simpáticas dos níveis espinais T8-L1 que atravessam o tronco simpático e o plexo pré-vertebral sem fazerem sinapses. Essas fibras pré-ganglionares inervam diretamente células da medula suprarrenal.

Capítulo 4 • Abdome

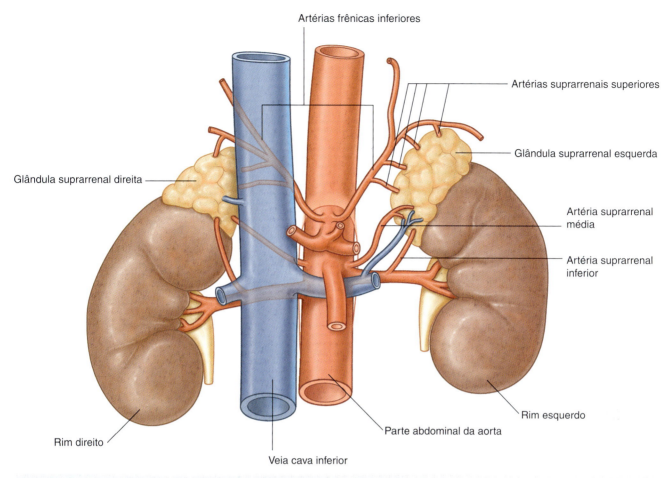

Figura 4.163 Irrigação arterial das glândulas suprarrenais.

Vasculatura

Parte abdominal da aorta

A parte abdominal da aorta se inicia no hiato aórtico do diafragma como uma estrutura mediana, aproximadamente no nível inferior da vértebra T XII (Figura 4.164). Ela se dirige inferiormente na face anterior dos corpos das vértebras L I a L IV, terminando discretamente à esquerda da linha mediana no nível da vértebra L IV. Nesse ponto, ela se divide em **artérias ilíacas comuns direita e esquerda**. Essa bifurcação pode ser visualizada na parede anterior do abdome como um ponto a aproximadamente 2,5 cm abaixo do umbigo ou em uma linha imaginária que se estende entre os pontos mais altos das cristas ilíacas.

Quando a parte abdominal da aorta atravessa a região posterior do abdome, o plexo nervoso pré-vertebral e os gânglios recobrem sua face anterior. Ela também está relacionada com várias outras estruturas:

- Anteriormente à parte abdominal da aorta, em seu descenso, estão o pâncreas e a veia esplênica, a veia renal esquerda e a parte inferior do duodeno
- Várias veias lombares esquerdas cruzam a parte abdominal da aorta posteriormente ao se dirigirem para a veia cava inferior

- Do seu lado direito, estão a cisterna do quilo, o ducto torácico, a veia ázigos, o pilar direito do diafragma e a veia cava inferior
- Do seu lado esquerdo, está o pilar esquerdo do diafragma.

Os ramos da parte abdominal da aorta (Tabela 4.3) podem ser classificados como:

- Ramos viscerais irrigando órgãos
- Ramos posteriores irrigando o diafragma ou a parede do corpo ou
- Ramos terminais.

Ramos viscerais

Os ramos viscerais são vasos pares ou ímpares.

Os três vasos viscerais ímpares que se originam da face anterior da aorta (Figura 4.164) são:

- O tronco celíaco, que irriga o intestino anterior no abdome
- A artéria mesentérica superior, que irriga o intestino médio e
- A artéria mesentérica inferior, que irriga o intestino posterior.

Gray Anatomia Clínica para Estudantes

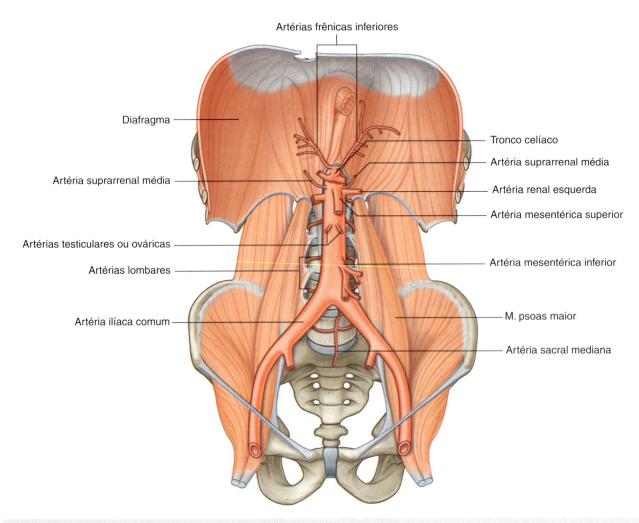

Figura 4.164 Parte abdominal da aorta.

Tabela 4.3 Ramos da parte abdominal da aorta.

Artéria	Ramo	Origem	Regiões irrigadas
Tronco celíaco	Anterior	Imediatamente inferior ao hiato aórtico do diafragma	Intestino anterior
Artéria mesentérica superior	Anterior	Imediatamente inferior ao tronco celíaco	Intestino médio
Artéria mesentérica inferior	Anterior	Inferior às artérias renais	Intestino posterior
Artérias suprarrenais médias	Lateral	Imediatamente superior às artérias renais	Glândulas suprarrenais
Artérias renais	Lateral	Imediatamente inferior à artéria mesentérica superior	Rins
Artérias testiculares ou ovarianas	Pareados anteriores	Inferior às artérias renais	Testículos no homem e ovários na mulher
Artérias frênicas inferiores	Lateral	Imediatamente inferior ao hiato aórtico	Diafragma
Artérias lombares	Posterior	Geralmente quatro pares	Parede posterior do abdome e medula espinal
Artéria sacral mediana	Posterior	Imediatamente superior à bifurcação aórtica, passa inferiormente pelas vértebras lombares, pelo sacro e pelo cóccix.	–
Artérias ilíacas comuns	Terminal	A bifurcação geralmente ocorre no nível da vértebra L IV	–

Os ramos pares da parte abdominal da aorta (Figura 4.164) incluem:

- As artérias suprarrenais médias – ramos laterais pequenos da parte abdominal da aorta que se originam imediatamente acima das artérias renais e fazem parte da irrigação diversificada da glândula suprarrenal
- As artérias renais – ramos laterais da parte abdominal da aorta que se originam imediatamente inferior à origem da artéria mesentérica superior entre as vértebras L I e L II e irrigam os rins e
- As artérias testiculares ou ováricas – ramos anteriores da parte abdominal da aorta que se originam abaixo da origem das artérias renais e se dirigem distal e lateralmente na face anterior do músculo psoas maior.

Ramos posteriores

Os ramos posteriores da parte abdominal da aorta irrigam o diafragma ou a parede corpórea; consistem nas artérias frênicas inferiores, artérias lombares e a artéria sacral mediana (Figura 4.164).

Artérias frênicas inferiores

As **artérias frênicas inferiores** emergem imediatamente inferiores ao hiato aórtico do diafragma, seja diretamente da parte abdominal da aorta como um tronco comum ou da base do tronco celíaco (Figura 4.164). Independentemente de sua origem, elas se dirigem superiormente, fornecem algum suprimento arterial para a glândula suprarrenal e continuam sobre a face inferior do diafragma.

Artérias lombares

Existem habitualmente quatro pares de **artérias lombares** originadas na face posterior da parte abdominal da aorta (Figura 4.164). Elas correm lateral e posteriormente sobre os corpos das vértebras lombares, continuam-se lateralmente passando posteriormente aos troncos simpáticos e entre os processos transversos de vértebras lombares adjacentes, atingindo a parede do abdome. Desse ponto em diante, elas apresentam um padrão de ramificação semelhante às artérias intercostais posteriores, que inclui o fornecimento de ramos segmentares que suprem a medula espinal.

Artéria sacral mediana

O ramo final posterior é a **artéria sacral mediana** (Figura 4.164). Esse vaso se origina na face posterior da parte abdominal da aorta, imediatamente superior à sua bifurcação e passa em direção inferior, inicialmente sobre a face anterior das últimas vértebras lombares e, depois, sobre a face anterior do sacro e do cóccix.

Veia cava inferior

A veia cava inferior (VCI) retorna o sangue de todas as estruturas abaixo do diafragma para o átrio direito do coração. Ela é formada quando as duas veias ilíacas comuns se unem no nível da vértebra L V, logo à direita da linha mediana. A VCI ascende pela região posterior do abdome anteriormente à coluna vertebral, imediatamente à direita da parte abdominal da aorta (Figura 4.166), continua-se superiormente e deixa o diafragma ao atravessar o centro tendíneo do diafragma no nível da vértebra T VIII.

Na clínica

Endoprótese expansível (*stent*) da parte abdominal da aorta

O aneurisma da aorta abdominal (AAA) é uma dilatação da aorta e, geralmente, tende a ocorrer na região infrarrenal (a região abaixo das artérias renais). Conforme a aorta se expande, o risco de ruptura aumenta e, atualmente, é geralmente aceito que, quando o diâmetro do aneurisma atinge 5,5 cm ou mais, uma operação vai beneficiar o paciente de forma significativa.

Com o envelhecimento da população, o número de AAAs está aumentando. Além disso, graças ao uso crescente de técnicas de imagem, muitos AAAs são identificados em pacientes assintomáticos.

Durante muitos anos, o tratamento padrão para correção consistia em cirurgia a céu aberto, que envolvia uma grande incisão do processo xifoide do esterno até a sínfise púbica e dissecção do aneurisma. O aneurisma era corrigido e uma prótese tubular era suturada no local. A recuperação demorava vários dias, mesmo semanas, e a maioria dos pacientes era encaminhada para a unidade de terapia intensiva (UTI) após a operação.

Avanços e novas técnicas levaram a um novo tipo de procedimento para o tratamento dos AAAs – a prótese expansível endovascular (Figura 4.165). A técnica envolve a dissecção cirúrgica da artéria femoral abaixo do ligamento inguinal. Uma pequena incisão é realizada na artéria femoral e a prótese com suporte metálico, pré-carregada e compactada, é introduzida com um grande cateter na parte abdominal da aorta através da artéria femoral. Usando técnicas radiológicas como orientação, a prótese é aberta, revestindo o interior da aorta. Extensões que se estendem até as artérias ilíacas comuns são acopladas à prótese. Esse dispositivo tubular bifurcado separa efetivamente o aneurisma da parte abdominal da aorta. Esse tipo de dispositivo não é adequado para todos os pacientes. Os pacientes que recebem esse tratamento não vão para a UTI. Muitos pacientes deixam o hospital entre 24 e 48 horas. É importante mencionar que esses dispositivos podem ser utilizados em pacientes considerados inadequados para o reparo cirúrgico a céu aberto.

Na clínica (*continuação*)

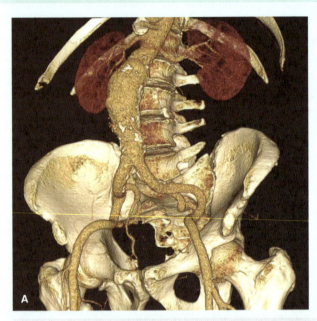
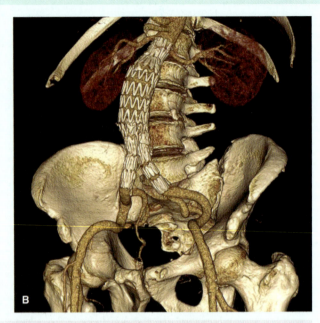

Figura 4.165 Reconstrução usando TC com multidetectores em um paciente com aneurisma da parte abdominal da aorta (infrarrenal) antes (**A**) e depois (**B**) do reparo endovascular do aneurisma. Note que a imagem apenas demonstra o contraste intraluminal e não o vaso inteiro. As placas brancas na aorta representam cálcio intramural.

Em seu trajeto, a face anterior da VCI é cruzada pela artéria ilíaca comum direita, pela raiz do mesentério, pela artéria testicular ou ovárica direita, pela parte inferior do duodeno, pela cabeça do pâncreas, pela parte superior do duodeno, pelo ducto colédoco, pela veia porta e pelo fígado, que se sobrepõe e, ocasionalmente, envolve por completo a veia cava (Figura 4.166).

As tributárias da veia cava inferior incluem:

- As veias ilíacas comuns
- As veias lombares
- A veia testicular ou ovárica direita
- As veias renais
- A veia suprarrenal direita
- As veias frênicas inferiores e
- As veias hepáticas.

Não há tributárias da parte abdominal do sistema digestório, do baço, do pâncreas ou da vesícula biliar porque as veias dessas estruturas são componentes do sistema venoso porta, que passa inicialmente através do fígado.

Das tributárias venosas mencionadas anteriormente, as **veias lombares** são singulares em suas conexões e merecem atenção especial. Nem todas as veias lombares drenam diretamente para a VCI (Figura 4.167):

- A quinta veia lombar geralmente drena para a veia iliolombar, uma tributária da veia ilíaca comum

- A terceira e a quarta veias lombares geralmente drenam para a VCI
- A primeira e a segunda veias lombares podem drenar para as veias lombares ascendentes.

As **veias lombares ascendentes** são longas vias venosas anastomóticas que conectam a veia ilíaca comum, a veia iliolombar e as veias lombares com as veias ázigos e hemiázigos do tórax (Figura 4.167).

Se houver obstrução da VCI, as veias lombares ascendentes se tornam importantes vias colaterais entre as partes inferior e superior do corpo.

Sistema linfático

A drenagem linfática da maioria das estruturas profundas e das regiões corpóreas infradiafragmáticas converge principalmente para grupos de linfonodos e vasos associados com os vasos importantes da região posterior do abdome (Figura 4.168). A linfa, então, drena primariamente para o ducto torácico. As vias linfáticas mais importantes que drenam diferentes regiões do corpo estão sumarizadas na Tabela 4.4 (Capítulo 1).

Linfonodos pré-aórticos e aórticos laterais ou lombares

Ao se aproximar da bifurcação aórtica, os grupos de linfáticos associados com as artérias e veias ilíacas comuns convergem, e vários grupos de vasos linfáticos e

Capítulo 4 • Abdome

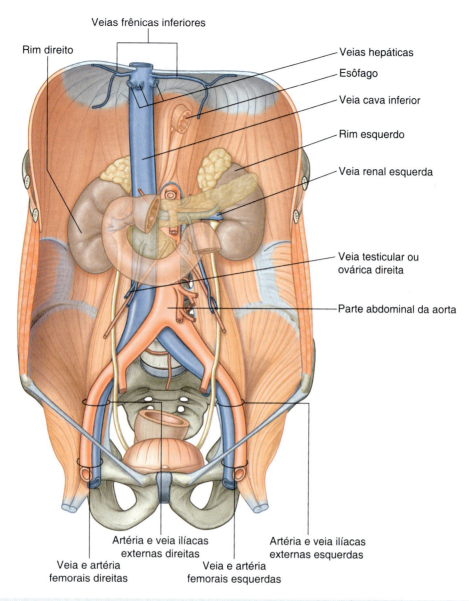

Figura 4.166 Veia cava inferior.

linfonodos associados com a parte abdominal da aorta abdominal e com a veia cava inferior se dirigem superiormente. Esses grupamentos podem ser subdivididos em **linfonodos pré-aórticos**, que são anteriores à parte abdominal da aorta abdominal, e **linfonodos aórticos laterais ou lombares direitos e esquerdos**, que estão localizados a cada lado da parte abdominal da aorta (Figura 4.168).

Ao passar pela região posterior do abdome, esses grupamentos de linfáticos continuam a receber a linfa de várias estruturas. Os linfonodos aórticos laterais ou lombares recebem linfáticos da parede do corpo, dos rins, das glândulas suprarrenais e dos testículos ou ovários.

Os linfonodos pré-aórticos estão organizados ao redor dos três ramos anteriores da parte abdominal da aorta que irrigam a parte abdominal do sistema digestório, assim como o baço, o pâncreas, a vesícula biliar e o fígado. Eles são divididos em linfonodos celíacos, mesentéricos superiores e mesentéricos inferiores e recebem a linfa dos órgãos irrigados pelas artérias de mesma denominação.

Finalmente, os linfonodos lombares ou aórticos laterais formam os troncos lombares direito e esquerdo, enquanto os linfonodos pré-aórticos formam o tronco intestinal (Figura 4.168). Esses troncos se unem para formar uma confluência que, às vezes, aparece como uma dilatação sacular (a cisterna do quilo). Essa confluência de troncos linfáticos localiza-se posteriormente ao lado direito da parte abdominal da aorta e anteriormente aos corpos das vértebras L I e L II. Ela marca o início do ducto torácico.

299

Sistema nervoso na região posterior do abdome

Vários componentes importantes do sistema nervoso estão na região posterior do abdome. Estes incluem os troncos simpáticos e os nervos esplâncnicos associados, os plexos nervosos e os gânglios associados à parte abdominal da aorta e o plexo lombar.

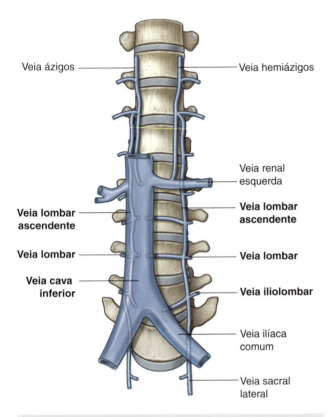

Figura 4.167 Veias lombares.

Troncos simpáticos e nervos esplâncnicos

Os troncos simpáticos atravessam a região posterior do abdome anterolateralmente aos corpos vertebrais antes de se continuarem através do promontório do sacro para a cavidade pélvica (Figura 4.169). Ao longo de seu trajeto, pequenas áreas elevadas são visíveis. Estas representam coleções de corpos celulares neuronais – principalmente corpos celulares de neurônios pós-ganglionares – que estão localizados fora da parte central do sistema nervoso. Estas coleções são os gânglios simpáticos paravertebrais.

Tabela 4.4 Drenagem linfática.

Vaso linfático	Áreas drenadas
Tronco jugular direito	Lado direito da cabeça e do pescoço
Tronco jugular esquerdo	Lado esquerdo da cabeça e do pescoço
Tronco subclávio direito	Membro superior direito, regiões superficiais da parede torácica e da parede superior do abdome
Tronco subclávio esquerdo	Membro superior esquerdo, regiões superficiais da parede torácica e da parede superior do abdome
Tronco broncomediastinal direito	Pulmão e brônquios direitos, estruturas mediastinais, parede torácica
Tronco broncomediastinal esquerdo	Pulmão e brônquios esquerdos, estruturas mediastinais, parede torácica
Ducto torácico	Membros inferiores, parede abdominal e vísceras, parede pélvica e vísceras, parede torácica

Na clínica

Filtro de veia cava inferior

A trombose venosa profunda (TVP) é uma condição potencialmente fatal na qual um coágulo (trombo) é formado no sistema venoso profundo dos membros inferiores e nas veias da pelve. Virchow descreveu as causas da formação dos trombos como sendo fluxo sanguíneo reduzido, anormalidade nos componentes do sangue e anormalidades da parede vascular. Fatores predisponentes comuns incluem hospitalização e cirurgia, contraceptivos orais, tabagismo e viagens aéreas. Outros fatores incluem anormalidades da coagulação (p. ex., deficiências de proteínas C e S).

O diagnóstico de TVP pode ser difícil de estabelecer, com sinais/sintomas que incluem edema do membro inferior e dor e desconforto na panturrilha. Também pode ser um achado incidental.

Na prática, pacientes com suspeita de TVP realizam um exame de sangue para medir os níveis de um produto de degradação da fibrina, o dímero D. Se for positivo, existe uma alta associação com trombose venosa profunda.

As consequências da TVP são de duas ordens. Ocasionalmente, o coágulo se descola da parede da veia e passa do sistema venoso para o lado direito do coração e para as artérias pulmonares principais. Se os coágulos forem de tamanho significativo, podem obstruir o fluxo sanguíneo pulmonar e provocar morte instantânea. Complicações secundárias incluem a destruição do sistema valvular normal dos membros inferiores, ocasionando insuficiência venosa e edema crônico dos membros e ulceração.

O tratamento da TVP é a prevenção. Com o objetivo de prevenir a TVP, os pacientes são orientados sobre a eliminação de todos os fatores de risco potenciais. Heparina subcutânea pode ser aplicada e o paciente usa meias de compressão para prevenir a estase venosa durante a internação hospitalar.

Em algumas situações, não é possível otimizar o paciente com o tratamento profilático e pode ser necessária a inserção de um filtro na veia cava inferior que aprisiona quaisquer trombos maiores. Ele pode ser removido após o período de risco ter terminado.

Capítulo 4 • Abdome

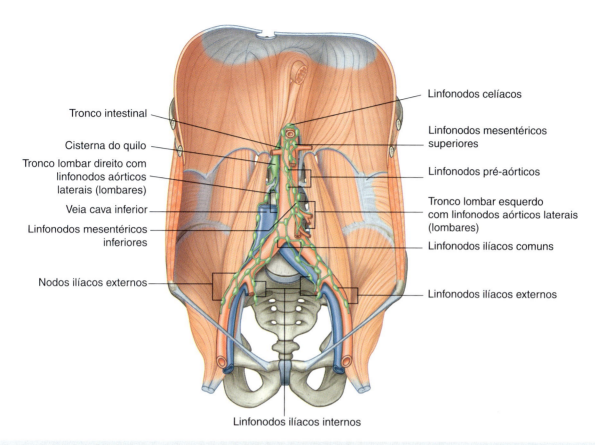

Figura 4.168 Linfáticos abdominais.

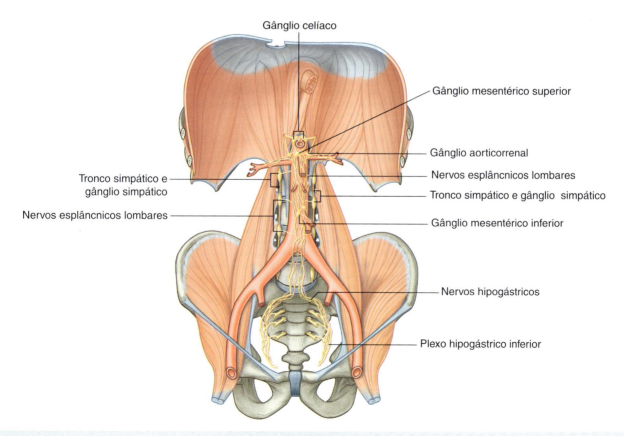

Figura 4.169 Troncos simpáticos passando pela região posterior do abdome.

301

Gray Anatomia Clínica para Estudantes

Na clínica

Linfadenectomia retroperitoneal

De uma perspectiva clínica, os linfonodos retroperitoneais são organizados em dois grupos. O grupo de linfonodos pré-aórticos drena a linfa das estruturas embriológicas na linha mediana, tais como o fígado, o intestino e o pâncreas. Os linfonodos do grupo lombar (aórticos laterais e lombares) a cada lado da aorta, drenam linfa das estruturas bilaterais, como os rins e as glândulas suprarrenais. Os órgãos derivados embriologicamente da parede posterior do abdome também drenam para esses linfonodos. Esses órgãos incluem os ovários e testículos (é importante mencionar que os testículos não drenam linfa para as regiões inguinais).

Em geral, a drenagem linfática segue vias padrão previsíveis, contudo, quando há doenças, surgem vias alternativas de drenagem linfática.

Existem várias causas de aumento de tamanho dos linfonodos retroperitoneais. No adulto, linfonodos aumentados substancialmente são uma característica de linfomas e aumentos menores de linfonodos são observados quando há infecção e disseminação metastática de doenças malignas (p. ex., câncer de cólon).

O tratamento da doença maligna linfonodal é baseado em alguns fatores, incluindo o local do tumor primário (p. ex., intestino) e o tipo histológico das células. Habitualmente, o tumor primário é ressecado cirurgicamente, e quimioterapia e radioterapia são, com frequência, prescritas para as metástases para os linfonodos e outros órgãos (p. ex., para os pulmões e o fígado).

Em certas situações, é adequado remover os linfonodos do retroperitônio (p. ex., câncer testicular).

A abordagem cirúrgica para a ressecção de linfonodos retroperitoneais envolve uma incisão paramediana lateral na linha medioclavicular. As três camadas da parede anterolateral do abdome (músculos oblíquo externo, oblíquo interno e transverso do abdome) são abertas e a fáscia transversal é incisada. A próxima estrutura visualizada pelo cirurgião é o peritônio parietal. Em vez de abrir o peritônio parietal, que é procedimento padrão para a maioria das operações intra-abdominais, o cirurgião empurra delicadamente o peritônio parietal em direção à linha mediana, deslocando as estruturas abdominais, e obtém uma visão clara das estruturas retroperitoneais. À esquerda, o grupo dos linfonodos lombares é facilmente identificado, com boa visualização da parte abdominal da aorta e do rim. À direita, a veia cava inferior é visualizada e precisa ser afastada para acessar a cadeia de linfonodos lombar direita.

O procedimento de dissecção dos linfonodos retroperitoneais é extremamente bem tolerado e não apresenta os problemas relacionados à entrada na cavidade peritoneal (p. ex., íleo paralítico). Infelizmente, uma complicação da incisão vertical na linha medioclavicular é a divisão da inervação segmentar do músculo reto do abdome. Isso causa atrofia muscular e assimetria da parede anterior do abdome.

Há, habitualmente, quatro gânglios ao longo dos troncos simpáticos na região posterior do abdome.

Os nervos esplâncnicos lombares também associados aos troncos simpáticos na região posterior do abdome (Figura 4.169). Esses componentes do sistema nervoso se dirigem dos troncos simpáticos para os plexos nervosos e gânglios associados à aorta abdominal. Em geral, dois a quatro nervos esplâncnicos lombares transportam fibras pré-ganglionares simpáticas e fibras aferentes viscerais.

Plexos e gânglios pré-vertebrais do abdome

O plexo pré-vertebral do abdome é uma rede de fibras nervosas que circundam a parte abdominal da aorta. Ele se estende do hiato aórtico do diafragma até a bifurcação da aorta em artérias ilíacas comuns direita e esquerda. Ao longo do seu trajeto, ele se subdivide em plexos menores (Figura 4.170):

- Iniciando-se no diafragma e se dirigindo inferiormente, o acúmulo inicial de fibras nervosas é chamado de plexo celíaco – essa subdivisão inclui fibras nervosas associadas às origens do tronco celíaco e da artéria mesentérica superior

- Continuando inferiormente, o plexo de fibras nervosas que se inicia logo abaixo da artéria mesentérica superior e vai até a bifurcação aórtica é o plexo aórtico abdominal (Figura 4.170)
- Na bifurcação da aorta abdominal, o plexo pré-vertebral do abdome se continua inferiormente como plexo hipogástrico superior.

Ao longo de seu trajeto, o plexo pré-vertebral do abdome é conduto para:

- Fibras simpáticas pré-ganglionares e fibras aferentes viscerais dos nervos esplâncnicos torácicos e lombar
- Fibras parassimpáticas pré-ganglionares e fibras aferentes viscerais dos nervos vagos (NC X) e
- Fibras parassimpáticas pré-ganglionares dos nervos esplâncnicos pélvicos (Figura 4.171).

Associados ao plexo pré-vertebral do abdome estão condensações de tecido nervoso (os **gânglios pré-vertebrais**), que são coleções de corpos celulares de neurônios pós-ganglionares simpáticos, em grupamentos identificáveis ao longo do plexo pré-vertebral do abdome; esses gânglios recebem sua denominação conforme o ramo da

Capítulo 4 • Abdome

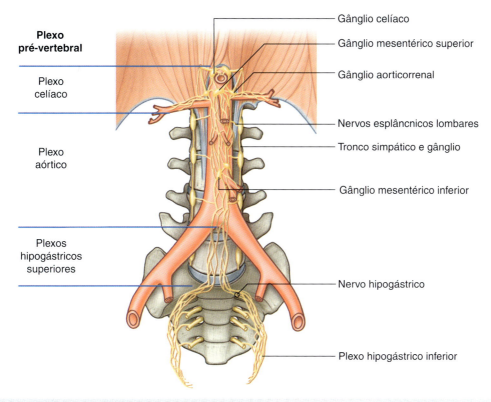

Figura 4.170 Plexo pré-vertebral e gânglios na região posterior do abdome.

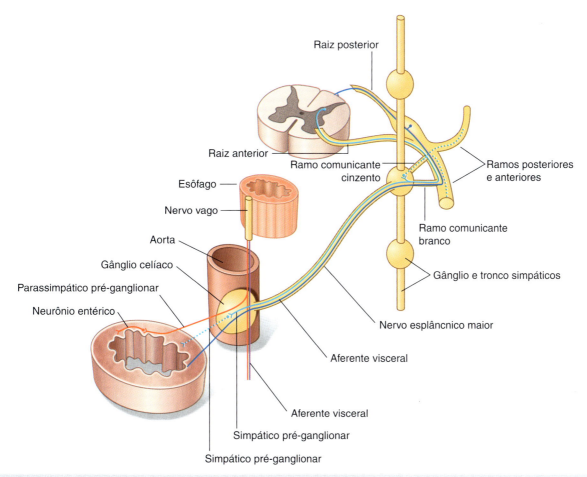

Figura 4.171 Fibras nervosas passando pelo plexo abdominal pré-vertebral e gânglios.

303

aorta abdominal mais próximo. Portanto, são chamados de gânglios **celíacos**, **mesentéricos superiores**, **aorticorrenais** e **mesentéricos inferiores** (Figura 4.172). Essas estruturas, juntamente com o plexo pré-vertebral do abdome, têm participação crucial na inervação das vísceras abdominais.

Os locais comuns para a dor referida das vísceras abdominais e do coração são relacionados na Tabela 4.5.

Plexo lombar

O plexo lombar é formado pelos ramos anteriores dos nervos L1 a L3 e pela maior parte do ramo anterior de L4 (Figura 4.173 e Tabela 4.6). Ele também recebe uma contribuição do nervo T12 (subcostal).

Os ramos do plexo lombar incluem os nervos ilio-hipogástrico, ilioinguinal e genitofemoral, o nervo cutâneo lateral da coxa (cutâneo femoral lateral) e dos nervos femoral e obturatório. O plexo lombar se forma na substância do músculo psoas maior, anteriormente à sua inserção nos processos transversos das vértebras lombares (Figura 4.174). Assim, a emergência dos vários ramos em relação ao músculo psoas maior pode ser:

- Anterior – nervo genitofemoral
- Medial – nervo obturatório ou
- Lateral – nervo ilio-hipogástrico, nervo ilioinguinal, nervo femoral e nervo cutâneo lateral da coxa.

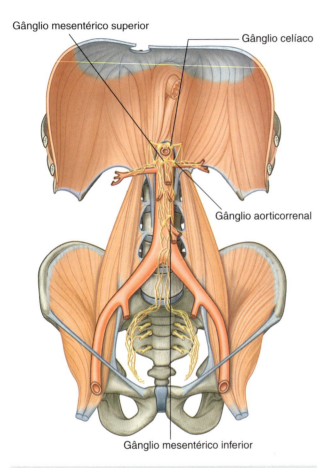

Figura 4.172 Gânglios pré-vertebrais associados ao plexo pré-vertebral.

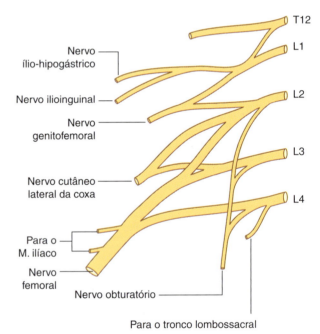

Figura 4.173 Plexo lombar.

Tabela 4.5 Vias da dor referida (aferentes viscerais).

Órgão	Via aferente	Nível da medula espinal	Área referida
Coração	Nervos esplâncnicos torácicos	T1 a T4	Tórax superior e face medial do braço
Intestino anterior (órgãos irrigados pelo tronco celíaco)	Nervo esplâncnico maior	T5 a T9 (ou T10)	Tórax inferior e região epigástrica
Intestino médio (órgãos irrigados pela artéria mesentérica superior)	Nervo esplâncnico menor	T9, T10 (ou T10, T11)	Região umbilical
Rins e ureter superior	Nervo esplâncnico imo	T12	Regiões laterais (flancos)
Intestino posterior (órgãos irrigados pela artéria mesentérica inferior) e ureter inferior	Nervos esplâncnicos lombares	L1, L2	Região hipogástrica, faces lateral e anterior da coxa e região inguinal

Tabela 4.6 Ramos do plexo lombar.

Ramo	Origem	Segmentos espinais	Função motora	Função sensitiva
Ílio-hipogástrico	Ramo anterior de L1	L1	Mm. oblíquo interno e transverso do abdome	Pele da região glútea posterolateral e pele da região hipogástrica
Ilioinguinal	Ramo anterior de L1	L1	Mm. oblíquo interno e transverso do abdome	Pele da face medial alta da coxa e pele sobre a raiz do pênis e escroto anterior ou sobre o monte do púbis e lábio maior do pudendo
Genitofemoral	Ramos anteriores de L1 e L2	L1, L2	Ramo genital – músculo cremaster masculino	Ramo genital – pele da face anterior do escroto ou pele do monte do púbis e lábio maior do pudendo; ramo femoral – pele da parte anterossuperior da coxa
Nervo cutâneo lateral da coxa	Ramos anteriores de L2 e L3	L2, L3	–	Pele da face anterolateral da coxa até o joelho
Obturatório	Ramos anteriores de L2 a L4	L2 a L4	M. obturador externo, M. pectíneo e músculos do compartimento medial da coxa	Pele na região medial da coxa
Femoral	Ramos anteriores de L2 a L4	L2 a L4	M. ilíaco, M. pectíneo e músculos do compartimento anterior da coxa	Pele na face anterior da coxa e na face medial da perna

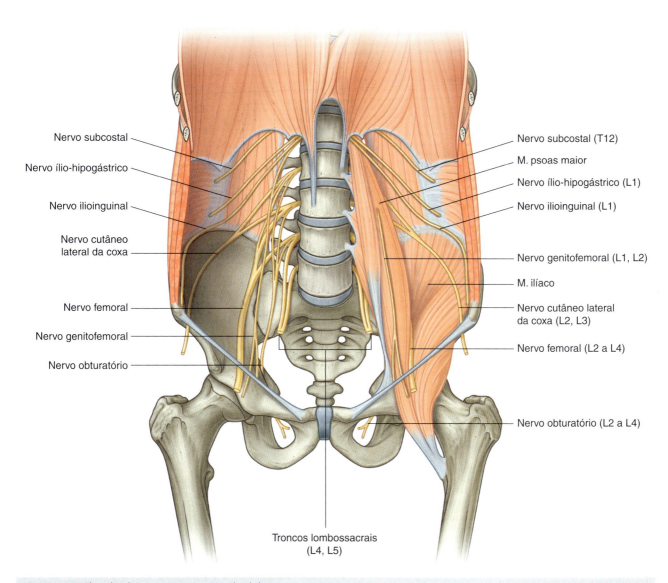

Figura 4.174 Plexo lombar na região posterior do abdome.

Gray Anatomia Clínica para Estudantes

Nervos Ílio-hipogástrico e ilioinguinal (L1)

Os nervos ilio-hipogástrico e ilioinguinal surgem como tronco único do ramo anterior do nervo L1 (Figura 4.173). Antes ou logo após emergir da margem lateral do músculo psoas maior, esse tronco único se divide nos nervos ilio-hipogástrico e ilioinguinal.

Nervo ilio-hipogástrico

O **nervo ilio-hipogástrico** cruza a face anterior do músculo quadrado do lombo, posteriormente ao rim. Ele perfura o músculo transverso do abdome e se continua anteriormente contornando o corpo entre os músculos transverso e oblíquo interno do abdome. Acima da crista ilíaca, um **ramo cutâneo lateral** atravessa os músculos oblíquos interno e externo do abdome para inervar a pele posterolateral da região glútea (Figura 4.175).

A parte restante do nervo ilio-hipogástrico (o **ramo cutâneo anterior**) prossegue anteriormente, atravessando o músculo oblíquo interno do abdome imediatamente medial à espinha ilíaca anterossuperior, continuando em direção inferior e medial. Como se trata de um nervo superficial, logo acima do anel inguinal superficial, nervo se distribui para a pele da região púbica após

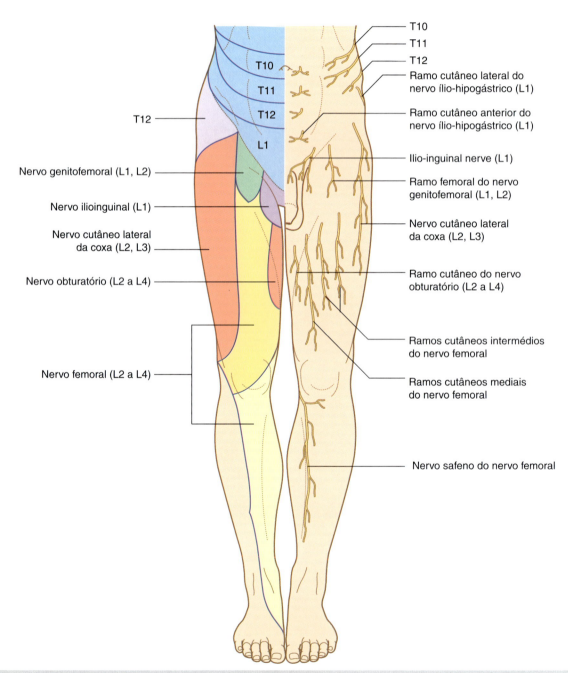

Figura 4.175 Distribuição cutânea dos nervos do plexo lombar.

perfurar a aponeurose do músculo oblíquo externo do abdome (Figura 4.175). Em seu trajeto, o nervo também fornece ramos para a musculatura abdominal.

Nervo ilioinguinal

O nervo ilioinguinal é menor que o nervo ílio-hipogástrico ao cruzar o músculo quadrado do lombo. O nervo ilioinguinal é menor que o nervo ílio-hipogástrico, seu trajeto é mais oblíquo do que o desse nervo. Geralmente, o nervo ilioinguinal cruza parte do músculo ilíaco em seu trajeto para a crista ilíaca. Próximo à extremidade anterior da crista ilíaca, o nervo perfura o músculo oblíquo interno do abdome e penetra no canal inguinal.

O nervo ilioinguinal emerge através do anel inguinal superficial em companhia do funículo espermático e fornece inervação cutânea para a região medial superior da coxa, para a raiz do pênis e para a face anterior do escroto nos homens ou a monte do púbis e lábio maior do pudendo nas mulheres (Figura 4.175). Durante seu trajeto, também fornece ramos para a musculatura abdominal.

Nervo genitofemoral (L1 e L2)

O nervo genitofemoral se origina dos ramos anteriores dos nervos L1 e L2 (Figura 4.173). Ele passa inferiormente pela substância do músculo psoas maior até emergir em sua face anterior. Ele desce sobre a superfície do músculo, em posição retroperitoneal, passando posteriormente ao ureter. O nervo se divide nos ramos genital e femoral.

O **ramo genital** se dirige inferiormente e entra no canal inguinal pelo anel inguinal profundo. Ele se continua pelo canal e:

- Nos homens, inerva o músculo cremaster e termina na pele na parte superior e anterior do escroto e
- Nas mulheres, acompanha o ligamento redondo do útero e termina na pele do monte do púbis e do lábio maior do pudendo.

O **ramo femoral** desce pelo lado lateral da artéria ilíaca externa e passa posteriormente ao ligamento inguinal, entrando na bainha femoral lateralmente à artéria femoral. Ele perfura a camada anterior da bainha femoral e a fáscia lata para inervar a pele da região anterior e superior da coxa (Figura 4.175).

Nervo cutâneo lateral da coxa (L2 e L3)

O nervo cutâneo lateral da coxa se origina dos ramos anteriores dos nervos L2 e L3 (Figura 4.173). Ele emerge da margem lateral do músculo psoas maior, descendo obliquamente ao longo do músculo ilíaco em direção à espinha ilíaca anterossuperior (Figura 4.175). Ele passa posteriormente ao ligamento inguinal e entra na coxa.

O nervo cutâneo lateral da coxa inerva a pele das regiões anterior e lateral da coxa até o nível do joelho (Figura 4.175).

Nervo obturatório (L2 a L4)

O nervo obturatório se origina dos ramos anteriores dos nervos L2 a L4 (Figura 4.173). Ele desce através do músculo psoas maior, emergindo no seu lado medial próximo à abertura da pelve (Figura 4.174).

O nervo obturatório se continua posteriormente aos vasos ilíacos comuns, atravessa a parede lateral da cavidade pélvica e entra no canal obturatório, através do qual o nervo acessório atinge o compartimento medial da coxa.

Na área do canal obturatório, o nervo obturatório se divide em **ramos anterior e posterior**. Ao entrar no compartimento medial da coxa, os dois ramos estão separados pelos músculos obturador externo e adutor curto. Em todo o seu trajeto pelo compartimento medial, esses dois ramos fornecem:

- Ramos articulares para a articulação do quadril
- Ramos musculares para os músculos obturador externo, pectíneo, adutor longo, grácil, adutor curto e adutor magno
- Ramos cutâneos para a região medial da coxa e
- Em associação com o nervo safeno, ramos cutâneos para a região medial da parte superior da perna e ramos articulares para a articulação do joelho (Figura 4.175).

Nervo femoral (L2 a L4)

O nervo femoral se origina dos ramos anteriores dos nervos L2 a L4 (Figura 4.173). Ele desce através do músculo psoas maior, emergindo da parte inferior da margem lateral do músculo psoas maior (Figura 4.174). Continuando em direção descendente, o nervo femoral se localiza entre a margem lateral do músculo psoas maior e a face anterior do músculo ilíaco. Ele é profundo à fáscia ilíaca e lateral à artéria femoral ao passar posteriormente ao ligamento inguinal e atingir o compartimento anterior da coxa. Ao entrar na coxa, o nervo imediatamente se divide em vários ramos.

Os ramos cutâneos do nervo femoral incluem:

- Ramos cutâneos mediais e intermédios inervando a pele na superfície anterior da coxa e
- O nervo safeno, que supre a pele na face medial da perna (Figura 4.175).

Os ramos musculares inervam os músculos ilíaco, pectíneo, sartório, reto femoral, vasto medial, vasto intermédio e vasto lateral. Ramos articulares inervam as articulações do quadril e do joelho.

Anatomia de superfície

Anatomia de superfície do abdome

A visualização da posição das vísceras abdominais é fundamental no exame físico. Algumas dessas vísceras, ou partes delas, podem ser palpadas através da parede abdominal. Pontos de referência de superfície podem ser usados para estabelecer a posição das estruturas profundas.

Definição da projeção de superfície do abdome

Acidentes anatômicos podem ser utilizados para demarcar os limites do abdome. Esses pontos de referência são:

- A margem costal acima
- O tubérculo púbico, a espinha ilíaca anterossuperior e a crista ilíaca abaixo (Figura 4.176).

A margem costal é facilmente palpável e separa a parede do abdome da parede torácica.

Uma linha imaginária traçada entre a espinha ilíaca anterossuperior e o tubérculo púbico marca a posição do ligamento inguinal, que separa a parede anterior do abdome, acima, do membro inferior, abaixo.

A crista ilíaca separa a parede posterolateral do abdome da região glútea do membro inferior.

A parte superior da cavidade abdominal se projeta acima da margem costal, em direção ao diafragma, e, portanto, vísceras abdominais nesta região do abdome estão protegidas pela parede torácica.

O nível do diafragma varia durante o ciclo respiratório. A cúpula direita do diafragma pode atingir até a quarta cartilagem costal durante a expiração forçada.

Como encontrar o anel inguinal superficial

O anel inguinal superficial é uma fenda alongada triangular na aponeurose do músculo oblíquo externo do abdome (Figura 4.177). Ele se localiza na face medial inferior da parede anterior do abdome e é a abertura externa do canal inguinal. O canal inguinal e o anel superficial são maiores nos homens que nas mulheres:

- Nos homens, as estruturas que passam entre o abdome e o testículo o fazem através do canal inguinal e do anel inguinal superficial
- Nas mulheres, o ligamento redondo do útero atravessa o canal inguinal e o anel inguinal superficial para se fundir ao tecido conjuntivo do lábio maior.

O anel inguinal superficial é superior à crista púbica, ao tubérculo púbico e à extremidade medial do ligamento inguinal:

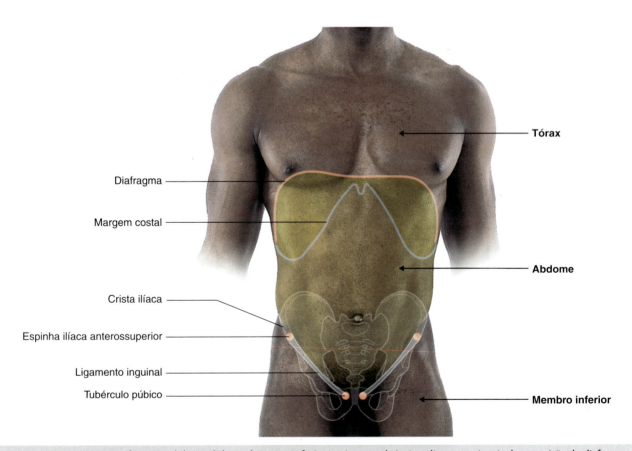

Figura 4.176 Vista interior da região abdominal de um homem. Referências ósseas palpáveis; o ligamento inguinal e a posição do diafragma são indicados.

Capítulo 4 • Abdome

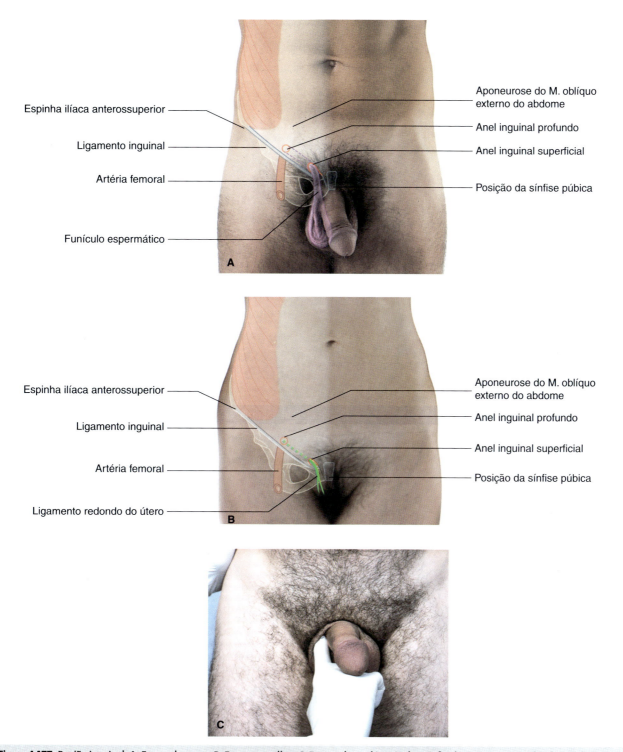

Figura 4.177 Região inguinal. **A.** Em um homem. **B.** Em uma mulher. **C.** Exame do anel inguinal superficial e regiões associadas do canal inguinal no homem.

- Nos homens, o anel inguinal superficial pode ser facilmente localizado seguindo-se o funículo espermático superiormente até a parede inferior do abdome – a fáscia espermática externa do funículo espermático é contínua com as margens do anel inguinal superficial
- Nas mulheres, o tubérculo púbico pode ser palpado e o anel é superior e lateral a ele.

O anel inguinal profundo, que é a abertura interna para o canal inguinal, localiza-se superiormente ao ligamento inguinal, a meio caminho entre a espinha ilíaca anterossuperior e a sínfise púbica. O pulso da artéria femoral pode ser sentido na mesma posição, mas abaixo do ligamento inguinal.

Como o anel inguinal superficial é o local onde surgem as hérnias inguinais, particularmente nos homens,

309

Gray Anatomia Clínica para Estudantes

o anel e as estruturas relacionadas ao canal inguinal são frequentemente avaliados no exame físico.

Como determinar níveis vertebrais lombares

Os níveis das vértebras lombares são úteis na visualização da posição das vísceras e dos vasos sanguíneos principais. As posições aproximadas das vértebras lombares podem ser estabelecidas usando pontos de referência palpáveis ou visíveis (Figura 4.178):

- Um plano horizontal passando através das extremidades mediais das nonas cartilagens costais passa pelo corpo da vértebra L I – esse plano transpilórico atravessa o corpo no ponto médio entre a incisura jugular e a sínfise púbica
- Um plano horizontal passando através da margem costal (décima cartilagem costal) inferior, passa pelo corpo da vértebra L II – o umbigo está normalmente em um plano horizontal que atravessa o disco entre as vértebras L III e L IV
- Um plano horizontal (supracristal) passando entre os pontos mais altos das cristas ilíacas passa pelo processo espinhoso e pelo corpo da vértebra L IV
- Um plano através dos tubérculos das cristas ilíacas passa através do corpo da vértebra L V.

Visualização das estruturas no nível da vértebra L I

O nível da vértebra L I é marcado pelo plano transpilórico, que atravessa o corpo transversalmente no ponto médio entre a incisura jugular e a sínfise púbica e através das extremidades das nonas cartilagens costais (Figura 4.179). Nesse nível estão:

- O início e o limite superior do término do duodeno
- Os hilos renais
- O colo do pâncreas e
- A origem na aorta da artéria mesentérica superior.

As flexuras esquerda e direita do colo também estão próximas a esse nível.

Visualização da posição dos vasos sanguíneos principais

Cada um dos níveis vertebrais no abdome está relacionado à origem de vasos sanguíneos importantes (Figura 4.180):

- O tronco celíaco se origina da aorta na margem superior da vértebra L I

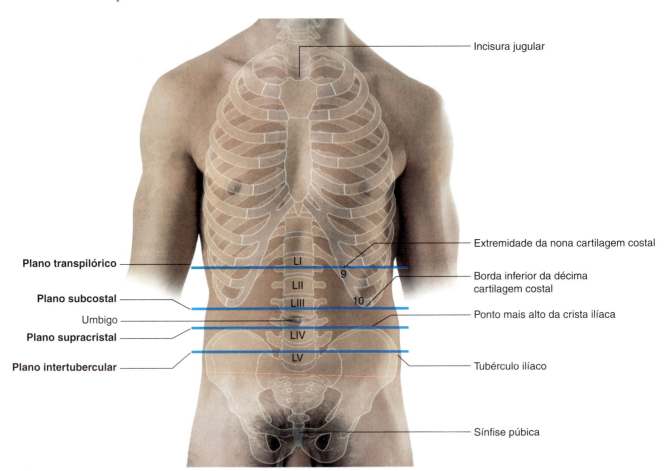

Figura 4.178 Pontos de referência utilizados para identificar a posição das vértebras lombares. Vista anterior da região abdominal de um homem.

310

Capítulo 4 • Abdome

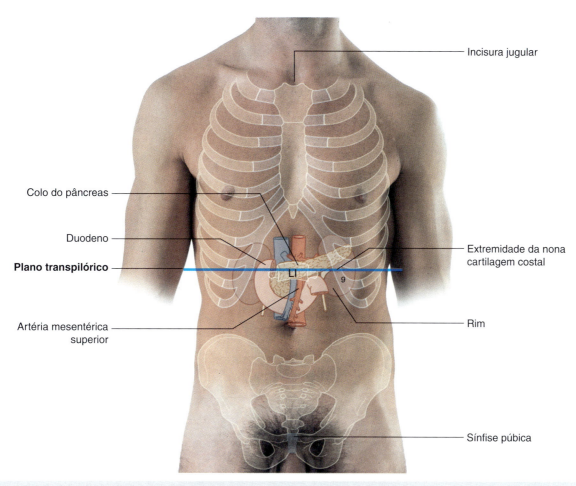

Figura 4.179 Nível da vértebra L I e as vísceras importantes associadas a esse nível. Vista anterior da região abdominal de um homem.

- A artéria mesentérica superior se origina na margem inferior da vértebra L I
- As artérias renais se originam aproximadamente no nível da vértebra L II
- A artéria mesentérica inferior se origina no nível da vértebra L III
- A aorta bifurca em artérias ilíacas comuns direita e esquerda no nível da vértebra L IV
- As veias ilíacas comuns esquerda e direita se unem para formar a veia cava inferior no nível da vértebra L V.

Utilização dos quadrantes abdominais para localizar as vísceras principais

O abdome pode ser dividido em quadrantes por um plano mediano vertical e um plano transumbilical horizontal, que passa pelo umbigo (Figura 4.181):

- O fígado e a vesícula biliar estão no quadrante superior direito
- O estômago e o baço estão no quadrante superior esquerdo
- O ceco e o apêndice vermiforme estão no quadrante inferior direito
- O final do colo descendente e o colo sigmoide do intestino grosso estão no quadrante inferior esquerdo do abdome.

A maior parte do fígado está sob a cúpula direita do diafragma e é profunda à parede torácica inferior. A margem inferior do fígado pode ser palpada ao descer abaixo da margem costal direita quando se solicita ao paciente que inspire profundamente. Na inspiração profunda, a margem do fígado pode ser sentida "deslizando" sob os dedos posicionados sob a margem costal.

Uma projeção de superfície comum do apêndice é o ponto de McBurney, que está na junção entre o terço lateral e o terço intermédio de uma linha que vai da espinha ilíaca anterossuperior ao umbigo.

Definição das regiões de superfície de dor referida do intestino

O abdome pode ser dividido em nove regiões por um plano sagital medioclavicular em cada lado e pelos planos subcostal e intertubercular, que atravessam o corpo

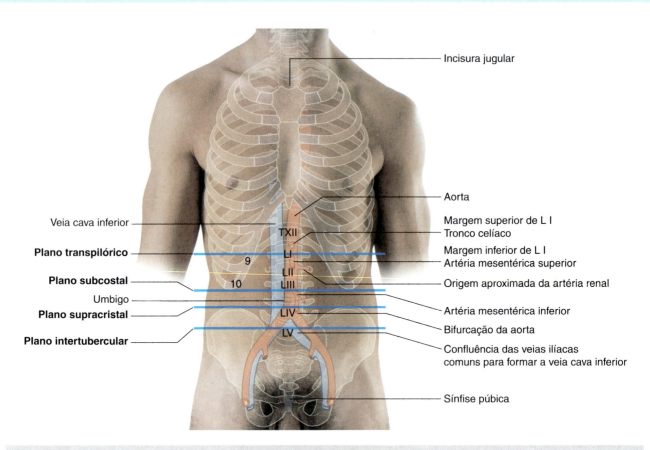

Figura 4.180 Vasos importantes projetados na superfície do corpo. Vista anterior da região abdominal de um homem.

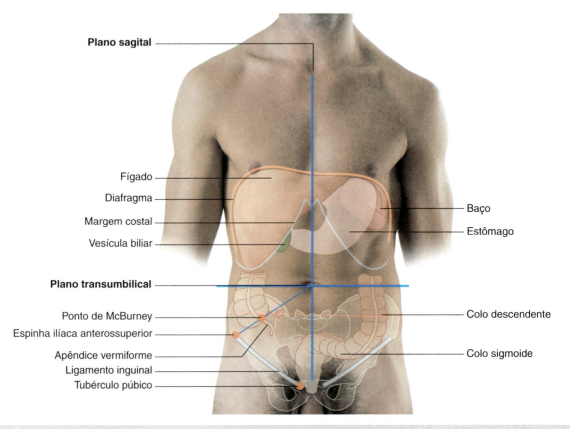

Figura 4.181 Quadrantes abdominais e as posições das vísceras principais. Vista anterior de um homem.

transversalmente (Figura 4.182). Esses planos dividem o abdome em:

- Três regiões centrais: epigástrio, região umbilical e hipogástrio e
- Três regiões em cada lado (hipocôndrio, região lateral e região inguinal).

Dor oriunda da parte abdominal do intestino anterior é referida para o epigástrio, a dor proveniente do intestino médio é referida para a região umbilical e a dor oriunda do intestino posterior é referida para o hipogástrio.

Onde encontrar os rins

Os rins se projetam no dorso de cada lado da linha mediana e estão relacionados às costelas inferiores (Figura 4.183):

- O rim esquerdo é um pouco mais alto que o rim direito e chega até a costela XI

- O polo superior do rim direito chega somente até a costela XII.

Os polos inferiores dos rins estão aproximadamente no nível do disco entre as vértebras L III e L IV. Os hilos renais e o início dos ureteres estão aproximadamente na vértebra L I.

Os ureteres descem verticalmente anteriores às extremidades dos processos transversos das vértebras lombares inferiores e entram na pelve.

Onde encontrar o baço

O baço se projeta no lado esquerdo do dorso na área das costelas IX a XI (Figura 4.184). O baço segue o contorno da costela X e se estende do polo superior do rim esquerdo até imediatamente posterior à linha axilar média.

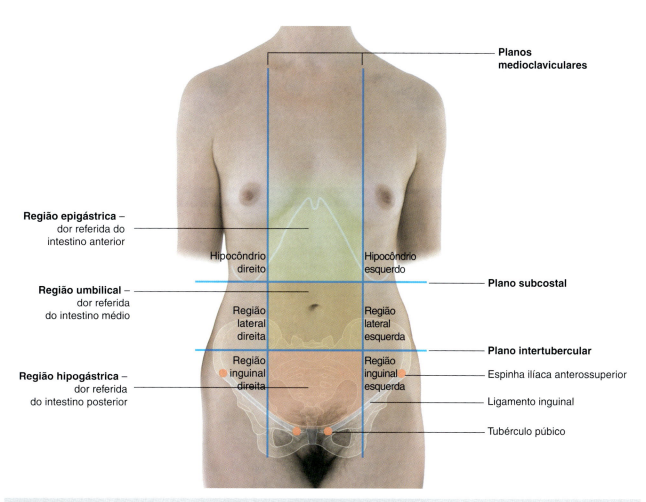

Figura 4.182 As nove regiões do abdome. Vista anterior de uma mulher.

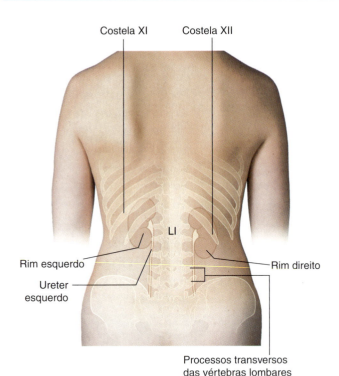

Figura 4.183 Projeção de superfície dos rins e dos ureteres. Vista posterior da região abdominal de uma mulher.

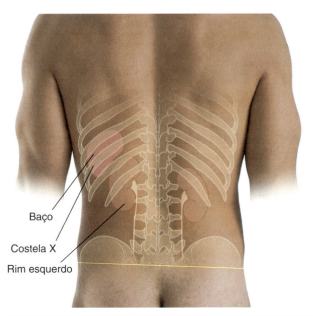

Figura 4.184 Projeção de superfície do baço. Vista posterior de um homem.

Casos clínicos

Caso 1

RUPTURA TRAUMÁTICA DO DIAFRAGMA

Um homem de 45 anos sentia dor epigástrica leve e foi feito o diagnóstico de refluxo gastresofágicosofágico. Foi prescrita medicação apropriada e evoluiu bem. No entanto, na primeira consulta, o médico de família solicitou uma radiografia de tórax, que revelou um abaulamento proeminente no lado esquerdo do diafragma e fraturas antigas de costelas.

O paciente foi chamado para novas perguntas. Ele estava extremamente satisfeito com o tratamento que lhe foi prescrito para o refluxo gastresofágico, mas estava preocupado por ter sido chamado para nova anamnese e exame físico. Durante a consulta, ele revelou ter tido um acidente de motocicleta e foi submetido a uma laparotomia por uma "ruptura". O paciente não se recorda qual operação foi realizada, mas foi-lhe dito à época que a operação foi um grande sucesso.

É provável que o paciente tenha sido submetido a uma esplenectomia. Em qualquer paciente que sofreu traumatismo abdominal não penetrante digno de nota (tal como o causado por um acidente de motocicleta), fraturas das costelas inferiores do lado esquerdo são sinais extremamente importantes de traumatismo significativo.

Uma revisão do prontuário do paciente mostrou que, na época do traumatismo, o baço foi removido cirurgicamente, mas não foi notado que havia uma pequena ruptura do hemidiafragma esquerdo. O paciente desenvolveu gradualmente uma hérnia por onde o intestino podia entrar, produzindo o "abaulamento" no diafragma visto na radiografia de tórax.

Como o trauma ocorreu há muitos anos e o paciente está assintomático, é improvável que haja qualquer problema, e o paciente teve alta.

Capítulo 4 • Abdome

Caso 2

TROMBOSE CRÔNICA DA VEIA CAVA INFERIOR

Foi pedido a um estudante de medicina que inspecionasse o abdome de dois pacientes. No primeiro paciente, ele notou veias irregulares irradiando a partir do umbigo. No segundo paciente, ele notou veias irregulares que cursavam em sentido caudocranial na parede anterior do abdome, desde a região inguinal até o tórax. Pediram que ele explicasse seus achados e determinasse a importância destes sinais.

No primeiro paciente, as veias estavam drenando radialmente a partir da região periumbilical. Em indivíduos normais, veias dilatadas não se irradiam a partir do umbigo. Em pacientes com hipertensão porta, a pressão venosa porta está aumentada como resultado de doença hepática. Pequenas veias colaterais se desenvolvem na veia umbilical obliterada e ao seu redor. Essas veias passam pelo umbigo e drenam para a parede anterior do abdome, formando uma anastomose portossistêmica. O diagnóstico final deste paciente foi cirrose do fígado.

O achado de veias drenando no sentido caudocranial na parede anterior do abdome no segundo paciente não é típico de veias nessa região. Quando as veias estão tão proeminentes, isso geralmente implica que exista obstrução da via normal da drenagem venosa e que uma via alternativa foi utilizada. Tipicamente, o sangue dos membros inferiores e dos órgãos retroperitoneais drenam para a veia cava inferior e, a partir dela, para o átrio direito do coração. Esse paciente tem trombose crônica da veia cava inferior, que impede o retorno do sangue para o coração pela via "habitual".

O sangue dos membros inferiores e da pelve pode drenar por vários vasos colaterais, que incluem as veias epigástricas inferiores superficiais, que correm pela fáscia superficial. Estas se anastomosam com as veias epigástricas superiores (superficiais e profundas) que drenam para as veias torácicas internas, destas para as veias braquiocefálicas e para a veia cava superior.

Após a trombose inicial da veia cava inferior, as veias da parede anterior do abdome e outras vias colaterais se hipertrofiam para acomodar o aumento do fluxo sanguíneo.

Caso 3

CARCINOMA DA CABEÇA DO PÂNCREAS

Uma mulher de 52 anos consultou seu médico de família queixando-se de letargia progressiva e vômitos. O médico a examinou e observou que, desde a consulta anterior, ela tinha perdido muito peso. Ela também estava ictérica, e, no exame do abdome, uma massa de 10 cm, bem definida e arredondada, foi palpada abaixo da margem do fígado no quadrante superior direito (Figura 4.185).

O diagnóstico clínico foi de carcinoma da cabeça do pâncreas.

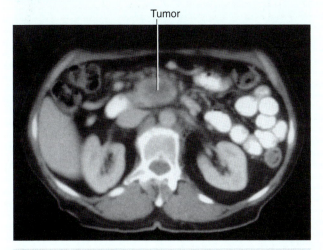

Figura 4.185 Tumor na cabeça do pâncreas. TC no plano axial.

É difícil imaginar como um diagnóstico preciso como este pode ser feito clinicamente quando apenas três sinais clínicos foram descritos.

A obstrução da paciente estava no ducto colédoco distal. As causas de icterícia são destruição excessiva de eritrócitos (icterícia pré-hepática), insuficiência hepática (icterícia hepática) e as causas pós-hepáticas, que incluem obstruções ao longo das vias biliares.

A paciente tinha uma massa no quadrante superior direito do abdome que era palpável abaixo do fígado; esta era a vesícula biliar.

Em indivíduos saudáveis, a vesícula biliar não é palpável. Uma vesícula biliar distendida indica obstrução no ducto cístico ou abaixo do nível da desembocadura do ducto cístico (ou seja, no ducto colédoco).

O vômito da paciente estava relacionado à posição do tumor.

Não é incomum a ocorrência de vômito e perda de peso (caquexia) ocorrerem em pacientes com doença maligna. A cabeça do pâncreas se localiza na curvatura do duodeno, adjacente à parte descendente do duodeno. Qualquer massa tumoral na região da cabeça do pâncreas costuma expandir e envolver e invadir o duodeno. Infelizmente, no caso dessa paciente, isso aconteceu, provocando obstrução quase completa. A paciente revelou que vomitava comida praticamente não digerida, logo após cada refeição.

(Continua)

Caso 3 – Continuação

Uma tomografia computadorizada (TC) demonstrou complicações adicionais.

A cabeça e o colo do pâncreas são estruturas anatômicas complexas que podem ser envolvidas no processo tumoral. A TC confirmou a existência de uma massa na região da cabeça do pâncreas, que invadiu a parte descendente do duodeno. O tumor se estendeu até o colo do pâncreas e obstruiu a parte distal do colédoco e do ducto pancreático. Posteriormente, o tumor invadiu diretamente a confluência das veias esplênica e mesentérica superior para a veia porta, provocando o aparecimento de várias varizes gástricas, esplênicas e do intestino delgado.

A paciente foi submetida a quimioterapia paliativa, mas faleceu 7 meses mais tarde.

Caso 4

LESÕES METASTÁTICAS NO FÍGADO

Uma mulher de 44 anos de idade recebeu um diagnóstico recente de melanoma no dedo do pé e foi submetida a vários exames.

O melanoma (mais adequadamente chamado de melanoma maligno) pode ser uma forma agressiva de câncer de pele que se propaga para os linfonodos e vários outros órgãos em todo o corpo. O potencial de malignidade depende de seu tipo celular e, também, da profundidade da sua invasão da pele.

A paciente desenvolveu o melanoma maligno no pé, que atingiu os linfonodos inguinais. Os linfonodos inguinais foram ressecados; no entanto, observou-se durante o acompanhamento com exames de imagem que a paciente tinha desenvolvido duas lesões metastáticas no lobo direito do fígado.

Os cirurgiões e clínicos consideraram a possibilidade de remover essas lesões. Foi realizada uma TC que demonstrou lesões nos segmentos V e VI do fígado (Figura 4.186).

A anatomia segmentar do fígado é importante porque possibilita o planejamento cirúrgico da ressecção.

A cirurgia foi realizada e envolveu a identificação da veia porta e da confluência dos ductos hepáticos direito e esquerdo. O fígado foi seccionado no plano principal imaginário da veia hepática média. O ducto hepático principal e os ductos biliares foram ligados, e o lobo direito foi removido com sucesso.

Os segmentos restantes incluíram o lobo esquerdo do fígado.

A paciente foi submetida à ressecção cirúrgica dos segmentos V, VI, VII e VIII. Os segmentos remanescentes foram o IVa, IVb, I, II e III. É importante lembrar que os lobos do fígado não se correlacionam com o volume hepático. O lobo esquerdo do fígado contém apenas os segmentos II e III. O lobo direito do fígado contém os segmentos IV, V, VI, VII e VIII. Dessa forma, os exames de imagem são importantes ao planejar a ressecção segmentar.

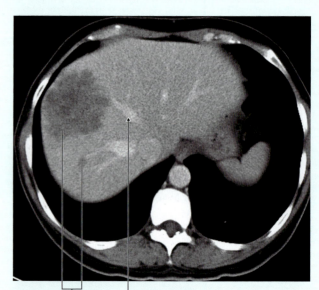

Metástases hepáticas — Veia hepática média

Figura 4.186 Essa TC no plano axial, pós-contraste, demonstra duas metástases localizadas no lobo direito do fígado. O lobo esquerdo do fígado está normal. A maior das duas metástases está situada à direita da veia hepática média, que se localiza no plano principal do fígado, dividindo-o em lados direito e esquerdo.

5
Pelve e Períneo

Revisão conceitual, 319

Descrição geral, 319
Funções, 319
    Contém e sustenta a bexiga urinária,
      o reto, o canal anal e os sistemas genitais, 319
    Ancora as raízes da genitália externa, 319
Partes componentes, 321
    Abertura superior da pelve, 321
    Paredes da pelve, 321
    Abertura inferior da pelve, 321
    Assoalho da pelve, 321
    Cavidade pélvica, 324
    Períneo, 324
Relação com outras regiões, 324
    Abdome, 324
    Membro inferior, 324
Características principais, 325
    A cavidade da pelve projeta-se posteriormente, 325
    Importantes estruturas cruzam os ureteres
      na cavidade pélvica, 328
    A próstata, em homens, e o útero,
      em mulheres, são anteriores ao reto, 328
    O períneo é inervado por segmentos
      espinais sacrais, 328
    Nervos se relacionam com ossos, 329
    A inervação parassimpática dos níveis
      espinais S2 a S4 controla a ereção, 329
    Os músculos e a fáscia do assoalho da
      pelve e do períneo se intersectam no corpo
      do períneo, 331
    O trajeto da uretra é diferente em homens e
      mulheres, 331

Anatomia regional, 333

Pelve, 333
    Ossos, 333
    Articulações, 337
    Orientação, 338
    Diferenças entre homens e mulheres, 338

Pelve menor, 340
Vísceras, 349
Fáscia, 367
Peritônio, 368
Nervos, 372
Vasos, 380
Drenagem linfática, 385

Períneo, 386
Margens e teto, 386
Fossas isquioanais e seus recessos anteriores, 386
Trígono anal, 389
Trígono urogenital, 389
Nervos somáticos, 397
Nervos viscerais, 397
Vasos, 398

Veias, 401
Drenagem linfática, 402

Anatomia de superfície, 403

Anatomia de superfície da pelve e do períneo, 403
Orientação da pelve e do períneo na posição anatômica, 403
Definição das margens do períneo, 403
Identificação de estruturas no trígono anal, 405
Identificação de estruturas no trígono urogenital das mulheres, 405
Identificação de estruturas no trígono urogenital de homens, 406

Casos clínicos, 409

Capítulo 5 • Pelve e Períneo

Revisão conceitual

DESCRIÇÃO GERAL

A pelve e o períneo são regiões inter-relacionadas, associadas com o osso do quadril e partes terminais da coluna vertebral. A pelve é dividida em duas regiões:

- A região superior, relacionada às partes superiores do osso do quadril e vértebras lombares inferiores, é a **pelve falsa (pelve maior,** segundo a Terminologia Anatômica), e geralmente é considerada parte da cavidade abdominal (Figura 5.1)
- A **pelve verdadeira (pelve menor,** segundo a Terminologia Anatômica) é relacionada às partes inferiores do osso do quadril, ao sacro e ao cóccix, e tem uma abertura superior e uma inferior.

A **cavidade pélvica**, em formato de bacia, definida pela pelve menor consiste na abertura superior, nas paredes e no assoalho da pelve. Essa cavidade é contínua superiormente com a cavidade abdominal e contém elementos dos sistemas urinário, digestório e genital.

O períneo (Figura 5.1) é inferior ao assoalho da cavidade pélvica; seus limites formam a **abertura inferior da pelve**. O períneo contém a genitália externa e as aberturas externas dos sistemas genital, urinário e digestório.

FUNÇÕES

Contém e sustenta a bexiga urinária, o reto, o canal anal e os sistemas genitais

Na cavidade pélvica, a bexiga urinária está posicionada anteriormente, e o reto, posteriormente na linha mediana.

Conforme a bexiga urinária se enche, expande-se superiormente para o abdome. É sustentada por elementos adjacentes do osso do quadril e do assoalho da pelve. A uretra atravessa o assoalho da pelve para entrar no períneo, onde, nas mulheres, se abre externamente (Figura 5.2 A), e, nos homens, entra na base do pênis (Figura 5.2 B).

Contínuo com o colo sigmoide no nível da vértebra S III, o reto termina no canal anal, que penetra no assoalho da pelve para se abrir no períneo. O canal anal é inclinado posteriormente sobre o reto. Essa flexura é mantida por músculos do assoalho da pelve e é relaxada durante a defecação. Um esfíncter de músculo esquelético é associado com o canal anal e com a uretra quando eles atravessam o assoalho da pelve.

A cavidade pélvica contém a maior parte do sistema genital, nas mulheres, e parte dele, nos homens:

- Nas mulheres, a vagina atravessa o assoalho da pelve e se conecta com o útero na cavidade pélvica. Uma tuba uterina (tuba uterina) se estende lateralmente, em direção à parede da pelve, para se abrir próximo ao ovário
- Nos homens, a cavidade pélvica contém o local de conexão entre os sistemas urinário e genital. Contém também as principais glândulas associadas com o sistema genital – a próstata e as duas vesículas seminais.

Ancora as raízes da genitália externa

Em homens e mulheres, as raízes da genitália externa, o clitóris e o pênis, são firmemente ancoradas:

- À margem óssea da metade anterior da abertura inferior da pelve, e
- A uma membrana do períneo, fibrosa e espessa, que preenche a área (Figura 5.3).

As raízes da genitália externa consistem nos tecidos eréteis (vasculares) e músculos esqueléticos a eles associados.

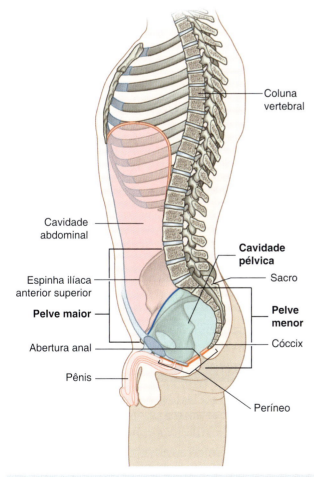

Figura 5.1 Pelve e períneo.

319

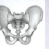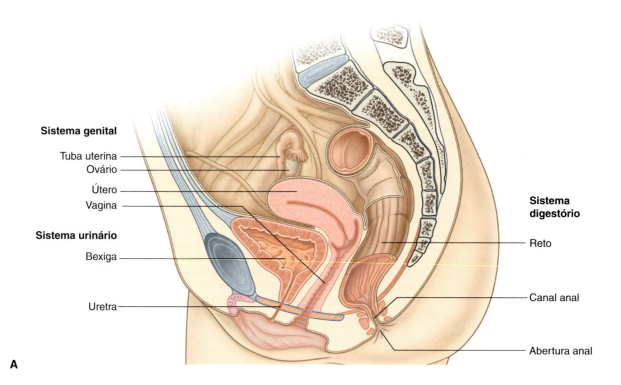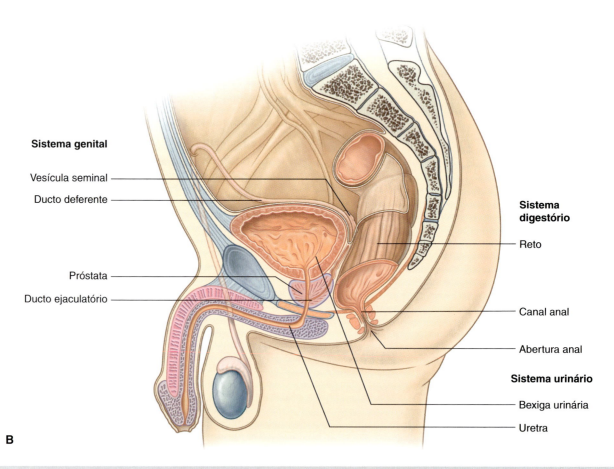

Figura 5.2 A pelve e o períneo contêm e sustentam partes terminais dos sistemas digestório, urinário e genital. **A.** Em mulheres. **B.** Em homens.

Capítulo 5 • Pelve e Períneo

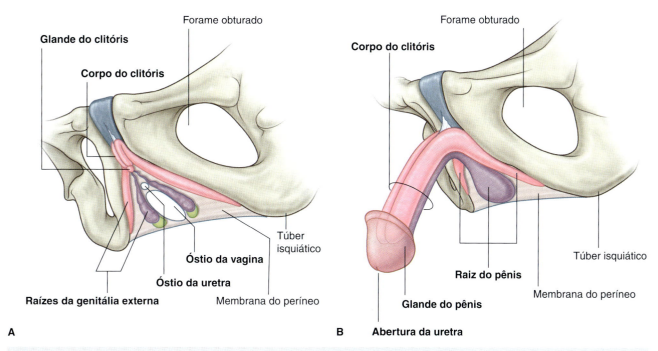

Figura 5.3 O períneo contém e ancora as raízes da genitália externa. **A.** Em mulheres. **B.** Em homens.

PARTES COMPONENTES

Abertura superior da pelve

A abertura superior da pelve tem o formato aproximado de um coração e é completamente margeada por ossos (Figura 5.4). Posteriormente, a abertura superior da pelve é limitada pela vértebra S I, que se projeta para dentro da abertura como o **promontório** da base do sacro. A cada lado dessa vértebra, processos transversos amplos, denominados **asas do ílio**, contribuem para a margem da abertura superior da pelve. Lateralmente, uma margem proeminente no osso do quadril continua anteriormente até a sínfise púbica, onde os dois ossos do quadril se unem na linha mediana.

As estruturas passam entre a cavidade pélvica e o abdome através da abertura superior da pelve.

Durante o parto, o feto atravessa a abertura superior da pelve vindo do abdome, para dentro do qual o útero se expandiu durante a gravidez, e então sai pela abertura inferior da pelve.

Paredes da pelve

As paredes da pelve verdadeira consistem predominantemente em osso, músculo e ligamentos, com o sacro, o cóccix e metade inferior dos ossos do quadril formando grande parte delas.

Dois ligamentos – o **sacroespinal** e o **sacrotuberal** – são elementos estruturais importantes para as paredes, porque ligam cada osso do quadril ao sacro e ao cóccix (Figura 5.5 A). Esses ligamentos também convertem duas incisuras nos ossos do quadril – as **incisuras isquiáticas maior** e **menor** – em forames nas paredes laterais da pelve.

Completando as paredes, há os músculos **obturador interno** e **piriforme** (Figura 5.5 B), que se originam na pelve e saem pelos forames isquiáticos para agir sobre a articulação do quadril.

Abertura inferior da pelve

A abertura inferior da pelve, em formato de losango, é formada por ossos e ligamentos (Figura 5.6). É limitada anteriormente, na linha mediana, pela sínfise púbica.

A cada lado, a margem inferior do osso do quadril se projeta posterior e lateralmente, a partir da sínfise púbica, para terminar em uma estrutura proeminente, o **túber isquiático**. Juntos, esses elementos formam o arco púbico, que forma a margem da metade anterior da abertura inferior da pelve. O ligamento sacrotuberal continua essa margem posteriormente, desde o túber isquiático até o cóccix e o sacro. A sínfise púbica, os túberes isquiáticos e o cóccix podem ser palpados.

Assoalho da pelve

O assoalho da pelve, que separa a cavidade pélvica do períneo, é formado por músculos e fáscia (Figura 5.7).

Dois músculos **levantadores do ânus** se fixam perifericamente às paredes da pelve e se unem um ao outro na linha mediana, por uma rafe de tecido conjuntivo. Juntos, são os maiores componentes da estrutura afunilada conhecida como o **diafragma da pelve**, que é completado posteriormente pelos **músculos isquiococcígeos**. Esses últimos

Gray Anatomia Clínica para Estudantes

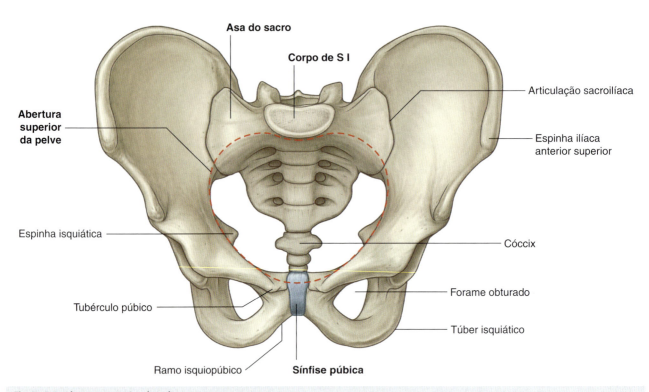

Figura 5.4 Abertura superior da pelve.

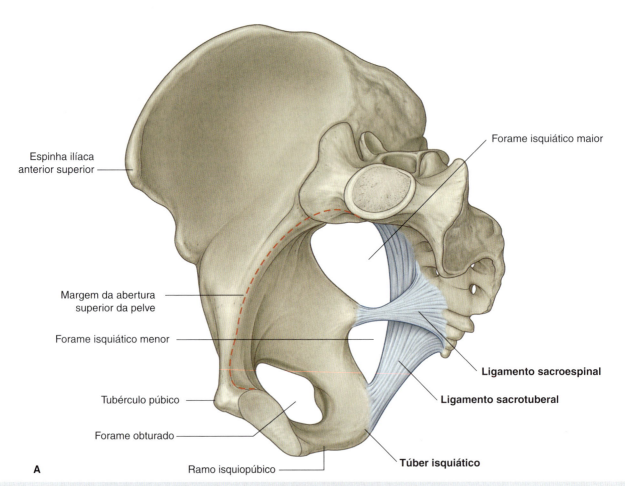

Figura 5.5 Paredes da pelve. **A.** Ossos e ligamentos das paredes da pelve. (*continua*)

Capítulo 5 • Pelve e Períneo

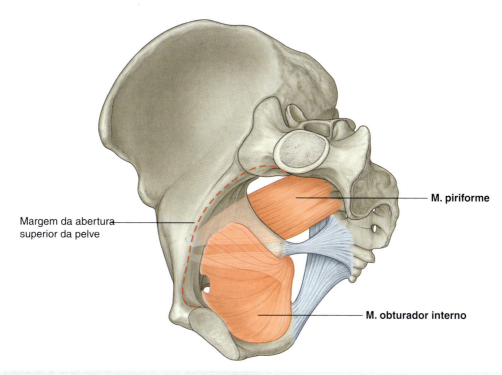

Figura 5.5 (*continuação*) Paredes da pelve. **B.** Músculos das paredes da pelve.

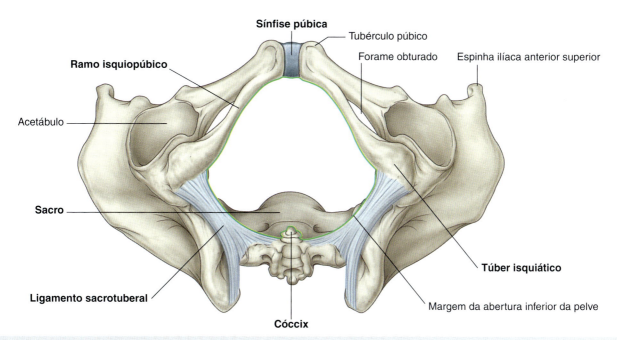

Figura 5.6 Abertura inferior da pelve.

músculos ficam sobre os ligamentos sacroespinais e passam entre as margens do sacro e do cóccix e uma espinha proeminente no osso do quadril, a **espinha isquiática**.

O diafragma da pelve forma a maior parte do assoalho da pelve e, em suas regiões anteriores, contém uma falha em formato de U, que é associada com elementos dos sistemas urinário e genital.

O canal anal atravessa a pelve até o períneo por um orifício circular posterior no diafragma da pelve.

O assoalho da pelve é sustentado anteriormente:

- Pela membrana do períneo, e
- Por músculos do espaço profundo do períneo.

A **membrana do períneo** é uma lâmina fascial espessa e triangular que preenche o espaço entre os ramos do arco púbico e tem uma margem posterior livre (Figura 5.7). O espaço profundo do períneo é uma região estreita, superior à membrana do períneo.

323

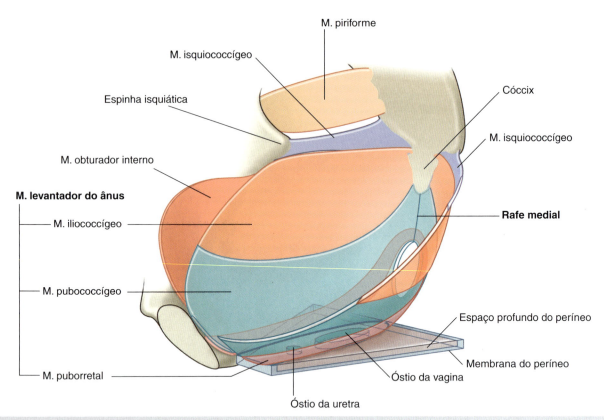

Figura 5.7 Assoalho da pelve.

As margens da falha em U do diafragma da pelve se fundem com as paredes das vísceras associadas e com músculos no espaço profundo do períneo, abaixo.

A vagina e a uretra penetram no assoalho da pelve para sair da cavidade pélvica e entrar no períneo.

Cavidade pélvica

A cavidade pélvica é revestida por peritônio, contínuo com o peritônio da cavidade abdominal, que se estende sobre as faces superiores das vísceras pélvicas, mas, na maior parte das regiões, não chega ao assoalho da pelve (Figura 5.8 A).

As vísceras pélvicas estão localizadas na linha mediana da cavidade pélvica. A bexiga urinária é anterior e o reto é posterior. Em mulheres, o útero fica entre a bexiga urinária e o reto (Figura 5.8 B). Outras estruturas, como vasos e nervos, ficam profundos ao peritônio, em associação com as paredes da pelve e a cada lado das vísceras.

Períneo

O períneo fica inferior ao assoalho da pelve, entre os membros inferiores (Figura 5.9). Suas margens são formadas pela abertura inferior da pelve. Uma linha imaginária que passa sobre os túberes isquiáticos divide o períneo em duas regiões triangulares:

- Anteriormente, o **trígono urogenital** contém as raízes da genitália externa e, em mulheres, as aberturas da uretra e da vagina (Figura 5.9 A). Em homens, a parte distal da uretra é cercada por tecidos eréteis e se abre na extremidade do pênis (Figura 5.9 B)
- Posteriormente, o **trígono anal** contém a abertura anal.

RELAÇÃO COM OUTRAS REGIÕES

Abdome

A cavidade da pelve verdadeira é contínua com a cavidade abdominal na abertura superior da pelve (Figura 5.10 A). Todas as estruturas que passam entre a cavidade pélvica e o abdome, incluindo os principais nervos, vasos e sistema linfático, assim como o colo sigmoide e os ureteres, atravessam essa abertura. Em homens, os ductos deferentes, a cada lado, atravessam a parede anterior do abdome sobre a abertura para entrar na cavidade da pelve. Em mulheres, vasos, nervos e sistema linfático ováricos atravessam a abertura para chegar até os ovários, que ficam, a cada lado, imediatamente inferior a ela.

Membro inferior

Três aberturas na parede da pelve fazem a comunicação com o membro inferior (Figura 5.10 A):

- O canal obturatório
- O forame isquiático maior; e
- O forame isquiático menor.

Capítulo 5 • Pelve e Períneo

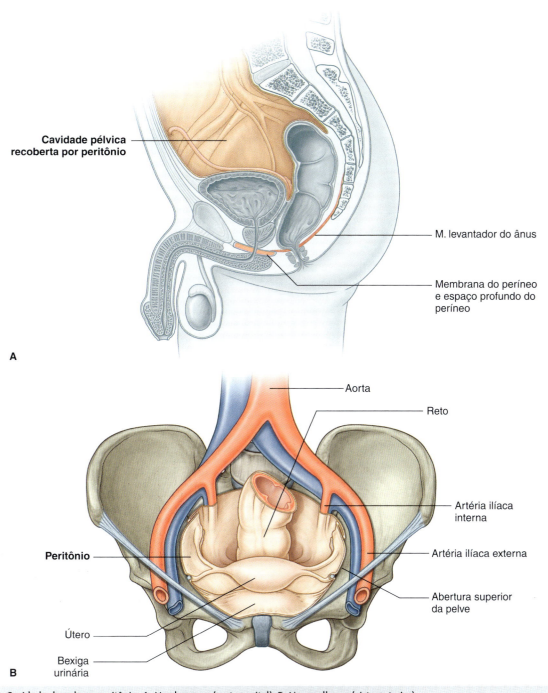

Figura 5.8 Cavidade da pelve e peritônio. **A.** Nos homens (corte sagital). **B.** Nas mulheres (vista anterior).

O canal obturatório forma uma passagem entre a cavidade pélvica e a região dos músculos adutores da coxa e é formado na face superior do forame obturado, entre osso, uma membrana de tecido conjuntivo e os músculos que preenchem o forame.

O forame isquiático menor, que fica inferior ao assoalho da pelve, fornece comunicação entre a região glútea e o períneo (Figura 5.10 B).

A cavidade pélvica também se comunica diretamente com o períneo por meio de um pequeno espaço entre a sínfise púbica e a membrana perineal (Figura 5.10 B).

CARACTERÍSTICAS PRINCIPAIS

A cavidade da pelve projeta-se posteriormente

Na posição anatômica, as espinhas ilíacas anteriores superiores e a margem superior da sínfise púbica ficam no mesmo plano vertical (Figura 5.11). Consequentemente, a abertura superior da pelve tem um ângulo de 50°-60° para a frente, em relação ao plano horizontal, e a cavidade pélvica se projeta posteriormente a partir da cavidade abdominal.

325

Gray Anatomia Clínica para Estudantes

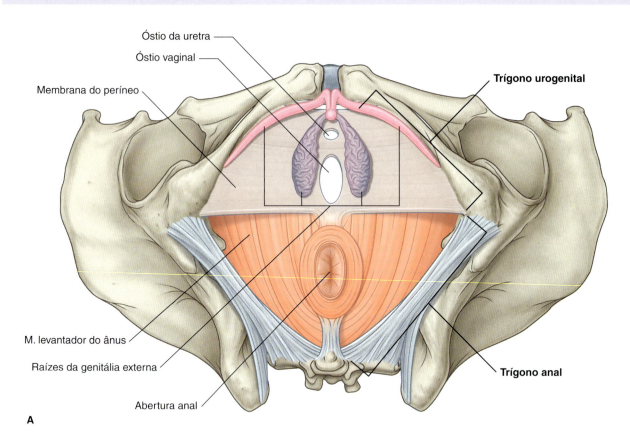

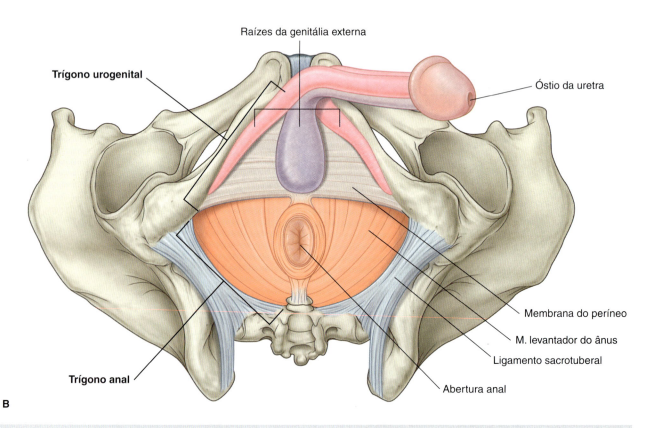

Figura 5.9 Períneo. **A.** Nas mulheres. **B.** Nos homens.

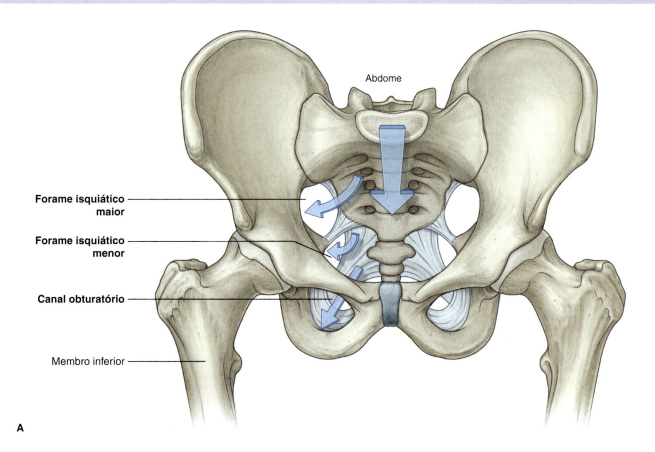

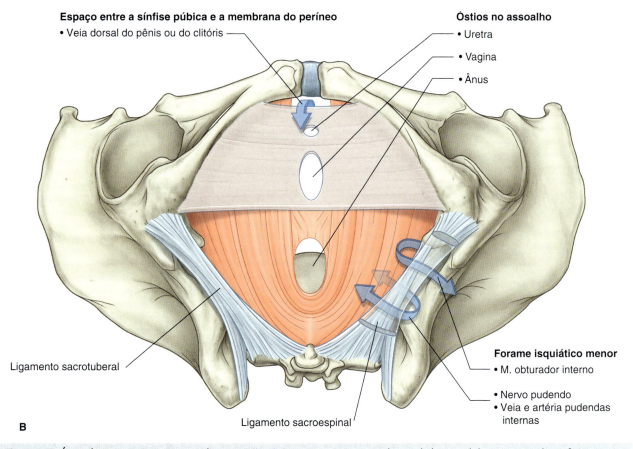

Figura 5.10 Áreas de comunicação entre a pelve menor e outras regiões. **A.** Entre a pelve verdadeira, o abdome e o membro inferior. **B.** Entre o períneo e outras regiões.

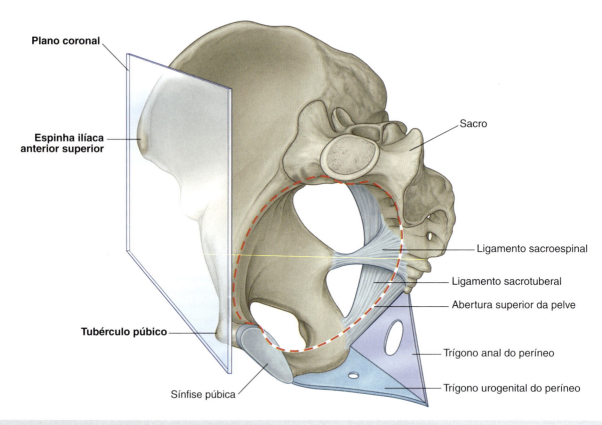

Figura 5.11 Orientação da pelve e de sua cavidade na posição anatômica.

Enquanto isso, a parte urogenital da abertura inferior da pelve (o arco púbico) fica orientado em um plano quase horizontal, e a parte posterior da abertura inferior fica posicionada mais verticalmente. O trígono urogenital no períneo, portanto, fica voltado inferiormente, e o trígono anal, posteriormente.

Importantes estruturas cruzam os ureteres na cavidade pélvica

Os ureteres drenam a urina dos rins, descem pela parede posterior do abdome e cruzam a abertura superior da pelve para entrar na cavidade pélvica. Os ureteres continuam inferiormente, ao longo da parede lateral da pelve, e finalmente se conectam à base da bexiga.

Uma importante estrutura cruza os ureteres na cavidade pélvica, tanto em homens quanto em mulheres. Em mulheres, a artéria uterina cruza o ureter em local lateral ao colo do útero (Figura 5.12 A), e, em homens, o ducto deferente cruza sobre o ureter em local imediatamente posterior à bexiga urinária (Figura 5.12 B).

A próstata, em homens, e o útero, em mulheres, são anteriores ao reto

Em homens, a próstata fica situada imediatamente anterior ao reto, logo acima do assoalho da pelve (Figura 5.13). Pode ser sentida durante o toque retal.

Em homens e mulheres, o canal anal e a parte inferior do reto também podem ser avaliados durante o exame retal realizado por um clínico. Em mulheres, o colo do útero e a parte inferior do corpo do útero também são palpáveis. No entanto, essas estruturas podem ser palpadas mais facilmente por meio de um exame bimanual, em que os dedos indicador e médio de uma das mãos do médico são introduzidos na vagina, e a outra mão é colocada na parte inferior da parede anterior do abdome. Os órgãos são palpados entre as duas mãos. Essa técnica pode também ser usada para se examinar os ovários e as tubas uterinas.

O períneo é inervado por segmentos espinais sacrais

Os dermátomos do períneo, tanto em homens quanto em mulheres, vêm dos níveis espinais S3 a S5, exceto as regiões anteriores, que tendem a ser inervadas pelo nível espinal L1 por meio de nervos associados com a parede do abdome (Figura 5.14). Os dermátomos de L2 a S2 ficam, predominantemente, no membro inferior.

A maior parte dos músculos esqueléticos contidos no períneo e no assoalho da pelve, incluindo os músculos esfíncteres externos do ânus e da uretra, são inervados pelos níveis espinais S2 a S4.

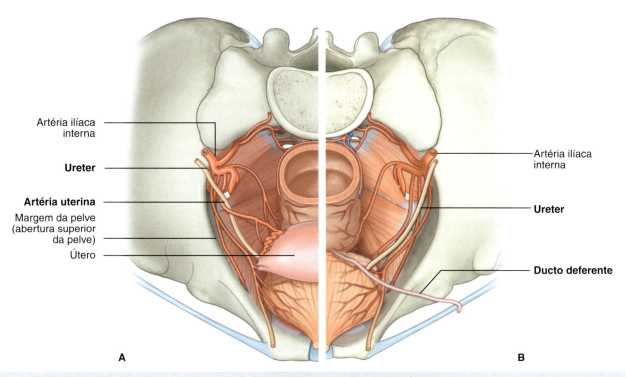

Figura 5.12 Estruturas que cruzam os ureteres na cavidade da pelve. **A.** Em mulheres. **B.** Em homens.

Grande parte da inervação motora somática e sensitiva do períneo é fornecida pelo nervo pudendo, dos níveis espinais S2 a S4.

Nervos se relacionam com ossos

O **nervo pudendo** é o principal nervo do períneo e fica diretamente associado com as espinhas isquiáticas da pelve (Figura 5.15). A cada lado do corpo, essas espinhas e os ligamentos sacroespinais a elas fixados separam o forame isquiático maior do forame isquiático menor, na parede lateral da pelve.

O nervo pudendo sai da cavidade pélvica através do forame isquiático maior e entra imediatamente no períneo, inferiormente ao assoalho da pelve, dando a volta na espinha isquiática e atravessando o forame isquiático menor (Figura 5.15). A espinha isquiática também pode ser palpada por via transvaginal em mulheres, e é o reparo anatômico que pode ser usado para se administrar um bloqueio do nervo pudendo.

A inervação parassimpática dos níveis espinais S2 a S4 controla a ereção

A inervação parassimpática dos níveis espinais S2 a S4 controla a ereção genital, tanto em homens quanto em mulheres (Figura 5.16). A cada lado, nervos parassimpáticos pré-ganglionares saem dos ramos anteriores dos nervos espinais sacrais e entram no **plexo hipogástrico inferior**, na parede lateral da pelve.

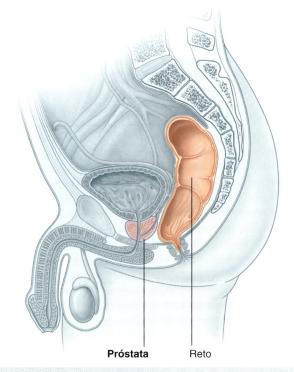

Figura 5.13 Posição da próstata.

Os dois plexos hipogástricos inferiores são extensões inferiores do plexo pré-vertebral abdominal que se forma na parede posterior do abdome em associação com a parte abdominal da aorta. Nervos derivados desses plexos penetram no assoalho da pelve para inervar os tecidos eréteis do clitóris, em mulheres, e do pênis, em homens.

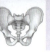

Gray Anatomia Clínica para Estudantes

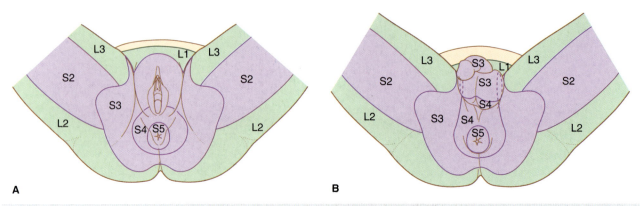

Figura 5.14 Dermátomos do períneo. **A.** Em mulheres. **B.** Em homens.

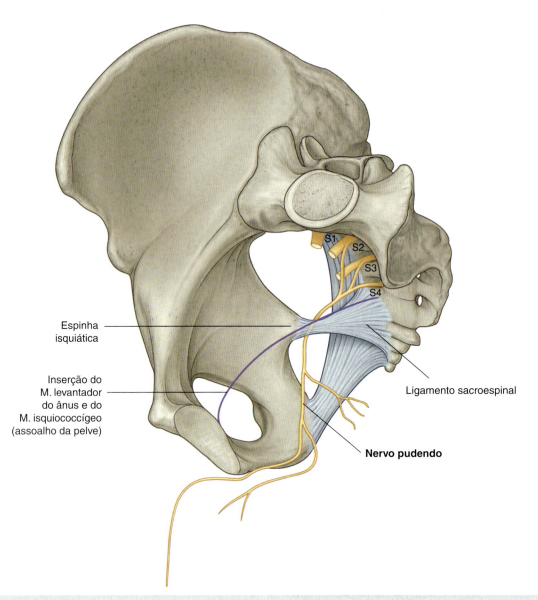

Figura 5.15 Nervo pudendo.

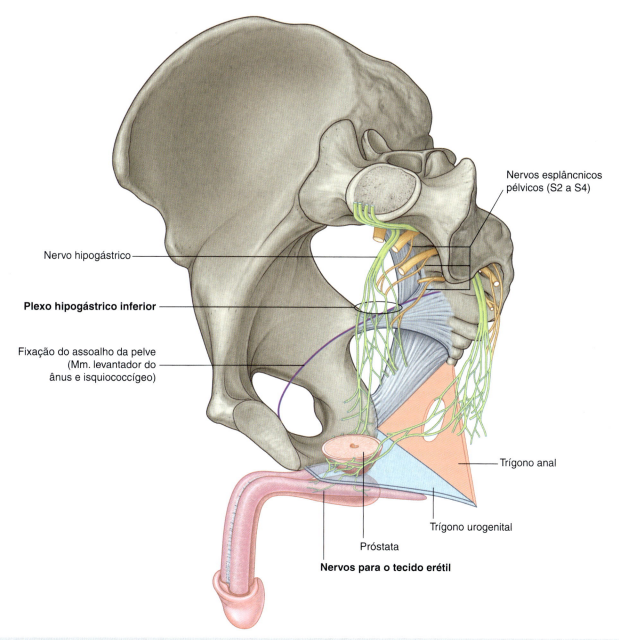

Figura 5.16 Nervos esplâncnicos pélvicos dos níveis espinais S2 a S4 controlam a ereção.

Os músculos e a fáscia do assoalho da pelve e do períneo se intersectam no corpo do períneo

As estruturas do assoalho da pelve intersectam estruturas do períneo no **corpo do períneo** (Figura 5.17). Esse nó fibromuscular mal definido fica no centro do períneo, aproximadamente no ponto médio entre os dois túberes isquiáticos. Convergindo no corpo do períneo estão:

- Os músculos levantadores do ânus do diafragma da pelve, e
- Os músculos nos trígonos urogenital e anal do períneo, incluindo os esfíncteres de músculo esquelético associados com a uretra, a vagina e o ânus.

O trajeto da uretra é diferente em homens e mulheres

Em mulheres, a uretra é curta e se direciona inferiormente a partir da bexiga, atravessando o assoalho pélvico e abrindo-se diretamente no períneo (Figura 5.18 A).

Em homens, a uretra atravessa a próstata antes de atravessar o espaço profundo do períneo e a membrana do períneo para depois ser circundada pelos tecidos eréteis do pênis e terminar se abrindo na extremidade do órgão (Figura 5.18 B). A parte peniana da uretra masculina tem dois ângulos:

- O mais importante deles é um ângulo fixo, em que a uretra se dobra anteriormente na raiz do pênis após atravessar a membrana do períneo

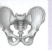

Gray Anatomia Clínica para Estudantes

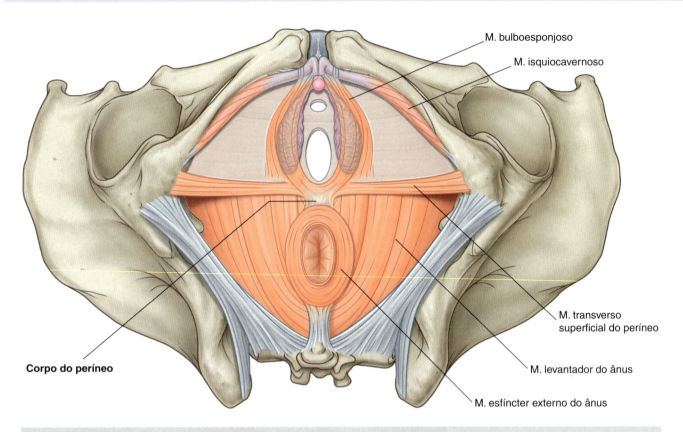

Figura 5.17 Corpo do períneo.

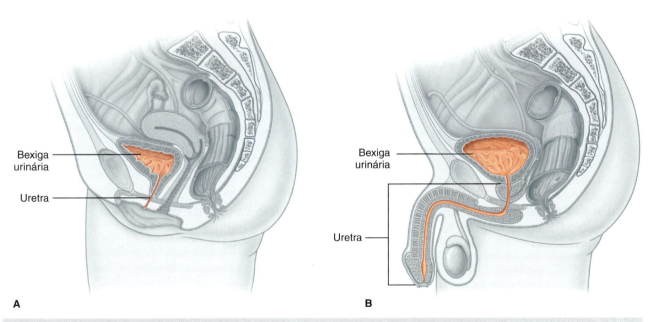

Figura 5.18 Trajeto da uretra. **A.** Em mulheres. **B.** Em homens.

- Outro ângulo ocorre distalmente, onde a parte não fixa do pênis se curva inferiormente – quando o pênis fica ereto, esse segundo ângulo desaparece.

É importante considerar os diferentes trajetos da uretra em homens e em mulheres durante o cateterismo de pacientes e a avaliação de lesões perineais e patologias pélvicas.

Anatomia regional

A pelve é a região do corpo cercada pelos ossos do quadril e os elementos inferiores da coluna vertebral. É dividida em dois compartimentos principais: a região superior é a pelve falsa (pelve maior, segundo a Terminologia Anatômica) e é parte da cavidade abdominal; a região inferior é a pelve verdadeira (pelve menor, segundo a Terminologia Anatômica), que envolve a cavidade pélvica.

A cavidade pélvica, em formato de bacia, é contínua, acima, com a cavidade abdominal. A margem da cavidade pélvica (a abertura superior da pelve) é completamente cercada por osso. O assoalho da pelve é uma estrutura fibromuscular que separa a cavidade pélvica, acima, do períneo, abaixo.

O períneo é inferior ao assoalho da pelve, e sua margem é formada pela abertura inferior da pelve. O períneo contém:

- As aberturas terminais dos sistemas digestório e urinário
- As aberturas externas do sistema genital; e
- As raízes da genitália externa.

PELVE

Ossos

Os ossos da pelve consistem nos ossos do quadril direito e esquerdo, o sacro e o cóccix. O sacro se articula superiormente com a vértebra L V, na articulação lombossacral. O osso do quadril se articula posteriormente com o sacro, nas articulações sacroilíacas, e um com o outro anteriormente, na sínfise púbica.

Osso do quadril

O osso do quadril tem formato irregular e duas partes principais, separadas por uma linha oblíqua na sua face medial (Figura 5.19 A):

- O osso do quadril acima dessa linha representa a parede lateral da pelve maior (pelve falsa), que é parte da cavidade abdominal
- O osso do quadril abaixo dessa linha representa a parede lateral da pelve verdadeira, que contém a cavidade pélvica.

A linha terminal é dois terços dessa linha, e contribui para a margem da abertura superior da pelve.

A face lateral do osso do quadril tem um grande encaixe articular, o **acetábulo**, que, junto com a cabeça do fêmur, forma a articulação do quadril (Figura 5.19 B).

Inferior ao acetábulo, há o grande **forame obturado**, a maior parte do qual é fechada por uma membrana plana de tecido conjuntivo, a **membrana obturadora**. Um pequeno canal obturatório permanece aberto superiormente, entre a membrana e o osso adjacente, fornecendo uma rota de comunicação entre o membro inferior e a cavidade pélvica.

A margem posterior do osso é marcada por duas incisuras, separadas pela **espinha isquiática**:

- A incisura isquiática maior e
- A incisura isquiática menor.

A margem posterior termina inferiormente como o grande **túber isquiático**.

A margem anterior irregular do osso do quadril é marcada pela **espinha ilíaca anterior superior**, pela **espinha ilíaca anterior inferior** e pelo **tubérculo púbico**.

Componentes do osso do quadril

Cada osso do quadril é formado por três elementos: o ílio, o púbis e o ísquio. Ao nascimento, esses ossos são conectados por cartilagem na área do acetábulo; mais tarde, entre os 16 e 18 anos de idade, eles se fundem em um único osso (Figura 5.20).

Ílio

Dos três componentes do osso do quadril, o **ílio** é o mais superior em posição.

O ílio é separado em partes superior e inferior por uma crista na face medial (Figura 5.21 A):

- Posteriormente, a crista é bem-definida e fica imediatamente superior à face do osso que se articula com o sacro. Essa face sacral é grande e em formato de L, para se articular com o sacro, e uma área áspera expandida posterior, para a inserção dos fortes ligamentos que sustentam a articulação sacroilíaca (Figura 5.21)
- Anteriormente, a crista é romba e denominada **linha arqueada**.

A linha arqueada forma parte da linha terminal e da margem superior da.

A parte do ílio inferior à linha arqueada é a parte pélvica do osso, e contribui para a parede da pelve menor.

A parte superior do ílio se expande para formar uma asa plana que fornece sustentação óssea para o abdome inferior, ou pelve maior. Essa parte do ílio fornece inserção para músculos funcionalmente associados com o membro inferior. A face anteromedial da asa é côncava e forma a **fossa ilíaca**. A face externa (glútea) da asa é marcada por linhas e asperezas e é relacionada à região glútea do membro inferior (Figura 5.21 B).

Toda a margem superior do ílio é espessada, formando uma crista proeminente (a **crista ilíaca**), que é o local de inserção de músculos e fáscia do abdome, dorso e membro inferior, e termina anteriormente como a **espinha ilíaca anterior superior** e, posteriormente, como a **espinha ilíaca posterior superior**.

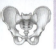
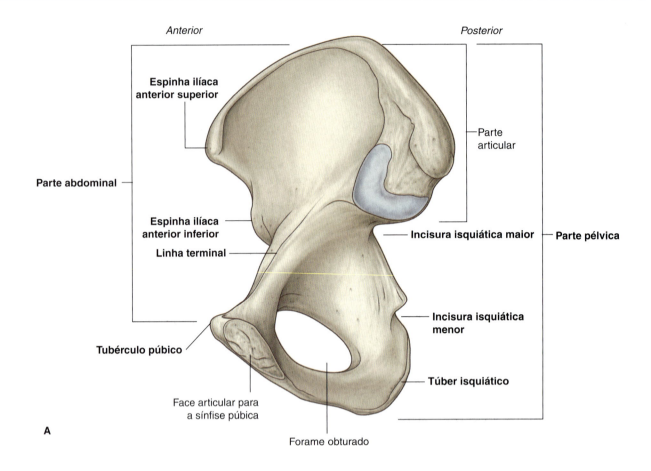
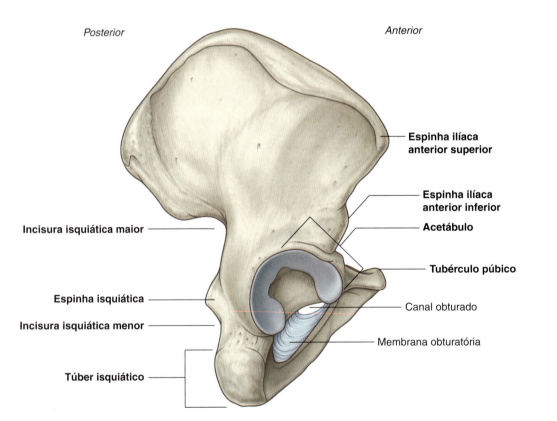

Figura 5.19 Osso do quadril direito. **A.** Vista medial. **B.** Vista lateral.

Capítulo 5 • Pelve e Períneo

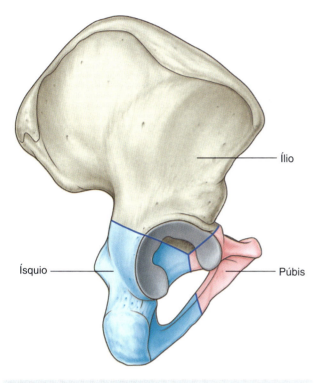

Uma estrutura proeminente, o **tubérculo ilíaco**, projeta-se lateralmente próximo à extremidade anterior da crista ilíaca; a extremidade posterior da crista ilíaca se espessa para formar o **túber isquiático**.

Inferiormente à espinha ilíaca anterior superior da crista ilíaca, na margem anterior do ílio, há uma protuberância arredondada chamada **espinha ilíaca anterior inferior**. Essa estrutura serve como ponto de inserção para o músculo reto femoral, do compartimento anterior da coxa, e para o ligamento iliofemoral, associado à articulação do quadril. Uma **espinha ilíaca posterior inferior**, menos proeminente, ocorre ao longo da margem posterior da face sacral do ílio, onde o osso se angula anteriormente para formar a margem superior da incisura isquiática maior.

Na clínica

Biopsia de medula óssea

Em algumas doenças (p. ex., leucemia), uma amostra da medula óssea tem de ser obtida para que sejam avaliados seu estado e gravidade. A crista ilíaca é frequentemente usada para essas biopsias, por ficar próxima à superfície e ser facilmente palpada.

Figura 5.20 Ílio, ísquio e púbis.

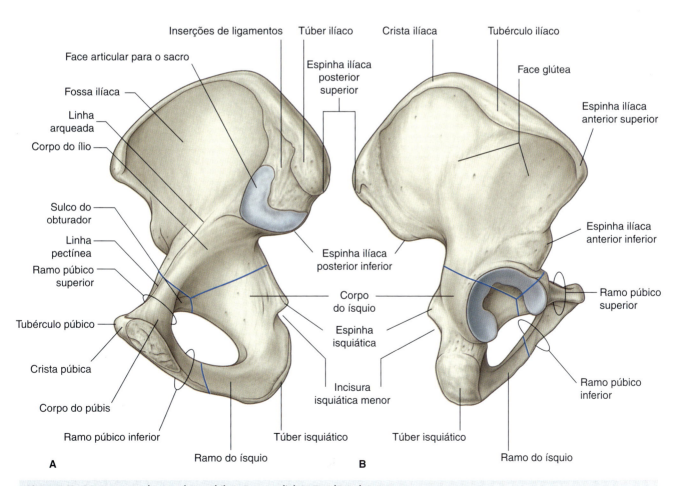

Figura 5.21 Componentes do osso do quadril. **A.** Face medial. **B.** Face lateral.

Gray Anatomia Clínica para Estudantes

Uma biopsia de medula óssea é realizada anestesiando-se a pele e introduzindo-se uma agulha através do osso cortical da crista ilíaca. A medula óssea é aspirada e observada ao microscópio. Amostras do osso cortical também podem ser obtidas dessa maneira, para fornecer informações sobre o metabolismo ósseo.

Púbis

A parte anterior e inferior do osso do quadril é o **púbis** (Figura 5.21). Tem um corpo e dois braços (ramos).

- O **corpo** é achatado dorsoventralmente, e se articula com o corpo do osso púbico contralateral na **sínfise púbica**. O corpo tem uma crista púbica arredondada em sua face superior, que termina lateralmente como o proeminente **tubérculo púbico**
- O **ramo púbico superior** se projeta posterolateralmente a partir do corpo e se une ao ílio e ao ísquio em sua base, que é posicionada em direção ao acetábulo. A margem superior, aguda, dessa face triangular é denominada **pécten do púbis (linha pectínea)**, que forma parte da linha terminal do osso do quadril e da abertura superior da pelve. O **ramo púbico superior** é marcado, em sua face inferior, pelo **sulco obturatório**, que forma a margem superior do canal obturatório

- O ramo inferior se projeta lateral e inferiormente para se unir ao ramo do ísquio.

Ísquio

O ísquio é a parte posterior e inferior do osso do quadril (Figura 5.21). Tem:

- Um grande corpo, que se projeta superiormente para se unir ao ílio e ao ramo superior do púbis, e
- Um ramo, que se projeta anteriormente para se unir ao ramo inferior do púbis.

A margem posterior do osso é marcada por uma proeminente **espinha isquiática**, que separa a incisura isquiática menor, abaixo, da incisura isquiática maior, acima.

A característica mais proeminente do ísquio é o **túber isquiático** na face posteroinferior do osso. Esse túber é um local importante de inserção dos músculos do membro inferior e para a sustentação do corpo na posição sentada.

Sacro

O sacro, que tem a aparência de um triângulo invertido, é formado pela fusão das cinco vértebras sacrais (Figura 5.22). A base do sacro se articula com a vértebra L V, e seu ápice se articula com o cóccix. Cada uma das faces

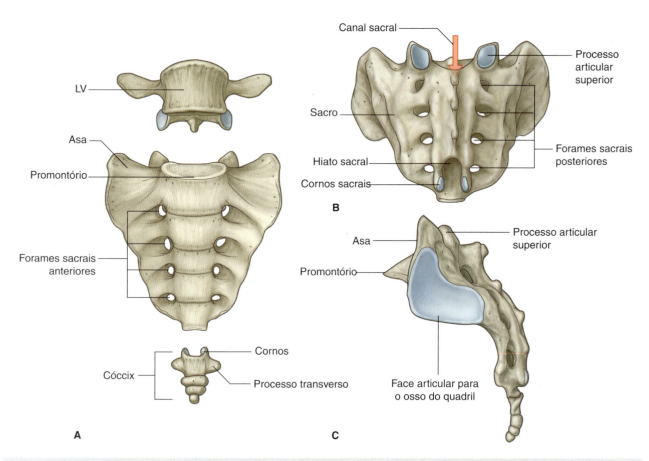

Figura 5.22 Sacro e cóccix. **A.** Vista anterior. **B.** Vista posterior. **C.** Vista lateral.

laterais do osso tem uma grande face em formato de L para articulação com o ílio, do osso do quadril. Posteriormente a essa faceta, há uma grande área áspera para a inserção dos ligamentos que sustentam a articulação sacroilíaca. A face superior do sacro é caracterizada pelo face superior do corpo da primeira vértebra sacral (S I) e é ladeada por processos transversos em formato de leque, chamados **asas**. A margem anterior do corpo vertebral se projeta anteriormente como o **promontório**. A face anterior do sacro é côncava; a face posterior é convexa. Como os processos transversos das vértebras sacrais adjacentes se fundem lateralmente à posição dos forames intervertebrais e lateralmente à bifurcação dos nervos espinais em ramos posterior e anterior, estes emergem do sacro através de forames separados. Há quatro pares de **forames sacrais anteriores**, na face anterior do sacro, para os ramos anteriores, e quatro pares de **forames sacrais posteriores**, na face posterior, para os ramos posteriores. O **canal sacral** é a continuação do canal vertebral que termina no **hiato sacral**.

Cóccix

A pequena parte terminal da coluna vertebral é o cóccix, que consiste em quatro vértebras coccígeas fundidas (Figura 5.22) e, assim como o sacro, tem o formato de um trígono invertido. A base do cóccix fica direcionada superiormente. A face superior carrega uma faceta para articulação com o sacro e dois **cornos**, um a cada lado, que se projetam superiormente para se articular ou fundir com cornos semelhantes e se projetam inferiormente a partir do sacro. Esses processos são processos articulares superior e inferior modificados, que estão presentes em outras vértebras. Cada face lateral do cóccix tem um pequeno processo transversal rudimentar, estendendo-se a partir da primeira vértebra coccígea. Arcos vertebrais estão ausentes nas vértebras coccígeas; portanto, não há canal vertebral ósseo no cóccix.

Articulações

Articulações lombossacrais

O sacro se articula, superiormente, com a parte lombar da coluna vertebral. As articulações lombossacrais são formadas entre a vértebra L V e o sacro e consistem:

- Em duas **articulações** entre processos articulares inferior e superior adjacentes de vértebras (também conhecidas como articulações zigapofisárias), e
- Em um disco intervertebral que une os corpos das vértebras L5 e S1 (Figura 5.23 A).

Essas articulações são semelhantes àquelas entre outras vértebras, exceto pelo fato de que o sacro é inclinado posteriormente sobre a vértebra L V. Como resultado, a parte anterior do disco intervertebral entre os dois ossos é mais espessa do que a parte posterior.

As articulações lombossacrais são reforçadas por fortes ligamentos iliolombares e lombossacrais, que se estendem do processo transverso expandido da vértebra L V até o ílio e o sacro, respectivamente.

Articulações sacroilíacas

As articulações sacroilíacas transmitem forças dos membros inferiores à coluna vertebral. São articulações sinoviais entre as faces articulares em formato de L nas superfícies laterais do sacro e faces semelhantes nas partes ilíacas dos ossos do quadril (Figura 5.24 A). As faces articulares têm contorno irregular e se intercalam para resistir ao movimento. As articulações frequentemente se tornam fibrosas com a idade e podem se tornar completamente ossificadas.

Cada articulação sacroilíaca é estabilizada por três ligamentos:

- O **ligamento sacroilíaco anterior**, que é um espessamento da membrana fibrosa da cápsula articular e corre anterior e inferiormente à articulação (Figura 5.24 B)
- O **ligamento sacroilíaco interósseo**, que é o maior e mais forte dos três ligamentos; fica posicionado em

Na clínica

Fratura pélvica

A pelve pode ser vista como uma série de anéis anatômicos. Há três anéis ósseos e quatro anéis fibro-ósseos. O principal anel ósseo pélvico consiste em partes do sacro, ílio e púbis que formam a abertura superior da pelve. Dois anéis subsidiários menores são os forames obturados. Os forames isquiáticos maior e menor, formados pelas incisuras isquiáticas maior e menor e pelos ligamentos sacroespinal e sacrotuberal, formam os quatro anéis fibro-ósseos. Os anéis, que são predominantemente ósseos (ou seja, a abertura superior da pelve e os forames obturados), são friáveis. Não é possível fraturar um lado do anel sem quebrar o outro, o que, em termos clínicos, significa que, se uma fratura é demonstrada em um lado, deve-se suspeitar de uma segunda fratura.

Fraturas da pelve podem ocorrer isoladamente; no entanto, geralmente ocorrem em vítimas de traumatismo, e merecem menção especial.

Por causa da grande superfície óssea da pelve, uma fratura produz uma área de osso que pode sangrar significativamente. Um grande hematoma pode ser produzido, o que pode comprimir órgãos como a bexiga urinária e os ureteres. Essa perda sanguínea pode ocorrer rapidamente, reduzindo o volume de sangue circulante, e, a menos que seja reposto, o paciente apresentará hipovolemia e, depois, choque.

Fraturas pélvicas podem também interferir no conteúdo da pelve, o que pode levar a danos uretrais, ruptura intestinal e lesão nervosa.

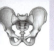

Gray Anatomia Clínica para Estudantes

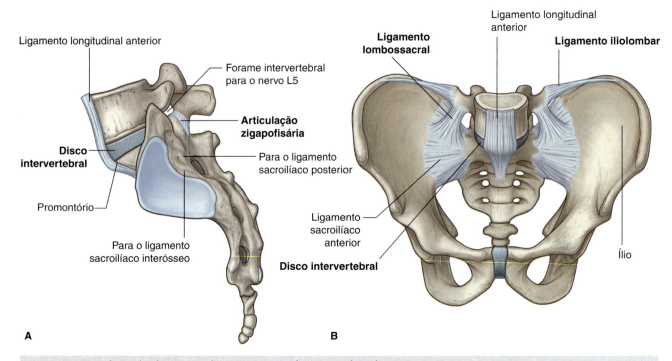

Figura 5.23 Articulações lombossacrais e ligamentos associados. **A.** Vista lateral. **B.** Vista anterior.

local imediatamente posterossuperior à articulação e fixa-se às extensas áreas ásperas adjacentes no ílio e no sacro, assim preenchendo o espaço entre os dois ossos (Figura 5.24 A, C), e

- O **ligamento sacroilíaco posterior**, que cobre o ligamento sacroilíaco interósseo (Figura 5.24 C).

Sínfise púbica

A sínfise púbica fica, anteriormente, entre as faces adjacentes do púbis (Figura 5.25). As faces articulares são recobertas por cartilagem hialina e ligadas por fibrocartilagem às faces adjacentes, cruzando a linha mediana. A articulação é cercada por camadas intercruzadas de fibras colágenas e os dois principais ligamentos associados a ela são:

- O **ligamento púbico superior**, localizado acima da articulação, e
- O **ligamento púbico inferior**, localizado abaixo dela.

Orientação

Na posição anatômica, a pelve fica orientada de maneira que a margem anterior do topo da sínfise púbica e as espinhas ilíacas anteriores superiores ficam no mesmo plano vertical (Figura 5.26). Como consequência, a abertura superior da pelve, que marca a passagem para a cavidade pélvica, fica inclinada anteriormente, e os corpos do púbis e o arco púbico ficam posicionados em um plano quase horizontal, voltados inferiormente.

Na clínica

Condições comuns nas articulações sacroilíacas

Assim como muitas articulações de sustentação de carga, alterações degenerativas podem ocorrer nas articulações sacroilíacas e causar dor e desconforto na região. Além disso, distúrbios associados com o antígeno HLA-B27, do complexo principal de histocompatibilidade, como espondilite anquilosante, psoríase, artrite reumatoide, artrite inflamatória associada com doenças inflamatórias entéricas e artrite reativa (o grupo conhecido como espondiloartropatias seronegativas), podem provocar alterações inflamatórias específicas nessas articulações.

Diferenças entre homens e mulheres

As pelves de homens e de mulheres são diferentes de várias maneiras, muitas das quais têm a ver com a passagem do feto através da cavidade pélvica da mulher durante o parto:

- Abertura superior da pelve das mulheres é circular (Figura 5.27 A) em comparação com a abertura superior em formato de coração (Figura 5.27 B) dos homens. O formato mais circular é parcialmente causado pelo promontório da base do sacro menos distinto e asas mais largas dos sacros das mulheres
- O ângulo formado entre os dois ramos do arco púbico é maior em mulheres (80°-85°) do que em homens (50°-60°)

Capítulo 5 • Pelve e Períneo

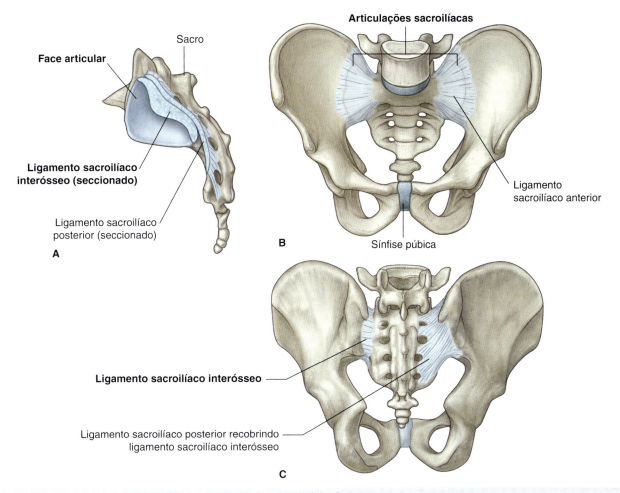

Figura 5.24 Articulações sacroilíacas e ligamentos associados. A. Vista lateral. B. Vista anterior. C. Vista posterior.

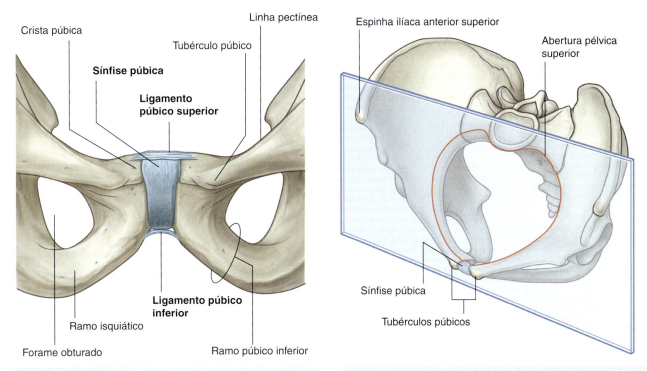

Figura 5.25 Sínfise púbica e ligamentos associados.

Figura 5.26 Orientação da pelve (posição anatômica).

339

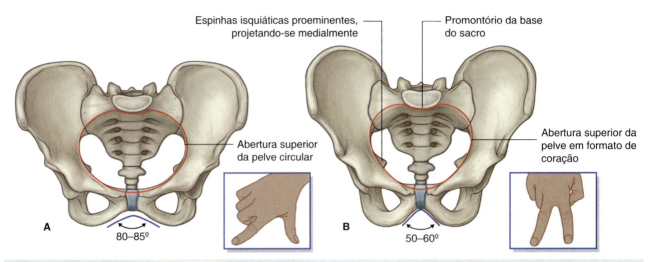

Figura 5.27 Estrutura da pelve óssea. **A.** Em mulheres. **B.** Em homens. O ângulo formado pelo arco púbico pode ser aproximado pelo ângulo entre o polegar e o dedo indicador, para mulheres, e o ângulo entre o indicador e o dedo médio, para homens, como mostrado nos quadros.

- As espinhas isquiáticas geralmente não se projetam tanto, medialmente, para a cavidade pélvica das mulheres como o fazem na dos homens.

Pelve menor

A pelve menor (pelve verdadeira) tem formato cilíndrico e tem uma entrada, uma parede e uma saída. A abertura superior da pelve é aberta, enquanto o assoalho da pelve fecha a abertura inferior da pelve e separa a cavidade pélvica, acima, do períneo, abaixo.

Abertura superior da pelve

A abertura superior da pelve é circular e está localizada entre a cavidade abdominal e a cavidade pélvica. É completamente cercada por ossos e articulações (Figura 5.28). O promontório da base do sacro se projeta para dentro da abertura, formando sua margem posterior medial. A cada lado do promontório, a margem é formada pelas asas do sacro. A margem da abertura superior da pelve então cruza a articulação sacroilíaca e continua ao longo da linha terminal (ou seja, a linha arqueada, o pécten do púbis e a crista púbica) até a sínfise púbica.

Paredes da pelve

As paredes da cavidade pélvica consistem no sacro, cóccix, ossos do quadril abaixo da linha terminal, dois ligamentos e dois músculos.

Ligamentos da parede da pelve

Os ligamentos sacroespinal e sacrotuberal (Figura 5.29 A) são importantes componentes das paredes laterais da pelve, que ajudam a definir as aberturas entre a cavidade pélvica e as regiões adjacentes, através das quais passam estruturas:

- O menor dos dois, o ligamento sacroespinal, é triangular, com seu ápice fixado à espinha isquiática e sua base fixada às margens relacionadas do sacro e do cóccix
- O ligamento sacrotuberal também é triangular e é superficial ao ligamento sacroespinal. Sua base tem uma ampla fixação, que se estende desde a espinha ilíaca posterior superior do osso do quadril, ao longo da face dorsal e da margem lateral do sacro, até a face posterolateral do cóccix. Lateralmente, o ápice do ligamento se insere na margem medial do túber isquiático.

Esses ligamentos estabilizam o sacro sobre os ossos do quadril, oferecendo resistência contra a inclinação superior da face inferior do sacro (Figura 5.29 B). Também

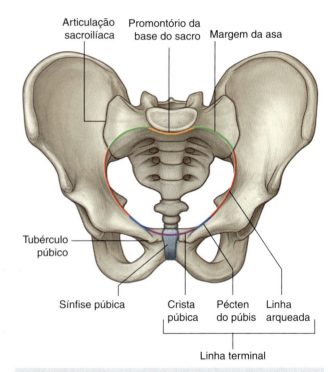

Figura 5.28 Abertura superior da pelve.

Capítulo 5 • Pelve e Períneo

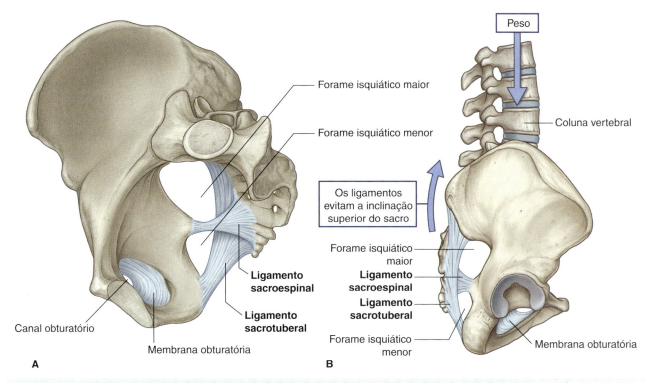

Figura 5.29 Ligamentos sacroespinal e sacrotuberal. **A.** Vista medial do lado direito da pelve. **B.** Função dos ligamentos.

convertem as incisuras isquiáticas maior e menor em forames (Figura 5.29 A, B):

- O **forame isquiático maior** é superior ao ligamento sacroespinal e à espinha isquiática
- O **forame isquiático menor** é inferior à espinha isquiática e ao ligamento sacroespinal, ficando entre este e o ligamento sacrotuberal.

Músculos da parede da pelve

Os músculos obturador interno e piriforme contribuem para as paredes laterais da cavidade pélvica. Esses músculos se originam na cavidade pélvica, mas se inserem, perifericamente, no fêmur.

Músculo obturador interno

O músculo obturador interno é plano, com formato de leque, e se origina da face profunda da membrana obturadora e das regiões associadas do osso do quadril que cercam o forame obturado (Figura 5.30 e Tabela 5.1).

As fibras musculares do músculo obturador interno convergem para formar um tendão que sai da cavidade pélvica através do forame isquiático menor, faz uma curva em ângulo reto ao redor do ísquio, entre a espinha isquiática e o túber isquiático, e então passa posteriormente à articulação do quadril para se inserir no trocanter maior do fêmur.

O músculo obturador interno forma boa parte da parede anterolateral da cavidade pélvica.

Músculo piriforme

O músculo piriforme é triangular e se origina das pontes ósseas entre os quatro forames sacrais anteriores. Atravessa o forame isquiático maior, lateralmente, cruza a face posterossuperior da articulação do quadril e se insere no trocanter maior do fêmur, acima da inserção do músculo obturador interno (Figura 5.30 e Tabela 5.1).

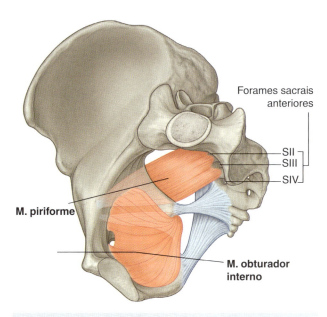

Figura 5.30 Músculos obturador interno e piriforme (vista medial do lado direito da pelve).

341

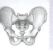

Tabela 5.1 Músculos das paredes da pelve.

Músculo	Origem	Inserção	Inervação	Função
Obturador interno	Parede anterolateral da pelve verdadeira (face profunda da membrana obturadora e partes ósseas adjacentes)	Face medial do trocanter maior do fêmur	Nervo para o M. obturador interno L5, S1	Rotação lateral do quadril estendido; abdução do quadril flexionado
Piriforme	Face anterior do sacro, entre os forames sacrais anteriores	Lado medial da margem superior do trocanter maior do fêmur	Ramos de S1 e S2	Rotação lateral do quadril estendido, abdução do quadril flexionado

Uma grande parte da parede posterolateral da cavidade pélvica é formada pelo músculo piriforme. Além disso, esse músculo separa o forame isquiático maior em duas regiões, uma acima e outra abaixo dele. Vasos e nervos com trajeto entre a cavidade pélvica e a região glútea atravessam essas duas regiões.

Aberturas na parede da pelve

Cada parede lateral da pelve tem três aberturas principais, através das quais estruturas passam entre a cavidade pélvica e outras regiões:

- O canal obturatório
- O forame isquiático maior; e
- O forame isquiático menor.

Canal obturatório

No topo do forame obturado, há o canal obturatório, que é margeado pela membrana obturadora, os músculos obturadores associados e o ramo púbico superior (Figura 5.31). O nervo e os vasos obturatórios vão da cavidade pélvica para a coxa por esse canal.

Forame isquiático maior

O forame isquiático maior é uma importante via de comunicação entre a cavidade pélvica e o membro inferior (Figura 5.31). É formado pela incisura isquiática maior, no osso do quadril, os ligamentos sacrotuberal e sacroespinal e a espinha isquiática.

O músculo piriforme atravessa o forame isquiático maior, dividindo-o em duas partes:

- Os nervos e vasos glúteos superiores atravessam o forame acima do músculo piriforme
- Atravessando o forame abaixo do músculo piriforme, há os nervos glúteos inferiores, o nervo isquiático, o nervo pudendo, os vasos pudendos internos e os nervos para os músculos obturador interno e quadrado femoral.

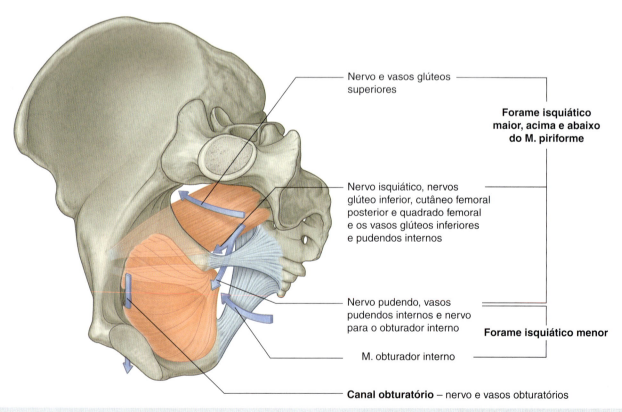

Figura 5.31 Aberturas na parede da pelve.

Forame isquiático menor

O forame isquiático menor é formado pela incisura isquiática menor do osso do quadril, a espinha isquiática, o ligamento sacroespinal e o ligamento sacrotuberal (Figura 5.31). O tendão do músculo obturador interno atravessa esse forame para entrar na região glútea do membro inferior.

Como o forame isquiático menor fica posicionado abaixo da inserção do assoalho da pelve, age como uma via de comunicação entre o períneo e a região glútea. O nervo pudendo e vasos pudendos internos passam entre a cavidade pélvica (acima do assoalho da pelve) e o períneo (abaixo do assoalho da pelve), antes saindo da cavidade pélvica através do forame isquiático maior e então dando a volta em torno da espinha isquiática e do ligamento sacroespinal para atravessar o forame isquiático menor e entrar no períneo. O nervo para o músculo obturador interno segue um trajeto semelhante.

Abertura inferior da pelve

A abertura inferior da pelve tem o formato de um losango, com sua parte anterior definida, predominantemente, por ossos, e a parte posterior, por ligamentos (Figura 5.32). Na linha mediana anterior, o limite da abertura inferior da pelve é a sínfise púbica. Estendendo-se lateral e posteriormente, o limite em cada lado é a margem inferior do corpo do púbis, o ramo inferior do púbis, o ramo do ísquio e o túber isquiático. Juntos, os elementos de ambos os lados formam o arco púbico.

A partir dos túberes isquiáticos, os limites continuam posterior e medialmente, ao longo do ligamento sacrotuberal, em ambos os lados do cóccix.

As partes terminais dos sistemas urinário e digestório e a vagina atravessam a abertura inferior da pelve.

A área cercada pelos limites da abertura inferior da pelve e abaixo do assoalho da pelve é o **períneo**.

Assoalho da pelve

O assoalho da pelve é formado pelo diafragma da pelve e, na linha mediana anterior, pela membrana perineal e os músculos no espaço profundo do períneo. O diafragma da pelve é formado pelos músculos levantador do ânus e isquiococcígeo, a cada lado. O assoalho da pelve separa a cavidade pélvica, acima, do períneo, abaixo.

O diafragma da pelve

O diafragma da pelve é a parte muscular do assoalho da pelve. Com formato afunilado e fixado superiormente às paredes da pelve, consiste nos músculos levantador do ânus e isquiococcígeo (Figura 5.34 e Tabela 5.2).

A linha circular de inserção do diafragma da pelve à parede da pelve cilíndrica passa, a cada lado, entre o forame isquiático maior e o forame isquiático menor. Assim:

- O forame isquiático maior fica situado acima do nível do assoalho da pelve e é uma via de comunicação entre a cavidade pélvica e a região glútea do membro inferior, e

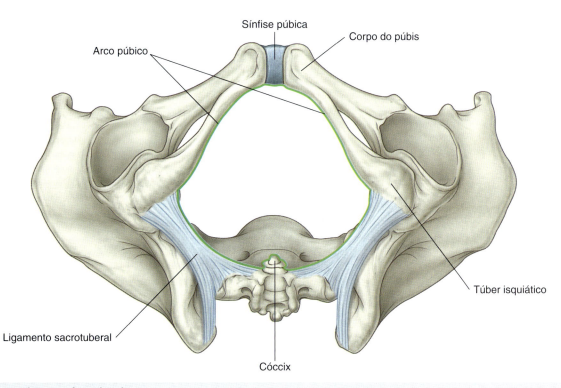

Figura 5.32 Abertura inferior da pelve.

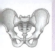

Na clínica

Medidas pélvicas em obstetrícia

Medições da abertura superior da pelve de uma mulher, nos planos transverso e sagital, podem ajudar a predizer a probabilidade de sucesso de um parto vaginal. Essas medidas incluem:

- A abertura superior da pelve (entre o promontório da base do sacro e a face superior da sínfise púbica)
- O diâmetro transverso máximo da abertura superior da pelve
- A distância entre as espinhas isquiáticas e
- A distância entre a extremidade do cóccix e a margem inferior da sínfise púbica.

Essas medidas podem ser obtidas por meio de ressonância magnética (RM), que não apresenta risco de radiação para o feto ou para a mãe (Figura 5.33).

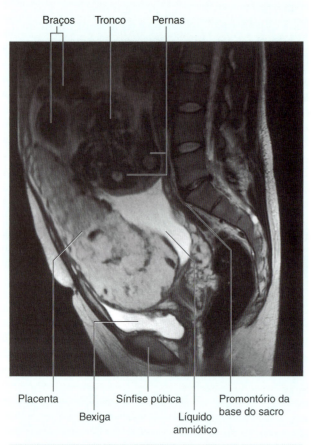

Figura 5.33 RM, imagem ponderada em T2 no plano sagital, do abdome inferior e da pelve de uma gestante.

- O forame isquiático menor fica situado abaixo do assoalho da pelve, fornecendo uma via de comunicação entre a região glútea do membro inferior e o períneo.

Músculo levantador do ânus

Os dois músculos levantadores do ânus se originam, a cada lado, da parede da pelve, cursam medial e inferiormente e se unem na linha mediana. A inserção à parede da pelve segue o seu contorno circular e inclui:

- A face posterior do corpo do púbis
- Um espessamento linear, denominado **arco tendíneo**, na fáscia que recobre o músculo obturador interno; e
- A espinha isquiática.

Na linha mediana, os músculos se misturam posteriormente à vagina em mulheres e ao redor da abertura anal em ambos os sexos. Posteriormente à abertura anal, os músculos se unem em um ligamento ou rafe denominada **ligamento anococcígeo** e se fixam ao cóccix. Anteriormente, os músculos são separados por uma falha ou espaço em formato de U chamada **hiato urogenital**. As margens desse hiato se fundem às paredes das vísceras associadas e com músculos no espaço profundo do períneo, abaixo. O hiato possibilita que a uretra (em homens e mulheres) e a vagina (em mulheres) atravessem o diafragma da pelve (Figura 5.34).

Os músculos levantadores do ânus são divididos em pelo menos três coleções de fibras musculares, com base em seu local de origem e sua relação com as vísceras mediais: os músculos pubococcígeo, puborretal e iliococcígeo:

- O músculo **pubococcígeo** se origina do corpo do púbis e cursa posteriormente para se inserir ao longo da linha mediana até o cóccix. Essa parte do músculo é subdividida com base na associação com as estruturas na linha mediana nos músculos **pubo-prostático** (**levantador da próstata**), **pubovaginal** e **puboanal**
- Uma segunda importante coleção de fibras musculares, a parte **puborretal** dos músculos levantadores do ânus, se origina em associação com o músculo pubococcígeo, do púbis, e se direciona inferiormente, a cada lado, para formar uma faixa ao redor da parte terminal do sistema digestório. Essa faixa muscular mantém o ângulo ou flexura, chamada **flexura perineal**, da junção anorretal. Esse ângulo funciona como parte do mecanismo que mantém fechada a extremidade do sistema digestório
- A parte final do músculo levantador do ânus é o músculo **iliococcígeo**. Essa parte do músculo se origina da fáscia que recobre o músculo obturador interno. Une-se ao músculo contralateral correspondente na linha mediana para formar um ligamento ou rafe que se estende da abertura anal até o cóccix.

Os músculos levantadores do ânus auxiliam no suporte das vísceras pélvicas e mantêm o fechamento do reto e da vagina. São supridos diretamente por ramos da divisão anterior de S4 e por ramos do nervo pudendo (S2-S4).

Capítulo 5 • Pelve e Períneo

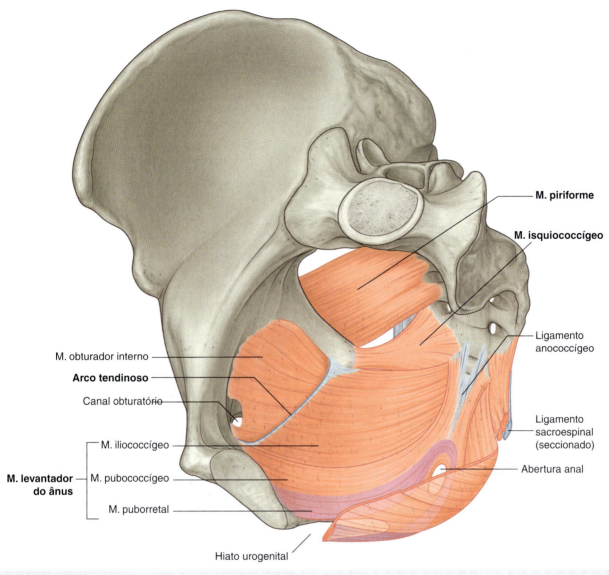

Figura 5.34 Diafragma da pelve.

Tabela 5.2 Músculos do diafragma da pelve.

Músculo	Origem	Inserção	Inervação	Função
Levantador do ânus	Uma linha ao redor da parede da pelve, começando na face posterior do púbis e estendendo-se pelo M. obturador interno como um arco tendinoso (espessamento da fáscia do M. obturador interno) até a espinha isquiática	Parte anterior – face superior da membrana do períneo; parte posterior – músculo correspondente contralateral, no corpo do períneo, ao redor do canal anal e ao longo do ligamento anococcígeo	Ramos diretos do ramo anterior de S4 e ramo retal inferior do nervo pudendo (S2 a S4)	Contribui para a formação do assoalho da pelve, que sustenta as vísceras; mantém um ângulo entre o reto e o canal anal; reforça o M. esfíncter externo do ânus e, nas mulheres, funciona como um esfíncter vaginal
Coccígeo	Espinha isquiática e face pélvica do ligamento sacroespinal	Margem lateral do cóccix e parte relacionada do sacro	Ramos dos ramos anteriores de S3 e S4	Contribui para a formação do assoalho da pelve, que sustenta as vísceras; traciona o cóccix anteriormente após a defecação

Músculo isquiococcígeo

Os dois músculos isquiococcígeos, um a cada lado, são triangulares e ficam sobre os ligamentos sacroespinais; juntos, completam a parte posterior do diafragma da pelve (Figura 5.34 e Tabela 5.2). São fixados, por seus ápices, às pontas das espinhas isquiáticas e, por suas bases, às margens laterais do cóccix e margens adjacentes do sacro.

Os músculos isquiococcígeos são inervados por ramos da divisão anterior de S3 e S4 e participam da sustentação da face posterior do assoalho da pelve.

345

Na clínica

Defecação

No começo da defecação, o fechamento da laringe estabiliza o diafragma, e a pressão intra-abdominal é aumentada por contração dos músculos da parede do abdome. Conforme a defecação prossegue, o músculo puborretal, que circunda a junção anorretal, relaxa, retificando o ângulo anorretal. Os músculos esfíncteres interno e externo do ânus também relaxam para possibilitar o deslocamento das fezes ao longo do canal anal. Normalmente, o músculo puborretal mantém um ângulo reto entre o reto e o canal anal e age como uma "válvula de pressão" para evitar a defecação. Quando o músculo puborretal relaxa, o ângulo anorretal aumenta para aproximadamente 130° a 140°.

O corpo adiposo da fossa isquioanal possibilita alterações na posição e nas dimensões do canal anal e do ânus durante a defecação. A junção anorretal se movimenta para baixo e para trás, e o assoalho da pelve geralmente desce um pouco.

Durante a defecação, os músculos circulares da parede retal sofrem uma onda de contração para empurrar as fezes em direção ao ânus. Quando as fezes emergem do ânus, os músculos longitudinais do reto e levantador do ânus tracionam o canal anal para cima, as fezes são expelidas, e o ânus e o reto retornam às suas posições normais.

Uma proctografia defecatória por ressonância magnética é um exame de imagem relativamente novo que possibilita a avaliação das diferentes fases da defecação, incluindo a função retal e o comportamento da musculatura do assoalho da pelve durante esse processo. É útil para detectar procidência/prolapso anormal de órgãos pélvicos durante escaneamento dinâmico e potencial formação de cistocele ou retocele (Figura 5.35).

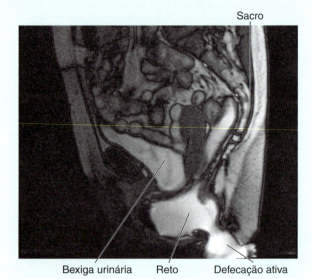

Figura 5.35 Proctografia defecatória por RM, plano sagital, mostrando defecação ativa.

A membrana do períneo e o espaço profundo do períneo

A **membrana do períneo** é uma estrutura fascial espessa, fixada à estrutura óssea do arco púbico (Figura 5.36 A); fica orientada no plano horizontal e tem uma margem posterior livre. Anteriormente, há um pequeno espaço (flecha azul na Figura 5.36 A) entre a membrana e o **ligamento púbico inferior** (um ligamento associado com a sínfise púbica).

A membrana do períneo é relacionada, acima, a um estreito espaço chamado **espaço profundo do períneo** (Figura 5.36 B), que contém uma camada de músculos esqueléticos e vários elementos neurovasculares.

O espaço profundo do períneo é aberto superiormente e não é separado de estruturas mais superiores por uma camada de fáscia. As partes da membrana do períneo e estruturas na parte profunda do períneo, cercadas pelo hiato urogenital acima, contribuem, portanto, para o assoalho da pelve e sustentam elementos dos sistemas urinário e genital na cavidade pélvica, embora a membrana do períneo e o espaço profundo do períneo sejam, geralmente, considerados parte do períneo.

A membrana do períneo e o arco púbico adjacente fornecem inserções para as raízes da genitália externa e para os músculos a elas associados (Figura 5.36 C).

A uretra penetra verticalmente através de um hiato circular na membrana do períneo quando sai da cavidade pélvica, acima, e vai para o períneo, abaixo. Em mulheres, a vagina também atravessa um hiato na membrana do períneo, imediatamente posterior ao hiato uretral.

No espaço profundo do períneo, uma lâmina de músculo esquelético funciona como um esfíncter, principalmente para a uretra, e um estabilizador da margem posterior da membrana do períneo (Figura 5.37 e Tabela 5.3):

- Anteriormente, um grupo de fibras musculares cerca a uretra e, coletivamente, formam o **músculo esfíncter externo da uretra**
- Dois grupos adicionais de fibras musculares ficam associados com a uretra e a vagina, em mulheres. Um grupo forma o **músculo esfíncter uretrovaginal**, que cerca a uretra e a vagina como uma unidade. O segundo grupo forma os **músculos compressores da uretra**, a cada lado, que se originam do ramo isquiopúbico e se encontram anteriormente à uretra. Junto com o músculo esfíncter externo da uretra, o músculo esfíncter uretrovaginal e o músculo compressor da uretra viabilizam o fechamento da uretra
- Em homens e mulheres, um **músculo transverso profundo do períneo**, a cada lado, fica paralelo

à margem livre da membrana do períneo e se une ao músculo contralateral correspondente na linha mediana. Acredita-se que esses músculos estabilizem a posição do corpo do períneo, que é uma estrutura medial ao longo da margem posterior da membrana do períneo.

Corpo do períneo

O corpo do períneo é uma estrutura mal definida, porém importante, de tecido conjuntivo em que músculos do assoalho da pelve e do períneo se inserem (Figura 5.38). Fica posicionado na linha mediana, ao longo da margem posterior da membrana do períneo, à qual se fixa. A extremidade posterior do hiato urogenital, nos músculos levantadores do ânus, também se conecta a ele.

Os músculos transversos profundos do períneo se encontram no corpo do períneo; em mulheres, o músculo esfíncter uretrovaginal também se insere nesse local. Outros músculos que se fixam ao corpo do períneo incluem o músculo esfíncter externo do ânus, os músculos transversos superficiais do períneo e os músculos bulboesponjosos do períneo.

Na clínica

Episiotomia

Durante o parto, o corpo do períneo pode ser tensionado até se romper. Tradicionalmente, acreditava-se que, se uma ruptura do períneo era provável, o obstetra deveria proceder com uma episiotomia. Esse é um procedimento em que uma incisão é feita no corpo do períneo para possibilitar a passagem da cabeça do feto pela vagina. Há dois tipos de episiotomias: uma episiotomia mediana secciona o corpo do períneo, enquanto uma episiotomia posterolateral é uma incisão a 45° da linha mediana. Acreditava-se que os benefícios maternos desse procedimento incluíam menor disfunção do assoalho da pelve após o parto. No entanto, evidências mais recentes sugerem que a episiotomia não deve ser um procedimento de rotina. A revisão das informações não constatou redução de danos ao assoalho da pelve com episiotomia.

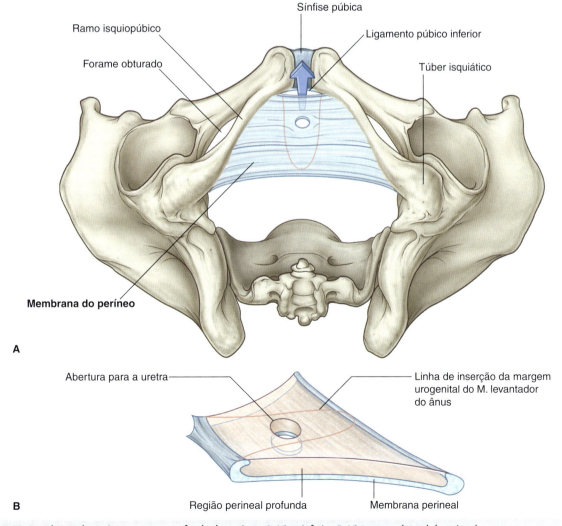

Figura 5.36 Membrana do períneo e espaço profundo do períneo. **A.** Vista inferior. **B.** Vista superolateral. (*continua*)

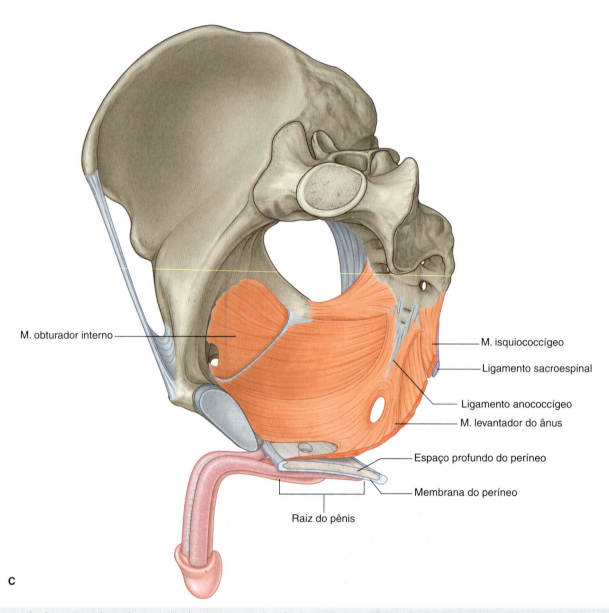

Figura 5.36 (*continuação*) Membrana perineal e região perineal profunda. **C.** Vista medial.

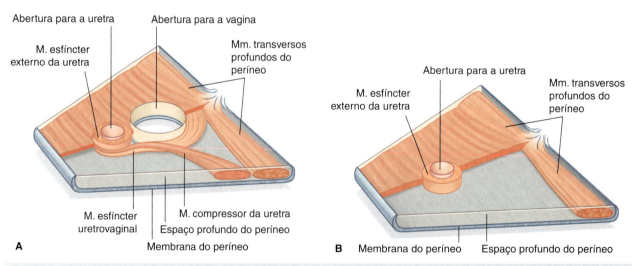

Figura 5.37 Músculos na região perineal profunda. **A.** Nas mulheres. **B.** Nos homens.

Tabela 5.3 Músculos no espaço profundo do períneo.

Músculo	Origem	Inserção	Inervação	Função
Esfíncter externo da uretra	Parte inferior do ramo do púbis a cada lado e paredes adjacentes do espaço profundo do períneo	Envolve a parte membranácea da uretra masculina	Ramos perineais do nervo pudendo (S2 a S4)	Comprime a parte membranácea da uretra masculina; relaxa durante a micção
Transverso profundo do períneo	Face medial do ramo isquiático	Corpo do períneo	Ramos perineais do nervo pudendo (S2 a S4)	Estabiliza a posição do corpo do períneo
Compressor da uretra (somente nas mulheres)	Ramo isquiopúbico a cada lado	Mistura-se com o músculo correspondente contralateral, anteriormente à uretra	Ramos perineais do nervo pudendo (S2 a S4)	Funciona como um esfíncter acessório da uretra
Esfíncter uretrovaginal (somente em mulheres)	Corpo do períneo	Projeta-se anteriormente, lateral à vagina, para se misturar com o músculo correspondente contralateral, anteriormente à uretra	Ramos perineais do nervo pudendo (S2 a S4)	Funciona como um esfíncter acessório da uretra (pode também facilitar o fechamento da vagina)

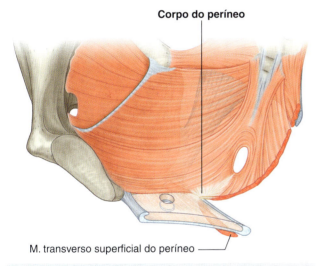

Figura 5.38 Corpo do períneo.

Vísceras

As vísceras pélvicas incluem partes dos sistemas digestório, urinário e genital.

As vísceras ficam arranjadas na linha mediana, de anterior a posterior; o aporte neurovascular é feito por ramos que se direcionam medialmente a partir de ramos e nervos associados com a parede pélvica.

Sistema digestório

As partes pélvicas do sistema digestório consistem principalmente no reto e no canal anal, embora a parte terminal do colo sigmoide também fique na cavidade (Figura 5.39).

Reto

O **reto** é contínuo:

- Superiormente, com o colo sigmoide, aproximadamente no nível da vértebra S III, e

- Inferiormente, com o canal anal, conforme essa estrutura penetra no assoalho da pelve e atravessa o períneo para terminar como o ânus.

O reto, elemento mais posterior das vísceras pélvicas, é imediatamente anterior ao sacro, e segue seu contorno côncavo.

A junção anorretal é tracionada anteriormente (flexura perineal) pela ação da parte puborretal do músculo levantador do ânus, então o canal se desloca na direção posterior quando atravessa inferiormente o assoalho da pelve.

Além de se conformar à curvatura geral do sacro no plano anteroposterior, o reto tem três curvaturas laterais: as curvaturas superior e inferior, à direita, e a curvatura mediana, à esquerda. A parte inferior do reto é expandida para formar a **ampola retal**. Finalmente, o reto não tem túnica muscular das tênias do colo, apêndices omentais do colo nem saculações do colo.

Canal anal

O **canal anal** começa na extremidade terminal da ampola retal, onde ela se estreita, no assoalho da pelve. Termina como o ânus, após atravessar o períneo. Conforme passa pelo assoalho da pelve, o canal anal é envolto, em todo o seu comprimento, pelos músculos esfíncteres interno e externo do ânus, que, normalmente, o mantêm fechado.

O revestimento do canal anal tem algumas características estruturas que refletem a posição aproximada da membrana anococcígea do feto (que fecha a extremidade terminal do sistema digestório em desenvolvimento) e a transição de mucosa do sistema digestório para pele, no adulto (Figura 5.39 B):

- A parte superior do canal anal é revestida por mucosa semelhante àquela que reveste o reto e se distingue por

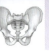

Gray Anatomia Clínica para Estudantes

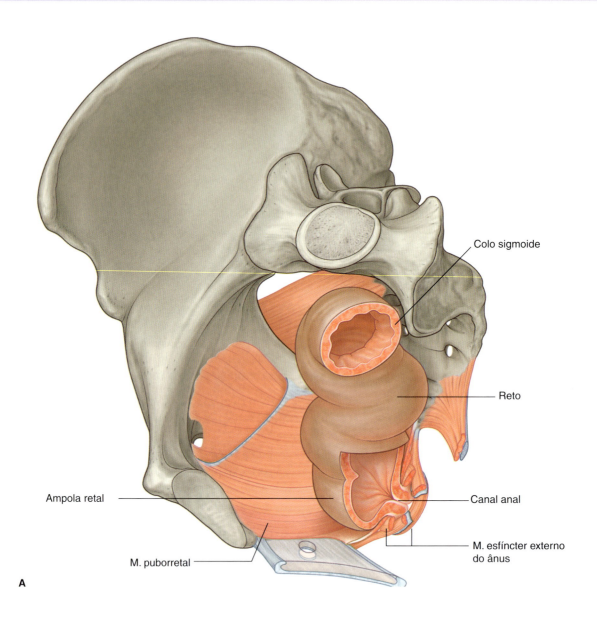

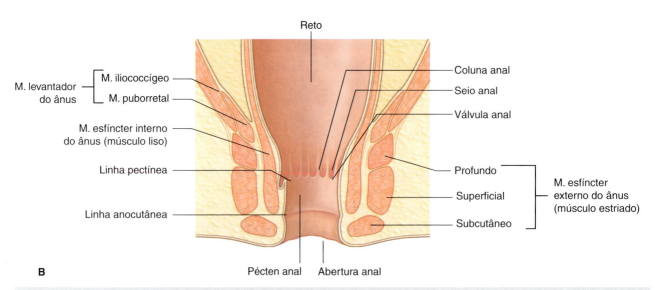

Figura 5.39 Reto e canal anal. **A.** Osso do quadril esquerdo removido. **B.** Corte longitudinal.

pregas orientadas longitudinalmente, conhecidas como **colunas anais**, que são unidas inferiormente por pregas crescentes denominadas **válvulas anais**. As válvulas anais, juntas, formam um círculo ao redor do canal anal em um local conhecido como a **linha pectinada**, que marca a posição aproximada da membrana anal no feto
- Inferiormente à linha pectinada, há uma zona de transição conhecida como o **pécten anal**, que é revestida por epitélio estratificado escamoso não queratinizado. O pécten anal termina inferiormente, na **linha anocutânea**, ou onde o revestimento do canal anal se torna pele verdadeira.

Na clínica

Toque retal
O toque retal é realizado introduzindo-se o dedo indicador, com luva e lubrificante, no reto, através do ânus. A mucosa anal pode ser palpada procurando-se massas anormais, e, nas mulheres, a parede posterior da vagina e o colo do útero também podem ser palpados. Nos homens, a próstata pode ser examinada à procura de nódulos ou massas anormais.

Em muitos casos, o toque retal é seguido por proctoscopia ou colonoscopia. Um transdutor de US pode ser introduzido no reto para avaliar as estruturas ginecológicas, nas mulheres, e a próstata, nos homens, antes da realização de uma biopsia prostática.

O toque retal também permite a detecção de sangue fresco ou alterado no reto, em pacientes com hemorragia digestiva aguda (HDA) ou anemia crônica.

Na clínica

Carcinoma do colo e do reto
O carcinoma do colo e do reto (colorretal) é uma doença comum e, frequentemente, letal. Avanços recentes na cirurgia, radioterapia e quimioterapia conseguiram apenas uma leve melhora na sobrevida mediana de 5 anos.

O comportamento biológico dos tumores colorretais é relativamente previsível. A maioria dos tumores se desenvolve a partir de pólipos benignos, alguns dos quais sofrem alterações malignas. O prognóstico global está relacionado com:

- O grau de penetração do tumor na parede intestinal
- A presença ou ausência de disseminação linfática; e
- A presença ou ausência de metástases sistêmicas.

Dada a posição do cólon e do reto na cavidade abdominopélvica, e sua proximidade a outros órgãos, é extremamente importante estadiar corretamente os tumores colorretais: um tumor na pelve, por exemplo, pode invadir o útero ou a bexiga. A avaliação da disseminação geralmente envolve tomografia computadorizada (avaliação de metástases distais) e ressonância magnética (estadiamento local). O ultrassom endoscópico também é usado em alguns casos para estadiamento de câncer local.

Dada a posição do colo do intestino grosso e do reto na cavidade abdominopélvica, e sua proximidade a outros órgãos, é extremamente importante estadiar corretamente os tumores colorretais: um tumor na pelve, por exemplo, pode invadir o útero ou a bexiga. A investigação de disseminação inclui ultrassonografia (US), tomografia computadorizada (TC) e ressonância magnética (RM).

Sistema urinário
A parte pélvica do sistema urinário consiste nas partes terminais dos ureteres, da bexiga e da parte proximal da uretra (Figura 5.40).

Ureteres
Os ureteres entram na cavidade pélvica vindos do abdome, atravessando a abertura superior da pelve. A cada lado, o ureter cruza essa entrada e entra na cavidade na área anterior à bifurcação da artéria ilíaca comum. A partir desse ponto, continua ao longo da parede e do assoalho da pelve para chegar à base da bexiga.

Na pelve, o ureter é cruzado por:

- O ducto deferente, em homens, e
- A artéria uterina, em mulheres.

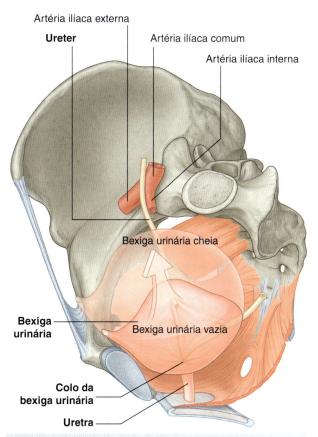

Figura 5.40 Partes pélvicas do sistema urinário.

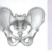

Gray Anatomia Clínica para Estudantes

Na clínica

Lesões iatrogênicas dos ureteres

Os ureteres podem ser lesionados durante várias cirurgias do abdome e da pelve, já que ficam próximos aos planos de dissecção. As cirurgias que mais comumente resultam em lesão uretérica são histerectomia abdominal total e salpingo-ooforectomia (remoção do útero, tubas uterinas e ovários), histerectomia por laparoscopia vaginal, ressecção do reto por laparoscopia anterior e hemicolectomia esquerda aberta. Pacientes que têm risco aumentado de lesão uretérica são os que têm tumores volumosos (uterino, colônico, retal) e os com uma história prévia de cirurgias ou irradiação pélvicas, o que torna mais difícil a dissecção dos tecidos. Durante a cirurgia, o ureter pode ser esmagado, seccionado, desvascularizado ou avulsionado. Pode também ser lesionado durante crioablação ou cauterização elétrica para controlar sangramento intraoperatório. Ureteres podem também sofrer trauma durante a realização de uma uteroscopia, procedimento em que um pequeno endoscópio é introduzido em um dos ureteres, através da uretra e da bexiga, para tratar cálculos ou tumores do ureter (geralmente devido a uma ruptura ou eletrocauterização).

As lesões uretéricas têm grande morbidade, devido a infecções e, em casos mais graves, à disfunção renal. O prognóstico é melhor quando o diagnóstico é feito durante a cirurgia e o ureter é reparado imediatamente. O diagnóstico tardio resulta em extravasamento de urina e contaminação das cavidades abdominal e pélvica, sepse e, no caso de lesão próxima à vagina, ao desenvolvimento de fístula ureterovaginal. Quando o diagnóstico é feito após a cirurgia, pode ser necessário desvio do fluxo da urina, resultando em nefrostomia percutânea.

Bexiga urinária

A bexiga urinária é o elemento mais anterior das vísceras pélvicas. Embora esteja completamente situada na cavidade pélvica quando vazia, expande superiormente para dentro da cavidade abdominal, conforme enche (Figura 5.40).

A bexiga vazia tem o formato de uma pirâmide, inclinada para ficar sobre uma de suas margens (Figura 5.41 A). Tem um ápice, uma base, uma face superior e duas faces inferolaterais:

- O **ápice** da bexiga urinária fica voltado para a margem superior da sínfise púbica, uma estrutura conhecida como **ligamento umbilical mediano** (resquício do úraco embriológico que contribui para a formação da bexiga urinária), continua superiormente a partir dele, subindo pela parede anterior do abdome até o umbigo
- A **base** da bexiga tem o formato de um triângulo invertido e fica voltada posteroinferiormente. Os dois ureteres entram na bexiga em cada ângulo superior da base, e a uretra drena inferiormente a partir do ângulo inferior da base. Interiormente, a mucosa que reveste a base da bexiga é lisa e firmemente fixada ao músculo liso subjacente da parede – diferentemente do resto da bexiga, em que a mucosa fica dobrada e frouxamente fixada à parede. A área triangular lisa entre as aberturas dos ureteres e da uretra, na parte

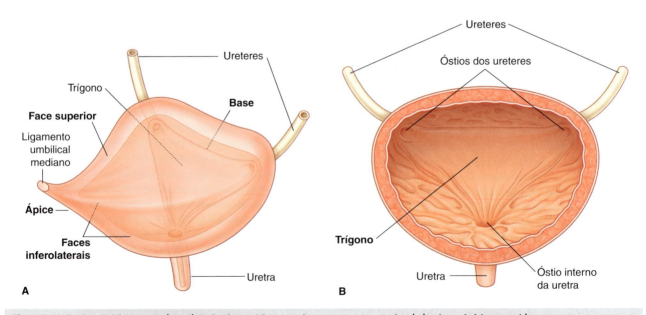

Figura 5.41 Bexiga. **A.** Vista superolateral. **B.** O trígono. Vista anterior com a parte anterior da bexiga urinária removida.

Capítulo 5 • Pelve e Períneo

interior da bexiga, é denominada **trígono da bexiga** (Figura 5.41 B)
- As **faces inferolaterais** da bexiga urinária ficam entre os músculos levantadores do ânus, do diafragma da pelve e os músculos obturadores internos adjacentes, acima da inserção do diafragma da pelve. A face superior é discretamente cupuliforme quando a bexiga está vazia; a abóbada se torna acentuada para cima conforme a bexiga enche.

Colo vesical

O colo da bexiga cerca a origem da uretra no ponto em que as duas faces inferolaterais e a base se encontram.

O colo é a parte mais inferior da bexiga, bem como sua parte mais "fixa". Fica ancorado em sua posição por um par de resistentes faixas fibromusculares, que ligam o colo e a parte pélvica da uretra à face posteroinferior de cada osso púbico:

- Em mulheres, essas faixas fibromusculares são denominadas **ligamentos pubovesicais** (Figura 5.42 A). Junto com a membrana perineal e os músculos associados, os músculos levantadores do ânus e os ossos púbicos, esses ligamentos auxiliam a sustentar a bexiga
- Em homens, as faixas fibromusculares em par são chamadas de **ligamentos puboprostáticos** porque se misturam com a cápsula fibrosa da próstata, que cerca o colo da bexiga e a parte adjacente da uretra (Figura 5.42 B).

Embora a bexiga seja considerada pélvica no adulto, tem uma posição mais superior em crianças. Ao nascimento, a bexiga é quase inteiramente abdominal; a uretra começa aproximadamente na margem superior da sínfise púbica. Com a idade, a bexiga desce, até após a puberdade, quando assume sua posição adulta.

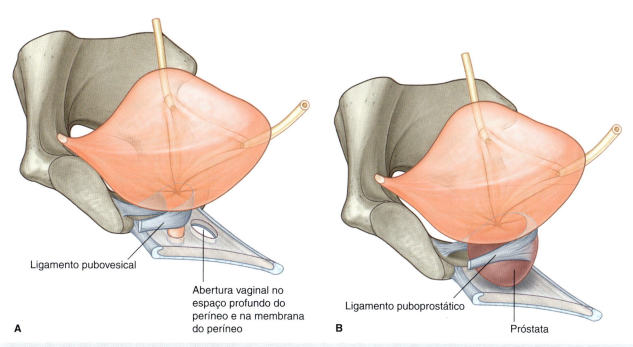

Figura 5.42 Ligamentos que ancoram o colo da bexiga e a parte pélvica da uretra aos ossos do quadril. **A.** Em mulheres. **B.** Em homens.

Na clínica

Cálculos vesicais

Em alguns pacientes, pequenos cálculos formam-se nos rins. Podem descer pelo ureter, causando obstrução ureteral, e entrar na bexiga (Figura 5.43), onde sais insolúveis da urina se precipitam sobre eles, formando cálculos maiores. Frequentemente, esses pacientes desenvolvem (ou já têm) problemas com o esvaziamento da bexiga, deixando urina residual dentro dela. Essa urina pode se tornar infectada, alterando seu pH e aumentando a precipitação dos sais.

Se forem pequenos o suficiente, os cálculos podem ser removidos pela via transuretral, utilizando-se instrumentos especializados. Se os cálculos forem muito grandes, pode ser necessário fazer uma incisão suprapúbica e entrar na bexiga retroperitonealmente para removê-los.

Na clínica (continuação)

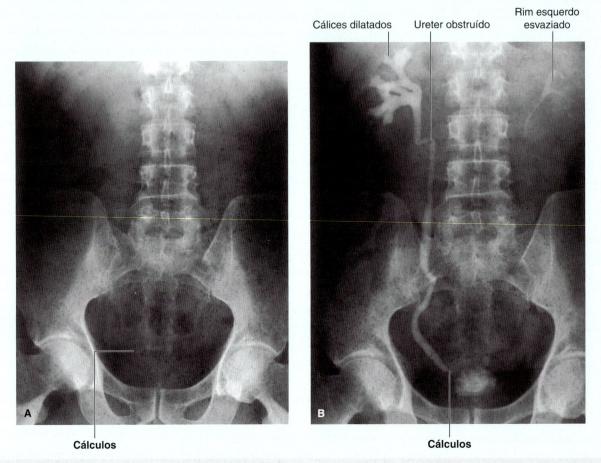

Figura 5.43 Urografia intravenosa demonstrando um cálculo na parte inferior do ureter. **A.** Radiografia controle. **B.** Urografia intravenosa, pós-micção.

Na clínica

Cateterismo suprapúbico

Em alguns casos, é necessário cateterizar a bexiga urinária através da parede abdominal. Por exemplo, quando a próstata está significativamente aumentada e é impossível introduzir um cateter uretral, um cateter suprapúbico pode ser colocado.

A bexiga urinária é uma estrutura retroperitoneal e, quando cheia, fica adjacente à parede abdominal anterior. A visualização da bexiga por ultrassonografia pode ser útil na avaliação do tamanho da estrutura e, com importância, diferenciar essa estrutura de outras possíveis massas abdominais.

O procedimento da cateterização suprapúbica é direto e envolve a introdução de um pequeno cateter, por meio de uma agulha, na linha mediana, aproximadamente 2 cm acima da sínfise púbica. O cateter entra facilmente na bexiga sem comprometer outras estruturas e permite a drenagem.

Na clínica

Câncer de bexiga

O câncer de bexiga (Figura 5.44) é o tumor mais comum do sistema urinário, e geralmente acomete pacientes na sexta ou na sétima década de vida, embora haja uma tendência para que pacientes mais jovens desenvolvam essa doença.

Aproximadamente um terço dos tumores de bexiga são multifocais; felizmente, dois terços deles são superficiais e suscetíveis a tratamento local.

Os tumores de bexiga podem se espalhar pela parede do órgão e invadir estruturas locais, incluindo o reto, útero (em mulheres) e paredes laterais da cavidade pélvica. O envolvimento prostático não é incomum nos homens. A doença se dissemina através dos linfonodos ilíacos internos. A disseminação para locais metastáticos distantes raramente inclui o pulmão.

Grandes tumores de bexiga urinária podem produzir complicações, incluindo invasão e obstrução dos ureteres. A obstrução ureteral pode então obstruir os rins e induzir falência renal. Além disso, os tumores de bexiga podem invadir outras estruturas da cavidade pélvica.

Na clínica (continuação)

O tratamento de tumores em estádio inicial inclui ressecção local com preservação da bexiga. Tumores difusos podem ser abordados com quimioterapia; tumores mais extensos exigiriam remoção cirúrgica radical da bexiga urinária (cistectomia) e, em homens, da próstata (prostatectomia).

Uma reconstrução da bexiga (formação da denominada neobexiga) é realizada em pacientes após a cistectomia, usando parte de um dos intestinos, mais comumente o íleo.

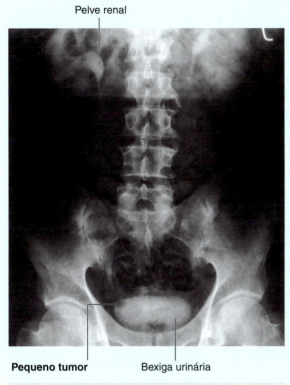

Figura 5.44 Urografia intravenosa demonstrando um pequeno tumor na parede da bexiga urinária.

Uretra

A uretra começa na base da bexiga e termina com uma abertura externa, no períneo. Os caminhos tomados pela uretra diferem significativamente entre homens e mulheres.

Em mulheres

Em mulheres, a uretra é curta, com aproximadamente 4 cm de comprimento. Tem um trajeto levemente curvado conforme se direciona inferiormente através do assoalho pélvico entrando no períneo, onde atravessa o espaço profundo do períneo e a membrana do períneo antes de se abrir no vestíbulo, que fica entre os lábios menores do pudendo (Figura 5.45 A).

A abertura uretral é anterior à abertura vaginal no vestíbulo. A face inferior da uretra é ligada à face anterior da vagina. Duas pequenas glândulas mucosas parauretrais (**glândulas de Skene**) ficam associadas com a extremidade inferior da uretra. Cada uma é drenada por um ducto que se abre na margem lateral do óstio externo da uretra.

Em homens

Nos homens, a uretra é longa, com aproximadamente 20 cm, e se dobra duas vezes ao longo de seu curso (Figura 5.45 B). Começando na base da bexiga, atravessando a próstata inferiormente o espaço profundo do períneo e a membrana do períneo e, imediatamente, entrando na raiz do pênis. Quando a uretra sai do espaço profundo do períneo, dobra-se para a frente para cursar anteriormente na raiz do pênis. Quando o pênis está flácido, a uretra se dobra novamente, dessa vez inferiormente, quando passa da raiz para o corpo do pênis. Durante a ereção, essa dobra desaparece.

A uretra masculina é dividida em partes pré-prostática, prostática, membranácea e esponjosa.

Parte pré-prostática. A parte pré-prostática da uretra tem aproximadamente 1 cm de comprimento, estende-se da base da bexiga até a próstata e fica associada com uma faixa circular de fibras de músculo liso (o **músculo esfíncter interno da uretra**). A contração desse esfíncter impede o movimento retrógrado do sêmen para dentro da bexiga durante a ejaculação.

Parte prostática. A parte prostática da uretra (Figura 5.45 C) tem 3 a 4 cm de comprimento e é circundada pela próstata. Nessa região, o lúmen da uretra é marcado por uma prega longitudinal medial da mucosa (a **crista uretral**). A depressão a cada lado da crista é o **seio prostático**; os ductos da próstata se abrem nesses dois seios.

Na metade de seu comprimento, a crista uretral é dilatada, formando uma elevação aproximadamente circular (o colículo seminal). Em homens, o colículo seminal é usado para determinar a posição da próstata durante uma transecção transuretral da glândula.

Uma pequena bolsa com fundo cego – o **utrículo prostático** (acredita-se que seja homólogo ao útero das mulheres) – se abre no centro do colículo seminal. A cada lado do utrículo prostático está a abertura do ducto ejaculatório do sistema genital masculino. Assim, a conexão entre os sistemas urinário e genital, nos homens, ocorre na parte prostática da uretra masculina.

Parte membranácea. A parte membranácea da uretra masculina é estreita e atravessa o espaço profundo do períneo (Figura 5.45 B). Em seu trajeto por essa região, a uretra, tanto em homens quanto em mulheres, é envolta pelo músculo **esfíncter externo da uretra** (músculo esquelético).

Parte esponjosa da uretra masculina. A parte esponjosa da uretra masculina fica envolta por tecido erétil (o

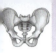

Gray Anatomia Clínica para Estudantes

corpo esponjoso) do pênis. Dilata-se para formar um bulbo, na base do pênis, e novamente, na sua extremidade, para formar a **fossa navicular** (Figura 5.45 B). As duas glândulas bulbouretrais, no espaço profundo do períneo, são parte do sistema genital masculino e se abrem no bulbo da parte esponjosa da uretra masculina. O óstio externo da uretra é a fenda sagital na extremidade do pênis.

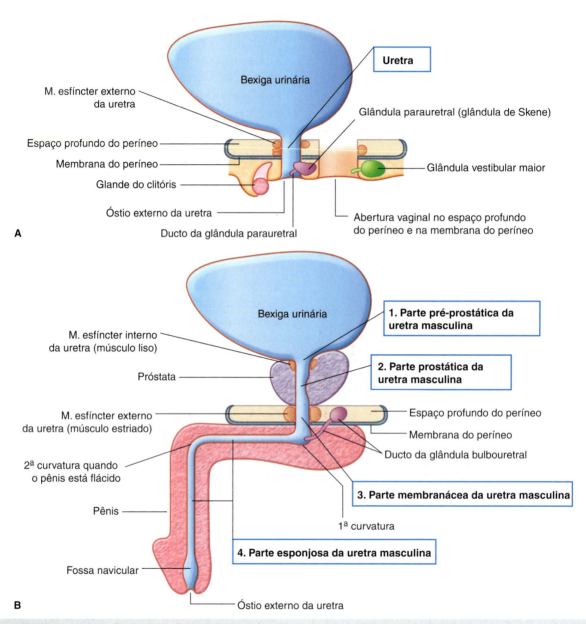

Figura 5.45 Uretra. **A.** Nas mulheres. **B.** Nos homens. (*continua*)

Na clínica

Infecção vesical

O comprimento relativamente curto da uretra das mulheres as torna mais suscetíveis a infecções na bexiga do que os homens. O primeiro sintoma de infecção urinária em mulheres é, geralmente, inflamação da bexiga (cistite). A infecção pode ser controlada, na maioria dos casos, por antibióticos orais, e melhora sem complicações. Em lactentes (menos de 1 ano de idade), infecções vesicais podem se disseminar, via ureteres, para os rins, onde podem produzir dano renal e, finalmente, levar a insuficiência renal. Diagnóstico precoce e tratamento são necessários.

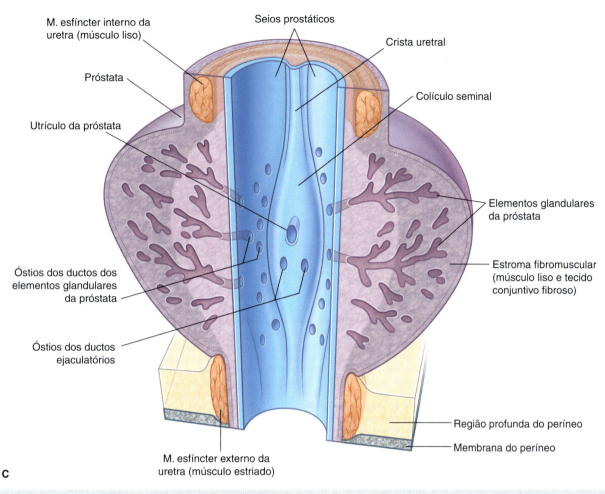

Figura 5.45 (*continuação*) **C.** Parte prostática da uretra masculina.

Na clínica

Cateterismo uretral

O cateterismo uretral é frequentemente realizado para drenar urina da bexiga de um paciente, quando ele não é capaz de micção. Durante a inserção de cateteres urinários, é importante os detalhes anatômicos do paciente.

Em homens:

- A parte esponjosa da uretra é envolta pelo tecido erétil do bulbo do pênis, imediatamente inferior ao espaço profundo do períneo; nessa posição, a uretra é vulnerável a lesões, especialmente durante cistoscopia
- A parte membranácea da uretra masculina corre superiormente enquanto atravessa o espaço profundo do períneo

- A parte prostática da uretra faz uma leve curva côncava anteriormente, enquanto atravessa a próstata.

Em mulheres, é muito mais simples introduzir cateteres e cistoscópios porque a uretra é curta e reta. A urina pode, portanto, ser facilmente drenada de uma bexiga distendida sem grandes preocupações com a possibilidade de ruptura uretral.

Ocasionalmente, não é possível introduzir qualquer instrumento pela uretra para drenar a bexiga, geralmente porque há estenose da uretra ou hiperplasia da próstata. Nesses casos, a US do abdome inferior demonstrará uma bexiga cheia (Figura 5.46) atrás da parede anterior do abdome. Um cateter suprapúbico pode ser inserido na bexiga com traumatismo mínimo, através de uma pequena incisão com anestesia local.

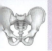

Gray Anatomia Clínica para Estudantes

Na clínica (continuação)

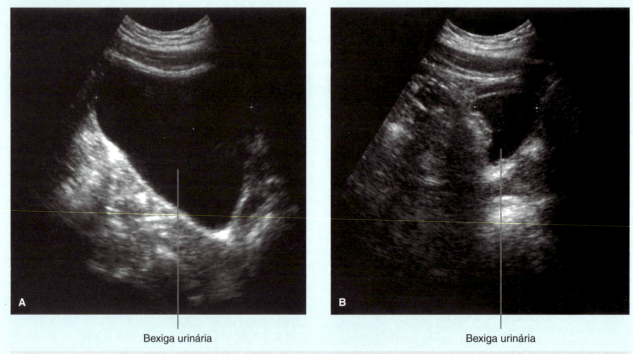

Figura 5.46 Ultrassonografia demonstrando a bexiga urinária. **A.** Bexiga urinária cheia. **B.** Bexiga urinária pós-micção.

Sistema genital

Em homens

Componentes do sistema genital masculino são encontrados no abdome, na pelve e no períneo (Figura 5.47 A). Os principais componentes são testículos, epidídimo, ductos deferentes e ductos ejaculatórios a cada lado, e a uretra e o pênis na linha mediana. Além disso, três tipos de glândulas acessórias estão associados ao sistema:

- Uma única próstata
- Um par de vesículas seminais; e
- Um par de glândulas bulbouretrais.

A estrutura do sistema genital, nos homens, é basicamente uma série de ductos e túbulos. O arranjo das partes e a ligação com o sistema urinário refletem o seu desenvolvimento embrionário.

Testículos

Os **testículos** originalmente se desenvolvem superiormente na parede posterior do abdome e então descem, normalmente antes do nascimento, pelo canal inguinal, na parede anterior do abdome, até o escroto do períneo. Durante a descida, os testículos arrastam consigo seus vasos, sistema linfático e nervos, assim como seus principais ductos de drenagem, os **ductos deferentes**. A drenagem linfática dos testículos é, portanto, em direção aos linfonodos aórticos laterais e pré-aórticos, no abdome, e não para os linfonodos inguinais ou pélvicos.

Cada testículo, com formato elipsoide, fica envelopado na extremidade de uma bolsa musculofascial alongada, que é contínua com a parede anterior do abdome e se projeta para dentro do escroto. O **funículo espermático** é uma conexão tubular entre essa bolsa, no escroto, e a parede do abdome.

Os lados e a face anterior dos testículos são recobertos por um saco fechado de peritônio (a **túnica vaginal**), que, originalmente, se abria na cavidade abdominal. Normalmente, após a descida dos testículos, essa conexão se fecha, deixando um resquício fibroso.

Cada testículo (Figura 5.47 B) é composto de túbulos seminíferos e tecido intersticial, cercados por uma espessa cápsula de tecido conjuntivo (a **túnica albugínea**). Os espermatozoides são produzidos pelos túbulos seminíferos. Estes, em número de 400 a 600, enrolados sobre si mesmos, são modificados a cada extremidade para se tornarem túbulos retos, que se conectam com uma câmara coletora (a **rede testicular**) em uma cunha espessa de tecido conjuntivo orientada verticalmente (o **mediastino do testículo**), projetando-se da cápsula em direção à face posterior da gônada. Aproximadamente 12 a 20 **dúctulos eferentes** se originam da extremidade superior da rede testicular, penetram na cápsula e se conectam com o epidídimo.

Capítulo 5 • Pelve e Períneo

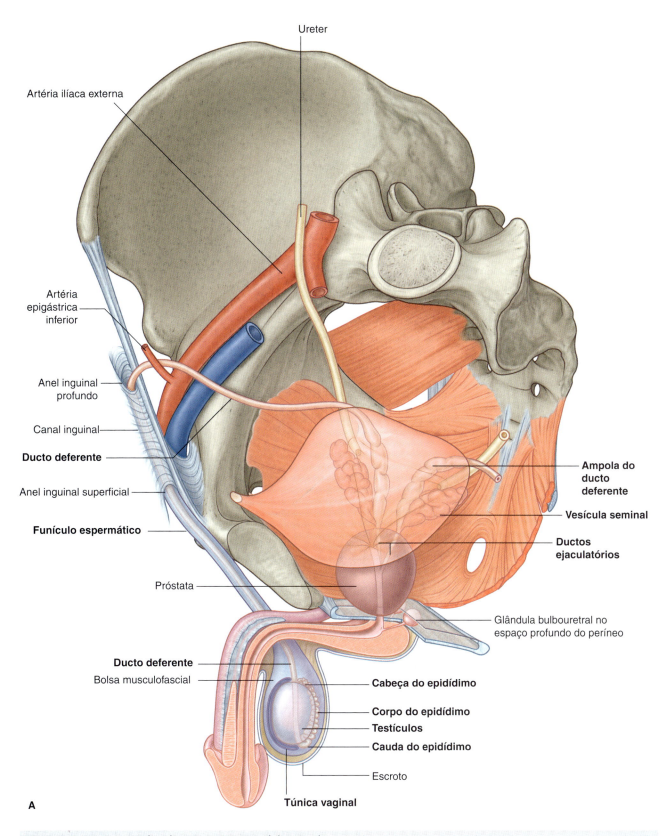

Figura 5.47 Sistema genital em homens. A. Visão geral. (continua)

359

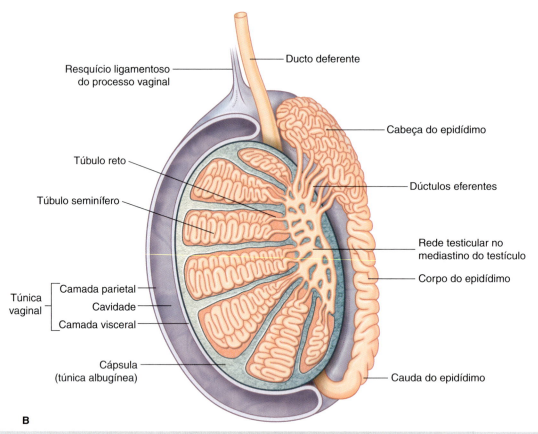

Figura 5.47 (*continuação*) **B.** Testículos e estruturas ao redor.

Na clínica

Tumores testiculares

Os tumores dos testículos correspondem a uma pequena porcentagem dos processos malignos em homens. No entanto, geralmente ocorrem em pacientes mais jovens (entre 20 e 40 anos de idade). Quando diagnosticado em um estágio inicial, a maioria desses tumores pode ser curada por cirurgia e quimioterapia.

O diagnóstico precoce de tumores testiculares é extremamente importante. Nódulos anormais podem ser detectados por palpação, e o diagnóstico pode ser feito por ultrassonografia. A US consegue revelar a extensão do tumor local, geralmente em um estágio inicial.

A remoção cirúrgica do testículo afetado é geralmente realizada por meio de um acesso inguinal. Os testículos não são removidos por uma incisão escrotal porque é possível disseminar células tumorais para os tecidos subcutâneos do escroto, que tem drenagem linfática diferente da drenagem do testículo.

Epidídimo

O **epidídimo** cursa ao longo do lado posterolateral dos testículos (Figura 5.47). Tem dois componentes distintos:

- Os **dúctulos eferentes**, que formam uma massa encaracolada aumentada, que fica no polo superior do testículo e forma a **cabeça do epidídimo**, e

- O **epidídimo verdadeiro**, que é um único ducto, enrolado sobre si mesmo, para o qual todos os dúctulos eferentes drenam e que continua inferiormente ao longo da margem posterolateral dos testículos como o **corpo do epidídimo** e se dilata para formar a **cauda do epidídimo**, no polo inferior dos testículos.

Durante a passagem pelo epidídimo, os espermatozoides adquirem a capacidade de se mover e fertilizar um óvulo. O epidídimo também armazena os espermatozoides até a ejaculação. A extremidade do epidídimo é contínua com o ducto deferente.

Ducto deferente

O ducto deferente é um longo ducto muscular que transporta os espermatozoides da cauda do epidídimo, no escroto, até o ducto ejaculatório, na cavidade pélvica (Figura 5.47 A). Sobe pelo escroto como um componente do funículo espermático e atravessa o canal inguinal na parede anterior do abdome.

Após passar pelo anel inguinal profundo, o ducto deferente se dobra medialmente, em torno do lado lateral da artéria epigástrica inferior, e cruza a artéria e a veia ilíacas externas, na abertura superior da pelve, para entrar na cavidade pélvica.

Na clínica

Testículo ectópico

Uma interrupção na descida dos testículos resulta em "escroto vazio" e localização anormal do testículo, que pode ficar em qualquer lugar ao longo do trajeto normal de descida. Mais comumente, o testículo é encontrado no canal inguinal, onde pode ser palpado. Essa condição é geralmente diagnosticada no nascimento ou durante o primeiro ano de vida. Uma incidência maior de testículos ectópicos é verificada em recém-nascidos prematuros (30%) do que em recém-nascidos a termo (3 a 5%). Normalmente, os testículos ectópicos completam sua descida nos três primeiros meses de vida; portanto, a conduta é apenas expectante durante os primeiros meses. Aos 6 meses, encaminha-se o caso para um urologista se ainda não for palpado o testículo no escroto. O diagnóstico precoce é crucial para que um plano de tratamento apropriado possa ser iniciado, evitando ou reduzindo o risco de complicações como malignidade testicular, subfertilidade ou infertilidade, torção testicular e hérnia inguinal (devido ao processo vaginal pérvio). Se for necessário correção cirúrgica, o testículo ectópico é deslocado do canal inguinal para o escroto (orquiopexia). Durante o procedimento, a dissecção dos tecidos tem de ser feita cuidadosamente para evitar lesões ao nervo inguinal, adjacente ao funículo espermático. Ao fim da cirurgia, o processo vaginal é fechado e, se existente, qualquer hérnia inguinal é corrigida.

Na clínica

Vasectomia

O ducto deferente transporta espermatozoides da cauda do epidídimo, no escroto, até o ducto ejaculatório, na cavidade pélvica. Por causa de sua espessa parede de músculo liso, pode ser facilmente palpado no funículo espermático, entre os testículos e o anel inguinal superficial. Além disso, como pode ser acessado através da pele e da fáscia superficial, é passível de dissecção e divisão cirúrgicas. Quando isso é feito bilateralmente (vasectomia), o paciente se torna estéril – esse é um método útil de contracepção masculina.

O ducto deferente desce medialmente pela parede da pelve, profundamente ao peritônio, e cruza o ureter posteriormente à bexiga. Continua inferomedialmente ao longo da base da bexiga urinária, anteriormente ao reto, quase na linha mediana, onde se encontra com os ductos das vesículas seminais para formar o ducto ejaculatório.

Entre o ureter e o ducto ejaculatório, o ducto deferente se expande para formar a ampola do ducto deferente. O ducto ejaculatório penetra através da próstata e se conecta com a uretra prostática.

Vesícula seminal

Cada **vesícula seminal** é uma glândula acessória do sistema genital masculino, que se desenvolve como um crescimento tubular com fundo cego a partir do ducto deferente (Figura 5.47 A). O tubo é espiralado, com muitas extrusões parecidas com bolsos, e é encapsulado por tecido conjuntivo para formar uma alongada estrutura, situada entre a bexiga e o reto. A vesícula seminal é imediatamente lateral ao ducto deferente e segue o seu trajeto até a base da bexiga.

O ducto da vesícula seminal se une ao canal deferente para formar o **ducto ejaculatório** (Figura 5.48). As secreções da vesícula seminal contribuem significativamente para o volume de sêmen.

Próstata

A **próstata** é uma estrutura acessória ímpar do sistema reprodutor masculino que envolve a uretra, na cavidade pélvica (Figuras 5.47 A e 5.48). Fica imediatamente inferior à bexiga, posterior à sínfise púbica e anterior ao reto.

A próstata tem o formato de um cone arredondado invertido, com uma base maior, que é contínua, acima, com o colo da bexiga, e um ápice mais estreito, que fica abaixo do assoalho pélvico. As faces inferolaterais da próstata ficam em contato com os músculos levantadores do ânus, que, juntos, seguram a próstata.

A próstata se desenvolve como 30 a 40 complexas glândulas individuais, que crescem a partir do epitélio uretral, entrando na parede da uretra, ao redor. Coletivamente, essas glândulas dilatam a parede da uretra até formar o que é conhecido como a próstata; no entanto, as glândulas individuais retêm seus próprios ductos, que se abrem independentemente nos seios prostáticos, na face posterior do lúmen da uretra (Figura 5.45 C).

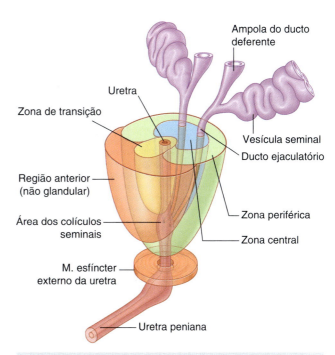

Figura 5.48 A glândula prostática. Anatomia regional.

Gray Anatomia Clínica para Estudantes

As secreções da próstata, junto com secreções das vesículas seminais, contribuem para a formação do sêmen, durante a ejaculação.

O ducto ejaculatório passa quase verticalmente, em uma direção anteroinferior, pela face posterior da próstata, para se abrir na uretra prostática.

Glândulas bulbouretrais

As **glândulas bulbouretrais** (Figura 5.47 A), uma a cada lado, são pequenas glândulas mucosas, com formato de ervilha, situadas no espaço profundo do períneo. São laterais à parte membranácea da uretra. O ducto de cada glândula atravessa a **membrana do períneo** inferomedialmente para se abrir no bulbo da parte esponjosa da uretra na raiz do pênis.

Junto com as pequenas glândulas posicionadas ao longo do comprimento da parte esponjosa da uretra, as glândulas bulbouretrais contribuem para a lubrificação da uretra e para a emissão pré-ejaculatória do pênis.

Nas mulheres

O sistema genital das mulheres fica contido, principalmente, na cavidade pélvica e no períneo, embora, durante a gravidez, o útero se expanda para a cavidade abdominal. Os principais componentes do sistema consistem:

- Em um ovário, a cada lado, e
- Em um útero, uma vagina e um clitóris, na linha mediana (Figura 5.50).

Na clínica

Condições prostáticas

O câncer de próstata é o processo maligno mais comumente diagnosticado em homens, e frequentemente a doença já está avançada quando o diagnóstico é feito. Tipicamente, ocorre na zona periférica da próstata (Figura 5.48) e é relativamente assintomático. Em muitos casos, é diagnosticado por toque retal (Figura 5.49 A) e por exames de sangue, que incluem fosfatase ácida e antígeno prostático específico (PSA). Ao toque retal, a próstata com tumor apresenta consistência pétrea. O diagnóstico geralmente é feito obtendo-se algumas biopsias de próstata. A US é utilizada durante o procedimento de biopsia com o propósito de realizar medições e para orientação da agulha. A US também pode ser usada para auxiliar o planejamento da radioterapia via colocação no tumor ou nas suas proximidades (através da parede retal) de marcadores metálicos especiais (marcadores fiduciais). Isso possibilita a maximização da dose de radiação no tumor e a proteção do tecido saudável.

A hiperplasia prostática benigna (HPB) ocorre com o avanço da idade na maioria dos homens (Figura 5.49 B). Geralmente, envolve as regiões mais centrais da próstata (Figura 5.48), que aumenta gradualmente. O toque retal revela aumento das dimensões da próstata. Devido às alterações hipertróficas mais centrais da próstata, a uretra é comprimida, e muitos pacientes apresentam obstrução do fluxo urinário. Com o passar do tempo, a bexiga urinária pode se tornar hipertrofiada em resposta à obstrução ao efluxo de urina. Em alguns pacientes, a obstrução se torna tão significativa que não é possível eliminar a urina pela uretra, e cateterismo transuretral ou suprapúbico se torna necessário. Embora seja uma doença benigna, a HPB pode, assim, ter um impacto importante na vida de muitos pacientes.

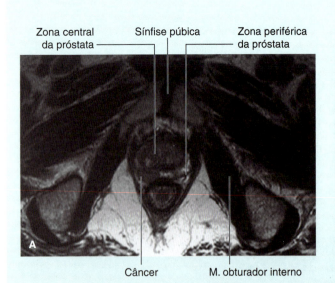
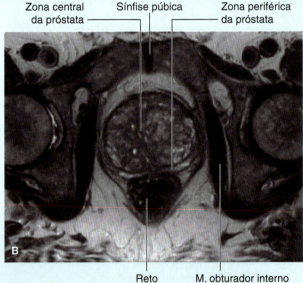

Figura 5.49 RM, imagens ponderadas em T2 no plano axial, mostrando alterações prostáticas. **A.** Câncer de pequenas dimensões na zona periférica de uma próstata com tamanho normal. **B.** Hiperplasia prostática benigna.

Capítulo 5 • Pelve e Períneo

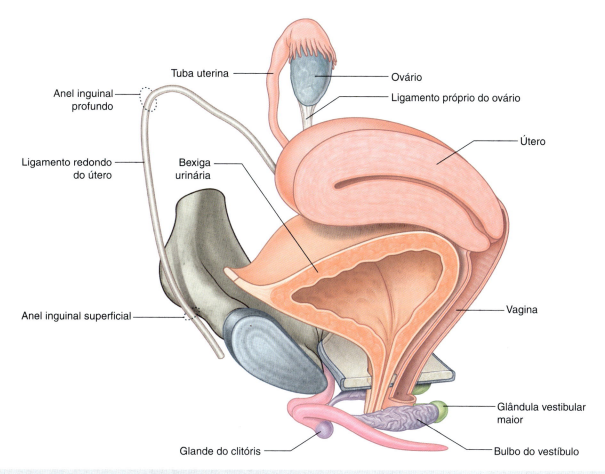

Figura 5.50 Sistema genital nas mulheres.

Além disso, um par de glândulas acessórias (as **glândulas vestibulares maiores**) participa do sistema genital.

Ovários

Assim como os testículos dos homens, os **ovários** se desenvolvem superiormente na parede posterior do abdome e então descem antes do nascimento, arrastando consigo vasos, sistema linfático e nervos. Diferentemente dos testículos, os ovários não migram pelo canal inguinal até o períneo, mas adotam uma posição na parede lateral da cavidade pélvica (Figura 5.51).

Os ovários são os locais de produção dos oócitos (oogênese). Os oócitos maduros são expelidos para a cavidade peritoneal, e normalmente são direcionados para as aberturas adjacentes das tubas uterinas pelos cílios de suas extremidades.

Os ovários ficam adjacentes à parede lateral da pelve, imediatamente inferiores à abertura pélvica superior. Cada um deles, como formato de amêndoa, tem aproximadamente 3 cm de comprimento e fica suspenso por um mesentério (o **mesovário**), que é uma extensão posterior do ligamento largo.

Útero

O **útero** é um órgão muscular com paredes espessas, na linha mediana, localizado entre a bexiga urinária e o reto (Figura 5.51). Consiste em um corpo e um colo, e inferiormente se une à vagina (Figura 5.53). Superiormente, as tubas uterinas se projetam lateralmente a partir do útero, e se abrem na cavidade peritoneal, em local imediatamente adjacente aos ovários.

O corpo do útero é achatado anteroposteriormente e, acima do nível da origem das tubas uterinas (Figura 5.53), tem uma extremidade superior arredondada (**fundo uterino**). A cavidade do corpo do útero é uma fenda estreita, quando vista lateralmente, e tem o formato de um triângulo invertido quando vista anteriormente. Os cantos superiores da cavidade são contínuos com o lúmen da tuba uterina; o canto inferior é contínuo com o canal central do colo do útero.

A implantação do blastocisto normalmente ocorre no corpo do útero. Durante a gravidez, o útero se expande superiormente dramaticamente, para dentro da cavidade abdominal.

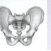

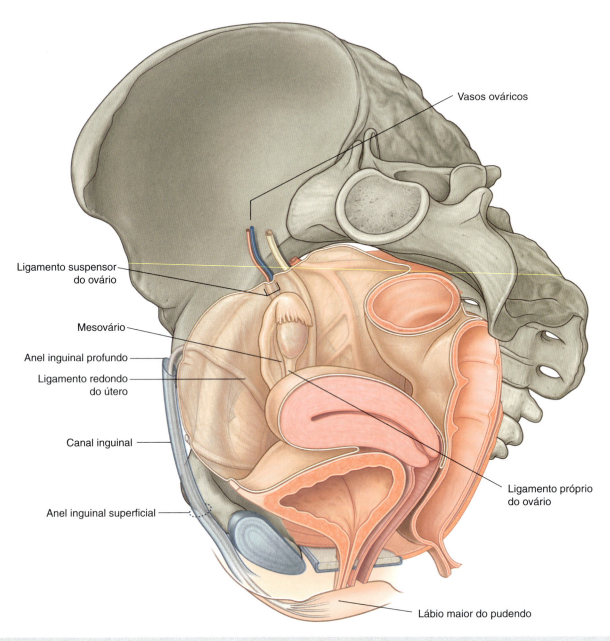

Figura 5.51 Ovários e ligamento largo.

Tubas uterinas

As **tubas uterinas** se estendem desde cada lado da parte superior do corpo do útero até a parede lateral da pelve e ficam envelopadas dentro das margens superiores das porções de mesossalpinge dos ligamentos largos. Como os ovários ficam suspensos da face posterior do ligamento largo, as tubas uterinas passam superiormente sobre eles e terminam lateralmente a eles.

Cada tuba uterina tem uma extremidade expandida, em forma de trompete (o **infundíbulo**), que se curva ao redor do polo superolateral do ovário a ele relacionado (Figura 5.54). A margem do infundíbulo é coberta por pequenas projeções semelhantes a dedos, chamadas **fímbrias**. O lúmen da tuba uterina se abre na cavidade peritoneal na extremidade estreita do infundíbulo. Medialmente a ele, a tuba se expande para formar a **ampola** e então se estreita para formar o **istmo**, antes de se unir ao corpo do útero.

As fímbrias do infundíbulo facilitam a coleção de óvulos do ovário. A fertilização normalmente ocorre na ampola.

Colo do útero

O **colo do útero** forma a parte inferior do útero e tem o formato de um cilindro curto e espesso, com um canal central estreito. O corpo do útero normalmente se inclina para a frente (anteflexão no colo do útero) sobre a face

Na clínica

Câncer de ovário

O câncer de ovário continua a ser um dos grandes desafios da oncologia. Os ovários contêm muitos tipos celulares, todos os quais podem sofrer alterações malignas. São necessários diferentes exames de imagem e protocolos de tratamento, pois os tumores têm diferentes prognósticos.

Os tumores ovarianos mais comumente se originam do epitélio germinal do ovário, que é contínuo, com uma rápida zona de transição, com o peritônio do mesovário.

Muitos fatores foram relacionados ao desenvolvimento dos tumores ovarianos, incluindo história familiar.

O câncer de ovário pode ocorrer em qualquer idade, porém mais tipicamente ocorre em mulheres mais velhas.

Ele pode se disseminar por meio do sangue e do sistema linfático e frequentemente gera metástases diretamente na cavidade peritoneal. Essa disseminação direta pela cavidade possibilita a passagem de células tumorais ao longo dos sulcos paracólicos e sobre o fígado, a partir de onde a doença pode se disseminar facilmente. Infelizmente, muitas pacientes já têm doença metastática e difusa (Figura 5.52) quando é feito o diagnóstico.

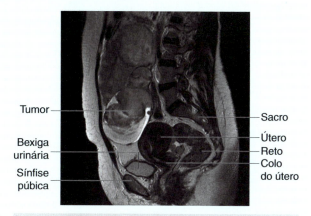

Figura 5.52 RM sagital demonstrando câncer de ovário.

Na clínica

Exames de imagem do ovário

Os ovários podem ser visualizados por US. Se a paciente beber água, a bexiga urinária se torna dilatada e cheia. Essa cavidade cheia de líquido fornece uma janela acústica excelente, atrás da qual o útero e os ovários podem ser identificados por US transabdominal. Essa técnica também possibilita que obstetras e radiologistas vejam um feto e registrem seu crescimento durante a gravidez.

Em alguns pacientes, não é possível realizar o exame transabdominal, sendo usado um transdutor transvaginal, que possibilita visualização próxima do útero, do conteúdo do fundo de saco de Douglas (escavação retouterina segundo a Terminologia Anatômica) e dos ovários. Os ovários também podem ser visualizados por via laparoscópica. Em muitos países, há programas de rastreamento de câncer de colo do útero via esfregaço vaginal.

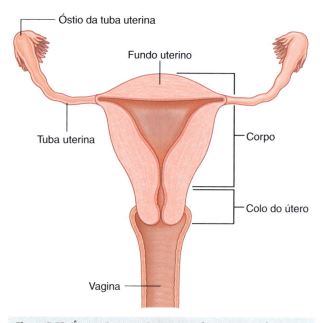

Figura 5.53 Útero. Vista anterior. As metades anteriores do útero e da vagina foram removidas.

Na clínica

Histerectomia

Histerectomia é a remoção cirúrgica do útero. Geralmente, há excisão completa do corpo, do fundo e do colo do útero, embora ocasionalmente o colo do útero possa ser deixado *in situ*. Em alguns casos, as tubas uterinas e ovários também são removidos. Esse procedimento é denominado histerectomia total abdominal e salpingo-ooforectomia bilateral.

Histerectomia, ooforectomia e salpingo-ooforectomia podem ser realizados em pacientes com um processo maligno, como cânceres uterino, do colo do útero e ovariano. Outras indicações incluem história familiar com muitos distúrbios do sistema genital, endometriose e sangramento excessivo. Ocasionalmente, é necessário extirpar o útero devido à hemorragia pós-parto.

Uma histerectomia é realizada por meio de uma incisão suprapúbica transversa (incisão de Pfannenstiel). Durante o procedimento, deve-se tomar muito cuidado para identificar os ureteres distais e ligar as artérias uterinas da região sem danificar os ureteres.

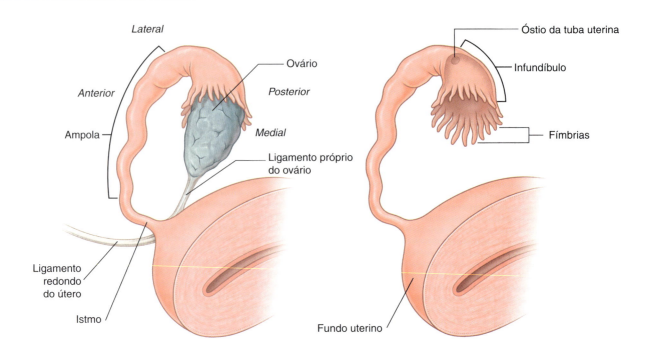

Figura 5.54 Tubas uterinas.

Na clínica

Laqueadura tubária

Após a ovulação, o óvulo não fertilizado é coletado pelas fímbrias da tuba uterina. O óvulo entra nessa estrutura, onde normalmente é fertilizado na ampola. O zigoto então começa o seu desenvolvimento e entra na cavidade uterina, onde se implanta na parede do útero.

Um método contraceptivo simples e eficiente é ligar (interromper) cirurgicamente as tubas uterinas, evitando que os espermatozoides alcancem os óvulos. Esse procedimento simples e breve é realizado sob anestesia geral. Um pequeno laparoscópio é colocado na cavidade peritoneal e equipamento especial é utilizado para identificar as tubas uterinas.

anterior da bexiga vazia (Figura 5.55 A). Além disso, o colo do útero é inclinado para a frente (antevertido) sobre a vagina, de maneira que a extremidade inferior do colo do útero se projeta para a face anterossuperior da vagina. Como a extremidade do colo do útero tem formato de cúpula, projeta-se para dentro da vagina, e um fórnice é formado ao redor de sua margem, onde ele se encontra com a parede vaginal (Figura 5.55 B). O canal central tubular do colo do útero se abre, abaixo, como o **óstio externo**, na cavidade vaginal e, acima, como o **óstio interno**, na cavidade uterina.

Vagina

A **vagina** é o órgão de copulação das mulheres. É um tubo fibromuscular distensível, que se estende do períneo, através do assoalho pélvico e para dentro da cavidade pélvica (Figura 5.57 A). A extremidade interna do canal é dilatada, para formar a região denominada **cúpula vaginal**.

A parede anterior da vagina é relacionada com a base da bexiga e com a uretra; de fato, a uretra fica fundida à parede vaginal anterior.

Posteriormente, a vagina se relaciona principalmente com o reto. Inferiormente, ela se abre no vestíbulo do períneo, em local imediatamente posterior à abertura externa da uretra. A partir do **óstio da vagina**, o trajeto é posterossuperior através da membrana do períneo e para dentro da cavidade pélvica, onde se fixa, por sua parede anterior, à margem circular do colo do útero.

O **fórnice da vagina** é o recesso formado entre a margem do colo do útero e a parede da vagina. Com base na posição, o fórnice é subdividido em parte posterior, parte anterior e duas partes laterais (Figuras 5.57 A e 5.55).

O canal vaginal normalmente fica colapsado, de modo que a parede anterior fique em contato com a parede posterior. Utilizando-se de um espéculo para abrir o canal vaginal, um médico consegue ver a parte curva do colo do útero, os fórnices da vagina e o óstio externo do canal do colo do útero em uma paciente (Figura 5.57 B).

Durante a relação sexual, o sêmen é depositado na cúpula vaginal. Os espermatozoides se dirigem ao óstio externo do canal do colo do útero, atravessam-no e entram na cavidade uterina, continuando nela e entrando nas tubas uterinas, onde, normalmente, a fertilização ocorre na ampola.

Capítulo 5 • Pelve e Períneo

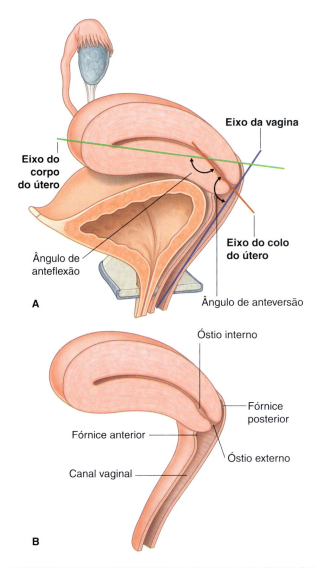

Figura 5.55 Útero e vagina. **A.** Ângulos de anteflexão e anteversão. **B.** O colo do útero se projeta para a vagina.

Na clínica

Carcinoma do colo do útero e do útero

O carcinoma do colo do útero (Figura 5.56) e do útero é uma doença comum. O diagnóstico é feito por inspeção, citologia (observação das células do colo do útero), exames de imagem, biopsia e dilatação e curetagem do útero.

O carcinoma do colo do útero e do útero pode ser tratado por ressecção local, remoção do útero (histerectomia) e quimioterapia adjuvante. O tumor se dissemina pelo sistema linfático até os linfonodos ilíacos interno e comum. Muitos países têm instituído campanhas de prevenção do câncer do colo do útero em que mulheres são regularmente chamadas para esfregaços de Papanicolau. A idade das mulheres incluídas nessas campanhas varia conforme o país.

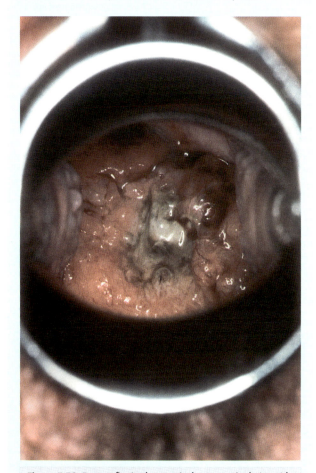

Figura 5.56 Fotografia tirada através de um espéculo inserido na vagina, demonstrando câncer cervical.

Fáscia

A fáscia da cavidade pélvica reveste as paredes, envolve as bases das vísceras e forma bainhas ao redor de vasos sanguíneos e nervos que cursam medialmente a partir das paredes pélvicas para alcançar órgãos na linha mediana. Essa fáscia pélvica é uma continuação da camada extraperitoneal de tecido conjuntivo encontrada no abdome.

Em mulheres

Em mulheres, um **recesso retovaginal** separa a superfície posterior da vagina do reto (Figura 5.58 A). Condensações da fáscia formam ligamentos que se estendem a partir do colo do útero até as paredes pélvicas anterior (**ligamento pubocervical**), lateral (**ligamento transverso do colo**) e posterior (**ligamento uterossacral**) (Figura 5.58 A). Esses ligamentos, junto com a membrana do períneo, os músculos levantadores do ânus e o corpo do períneo, são considerados estabilizadores do útero, na cavidade pélvica. O mais importante desses ligamentos é o cardinal, que se estende lateralmente a partir de cada lado do colo do útero e da cúpula vaginal até a parede da pelve correspondente.

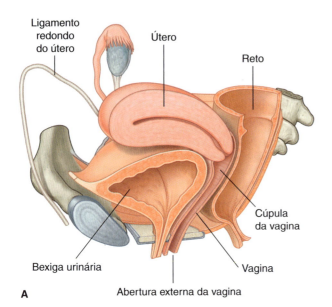

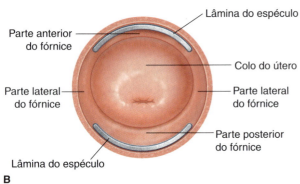

Figura 5.57 Vagina. **A.** Metade esquerda da pelve retirada. **B.** Fórnices vaginais e colo do útero como vistos por meio de um espéculo.

Na clínica

O recesso retouterino

O recesso retouterino (**fundo de saco de Douglas**) é uma região clínica extremamente importante, entre o reto e o útero. Quando a paciente está em decúbito dorsal, o fundo de saco de Douglas fica na porção mais baixa da cavidade abdominopélvica, e é um local onde infecções e líquido tipicamente ficam coletados. É impossível palpar essa região transabdominalmente, mas ela pode ser examinada por palpação digital transvaginal e transretal. Se houver suspeita de abscesso, ele pode ser drenado através da vagina ou do reto, sem necessidade de uma cirurgia transabdominal.

Em homens

Em homens, uma condensação da fáscia ao redor das regiões anterior e lateral da próstata (**fáscia prostática**) contém e envolve o plexo venoso prostático, e é contínua posteriormente com o **septo retovesical**, que separa a face posterior da próstata e a base da bexiga do reto (Figura 5.58 B).

Peritônio

Na abertura superior da pelve, o peritônio da pelve é contínuo com o peritônio do abdome. Na pelve, o peritônio envolve as vísceras pélvicas na linha mediana, formando:

- Recessos entre as vísceras adjacentes, e
- Pregas e ligamentos entre as vísceras e as paredes da pelve.

Anteriormente, pregas umbilicais mediana e medial de peritônio recobrem os resquícios embriológicos do úraco e das artérias umbilicais, respectivamente (Figura 5.59). Essas pregas sobem da pelve até a parede anterior do abdome. Posteriormente, o peritônio se espalha sobre as faces anterior e lateral do terço superior do reto, mas somente a face anterior do terço médio do reto é recoberta por peritônio; o terço inferior não é recoberto.

Em mulheres

Em mulheres, o útero fica entre a bexiga e o reto, e as tubas uterinas se estendem a partir da face superior do útero até as paredes pélvicas laterais (Figura 5.59 A). Como consequência, um raso **recesso vesicouterino** ocorre anteriormente, entre a bexiga e o útero, e um profundo **recesso retouterino** (fundo de saco de Douglas) ocorre posteriormente, entre o útero e o reto. Além disso, uma grande dobra de peritônio (o ligamento largo), com uma tuba uterina envelopada em sua margem superior e um ovário fixado posteriormente, fica localizado a cada lado do útero e se estende até a parede lateral da pelve.

Na linha mediana, o peritônio desce sobre a superfície posterior do útero e do colo do útero, e sobre a parede vaginal adjacente à parte posterior do fórnice da vagina. Reflete-se, então, sobre as paredes anterior e lateral do reto. O profundo bolso de peritônio formado entre a superfície anterior do reto e as faces posteriores do útero, do colo do útero e da vagina é o recesso retouterino. Uma evidente crista de peritônio, em formato de foice (**prega retouterina**), ocorre a cada lado, próximo à base do recesso retouterino. As **pregas retouterinas** recobrem os **ligamentos uterossacrais**, que são condensações da fáscia pélvica que se estendem do colo do útero até as paredes posterolaterais da pelve.

Ligamento largo

O **ligamento largo** é uma dobra laminar de peritônio, orientada no plano coronal, que corre da parede lateral da pelve até o útero, envolve a tuba uterina em sua margem superior e suspende o ovário de sua face posterior (Figura 5.59 A). As artérias uterinas cruzam os ureteres na base dos ligamentos largos, e o ligamento próprio do ovário e ligamento redondo do útero ficam embutidos

Capítulo 5 • Pelve e Períneo

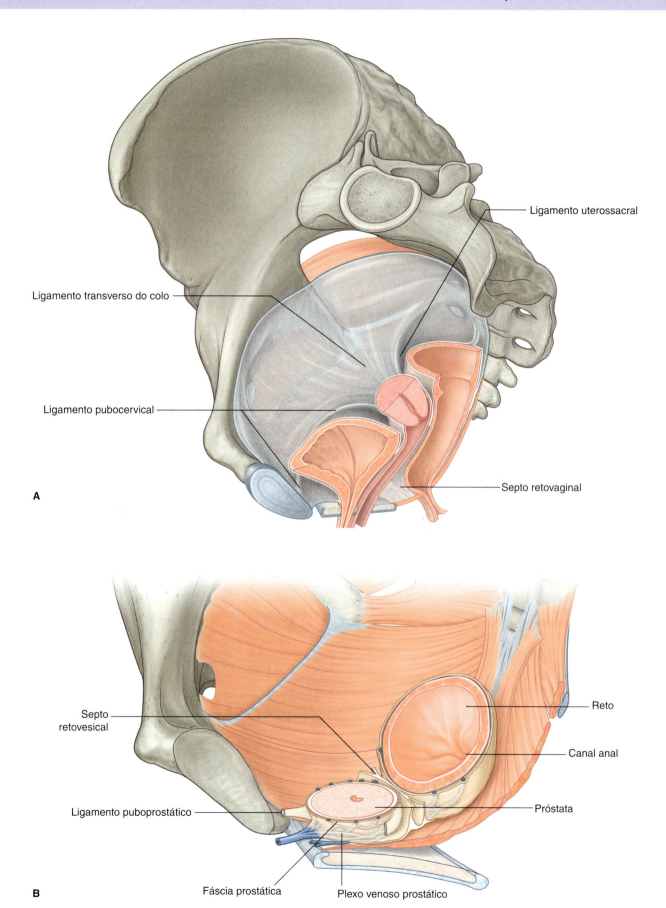

Figura 5.58 Fáscia da pelve. **A.** Em mulheres. **B.** Em homens.

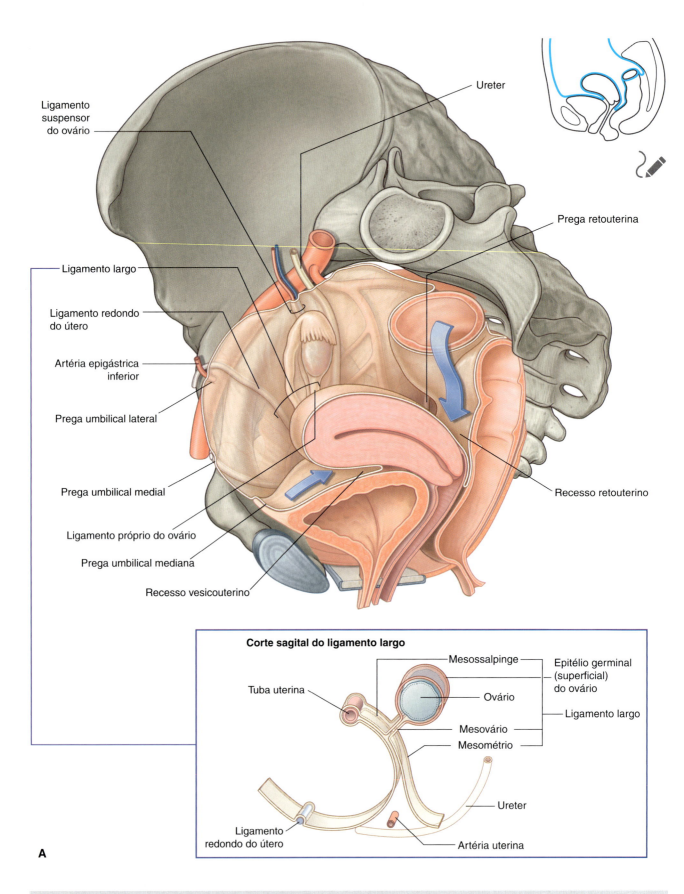

Figura 5.59 Peritônio na pelve. **A.** Em mulheres. (*continua*)

nas partes do ligamento largo relacionadas ao ovário e ao útero, respectivamente. O ligamento largo tem três partes:

- O mesométrio, a maior parte do ligamento largo, que se estende das paredes laterais da pelve até o corpo do útero
- A mesossalpinge, a parte mais superior do ligamento largo, que suspende a tuba uterina na cavidade pélvica; e
- O mesovário, uma extensão posterior do ligamento largo, que se fixa ao ovário.

O peritônio do mesovário é contínuo com o epitélio superficial germinal do ovário (Figura 5.59 A). Os ovários ficam posicionados com seus eixos longos no plano vertical. Os vasos, nervos e vasos linfáticos ováricos entram em seu polo superior a partir de uma posição lateral, e são recobertos por outra prega elevada de peritônio, que, junto com as estruturas que contém, forma o **ligamento suspensor do ovário**.

O polo inferior do ovário fica fixado a uma faixa fibrobuscular de tecido (o **ligamento próprio do ovário**), que cursa medialmente na margem do mesovário até o útero e então continua anterolateralmente como o **ligamento redondo do útero** (Figura 5.59 A). O ligamento redondo do útero passa sobre a abertura superior da pelve para alcançar o anel inguinal profundo, e então cursa através do canal inguinal para terminar no tecido conjuntivo relacionado ao lábio maior do períneo, no períneo. Tanto o ligamento próprio do ovário quanto o ligamento redondo do útero são resquícios embrionários do gubernáculo, que no embrião fixa a gônada às protuberâncias labioescrotais.

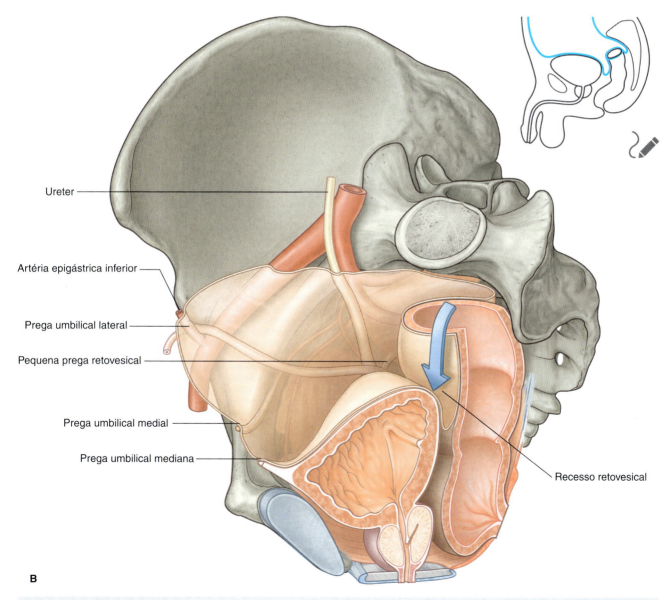

Figura 5.59 (*continua*) **B.** Em homens.

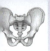

Gray Anatomia Clínica para Estudantes

Em homens

Em homens, o peritônio visceral se espalha sobre o topo da bexiga e sobre os polos superiores das vesículas seminais, e então se reflete sobre as faces anterior e lateral do reto (Figura 5.59 B). Um **recesso retovesical** ocorre entre a bexiga e o reto.

Nervos

Plexos somáticos

Plexos sacral e coccígeo

Os plexos sacral e coccígeo ficam situados na parede posterolateral da cavidade pélvica e geralmente ocorrem no plano entre os músculos e os vasos sanguíneos. São formados pelas divisões ventrais de S1 a Co, com uma contribuição significativa de L4 e L5, que entram na pelve vindos do plexo lombar (Figura 5.60). Nervos desses plexos principalmente somáticos contribuem para a inervação do membro inferior e de músculos da pelve e do períneo. Ramos cutâneos inervam a pele sobre o lado medial do pé, a face posterior do membro inferior e a maior parte do períneo.

Plexo sacral

O plexo sacral, a cada lado, é formado pelas divisões anteriores de S1 a S4 e pelo tronco lombossacral (L4 e L5) (Figura 5.61). O plexo é formado se relacionando com a face anterior do músculo piriforme, que é parte da parede

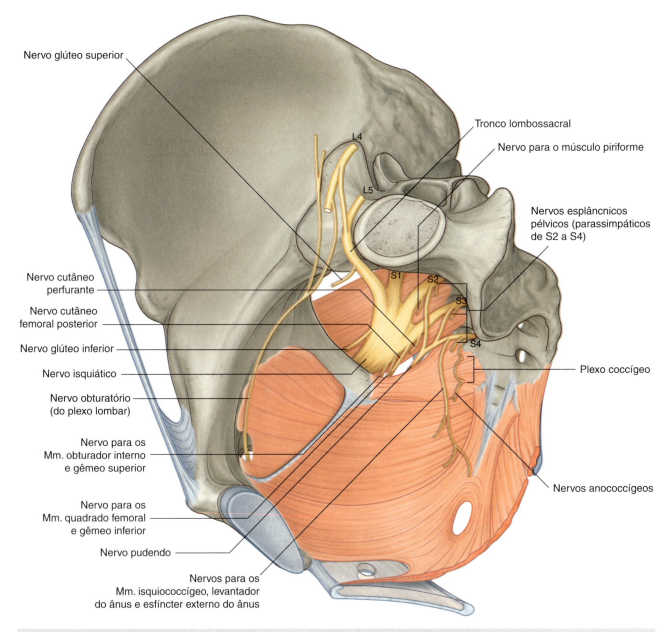

Figura 5.60 Plexos sacral e coccígeo.

372

posterolateral da pelve. Contribuições sacrais ao plexo saem dos forames sacrais anteriores e cursam lateral e inferiormente na parede pélvica. O tronco lombossacral, que consiste em parte da divisão anterior de L4 e toda a divisão anterior de L5, entra verticalmente na cavidade pélvica, vindo do abdome, passando imediatamente anterior à articulação sacroilíaca.

Ramos comunicantes cinzentos de gânglios do tronco simpático se conectam a cada uma das divisões anteriores e carregam fibras simpáticas pós-ganglionares destinadas à periferia dos nervos somáticos (Figura 5.62). Além disso, nervos viscerais especiais (**nervos esplâncnicos pélvicos**), que se originam de S2 a S4, levam fibras parassimpáticas pré-ganglionares à parte pélvica do plexo pré-vertebral (Figuras 5.60 e 5.61).

Cada ramo anterior tem divisões ventral e dorsal, que se combinam com divisões similares de outros níveis para formar nervos terminais (Figura 5.61). O ramo anterior de S4 tem apenas uma divisão ventral.

Ramos do plexo sacral incluem os nervos isquiáticos e glúteos, que são importantes nervos do membro inferior, e o nervo pudendo, que é o nervo do períneo (Tabela 5.4). Muitos pequenos ramos inervam as paredes e o assoalho pélvicos e o membro inferior.

A maioria dos nervos que se originam do plexo sacral sai da cavidade pélvica através do forame isquiático maior inferiormente ao músculo piriforme e entram na região glútea do membro inferior. Outros nervos saem da cavidade pélvica usando vias diferentes; alguns poucos nervos não saem da cavidade e cursam diretamente para os

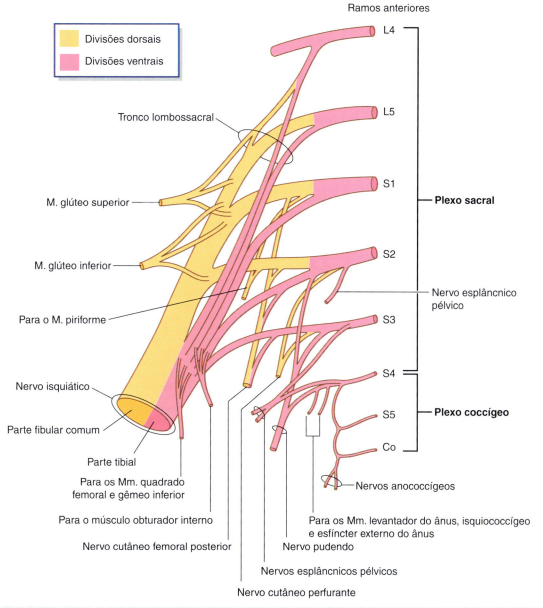

Figura 5.61 Componentes e ramos dos plexos sacral e coccígeo.

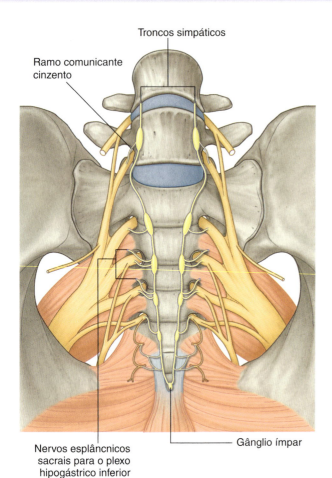

Figura 5.62 Troncos simpáticos na pelve.

seus músculos. Finalmente, dois nervos que saem da cavidade pélvica pelo forame isquiático maior dão a volta ao redor da espinha isquiática e do ligamento sacroespinal e se direcionam medialmente, através do forame isquiático menor, para inervar estruturas no períneo e na parede lateral da pelve.

Nervo isquiático. O **nervo isquiático** é o maior nervo do corpo e carrega contribuições de L4 a S3 (Figuras 5.60 e 5.61). Ele:

- Se forma na superfície anterior do músculo piriforme, e sai da cavidade pélvica através do forame isquiático maior inferiormente a esse músculo
- Atravessa a região glútea para entrar na coxa, onde se divide em seus dois ramos principais, o nervo fibular comum e o nervo tibial – divisões dorsais de L4, L5, S1 e S2 são carregadas na parte fibular comum do nervo, e as divisões ventrais de L4, L5, S1, S2 e S3 são carregadas na parte tibial
- Inerva os músculos do compartimento posterior da coxa e músculos na perna e no pé; e
- Carrega fibras sensitivas da pele do pé e da parte lateral da perna.

Nervo pudendo. O **nervo pudendo** se forma anteriormente à parte inferior do músculo piriforme a partir de divisões ventrais de S2 a S4 (Figuras 5.60 e 5.61). Ele:

- Sai da cavidade pélvica através do forame isquiático maior, inferiormente ao músculo piriforme, e entra na região glútea
- Cursa para dentro do períneo passando imediatamente ao redor do ligamento sacroespinal, onde este se fixa à espinha isquiática, e pelo forame isquiático menor (esse trajeto leva o nervo para fora da cavidade pélvica, ao redor da inserção periférica do assoalho pélvico e para dentro do períneo)
- É acompanhado, por todo o seu percurso, pelos vasos pudendos internos, e
- Inerva a pele e os músculos esqueléticos do períneo, incluindo os esfíncteres externos do ânus e da uretra.

Outros ramos do plexo sacral. Outros ramos do plexo sacral incluem:

- Ramos motores para músculos da região glútea, parede pélvica e assoalho pélvico (nervos glúteos superior e inferior, nervo para o obturador interno e gêmeo superior, nervo para o quadrado femoral e gêmeo inferior, nervo para o piriforme, nervos para o levantador do ânus); e
- Nervos sensitivos para a pele sobre a região glútea inferior e faces posteriores da coxa e da parte superior da perna (nervo cutâneo perfurante e cutâneo posterior da coxa) (Figuras 5.60 e 5.61).

Na clínica

Bloqueio do nervo pudendo

A anestesia por bloqueio do nervo pudendo é realizada para alívio da dor associada com o parto vaginal. Embora o uso desse procedimento seja menos comum desde a adoção generalizada da anestesia epidural, apresenta-se como uma excelente opção para mulheres que têm contraindicação para anestesia neuraxial (p. ex., anatomia da coluna vertebral, plaquetopenia muito próximo do nascimento). Bloqueios do nervo pudendo também são usados para o tratamento de certos tipos de dor pélvica crônica e em alguns procedimentos retais ou urológicos. A injeção é geralmente dada onde o nervo pudendo cruza a face lateral do ligamento sacroespinal, próximo à sua inserção na espinha isquiática. Durante o parto, pode-se palpar a espinha isquiática introduzindo-se um dedo na vagina. A agulha é introduzida por via transcutânea até a face medial da espinha isquiática, evitando o ligamento sacroespinal. A infiltração é realizada e o períneo é anestesiado. Bloqueios do nervo pudendo podem também ser realizados com a orientação de exames de imagem (usando fluoroscopia, tomografia computadorizada ou ultrassonografia) para localizar os nervos, em vez de depender apenas de acidentes anatômicos.

Capítulo 5 • Pelve e Períneo

Tabela 5.4 Ramos dos plexos sacral e coccígeo (os segmentos espinais entre parênteses não participam consistentemente).

Ramo	Segmento espinal	Função
PLEXO SACRAL		
Isquiático — Parte tibial	L4 a S3	**Motora** Todos os músculos do compartimento posterior da coxa (incluindo a parte isquiotibial do M. adutor magno), exceto a cabeça curta do M. bíceps femoral Todos os músculos no compartimento posterior da perna Todos os músculos na planta do pé **Sensitiva (cutânea)** Pele nas faces posterolateral e lateral do pé e da planta do pé
Parte fibular comum	L4 a S2	**Motora** Cabeça curta do M. bíceps femoral no compartimento posterior da coxa Todos os músculos nos compartimentos anterior e lateral da perna M. extensor curto dos dedos no pé (também contribui para a inervação do M. músculo interósseo dorsal) **Sensitiva (cutânea)** Pele na face anterolateral da perna e face dorsal do pé
Pudendo	S2 a S4	**Motora** Músculos esqueléticos no períneo, incluindo os Mm. esfíncteres externos da uretra e do ânus e o levantador do ânus (contribui para a inervação desses músculos específicos junto com ramos diretos da divisão ventral de S4)
Glúteo superior	L4 a S1	**Motora** Mm. glúteo médio, glúteo mínimo e tensor da fáscia lata
Glúteo inferior	L5 a S2	**Motora** M. glúteo máximo
Nervo para o obturador interno e gêmeo superior	L5 a S2	**Motora** Mm. obturador interno e gêmeo superior
Nervo para o quadrado femoral e gêmeo inferior	L4 a S1	**Motora** Mm. quadrado femoral e gêmeo inferior

(continua)

375

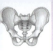

Gray Anatomia Clínica para Estudantes

Tabela 5.4 Ramos dos plexos sacral e coccígeo (os segmentos espinais entre parênteses não participam consistentemente). (*continuação*)

Ramo	Segmento espinal	Função
Cutâneo femoral posterior (nervo cutâneo posterior da coxa)	S1, S3	Sensitiva (cutânea) Pele na face posterior da coxa
Cutâneo perfurante	S2, S3	Sensitiva (cutânea) Pele sobre o sulco infraglúteo (junto com o nervo cutâneo femoral posterior)
Nervo para o piriforme	S1, S2	Motora Músculo piriforme
Nervos para o levantador do ânus, coccígeo e esfíncter externo do ânus	S4	Motora Mm. levantador do ânus, isquiococcígeo e esfíncter externo do ânus (junto com o nervo pudendo) Sensitiva (cutânea) Pequena região de pele entre o ânus e o cóccix
Nervos esplâncnicos pélvicos	S2, S3 (4)	Motora (visceral) Motores viscerais (parassimpáticos pré-ganglionares) para a parte pélvica do plexo pré-vertebral Estimulam ereção, modulam mobilidade no sistema digestório distal à flexura cólica esquerda, inibem o M. esfíncter interno da uretra Sensitiva (visceral) Aferentes viscerais das vísceras pélvicas e partes distais do cólon. Dor proveniente do colo do útero e, possivelmente, da bexiga e da parte proximal da uretra
PLEXO COCCÍGEO		
Nervos anococcígeos	S4 a CO	Sensitiva (cutânea) Pele perianal

O **nervo glúteo superior**, formado por ramos das divisões dorsais de L4 a S1, sai da cavidade pélvica pelo forame isquiático maior, superiormente ao músculo piriforme, e supre músculos da região glútea – **glúteo médio**, **glúteo mínimo** e **tensor da fáscia lata**.

O **nervo glúteo inferior**, formado por ramos das divisões dorsais de L5 a S2, sai da cavidade pélvica através do forame isquiático maior, inferiormente ao músculo piriforme, e inerva o músculo **glúteo máximo**, o maior músculo da região glútea.

Os nervos glúteos superior e inferior são acompanhados por artérias correspondentes.

O **nervo para o obturador interno** e o **gêmeo superior** a ele associado se origina das divisões ventrais de L5 a S2 e sai da cavidade pelo forame isquiático maior, inferiormente ao músculo piriforme. Assim como o nervo pudendo, dá a volta em torno da espinha isquiática e atravessa o forame isquiático menor para entrar no períneo, e inerva o músculo obturador interno a partir de seu lado medial, inferiormente à inserção do músculo levantador do ânus.

O **nervo para os músculos quadrado femoral** e **gêmeo inferior** e o **nervo cutâneo posterior da coxa** também saem da cavidade pélvica pelo forame isquiático maior inferiormente ao músculo piriforme e cursam até músculos e pele, respectivamente, no membro inferior.

Diferentemente da maioria dos nervos que se originam do plexo sacral, que saem da cavidade pélvica pelo forame isquiático maior, seja acima ou abaixo do músculo piriforme, o **nervo cutâneo perfurante** sai da cavidade penetrando diretamente através do ligamento sacrotuberal, e então cursa até a pele sobre a face inferior das nádegas.

O **nervo para o músculo piriforme** e vários pequenos nervos para os músculos levantador do ânus e coccígeo originam-se do plexo sacral e vão diretamente até seus alvos sem sair da cavidade pélvica.

O **nervo obturatório** (L2 a L4) é um ramo do plexo lombar. Direciona-se inferiormente ao longo da parede abdominal posterior dentro do músculo psoas, emerge de sua superfície medial, passa posteriormente à artéria ilíaca comum e medialmente à artéria ilíaca interna na abertura superior da pelve, e então cursa ao longo da parede pélvica lateral. Sai da cavidade pélvica através do canal obturatório e inerva a região dos adutores da coxa.

Plexo coccígeo

O pequeno plexo coccígeo tem uma pequena contribuição de S4 e é formado principalmente pelos ramos anteriores de S5 e Co, que se originam inferiormente ao assoalho pélvico. Eles penetram no músculo coccígeo para entrar na cavidade pélvica e se unir ao ramo anterior de S4 para formar um único tronco, a partir do qual pequenos **nervos anococcígeo** se originam (Tabela 5.4). Esses nervos penetram no músculo e nos ligamentos sacroespinal e sacrotuberal sobrejacente e se direcionam superficialmente, para inervar a pele no trígono anal do períneo.

Plexos viscerais

Cadeia simpática paravertebral

A parte paravertebral do sistema nervoso visceral é representada, na pelve, pelas extremidades inferiores dos troncos simpáticos (Figura 5.63 A). Cada tronco entra na cavidade da pelve vindo do abdome, passando sobre a asa do sacro, medialmente aos troncos lombossacrais e posteriormente aos vasos ilíacos. Os troncos cursam inferiormente ao longo da superfície anterior do sacro, onde ficam posicionados medialmente aos forames sacrais anteriores. Quatro gânglios ocorrem ao longo de cada tronco. Anteriormente ao cóccix, os dois troncos se unem para formar um único pequeno gânglio terminal (o **gânglio ímpar**).

A principal função dos troncos simpáticos na pelve é levar fibras simpáticas pós-ganglionares para os ramos anteriores dos nervos sacrais, para distribuição para a periferia, principalmente as partes do membro inferior e do períneo. Isso é feito pelos ramos comunicantes cinzentos, que conectam os troncos aos ramos sacrais anteriores.

Além dos ramos comunicantes cinzentos, outros ramos (os **nervos esplâncnicos pélvicos**) se unem à parte pélvica do plexo paravertebral, contribuindo para a sua formação, associados com a inervação das vísceras pélvicas (Figura 5.63 A).

Extensões pélvicas do plexo pré-vertebral

As partes pélvicas do plexo pré-vertebral carregam fibras simpáticas, parassimpáticas e aferentes viscerais (Figura 5.63 A). Partes pélvicas do plexo estão associadas com a inervação das vísceras pélvicas e dos tecidos eréteis do períneo.

O plexo pré-vertebral entra na pelve como os dois **nervos hipogástricos**, um a cada lado, que cruzam a abertura superior da pelve medialmente aos vasos ilíacos internos (Figura 5.63 A). Os nervos hipogástricos são formados pela separação das fibras do **plexo hipogástrico superior** em feixes direito e esquerdo. O plexo hipogástrico superior fica situado anteriormente à vertebra L5, entre o promontório do sacro e a bifurcação da aorta.

Quando os nervos hipogástricos se unem aos nervos esplâncnicos pélvicos que carregam fibras parassimpáticas pré-ganglionares de S2 a S4, os **plexos pélvicos** (**plexos hipogástricos inferiores**) são formados (Figura 5.63). Os plexos hipogástricos inferiores, um a cada lado, cursam em uma direção inferior ao redor das paredes pélvicas, medialmente aos principais vasos e nervos somáticos. Dão origem aos seguintes plexos subsidiários, que inervam as vísceras pélvicas:

- O plexo retal
- O plexo uterovaginal
- O plexo prostático; e
- O plexo vesical.

Ramos terminais dos plexos hipogástricos inferiores penetram e atravessam o espaço profundo do períneo para inervar tecidos eréteis do pênis e do clitóris, no períneo (Figura 5.63 B). Nos homens, esses nervos, denominados **nervos cavernosos**, são extensões do plexo prostático. O padrão de distribuição de nervos semelhantes em mulheres não é completamente claro, mas provavelmente eles são extensões do plexo uterovaginal.

Fibras simpáticas

As fibras simpáticas entram no plexo hipogástrico inferior vindas dos nervos hipogástricos e de ramos (nervos esplâncnicos sacrais) das partes sacrais superiores dos troncos simpáticos (Figura 5.63 A). Basicamente, esses nervos são derivados de fibras pré-ganglionares que saem da medula nas raízes anteriores, principalmente de T10 a L2. Essas fibras:

- Inervam vasos sanguíneos
- Causam contração do músculo esfíncter interno da uretra (músculo liso), em homens, e do músculo esfíncter interno do ânus, em ambos os sexos
- Causam contração do músculo liso associado com o sistema genital e suas glândulas acessórias, e
- São importantes na movimentação de secreções do epidídimo e glândulas associadas para a uretra, para formar o sêmen durante a ejaculação.

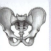

Gray Anatomia Clínica para Estudantes

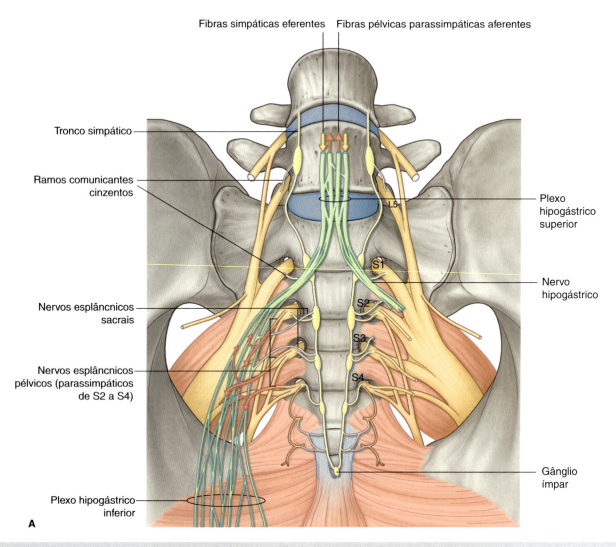

Figura 5.63 Extensões pélvicas do plexo paravertebral. **A.** Vista anterior. (*continua*)

Fibras parassimpáticas

As fibras parassimpáticas entram no plexo da pelve pelos nervos esplâncnicos pélvicos, que se originam dos níveis espinais S2 a S4 (Figura 5.63 A). Eles:

- São, em geral, vasodilatadores
- Estimulam a contração da bexiga urinária
- Estimulam a ereção; e
- Modulam a atividade do sistema nervoso entérico do cólon distal à flexura cólica esquerda (além de inervar as vísceras pélvicas, algumas fibras do plexo pélvico cursam superiormente até o plexo pré-vertebral, ou como nervos separados, e entram no plexo mesentérico inferior do abdome).

Fibras aferentes viscerais

As fibras aferentes viscerais seguem o trajeto das fibras simpáticas e parassimpáticas até a medula. Fibras aferentes que entram na medula nos níveis torácicos inferiores e lombares junto com fibras simpáticas geralmente carregam dor; no entanto, as fibras dolorosas do colo do útero e algumas fibras dolorosas da bexiga e da uretra podem acompanhar os nervos parassimpáticos até os níveis sacrais da medula.

Na clínica

Prostatectomia e disfunção erétil

Pode ser necessário realizar uma cirurgia radical para curar o câncer de próstata. Para isso, a próstata e suas fixações ao redor da base da bexiga, incluindo as vesículas seminais, devem ser removidas em bloco. Partes do plexo hipogástrico inferior nessa região dão origem a nervos que inervam os tecidos eréteis do pênis. Disfunção erétil pode ocorrer se esses nervos não puderem ser ou não forem preservados durante a remoção da próstata.

Pelos mesmos motivos, mulheres podem sofrer disfunção sexual se nervos similares forem danificados durante uma cirurgia pélvica (p. ex., histerectomia total).

Capítulo 5 • Pelve e Períneo

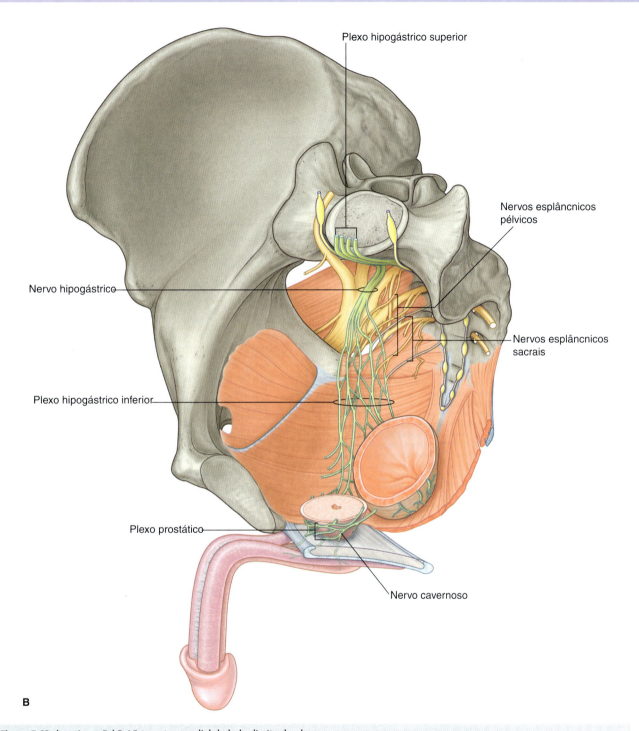

B

Figura 5.63 (*continuação*) **B.** Vista anteromedial do lado direito do plexo.

Na clínica

Prostatectomia robótica

Essa é uma nova e inovadora maneira de se realizar prostatectomia radical em pacientes com câncer de próstata. O paciente é colocado na mesa de operação, próximo à chamada unidade do paciente, que consiste em uma câmera de alta resolução e três braços contendo instrumentos de microcirurgia. O cirurgião opera o robô a partir de um console de computador e vê o campo cirúrgico em um monitor, como imagens em 3D aumentadas. O operador geralmente faz algumas incisões de 1 a 2 cm através das quais a câmera e os instrumentos cirúrgicos são inseridos na pelve. Os movimentos da mão do cirurgião são filtrados e traduzidos pelo robô para movimentos extremamente delicados e precisos das microferramentas. Isso aumenta significativamente a precisão da remoção da próstata e reduz o risco de dano nervoso e o possível desenvolvimento de disfunção erétil pós-operatória.

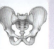

Gray Anatomia Clínica para Estudantes

Vasos

Artérias

A principal artéria da pelve e do períneo é a artéria ilíaca interna, a cada lado (Figura 5.64). Além de fornecer sangue para a maior parte das vísceras pélvicas, paredes e assoalho da pelve e estruturas no períneo, incluindo tecidos eréteis do clitóris e do pênis, a artéria dá origem a ramos que seguem o percurso de nervos na região glútea do membro inferior. Outros vasos que se originam no abdome e contribuem para a irrigação de estruturas pélvicas incluem a artéria sacral mediana e, em mulheres, as artérias ováricas.

Artéria ilíaca interna

A artéria ilíaca interna se origina da artéria ilíaca comum, a cada lado, aproximadamente no nível do disco entre as vértebras L V e S I, e fica anteromedial à articulação sacroilíaca (Figura 5.64). O vaso cursa inferiormente sobre a abertura superior da pelve, e então se divide em troncos anterior e posterior, no nível da margem superior do forame isquiático maior. Ramos do tronco posterior contribuem para a irrigação da parede abdominal posterior, parede pélvica posterior e região glútea. Ramos do tranco anterior irrigam as vísceras pélvicas, o períneo, a região glútea, a região dos adutores da coxa e, no feto, a placenta.

Tronco posterior

Os ramos do tronco posterior da artéria ilíaca interna são a artéria iliolombar, a artéria sacral lateral e a artéria glútea superior (Figura 5.64):

- A **artéria iliolombar** ascende lateralmente, saindo pela abertura pélvica superior, e se divide em um ramo lombar e um ramo ilíaco. O ramo lombar contribui

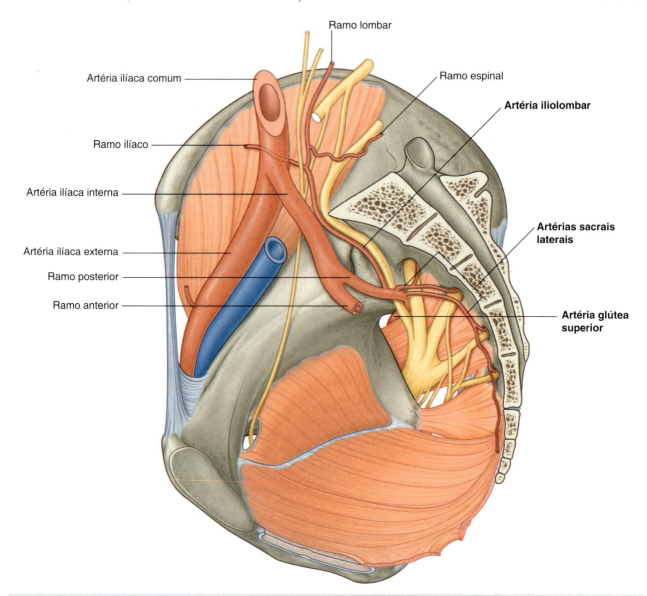

Figura 5.64 Ramos do tronco posterior da artéria ilíaca interna.

para a irrigação da parede posterior do abdome, músculos psoas e quadrado lombar e da cauda equina, por meio de um pequeno ramo espinal que atravessa o forame intervertebral entre L5 e S1. O ramo ilíaco se direciona lateralmente, para a fossa ilíaca, para irrigar músculos e ossos

- As **artérias sacrais laterais**, geralmente duas, se originam da divisão posterior da artéria ilíaca interna e cursam medial e inferiormente ao longo da parede pélvica posterior. Dão origem a ramos que atravessam os forames sacrais anteriores para irrigar o osso e as partes moles a que se relacionam, estruturas no canal vertebral (sacral) e a pele e os músculos posteriores ao sacro
- A **artéria glútea superior** é o maior ramo da artéria ilíaca interna e é a continuação terminal do tronco posterior. Cursa posteriormente, em geral passando entre o tronco lombossacral e o ramo anterior de S1, para sair da cavidade pélvica através do forame isquiático maior superiormente ao músculo piriforme e entrar na região glútea do membro inferior. Esse vaso faz uma contribuição substancial à irrigação dos músculos e da pele na região glútea, e fornece ramos para os músculos e ossos das paredes pélvicas adjacentes.

Tronco anterior

Os ramos do tronco anterior da artéria ilíaca interna incluem a artéria vesical superior, a artéria umbilical, a artéria vesical inferior, a artéria retal mediana, a artéria uterina, a artéria vaginal, a artéria obturatória, a artéria pudenda interna e a artéria glútea inferior (Figura 5.64):

- O primeiro ramo do tronco anterior é a **artéria umbilical**, que dá origem à artéria vesical superior e então corre anteriormente, em posição imediatamente inferior à abertura superior da pelve. Anteriormente, o vaso deixa a cavidade pélvica e ascende na face interna da parede abdominal anterior para chegar à cicatriz umbilical. No feto, a artéria umbilical é calibrosa e leva sangue do feto para a placenta. Após o nascimento, a artéria umbilical se fecha distalmente à origem da artéria vesical superior e acaba se tornando um cordão fibroso sólido. Na parede anterior do abdome, o cordão causa uma dobra de peritônio denominada **prega umbilical mediana**. O resquício fibroso da artéria umbilical é o **ligamento umbilical medial**
- A **artéria vesical superior** normalmente se origina da raiz da artéria umbilical e cursa medial e inferiormente para irrigar a face superior da bexiga e as partes distais do ureter. Em homens, ela também pode dar origem a uma artéria que irriga o canal deferente
- A **artéria vesical inferior** ocorre em homens e fornece ramos para a bexiga, ureter, vesícula seminal e próstata. A **artéria vaginal** das mulheres é sua equivalente e, descendo até a vagina, fornece ramos a ela e às partes adjacentes da bexiga e do reto. As artérias vaginal e uterina podem se originar juntas, como um ramo comum do tronco anterior, ou a artéria vaginal pode surgir independentemente
- A **artéria retal mediana** cursa medialmente para irrigar o reto. O vaso faz anastomose com a artéria retal superior, que se origina da artéria mesentérica inferior do abdome, e com a artéria retal inferior, que se origina da artéria pudenda interna do períneo
- A **artéria obturatória** cursa anteriormente ao longo da parede da pelve e sai da cavidade pélvica pelo canal obturatório. Junto com o nervo obturatório, acima, e com a veia obturatória, abaixo, entra na região dos músculos adutores da coxa e a irriga
- A **artéria pudenda interna** cursa inferiormente, a partir de sua origem no tronco anterior, e sai da cavidade pélvica através do forame isquiático maior inferiormente ao músculo piriforme. Em associação com o nervo pudendo em seu lado medial, o vaso se direciona lateralmente, até a espinha isquiática, e então atravessa o forame isquiático menor para entrar no períneo. A artéria pudenda interna é a principal artéria do períneo. Entre as estruturas que ela irriga estão os tecidos eréteis do clitóris e do pênis
- A **artéria glútea inferior** é um grande ramo terminal do tronco anterior da artéria ilíaca interna. Passa entre os ramos anteriores de S1 e S2, ou S2 e S3, do plexo sacral e sai da cavidade pélvica através do forame isquiático maior, inferiormente ao músculo piriforme. Entra na região glútea e contribui para a sua irrigação, e faz anastomose com uma rede de vasos ao redor da articulação do quadril
- A **artéria uterina**, em mulheres, cursa medial e anteriormente, na base do ligamento largo, para alcançar o colo do útero (Figuras 5.65 B e 5.66). Ao longo de seu trajeto, o vaso cruza o ureter e passa superiormente à parte lateral do fórnice da vagina. Uma vez que o vaso alcança o colo do útero, ascende ao longo da margem lateral do útero até alcançar a tuba uterina, onde se curva lateralmente e faz anastomose com a artéria ovárica. A artéria uterina é a principal fonte de irrigação para o útero e aumenta significativamente durante a gravidez. Por intermédio de anastomoses com outras artérias, o vaso contribui para a irrigação do ovário e da vagina.

Artérias ováricas

Em mulheres, os vasos gonadais (ováricos) se originam da aorta abdominal e então descem para cruzar a abertura superior da pelve e irrigar os ovários. Fazem anastomose com partes terminais das artérias uterinas (Figura 5.66).

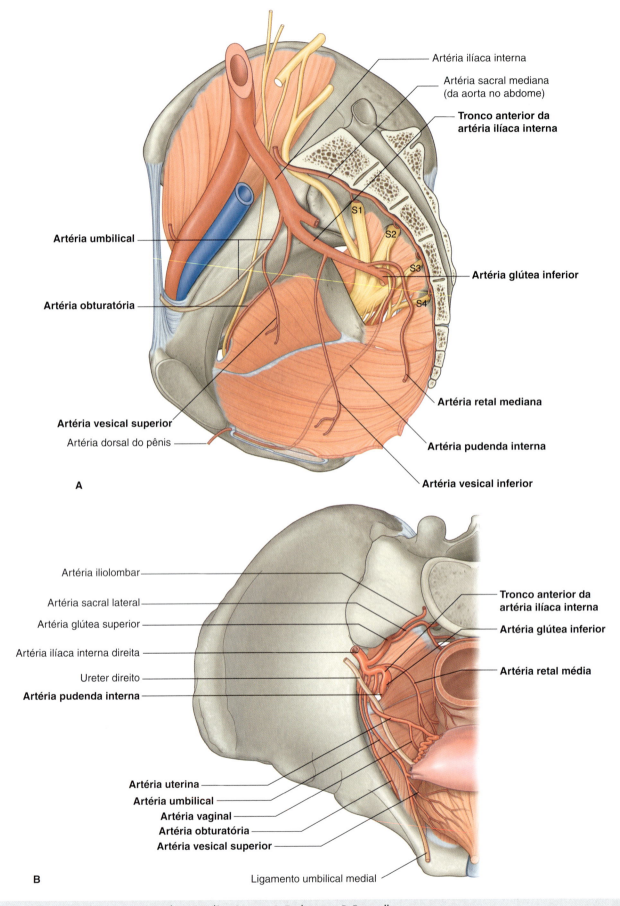

Figura 5.65 Ramos do tronco anterior da artéria ilíaca interna. **A.** Em homens. **B.** Em mulheres.

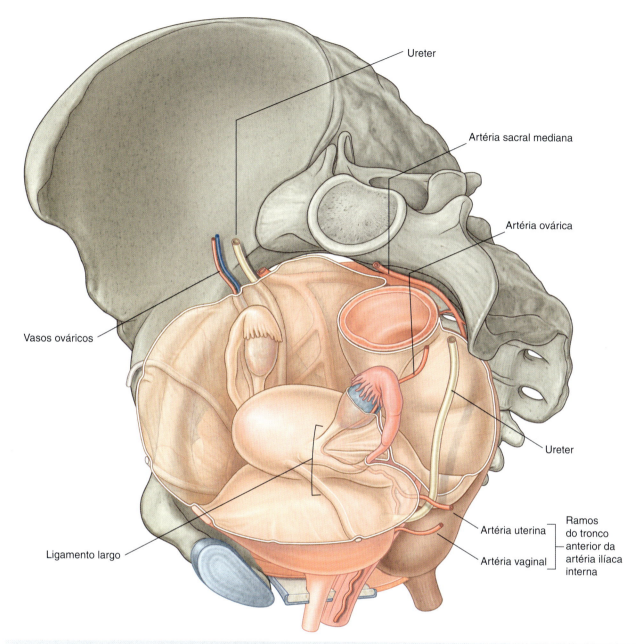

Figura 5.66 Artérias uterina e vaginal.

A cada lado, os vasos correm dentro do **ligamento suspensor do ovário** quando cruzam a abertura superior da pelve até o ovário. Ramos passam através do mesovário para alcançar o ovário, e através do mesométrio do ligamento largo, para fazer anastomose com a artéria uterina. As artérias ováricas aumentam significativamente durante a gravidez para aumentar o fornecimento de sangue ao útero.

Artéria sacral mediana

A artéria sacral mediana (Figuras 5.65 A e 5.66) se origina da superfície posterior da aorta, em local imediatamente superior à sua bifurcação, no nível da vértebra L IV, no abdome. Desce ao longo da linha mediana, cruza a abertura pélvica superior e então cursa ao longo da superfície anterior do sacro e do cóccix. Dá origem ao último par de artérias lombares e a ramos que fazem anastomose com as artérias iliolombar e sacral lateral.

Veias

As veias pélvicas seguem o trajeto de todos os ramos da artéria ilíaca interna, exceto a artéria umbilical e a artéria iliolombar (Figura 5.67 A). A cada lado, as veias drenam para as veias ilíacas internas, que saem da cavidade pélvica para se unirem às veias ilíacas comuns, situadas imediatamente superior e lateralmente à abertura pélvica superior.

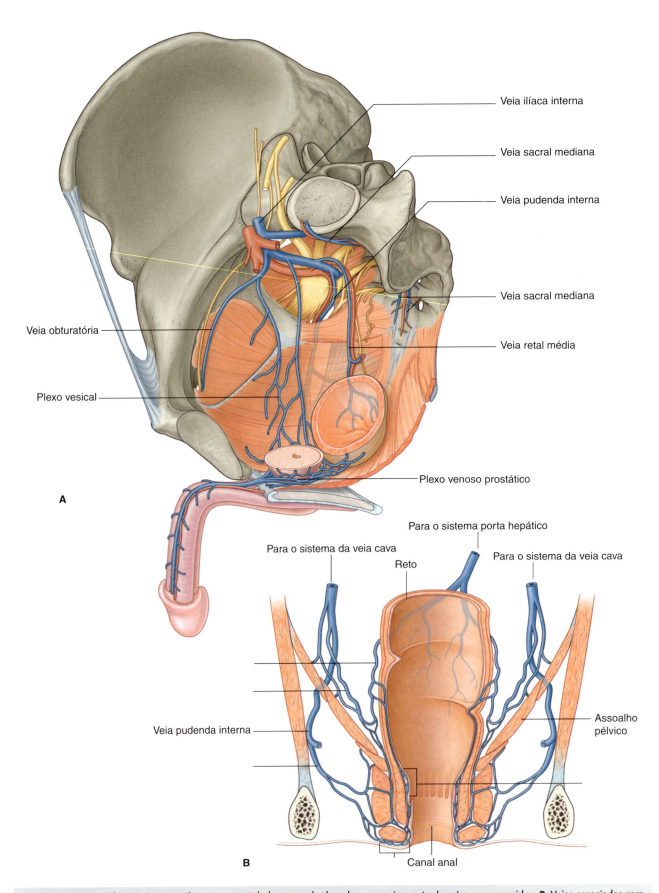

Figura 5.67 Veias pélvicas. **A.** Em um homem, com o lado esquerdo da pelve e a maior parte das vísceras removidos. **B.** Veias associadas com o reto e o canal anal.

Dentro da cavidade da pelve, extensos plexos venosos interconectados ficam associados às superfícies das vísceras (bexiga, reto, próstata, útero e vagina). Juntos, esses plexos formam o plexo pélvico de veias. A parte do plexo venoso que cerca o reto e o canal anal drena pelas veias retais superiores (tributárias das veias mesentéricas inferiores), até o sistema porta hepático, e pelas veias retais medianas e inferiores, até o sistema da veia cava. Esse plexo pélvico é uma importante conexão porta-cava quando o sistema porta hepático está bloqueado (Figura 5.67 B).

A parte inferior do plexo retal, ao redor do canal anal, tem duas partes, uma interna e uma externa. O plexo retal interno fica no tecido conjuntivo entre o esfíncter interno do ânus e o epitélio que reveste o canal. Esse plexo se conecta, superiormente, com ramos da veia retal superior, arranjados longitudinalmente, que ficam um em cada coluna anal. Quando dilatados, esses ramos formam varizes ou hemorroidas internas, que se originam acima da linha pectinada e são recobertas pela mucosa do colo do intestino grosso. O plexo retal externo circula o esfíncter externo do ânus e é subcutâneo. A dilatação dos vasos do plexo retal externo resulta em hemorroidas externas.

Uma única **veia dorsal profunda**, que drena os tecidos eréteis do clitóris e do pênis, não segue ramos da artéria pudenda interna na cavidade pélvica. Em vez disso, essa veia entra na cavidade pélvica diretamente por um espaço formado entre o ligamento púbico arqueado e a margem anterior da membrana perineal. A veia se une ao plexo prostático de veias, nos homens, e ao plexo vesical, nas mulheres. (As veias superficiais que drenam a pele do pênis e regiões correspondentes do clitóris desembocam nas veias pudendas externas, que são tributárias da veia safena magna, na perna.)

Além das tributárias da veia ilíaca interna, veias sacrais medianas e veias ováricas têm trajetos paralelos aos das artérias sacral mediana e ovárica, respectivamente, e saem da cavidade pélvica para se unir a veias do abdome:

- As **veias sacrais medianas** coalescem para formar uma única veia, que se une à veia ilíaca comum ou à junção das duas veias ilíacas comuns para formar a veia cava inferior
- As **veias ováricas** seguem o trajeto das artérias correspondentes; na esquerda, unem-se à veia renal esquerda e, na direita, unem-se à veia cava inferior, no abdome.

Drenagem linfática

A linfa da maior parte das vísceras pélvicas é drenada, principalmente, para os linfonodos distribuídos ao longo das artérias ilíacas interna e externa e seus ramos (Figura 5.68), que drenam para linfonodos associados com as artérias ilíacas comuns e, depois, para os linfonodos aórticos laterais, ou lombares, associados com as superfícies

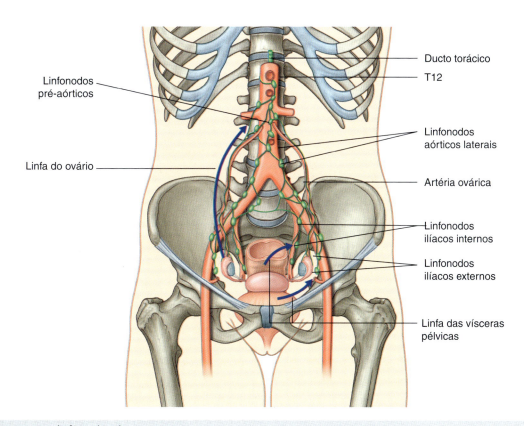

Figura 5.68 Drenagem linfática da pelve.

laterais da aorta abdominal. Por sua vez, esses linfonodos aórticos laterais drenam para os troncos lombares, que continuam até a origem do ducto torácico, aproximadamente no nível da vértebra T XII.

A linfa dos ovários e das partes a eles relacionadas do útero e das tubas uterinas sai da cavidade pélvica e drena, através de vasos que acompanham as artérias ováricas, diretamente para os linfonodos aórticos laterais e, em alguns casos, para os linfonodos pré-aórticos, na superfície anterior da aorta.

Além de drenar a linfa das vísceras pélvicas, os linfonodos ao longo da artéria ilíaca interna também recebem a linfa da região glútea do membro inferior e de áreas profundas do períneo.

PERÍNEO

O períneo é uma região em formato de losango posicionada inferiormente ao assoalho pélvico, entre as coxas. Seu limite periférico é a abertura inferior da pelve; seu teto é o diafragma pélvico (os músculos levantadores do ânus e isquiococcígeo), e suas delgadas paredes laterais são formadas pelas paredes da cavidade pélvica, abaixo da inserção do músculo levantador do ânus (Figura 5.69 A).

O períneo é dividido em trígono urogenital, anterior, e trígono anal, posterior:

- O trígono urogenital é associado com as aberturas dos sistemas urinário e genital e fornece um local de ancoramento para a genitália externa
- O trígono anal contém o ânus e o músculo esfíncter externo do ânus.

O nervo pudendo (S2 a S4) e a artéria pudenda interna são os principais nervo e artéria da região.

Margens e teto

A margem do períneo é marcada pela margem inferior da sínfise púbica, em seu ponto mais anterior, o ápice do cóccix, em seu ponto mais posterior, e os túberes isquiáticos em cada ponto mais lateral (Figura 5.69 A). As margens laterais são formadas pelos ramos isquiopúbicos, anteriormente, e pelos ligamentos sacrotuberais, posteriormente. A sínfise púbica, os túberes isquiáticos e o cóccix são palpáveis.

O períneo é dividido em dois trígonos por uma linha imaginária que atravessa os dois túberes isquiáticos (Figura 5.69 A). Anteriormente à linha, fica o trígono urogenital, e o trígono anal fica posterior a ela. É importante notar que os dois trígonos não ficam no mesmo plano. Na posição anatômica, o trígono urogenital é orientado no plano horizontal, enquanto o trígono anal fica inclinado anteriormente na linha transtrabecular, fazendo com que ele se volte na direção posterior.

O teto do períneo é formado, principalmente, pelos músculos levantadores do ânus, que separam a cavidade pélvica, acima, do períneo, abaixo. Esses músculos, um a cada lado, formam um diafragma pélvico, com formato de cone ou funil, com a abertura anal em seu ápice inferior, dentro do trígono anal.

Anteriormente, no **trígono urogenital**, uma falha em U nos músculos, o **hiato urogenital**, permite a passagem da uretra e da vagina.

Membrana do períneo e espaço profundo do períneo

A membrana do períneo é uma espessa lâmina fibrosa que preenche o trígono urogenital (Figura 5.69 B). Tem uma margem posterior livre, que é ancorada, na linha mediana, ao corpo do períneo, e fica fixada lateralmente ao arco púbico.

Imediatamente superior à membrana do períneo, há uma delgada região denominada espaço profundo do períneo, contendo uma camada de músculos esqueléticos e tecidos neurovasculares. Entre os músculos esqueléticos na região (Figura 5.37), está o músculo esfíncter externo da uretra.

A membrana do períneo e o espaço profundo do períneo fornecem suporte para a genitália externa, que fica fixada a sua superfície inferior. Além disso, as partes da membrana do períneo e do espaço profundo do períneo inferiores ao hiato urogenital, no músculo levantador do ânus, dão sustentação para as vísceras pélvicas, acima.

A uretra sai da cavidade pélvica e entra no períneo, atravessando a região profunda do períneo e a membrana perineal. Em mulheres, a vagina também atravessa essas estruturas, posteriormente à uretra.

Fossas isquioanais e seus recessos anteriores

Como os músculos levantadores do ânus cursam medialmente a partir de suas origens nas paredes laterais da pelve, acima, até a abertura anal e hiato urogenital, abaixo, depressões com o formato de cunhas invertidas ocorrem entre esses músculos e as paredes da pelve, no local em que essas estruturas divergem inferiormente (Figura 5.70). No trígono anal, essas escavações, uma a cada lado da abertura anal, são denominadas **fossas isquioanais**. A parede lateral de cada fossa é formada principalmente pelo ísquio, músculo obturador interno e ligamento sacrotuberal. A parede medial é o músculo levantador do ânus. As paredes medial e lateral convergem superiormente, onde o levantador do ânus se insere na fáscia que recobre o músculo obturador interno. As fossas isquioanais permitem o movimento do diafragma pélvico e a expansão do canal anal durante a defecação.

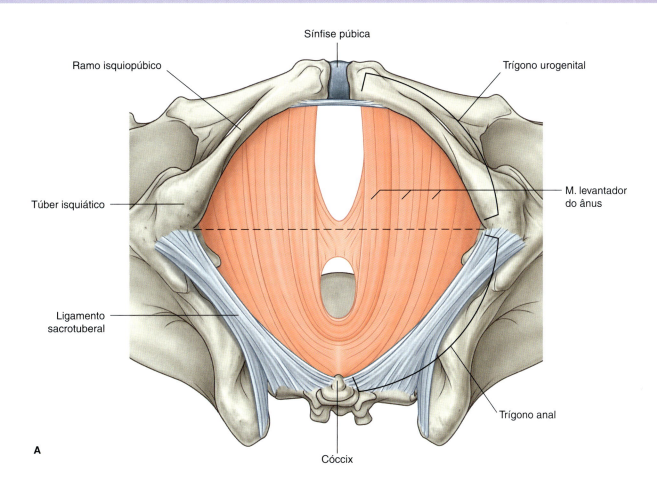
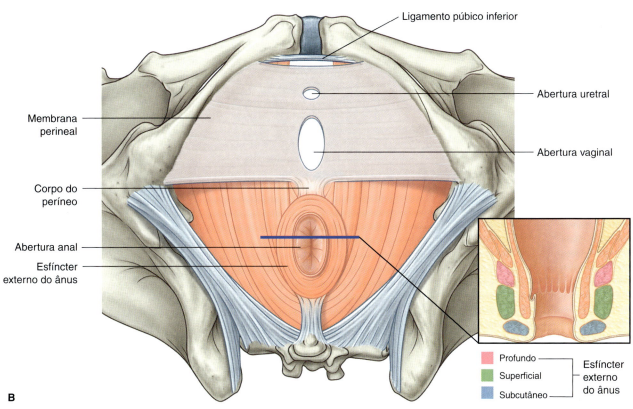

Figura 5.69 Margens e teto do períneo. **A.** Margens do períneo. **B.** Membrana perineal.

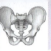

Gray Anatomia Clínica para Estudantes

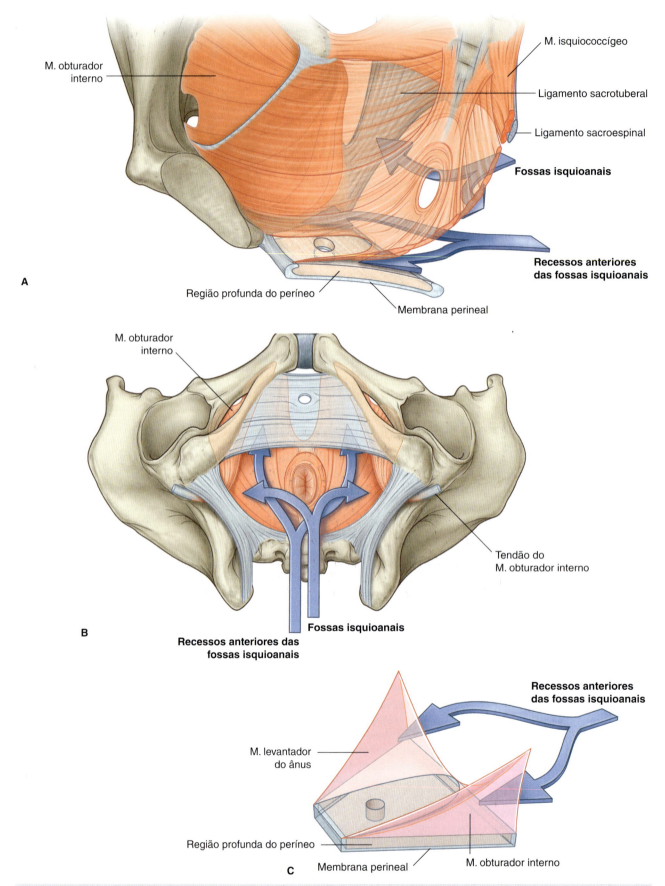

Figura 5.70 Fossas isquioanais e seus recessos anteriores. **A.** Vista anterolateral, com a parede pélvica esquerda removida. **B.** Vista inferior. **C.** Vista anterolateral, com paredes pélvicas e diafragma da pelve removidos.

As fossas isquioanais do trígono anal são contínuas, anteriormente, com recessos que se projetam para o trígono urogenital, superiormente à região profunda do períneo. Esses recessos anteriores das fossas isquioanais têm o formato de pirâmides de três lados, repousando sobre um deles (Figura 5.70 C). O ápice de cada pirâmide fica fechado e voltado anteriormente, na direção do púbis. A base é aberta e contínua, posteriormente, com sua fossa isquioanal correspondente. A parede inferior de cada pirâmide fica na região profunda do períneo. A parede superomedial é o músculo levantador do ânus, e a parede superolateral é formada, principalmente, pelo músculo obturador interno. As fossas isquioanais e seus recessos anteriores normalmente são preenchidos por gordura.

Trígono anal

O trígono anal do períneo fica voltado para a direção posteroinferior. É definido, lateralmente, pelas margens mediais dos ligamentos sacrotuberais; anteriormente, por uma linha horizontal através dos dois túberes isquiáticos; e, posteriormente, pelo cóccix. O teto do trígono anal é o diafragma da pelve, que é formado pelos músculos levantador do ânus e isquiococcígeo. A abertura anal ocorre centralmente no trígono e fica relacionada a cada lado com uma fossa isquioanal. O principal músculo do trígono anal é o músculo esfíncter anal externo.

O **músculo esfíncter anal externo**, que circunda o canal anal, é formado por músculo esquelético e consiste em três partes – profunda, superficial e subcutânea – arranjadas sequencialmente ao longo do canal, de superior a inferior (Figura 5.69 B e Tabela 5.5). A parte profunda é um músculo espesso, em formato de anel, que circunda a parte superior do canal anal e se mistura com fibras do músculo levantador do ânus. A parte superficial também envolve o canal anal, mas fica ancorada anteriormente ao corpo do períneo e, posteriormente, ao cóccix e ao ligamento anococcígeo. A parte subcutânea é um disco horizontalmente achatado de músculo que cerca a abertura anal imediatamente abaixo da pele. O esfíncter externo do ânus é inervado por ramos retais inferiores do nervo pudendo e por ramos diretos do ramo anterior de S4.

Na clínica

Abscessos nas fossas isquioanais

A mucosa anal é muito vulnerável a lesões e pode ser facilmente lacerada por fezes endurecidas. Ocasionalmente, os pacientes apresentam inflamação e infecção do canal anal (seios ou criptas). Essa infecção pode se disseminar entre os esfíncteres, produzindo fístulas interesfinctéricas. A infecção pode se propagar superiormente, para a cavidade pélvica, ou lateralmente, para as fossas isquioanais.

Na clínica

Hemorroidas

Uma hemorroida é uma dilatação do plexo venoso no esfíncter anal ou em seu interior. É uma queixa comum e tem uma prevalência de aproximadamente 4% nos EUA. As hemorroidas apresentam uma leve tendência à predisposição genética; no entanto, força excessiva durante a defecação, obesidade e sedentarismo também podem produzir hemorroidas. Os sintomas incluem irritação, dor e inchaço. As hemorroidas na margem anal (limite distal do canal anal) são tipicamente denominadas hemorroidas externas. Hemorroidas internas ocorrem dentro do reto e tendem a sangrar. Hemorroidas prolapsadas são hemorroidas internas que saíram do canal anal e formaram nódulos, que podem sofrer trombose e se tornarem dolorosos.

Há muitos tratamentos para hemorroida, incluindo ligadura acima da linha pectinada usando faixas elásticas simples, ou excisão cirúrgica. A cirurgia nessa região não é sem complicações, e é crucial ter cuidado para preservar o músculo esfíncter interno do ânus.

Há sempre a preocupação de que o sangramento retal e outros sinais/sintomas não sejam somente devido às hemorroidas. Portanto, excluir a possibilidade de um tumor intestinal é tão importante quanto tratar as hemorroidas.

Trígono urogenital

O trígono urogenital do períneo é sua metade anterior e fica orientado no plano horizontal. Contém as raízes da genitália externa (Figura 5.71) e as aberturas do sistema urogenital.

Tabela 5.5 Músculos do trígono anal.

Músculo	Origem	Inserção	Inervação	Função
ESFÍNCTER ANAL EXTERNO				Fecha o canal anal
Parte profunda	Cerca a parte superior do canal anal		Nervo pudendo (S2 e S3) e ramos diretos de S4	
Parte superficial	Cerca a parte inferior do canal anal	Ancorado ao corpo do períneo e corpo anococcígeo		
Parte subcutânea	Cerca a abertura anal			

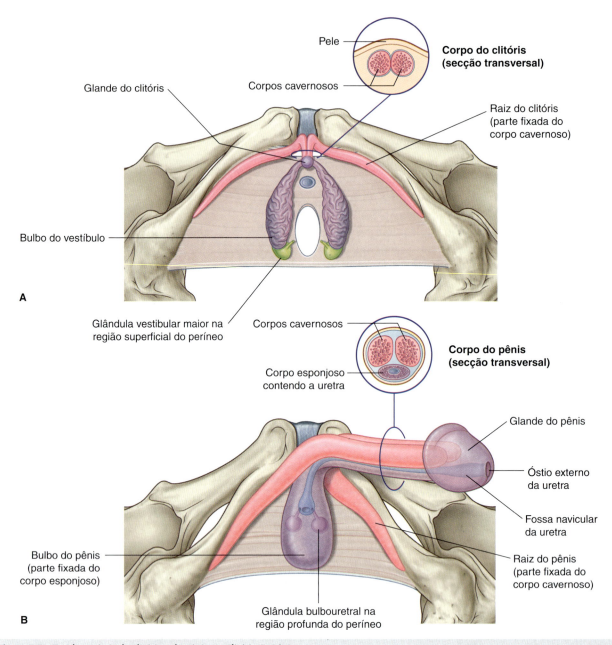

Figura 5.71 Tecidos eréteis do clitóris e do pênis. **A.** Clitóris. **B.** Pênis.

O trígono urogenital é definido:

- Lateralmente, pelos ramos isquiopúbicos
- Posteriormente, por uma linha imaginária que atravessa os dois túberes isquiáticos; e
- Anteriormente, pela margem inferior da sínfise púbica.

Assim como no trígono anal, o teto do trígono urogenital é o músculo levantador do ânus.

Diferentemente do trígono anal, o trígono genital contém uma forte plataforma fibromuscular de suporte, a membrana perineal e a região profunda do períneo, que são fixadas ao arco púbico.

Extensões anteriores das fossas isquioanais ocorrem entre a região profunda do períneo e o levantador do ânus, a cada lado.

Entre a membrana do períneo e a camada membranácea de fáscia superficial, fica a **região superficial do períneo**. As principais estruturas nessa região são os tecidos eréteis do pênis e do clitóris e os músculos esqueléticos a eles associados.

Estruturas na região superficial do períneo

A região superficial do períneo contém:

- Estruturas eréteis que se unem para formar o pênis, em homens, ou o clitóris, em mulheres, e
- Músculos esqueléticos que ficam associados, principalmente, com partes das estruturas eréteis fixadas à membrana perineal e ao osso adjacente.

Cada estrutura erétil consiste em uma parte interior de tecido vascular expansível e sua cápsula de tecido conjuntivo.

Tecidos eréteis

Dois conjuntos de estruturas eréteis se unem para formar o pênis ou o clitóris.

Um par de **corpos cavernosos**, com formato cilíndrico, um a cada lado do trígono urogenital, ficam ancorados, por suas extremidades proximais, ao arco púbico. Essas partes fixas são chamadas de **pilares** do clitóris ou do pênis. As partes distais dos corpos, que não ficam fixados a ossos, formam o corpo do clitóris, em mulheres, e as partes dorsais do corpo do pênis, em homens.

O segundo conjunto de tecidos eréteis cerca as aberturas do sistema urogenital:

- Em mulheres, um par de estruturas eréteis, denominadas **bulbos do vestíbulo**, ficam situadas, uma a cada lado, na abertura vaginal e são firmemente ancoradas à membrana perineal (Figura 5.71 A). Pequenas faixas de tecido erétil conectam as partes anteriores desses bulbos a uma única massa erétil, pequena, com o formato de uma ervilha, a **glande do clitóris**, que fica posicionada na linha mediana, na extremidade do corpo do clitóris e anterior à abertura da uretra
- Em homens, uma única grande massa erétil, o **corpo esponjoso**, é o equivalente estrutural aos bulbos do vestíbulo, glande do clitóris e faixas de tecido erétil que os conectam, das mulheres (Figura 5.71 B). O corpo esponjoso é ancorado, em sua base, à membrana perineal. Sua parte proximal, que não é fixa, forma a parte ventral do corpo do pênis e se expande sobre sua extremidade para formar a glande do pênis. Esse padrão, em homens, resulta da ausência de uma abertura vaginal e da fusão de estruturas na linha mediana, durante o desenvolvimento embrionário. Conforme as estruturas eréteis se fundem, envelopam a abertura uretral e formam um canal adicional, que acaba por se tornar a maior parte da parte peniana da uretra. Como consequência dessa fusão e crescimento, em homens, a uretra é envolvida pelo corpo esponjoso e se abre na extremidade do pênis. Isso difere da situação em mulheres, nas quais a uretra não fica envolta pelo tecido erétil do clitóris e se abre diretamente no vestíbulo do períneo.

Clitóris

O clitóris é composto de dois corpos cavernosos e a **glande do clitóris** (Figura 5.71 A). Assim como o pênis, tem uma parte fixa (raiz) e uma parte livre (corpo):

- Diferentemente da raiz do pênis, a **raiz do clitóris**, tecnicamente, consiste somente nos dois pilares. (Embora os bulbos do vestíbulo sejam fixados à glande do clitóris por finas faixas de tecido erétil, não são incluídos na parte fixa do clitóris.)

- O **corpo do clitóris**, que é formado somente pelas partes livres dos dois corpos cavernosos, se inclina posteriormente e fica embutido no tecido conjuntivo do períneo.

O corpo do clitóris é sustentado por um ligamento suspensor, que se fixa superiormente à sínfise púbica. A glande do clitóris é fixada à extremidade distal do corpo e é conectada aos bulbos do vestíbulo por pequenas faixas de tecido erétil. A glande do clitóris fica exposta no períneo, e o corpo pode ser palpado através da pele.

Pênis

O pênis é composto, principalmente, de dois corpos cavernosos e de corpo esponjoso, que contém a uretra (Figura 5.71 B). Assim como o clitóris, tem uma parte fixa (raiz) e uma parte livre (corpo):

- A **raiz do pênis** consiste nos dois pilares, que são partes proximais dos corpos cavernosos fixadas aos arcos púbicos, e o **bulbo do pênis**, que é a parte proximal do corpo esponjoso, ancorada à membrana perineal
- O **corpo do pênis**, que é completamente recoberto por pele, é formado pela junção das duas partes proximais livres dos corpos cavernosos e a parte livre a elas relacionada do corpo esponjoso.

A base do corpo do pênis é sustentada por dois ligamentos: o **ligamento suspensor do pênis** (fixado, superiormente, à sínfise púbica) e o **ligamento fundiforme do pênis** (fixado, acima, à linha alba da parede abdominal anterior e dividindo-se, abaixo, em duas faixas que passam a cada lado do pênis e se unem inferiormente), posicionado mais superficialmente.

Como a posição anatômica do pênis é ereta, os corpos cavernosos são definidos como dorsais no corpo do pênis, e o corpo esponjoso, como ventral, embora suas posições sejam invertidas no pênis flácido.

O corpo esponjoso se expande para formar a cabeça do pênis (**glande do pênis**) sobre a parte distal dos corpos cavernosos (Figura 5.71 B).

Ereção

A ereção do pênis ou do clitóris é um evento vascular, gerado por fibras parassimpáticas carregadas por nervos esplâncnicos pélvicos dos ramos anteriores de S2 a S4, que entram na parte hipogástrica inferior do plexo pré-vertebral e finalmente atravessam a região profunda do períneo e a membrana perineal para inervar os tecidos eréteis. A estimulação desses nervos faz com que artérias específicas nos tecidos eréteis relaxem. Isso permite que o sangue preencha esses tecidos, fazendo com que o pênis ou o clitóris se tornem eretos.

As artérias que irrigam o pênis ou o clitóris são ramos da artéria pudenda interna; ramos do nervo pudendo (S2 a S4) carreiam nervos sensitivos gerais do pênis ou do clitóris.

Glândulas vestibulares maiores

As glândulas vestibulares maiores (**glândulas de Bartholin**) são encontradas nas mulheres. São glândulas mucosas pequenas, com o formato de ervilha, que ficam posteriores aos bulbos do vestíbulo, a cada lado da abertura vaginal, e são os homólogos femininos das glândulas bulbouretrais dos homens (Figura 5.71). No entanto, as glândulas bulbouretrais estão localizadas na região profunda do períneo, enquanto as glândulas vestibulares maiores ficam na região superficial do períneo.

O ducto de cada glândula vestibular maior se abre para o vestíbulo do períneo, ao longo da margem posterolateral da abertura vaginal.

Assim como as glândulas bulbouretrais dos homens, as glândulas vestibulares maiores produzem secreções durante a excitação sexual.

Músculos

A região superficial do períneo contém três pares de músculos: o isquiocavernoso, o bulboesponjoso e o transverso superficial do períneo (Figura 5.72 e Tabela 5.6). Dois desses três pares ficam associados com a raiz do pênis ou do clitóris; o outro par fica associado com o corpo do períneo.

Isquiocavernoso

Os dois **músculos isquiocavernosos** cobrem os pilares do pênis ou clitóris (Figura 5.72). Cada músculo é ancorado à margem medial do túber isquiático e ao ramo isquiático relacionado, direciona-se anteriormente para se inserir aos lados e à superfície inferior do pilar e força o sangue do pilar ao corpo do pênis ou do clitóris ereto.

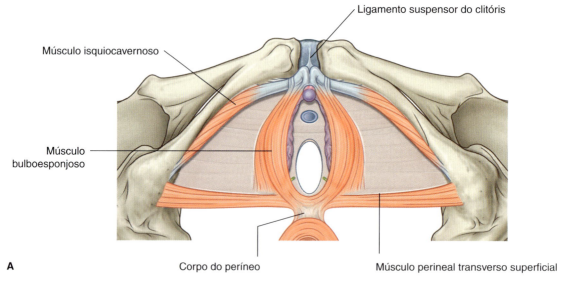
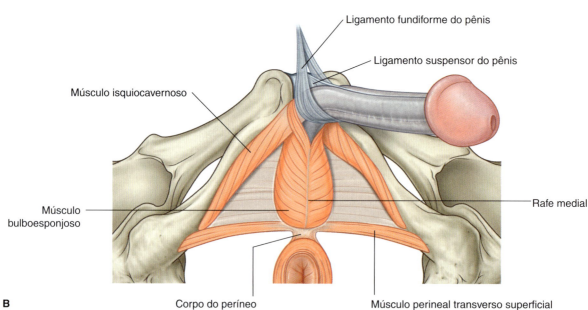

Figura 5.72 Músculos na região superficial do períneo. **A.** Em mulheres. **B.** Em homens.

Tabela 5.6 Músculos da região superficial do períneo.

Músculo	Origem	Inserção	Inervação	Função
Isquiocavernoso	Túber isquiático e ramo isquiático	Raiz do pênis ou do clitóris	Nervo pudendo (S2 a S4)	Deslocamento do sangue da raiz para o corpo do pênis ou do clitóris eretos
Bulboesponjoso	Nas mulheres: corpo do períneo Nos homens: corpo do períneo, rafe medial	Nas mulheres: bulbo do vestíbulo, membrana perineal, corpo do clitóris e corpo cavernoso Nos homens: bulboesponjoso, membrana perineal, corpo cavernoso	Nervo pudendo (S2 a S4)	Deslocamento do sangue das partes fixadas do clitóris ou do pênis para a glande Nos homens: remoção da urina residual da uretra após micção; emissão pulsátil de sêmen durante a ejaculação
Transverso superficial do períneo	Túber isquiático e ramo isquiático	Corpo do períneo	Nervo pudendo (S2 a S4)	Estabilização do corpo do períneo

Músculo bulboesponjoso

Os dois **músculos bulboesponjosos** ficam associados, principalmente, com os bulbos do vestíbulo, em mulheres, e com a parte fixa do corpo esponjoso, em homens (Figura 5.72).

Em mulheres, cada músculo bulboesponjoso é ancorado, superiormente, ao corpo do períneo, e cursa anterolateralmente sobre a superfície inferior da glândula vestibular maior e do bulbo do vestíbulo para se inserir na superfície do bulbo e na membrana perineal (Figura 5.72 A). Outras fibras cursam anterolateralmente para se misturar com as fibras do músculo isquiocavernoso, e outras ainda se dirigem anteriormente e se arqueiam sobre o corpo do clitóris.

Em homens, os músculos bulboesponjosos são unidos, na linha mediana, por uma rafe na superfície inferior do bulbo do pênis. A rafe é ancorada, posteriormente, ao corpo do períneo. As fibras musculares cursam anterolateralmente, a cada lado, a partir da rafe e do corpo do períneo, para cobrir cada lado do bulbo do pênis e se inserir na membrana perineal e no tecido conjuntivo do bulbo. Outras fibras se estendem anterolateralmente, para se associar com os pilares e se fixar, anteriormente, aos músculos isquiocavernosos.

Tanto em homens quanto em mulheres, os músculos bulboesponjosos comprimem as partes fixas dos corpos esponjosos e dos bulbos do vestíbulo e forçam o sangue para regiões mais distais, principalmente a glande. Em homens, os músculos bulboesponjosos têm duas funções adicionais:

- Facilitam o esvaziamento da parte bulbar da uretra peniana após a micção
- Sua contração reflexa, durante a ejaculação, é responsável pela emissão pulsátil de sêmen do pênis.

Músculos transversos superficiais do períneo

O par de **músculos transversos superficiais do períneo** segue um trajeto paralelo à margem posterior da face inferior da membrana perineal (Figura 5.72). Esses músculos planos, em formato de faixas, que ficam fixados aos túberes isquiáticos e ramos isquiáticos, estendem-se medialmente até o corpo do períneo e o estabilizam.

Na clínica

Emissão e ejaculação de sêmen

Em homens, a emissão é a formação do sêmen, e a ejaculação é a expulsão do sêmen do pênis.

Embora a ereção do pênis seja um evento vascular gerado por nervos parassimpáticos dos níveis espinais S2 a S4, a formação do sêmen na uretra é causada pela contração do músculo liso dos ductos e glândulas do sistema reprodutor, que é inervado pela parte simpática do sistema nervoso visceral. A ejaculação do sêmen é feita pela ação de músculos esqueléticos inervados por nervos motores somáticos.

O músculo liso do sistema de ductos do sistema reprodutor masculino e nas glândulas acessórias é inervado por fibras simpáticas dos níveis espinais torácicos inferiores e lombares superiores (T12, L1, L2). As fibras entram no plexo pré-vertebral e são então distribuídas para os tecidos-alvo. O sêmen é formado conforme o conteúdo do lúmen dos ductos (epidídimo, canal deferente, ampola do canal deferente) e das glândulas (próstata, vesículas seminais) são deslocados para dentro da uretra, na base do pênis, pela contração do músculo liso nas paredes das estruturas.

A emissão pulsátil de sêmen do pênis é gerada pela contração reflexa do músculo bulboesponjoso, que força o sêmen da base do pênis a sair pelo meato externo da uretra. O músculo bulboesponjoso é inervado por fibras somáticas motoras carregadas pelo nervo pudendo (S2-S4). A contração do músculo esfíncter interno da uretra e do músculo liso periuretral, inervados pela parte simpática do sistema nervoso visceral, evita a ejaculação retrógrada na direção da bexiga.

Na clínica

Disfunção erétil

A disfunção erétil é uma condição complexa, em que homens são incapazes de iniciar ou manter a ereção peniana. Quando há comprometimento da ereção durante o sono e com autoestimulação, além das ereções com um parceiro sexual, há dano vascular e/ou nervoso. Esse tipo generalizado de disfunção erétil aumenta com a idade, sendo reconhecido como um fator de risco para doença da artéria coronária (DAC). É frequentemente associada com doença cardiovascular, diabetes melito e condições neurológicas, incluindo doença de Parkinson, lesões raquimedulares, esclerose múltipla e com o dano nervoso vindo de cirurgias pélvicas ou radioterapia de processos malignos na pelve. Estados de baixos níveis de testosterona podem prejudicar a ereção e consistentemente impedir ereções durante o sono. Medicamentos, incluindo inibidores seletivos da recaptação de serotonina (ISRS), tiazídicos e antagonistas de andrógenos também podem causar disfunção erétil. Quando há comprometimento apenas das ereções com um parceiro, fatores psicológicos são a causa dessa disfunção – as ereções normais durante o sono confirmam a função vascular e neurológica saudável. A maioria dos casos de disfunção erétil tem etiologia multifatorial, e todos têm um impacto substancial na qualidade de vida e no bem-estar da pessoa, e podem levar à depressão e à baixa autoestima, assim como isolamento social e emocional.

Ejaculação tardia (ou ausente) pode ser resultado de dano nervoso em condições como diabetes melito, doença de Parkinson, lesões raquimedulares, esclerose múltipla, complicações após grandes cirurgias pélvicas e irradiação da pelve. A ejaculação estará ausente após prostatectomia radical devido a câncer de próstata (o que também remove as vesículas seminais), mas o orgasmo ainda é possível, já que o nervo pudendo é preservado. Inibidores de recaptação de serotonina, neurolépticos, álcool etílico e substâncias psicoativas (maconha, cocaína e heroína) frequentemente retardam o orgasmo e, portanto, a ejaculação, visto que os dois têm mecanismos parecidos (embora os nervos envolvidos sejam diferentes).

Como os tecidos eréteis no clitóris têm inervação e irrigação semelhantes às do pênis, o edema vulvar é, provavelmente, comprometido pelas mesmas condições que causam disfunção erétil em homens. No entanto, aparentemente, essa é uma causa rara de disfunção sexual feminina. A redução da ereção clitoriana raramente é sintomática. É importante notar que inibidores da fosfodiesterase do tipo 5 (sildenafila) não melhora a disfunção sexual feminina, mesmo em condições como diabetes melito. As pesquisas confirmam que mulheres fisicamente saudáveis com queixas de pouca excitação sexual têm aumento da congestão genital fisiologicamente normal em resposta a estímulos sexuais visuais, embora elas não considerem os estímulos sexualmente excitantes do ponto de vista mental. A perda da sensibilidade sexual genital devido a dano nervoso resultante de esclerose múltipla ou diabetes melito pode ser altamente sintomática e impedir o orgasmo. Os medicamentos que interferem no orgasmo masculino também podem afetar as mulheres.

Características superficiais da genitália externa

Nas mulheres

Nas mulheres, o clitóris e o aparelho vestibular, junto com numerosas pregas de pele e tecidos, formam a **vulva** (Figura 5.73). A cada lado da linha mediana, há duas delgadas pregas de pele denominadas **pequenos lábios (lábios menores do pudendo,** segundo a Terminologia Anatômica). A região cercada por eles, na qual a uretra e a vagina se abrem, é o **vestíbulo**. Anteriormente, cada um dos lábios menores do pudendo se bifurca, formando uma prega lateral e uma medial. As pregas mediais se unem para formar o **frênulo do clitóris**, que se une à glande do clitóris. As pregas laterais se unem anteriormente sobre a glande e o corpo do clitóris para formar o **prepúcio do clitóris**. O corpo do clitóris se estende anteriormente a partir da glande, e é palpável profundamente ao prepúcio e à pele relacionada. Posteriormente ao vestíbulo, os lábios menores do pudendo se unem, formando uma pequena dobra transversa, o **frênulo dos lábios** menores (**comissura posterior dos lábios**).

No vestíbulo, o óstio da vagina é circundado, em graus variáveis, por uma prega de membrana em forma de anel, o **hímen**, que pode ter uma pequena perfuração central ou fechar completamente a abertura vaginal. Após a ruptura do hímen (resultante do ato sexual ou de lesão), resquícios irregulares (carúnculas) margeiam a abertura vaginal.

Os óstios da uretra e da vagina ficam associados com a abertura de ductos de glândulas. Os ductos das glândulas parauretrais (**glândulas de Skene**) se abrem para o vestíbulo, um a cada lado da margem lateral da uretra. Os ductos das glândulas vestibulares maiores (glândulas de Bartholin) se abrem em local adjacente à margem posterolateral da abertura vaginal, na dobra entre o óstio da vagina e as carúnculas do hímen.

Lateralmente aos lábios menores do pudendo, há duas grandes pregas, os **lábios maiores do pudendo**, que se unem anteriormente para formar o monte do púbis. O **monte do púbis** fica sobre a face inferior da sínfise púbica e é anterior ao vestíbulo e ao clitóris. Posteriormente, os lábios maiores do pudendo não se unem e ficam separados por uma depressão chamada **comissura posterior**, que fica sobre a posição do corpo do períneo.

Em homens

Os componentes superficiais dos órgãos genitais dos homens consistem no escroto e no pênis (Figura 5.74). O **escroto** é o homólogo masculino dos lábios maiores

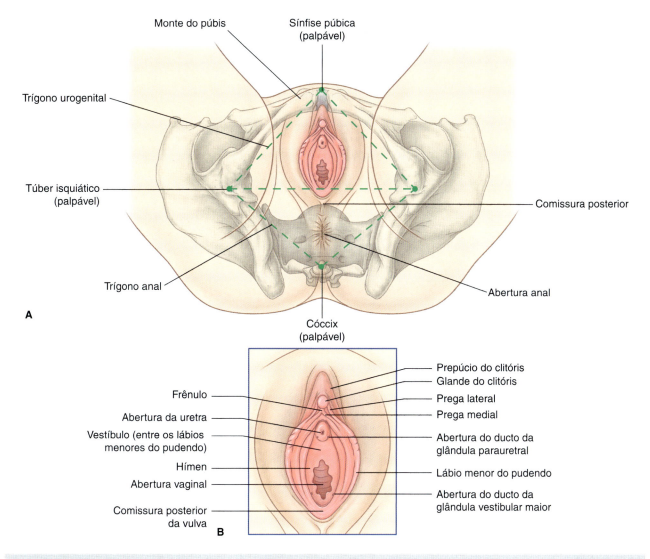

Figura 5.73 Características superficiais do períneo em mulheres. **A.** Visão geral. **B.** Detalhe da genitália externa.

do pudendo das mulheres. No feto, as tumefações labioescrotais se fundem sobre a linha mediana, resultando em um único escroto, ao qual os testículos e suas coberturas musculofasciais, vasos sanguíneos, nervos, vasos linfáticos e ductos de drenagem descem a partir do abdome. A linha remanescente de fusão entre as tumefações labioescrotais do feto é visível na pele do escroto como uma **rafe** longitudinal medial, que se estende do ânus, sobre o escroto, até o face inferior do corpo do pênis.

O **pênis** consiste em uma raiz e um corpo. A raiz fixa do pênis é palpável posteriormente ao escroto, no trígono urogenital do períneo. A parte pendular do pênis (corpo do pênis) é inteiramente recoberta por pele; a ponta do corpo é recoberta pela glande do pênis.

O óstio externo da uretra é uma fenda sagital, normalmente posicionada na extremidade da glande. A margem inferior do óstio uretral é contínua com a **rafe do pênis**, que representa a linha de fusão formada na glande, conforme a uretra se desenvolve no feto. A base dessa rafe é contínua com o **frênulo** da glande, que é uma prega mediana de pele que fixa a glande à pele mais solta proximal a ela. A base da glande é expandida para formar uma margem circular elevada (a **coroa da glande**); as duas extremidades laterais da coroa se encontram inferiormente na rafe medial da glande. A depressão posterior à coroa é o colo da glande. Normalmente, uma prega de pele no colo da glande é contínua, anteriormente, com a pele fina que se adere firmemente à glande e, posteriormente, com a pele mais espessa frouxamente fixada ao corpo. Essa prega, conhecida como prepúcio, se estende anteriormente para cobrir a glande. O prepúcio é removido na circuncisão masculina, deixando a glande exposta.

Fáscia superficial do trígono urogenital

A fáscia superficial do trígono urogenital é contínua com a fáscia similar da parede anterior do abdome.

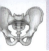

Gray Anatomia Clínica para Estudantes

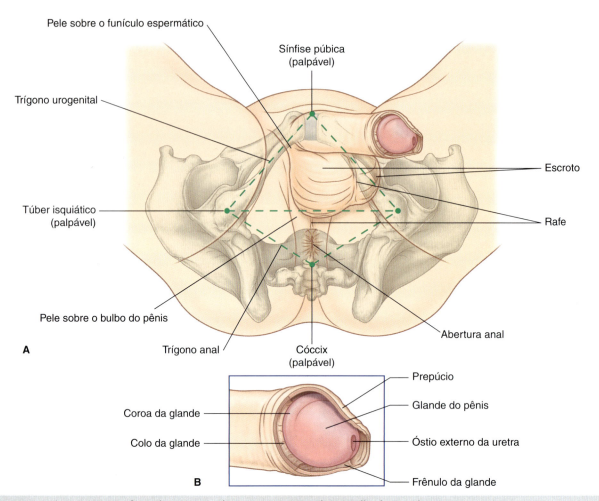

Figura 5.74 Características superficiais do períneo em homens. **A.** Visão geral. **B.** Detalhe da genitália externa.

Assim como a fáscia da parede do abdome, a fáscia superficial do períneo tem uma camada membranácea. Essa camada membranácea (**fáscia de Colles**) fica fixada:

- Posteriormente, à membrana do períneo, e, portanto, não se estende até o trígono anal (Figura 5.75), e
- Ao ramo isquiopúbico que forma as margens laterais do trígono urogenital, e, portanto, não se estende até a coxa (Figura 5.75).

A fáscia define os limites externos da região superficial do períneo, reveste o escroto ou os lábios do pudendo, e se estende ao redor do corpo do pênis ou do clitóris.

Anteriormente, a camada membranácea de fáscia é contínua, sobre a sínfise púbica e os ossos púbicos, com a camada membranácea de fáscia da parede anterior do abdome. Nas paredes laterais inferiores do abdome, a camada membranácea é fixada à fáscia profunda da coxa, imediatamente inferior ao ligamento inguinal.

Como a camada membranácea de fáscia circunda a região superficial do períneo e continua subindo pela parede anterior do abdome, os líquidos ou material infeccioso que se acumularem na região podem sair do períneo e invadir a parede inferior do abdome. Esse material não invadirá o trígono anal nem a coxa, porque a fáscia se funde com os tecidos profundos nos limites dessas regiões.

Na clínica

Ruptura uretral

A ruptura uretral pode ocorrer em vários pontos anatômicos bem definidos.

A lesão mais comum é uma ruptura na região proximal da parte esponjosa da uretra, abaixo da membrana do períneo. A uretra é rompida quando estruturas do períneo ficam presas entre um objeto duro (p. ex., uma viga de metal ou barra central de uma bicicleta) e o arco púbico inferior. A urina escapa pela ruptura e entra na região superficial do períneo, descendo até o escroto e subindo pela parede do abdome até a fáscia superficial.

Em associação com fraturas pélvicas graves, a ruptura uretral pode ocorrer na junção prostatomembranosa, acima do espaço profundo do períneo. A urina se extravasará para dentro da pelve verdadeira.

A pior e mais séria ruptura uretral está relacionada com lesões pélvicas em que há completo rompimento dos ligamentos puboprostáticos. A próstata é deslocada superiormente, não apenas pelo rompimento ligamentar, mas também pelo extenso hematoma que se forma na pelve menor. O diagnóstico pode ser confirmaçdo por palpação da próstata elevada, durante o toque retal.

Capítulo 5 • Pelve e Períneo

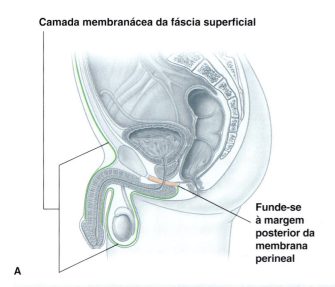
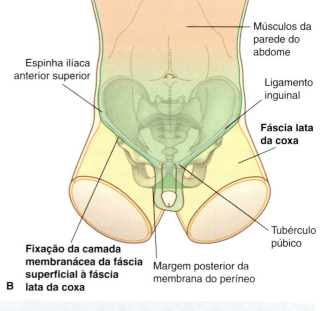

Figura 5.75 Fáscia superficial. **A.** Vista lateral. **B.** Vista anterior.

Nervos somáticos

Nervo pudendo

O principal nervo somático do períneo é o nervo pudendo. Ele se origina do plexo sacral e carrega fibras dos níveis espinais S2 a S4. Sai da cavidade pélvica através do forame isquiático maior, inferiormente ao músculo piriforme, dá a volta em torno do ligamento sacroespinal, e então entra no trígono anal do períneo, atravessando o forame isquiático menor medialmente. Quando entra e atravessa o períneo, o nervo cursa ao longo da parede lateral da fossa isquioanal no **canal do pudendo**, que é um compartimento tubular, formado na fáscia que recobre o músculo obturador interno. Esse canal do pudendo também contém a artéria pudenda interna e as veias que a acompanham.

O nervo pudendo (Figura 5.76) tem três principais ramos terminais – os nervos retal inferior, perineal e dorsal do pênis ou do clitóris – que são acompanhados por ramos da artéria pudenda interna (Figura 5.77):

- O **nervo retal inferior** é, com frequência, múltiplo, penetra através da fáscia do canal do pudendo e cursa medialmente pela fossa isquioanal para inervar o esfíncter anal externo e as regiões relacionadas dos músculos levantadores do ânus. O nervo também carreia a sensibilidade geral da pele do trígono anal
- O **nervo perineal** entra no trígono urogenital e dá origem a ramos motores e cutâneos. Os ramos motores inervam músculos esqueléticos nas regiões superficial e profunda do períneo. O maior dos ramos sensitivos é o nervo escrotal posterior, nos homens, e labial posterior, nas mulheres

- O **nervo dorsal do pênis** ou do **clitóris** entra na região profunda do períneo (Figura 5.76). Cursa ao longo da margem lateral da região e sai atravessando a membrana perineal inferiormente, em uma posição imediatamente inferior à sínfise púbica, onde se encontra com o corpo do clitóris ou do pênis. Corre ao longo da superfície do corpo até alcançar a glande. O nervo dorsal é sensitivo para o pênis ou clitóris, especialmente a glande.

Outros nervos somáticos

Outros nervos somáticos que entram no períneo são principalmente sensitivos e incluem ramos dos nervos ilioinguinal, genitofemoral, cutâneo femoral posterior e anococcígeo.

Nervos viscerais

Os nervos viscerais entram no períneo por duas vias:

- Aqueles destinados à pele, que consistem principalmente em fibras simpáticas pós-ganglionares, são entregues à região ao longo do nervo pudendo. Essas fibras se unem a ele a partir de ramos comunicantes cinzentos que conectam as partes pélvicas dos troncos simpáticos aos ramos anteriores dos nervos espinais sacrais (Figura 5.62)
- Aqueles destinados aos tecidos eréteis entram na região, principalmente, atravessando a região profunda do períneo, a partir do plexo hipogástrico inferior, na cavidade pélvica (Figura 5.63 B). As fibras que estimulam a ereção são parassimpáticas, que entram no plexo hipogástrico inferior por meio de nervos esplâncnicos pélvicos vindos dos níveis espinais de S2 a S4 (Figura 5.63 A, B).

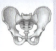

Gray Anatomia Clínica para Estudantes

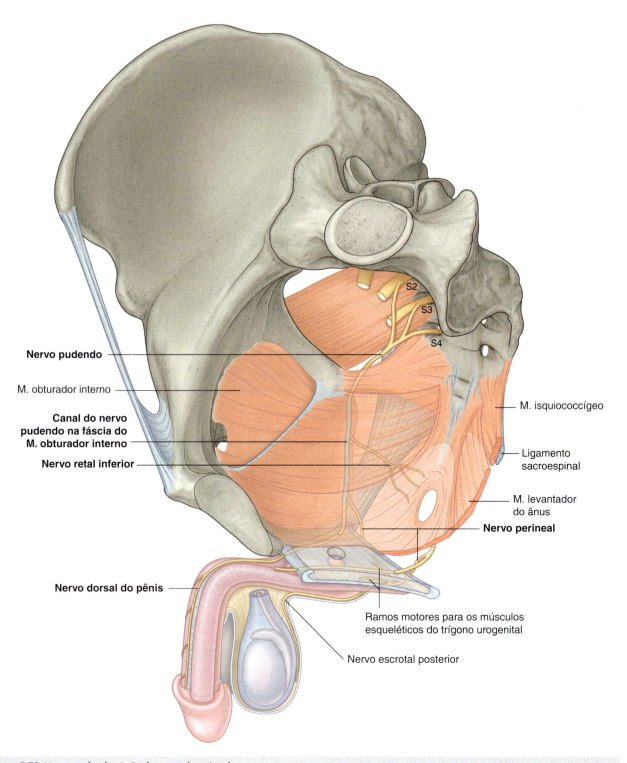

Figura 5.76 Nervo pudendo. **A.** Em homens. (*continua*)

Vasos

Artérias

A artéria mais significativa do períneo é a artéria pudenda interna (Figura 5.77). Outras artérias que entram na região são as artérias pudenda externa, testicular e cremastérica.

Artéria pudenda interna

A **artéria pudenda interna** se origina como um ramo do tronco anterior da artéria ilíaca interna, na pelve (Figura 5.77). Junto com o nervo pudendo, sai da pelve através do forame isquiático maior, inferiormente ao músculo piriforme. Dá a volta ao redor da espinha isquiática, onde fica

Capítulo 5 • Pelve e Períneo

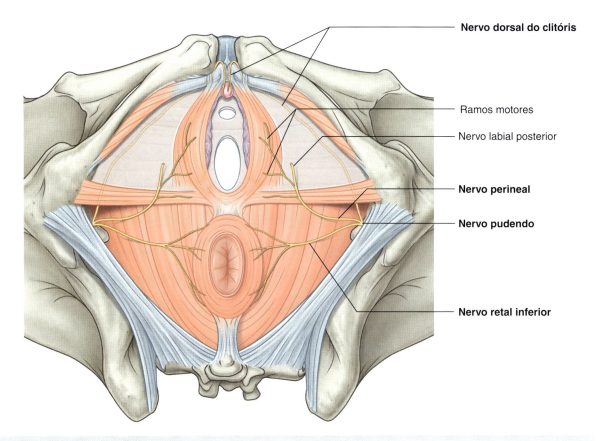

Figura 5.76 (*continuação*) **B.** Em mulheres.

lateral ao nervo, entra no períneo pelo forame isquiático menor e acompanha o trajeto do nervo pudendo no canal do pudendo, na parede lateral da fossa isquioanal.

Os ramos da artéria pudenda interna são semelhantes aos do nervo pudendo no períneo e incluem as artérias retal inferior e perineal e ramos para os tecidos eréteis do pênis ou clitóris (Figura 5.77).

Artérias retais inferiores

Uma ou mais **artérias retais inferiores** se originam da artéria pudenda interna no trígono anal e cruzam a fossa isquioanal medialmente para se ramificar e irrigar os músculos e a pele sobre eles (Figura 5.77). Fazem anastomose com as artérias retais mediana e superior, da artéria ilíaca interna e da artéria mesentérica inferior, respectivamente, para formar uma rede de vasos que irrigam o reto e o canal anal.

Artéria perineal

A **artéria perineal** se origina próxima à extremidade anterior do canal do pudendo e emite um ramo perineal transverso e uma artéria posterior escrotal ou labial para os tecidos e pele adjacentes (Figura 5.77).

Parte terminal da artéria pudenda interna

A **parte terminal da artéria pudenda interna** acompanha o nervo dorsal do pênis ou do clitóris entrando na região profunda do períneo, e fornece ramos para os tecidos da região e para os tecidos eréteis.

Ramos que irrigam os tecidos eréteis em homens incluem a artéria do bulbo do pênis, a artéria uretral, a artéria profunda do pênis e a artéria dorsal do pênis (Figura 5.77):

- A **artéria do bulbo do pênis** tem um ramo que irriga a glândula bulbouretral e então penetra na membrana perineal para irrigar o corpo esponjoso
- A **artéria uretral** também penetra na membrana perineal e irriga a uretra peniana e o tecido erétil que a envolve até a glande
- Próximo à margem anterior da região profunda do períneo, a artéria pudenda interna se bifurca em dois ramos terminais. Uma **artéria profunda do pênis** penetra a membrana perineal para entrar nos pilares e os irrigar, junto com os corpos cavernosos do corpo. A **artéria dorsal do pênis** penetra a margem anterior da membrana do períneo para alcançar a face dorsal do corpo do pênis. O vaso cursa ao longo da face dorsal do pênis, medialmente ao nervo dorsal, e irriga a glande e os tecidos superficiais do pênis; também faz anastomose com ramos da artéria profunda do pênis e com a artéria uretral.

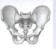
Gray Anatomia Clínica para Estudantes

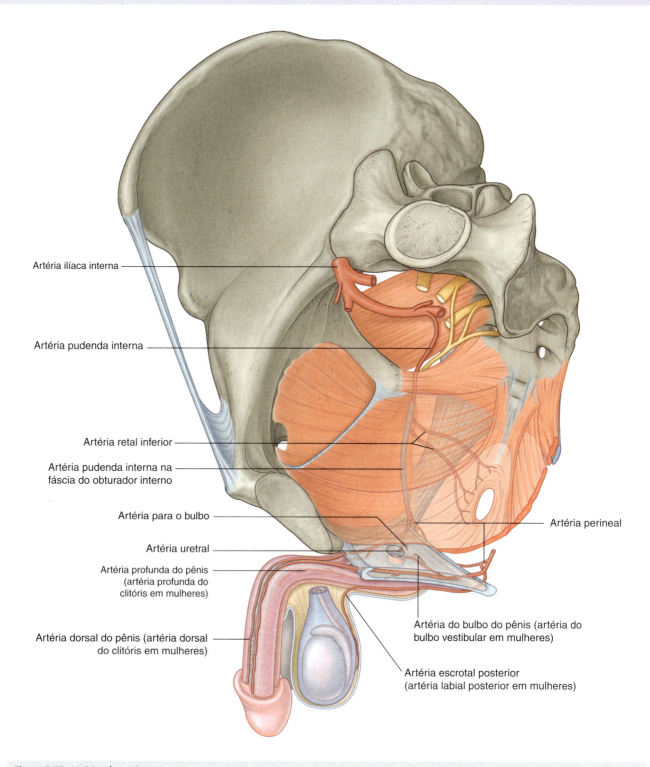

Figura 5.77 Artérias do períneo.

Ramos que irrigam os tecidos eréteis, em mulheres, são semelhantes aos dos homens:

- **Artérias do bulbo do vestíbulo** irrigam o bulbo do vestíbulo e a parte relacionada da vagina
- **Artérias profundas do clitóris** irrigam os ramos e os corpos cavernosos do corpo do clitóris
- **Artérias dorsais do clitóris** irrigam os tecidos circundantes e a glande do clitóris.

Artérias pudendas externas

As **artérias pudendas externas** consistem em um vaso superficial e um profundo, que se originam da artéria femoral, na coxa. Cursam medialmente para entrar no períneo

Capítulo 5 • Pelve e Períneo

anteriormente e irrigam a pele relacionada do pênis e do escroto ou do clitóris e lábios maiores do pudendo.

Artérias testiculares e cremastéricas

Em homens, as **artérias testiculares** se originam da parte abdominal da aorta e descem até o escroto, através do canal inguinal, para irrigar os testículos. Além disso, **artérias cremastéricas**, que se originam do ramo epigástrico inferior da artéria ilíaca externa, acompanham o funículo espermático até o escroto.

Em mulheres, pequenas artérias cremastéricas seguem o ligamento redondo do útero através do canal inguinal.

Veias

As veias do períneo geralmente acompanham as artérias e se unem às **veias pudendas internas**, que se conectam à **veia ilíaca interna**, na pelve (Figura 5.78). A exceção é a **veia dorsal profunda do pênis** ou do **clitóris**, que drena principalmente a glande e os corpos cavernosos. A veia dorsal profunda cursa ao longo da linha

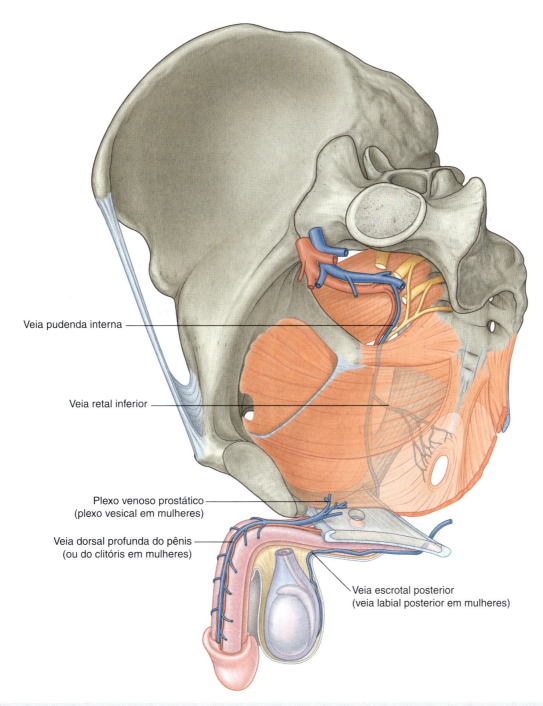

Figura 5.78 Veias do períneo.

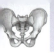

mediana, entre as artérias dorsais a cada lado do corpo do pênis ou do clitóris, atravessa o espaço entre o ligamento púbico inferior e a região profunda do períneo, e se conecta ao plexo de veias ao redor da próstata, em homens, ou da bexiga, em mulheres.

Veias pudendas externas, que drenam partes anteriores dos lábios maiores do pudendo ou do escroto e contribuem com a área de drenagem das veias pudendas internas, se conectam à veia femoral, na coxa. Veias dorsais superficiais do pênis ou do clitóris, que drenam a pele, são tributárias das veias pudendas externas.

Drenagem linfática

Vasos linfáticos das partes profundas do períneo acompanham os vasos pudendos internos e drenam, principalmente, para os **linfonodos ilíacos internos**, na pelve.

Canais linfáticos de tecidos superficiais do pênis ou do clitóris acompanham os vasos pudendos externos e drenam, principalmente, para **linfonodos inguinais superficiais**, assim como canais linfáticos do escroto ou lábios maiores do pudendo (Figura 5.79). A glande do pênis, glande do clitóris, lábios menores do pudendo e parte terminal inferior da vagina drenam para os **linfonodos inguinais profundos** e **linfonodos ilíacos externos**.

A linfa dos testículos é drenada por meio de anéis que ascendem no funículo espermático, atravessam o canal inguinal e sobem pela parede posterior do abdome para se conectarem diretamente com os **linfonodos aórticos laterais** ou **lombares** ao redor da aorta, aproximadamente nos níveis das vértebras L I e L II. Assim, doenças dos testículos podem se espalhar superiormente para linfonodos superiores na parede posterior do abdome, e não para linfonodos inguinais ou ilíacos.

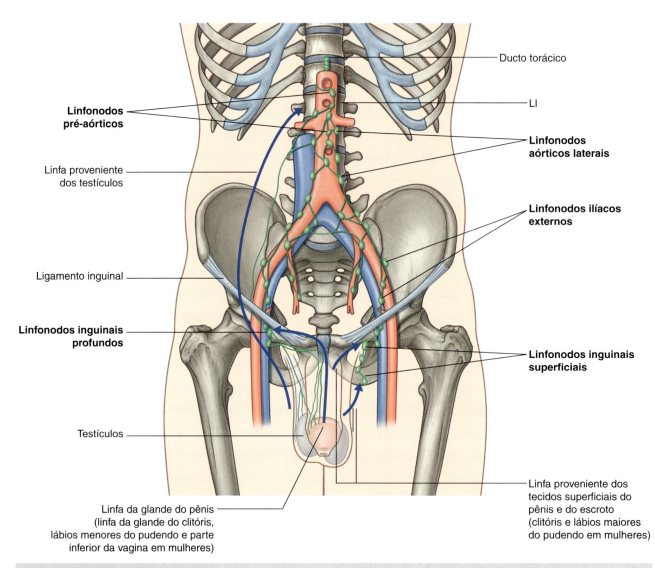

Figura 5.79 Drenagem linfática do períneo.

Anatomia de superfície

Anatomia de superfície da pelve e do períneo

As estruturas ósseas palpáveis da pelve são acidentes anatômicos que auxiliam na:

- Localização de estruturas de partes moles
- Visualização da orientação da abertura superior da pelve e
- Definição das margens do períneo.

A capacidade de reconhecer a aparência normal das estruturas do períneo é uma parte essencial de um exame físico.

O colo do útero pode ser visualizado diretamente, através da abertura do canal vaginal, utilizando-se um espéculo.

As dimensões e a textura da próstata, na cavidade pélvica, podem ser avaliadas pelo toque retal.

Orientação da pelve e do períneo na posição anatômica

Na posição anatômica, as espinhas ilíacas anteriores superiores e a margem superior da sínfise púbica ficam no mesmo plano vertical. A abertura superior da pelve fica voltada anterossuperiormente. O trígono urogenital do períneo fica orientado em um plano quase horizontal, voltado inferiormente, enquanto o trígono anal é mais vertical e voltado posteriormente (Figuras 5.80 e 5.81).

Definição das margens do períneo

A sínfise púbica, os túberes isquiáticos e a ponta do sacro são palpáveis em pacientes e podem ser usadas para definir os limites do períneo. Isso é mais apropriadamente feito com o paciente em decúbito dorsal, com as coxas flexionadas e abduzidas, na posição de litotomia (Figura 5.82):

- Os túberes isquiáticos são palpáveis a cada lado como grandes massas ósseas próximas à dobra de pele (sulco infraglúteo) entre a coxa e a região glútea; demarcam os ângulos laterais do períneo, com formato de losango
- A extremidade do cóccix é palpável na linha mediana, posteriormente à abertura anal, e marca o limite mais posterior do períneo
- O limite anterior do períneo é a sínfise púbica. Nas mulheres, a sínfise púbica é palpada na linha mediana, profundamente ao monte do púbis. Nos homens, é palpada imediatamente acima do local onde o corpo do pênis se une à parede inferior do abdome.

Linhas imaginárias que unem os túberes isquiáticos à sínfise púbica, à frente, e à ponta do cóccix, atrás,

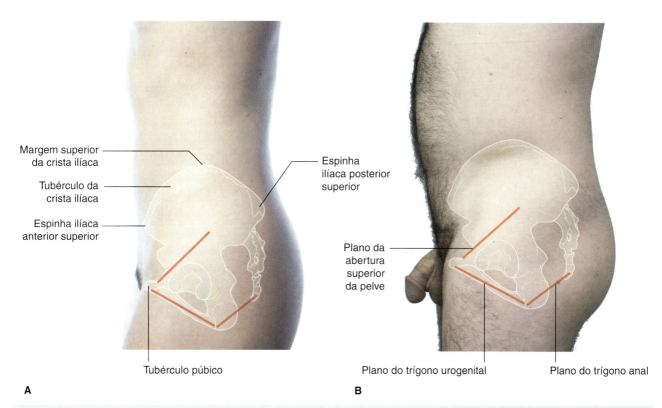

Figura 5.80 Vista lateral da área da pelve, com a posição das estruturas esqueléticas indicada. Também são mostrados a orientação da abertura superior da pelve, o trígono urogenital e o trígono anal. **A.** Em uma mulher. **B.** Em um homem.

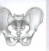

Gray Anatomia Clínica para Estudantes

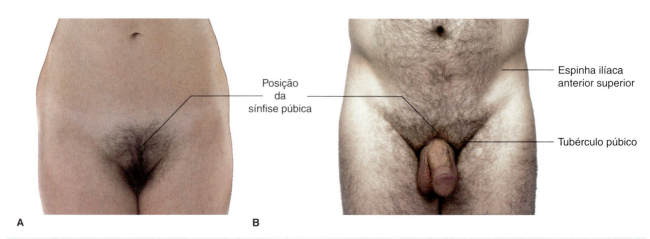

Figura 5.81 Vista anterior da área da pelve. **A.** Em uma mulher, mostrando a posição da sínfise púbica. **B.** Em um homem, mostrando a posição do tubérculo púbico, sínfise púbica e espinha ilíaca anterior superior.

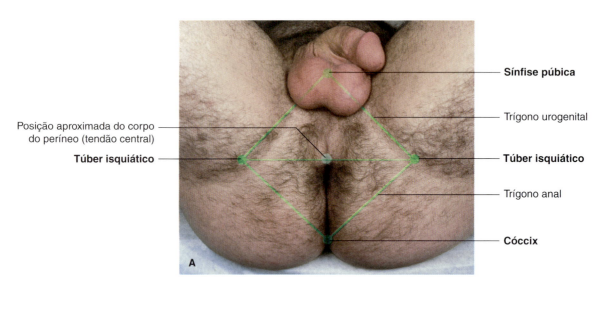

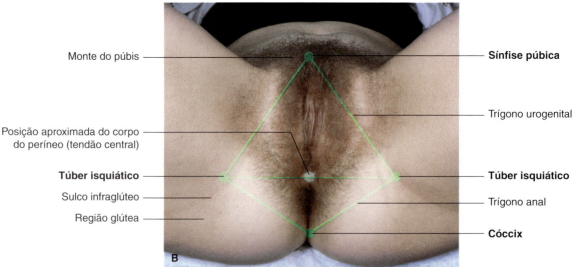

Figura 5.82 Vista inferior do períneo na posição de litotomia. Limites, subdivisões e marcos palpáveis estão indicados. **A.** Em um homem. **B.** Em uma mulher.

demarcam o losango do períneo. Uma linha adicional, passando pelos túberes isquiáticos, divide o períneo em dois trígonos, o urogenital, anteriormente, e o anal, posteriormente. Essa linha também marca a posição aproximada da margem posterior da membrana perineal. O ponto médio dessa linha marca a localização do corpo do períneo, ou tendão central do períneo.

Identificação de estruturas no trígono anal

O trígono anal é a metade posterior do períneo. A base do trígono fica voltada anteriormente, e é uma linha imaginária unindo os dois túberes isquiáticos. O ápice do trígono é a ponta do cóccix; as margens laterais podem ser aproximadas por linhas imaginárias unindo o cóccix às tuberosidades isquiáticas. Tanto em homens quanto em mulheres, a principal estrutura do trígono anal é a abertura anal, em seu centro. Gordura preenche a fossa isquioanal, a cada lado da abertura anal (Figura 5.83).

Identificação de estruturas no trígono urogenital das mulheres

O trígono urogenital é a metade anterior do períneo. A base do trígono fica voltada posteriormente, e é uma linha imaginária unindo os dois túberes isquiáticos. O ápice do trígono é a sínfise púbica. As margens laterais podem ser aproximadas por linhas imaginárias unindo a sínfise púbica aos túberes isquiáticos. Essas linhas ficam sobre os ramos isquiopúbicos, que podem ser encontrados à palpação profunda.

Em mulheres, o principal conteúdo do trígono urogenital é o clitóris, o vestíbulo e as pregas cutâneas que, juntos, formam a vulva (chamada pudendo feminino na Terminologia Anatômica) (Figura 5.84 A, B).

Duas delgadas pregas de pele, os lábios menores do pudendo, definem entre elas um espaço denominado vestíbulo da vagina, para o qual a vagina e a uretra abrem (Figura 5.84 C). Uma leve tração lateral nos lábios menores do pudendo abre o vestíbulo da vagina e revela um acúmulo de partes moles no qual a uretra se abre. As glândulas parauretrais (glândulas de Skene), uma a cada lado, se abrem na prega de pele entre a uretra e os lábios menores do pudendo (Figura 5.84 D).

Posteriormente à uretra, está o óstio da vagina (denominado introito da vaginal na prática clínica). É margeada por resquícios do hímen (carúnculas), que, originalmente, fecha o óstio da vagina, e geralmente é rompido durante a primeira relação sexual. Os ductos das glândulas vestibulares maiores (de Bartholin), uma a cada lado, abrem na prega de pele entre o hímen e o lábio menor do pudendo adjacente (Figura 5.84 D).

Cada um dos lábios menores do pudendo se bifurca anteriormente em pregas medial e lateral. As pregas mediais se encontram na linha mediana para formar o frênulo do

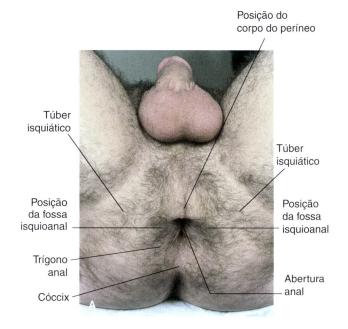

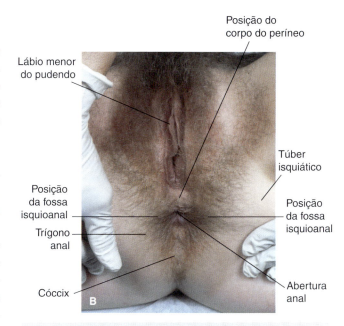

Figura 5.83 Trígono anal, com a abertura anal e a posição das fossas isquioanais indicadas. **A.** Em um homem. **B.** Em uma mulher.

clitóris. As pregas laterais, maiores, também se unem na linha mediana, formando o prepúcio do clitóris, que cobre a glande do clitóris e partes distais de seu corpo. Posteriormente ao óstio da vagina, os lábios menores do pudendo se unem, formando uma prega transversa de pele (a comissura posterior dos lábios).

O colo do útero fica visível quando a vagina é aberta com um espéculo (Figura 5.84 E). O óstio externo do colo do útero se abre na superfície do colo do útero, com formato abobadado. Um recesso, denominado fórnice, ocorre entre o colo do útero e a parede da vagina e é subdividido, com base em localização, em fórnices anterior, posterior e laterais.

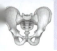

Gray Anatomia Clínica para Estudantes

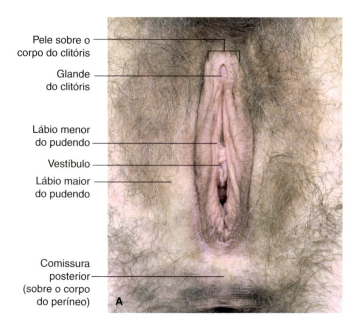

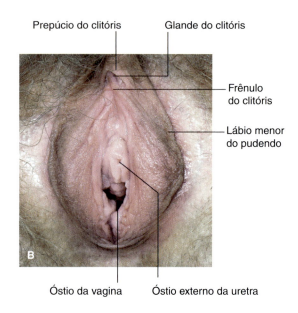

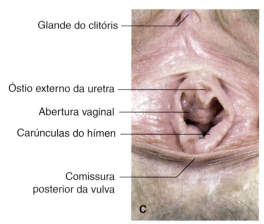

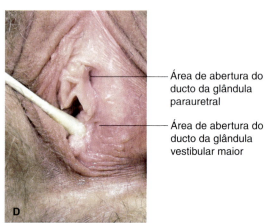

Figura 5.84 Estruturas no trígono urogenital de uma mulher. **A.** Vista inferior do trígono urogenital de uma mulher, com as principais características indicadas. **B.** Vista inferior do vestíbulo. Os lábios menores do pudendo foram separados para abrir o vestíbulo. Também estão indicados a glande do clitóris, o prepúcio do clitóris e o frênulo do clitóris. **C.** Vista inferior do vestíbulo, mostrando os óstios da uretra e da vagina e o hímen. Os lábios menores do pudendo foram separados ainda mais do que na figura anterior. **D.** Vista inferior do vestíbulo com o lábio menor do pudendo esquerdo puxado para o lado para mostrar as regiões do vestíbulo em que se abrem as glândulas vestibulares maiores e parauretrais. *(continua)*

As raízes do clitóris ocorrem profundamente às estruturas superficiais do períneo e são fixadas aos ramos isquiopúbicos e à membrana do períneo.

Os bulbos do vestíbulo (Figura 5.84 F), compostos de tecidos eréteis, ficam profundos aos lábios menores do pudendo, a cada lado do vestíbulo. Essas massas eréteis são contínuas, por meio de finas faixas de tecido erétil, com a glande do clitóris, que fica visível sob o prepúcio. A glândula vestibular maior ocorre posteriormente aos bulbos do vestíbulo, em ambos os lados do óstio da vagina.

Os ramos do clitóris são fixados, um a cada lado, aos ramos isquiopúbicos. Cada ramo é formado pela parte fixa do corpo cavernoso. Anteriormente, esses corpos eréteis se desprendem do osso, curvam-se posteroinferiormente e se unem para formar o corpo do clitóris.

O corpo do clitóris fica sob a crista de pele imediatamente anterior ao prepúcio do clitóris. A glande do clitóris fica posicionada na extremidade do corpo do clitóris.

Identificação de estruturas no trígono urogenital de homens

Em homens, o trígono urogenital contém a raiz do pênis. Os testículos e as estruturas associadas, embora migrem para o escroto saindo do abdome, geralmente são avaliadas junto com o pênis durante o exame físico.

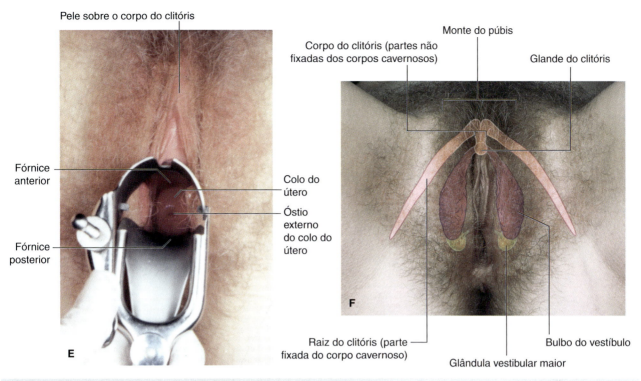

Figura 5.84 (*continuação*) **E.** Vista do colo uterino através do canal vaginal. **F.** Vista inferior do trígono urogenital de uma mulher com os tecidos eréteis do clitóris e do vestíbulo e as glândulas vestibulares maiores indicados por sobreposição.

O escroto dos homens é homólogo aos lábios maiores do pudendo das mulheres. Cada testículo, com formato oval, é facilmente palpável através da pele do escroto (Figura 5.85 A). Posterolateralmente aos testículos, há uma massa alongada de tecido, frequentemente visível como uma crista elevada, que contém os vasos linfáticos e sanguíneos do testículo, o epidídimo e o ducto deferente. Uma rafe medial (Figura 5.85 B) é visível na pele, separando os lados direito e esquerdo do escroto. Em alguns indivíduos, essa rafe é proeminente e se estende a partir da abertura anal sobre o escroto e ao longo da face ventral do corpo do pênis, até o frênulo da glande.

A raiz do pênis é formada pelas partes fixas dos corpos cavernosos e do corpo esponjoso. O corpo esponjoso é fixado à membrana do períneo, e pode ser facilmente palpado como uma grande massa anterior ao corpo do períneo. Essa massa, que é recoberta pelos músculos bulboesponjosos, é o bulbo do pênis.

O corpo esponjoso se destaca da membrana perineal anteriormente, torna-se a parte ventral do corpo do pênis e, finalmente, termina como a expandida glande do pênis (Figura 5.85 C, D).

Os pilares do pênis, um a cada lado, são as partes fixas dos corpos cavernosos e são ancorados aos ramos isquiopúbicos (Figura 5.85 E). Os corpos cavernosos são livres anteriormente e se tornam o par de massas eréteis que formam a parte dorsal do corpo do pênis. A glande do pênis fica na extremidade dos corpos cavernosos.

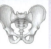
Gray Anatomia Clínica para Estudantes

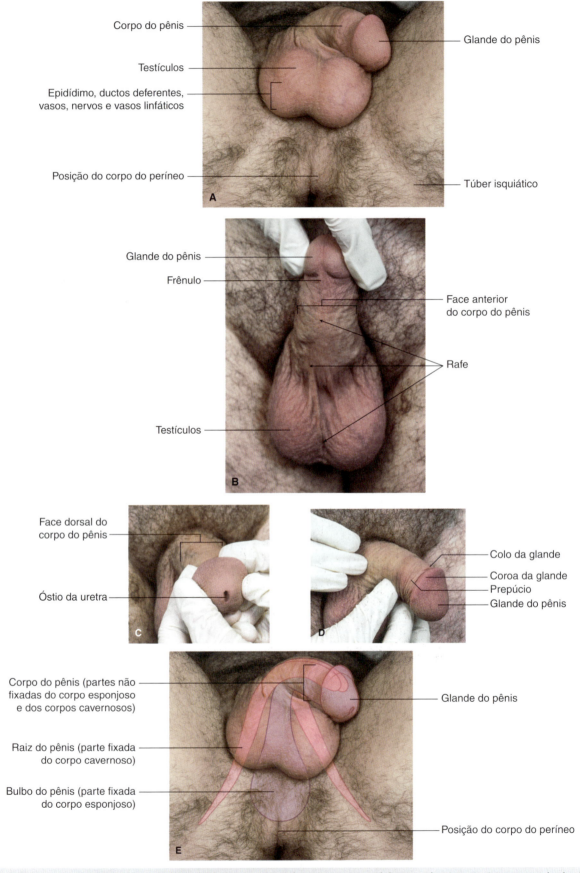

Figura 5.85 Estruturas no trígono urogenital de um homem. **A.** Vista inferior. **B.** Face ventral do corpo do pênis. **C.** Vista anterior da glande do pênis, mostrando a abertura uretral. **D.** Vista lateral do corpo do pênis e da glande. **E.** Vista inferior do trígono urogenital de um homem com os tecidos eréteis do pênis indicados por sobreposição.

Casos clínicos

Caso 1

VARICOCELE

Um homem de 25 anos procurou o seu médico de família por causa de "sensação de peso" no lado esquerdo do escroto. Ele estava saudável e não tinha outros sintomas. Durante o exame, o médico palpou o testículo direito, que estava normal, mas ele notou um edema nodular mole em torno do face superior dos testículos e do epidídimo. No prontuário, descreveu esses achados como um "saco de vermes" (Figura 5.86). Era uma varicocele.

A drenagem do testículo é feita pelo plexo pampiniforme de veias, que corre junto ao funículo espermático. Uma varicocele é uma coleção de veias dilatadas que surge desse plexo. De muitas maneiras, são similares a veias varicosas que podem se desenvolver nas pernas. Tipicamente, o paciente se queixa de sensação de peso no escroto e ao redor dos testículos, que geralmente piora ao fim do dia.

O médico de família recomendou tratamento cirúrgico, via incisão na região inguinal.

Uma técnica cirúrgica simples divide a pele ao redor do ligamento inguinal. A aponeurose do músculo oblíquo externo do abdome é dividida na parede anterior do abdome para revelar o funículo espermático. A inspeção cuidadosa do funículo espermático revela as veias, que são ligadas cirurgicamente.

Outra opção é embolizar a varicocele.

Nessa técnica, um pequeno cateter é colocado via veia femoral direita. O cateter avança ao longo da veia ilíaca externa e da veia ilíaca comum até a veia cava inferior. O cateter é então posicionado na veia renal esquerda, e uma venografia é realizada para demonstrar a origem da veia testicular esquerda. O cateter avança por essa veia até as veias do canal inguinal e o plexo pampiniforme. Espirais (*coils*) de metal são injetadas, para ocluir os vasos, e o cateter é retirado.

O paciente perguntou como o sangue seria drenado dos testículos após a operação.

Embora as principais veias dos testículos tenham sido ocluídas, pequenas veias colaterais, que correm por dentro do escroto e ao redor da face externa do funículo espermático, possibilitam a drenagem sem recorrência da varicocele.

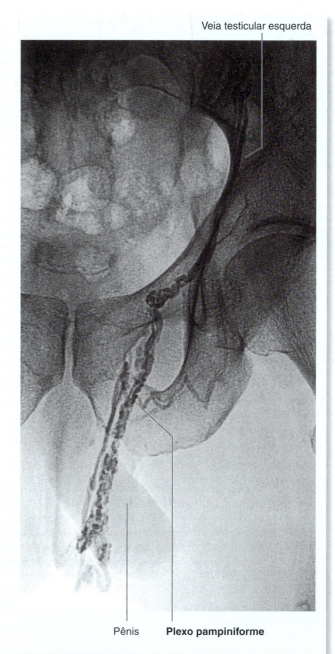

Figura 5.86 Venografia testicular esquerda demonstrando o plexo pampiniforme de veias.

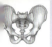

Caso 2

RIM PÉLVICO

Uma mulher jovem procurou seu médico de família por causa de dor discreta na parte superior do abdome. Uma ultrassonografia demonstrou cálculos na vesícula biliar, o que explicou a dor da paciente. No entanto, durante o exame da pelve, a médica notou uma massa por trás da bexiga urinária, que tinha aspecto ultrassonográfico semelhante a de um rim (Figura 5.87).

O que a médica fez, então? Após encontrar essa massa pélvica por trás da bexiga urinária, ela avaliou os dois rins. A paciente tinha um rim direito normal. No entanto, o rim esquerdo não pôde ser encontrado em seu local usual. A médica diagnosticou rim pélvico.

Um rim pélvico pode ser explicado por embriologia. Os rins se desenvolvem a partir de uma complexa série de estruturas que se originam adjacentes à bexiga urinária, na pelve fetal. Conforme o desenvolvimento prossegue e as funções das várias partes dos rins em desenvolvimento mudam, eles obtêm uma posição mais alta, no abdome superior, adjacentes à parte abdominal da aorta e veia cava inferior, na parede posterior do abdome. Uma interrupção ou complicação no desenvolvimento pode impedir que o rim chegue à sua posição usual. Felizmente, é pouco usual que pacientes tenham sintomas relacionados a um rim pélvico.

Essa paciente não tinha sinais/sintomas atribuíveis ao rim pélvico e recebeu alta.

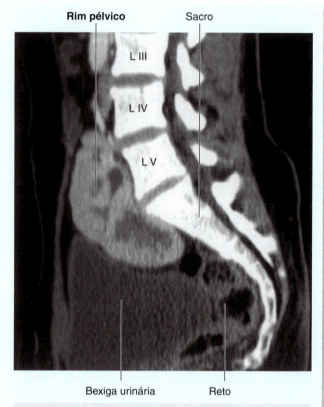

Figura 5.87 TC sagital mostrando um rim pélvico.

Caso 3

TORÇÃO DE OVÁRIO

Uma mulher de 19 anos de idade procurou o departamento de emergência e relatou que há 36 horas sentia dor no abdome inferior, aguda e inicialmente intermitente, tornando-se constante e intensa mais tarde. A paciente também referiu sensação de náuseas e vomitou uma vez no pronto-socorro. Não apresentou diarreia e defecou normalmente oito horas antes da admissão. Negava disúria. Estava afebril, levemente taquicárdica (95 bpm) e sua pressão arterial era normal. Exames de sangue mostraram leve leucocitose, de $11,6 \times 10^9/\ell$, e funções renal e hepática normais. Ela referiu ser sexualmente ativa com um parceiro único. Nunca esteve grávida, e o teste de gravidez de urina, na admissão, foi negativo.

Durante o exame físico, havia dor à palpação do abdome na fossa ilíaca direita, com defesa. Durante o exame vaginal, foi encontrada uma massa dolorosa na região adnexal direita. A paciente foi então submetida a ultrassonografia transvaginal para investigação de patologia anexial. O exame mostrou um ovário direito significativamente aumentado, medindo 8 cm em seu eixo longo, com estroma ecogênico e folículos distribuídos perifericamente. Não havia vascularidade interna quando o Doppler colorido foi feito. Um pequeno volume de líquido livre foi visto no fundo de saco de Douglas (escavação retouterina). Foi feito diagnóstico de torção de ovário.

Nessa condição, há torção de um ovário em seu ligamento suspensor, que contém vasos arteriais, venosos e linfáticos (formando o denominado pedículo vascular), levando a comprometimento da irrigação. Inicialmente, as circulações venosa e linfática são comprometidas, resultando em edema e aumento dos ovários. O fluxo arterial é mantido por mais tempo devido às paredes arteriais serem mais espessas e menos compressíveis. Uma torção prolongada leva ao aumento da pressão interna do ovário, o que finalmente resulta em trombose arterial, isquemia e necrose do tecido ovariano. Se o diagnóstico correto e o tratamento forem atrasados, a paciente pode desenvolver sepse generalizada.

Os sinais/sintomas não são específicos, o que torna o diagnóstico de torção de ovário desafiador. Com frequência não há história patológica pregressa significativa.

Na cirurgia, o ovário direito estava hemorrágico e necrótico, com o pedículo torcido a 360 graus. O ovário esquerdo tinha aspecto normal. Foi realizada salpingo-ooforectomia do lado direito, e o exame histopatológico confirmou necrose completa do ovário, sem tecido ovariano normal residual. A paciente teve recuperação rápida após a intervenção cirúrgica.

A torção de ovário ocorre em mulheres de todas as idades, mas tem maior prevalência entre aquelas em idade fértil. A torção de um ovário normal é incomum e vista mais frequentemente na população adolescente, com ligamentos pélvicos alongados, espasmos de tubas uterinas ou tubas uterinas e mesossalpinge mais móveis sendo citados como fatores contribuintes.

6
Membro inferior

Revisão conceitual, 413

Introdução geral, 413
Função, 413
    Sustentação do peso corporal, 413
    Locomoção, 415
Componentes, 416
    Ossos e articulações, 416
    Músculos, 416
Relações com outras regiões, 418
    Abdome, 418
    Pelve, 420
    Períneo, 420
Informações importantes, 420
    A inervação é feita pelos nervos espinais lombares e sacrais, 420
    Nervos relacionados a ossos, 423
    Veias superficiais, 424

Anatomia regional, 424

    Pelve óssea, 424
    Parte proximal do fêmur, 427
    Articulação do quadril, 429
    Passagens para o membro inferior, 433
    Nervos, 435
    Artérias, 438
    Veias, 439
    Drenagem linfática, 440
    Fáscia profunda e hiato safeno, 441
    Trígono femoral, 442
Região glútea, 443
    Músculos, 443
    Nervos, 447
    Artérias, 449
    Veias, 450
    Drenagem linfática, 450
Coxa, 451
    Ossos, 452
    Músculos, 456
    Artérias, 464

Veias, 466
Nervos, 467
Articulação do joelho, 469
Articulação tibiofibular, 477
Fossa poplítea, 477

Perna, 480
Ossos, 482
Articulações, 483
Compartimento posterior da perna, 483
Compartimento lateral da perna, 490
Compartimento anterior da perna, 492

Pé, 495
Ossos, 495
Articulações, 500
Túnel do tarso, retináculo e organização das principais estruturas do tornozelo, 506
Arcos do pé, 508
Aponeurose plantar, 508
Bainhas fibrosas dos dedos do pé, 509
Capuzes extensores, 510
Músculos intrínsecos, 510
Artérias, 516
Veias, 518
Nervos, 518

Anatomia de superfície, 521

Anatomia de superfície do membro inferior, 521
Evitando o nervo isquiático, 521
Posição da artéria femoral no trígono femoral, 522
Identificação de estruturas ao redor do joelho, 522
Visualização do conteúdo da fossa poplítea, 522
Posição do túnel do tarso – a abertura para o pé, 523
Identificação dos tendões ao redor do tornozelo e do pé, 524
Localização da artéria dorsal do pé, 525
Posição aproximada do arco arterial plantar, 525
Principais veias superficiais, 526
Pontos para palpação de pulsos arteriais, 526

Casos clínicos, 529

Revisão conceitual

INTRODUÇÃO GERAL

O membro inferior fica diretamente ancorado ao esqueleto axial pela articulação sacroilíaca e por fortes ligamentos, que unem o osso do quadril ao sacro. É separado do abdome, do dorso e do períneo por uma linha imaginária contínua (Figura 6.1), que:

- Une o tubérculo púbico com a espinha ilíaca anterosuperior (posição do ligamento inguinal) e então continua ao longo da crista ilíaca até a espinha ilíaca posterossuperior, para separar o membro inferior das paredes anterior e lateral do abdome
- Passa entre a espinha ilíaca posterossuperior e ao longo da face posterolateral do sacro até o cóccix, para separar o membro inferior dos músculos do dorso, e
- Une a margem medial do ligamento sacrotuberal ao túber isquiático, ao ramo inferior do púbis e à sínfise púbica para separar o membro inferior do períneo.

O membro inferior é dividido em região glútea, coxa, perna e pé com base nas grandes articulações, nos ossos componentes e nos acidentes anatômicos superficiais (Figura 6.2):

- A **região glútea** é posterolateral e fica entre a crista ilíaca e a prega de pele (sulco infraglúteo) que define o limite inferior das nádegas
- Anteriormente, a **coxa** fica entre o ligamento inguinal e a articulação do joelho – a articulação do quadril é imediatamente inferior ao terço médio do ligamento inguinal. A coxa posterior fica entre o sulco infraglúteo e o joelho
- A **perna** fica entre a articulação do joelho e a articulação do tornozelo (talocrural)
- O **pé** é distal ao tornozelo.

O trígono femoral e a fossa poplítea, assim como a face posteromedial do tornozelo, são importantes áreas de transição através das quais estruturas passam entre as regiões (Figura 6.3).

O **trígono femoral** é uma depressão de formato piramidal formada por músculos nas regiões proximais da coxa e pelo ligamento inguinal, que forma a base do triângulo. A principal irrigação sanguínea e um dos nervos do membro (nervo femoral) entram na coxa, saindo do abdome, passando sob o ligamento inguinal e pelo trígono femoral.

A **fossa poplítea** é posterior à articulação do joelho e é uma região losangular formada por músculos da coxa e da perna. Grandes vasos e nervos passam entre a coxa e a perna pela fossa poplítea.

A maioria dos nervos, vasos e tendões flexores que passam entre a perna e o pé passam por uma série de canais (chamados coletivamente de túnel do tarso) na face posteromedial do tornozelo. Os canais são formados por ossos adjacentes e um retináculo dos flexores, que segura os tendões em seus lugares.

FUNÇÃO

Sustentação do peso corporal

Uma função principal do membro inferior é sustentar o peso do corpo com mínimo gasto de energia. Na posição ortostática, o centro de gravidade é anterior à margem da vértebra S II na pelve (Figura 6.4). A linha vertical através do centro de gravidade é levemente posterior às articulações do quadril, anterior ao joelho e ao tornozelo, e

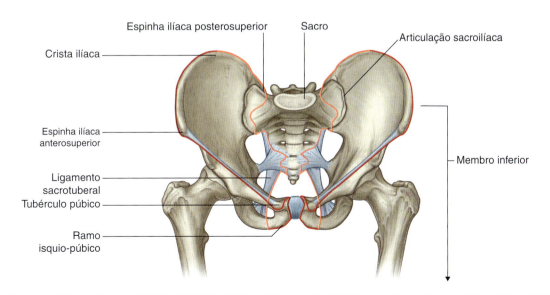

Figura 6.1 Margem superior do membro inferior.

Gray Anatomia Clínica para Estudantes

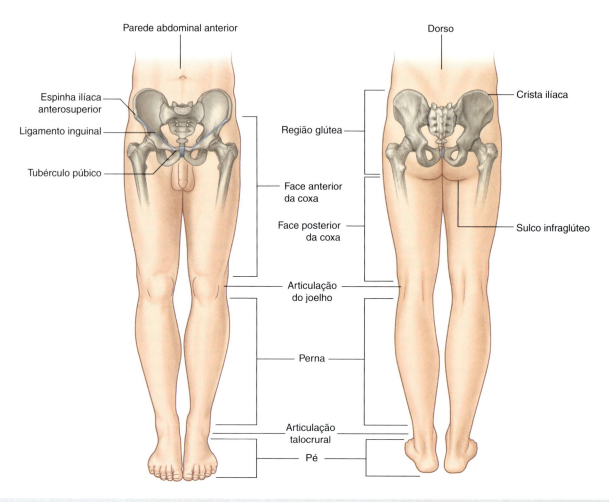

Figura 6.2 Regiões do membro inferior.

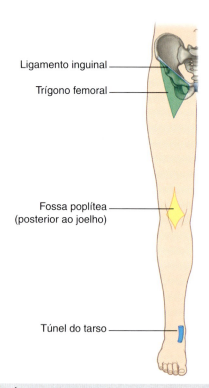

Figura 6.3 Áreas de transição.

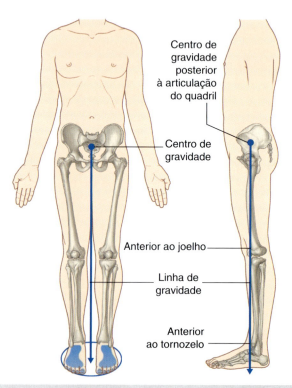

Figura 6.4 Linha e centro de gravidade.

fica diretamente sobre a base de suporte, quase circular, formada pelos pés no chão, e mantém o joelho e o quadril em extensão.

A organização dos ligamentos nas articulações do quadril e do joelho, junto com os formatos das faces articulares, particularmente no joelho, facilita a "estabilização" dessas articulações na posição ortostática, reduzindo assim a energia muscular necessária para manter a posição ortostática.

Locomoção

Outra função importante do membro inferior é movimentar o corpo através do espaço. Isso envolve a integração de movimentos em todas as articulações no membro inferior para posicionar o pé no chão e mover o corpo sobre o pé.

Os movimentos da articulação do quadril são flexão, extensão, abdução, adução, rotação medial, rotação lateral e circundação (Figura 6.5).

As articulações do joelho e talocrural são primariamente do tipo gínglimo. Movimentos no joelho são principalmente flexão e extensão (Figura 6.6 A). Movimentos no tornozelo são dorsiflexão (movimento do dorso do pé em direção à perna) e flexão plantar (Figura 6.6 B).

Durante a deambulação, muitas estruturas anatômicas dos membros inferiores contribuem para minimizar as flutuações do centro de gravidade do corpo, reduzindo a energia necessária para manter a locomoção e produzir uma marcha suave e eficiente (Figura 6.7). Elas incluem a inclinação da pelve no plano frontal, rotação da pelve no plano horizontal, movimento dos joelhos na direção

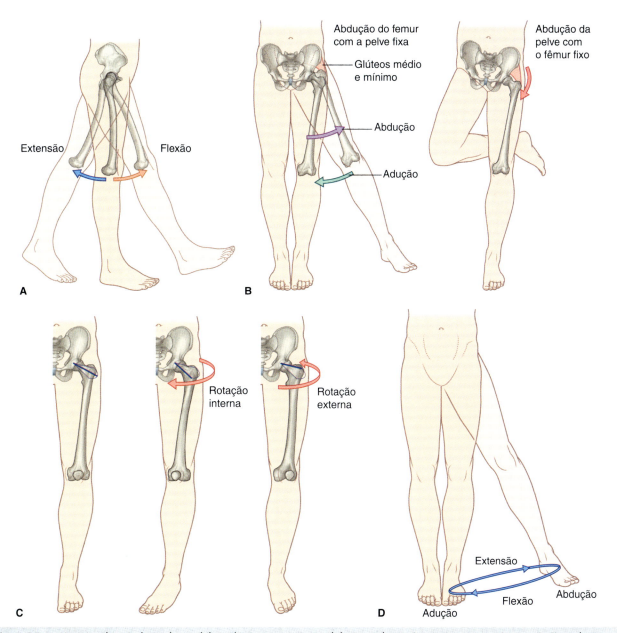

Figura 6.5 Movimentos da articulação do quadril. **A.** Flexão e extensão. **B.** Abdução e adução. **C.** Rotação externa e interna. **D.** Circundação.

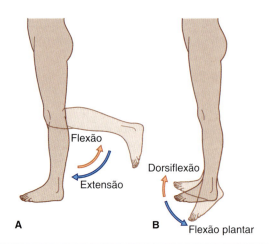

Figura 6.6 Movimentos do joelho e do tornozelo. **A.** Flexão e extensão do joelho. **B.** Dorsiflexão e flexão plantar no tornozelo.

medial, flexão dos joelhos e complexas interações entre quadril, joelho e tornozelo. Como resultado, durante a deambulação, o centro de gravidade do corpo normalmente oscila 5 cm nas direções vertical e lateral.

COMPONENTES

Ossos e articulações

Os ossos da região glútea e da coxa são o osso do quadril e o fêmur (Figura 6.8). A grande articulação esférica entre esses dois ossos é a articulação do quadril.

O fêmur é o osso da coxa. Em sua extremidade distal, sua principal articulação para a sustentação de peso é com a tíbia, mas ele também se articula anteriormente com a patela. Esta é o maior osso sesamoide no corpo e fica envolta pelo tendão do quadríceps femoral.

A articulação entre o fêmur e a tíbia é a principal articulação do joelho, mas a articulação entre o fêmur e a patela divide a mesma cavidade articular. Embora os principais movimentos do joelho sejam flexão e extensão, essa articulação também permite que o fêmur faça rotação sobre a tíbia. Essa rotação contribui para a "estabilização" do joelho quando completamente estendido, particularmente na posição ortostática.

A perna contém dois ossos:

- A tíbia é medial em posição, maior do que a fíbula, posicionada lateralmente, e é o osso de sustentação de peso
- A fíbula não participa da articulação do joelho e forma somente a parte mais lateral da articulação do tornozelo – proximalmente, forma uma pequena articulação sinovial (articulação tibiofibular proximal) com a face inferolateral da cabeça da tíbia.

A tíbia e a fíbula são unidas ao longo de seus comprimentos por uma membrana interóssea, e pouco movimento ocorre entre elas. As faces distais da tíbia e da fíbula, juntas, formam um recesso profundo. A articulação do tornozelo é formada por esse recesso e parte de um dos ossos tarsais do pé (tálus), que se projeta na direção desse recesso. O tornozelo é mais estável quando dorsifletido.

Os ossos do pé consistem nos ossos tarsais, os metatarsais e as falanges (Figura 6.9).

Existem sete ossos tarsais, que ficam organizados em duas fileiras com um osso intermediário entre as duas fileiras, no lado medial. A inversão e a eversão do pé, ou virar a planta do pé no sentido medial ou lateral, respectivamente, ocorre nas articulações entre os ossos tarsais.

Os ossos tarsais se articulam com os metatarsais nas articulações tarsometatarsais, que possibilitam apenas movimentos limitados de deslizamento.

Movimentos independentes dos metatarsais são restritos pelos ligamentos metatarsais transversos profundos, que efetivamente unem as cabeças distais dos ossos nas articulações metatarsofalângicas. Há um metatarsal para cada um dos cinco dedos, e cada dedo tem três falanges, exceto o hálux (primeiro dedo), que tem apenas duas.

As articulações metatarsofalângicas permitem flexão, extensão abdução e adução dos dedos, mas a amplitude de movimentos é mais restrita do que na mão.

As articulações interfalângicas são gínglimos, que só possibilitam flexão e extensão.

Os ossos do pé não estão organizados em um único plano, ficando encostados no chão. Em vez disso, os metatarsais e tarsais formam os arcos longitudinal e transverso (Figura 6.10). O arco longitudinal tem seu ápice no lado medial do pé. Os arcos são flexíveis em natureza, e são sustentados por músculos e ligamentos. Eles absorvem e transmitem forças durante a deambulação e na posição ortostática.

Músculos

Músculos da região glútea consistem predominantemente em extensores, rotadores e abdutores da articulação do quadril (Figura 6.11). Além de mover a coxa com a pelve fixada, esses músculos também controlam o movimento da pelve em relação ao membro que sustenta o peso do corpo (membro de suporte) enquanto o outro membro balança para a frente (membro em balanço) durante a deambulação.

Os principais músculos flexores do quadril (músculo iliopsoas – psoas maior e ilíaco) não se originam na região glútea ou na coxa. Em vez disso, eles se inserem à parede posterior do abdome e descem pelo espaço entre o ligamento inguinal e o osso do quadril para se inserirem na extremidade proximal do fêmur (Figura 6.12).

Capítulo 6 • Membro inferior

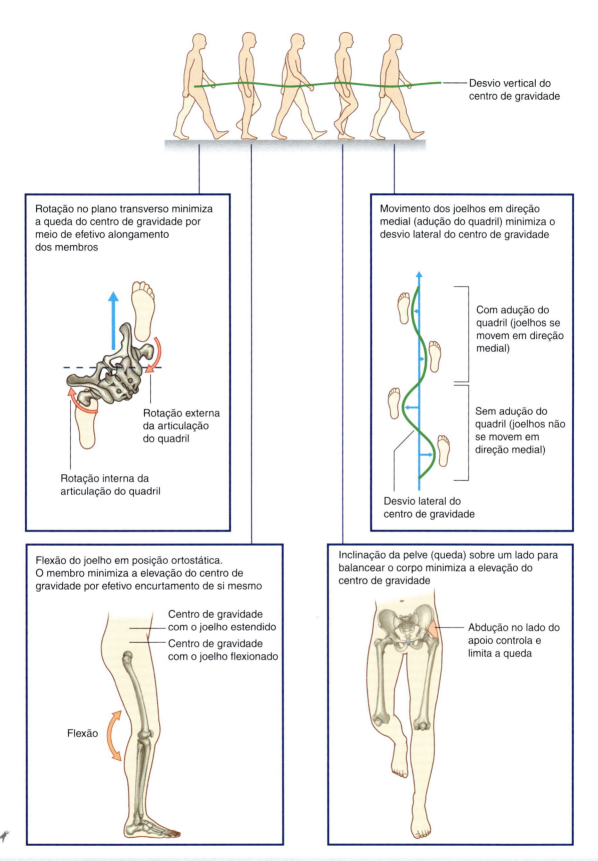

Figura 6.7 Alguns dos fatores determinantes da marcha.

Gray Anatomia Clínica para Estudantes

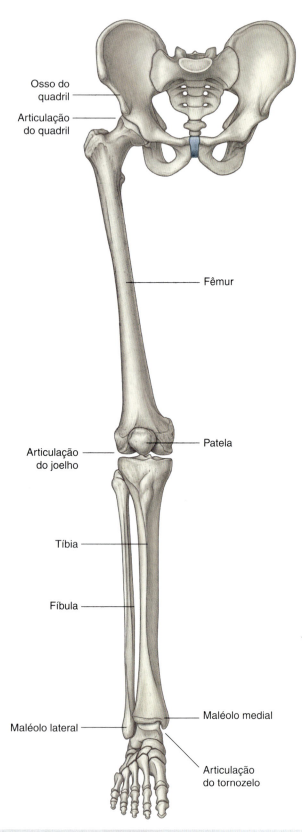

Figura 6.8 Ossos e articulações do membro inferior.

Os músculos da coxa e da perna são separados em três compartimentos por camadas de fáscia, ossos e ligamentos (Figura 6.13).

Na coxa, há compartimentos medial (adutor), anterior (extensor) e posterior (flexor):

- A maioria dos músculos no compartimento medial agem principalmente na articulação do quadril
- Os grandes músculos (isquiotibiais) no compartimento posterior agem no quadril (extensão) e no joelho (flexão), pois são inseridos tanto na pelve como em ossos da perna
- Músculos no compartimento anterior (músculo quadríceps femoral) predominantemente estendem o joelho.

Os músculos da perna são divididos em compartimentos lateral (fibular), anterior e posterior:

- Músculos no compartimento lateral predominantemente fazem a eversão do pé
- Músculos no compartimento anterior fazem a dorsiflexão do pé e estendem os dedos
- Músculos no compartimento posterior fazem a flexão plantar do pé e flexionam os dedos; um dos músculos pode também flexionar o joelho porque se insere, superiormente, no fêmur.

Músculos específicos em cada um dos três compartimentos na perna também fornecem suporte dinâmico para os arcos do pé.

Músculos encontrados inteiramente no pé (músculos intrínsecos) modificam as forças produzidas pelos tendões que entram nos dedos, vindo da perna, e provêm suporte dinâmico para os arcos longitudinais do pé durante a deambulação, particularmente para alavancar o corpo para a frente sobre o membro de apoio antes da retirada dos dedos do chão.

RELAÇÕES COM OUTRAS REGIÕES

Diferentemente do membro superior, onde a maioria das estruturas passa entre o pescoço e o membro através de uma única abertura na axila, no membro inferior há quatro grandes pontos de entrada e saída entre o membro inferior e o abdome, a pelve e o períneo (Figura 6.14). São eles:

- O espaço entre o ligamento inguinal e o osso do quadril
- O forame isquiático maior
- O canal obturatório (no topo do forame obturado), e
- O forame isquiático menor.

Abdome

O membro inferior se comunica diretamente com o abdome através de um espaço entre o osso do quadril e o

Capítulo 6 • Membro inferior

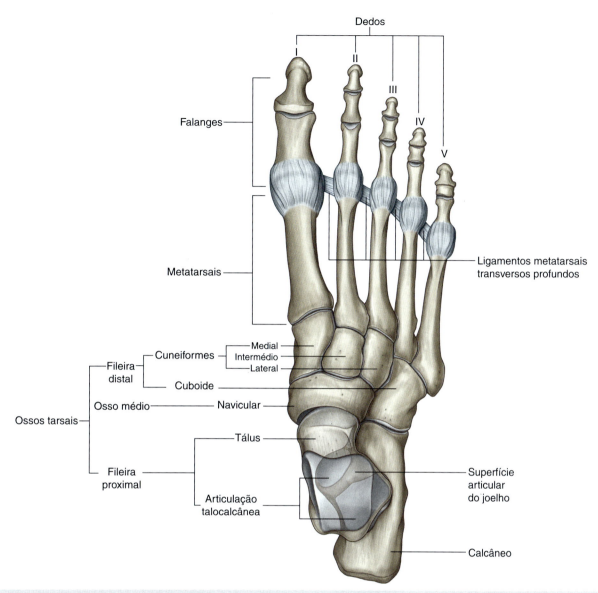

Figura 6.9 Ossos do pé.

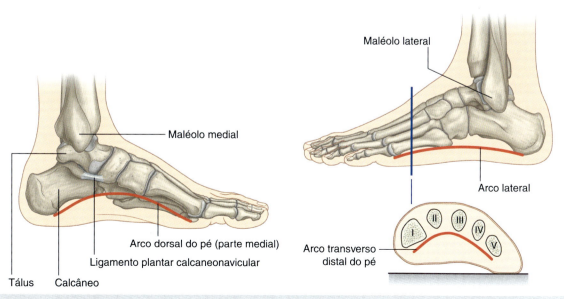

Figura 6.10 Arcos longitudinal e transverso do pé.

419

Gray Anatomia Clínica para Estudantes

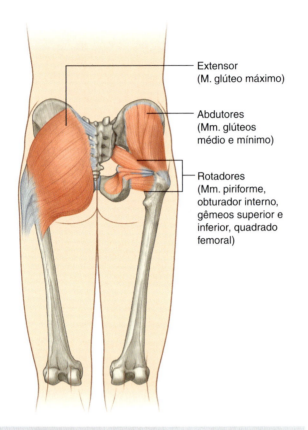

Figura 6.11 Músculos da região glútea.

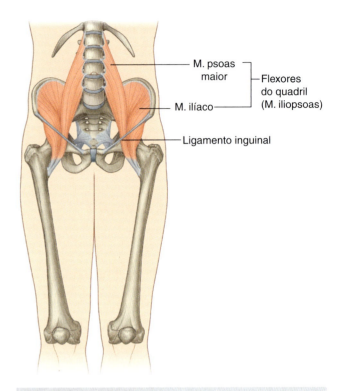

Figura 6.12 Principais flexores do quadril.

ligamento inguinal (Figura 6.14). Estruturas que atravessam esse espaço incluem:

- Músculos – psoas maior, ilíaco e pectíneo
- Nervos – femoral, ramo femoral do nervo genitofemoral e nervo cutâneo lateral da coxa
- Vasos – artéria e veia femorais, e
- Estruturas linfáticas.

Esse espaço entre o osso do quadril e o ligamento inguinal é uma parte frágil na parede abdominal e frequentemente se associa com protrusões anormais da cavidade abdominal e seu conteúdo para a coxa (hérnia femoral). Esse tipo de hérnia geralmente ocorre onde os vasos linfáticos passam pelo espaço (o canal femoral).

Pelve

As estruturas dentro da pelve se comunicam com o membro inferior através de duas principais aberturas (Figura 6.14).

Posteriormente, as estruturas se comunicam com a região glútea através do forame isquiático maior e incluem:

- Um músculo – músculo piriforme
- Nervos – isquiático, glúteos superior, inferior e pudendo, e
- Vasos – artérias e veias glúteas superiores e inferiores, e a artéria pudenda interna.

O nervo isquiático é o maior nervo periférico do corpo e é o principal nervo do membro inferior.

Anteriormente, o nervo e os vasos obturatórios passam entre a pelve e a coxa através do canal obturatório. Esse canal é formado entre o osso no topo do forame obturado e a membrana obturadora, que fecha a maior parte do forame durante a vida.

Períneo

Estruturas passam entre o períneo e a região glútea através do forame isquiático menor (Figura 6.14). A mais importante, com respeito ao membro inferior, é o tendão do músculo obturador interno.

A artéria pudenda interna e o nervo pudendo saem da pelve pelo forame isquiático maior e entram na região glútea, para imediatamente passar ao redor da espinha isquiática e ligamento sacroespinal, atravessando o forame isquiático menor e entrando no períneo.

INFORMAÇÕES IMPORTANTES

A inervação é feita pelos nervos espinais lombares e sacrais

A inervação motora somática e sensitiva geral do membro inferior é feita por nervos periféricos que foram emanados dos plexos lombar e sacral nas paredes posteriores do abdome e da pelve. Esses plexos são formados pelos ramos anteriores de L1 a L3 e a maior parte de L4 (plexo lombar) e L4 a S5 (plexo sacral).

Capítulo 6 • Membro inferior

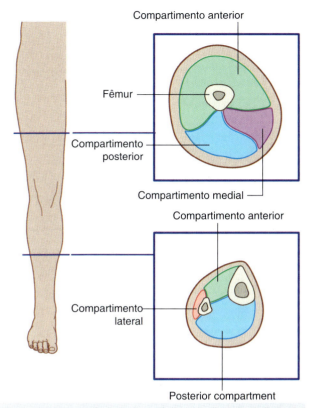

Figura 6.13 Compartimentos musculares na coxa e na perna.

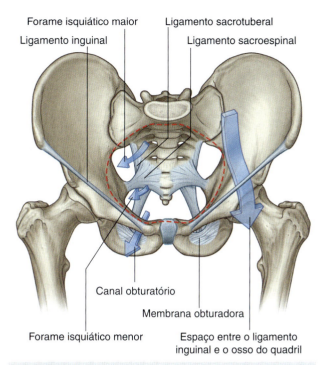

Figura 6.14 Aberturas de comunicação entre o membro inferior e outras regiões.

Nervos que se originam dos plexos lombar e sacral e entram no membro inferior conduzem fibras dos níveis espinais L1 a S3 (Figura 6.15). Nervos de segmentos sacrais inferiores inervam o períneo. Nervos terminais saem do abdome e da pelve através de diversas aberturas e forames para entrar no membro. Como consequência dessa inervação, nervos lombares e sacrais superiores são testados clinicamente no exame do membro inferior. Além disso, manifestações clínicas (como dor, formigamento, parestesia e fasciculação) que resultem de qualquer distúrbio afetando os nervos espinais (p. ex., disco intervertebral herniado na região lombar) aparecem no membro inferior.

Os dermátomos do membro inferior são mostrados na Figura 6.16. Regiões que podem ser testadas para sensibilidade e são razoavelmente autônomas (têm sobreposição mínima) são:

- Sobre o ligamento inguinal – L1
- Lado lateral da coxa – L2
- Parte inferior do lado lateral da coxa – L3
- Lado medial do hálux – L4
- Lado medial do segundo dedo – L5
- Quinto dedo (dedo mínimo) – S1
- Dorso da coxa – S2, e
- Parte sobre o sulco infraglúteo – S3.

Os dermátomos de S4 e S5 são testados no períneo.

Alguns movimentos articulares são selecionados para testar os miótomos (Figura 6.17). Por exemplo:

- A flexão do quadril é controlada primariamente por L1 e L2
- A extensão do joelho é controlada principalmente por L3 e L4
- A flexão do joelho é controlada principalmente por L5 a S2
- A flexão plantar do pé é controlada predominantemente por S1 e S2
- A adução dos dedos é controlada por S2 e S3.

Em um paciente inconsciente, funções tanto sensitivas somáticas quanto somáticas motoras dos níveis espinais podem ser testadas usando os reflexos tendíneos:

- Uma leve batida no ligamento patelar, no joelho, testa predominantemente L3 e L4
- Uma leve batida no tendão do calcâneo, posterior ao tornozelo (tendão do gastrocnêmio e do sóleo) testa S1 e S2.

Cada um dos principais grupos musculares ou compartimentos no membro inferior é suprido primariamente por um ou mais dos grandes nervos que se originam dos plexos lombar e sacral (Figura 6.18):

- Grandes músculos na região glútea são supridos pelos nervos glúteos superior e inferior
- A maioria dos músculos no compartimento anterior da coxa é suprida pelo nervo femoral (exceto o músculo tensor da fáscia lata, que é suprido pelo nervo glúteo superior)

421

Gray Anatomia Clínica para Estudantes

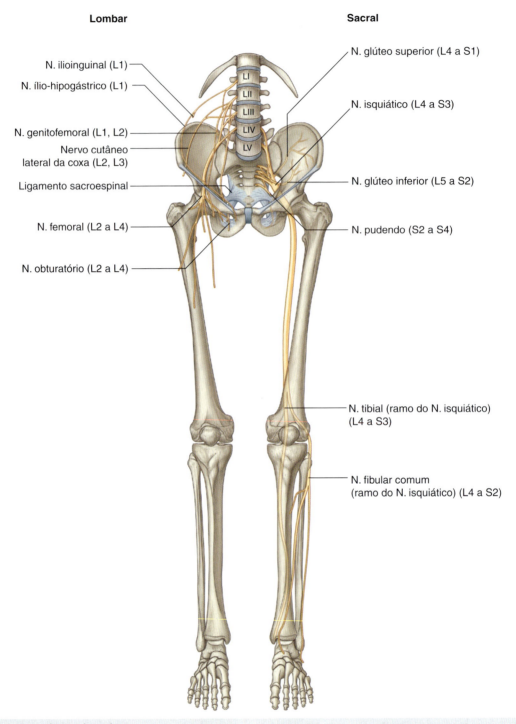

Figura 6.15 Inervação do membro inferior.

- A maioria dos músculos no compartimento medial são supridos principalmente pelo nervo obturatório (exceto o músculo pectíneo, que é suprido pelo nervo femoral, e parte do músculo adutor magno, que é suprida pelo nervo tibial, ramo do nervo isquiático).
- A maioria dos músculos do compartimento posterior da coxa e da perna, e na planta do pé, são supridos pela parte tibial do nervo isquiático (exceto a cabeça curta do músculo bíceps femoral, na parte posterior da coxa, que é suprida pela divisão fibular comum do nervo isquiático).
- Os compartimentos anterior e lateral da perna e os músculos associados ao dorso do pé são supridos pela parte fibular comum do nervo isquiático.

Além de suprir grandes grupos musculares, cada um dos grandes nervos periféricos que se originam dos plexos lombar e sacral carreia informações sensitivas gerais de

Capítulo 6 • Membro inferior

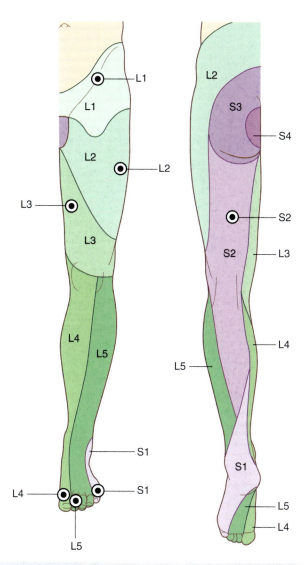

Figura 6.16 Dermátomos do membro inferior. Pontos indicam zonas autônomas (ou seja, com mínima sobreposição).

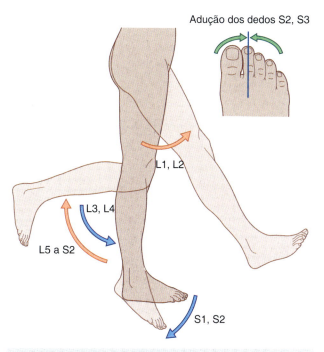

Figura 6.17 Movimentos gerados por miótomos.

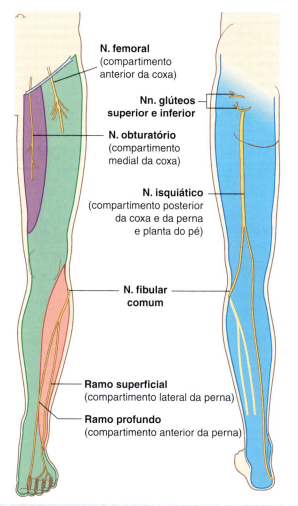

Figura 6.18 Principais nervos do membro inferior (cores indicam as regiões de inervação motora).

partes da pele (Figura 6.19). A sensibilidade dessas áreas pode ser usada para investigar lesão de nervo periférico:

- O nervo femoral supre a pele na parte anterior da coxa, face medial da perna e face medial do tornozelo
- O nervo obturatório supre o lado medial da coxa
- A parte tibial do nervo isquiático supre a face lateral do tornozelo e do pé
- O nervo fibular comum supre a face lateral da perna e o dorso do pé.

Nervos relacionados a ossos

O ramo fibular comum do nervo isquiático se curva lateralmente em torno do colo da fíbula, em sua passagem da fossa poplítea para a perna (Figura 6.20). O nervo pode ser rolado contra o osso em um local imediatamente distal à inserção do músculo bíceps femoral à cabeça da fíbula. Nesse local, o nervo pode ser

423

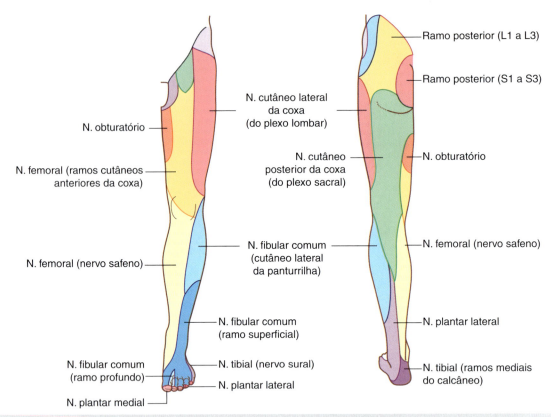

Figura 6.19 Regiões de pele supridas por nervos periféricos.

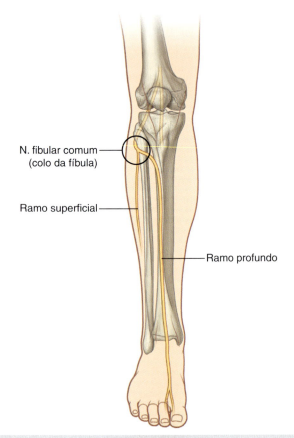

Figura 6.20 Nervos relacionados a ossos.

danificado por compressão, fraturas dos ossos ou aparelhos de gesso colocados em posição muito alta.

Veias superficiais

Grandes veias mergulhadas na fáscia subcutânea (superficial) do membro superior (ver Figura 6.21) com frequência se tornam distendidas (varicosas). Esses vasos podem também ser usados para transplante vascular.

As mais importantes veias superficiais são as veias safenas magna e parva, que se originam dos lados medial e lateral, respectivamente, de um arco venoso dorsal, no pé.

- A veia safena magna sobe pelo lado medial da perna, joelho e coxa para atravessar uma abertura na fáscia profunda que recobre o trígono femoral e se unir à veia femoral
- A veia safena parva passa por trás da extremidade distal da fíbula (maléolo lateral) e sobe pela parte posterior da perna para penetrar na fáscia profunda e se unir à veia poplítea, em local posterior ao joelho.

Anatomia regional

Pelve óssea

As faces externas dos ossos do quadril, do sacro e do cóccix são predominantemente as regiões da pelve associadas com o membro inferior, embora alguns músculos se

Capítulo 6 • Membro inferior

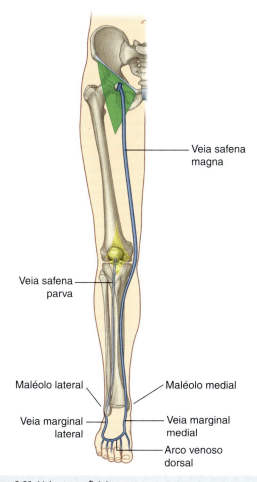

Figura 6.21 Veias superficiais.

originem das superfícies profundas ou internas desses ossos e das superfícies profundas das vértebras lombares, acima (Figura 6.22).

Cada osso do quadril é formado por três ossos (ílio, ísquio e púbis), que se fundem durante a infância. O **ílio** é superior, o **púbis** é anteroinferior e o **ísquio**, posteroinferior.

O ílio se articula com o sacro. Além dessa articulação, o osso do quadril se fixa ao final da coluna vertebral (sacro e cóccix) também pelos ligamentos sacrotuberal e sacroespinal, que se inserem no túber isquiático e na espinha isquiática.

A face externa do ílio, as faces adjacentes do sacro, do cóccix e o ligamento sacrotuberal estão associadas com a região glútea do membro inferior e fornecem locais de inserção de músculos. O túber isquiático é o local de inserção de muitos dos músculos no compartimento posterior da coxa, e o ramo e o corpo do púbis estão associados principalmente com os músculos no compartimento medial da coxa. A cabeça do fêmur se articula com o acetábulo na face lateral do osso do quadril.

Ílio

A parte superior do ílio, em formato de leque, é associada, em sua face interna, com o abdome e, em sua face externa, com o membro inferior. O topo dessa região é a **crista ilíaca**, que termina anteriormente como **espinha ilíaca anterossuperior** e, posteriormente, como **espinha**

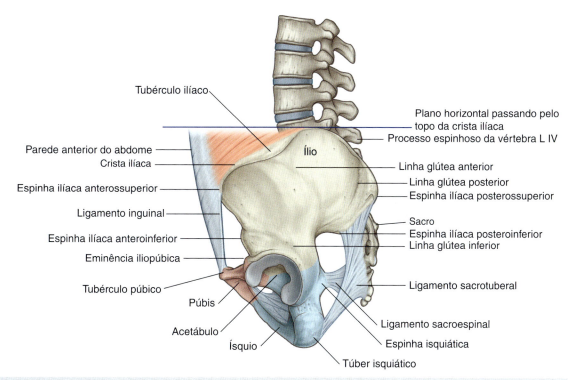

Figura 6.22 Superfície externa da pelve óssea. Vista lateral.

425

Gray Anatomia Clínica para Estudantes

ilíaca posterossuperior. Uma proeminente expansão lateral da crista, imediatamente posterior à espinha ilíaca superior anterior, é o **tubérculo ilíaco**.

A espinha ilíaca anteroinferior fica na margem anterior do ílio e, abaixo dela, onde o ílio se funde com o púbis, há uma área óssea elevada (a **eminência iliopúbica**).

A face glútea do ílio fica voltada posterolateralmente, abaixo da crista ilíaca. É marcada por três linhas curvas (linhas glúteas inferior, anterior e posterior) que dividem a superfície em quatro regiões:

- A **linha glútea inferior** se origina em local imediatamente superior à espinha ilíaca anteroinferior e se curva inferiormente, cruzando o osso até terminar próximo à margem posterior do acetábulo – o músculo reto femoral se insere na espinha ilíaca anteroinferior e em uma área mais áspera de osso entre a margem superior do acetábulo e a linha glútea inferior
- A **linha glútea anterior** se origina da margem lateral da crista ilíaca, entre a espinha ilíaca anterossuperior e o tubérculo ilíaco, e se curva inferiormente pelo ílio para desaparecer em local imediatamente superior à margem superior do forame isquiático maior – o músculo glúteo mínimo se origina da área entre as linhas glúteas inferior e anterior
- A **linha glútea posterior** desce quase verticalmente da crista ilíaca até uma posição próxima à espinha ilíaca posteroinferior – o músculo glúteo médio se fixa ao osso entre as linhas glúteas anterior e posterior, e o músculo glúteo máximo se insere na parte posterior à linha glútea posterior.

Túber isquiático

O **túber isquiático** é posteroinferior ao acetábulo e se associa principalmente com os músculos isquiotibiais, na parte posterior da coxa (Figura 6.23). É dividido em áreas superior e inferior por uma linha transversal.

A parte superior do túber isquiático é orientada verticalmente e subdividida em duas partes por uma linha oblíqua, que cruza a superfície de medial a lateral:

- A parte mais medial da parte superior é para a inserção da origem conjunta do músculo semitendíneo e da cabeça longa do músculo bíceps femoral
- A parte lateral é para a inserção do músculo semimembranáceo.

A área inferior do túber isquiático é orientada horizontalmente e é dividida em regiões medial e lateral por uma crista óssea:

- A região lateral é a inserção de parte do músculo adutor magno
- A parte medial fica voltada inferiormente e é recoberta por tecido conjuntivo e por uma bolsa sinovial.

Na posição sentada, essa parte medial sustenta o peso do corpo.

O ligamento sacrotuberal fica preso à fina crista na margem medial do túber isquiático.

Ramo isquiopúbico e púbis

As superfícies externas do ramo isquiopúbico anteriores ao túber isquiático e o corpo do púbis fornecem locais de

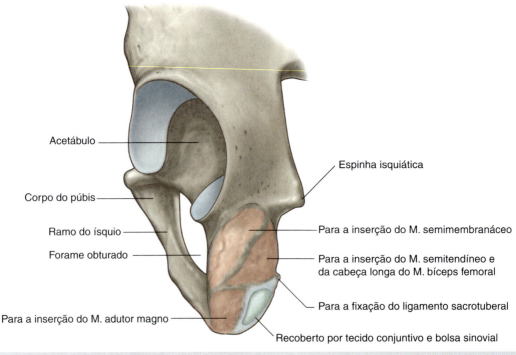

Figura 6.23 Túber isquiático. Vista posterolateral.

inserção para os músculos do compartimento medial da coxa (Figura 6.23), a saber, músculos adutor longo, adutor curto, adutor magno, pectíneo e grácil.

Acetábulo

O grande **acetábulo**, em formato de cúpula, articula-se com a cabeça do fêmur e fica na face lateral do osso do quadril, na região em que os ossos ílio, púbis e ísquio se fundem (Figura 6.24).

A margem do acetábulo é marcada, inferiormente, pela **incisura do acetábulo**.

A parede do acetábulo consiste em partes articulares e não articulares:

- A parte não articular é grosseira e forma uma depressão circular rasa (a **fossa do acetábulo**) nas partes central e inferior do assoalho do acetábulo – a incisura do acetábulo é contínua com essa fossa
- A face articular é ampla e cerca as margens anterior, superior e posterior da fossa do acetábulo.

A face articular, lisa e em formato de lua crescente (a **face semilunar**), é mais larga superiormente, onde a maior parte do peso do corpo é transmitida pela pelve para o fêmur. A face semilunar é incompleta inferiormente, na incisura do acetábulo.

A fossa do acetábulo é o local de fixação do ligamento da cabeça do fêmur; vasos sanguíneos e nervos passam pela incisura do acetábulo.

Parte proximal do fêmur

O fêmur é o osso da coxa e o mais longo osso do corpo. Sua extremidade proximal é caracterizada por uma cabeça e um colo e duas grandes projeções (os trocanteres maior e menor) na parte superior da diáfise (Figura 6.26).

A **cabeça** do fêmur é esférica e se articula com o acetábulo do osso do quadril. É caracterizada por uma

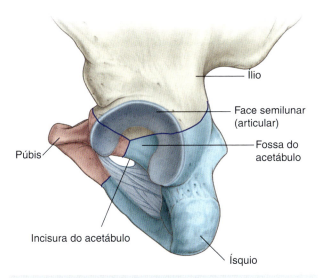

Figura 6.24 Acetábulo.

Na clínica

Fraturas da pelve

Os ossos do quadril, o sacro e as articulações a eles associadas formam um anel ósseo que circunda a cavidade pélvica. É obrigatório suspeitar de danos em partes moles e vísceras quando a pelve é fraturada. Pacientes com múltiplas lesões e evidências de traumatismo no tórax, no abdome e no membro inferior também devem ser examinados, à procura de traumatismo pélvico.

Fraturas da pelve podem estar associadas a significativa perda de sangue (exsanguinação oculta), e transfusões são frequentemente necessárias. Além disso, esse sangramento tende a formar um grande hematoma pélvico, que pode comprimir nervos e órgãos e inibir a função das vísceras pélvicas (Figura 6.25).

Há muitas maneiras de classificar fraturas da pelve, permitindo que o cirurgião determine o tratamento apropriado e o prognóstico do paciente. Fraturas da pelve geralmente se encaixam em quatro tipos.

- As lesões do tipo 1 ocorrem sem ruptura do anel ósseo da pelve (p. ex., fratura da crista ilíaca). É improvável que tipo de lesão represente traumatismo significativo, embora, no caso de uma fratura da crista ilíaca, a perda sanguínea deva ser avaliada

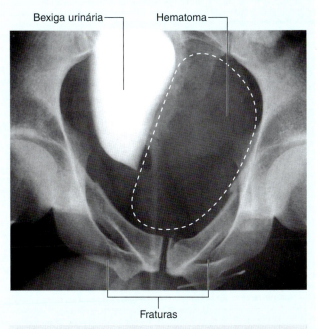

Figura 6.25 Fraturas múltiplas da pelve. Radiografia com contraste na bexiga. Um grande acúmulo de sangue está deformando a bexiga urinária.

Gray Anatomia Clínica para Estudantes

Na clínica (*continuação*)

- As lesões do tipo 2 ocorrem com uma única quebra no anel ósseo da pelve. Um exemplo disso seria uma única fratura com diástase (separação) da sínfise púbica. Novamente, essas lesões são relativamente benignas, mas é apropriado investigar se há perda sanguínea
- As lesões do tipo 3 ocorrem com quebras duplas no anel ósseo da pelve; incluem fraturas bilaterais dos ramos púbicos, o que pode produzir dano uretral
- As lesões do tipo 4 ocorrem no acetábulo ou ao seu redor.

Outros tipos de lesões do anel da pelve incluem fraturas dos ramos púbicos e ruptura da articulação sacroilíaca, com ou sem luxação. Podem envolver traumatismo das vísceras pélvicas e hemorragia significativos.

Outras lesões pélvicas gerais incluem fraturas por estresse e por insuficiência, vistas em atletas e em pacientes idosos com osteoporose, respectivamente.

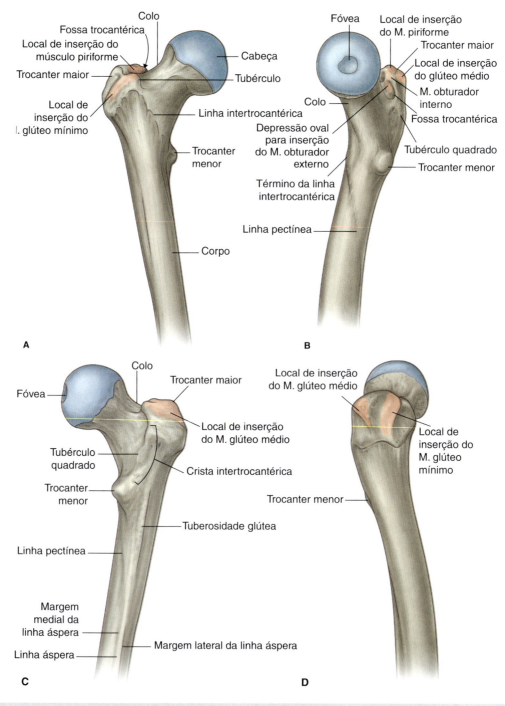

Figura 6.26 Extremidade proximal do fêmur (direito). **A.** Vista anterior. **B.** Vista medial. **C.** Vista posterior. **D.** Vista lateral.

depressão não articular (**fóvea**) em sua face medial, para a inserção do ligamento da cabeça do fêmur.

O **colo** do fêmur é um segmento ósseo cilíndrico que liga a cabeça ao corpo (diáfise) do fêmur. Projeta-se superomedialmente da diáfise, a um ângulo de aproximadamente 125°, e levemente para a frente. A orientação do colo em relação à diáfise aumenta a amplitude de movimento da articulação do quadril.

A parte superior do **corpo** do fêmur apresenta os trocanteres maior e menor, que são locais de inserção para os músculos que movimentam a articulação do quadril.

Trocanteres maior e menor do fêmur

O **trocanter maior** se estende superiormente do corpo do fêmur, em local imediatamente lateral à região onde a diáfise se une ao colo do fêmur (Figura 6.26). Continua posteriormente, onde sua face medial apresenta um profundo sulco (**fossa trocantérica**). A parede lateral dessa fossa apresenta uma distinta depressão oval, para a inserção do músculo obturador externo.

O trocanter maior tem uma crista alongada em sua face anterolateral, que é o local de inserção do glúteo mínimo, e uma crista semelhante mais posteriormente, em sua face lateral, para a inserção do obturador interno e dos músculos gêmeos associados a ele. Imediatamente acima e atrás dessa estrutura, há uma impressão na margem do trocanter para a inserção do músculo piriforme.

O **trocanter menor** é menor do que o trocanter maior e tem o formato de um cone arredondado. Projeta-se posteromedialmente do corpo do fêmur, em local imediatamente inferior à junção com o colo (Figura 6.26). É o local de inserção para os tendões combinados dos músculos psoas maior e ilíaco.

Estendendo-se entre os dois trocanteres e separando a diáfise do colo do fêmur, há a linha e a crista intertrocantéricas.

Linha intertrocantérica

A **linha intertrocantérica** é uma aba óssea na face anterior da margem superior do corpo, que desce medialmente a partir de um tubérculo na face anterior da base do trocanter maior até uma posição imediatamente anterior à base do trocanter menor (Figura 6.26). É contínua com a **linha pectínea**, que se curva medialmente por baixo do trocanter menor e em torno do corpo do fêmur para se fundir ao lábio medial da **linha áspera**, na parte posterior do osso.

Crista intertrocantérica

A **crista intertrocantérica** fica na face posterior do fêmur e desce medialmente pelo osso a partir da margem posterior do trocanter maior até a base do trocanter menor (Figura 6.26). É uma crista óssea larga e lisa, com um proeminente tubérculo (o **tubérculo quadrado**) em sua metade superior, que é o local de inserção do músculo quadrado femoral.

Corpo do fêmur

O corpo do fêmur desce e cruza de lateral a medial no plano coronal, a um ângulo de 7° do eixo vertical (Figura 6.27). A extremidade distal do fêmur, portanto, fica mais próxima da linha média do que sua extremidade superior.

O terço médio do corpo do fêmur tem formato triangular, com margens lateral e medial lisas entre as faces anterior, lateral (posterolateral) e medial (posteromedial). A margem posterior é ampla e forma uma proeminente crista elevada (a linha áspera).

A linha áspera é um importante local de inserção de músculos da coxa. No terço proximal do fêmur, os lábios medial e lateral da linha áspera divergem um do outro e continuam superiormente, como a linha pectínea e a tuberosidade glútea, respectivamente (Figura 6.27).

- A linha pectínea se curva anteriormente por baixo do trocanter menor e se une à linha intertrocantérica
- A tuberosidade glútea é uma ampla região áspera linear, que se curva lateralmente até a base do trocanter maior.

O músculo glúteo máximo se insere na tuberosidade glútea.

A área triangular cercada pela linha pectínea, pela tuberosidade glútea e pela crista intertrocantérica é a face posterior da extremidade proximal do fêmur.

Articulação do quadril

A articulação do quadril é sinovial e está localizada entre a cabeça do fêmur e o acetábulo do osso do quadril (Figura 6.30 A). É uma articulação esférica multiaxial, projetada para ter estabilidade e capacidade de suporte de carga às custas de mobilidade. Os movimentos da articulação incluem flexão, extensão, abdução, adução, rotação medial, rotação lateral e circundação.

Quando se consideram os efeitos da ação dos músculos na articulação do quadril, o longo colo do fêmur e sua angulação em relação ao corpo do osso devem ser levadas em consideração. Por exemplo, tanto a rotação medial como a rotação lateral do fêmur envolve músculos que movimentam o trocanter maior para a frente e para trás, respectivamente, em relação ao acetábulo (Figura 6.30 B).

As faces articulares da articulação do quadril são:

- A cabeça esférica do fêmur e
- A face semilunar do acetábulo do osso do quadril.

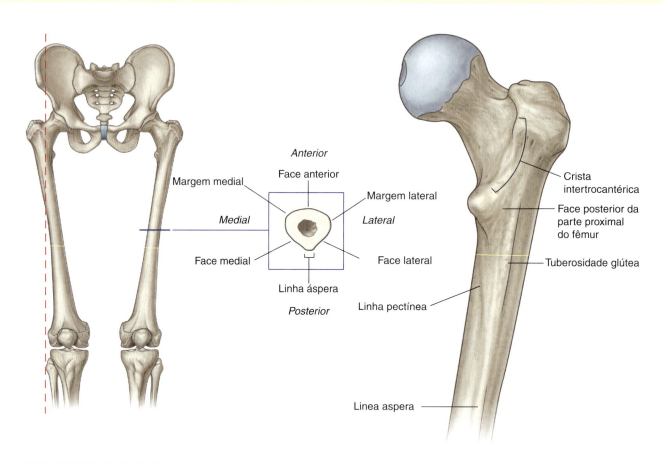

Figura 6.27 Corpo do fêmur. À direita, vista posterior da parte proximal do corpo do fêmur direito.

Na clínica

Fraturas do colo do fêmur

Fraturas do colo do fêmur (Figura 6.28) podem interromper a irrigação sanguínea da cabeça do fêmur. A irrigação da cabeça e do colo é feita primariamente por um anel arterial, formado pelos ramos das artérias circunflexas femorais medial e lateral, em torno da base do colo. De lá, vasos acompanham o colo, penetram na cápsula e irrigam a cabeça. Essa irrigação é auxiliada pela artéria do ligamento redondo, um ramo da artéria obturatória, que é geralmente pequeno e variável. Fraturas do colo do fêmur podem lacerar os vasos associados a ele, levando à necrose da cabeça do fêmur. Podem ser divididas em três categorias, dependendo da localização da linha da fratura: subcapital (a linha cruza a junção entre o colo e a cabeça do fêmur), transcervical (a linha passa pela parte média do colo) e basicervical (a linha cruza a base do colo do fêmur). Fraturas subcapitais apresentam o maior risco de necrose da cabeça do fêmur, e as basicervicais, o menor. Pacientes idosos com osteoporose tendem a ter fraturas transversas subcapitais como consequência de traumatismos leves, como queda da própria altura. Pacientes mais jovens tendem a sofrer fraturas mais verticais da parte distal do colo do fêmur (basicervicais) após traumas graves, como queda de grande altura ou devido a uma força axial aplicada ao joelho abduzido, como em um acidente automobilístico.

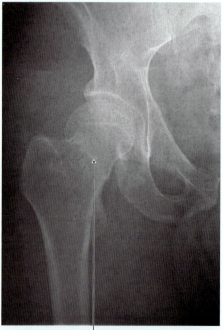

Fratura do colo do fêmur

Figura 6.28 Essa radiografia da pelve, incidência anteroposterior, mostra uma fratura do colo do fêmur.

Capítulo 6 • Membro inferior

Na clínica

Fraturas intertrocantéricas

Nessas fraturas, a linha de quebra geralmente corre do trocanter maior até o trocanter menor, não envolvendo o colo do fêmur. Fraturas intertrocantéricas preservam a irrigação sanguínea do colo e não tornam a cabeça do fêmur isquêmica. São vistas mais comumente em idosos, resultado de baixo impacto (Figura 6.29).

Raramente, fraturas isoladas do trocanter maior ou menor podem ocorrer. Uma fratura isolada do trocanter menor, em adultos, é mais comumente patológica e consequente a um depósito maligno subjacente.

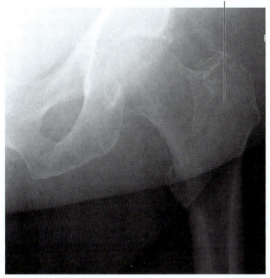

Figura 6.29 Radiografia, incidência anteroposterior (AP), mostrando uma fratura intertrocantérica na extremidade proximal do fêmur.

Na clínica

Fraturas do corpo do fêmur

Muita energia é necessária para fraturar o corpo (diáfise) do fêmur. Esse tipo de lesão é, portanto, acompanhada de dano às partes moles ao redor do osso, que incluem os compartimentos musculares e as estruturas que eles contêm.

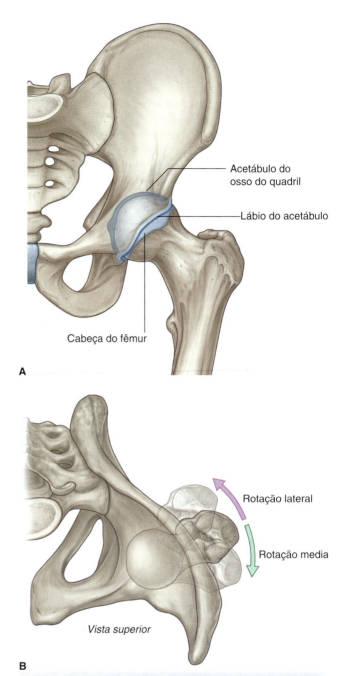

Figura 6.30 Articulação do quadril. **A.** Faces articulares. Vista anterior. **B.** Movimentação do colo do fêmur na rotação medial e na rotação lateral. Vista superior.

O acetábulo encobre quase totalmente a cabeça do fêmur, o que contribui substancialmente para a estabilidade da articulação. A parte não articular da fossa do acetábulo contém tecido conjuntivo frouxo. A face semilunar é recoberta por cartilagem hialina e é mais larga superiormente.

Com exceção da fóvea, a cabeça do fêmur também é recoberta por cartilagem hialina.

A margem do acetábulo é levemente elevada por um colar fibrocartilagíneo (o lábio do acetábulo). Inferiormente, o lábio passa por cima da incisura do acetábulo como **ligamento transverso do acetábulo**, que converte a incisura em um forame (Figura 6.31 A).

O **ligamento da cabeça do fêmur** é uma faixa plana formada por delicado tecido conjuntivo que se fixa, em uma extremidade, à fóvea da cabeça do fêmur e, na outra, à fossa, ao ligamento transverso e às margens da incisura do acetábulo (Figura 6.31 B). Carrega um pequeno ramo da artéria obturatória, que contribui para a irrigação arterial da cabeça do fêmur.

Gray Anatomia Clínica para Estudantes

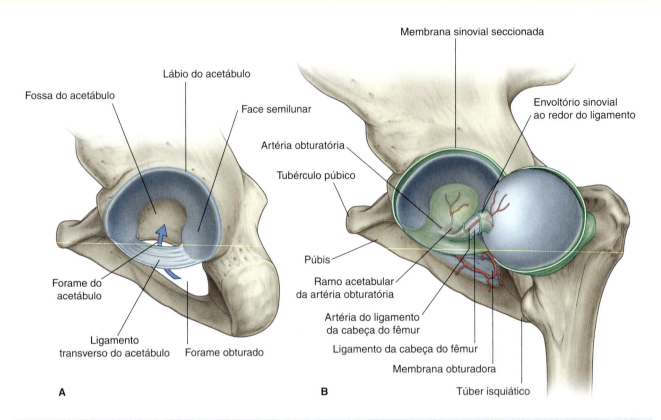

Figura 6.31 Articulação do quadril. **A.** Ligamento transverso do acetábulo. **B.** Ligamento da cabeça do fêmur. A cabeça do fêmur foi rodada lateralmente para fora do acetábulo para expor o ligamento.

A membrana sinovial se fixa às margens das faces articulares do fêmur e do acetábulo, forma um revestimento tubular ao redor do ligamento da cabeça do fêmur e reveste a membrana fibrosa da articulação (Figuras 6.31 B e 6.32). A partir de sua inserção na margem da cabeça do fêmur, a membrana sinovial recobre o colo desse osso antes de se refletir para a membrana fibrosa (Figura 6.32).

A membrana fibrosa que envolve a articulação do quadril é forte e geralmente espessa. Medialmente, fica fixada à margem do acetábulo, ao ligamento transverso do acetábulo e à margem adjacente do forame obturado (Figura 6.33 A). Lateralmente, fixa-se à linha intertrocantérica, na face anterior do fêmur, e ao colo do fêmur, em local imediatamente proximal à crista intertrocantérica, na face posterior.

Ligamentos

Três ligamentos reforçam a superfície externa da membrana fibrosa e estabilizam a articulação do quadril: o iliofemoral, o pubofemoral e o isquiofemoral.

- O **ligamento iliofemoral** é anterior à articulação e tem formato triangular (Figura 6.33 B). Seu ápice é fixado ao ílio, entre a espinha ilíaca anteroinferior e a margem do acetábulo, e sua base se fixa ao longo da linha intertrocantérica do fêmur. Partes do ligamento inseridas acima e abaixo da linha intertrocantérica são mais espessas do que as partes fixadas à parte central da linha, o que faz com que o ligamento se assemelhe a um Y
- O **ligamento pubofemoral** é anteroinferior à articulação (Figura 6.33 B). Também tem formato triangular, com a base fixada medialmente à eminência

Figura 6.32 Membrana sinovial da articulação do quadril.

Capítulo 6 • Membro inferior

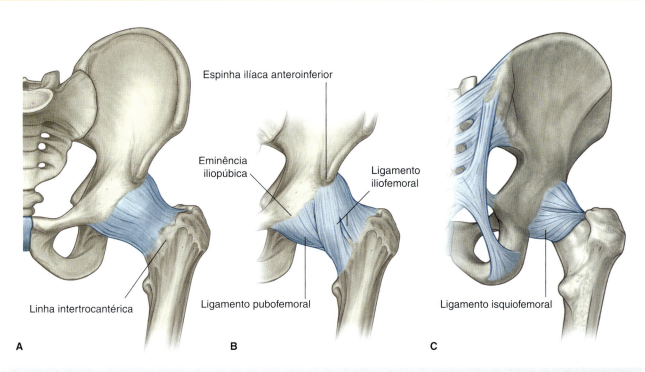

Figura 6.33 Membrana fibrosa e ligamentos da articulação do quadril. **A.** Membrana fibrosa da cápsula articular. Vista anterior. **B.** Ligamentos iliofemoral e pubofemoral. Vista anterior. **C.** Ligamento isquiofemoral. Vista posterior.

iliopúbica, às partes ósseas adjacentes e à membrana obturadora. Lateralmente, interliga-se com a membrana fibrosa e com a face profunda do ligamento iliofemoral

- O **ligamento isquiofemoral** reforça a face posterior da membrana fibrosa (Figura 6.33 C). Fixa-se medialmente ao ísquio, em local imediatamente posteroinferior ao acetábulo, e lateralmente ao trocanter maior, ficando profundo ao ligamento iliofemoral.

As fibras dos três ligamentos são orientadas em uma espiral ao redor da articulação do quadril, tornando-se rígidas quando a articulação é estendida. Isso estabiliza a articulação e reduz a energia muscular necessária para se manter a posição ortostática.

A irrigação arterial da articulação do quadril provém, predominantemente, de ramos da artéria obturatória, artérias circunflexas femorais medial e lateral, artérias glúteas superior e inferior e o primeiro ramo perfurante da artéria femoral profunda. Os ramos articulares desses vasos formam uma rede ao redor da articulação (Figura 6.34).

A articulação do quadril é suprida por ramos articulares dos nervos femoral, obturatório, glúteo superior, e pelo nervo do músculo quadrado femoral.

Passagens para o membro inferior

Há quatro grandes vias pelas quais passam do abdome e da pelve para o membro inferior. São o canal obturatório,

o forame isquiático maior, o forame isquiático menor e o espaço entre o ligamento inguinal e a margem anterosuperior da pelve (Figura 6.35).

Canal obturatório

O **canal obturatório** é uma passagem quase vertical na margem anterossuperior do forame obturado (Figura 6.35). É limitado:

- Acima, pelo **sulco obturatório** na face inferior do ramo superior do osso púbis e
- Abaixo, pela margem superior da membrana obturadora, que preenche a maior parte do forame obturado, e pelos músculos obturadores interno e externo que se inserem às faces interior e exterior da membrana obturadora e do osso circundante.

O canal obturatório conecta a região abdominopélvica ao compartimento medial da coxa. O nervo e os vasos obturatórios passam por esse canal.

Forame isquiático maior

O **forame isquiático maior** é formado na parede posterolateral da pelve e é a principal via de passagem de estruturas entre a pelve e a região glútea do membro inferior (Figura 6.35). As margens do forame são formadas:

- Pela incisura isquiática maior
- Por partes as margens superiores dos ligamentos sacroespinal e sacrotuberal e
- Pela margem lateral do sacro.

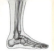

Gray Anatomia Clínica para Estudantes

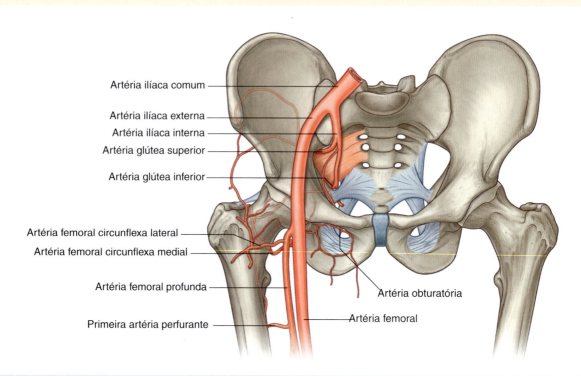

Figura 6.34 Irrigação sanguínea da articulação do quadril.

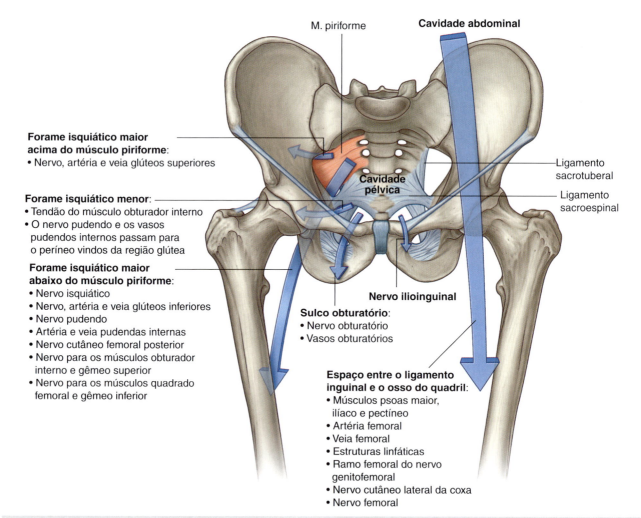

Figura 6.35 Passagens para o membro inferior.

O músculo piriforme sai da pelve e entra na região glútea pelo forame isquiático maior, separando-o em duas partes: uma acima do músculo e outra abaixo.

- O nervo e os vasos glúteos superiores passam pelo forame isquiático maior acima do músculo piriforme
- O nervo isquiático, o nervo e os vasos glúteos inferiores, o nervo pudendo e os vasos pudendos internos, o nervo cutâneo posterior da coxa, o nervo para o músculo obturador interno e para o músculo gêmeo superior, o nervo para o músculo quadrado femoral e para o músculo gêmeo inferior passam pelo forame isquiático maior abaixo do músculo piriforme.

Forame isquiático menor

O **forame isquiático menor** é inferior ao forame isquiático maior na parede posterolateral da pelve (Figura 6.35). É também inferior à fixação lateral do assoalho pélvico (músculos levantadores do ânus e isquiococcígeo) à parede da pelve e, portanto, conecta a região glútea ao períneo:

- O tendão do músculo obturador interno passa da parede lateral da pelve, através do forame isquiático menor, para a região glútea, inserindo-se no fêmur
- O nervo pudendo e os vasos pudendos internos, que saem da pelve passando pelo forame isquiático maior abaixo do músculo piriforme, entram no períneo abaixo do assoalho pélvico circundando a espinha isquiática e o ligamento sacroespinal e atravessando o forame isquiático menor medialmente.

Espaço entre o ligamento inguinal e o osso do quadril

O grande espaço, em forma de lua crescente, entre o ligamento inguinal (acima) e a margem anterosuperior do osso do quadril (abaixo) é a principal via de comunicação entre o abdome e região anteromedial da coxa (Figura 6.35). Os músculos psoas maior, ilíaco e pectíneo passam por esse espaço para se inserir no fêmur. Os principais vasos sanguíneos (artéria e veia femorais) e estruturas linfáticas do membro inferior também passam por ele, assim como o nervo femoral, para entrar no trígono femoral da coxa.

Nervos

Nervos que entram no membro inferior vindos do abdome e da pelve são ramos terminais do plexo lombossacral, na parede posterior do abdome e nas paredes posterior e lateral da pelve (Figura 6.36 e Tabela 6.1).

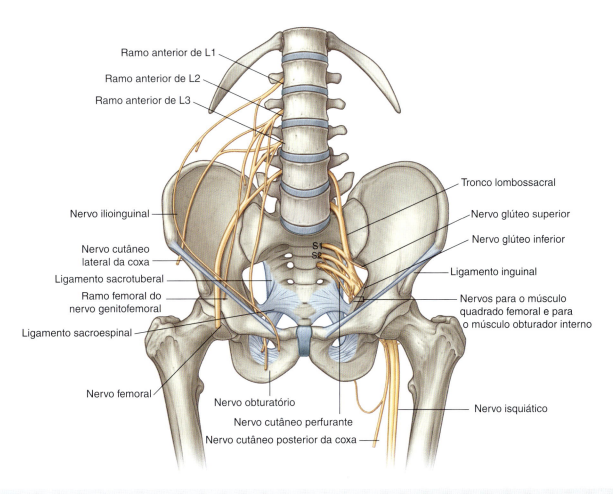

Figura 6.36 Ramos do plexo lombossacral.

Gray Anatomia Clínica para Estudantes

Tabela 6.1 Ramos do plexo lombossacral associados ao membro inferior.

Ramo	Segmentos espinais	Função motora	Função sensitiva (cutânea)
Ilioinguinal	L1	Sem função motora no membro inferior, mas supre os músculos da parede do abdome	Pele na face anteromedial e superior da coxa e pele adjacente do períneo
Genitofemoral	L1, L2	Sem função motora no membro inferior, mas o ramo genital supre o músculo cremaster na parede do funículo espermático nos homens	O ramo femoral inerva a pele na parte central anterossuperior da coxa; o ramo genital supre a pele na parte anterior do períneo (parte anterior do escroto nos homens e monte do púbis e parte anterior dos lábios maiores do pudendo nas mulheres)
Femoral	L2 a L4	Todos os músculos do compartimento anterior da coxa; no abdome, também dá origem a ramos que inervam os músculos ilíaco e pectíneo	Pele nas faces anterior da coxa, anteromedial do joelho, medial da perna e medial do pé
Obturatório	L2 a L4	Todos os músculos no compartimento medial da coxa (exceto o músculo pectíneo e a parte do músculo adutor magno que se insere no ísquio); também supre o músculo obturador externo	Pele na face medial superior da coxa
Isquiático	L4 a S3	Todos os músculos no compartimento posterior da coxa e a parte do músculo adutor magno que se insere no ísquio; todos os músculos na perna e no pé	Pele na face lateral da perna e do pé e no dorso e na planta do pé
Glúteo superior	L4 a S1	Músculos da região glútea (Mm. glúteo médio, glúteo mínimo e tensor da fáscia lata)	
Glúteo inferior	L5 a S2	Músculo da região glútea (M. glúteo máximo)	
Nervo cutâneo lateral da coxa	L2, L3		Peritônio parietal na fossa ilíaca; pele na face anterolateral da coxa
Nervo cutâneo posterior da coxa	S1 a S3		Pele no sulco infraglúteo e na face superomedial da coxa e do períneo adjacente, face posterior da coxa e partes superior e posterior da perna
Nervo para o músculo quadrado femoral	L4 a S1	Músculos da região glútea (Mm. quadrado femoral e gêmeo inferior)	
Nervo para o músculo obturador interno	L5 a S2	Músculos da região glútea (Mm. obturador interno e gêmeo superior)	
Nervo cutâneo perfurante	S2, S3		Pele na face medial do sulco infraglúteo

O **plexo lombar** é formado pelos ramos anteriores dos nervos espinais L1 a L3 e parte do L4. O resto do ramo anterior de L4 e o ramo anterior de L5 se combinam para formar o **tronco lombossacral**, que entra na cavidade pélvica e se une aos ramos anteriores de S1 a S3 e parte do S4 para formar o **plexo sacral**.

Os principais nervos que se originam do plexo lombossacral e saem do abdome e da pelve para entrar no membro inferior incluem o nervo femoral, o nervo obturatório, o nervo isquiático, o nervo glúteo superior e o nervo glúteo inferior. Outros nervos que também se originam do plexo e entram no membro inferior para suprir a pele ou os músculos incluem o nervo cutâneo lateral da coxa, o nervo para o obturador interno, o nervo para o músculo quadrado femoral, o nervo cutâneo posterior da coxa, o nervo cutâneo perfurante e os ramos dos nervos ilioinguinal e genitofemoral.

Nervo femoral

O **nervo femoral** composto por ramos anteriores de L2 a L4, e sai do abdome através do espaço entre o ligamento inguinal e a margem superior do osso do quadril para penetrar no trígono femoral, na face anteromedial da coxa (Figura 6.35 e Tabela 6.1). No trígono femoral, fica lateral à artéria femoral. O nervo femoral:

- Supre todos os músculos do compartimento anterior da coxa
- No abdome, dá origem a ramos que suprem os músculos ilíaco e pectíneo, e

- Supre a pele na parte anterior da coxa, na face anteromedial do joelho, na face medial da perna e na face medial do pé.

Nervo obturatório

O **nervo obturatório**, assim como o nervo femoral, provém de L2 a L4. Desce ao longo da parede posterior do abdome, passa pela cavidade pélvica e penetra na coxa através do canal obturatório (Figura 6.36 e Tabela 6.1). O nervo obturatório inerva:

- Todos os músculos no compartimento medial da coxa, exceto uma parte do músculo adutor magno que se origina do ísquio e o músculo pectíneo, que são supridos pelos nervos isquiático e femoral, respectivamente
- O músculo obturador externo, e
- A pele na parte medial e superior da coxa.

Nervo isquiático

O **nervo isquiático** é o maior nervo do corpo e é composto por ramos de L4 a S3. Sai da pelve pelo forame isquiático maior, inferiormente ao músculo piriforme, penetra e atravessa a região glútea (Figura 6.36 e Tabela 6.1) e então entra no compartimento posterior da coxa, onde se divide em seus dois maiores ramos:

- O nervo fibular comum e
- O nervo tibial.

As divisões posteriores de L4 a S2 são carreadas na parte fibular comum do nervo, e as divisões anteriores de L4 a S3 são carreadas na parte tibial.

O nervo isquiático supre:

- Todos os músculos no compartimento posterior da coxa
- A parte do músculo adutor magno que se origina do ísquio
- Todos os músculos na perna e no pé, e
- A pele da região anterolateral e região plantar do pé.

Nervos glúteos

Os nervos glúteos são grandes nervos motores da região glútea.

O **nervo glúteo superior** (Figura 6.36 e Tabela 6.1) conduz contribuições dos ramos anteriores de L4 a S1; sai da pelve pelo forame isquiático maior acima do músculo piriforme e inerva:

- Os músculos glúteos médio e mínimo e
- O músculo tensor da fáscia lata.

O **nervo glúteo inferior** (Figura 6.36 e Tabela 6.1) é formado por contribuições de L5 a S2; sai da pelve pelo forame isquiático menor, abaixo do músculo piriforme, e entra na região glútea para suprir o glúteo máximo.

Nervos ilioinguinal e genitofemoral

Ramos sensitivos terminais dos nervos ilioinguinal (L1) e genitofemoral (L1, L2) descem para a parte superior da coxa vindos do plexo lombar.

O **nervo ilioinguinal** se origina da parte superior do plexo lombar, desce em torno da parede do abdome, no plano entre os músculos transverso e oblíquo interno do abdome, e então atravessa o canal inguinal para sair da parede do abdome pelo anel inguinal superficial (Figura 6.36 e Tabela 6.1). Seus ramos terminais inervam a pele na parte medial e superior da coxa e nas partes adjacentes do períneo.

O **nervo genitofemoral** passa anteroinferiormente pelo músculo psoas maior, na parede abdominal posterior, e desce pela face anterior desse músculo (Figura 6.36 e Tabela 6.1). Seu ramo genital inerva as estruturas anteriores do períneo. Seu ramo femoral entra na coxa cruzando por baixo do ligamento inguinal, onde fica lateral à artéria femoral. Passa superficialmente para inervar a pele na parte central e superior das estruturas anteriores da coxa.

Nervo cutâneo lateral da coxa

O **nervo cutâneo lateral da coxa** se origina de L2 e L3; sai do abdome, passando pelo espaço entre o ligamento inguinal e o osso do quadril em local imediatamente medial à espinha ilíaca anterossuperior, ou passando diretamente através do ligamento inguinal (Figura 6.36 e Tabela 6.1); supre a pele na parte lateral da coxa.

Nervo para o músculo quadrado femoral e nervo para o músculo obturador interno

O **nervo para o músculo quadrado femoral** (L4 a S1) e o **nervo para o músculo obturador interno** (L5 a S2) são pequenos nervos motores que se originam do plexo sacral. Ambos atravessam o forame isquiático maior inferiormente ao músculo piriforme e penetram na região glútea (Figura 6.36 e Tabela 6.1):

- O nervo para o músculo obturador interno supre o músculo gêmeo superior na região glútea e então contorna a espinha isquiática e entra no períneo pelo forame isquiático menor para penetrar na face perineal do músculo obturador interno
- O nervo para o músculo quadrado femoral supre os músculos gêmeo inferior e quadrado femoral.

Nervo cutâneo posterior da coxa

O **nervo cutâneo posterior da coxa** é formado por ramos de S1 a S3 e sai da cavidade pélvica pelo forame isquiático maior, inferiormente ao músculo piriforme (Figura 6.36 e Tabela 6.1). Passa verticalmente pela região

Gray Anatomia Clínica para Estudantes

glútea, em um plano profundo ao músculo glúteo máximo, e entra na parte posterior da coxa para suprir:

- Uma faixa longitudinal de pele na face posterior da coxa, que continua até a parte superior da perna, e
- A pele sobre o sulco infraglúteo, na parte medial superior da coxa e nas regiões adjacentes do períneo.

Nervo cutâneo perfurante

O **nervo cutâneo perfurante** é um pequeno nervo sensitivo formado por contribuições de S2 e S3; sai da cavidade pélvica, penetrando diretamente através do ligamento sacrotuberal (Figura 6.36 e Tabela 6.1), e passa inferiormente em torno da margem inferior do glúteo máximo, onde se superpõe com o nervo cutâneo posterior da coxa na inervação da pele sobre a face medial do sulco infraglúteo.

Artérias

Artéria femoral

A principal artéria que irriga o membro inferior é a **artéria femoral** (Figura 6.37), que é a continuação da artéria ilíaca externa do abdome. A artéria ilíaca externa se torna a artéria femoral quando o vaso passa sob o ligamento inguinal para entrar no trígono femoral, na parte anterior da coxa. Seus ramos irrigam a maior parte da coxa e a totalidade da perna e do pé.

Artérias glúteas superior e inferior e artéria obturatória

Outros vasos que irrigam partes do membro inferior incluem as artérias glúteas superior e inferior e a artéria obturatória (Figura 6.37).

As **artérias glúteas superior e inferior** se originam na cavidade pélvica como ramos da artéria ilíaca interna e irrigam a região glútea. A artéria glútea superior sai da pelve pelo forame isquiático maior superiormente ao músculo piriforme, e a artéria glútea inferior sai pelo mesmo forame, mas inferiormente ao músculo.

A **artéria obturatória** é também um ramo da artéria ilíaca interna na cavidade pélvica, e passa pelo canal obturatório para penetrar e irrigar o compartimento medial da coxa.

Ramos das artérias femoral, glútea inferior, glútea superior e obturatória, junto com ramos da artéria pudenda

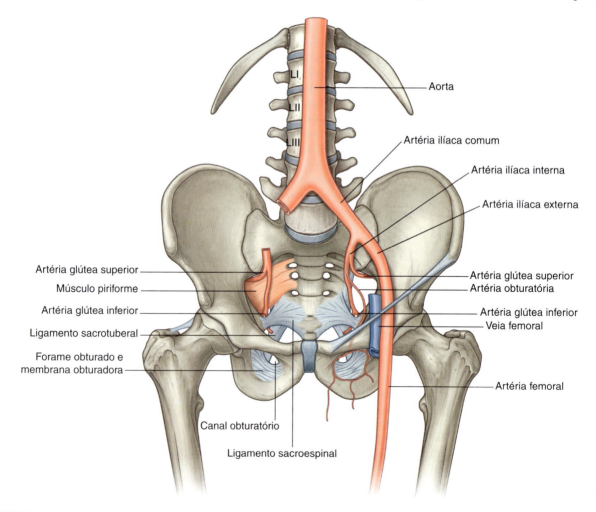

Figura 6.37 Artérias do membro inferior.

interna do períneo, interconectam-se para formar uma rede anastomótica na parte superior da coxa e região glútea. A presença desses canais anastomóticos pode fornecer circulação colateral quando um dos vasos é interrompido.

Veias

As veias que drenam o membro inferior formam grupos superficiais e profundos.

As veias profundas geralmente seguem as artérias (femoral, glútea superior, glútea inferior e obturatória). A principal veia profunda que drena o membro inferior é a **veia femoral** (Figura 6.38). Torna-se a veia ilíaca externa quando passa sob o ligamento inguinal para entrar na pelve.

As veias superficiais ficam no tecido conjuntivo subcutâneo, e são interconectadas com as veias profundas, acabando por desembocar nelas. As principais veias superficiais são: a veia safena magna e a veia safena parva. Ambas se originam de um ramo venoso dorsal no pé:

- A **veia safena magna** se origina do lado medial do arco venoso dorsal e ascende medialmente pela perna, joelho e coxa para se unir à veia femoral em local imediatamente inferior ao ligamento inguinal

Na clínica

Veias varicosas

O fluxo normal de sangue nos membros inferiores é da pele e tecidos subcutâneos para as veias superficiais, que drenam para as veias profundas através das veias perfurantes. As veias profundas, por sua vez, drenam para as veias ilíacas e para a veia cava inferior.

O fluxo normal de sangue no sistema venoso depende da presença de válvulas competentes, que previnem o refluxo. O retorno venoso é suplementado pela contração dos músculos do membro inferior, que bombeia o sangue em direção ao coração. Quando as válvulas venosas se tornam incompetentes, elas tendem a colocar mais pressão nas válvulas mais distais, que podem também se tornar incompetentes. Essa condição produz veias superficiais tortuosas e dilatadas (veias varicosas) na distribuição dos sistemas venosos safenos magno e parvo.

Veias varicosas ocorrem mais comumente em mulheres do que em homens, e os sintomas com frequência são agravados pela gestação. Alguns indivíduos têm uma predisposição genética para desenvolver veias varicosas. As válvulas também podem ser destruídas quando uma trombose venosa profunda ocorre, se o coágulo incorpora a válvula em seu interstício; durante o processo de cicatrização e recanalização, a válvula é destruída, tornando-a incompetente.

Os locais típicos para incompetência valvular incluem a junção entre a veia safena magna e a veia femoral, veias perfurantes na coxa média e a junção entre a veia safena parva e a veia poplítea.

Veias varicosas podem ser disformes, e alterações de partes moles podem ocorrer com a incompetência venosa crônica. Conforme a pressão venosa aumenta, essa pressão aumentada transmitida às vênulas e aos capilares danifica as células, e sangue e seus derivados extravasam para o tecido mole. Isso pode produzir uma pigmentação marrom na pele, e um eczema venoso pode se desenvolver. Além disso, se a pressão continua alta, a pele pode se romper e ulcerar, e muitas semanas de hospitalização podem ser necessárias para que essa lesão cicatrize.

O tratamento para veias varicosas inclui a ligadura de veias, dissecção (remoção) dos sistemas safenos magno e parvo e, em alguns casos, reconstrução valvular.

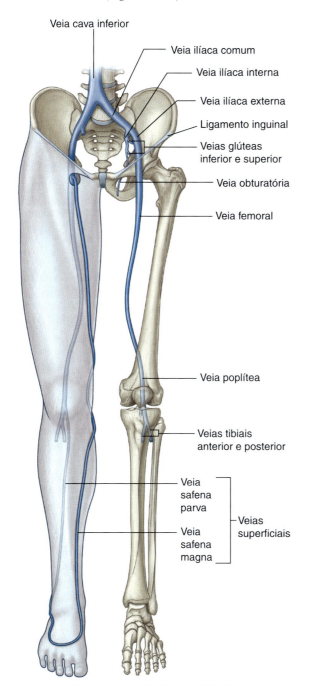

Figura 6.38 Veias do membro inferior.

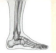

Na clínica

Trombose venosa profunda

A trombose pode ocorrer nas veias profundas do membro inferior e dentro das veias pélvicas. Sua etiologia foi eloquentemente descrita por Virchow, que definiu a clássica tríade (estase venosa, lesão endotelial e estado de hipercoagulação) que precipita a trombose.

Em alguns pacientes, a trombose venosa profunda (TVP) na panturrilha se propaga para as veias femorais. Esse coágulo pode se romper e atravessar o coração para entrar na circulação pulmonar, resultando em oclusão da artéria pulmonar, parada cardiorrespiratória e morte.

Um número significativo de pacientes submetidos a cirurgia desenvolve TVP, portanto a maioria dos pacientes cirúrgicos passam por tratamentos profiláticos específicos para a prevenção de trombose. Um esquema típico de profilaxia para TVP inclui injeções de anticoagulante e meias elásticas de compressão (para prevenir estase venosa profunda e facilitar o esvaziamento das veias profundas).

Embora os médicos tentem prevenir a TVP, nem sempre é possível detectá-la, pois pode não haver sinais clínicos. Dor à palpação dos músculos da panturrilha, pirexia pós-operatória e edema no membro são indícios importantes. O diagnóstico é predominantemente feito por ultrassonografia com Doppler ou, mais raramente, por flebografia ascendente.

Se a TVP for confirmada, anticoagulantes são administrados por via oral e parenteral, para prevenir a extensão do coágulo.

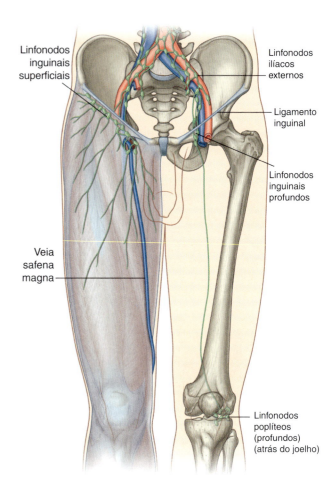

Figura 6.39 Drenagem linfática do membro inferior.

- A **veia safena parva** se origina do lado lateral do arco venoso dorsal, ascende pela parte posterior da perna e penetra na fáscia profunda para se unir à veia poplítea, posterior ao joelho; proximalmente ao joelho, a veia poplítea passa a ser veia femoral.

Drenagem linfática

A maioria dos vasos linfáticos no membro inferior drenam para linfonodos superficiais e profundos localizados junto a fáscia, em local imediatamente inferior ao ligamento inguinal (Figura 6.39).

Linfonodos inguinais superficiais

Os **linfonodos inguinais superficiais**, aproximadamente dez, ficam na fáscia superficial e acompanham paralelamente o curso do ligamento inguinal na parte superior da coxa. Medialmente, estendem-se inferiormente ao longo da parte terminal da veia safena magna.

Os linfonodos inguinais superficiais recebem linfa da região glútea, parede abdominal inferior, períneo e regiões superficiais do membro inferior. Eles drenam, através de vasos que acompanham os vasos femorais, para os **linfonodos ilíacos externos**, associados com a artéria ilíaca externa, no abdome.

Linfonodos inguinais profundos

Os **linfonodos inguinais profundos**, no máximo três, são mediais à veia femoral (Figura 6.39).

Os linfonodos inguinais profundos recebem linfa dos vasos linfáticos profundos associados com os vasos femorais e com a glande do pênis (ou clitóris) no períneo. Interconectam-se com os linfonodos inguinais superficiais e drenam para os linfonodos ilíacos externos por meio de vasos que passam ao longo do lado medial da veia femoral quando esta passa sob o ligamento inguinal. O espaço por onde os vasos linfáticos passam sob o ligamento inguinal é o canal femoral.

Linfonodos poplíteos

Além dos linfonodos inguinais, há uma pequena coleção de linfonodos profundos posteriores ao joelho, próximos aos vasos poplíteos (Figura 6.39). Esses **linfonodos poplíteos** recebem linfa dos vasos superficiais, que acompanham a veia safena parva, e de áreas profundas da perna e do pé. Acabam por drenar para os linfonodos inguinais superficial e profundo.

Fáscia profunda e hiato safeno

Fáscia lata

O membro inferior é revestido por uma membrana espessa, profunda, parecida com uma meia, que cobre o membro e fica sob a fáscia superficial (Figura 6.40 A). Essa fáscia profunda é particularmente espessa na coxa e na região glútea e é denominada **fáscia lata**.

A fáscia lata é ancorada superiormente a ossos e partes moles ao longo de uma linha de fixação que define a margem superior do membro inferior. Começando anteriormente e circundando lateralmente o membro, essa linha de fixação inclui o ligamento inguinal, o ramo inferior do osso púbis, o corpo do púbis e o ramo superior do púbis.

Inferiormente, a fáscia lata é contínua com a fáscia profunda da perna.

Trato iliotibial

A fáscia lata é espessada lateralmente, formando uma faixa longitudinal (o **trato iliotibial**), que desce ao longo da margem lateral do membro a partir do tubérculo da crista ilíaca até um local de inserção ósseo, imediatamente inferior ao joelho (Figura 6.40 B).

A parte superior da fáscia lata na região glútea se divide anteriormente para envolver o músculo tensor da fáscia lata e, posteriormente, para envolver o músculo glúteo máximo:

- O músculo tensor da fáscia lata é parcialmente envolvido pelos feixes superior e anterior do trato iliotibial e se insere neles
- A maior parte do músculo glúteo máximo se insere no feixe posterior do trato iliotibial.

Os músculos tensores da fáscia lata e glúteo máximo, trabalhando através de suas inserções no trato iliotibial, seguram a perna em extensão, uma vez que os outros músculos já a estenderam, na articulação do joelho. O trato iliotibial e seus dois músculos associados também estabilizam a articulação do quadril, impedindo o deslocamento lateral da extremidade proximal do fêmur, para fora do acetábulo.

Hiato safeno

A fáscia lata tem uma abertura proeminente na parte anteromedial da coxa, em local imediatamente inferior ao ligamento inguinal (o **hiato safeno**), possibilitando a passagem da veia safena magna da camada superficial para a profunda, para se conectar à veia femoral (Figura 6.41).

A margem do hiato safeno é formada pela margem medial livre da fáscia lata em seu curso descendente no

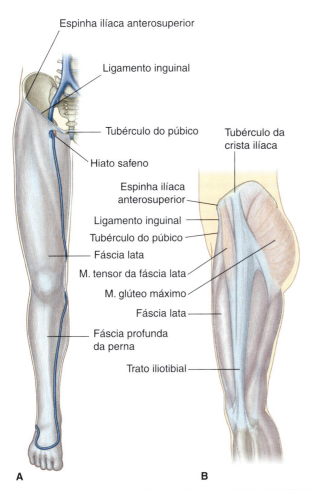

Figura 6.40 Fáscia lata. **A.** Membro direito. Vista anterior. **B.** Vista lateral.

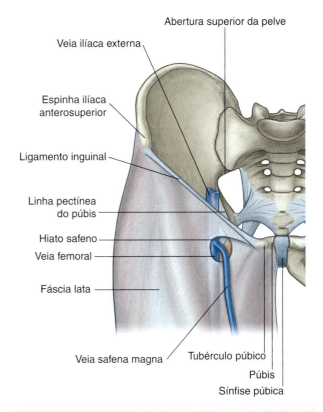

Figura 6.41 Hiato safeno. Vista anterior.

ligamento inguinal e passando em espiral ao redor do lado lateral da veia safena magna e medialmente sob a veia femoral para se inserir na linha pectínea do púbis.

Trígono femoral

O trígono femoral é uma depressão cuneiforme, formada por músculos na parte superior da coxa, na junção entre a parede anterior do abdome e o membro inferior (Figura 6.42):

- A base do trígono é o ligamento inguinal
- A margem medial é a margem medial do músculo adutor longo, no compartimento medial da coxa
- A margem lateral é a margem medial do músculo sartório, no compartimento anterior da coxa
- O assoalho do trígono é formado medialmente pelos músculos pectíneo e adutor longo, no compartimento medial da coxa, e lateralmente pelo músculo iliopsoas, descendo do abdome
- O ápice do trígono femoral aponta para baixo e é contínuo com um canal fascial (o **canal dos adutores**), que desce medialmente e posteriormente pela coxa até uma abertura na extremidade inferior de um dos maiores músculos adutores na coxa (o adutor magno) para se abrir na fossa poplítea, atrás do joelho.

O nervo, a artéria, a veia e os vasos linfáticos femorais passam do abdome para o membro inferior por baixo do ligamento inguinal, dentro do trígono femoral (Figura 6.43). A artéria e a veia femorais passam pelo canal dos adutores e inferiormente se tornam os vasos poplíteos atrás do joelho, onde encontram com ramos do nervo isquiático, este que desceu posteriormente pela coxa vindo da região glútea, e são com eles distribuídos distalmente.

De lateral para medial, as principais estruturas no trígono femoral são o nervo femoral, a artéria femoral, a veia femoral e os vasos linfáticos. A artéria femoral pode ser palpada no trígono femoral, em local imediatamente inferior ao ligamento inguinal, no ponto médio entre a espinha ilíaca anterossuperior e a sínfise púbica.

Bainha femoral

No trígono femoral, a artéria e a veia femorais e os vasos linfáticos associados ficam envolvidos por uma bainha afunilada de fáscia (a **bainha femoral**). A bainha é contínua superiormente com a fáscia transversal e posteriormente pela fáscia ilíaca do abdome, e é contínua inferiormente com o tecido conjuntivo associado aos vasos. Cada uma das três estruturas envolvidas pela bainha fica contida dentro de um compartimento fascial separado dentro dela. O compartimento mais medial (o canal femoral) contém os vasos linfáticos e tem formato cônico. A abertura superior desse canal é, potencialmente, um ponto de fragilidade no abdome inferior e possível local de hérnias femorais. O nervo femoral é lateral à bainha femoral, e não fica contido nela.

Na clínica

Acesso vascular para o membro inferior

Profunda e inferiormente ao ligamento inguinal, encontram-se a artéria e a veia femorais. A artéria femoral é palpável quando passa sobre a cabeça do fêmur e pode ser facilmente identificada na ultrassonografia. Se um acesso arterial ou venoso for necessário rapidamente, um médico pode puncionar esses vasos.

Muitos procedimentos radiológicos envolvem cateterismo da artéria femoral ou da veia femoral para obter acesso ao membro inferior contralateral, ao membro inferior ipsilateral, aos vasos do tórax e do abdome e aos vasos encefálicos.

Cardiologistas também usam a artéria femoral para introduzir cateteres até o arco da aorta, e nas artérias coronárias para realizar angiografia e angioplastia coronárias.

O acesso pela veia femoral possibilita a introdução de cateteres até as veias renais, as veias gonadais, o átrio direito e o lado direito do coração, incluindo a artéria pulmonar e os vasos distais da árvore pulmonar. Acesso à veia cava superior e às grandes veias do pescoço também é possível.

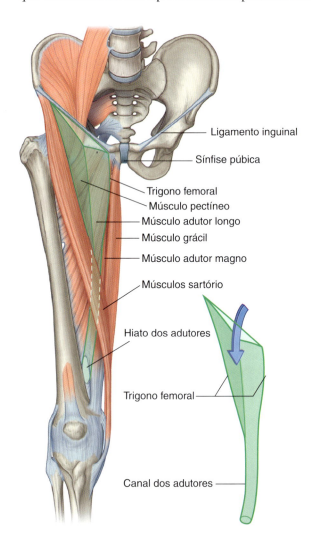

Figura 6.42 Limites do trígono femoral.

Capítulo 6 • Membro inferior

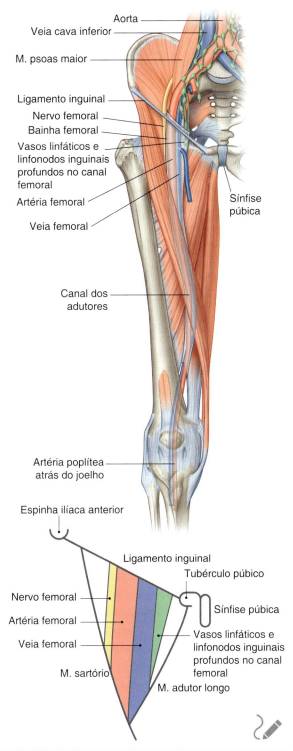

Figura 6.43 Conteúdo do trígono femoral.

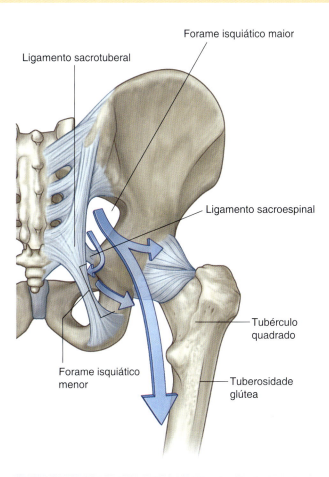

Figura 6.44 Região glútea. Vista posterior.

A região glútea se comunica anteromedialmente com a cavidade pélvica e com o períneo através do forame isquiático maior e o forame isquiático menor, respectivamente. Inferiormente, é contínua com a região posterior da coxa.

O nervo isquiático entra no membro inferior saindo da cavidade pélvica, passando pelo forame isquiático maior e descendo pela região glútea até entrar na coxa posterior, e então direciona-se até a perna e o pé.

O nervo pudendo e vasos pudendos internos passam entre a cavidade pélvica e o períneo, atravessando o forame isquiático maior para entrar na região glútea, e então passando imediatamente pelo forame isquiático menor para entrar no períneo. O nervo para o músculo obturador interno e para o músculo gêmeo superior segue um trajeto similar. Outros nervos e vasos que passam pelo forame isquiático maior, saindo da cavidade pélvica, suprem estruturas na própria região glútea.

REGIÃO GLÚTEA

A região glútea fica posterolateral ao corpo da pelve óssea e à extremidade proximal do fêmur (Figura 6.44). Os músculos da região realizam principalmente abdução, extensão e rotação lateral do fêmur em relação ao osso do quadril.

Músculos

Os músculos da região glútea (Tabela 6.2) pertencem principalmente a dois grupos:

- Um grupo profundo de pequenos músculos, que são principalmente rotadores laterais do fêmur na articulação do quadril e incluem os músculos piriforme,

443

obturador interno, gêmeo superior, gêmeo inferior e quadrado femoral
- Um grupo mais superficial de músculos maiores, que principalmente abduzem e estendem o quadril e incluem os músculos glúteo mínimo, glúteo médio e glúteo máximo; um músculo adicional nesse grupo, o tensor da fáscia lata, estabiliza o joelho em extensão, agindo através de uma faixa longitudinal especializada de fáscia profunda (o trato iliotibial) que desce pela lateral da coxa para se inserir na extremidade proximal da tíbia, na perna.

Muitos dos nervos mais importantes da região glútea ficam no plano entre os grupos superficial e profundo de músculos.

Grupo profundo
Músculo piriforme

O músculo **piriforme** é o mais superior do grupo profundo de músculos (Figura 6.45) e é um músculo da parede da pelve e da região glútea (Capítulo 5). Origina-se da região entre os forames sacrais anteriores, na face anterolateral do sacro, e passa lateral e inferiormente através do forame isquiático maior.

Na região glútea, o músculo piriforme passa posteriormente à articulação do quadril e se insere na margem superior do trocanter maior do fêmur.

O músculo piriforme rotaciona externamente e abduz o fêmur na articulação do quadril e é suprido na cavidade pélvica pelo nervo para o músculo piriforme, que

Tabela 6.2 Músculos da região glútea (segmentos espinais em negrito são os principais segmentos a inervar o músculo).

Músculo	Origem	Inserção	Inervação	Função
Piriforme	Face anterior do sacro, entre os forames sacrais anteriores	Lado medial da margem superior do trocanter maior do fêmur	Ramos de S1 e **S2**	Rotação lateral do fêmur estendido na articulação do quadril; abduz o fêmur flexionado na articulação do quadril
Obturador interno	Parede anterolateral da pelve menor; face profunda da membrana obturadora e do osso adjacente	Lado medial do trocanter maior do fêmur	Nervo para o músculo obturador interno (L5, **S1**)	Rotação lateral do fêmur estendido na articulação do quadril; abdução do fêmur flexionado na articulação do quadril
Gêmeo superior	Face externa da espinha isquiática	Ao longo do comprimento da face superior do tendão do obturador interior, e entrando no lado medial do trocanter maior do fêmur com o tendão do músculo obturador interno	Nervo para o obturador interno (L5, **S1**)	Rotação lateral do fêmur estendido na articulação do quadril; abdução do fêmur flexionado na articulação do quadril
Gêmeo inferior	Parte superior do túber isquiático	Ao longo do comprimento da face inferior do tendão do músculo obturador interno, e entrando no lado medial do trocanter maior do fêmur com o tendão do músculo obturador interno	Nervo para o quadrado femoral (**L5, S1**)	Faz rotação lateral do fêmur estendido na articulação do quadril; abdução do fêmur flexionado na articulação do quadril
Quadrado femoral	Parte lateral do ísquio, imediatamente anterior ao túber isquiático	Tubérculo quadrado na crista intertrocantérica da extremidade proximal do fêmur	Nervo para o quadrado femoral (**L5, S1**)	Rotação lateral do fêmur na articulação do quadril
Glúteo mínimo	Face externa do ílio, entre as linhas glúteas inferior e anterior	Área linear na face lateral do trocanter maior do fêmur	Nervo glúteo superior (**L4, L5**, S1)	Abdução do fêmur na articulação do quadril; mantém a pelve em sua posição sobre a perna e impede sua queda no lado oposto ao balanço durante a marcha; rotação medial da coxa
Glúteo médio	Face externa do ílio, entre as linhas glúteas inferior e anterior	Área alongada na face lateral do trocanter maior do fêmur	Nervo glúteo superior (**L4, L5**, S1)	Abdução do fêmur na articulação do quadril; mantém a pelve em sua posição sobre o membro inferior e impede sua queda para o lado oposto ao balanço durante a marcha; rotação medial da coxa
Glúteo máximo	Fáscia que recobre o músculo glúteo médio, face externa do ílio atrás da linha glútea posterior, fáscia do músculo eretor da espinha, face dorsal do sacro inferior, margem lateral do cóccix, face externa do ligamento sacrotuberal	Face posterior do trato iliotibial da fáscia lata e tuberosidade glútea da extremidade proximal do fêmur	Nervo glúteo inferior (**L5, S1**, S2)	Poderoso extensor do fêmur flexionado na articulação do quadril; estabilizador lateral das articulações do quadril e do joelho; rotação lateral e abdução da coxa
Tensor da fáscia lata	Face lateral da crista ilíaca, entre a espinha ilíaca anterosuperior e o tubérculo da crista	Trato iliotibial da fáscia lata	Nervo glúteo superior (**L4, L5**, S1)	Estabiliza o joelho em extensão

Capítulo 6 • Membro inferior

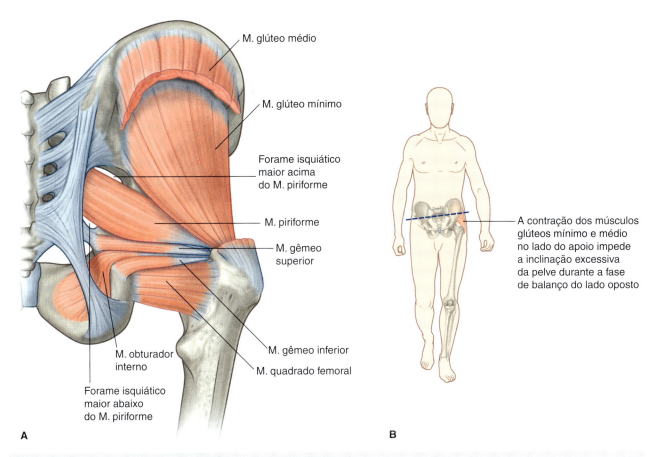

Figura 6.45 Músculos profundos na região glútea. **A.** Vista posterior. **B.** Função.

se origina como ramos de S1 e S2 do plexo sacral (Capítulo 5).

Além de sua ação na articulação do quadril, o músculo piriforme é um importante acidente anatômico, porque divide o forame isquiático maior em duas regiões, uma acima e outra abaixo dele. Vasos e nervos passam entre a pelve e a região glútea, atravessando o forame isquiático maior acima ou abaixo do músculo piriforme.

Músculo obturador interno

O músculo **obturador interno**, assim como o músculo piriforme, pertence à parede da pelve e à região glútea (Figura 6.45). É um músculo plano, em formato de leque, que se origina da face medial da membrana obturadora e dos ossos adjacentes que formam o forame obturado (Capítulo 5). Como o assoalho da pelve se fixa a uma faixa espessada de fáscia, cruzando a face medial do obturador interno, esse músculo forma:

- A parede anterolateral da cavidade pélvica, acima do assoalho da pelve, e
- A parede lateral da fossa isquioanal, no períneo, abaixo do assoalho da pele.

As fibras do músculo obturador interno convergem para formar um tendão, que se dobra a 90° em volta do ísquio, entre a espinha isquiática e o túber isquiático, e atravessa o forame isquiático menor para entrar na região glútea. O tendão então passa posteroinferiormente até a articulação do quadril, e se insere na face medial da margem superior do trocanter maior do fêmur, em local imediatamente inferior à inserção do músculo piriforme.

Músculos gêmeos superior e inferior

Os músculos gêmeos superior e inferior são um par de músculos triangulares associados com as margens superior e inferior do tendão do músculo obturador interno (Figura 6.45):

- A base do **músculo gêmeo superior** se origina da face glútea da espinha isquiática
- A base do **músculo gêmeo inferior** se origina das faces glútea superior e pélvica do túber isquiático.

Fibras dos músculos gêmeos se inserem ao longo do comprimento do tendão do músculo obturador interno, e os ápices dos dois músculos se inserem junto com ele no trocanter maior do fêmur.

O músculo gêmeo superior é suprido pelo nervo para o músculo obturador interno, e o músculo gêmeo inferior, pelo nervo para o músculo quadrado femoral. Os

445

músculos gêmeos agem junto com o músculo obturador interno para realizar rotação lateral e abdução do fêmur, na articulação do quadril.

Músculo quadrado femoral

O músculo **quadrado femoral** é o mais inferior do grupo profundo de músculos na região glútea (Figura 6.45). É um músculo plano retangular, localizado abaixo do músculo obturador interno, e é associado com os músculos gêmeos.

O músculo quadrado femoral é fixado, em uma extremidade, a uma rugosidade linear na parte lateral do ísquio, imediatamente anterior ao túber isquiático, e, na outra extremidade, ao tubérculo quadrado, na crista intertrocantérica da parte proximal do fêmur.

O músculo quadrado femoral realiza rotação lateral do fêmur, na articulação do quadril, e é suprido pelo nervo para o músculo quadrado femoral.

Grupo superficial

Músculos glúteos mínimo e médio

Os músculos glúteos mínimo e médio fazem parte do grupo mais superficial da região glútea (Figura 6.45).

O **músculo glúteo mínimo** é semicircular e se origina da face externa da parte dilatada superior do ílio, entre as linhas glúteas inferior e anterior. As fibras musculares convergem inferior e lateralmente para formar um tendão, que se insere em uma ampla face linear na parte anterolateral do trocanter maior do fêmur.

O **músculo glúteo médio** se estende sobre o músculo glúteo mínimo e também é semicircular. Tem uma ampla origem, na face externa do ílio entre as linhas glúteas anterior e posterior, e se insere em uma parte alongada na face lateral do trocanter maior.

Os músculos glúteos médio e mínimo fazem a abdução do membro inferior na articulação do quadril e reduzem a queda da pelve do lado oposto ao membro em balanço durante a marcha, fixando a posição da pelve no membro de apoio (Figura 6.45 B). Ambos os músculos são supridos pelo nervo glúteo superior.

Músculo glúteo máximo

O músculo glúteo máximo é o maior músculo da região glútea e se estende sobre a maior parte dos outros músculos glúteos (Figura 6.46).

O músculo glúteo máximo tem formato quadrangular e tem uma ampla origem, de uma área espessada do ílio posterior à linha glútea posterior, ao longo da face dorsal da parte inferior do sacro e da face lateral do cóccix, até a face externa do ligamento sacrotuberal. Fixa-se também à fáscia que envolve o músculo glúteo médio e, entre o ílio e o sacro, à fáscia que recobre os músculos eretores da

Na clínica

Sinal de Trendelenburg

O sinal de Trendlenburg ocorrem em pessoas com músculos abdutores do quadril (glúteos médio e mínimo) enfraquecidos ou paralisados. É demonstrado pedindo-se ao paciente que se apoie em apenas um membro. Quando o paciente se apoia no membro afetado, a pelve visivelmente cai sobre o membro em balanço.

Sinais positivos são tipicamente encontrados em pacientes com dano ao nervo glúteo superior. Isso pode ocorrer em associação com fraturas pélvicas, com lesões que ocupam espaço dentro da pelve, invadindo o forame isquiático maior e, em alguns casos, cirurgias no quadril em que houve lesão e subsequente atrofia das inserções dos tendões dos músculos glúteos médio e mínimo no trocanter maior do fêmur.

Em pacientes com sinal de Trendelenburg positivo, a marcha também é anormal. Tipicamente, durante a fase de apoio do membro afetado, os músculos abdutores enfraquecidos permitem que a pelve se incline inferiormente sobre o membro em balanço. O paciente compensa a queda da pelve inclinando o tronco para o lado afetado, tentando manter o nível da pelve durante o ciclo da marcha.

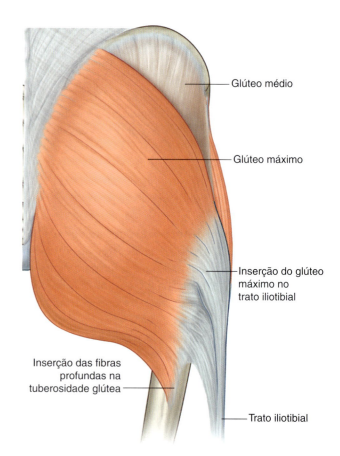

Figura 6.46 Músculo glúteo máximo. Vista posterior.

espinha, e é frequentemente descrito como sendo envolto por duas camadas da fáscia lata, que recobre a coxa e a região glútea.

Lateralmente, as partes superiores e inferiores superficiais do músculo glúteo máximo se inserem na parte posterior de um espessamento tendíneo da fáscia lata (o trato iliotibial), que passa sobre a face lateral do trocanter maior e desce pela coxa até a parte superior da perna. Partes profundas distais do músculo se fixam à alongada tuberosidade glútea, da parte proximal do fêmur.

O músculo glúteo máximo realiza, pincipalmente, a extensão da perna flexionada na articulação do quadril. Através de sua inserção no trato iliotibial, ele também estabiliza as articulações do joelho e do quadril. É inervado pelo nervo glúteo inferior.

Músculo tensor da fáscia lata

O músculo tensor da fáscia lata é o mais anterior do grupo superficial de músculos da região glútea e se estende sobre o glúteo mínimo e a parte anterior do glúteo médio (Figura 6.47).

O músculo tensor da fáscia lata se origina na margem extena da crista ilíaca, da espinha ilíaca anterossuperior, até aproximadamente o tubérculo da crista ilíaca. As fibras musculares descem para se inserir na parte anterior do trato iliotibial da fáscia profunda, que desce pela face lateral da coxa e se insere na parte superior da tíbia. Assim como o músculo glúteo máximo, o músculo tensor da fáscia lata é envolto por um compartimento da fáscia lata.

O músculo tensor da fáscia lata estabiliza o joelho em extensão e, trabalhando em conjunto com o músculo glúteo máximo no trato iliotibial lateral ao trocanter maior, estabiliza a articulação do quadril, segurando a cabeça do fêmur dentro do acetábulo (Figura 6.47). É inervado pelo nervo glúteo superior.

Nervos

Sete nervos entram na região glútea, saindo da pelve pelo forame isquiático maior (Figura 6.48): nervo glúteo superior, nervo isquiático, nervo para o quadrado femoral, nervo para o obturador interno, nervo cutâneo posterior da coxa, nervo pudendo e nervo glúteo inferior.

Outro nervo, o nervo cutâneo perfurante, penetra na região glútea, passando diretamente através do ligamento sacrotuberal.

Alguns desses nervos, como o nervo isquiático e o nervo pudendo, passam pela região glútea em seu trajeto para outras áreas. Nervos como os glúteos superior e inferior suprem estruturas na região glútea. Muitos dos nervos na região ficam no plano entre os grupos musculares superficial e profundo.

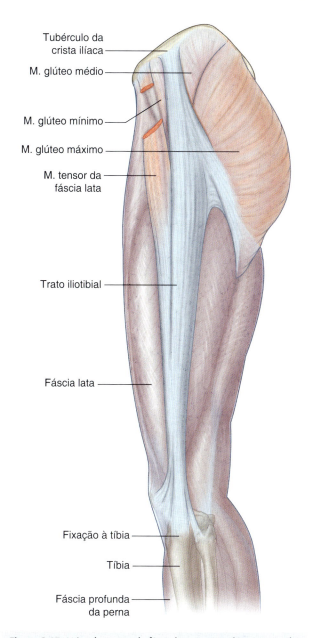

Figura 6.47 Músculo tensor da fáscia lata. Região glútea esquerda, vista lateral.

Nervo glúteo superior

De todos os nervos que atravessam o forame isquiático maior, o nervo glúteo superior é o único que passa por cima do músculo piriforme (Figura 6.48). Após entrar na região glútea, o nervo dá a volta sobre a margem inferior do músculo glúteo mínimo e corre, anteriormente e lateralmente, no plano entre os músculos glúteos mínimo e médio.

O nervo glúteo superior fornece ramos para os músculos glúteos mínimo e médio e termina inervando o músculo tensor da fáscia lata.

Nervo isquiático

O nervo isquiático penetra na região glútea, atravessando o forame isquiático maior em posição inferior ao

Gray Anatomia Clínica para Estudantes

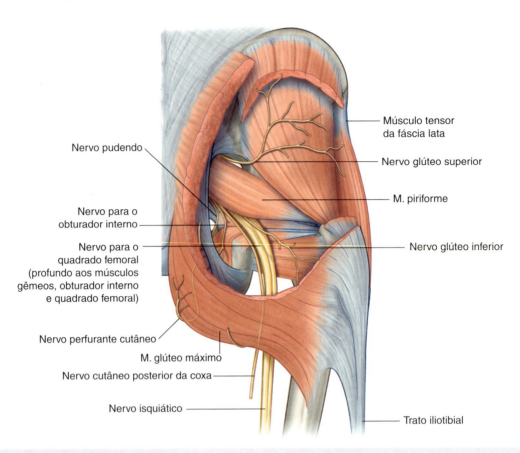

Figura 6.48 Nervos na região glútea. Vista posterior.

músculo piriforme (Figura 6.48). Desce pelo plano entre os grupos musculares superficial e profundo da região, anterior às faces inicialmente do obturador interno e gêmeos associados, e então do quadrado femoral. Fica imediatamente profundo ao músculo glúteo máximo no ponto médio entre o túber isquiático e o trocanter maior do fêmur. Quando atinge a margem inferior do músculo quadrado femoral, o nervo isquiático penetra na parte posterior da coxa.

O nervo isquiático é o maior nervo no corpo e supre todos os músculos do compartimento posterior da coxa que flexionam o joelho e todos os músculos que atuam no tornozelo e no pé; também supre uma grande área de pele no membro inferior.

Nervo para o músculo quadrado femoral

O nervo para o músculo quadrado femoral entra na região glútea atravessando o forame isquiático maior em posição inferior ao músculo piriforme e profunda ao nervo isquiático (Figura 6.48). Diferentemente dos outros nervos da região glútea, o nervo para o músculo quadrado femoral fica anterior ao plano dos músculos profundos.

O nervo para o músculo quadrado femoral desce ao longo do ísquio, em posição profunda ao tendão do músculo obturador interno e músculos gêmeos associados, para penetrar e suprir o músculo quadrado femoral. Fornece um pequeno ramo para o músculo gêmeo inferior.

Nervo para o músculo obturador interno

O nervo para o músculo obturador interno entra na região glútea atravessando o forame isquiático maior em posição inferior ao músculo piriforme e entre o nervo cutâneo posterior da coxa e o nervo pudendo (Figura 6.48). Fornece um pequeno ramo para o músculo gêmeo superior e então passa sobre a espinha isquiática e através do forame isquiático menor para suprir o músculo obturador interno a partir de sua face medial, no períneo.

Nervo cutâneo posterior da coxa

O nervo cutâneo posterior da coxa penetra na região glútea através do forame isquiático maior em posição inferior ao músculo piriforme e imediatamente medial ao nervo isquiático (Figura 6.48). Desce pela região glútea imediatamente inferior ao músculo glúteo máximo e entra na parte posterior da coxa.

O nervo cutâneo posterior da coxa tem numerosos ramos glúteos que circundam a margem inferior do músculo glúteo máximo para suprir a pele no sulco infraglúteo. Um pequeno ramo perineal se direciona medialmente para contribuir com a inervação da pele do escroto ou

Capítulo 6 • Membro inferior

> **Na clínica**
>
> **Injeções intramusculares**
> Ocasionalmente, é necessário administrar drogas por via intramuscular (IM), ou seja, injeção direta nos músculos. Esse procedimento precisa ser realizado sem danificar estruturas neurovasculares. Um local típico para uma injeção intramuscular é a região glútea. O nervo isquiático passa por essa região e precisa ser evitado. O local mais seguro para a injeção é o quadrante superior externo da região glútea direita ou esquerda.
>
> A região glútea pode ser dividida em quadrantes por duas linhas imaginárias posicionadas segundo acidentes anatômicos ósseos palpáveis (Figura 6.49). Uma linha desce verticalmente do ponto mais alto da crista ilíaca. Outra linha é horizontal e cruza com a primeira no ponto médio entre o ponto mais alto da crista ilíaca e o plano horizontal que atravessa o túber isquiático.
>
> É importante lembrar que a região glútea se estende anteriormente até a espinha ilíaca anterosuperior. O nervo isquiático se curva através do canto lateral superior do quadrante medial inferior e desce ao longo da margem medial do quadrante lateral inferior.
>
> Ocasionalmente, o nervo isquiático se bifurca em ramos tibial e fibular comum dentro da pelve, e, nesse caso, o nervo fibular comum penetra na região glútea atravessando o músculo piriforme, ou acima deste.
>
> O nervo e os vasos glúteos superiores normalmente penetram na região glútea acima do músculo piriforme e direcionam-se superior e anteriormente.
>
> O ângulo anterior do quadrante superolateral é normalmente usado para injeções para evitar lesões do nervo isquiático ou outros nervos e vasos na região glútea. Uma agulha colocada nessa região penetra no músculo glúteo médio anterossuperiormente à margem do músculo glúteo máximo.

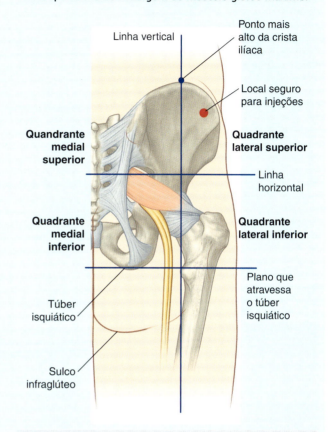

Figura 6.49 Local para injeções intramusculares na região glútea.

dos lábios maiores do pudendo no períneo. O ramo principal do nervo cutâneo posterior da coxa continua inferiormente, dando origem a ramos que inervam a pele da parte posterior da coxa e da perna.

Nervo pudendo

O nervo pudendo penetra na região glútea através do forame isquiático maior em posição inferior ao músculo piriforme e medial ao nervo isquiático (Figura 6.48). Passa sobre o ligamento sacroespinal e imediatamente atravessa o forame isquiático menor para entrar no períneo. O trajeto do nervo pudendo na região glútea é curto, e o nervo fica frequentemente oculto pela margem superior do ligamento sacrotuberal sobrejacente.

O nervo pudendo é o principal nervo somático do períneo e não tem ramos na região glútea.

Nervo glúteo inferior

O nervo glúteo inferior penetra na região glútea através do forame isquiático maior em posição inferior ao músculo piriforme e ao longo da face posterior do nervo isquiático (Figura 6.48); penetra e supre o músculo glúteo máximo.

Nervo cutâneo perfurante

O nervo cutâneo perfurante é o único nervo da região glútea que não atravessa o forame isquiático maior. É um pequeno nervo que sai do plexo sacral, na cavidade pélvica, perfurando e atravessando o ligamento sacrotuberal. Circunda, então, a margem inferior do músculo glúteo máximo para inervar a pele na face medial desse músculo (Figura 6.48).

Artérias

Duas artérias entram na região glútea saindo da cavidade pélvica pelo forame isquiático maior: a artéria glútea inferior e a artéria glútea superior (Figura 6.50). Elas irrigam estruturas na região glútea e parte posterior da coxa e têm importantes anastomoses colaterais com ramos da artéria femoral.

449

Gray Anatomia Clínica para Estudantes

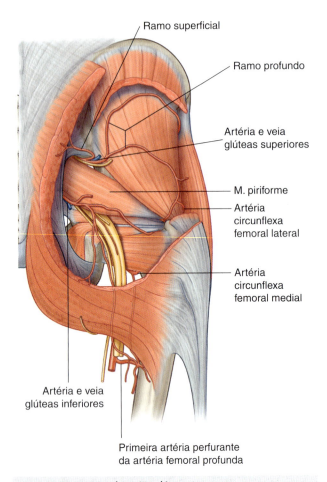

Figura 6.50 Artérias da região glútea.

Artéria glútea inferior

A artéria glútea inferior se origina de um ramo anterior da artéria ilíaca interna, na cavidade pélvica. Sai dessa cavidade junto com o nervo glúteo inferior, atravessando o forame isquiático maior em posição inferior ao músculo piriforme (Figura 6.50).

A artéria glútea inferior irriga os músculos adjacentes e desce pela região glútea até a parte posterior da coxa, onde irriga estruturas adjacentes e faz anastomoses com ramos perfurantes da artéria femoral. Fornece também um ramo para o nervo isquiático.

Artéria glútea superior

A artéria glútea superior se origina de um ramo posterior da artéria ilíaca interna, na cavidade pélvica. Sai dessa cavidade com o nervo glúteo superior, atravessando o forame isquiático maior acima do músculo piriforme (Figura 6.50). Na região glútea, divide-se em um ramo superficial e um ramo profundo:

- O ramo superficial passa para a face profunda do músculo glúteo máximo
- O ramo profundo passa entre os músculos glúteos médio e mínimo

Além de irrigar os músculos adjacentes, a artéria glútea superior contribui para a irrigação da articulação do quadril. Ramos da artéria também fazem anastomoses com as artérias circunflexas femorais lateral e medial, da artéria femoral profunda na coxa, e com a artéria glútea inferior (Figura 6.51).

Veias

As veias glúteas inferior e superior seguem as artérias glúteas inferior e superior para dentro da pelve, onde se juntam ao plexo venoso pélvico. Perifericamente, as veias fazem anastomose com veias glúteas superficiais, que acabam por drenar anteriormente na veia femoral.

Drenagem linfática

Vasos linfáticos profundos da região glútea acompanham os vasos sanguíneos para dentro da cavidade pélvica e se conectam a linfonodos ilíacos internos.

Vasos superficiais drenam para os linfonodos inguinais superficiais, na parte anterior da coxa.

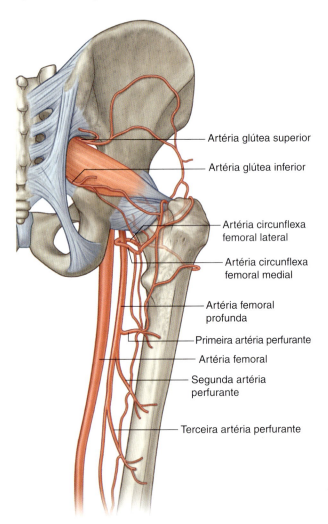

Figura 6.51 Anastomoses entre artérias glúteas e vasos que se originam da artéria femoral na coxa. Vista posterior.

Capítulo 6 • Membro inferior

COXA

A coxa é a região do membro inferior que fica, aproximadamente, entre as articulações do joelho e do quadril (Figura 6.52):

- Anteriormente, é separada da parede do abdome pelo ligamento inguinal
- Posteriormente, separa-se da região glútea pelo sulco infraglúteo, superficialmente, e pelas margens inferiores dos músculos glúteo máximo e do quadrado femoral, nos planos mais profundos.

Estruturas entram e saem do topo da coxa por três trajetos:

- Posteriormente, a coxa é contínua com a região glútea e a principal estrutura que passa entre as duas é o nervo isquiático
- Anteriormente, a coxa se comunica com a cavidade abdominal através da abertura entre o ligamento inguinal e o osso da pelve, e as principais estruturas que atravessam essa abertura são os músculos iliopsoas e pectíneo, o nervo, a artéria e a veia femorais e vasos linfáticos
- Medialmente, estruturas (incluindo o nervo obturatório e vasos associados) passam entre a coxa e a cavidade pélvica através do canal obturatório.

A coxa é dividida em três compartimentos por septos intermusculares entre a linha posterior do fêmur e a fáscia lata (a camada espessa de fáscia profunda que envolve completamente a coxa; Figura 6.52 C):

- O **compartimento anterior da coxa** contém músculos que, principalmente, estendem a perna na articulação do joelho
- O **compartimento posterior da coxa** contém músculos que, principalmente, estendem a coxa na articulação do quadril e flexionam a perna na articulação do joelho
- O **compartimento medial da coxa** consiste em músculos que, principalmente, fazem a adução da coxa na articulação do quadril.

O nervo isquiático supre músculos no compartimento posterior da coxa, o nervo femoral supre músculos no compartimento anterior da coxa e o nervo obturatório supre a maioria dos músculos no compartimento medial da coxa.

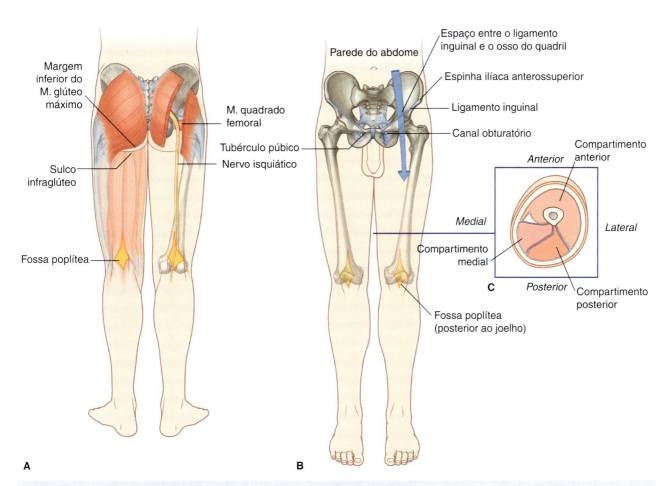

Figura 6.52 Coxa. **A.** Vista posterior. **B.** Vista anterior. **C.** Corte através da metade da coxa.

As principais artérias, veias e vasos linfáticos penetram na coxa anteriormente ao osso do quadril e atravessam o trígono femoral inferiormente ao ligamento inguinal. Vasos e nervos que passam entre a coxa e a perna atravessam a fossa poplítea, posterior à articulação do joelho.

Ossos

O suporte esquelético da coxa é o fêmur. A maior parte dos grandes músculos da coxa se insere nas extremidades proximais dos dois ossos da perna (tíbia e fíbula) e flexiona e estende a perna na articulação do joelho. A extremidade distal do fêmur é origem para os músculos gastrocnêmios que ficam predominantemente no compartimento posterior da perna e realizam a flexão plantar do pé.

Corpo e extremidade distal do fêmur

O corpo do fêmur é arqueado para a frente e tem um trajeto oblíquo, do colo até a extremidade distal (Figura 6.53). Como consequência dessa orientação oblíqua, o joelho fica mais próximo da linha mediana sob o centro de gravidade do corpo.

A parte média do corpo do fêmur é triangular no corte transversal (Figura 6.53 D). Nessa parte, o fêmur tem faces lisas medial (posteromedial), lateral (posterolateral) e anterior, e margens medial, lateral e posterior. As margens medial e lateral são arredondadas, enquanto a margem posterior forma uma ampla crista rugosa – a **linha áspera**.

Nas regiões proximal e distal do fêmur, a linha áspera se alarga e forma uma face posterior adicional. Na extremidade distal do fêmur, essa face posterior forma o assoalho da fossa poplítea, e suas margens formam as **linhas supracondilares medial** e **lateral**. A linha supracondilar medial termina em um proeminente tubérculo (o **tubérculo do adutor do fêmur**) na parte superior do **côndilo medial** da extremidade distal. Imediatamente lateral à extremidade inferior da linha supracondilar medial, há uma área rugosa e alongada de osso para a inserção proximal da cabeça medial do músculo gastrocnêmio (Figura 6.52).

A extremidade distal do fêmur é caracterizada por dois grandes côndilos, que se articulam com a cabeça proximal da tíbia. Os côndilos são separados posteriormente por uma **fossa intercondilar** e unem-se anteriormente, onde se articulam com a patela.

As faces dos côndilos que se articulam com a tíbia são arredondadas posteriormente e tornam-se mais planas inferiormente. Em cada côndilo, um sulco oblíquo raso separa a face que se articula com a tíbia da face mais anterior, que se articula com a patela. As faces dos côndilos medial e lateral que se articulam com a patela formam uma vala em V, que fica voltada anteriormente. A face lateral da vala é maior e mais íngreme do que a face medial.

As paredes da fossa intercondilar têm duas faces para a fixação superior dos ligamentos cruzados, que estabilizam a articulação do joelho (Figura 6.53):

- A parede formada pela face lateral do côndilo medial tem uma grande faceta oval, que cobre a maior parte da metade inferior da parede, para a fixação da extremidade proximal do **ligamento cruzado posterior**
- A parede formada pela face medial do côndilo lateral tem uma faceta oval posterossuperior menor, para a inserção da extremidade proximal do **ligamento cruzado anterior**.

Epicôndilos, para a fixação dos ligamentos colaterais da articulação do joelho, são elevações ósseas nas faces externas não articulares dos côndilos (Figura 6.53). Duas facetas, separadas por um sulco, ficam imediatamente posteriores ao **epicôndilo lateral**:

- A faceta superior é onde se insere a cabeça lateral do músculo gastrocnêmio
- A faceta inferior é a inserção do músculo poplíteo.

O tendão do músculo poplíteo fica no sulco que separa as duas facetas.

O **epicôndilo medial** é uma eminência arredondada na face medial do côndilo medial. Imediatamente posterossuperior ao epicôndilo medial, encontra-se o tubérculo do adutor.

Patela

A patela é o maior osso sesamoide (um osso formado dentro do tendão de um músculo) do corpo e fica dentro do tendão do músculo quadríceps femoral, na porção que cruza anteriormente a articulação do joelho para se inserir na tíbia.

A patela é triangular:

- Seu ápice fica voltado inferiormente e é onde se insere o ligamento patelar, que conecta a patela à tíbia (Figura 6.54)
- Sua base é ampla e espessa, para a inserção do tendão do quadríceps, vindo de cima
- Sua face posterior se articula com o fêmur e tem facetas medial e lateral, que se inclinam, partindo de uma elevada crista lisa – a faceta lateral é maior do que a medial, para a articulação com a face maior correspondente, no côndilo lateral do fêmur.

Extremidade proximal da tíbia

A tíbia é o maior e mais medial dos dois ossos da perna, e é o único a se articular com o fêmur no joelho.

A extremidade proximal da tíbia é expandida no plano transversal, para sustentação de peso, e consiste em um

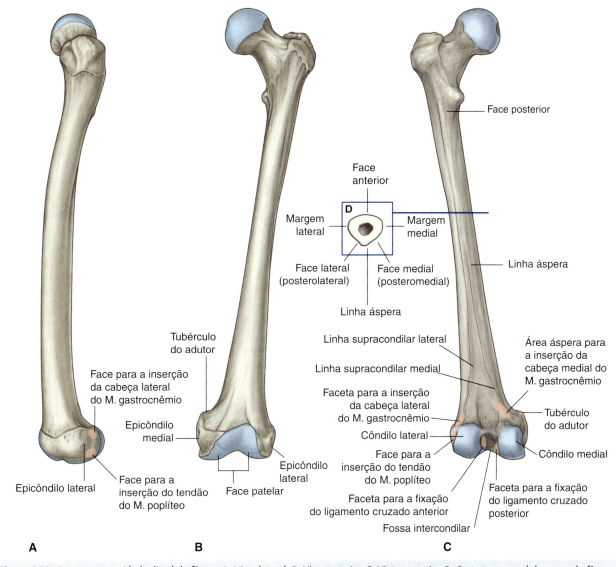

Figura 6.53 Corpo e extremidade distal do fêmur. **A.** Vista lateral. **B.** Vista anterior. **C.** Vista posterior. **D.** Corte transversal do corpo do fêmur.

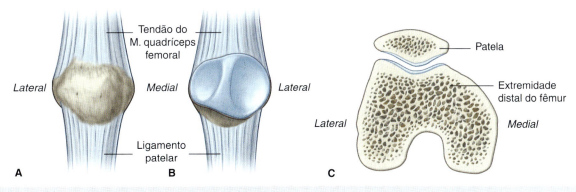

Figura 6.54 Patela. **A.** Vista anterior. **B.** Vista posterior. **C.** Vista superior.

côndilo medial e em um **côndilo lateral**, sendo ambos achatados no plano horizontal e mais largos do que a diáfise (Figura 6.55).

As faces superiores dos côndilos medial e lateral são articulares e separadas por uma área intercondilar, que contém locais de fixação para os fortes ligamentos (ligamentos cruzados) e as cartilagens interarticulares (meniscos) da articulação do joelho.

As faces articulares dos côndilos medial e lateral, junto com a área intercondilar, formam a face articular superior

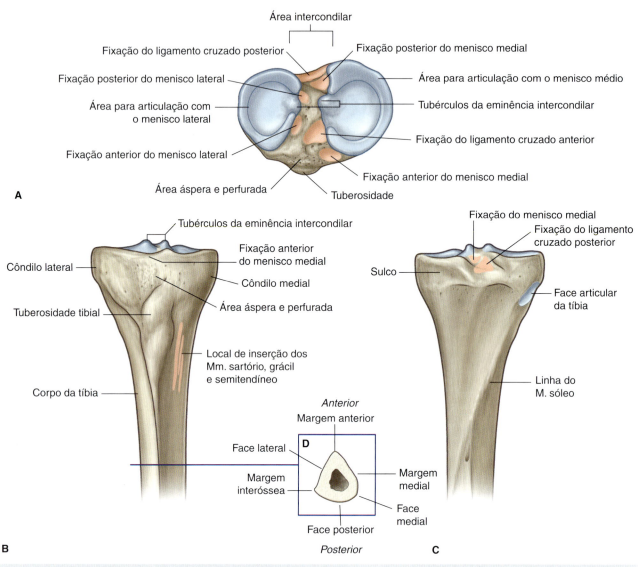

Figura 6.55 Extremidade proximal da tíbia. **A.** Vista superior, face articular superior da tíbia. **B.** Vista anterior. **C.** Vista posterior. **D.** Corte transversal do corpo da tíbia.

da tíbia (também conhecida, na prática clínica, como platô tibial) que se articula com e fica ancorado à extremidade distal do fêmur. Inferior aos côndilos na parte proximal do corpo, há uma grande **tuberosidade da tíbia** e irregularidades para a inserção de músculos e ligamentos.

Côndilos da tíbia e áreas intercondilares

Os côndilos da tíbia são espessos discos horizontais de osso fixados ao topo do corpo da tíbia (Figura 6.55).

O côndilo medial é maior do que o lateral e mais bem sustentado sobre a diáfise da tíbia. Sua face superior é oval para articulação com o côndilo medial do fêmur. A face articular se estende lateralmente até o lado do elevado **tubérculo intercondilar medial**.

A face superior do côndilo lateral é circular e se articula acima com o côndilo lateral do fêmur. A borda medial dessa face se estende até o lado do **tubérculo intercondilar lateral**.

As faces articulares superiores dos côndilos lateral e medial são côncavas, particularmente no centro. As margens externas das faces são mais planas e são as regiões que ficam em contato com os discos interarticulares (meniscos) de fibrocartilagem da articulação do joelho.

A face não articular posterior do côndilo medial tem um distinto sulco medial para parte da inserção do músculo semimembranáceo, e a parte inferior do côndilo lateral apresenta uma face circular bem-definida para articulação com a cabeça proximal da fíbula.

A área intercondilar da face articular superior da tíbia fica entre as faces articulares dos côndilos medial e lateral (Figura 6.55). É estreita centralmente, onde se eleva para formar a **eminência intercondilar**, cujos lados são ainda mais elevados para formar os tubérculos intercondilares medial e lateral.

A área intercondilar apresenta seis pequenas faces distintas para inserção dos meniscos e dos ligamentos cruzados. A área intercondilar anterior se alarga anteriormente e apresenta três facetas:

- A face mais anterior é o local de inserção da extremidade anterior (corno) do menisco medial
- Imediatamente posterior à pequena face mais anterior, há outra para a inserção do ligamento cruzado anterior
- Uma pequena face, para a fixação da extremidade anterior (corno) do menisco lateral, fica imediatamente lateral ao local de inserção do ligamento cruzado anterior.

A área intercondilar posterior também apresenta três facetas:

- A mais anterior é o local de inserção do corno posterior do menisco lateral
- Posteromedial à faceta mais anterior, fica o local de inserção do corno posterior do menisco medial
- Posteriormente ao local de inserção do corno posterior do menisco medial, há uma grande faceta para a inserção do ligamento cruzado posterior.

Além desses seis locais de fixação de meniscos e ligamentos cruzados, uma grande região anterolateral da área intercondilar anterior é mais áspera e perfurada por numerosos pequenos forames nutrícios para a passagem de vasos sanguíneos. Essa região é contínua com uma superfície similar na frente da tíbia, acima da tuberosidade, e fica contra o tecido conjuntivo infrapatelar.

Tuberosidade tibial

A **tuberosidade da tíbia** é uma área triangular invertida palpável na face anterior da tíbia, abaixo do local de junção entre os dois côndilos (Figura 6.55). É o local de fixação do **ligamento da patela**, que é uma continuação do tendão do músculo quadríceps femoral abaixo da patela.

Corpo da tíbia

O corpo (diáfise) da tíbia é triangular no corte transversal e tem três faces (posterior, medial e lateral) e três margens (anterior, interóssea e medial) (Figura 6.55 D):

- A **margem anterior** é aguda e desce a partir da tuberosidade da tíbia, onde é contínua superiormente com uma crista que passa ao longo da margem lateral da tuberosidade até o côndilo lateral
- A **margem interóssea** é uma sutil crista vertical que desce ao longo da face lateral da tíbia a partir da região do osso anterior e inferior à faceta articular para a cabeça da fíbula
- A **margem medial** é indistinta superiormente, onde começa na extremidade anterior do sulco na face posterior do côndilo tibial medial, mas torna-se aguda na parte média da diáfise.

A grande **face medial** do corpo da tíbia, entre as margens anterior e medial, é lisa e subcutânea, e é palpável ao longo de quase toda a sua extensão. Em local medial e levemente inferior à tuberosidade tibial, essa face contém uma elevação alongada sutil e levemente áspera. Essa elevação é o local de inserção combinada de três músculos (sartório, grácil e semitendíneo), que descem da coxa.

A **face posterior** do corpo da tíbia, entre as margens interóssea e medial, é mais larga superiormente, onde é cruzada por uma linha oblíqua áspera (a **linha para o músculo sóleo**).

A **face lateral**, entre as margens anterior e interóssea, é lisa e sem características distintas.

Extremidade proximal da fíbula

A fíbula é o osso lateral da perna, não faz parte da articulação do joelho e não sustenta o peso do corpo. É muito menor do que a tíbia e tem uma pequena cabeça proximal, um colo estreito e um corpo delicado, que termina como o maléolo lateral, no tornozelo.

A **cabeça** da fíbula é uma expansão em forma de globo na extremidade proximal da fíbula (Figura 6.56). Uma face articular circular na face superomedial conecta-se,

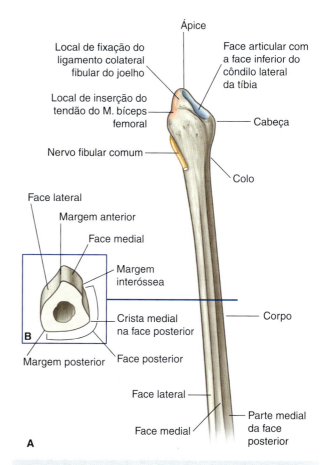

Figura 6.56 Extremidade proximal da fíbula. **A.** Vista anterior. **B.** Corpo transversal do corpo da fíbula.

acima, com uma face articular semelhante na face inferior do côndilo lateral da tíbia.

Imediatamente posterolateral a essa face articular, o osso se projeta superiormente (processo estiloide).

A face lateral da cabeça da fíbula apresenta uma grande impressão, onde se insere o músculo bíceps femoral. Uma depressão próxima à margem superior dessa impressão é o local de fixação do ligamento colateral fibular da articulação do joelho.

O **colo** da fíbula separa a cabeça do **corpo da fíbula**. O nervo fibular comum fica contra a face posterolateral do colo da fíbula.

Assim como a tíbia, o corpo da fíbula tem três margens (anterior, posterior e interóssea) e três faces (lateral, posterior e medial), que ficam entre as margens (Figura 6.56):

- A **margem anterior** é aguda na parte média do corpo da fíbula, e começa superiormente a partir da face anterior da cabeça
- A **margem posterior** é arredondada, e desce a partir da região do processo estiloide da cabeça
- A **margem interóssea** é medial em posição.
- As três faces da fíbula estão associadas com os três compartimentos musculares (lateral, posterior e anterior) da perna.

Músculos

Os músculos da coxa ficam arranjados em três compartimentos, separados por septos intermusculares (Figura 6.57).

O **compartimento anterior da coxa** contém o músculo sartório e o grande músculo quadríceps femoral (constituído pelos músculos reto femoral, vasto lateral, vasto medial e vasto intermédio). Todos são supridos pelo nervo femoral. Além deles, as extremidades terminais dos músculos psoas maior e ilíaco entram na parte superior do compartimento anterior partindo de locais de origem na parede abdominal posterior. Esses músculos são inervados por ramos saindo diretamente dos ramos anteriores de L1 a L3 (músculo psoas maior) ou do nervo femoral (músculo ilíaco) quando este desce pela parede do abdome.

O **compartimento medial da coxa** contém seis músculos (grácil, pectíneo, adutor longo, adutor curto, adutor magno e obturador externo). Todos, com exceção do músculo pectíneo, que é suprido pelo nervo femoral, e parte do músculo adutor magno, que é suprida pelo nervo isquiático, são supridos pelo nervo obturatório.

O **compartimento posterior da coxa** contém três grandes músculos isquiotibiais. Todos são supridos pelo nervo isquiático.

Compartimento anterior

Os músculos do compartimento anterior (Tabela 6.3) agem nas articulações do quadril e do joelho:

- Os músculos psoas maior e ilíaco agem no quadril
- Os músculos sartório e reto femoral agem tanto no quadril quanto no joelho, e
- Os músculos vastos agem no joelho.

Músculo iliopsoas – psoas maior e ilíaco

Os músculos **psoas maior** e **ilíaco** se originam na parede posterior do abdome e descem até a parte superior do compartimento anterior da coxa, atravessando a metade lateral do espaço entre o ligamento inguinal e o osso do quadril (Figura 6.58).

Embora os músculos ilíaco e psoas maior se originem como músculos separados no abdome, ambos se inserem por um tendão comum no trocanter menor do fêmur, e, juntos, são em geral denominados músculo **iliopsoas**.

O músculo iliopsoas é um poderoso flexor da coxa na articulação do quadril e contribui para a rotação lateral da coxa. O músculo psoas maior é inervado ramos anteriores de L1 a L3, e o músculo ilíaco é suprido por ramos do nervo femoral no abdome.

> ### Na clínica
>
> **Síndrome compartimental**
> A síndrome compartimental ocorre quando há edema em um compartimento muscular envolto por fáscia nos membros. Causas típicas incluem traumatismo no membro, hemorragia intracompartimental e compressão do membro. Conforme a pressão dentro do compartimento se eleva, o fluxo sanguíneo capilar e a perfusão tecidual são comprometidos, o que pode resultar em lesões neuromusculares se não for tratado.

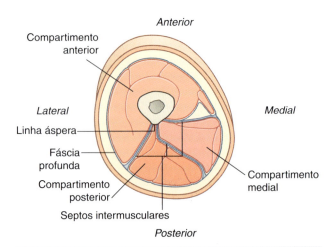

Figura 6.57 Corte transversal da parte média da coxa.

Capítulo 6 • Membro inferior

Tabela 6.3 Músculos do compartimento anterior da coxa (segmentos espinais em negrito são os principais segmentos a inervarem o músculo).

Músculo	Origem	Inserção	Inervação	Função
Psoas maior	Parede posterior do abdome (processos transversos, discos intervertebrais e corpos adjacentes das vértebras T XII a L V, e arcos tendíneos entre esses pontos)	Trocanter menor do fêmur	Ramos anteriores (**L1, L2**. L3)	Flexiona a coxa na articulação do quadril
Ilíaco	Parede posterior do abdome (fossa ilíaca)	Trocanter menor do fêmur	Nervo femoral (**L2**, L3)	Flexiona a coxa na articulação do quadril
Vasto medial	Fêmur – parte medial da linha intertrocantérica, linha pectínea, lábio medial da linha áspera, linha supracondilar medial	Tendão do M. quadríceps femoral e margem medial da patela	Nervo femoral (L2, **L3, L4**)	Estende a perna na articulação do joelho
Vasto intermédio	Fêmur – dois terços superiores das faces anterior e lateral	Tendão do M. quadríceps femoral, margem lateral da patela e côndilo lateral da tíbia	Nervo femoral (L2, **L3, L4**)	Estende a perna na articulação do joelho
Vasto lateral	Fêmur – parte lateral da linha intertrocantérica, margem do trocanter maior, margem lateral da tuberosidade glútea, lábio lateral da linha áspera	Tendão do M. quadríceps femoral e margem lateral da patela	Nervo femoral (L2, **L3, L4**)	Estende a perna na articulação do joelho
Reto femoral	A cabeça reta se origina da espinha ilíaca anteroinferior; a cabeça reflexa se origina do ílio, logo acima do acetábulo	Tendão do M. quadríceps femoral	Nervo femoral (L2, **L3, L4**)	Flexiona a coxa na articulação do quadril e estende a perna da articulação do joelho
Sartório	Espinha ilíaca anterossuperior	Face medial da tíbia imediatamente inferomedial à tuberosidade tibial	Nervo femoral (**L2, L3**)	Flexiona a coxa na articulação do quadril e flexiona a perna na articulação do joelho

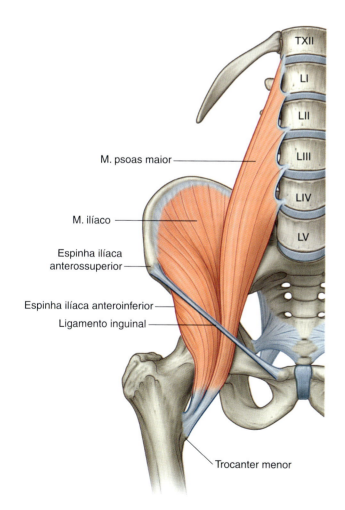

Figura 6.58 Músculos psoas maior e ilíaco.

Músculo quadríceps femoral – músculos vastos medial, intermédio e lateral e reto femoral

O grande músculo **quadríceps femoral** consiste em três músculos vastos (vasto medial, vasto intermédio e vasto lateral) e o músculo reto femoral (Figura 6.59).

O músculo quadríceps femoral principalmente estende a perna na articulação do joelho, mas o componente reto femoral também assiste na flexão da coxa na articulação do quadril. Como os músculos vastos se inserem nas margens da patela além do tendão do músculo quadríceps femoral, também estabilizam a posição do osso durante a movimentação da articulação do joelho.

O músculo quadríceps femoral é suprido pelo nervo femoral, com contribuições, principalmente, dos segmentos espinais L3 e L4. A percussão com um martelo de reflexos no ligamento patelar, portanto, testa a atividade reflexa, principalmente, nos níveis espinais L3 e L4.

Músculos vastos

Os músculos vastos se originam do fêmur, enquanto o músculo reto femoral se origina do osso da pelve. Todos se inserem primeiro na patela, pelo tendão do músculo quadríceps femoral, e então na tíbia, pelo **ligamento da patela**.

O **músculo vasto medial** se origina de uma linha contínua de inserção no fêmur, que começa anteromedialmente na linha intertrocantérica e continua posteroinferiormente ao longo da linha pectínea, e então desce ao longo do lábio medial da linha áspera até a linha supracondilar medial. As fibras convergem para a face

457

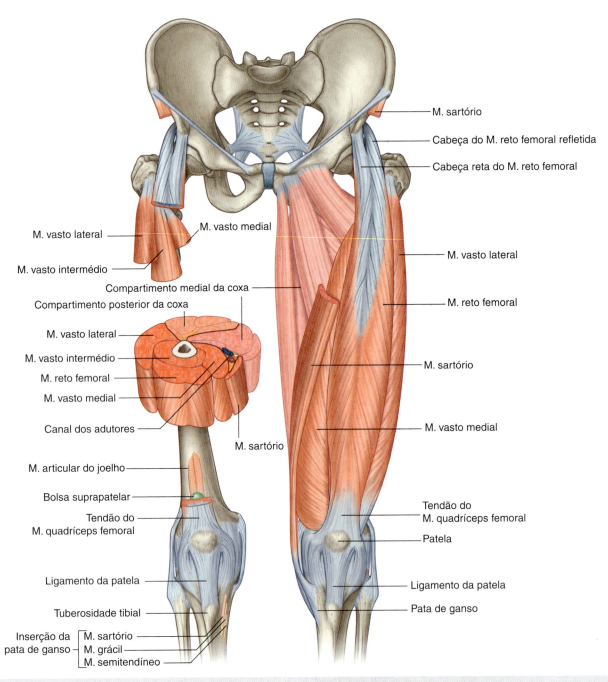

Figura 6.59 Músculos do compartimento anterior da coxa.

medial do tendão do músculo quadríceps femoral e para a margem medial da patela (Figura 6.59).

O **músculo vasto intermédio** se origina principalmente dos dois terços superiores das faces anterior e lateral do fêmur e do septo intermuscular adjacente (Figura 6.59). Funde-se à parte profunda do tendão do músculo quadríceps femoral e se insere na margem lateral da patela e no côndilo lateral da tíbia.

Um pequeno músculo (**músculo articular do joelho**) se origina do fêmur em local imediatamente inferior à origem do músculo vasto intermédio e se insere na bolsa suprapatelar associada à articulação do joelho (Figura 6.59). Esse músculo articular, que frequentemente é parte do músculo vasto intermédio, traciona a bolsa para longe da articulação do joelho durante a extensão.

O **músculo vasto lateral** é o maior dos músculos vastos (Figura 6.59). Origina-se de uma linha contínua de fixação, que começa anterolateralmente da parte superior da linha intertrocantérica do fêmur, e então circula lateralmente o osso para se fixar à margem lateral da tuberosidade glútea e continua descendo pela parte superior do lábio lateral da linha áspera. As fibras musculares convergem principalmente para o tendão do músculo quadríceps femoral e para a margem lateral da patela.

Capítulo 6 • Membro inferior

Músculo reto femoral

Diferentemente dos músculos vastos, que cruzam apenas a articulação do joelho, o músculo **reto femoral** cruza tanto a articulação do joelho quanto a do quadril (Figura 6.59).

O músculo reto femoral tem duas cabeças tendíneas com origem no osso do quadril:

- Uma da espinha ilíaca anterior inferior (**cabeça reta**), e
- A outra de uma área áspera do ílio, imediatamente superior ao acetábulo (**cabeça reflexa**) (Figura 6.59).

As duas cabeças do músculo reto femoral se unem para formar um alongado ventre muscular, que fica anterior ao músculo vasto intermédio e entre os músculos vastos lateral e medial, aos quais se fixa a cada lado. Na extremidade distal, o músculo reto femoral converge no tendão do músculo quadríceps femoral e se insere na base da patela.

Ligamento da patela

O ligamento da patela é, funcionalmente, a continuação do tendão do músculo quadríceps femoral abaixo da patela e fixa-se acima ao ápice e às margens da patela e, abaixo, à tuberosidade tibial (*ver* Figura 6.59). As fibras mais superficiais do tendão do músculo quadríceps femoral e do ligamento da patela são contínuas sobre a face anterior da patela, e fibras laterais e mediais são contínuas com os ligamentos aos lados das margens da patela.

Músculo sartório

O músculo **sartório** é o mais superficial dos músculos no compartimento anterior da coxa; é longo e em formato de alça que desce obliquamente pela coxa, a partir da espinha ilíaca anterior superior até a face medial da parte proximal do corpo da tíbia (Figura 6.59). Sua inserção aponeurótica plana na tíbia é imediatamente anterior à inserção dos músculos grácil e semitendíneo.

Os músculos sartório, grácil e semitendíneo inserem-se na tíbia, formando um padrão semelhante a um garfo de três pontas, de forma que seus tendões de inserção, combinados, são denominados "**pata de ganso**".

No terço superior da coxa, a margem medial do músculo sartório forma a margem lateral do trígono femoral.

No terço médio da coxa, o músculo sartório forma a parede anterior do canal dos adutores.

O músculo sartório assiste na flexão da coxa na articulação do quadril e da perna na articulação do joelho. Também faz a abdução da coxa e sua rotação lateral, como ao cruzar a perna sobre o joelho oposto na posição sentada.

O músculo sartório é suprido pelo nervo femoral.

Compartimento medial

Há seis músculos no compartimento medial da coxa (Tabela 6.4): grácil, pectíneo, adutor longo, adutor curto, adutor magno e obturador externo (Figura 6.60). Coletivamente, todos, com exceção do músculo obturador externo, fazem a adução da coxa na articulação do quadril; os músculos adutores também podem fazer a rotação medial da coxa. O músculo obturador externo faz a rotação lateral da coxa na articulação do quadril.

Músculo grácil

O **músculo grácil** é o mais superficial dos músculos no compartimento medial da coxa, e desce quase verticalmente pela face medial do membro (Figura 6.60). Fixa-se,

Tabela 6.4 Músculos do compartimento medial da coxa (segmentos espinais em negrito são os principais segmentos a inervar o músculo).

Músculo	Origem	Inserção	Inervação	Função
Grácil	Uma linha nas superfícies externas do corpo do púbis, ramo inferior do púbis e ramo do ísquio	Face medial da parte proximal do corpo da tíbia	Nervo obturatório (**L2**, L3)	Adução da coxa na articulação do quadril e flexão da perna na articulação do joelho
Pectíneo	Linha pectínea do púbis e partes adjacentes do osso do quadril	Linha oblíqua que se estende da base do trocanter menor até a linha áspera na face posterior da parte proximal do fêmur	Nervo femoral (**L2** L3)	Adução e flexão da coxa na articulação do quadril
Adutor longo	Face externa do corpo do púbis (depressão triangular inferior à crista púbica e lateral à sínfise púbica)	Linha áspera no terço médio do corpo do fêmur	Nervo obturatório (divisão anterior) (L2, **L3**, L4)	Adução e rotação medial da coxa na articulação do quadril
Adutor curto	Face externa do corpo do púbis e ramo inferior do púbis	Face posterior da parte proximal do fêmur e terço superior da linha áspera	Nervo obturatório (**L2**, L3)	Adução e rotação medial da coxa na articulação do quadril
Adutor magno	Parte adutora – ramo do ísquio	Face posterior da parte proximal do fêmur, linha áspera, linha supracondilar medial	Nervo obturatório (**L2**, **L3**, L4)	Adução e rotação medial da coxa na articulação do quadril
	Parte dos músculos isquiotibiais – túber isquiático	Tubérculo do adutor do fêmur e linha supracondilar	Nervo isquiático (divisão tibial) (**L2**, **L3**, L4)	
Obturador externo	Face externa da membrana obturadora e osso adjacente	Fossa trocantérica	Nervo obturatório (divisão posterior) (L3, **L4**)	Rotação lateral da coxa na articulação do quadril

Gray Anatomia Clínica para Estudantes

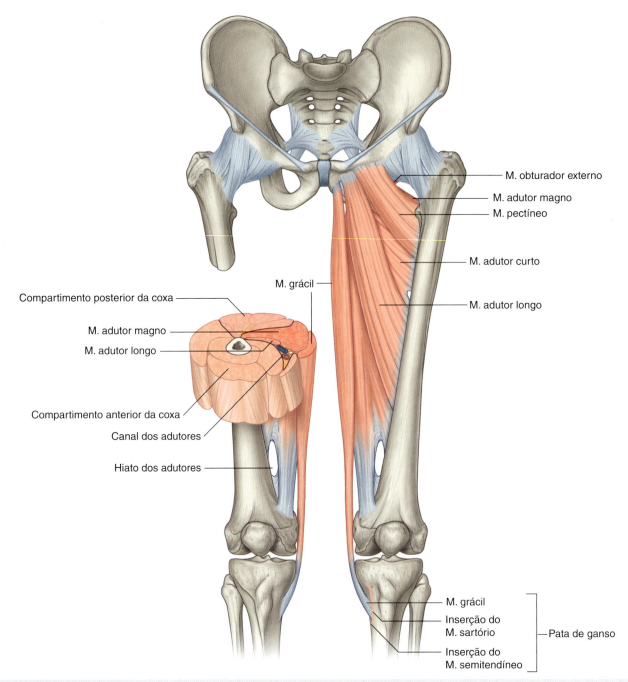

Figura 6.60 Músculos do compartimento medial da coxa. Vista anterior.

superiormente, à face exterior do ramo isquiopúbico do osso do quadril e, inferiormente, à face medial da parte proximal do corpo da tíbia, onde fica entre o tendão do músculo sartório, à frente, e o tendão do músculo semitendíneo, posteriormente.

Músculo pectíneo

O **músculo pectíneo** é plano e quadrangular (Figura 6.61); insere-se, superiormente, na linha pectínea do púbis e ossos adjacentes, e desce lateralmente para se inserir em uma linha oblíqua que se estende da base do trocanter menor até a linha áspera, na face posterior da parte proximal do fêmur.

De sua origem no púbis, o músculo pectíneo entra na coxa abaixo do ligamento inguinal e forma parte do assoalho da metade medial do trígono femoral.

O músculo pectíneo faz a adução e a flexão da coxa na articulação do quadril e é inervado pelo nervo femoral.

Músculo adutor longo

O **músculo adutor longo** é plano e em formato de leque; origina-se de uma pequena área triangular mais áspera

460

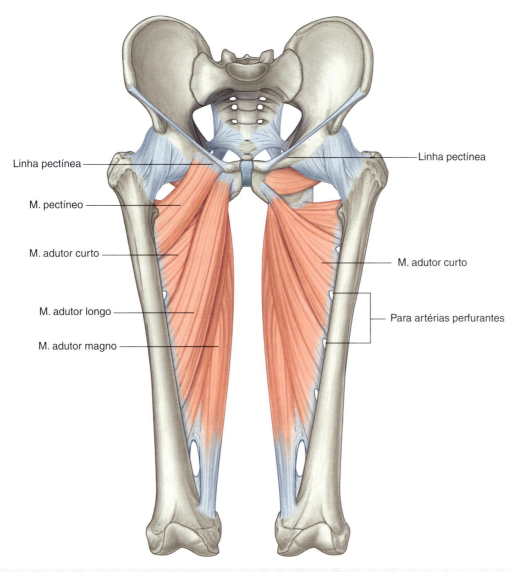

Figura 6.61 Músculos pectíneo, adutor longo e adutor curto. Vista anterior.

na superfície externa do corpo do púbis, imediatamente inferior à crista púbica e lateral à sínfise púbica (Figura 6.61). Expande-se conforme desce posterolateralmente para se inserir, por meio de uma aponeurose, no terço médio da linha áspera.

O músculo adutor longo contribui para a formação do assoalho do trígono femoral, e sua margem medial forma a margem medial do trígono. O músculo também forma a parede posterior proximal do canal dos adutores.

O músculo adutor longo faz a adução e a rotação medial da coxa na articulação do quadril e é suprido pelo ramo anterior do nervo obturatório.

Músculo adutor curto

O **músculo adutor curto** é posterior aos músculos pectíneo e adutor longo. É um músculo triangular, fixado, em seu ápice, ao corpo do púbis e ramo inferior do púbis, em local imediatamente superior à origem do músculo grácil (Figura 6.61). A base expandida do músculo se insere, por meio de uma aponeurose, em uma linha vertical que se estende de um local lateral à inserção do músculo pectíneo até a face superior da linha áspera, lateralmente à inserção do músculo adutor longo.

O músculo adutor curto faz a adução e a rotação medial da coxa na articulação do quadril e é suprido pelo nervo obturatório.

Músculo adutor magno

O **músculo adutor magno** é o maior e mais profundo dos músculos no compartimento medial da coxa (Figura 6.62). O músculo forma a parede posterior distal do canal dos adutores. Assim como os músculos adutores longo e curto, o músculo adutor magno tem formato triangular, ancorado por seu ápice à pelve e com sua base expandida fixada ao fêmur.

Gray Anatomia Clínica para Estudantes

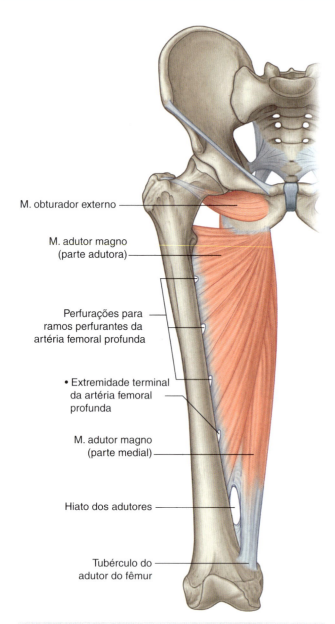

Figura 6.62 Músculos adutor magno e obturador externo. Vista anterior.

Na pelve, o músculo adutor magno se insere ao longo de uma linha que se estende do ramo inferior do púbis, acima das origens dos músculos adutores longo e curto, ao longo do ramo do ísquio até o túber isquiático. A parte do músculo que se origina do ramo do ísquio se expande lateral e inferiormente para se inserir no fêmur ao longo de uma linha vertical de fixação que se estende de um local imediatamente inferior ao tubérculo quadrado e medial à tuberosidade glútea, ao longo da linha áspera, até a linha supracondilar medial. Essa parte lateral do músculo é frequentemente denominada a "parte adutora" do músculo adutor magno.

A parte medial do músculo adutor magno origina-se no túber isquiático e desce quase verticalmente ao longo da coxa para se inserir, por meio de um tendão arredondado, no tubérculo do adutor do fêmur, no côndilo medial da cabeça distal do fêmur. Insere-se também, por meio de uma aponeurose, na linha supracondilar medial. Um grande espaço circular, entre as partes adutora e medial do músculo, é o **hiato dos adutores** (Figura 6.62), que possibilita a passagem da artéria femoral e das veias associadas através do canal dos adutores, na parte anteromedial da coxa, e a fossa poplítea, posterior ao joelho.

O músculo adutor magno faz a adução e a rotação medial da coxa na articulação do quadril. A parte adutora do músculo é suprida pelo nervo obturatório, e a parte medial do músculo adutor magno, pelo nervo tibial (ramo do nervo isquiático).

Músculo obturador externo

O **músculo obturador externo** é plano e em formato de leque; seu corpo extenso está inserido na face externa da membrana obturadora e no osso adjacente (Figura 6.62). As fibras musculares convergem posterolateralmente para formar um tendão, que passa posteriormente à articulação do quadril e ao colo do fêmur para se inserir em uma depressão oval na parede lateral da fossa trocantérica.

O músculo obturador externo faz rotação externa da coxa na articulação do quadril e é suprido pelo ramo posterior do nervo obturatório.

Compartimento posterior

Há três longos músculos no compartimento posterior da coxa: bíceps femoral, semitendíneo e semimembranáceo (Tabela 6.5) – são coletivamente conhecidos como músculos isquiotibiais (Figura 6.63). Todos, com exceção da cabeça curta do músculo bíceps femoral, cruzam tanto o quadril quanto o joelho. Os músculos isquiotibiais flexionam a perna na articulação do joelho e estendem a coxa na articulação do quadril. Também fazem rotação em ambas as articulações.

Músculo bíceps femoral

O músculo **bíceps femoral** ocupa uma posição lateral no compartimento posterior da coxa, e tem duas cabeças (Figura 6.63):

- A **cabeça longa** se origina, junto com o músculo semitendíneo, da parte inferomedial da área superior do túber isquiático
- A **cabeça curta** surge a partir do lábio lateral da linha áspera, no corpo do fêmur.

O ventre muscular da cabeça longa cruza a parte posterior da coxa obliquamente, de medial a lateral, e une-se à cabeça curta distalmente. Juntas, as fibras das duas cabeças formam um tendão, que é palpável no lado lateral da parte distal da coxa. A parte principal do tendão

Capítulo 6 • Membro inferior

Tabela 6.5 Músculos do compartimento posterior da coxa (segmentos espinais em negrito são os principais segmentos a inervar o músculo).

Músculo	Origem	Inserção	Inervação	Função
Bíceps femoral	Cabeça longa – parte inferomedial da área superior do túber isquiático; cabeça curta – lábio lateral da linha áspera	Cabeça da fíbula	Nervo isquiático (L5, **S1**, S2)	Flexão da perna no joelho; extensão e rotação lateral da coxa no quadril e rotação lateral da perna no joelho
Semitendíneo	Parte inferomedial da área superior do túber isquiático	Face medial da parte proximal da tíbia	Nervo isquiático (L5, **S1**, S2)	Flexão da perna do joelho e extensão da coxa no quadril; rotação medial da coxa no quadril e da perna no joelho
Semimembranáceo	Impressão superolateral no túber isquiática	Sulco e osso adjacente na pate medial e posterior do côndilo medial da tíbia	Nervo isquiático (L5, **S1**, S2)	Flexão da perna no joelho e extensão da coxa no quadril; rotação medial da coxa no quadril e da perna no joelho

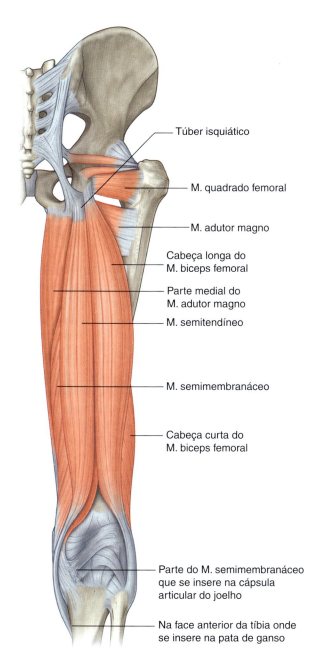

Figura 6.63 Músculos do compartimento posterior da coxa. Vista posterior.

se insere na face lateral da cabeça da fíbula. Extensões do tendão misturam-se com o ligamento colateral fibular e com ligamentos associados com os lados laterais da articulação do joelho.

O músculo bíceps femoral flexiona a perna na articulação do joelho. A cabeça longa também faz extensão e rotação lateral da coxa. Quando o joelho está parcialmente flexionado, o músculo bíceps femoral faz rotação lateral da perna na articulação do joelho.

A cabeça longa é suprida pelo nervo tibial (ramo do nervo isquiático), e a cabeça curta, pelo nervo fibular comum (ramo do nervo isquiático).

Músculo semitendíneo

O músculo **semitendíneo** é medial ao músculo bíceps femoral no compartimento posterior da coxa (Figura 6.63). Origina-se, junto com a cabeça longa do músculo bíceps femoral, da parte inferomedial da área superior do túber isquiático. O ventre muscular, fusiforme, termina na metade inferior da coxa e forma um longo tendão filiforme sobrejacente ao músculo semimembranáceo e desce até o joelho. O tendão se curva em torno do côndilo medial da tíbia e se insere na face medial do osso, em local imediatamente posterior aos tendões dos músculos grácil e sartório, como parte da pata de ganso.

O músculo semitendíneo flexiona a perna na articulação do joelho e estende a coxa na articulação do quadril. Trabalhando em conjunto com o músculo semimembranáceo, ele também faz rotação medial da coxa na articulação do quadril e rotação medial da perna na articulação do joelho.

O músculo semitendíneo é suprido pelo nervo tibial (ramo do nervo isquiático).

Músculo semimembranáceo

O músculo **semimembranáceo** é profundo em relação ao músculo semitendíneo no compartimento posterior da coxa (Figura 6.63). Fixa-se, superiormente, à impressão superolateral no túber isquiático, e, inferiormente,

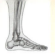

Na clínica

Lesões musculares no membro inferior

Lesões musculares podem ocorrer como resultado de traumatismo direto ou como parte de síndrome de uso excessivo.

Lesões musculares podem ocorrer como uma pequena ruptura muscular, que pode vir acompanhada de uma área focal de líquido dentro do músculo. À medida que as lesões se tornam mais graves, mais fibras musculares são rompidas, o que pode resultar em ruptura muscular completa. Os músculos da coxa que em geral sofrem ruptura são os isquiotibiais. Rupturas em músculos abaixo do joelho ocorrem tipicamente no músculo sóleo, mas outros músculos podem ser afetados.

Lesões nos músculos isquiotibiais

Lesões nos músculos isquiotibiais são uma fonte de dor comum em atletas, sobretudo os que competem em esportes que demandam força e velocidade (como *sprinting*, atletismo, futebol americano), em que os músculos isquiotibiais ficam suscetíveis a lesões por estiramento excessivo.

A lesão varia de estiramento discreto até ruptura completa de um músculo ou tendão. Geralmente, ocorre durante acelerações ou desacelerações súbitas, ou mudanças rápidas de direção. Em adultos, a junção entre músculo e tendão, que é uma larga faixa de transição entre os dois, é o local mais comumente lesionado. Uma avulsão das inserções proximais dos músculos isquiotibiais no túber isquiático é comum na população adolescente, sobretudo durante flexão do quadril súbita, porque o túber isquiático é o elemento mais fraco da parte proximal da unidade isquiotibial nesse grupo etário (Figura 6.64). Tanto a ultrassonografia (US) quanto a RM podem ser solicitadas para investigação de lesão dos músculos isquiotibiais, sendo que a RM fornece não só dados sobre a extensão da lesão, mas também dá algumas indicações do prognóstico (futuro risco de nova ruptura, perda de função etc.).

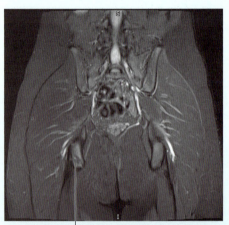

Lesão de avulsão dos músculos isquiotibiais

Figura 6.64 RM coronal da parte posterior da pelve e da coxa mostrando uma lesão de avulsão dos músculos isquiotibiais.

principalmente ao sulco e osso adjacente nas faces medial e posterior do côndilo medial da tíbia. Expansões do tendão também se inserem em ligamentos e fáscia em torno da articulação do joelho, e contribuem para a sua formação.

O músculo semimembranáceo flexiona a perna na articulação do joelho e estende a coxa na articulação do quadril. Trabalhando em conjunto com o músculo semitendíneo, faz a rotação medial da coxa na articulação do quadril e da perna na articulação do joelho.

O músculo semimembranáceo é suprido pelo nervo tibial (ramo do nervo isquiático).

Artérias

Três artérias entram na coxa: a artéria femoral, a artéria obturatória e a artéria glútea inferior. Dessas, a artéria femoral é a maior e irriga a maior parte do membro inferior. As três artérias contribuem para uma rede anastomótica de vasos em torno da articulação do quadril.

Artéria femoral

A artéria femoral é a continuação da artéria ilíaca externa, após esta passar sob o ligamento inguinal para entrar no trígono femoral, na face anterior da parte superior da coxa (Figura 6.65). A artéria femoral é palpável no trígono femoral, imediatamente inferior ao ligamento inguinal, no ponto médio entre a espinha ilíaca anterossuperior e a sínfise púbica.

A artéria femoral atravessa verticalmente o trígono femoral, e então continua descendo pela coxa dentro do canal dos adutores. Sai do canal passando pelo hiato dos adutores, no músculo adutor magno, e se torna a artéria poplítea atrás do joelho.

Um grupo de quatro pequenos ramos – **artéria epigástrica superficial, ramo circunflexo superficial do ílio, artéria pudenda externa superficial** e **artéria pudenda externa profunda** – se originam da artéria femoral no trígono femoral e irrigam regiões cutâneas da parte superior da coxa, parte inferior do abdome e períneo.

Artéria femoral profunda

O maior ramo da artéria femoral, na coxa, é a **artéria femoral profunda**, que se origina da face lateral da artéria femoral no trígono femoral e é a principal fonte de irrigação sanguínea para a coxa (Figura 6.65). A artéria femoral profunda imediatamente passa:

- Posteriormente, entre os músculos pectíneo e adutor longo, e então entre o adutor longo e o adutor curto, e
- Então se direciona inferiormente entre os músculos adutor longo e adutor magno, finalmente penetrando o músculoadutor magno para se conectar com ramos da artéria poplítea atrás do joelho.

Capítulo 6 • Membro inferior

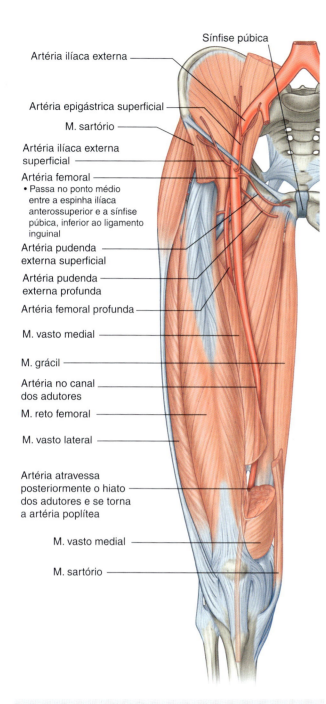

Figura 6.65 Artéria femoral.

a um ramo da artéria circunflexa femoral medial, formando um canal que circula o colo do fêmur e o irriga, junto com a cabeça do osso
- Um vaso (**ramo descendente**) desce profundamente ao músculo reto femoral, penetra no músculo vasto lateral e se conecta a um ramo da artéria poplítea, em local próximo ao joelho
- Um vaso (**ramo transverso**) tem trajeto lateral que perfura o músculo vasto lateral e então circula a parte proximal do corpo do fêmur para se anastomosar com ramos da artéria circunflexa femoral medial, da artéria glútea inferior e da primeira artéria perfurante e formar a anastomose cruzada na coxa.

Artéria circunflexa femoral medial

A **artéria circunflexa femoral medial** normalmente se origina proximalmente, a partir da face posteromedial da artéria femoral profunda, mas pode também se originar da artéria femoral (Figura 6.66). Contorna medialmente o corpo do fêmur, primeiro passando entre os músculos pectíneo e iliopsoas e, a seguir, entre os músculos obturador externo e adutor curto. Próximo à margem do músculo adutor curto, emite um pequeno ramo, que penetra na articulação do quadril pela incisura do acetábulo e faz anastomose com o ramo acetabular da artéria obturatória.

O tronco principal da artéria circunflexa femoral medial atravessa sobre a margem superior do músculo adutor magno e se divide em dois ramos principais, profundos ao músculo quadrado femoral:

- Um ramo sobe até a fossa trocantérica e se conecta a ramos das artérias glútea e circunflexa femoral lateral
- O outro ramo se direciona lateralmente para participar, junto com ramos da artéria circunflexa femoral lateral, artéria glútea inferior e primeira artéria perfurante, na formação de uma rede anastomótica de vasos ao redor do fêmur.

Artérias perfurantes

As três **artérias perfurantes** são ramos da artéria femoral profunda (Figura 6.66) quando ela desce anteriormente ao músculo adutor curto – a primeira se origina acima do músculo, a segunda, anterior ao músculo, e a terceira, abaixo do músculo. Todas penetram através do adutor magno em locais próximos a sua inserção na linha áspera para entrar no compartimento posterior da coxa e o irrigar. Nesse compartimento, os vasos possuem ramos ascendentes e descendentes, que se interconectam para formar um canal longitudinal, que participa, acima, na formação de uma rede anastomótica de vasos ao redor do quadril e, inferiormente, faz anastomoses com ramos da artéria poplítea atrás do joelho.

A artéria femoral profunda tem ramos circunflexos femorais lateral e medial e três ramos perfurantes.

Artéria circunflexa femoral lateral

A **artéria circunflexa femoral lateral** normalmente se origina proximalmente, do lado lateral da artéria femoral profunda, mas pode também surgir diretamente da artéria femoral (Figura 6.66). Tem trajeto profundo aos músculos sartório e reto femoral e se divide em três ramos terminais:

- Um vaso (**ramo ascendente**) sobe lateralmente profundo ao músculo tensor da fáscia lata, e se conecta

Gray Anatomia Clínica para Estudantes

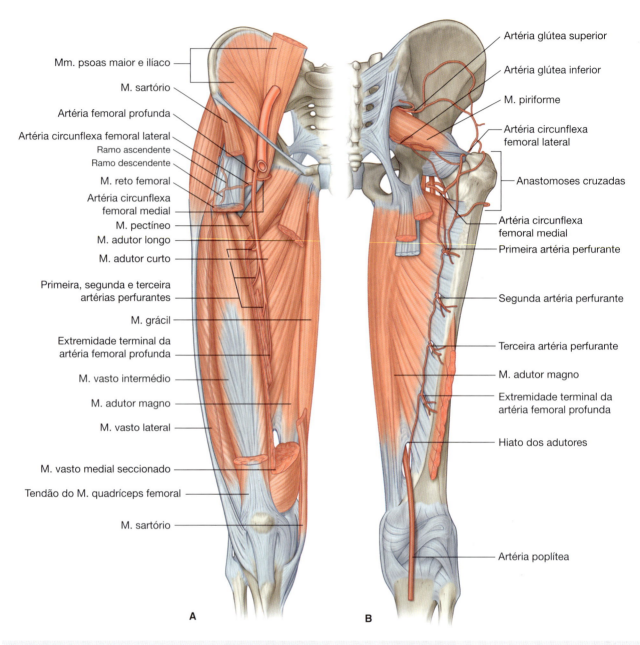

Figura 6.66 Artéria femoral profunda. **A.** Vista anterior. **B.** Vista posterior.

Artéria obturatória

A **artéria obturatória** se origina como um ramo da artéria ilíaca interna, na cavidade pélvica, e entra no compartimento medial da coxa através do canal obturatório (Figura 6.67). Quando atravessa o canal, bifurca-se em um **ramo anterior** e um **ramo posterior**, que, juntos, formam um canal que circula à margem da membrana obturadora e fica dentro da inserção do músculo obturador externo.

Vasos que surgem dos ramos anterior e posterior irrigam os músculos adjacentes e fazem anastomose com as artérias glútea inferior e circunflexa femoral medial. Além disso, um vaso acetabular se origina do ramo posterior, penetra na articulação do quadril pela incisura acetabular e contribui para a irrigação da cabeça do fêmur.

Veias

As veias da coxa podem ser superficiais ou profundas. As veias profundas geralmente seguem as artérias e têm nomes similares. As veias superficiais encontram-se na fáscia superficial, interconectam-se com as veias profundas, e geralmente não acompanham artérias. A maior das veias superficiais na coxa é a veia safena magna.

Veia safena magna

A veia safena magna se origina de um arco venoso no aspecto dorsal do pé e sobe ao longo do lado medial do membro inferior, até a parte proximal da coxa. Lá, atravessa o hiato safeno na fáscia profunda que recobre a parte anterior da coxa para se conectar com a veia femoral no trígono femoral.

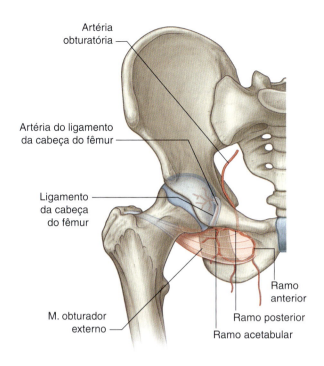

Figura 6.67 Artéria obturatória.

Nervos

Há três nervos principais na coxa, cada um associado a um dos três compartimentos. O nervo femoral é associado com o compartimento anterior, o nervo obturatório, com o compartimento medial, e o nervo isquiático, com o posterior.

Nervo femoral

O nervo femoral se origina do plexo lombar, (segmentos espinais L2-L4) na parede abdominal posterior, e entra no trígono femoral da coxa por baixo do ligamento inguinal (Figura 6.68). No trígono femoral, o nervo femoral fica ao lado da artéria femoral e fora da bainha femoral que circunda os vasos.

Antes de entrar na coxa, o nervo femoral fornece ramos para os músculos ilíaco e pectíneo.

Imediatamente após passar sob o ligamento inguinal, o nervo femoral se divide em ramos anterior e posterior, que suprem os músculos do compartimento anterior da coxa e a pele nos aspectos anterior e medial da coxa e nos lados mediais da perna e do pé.

Ramos do nervo femoral (Figura 6.68) incluem:

- Ramos cutâneos anteriores, que penetram na fáscia profunda para suprir a pele na face anterior da coxa e do joelho
- Numerosos nervos motores, que suprem os músculos quadríceps femoral (reto femoral, vasto lateral, vasto intermédio e vasto lateral) e sartório, e
- Um longo nervo cutâneo, o nervo safeno, que supre a pele até a face medial do pé.

O **nervo safeno** acompanha a artéria femoral no canal dos adutores, mas não atravessa o hiato dos adutores com ela. Na verdade, penetra diretamente através do tecido conjuntivo próximo ao fim do canal para aparecer entre os músculos sartório e grácil, no lado medial do joelho.

Na clínica

Doença vascular periférica
A doença vascular periférica é frequentemente caracterizada pela redução do fluxo sanguíneo para os membros inferiores. Esse distúrbio pode ser causado por estenoses (estreitamentos) e/ou oclusões (bloqueios) na parte inferior da aorta e nos vasos ilíacos, femorais, tibiais e fibulares. Pacientes tipicamente se apresentam com isquemia crônica da perna ou isquemia "crônica agudizada" na perna.

Isquemia crônica na perna
Isquemia crônica na perna é um distúrbio em que os vasos sofreram degeneração ateromatosa, e frequentemente há significativo estreitamento luminal (em geral mais de 50%). A maioria dos pacientes com doença arterial periférica também apresentam doença arterial disseminada (incluindo doença cardiovascular e cerebrovascular), que pode ser clinicamente assintomática. Alguns desses pacientes desenvolvem isquemias tão significativas que a viabilidade do membro é ameaçada (**isquemia crítica do membro**).

A manifestação clínica mais comum de isquemia crônica da perna é **claudicação intermitente**. Os pacientes tipicamente relatam dor nos músculos da panturrilha (em geral associada com oclusão ou estreitamento na artéria femoral) ou das nádegas (geralmente associada com oclusão ou estreitamento nos segmentos aortoilíacos). A dor sentida nesses músculos é frequentemente semelhante a cãibras e ocorre durante a marcha. O paciente descansa e consegue continuar andando até a mesma distância, até a dor reaparecer, quando para de andar como antes.

Isquemia crônica agudizada
Em alguns pacientes com isquemia crônica do membro, um evento agudo bloqueia o vaso ou reduz o fluxo de sangue a tal ponto que a viabilidade do membro é ameaçada.

Ocasionalmente, uma perna se torna agudamente isquêmica sem evidências de doença ateromatosa subjacente. Nesses casos, um coágulo provavelmente foi embolizado do coração. Pacientes com doença na valva mitral e fibrilação atrial são propensos à doença embólica.

Isquemia crítica do membro
Isquemia crítica do membro ocorre quando a irrigação sanguínea do membro está tão comprometida que a viabilidade do membro é muito, o que pode resultar em gangrena, ulceração e extrema dor em repouso no pé. Esses pacientes necessitam de tratamento urgente, que pode tomar a forma de reconstrução cirúrgica, angioplastia radical ou até amputação.

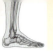

Gray Anatomia Clínica para Estudantes

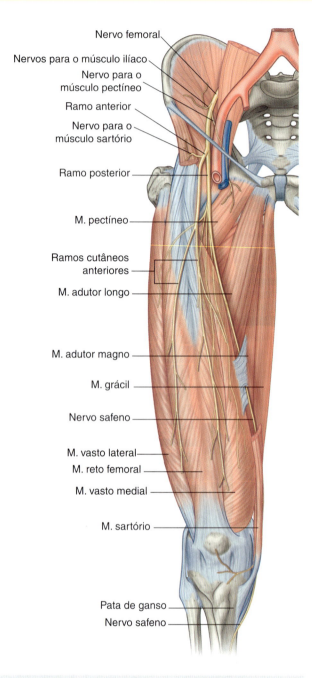

Figura 6.68 Nervo femoral.

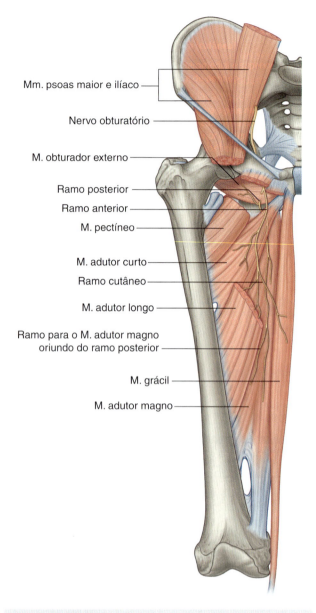

Figura 6.69 Nervo obturatório.

Lá, o nervo safeno penetra na fáscia profunda e continua descendo pelo lado medial da perna até o pé, e supre a pele no lado medial do joelho, perna e pé.

Nervo obturatório

O nervo obturatório é um ramo do plexo lombar (segmentos espinais L2-L4) na parede abdominal posterior. Desce por dentro do músculo psoas, e sai por sua margem medial para entrar na pelve (Figura 6.69). O nervo obturatório continua ao longo da parede lateral da pelve e então entra no compartimento medial da coxa, atravessando o canal obturatório; supre a maioria dos músculos adutores e a pele na face medial da coxa. Quando o nervo entra na coxa, divide-se em dois ramos, anterior e posterior, que são separados entre si pelo músculo adutor curto:

- O **ramo posterior** desce por trás do músculo adutor curto, na face anterior do músculo adutor magno, e supre os músculos obturador externo e adutor curto e a parte do adutor magno que se insere na linha áspera
- O **ramo anterior** desce na face anterior do músculo adutor curto e fica por trás dos músculos pectíneo e adutor longo – fornece ramos para os músculos adutor longo, grácil e adutor curto, e frequentemente contribui para a inervação do músculo pectíneo. Fornece também ramos cutâneos, que suprem a pele na face medial da coxa.

Capítulo 6 • Membro inferior

Nervo isquiático

O nervo isquiático é um ramo do plexo lombossacral (segmentos espinais L4-S3) e desce até o compartimento posterior da coxa vindo da região glútea (Figura 6.70); supre todos os músculos desse compartimento, e então seus ramos continuam até a perna e o pé.

No compartimento posterior da coxa, o nervo isquiático fica sobre o músculo adutor magno e é cruzado pela cabeça longa do músculo bíceps femoral.

Proximalmente ao joelho, e, por vezes, na pelve, o nervo isquiático se divide em seus dois ramos terminais: o **nervo tibial** e o **nervo fibular comum**. Esses nervos descem verticalmente pela coxa e entram na fossa poplítea, posterior ao joelho. Lá, encontram a artéria e a veia poplíteas.

Nervo tibial

A parte tibial do nervo isquiático, seja antes ou depois de sua separação do nervo fibular comum, fornece ramos para todos os músculos no compartimento posterior da coxa (cabeça longa do músculo bíceps femoral, músculo semimembranáceo, músculo semitendíneo), exceto a cabeça curta do músculo bíceps femoral, que é suprida pelo nervo fibular comum (Figura 6.70).

O nervo tibial desce pela fossa poplítea, penetra no compartimento posterior da perna e continua até a planta do pé.

O nervo tibial supre:

- Todos os músculos no compartimento posterior da perna
- Todos os músculos intrínsecos na planta do pé, incluindo os primeiros dois interósseos dorsais, que podem também ser supridos pelo nervo fibular profundo, e
- A pele no lado posterolateral da metade inferior da perna e da face lateral do tornozelo, do pé e do dedo mínimo, e a pele na planta do pé e dos dedos.

Nervo fibular comum

O nervo fibular comum do nervo isquiático supre a cabeça curta do músculo bíceps femoral, no compartimento posterior da coxa, e então continua para os compartimentos lateral e anterior da perna e até o pé (Figura 6.70).

O nervo fibular comum supre:

- Todos os músculos nos compartimentos anterior e lateral da perna
- Um músculo (músculo extensor curto dos dedos) na face dorsal do pé
- Os primeiros dois músculos interósseos dorsais na planta do pé, e
- A pele na face lateral da perna, do tornozelo, e na face dorsal do pé e dos dedos.

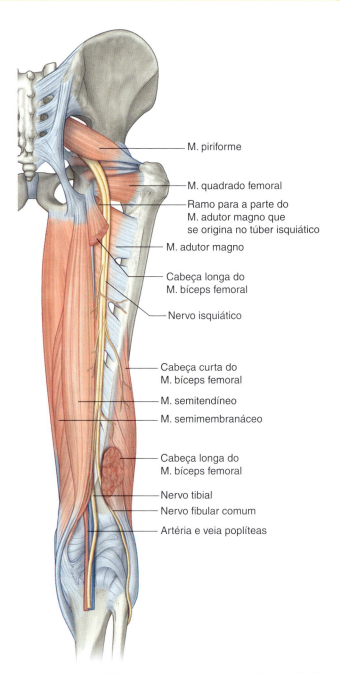

Figura 6.70 Nervo isquiático.

Articulação do joelho

A articulação do joelho é a maior articulação sinovial do corpo. Consiste:

- Na articulação entre o fêmur e a tíbia, que sustenta carga, e
- Na articulação entre a patela e o fêmur, que possibilita que a tração do músculo quadríceps femoral seja direcionada anteriormente sobre o joelho para a tíbia sem desgaste do tendão (Figura 6.71).

Dois meniscos fibrocartilagíneos, um a cada lado, entre os côndilos do fêmur e a tíbia, acomodam mudanças

Gray Anatomia Clínica para Estudantes

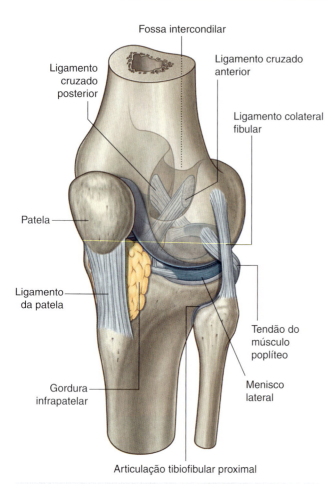

Figura 6.71 Articulação do joelho. A cápsula articular não é demonstrada.

As faces dos côndilos femorais que se articulam com a tíbia durante a flexão do joelho são curvadas ou arredondadas, enquanto as faces que se articulam durante a extensão total são planas (Figura 6.72).

As faces articulares entre o fêmur e a patela são as valas em V na face anterior da extremidade distal do fêmur, onde os dois côndilos se unem, e as superfícies adjacentes no aspecto posterior da patela. As faces articulares são todas envoltas dentro de uma única cavidade articular, assim com os meniscos intra-articulares entre os côndilos femorais e tibiais.

Meniscos

Há dois meniscos, que são cartilagens fibrocartilaginosas em formato de C, na articulação do joelho: uma medial (**menisco medial**) e a outra, lateral (**menisco lateral**) (Figura 6.73). Ambas são fixadas, em cada extremidade, a facetas na área intercondilar da face articular superior da tíbia.

O menisco medial é fixado em torno de sua margem à cápsula da articulação e ao ligamento colateral tibial,

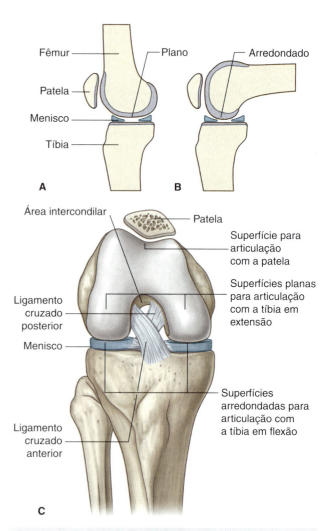

Figura 6.72 Faces articulares da articulação do joelho. **A.** Em extensão. **B.** Em flexão. **C.** Vista anterior (flexão).

no formato das faces articulares durante os movimentos da articulação.

Os movimentos detalhados da articulação do joelho são complexos, mas, basicamente, é um gínglimo que possibilita, principalmente, flexão e extensão. Como todas as articulações do tipo gínglimo, o joelho é reforçado por ligamentos colaterais, um a cada lado. Além disso, dois fortes ligamentos (ligamentos cruzados) interconectam as extremidades adjacentes do fêmur e da tíbia e mantêm suas posições opostas durante o movimento.

Como a articulação do joelho sustenta carga, tem um eficiente mecanismo de "trava" para reduzir a energia muscular necessaria para mantê-la estendida na posição ortostática.

Faces articulares

As faces articulares dos ossos que contribuem para a formação da articulação do joelho são recobertas por cartilagem hialina. As principais superfícies envolvidas incluem:

- Os dois côndilos femorais, e
- As faces adjacentes do aspecto superior dos côndilos tibiais.

Capítulo 6 • Membro inferior

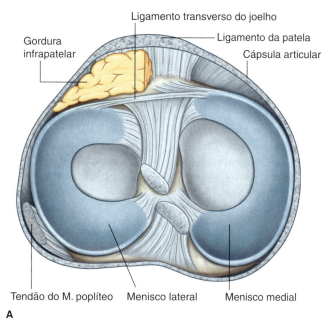

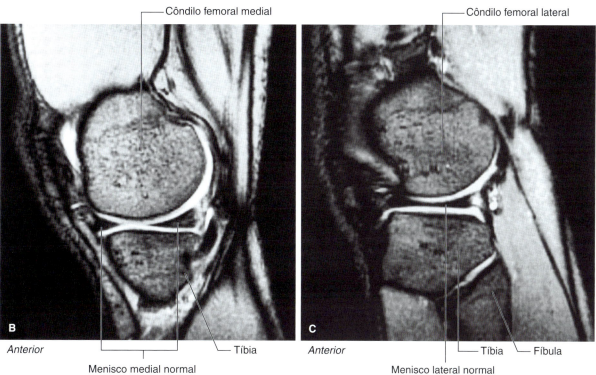

Figura 6.73 Meniscos da articulação do joelho. **A.** Vista superior. **B.** Joelho normal, mostrando o menisco medial. RM ponderada em T2, plano sagital. **C.** Joelho normal, mostrando o menisco lateral. RM ponderada em T2, plano sagital.

enquanto o menisco lateral não é fixado à capsula. Assim, o menisco lateral é mais móvel do que o menisco medial.

Os meniscos são interconectados anteriormente por um ligamento transverso do joelho. O menisco lateral é também conectado ao tendão do músculo poplíteo, que passa, superolateralmente, entre esse menisco e a cápsula, para se inserir no fêmur.

Os meniscos melhoram a congruência entre os côndilos do fêmur e da tíbia durante os movimentos da articulação em que as superfícies dos côndilos femorais que se articulam com a face articular superior da tíbia mudam, de pequenas superfícies curvadas, em flexão, a grandes faces planas, em extensão.

Membrana sinovial

A membrana sinovial da articulação do joelho se fixa às margens das faces articulares e às margens externas superior e inferior dos meniscos (Figura 6.75 A). Os dois

Na clínica

Lesões de menisco

Os meniscos podem ser rompidos durante rotação forçada ou entorse do joelho, mas trauma significativo nem sempre é necessário para que uma ruptura ocorra. Há vários padrões de ruptura de menisco, dependendo do plano de clivagem, podendo ser rupturas verticais (perpendiculares à face articular superior da tíbia), rupturas horizontais (paralelas ao eixo longo do menisco e perpendiculares à face articular superior da tíbia) ou rupturas de alça (rupturas longitudinais em que a parte rota do menisco forma um fragmento com formato de alça, que então é deslocado para dentro da incisura intercondilar).

O paciente geralmente se queixa de dor localizada nos lados medial ou lateral do joelho, joelho travando ou resistindo, sensação de joelho solto e edema, que pode ser intermitente e normalmente é tardio.

RM é a modalidade de escolha para se avaliar rupturas de menisco e detectar outras lesões associadas, como rupturas de ligamentos e danos à cartilagem articular (Figura 6.47 A). Artroscopia é normalmente realizada para se reparar uma ruptura, desbridar o material meniscal danificado, ou, raramente, remover o menisco inteiro (Figura 6.74 B).

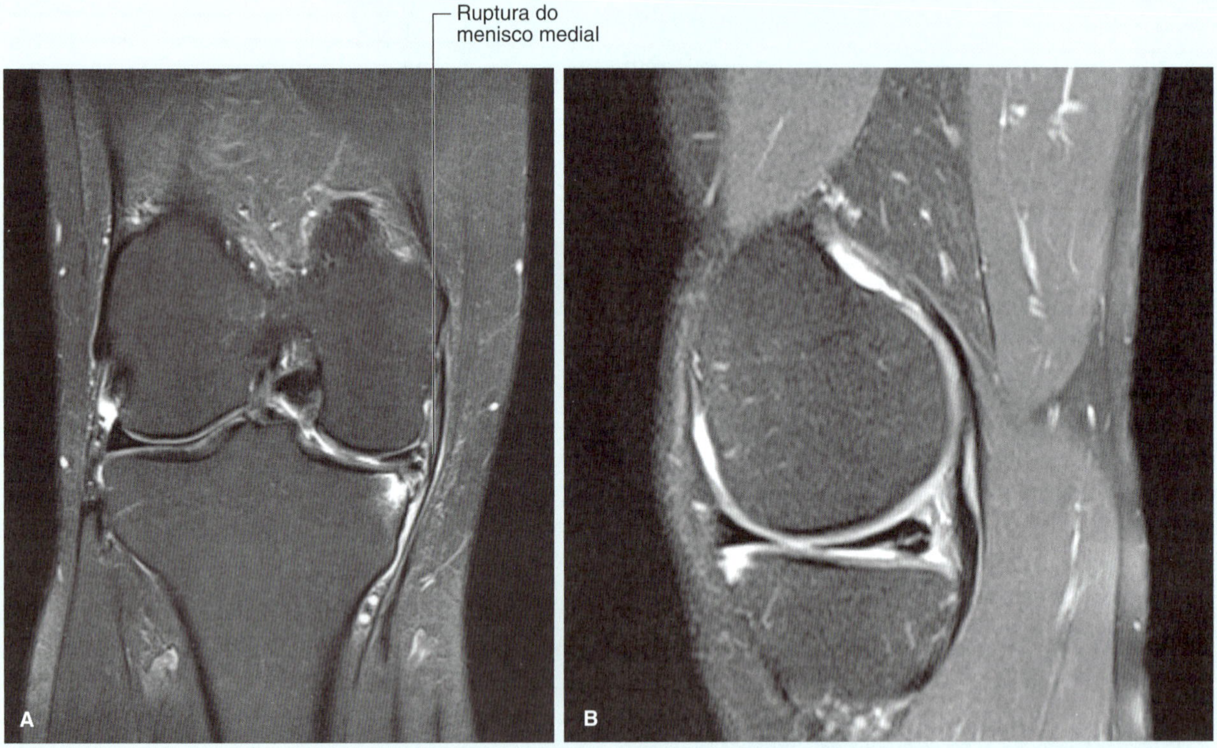

Figura 6.74 Lesão e reparo do menisco. **A.** RM sagital de um joelho mostrando ruptura do menisco medial. **B.** RM coronal de um joelho mostrando um menisco lateral truncado após meniscotomia parcial para tratar uma ruptura.

---

ligamentos cruzados, que se fixam à área intercondilar da tíbia, abaixo, e à fossa intercondilar do fêmur, acima, ficam fora da cavidade articular, mas são recobertos pela membrana fibrosa da articulação do joelho.

Posteriormente, a membrana sinovial se reflete na membrana fibrosa da cápsula articular, a cada lado do ligamento cruzado posterior, e dá uma volta para a frente em torno dos dois ligamentos, excluindo-os, assim, da cavidade articular.

- Anteriormente, a membrana sinovial é separada do ligamento patelar por um **coxim gorduroso infrapatelar**. A cada lado do coxim, a membrana sinovial forma uma margem em franja (a **prega alar**), que se projeta para dentro da cavidade articular. Além disso,

a membrana sinovial que recobre a parte inferior do coxim gorduroso infrapatelar é elevada em uma aguda prega medial direcionada posteriormente (a **prega sinovial infrapatelar**), que se fixa à margem da fossa intercondilar do fêmur.

A membrana sinovial da articulação do joelho forma bolsas em dois locais, para fornecer superfícies de baixo atrito para o movimento dos tendões associados a ela:

- A menor dessas expansões é o **recesso subpoplíteo** (Figura 6.75 A), que se estende posterolateralmente a partir da cavidade articular e fica entre o menisco lateral e o tendão do músculo poplíteo, que atravessa a cápsula articular

Capítulo 6 • Membro inferior

- A segunda expansão é a **bolsa suprapatelar** (Figura 6.75 B), uma grande bolsa que é a continuação da cavidade articular superiormente, entre a parte distal do corpo do fêmur e o músculo quadríceps femoral com seu tendão – o ápice dessa bolsa é fixado ao pequeno músculo articular do joelho, que traciona a bolsa para longe da articulação durante a extensão do joelho.

Outras bolsas associadas com o joelho, mas que normalmente não se comunicam com a cavidade articular, incluem a bolsa subcutânea prepatelar, as bolsas infrapatelares subcutânea e profunda e numerosas outras bolsas associadas aos tendões e ligamentos em torno da articulação (Figura 6.75 B).

A bolsa prepatelar é subcutânea e anterior à patela. As bolsas infrapatelares profunda e subcutânea ficam nos lados profundo e subcutâneo do ligamento da patela, respectivamente.

Membrana fibrosa

A membrana fibrosa da articulação do joelho é extensa e parcialmente formada e reforçada por extensões dos tendões dos músculos ao redor (Figura 6.76). Em geral, a membrana fibrosa cerca a cavidade articular e a área intercondilar:

- No lado medial do joelho, a membrana fibrosa se mistura ao ligamento colateral tibial e é fixada, em sua superfície interna, ao menisco medial
- Lateralmente, a superfície externa da membrana fibrosa é separada do ligamento colateral fibular por um espaço, e a sua superfície interna não é fixada ao menisco lateral
- Anteriormente, a membrana fibrosa é fixada às margens da patela, onde recebe o reforço de expansões tendíneas dos músculos vastos lateral e medial, que também se fundem, acima, com o tendão do quadríceps femoral e, abaixo, com o ligamento da patela.

A membrana fibrosa é reforçada, anterolateralmente, por uma extensão fibrosa do trato iliotibial e, posteromedialmente, por uma extensão do tendão do músculo semimembranáceo (o **ligamento poplíteo oblíquo**), que se reflete superiormente, cruzando a parte de trás da membrana fibrosa de medial a lateral.

A extremidade superior do músculo poplíteo atravessa uma abertura no aspecto posterolateral da membrana fibrosa, e é envolto por ela, como seu tendão caminha ao redor da articulação para se inserir no aspecto lateral do côndilo femoral lateral.

Ligamentos

Os principais ligamentos associados à articulação do joelho são o ligamento da patela, os ligamentos colaterais tibial (medial) e fibular (lateral) e os ligamentos cruzados anterior e posterior.

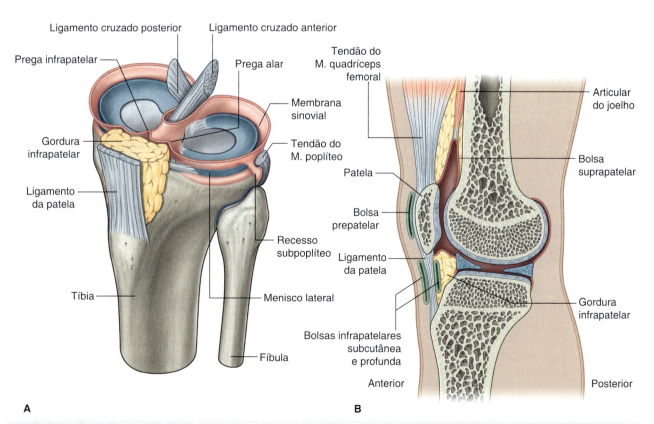

Figura 6.75 Membrana sinovial da articulação do joelho e bolsas associadas. **A.** Vista superolateral; patela e fêmur não são demonstrados. **B.** Corte sagital paramedial através do joelho.

473

Ligamento da patela

O **ligamento da patela** é, basicamente, a continuação do tendão do quadríceps femoral no inferior da patela (Figura 6.76). Fixa-se, acima, às margens e ao ápice da patela e, abaixo, à tuberosidade tibial.

Ligamentos colaterais

Os ligamentos colaterais, um a cada lado da articulação, estabilizam o movimento e dobradiça do joelho (Figura 6.77).

O **ligamento colateral fibular**, semelhante a um cordão, fixa-se superiormente ao epicôndilo femoral lateral, imediatamente acima do tendão do poplíteo. Inferiormente, fixa-se à depressão na face lateral da cabeça da fíbula. É separado da membrana fibrosa por uma bolsa.

O **ligamento colateral tibial**, largo e plano, insere-se, por uma grande parte de sua face profunda, à membrana fibrosa subjacente. Ancora-se, superiormente, ao epicôndilo medial do fêmur, imediatamente inferior ao tubérculo do adutor do fêmur, e desce anteriormente para se inserir na margem e na face mediais da tíbia, acima da inserção dos tendões dos músculos sartório, grácil e semitendíneo.

Ligamentos cruzados

Os dois ligamentos cruzados encontram-se na área intercondilar do joelho e interconectam o fêmur e a tíbia (Figuras 6.77 D e 6.78). São denominados "cruzados" porque se cruzam no plano sagital, entre suas inserções femoral e tibial:

- O **ligamento cruzado anterior** fixa-se a uma faceta na parte anterior da área intercondilar da tíbia e ascende posteriormente para se fixar a uma faceta atrás da parede lateral da fossa intercondilar do fêmur
- O **ligamento cruzado posterior** fixa-se ao aspecto posterior da área intercondilar da tíbia e ascende anteriormente para se fixar à parede medial da fossa intercondilar do fêmur.

O ligamento cruzado anterior cruza lateralmente o ligamento cruzado posterior em sua passagem pela área intercondilar.

O ligamento cruzado anterior impede o deslocamento anterior da tíbia em relação ao fêmur, e o ligamento posterior restringe o deslocamento posterior (Figura 6.78).

Mecanismo de estabilização

Na posição ortostática, a articulação do joelho fica estabilizada em sua posição, reduzindo assim o trabalho muscular necessário para manter essa posição (Figura 6.79).

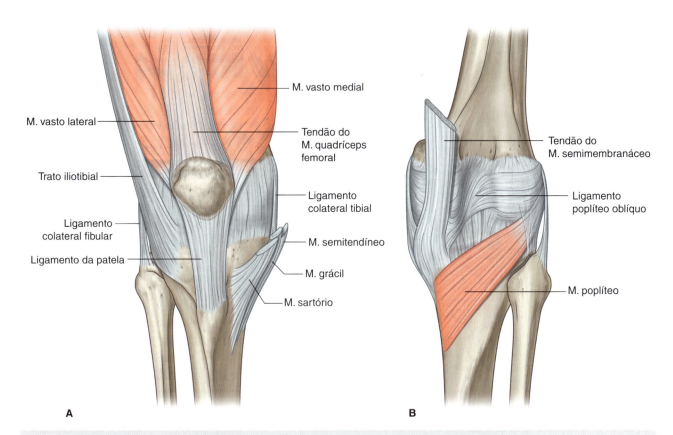

Figura 6.76 Membrana fibrosa da cápsula articular do joelho. **A.** Vista anterior. **B.** Vista posterior.

Capítulo 6 • Membro inferior

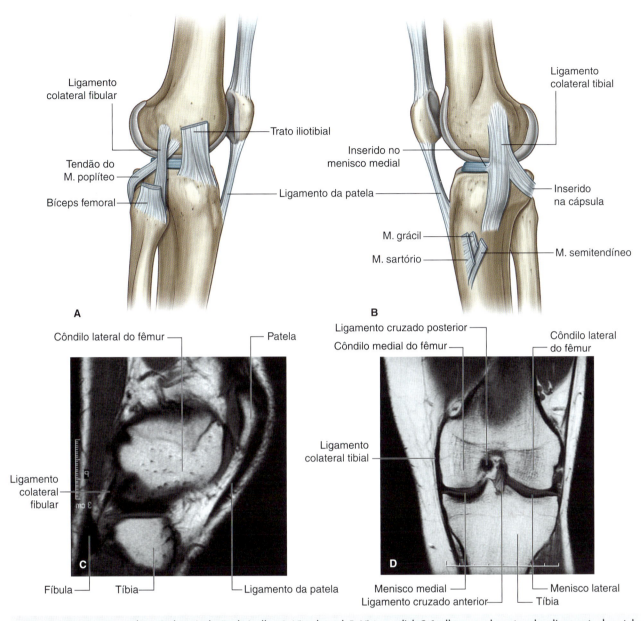

Figura 6.77 Ligamentos colaterais da articulação do joelho. **A.** Vista lateral. **B.** Vista medial. **C.** Joelho normal mostrando o ligamento da patela e o ligamento colateral fibular. RM, *imagem* ponderada em T1, no plano sagital. **D.** Joelho normal mostrando o ligamento colateral tibial, os meniscos medial e lateral e os ligamentos cruzados anterior e posterior. RM, *imagem* ponderada em T1, no plano coronal.

Um dos componentes do mecanismo de estabilização é uma modificação do formato e das dimensões das faces femorais que se articulam com a tíbia:

- Em flexão, as faces são as áreas arredondadas e curvadas das faces posteriores dos côndilos do fêmur
- Quando o joelho é estendido, as faces se movem para as áreas largas e planas das faces inferiores dos côndilos do fêmur.

Consequentemente, as faces articulares tornam-se maiores e mais estáveis em extensão.

Outro componente do mecanismo de estabilização é a rotação medial do fêmur sobre a tíbia durante a extensão.

A rotação medial e a extensão completa tensionam todos os ligamentos associados à articulação.

Outra característica que mantém o joelho em extensão na posição ortostática é o centro de gravidade do corpo que está posicionado ao longo de uma linha vertical que ficaria anterior à articulação do joelho.

O músculo poplíteo "destrava" o joelho, iniciando a rotação lateral do fêmur sobre a tíbia.

Irrigação e inervação

A irrigação da articulação do joelho provém predominantemente dos ramos descendentes e geniculares das artérias femoral, poplítea e circunflexa femoral lateral, na

475

coxa, e da artéria circunflexa fibular e ramos recorrentes da artéria tibial anterior, na perna. Esses vasos formam uma rede anastomótica ao redor da articulação (Figura 6.80).

A articulação do joelho é suprida por ramos dos nervos obturatório, femoral, tibial e fibular comum.

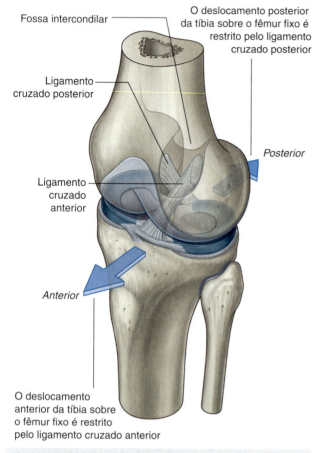

Figura 6.78 Ligamentos cruzados da articulação do joelho. Vista superolateral.

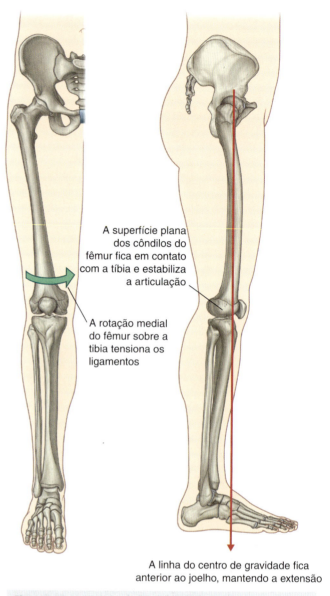

Figura 6.79 Mecanismo de "trava" do joelho.

Na clínica

Lesões nos ligamentos colaterais

Os ligamentos colaterais são responsáveis pela estabilização e pelo controle dos movimentos laterais da articulação do joelho, além de proteger a articulação do joelho de movimentos excessivos.

Uma lesão no ligamento colateral fibular pode ocorrer quando um excesso de força é aplicado lateralmente na face medial do joelho (força em varo), e é menos comum do que uma lesão no ligamento colateral tibial, que é danificado quando um excesso de força é aplicado medialmente na face lateral do joelho (força em valgo). Lesões ao ligamento colateral tibial podem ser parte da chamada "tríade infeliz", que envolve também rupturas do menisco medial e do ligamento cruzado anterior.

O espectro de lesões nos ligamentos colaterais do joelho vai desde entorses discretas, nas quais os ligamentos são discretamente estirados, mas ainda conseguem estabilizar a articulação, até rupturas completas, em que todas as fibras são rompidas e os ligamentos perdem sua função de estabilização.

Capítulo 6 • Membro inferior

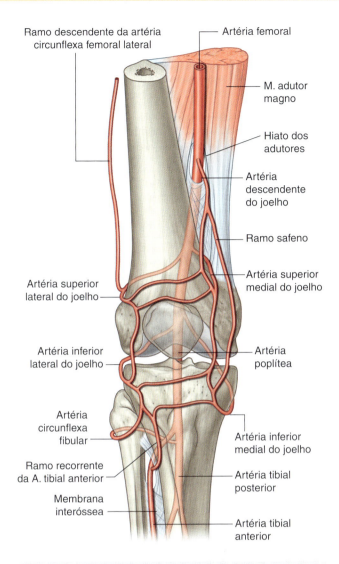

Figura 6.80 Anastomoses de artérias ao redor do joelho. Vista anterior.

Na clínica

Lesões nos ligamentos cruzados

O ligamento cruzado anterior (LCA) é o mais frequentemente lesionado durante atividades sem contato, quando há uma súbita mudança na direção do movimento (frenagem ou rotação) (Figura 6.81). Esportes de contato também podem resultar em lesão do LCA, devido a torsões, hiperextensões e forças valgas súbitas, relacionadas a uma colisão direta. A lesão geralmente afeta a parte média do ligamento e se manifesta como uma descontinuidade completa ou parcial das fibras ou orientação anormal do contorno do ligamento. Na ruptura aguda de LCA, um som semelhante a um "clique" ou "estalido" pode ser ouvido, e o joelho rapidamente se torna edemaciado. Muitos testes são usados para avaliar a lesão clinicamente, e o diagnóstico é em geral confirmado por ressonância magnética. Uma ruptura completa na espessura do LCA causa instabilidade na articulação do joelho. O tratamento depende do nível de atividade desejado pelo paciente. Naqueles com níveis altos de atividade, a recons-

Na clínica (*continuação*)

trução cirúrgica do ligamento é necessária. Nos com baixos níveis de atividade podem optar por colocação de suporte no joelho e fisioterapia; no entanto, a longo prazo, o dano interno ao joelho pode levar ao desenvolvimento de osteoartrite precoce.

Uma ruptura do ligamento cruzado posterior (LCP) requer força significativa e raramente ocorre isoladamente. Geralmente, ocorre durante hiperextensão do joelho ou como resultado de um golpe direto em um joelho flexionado, como quando há colisão do joelho contra o para-choque do carro em um acidente automobilístico. Tipicamente, a lesão se apresenta, no exame físico, como deslocamento posterior da tíbia (fenômeno conhecido como sinal da tecla). Pacientes se queixam de dor e edema na articulação, incapacidade de sustentação de peso e instabilidade. O diagnóstico é confirmado por ressonância magnética. O tratamento, assim como na lesão de LCA, depende do grau da lesão (estiramento, ruptura parcial, ruptura total) e do nível de atividade desejado.

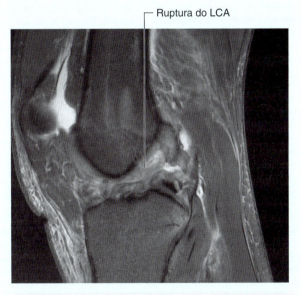

Figura 6.81 RM sagital da articulação do joelho mostrando ruptura do ligamento cruzado anterior.

Articulação tibiofibular

A pequena articulação tibiofibular proximal é do tipo sinovial e possibilita pouquíssimo movimento (Figura 6.82). As faces articulares opostas, na face inferior do côndilo lateral da tíbia e na face superomedial da cabeça da fíbula, são planas e circulares. A cápsula é reforçada por ligamentos anterior e posterior.

Fossa poplítea

A **fossa poplítea** é uma importante área de transição entre a coxa e a perna e é a principal rota por onde estruturas passam de uma região a outra.

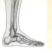

Na clínica

Doença articular degenerativa/osteoartrite

A doença articular degenerativa acomete muitas articulações do corpo. A degeneração articular pode resultar de uma força anormal em uma articulação com cartilagem normal ou uma força normal em uma cartilagem anormal.

Tipicamente, a doença articular degenerativa ocorre em articulações sinoviais, e o processo é chamado de osteoartrite. Nas articulações acometidas por osteoartrite, a cartilagem e os ossos estão geralmente envolvidos, com alterações limitadas dentro da membrana sinovial. Os achados típicos incluem redução do espaço articular, eburnação (esclerose da articulação), osteofitose (pequenas projeções ósseas) e formação de cistos ósseos. Conforme a doença progride, a articulação pode se tornar desalinhada, seu movimento pode se tornar severamente limitado e pode haver dor significativa.

Os locais mais comuns para osteoartrite incluem as pequenas articulações da mão e do punho; no membro inferior, o quadril e o joelho são tipicamente afetados, mas as articulações tarsometatarsais e metatarsofalângicas podem sofrer alterações semelhantes.

A etiologia da doença articular degenerativa não é clara, mas há algumas associações, como predisposição genética, idade avançada (homens tendem a ser afetados mais cedo do que mulheres), uso excessivo ou insuficiente de articulações e anormalidades nutricionais e metabólicas. Outros fatores incluem traumatismo articular e doença ou deformidade articular preexistente.

Os achados histológicos da osteoartrite consistem em alterações degenerativas na cartilagem e na camada subcondral de osso. O dano articular progressivo agrava essas alterações, o que cria mais forças anormais agindo sobre a articulação. Conforme a doença progride, o achado típico é dor, que geralmente é pior pela manhã e ao fim de um dia cheio de atividades. Comumente, é intensificada por extremos de movimento ou por exercício fora do costume. Rigidez e limitação de movimento podem ocorrer.

O tratamento inicial consiste em alteração do estilo de vida, para prevenir a dor, e analgesia simples. Conforme os sintomas progridem, uma prótese articular pode ser necessária. Embora a prótese pareça ser a panaceia da doença articular degenerativa, tem seus riscos e complicações, que incluem infecção e falência em curto e longo prazos.

Na clínica

Exame da articulação do joelho

É importante estabelecer a natureza da queixa do paciente antes de qualquer exame. A anamnese deve incluir informações sobre a queixa, os sinais e sintomas e o estilo de vida do paciente (nível de atividade). A anamnese pode fornecer indícios significativos do tipo de lesão e dos prováveis achados do exame físico, por exemplo, se o paciente sofreu um golpe na face medial do joelho, pode-se suspeitar de deslocamento em valgo no ligamento colateral tibial.

O exame deve incluir avaliação na posição ortostática, durante a marcha, e na posição sentada. O lado afetado deve ser comparado com o lado saudável.

Há muitos testes e técnicas para se examinar a articulação do joelho, como as seguintes.

Testes para instabilidade anterior

- **Teste de Lachman** – o paciente se deita na maca. O examinador coloca uma mão em torno da parte distal do fêmur e a outra em torno da parte proximal da tíbia, e então eleva o joelho, produzindo uma flexão de 20°. O calcanhar do paciente fica sobre a maca. O polegar do examinador deve ser posicionado sobre a tuberosidade da tíbia. A mão sobre a tíbia aplica uma rápida força na direção anterior. Se o movimento da tíbia sobre o fêmur para subitamente, esta é uma extremidade firme. Se isso não ocorre, a extremidade é descrita como Cmole e é associada com ruptura do ligamento cruzado anterior

- **Teste da gaveta anterior** – um teste da gaveta anterior positivo ocorre quando a cabeça proximal da tíbia de um paciente pode ser puxada anteriormente sobre o fêmur. O paciente fica em decúbito dorsal na maca. O joelho é flexionado a 90° e o calcanhar e a planta do pé são colocados sobre a maca. O examinador imobiliza o pé do paciente, que foi colocado em uma posição neutra. Os dedos indicadores são usados para verificar se os tendões dos músculos isquiotibiais estão relaxados enquanto os outros dedos cercam a extremidade superior da tíbia e a tracionam. Se a tíbia for deslocada para a frente, o ligamento cruzado anterior está rompido. Outras estruturas periféricas, como o menisco medial ou os ligamentos meniscotibiais (também chamados ligamentos coronários do menisco), também precisam ser danificados para que esse sinal seja evidente

- **Teste da mudança de eixo** – há muitas variações desse teste. O pé do paciente deve ser colocado entre o corpo e o cotovelo do examinador. O examinador coloca uma mão aberta sob a tíbia, empurrando-a para a frente com o joelho em extensão. A outra mão é colocada contra a coxa do paciente, empurrando-a na direção oposta. O membro inferior sofre leve abdução do cotovelo do examinador, com seu corpo funcionando como um fulcro para produzir uma força em valgo. O examinador mantém a translação tibial anterior e a força em valgo e inicia uma flexão do joelho do paciente. Aos 20° a 30°, a mudança de eixo ocorrerá conforme a parte lateral da face articular superior

Na clínica (continuação)

da tíbia é reduzida. Esse teste demonstra dano à região posterolateral da articulação do joelho e ao ligamento cruzado anterior.

Testes para instabilidade posterior

- **Teste da gaveta posterior** – esse teste é considerado positivo e ocorre quando a cabeça proximal da tíbia de um paciente pode ser empurrada posteriormente sobre o fêmur. O paciente é colocado em decúbito dorsal, e o joelho é flexionado até aproximadamente 90°, com o pé na posição neutra. O examinador imobiliza o pé do paciente, colocando ambos os polegares na tuberosidade da tíbia, empurrando-a para trás. Se a face articular superior (conhecida como platô tibial) se mover, o ligamento cruzado posterior está rompido.
- ***Avaliação de outras estruturas do joelho***
- A avaliação do ligamento colateral tibial pode ser realizada colocando-se um estresse em valgo sobre o joelho
- A avaliação das estruturas laterais e posterolaterais do joelho requerem testes clínicos mais complexos.

O joelho também deve ser avaliado em relação a:

- Sensibilidade na linha articular
- Movimento e instabilidade patelofemoral
- Presença de derrames
- Lesão muscular, e
- Massas na fossa poplítea.

Outras investigações

Após o exame clínico, exames adicionais geralmente incluem **radiografia simples** e, possivelmente, **ressonância magnética**, que possibilita a avaliação dos meniscos, ligamentos cruzados, ligamentos colaterais, superfícies ósseas e cartilaginosas e tecidos moles.

Uma **artroscopia** pode ser realizada, e danos a qualquer estrutura interna podem ser reparados. Um artroscópio é uma pequena câmera, que é colocada dentro da articulação do joelho por acesso anterolateral ou anteromedial. A articulação é preenchida com solução salina, e a câmera é manipulada pela articulação do joelho para se avaliar os ligamentos cruzados, meniscos e superfícies cartilaginosas.

Na clínica

Ligamento anterolaeral do joelho

Recentemente, foi descrito um ligamento associado, em sua origem, com o ligamento colateral fibular do joelho. Esse ligamento (ligamento anterolateral do joelho) cursa do epicôndilo lateral do fêmur até a região anterolateral da extremidade proximal da tíbia, e possivelmente controla a rotação interna da tíbia. (*J Anat* 2013;223:321-328)

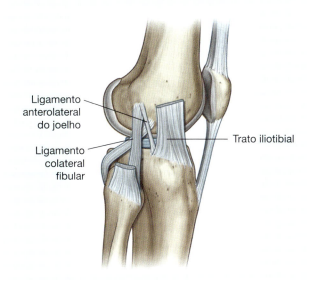

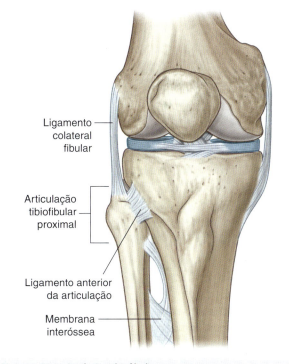

Figura 6.82 Articulação tibiofibular.

A fossa poplítea é um espaço em formato de losango atrás da articulação do joelho, entre os músculos nos compartimentos posteriores da coxa e da perna (Figura 6.83 A):

- As margens da parte superior do losango são formadas, medialmente, pelas extremidades distais dos músculos semitendíneo e semimembranáceo, e lateralmente, pela extremidade distal do músculo bíceps femoral
- As margens da parte inferior, menor, são formadas, medialmente, pela cabeça medial do músculo gastrocnêmio, e lateralmente, pelo músculo plantar e pela cabeça lateral do músculo gastrocnêmio

- O assoalho da fossa é formado pela cápsula articular do joelho e superfícies adjacentes do fêmur e da tíbia, e, mais inferiormente, pelo músculo poplíteo
- O teto é formado por fáscia profunda, que é contínua, acima, com a fáscia lata da coxa e, abaixo, com a fáscia profunda da perna.

Conteúdo

O conteúdo da fossa poplítea consiste, principalmente, na artéria poplítea, veia poplítea e nervos fibular comum e tibial (Figura 6.83 B).

Nervos fibular comum e tibial

Os nervos fibular comum e tibial se originam em local proximal à fossa poplítea como os dois principais ramos do nervo isquiático. São as mais superficiais das estruturas neurovasculares da fossa poplítea, e entram na região diretamente de cima, por baixo da margem do músculo bíceps femoral:

- O nervo tibial desce verticalmente pela fossa poplítea e sai dela profundamente à margem do músculo plantar para entrar no compartimento posterior da perna
- O nervo fibular segue o tendão do músculo bíceps femoral sobre a margem lateral inferior da fossa poplítea e continua até o lado lateral da perna, onde se curva em torno do colo da fíbula e entra no compartimento muscular lateral.

Artéria e veia poplíteas

A artéria poplítea é a continuação da artéria femoral do compartimento anterior da coxa e se origina quando a artéria femoral atravessa posteriormente o hiato dos adutores no músculo adutor magno.

A artéria poplítea surge na fossa poplítea na parte superior do lado medial, abaixo da margem do músculo semimembranáceo. Desce obliquamente pela fossa, acompanhando o nervo tibial, e entra no compartimento posterior da perna, onde termina imediatamente lateral à linha média, dividindo-se em artérias tibiais anterior e posterior.

A artéria poplítea é a estrutura neurovascular mais profunda da fossa poplítea, portanto, é difícil de se palpar; no entanto, sua pulsação geralmente pode ser detectada por palpação profunda próximo à linha mediana da fossa poplítea.

Na fossa poplítea, a artéria poplítea dá origem a ramos, que irrigam os músculos adjacentes, e a uma série de artérias do joelho, que contribuem para as anastomoses vasculares ao redor da articulação.

A veia poplítea é superficial à artéria poplítea e acompanha seu trajeto. Sai da fossa superiormente para se tornar a veia femoral, após atravessar o hiato dos adutores.

Teto da fossa poplítea

O teto da fossa poplítea é recoberto por fáscia superficial e pele (Figura 6.83 C). A estrutura mais importante na fáscia superficial é a veia safena parva. Esse vaso sobe verticalmente pela fáscia superficial na parte posterior da perna, saindo do lado lateral do arco venoso dorsal do pé. Sobe até a parte posterior do joelho onde penetra na fáscia profunda, que forma o teto da fossa poplítea, e se une à veia poplítea.

Outra estrutura que atravessa o teto da fossa é o nervo cutâneo posterior da coxa, que desce pela coxa superficialmente aos músculos isquiotibiais, atravessa a fossa poplítea e então continua inferiormente, acompanhando a veia safena parva, para suprir a pele da metade superior da parte posterior da perna.

Na clínica

Aneurisma da artéria poplítea

A artéria poplítea pode se tornar anormalmente dilatada, formando um aneurisma. Considera-se que o aneurisma está formado quando seu diâmetro excede 7 mm. Embora aneurismas da artéria poplítea possam ocorrer isoladamente, são mais comumente associados com aneurismas em outros grandes vasos, como a artéria femoral ou a aorta torácica ou abdominal. Assim, uma vez que um aneurisma da artéria poplítea foi detectado, toda a árvore arterial deve ser investigada para a presença de outros aneurismas coexistentes.

Aneurismas de artéria poplítea tendem a sofrer trombose e têm menor tendência a se romper do que outros aneurismas. Assim, as complicações são principalmente relacionadas a embolização distal da árvore arterial e isquemia do membro inferior, o que, em casos mais graves, pode levar à amputação da perna.

Um ultrassom com Doppler é a maneira mais funcional de se diagnosticar um aneurisma de artéria poplítea, porque pode demonstrar a dilatação anormal da artéria, confirmar ou excluir trombos dentro do aneurisma e ajudar a diferenciá-lo de outras massas da fossa poplítea, como um cisto sinovial (cisto de Baker). Aneurismas de artéria poplítea geralmente são reparados cirurgicamente devido ao grande risco de complicações tromboembólicas.

PERNA

A perna é a parte do membro inferior entre a articulação do joelho e a articulação do tornozelo (Figura 6.84):

- Proximalmente, as principais estruturas passam entre a coxa e a perna, atravessando ou se relacionando com a fossa poplítea, atrás do joelho

Capítulo 6 • Membro inferior

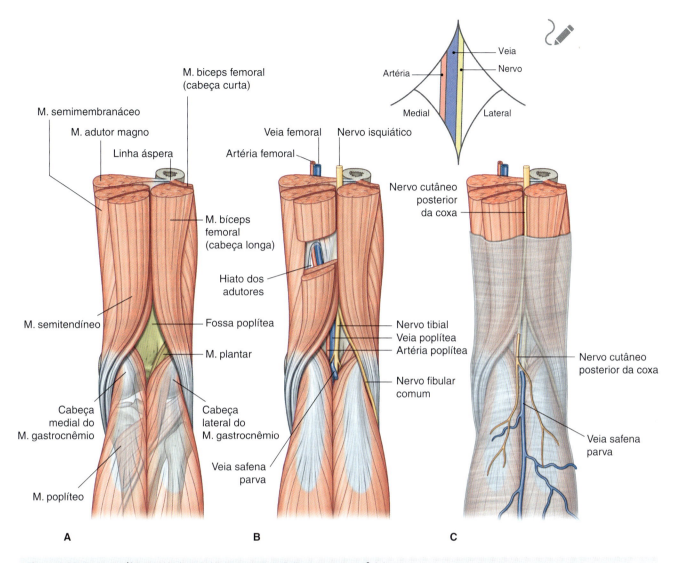

Figura 6.83 Fossa poplítea. **A.** Limites. **B.** Nervos e vasos. **C.** Estruturas superficiais.

- Distalmente, estruturas passam entre a perna e o pé principalmente através do túnel do tarso, no lado posteromedial do tornozelo. As exceções são a artéria tibial anterior e as terminações dos nervos fibulares profundo e superficial, que penetram no pé anteriormente ao tornozelo.

A estrutura óssea da perna consiste em dois ossos, a tíbia e a fíbula, dispostos em paralelo.

A **fíbula** é muito menor do que a tíbia e fica na parte lateral da perna. Articula-se superiormente com a face inferior do côndilo lateral da parte proximal da tíbia, mas não participa da formação da articulação do joelho. A extremidade distal da fíbula fica firmemente ancorada à tíbia por uma articulação fibrosa e forma o maléolo lateral da articulação do tornozelo.

A **tíbia** é o osso de sustentação de carga da perna e é, portanto, muito maior do que a fíbula. Acima, participa da formação da articulação do joelho e, abaixo, forma o maléolo medial e a maior parte da superfície óssea para articulação da perna com o pé, no tornozelo.

A perna é dividida em compartimentos anterior (extensor), posterior (flexor) e lateral (fibular) por:

- Uma membrana interóssea, que conecta as margens adjacentes da tíbia e da fíbula ao longo da maior parte de seu comprimento
- Dois septos intermusculares, que passam entre a fíbula e a fáscia profunda que recobre o membro, e
- Fixação direta da fáscia profunda ao periósteo das margens anterior e medial da tíbia (Figura 6.84).

Os músculos do compartimento anterior da perna fazem dorsiflexão do tornozelo, extensão dos dedos dos pés e inversão do pé. Músculos no compartimento posterior fazem flexão plantar do tornozelo, flexão dos dedos dos pés e inversão do pé. Músculos no compartimento lateral fazem eversão do pé. Importantes nervos e vasos suprem ou atravessam cada compartimento.

481

Gray Anatomia Clínica para Estudantes

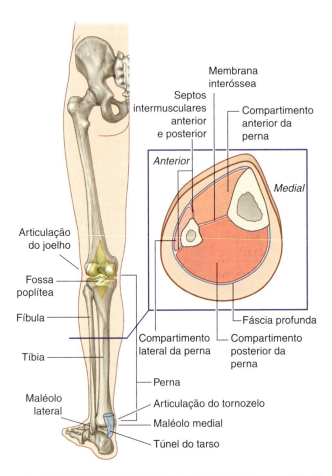

Figura 6.84 Vista posterior da perna; corte transversal da perna esquerda (detalhe).

Ossos

Corpo e extremidade distal da tíbia

O corpo da tíbia é triangular no corte transversal e tem margens anterior, interóssea e medial, e faces medial, lateral e posterior (Figura 6.85):

- As margens anterior e medial, e toda a face medial, são subcutâneas e facilmente palpáveis
- A margem interóssea da tíbia é conectada, pela membrana interóssea, ao longo de seu comprimento, à margem interóssea da fíbula
- A face posterior é marcada por uma linha oblíqua (a linha do músculo sóleo).

A linha do músculo sóleo desce cruzando o osso da face lateral para a medial, onde se funde à margem medial. Além disso, uma linha vertical desce pela parte superior da face posterior a partir do ponto médio da linha do músculo sóleo. Essa linha desaparece no terço inferior da tíbia.

O corpo (diáfise) da tíbia se expande em ambas as extremidades para sustentar o peso do corpo nas articulações do joelho e do tornozelo.

A extremidade distal da tíbia tem formato parecido com uma caixa retangular, com uma protuberância óssea na face medial (o **maléolo medial**; Figura 6.81). A parte superior da caixa é contínua com o corpo da tíbia, enquanto a face inferior e o maléolo medial se articulam com um dos ossos tarsais (tálus) para formar uma grande parte da articulação do tornozelo.

A face posterior da extremidade distal da tíbia apresenta um sulco vertical, que continua inferior e medialmente até a face posterior do maléolo medial. O sulco é para o tendão do músculo tibial posterior.

A face lateral da extremidade distal da tíbia é ocupada por uma incisura triangular profunda (a **incisura fibular**), à qual a cabeça distal da fíbula é ancorada por uma parte espessada da membrana interóssea.

Corpo e extremidade distal da fíbula

A fíbula não está envolvida na sustentação de peso. Seu corpo é, portanto, muito mais estreito do que o corpo da tíbia. Além disso, com exceção das epífises, a fíbula é envelopada por músculos.

Assim como o da tíbia, o corpo da fíbula é triangular no corte transversal e tem três margens e três faces, para a fixação de músculos, septos intermusculares e ligamentos (Figura 6.85). A margem interóssea da fíbula fica voltada para a margem interóssea da tíbia e é unida a ela pela membrana interóssea. Septos intermusculares fixam-se às margens anterior e posterior. Músculos se inserem nas três faces.

A **face medial**, estreita, fica voltada para o compartimento anterior da perna; a **face lateral**, voltada para o compartimento lateral, e a **face posterior**, voltada para o compartimento posterior.

A face posterior apresenta uma crista vertical (**crista medial**), que a divide em duas partes, cada uma contendo a inserção de um músculo flexor profundo diferente.

A extremidade distal da fíbula se expande para formar o **maléolo medial**, com formato de pá (Figura 6.85).

A face medial do maléolo lateral possui uma área para articulação com a face lateral do tálus, formando assim a parte lateral da articulação do tornozelo. Imediatamente superior a essa área articular, existe uma área triangular, que se encaixa na incisura fibular da extremidade distal da tíbia. Nesse local, a tíbia e a fíbula são unidas pela extremidade distal da membrana interóssea. Posteroinferiormente à área para articulação com o tálus, está a **fossa do maléolo lateral** para a inserção do ligamento talofibular posterior, associado à articulação do tornozelo.

A face posterior do maléolo lateral apresenta um sulco raso, para os tendões dos músculos fibulares longo e curto.

482

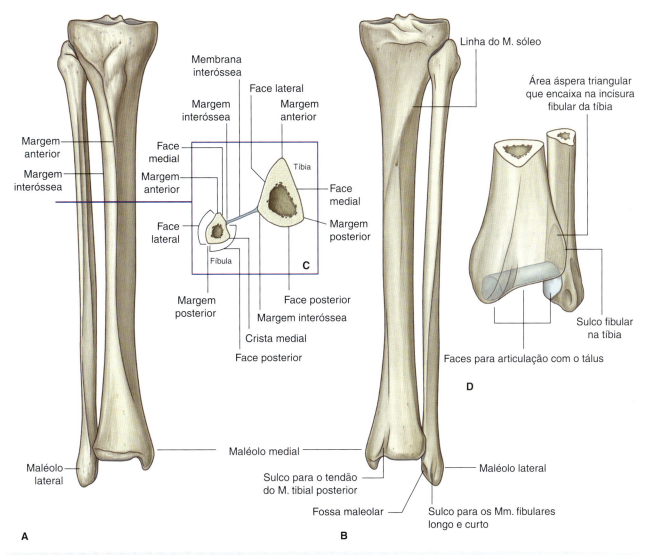

Figura 6.85 Tíbia e fíbula. **A.** Vista anterior. **B.** Vista posterior. **C.** Corte transversal das epífises. **D.** Vista posteromedial das extremidades distais.

Articulações

Membrana interóssea da perna

A membrana interóssea da perna é uma forte lâmina fibrosa de tecido conjuntivo que se estende pela distância entre as margens interósseas opostas dos corpos da tíbia e da fíbula (Figura 6.86). As fibras de colágeno descem obliquamente, a partir da margem interóssea da tíbia até a margem interóssea da fíbula, exceto superiormente, onde há uma faixa ligamentosa que ascende da tíbia para a fíbula.

Há duas aberturas na membrana interóssea, uma no topo e outra na extremidade inferior, para que vasos possam passar entre os compartimentos anterior e posterior da perna.

A membrana interóssea não apenas une a tíbia e a fíbula, mas também proporciona uma maior superfície para a inserção de músculos.

As extremidades distais da tíbia e da fíbula são unidas pela parte inferior da membrana interóssea, que se estende pelo estreito espaço entre a incisura fibular na face lateral da extremidade distal da tíbia e a face correspondente na extremidade distal da fíbula. Essa extremidade expandida da membrana interóssea é reforçada pelos **ligamentos tibiofibulares anterior** e **posterior**. Essa união firme das extremidades distais dos ossos é essencial para produzir a estrutura esquelética da articulação com o pé, no tornozelo.

Compartimento posterior da perna

Músculos

Os músculos no compartimento posterior (flexor) da perna são organizados em dois grupos, superficial e profundo, separados por uma camada de fáscia profunda. Em geral, os músculos fazem, principalmente, flexão plantar

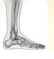

Gray Anatomia Clínica para Estudantes

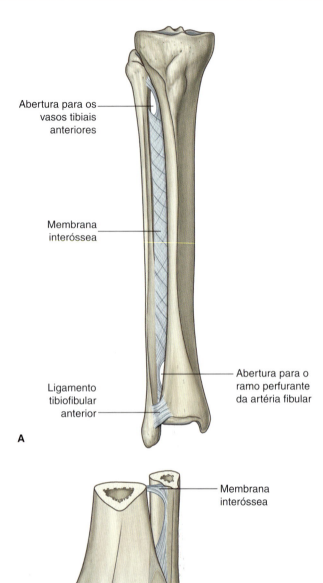

Figura 6.86 Membrana interóssea. **A.** Vista anterior. **B.** Vista posteromedial.

e inversão do pé e flexão dos dedos do pé. Todos são supridos pelo nervo tibial.

Grupo superficial

O grupo superficial de músculos no compartimento posterior da perna é composto por três músculos (gastrocnêmio, plantar e sóleo) (Tabela 6.6) que se inserem no calcanhar (calcâneo) do pé e fazem sua flexão plantar na articulação do tornozelo (Figura 6.87). Em conjunto, esses músculos são grandes e fortes, porque propelem o corpo para a frente sobre o pé na horizontal durante a marcha e podem elevar o corpo sobre os dedos dos pés quando de pé. Dois dos músculos (gastrocnêmio e plantar) se originam na extremidade distal do fêmur, e podem também flexionar o joelho.

Músculo gastrocnêmio

O músculo **gastrocnêmio** é o mais superficial dos músculos do compartimento posterior e é um dos maiores músculos da perna (Figura 6.87). Origina-se como duas cabeças, uma lateral e uma medial:

- A **cabeça medial** é fixada a uma área alongada mais áspera na parte posterior da extremidade distal do fêmur, imediatamente atrás do tubérculo do adutor e acima da face articular do côndilo medial
- A **cabeça lateral** se origina de uma área distinta na face lateral superior do côndilo lateral do fêmur, onde ele encontra com a linha supracondilar lateral.

No joelho, as margens opostas das duas cabeças do músculo gastrocnêmio formam as margens lateral e medial da parte inferior da fossa poplítea.

Na parte superior da perna, as cabeças do músculo gastrocnêmio se combinam para formar um único ventre muscular alongado, que forma grande parte da massa de partes moles identificada como **panturrilha**.

Na parte inferior da perna, as fibras do músculo gastrocnêmio convergem com as da parte profunda do músculo sóleo para formar o **tendão do calcâneo**, que se insere na tuberosidade do calcâneo, no pé.

Tabela 6.6 Grupo superficial de músculos no compartimento posterior da perna (segmentos espinais em negrito são os principais).

Músculo	Origem	Inserção	Inervação	Função
Gastrocnêmio	Cabeça medial – face posterior da parte distal do fêmur, imediatamente superior ao côndilo medial; cabeça lateral – face posterolateral superior do côndilo lateral do fêmur	Via tendão do calcâneo, na tuberosidade do calcâneo	Nervo tibial (**S1, S2**)	Flexão plantar do pé e flexão do joelho
Plantar	Parte inferior da linha supracondilar lateral do fêmur e ligamento poplíteo oblíquo do joelho	Via tendão do calcâneo, na tuberosidade do calcâneo	Nervo tibial (**S1, S2**)	Flexão plantar do pé e flexão do joelho
Sóleo	Linha do músculo sóleo e margem medial da tíbia; face posterior da cabeça da fíbula e faces adjacentes do colo e da parte proximal do corpo; arco tendíneos entre as inserções tibial e fibular	Via tendão do calcâneo, na tuberosidade do calcâneo	Nervo tibial (**S1, S2**)	Flexão plantar do pé

Capítulo 6 • Membro inferior

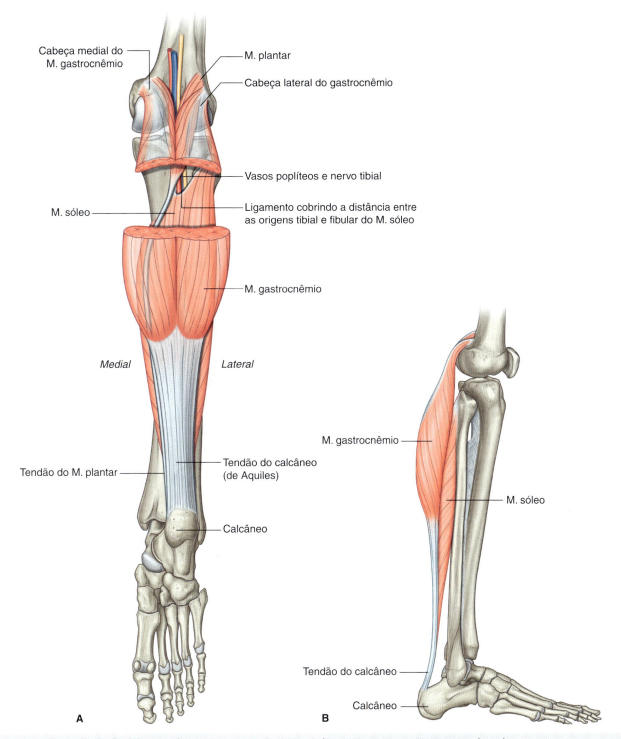

Figura 6.87 Grupo superficial de músculos no compartimento posterior da perna. **A.** Vista posterior. **B.** Vista lateral.

O músculo gastrocnêmio faz a flexão plantar do pé na articulação do tornozelo e pode também flexionar a perna na articulação do joelho. É suprido pelo nervo tibial.

Músculo plantar

O **músculo plantar** tem um pequeno ventre proximal, e um longo e fino tendão, que desce pela perna e se une ao tendão do calcâneo (Figura 6.87). O músculo se origina superiormente da parte lateral da crista supracondilar lateral do fêmur e do ligamento poplíteo oblíquo associado à articulação do joelho.

O curto ventre fusiforme do músculo plantar desce medialmente, profundo à cabeça lateral do músculo gastrocnêmio, e forma um tendão fino, que passa entre os músculos gastrocnêmio e sóleo e acaba se fundindo com a face medial do tendão do calcâneo, perto de sua inserção na tuberosidade do calcâneo.

Gray Anatomia Clínica para Estudantes

O músculo plantar contribui com a flexão plantar do pé na articulação do tornozelo e com a flexão da perna na articulação do joelho, e é suprido pelo nervo tibial.

Músculo sóleo

O **músculo sóleo** é grande e plano, está localizado sob o músculo gastrocnêmio (Figura 6.87); insere-se nas extremidades proximais da fíbula e da tíbia, e a um ligamento tendíneo, que se estende pela distância entre as duas cabeças de inserção na fíbula e na tíbia:

- Na extremidade proximal da fíbula, o músculo sóleo se origina do aspecto posterior da cabeça e das superfícies adjacentes do colo e da parte superior do corpo do osso
- Na tíbia, o músculo sóleo se origina da linha do músculo sóleo e da margem medial adjacente
- O ligamento, que cobre a distância entre as inserções na tíbia e na fíbula, se arqueia sobre os vasos poplíteos e o nervo tibial enquanto estes saem da fossa poplítea para entrar na região profunda do compartimento posterior da perna.

Na parte inferior da perna, o músculo sóleo se estreita para se unir ao tendão do calcâneo, que se insere na tuberosidade do calcâneo.

O músculo sóleo, junto com os músculos gastrocnêmio e plantar, faz a flexão plantar do pé na articulação do tornozelo. É suprido pelo nervo tibial.

Grupo profundo

Há quatro músculos do grupo profundo de músculos do compartimento posterior da perna (Figura 6.88) – o poplíteo, o flexor longo do hálux, o flexor longo dos dedos e o tibial posterior (Tabela 6.7). O músculo poplíteo age no joelho, enquanto os outros três músculos agem, principalmente, no pé.

Na clínica

Ruptura do tendão do calcâneo (de Aquiles)

A ruptura do tendão do calcâneo frequentemente está relacionada com traumatismo súbito ou direto. Esse tipo de lesão ocorre com frequência em tendões normais e saudáveis. Além disso, determinadas condições predispõem o tendão a se romper. Entre elas, estão tendinopatia (devido a uso excessivo ou a mudanças degenerativas senis) e intervenções prévias no tendão, como injeções de fármacos e o uso de alguns antibióticos (grupo das quinolonas). O diagnóstico de ruptura do tendão do calcâneo é relativamente direto. O paciente tipicamente se queixa de sentir um "chute" ou "tiro" atrás do tornozelo, e o exame físico geralmente revela uma solução de continuidade no tendão.

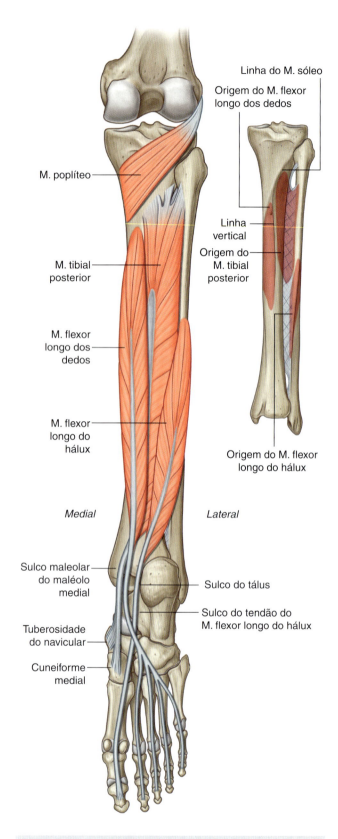

Figura 6.88 Grupo profundo de músculos no compartimento posterior da perna.

Tabela 6.7 Grupo profundo de músculos no compartimento posterior da perna (segmentos espinais em negrito são os principais segmentos a inervar o músculo).

Músculo	Origem	Inserção	Inervação	Função
Poplíteo	Côndilo lateral do fêmur	Face posterior da parte proximal da tíbia	Nervo tibial (L4 a S1)	Estabiliza a articulação do joelho (resistência contra a rotação lateral da tíbia sobre o fêmur). "Destrava" a articulação do joelho (rotação lateral do fêmur na tíbia fixa)
Flexor longo do hálux	Face posterior da fíbula e membrana interóssea adjacente	Face plantar da falange distal do hálux	Nervo tibial (**S2**, S3)	Flexão do hálux
Flexor longo dos dedos	Lado medial da face posterior da tíbia	Faces plantares das bases das falanges distais dos quatro dedos laterais	Nervo tibial (**S2**, S3)	Flexão dos quatro dedos laterais
Tibial posterior	Face posterior da membrana interóssea e regiões adjacentes da tíbia e da fíbula	Principalmente, na tuberosidade do osso navicular e na região adjacente do cuneiforme medial	Nervo tibial (L4, L5)	Inversão e flexão plantar do pé; suporte para o arco medial do pé durante a marcha

Músculo poplíteo

O **músculo poplíteo** é o menor e mais superior dos músculos profundos no compartimento da perna. É responsável por "destravar" o joelho estendido no início da flexão e estabiliza o joelho, fazendo resistência contra rotação lateral (externa) da tíbia sobre o fêmur. É plano e tem formato triangular, forma parte do assoalho da fossa poplítea (Figura 6.88) e se insere em uma ampla região triangular acima da linha do músculo sóleo, na face posterior da tíbia.

O músculo poplíteo sobe lateralmente através da face inferior do joelho e se origina de um tendão, que penetra na membrana fibrosa da cápsula articular do joelho. O tendão ascende lateralmente em torno da articulação, onde passa entre o menisco lateral e a membrana fibrosa, e então entra em um sulco no aspecto inferolateral do côndilo femoral lateral. O tendão se fixa a uma depressão na parte anterior do sulco e se origina de lá.

Quando se inicia a marcha a partir da posição ortostática, a contração do músculo poplíteo faz a rotação lateral do fêmur sobre a tíbia, fixa, destravando a articulação do joelho. O músculo poplíteo é suprido pelo músculo tibial.

Músculo flexor longo do hálux

O músculo flexor longo do hálux se origina na face lateral do compartimento posterior da perna e se insere na face plantar do hálux, no lado medial do pé (Figura 6.88). Surge principalmente dos dois terços inferiores da face posterior da fíbula e das partes adjacentes da membrana interóssea.

As fibras musculares do músculo flexor longo do hálux convergem inferiormente para formar um grande tendão filiforme, que passa por trás da cabeça distal da tíbia e então entra em um sulco distinto na face posterior do osso tarsal adjacente (tálus). O tendão se curva anteriormente, primeiro sob o tálus e então sob o sustentáculo do tálus, que se projeta medialmente a partir do calcâneo, e depois continua anteriormente, atravessando a planta do pé para se inserir na face inferior da base da falange distal do hálux.

O músculo flexor longo do hálux faz a flexão do hálux. É particularmente ativo durante a fase de retirada dos dedos do chão da marcha, quando o corpo é impulsionado para a frente a partir do membro de apoio, e o hálux é a última parte do corpo a sair do chão. Pode também contribuir para a flexão plantar do pé na articulação do tornozelo e é suprido pelo nervo tibial.

Músculo flexor longo dos dedos

O músculo flexor longo dos dedos se origina no lado medial do compartimento posterior da perna e se insere nos quatro dedos laterais do pé (Figura 6.88). Surge, principalmente, da parte medial da face posterior da tíbia, inferiormente à linha do músculo sóleo.

O músculo flexor longo dos dedos desce pela perna e forma um tendão, que cruza posteriormente ao tendão do músculo tibial posterior, próximo à articulação do tornozelo. O tendão continua inferiormente, em um sulco raso atrás do maléolo medial, e então se direciona anteriormente, para entrar na planta do pé. Cruza inferiormente ao tendão do músculo flexor longo do hálux para alcançar a face medial do pé, e então se divide em quatro tendões, que se inserem nas faces plantares das bases das falanges distais dos dedos II a V.

O músculo flexor longo dos dedos flexiona os quatro dedos laterais. Está envolvido com a aderência ao chão durante a deambulação e com a impulsão do corpo para a frente no final da fase de apoio da marcha. É suprido pelo nervo tibial.

Músculo tibial posterior

O músculo tibial posterior se origina da membrana interóssea e das faces posteriores adjacentes da tíbia e da fíbula (Figura 6.88). Fica entre o músculo flexor longo dos dedos e o músculo flexor longo do hálux, sendo também encoberto por eles.

Gray Anatomia Clínica para Estudantes

Próximo ao tornozelo, o tendão do músculo tibial posterior é cruzado, superficialmente, pelo tendão do músculo flexor longo dos dedos, e fica medial a esse tendão no sulco da face posterior do maléolo medial. O tendão se curva anteriormente sob o maléolo medial e entra na face medial do pé; circunda a margem medial do pé para se inserir nas faces plantares dos ossos tarsais mediais, principalmente à tuberosidade do osso navicular e à região adjacente do osso cuneiforme medial.

O músculo tibial posterior faz a inversão e a flexão plantar do pé e sustenta o arco medial do pé durante a marcha. É suprido pelo nervo tibial.

Na clínica

Exame neurológico das pernas

Algumas das condições mais comuns a afetarem as pernas são neuropatia periférica (particularmente associada com diabetes melito), lesões da raiz de nervos lombares (associadas a patologias dos discos intervertebrais), paralisia do nervo fibular e paraparesia espástica.

- Pesquisar atrofia muscular – a perda de massa muscular pode indicar perda ou redução de inervação
- Testar a força dos grupos musculares – flexão do quadril (L1, L2 – iliopsoas – elevação da perna estendida); flexão do joelho (L5 a S2 – músculos isquiotibiais – o paciente tenta flexionar o joelho enquanto o examinador aplica força sobre a perna para segurar o joelho em extensão); extensão do joelho (L3, L4 – músculo quadríceps femoral – o paciente tenta manter a perna estendida enquanto o examinador aplica a força à perna para flexionar a articulação do joelho); flexão plantar do tornozelo (S1, S2 – o paciente empurra o pé para baixo enquanto o examinador aplica uma força à face plantar do pé para fazer dorsiflexão na articulação do tornozelo); dorsiflexão do tornozelo (L4, L5 – o paciente puxa o pé para cima enquanto o examinador aplica uma força no dorso do pé para fazer flexão plantar na articulação do tornozelo)
- Testar reflexos patelar e aquileu – a percussão com martelo de reflexo no ligamento da patela (tendão) testa os reflexos dos níveis espinais L3 e L4, e a percussão do tendão do calcâneo avalia os reflexos nos níveis espinais S1-S2
- Pesquisar sensibilidade geral dos níveis espinais sacrais superiores e lombares – testar a sensibilidade (tátil, dolorosa e vibratória) nos dermátomos do membro inferior.

Artérias

Artéria poplítea

A **artéria poplítea** é a principal fonte de sangue da perna e do pé e entra no compartimento posterior da perna vindo da fossa poplítea, atrás do joelho (Figura 6.89).

A artéria poplítea entra no compartimento posterior entre os músculos gastrocnêmio e poplíteo. Conforme continua

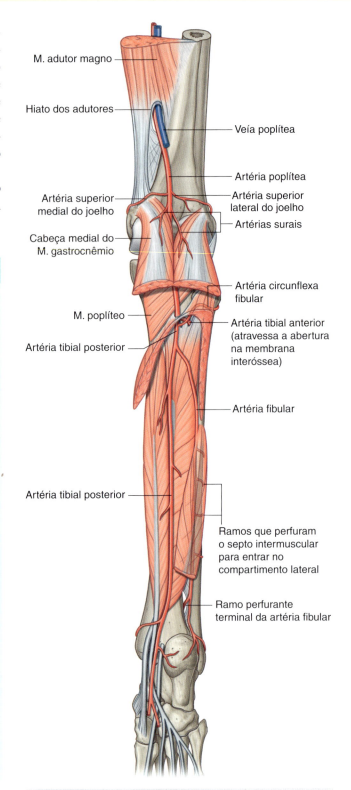

Figura 6.89 Artérias no compartimento posterior da perna.

inferiormente, passa sob o arco tendíneos, formado entre as cabeças fibular e tibial do músculo sóleo, e entra na região profunda do compartimento posterior da perna, onde imediatamente se divide em artérias tibiais anterior e posterior.

Duas grandes artérias surais, uma a cada lado, surgem a partir da artéria poplítea para irrigar os músculos gastrocnêmio, sóleo e plantar (Figura 6.89). Além disso, a artéria poplítea dá origem a ramos que contribuem para uma rede colateral de vasos ao redor da articulação do joelho (Figura 6.80).

Artéria tibial anterior

A **artéria tibial anterior** atravessa a abertura na parte superior da membrana interóssea e entra no compartimento anterior da perna, irrigando-o. Continua inferiormente até o dorso do pé.

Artéria tibial posterior

A **artéria tibial posterior** irriga os compartimentos posterior e lateral da perna e continua até a planta do pé (Figura 6.89).

A artéria tibial posterior desce através da região profunda do compartimento posterior da perna, nas faces superiores dos músculos tibial posterior e flexor longo dos dedos. Atravessa o túnel do tarso atrás do maléolo medial e penetra no pé.

Na perna, a artéria tibial posterior irriga os músculos e ossos adjacentes e dá origem a dois ramos principais, a artéria circunflexa fibular e a artéria fibular:

- A **artéria circunflexa fibular** atravessa o músculo sóleo lateralmente e dá a volta no colo da fíbula para se conectar com a rede anastomótica de vasos ao redor do joelho (Figura 6.89; Figura 6.80)
- A **artéria fibular** tem trajeto paralelo ao da artéria tibial, mas desce ao longo do lado lateral do compartimento posterior adjacente à crista medial na face posterior da fíbula, separa as inserções dos músculos tibial posterior e flexor longo do hálux.

A artéria fibular irriga os músculos e ossos adjacentes no compartimento posterior da perna e tem ramos que atravessam o septo intermuscular lateralmente para irrigar os músculos fibulares no compartimento lateral.

Um **ramo perfurante,** que se origina da artéria fibular distalmente na perna, atravessa anteriormente a abertura inferior na membrana interóssea para fazer anastomose com um ramo da artéria tibial anterior.

A artéria fibular passa por trás da fixação entre os corpos (diáfises) da tíbia e da fíbula e termina em uma rede de vasos sobre a face lateral do calcâneo.

Veias

Artérias profundas no compartimento posterior, em geral, seguem o trajeto das artérias.

Nervos

Nervo tibial

O nervo associado com o compartimento posterior da perna é o nervo tibial (Figura 6.90), um grande ramo do nervo isquiático que desce até o compartimento vindo da fossa poplítea.

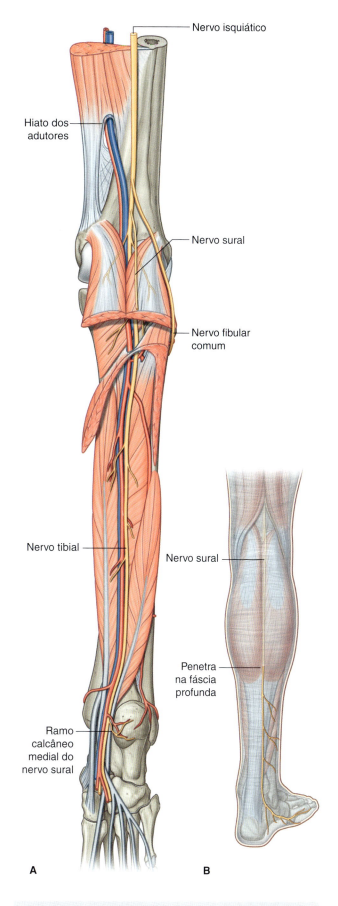

Figura 6.90 Nervo tibial. **A.** Vista posterior. **B.** Nervo sural.

O nervo tibial passa sob o arco tendíneos formado entre as cabeças fibular e tibial do músculo sóleo e atravessa verticalmente a região profunda do compartimento posterior da perna, na face do músculo tibial posterior, acompanhando os vasos tibiais posteriores.

O nervo tibial sai do compartimento posterior da perna no tornozelo e atravessa o túnel do tarso atrás do maléolo medial. É responsável pela inervação da maioria dos músculos intrínsecos e da pele.

Na perna, o nervo tibial dá origem a:

- Ramos que inervam todos os músculos do compartimento posterior da perna, e
- Dois ramos cutâneos, o nervo sural e o nervo calcâneo sural medial.

Ramos do nervo tibial que suprem o grupo superficial de músculos do compartimento posterior e o músculo poplíteo do grupo profundo se originam na parte superior da perna, entre as duas cabeças do músculo gastrocnêmio, na região distal da fossa poplítea (Figura 6.91).

Alguns ramos inervam os músculos gastrocnêmio, plantar e sóleo, e passam mais profundamente no músculo sóleo.

Ramos para os músculos profundos do compartimento posterior se originam do nervo tibial profundamente ao músculo sóleo, na metade superior da perna, e inervam os músculos tibial posterior, flexor longo do hálux e flexor longo dos dedos.

Nervo sural

O nervo sural se origina superiormente na perna, entre as duas cabeças do músculo gastrocnêmio (Figura 6.90). Desce superficialmente ao ventre do músculo gastrocnêmio e penetra na fáscia profunda aproximadamente na metade da perna, onde encontra com um ramo comunicante sural vindo do nervo fibular comum. Desce pela perna, circunda o maléolo lateral e entra no pé.

O nervo sural supre a pele na face posterolateral inferior da perna e na face lateral do pé e do dedo mínimo.

Ramo calcâneo medial do nervo sural

O ramo calcâneo medial do nervo sural é, frequentemente, múltiplo, origina-se do nervo tibial na parte inferior da perna, próximo ao tornozelo, e desce até o lado medial do tálus.

O ramo calcâneo medial do nervo sural supre a pele na face medial e na face plantar do calcanhar (Figura 6.90).

Compartimento lateral da perna

Músculos

Há dois músculos no compartimento lateral da perna – o fibular longo e o fibular curto (Figura 6.91 e Tabela 6.8). Ambos fazem a eversão do pé (viram a planta para fora) e são supridos pelo nervo fibular superficial, que é um ramo do nervo fibular comum.

Músculo fibular longo

O músculo **fibular longo** surge no compartimento lateral da perna, mas seu tendão cruza por baixo do pé para se inserir aos ossos do lado medial (Figura 6.91). Origina-se da parte superior da face lateral da fíbula e da face anterior da cabeça da fíbula e, ocasionalmente, também da região adjacente do côndilo lateral da tíbia.

O nervo fibular comum dá a volta anteriormente no colo da fíbula, entre as inserções do músculo fibular longo à cabeça e ao colo da fíbula.

Distalmente, o músculo fibular longo desce pela perna para formar um tendão, que:

- Atravessa um sulco ósseo raso, posterior ao maléolo lateral
- Dobra-se anteriormente para entrar no lado lateral do pé

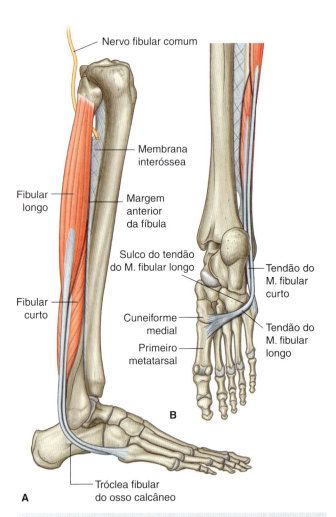

Figura 6.91 Músculos no compartimento lateral da perna. **A.** Vista lateral. **B.** Vista inferior do pé direito, em flexão plantar na articulação do tornozelo.

Capítulo 6 • Membro inferior

Tabela 6.8 Músculos do compartimento lateral da perna (segmentos espinais em negrito são os principais segmentos a inervar o músculo).

Músculo	Origem	Inserção	Inervação	Função
Fibular longo	Face lateral superior da fíbula, cabeça da fíbula e, ocasionalmente, côndilo tibial lateral	Face inferior dos lados laterais das extremidades distais do cuneiforme medial e da base do primeiro metatarsal	Nervo fibular superficial (**L5, S1**, S2)	Eversão e flexão plantar do pé; suporte dos arcos do pé
Fibular curto	Dois terços inferiores da face lateral do corpo da fíbula	Tuberosidade do quinto metatarsal	Nervo fibular superficial (**L5, S1**, S2)	Eversão do pé

- Desce obliquamente pela face lateral do pé até curvar-se para a frente sob a tróclea fibular do calcâneo
- Penetra em um sulco profundo na face inferior de outro osso tarsal (o cuboide), e
- Curva-se sob o pé para cruzar a planta e se inserir nas faces inferiores dos ossos da face medial do pé (faces laterais da base do primeiro metatarsal e extremidade distal do cuneiforme medial).

O músculo fibular longo faz eversão e flexão plantar do pé. Além disso, o músculo fibular longo, o músculo tibial anterior e o músculo tibial posterior, que se inserem nas faces inferiores de ossos na face medial do pé, agem conjuntamente como um estribo que sustenta os arcos do pé. O músculo fibular longo sustenta, principalmente, os arcos lateral e transverso.

O músculo fibular longo é suprido pelo nervo fibular superficial.

Músculo fibular curto

O músculo fibular curto é profundo ao músculo fibular longo na perna, e se origina dos dois terços inferiores da face lateral do corpo da fíbula (Figura 6.91).

O tendão do músculo fibular curto passa por trás do maléolo lateral junto com o tendão do músculo fibular longo, e então se curva anteriormente, cruzando a face lateral do calcâneo, para se inserir em um tubérculo na face lateral da base do quinto metatarsal (o metatarsal associado ao quinto dedo).

O músculo fibular curto auxilia na eversão do pé e é suprido pelo nervo fibular superficial.

Artérias

Não há grandes artérias passando verticalmente pelo compartimento lateral da perna. O compartimento é irrigado por ramos (principalmente da artéria fibular do compartimento posterior da perna) que penetram nele (Figura 6.92).

Veias

As veias profundas, em geral, seguem as artérias.

Nervos

Nervo fibular superficial

O nervo associado com o compartimento lateral da perna é o **nervo fibular superficial**. Origina-se como um dos

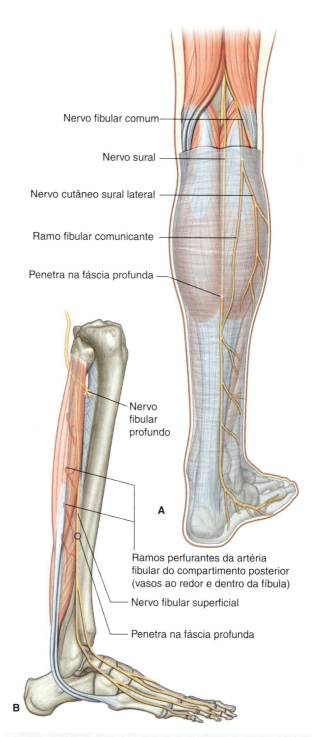

Figura 6.92 Nervo fibular comum, e nervos e artérias do compartimento lateral da perna. **A.** Vista posterior, perna direita. **B.** Vista lateral, perna direita.

dois principais ramos do nervo fibular comum e entra no compartimento lateral da perna vindo da fossa poplítea (Figura 6.92 B).

O nervo fibular comum se origina do nervo isquiático no compartimento posterior da coxa ou na fossa poplítea (Figura 6.92 A) e segue a margem medial do tendão do músculo bíceps femoral sobre a cabeça lateral do músculo gastrocnêmio, em direção à fíbula. Nesse local, dá origem a dois ramos cutâneos, que descem pela perna:

- O **ramo fibular comunicante**, que se une ao nervo sural (ramo do nervo tibial) e contribui para a inervação da pele sobre a face posterolateral inferior da perna, e
- O **nervo cutâneo sural lateral**, que inerva a pele sobre a parte superolateral da perna.

O nervo fibular comum continua em torno do colo da fíbula e entra no compartimento lateral entre as inserções do músculo fibular longo na cabeça e no corpo da fíbula. Nesse local, o nervo fibular comum se divide em seus dois ramos terminais:

- O nervo fibular superficial, e
- O nervo fibular profundo.

O nervo fibular superficial desce pelo compartimento lateral profundamente ao fibular longo e inerva ambos os músculos fibulares (Figura 6.91 B). Penetra, então, na fáscia profunda, na parte inferior da perna, e entra no pé, onde se divide em ramos lateral e medial, que inervam as áreas dorsais do pé e dos dedos, exceto:

- A membrana no espaço entre o hálux e o segundo dedo, que é inervada pelo nervo fibular profundo, e
- O lado lateral do quinto dedo, que é inervado pelo ramo sural do nervo tibial.

O nervo fibular profundo atravessa o septo intermuscular anteromedialmente para penetrar e suprir o compartimento anterior da perna.

Compartimento anterior da perna

Músculos

Há quatro músculos no compartimento anterior da perna – o tibial anterior, o extensor longo do hálux, o extensor longo dos dedos e o fibular terceiro (Figura 6.93 e Tabela 6.9). Coletivamente, fazem a dorsiflexão do pé na articulação do tornozelo, estendem os dedos e fazem a inversão do pé. Todos são supridos pelo nervo fibular profundo, um ramo do nervo fibular comum.

M. tibial anterior

O músculo **tibial anterior** é o mais anterior e medial dos músculos do compartimento anterior da perna

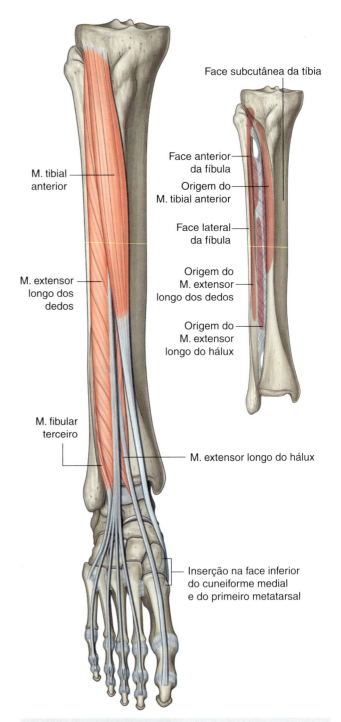

Figura 6.93 Músculos do compartimento anterior da perna.

(Figura 6.93). Origina-se, principalmente, dos dois terços superiores da face lateral do corpo da tíbia e da superfície adjacente da membrana interóssea. Origina-se também da fáscia profunda.

As fibras musculares do músculo tibial anterior convergem no terço inferior da perna para formar um tendão, que desce até o lado medial do pé, onde se insere nas faces medial e inferior de um dos ossos tarsal (cuneiforme medial) e partes adjacentes do primeiro metatarsal, associado com o hálux.

Capítulo 6 • Membro inferior

Tabela 6.9 Músculos do compartimento anterior da perna (segmentos espinais em negrito são os principais segmentos a inervar o músculo).

Músculo	Origem	Inserção	Inervação	Função
Tibial anterior	Face lateral da tíbia e parte adjacente da membrana interóssea	Faces medial e inferior do cuneiforme medial e superfícies adjacentes da base do primeiro metatarsal	Nervo fibular profundo (**L4**, **L5**)	Dorsiflexão do pé no tornozelo; inversão do pé; sustentação dinâmica do arco medial do pé
Extensor longo do hálux	Metade média da face medial da fíbula e superfície adjacente da membrana interóssea	Face dorsal da base da falange distal do hálux	Nervo fibular profundo (**L5, S1**)	Extensão do hálux e dorsiflexão do pé
Extensor longo dos dedos	Metade proximal da face medial da fíbula e partes relacionadas do côndilo lateral da tíbia	Via expansões digitais dorsais, nas bases das falanges distais e médias dos quatro dedos laterais	Nervo fibular profundo (**L5, S1**)	Extensão dos quatro dedos laterais e dorsiflexão do pé
Fibular terceiro	Parte distal da face medial da fíbula	Face dorsomedial da base do quinto metatarsal	Nervo fibular profundo (**L5, S1**)	Dorsiflexão e eversão do pé

O músculo tibial anterior faz a dorsiflexão do pé na articulação do tornozelo e a inversão do pé nas articulações intertarsais. Durante a marcha, dá sustentação dinâmica para o arco medial do pé.

O músculo tibial anterior é suprido pelo nervo fibular profundo.

Músculo extensor longo do hálux

O músculo **extensor longo do hálux** fica próximo ao músculo tibial anterior e é parcialmente encoberto por ele (Figura 6.93). Origina-se da metade média da face medial da fíbula e da parte adjacente da membrana interóssea.

O tendão do músculo extensor longo do hálux aparece entre os tendões dos músculos tibial anterior e extensor longo dos dedos na metade inferior da perna e desce até o pé. Continua anteriormente na face medial do dorso do pé até próximo à extremidade do hálux, onde se insere na face superior da base da falange distal.

O músculo extensor longo do hálux estende o hálux. Como cruza anteriormente a articulação do tornozelo, pode também fazer a dorsiflexão do pé. Como todos os músculos no compartimento anterior da perna, o músculo extensor longo do hálux é suprido pelo nervo fibular profundo.

Músculo extensor longo dos dedos

O músculo **extensor longo dos dedos** é o mais posterior e lateral dos músculos no compartimento anterior da perna (Figura 6.93). Origina-se, principalmente, da metade superior da face medial da fíbula, lateralmente e acima da origem do músculo extensor longo dos dedos, e se estende superiormente até o côndilo lateral da tíbia. Assim como o músculo tibial anterior, também se origina da fáscia profunda.

O músculo extensor longo dos dedos desce para formar um tendão, que continua pelo aspecto dorsal do pé, onde se divide em quatro tendões, que se inserem, por meio de expansões digitais dorsais, nas faces dorsais das bases das falanges médias e distais dos quatro dedos laterais.

O músculo extensor longo dos dedos estende os dedos e faz a dorsiflexão do pé na articulação do tornozelo, e é suprido pelo nervo fibular profundo.

Músculo fibular terceiro

O músculo **fibular terceiro** é normalmente considerado parte do músculo extensor longo dos dedos (Figura 6.93). Origina-se da face medial da fíbula, imediatamente abaixo da origem do músculo extensor longo dos dedos, e os dois músculos geralmente estão conectados.

O tendão do músculo fibular terceiro desce pelo pé junto com o tendão do músculo extensor longo dos dedos. No dorso do pé, desvia-se lateralmente para se inserir na face dorsomedial da base do quinto metatarsal (o metatarsal associado com o quinto dedo).

O músculo fibular terceiro auxilia na dorsiflexão e, possivelmente, na eversão do pé, e é suprido pelo nervo fibular profundo.

Artérias

Artéria tibial anterior

A artéria associada com o compartimento anterior da perna é a **artéria tibial anterior**, que se origina da artéria poplítea, no compartimento posterior da perna, e entra no compartimento anterior através de uma abertura na membrana interóssea.

A artéria tibial anterior desce pelo compartimento anterior sobre a membrana interóssea (Figura 6.94). Na parte distal da perna, fica entre os tendões do tibial anterior e do extensor longo do hálux. Sai da perna, passando anteriormente à epífise da tíbia e à articulação do tornozelo e continua pelo dorso do pé como a artéria dorsal do pé.

Na parte proximal da perna, a artéria tibial anterior tem um ramo recorrente, a artéria recorrente tibial anterior, que faz conexão com a rede anastomótica de vasos ao redor da articulação do joelho.

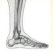

Gray Anatomia Clínica para Estudantes

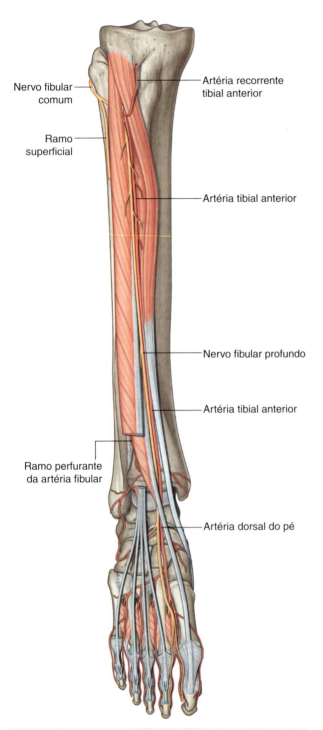

Figura 6.94 Artéria tibial anterior e nervo fibular profundo.

Ao longo de seu trajeto, a artéria tibial anterior fornece numerosos ramos para os músculos adjacentes e encontra-se com o ramo perfurante da artéria fibular, que atravessa o aspecto inferior da membrana interóssea vindo do compartimento posterior da perna.

Distalmente, a artéria tibial anterior dá origem a uma **artéria maleolar anterior medial** e a uma **artéria maleolar anterior lateral**, que dão a volta posteriormente em torno das epífises da tíbia e da fíbula, respectivamente, e se conectam a ramos das artérias tibial posterior e fibular para formar uma rede anastomótica ao redor do tornozelo.

Veias

As veias profundas seguem o mesmo trajeto das artérias e têm nomes semelhantes.

Nervos

Nervo fibular profundo

O nervo associado com o compartimento anterior da perna é o **nervo fibular profundo** (Figura 6.94). Origina-se no compartimento lateral da perna como uma das duas divisões terminais do nervo fibular comum.

Na clínica

Pé caído

O pé caído (queda do pé) é a incapacidade de fazer dorsiflexão do pé. Pacientes com queda do pé apresentam marcha característica, escarvante. Quando o paciente anda, o joelho do membro afetado é elevado a uma altura anormal, durante a fase de balanço, para evitar que o pé se arraste. No fim da fase de balanço, o pé "bate" no chão. Além disso, o membro não afetado frequentemente adquire um padrão característico de apoio nos dedos durante a fase de apoio. Uma causa típica de pé caído é dano ao nervo fibular comum, que pode ocorrer nas fraturas do colo da fíbula. Outras causas incluem protrusão de disco intervertebral, comprimindo a raiz do nervo L5, distúrbios no nervo isquiático e no plexo lombossacral e patologias da medula espinal e do encéfalo.

Na clínica

Lesão do nervo fibular comum

O nervo fibular comum é mais suscetível a lesões no local onde circunda a face lateral do colo da fíbula. Pode ser lesionado como resultado de traumatismo direto (golpe ou laceração), secundariamente à lesão no joelho (deslocamento de joelho) ou como consequência de uma fratura fibular proximal. Por vezes, o dano ao nervo pode ser iatrogênico, ou seja, causado durante artroscopia, ou cirurgia no joelho.

Os sintomas de lesão no nervo fibular comum são frequentemente observados em pacientes confinados ao leito, sobretudo aqueles com níveis diminuídos de consciência, devido à pressão externa prolongada no joelho, levando a compressão nervosa e neuropatia. Semelhantemente, a aplicação de uma tipoia ou bandagem muito apertada na perna pode comprimir o nervo, produzindo sintomas de paralisia dos músculos fibulares.

Além do pé caído, outros sintomas de lesão ao nervo fibular comum incluem perda de sensibilidade na face lateral da perna e no dorso do pé e atrofia dos músculos fibular e tibial anterior.

O nervo fibular profundo atravessa anteromedialmente o septo muscular que separa os compartimentos lateral e anterior, e então passa profundamente ao músculo extensor longo dos dedos. Alcança a parte anterior da membrana interóssea, onde se encontra com a artéria tibial anterior, a qual passa a acompanhar.

O nervo fibular profundo:

- Supre todos os músculos do compartimento anterior
- Continua, então, para o dorso do pé, onde inerva o músculo extensor curto dos dedos, contribui para a inervação dos dois primeiros músculos interósseos dorsais e supre a pele entre o hálux e o segundo dedo.

PÉ

O pé é a região do membro inferior distal à articulação do tornozelo. É subdividido em ossos tarsais, ossos metatarsais e dedos.

Há cinco dedos, que consistem no hálux, medialmente posicionado (primeiro dedo), e mais quatro dedos lateralmente posicionados, terminando lateralmente com o quinto dedo (Figura 6.95).

O pé tem uma face superior (**dorso do pé**) e uma face inferior (**planta**, Figura 6.95).

A abdução e a adução dos dedos são definidas em relação ao eixo longo do segundo dedo. Diferentemente do que acontece com a mão, onde o polegar está orientado perpendicularmente em relação aos outros dedos, o hálux está orientado na mesma posição dos outros dedos. O pé é o ponto de contato do corpo com o chão, e fornece uma plataforma estável para a posição ortostática. É responsável, também, por impulsionar o corpo anteriormente na deambulação.

Ossos

Há três grupos de ossos no pé (Figura 6.96):

- Os sete **ossos tarsais**, que formam a estrutura esquelética do tornozelo
- Metatarsais (primeiro ao quinto), e
- As **falanges**, que são os ossos dos dedos – cada dedo tem três falanges, exceto o hálux, que tem duas.

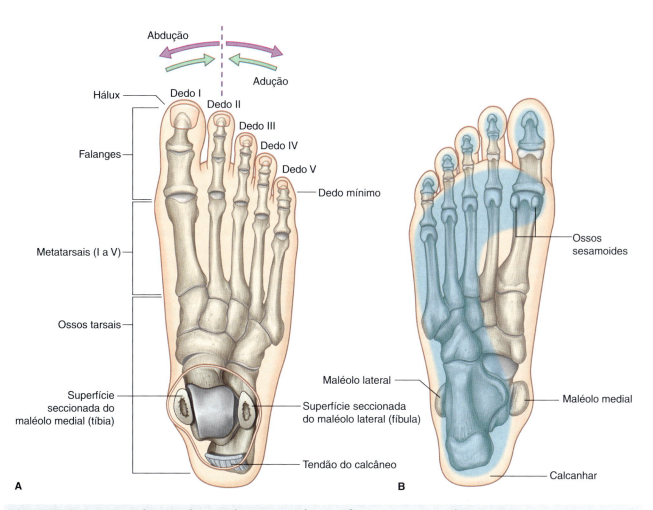

Figura 6.95 Pé. **A.** Dorso, pé direito. **B.** Planta, pé direito, mostrando a superfície em contato com o chão na posição ortostática.

Gray Anatomia Clínica para Estudantes

Ossos tarsais

Os ossos tarsais são organizados em um grupo proximal e um grupo distal, com um osso intermédio entre os dois grupos, no lado medial do pé (Figura 6.96 A).

Grupo proximal

O grupo proximal consiste em dois grandes ossos, o tálus e o calcâneo:

- O **tálus** é o osso mais superior do pé e fica por cima do calcâneo, sendo sustentado por ele (Figura 6.96 B) – articula-se superiormente com a tíbia e a fíbula para formar o tornozelo e se projeta anteriormente para se articular com o osso tarsal intermédio (navicular) na face medial do pé
- O **calcâneo** é o maior dos ossos tarsais – posteriormente, forma a estrutura óssea do calcanhar e, anteriormente, projeta-se para se articular com um dos ossos do grupo distal (cuboide) na face lateral do pé.

Tálus

O tálus, quando visto pelas faces medial ou lateral, tem o formato da concha de um caracol (Figura 6.97). Tem uma **cabeça** arredondada, que se projeta anterior e medialmente na extremidade de um **colo** curto e largo, que se conecta posteriormente a um corpo expandido.

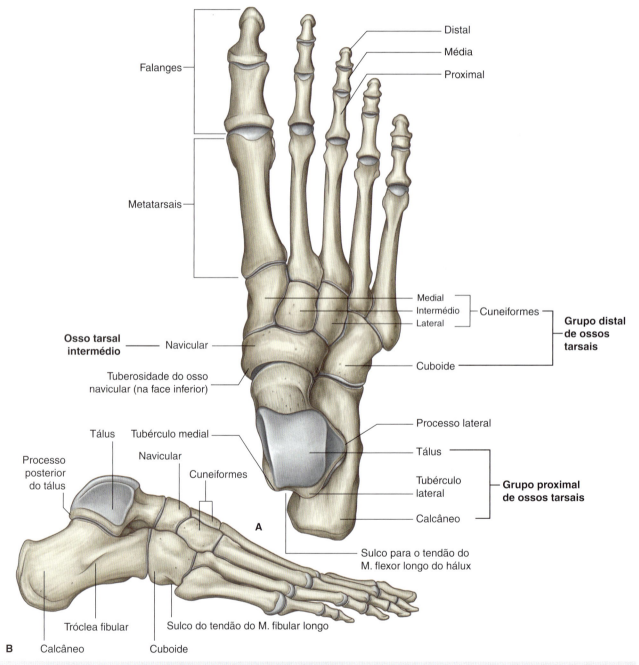

Figura 6.96 Ossos do pé. **A.** Vista dorsal, pé direito. **B.** Vista lateral, pé direito.

Capítulo 6 • Membro inferior

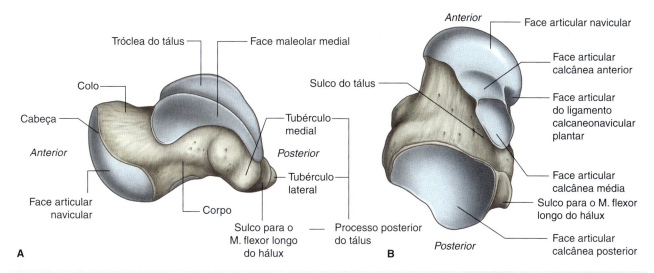

Figura 6.97 Tálus. **A.** Vista medial. **B.** Vista inferior.

Anteriormente, a cabeça do tálus tem formato de domo, para articulação com uma depressão circular correspondente na face posterior do osso navicular. Inferiormente, essa face articular em forma de domo é contínua com três faces articulares adicionais separadas por cristas lisas:

- As faces anterior e média se articulam com as faces adjacentes do osso calcâneo
- A outra face, medial às faces articulares com o calcâneo, articula-se com o ligamento calcaneonavicular plantar que conecta o calcâneo ao navicular sob a cabeça do tálus.

O colo do tálus apresenta um profundo sulco (o **sulco do tálus**), que atravessa obliquamente em direção anterior a face inferior, de medial a lateral, e se expande bastante na face lateral. Posterior ao sulco do tálus, existe uma face articular calcânea posterior para articulação com o calcâneo.

A face superior do corpo do tálus é elevada, para se encaixar na depressão formada pelas epífises da tíbia e da fíbula e formar a articulação do tornozelo:

- A face superior (troclear) dessa região elevada se articula com a extremidade inferior da tíbia
- A face medial se articula com o maléolo medial da tíbia
- A face lateral se articula com o maléolo lateral da fíbula.

Como o maléolo lateral é maior e se projeta mais inferiormente do que o maléolo medial na articulação, a face articular lateral correspondente, no tálus, é maior e se projeta mais inferiormente do que a face medial.

A parte inferior da face lateral do corpo do tálus, que apresenta a parte inferior da face articular com a fíbula, forma uma projeção óssea (o **processo lateral do tálus**).

A face inferior do corpo do tálus tem uma grande estrutura côncava oval (a **face articular calcânea posterior**) para articulação com o calcâneo.

A face posterior do corpo do tálus consiste em uma projeção voltada posterior e medialmente (o **processo posterior do tálus**). O processo posterior tem, em sua superfície, um tubérculo lateral e um tubérculo medial, que margeiam o **sulco do tendão do músculo flexor longo do hálux** em sua passagem da perna para o pé.

Calcâneo

O calcâneo fica sob o tálus, sustentando-o. É um osso alongado, irregular e com formato de caixa, com seu eixo mais longo geralmente orientado ao longo da linha mediana do pé, mas desviando-se lateralmente na parte anterior (Figura 6.98).

O calcâneo se projeta posteriormente à articulação do tornozelo para formar o arcabouço esquelético do calcanhar. A face posterior dessa região do calcanhar é circular e dividida em partes superior, média e inferior. O tendão do calcâneo (tendão de Aquiles) se fixa à parte média:

- A parte superior é separada do tendão do calcâneo por uma bolsa
- A parte inferior curva-se anteriormente, é recoberta por tecido subcutâneo, é a região de sustentação de carga do calcanhar e é contínua com a face plantar do osso como a **tuberosidade do calcâneo**.

A tuberosidade do calcâneo se projeta anteriormente na face plantar como um grande processo medial e um pequeno processo lateral, separados entre si por uma incisura em V (Figura 6.98 B). Na parte anterior da face plantar, há um tubérculo (o **tubérculo calcâneo**) para a inserção posterior do ligamento plantar curto da planta do pé.

497

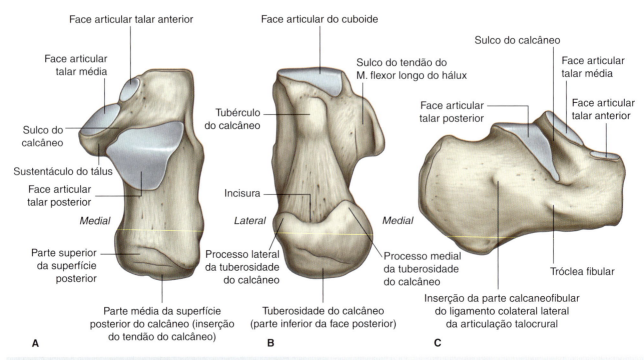

Figura 6.98 Calcâneo. **A.** Vista superior. **B.** Vista inferior. **C.** Vista lateral.

A face lateral do calcâneo tem contorno liso, exceto por duas áreas levemente elevadas (Figura 6.98 C). Uma dessas áreas elevadas – a **tróclea fibular** – é anterior ao meio da face e frequentemente tem dois sulcos rasos, que atravessam a superfície obliquamente, um sobre o outro. Os tendões dos músculos fibulares longo e curto são presos à tróclea quando passam sobre o lado lateral do calcâneo.

Superior e posteriormente à tróclea fibular, há uma segunda área elevada ou tubérculo para a inserção da parte calcaneofibular do ligamento colateral lateral da articulação talocrural.

A face medial do calcâneo é côncava e apresenta uma estrutura proeminente, associada com sua margem superior (o **sustentáculo do tálus**; Figura 6.98 A), que é uma concha de osso que se projeta medialmente e sustenta a parte mais posterior da cabeça do tálus.

A superfície inferior do sustentáculo do tálus tem um sulco distinto correndo de posterior a anterior, ao longo do qual o tendão do músculo flexor longo do hálux entra na planta do pé.

A face superior do sustentáculo do tálus tem uma **face articular talar média** para articulação com a face articular média correspondente na cabeça do tálus.

Faces articulares talares anterior e **posterior** ficam na face superior do próprio calcâneo (Figura 6.98 A):

- A face articular talar anterior é pequena e se articula com a face anterior correspondente na cabeça do tálus
- A face articular talar posterior é grande e fica aproximadamente perto do meio da face superior do calcâneo.

Entre a face articular talar posterior, que se articula com o corpo do tálus, e as outras duas faces articulares, que se articulam com a cabeça do tálus, há um profundo sulco (o **sulco do calcâneo**; Figura 6.98 A, C).

O sulco do calcâneo, na face superior do calcâneo, e o sulco do tálus, na face inferior do tálus, juntos, formam o **seio do tarso**, que é um grande espaço entre as extremidades anteriores do calcâneo e do tálus que fica visível quando o esqueleto do pé é visto lateralmente (Figura 6.99).

Osso tarsal intermediário

O osso tarsal intermediário, no lado medial do pé, é o **navicular** (Figura 6.96). Esse osso se articula, posteriormente, com o tálus e, anterior e lateralmente, com o grupo distal de ossos tarsais.

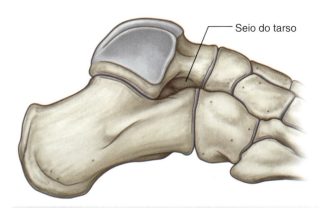

Figura 6.99 Seio do tarso. Vista lateral, pé direito.

Uma característica distintiva do navicular é uma proeminente tuberosidade arredondada, para a inserção do tendão do músculo tibial posterior, que se projeta inferiormente no lado medial da face plantar do osso.

Grupo distal

De lateral a medial, o grupo distal de ossos tarsais consiste (Figura 6.96):

- No **cuboide**, que se articula posteriormente com o calcâneo, medialmente com o cuneiforme lateral e anteriormente com as bases dos dois metatarsais laterais – o tendão do músculo fibular longo fica em um proeminente sulco na parte anterior da face plantar e cruza o osso obliqua e anteriormente, de lateral a medial
- Três **cuneiformes** – o **lateral**, o **intermédio** e o **medial** – que, além de se articularem entre si, articulam-se posteriormente com o osso navicular e, anteriormente, com as bases dos três metatarsais mediais.

Metatarsais

Há quatro metatarsais no pé, numerados de I a V, de medial a lateral (Figura 6.100).

O metatarsal I, associado com o hálux, é o mais curto e mais espesso. O segundo é o mais longo.

Cada metatarsal tem uma **cabeça** na extremidade distal, um **corpo** alongado na parte média e uma **base** proximal.

A cabeça de cada metatarsal se articula com a falange proximal de um dedo, e a base se articula com um ou mais dos ossos tarsais do grupo distal. A face plantar da cabeça do metatarsal I também se articula com dois ossos sesamoide.

Os lados das bases dos metatarsais II a V também se articulam entre si. O lado lateral da base do metatarsal V

Na clínica

Osteófito talar

Ocasionalmente, forma-se uma projeção superior na face distal do tálus, com formato de esporão (Figura 6.101). Frequentemente, está associada com a presença de uma articulação óssea ou fibrosa entre o tálus e o calcâneo.

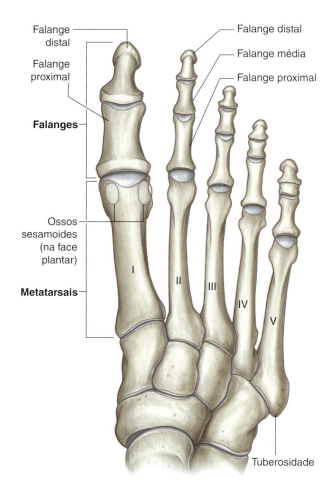

Figura 6.100 Metatarsais e falanges. Vista dorsal, pé direito.

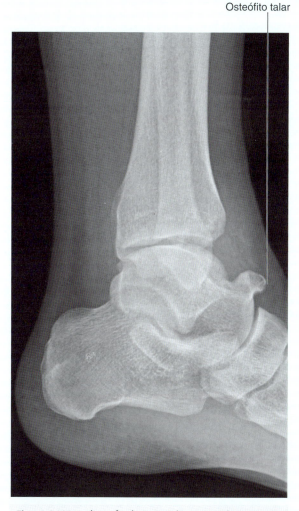

Figura 6.101 Radiografia do tornozelo mostrando um esporão talar.

tem uma proeminente **tuberosidade**, que se projeta posteriormente e é o local de inserção do tendão do músculo fibular curto.

Falanges

As falanges são os ossos dos dedos (Figura 6.100). Cada dedo possui três falanges (**proximal**, **média** e **distal**), exceto o hálux, que tem apenas duas (proximal e distal).

Cada falange consiste em uma **base**, em um **corpo** e em uma **cabeça** distal:

- A base de cada falange proximal se articula com a cabeça do metatarsal a ela relacionado
- A cabeça de cada falange distal não é articular, e é plana, resultando em uma tuberosidade plantar com formato de lua crescente sob o coxim plantar, na extremidade de cada dedo.

Em cada dedo, o comprimento total das falanges, combinadas, é muito menor do que o comprimento do metatarsal a elas associado.

Articulações

Articulação do tornozelo (talocrural)

A articulação talocrural é do tipo sinovial e envolve o tálus, do pé, e a tíbia e a fíbula, da perna (Figura 6.102).

A articulação do tornozelo possibilita principalmente dorsiflexão e flexão plantar do pé sobre a perna, como uma dobradiça.

A extremidade distal da fíbula fica firmemente ancorada à extremidade distal da tíbia, maior, por fortes ligamentos. Juntas, a fíbula e a tíbia criam um encaixe profundo, em forma de cantoneira, para a parte superior, expandida, do corpo do tálus:

- O teto do encaixe é formado pela face inferior da extremidade distal da tíbia
- O lado medial do encaixe é formado pelo maléolo medial da tíbia
- O lado lateral, mais largo, do encaixe é formado pelo maléolo lateral da fíbula.

As faces articulares são recobertas por cartilagem hialina.

A parte articular do tálus tem o formato de um meio-cilindro curto, colocado sobre seu lado plano, com uma extremidade voltada para a direção lateral e a outra, medial. A face superior, curvada, do meio-cilindro e as duas extremidades são recobertas por cartilagem hialina e se encaixam na depressão em formato de colchete formada pelas extremidades distais da tíbia e da fíbula.

Quando vista superiormente, a face articular do tálus é muito mais larga anteriormente do que posteriormente. Como resultado disso, o encaixe do osso é mais íntimo quando o pé está em dorsiflexão, e a face mais larga do tálus se move para a articulação do que quando o pé está em flexão plantar e a parte mais estreita do tálus está na articulação. A articulação, portanto, é mais estável quando o pé está em dorsiflexão.

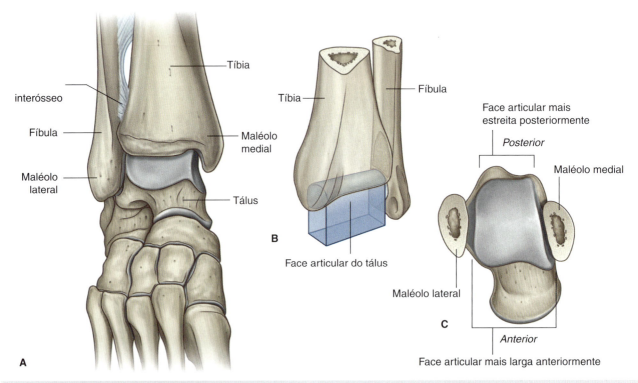

Figura 6.102 Articulação talocrural. **A.** Vista anterior do pé direito em flexão plantar. **B.** Diagrama da articulação, vista posterior. **C.** Vista superior do tálus para mostrar o formato da face articular.

Capítulo 6 • Membro inferior

> ### Na clínica
>
> **Fratura do tálus**
>
> O tálus é um osso incomum, porque se ossifica a partir de um único local de ossificação primária, que inicialmente aparece no colo. A parte posterior do tálus parece ossificar por último, normalmente após a puberdade. Em até 50% das pessoas há um pequeno ossículo acessório (osso trígono) posterior ao tubérculo lateral do processo posterior. A cartilagem articular recobre aproximadamente 60% da superfície do tálus, e não há inserções de tendões ou músculos diretamente no osso.
>
> Um dos problemas com fraturas do tálus é que a irrigação sanguínea ao osso é vulnerável a dano. A principal fonte de sangue entra no tálus pelo seio do tarso, como um ramo da artéria tibial posterior. Esse vaso irriga a maior parte do colo e do corpo do tálus. Ramos da artéria dorsal do pé penetram na face superior do colo do tálus e irrigam a parte dorsal da cabeça e do colo do tálus, e ramos da artéria fibular irrigam uma pequena parte da parte lateral.
>
> Fraturas do colo do tálus frequentemente interrompem sua irrigação sanguínea, tornando seu corpo e sua face posterior suscetíveis à osteonecrose, que pode, por sua vez, levar a osteoartrite prematura, e exigir cirurgia extensa.

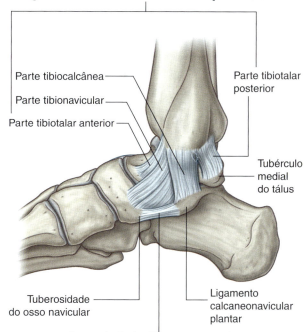

Figura 6.103 Ligamento colateral medial da articulação talocrural, pé direito.

A cavidade articular é encoberta por uma membrana sinovial, que se fixa em torno das margens das faces articulares, e por uma membrana fibrosa, que recobre a membrana sinovial e também se fixa aos ossos adjacentes.

A articulação talocrural é estabilizada por **ligamentos colaterais medial** e **lateral**.

Ligamento colateral medial

O ligamento colateral medial é grande, forte e tem formato triangular (Figura 6.103).

Seu ápice é fixado, acima, ao maléolo medial, e sua ampla base é fixada, abaixo, a uma linha que se estende da tuberosidade do osso navicular, à frente, até o tubérculo medial do tálus, atrás.

O ligamento colateral medial é subdividido em quatro partes, baseado em suas inserções inferiores:

- A parte se que fixa anteriormente à tuberosidade do osso navicular e à margem associada do ligamento calcaneonavicular plantar, que liga o osso navicular ao sustentáculo do tálus, no osso calcâneo, posteriormente, é a **parte tibionavicular** do ligamento colateral medial
- A **parte tibiocalcânea**, que é mais central, fixa-se ao sustentáculo do tálus, no osso calcâneo
- A **parte tibiotalar posterior** fixa-se ao lado medial e ao tubérculo medial do tálus
- A quarta parte (a **parte tibiotalar anterior**) é profunda às partes tibionavicular e tibiocalcânea e fixa-se à face medial do tálus.

Ligamento colateral lateral

O ligamento colateral lateral da articulação talocrural é composto por três ligamentos separados, o ligamento talofibular anterior, o ligamento talofibular posterior e o ligamento calcaneofibular (Figura 6.104):

- O **ligamento talofibular anterior** é curto e une a margem anterior do maléolo lateral à região adjacente do tálus
- O **ligamento talofibular posterior** corre horizontalmente na direção posterior e medial, a partir da fossa do maléolo lateral, no lado medial do maléolo lateral, até o processo posterior do tálus
- O **ligamento calcaneofibular** é fixado, acima, à fossa do maléolo lateral, no lado posteromedial do maléolo lateral, e, abaixo, a um tubérculo na face lateral do calcâneo.

Articulações intertarsais

As numerosas articulações sinoviais entre os ossos tarsais individuais fazem, principalmente, inversão, eversão, supinação e pronação do pé:

- Inversão e eversão são direcionar toda a planta do pé para dentro ou para fora, respectivamente
- Pronação é rotação do pé lateralmente em relação a sua parte posterior, e supinação é o movimento inverso.

Pronação e supinação possibilitam que o pé mantenha contato normal com o chão, mesmo em posições diferentes ou em superfícies irregulares.

Gray Anatomia Clínica para Estudantes

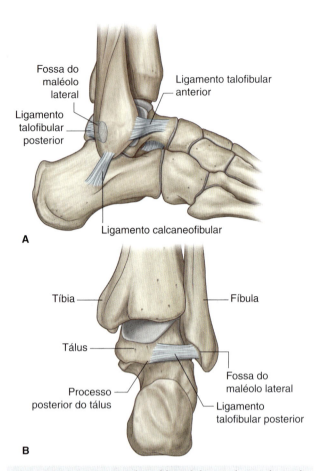

Figura 6.104 Ligamento colateral lateral da articulação talocrural. **A.** Vista lateral, pé direito. **B.** Vista posterior, pé direito.

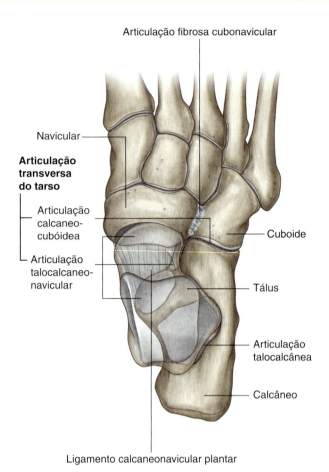

Figura 6.105 Articulações intertarsais, pé direito.

As principais articulações em que movimentos ocorrem são a talocalcânea, a talocalcaneonavicular e a calcaneocubóidea (Figura 6.105). As articulações talocalcaneonavicular e calcaneocubóidea, juntas, formam o que é frequentemente denominado **articulação transversa do tarso**.

As articulações intertarsais entre os cuneiformes e entre cuneiformes e o navicular possibilitam apenas movimentos limitados.

A articulação entre o cuboide e o navicular é, normalmente, fibrosa.

Articulação talocalcânea

A **articulação** talocalcânea está localizada entre:

- A grande face articular calcânea posterior, na face inferior do tálus, e
- A face articular talar correspondente, na face superior do calcâneo.

A cavidade articular é encoberta por membrana sinovial, que é recoberta por uma membrana fibrosa.

A articulação talocalcânea possibilita deslizamento e rotação, que estão envolvidos na inversão e na eversão do pé. **Ligamentos talocalcâneos lateral**, **medial**,

posterior e **interósseo** estabilizam a articulação. O ligamento talocalcâneo interósseo fica dentro do seio do tarso (Figura 6.106).

Articulação talocalcaneonavicular

A **articulação talocalcaneonavicular** é uma articulação complexa, em que a cabeça do tálus se articula com o

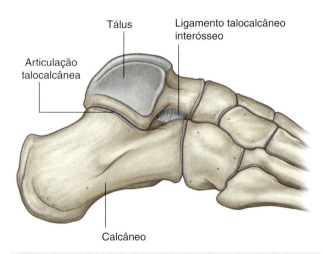

Figura 6.106 Ligamento talocalcâneo interósseo. Vista lateral, pé direito.

Capítulo 6 • Membro inferior

Na clínica

Fraturas de tornozelo

Uma apreciação da anatomia do tornozelo é essencial para se entender a ampla variedade de fraturas que podem ocorrer na articulação talocrural ou ao redor dela.

A articulação do tornozelo e as estruturas a ela relacionadas podem ser vistas como um anel fibro-ósseo orientado no plano coronal.

- A parte superior do anel é formada pela articulação entre as extremidades distais da fíbula e da tíbia e pela articulação talocrural em si
- Os lados do anel são formados pelos ligamentos que ligam os maléolos medial e lateral aos ossos tarsais adjacentes
- A parte inferior do anel não é parte da articulação, mas consiste na articulação talocalcânea e seus ligamentos associados.

A visualização da articulação talocrural e das estruturas circundantes como um anel fibro-ósseo ajuda o médico a predizer o tipo de dano mais provável a partir de um tipo específico de lesão. Por exemplo, uma lesão por inversão pode fraturar o maléolo medial e romper ligamentos ancorando o maléolo medial aos ossos tarsais.

O anel pode ser rompido não apenas por danos aos ossos (o que produz fraturas), mas também por danos aos ligamentos. Ao contrário das fraturas ósseas, o dano aos ligamentos provavelmente não será demonstrado em radiografias simples. Quando uma fratura é notada na radiografia simples, o médico deve sempre estar atento ao fato de que pode haver também considerável dano aos ligamentos circundantes.

Regras de Ottawa do tornozelo

As regras de Ottawa do tornozelo foram elaboradas para auxiliar os médicos a decidirem se os pacientes com lesões agudas no tornozelo necessitam de investigação por imagem, com o objetivo de evitar exames desnecessários. Essas regras, nomeadas segundo o hospital onde foram criadas, apresentam elevada sensibilidade e reduziram a realização de radiografias de tornozelo desnecessárias desde sua implementação.

Várias radiografias do tornozelo são necessárias se houver dor na região e um dos seguintes:

- Dor à palpação ao longo dos 6 cm distais da parte posterior da tíbia ou no ápice do maléolo medial
- Dor à palpação ao longo dos 6 cm distais da parte posterior da fíbula ou no ápice do maléolo lateral
- Incapacidade de suportar carga por quatro passos imediatamente após a lesão e no departamento de emergência

Várias radiografias do pé são necessárias se houver dor na parte média do pé e um dos seguintes:

- Dor à palpação da base do quinto osso metatarsal
- Dor à palpação do osso navicular
- Incapacidade de suportar carga por quatro passos imediatamente após a lesão e no departamento de emergência.

---

calcâneo e com o ligamento calcaneonavicular, abaixo, e com o osso navicular, à frente (Figura 6.107 A).

A articulação talocalcaneonavicular possibilita movimentos de deslizamento e rotação, os quais, junto com movimentos semelhantes da articulação talocalcânea, estão envolvidos com a inversão e a eversão do pé. Também participa da pronação e da supinação.

As partes da articulação talocalcaneonavicular entre o tálus e o calcâneo são:

- As faces articulares calcâneas anterior e média, na face inferior da cabeça do tálus, e
- As facetas talares anterior e média correspondentes, na face superior e no sustentáculo do tálus, respectivamente, do calcâneo (Figura 6.107 B).

A parte da articulação entre o tálus e o ligamento calcaneonavicular plantar é entre o ligamento e a faceta medial na face inferior da cabeça do tálus.

A articulação entre o navicular e o tálus é a maior parte da articulação talocalcaneonavicular, e é entre a extremidade anterior, ovoide, da cabeça do tálus e a face posterior correspondente, côncava, do navicular.

Ligamentos

A cápsula da articulação talocalcaneonavicular, que é do tipo sinovial, é reforçada:

- Posteriormente, pelo ligamento talocalcâneo interósseo
- Superiormente, pelo **ligamento talonavicular**, que passa entre o colo do tálus e as regiões adjacentes do navicular, e
- Inferiormente, pelo ligamento calcaneonavicular plantar (Figura 6.107 C, D).

A parte lateral da articulação talocalcaneonavicular é reforçada pela parte calcaneonavicular do **ligamento bifurcado**, que é um ligamento em formato de Y superior à articulação. A base do ligamento bifurcado está inserida na face anterior da face superior do calcâneo, e seus braços são fixados:

- À face dorsomedial do cuboide (**ligamento calcaneocubóideo**), e
- À parte dorsolateral do navicular (**ligamento calcaneonavicular**).

503

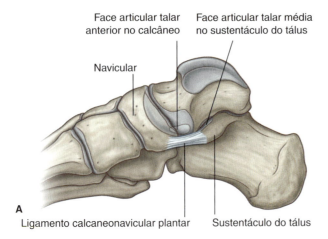

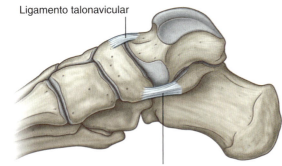

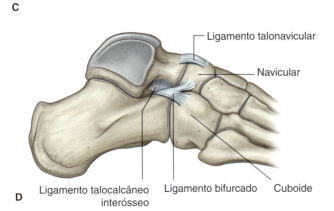

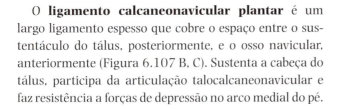

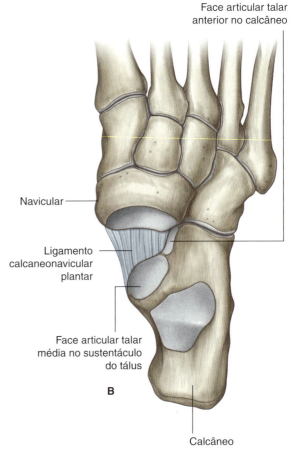

Figura 6.107 Articulação talocalcaneonavicular. **A.** Vista medial, pé direito. **B.** Vista superior, pé direito, tálus removido. **C.** Ligamentos, vista medial, pé direito. **D.** Ligamentos, vista lateral, pé direito.

O **ligamento calcaneonavicular plantar** é um largo ligamento espesso que cobre o espaço entre o sustentáculo do tálus, posteriormente, e o osso navicular, anteriormente (Figura 6.107 B, C). Sustenta a cabeça do tálus, participa da articulação talocalcaneonavicular e faz resistência a forças de depressão no arco medial do pé.

Articulação calcaneocuboide

A **articulação calcaneocubóideo** é uma articulação sinovial entre:

- A face na face anterior do calcâneo, e
- A face correspondente na face posterior do cuboide.

A articulação calcaneocubóidea possibilita movimentos de deslizamento e rotação envolvidos com a inversão e a eversão do pé e contribui para a pronação e a supinação da parte anterior e posterior do pé.

Ligamentos

A articulação calcaneocubóidea é reforçada pelo ligamento bifurcado (ver anteriormente) e pelo ligamento plantar longo e o ligamento calcaneocubóideo plantar (ligamento plantar curto).

O **ligamento calcaneocubóideo plantar** (ligamento plantar curto) é curto, largo e muito forte, e liga o tubérculo do calcâneo à face inferior do cuboide (Figura 6.108 A). Não somente sustenta a articulação calcaneocubóidea, mas também auxilia o ligamento plantar longo a resistir contra forças de depressão no arco lateral do pé.

O **ligamento plantar longo** é o ligamento mais longo da planta do pé e fica inferior ao ligamento calcaneocubóideo plantar (Figura 6.108 B):

- Posteriormente, fixa-se à face inferior do calcâneo, entre a tuberosidade e o tubérculo do calcâneo
- Anteriormente, fixa-se a uma ampla crista e a um tubérculo na face inferior do osso cuboide, atrás do sulco para o tendão do fibular longo.

As fibras mais superficiais do ligamento plantar longo estendem-se até as bases dos ossos metatarsais.

O ligamento plantar longo sustenta a articulação calcaneocuboide e é o ligamento mais forte fazendo resistência contra depressão do arco lateral do pé.

Articulações tarsometatarsais

As **articulações tarsometatarsais**, entre os ossos metatarsais e os ossos tarsais adjacentes, são planas e possibilitam apenas limitados movimentos de deslizamento (Figura 6.109).

A amplitude de movimento da articulação tarsometatarsal entre o metatarsal do hálux e o cuneiforme medial é maior do que a das outras articulações tarsometatarsais, e possibilita flexão, extensão e rotação. As articulações tarsometatarsais, junto com a articulação tarsal transversa, participam da pronação e da supinação do pé.

Articulações metatarsofalângicas

As articulações metatarsofalângicas são sinoviais elipsoides, entre as cabeças dos metatarsais, em formato de esfera, e as bases das falanges proximais correspondentes.

As articulações metatarsofalângicas permitem extensão e flexão, e abdução, adução, rotação e circundação limitadas.

As cápsulas articulares são reforçadas por **ligamentos colaterais** medial e lateral, e por **ligamentos plantares**, que têm sulcos em suas faces plantares para os longos tendões dos dedos (Figura 6.109).

Ligamentos metatarsais transversos profundos

Quatro **ligamentos metatarsais transversos profundos** unem as cabeças dos metatarsais entre si e permitem que os metatarsais ajam como uma estrutura única (Figura 6.109). Os ligamentos se misturam aos ligamentos plantares das articulações metatarsofalângicas adjacentes.

O metatarsal do hálux é orientado no mesmo plano que os metatarsais dos outros dedos, e é ligado ao metatarsal

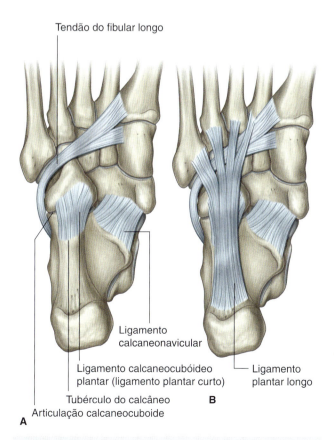

Figura 6.108 Ligamentos plantares, pé direito. **A.** Ligamento calcaneocubóideo plantar (ligamento plantar curto). **B.** Ligamento plantar longo.

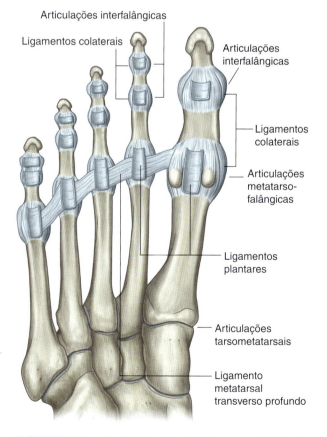

Figura 6.109 Articulações tarsometatarsais, metatarsofalângicas e interfalângicas, e os ligamentos metatarsais transversos profundos, pé direito.

do segundo dedo por um ligamento metatarsal transverso profundo. Além disso, a articulação entre o metatarsal do hálux e o cuneiforme medial tem amplitude de movimento limitada. O hálux, portanto, tem uma função independente muito restrita – diferentemente do polegar da mão, cujo metacarpal fica orientado perpendicularmente em relação aos metacarpais dos dedos, não há ligamento metacarpal transverso profundo ente os metacarpais do polegar e do indicador, e a articulação entre o metacarpal e o osso do carpo permite uma grande amplitude de movimento.

Articulações interfalângicas

As articulações interfalângicas são articulações em gínglimo que permitem, principalmente, flexão e extensão. São reforçadas por **ligamentos colaterais** mediais e laterais e por **ligamentos plantares** (Figura 6.109).

Túnel do tarso, retináculo e organização das principais estruturas do tornozelo

O túnel do tarso é formado, no lado posteromedial do tornozelo, por:

- Uma depressão formada pelo maléolo medial da tíbia, as faces medial e posterior do tálus, a face medial do calcâneo e a face inferior do sustentáculo do tálus, no calcâneo, e
- Um retináculo dos flexores que passa sobre ela (Figura 6.110).

Na clínica

Hálux valgo

Hálux valgo (também conhecido como joanete) pode ocorrer na face medial da primeira articulação metatarsofalângica. Essa é uma área extremamente importante do pé porque é cruzada por tendões e ligamentos, que transmitem e distribuem o peso do corpo durante o movimento. É postulado que estresses anormais nessa região da articulação podem provocar a deformidade conhecida como joanete.

Clinicamente, o hálux valgo é uma protuberância óssea significativa, que pode incluir partes moles, próxima à face medial da primeira articulação metatarsofalângica. Conforme progride, o dedo parece se mover em direção aos outros dedos, provocando superposição dos dedos.

Essa deformidade tende a ocorrer entre pessoas que usam sapatos com salto alto ou bico fino, mas osteoporose e predisposição hereditária também são fatores de risco.

Tipicamente, os sinais/sintomas do paciente são dor, edema e inflamação. O hálux valgo tende a piorar e pode causar problemas para se obter calçados apropriados.

O tratamento inicial consiste em colocação de palmilhas nos sapatos, mudar o tipo de calçado usado e administração de agentes anti-inflamatórios. Alguns pacientes precisam de cirurgia para corrigir a deformidade e realinhar o dedo.

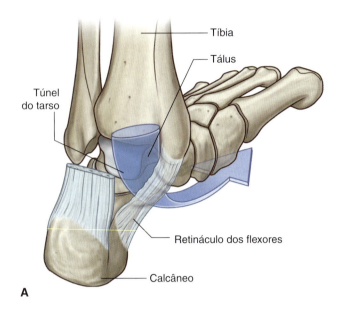

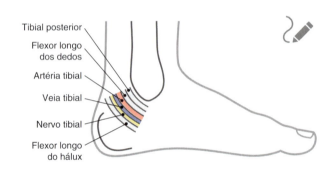

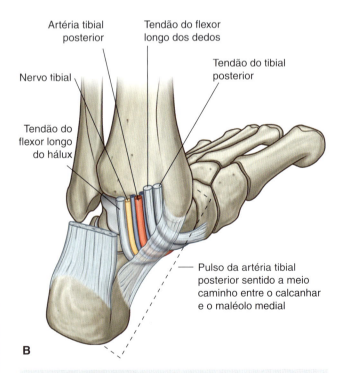

Figura 6.110 Túnel do tarso e retináculo dos flexores. Vista posteromedial, pé direito. **A.** Ossos. **B.** Túnel do tarso e retináculo dos flexores.

Retináculo dos flexores

O retináculo dos flexores é uma camada de tecido conjuntivo semelhante a uma faixa, que se estende sobre a depressão óssea formada pelo maléolo medial, as faces medial e posterior do tálus, a face medial do calcâneo e a face inferior do sustentáculo do tálus (Figura 6.110). Fixa-se, acima, ao maléolo medial e, abaixo e por trás, à margem inferomedial do calcâneo.

O retináculo é contínuo, acima, com a fáscia profunda da perna e, abaixo, com a fáscia profunda do pé.

Septos do retináculo dos flexores convertem sulcos nos ossos em canais tubulares de tecido conjuntivo para os tendões dos músculos flexores, quando entram na planta do pé vindos do compartimento posterior da perna (Figura 6.110). O movimento livre dos tendões nos canais é facilitado por bainhas sinoviais, que cercam os tendões.

Dois compartimentos na superfície posterior do maléolo medial são para tendões dos músculos tibial posterior e flexor longo dos dedos. O tendão do tibial posterior é medial ao tendão do flexor longo dos dedos.

Em posição imediatamente lateral aos tendões do tibial posterior e do flexor longo dos dedos, a artéria tibial posterior, com suas veias associadas e com o nervo tibial, atravessam o túnel do tarso para entrar na planta do pé. O pulso da artéria tibial posterior pode ser palpado através do retináculo dos flexores a meio caminho entre o maléolo medial e o calcâneo.

Lateral ao nervo tibial, há o compartimento na face posterior do tálus e na face inferior do sustentáculo do tálus para o tendão do flexor longo do hálux.

Retináculos dos extensores

Dois retináculos dos extensores envolvem os tendões dos músculos extensores da região do tornozelo e previnem que os tendões se arqueiem durante a extensão do pé e dos dedos (Figura 6.111):

- Um **retináculo dos extensores superior** é um espessamento da fáscia profunda na parte distal da perna, imediatamente superior à articulação talocrural, e fixado às margens anteriores da fíbula e da tíbia
- Um **retináculo inferior** tem formato de Y, fixado, por sua base, ao lado lateral da superfície superior do calcâneo, e cruza medialmente sobre o pé para se fixar, por um de seus braços, ao maléolo medial, enquanto o outro braço dá a volta medialmente em torno do pé e se fixa ao lado medial da fáscia profunda do pé.

Os tendões dos músculos extensor longo dos dedos e fibular terceiro atravessam um compartimento no lado lateral da parte proximal do pé. Medialmente a esses tendões, a artéria dorsal do pé (ramo terminal da artéria

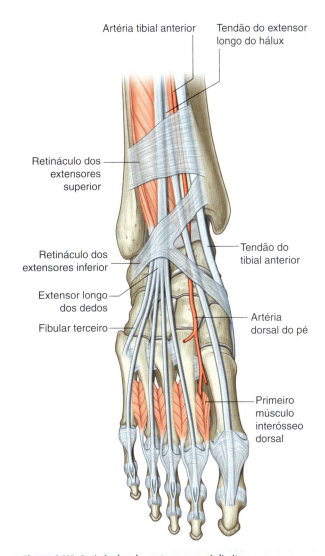

Figura 6.111 Retináculos dos extensores, pé direito.

tibial anterior), o tendão do músculo extensor longo do hálux e, finalmente, o tendão do músculo tibial anterior passam sob o retináculo dos extensores.

Retináculos fibulares

Os retináculos fibulares fixam os tendões dos músculos fibulares longo e curto ao lado lateral do pé (Figura 6.112):

- Um **retináculo fibular superior** se estende entre o maléolo lateral e o calcâneo
- Um **retináculo fibular inferior** se fixa à face lateral do calcâneo, ao redor da tróclea fibular, e se mistura acima com as fibras do retináculo dos extensores inferior.

Na tróclea fibular, um septo separa o compartimento para o tendão do músculo fibular curto acima daquele para o fibular longo, abaixo.

Gray Anatomia Clínica para Estudantes

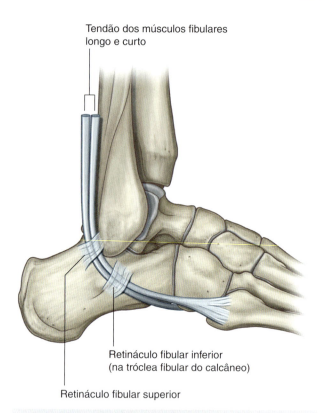

Figura 6.112 Retináculos fibulares. Vista lateral, pé direito.

Arcos do pé

Os ossos do pé não ficam em um plano horizontal. Em vez disso, formam arcos longitudinais e transversais em relação ao chão (Figura 6.113), que absorvem e distribuem forças na direção inferior vindas do corpo, na posição ortostática e movendo-se em diferentes superfícies.

Arco longitudinal

O arco longitudinal do pé é formado entre a extremidade posterior do calcâneo e as cabeças dos metatarsais (Figura 6.113 A). É mais alto no lado medial, onde forma a parte medial do arco longitudinal, e mais baixo no lado lateral, onde forma a parte lateral.

Arco transverso

O arco transverso do pé é mais alto no plano coronal que passa pela cabeça do tálus, e desaparece próximo às cabeças dos metatarsais, onde esses ossos são unidos pelos ligamentos metatarsais transversos profundos (Figura 6.113 B).

Sustentação por ligamentos e músculos

Ligamentos e músculos sustentam os arcos do pé (Figura 6.114):

- Ligamentos que sustentam os arcos incluem o calcaneonavicular plantar, calcaneocuboide plantar (liga-

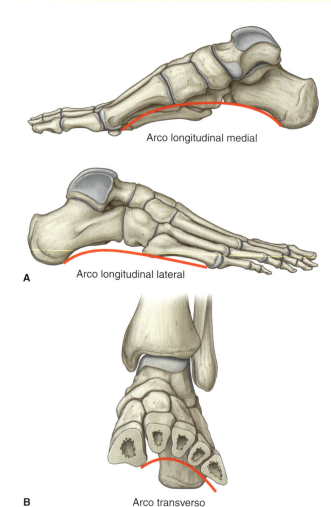

Figura 6.113 Arcos do pé. **A.** Arcos longitudinais, pé direito. **B.** Arco transverso, pé esquerdo.

mento plantar curto) e plantar longo, além da aponeurose plantar
- Músculos que fornecem sustentação dinâmica para os arcos durante a marcha incluem os tibiais anterior e posterior e o fibular longo.

Aponeurose plantar

A aponeurose plantar é um espessamento da fáscia profunda na planta do pé (Figura 6.115). Fica firmemente ancorada ao processo medial da tuberosidade do calcâneo e se estende anteriormente como uma espessa faixa de fibras de tecido conjuntivo dispostas longitudinalmente. As fibras divergem anteriormente e formam faixas digitais, que entram nos dedos e se conectam a ossos, ligamentos e à derme da pele.

Distalmente às articulações metatarsofalângicas, as faixas digitais da aponeurose plantar são interconectadas por fibras transversas, que formam ligamentos metatarsais transversos superficiais.

A aponeurose plantar sustenta o arco longitudinal do pé e protege as estruturas mais profundas da planta do pé.

Capítulo 6 • Membro inferior

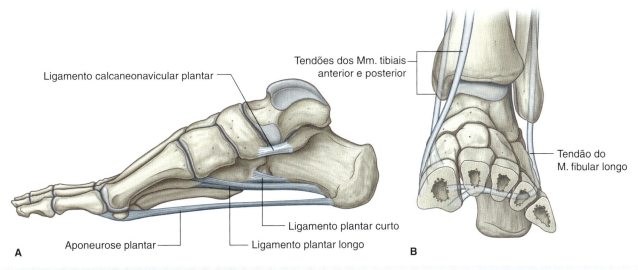

Figura 6.114 Sustentação para os arcos do pé. **A.** Ligamentos. Vista medial, pé direito. **B.** Corte coronal do pé mostrando tendões de músculos sustentando os arcos, pé esquerdo.

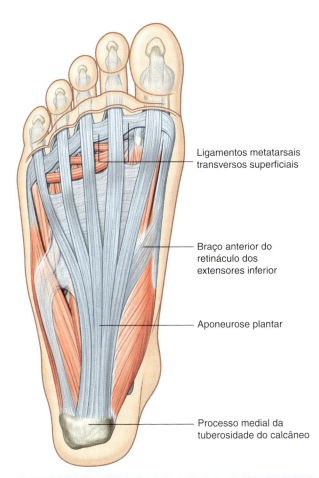

Figura 6.115 Aponeurose plantar, pé direito.

Bainhas fibrosas dos dedos do pé

Os tendões dos músculos flexor longo dos dedos, flexor curto dos dedos e flexor longo do hálux penetram em bainhas ou túneis fibrosos no aspecto plantar dos dedos (Figura 6.116). Essas bainhas fibrosas começam

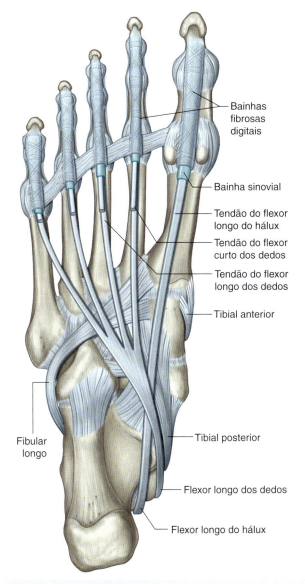

Figura 6.116 Bainhas fibrosas digitais, pé direito.

509

anteriormente às articulações metatarsofalângicas e se estendem até as falanges distais. São formadas por arcos fibrosos e ligamentos cruzados fixados posteriormente às margens das falanges e aos ligamentos plantares associados com as articulações metatarsofalângicas e interfalângicas.

Esses túneis fibrosos seguram os tendões no plano ósseo e evitam que o tendão se arqueie quando os dedos estão em flexão. Dentro de cada túnel, os tendões são circundados por uma bainha sinovial.

Capuzes extensores

Os tendões dos músculos extensor longo dos dedos, extensor curto dos dedos e extensor longo do hálux entram no aspecto dorsal dos dedos e se expandem sobre as falanges proximais para formar expansões digitais dorsais complexas ("capuzes extensores") (Figura 6.117).

Cada capuz extensor tem formato triangular, com o ápice fixado à falange distal, a região central fixada à média (dedos II a V) ou proximal (hálux) e cada extremidade da base dando a volta em torno dos lados da articulação metatarsofalângica. As extremidades dos capuzes se fixam, principalmente, aos ligamentos metatarsais transversos profundos.

Muitos dos músculos intrínsecos do pé se inserem na margem livre do capuz, a cada lado. A inserção desses músculos nos capuzes permite que as suas forças sejam distribuídas sobre os dedos, para causar flexão das articulações metatarsofalângicas e extensão das interfalângicas, simultaneamente (Figura 6.117). A função desses movimentos no pé não é certa, mas podem evitar hiperextensão das articulações metatarsofalângicas e hiperflexão das articulações interfalângicas quando o calcanhar é retirado do apoio e os dedos "agarram" o chão, durante a marcha.

Músculos intrínsecos

Os músculos intrínsecos do pé se originam e se inserem no pé:

- O extensor curto dos dedos e extensor curto do hálux ficam no aspecto dorsal do pé
- Todos os ouros músculos intrínsecos – os interósseos dorsais e plantares, flexor curto do dedo mínimo, flexor curto do hálux, flexor curto dos dedos, quadrado plantar, abdutor do dedo mínimo, abdutor do hálux e lumbricais – ficam no lado plantar do pé, na planta, onde são organizados em quatro camadas.

Os músculos intrínsecos são responsáveis, principalmente, por modificar as ações dos tendões longos, e gerar movimentos finos dos dedos.

Todos os músculos intrínsecos do pé são supridos pelos ramos plantares medial e lateral do nervo tibial, exceto o extensor curto dos dedos, que é inervado pelo nervo fibular profundo. Os dois primeiros interósseos dorsais podem também receber parte de sua inervação do nervo fibular profundo.

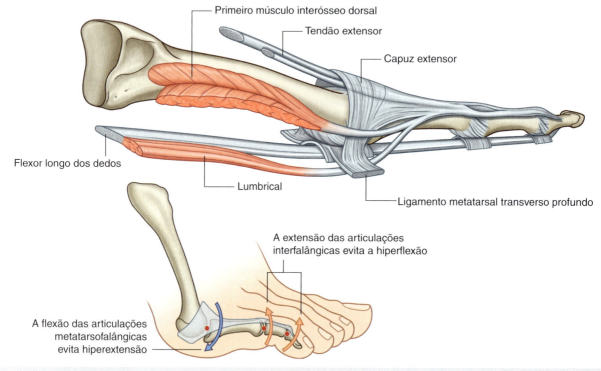

Figura 6.117 Capuzes extensores.

Dorso

Músculo extensor curto dos dedos e extensor curto do hálux

O **músculo extensor curto dos dedos** é fixado a uma área áspera na face superolateral do calcâneo, lateral ao seio do tarso (Figura 6.118 e Tabela 6.10).

O ventre muscular, plano, atravessa o pé anteromedialmente, profundamente aos tendões do músculo extensor longo dos dedos, e forma três tendões, que entram nos dedos II, III e IV. Os tendões se unem aos lados laterais dos tendões do músculo extensor longo dos dedos. O músculo extensor curto dos dedos estende os três dedos médios, por meio das inserções aos tendões extensores longos e aos capuzes extensores. É suprido pelo nervo fibular profundo.

O **músculo extensor curto do hálux** se origina em conjunto com o músculo extensor curto dos dedos. Seu tendão se fixa à base da falange proximal do hálux. O músculo estende a articulação metatarsofalângica do hálux e é suprido pelo nervo fibular profundo.

Planta do pé

Os músculos da planta do pé são organizados em quatro camadas. De superficial a profunda, ou plantar a dorsal, essas camadas são a primeira, a segunda, a terceira e a quarta.

Primeira camada

Há três componentes na primeira camada muscular, que é a mais superficial das quatro camadas e é imediatamente profunda à aponeurose plantar (Figura 6.119 e Tabela 6.11). De medial a lateral, esses músculos são o abdutor do hálux, o flexor curto dos dedos e o abdutor do dedo mínimo.

Músculo abdutor do hálux

O **músculo abdutor do hálux** forma a margem medial do pé, e contribui para uma proeminência de partes moles na face medial da planta (Figura 6.119). Origina-se do processo medial da tuberosidade do calcâneo e das margens adjacentes do retináculo dos flexores e da aponeurose plantar. Forma um tendão que se insere no lado medial da base da falange proximal do hálux e no osso sesamoide medial associado ao tendão do músculo flexor curto do hálux.

O músculo abdutor do hálux faz abdução e flexão do hálux na articulação metatarsofalângica e é suprido pelo ramo plantar medial do nervo tibial.

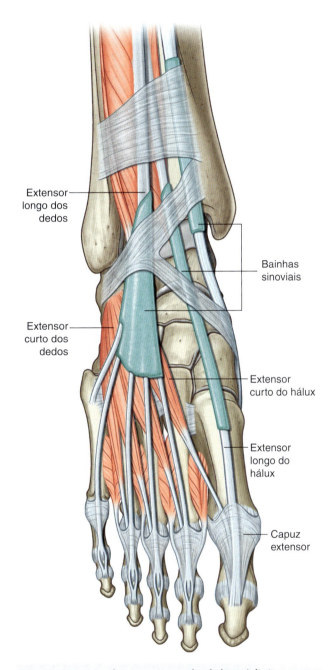

Figura 6.118 Músculo extensor curto dos dedos, pé direito.

Tabela 6.10 Músculos do dorso do pé (segmentos espinais em negrito são os principais segmentos a inervar o músculo).

Músculo	Origem	Inserção	Inervação	Função
Extensor curto dos dedos	Face superolateral do calcâneo	Faces laterais dos tendões do músculo extensor longo dos dedos, nos dedos II a IV	Nervo fibular profundo (**S1, S2**)	Extensão dos dedos II a IV
Extensor curto do hálux	Face superolateral do calcâneo	Base da falange proximal do hálux	Nervo fibular profundo (**S1, S2**)	Extensão da articulação metatarsofalângica do hálux

Músculo flexor curto dos dedos

O músculo **flexor curto dos dedos** fica imediatamente superior à aponeurose plantar e inferior aos tendões do músculo flexor longo dos dedos, na planta do pé (Figura 6.119).

O ventre muscular, plano e fusiforme, se origina como um tendão a partir do processo medial da tuberosidade do calcâneo e da região adjacente da aponeurose plantar.

As fibras do músculo flexor curto dos dedos convergem anteriormente para formar quatro tendões, que entram cada um em um dos quatro dedos laterais. Em local próximo à base da falange proximal de cada dedo, cada tendão se divide para circundar dorsalmente cada lado do tendão do músculo flexor longo dos dedos e se inserir nas margens da falange média.

O músculo flexor curto dos dedos flexiona os quatro dedos laterais nas articulações interfalângicas proximais e é suprido pelo ramo plantar medial do nervo tibial.

Músculo abdutor do dedo mínimo

O músculo **abdutor do dedo mínimo** também fica na face lateral do pé e contribui para a grande eminência lateral na planta (Figura 6.119). Tem uma ampla base de origem, principalmente dos processos lateral e medial da tuberosidade do calcâneo e de uma faixa fibrosa de tecido conjuntivo que liga o calcâneo à base do metatarsal V.

O músculo abdutor do dedo mínimo forma um tendão, que cursa em um sulco raso na face plantar da base do metatarsal V e continua anteriormente para se inserir no lado lateral da base da falange proximal do quinto dedo.

O músculo abdutor do dedo mínimo faz a abdução do quinto dedo na articulação metatarsofalângica e é suprido pelo ramo plantar lateral do nervo tibial.

Segunda camada

A segunda camada de músculos da planta do pé é associada com os tendões do músculo flexor longo dos dedos, que a atravessa, e consiste no quadrado plantar e nos quatro músculos lumbricais (Figura 6.120 e Tabela 6.12).

Músculo quadrado plantar

O músculo **quadrado plantar** é plano e tem formato quadrangular, com duas cabeças de origem (Figura 6.120):

- Uma das cabeças se origina da face medial do calcâneo, inferior ao sustentáculo do tálus

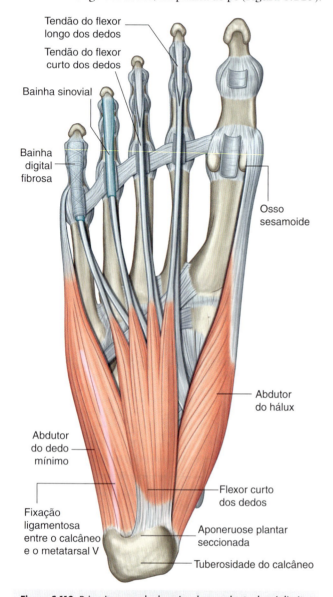

Figura 6.119 Primeira camada de músculos na planta do pé direito.

Tabela 6.11 Primeira camada de músculos na planta do pé (segmentos espinais em negrito são os principais segmentos a inervar o músculo).

Músculo	Origem	Inserção	Inervação	Função
Abdutor do hálux	Processo medial da tuberosidade do calcâneo	Lado medial da base da falange proximal do hálux	Nervo plantar medial do nervo tibial (**S1, S2**, S3)	Abdução e flexão do hálux na articulação metatarsofalângica
Flexor curto dos dedos	Processo medial da tuberosidade do calcâneo e aponeurose plantar	Lados da face plantar das falanges médias dos quatro dedos laterais	Nervo plantar medial do nervo tibial (**S1, S2**, S3)	Flexão dos quatro dedos lateral na articulação interfalângica proximal
Abdutor do dedo mínimo	Processos lateral e medial da tuberosidade do calcâneo, e faixa de tecido conjuntivo ligando o calcâneo à base do metatarsal V	Lado lateral da base da falange proximal do quinto dedo	Nervo plantar lateral do nervo tibial (S1, **S2, S3**)	Abdução do quinto dedo na articulação metatarsofalângica

- A outra cabeça se origina do processo lateral da tuberosidade do calcâneo e da inserção do ligamento plantar longo.

O músculo quadrado plantar se insere no lado lateral do tendão do músculo flexor longo dos dedos, na metade proximal da planta do pé, próximo ao local onde o tendão se divide.

O músculo quadrado plantar auxilia o músculo flexor longo dos dedos na flexão dos dedos, e pode também ajustar a "linha de tração" desse tendão em sua entrada na planta do pé no lado medial. O músculo é suprido pelo nervo plantar lateral.

Músculos lumbricais

Os quatro músculos lumbricais se originam dos tendões do músculo flexor longo dos dedos e se direcionam dorsalmente para se inserir nas margens mediais livres dos capuzes extensores dos quatro dedos laterais (Figura 6.120).

O primeiro músculo lumbrical se origina do lado medial do tendão do músculo flexor longo dos dedos que é associado com o segundo dedo. Os outros três músculos são bipenados e se originam dos lados dos tendões adjacentes.

Os músculos lumbricais agem através dos capuzes extensores para oferecer resistência a extensão excessiva das articulações metatarsofalângicas e flexão excessiva das articulações interfalângicas quando o calcanhar sai do chão, durante a marcha.

O primeiro músculo lumbrical é suprido pelo nervo plantar medial, enquanto os outros três são supridos pelo nervo plantar lateral.

Terceira camada

Há três músculos na terceira camada da planta do pé (Figura 6.122 e Tabela 6.13):

- Dois (o músculo flexor curto do hálux e o músculo adutor do hálux) são associados com o hálux
- O terceiro (o músculo flexor curto do dedo mínimo) é associado com o quinto dedo.

Músculo flexor curto do hálux

O músculo **flexor curto do hálux** tem duas cabeças tendíneas de origem (Figura 6.122):

- A **cabeça lateral** se origina das superfícies plantares do cuboide, por trás do sulco para o músculo fibular longo, e superfícies adjacentes do cuneiforme lateral

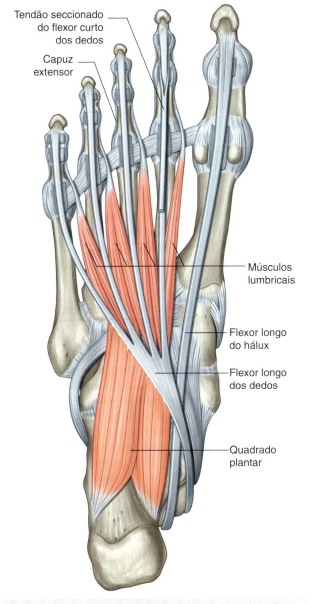

Figura 6.120 Segunda camada de músculos na planta do pé direito.

Tabela 6.12 Segunda camada de músculos na planta do pé (segmentos espinais em negrito são os principais segmentos a inervar o músculo).

Músculo	Origem	Inserção	Inervação	Função
Quadrado plantar	Face medial do calcâneo e processo lateral da tuberosidade do calcâneo	Lado lateral do tendão do flexor longo dos dedos na parte proximal da planta do pé	Nervo plantar lateral do nervo tibial (**S1**, **S2**, S3)	Auxilia o flexor longo dos dedos na flexão dos dedos II a V
Lumbricais	Primeiro lumbrical – lado medial do tendão do flexor longo dos dedos associado ao dedo II; segundo, terceiro e quarto lumbricais – faces adjacentes dos tendões adjacentes do flexor longo dos dedos	Margens mediais livres dos capuzes extensores dos dedos II a V	Primeiro lumbrical – nervo plantar medial do nervo tibial; segundo, terceiro e quarto lumbricais – nervo plantar lateral do nervo tibial (**S2**, **S3**)	Flexão da articulação metatarsofalângica e extensão das articulações interfalângicas

Na clínica

Fascite plantar

A aponeurose plantar é uma faixa plana de tecido conjuntivo que sustenta o arco da planta do pé. Corre da tuberosidade do calcâneo até as bases dos dedos. Uso excessivo e tensão aumentada na aponeurose plantar, como correr ou ficar em pé por períodos excessivos, e aumento do peso corporal, podem levar a microrrupturas e degeneração dentro dessa aponeurose, no calcanhar, com desorganização das fibras colágenas. Pacientes tipicamente apresentam-se com dor no calcanhar de leve a intensa, e a região aparece espessada em exames de imagem (Figura 6.121). Geralmente, é tratada com sucesso por meio de intensa fisioterapia, mas pode necessitar de terapias de infiltração guiadas por imagem. Em casos mais graves, a parte doente da fáscia precisa ser cirurgicamente removida.

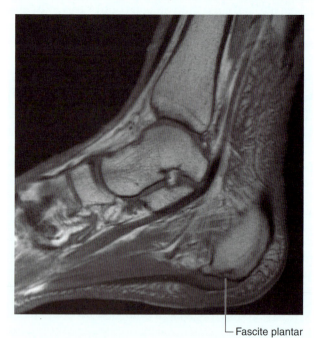

Figura 6.121 RM da parte posterior do pé de um paciente com fascite plantar, mostrando espessamento da aponeurose plantar, na inserção do calcâneo, e um esporão calcâneo.

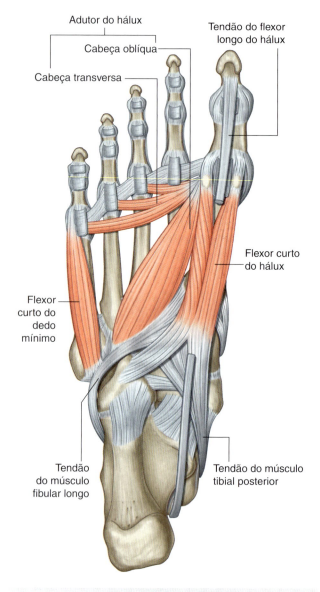

Figura 6.122 Terceira camada de músculos na planta do pé direito.

Tabela 6.13 Terceira camada de músculos na planta do pé (segmentos espinais em negrito são os principais segmentos a inervar o músculo).

Músculo	Origem	Inserção	Inervação	Função
Flexor curto do hálux	Face plantar do cuboide e do cuneiforme lateral; tendão do tibial posterior	Lados lateral e medial da base da falange proximal do hálux	Nervo plantar medial do nervo tibial (**S1**, S2)	Flexão da articulação metatarsofalângica do hálux
Adutor do hálux	Cabeça transversa – ligamentos associados com as articulações metatarsofalângicas dos três dedos laterais; cabeça oblíqua – bases dos metatarsais II a IV e bainha que recobre o fibular longo	Lado lateral da base da falange proximal do hálux	Nervo plantar lateral do nervo tibial (**S2**, S3)	Adução do hálux na articulação metatarsofalângica
Flexor curto do dedo mínimo	Base do metatarsal V e partes relacionadas da bainha do tendão do fibular longo	Lado lateral da base da falange proximal do quinto dedo	Nervo plantar lateral do nervo tibial (**S2**, S3)	Flexão do quinto dedo na articulação metatarsofalângica

- A **cabeça medial** se origina do tendão do músculo tibial posterior quando ele entra na planta do pé.

As cabeças medial e lateral se unem e dão origem a um ventre muscular, que também é separado em partes medial e lateral adjacentes à face plantar do metatarsal I. Cada parte do músculo dá origem a um tendão que se insere no lado medial ou lateral da base da falange proximal do hálux.

Um osso sesamoide ocorre em cada tendão do músculo flexor curto do hálux quando eles cruzam a face plantar da cabeça do metatarsal I. O tendão do músculo flexor longo do hálux passa entre os ossos sesamoide.

O músculo flexor curto do hálux flexiona a articulação metatarsofalângica do hálux e é suprido pelo nervo plantar medial.

Músculo adutor do hálux

O músculo **adutor do hálux** se origina como duas cabeças musculares, transversa e oblíqua, que se unem próximo às suas extremidades para se inserir no lado lateral da base da falange proximal do hálux (Figura 6.122):

- A **cabeça transversa** se origina dos ligamentos plantares associados com as articulações metatarsofalângicas dos três dedos laterais e dos ligamentos metatarsais transversos profundos associados a elas – o músculo cruza a planta do pé transversalmente, de lateral a medial, e se une à cabeça oblíqua próximo à base do hálux
- A **cabeça oblíqua** é maior do que a transversal e se origina das faces plantares dos metatarsais II a IV e da bainha que recobre o músculo fibular longo – essa cabeça atravessa a planta do pé anterolateralmente até se unir à cabeça transversa.

O tendão de inserção do músculo adutor do hálux se fixa ao osso sesamoide lateral associado com o tendão do músculo flexor curto do hálux, além de se fixar à falange proximal.

O músculo adutor do hálux faz adução do hálux na articulação metatarsofalângica e é suprido pelo nervo plantar lateral.

Músculo flexor curto do dedo mínimo

O músculo **flexor curto do dedo mínimo** se origina da face plantar da base do metatarsal V e da parte adjacente da bainha do tendão do músculo fibular longo (Figura 6.122). Insere-se no lado lateral da base da falange proximal do quinto dedo.

O músculo flexor curto do dedo mínimo faz a flexão do quinto dedo na articulação metatarsofalângica e é suprido pelo nervo plantar lateral.

Quarta camada

Há dois grupos na camada mais profunda de músculos da planta do pé, os interósseos dorsais e plantares (Figura 6.123 e Tabela 6.14).

Músculos interósseos dorsais

Os quatro músculos **interósseos dorsais** são os mais superiores na planta do pé e fazem abdução dos dedos segundo ao quarto em relação ao eixo longo que passa pelo segundo dedo (Figura 6.123). Todos são bipenados e se originam dos lados dos metatarsais adjacentes.

Os tendões dos músculos interósseos dorsais se inserem na margem lateral dos capuzes extensores e na base das falanges proximais dos dedos.

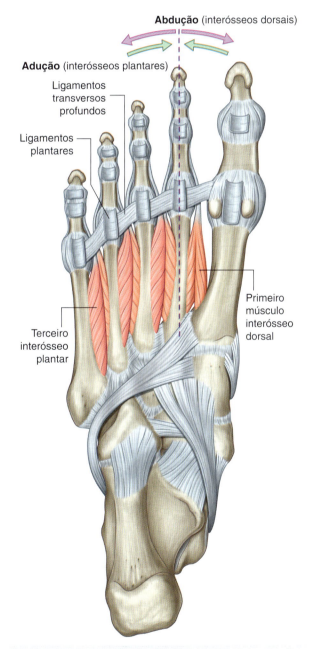

Figura 6.123 Quarta camada de músculos na planta do pé direito.

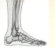

Tabela 6.14 Quarta camada de músculos na planta do pé (segmentos espinais em negrito são os principais segmentos a inervar o músculo).

Músculo	Origem	Inserção	Inervação	Função
Interósseos dorsais	Lados dos metatarsais adjacentes	Capuzes extensores e bases das falanges proximais dos dedos II a IV	Nervo plantar lateral do nervo tibial, primeiro e segundo interósseos dorsais também supridos pelo nervo fibular profundo (**S2, S3**)	Abdução dos dedos II a IV nas articulações metatarsofalângicas; resistência contra extensão das articulações metatarsofalângicas e flexão das articulações interfalângicas
Interósseos plantares	Lados mediais dos metatarsais dos dedos III a V	Capuzes extensores e bases das falanges prodimais dos dedos III a V	Nervo plantar lateral do nervo tibial (**S2, S3**)	Adução dos dedos III a V nas articulações metatarsofalângicas; resistência contra extensão das articulações metatarsofalângicas e flexão das articulações interfalângicas

O segundo dedo pode ser abduzido para cada lado de seu eixo longo, portanto, tem dois interósseos dorsais, um a cada lado. O terceiro e o quarto dedos têm um músculo interósseo dorsal em seus lados laterais apenas. O hálux e o quinto dedo têm músculos próprios para fazer sua abdução (o músculo abdutor do hálux e o músculo abdutor do dedo mínimo) na primeira camada de músculos da planta do pé.

Além da abdução, os músculos interósseos dorsais agem através dos capuzes extensores para fazer resistência contra a extensão das articulações metatarsofalângicas e a flexão das articulações interfalângicas.

Os músculos interósseos dorsais são supridos pelo nervo plantar lateral. O primeiro e o segundo músculos interósseos dorsais também recebem ramos, em suas faces superiores, do nervo fibular profundo.

Músculos interósseos plantares

Os três músculos interósseos plantares aduzem o terceiro, quarto e quinto dedos em direção ao eixo longo que atravessa o segundo dedo (Figura 6.123).

Cada músculo interósseo plantar se origina do lado medial de seu metatarsal e se insere na margem medial livre dos capuzes extensores e na base da falange proximal.

O hálux tem seu próprio adutor (o músculo adutor do hálux) na terceira camada de músculos da planta do pé, e o segundo dedo é aduzido de volta ao seu eixo longitudinal pelo trabalho de um dos músculos interósseos dorsais.

Além da adução, os músculos interósseos plantares agem através dos capuzes extensores para fazer resistência contra extensão das articulações metatarsofalângicas e flexão das articulações interfalângicas. Todos são supridos pelo nervo plantar lateral.

Artérias

A irrigação sanguínea do pé é feita por ramos das artérias tibial posterior e dorsal do pé.

A artéria tibial posterior entra na planta e se bifurca em artérias plantares lateral e medial. A artéria plantar lateral se une à extremidade terminal da artéria dorsal do pé para formar um ramo arco plantar profundo. Ramos desse arco irrigam os dedos.

A artéria dorsal do pé é a continuação da artéria tibial anterior, entra no aspecto dorsal do pé e se direciona inferiormente, como artéria plantar profunda, entre os metatarsais I e II para entrar na planta do pé.

Artéria tibial posterior e arco plantar

A artéria tibial posterior entra no pé através do túnel do tarso, no lado medial do tornozelo, e posterior ao maléolo medial. A meio caminho entre o maléolo medial e o calcanhar, o pulso da artéria tibial posterior fica palpável, porque nesse local a artéria fica sob apenas uma fina camada de retináculo, tecido conjuntivo superficial e pele. Próximo a esse local, a artéria tibial posterior se bifurca em uma pequena artéria plantar medial e em uma artéria plantar lateral muito maior.

Artéria plantar lateral

A **artéria plantar lateral** entra anterolateralmente na planta do pé, primeiro profundamente à extremidade proximal do músculo abdutor do hálux, e então entre o quadrado plantar e flexor curto dos dedos (Figura 6.124). Alcança a base do metatarsal V, onde fica no sulco entre o flexor curto dos dedos e abdutor do dedo mínimo. Desse local, a artéria plantar lateral se curva medialmente para formar o **arco plantar profundo**, que cruza o plano profundo da planta, sobre as bases dos metatarsais e os músculos interósseos.

Entre as bases dos metatarsais I e II, o arco plantar profundo se une ao ramo terminal (artéria plantar profunda) da artéria dorsal do pé, que entra na planta vinda do lado dorsal do pé.

Os principais ramos do arco plantar profundo são:

- Um ramo digital para o lado lateral do quinto dedo
- Quatro artérias metatarsais plantares, que fornecem ramos digitais para os lados adjacentes dos dedos I a V e para o lado medial do hálux, e
- Três artérias perfurantes, que passam entre as bases dos metatarsais II a V para fazer anastomose com vasos no aspecto dorsal do pé.

Capítulo 6 • Membro inferior

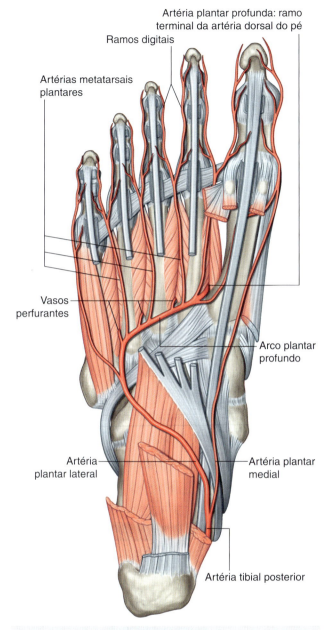

Figura 6.124 Artérias na planta do pé direito.

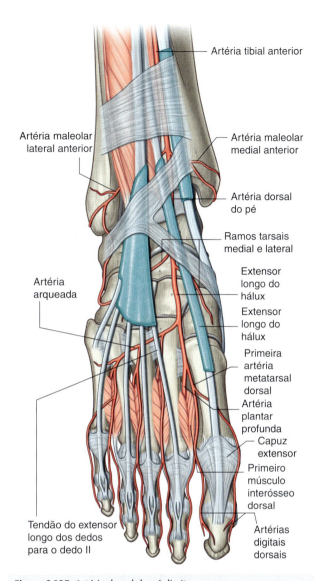

Figura 6.125 Artéria dorsal do pé direito.

Artéria dorsal do pé

A artéria dorsal do pé é a continuação da artéria tibial anterior, e começa quando essa artéria cruza a articulação talocrural (Figura 6.125). Direciona-se anteriormente sobre o aspecto dorsal dos ossos tálus, navicular e cuneiforme intermédio, e então passa inferiormente, como artéria plantar profunda, entre as duas cabeças do primeiro músculo interósseo dorsal, para se unir ao arco plantar profundo, na planta do pé. O pulso da artéria dorsal do pé, na superfície dorsal do pé, pode ser sentido palpando-se levemente o vaso contra os ossos tarsais subjacentes, entre os tendões do extensor longo do hálux e o extensor longo dos dedos para o segundo dedo.

Ramos da artéria dorsal do pé incluem ramos tarsais medial e lateral, uma artéria arqueada e uma primeira artéria metatarsal dorsal:

- As **artérias tarsais** cruzam medialmente e lateralmente sobre os ossos tarsais, irrigando as estruturas

Artéria plantar medial

A **artéria plantar medial** entra na planta do pé, passando profundamente à extremidade proximal do músculo abdutor do hálux (Figura 6.124). Fornece um ramo profundo para os músculos adjacentes e então avança no sulco entre os músculos abdutor do hálux e flexor curto dos dedos. Termina unindo-se ao ramo digital do arco plantar profundo, que irriga o lado medial do hálux.

Em local próximo à base do metatarsal I, a artéria plantar medial dá origem a um ramo superficial, que se divide em três vasos que cursam superficialmente ao músculo flexor curto dos dedos para se unir às artérias metatarsais plantares, do arco plantar profundo.

517

adjacentes e fazendo anastomoses com uma rede de vasos formada ao redor da articulação talocrural
- A **artéria arqueada** cursa lateralmente sobre o aspecto dorsal dos metatarsais, próxima a suas bases, e dá origem a três **artérias metatarsais dorsais**, que fornecem **artérias digitais dorsais** para os lados adjacentes dos dedos II a V, e para uma artéria digital dorsal que irriga o lado lateral do quinto dedo
- A **primeira artéria metatarsal dorsal** (o último ramo da artéria dorsal do pé antes de esta continuar como a artéria plantar profunda, na planta do pé) fornece ramos digitais dorsais para os lados adjacentes do hálux e do segundo dedo.

As artérias metatarsais dorsais se conectam a ramos perfurantes vindos do arco plantar profundo e a ramos semelhantes das artérias metatarsais plantares.

Veias

Há redes interconectadas, profunda e superficial, de veias no pé. As artérias profundas seguem o mesmo percurso das artérias. As veias superficiais drenam para um arco venoso dorsal, na superfície dorsal do pé, sobre os metatarsais (Figura 6.126):

- A **veia safena magna** se origina do lado medial do arco e passa para o lado medial da perna anteriormente ao maléolo medial
- A **veia safena parva** se origina do lado lateral do arco, e passa posteriormente ao maléolo lateral para entrar na parte posterior da perna.

Nervos

O pé é suprido pelos nervos tibial, fibular profundo, fibular superficial, sural e safeno:

- Todos eles contribuem para a inervação cutânea, ou sensitiva geral
- O nervo tibial supre todos os músculos intrínsecos do pé, exceto o músculo extensor curto dos dedos, que é suprido pelo nervo fibular profundo
- O nervo fibular profundo, frequentemente, também supre o primeiro e o segundo músculos interósseos dorsais.

Nervo tibial

O **nervo tibial** entra no pé através do túnel do tarso, posterior ao maléolo medial. No túnel, o nervo fica lateral à artéria tibial posterior, e dá origem a **ramos calcâneos mediais**, que penetram no retináculo dos flexores para inervar o calcanhar. No ponto médio entre o maléolo medial e o calcanhar, o nervo tibial se bifurca, junto com a artéria tibial posterior, formando:

- Um nervo plantar medial, maior, e
- Um nervo plantar lateral, menor (Figura 6.127).

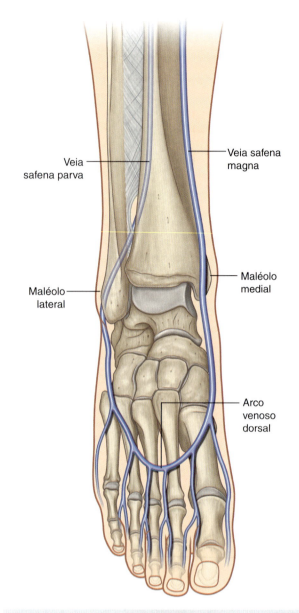

Figura 6.126 Veias superficiais do pé direito.

Os nervos plantares medial e lateral ficam juntos, entre suas artérias correspondentes.

Nervo plantar medial

O **nervo plantar medial** é o principal nervo sensitivo na planta do pé (Figura 6.127). Inerva a pele na maior parte dos dois terços anteriores da planta e faces adjacentes dos três dedos e meio mediais, incluindo o hálux. Além dessa área de pele plantar, o nervo também supre quatro músculos intrínsecos – o abdutor do hálux, flexor curto dos dedos, flexor curto do hálux e o primeiro lumbrical.

O nervo plantar medial entra na planta do pé profundamente ao músculo abdutor do hálux e se dirige

Capítulo 6 • Membro inferior

anteriormente no sulco ente o abdutor do hálux e o flexor curto dos dedos, fornecendo ramos a ambos os músculos.

O nervo plantar medial fornece um ramo digital (**nervo digital plantar próprio**) para o lado medial do hálux, e então se divide em três nervos (**nervos digitais plantares comuns**) na face plantar do flexor curto dos dedos, que continuam anteriormente para fornecer ramos digitais plantares próprios para as faces adjacentes dos dedos I a IV. O nervo para o primeiro lumbrical se origina do primeiro nervo digital plantar comum.

Nervo plantar lateral

O **nervo plantar lateral** é um importante nervo motor do pé, porque supre todos os músculos intrínsecos da planta, exceto os músculos supridos pelo nervo plantar medial (Mm. abdutor do hálux, flexor curto dos dedos, flexor curto do hálux e primeiro lumbrical) (Figura 6.127). Também supre uma faixa de pele no lado lateral dos dois terços anteriores da planta e as superfícies plantares adjacentes de um dedo e meio laterais.

O nervo plantar lateral entra na planta do pé profundamente à inserção proximal do músculo abdutor do hálux. Continua lateralmente e anteriormente, cruzando a planta entre o flexor curto dos dedos e o quadrado plantar, fornecendo ramos a ambos os músculos, e então se divide, em local próximo à cabeça do metatarsal V, em ramos profundo e superficial.

O **ramo superficial** do nervo plantar lateral dá origem a um **nervo digital plantar próprio**, que supre a pele no lado lateral do quinto dedo, e a um **nervo digital plantar comum**, que se divide para fornecer nervos digitais plantares próprios para a pele nos lados adjacentes dos dedos IV e V.

O nervo digital plantar próprio para a face lateral do quinto dedo também supre o músculo flexor curto do dedo mínimo e os músculos interósseos dorsal e plantar entre os metatarsais IV e V.

O **ramo profundo** do nervo plantar lateral é motor, e acompanha a artéria plantar lateral profundamente aos tendões dos músculos flexores longos e adutor do hálux. Fornece ramos do segundo ao quarto músculos lumbricais, para o músculo adutor do hálux e para todos os músculos interósseos, exceto aqueles entre os metatarsais IV e V, que são supridos pelo ramo superficial.

Nervo fibular profundo

O **nervo fibular profundo** supre o músculo extensor curto dos dedos, contribui para a inervação dos primeiros dois interósseos dorsais e fornece ramos sensitivos gerais para a pele nos lados dorsais adjacentes do primeiro e do segundo dedos e para a prega no espaço entre eles (Figura 6.128).

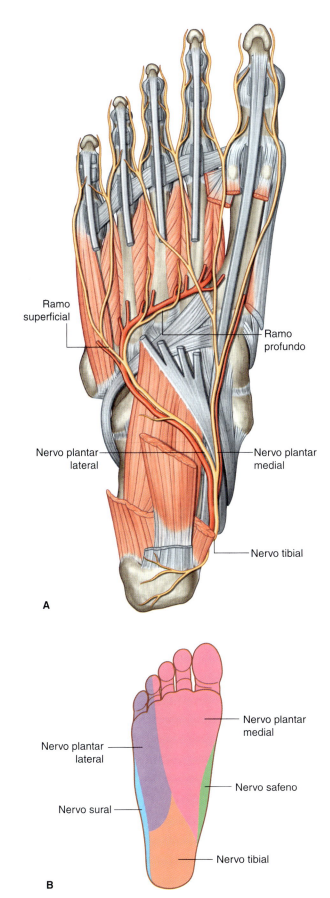

Figura 6.127 Nervos plantares lateral e medial. **A.** Planta do pé direito. **B.** Distribuição cutânea do pé direito.

Na clínica

Neuroma de Morton

Um neuroma de Morton é um nervo plantar comum aumentado, geralmente no terceiro espaço entre o terceiro e o quarto dedos. Nessa região do pé, o nervo plantar lateral frequentemente se une ao nervo plantar medial. Quando os dois nervos se unem, o nervo resultante é tipicamente maior, em diâmetro, do que os dos outros dedos. Além disso, fica relativamente subcutâneo em posição, imediatamente acima do coxim gorduroso do pé, próximo à artéria e à veia. Acima do nervo, está o ligamento metatarsal transverso profundo, que é uma estrutura ampla e forte que segura os metatarsais juntos. Tipicamente, quando o paciente entra na fase de "impulso final" da marcha, o nervo interdigital fica restrito entre o chão e o ligamento metatarsal transverso profundo. As forças tendem a comprimir o nervo plantar comum, que pode se tornar irritado, e, nesse caso, geralmente há alterações inflamatórias e espessamento associados com a lesão.

Tipicamente, os pacientes sentem dor no terceiro espaço interarticular, que pode ser uma dor aguda ou constante, e geralmente piora com o uso de calçados e com a deambulação.

O tratamento pode incluir infiltração com drogas anti-inflamatórias, ou pode ser necessário remover cirurgicamente a lesão.

O nervo fibular profundo entra no dorso do pé pela face lateral da artéria dorsal do pé e fica paralelo e lateral ao tendão do músculo extensor longo do hálux. Em local imediatamente distal à articulação talocrural, dá origem a um ramo lateral, que supre o músculo extensor curto dos dedos a partir de sua face profunda.

O nervo fibular profundo continua anteriormente no dorso do pé, penetra na fáscia profunda entre os metatarsais I e II, próximo às articulações metatarsofalângicas, e então se divide em dois nervos digitais dorsais, que inervam a pele sobre as faces adjacentes dos dedos I e II até o início dos leitos ungueais.

Pequenos ramos motores, que contribuem para a inervação dos primeiros dois músculos interósseos dorsais, são originários do nervo fibular profundo antes que este penetre na fáscia profunda.

Nervo fibular superficial

O **nervo fibular superficial** é sensitivo para a maior parte da pele no dorso do pé e dos dedos, exceto a pele nos lados adjacentes dos dedos I e II (que é suprida pelo nervo fibular profundo) e a pele na face lateral do pé e do quinto dedo (que é suprida pelo nervo sural; Figura 6.128).

O nervo fibular superficial penetra na fáscia profunda na face anterolateral da parte inferior da perna e penetra no dorso do pé pela fáscia superficial. Dá origem a ramos cutâneos e a **nervos digitais dorsais** ao longo de seu trajeto.

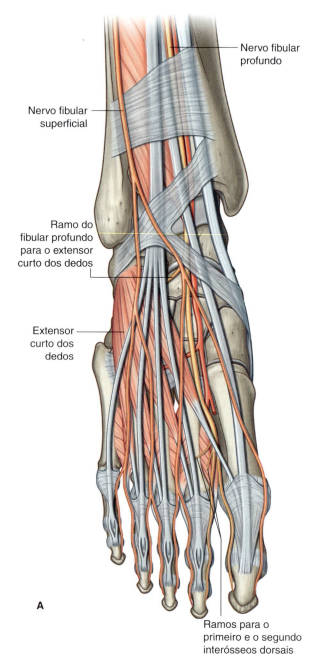

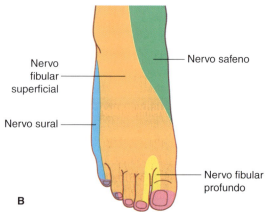

Figura 6.128 A. Ramos terminais dos nervos fibulares superficial e profundo, no pé direito. **B.** Distribuição cutânea do pé direito.

Nervo sural

O nervo sural é um ramo cutâneo do nervo tibial que se origina na parte superior da perna. Entra no pé pela fáscia superficial, posterior ao maléolo lateral, próximo à veia safena parva. Ramos terminais inervam a pele na face lateral do pé e na face dorsolateral do quinto dedo (Figura 6.128 B).

Nervo safeno

O nervo safeno é um ramo cutâneo do nervo femoral que se origina na coxa. Ramos terminais entram no pé pela fáscia superficial na face medial do tornozelo e inervam a pele na face medial da parte proximal do pé (Figura 6.128 B).

Na clínica

Pé torto

Pé torto é uma deformidade congênita em que bebês nascem com um ou ambos os pés se voltando para dentro e para baixo. É tratada com manipulação suave do pé afetado e com moldes de gesso para alinhar o pé, o que, em geral, é seguido por um procedimento cirúrgico pequeno em que o tendão do calcâneo é seccionado para liberar o pé para uma posição melhor.

Anatomia de superfície

Anatomia de superfície do membro inferior

Tendões, músculos e marcos ósseos do membro inferior são usados para se localizar os principais nervos, artérias e veias.

Como os vasos são grandes, podem ser usados como pontos de entrada no sistema circulatório. Além disso, os vasos do membro inferior são os mais distantes do coração e os mais inferiores do corpo. Portanto, a natureza dos pulsos periféricos do membro inferior pode fornecer importantes informações a respeito do estado do sistema circulatório em geral.

Sensibilidade e ação muscular no membro inferior são testadas para avaliar as regiões lombar e sacral da medula espinal.

Evitando o nervo isquiático

O nervo isquiático supre músculos no compartimento posterior da coxa, músculos na perna e no pé, e uma área apreciável de pele. Entra no membro inferior na região glútea (Figura 6.129) e cursa inferiormente, no ponto médio entre dois grandes marcos ósseos palpáveis, o trocanter maior e o túber isquiático. O trocanter maior do fêmur pode ser facilmente sentido como uma protuberância óssea de consistência dura, na distância aproximada da largura de uma mão inferiormente ao ponto médio da crista ilíaca. O túber isquiático é palpável imediatamente acima do sulco infraglúteo.

A região glútea pode ser dividida em quadrantes por duas linhas posicionadas, usando-se reparos ósseos palpáveis.

- Uma linha desce verticalmente a partir do ponto mais alto da crista ilíaca
- A outra linha cruza a outra linha horizontalmente, a meio caminho entre o ponto mais alto da crista ilíaca e o plano horizontal do túber isquiático.

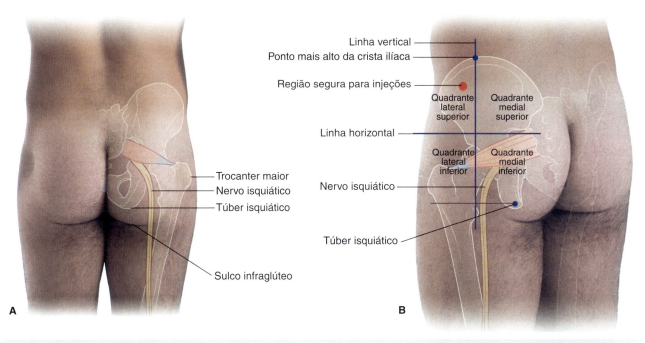

Figura 6.129 Como evitar o nervo isquiático. **A.** Vista posterior da região glútea de um homem, com a posição do nervo isquiático indicada. **B.** Vista posterolateral da região glútea esquerda, com os quadrantes glúteos e a posição do nervo isquiático indicados.

O nervo isquiático se curva através do ângulo lateral superior do quadrante medial inferior e desce ao longo da margem lateral do quadrante medial inferior. Injeções podem ser feitas no ângulo anterior do quadrante lateral superior para evitar lesões ao nervo isquiático e aos grandes vasos da região (Figura 6.129 B).

Posição da artéria femoral no trígono femoral

A artéria femoral entra no trígono femoral (Figura 6.130) do membro inferior vinda do abdome.

O trígono femoral é a depressão formada na parte anterior da coxa, entre a margem medial do músculo adutor longo, a margem medial do músculo sartório e o ligamento inguinal.

O tendão do músculo adutor longo pode ser palpado como uma estrutura filiforme que se fixa ao osso imediatamente inferior ao tubérculo púbico.

O músculo sartório se origina da espinha ilíaca superior anterior e cruza anteriormente sobre a coxa para se inserir na face medial da tíbia, abaixo da articulação do joelho.

O ligamento inguinal se insere na espinha ilíaca superior anterior e no tubérculo púbico, medialmente.

A artéria femoral desce para a coxa, saindo do abdome, passando sob o ligamento inguinal e entrando no trígono femoral. Lá, seu pulso pode ser facilmente sentido em local imediatamente inferior ao ligamento inguinal, no ponto médio entre a sínfise púbica e a espinha ilíaca superior anterior. Medialmente à artéria, está a veia femoral, e medial à veia, o canal femoral, que contém vasos linfáticos e fica imediatamente lateral ao tubérculo púbico. O nervo femoral fica lateral à artéria femoral.

Identificação de estruturas ao redor do joelho

A patela é uma estrutura palpável proeminente no joelho. O tendão do músculo quadríceps femoral se fixa superiormente a ela, e o ligamento da patela liga sua superfície inferior à tuberosidade da tíbia (Figura 6.131). O ligamento da patela e a tuberosidade da tíbia são facilmente palpáveis. A percussão do ligamento patelar (tendão) testa a atividade reflexa, principalmente, nos níveis espinais L3 e L4.

A cabeça da fíbula é palpável como uma protuberância na face lateral do joelho, imediatamente inferior ao côndilo lateral da tíbia. Pode também ser localizada seguindo-se o tendão do músculo bíceps femoral, inferiormente.

O nervo fibular comum passa em torno da face lateral do colo da fíbula, imediatamente inferior à cabeça da fíbula, e frequentemente pode ser sentido como uma estrutura filiforme nessa posição.

Outra estrutura que pode ser geralmente localizada na face lateral do joelho é o trato iliotibial. Essa estrutura tendínea plana, que se fixa ao côndilo lateral da tíbia, é mais proeminente quando o joelho está em extensão completa. Nessa posição, a margem anterior do trato iliotibial eleva uma aguda prega vertical de pele posterior à margem lateral da patela.

Visualização do conteúdo da fossa poplítea

A fossa poplítea é uma depressão em formato de losango formada entre os músculos isquiotibiais e gastrocnêmio, posteriormente ao joelho. As margens inferiores do losango são formadas pelas cabeças medial e lateral do músculo gastrocnêmio. As margens superiores são formadas, lateralmente, pelo músculo bíceps femoral e, medialmente, pelos músculos semimembranáceo e semitendíneo. Os tendões dos músculos bíceps femoral e semitendíneo são palpáveis e, com frequência, visíveis.

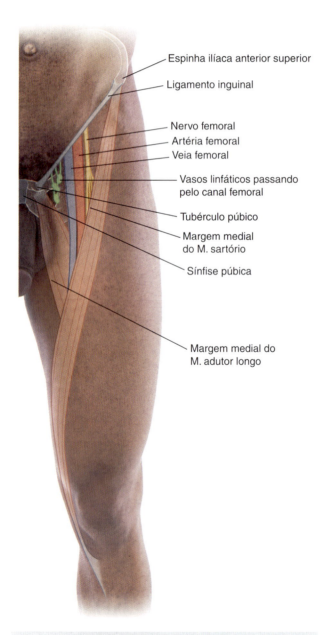

Figura 6.130 Posição da artéria femoral no trígono femoral. Vista anterior da coxa.

Capítulo 6 • Membro inferior

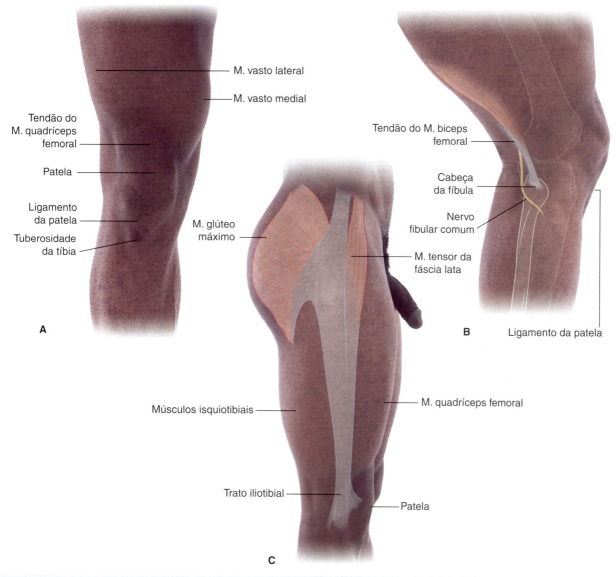

Figura 6.131 Identificação de estruturas ao redor do joelho. **A.** Vista anterior do joelho direito. **B.** Vista lateral do joelho direito em flexão parcial. **C.** Vista lateral do joelho, da coxa e da região glútea direitos, em extensão.

A cabeça da fíbula é palpável na parte lateral do joelho e pode ser usada como um marco para se identificar o tendão do músculo bíceps femoral e o nervo fibular comum, que se curva lateralmente saindo da fossa poplítea e cruza o colo da tíbia em local imediatamente inferior à cabeça da tíbia.

A fossa poplítea contém a artéria poplítea, a veia poplítea o nervo tibial e o nervo fibular comum (Figura 6.132). A artéria poplítea é a mais profunda das estruturas na fossa e desce pela região a partir da parte superior da face medial. Como consequência de sua posição, o pulso da artéria poplítea é difícil de se encontrar, mas geralmente pode ser detectado por palpação profunda em local imediatamente medial à linha mediana da fossa.

A veia safena parva penetra na fáscia profunda na parte superior da face posterior da perna e se une à veia poplítea.

Posição do túnel do tarso – a abertura para o pé

O túnel do tarso (Figura 6.133) é formado na face medial do pé, no sulco entre o maléolo medial e o calcanhar (tuberosidade do calcâneo) e pelo retináculo dos músculos flexores sobrejacente.

A artéria tibial posterior e o nervo tibial penetram no pé através do túnel do tarso. Os tendões dos músculos tibial posterior, flexor longo dos dedos e flexor longo do hálux atravessam o túnel em compartimentos formados por septos do retináculo dos músculos flexores.

A ordem das estruturas que passam pelo túnel, de anteromedial a posterolateral, é tendão do músculo tibial posterior, tendão do músculo flexor longo dos dedos, artéria tibial posterior e veias associadas, nervo tibial e tendão do músculo flexor longo do hálux.

523

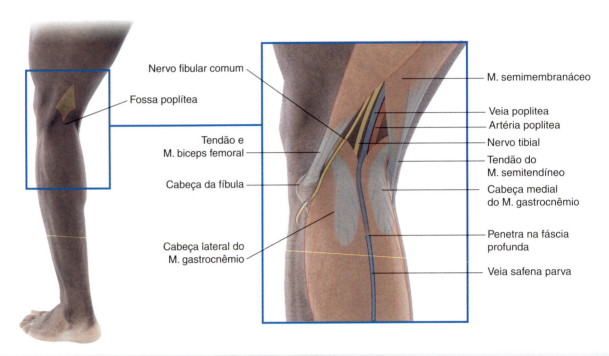

Figura 6.132 Visualização do conteúdo da fossa poplítea. Vista posterior do joelho esquerdo.

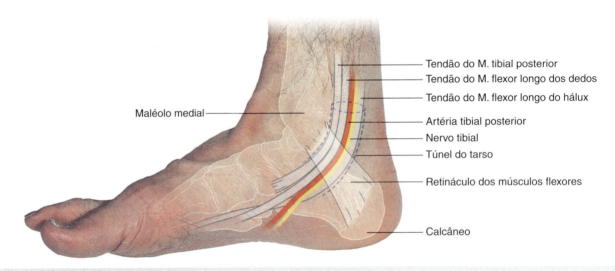

Figura 6.133 Posição do túnel do tarso – a abertura para o pé.

A artéria tibial é palpável em local imediatamente posteroinferior ao maléolo medial na face anterior do sulco visível entre o calcanhar e o maléolo medial.

Identificação dos tendões ao redor do tornozelo e do pé

Numerosos tendões podem ser identificados ao redor do tornozelo e do pé (Figura 6.134) e podem ser usados como marcos para a localização de vasos ou para testar reflexos espinais.

O tendão do músculo tibial anterior é visível na face medial do tornozelo, anterior ao maléolo medial.

O tendão do calcâneo é o maior tendão entre os que entram no pé e é proeminente na face posterior do pé em seu trajeto da perna para o calcanhar. A percussão com um martelo de reflexos nesse tendão testa a atividade reflexa dos níveis espinais S1 e S2.

Quando o pé está evertido, os tendões dos músculos fibular longo e fibular curto elevam uma prega linear de pele, que desce da parte inferior da perna até a margem posterior do maléolo lateral.

O tendão do músculo fibular curto frequentemente fica evidente na face lateral do pé, descendo obliquamente até a base do metatarsal V. Os tendões dos músculos fibular

Capítulo 6 • Membro inferior

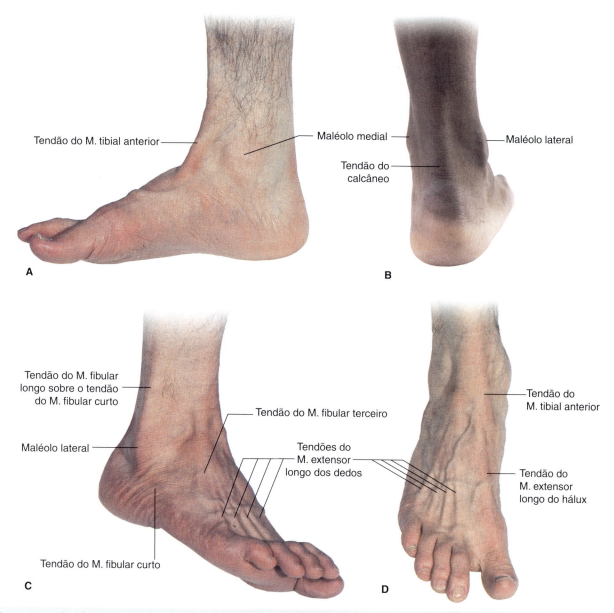

Figura 6.134 Identificação de tendões ao redor do tornozelo e do pé. **A.** Face medial do pé direito. **B.** Face posterior do pé direito. **C.** Face lateral do pé direito. **D.** Dorso do pé direito.

terceiro, extensor longo dos dedos e extensor longo do hálux são visíveis na face dorsal do pé, de lateral a medial.

Localização da artéria dorsal do pé

A natureza do pulso arterial pedioso (Figura 6.135) é importante para a avaliação da circulação periférica, porque a artéria dorsal do pé é o vaso palpável mais distante do coração. Além disso, é a artéria palpável mais inferior do corpo, na posição ortostática.

A artéria dorsal do pé entra no aspecto dorsal do pé e se direciona anteriormente sobre os ossos tarsais, onde tem trajeto paralelo aos tendões do extensor longo do hálux e o extensor longo dos dedos para o segundo dedo, ficando entre eles. É palpável nessa posição. O ramo terminal da artéria dorsal do pé entra na parte plantar do pé entre as duas cabeças do primeiro músculo interósseo dorsal.

Posição aproximada do arco arterial plantar

A irrigação sanguínea do pé é feita por ramos das artérias tibial posterior e dorsal do pé.

A artéria tibial posterior penetra na parte plantar do pé através do túnel do tarso e se divide em artérias plantares lateral e medial.

A artéria plantar lateral se curva lateralmente, cruzando a metade posterior da planta do pé, e então se curva medialmente, formando o arco plantar (Figura 6.136) na parte anterior da planta. Entre as bases dos metatarsais I e II, o arco plantar se une ao ramo terminal (artéria

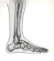

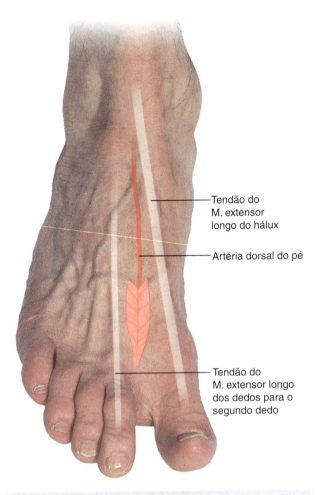

Figura 6.135 Localização da artéria dorsal do pé.

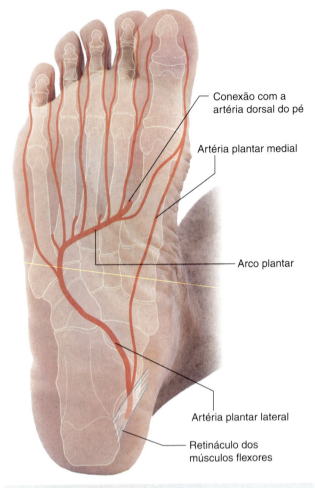

Figura 6.136 Posição do arco plantar.

plantar profunda) da artéria dorsal do pé. A maior parte do pé é irrigada pelo arco plantar.

A artéria plantar medial atravessa a planta do pé anteriormente, conecta-se a ramos do arco plantar, e irriga a face medial do hálux.

Principais veias superficiais

As veias superficiais do membro inferior frequentemente se tornam dilatadas. Além disso, como as veias são longas, podem ser removidas e usadas em outras partes do corpo como enxertos vasculares.

As veias superficiais (Figura 6.137) do membro inferior se iniciam em um arco venoso dorsal, no pé. O lado medial do arco se curva superiormente, anterior ao maléolo medial, e ascende pela perna e pela coxa como a veia safena magna. Essa veia atravessa uma abertura na fáscia lata (hiato safeno) para se unir à veia femoral no trígono femoral.

A parte lateral do arco venoso dorsal do pé passa posteriormente ao maléolo lateral e sobe pela superfície posterior da perna como a veia safena parva. Esse vaso penetra na fáscia profunda no terço superior da perna e se conecta com a veia poplítea na fossa poplítea, posterior ao joelho.

Pontos para palpação de pulsos arteriais

Pulsos arteriais periféricos podem ser palpados em quatro locais do membro inferior (Figura 6.138):

- **Pulso femoral** no trígono femoral – artéria femoral inferior ao ligamento inguinal e no ponto médio entre a espinha ilíaca anterior superior e a sínfise púbica
- **Pulso poplíteo** na fossa poplítea – artéria poplítea, profundamente na fossa poplítea, próxima à linha média
- **Pulso tibial posterior** no túnel do tarso – artéria tibial posterior em local posteroinferior ao maléolo medial no sulco entre o maléolo medial e o calcanhar (tuberosidade do calcâneo)
- **Pulso pedioso** no dorso do pé – artéria dorsal do pé quando passa distalmente sobre os ossos tarsais, entre os tendões dos músculos extensor longo do hálux e extensor longo dos dedos para o segundo dedo.

Capítulo 6 • Membro inferior

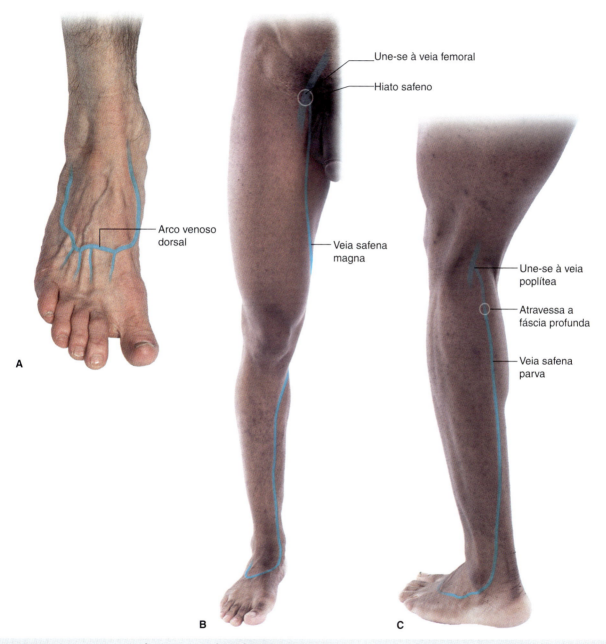

Figura 6.137 Principais veias superficiais. **A.** Dorso do pé direito. **B.** Vista anterior do membro inferior direito. **C.** Face posterior da coxa, da perna e do pé esquerdos.

527

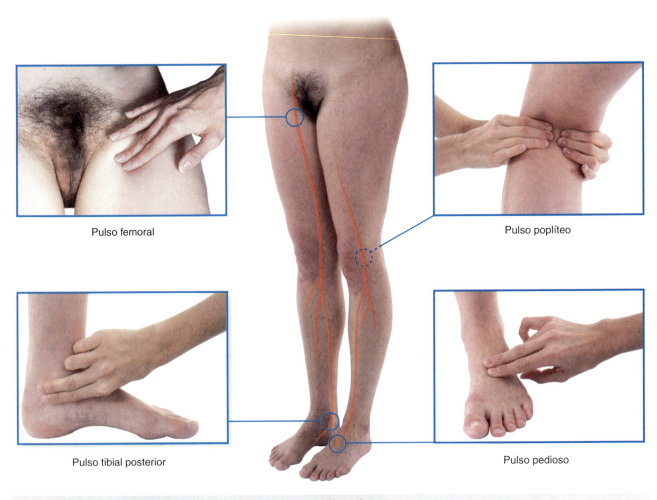

Figura 6.138 Locais de palpação dos pulsos arteriais periféricos no membro inferior.

Capítulo 6 • Membro inferior

Casos clínicos

Caso 1

LESÃO NA ARTICULAÇÃO DO JOELHO

Um homem jovem estava esquiando na Europa. Durante uma corrida com um amigo, tropeçou na parte interior do seu esqui direito, perdeu o equilíbrio e caiu. Durante a queda, ouviu um estalo. Depois de se recuperar, sentiu dor intensa no joelho direito. Não conseguiu continuar esquiando, e, quando chegou ao chalé, seu joelho estava significativamente edemaciado. Foi imediatamente ver um cirurgião ortopédico.

O cirurgião ortopédico revisou cuidadosamente o mecanismo da lesão.

O homem estava descendo uma encosta com os dois esquis em paralelo. Os tornozelos estavam fixados rigidamente dentro das botas, e os joelhos estavam discretamente flexionados. Uma perda momentânea de concentração resultou em "tropeço" na parte interna de seu esqui direito. O efeito disso foi rotação externa forçada da bota e da panturrilha. Além disso, o joelho foi forçado a uma posição em valgo (arqueado lateralmente para longe da linha mediana do corpo), e o esquiador caiu. Os dois esquis foram soltos das botas quando as amarras se soltaram.

Várias estruturas dentro da articulação do joelho foram danificadas sequencialmente.

Conforme o joelho entrou em rotação externa e posição em valgo, o ligamento cruzado anterior tornou-se tenso, agindo como um fulcro. O ligamento colateral tibial foi tensionado, e o compartimento lateral do joelho foi comprimido. Conforme a força aumentou, o ligamento colateral tibial foi rompido (Figura 6.139 A, B), assim como o menisco medial (Figura 6.140 C). Finalmente, o ligamento cruzado anterior, que estava tensionado, cedeu (Figura 6.140 A, B).

A articulação se tornou edemaciada algumas horas depois.

A ruptura do ligamento cruzado anterior caracteristicamente provoca grande edema articular. O ligamento é extrassinovial e intracapsular, com irrigação sanguínea significativa. A ruptura do ligamento ocorreu para dentro da articulação. O sangue proveniente da ruptura irrita a membrana sinovial e penetra na articulação. Esses fatores provocam tumefação gradual da articulação nas horas seguintes, com significativo acúmulo de líquido na cavidade articular.

O paciente foi submetido a reconstrução cirúrgica do ligamento cruzado anterior.

É difícil encontrar uma substância artificial que possa agir da mesma forma que o ligamento cruzado anterior e demonstrar as mesmas propriedades físicas. Cirurgiões desen-

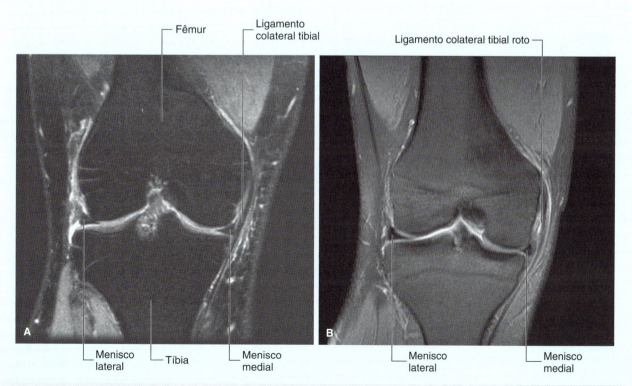

Figura 6.139 **A.** Joelho normal mostrando o ligamento colateral tibial e os meniscos medial e lateral. RM, imagem ponderada por densidade de prótons, no plano coronal. **B.** Articulação do joelho mostrando um ligamento colateral tibial roto. RM, imagem ponderada por densidade de prótons, no plano coronal.

(Continua)

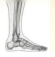

Caso 1 – Continuação

volveram maneiras engenhosas de reconstruir o ligamento cruzado anterior. Dois dos métodos mais comuns usam o ligamento da patela (tendão) e os tendões dos músculos isquiotibiais para reconstruir o ligamento cruzado anterior.

O paciente foi submetido a outros procedimentos cirúrgicos.

O ligamento colateral tibial foi explorado e ressuturado. Por meio de técnicas artroscópicas, a ruptura no menisco medial foi desbridada para prevenir futuras complicações.

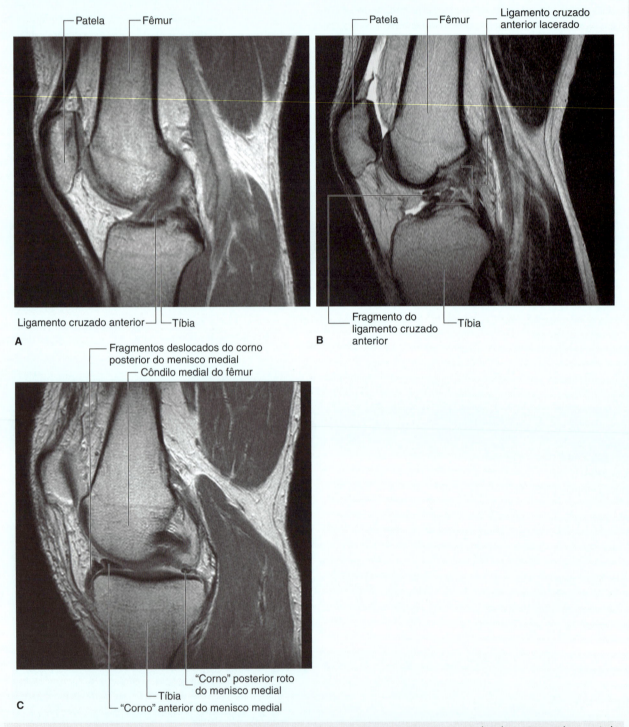

Figura 6.140 A. Articulação do joelho mostrando um ligamento cruzado anterior intacto. RM, imagem ponderada em T2, no plano sagital. **B.** Articulação do joelho mostrando ruptura do ligamento cruzado anterior. RM, imagem ponderada emT2, no plano sagital. **C.** Articulação do joelho mostrando ruptura do menisco medial (a parte lacerada do corno posterior foi movida para a face anterior da articulação, dando a impressão de um "menisco duplo" nesse local). RM, imagem ponderada por densidade de prótons, no plano sagital.

Capítulo 6 • Membro inferior

Caso 2

OSTEOMIELITE

Um homem de 45 anos, diabético, procurou o ambulatório por causa de uma úlcera no pé, que não cicatrizava apesar de os curativos serem trocados diariamente.

O diabetes melito (DM) pode comprometer grandes e médias artérias, estreitando o lúmen e reduzindo o fluxo sanguíneo para os membros, prejudicando, assim, a cicatrização. O DM também compromete a irrigação dos nervos, resultando em neuropatia periférica. A neuropatia periférica reduz a sensibilidade e, assim, pequenas lesões passam, com frequência, despercebidas.

Esse paciente desenvolveu uma úlcera no calcanhar, que é um ponto de pressão e provavelmente está sob tensão constante. A enfermeira examinou a úlcera e concluiu que parecia infectada, com pus em sua base, e solicitou parecer de um ortopedista, que por sua vez solicitou radiografia e ressonância magnética. Os dois exames de imagem revelaram infecção invadindo o calcâneo, com destruição do osso (Figura 6.141 A, B).

O paciente precisou de limpeza cirúrgica, com remoção (desbridamento) do osso infectado e morto, e antibioticoterapia prolongada (Figura 6.141 C).

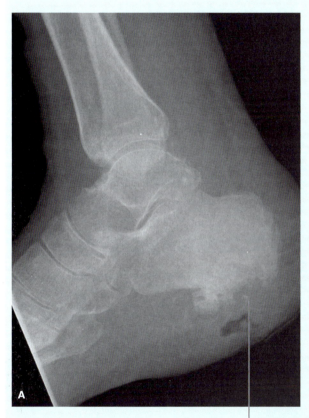

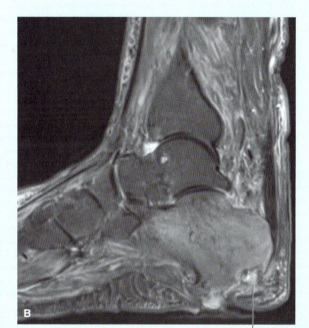
Osteomielite no calcâneo

Osteomielite no calcâneo

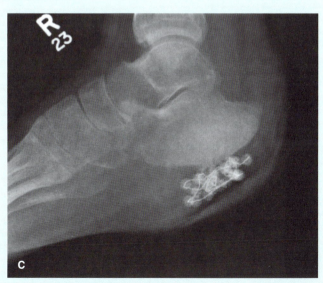

Figura 6.141 Radiografia (**A**) e RM (**B**) de ulceração nas partes moles e erosão na região adjacente do calcâneo. Após desbridamento e colocação de pérolas de antibiótico na ferida, há consolidação progressiva (**C**).

7

Membro Superior

Revisão conceitual, 535

Descrição geral, 535
Funções, 536
    Posicionamento da mão, 536
    A mão como ferramenta mecânica, 536
    A mão como instrumento sensitivo, 536
Partes componentes, 536
    Ossos e articulações, 536
    Músculos, 540
Relações com outras regiões, 540
    Pescoço, 540
    Dorso e parede torácica, 540
Informações importantes, 541
    Inervação por nervos cervicais e torácicos superiores, 541
    Nervos relacionados a ossos, 544
    Veias superficiais, 546
    Orientação do polegar, 547

Anatomia regional, 548

Ombro, 548
    Ossos, 548
    Articulações, 551
    Músculos, 554
    Músculo trapézio, 558
    Músculo deltoide, 559
    Músculo levantador da escápula, 559
    Músculos romboides menor e maior, 559
Região escapular posterior, 561
    Músculos, 562
    Passagens para a região escapular posterior, 562
    Nervos, 564
    Artérias e veias, 564
Axila, 565
    Entrada da axila, 565
    Parede anterior, 566
    Parede medial, 570
    Parede lateral, 571
    Parede posterior, 571

Passagens na parede posterior, 573
Assoalho, 573
Conteúdo da axila, 574

Braço, 588
Ossos, 589
Músculos, 592
Artérias e veias, 595
Nervos, 598

Articulação do cotovelo, 602

Fossa cubital, 607

Antebraço, 609
Ossos, 610
Articulações, 611

Compartimento anterior do antebraço, 613
Músculos, 613
Artérias e veias, 618
Nervos, 620

Compartimento posterior do antebraço, 621
Músculos, 621
Nervos, 627

Mão, 628
Articulações, 631
Túnel do carpo e estruturas do punho, 632
Aponeurose palmar, 635
Músculo palmar curto, 635
Tabaqueira anatômica, 635
Bainhas fibrosas dos dedos, 636
Capuzes dos extensores, 636
Músculos, 639
Nervos, 648

Anatomia de superfície, 651

Anatomia de superfície do membro superior, 651
Acidentes anatômicos ósseos e músculos da região escapular posterior, 651
Visualização da axila e localização de seu conteúdo e suas estruturas relacionadas, 651
Localização da artéria braquial no braço, 652
O tendão do músculo tríceps braquial e a posição do nervo radial, 652
Fossa cubital (vista anterior), 652
Identificação de tendões e localização de grandes vasos e nervos na parte distal do antebraço, 653
Aspecto normal da mão, 656
Posição do retináculo dos músculos flexores e do ramo recorrente do nervo mediano, 656
Função motora dos nervos mediano e ulnar na mão, 657
Visualização das posições dos arcos palmares superficial e profundo, 657
Pontos para a palpação dos pulsos arteriais, 658

Casos clínicos, 660

Capítulo 7 • Membro Superior

Revisão conceitual

DESCRIÇÃO GERAL

O membro superior está associado à região lateral da parte inferior do pescoço com a parede torácica. Fica suspenso no tronco por músculos e por uma pequena articulação entre a clavícula e o esterno – a articulação esternoclavicular. Com base na posição de suas principais articulações e ossos componentes, o membro superior é dividido em ombro, braço, antebraço e mão (Figura 7.1 A).

O ombro é a área em que o membro superior se conecta com o tronco (Figura 7.1 B).

O braço é a parte do membro superior entre o ombro e o cotovelo; o antebraço fica entre o cotovelo e o punho, e a mão é distal à articulação do punho.

A axila, a fossa cubital e o túnel do carpo são significativas áreas de transição entre as diferentes partes do membro (Figura 7.2). Estruturas importantes as atravessam ou estão a elas relacionadas.

A axila é uma área de formato irregular, semelhante a uma pirâmide, formada por músculos e ossos do ombro e da face lateral da parede torácica. O ápice, ou abertura superior, abre-se diretamente na parte inferior do pescoço. A pele da axila forma o assoalho. Todas as principais estruturas que passam entre o pescoço e o braço atravessam a axila.

A fossa cubital é uma depressão triangular, formada por músculos anteriores à articulação do cotovelo. A principal artéria, a artéria braquial, atravessa essa fossa em seu caminho entre o braço e o antebraço, assim como um dos principais nervos do membro superior, o nervo mediano.

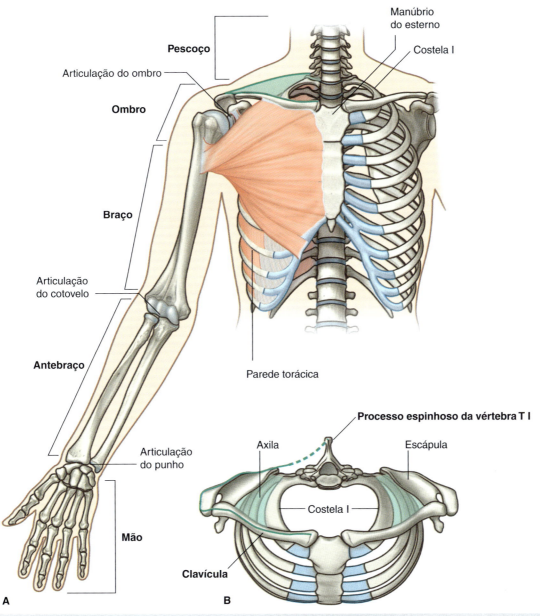

Figura 7.1 Membro superior. **A.** Vista anterior do membro superior. **B.** Vista superior do ombro.

535

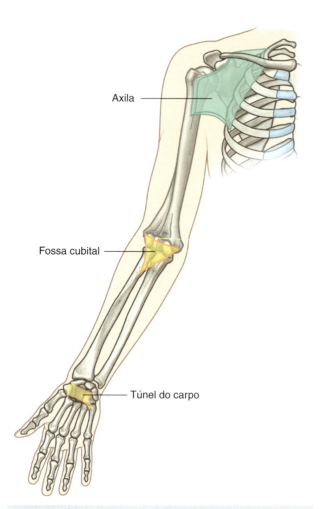

Figura 7.2 Áreas de transição no membro superior.

O túnel do carpo é a entrada para a palma da mão. Suas paredes posterior, lateral e medial formam um arco, que é composto de pequenos ossos carpais na região proximal da mão. Uma espessa faixa de tecido conjuntivo, o retináculo dos flexores, se estende por todo o arco e forma a parede anterior do túnel. O nervo mediano e todos os tendões dos músculos flexores longos passam pelo túnel do carpo.

FUNÇÕES

Posicionamento da mão

Ao contrário do membro inferior, que é usado para sustentação, estabilidade e locomoção, o membro superior é altamente móvel, para posicionar a mão no espaço.

O ombro fica suspenso do tronco predominantemente por músculos, e pode, portanto, ser movimentado em relação ao corpo. O deslizamento (protrusão ou retração) e a rotação da escápula, na parede torácica, muda a posição da **articulação do ombro** e aumenta o alcance da mão (Figura 7.3). A articulação do ombro possibilita que o braço se mova em torno de três eixos, com grande amplitude de movimento. Os movimentos do braço nessa articulação são flexão, extensão, abdução, adução, rotação medial (rotação interna), rotação lateral (rotação externa) e circundução (Figura 7.4).

Os principais movimentos na **articulação do cotovelo** são flexão e extensão do antebraço (Figura 7.5 A). No outro extremo do antebraço, a extremidade distal do osso lateral (rádio) pode rodar sobre a cabeça adjacente do osso medial (ulna). Como a mão é articulada com o rádio, pode ser eficientemente movida de uma posição palmar anterior para uma posição palmar posterior simplesmente pelo cruzamento da extremidade distal do rádio sobre a ulna (Figura 7.5 B). Esse movimento, denominado pronação, ocorre somente no antebraço. A supinação retorna a mão à posição anatômica.

Na **articulação do punho**, a mão pode ser abduzida, aduzida, flexionada, estendida e pode fazer circundução (Figura 7.6). Esses movimentos, combinados com os do ombro, braço e antebraço, possibilitam que a mão adote uma grande variedade de posições em relação ao corpo.

A mão como ferramenta mecânica

Uma das principais funções da mão é pegar e manipular objetos. Segurar objetos geralmente envolve flexionar os dedos contra o polegar. Dependendo do tipo de preensão, os músculos da mão agem para:

- Modificar as ações dos tendões longos que emergem do antebraço e se inserem nos dedos da mão e
- Produzir combinações de movimentos de articulações dentro de cada dedo que não podem ser geradas pelos tendões dos músculos flexores e extensores longos, oriundos do antebraço.

A mão como instrumento sensitivo

A mão é usada para discriminar objetos com base no tato. Os coxins palmares dos dedos têm alta densidade de receptores somáticos sensitivos. Além disso, a parte do córtex sensitivo do encéfalo destinado à interpretação das informações vindas da mão, especialmente do polegar, é desproporcionalmente grande em relação àquela de muitas outras regiões da pele.

PARTES COMPONENTES

Ossos e articulações

Os ossos do ombro são a escápula, a clavícula e a extremidade proximal do úmero (Figura 7.7).

A clavícula se articula medialmente com o manúbrio do esterno e lateralmente com o acrômio da escápula, que se arqueia sobre a articulação entre a cavidade glenoidal da escápula e a cabeça do úmero (a articulação do ombro).

O úmero é o osso do braço (Figura 7.7). A parte distal do úmero se articula com os ossos do antebraço na

Capítulo 7 • Membro Superior

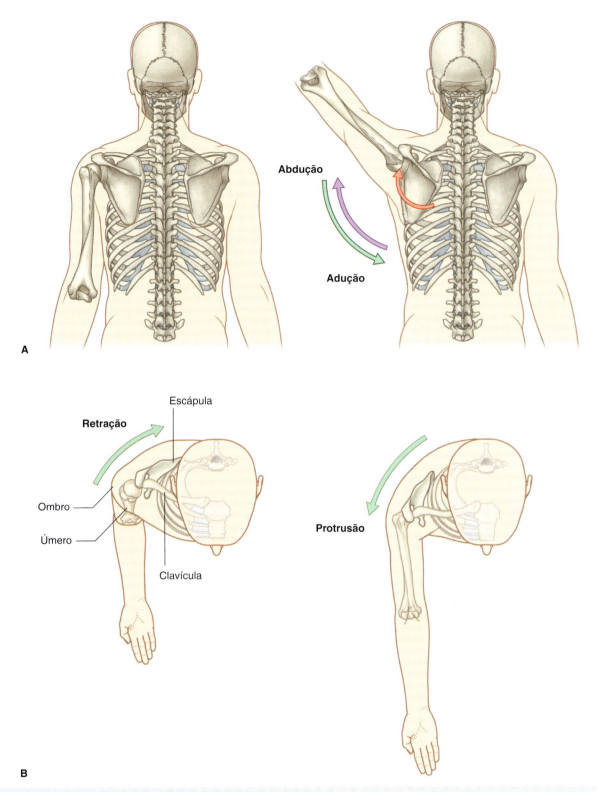

Figura 7.3 Movimentos da escápula. **A.** Rotação. **B.** Protrusão e retração.

articulação do cotovelo, um gínglimo que possibilita a flexão e a extensão do antebraço.

O antebraço contém dois ossos:

- O osso lateral é o rádio
- O osso medial é a ulna (Figura 7.7).

Na articulação umeroulnar, as extremidades proximais do rádio e da ulna se articulam uma com a outra, além de se articularem com o úmero.

Além da flexão e extensão do cotovelo, a articulação do cotovelo possibilita que o rádio gire no úmero enquanto

537

Gray Anatomia Clínica para Estudantes

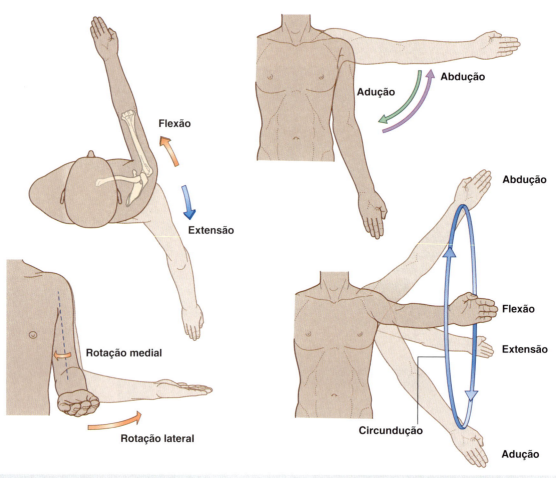

Figura 7.4 Movimentos do braço na articulação do ombro.

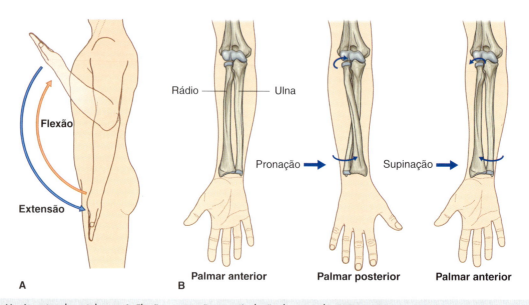

Figura 7.5 Movimentos do antebraço. **A.** Flexão e extensão na articulação do cotovelo. **B.** Pronação e supinação.

desliza sobre a cabeça da ulna durante a pronação e supinação da mão.

As partes distais do rádio e da ulna também se articulam. Essa articulação permite que a extremidade do rádio passe do lado lateral para o medial da ulna durante a pronação da mão.

A articulação do punho é formada entre o rádio e os ossos carpais da mão, e entre um disco articular, distal à ulna, e os ossos carpais.

Os ossos da mão consistem nos ossos carpais e metacarpais e nas falanges (Figura 7.7).

Capítulo 7 • Membro Superior

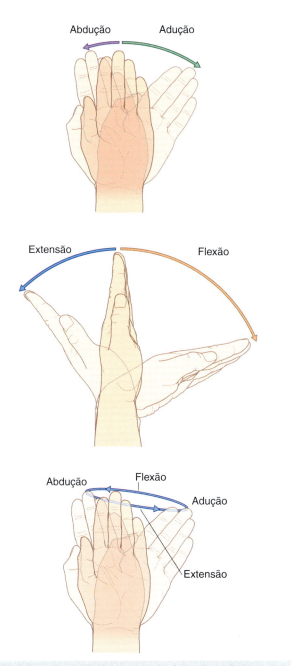

Figura 7.6 Movimentos da mão na articulação do punho.

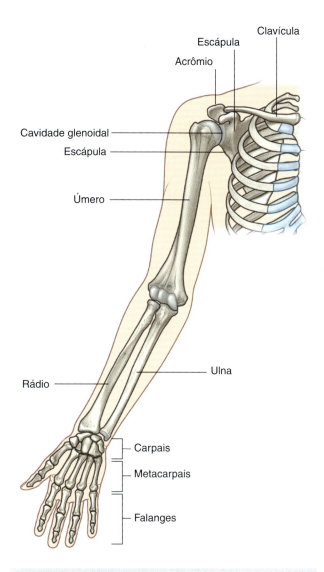

Figura 7.7 Ossos dos membros superiores.

Os cinco dedos da mão são polegar, indicador, médio, anular e mínimo.

As articulações entre os oito pequenos ossos carpais possibilitam apenas movimentos limitados; como resultado, os ossos funcionam juntos, como uma unidade.

Os cinco metacarpais, um para cada dedo, são a fundação esquelética primária da palma (Figura 7.7).

As articulações entre o osso metacarpal I e um dos outros ossos carpais possibilitam maior mobilidade do que o deslizamento limitado que ocorre nas articulações carpometacarpais dos outros dedos.

Distalmente, as cabeças dos metacarpais II a V (ou seja, todos, exceto o polegar) são interligadas por fortes ligamentos. A falta dessa conexão ligamentosa entre os ossos metacarpais do polegar e do dedo indicador, junto com a **articulação selar** biaxial entre o osso metacarpal do polegar e o carpo, dão maior liberdade de movimento ao polegar do que aos outros dedos da mão.

Os ossos dos dedos são as falanges (Figura 7.7). O polegar tem duas falanges, enquanto os outros dedos têm três.

As articulações metacarpofalângicas (MCF) são biaxiais e **elipsóideas**, que possibilitamn abdução, adução flexão, extensão e circundução (Figura 7.8). A abdução e a adução dos dedos são definidas em referência a um eixo que passa pelo centro do dedo médio na posição anatômica. O dedo médio pode, portanto, ser abduzido medial e lateralmente, e ser aduzido de volta ao eixo central de cada lado. As articulações interfalângicas são primariamente **gínglimos**, que possibilitam apenas flexão e extensão.

539

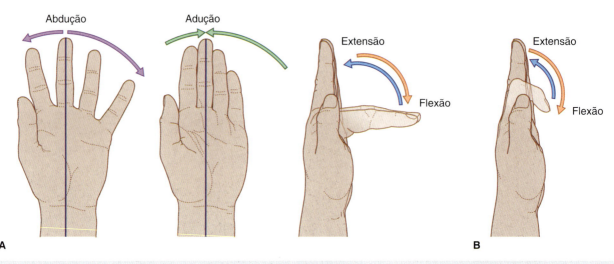

Figura 7.8 Movimentos das articulações metacarpofalângicas (**A**) e interfalângicas (**B**).

Músculos

Alguns dos músculos do ombro, como o trapézio, o levantador da escápula e os romboides, ligam a escápula e a clavícula ao tronco. Outros músculos ligam a clavícula, a escápula e a parede do corpo à extremidade proximal do úmero, a saber, músculospeitoral maior, peitoral menor, latíssimo do dorso, redondo maior e deltoide (Figura 7.9 A, B). Os mais importantes são os quatro componentes do manguito rotador – músculos subescapular, supraespinal, infraespinal e redondo menor –, que conectam a escápula ao úmero e dão sustentação à articulação do ombro (Figura 7.9 C).

Os músculos do braço e do antebraço são separados em compartimentos anterior (flexor) e posterior (extensor) por camadas de fáscia, ossos e ligamentos (Figura 7.10).

O compartimento anterior do braço é anterior em posição e é separado dos músculos do compartimento posterior pelo úmero e pelos septos intermusculares medial e lateral. Esses septos são contínuos com a fáscia profunda que encerra o braço e se fixam aos lados do úmero.

No antebraço, os compartimentos anterior e posterior são separados por um septo intermuscular lateral, rádio, ulna e uma membrana interóssea, que liga os lados adjacentes do rádio e da ulna (Figura 7.10).

Os músculos do braço agem principalmente para movimentar o antebraço na articulação do cotovelo, enquanto os do antebraço funcionam predominantemente para movimentar a mão na articulação do punho e os dedos.

Músculos encontrados inteiramente na mão, os músculos intrínsecos geram delicados movimentos dos dedos da mão e modificam as forças produzidas por tendões que entram nos dedos vindos do antebraço. Inclusos entre os músculos intrínsecos da mão estão três pequenos músculos tenares que formam um pequeno monte macio, chamado **eminência tenar**, sobre a face palmar do metacarpal I. Os músculos tenares possibilitam que o polegar se mova livremente em relação aos outros dedos.

RELAÇÕES COM OUTRAS REGIÕES

Pescoço

O membro superior tem relação direta com o pescoço. A cada lado da **abertura torácica superior**, na base do pescoço, há uma **entrada da axila**, que é formada por:

- Margem lateral da costela I
- Face posterior da clavícula
- Margem superior da escápula; e
- Face medial do processo coracoide da escápula (Figura 7.11).

As principais artérias e veias do membro superior entram nele a partir do tórax, passando sobre a primeira costela e através da entrada da axila. Nervos, predominantemente os derivados da parte cervical da medula espinal, também passam pela entrada da axila para inervar o membro superior.

Dorso e parede torácica

Músculos que ligam os ossos do ombro ao tronco são associados ao dorso e à parede torácica, e incluem trapézio, levantador da escápula, romboide maior, romboide menor e latíssimo do dorso (Figura 7.12).

A mama, na parede torácica anterior, tem muitas relações significativas com a axila e o membro superior. Fica sobre o músculo peitoral maior, que forma a maior parte da parede anterior da axila e fixa o úmero à parede torácica (Figura 7.13).

Frequentemente, a parte da mama conhecida como o processo axilar se estende em torno da margem lateral do peitoral maior, entrando na axila.

Capítulo 7 • Membro Superior

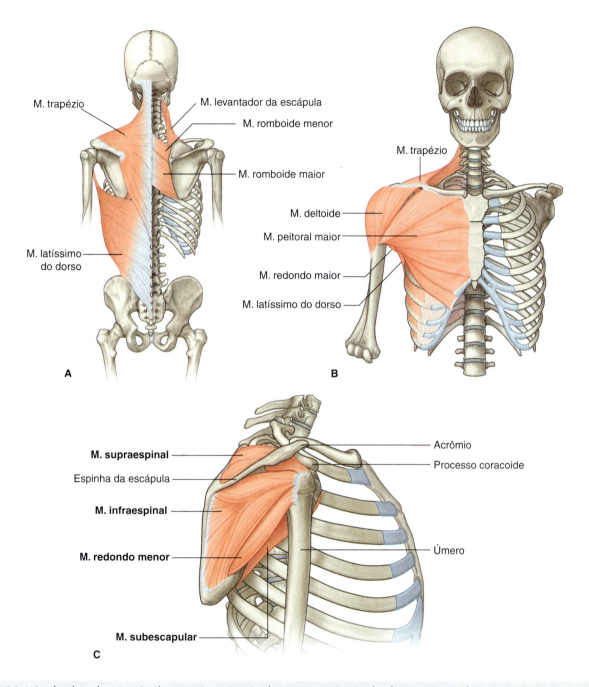

Figura 7.9 Músculos do ombro. **A.** Músculos posteriores. **B.** Músculos anteriores. **C.** Músculos do manguito rotador.

A drenagem linfática das partes lateral e superior da mama é predominantemente conduzida para linfonodos na axila. Várias artérias e veias que irrigam ou drenam a glândula mamária também se originam, ou desembocam, em grandes vasos axilares.

INFORMAÇÕES IMPORTANTES

Inervação por nervos cervicais e torácicos superiores

A inervação do membro superior é feita pelo plexo braquial, formado pelos ramos anteriores dos nervos espinais cervicais C5 a C8 e por T1 (Figura 7.14). Esse plexo é formado inicialmente no pescoço, e então continua através da entrada da axila. Grandes nervos que acabam por inervar o braço, antebraço e mão se originam do plexo braquial na axila.

Como consequência desse padrão de inervação, o teste clínico dos nervos cervicais inferiores e T1 é realizado examinando-se os dermátomos, miótomos e reflexos tendíneos no membro superior. Outra consequência é que os sinais clínicos de problemas relacionados aos nervos cervicais inferiores – dor, formigamento ou parestesia e espasmos musculares – aparecem no membro superior.

Gray Anatomia Clínica para Estudantes

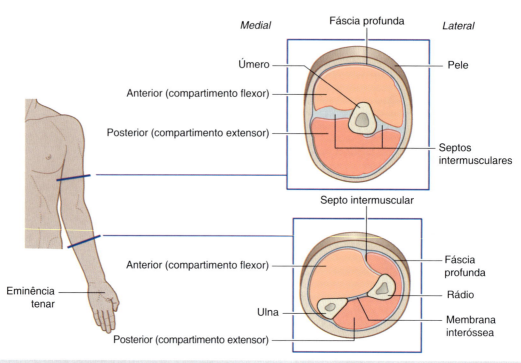

Figura 7.10 Componentes musculares do braço e do antebraço.

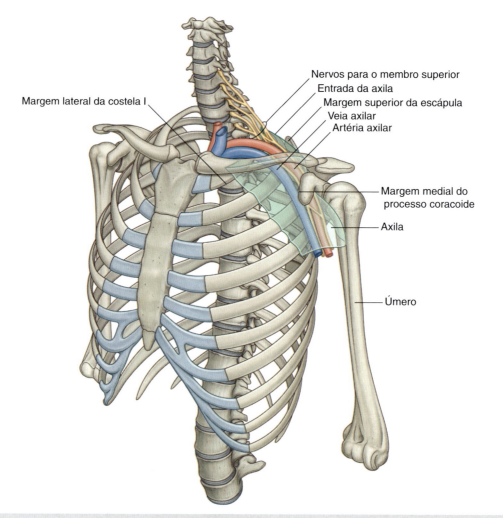

Figura 7.11 Relação do membro superior com o pescoço.

Capítulo 7 • Membro Superior

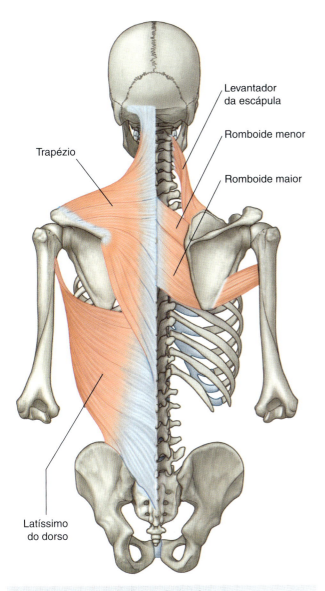

Figura 7.12 Músculos do dorso e da parede torácica.

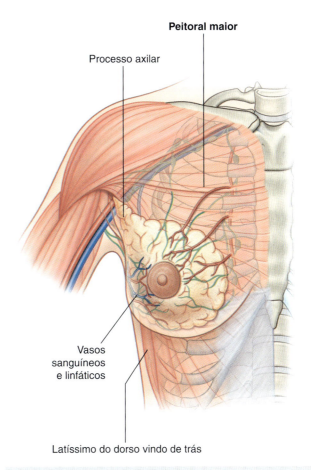

Figura 7.13 Mama.

Os dermátomos do membro superior (Figura 7.15 A) são frequentemente testados para sensibilidade. As áreas onde a intersecção de dermátomos é mínima são:

- Região lateral superior do braço, para o nível espinal C5
- Coxim palmar do polegar, para o nível espinal C6
- Coxim palmar do dedo indicador, para o nível espinal C7
- Coxim palmar do dedo mínimo, para o nível espinal C8; e
- Pele na parte medial do cotovelo, para o nível espinal T1.

Alguns movimentos articulares são escolhidos para testar os miótomos (Figura 7.15 B):

- A abdução do braço na articulação do ombro é controlada predominantemente por C5

- A flexão do antebraço na articulação do cotovelo é controlada basicamente por C6
- A extensão do antebraço na articulação do cotovelo é controlada principalmente por C7
- A flexão dos dedos é controlada por C8
- A abdução e a adução dos dedos indicador, médio e anular são controladas predominantemente por T1.

Em um paciente inconsciente, tanto a sensibilidade somática quanto a função motora podem ser testadas usando os reflexos tendíneos:

- Uma batida no tendão do bíceps, na fossa cubital, testa principalmente o nível espinal C6
- Uma batida no tendão do tríceps posterior, no cotovelo, testa principalmente para C7.

O principal nível da coluna espinal associado com a inervação do diafragma, C4, fica imediatamente acima do nível associado com os membros superiores.

A avaliação dos dermátomos e miótomos no membro superior pode fornecer importantes informações sobre potenciais problemas respiratórios que podem desenvolver-se como complicações do dano à medula espinal em regiões imediatamente abaixo de C4.

Gray Anatomia Clínica para Estudantes

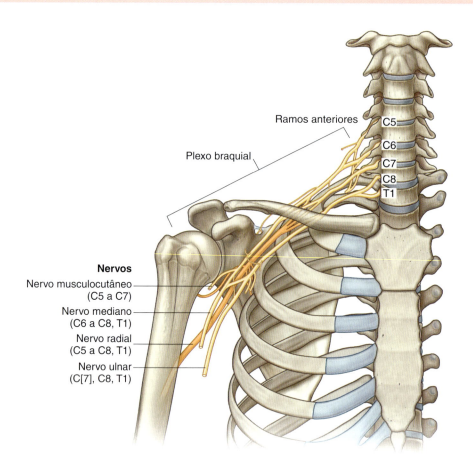

Figura 7.14 Inervação do membro superior.

Cada um dos principais compartimentos musculares no braço e antebraço e cada um dos músculos intrínsecos da mão é inervado predominantemente por um dos principais nervos que se originam do plexo braquial na axila (Figura 7.16 A):

- Todos os músculos no compartimento anterior do braço são inervados pelo nervo musculocutâneo
- O nervo mediano inerva os músculos no compartimento anterior do antebraço, com duas exceções – um flexor do punho (o músculo flexor ulnar do carpo) e parte de um flexor dos dedos (a metade medial do músculo flexor profundo dos dedos) são inervados pelo nervo ulnar
- A maioria dos músculos intrínsecos da mão são inervados pelo nervo ulnar, exceto os músculos tenares e dois músculos lumbricais laterais, que são inervados pelo nervo mediano
- Todos os músculos nos compartimentos posteriores do braço e do antebraço são inervados pelo nervo radial.

Além de inervar grandes grupos musculares, cada um dos principais nervos periféricos originários do plexo braquial carrega informação sensitiva somática de regiões da pele bem diferente dos dermátomos (Figura 7.16 B). A sensibilidade nessas áreas pode ser usada para testar para lesões de nervos periféricos:

- O nervo musculocutâneo inerva a pele da face anterolateral do antebraço
- O nervo mediano inerva a face palmar do polegar, do primeiro, segundo e terceiro dedos e metade lateral do quarto, e o nervo ulnar inerva o restante medial
- O nervo radial inerva a pele na face posterior do antebraço e na superfície dorsolateral da mão.

Nervos relacionados a ossos

Três nervos importantes estão diretamente relacionados com partes do úmero (Figura 7.17):

- O nervo axilar, que inerva o músculo redondo menor e o músculo deltoide – este último importante músculo abdutor do úmero na articulação do ombro – passa ao redor da parte posterior da extremidade superior do úmero (o colo cirúrgico)
- O nervo radial, que inerva todos os músculos extensores do membro superior, passa diagonalmente em torno da superfície posterior da parte média do úmero, no sulco do nervo radial

Capítulo 7 • Membro Superior

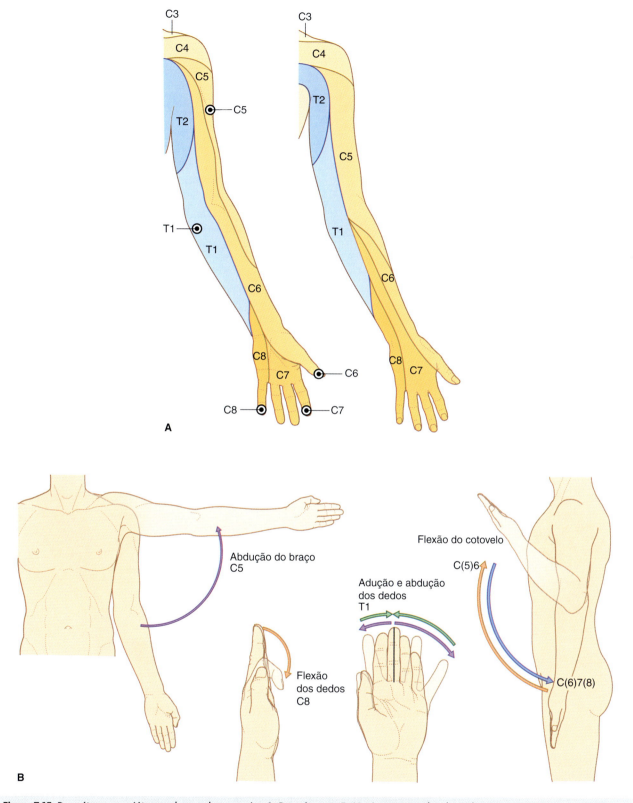

Figura 7.15 Dermátomos e miótomos do membro superior. **A.** Dermátomos. **B.** Movimentos produzidos pelos miótomos.

545

Gray Anatomia Clínica para Estudantes

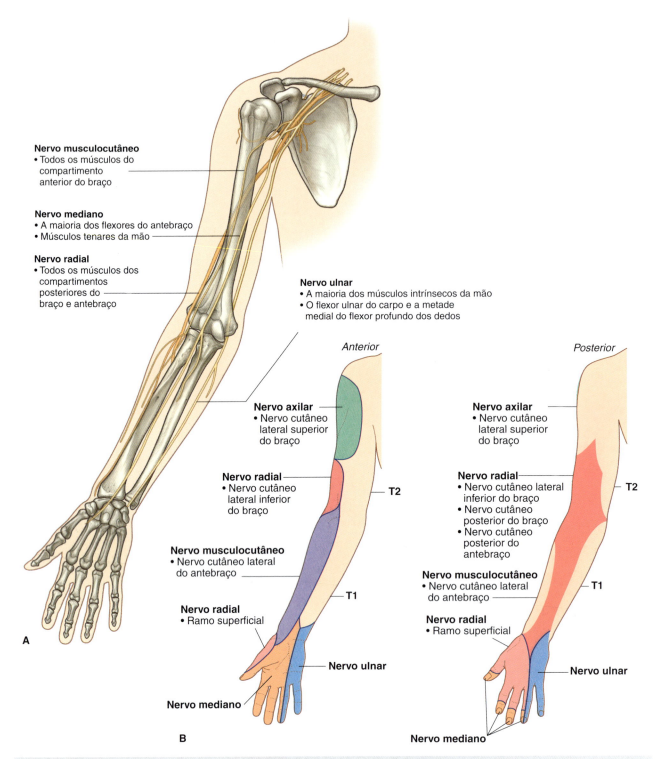

Figura 7.16 Nervos do membro superior. **A.** Principais nervos no braço e antebraço. **B.** Áreas de pele anteriores e posteriores inervadas pelos principais nervos periféricos no braço e antebraço.

- O nervo ulnar, que se destina à mão, passa posteriormente a uma protrusão óssea, o epicôndilo medial, no lado medial da extremidade distal do úmero.

Fraturas do úmero em qualquer uma dessas três regiões geram risco para o nervo relacionado.

Veias superficiais

Importantes veias imersas na fáscia superficial (camada areolar do tecido celular subcutâneo) do membro superior são frequentemente usadas como acesso ao sistema circulatório do paciente e para a retirada de sangue. As

Capítulo 7 • Membro Superior

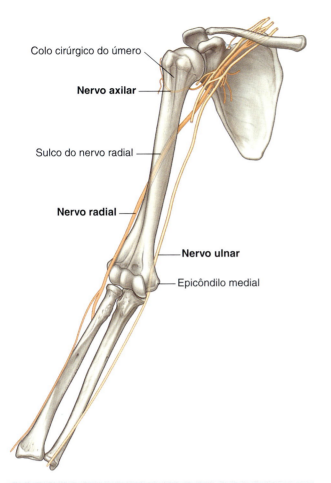

Figura 7.17 Nervos relacionados ao úmero.

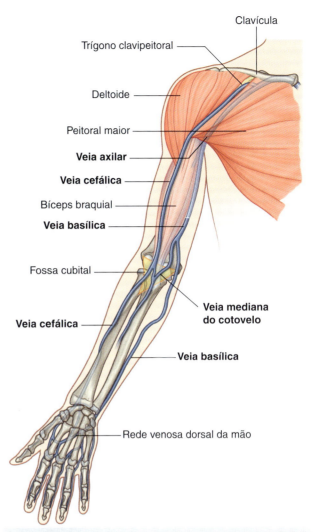

Figura 7.18 Veias na camada areolar do tecido celular subcutâneo do membro superior. A área da fossa cubital está marcada em amarelo.

mais significativas são a veia cefálica, a veia basílica e a veia cubital mediana (Figura 7.18).

As **veias cefálica** e **basílica** se originam da **rede venosa dorsal**, no dorso da mão.

A veia cefálica se origina sobre a tabaqueira anatômica, na base do polegar, passa lateralmente ao redor do antebraço distal para alcançar sua superfície anterolateral e continua proximalmente. Cruza a articulação do cotovelo, e a seguir alcança o braço. Na parte proximal do braço, transita através de um sulco triangular em uma depressão triangular – **trígono clavipeitoral** – entre o peitoral maior, deltoide e clavícula. Nessa depressão, a veia entra na região axilar, perfurando a fáscia profunda em local imediatamente inferior à clavícula, e desemboca na veia axilar.

A veia basílica se origina do lado medial da rede venosa dorsal da mão e passa proximalmente para ascender à face posteromedial do antebraço. Passa para a face anterior do membro em local imediatamente inferior ao cotovelo e então continua proximalmente para penetrar a fáscia profunda entre o terço médio e o distal do braço.

No cotovelo, as veias cefálica e basílica são conectadas pela **veia mediana do cotovelo**, que cruza o teto da fossa cubital.

Orientação do polegar

O polegar fica posicionado em ângulo reto à orientação dos dedos indicador, médio e mínimo (Figura 7.19). Como resultado, movimentos do polegar podem ocorrer perpendicularmente aos movimentos dos outros dedos. Por exemplo, a flexão traz o polegar para perto da palma, enquanto a abdução o move para longe dos dedos, em ângulo reto com a palma.

É importante notar que, com o polegar posicionado em ângulo reto em relação à palma, uma suave rotação do metacarpal I no punho coloca o coxim palmar do polegar em uma posição diretamente voltada para os coxins dos outros dedos. Essa oposição do polegar é essencial para o funcionamento normal da mão.

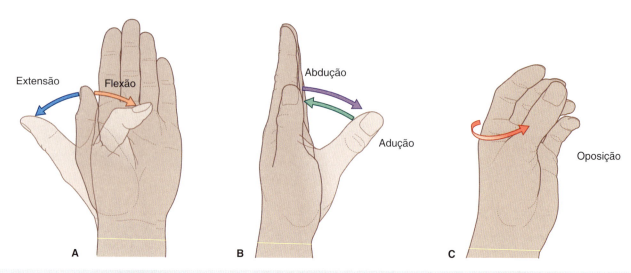

Figura 7.19 A a C. Movimentos do polegar.

Anatomia regional

OMBRO

O ombro é a região em que o membro superior se fixa ao tronco.

A estrutura óssea do ombro consiste em:

- Clavícula e escápula, que formam o cíngulo escapular (cintura do membro superior), e
- A extremidade proximal do úmero.

Os músculos superficiais do ombro consistem nos músculos trapézio e deltoide, que, juntos, formam o contorno muscular do ombro. Esses músculos conectam a escápula e a clavícula ao tronco e ao braço, respectivamente.

Ossos

Clavícula

A clavícula é a única ligação óssea entre o tronco e o membro superior. É palpável ao longo de todo o seu comprimento e tem um contorno suavemente em forma de S, com a parte convexa anterior sendo medial e a parte côncava, lateral. A extremidade acromial (lateral) da clavícula é achatada, enquanto a extremidade esternal (medial) é mais robusta e um pouco quadrangular em seu formato (Figura 7.20).

A extremidade acromial da clavícula tem um pequeno processo articular oval em sua superfície para encaixe com processo articular semelhante na face medial do acrômio da escápula.

A extremidade esternal tem um processo articular bem maior, principalmente com o manúbrio do esterno, mas também, até certo ponto, com a primeira cartilagem costal.

A face inferior do terço lateral da clavícula apresenta uma estrutura bem-definida, que consiste em um tubérculo (o **tubérculo conoide**) e um espessamento lateral (a **linha trapezóidea**), para a inserção do ligamento coracoclavicular.

Além disso, as faces e margens da clavícula são espessadas pela inserção dos músculos que conectam a clavícula ao tórax, pescoço e membro superior. A face superior é mais lisa do que a face inferior.

Escápula

A escápula é um osso plano e triangular, com:

- Três ângulos (lateral, superior e inferior)
- Três margens (superior, lateral e medial)
- Duas faces (costal e posterior); e
- Três processos (acrômio, espinha e processo coracoide) (Figura 7.21).

O **ângulo lateral** da escápula é marcado por uma **cavidade glenoidal** rasa e com formato aproximado de uma vírgula, que se articula com a cabeça do úmero para formar a articulação do ombro (Figura 7.32 B, C).

Um espessamento triangular (o **tubérculo infraglenoidal**), inferior à cavidade glenoidal, é o local de inserção da cabeça longa do músculo tríceps braquial.

Um **tubérculo supraglenoidal** menos distinto fica superior à cavidade glenoidal e é o local de inserção da cabeça longa do músculo bíceps braquial.

Uma proeminente **espinha** subdivide a **face posterior** da escápula em uma **fossa supraespinal**, pequena e superior, e uma **fossa infraespinal**, maior e inferior (Figura 7.21 A).

O **acrômio**, que é uma projeção anterolateral da espinha, forma um arco sobre a articulação do ombro e se

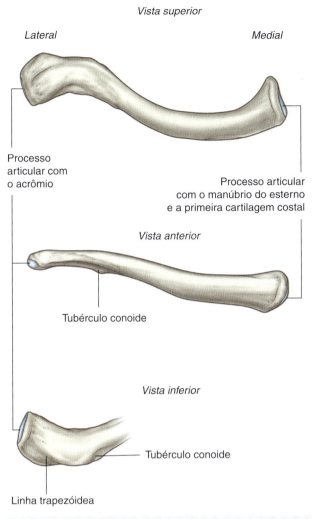

Figura 7.20 Clavícula direita.

articula com a clavícula, por meio de um pequeno processo articular oval em sua extremidade distal.

A região entre o ângulo lateral da escápula e a inserção da espinha à face posterior da escápula é a **incisura da escápula**.

Ao contrário da face posterior, a **face costal** da escápula tem poucas estruturas, sendo caracterizada por uma **fossa subescapular** rasa e côncava em toda a sua extensão (Figura 7.21 B). A face costal e margens fornecem inserção para os músculos, e a face costal, junto com seu músculo relacionado (**subescapular**), move-se livremente sobre a parede torácica subjacente.

A margem lateral da escápula é reforçada e espessa para a inserção de músculos, enquanto a margem medial e muito da margem superior são finas e delgadas.

A margem superior é marcada, em sua extremidade lateral,

- Pelo **processo coracoide**, uma estrutura semelhante a um gancho que se projeta anterolateralmente e fica

posicionada diretamente inferior à parte lateral da clavícula, e
- Por uma pequena, porém distinta, **incisura supraescapular**, que fica imediatamente medial à raiz do processo coracoide.

A espinha e o acrômio podem ser facilmente palpados no paciente, assim como o ápice do processo coracoide, o ângulo inferior e a margem medial da escápula.

Parte proximal do úmero

A extremidade proximal do úmero consiste na cabeça, no colo anatômico, nos tubérculos maior e menor, no colo cirúrgico e na metade superior do corpo (diáfise) do úmero (Figura 7.22).

A **cabeça** tem formato semiesférico e se projeta medialmente e um pouco superiormente para se articular com a cavidade glenoidal da escápula.

O **colo anatômico** é muito curto e é formado por uma estreita constrição imediatamente distal à cabeça. Fica entre a cabeça e os tubérculos maior e menor, lateralmente, e entre a cabeça e a diáfise, mais medialmente.

Tubérculos maior e menor

Os **tubérculos maior** e **menor** são acidentes anatômicos proeminentes na extremidade proximal do úmero e servem como local de inserção dos quatro músculos do manguito rotador da articulação do ombro.

O tubérculo maior tem a posição lateral. Suas faces superior e posterior são marcadas por três grandes processos lisos, para inserção de tendões de músculos:

- O processo superior é para a inserção do músculo supraespinal
- O processo médio é para a inserção do músculo infraespinal
- O processo inferior é para a inserção do músculo redondo menor.

O tubérculo menor tem posição anterior, e sua superfície é marcada por uma vasta depressão para a inserção do músculo subescapular.

Um profundo **sulco intertubercular** separa os tubérculos maior e menor e continua inferiormente na diáfise proximal do úmero (Figura 7.22). O tendão da cabeça longa do músculo bíceps braquial passa por esse sulco.

Espessamentos nas margens lateral e medial e no assoalho do sulco intertubercular marcam os locais de inserção dos músculos peitoral maior, redondo maior e latíssimo do dorso, respectivamente.

A margem lateral do sulco intertubercular é contínua inferiormente com uma **tuberosidade para o músculo deltoide**, em formato de V, na face lateral do úmero,

Gray Anatomia Clínica para Estudantes

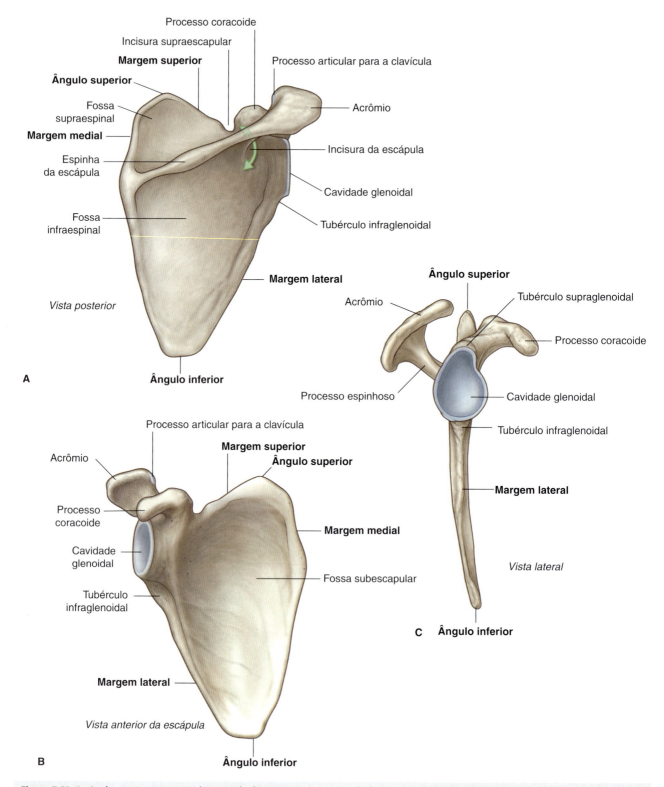

Figura 7.21 Escápula. **A.** Vista posterior da escápula direita. **B.** Vista anterior da face costal. **C.** Vista lateral.

aproximadamente na metade de seu comprimento (Figura 7.22), onde o músculo deltoide se insere no úmero.

Aproximadamente na mesma posição, mas na face medial do osso, há uma estreita linha vertical áspera para a inserção do músculo coracobraquial.

Colo cirúrgico

Uma das estruturas mais importantes na parte proximal do úmero é o **colo cirúrgico** (Figura 7.22). Essa região é orientada no plano transversal, entre a epífise (cabeça, colo anatômico e tubérculos), mais larga, e o corpo do

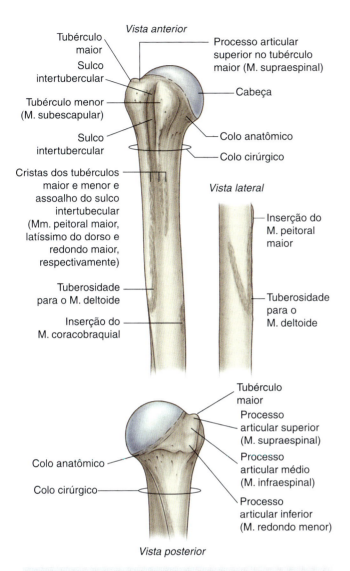

Figura 7.22 Extremidade proximal do úmero.

Na clínica

Fratura da parte proximal do úmero

É muito raro que fraturas ocorram no colo anatômico do úmero, porque a posição oblíqua que uma fratura dessas precisaria atravessar é a parte mais espessa de osso. Tipicamente, fraturas ocorrem em torno do colo cirúrgico do úmero. Embora o nervo axilar e a artéria circunflexa posterior do úmero possam ser danificados nesse tipo de fratura, isso raramente acontece. É importante que o nervo axilar seja testado antes da redução para se ter certeza de que a lesão não tenha danificado o nervo e de que o próprio tratamento não provoque déficit neurológico.

A articulação do ombro está localizada entre o úmero, o braço e a escápula.

Articulação esternoclavicular

A articulação esternoclavicular ocorre entre a extremidade medial da clavícula e a **incisura clavicular** do **manúbrio do esterno**, junto com uma pequena parte da primeira cartilagem costal (Figura 7.23). É uma articulação sinovial e selar. A cavidade articular é completamente separada em dois compartimentos por um disco articular. A articulação esternoclavicular permite o movimento da clavícula predominantemente nos planos anteroposterior e longitudinal, embora alguma rotação também ocorra.

A articulação esternoclavicular é envolvida por uma cápsula articular e reforçada por quatro ligamentos:

- Os **ligamentos esternoclaviculares anterior** e **posterior** se localizam anteriormente e posteriormente, respectivamente, à articulação
- Um **ligamento interclavicular** une as extremidades das duas clavículas uma a outra e à face superior do manúbrio do esterno
- O **ligamento costoclavicular** fica posicionado lateralmente à articulação e une a extremidade medial da clavícula à primeira costela e à cartilagem costal relacionada.

Articulação acromioclavicular

A articulação acromioclavicular é uma pequena articulação sinovial entre um processo oval na face medial do acrômio e um processo semelhante na extremidade acromial da clavícula (Figura 7.24, ver também Figura 7.31). Permite o movimento nos planos anteroposterior e vertical, junto com alguma rotação axial.

A articulação acromioclavicular é envolvida por uma cápsula articular e reforçada por:

- Um pequeno **ligamento acromioclavicular**, superior à articulação e passando entre regiões adjacentes da clavícula e do acrômio, e

úmero, mais delgado. O nervo axilar e a artéria circunflexa posterior do úmero, que passam para a região deltoide oriundos da axila, o fazem em local imediatamente posterior ao colo cirúrgico. Por causa de sua fraqueza, comparada às outras regiões do osso, é um dos lugares onde ele frequentemente sofre fraturas. O nervo (axilar) e a artéria (circunflexa posterior do úmero) associados podem ser danificados por fraturas nessa região.

Articulações

As três articulações no complexo do ombro são a esternoclavicular, acromioclavicular e do ombro.

As articulações esternoclavicular e acromioclavicular unem os dois ossos do cíngulo escapular um ao outro e ao tronco. Os movimentos combinados dessas duas articulações permitem que a escápula seja posicionada com uma grande amplitude na parede torácica, aumentando substancialmente o "alcance" do membro superior.

Gray Anatomia Clínica para Estudantes

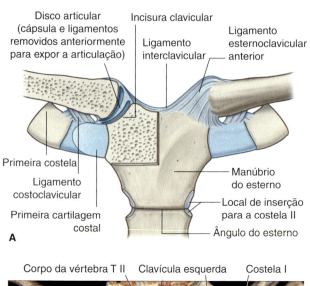

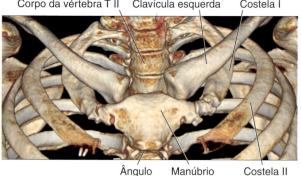

Figura 7.23 Articulação esternoclavicular. **A.** Ossos e ligamentos. **B.** Reconstrução volumétrica, usando TC de múltiplos detectores.

Um **ligamento coracoclavicular** muito maior, que não se relaciona diretamente com a articulação, mas é um importante e forte ligamento acessório, fornece a maior parte da sustentação de peso para o membro superior na clavícula e mantém a posição da clavícula no acrômio – estende-se pela distância entre o processo coracoide da escápula e a face inferior da extremidade acromial da clavícula, sendo formado por um **ligamento trapezoide** anterior (que se insere na linha trapezoide da clavícula) e um **ligamento conoide** posterior (que se fixa ao tubérculo conoide).

Articulação do ombro

A **articulação do ombro** é uma articulação sinovial esférica entre a cabeça do úmero e a cavidade glenoidal da escápula (Figura 7.25). É multiaxial, com uma grande amplitude de movimentos, obtidos à custa de estabilidade esquelética. A estabilidade articular é fornecida não por ossos, mas pelos músculos do manguito rotador, a cabeça longa do músculo bíceps braquial, os processos ósseos relacionados, e ligamentos extracapsulares. Movimentos dessa articulação incluem flexão, extensão, abdução, adução, rotação medial, rotação lateral e circundução.

As faces articulares da articulação do ombro são a grande cabeça esférica do úmero e a pequena cavidade glenoidal da escápula (Figura 7.25). Ambas são recobertas por cartilagem hialina.

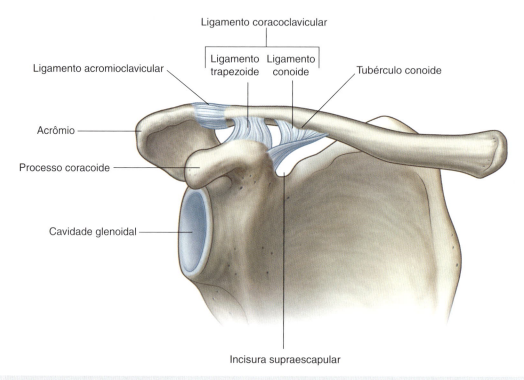

Figura 7.24 Articulação acromioclavicular direita.

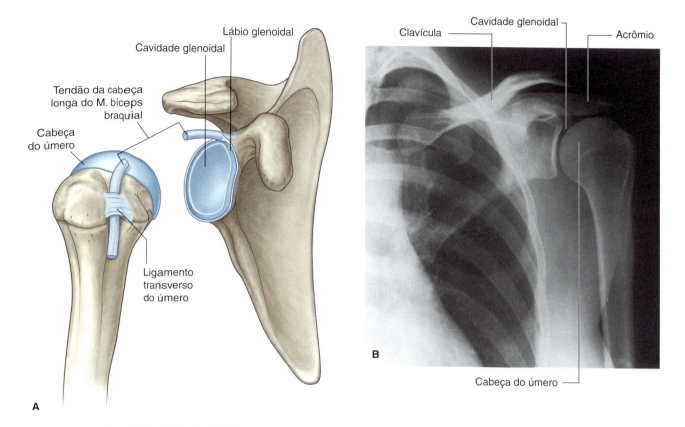

Figura 7.25 Articulação do ombro. **A.** Faces articulares da articulação do úmero direita. **B.** Radiografia de uma articulação do ombro normal.

A cavidade glenoidal é aprofundada e expandida perifericamente por um colar fibrocartilaginoso (o **lábio glenoidal**), que se fixa à margem da fossa superiormente. Esse lábio é contínuo com o tendão da cabeça longa do músculo bíceps braquial, que se insere no tubérculo supraglenoidal e atravessa a cavidade articular superiormente à cabeça do úmero.

A membrana sinovial se fixa às margens das faces articulares e recobre a membrana fibrosa da cápsula articular (Figura 7.26). Ela fica mais frouxa inferiormente. Essa região redundante de membrana sinovial e membrana fibrosa relacionada acomoda a abdução do braço.

A membrana sinovial se expande e se projeta por aberturas na membrana fibrosa para formar bolsas sinoviais, que ficam entre os tendões dos músculos ao redor e a membrana fibrosa. A mais consistente delas é a **bolsa subtendínea do músculo subescapular**, que fica entre o músculo subescapular e a membrana fibrosa. A membrana sinovial também se dobra ao redor do tendão da cabeça longa do bíceps braquial na articulação e se estende ao longo do tendão enquanto ele passa pelo sulco intertubercular. Todas essas estruturas sinoviais reduzem o atrito entre os tendões e a cápsula articular e osso adjacentes.

Além das bolsas sinoviais, que se comunicam com a cavidade articular por aberturas na membrana fibrosa,

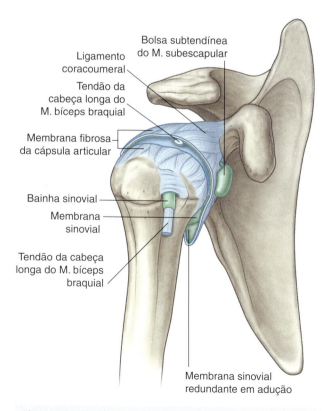

Figura 7.26 Membrana sinovial e cápsula articular da articulação do ombro direito.

outras bolsas estão associadas com a articulação, mas não se conectam a ela. Ocorrem:

- Entre o acrômio (ou músculo deltoide) e o músculo supraespinal (ou a cápsula articular) (a **bolsa subacromial**)
- Entre o acrômio e a pele
- Entre o processo coracoide e a cápsula articular; e
- Em relação com os tendões dos músculos ao redor da articulação (coracobraquial, redondo maior, cabeça longa do tríceps braquial e latíssimo do dorso).

A membrana fibrosa da cápsula articular se fixa à margem da cavidade glenoidal, por fora da fixação do lábio glenoidal e da cabeça longa do bíceps braquial, e ao colo anatômico do úmero (Figura 7.27).

No úmero, a inserção medial ocorre mais inferiormente do que o colo e se estende até a diáfise. Nessa região, a membrana fibrosa é também mais frouxa, ou dobrada, na posição anatômica. Essa área redundante de membrana fibrosa acomoda a abdução do braço.

Aberturas na membrana fibrosa dão continuidade à cavidade articular com as bolsas que ocorrem entre a cápsula articular e os músculos ao redor e em torno do tendão da cabeça longa do bíceps braquial, no sulco intertubercular.

A membrana fibrosa da cápsula articular é espessada:

- Anterossuperiormente, em três locais, para formar os **ligamentos glenoumerais superior**, **médio** e **inferior**, que passam da margem superomedial da cavidade glenoidal para o tubérculo menor e colo anatômico, inferior, do úmero (Figura 7.27)
- Superiormente, entre a base do processo coracoide e o tubérculo maior do úmero (o **ligamento coracoumeral**); e
- Entre os tubérculos maior e menor do úmero (**ligamento transverso do úmero**) – fixa o tendão da cabeça longa do músculo bíceps braquial no sulco intertubercular (Figura 7.27).

A estabilidade articular é proporcionada pelos tendões musculares e por um arco esquelético, formado superiormente pelo processo coracoide, o acrômio e o ligamento coracoacromial (Figura 7.28).

Tendões dos músculos do manguito rotador (supraespinal, infraespinal, redondo menor e subescapular) se misturam à cápsula articular e formam um colar musculotendíneo que envolve as faces posterior, superior e anterior da articulação do ombro (Figuras 7.28 e 7.29). Essa bainha de músculos estabiliza e mantém a cabeça do úmero na cavidade glenoidal da escápula sem comprometer a flexibilidade e a amplitude de movimentos do braço. O tendão da cabeça longa do músculo bíceps braquial passa superiormente pela articulação e restringe o movimento superior da cabeça do úmero na cavidade glenoidal.

A irrigação da articulação do ombro provém predominantemente de ramos das artérias circunflexa anterior e posterior do úmero e supraescapular.

A articulação do ombro é inervada por divisões posteriores do plexo braquial e pelos nervos supraescapular, axilar e peitoral lateral.

Músculos

Os dois músculos mais superficiais do ombro são o trapézio e o deltoide (Figura 7.35 e Tabela 7.1). Juntos, eles dão ao ombro seu contorno característico:

- O músculo trapézio liga a escápula e a clavícula ao tronco
- O músculo deltoide liga a escápula e a clavícula ao úmero.

Tanto o músculo trapézio quanto o músculo deltoide se inserem em faces e margens opostas da espinha da escápula, acrômio e clavícula. A escápula, o acrômio e a clavícula podem ser palpados entre as inserções dos músculos trapézio e deltoide.

Profundamente ao músculo trapézio, a escápula é fixada à coluna vertebral por três músculos – o levantador da escápula, o romboide menor e o romboide maior. Esses músculos trabalham em conjunto com o músculo trapézio (e com os músculos encontrados anteriormente) para posicionar a escápula no tronco.

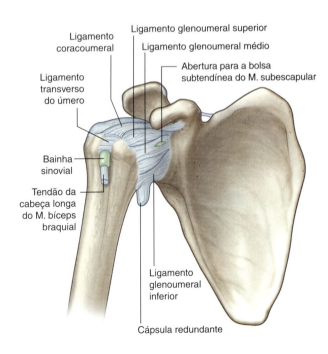

Figura 7.27 Cápsula da articulação do ombro direita.

Capítulo 7 • Membro Superior

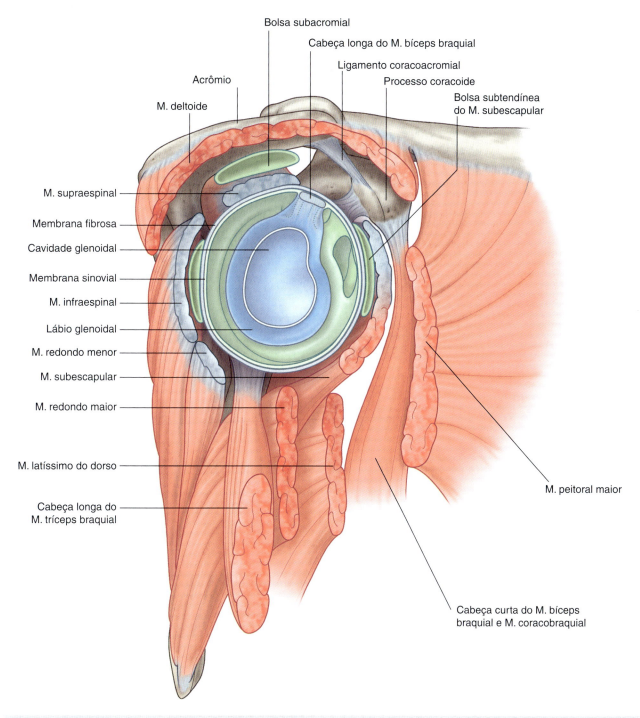

Figura 7.28 Vista lateral da articulação do ombro direita e músculos ao redor, com a extremidade proximal do úmero removida.

555

Gray Anatomia Clínica para Estudantes

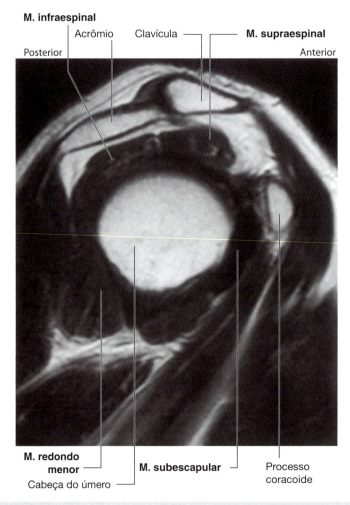

Figura 7.29 Ressonância magnética (imagem ponderada em T1) de uma articulação do ombro normal, no plano sagital.

Na clínica

Fraturas da clavícula e luxações das articulações acromioclavicular e esternoclavicular

A clavícula fornece a única conexão óssea entre o membro superior e o tronco. Tendo em vista seu tamanho relativo e as potenciais forças que transmite do membro superior ao tronco, não é surpreendente que seja frequentemente fraturada. O local típico de fratura é o terço médio (Figura 7.30). Os terços medial e lateral raramente são fraturados.

A extremidade acromial da clavícula tende a se deslocar na articulação acromioclavicular em decorrência de traumatismo (Figura 7.31). O terço lateral da clavícula é fixado à escápula pelos ligamentos conoide e trapezoide do ligamento coracoclavicular.

Uma pequena lesão tende a romper a cápsula articular fibrosa e os ligamentos da articulação acromioclavicular, resultando em luxação acromioclavicular, em uma radiografia simples. Traumas mais graves podem romper os ligamentos conoide e trapezoide do ligamento coracoclavicular, o que resulta em elevação e luxação superior da clavícula.

A lesão típica na extremidade medial da clavícula é uma luxação anterior ou posterior da articulação esternoclavicular. É importante notar que uma luxação posterior da clavícula pode pressionar os grandes vasos na raiz do pescoço, comprimindo-os ou rompendo-os.

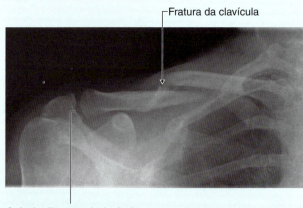

Figura 7.30 Fratura oblíqua no terço médio da clavícula direita.

Na clínica (continuação)

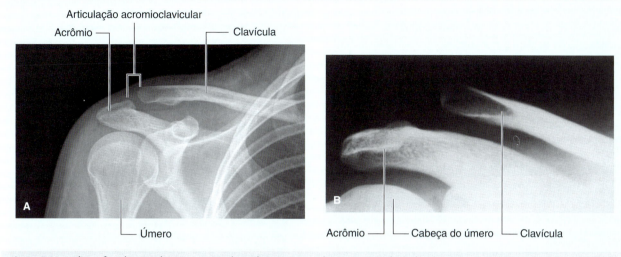

Figura 7.31 Radiografias de articulações acromioclaviculares. **A.** Articulação acromioclavicular direita normal. **B.** Articulação acromioclavicular direita luxada.

Na clínica

Luxações da articulação do ombro

A articulação do ombro é extremamente móvel, proporcionando uma grande amplitude de movimento à custa de estabilidade. A cavidade óssea glenoidal relativamente pequena com lábio glenoidal fibrocartilagíneo e suporte ligamentoso pouco robusto é suscetível à luxação.

A luxação anterior (Figura 7.32) é a mais frequente e, geralmente, está associada com um incidente traumático isolado (clinicamente, todas as luxações anteriores são anteroinferiores). Em alguns casos, o lábio glenoidal anteroinferior é rompido com ou sem um pequeno fragmento ósseo. Após a lesão da cápsula articular e da cartilagem, a articulação fica suscetível a outras (recorrentes) luxações. Quando ocorre luxação anteroinferior, o nervo axilar pode ser lesionado por compressão direta da cabeça do úmero no nervo inferiormente, quando este passa pelo espaço quadrangular. Além disso, o efeito de "alongamento" do úmero pode tracionar o nervo radial, que fica firmemente preso dentro do sulco radial, e produzir uma paralisia do nervo radial. Ocasionalmente, uma luxação anteroinferior é associada a uma fratura, exigindo redução cirúrgica.

Luxação posterior é extremamente rara; quando vista, o clínico deve focar em sua causa, sendo a mais comum contrações musculares extremamente vigorosas, que podem estar associadas a uma convulsão tônico-clônica causada por descarga elétrica. O tratamento da instabilidade recorrente pode ser difícil. Os objetivos do tratamento são a manutenção da função e amplitude de movimento e a prevenção da instabilidade (subluxação, luxação e a "sensação" de luxação). Isso pode ser alcançado através de fisioterapia e "reeducação" do ombro. Se isso falhar, retração da cápsula e estabilização do lábio podem ser alcançados artroscopicamente. Se a condição persistir, o processo coracoide pode ser dividido na base, mantendo a continuidade das inserções musculares. O processo é transferido, e um parafuso é fixado à margem anterior inferior da cavidade glenoidal para formar um arcabouço e prevenir futuras luxações.

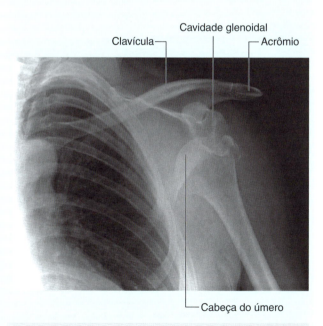

Figura 7.32 Radiografia mostrando luxação anteroinferior da articulação do ombro.

Na clínica

Distúrbios do manguito rotador

Os dois principais distúrbios do manguito rotador são pinçamentos e tendinopatias. O músculo mais comumente envolvido é o supraespinal, no local onde ele passa sob o acrômio e o ligamento acromioclavicular. Esse espaço, sob o qual passa o tendão do supraespinal, tem dimensões fixas. O aumento de volume do músculo supraespinal, excesso de líquido na bolsa subacromial ou osteófitos (esporões ósseos) podem provocar pinçamento significativo quando o braço é abduzido.

A irrigação sanguínea do tendão do músculo supraespinal é relativamente pobre. Traumatismos repetitivos, em determinadas circunstâncias, tornam o tendão suscetível a alterações degenerativas, o que pode resultar em deposição de cálcio, provocando dor extrema. Os depósitos de cálcio podem ser extraídos através de uma agulha sob orientação de exame de imagem, e com frequência têm a consistência de pasta de dente.

Quando o tendão do músculosupraespinal sofre alteração degenerativa significativa, fica mais suscetível a traumatismo, e rupturas parciais ou totais podem se desenvolver (Figura 7.33). Essas rupturas são mais comuns em pacientes mais idosos e podem resultar em considerável dificuldade na realização das atividades normais de vida diária, como pentear o cabelo. No entanto, rupturas completas podem ser completamente assintomáticas.

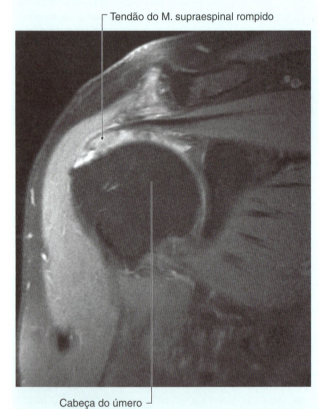

Figura 7.33 Ressonância magnética mostrando uma ruptura completa do tendão do músculo supraespinal no local onde se insere no tubérculo maior do úmero.

Na clínica

Inflamação da bolsa subacromial

Entre os músculos supraespinal e deltoide, lateralmente, e o acrômio, medialmente, há uma bolsa denominada clinicamente bolsa subacromial. Em pacientes que lesionaram o ombro ou que têm tendinopatias do músculo supraespinal, essa bolsa pode inflamar-se, tornando dolorosos os movimentos da articulação do ombro. Essas alterações inflamatórias podem ser tratadas com injeção de corticosteroide e anestésico local (Figura 7.34).

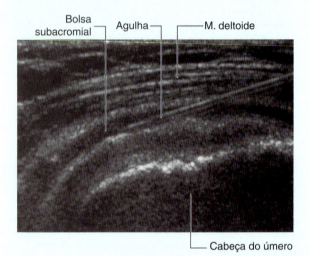

Figura 7.34 Ultrassonografia de ombro mostrando o posicionamento da agulha na bolsa subacromial.

Músculo trapézio

O músculo **trapézio** tem uma extensa origem no esqueleto axial, que inclui regiões no crânio e nas vértebras, de C I a T XII (Figura 7.36). De C I a C VII, o músculo se insere nas vértebras através dos ligamentos nucais. O músculo se insere no arcabouço esquelético do ombro ao longo das margens internas de uma linha contínua de inserção, em forma de U, orientada no plano transverso com a parte inferior do U voltada lateralmente. Juntos, os músculos trapézio direito e esquerdo formam um losango ou formato trapezoide, de onde recebem seu nome.

O músculo trapézio é um potente elevador do ombro e também faz rotação da escápula para aumentar o alcance superiormente.

O músculo trapézio é suprido pelo nervo acessório [NC XI] e pelos ramos anteriores dos nervos cervicais C3 e C4 (Figura 7.36). Esses nervos passam verticalmente ao longo da face profunda do músculo. O nervo acessório pode ser avaliado testando-se a função do músculo trapézio. Isso é mais facilmente realizado pedindo-se ao paciente que levante os ombros contra resistência.

Capítulo 7 • Membro Superior

Músculo deltoide

O músculo **deltoide** é grande e tem formato triangular, com sua base fixada à escápula e à clavícula e seu ápice fixado ao úmero (Figura 7.36). Origina-se ao longo de uma linha de inserção contínua, em forma de U, à clavícula e à escápula, espelhando os locais de inserção dos músculos trapézios, adjacentes. Insere-se na tuberosidade para o músculo deltoide, na face lateral do corpo do úmero.

A principal função do músculo deltoide é a abdução do braço.

O músculo deltoide é suprido pelo nervo axilar, um ramo da divisão posterior do plexo braquial. O nervo axilar e vasos sanguíneos associados (artéria e veia circunflexas posteriores do úmero) entram no músculo deltoide, passando posteriormente em torno do colo cirúrgico do úmero.

Músculo levantador da escápula

O músculo levantador da escápula se origina dos processos transversos das vértebras C I a C IV (Figura 7.36); desce lateralmente para se inserir na face posterior da margem medial da escápula, do ângulo superior até a área triangular de osso liso na raiz da espinha da escápula.

O músculo levantador da escápula é inervado pelo nervo dorsal da escápula e diretamente a partir dos nervos espinais C3 e C4.

O músculo levantador da escápula eleva a escápula.

Músculos romboides menor e maior

Os músculos romboides menor e maior se inserem medialmente à coluna vertebral e descem lateralmente para se inserir na margem medial da escápula, inferiormente ao músculo levantador da escápula (Figura 7.36).

O músculo romboide menor se origina da extremidade inferior do ligamento nucal e das espinhas das vértebras C VII e T I. Insere-se lateralmente na área triangular de osso liso, na raiz da espinha da escápula, na face posterior.

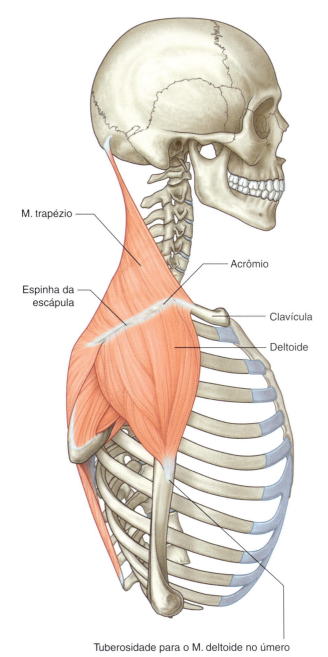

Figura 7.35 Vista lateral dos músculos trapézio e deltoide.

Tabela 7.1 Músculos do ombro (níveis espinais em negrito são os principais segmentos que inervam o músculo).

Músculo	Origem	Inserção	Inervação	Função
Trapézio	Linha nucal superior, protuberância occipital externa, margem medial do ligamento nucal, processos espinhosos de C VII a T XII e os ligamentos supraespinhosos relacionados	Margem superior da crista da espinha da escápula, acrômio, margem posterior do terço lateral da clavícula	Parte motora espinal do nervo acessório [NC XI]. Ramos sensitivos (propriocepção) anteriores de C3 e C4	Poderoso levantador da escápula; rotação da escápula durante a abdução do úmero acima da horizontal; fibras médias retraem a escápula, fibras inferiores deprimem a escápula
Deltoide	Margem inferior da crista da espinha da escápula, margem lateral do acrômio, margem anterior do terço lateral da clavícula	Tuberosidade para o músculo deltoide no úmero	Nervo axilar (**C5**, C6)	Grande abdutor do braço; fibras claviculares assistem na flexão do braço; fibras posteriores assistem na extensão do braço

(continua)

Gray Anatomia Clínica para Estudantes

Tabela 7.1 Músculos do ombro (níveis espinais em negrito são os principais segmentos que inervam o músculo). *(continuação)*

Músculo	Origem	Inserção	Inervação	Função
Levantador da escápula	Processos transversos das vértebras C I e C II e tubérculos posteriores dos processos transversos das vértebras C III e C IV	Face posterior da margem medial da escápula, do ângulo superior até a raiz da espinha da escápula	Ramos diretamente dos ramos anteriores dos nervos espinais **C3** e **C4** e por ramos (**C5**) do nervo dorsal da escápula	Eleva a escápula
Romboide menor	Extremidade inferior do ligamento nucal e processos espinhosos das vértebras C VII e T I	Face posterior da borda medial da escápula, na raiz da espinha da escápula	Nervo dorsal da escápula (**C4, C5**)	Eleva e retrai a escápula
Romboide maior	Processos espinhosos das vértebras T II a T V e os ligamentos supraespinais entre eles	Face posterior da margem medial da escápula, da raiz da espinha da escápula até o ângulo inferior	Nervo dorsal da escápula (**C4, C5**)	Eleva e retrai a escápula

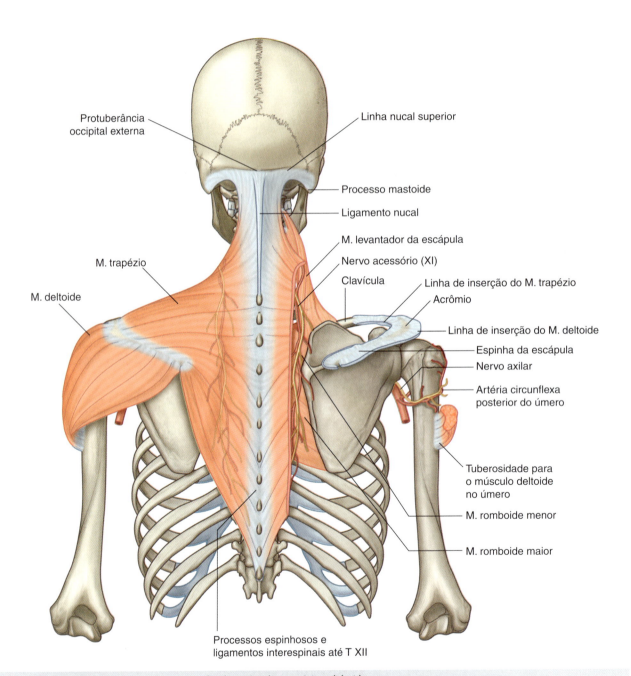

Figura 7.36 Inserções e suprimento neurovascular dos músculos trapézio e deltoide.

O músculo romboide maior se origina das espinhas das vértebras T II a T V e dos ligamentos supraespinais entre eles. Desce lateralmente para se inserir ao longo da face posterior da margem medial da escápula, da inserção do músculo romboide menor até o ângulo inferior.

Os músculos romboides são supridos pelo nervo dorsal da escápula, que é um ramo do plexo braquial.

Os músculos romboides menor e maior retraem e elevam a escápula.

REGIÃO ESCAPULAR POSTERIOR

A região escapular posterior ocupa a face posterior da escápula e está localizada profundamente aos músculos trapézio e deltoide (Figura 7.37 e Tabela 7.2). Contém quatro músculos, que passam entre a escápula e a parte proximal do úmero: supraespinal, infraespinal, redondo menor e redondo maior.

A região escapular posterior também contém parte de outro músculo, a cabeça longa do músculo tríceps braquial, que passa entre a escápula e a extremidade proximal do antebraço. Esse músculo, junto com outros músculos da região e o úmero, participa da formação de alguns espaços por onde nervos e vasos entram e saem da região.

Os músculos supraespinal, infraespinal e redondo menor são componentes do manguito rotador, que estabiliza a articulação do ombro.

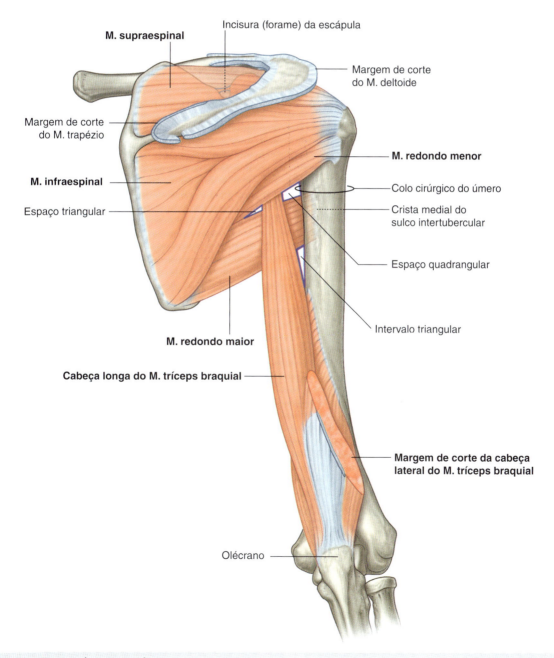

Figura 7.37 Região escapular posterior direita.

Tabela 7.2 Músculos da região escapular posterior (os segmentos espinais em negrito são os principais responsáveis pela inervação do músculo).

Músculo	Origem	Inserção	Inervação	Função
Supraespinal	Dois terços mediais da fossa supraespinal da escápula e a fáscia profunda que recobre o músculo	Processo articular mais superior do tubérculo maior do úmero	Nervo supraescapular (**C5**, C6)	Músculo do manguito rotador; participa na abdução da articulação do ombro, estabilização da articulação do ombro
Infraespinal	Dois terços mediais da fossa infraespinal da escápula e a fáscia profunda que recobre o músculo	Processo articular médio na face posterior do tubérculo maior do úmero	Nervo supraescapular (**C5**, C6)	Músculo do manguito rotador; rotação lateral do braço na articulação do ombro, estabilização da articulação do ombro
Redondo menor	Dois terços superiores de uma faixa plana de osso na face posterior da escápula, imediatamente adjacente à margem lateral da escápula	Processo articular inferior na face posterior do tubérculo maior do úmero	Nervo axilar (**C5**, C6)	Músculo do manguito rotador; rotação lateral do braço na articulação do ombro, estabilização da articulação do ombro
Redondo maior	Área oval alongada na face posterior do ângulo inferior da escápula	Crista medial do sulco intertubercular na face anterior do úmero	Nervo subescapular inferior (**C5**, **C6**, **C7**)	Rotação medial e extensão do braço na articulação do ombro; estabilização da articulação do ombro
Cabeça longa do M. tríceps braquial	Tubérculo infraglenoidal na escápula	Tendão de inserção comum com as cabeças medial e lateral, no olécrano da ulna	Nervo radial (C6, **C7**, C8)	Extensão do antebraço na articulação do cotovelo; adutor acessório e extensor do braço na articulação do ombro

Músculos

Músculos supraespinal e infraespinal

Os músculos **supraespinal** e **infraespinal** se originam de duas grandes fossas, uma acima e outra abaixo da espinha, na face posterior da escápula (Figura 7.37). Eles formam tendões que se inserem no tubérculo maior do úmero:

- O tendão do músculo supraespinal passa sob o acrômio, onde é separado do osso por uma bolsa subacromial, passa sobre a articulação do ombro e se insere no processo articular superior do tubérculo maior
- O tendão do músculo infraespinal passa posteriormente à articulação do ombro e se insere no processo articular médio do tubérculo maior.

O músculo supraespinal participa da abdução do braço. O músculo infraespinal faz rotação lateral do úmero.

Músculos redondos menor e maior

O músculo **redondo menor** é espesso e um tanto achatado, que se origina de uma área plana da escápula imediatamente adjacente a sua margem lateral, abaixo do tubérculo infraglenoidal (Figura 7.37). Seu tendão se insere no processo articular inferior do tubérculo maior do úmero. O músculo redondo menor faz rotação lateral do úmero e é um componente do manguito rotador.

O músculo **redondo maior** se origina de uma grande região oval na face posterior do ângulo inferior da escápula (Figura 7.37). Esse músculo, largo e espesso, passa superior e lateralmente e termina como um tendão plano que se insere na crista medial do sulco intertubercular na face anterior do úmero. O músculo redondo maior faz rotação medial e extensão do o úmero.

Cabeça longa do músculo tríceps braquial

O músculo **cabeça longa do músculo tríceps braquial** se origina do tubérculo infraglenoidal e desce quase verticalmente pelo braço para se inserir, junto com as cabeças medial e lateral desse músculo, no olécrano da ulna (Figura 7.37).

O músculo tríceps braquial é o principal extensor do antebraço na articulação do cotovelo. Como a cabeça longa cruza a articulação do ombro, pode também estender e aduzir o úmero.

A importância do músculo tríceps braquial na região escapular posterior é que seu curso vertical, entre os músculos redondos maior e menor, junto com esses músculos e com o úmero, forma espaços através dos quais nervos e vasos alcançam diferentes regiões.

Passagens para a região escapular posterior

Forame supraescapular

O forame supraescapular é o local de passagem entre a base do pescoço e a região escapular posterior (Figura 7.37). É formado pela incisura supraescapular da escápula e o ligamento transverso superior da escápula (supraescapular), que converte a incisura em um forame.

O nervo supraescapular atravessa o forame supraescapular; a artéria e a veia supraescapulares seguem o mesmo trajeto que o nervo, mas geralmente passam imediatamente superiores ao ligamento transverso superior da escápula, e não pelo forame (Figura 7.38).

Capítulo 7 • Membro Superior

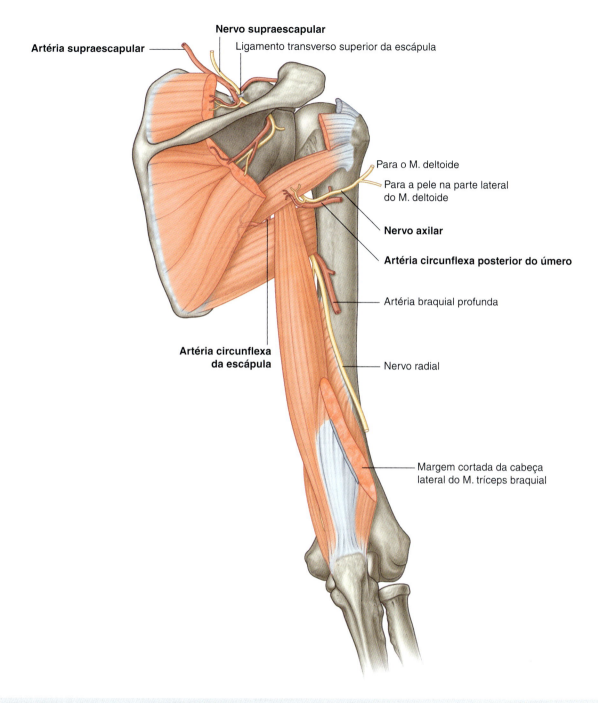

Figura 7.38 Artérias e nervos associados a passagens na região escapular posterior.

Espaço quadrangular

O espaço quadrangular proporciona uma passagem para nervos e vasos entre regiões mais anteriores (a axila) e a região escapular posterior (Figura 7.37). Na região escapular posterior, seus limites são formados por:

- A margem inferior do redondo menor
- O colo cirúrgico do úmero
- A margem superior do músculo redondo maior; e
- A margem lateral da cabeça longa do músculo tríceps braquial.

O nervo axilar e a artéria circunflexa posterior do úmero passam por esse espaço (Figura 7.38).

Espaço triangular

O espaço triangular é uma área de comunicação entre a axila e a região escapular posterior (Figura 7.37). Quando visto da região escapular posterior, o espaço triangular é formado:

- Pela margem medial da cabeça longa do músculo tríceps braquial

- Pela margem superior do músculo redondo maior; e
- Pela margem inferior do músculo redondo menor.

A artéria e a veia circunflexas da escápula passam por esse espaço (Figura 7.38).

Intervalo triangular

O intervalo triangular é formado:

- Pela margem lateral da cabeça longa do músculo tríceps braquial
- Pelo corpo do úmero; e
- Pela margem inferior do músculo redondo maior (Figura 7.37).

Como esse espaço fica abaixo da margem inferior do músculo redondo maior, que define o limite inferior da axila, o intervalo triangular serve como passagem entre os compartimentos anterior e posterior do braço e a axila. O nervo radial, a **artéria braquial profunda** e veias associadas passam por ele (Figura 7.38).

Nervos

Os dois principais nervos da região escapular posterior são os nervos supraescapular e axilar, ambos os quais se originam do plexo braquial na axila (Figura 7.38).

Nervo supraescapular

O **nervo supraescapular** se origina na base do pescoço, desde o tronco superior do plexo braquial. Passa posterolateralmente desde sua origem, através do forame supraescapular, para alcançar a região escapular posterior, onde fica no plano entre o osso e o músculo (Figura 7.38).

O nervo supraescapular supre o músculo supraespinal e, então, passa pela incisura da escápula, entre a raiz da espinha da escápula e a cavidade glenoidal, para suprir e terminar no músculo infraespinal.

Geralmente, o nervo supraescapular não tem ramos cutâneos.

Nervo axilar

O **nervo axilar** se origina da divisão posterior do plexo braquial; sai da axila, passando pelo espaço quadrangular na parede posterior da axila, e entra na região escapular posterior (Figura 7.38). Junto com a artéria e a veia circunflexas posteriores do úmero, fica diretamente relacionado com a face posterior do colo cirúrgico do úmero.

O nervo axilar supre os músculos deltoide e redondo menor. Além disso, tem um ramo cutâneo, o nervo cutâneo lateral superior do braço, que conduz sensibilidade geral da pele sobre a parte inferior do músculo deltoide.

Artérias e veias

Três grandes artérias são encontradas na região escapular posterior: supraescapular, circunflexa posterior do úmero e circunflexa da escápula. Elas contribuem para uma rede vascular interconectada ao redor da escápula (Figura 7.39).

> **Na clínica**
>
> **Síndrome do espaço quadrangular**
> A hipertrofia dos músculos do espaço quadrangular, ou fibrose das margens dos músculos, pode pinçar o nervo axilar. Raramente, isso provoca fraqueza do músculo deltoide. Tipicamente, produz atrofia do músculo redondo menor, o que pode afetar o controle que os músculos do manguito rotador exercem nos movimentos do ombro.

Artéria supraescapular

A **artéria supraescapular** se origina na base do pescoço como um ramo do tronco tireocervical, que, por sua vez, é um grande ramo da artéria subclávia (Figuras 7.38 e 7.39). O vaso pode também se originar diretamente da terceira parte da artéria subclávia.

A artéria supraescapular geralmente entra na região escapular posterior superiormente ao forame supraescapular, enquanto o nervo de mesmo nome passa pelo forame. Na região escapular posterior, o vaso corre junto com o nervo.

Além de irrigar os músculos supraespinal e infraespinal, a artéria supraescapular contribui com ramos para numerosas estruturas ao longo de seu trajeto.

Artéria circunflexa posterior do úmero

A **artéria circunflexa posterior do úmero** se origina da terceira parte da artéria axilar, na axila (Figuras 7.38 e 7.39).

A artéria circunflexa posterior do úmero e o nervo axilar saem da axila pelo espaço quadrangular na parede posterior e entram na região escapular posterior. O vaso irriga os músculos relacionados e a articulação do ombro.

Artéria circunflexa da escápula

A **artéria circunflexa da escápula** é um ramo da artéria subescapular que também se origina da terceira parte da artéria axilar, na axila (Figuras 7.38 e 7.39). A artéria circunflexa da escápula sai da axila pelo espaço triangular e entra na região escapular posterior, passa pela origem do músculo redondo menor e forma conexões anastomóticas com outras artérias da região.

Veias

As veias na região escapular posterior geralmente seguem as artérias e se unem a ramos no pescoço, dorso, braço e axila.

Capítulo 7 • Membro Superior

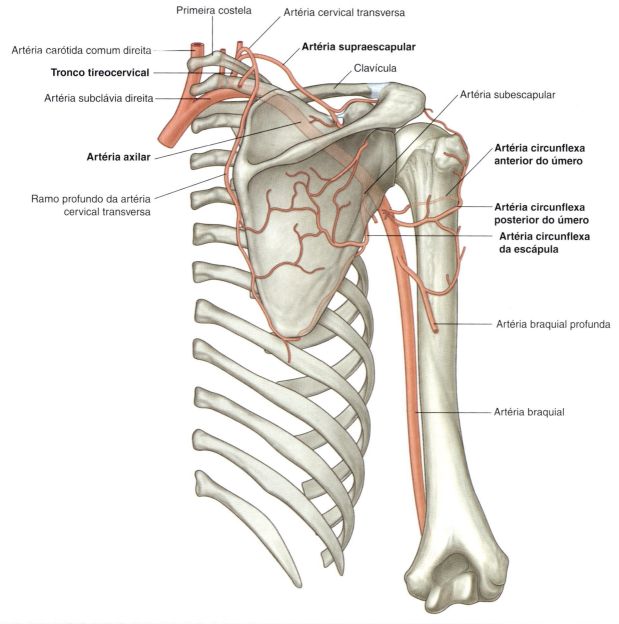

Figura 7.39 Anastomoses arteriais ao redor do ombro.

AXILA

A axila é a passagem para o membro superior, proporcionando uma área de transição entre o pescoço e o braço (Figura 7.40 A). Formada pela clavícula, escápula, parte superior da parede torácica e músculos relacionados, a axila é um espaço com formato irregular de uma pirâmide com:

- Quatro faces ou paredes
- Uma entrada; e
- Um assoalho (base) (Figura 7.40 A, B).

A entrada da axila é contínua, superiormente, com o pescoço, e a parte lateral do assoalho se abre para o braço.

Todas as principais estruturas que entram e saem do membro superior passam pela axila (Figura 7.40 C). Aberturas formadas entre músculos nas paredes anterior e posterior permitem que estruturas passem entre a axila e as regiões imediatamente adjacentes (as regiões escapular posterior, peitoral e deltóidea).

Entrada da axila

A entrada da axila é orientada no plano horizontal, e seu formato é quase triangular, com seu ápice direcionado lateralmente (Figura 7.40 A, B). As margens da entrada são completamente formadas por osso:

- A margem medial é a margem lateral da costela I

565

Gray Anatomia Clínica para Estudantes

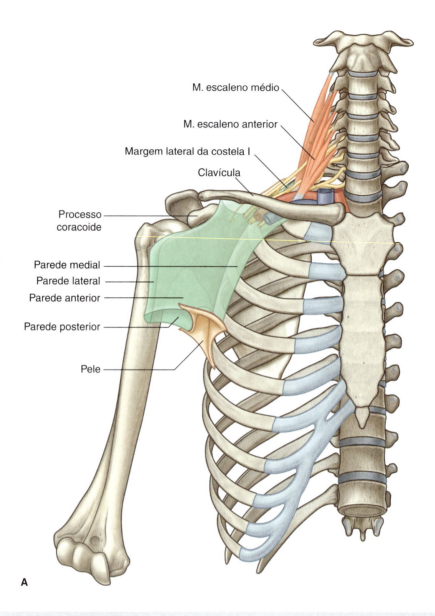

Figura 7.40 Axila. **A.** Paredes e transição entre pescoço e braço. (*continua*)

- A margem anterior é a face posterior da clavícula
- A margem posterior é a margem superior da escápula até o processo coracoide.

O ápice da entrada da axila é lateral em posição e é formado pelo aspecto medial do processo coracoide.

Grandes vasos e nervos passam entre o pescoço e a axila, cruzando sobre a margem lateral da costela I e através da entrada da axila (Figura 7.40 A).

A artéria subclávia, o principal vaso sanguíneo a irrigar o membro superior, torna-se a artéria axilar quando cruza a margem lateral da costela I e entra na axila. De modo semelhante, a artéria axilar se torna a veia subclávia quando passa pela margem lateral da costela I e sai da axila para entrar no pescoço.

Na entrada da axila, a veia axilar é anterior à artéria axilar, que, por sua vez, é anterior aos troncos do plexo braquial.

O tronco inferior do plexo braquial fica diretamente sobre a costela I, no pescoço, assim como a artéria e veia subclávias. Quando passam pela costela I, a veia e a artéria são separadas pela inserção do músculo escaleno anterior (Figura 7.40 A).

Parede anterior

A parede anterior da axila é formada pela parte lateral do músculo peitoral maior, pelos músculos peitoral menor e subclávio subjacentes e pela fáscia clavipeitoral (Tabela 7.3).

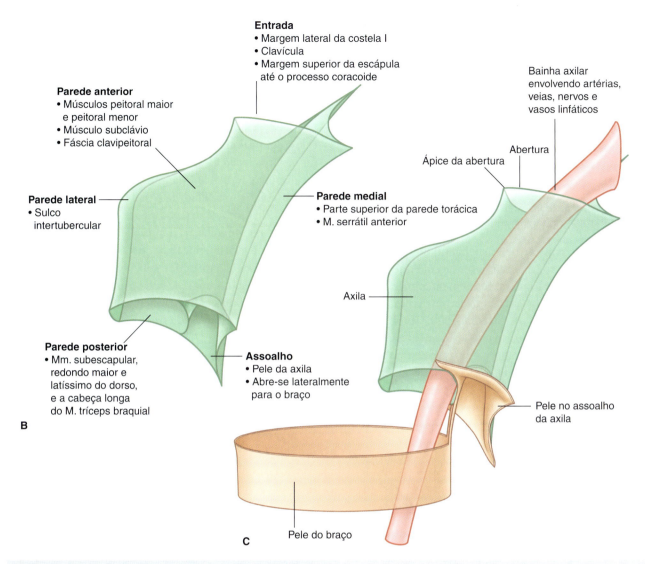

Figura 7.40 (*continuação*) Axila. **B.** Limites. **C.** Continuidade com o braço.

Tabela 7.3 Músculos da parede anterior da axila (segmentos espinais em negrito são os responsáveis pela inervação do músculo).

Músculo	Origem	Inserção	Inervação	Função
Peitoral maior	Cabeça clavicular – face anterior da metade medial da clavícula; cabeça esternocostal – face anterior do esterno; primeiras sete cartilagens costais; extremidade esternal da costela VI; aponeurose do M. oblíquo externo	Crista lateral do sulco intertubercular do úmero	Nervos peitorais medial e lateral; cabeça clavicular (**C5**, **C6**); cabeça esternocostal (C6, **C7**, C8, T1)	Flexão, adução e rotação medial do braço na articulação do ombro; cabeça clavicular – flexão do braço estendido; cabeça esternocostal – extensão do braço flexionado
Subclávio	Costela I na junção entre costela e cartilagem costal	Sulco na face inferior do terço médio da clavícula	Nervo subclávio (**C5**, **C6**)	Traciona a ponta do ombro para baixo; traciona a clavícula medialmente para estabilizar a articulação esternoclavicular
Peitoral menor	Faces anteriores e margens superiores costelas III a V; fáscia profunda recobrindo os espaços intercostais relacionado	Processo coracoide da escápula (margem medial e face superior)	Nervo peitoral medial (C5, C6, **C7**, **C8**, T1)	Traciona a ponta do ombro para baixo, faz protrusão da escápula

Gray Anatomia Clínica para Estudantes

Músculo peitoral maior

O músculo **peitoral maior** é o maior e mais superficial dos músculos da parede anterior (Figura 7.41). Sua margem inferior fica sob a prega axilar anterior, que marca o limite anteroinferior da axila. O músculo tem duas cabeças:

- A cabeça clavicular se origina da metade medial da clavícula
- A cabeça esternocostal se origina da parte medial da parede torácica anterior – frequentemente, fibras dessa cabeça continuam inferior e medialmente para se inserir à parede anterior do abdome, formando uma parte abdominal adicional do músculo.

O músculo se insere na crista lateral do sulco intertubercular do úmero. As partes do músculo que têm uma origem superior no tronco se inserem mais inferior e anteriormente na crista lateral do que as outras partes.

Agindo em conjunto, as duas cabeças do músculo peitoral maior flexionam, aduzem e rotacionam medialmente o braço na articulação do ombro. A cabeça clavicular flexiona o braço, partindo de uma posição estendida, enquanto a cabeça esternocostal estende o braço, partindo de uma posição flexionada, particularmente contra resistência.

O músculo peitoral maior é suprido pelos nervos peitorais lateral e medial, que se originam do plexo braquial na axila.

Músculo subclávio

O músculo **subclávio** é pequeno, está em uma posição profunda em relação ao músculo peitoral maior e passa entre a clavícula e a costela I (Figura 7.42). Origina-se medialmente, como um tendão, da costela I, na junção entre ela e sua cartilagem costal. Passa lateral e superiormente para se inserir, por uma inserção muscular, em um sulco raso e alongado na face inferior do terço médio da clavícula.

As funções do músculo subclávio não são inteiramente conhecidas, mas ele pode tracionar o ombro para baixo, deprimindo a clavícula, e pode estabilizar a articulação esternoclavicular tracionando a clavícula medialmente.

O músculo subclávio é suprido por um pequeno ramo do tronco superior do plexo braquial.

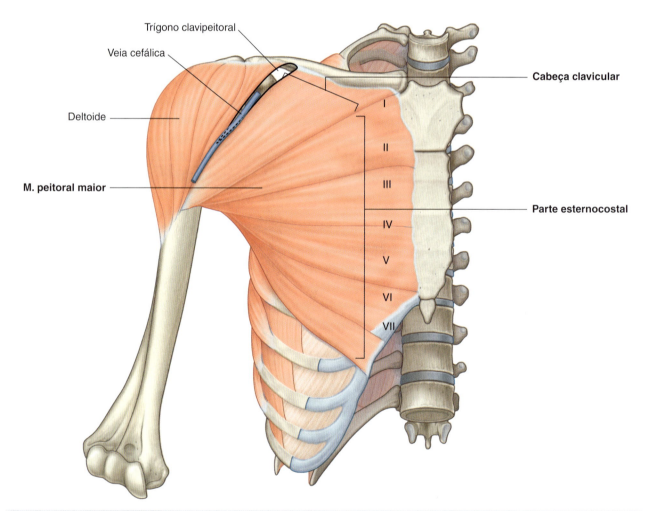

Figura 7.41 Músculo peitoral maior.

568

Capítulo 7 • Membro Superior

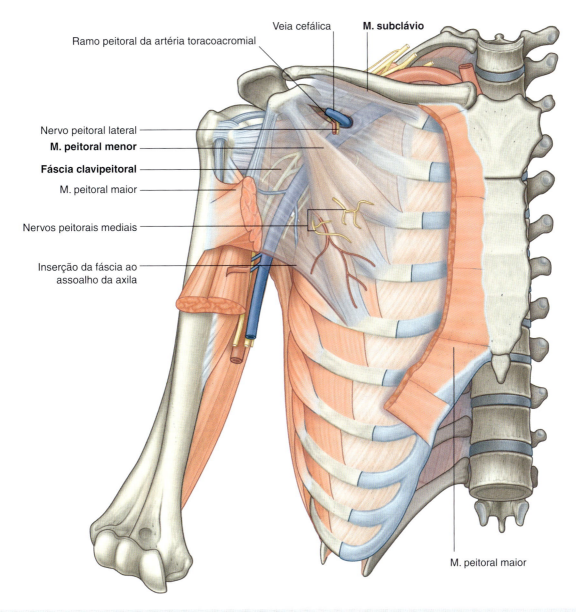

Figura 7.42 Músculos peitoral menor e subclávio, e fáscia clavipeitoral.

Músculo peitoral menor

O músculo **peitoral menor** é pequeno, com formato triangular, está situado profundamente em relação ao músculo peitoral maior e passa da parede torácica para o processo coracoide da escápula (Figura 7.42). Origina-se como três faixas musculares que formam as superfícies e margens superiores das costelas III a V, e da fáscia recobrindo os músculos dos espaços intercostais relacionados. As fibras musculares passam superior e lateralmente para se inserir nas faces medial e superior do processo coracoide.

O músculo peitoral menor faz a protrusão da escápula (tracionando-a anteriormente na parede torácica) e deprime o ângulo lateral da escápula.

O músculo peitoral menor é suprido pelo nervo peitoral medial, que se origina do plexo braquial na axila.

Fáscia clavipeitoral

A fáscia clavipeitoral é uma espessa lâmina de tecido conjuntivo que conecta a clavícula ao assoalho da axila (Figura 7.42). Envolve os músculos subclávio e peitoral menor, e se estende pelo espaço entre eles.

Estruturas trafegam entre a axila e a parede anterior da axila, passando através da fáscia, entre o músculo peitoral menor e o músculo subclávio ou inferiormente ao músculo peitoral menor.

Importantes estruturas que passam entre os músculos subclávio e peitoral menor incluem a veia cefálica, a artéria toracoacromial e o nervo peitoral lateral.

569

Gray Anatomia Clínica para Estudantes

A artéria torácica lateral sai da axila, passando pela fáscia inferior até o músculo peitoral menor.

O nervo peitoral medial sai da axila, penetrando diretamente através do músculo peitoral menor, para supri-lo e alcançar o músculo peitoral maior. Ocasionalmente, ramos do nervo peitoral medial passam ao redor da margem inferior do músculo peitoral menor para alcançar e suprir o músculo peitoral maior acima.

Parede medial

A parede medial da axila consiste na parede torácica superior (as costelas e tecidos intercostais relacionados) e o músculo serrátil anterior (Figura 7.43 e Tabela 7.4; Figura 7.40).

Músculo serrátil anterior

O músculo **serrátil anterior** se origina a partir de muitas faixas musculares desde as faces laterais da primeira costela até a nona, e da fáscia profunda sobre os espaços intercostais relacionados (Figura 7.43). O músculo forma uma lâmina plana, que passa posteriormente ao redor da parede torácica para se inserir primariamente na face costal da margem medial da escápula.

O músculo serrátil anterior traciona a escápula anteriormente sobre a parede torácica e facilita a sua rotação. Também mantém a face costal da escápula estreitamente encostada na parede torácica.

O músculo serrátil anterior é inervado pelo nervo torácico longo, que é derivado de raízes do plexo braquial,

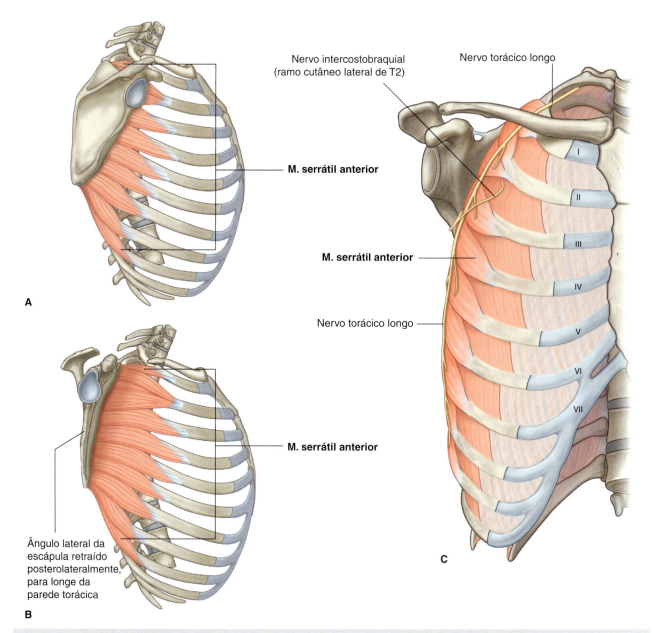

Figura 7.43 Parede medial da axila. **A.** Vista lateral. **B.** Vista lateral com o ângulo da escápula retraído posteriormente. **C.** Vista anterior.

Capítulo 7 • Membro Superior

Tabela 7.4 Músculo da parede medial da axila (os segmentos espinais em negrito são responsáveis pela inervação do músculo).

Músculo	Origem	Inserção	Inervação	Função
Serrátil anterior	Faces laterais das 8 a 9 costelas superiores e a fáscia profunda recobrindo os espaços intercostais relacionados	Face costal da margem medial da escápula	Nervo torácico longo (**C5,** C6, C7)	Protração e rotação da escápula; mantém a margem medial e o ângulo inferior da escápula encostados na parede torácica

atravessa a axila ao longo da parede medial e desce verticalmente pela face externa do músculo serrátil anterior e fáscia superficial.

Nervo intercostobraquial

A única grande estrutura que passa diretamente através da parede medial para dentro da axila é o nervo intercostobraquial (Figura 7.43). Esse nervo é o ramo cutâneo lateral do segundo nervo intercostal (ramo anterior de T2). Comunica-se com um ramo do plexo braquial (o nervo cutâneo medial do braço) na axila e supre a pele no lado posteromedial superior do braço, que é parte do dermátomo T2.

Na clínica

Escápula alada

Como o nervo torácico longo desce pela parede lateral do tórax, na face externa do músculo serrátil anterior, imediatamente abaixo da pele e da tela subcutânea, ele fica vulnerável a danos. A perda de função desse nervo faz a margem medial, e particularmente o ângulo inferior da escápula, se elevar para longe da parede torácica, resultando em escápula alada, quando se faz força anteriormente com o braço. Além disso, a elevação normal do braço torna-se impossível.

Parede lateral

A parede lateral da axila é estreita e formada inteiramente pelo sulco intertubercular do úmero (Figura 7.44). O músculo peitoral maior, da parede anterior, se insere na crista lateral do sulco intertubercular. Os músculos latíssimo do dorso e redondo maior, da parede posterior, inserem-se no assoalho e na crista medial do sulco intertubercular, respectivamente (Tabela 7.5).

Parede posterior

A parede posterior da axila é complexa (Figura 7.45; Figura 7.50), sua estrutura óssea é formada pela face costal da escápula. Os músculos da parede são:

- O músculo subescapular (associado com a face costal da escápula)
- As partes distais do latíssimo do dorso e do redondo maior (passam para dentro da parede a partir do dorso e da região escapular posterior); e
- A parte proximal da cabeça longa do músculo tríceps braquial (desce verticalmente pela parede e entra no braço).

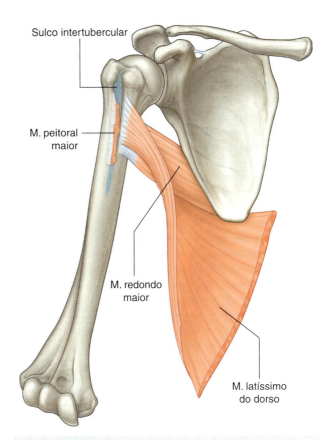

Figura 7.44 Parede lateral da axila.

Espaços entre os músculos da parede posterior formam aberturas através das quais estruturas passam entre a axila, a região escapular posterior e o compartimento posterior do braço.

Músculo subescapular

O músculo **subescapular** forma o maior componente da parede posterior da axila. Origina-se da fossa subescapular, que preenche, e se insere no tubérculo menor do úmero (Figuras 7.45 e 7.46). O tendão cruza em posição imediatamente anterior à cápsula articular da articulação do ombro.

Junto com três músculos da região escapular posterior (supraespinal, infraespinal e redondo menor), o subescapular é um membro do grupo muscular do manguito rotador, que estabiliza a articulação do ombro.

O subescapular é inervado por ramos do plexo braquial (os **nervos subescapulares superior** e **inferior**), que se originam na axila.

571

Gray Anatomia Clínica para Estudantes

Tabela 7.5 Músculos das paredes lateral e posterior da axila (os segmentos espinais em negrito são os responsáveis pela inervação do músculo; segmentos espinais entre parênteses não inervam o músculo consistentemente).

Músculo	Origem	Inserção	Inervação	Função
Subescapular	Dois terços mediais da fossa subescapular	Tubérculo menor do úmero	Nervos subescapulares superior e inferior (C5, **C6**, (C7))	**Músculo do manguito rotador**; rotação medial do braço na articulação do ombro
Redondo maior	Área oval alongada na face posterior do ângulo inferior da escápula	Crista medial do sulco intertubercular na face anterior do úmero	Nervo subescapular inferior (**C5, C6, C7**)	Rotação medial e extensão do braço na articulação do ombro
Latíssimo do dorso	Processos espinhosos das seis vértebras torácicas mais inferiores e os ligamentos interespinais relacionados; através da fáscia toracolombar, aos processos espinhosos das vértebras lombares, ligamentos interespinais relacionados e crista ilíaca; 3 a 4 costelas mais inferiores	Assoalho do sulco intertubercular	Nervo toracodorsal (C6, **C7**, C8)	Adução, rotação medial e extensão do braço na articulação do ombro
Cabeça longa do M. tríceps braquial	Tubérculo infraglenoidal na escápula	Tendão comum de inserção com as cabeças medial e lateral, no olécrano da ulna	Nervo radial (C6, **C7**, C8)	Extensão do antebraço na articulação do cotovelo; adutor e extensor acessório do braço na articulação do ombro

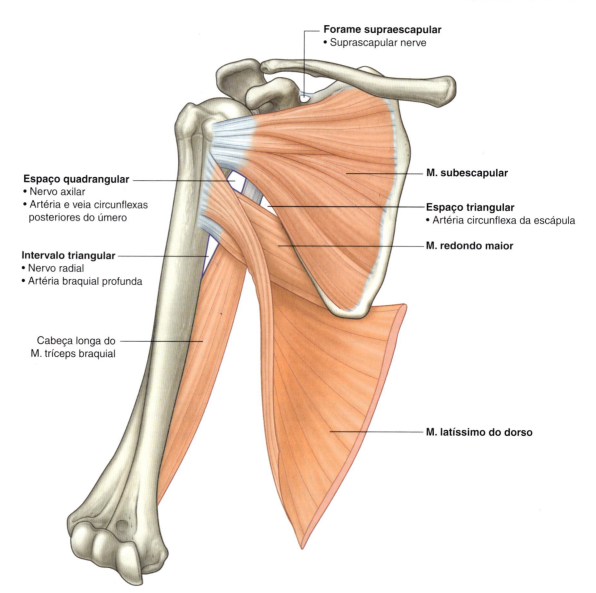

Figura 7.45 Parede posterior da axila.

Capítulo 7 • Membro Superior

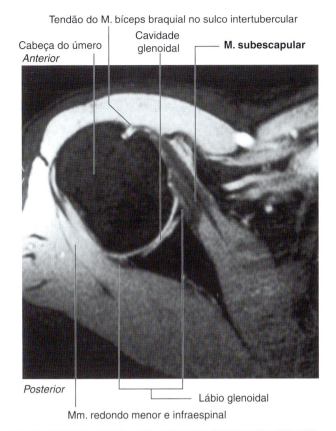

Figura 7.46 Ressonância magnética da articulação do ombro no plano transverso ou horizontal.

Músculos redondo maior e latíssimo do dorso

A face inferolateral da parede posterior da axila é formada pela parte terminal do músculo **redondo maior** e pelo tendão do músculo **latíssimo do dorso** (Figura 7.45). Essas duas estruturas ficam sob a prega axilar posterior, que marca a margem posteroinferior da axila.

O tendão plano do músculo latíssimo do dorso se curva ao redor da margem inferior do músculo redondo maior na parede posterior para se inserir no assoalho do sulco intertubercular do úmero, anterior e levemente acima da inserção mais distal do músculo redondo maior para a crista medial do sulco intertubercular. Como consequência, a margem inferior do músculo redondo maior define o limite inferior da axila lateralmente.

A artéria axilar se torna a artéria braquial do braço quando cruza a margem inferior do músculo redondo maior.

Cabeça longa do músculo tríceps braquial

A **cabeça longa do músculo tríceps braquial** passa verticalmente pela parede posterior da axila e, junto com os músculos ao redor e ossos adjacentes, resulta na formação de três aberturas através das quais estruturas importantes atravessam a parede posterior:

- O espaço quadrangular

- O espaço triangular; e
- O intervalo triangular (Figura 7.45).

Passagens na parede posterior

(Ver também "Passagens para a região escapular posterior" e Figuras 7.37 e 7.38.)

Espaço quadrangular

O espaço quadrangular proporciona uma passagem para nervos e vasos entre a axila e as regiões escapular e deltoide, mais posteriores (Figura 7.45). Quando visto anteriormente, seus limites são formados:

- Pela margem inferior do músculo subescapular
- Pelo colo cirúrgico do úmero
- Pela margem superior do músculo redondo maior; e
- Pela margem lateral da cabeça longa do músculo tríceps braquial.

O nervo axilar e a artéria e veia circunflexas posteriores do úmero atravessam o espaço quadrangular.

Espaço triangular

O **espaço triangular** é uma área de comunicação entre a axila e a região escapular posterior (Figura 7.45). Quando visto anteriormente, é formado:

- Pela margem medial da cabeça longa do músculo tríceps braquial
- Pela margem superior do músculo redondo maior; e
- Pela margem inferior do músculo subescapular.

A artéria e a veia circunflexas da escápula atravessam esse espaço.

Intervalo triangular

O intervalo triangular é formado:

- Pela margem lateral da cabeça longa do músculo tríceps braquial
- Pelo corpo do úmero; e
- Pela margem inferior do músculo redondo maior (Figura 7.45).

O nervo radial sai da axila, passando por esse intervalo para alcançar o compartimento posterior do braço.

Assoalho

O assoalho da axila é formado por fáscia e uma cúpula de pele que se estende pela distância entre as margens inferiores das paredes (Figura 7.47; ver também Figura 7.40 B). É sustentada pela fáscia clavipeitoral. Em um paciente, a prega axilar anterior é mais superior em posição do que a prega axilar posterior.

Inferiormente, estruturas entram e saem da axila em local imediatamente lateral ao assoalho onde as paredes

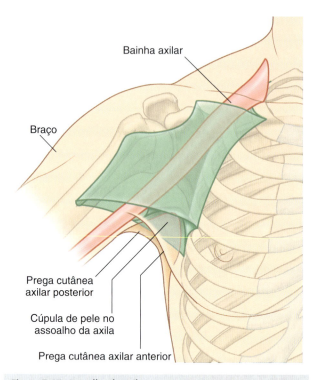

Figura 7.47 Assoalho da axila.

anterior e posterior convergem e onde a axila é contínua com o compartimento anterior do braço.

Conteúdo da axila

Passando pela axila estão grandes vasos, nervos e vasos linfáticos do membro superior. O espaço também contém as partes proximais de dois músculos do braço, o processo axilar da mama e coleções de linfonodos, que drenam o membro superior, a parede torácica e a mama.

As partes proximais dos músculos bíceps braquial e coracobraquial passam através da axila (Tabela 7.6).

Músculo bíceps braquial

O músculo **bíceps braquial** se origina como duas cabeças (Figura 7.48):

- A cabeça curta se origina do ápice do processo coracoide da escápula e passa verticalmente pela axila, entrando no braço, onde se une à cabeça longa.

- A cabeça longa se origina como um tendão do tubérculo supraglenoidal da escápula, passa sobre a cabeça do úmero profundamente à cápsula articular da articulação do ombro e entra no sulco intertubercular, onde é fixado em sua posição por um ligamento (ligamento transverso do úmero) que se estende pela distância entre os tubérculos maior e menor; o tendão passa pela axila no sulco intertubercular e forma um ventre muscular na parte proximal do braço.

As cabeças longa e curta do músculo se unem nas regiões distais do braço e se inserem principalmente como um único tendão na tuberosidade radial do antebraço.

O músculo bíceps braquial é, primariamente, um poderoso flexor do antebraço na articulação do cotovelo e um poderoso supinador do antebraço. Como ambas as cabeças se originam da escápula, o músculo também age como flexor acessório do braço na articulação do ombro. Além disso, a cabeça longa impede o movimento superior do úmero na cavidade glenoidal.

O músculo bíceps braquial é suprido pelo nervo musculocutâneo.

Músculo coracobraquial

O músculo **coracobraquial**, junto com a cabeça curta do músculo bíceps braquial, se origina do ápice do processo coracoide (Figura 7.48). Passa verticalmente pela axila para se inserir em uma pequena área linear mais áspera na face medial do úmero, aproximadamente na metade do corpo do osso.

O músculo coracobraquial flexiona o braço na articulação do ombro.

Na axila, a face medial do músculo coracobraquial é penetrada pelo nervo musculocutâneo, que o supre e então o atravessa para entrar no braço.

Artéria axilar

A artéria axila irriga as paredes da axila e as regiões relacionadas e continua como a principal fonte de sangue para as partes mais distais do membro superior (Figura 7.49).

Tabela 7.6 Músculos com partes que passam pela axila (segmentos espinais em negrito são os responsáveis pela inervação do músculo).

Músculo	Origem	Inserção	Inervação	Função
Bíceps braquial	Cabeça longa – tubérculo supraglenoidal da escápula; cabeça curta – ápice do processo coracoide	Tuberosidade do rádio	Nervo musculocutâneo (**C5, C6**)	Poderoso flexor do antebraço na articulação do cotovelo e supinador do antebraço; flexor acessório do braço na articulação do ombro
Coracobraquial	Ápice do processo coracoide	Aspereza linear na metade do corpo do úmero, na face medial	Nervo musculocutâneo (**C5, C6, C7**)	Flexor do braço na articulação do ombro; adução do braço

Capítulo 7 • Membro Superior

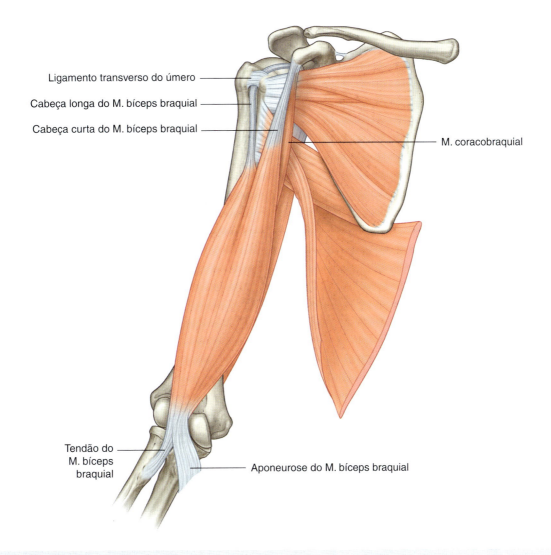

Figura 7.48 Conteúdo da axila: músculos.

A artéria subclávia do pescoço se torna a artéria axilar na margem lateral da primeira costela e passa pela axila, tornando-se a artéria braquial na margem inferior do músculo redondo maior.

A artéria axilar é dividida em três partes pelo músculo peitoral maior, que a cruza anteriormente (Figura 7.49):

- A primeira parte é proximal ao peitoral menor
- A segunda parte é posterior ao peitoral menor
- A terceira parte é distal ao peitoral menor.

Geralmente, seis ramos emergem da artéria axilar:

- Um ramo, a **artéria torácica superior**, se origina da primeira parte
- Dois ramos, as **artérias toracoabdominal** e **torácica lateral**, se originam da segunda parte
- Três ramos, as artérias subescapular, circunflexa anterior do úmero e circunflexa posterior do úmero, originam-se da terceira parte (Figura 7.50).

Artéria torácica superior

A artéria torácica superior é pequena e se origina da face anterior da primeira parte da artéria axilar (Figura 7.50); irriga as regiões superiores das paredes medial e anterior da axila.

Artéria toracoacromial

A artéria toracoacromial é curta e se origina da face anterior da segunda parte da artéria axilar, imediatamente posterior à margem medial (superior) do músculo peitoral menor (Figura 7.50). Curva-se em torno da margem superior do músculo, penetra a fáscia clavipeitoral e imediatamente se divide em quatro ramos – os ramos peitoral, deltóideo, clavicular e acromial, que irrigam a parede anterior da axila e as regiões relacionadas.

O ramo peitoral também contribui para a irrigação da mama, e o ramo deltóideo entra no trígono clavipeitoral, onde acompanha a veia cefálica e irriga estruturas adjacentes (Figura 7.41).

Gray Anatomia Clínica para Estudantes

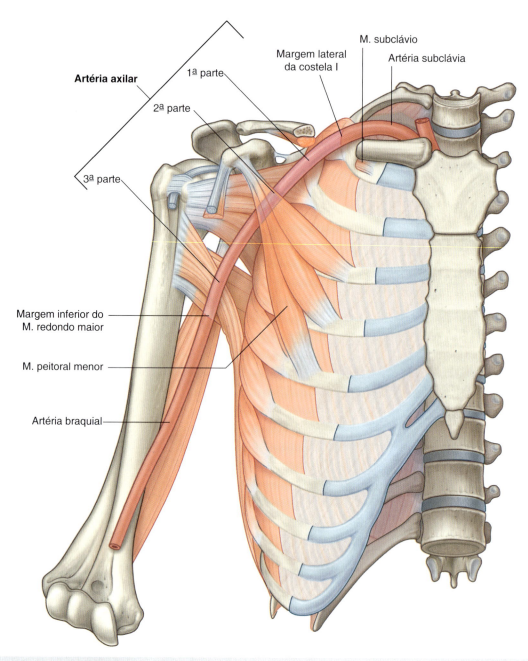

Figura 7.49 Conteúdo da axila: a artéria axilar.

Artéria torácica lateral

A artéria torácica lateral emerge da face anterior da segunda parte da artéria axilar, posterior à margem lateral (inferior) do músculo peitoral menor (Figura 7.50). Segue a margem do músculo até a parede torácica e irriga as paredes medial e anterior da axila. Em mulheres, ramos emergem em torno da margem inferior do músculo peitoral maior e contribuem para a irrigação da mama.

Artéria subescapular

A artéria subescapular é o maior ramo da artéria axilar e a principal fonte de sangue da parede posterior da axila (Figura 7.50). Também contribui para a irrigação da região escapular posterior.

A artéria subescapular se origina da face posterior da terceira parte da artéria axilar, segue a margem inferior do músculo subescapular por uma curta distância, e então se divide em dois ramos terminais, a **artéria circunflexa da escápula** e a **artéria toracodorsal**:

- A artéria circunflexa da escápula passa pelo espaço triangular entre os músculos subescapular, redondo maior e cabeça longa do músculo tríceps braquial. Posteriormente, passa inferior à origem do músculo redondo menor, ou através dela, para entrar na fossa

576

Capítulo 7 • Membro Superior

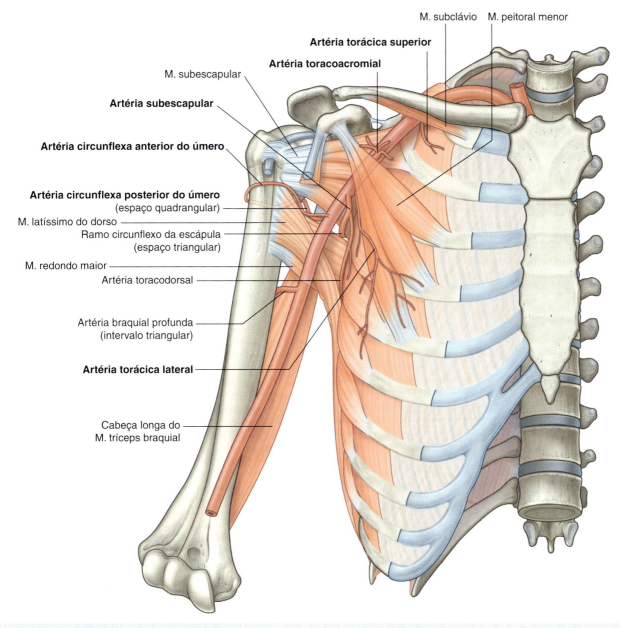

Figura 7.50 Ramos da artéria axilar.

infraespinal. Anastomosa-se com a artéria supraescapular e o **ramo profundo** (**artéria dorsal da escápula**) da artéria cervical transversa, assim contribuindo para a rede anastomótica de vasos ao redor da escápula
- A artéria toracodorsal segue aproximadamente a margem lateral da escápula até o ângulo inferior. Contribui para a irrigação das paredes posterior e medial da axila.

Artéria circunflexa anterior do úmero

A **artéria circunflexa anterior do úmero** é pequena quando comparada com a artéria circunflexa posterior do úmero e se origina do lado lateral da terceira parte da artéria axilar (Figura 7.50), passa anteriormente ao colo cirúrgico do úmero e se anastomosa com a artéria circunflexa posterior do úmero.

A artéria circunflexa anterior do úmero fornece ramos para os tecidos ao redor, que incluem a articulação do ombro e a cabeça do úmero.

Artéria circunflexa posterior do úmero

A **artéria circunflexa posterior do úmero** se origina da face lateral da terceira parte da artéria axilar, imediatamente posterior à origem da artéria circunflexa anterior do úmero (Figura 7.50). Acompanhando o nervo axilar, sai da axila e atravessa o espaço quadrangular entre o músculo redondo maior, o músculo redondo menor,

577

Gray Anatomia Clínica para Estudantes

a cabeça longa do músculo tríceps braquial e o colo cirúrgico do úmero.

A artéria circunflexa posterior do úmero se curva em torno do colo cirúrgico do úmero e irriga os músculos em torno e a articulação do ombro. Anastomosa-se com a artéria circunflexa anterior do úmero e com ramos das artérias profunda braquial, supraescapular e toracoacromial.

Veia axilar

A veia axilar começa na margem inferior do músculo redondo maior e é a continuação da veia basílica (Figura 7.51), que é uma veia superficial que drena a face posteromedial da mão e do antebraço e penetra a fáscia profunda no meio do braço.

A veia axilar atravessa a axila medial e anteriormente à artéria axilar e se torna a veia subclávia quando cruza a borda lateral da primeira costela na entrada da axila. Tributárias da veia axilar geralmente seguem os ramos da artéria axilar. Outras tributárias incluem veias braquiais que seguem a artéria braquial e a veia cefálica.

A veia cefálica é uma veia superficial que drena as partes lateral e posterior da mão, do antebraço e do braço. Na área do pescoço, passa por uma depressão triangular invertida (o trígono clavipeitoral) entre o músculo deltoide, o músculo peitoral maior e a clavícula. Na parte superior do trígono clavipeitoral, a veia cefálica passa profundamente à cabeça clavicular do músculo peitoral maior e penetra a fáscia clavipeitoral para se unir à veia axilar. Muitos pacientes que são cronicamente doentes perdem

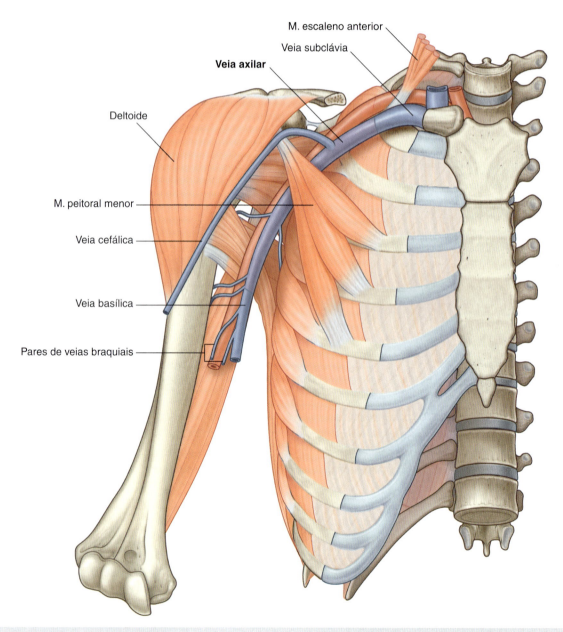

Figura 7.51 Veia axilar.

sangue ou líquidos corporais, que precisam ser repostos. É necessário puncionar uma veia periférica para repor o líquido. Os locais típicos para acesso venoso são a veia cefálica, na mão, ou veias que fiquem nos tecidos superficiais da fossa cubital.

Na clínica

Exames de imagem da irrigação do membro superior

Quando há evidências clínicas de dano vascular no membro superior, ou quando são necessários vasos para formar uma fístula arteriovenosa (crucial para diálise renal), métodos de imagem são solicitados para avaliar os vasos.

A ultrassonografia (US) é útil para a avaliação não invasiva dos vasos do membro superior, desde a terceira parte da artéria subclávia até as artérias palmares profunda e superficial. O fluxo sanguíneo pode ser quantificado e podem ser notadas variações anatômicas.

Angiografia é realizada em certos casos. A artéria femoral é puncionada abaixo do ligamento inguinal, e um longo cateter é introduzido, passando pelas artérias ilíacas, fazendo a curva do arco da aorta até a artéria subclávia esquerda ou o tronco braquiocefálico e, então, a artéria subclávia direita. Contraste radiopaco é injetado no vaso, e radiografias são obtidas conforme o contraste passa primeiro pelas artérias, depois pelos capilares e, finalmente, pelas veias.

Na clínica

Traumatismo das artérias do membro superior

O suprimento arterial do membro superior é particularmente suscetível a traumatismos em lugares onde fica relativamente fixo, ou em uma posição subcutânea.

Fratura da costela I

Quando a artéria subclávia sai do pescoço e entra na axila, fica fixada em sua posição na face superior da costela I pelos músculos circundantes. Uma lesão de desaceleração brusca envolvendo trauma no tórax superior pode causar uma fratura de primeira costela, o que pode comprometer significativamente a parte distal da artéria subclávia, ou a primeira parte da artéria axilar. Felizmente, há conexões anastomóticas entre ramos das artérias subclávia e axilar, que formam uma rede ao redor da escápula e da extremidade proximal do úmero; assim, mesmo se houver transecção completa de vaso, o braço raramente fica completamente isquêmico (ou seja, redução da irrigação sanguínea de um órgão ou membro).

Luxação anterior da cabeça do úmero

A luxação anterior da cabeça do úmero pode comprimir a artéria axilar, resultando em oclusão do vaso. Dificilmente isso deixará o membro superior completamente isquêmico, mas pode ser necessário reconstruir cirurgicamente a artéria axilar para se obter funcionalidade sem dor. É importante notar que a artéria axilar fica intimamente relacionada com o plexo braquial, que pode ser danificado no momento da luxação anterior.

Na clínica

Acesso venoso subclávio/axilar

Muitas veias podem ser puncionadas para se obter um acesso venoso central. Com frequência, a veia subclávia ou a veia jugular é puncionada. Punção de subclávia é um termo equivocado que ainda é usado na prática clínica; na verdade, o acesso é feito na primeira parte da veia axilar.

Há muitos pacientes cujas veias subclávia/axilar são cateterizadas, e a técnica é relativamente simples. A clavícula é identificada, e uma agulha afiada é colocada na região infraclavicular, voltada superiormente. Quando o sangue venoso for aspirado, o acesso foi obtido. Essa rota é popular como acesso venoso a longo prazo, como com os cateteres Hickman, e para acessos a curto prazo, onde cateteres de múltiplos lúmens são inseridos (unidade de terapia intensiva).

A veia subclávia/veia axilar é também o local preferido para a inserção de cabos de marca-passo. Há, no entanto, um ponto preferido de entrada para se evitar complicações. A veia deve ser perfurada na linha medioclavicular ou lateralmente a ela. O motivo é o trajeto da veia e suas relações com outras estruturas. A veia passa anteriormente à artéria, superiormente à costela I e inferiormente à clavícula em seu trajeto para a abertura do tórax. Abaixo da clavícula está situado o músculo subclávio. Se a perfuração da veia entrar no ponto onde o músculo subclávio se relaciona com a veia axilar, o cateter ou fio pode se entortar nesse ponto. Além disso, a constante contração e relaxamento desse músculo vai induzir fadiga na linha e no fio, o que pode levar à ruptura do cateter. Um fio de marca-passo quebrado ou um cateter de quimioterapia rompido pode ter consequências graves para o paciente.

Plexo braquial

O plexo braquial é um plexo nervoso somático formado pelos **ramos anteriores** de C5 a C8 e a maior parte do ramo anterior de T1 (Figura 7.52). O plexo se origina no pescoço, passa lateral e inferiormente sobre a costela I e entra na axila.

As partes do plexo braquial, de medial a lateral, são raízes, troncos, divisões e fascículos. Todos os grandes nervos que inervam o membro superior se originam do plexo braquial, principalmente dos fascículos. Partes proximais do plexo braquial são posteriores à artéria subclávia no pescoço, enquanto regiões mais distais do plexo cercam a artéria axilar.

Raízes

As raízes do plexo braquial são os ramos anteriores de C5 a C8 e a maior parte de T1. Próximas a sua origem, as raízes recebem **ramos comunicantes cinzentos** do tronco simpático (Figura 7.52). Eles contêm fibras simpáticas pós-ganglionares para as raízes, para distribuição à periferia. As raízes e troncos entram no trígono cervical lateral, passando entre os músculos escalenos anterior e médio e ficam superiores e posteriores à artéria subclávia.

Gray Anatomia Clínica para Estudantes

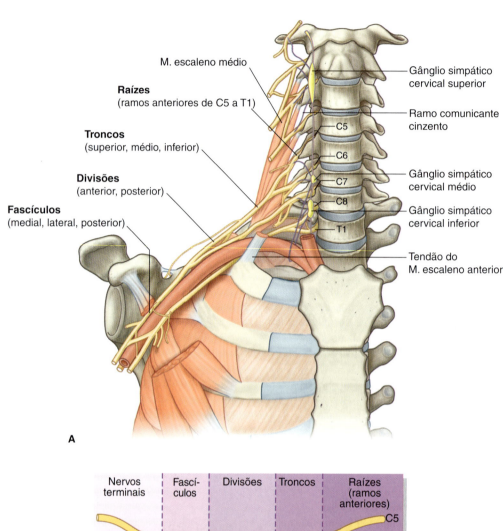

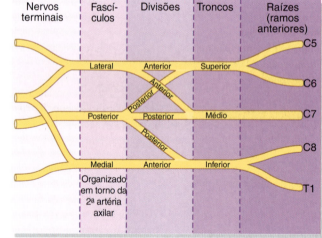

Figura 7.52 Plexo braquial. **A.** Principais componentes no pescoço e na axila. **B.** Esquema mostrando partes do plexo braquial.

Troncos

Os três troncos do plexo braquial se originam das raízes, passam lateralmente sobre a primeira costela e entram na axila (Figura 7.52):

- O tronco superior é formado pela união das raízes C5 e C6
- O tronco médio é uma continuação da raiz C7
- O tronco inferior é formado pela união das raízes C8 e T1.

O tronco inferior fica sobre a primeira costela, posteriormente à artéria subclávia; os troncos médio e superior são mais superiores em posição.

Divisões

Cada um dos três troncos do plexo braquial se divide em **divisão anterior** e **divisão posterior** (Figura 7.52):

- As três divisões anteriores formam partes do plexo braquial, que acabam por dar origem aos nervos

periféricos associados com os compartimentos anteriores do braço e do antebraço
- As três divisões posteriores se combinam para formar partes do plexo braquial que darão origem a nervos associados com os compartimentos posteriores.

Nenhum nervo periférico se origina diretamente das divisões do plexo braquial.

Fascículos

Os três fascículos do plexo braquial se originam das divisões e estão relacionados com a segunda parte da artéria axilar (Figura 7.52):

- O **fascículo lateral** resulta da união das divisões anteriores dos troncos superior e médio e, portanto, tem contribuições de C5 a C7 – é posicionado lateralmente à segunda parte da artéria axilar
- O **fascículo medial** é medial à segunda parte da artéria axilar e é a continuação da divisão anterior do tronco inferior – contém contribuições de C8 e T1
- O **fascículo posterior** ocorre posteriormente à segunda parte da artéria axilar e se origina com a união de todas as três divisões posteriores – contém contribuições de todas as raízes do plexo braquial (C5 a T1).

A maior parte dos nervos periféricos do membro superior se origina dos fascículos do plexo braquial. Geralmente, os nervos associados com o compartimento anterior do membro superior emergem dos fascículos medial e lateral, e nervos associados com os compartimentos posteriores originam-se do fascículo posterior.

Ramos (Tabela 7.7)

Ramos das raízes

Além de pequenos ramos segmentais de C5 a C8 para músculos do pescoço e uma contribuição de C5 para o nervo frênico, as raízes do plexo braquial dão origem aos nervos dorsal da escápula e torácico longo (Figura 7.53).

O **nervo dorsal da escápula**:

- Origina-se da raiz C5 do plexo braquial
- Passa posteriormente, frequentemente atravessando o músculo escaleno médio, para alcançar e trafegar ao longo da margem medial da escápula (Figura 7.54); e
- Inerva os músculos romboides maior e menor a partir de suas faces profundas.

O **nervo torácico longo**:

- Origina-se dos ramos anteriores de C5 a C7
- Desce o pescoço verticalmente, atravessa a entrada da axila e desce pela parede medial da axila para inervar o músculo serrátil anterior (Figura 7.54); e
- Fica na parte superficial do músculo serrátil anterior.

Ramos dos troncos

Os únicos dois ramos dos troncos do plexo braquial são dois nervos que se originam do tronco superior: o nervo supraescapular e o nervo subclávio (Figura 7.53).

O **nervo supraescapular** (C5 e C6):

- Origina-se do tronco superior do plexo braquial
- Passa lateralmente pelo trígono cervical lateral (Figura 7.54) e através do forame supraescapular para entrar na região escapular posterior
- Inerva os músculos supraespinal e infraespinal e
- É acompanhado nas partes laterais do pescoço e na região escapular posterior pela artéria supraescapular.

O **nervo subclávio** (C5 e C6) é pequeno e:

- Origina-se do tronco superior do plexo braquial
- Passa anteroinferiormente sobre a artéria e veia subclávias; e
- Supre o músculo subclávio.

Ramos do fascículo lateral

Três ramos se originam inteiramente ou parcialmente do fascículo lateral (Figura 7.53):

- O **nervo peitoral lateral** é o mais proximal dos ramos do fascículo lateral. Passa anteriormente, junto com a artéria toracoacromial, para penetrar na fáscia clavipeitoral que se estende pelo espaço entre os músculos subclávio e peitoral menor (Figura 7.55), e supre o músculo peitoral maior
- O **nervo musculocutâneo** é um grande ramo terminal do fascículo lateral. Passa lateralmente para penetrar no músculo coracobraquial e passar entre os músculos bíceps braquial e braquial, e supre todos os três músculos flexores no compartimento anterior do braço, terminando com o **nervo cutâneo lateral do antebraço**
- A **raiz lateral do nervo mediano** é o maior ramo terminal do fascículo lateral, e passa medialmente para se unir a um ramo semelhante do fascículo medial e formar o nervo mediano (Figura 7.55).

Ramos do fascículo medial

O fascículo medial tem cinco ramos (Figura 7.55):

- O **nervo peitoral medial** é o ramo mais proximal. Recebe um ramo comunicante do nervo peitoral lateral e então passa anteriormente, entre a artéria axilar e a veia axilar. Ramos do nervo penetram e suprem o músculo peitoral menor. Alguns desses ramos atravessam o músculo para alcançar e suprir o músculo peitoral maior. Outros ramos ocasionalmente passam em torno das margens inferior ou lateral do músculo peitoral menor para alcançar o músculo peitoral maior

Gray Anatomia Clínica para Estudantes

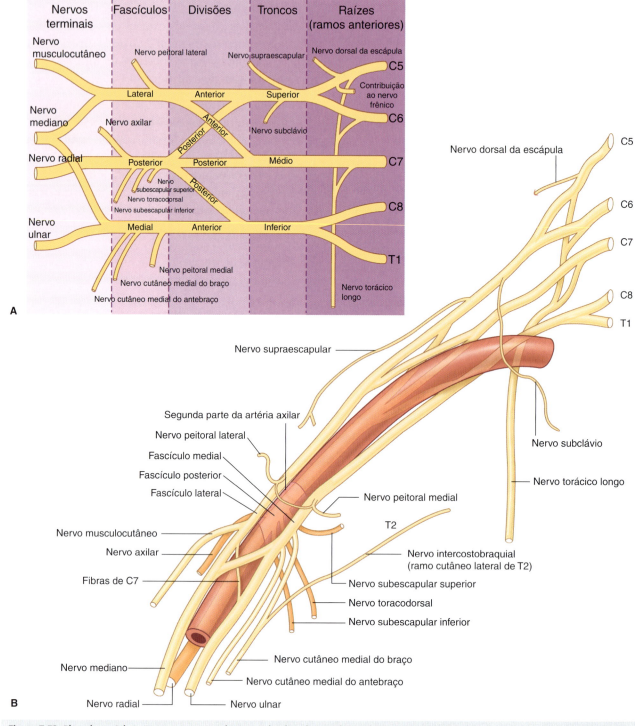

Figura 7.53 Plexo braquial. **A.** Esquema mostrando ramos do plexo braquial. **B.** Relações com a artéria axilar.

- O **nervo cutâneo medial do braço** passa pela axila e entra no braço, onde penetra a fáscia profunda e inerva a pele sobre o lado medial do terço distal do braço. Na axila, o nervo se comunica com o **nervo intercostobraquial** de T2. Fibras do nervo cutâneo medial inervam a parte superior da face medial do braço e o assoalho da axila

- O **nervo cutâneo medial do antebraço** se origina imediatamente distal à origem do nervo cutâneo medial do braço. Sai da axila e entra no braço, onde emite ramos para a pele sobre o músculo bíceps braquial, e então continua descendo pelo braço para penetrar na fáscia profunda acompanhando a veia basílica, continuando inferiormente para inervar a pele sobre a face anterior do antebraço. Inerva a pele sobre a face medial do antebraço até o punho

- A **raiz medial do nervo mediano** passa lateralmente para se unir a uma raiz semelhante do fascículo lateral

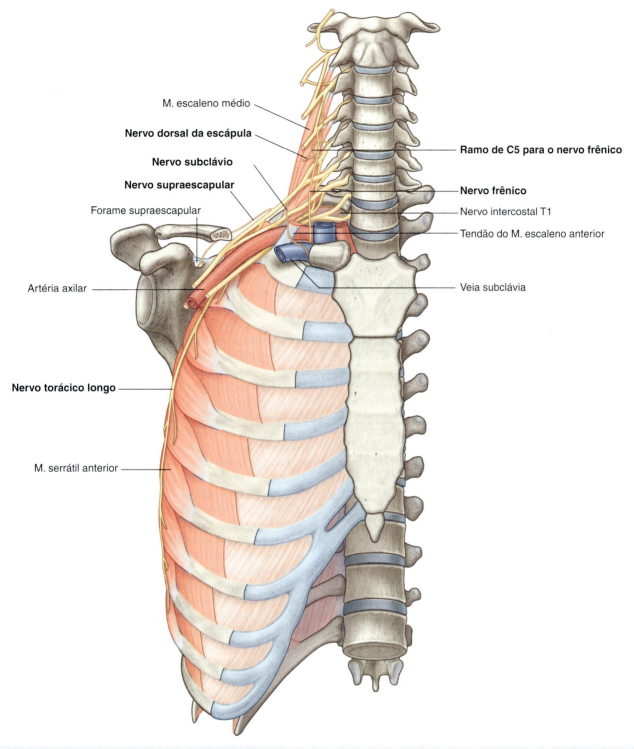

Figura 7.54 Ramos das raízes e dos troncos do plexo braquial.

e formar o nervo mediano, anteriormente à terceira parte da artéria axilar
- O **nervo ulnar** é um grande ramo terminal do fascículo medial (Figura 7.55). No entanto, próximo à sua origem, com frequência recebe um ramo comunicante da raiz lateral do nervo mediano, que está se originando do fascículo lateral e carregando fibras de C7

(Figura 8.73 B). O nervo ulnar passa através do braço e do antebraço e entra na mão, onde inerva todos os músculos intrínsecos (exceto os três músculos tenares e os dois músculos lumbricais laterais). Em sua passagem pelo antebraço, ramos do nervo ulnar inervam o músculo flexor ulnar do carpo e a metade medial do músculo flexor profundo dos dedos. O nervo ulnar

Gray Anatomia Clínica para Estudantes

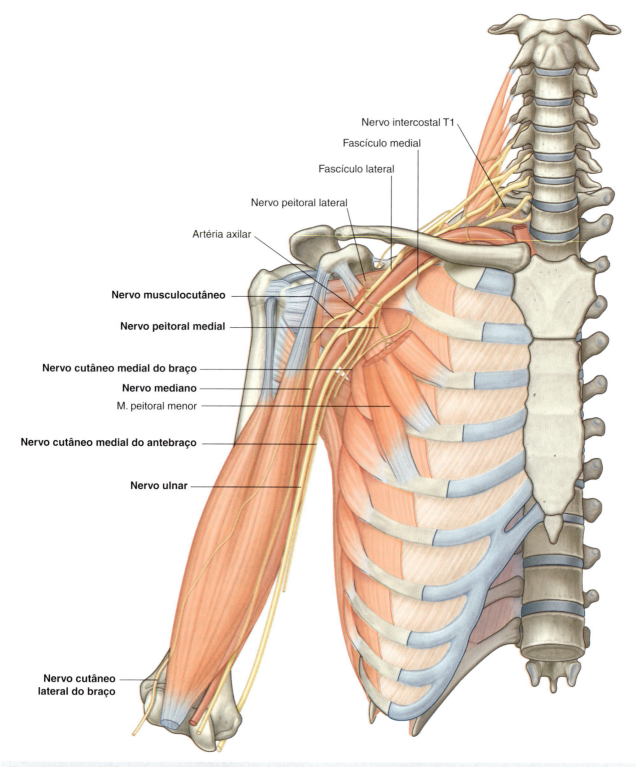

Figura 7.55 Ramos dos fascículos lateral e medial do plexo braquial.

supre a pele sobre a face palmar do dedo mínimo, metade medial do dedo anular e palma e punho associados, e a pele na parte medial do dorso da mão.

Nervo mediano. O nervo mediano é composto anteriormente da terceira parte da artéria axilar pela formação das raízes lateral e medial, originárias dos fascículos lateral e medial do plexo braquial (Figura 7.55). Entra no braço anteriormente à artéria braquial e continua até o antebraço, onde seus ramos inervam a maioria dos músculos no compartimento anterior (exceto o músculo flexor ulnar do carpo e a metade medial do músculo flexor profundo dos dedos, que são supridos pelo nervo ulnar).

Tabela 7.7 Ramos do plexo braquial (parênteses indicam que um segmento espinal é um componente menor do nervo ou está inconsistentemente presente nele).

Ramo

Dorsal da escápula
Origem: raiz de C5
Segmento espinal: C5

Função: motor
M. romboide maior, M. romboide menor

Torácico longo
Origem: raízes de C5 a C7
Segmentos espinais: C5 a C7

Função: motor
M. serrátil anterior

Supraescapular
Origem: tronco superior
Segmentos espinais: C5, C6

Função: motor
M. supraespinal, M. infraespinal

Nervo subclávio
Origem: tronco superior
Segmentos espinais: C5, C6

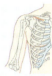

Função: motor
M. subclávio

Peitoral lateral
Origem: fascículo lateral
Segmentos espinais: C5 a C7

Função: motor
M. peitoral maior

Musculocutâneo
Origem: fascículo lateral
Segmentos espinais: C5 a C7

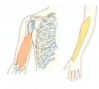

Função: motor
Todos os músculos no compartimento anterior do braço
Função: sensitivo
Pele na lateral do antebraço

Peitoral medial
Origem: fascículo medial
Segmentos espinais: C8, T1
(também recebe contribuições dos segmentos C5 a C7 via comunicação com o nervo peitoral lateral)

Função: motor
M. peitoral maior, M. peitoral menor

Cutâneo medial do braço
Origem: fascículo medial
Segmentos espinais: C8, T1

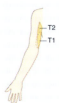

Função: sensitivo
Pele na face medial do terço distal do braço

Cutâneo medial do antebraço
Origem: fascículo medial
Segmentos espinais: C8, T1

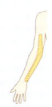

Função: sensitivo
Pele na face medial do antebraço

(continua)

Gray Anatomia Clínica para Estudantes

Tabela 7.7 Ramos do plexo braquial (parênteses indicam que um segmento espinal é um componente menor do nervo ou está inconsistentemente presente nele). *(continuação)*

Ramo

Ramo	Imagem	Função
Mediano Origem: fascículos medial e lateral Segmentos espinais: (C5), C6 a T1		Função: motor Todos os músculos no compartimento anterior do antebraço (exceto o M. flexor ulnar do carpo e a metade medial do M. flexor profundo dos dedos), três músculos tenares do polegar e dois músculos lumbricais laterais Função: sensitivo Pele na face palmar dos três dedos e meio laterais e da palma e punho associados, e pele sobre a face dorsal do dedo e meio mediais
Ulnar Origem: fascículo medial Segmentos espinais: (C7), C8, C9		Função: motor Todos os músculos intrínsecos da mão (exceto três músculos tenares e dois lumbricais laterais); também M. flexor ulnar do carpo e metade medial do flexor profundo dos dedos no antebraço Função: sensitivo Pele sobre a face palmar do dedo e meio mediais e palma e punho associados, e pele sobre a face dorsal do dedo e meio mediais
Subescapular superior Origem: fascículo posterior Segmentos espinais: C6 a C8		Função: motor Subescapular
Toracodorsal Origem: fascículo posterior Segmentos espinais: C6 a C8		Função: motor Latíssimo do dorso
Subescapular inferior Origem: fascículo posterior Segmentos espinais: C5, C6		Função: motor Subescapular, redondo maior
Axilar Origem: fascículo posterior Segmentos espinais: C5, C6		Função: motor Deltoide, redondo menor Função: sensitivo Pele sobre a parte superior e lateral do braço
Radial Origem: fascículo posterior Segmentos espinais: C5 a C8, (T1)		Função: motor Todos os músculos nos compartimentos posteriores do braço e antebraço Função: sensitivo Pele nas partes posteriores do braço e antebraço, a superfície inferior lateral do braço e a face dorsal lateral da mão

O nervo mediano continua até a mão para inervar:

- Os três músculos tenares associados com o polegar
- Os dois músculos lumbricais laterais associados com a movimentação dos dedos indicador e médio, e
- A pele sobre a face palmar dos três dedos e meio laterais, e sobre a palma do lado lateral e do meio do punho.

O nervo musculocutâneo, a raiz lateral do nervo mediano, o nervo mediano, a raiz medial do nervo mediano e o nervo ulnar formam um M sobre a terceira parte da artéria axilar (Figura 7.55). Essa característica, junto com a penetração do músculo coracobraquial pelo nervo musculocutâneo, pode ser usada para identificar componentes do plexo braquial na axila.

Ramos do fascículo posterior

Cinco nervos se originam do fascículo posterior do plexo braquial:

- O nervo subescapular superior
- O nervo toracodorsal
- O nervo subescapular inferior

Capítulo 7 • Membro Superior

- O nervo axilar; e
- O nervo radial (Figura 7.53).

Todos esses nervos, exceto o nervo radial, inervam músculos associados com a região do ombro ou com a parede posterior da axila; o nervo radial passa para o braço e para o antebraço.

Os nervos subescapular superior, toracodorsal e subescapular inferior se originam sequencialmente do fascículo posterior e passam diretamente para dentro dos músculos associados com a parede posterior da axila (Figura 7.56). O **nervo subescapular superior** é curto e percorre e inerva o músculo subescapular. O **nervo toracodorsal** é o mais longo dos três e passa verticalmente ao longo da parede posterior da axila. Penetra e inerva o músculo latíssimo do dorso. O **nervo subescapular inferior** também passa inferiormente ao longo da parede posterior da axila e inerva os músculos subescapular e redondo maior.

O **nervo axilar** se origina do fascículo posterior e passa inferiormente e lateralmente ao longo da parede posterior para sair da axila pelo espaço quadrangular (Figura 7.56). Passa posteriormente em torno do colo cirúrgico do úmero e supre os músculos deltoide e redondo menor. Um **nervo cutâneo lateral superior do braço** se origina do nervo axilar depois de passar pelo espaço quadrangular e dar uma volta em torno da margem posterior do músculo deltoide para suprir a pele dessa região. O nervo axilar é acompanhado pela artéria circunflexa posterior do úmero.

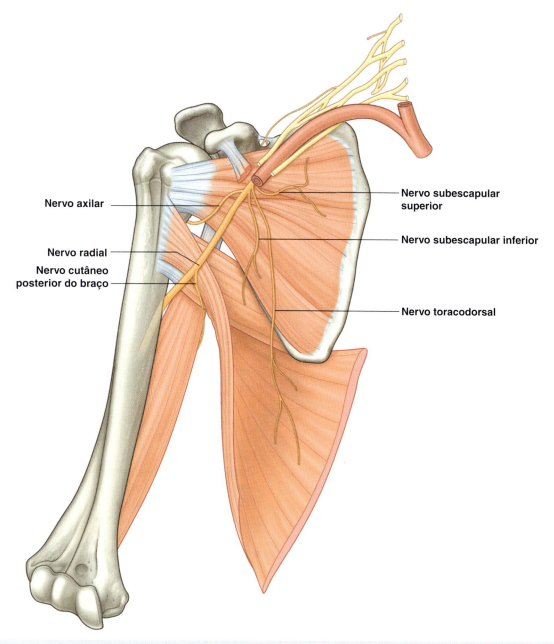

Figura 7.56 Ramos do fascículo posterior do plexo braquial.

Na clínica

Lesões no plexo braquial

O plexo braquial é uma estrutura extremamente complexa. Quando danificado, demanda anamnese e exame físico meticulosos. A avaliação das funções nervosas individuais pode ser obtida por estudos de condutância nervosa e eletromiografia, que avaliam a latência da contração muscular quando o nervo é estimulado artificialmente.

Lesões no plexo braquial são geralmente resultado de traumatismo não penetrante que provoca avulsão e ruptura de nervos. Essas lesões são geralmente devastadoras para o funcionamento do membro superior e requerem muitos meses de reabilitação dedicada para recuperar até um pouco de função.

Lesões da medula espinal na região cervical e lesões de tração direta tendem a afetar as raízes do plexo braquial. Traumatismo significativo na primeira costela geralmente afeta os troncos. As divisões e os fascículos do plexo braquial podem ser danificados por uma luxação da articulação do ombro.

O **nervo radial** é o maior ramo terminal do fascículo posterior (Figura 7.56); sai da axila e entra no compartimento posterior do braço, passando pelo intervalo triangular entre a margem inferior do músculo redondo maior, a cabeça longa do músculo tríceps braquial e o corpo do úmero. É acompanhado através do intervalo triangular pela artéria braquial profunda, que se origina da artéria braquial no compartimento anterior do braço. O nervo radial e seus ramos suprem:

- Todos os músculos nos compartimentos posteriores do braço e antebraço e
- A pele na parte posterior do braço e antebraço, parte inferior e lateral da superfície do braço e a parte lateral do dorso da mão.

O **nervo cutâneo posterior do braço** se origina do nervo radial na axila e supre a pele na face posterior do braço.

Drenagem linfática

Toda a linfa do membro superior é drenada para linfonodos na axila (Figura 7.57).

Além disso, linfonodos axilares recebem drenagem de uma extensa área no tronco adjacente, que inclui parte superior do dorso e ombro, parte inferior do pescoço, tórax e parede anterolateral superior do abdome. Linfonodos axilares também recebem drenagem de aproximadamente 75% da glândula mamária.

Os 20 a 30 linfonodos axilares são geralmente divididos em cinco grupos, com base em sua localização:

- **Linfonodos umerais (laterais)** são posteromediais à veia axilar e recebem a maior parte da drenagem linfática do membro superior
- **Linfonodos peitorais (anteriores)** ocorrem ao longo da margem inferior do músculo peitoral menor, ao longo do trajeto dos vasos torácicos laterais, e recebem drenagem da parede abdominal, do tórax e da glândula mamária
- **Linfonodos subescapulares (posteriores)** ficam na parede posterior da axila, em associação com os vasos subescapulares, drenam a parede posterior da axila e recebem linfa do dorso, do ombro e do pescoço
- **Linfonodos centrais** ficam inseridos na gordura axilar e recebem tributários de linfonodos umerais, subescapulares e peitorais
- **Linfonodos apicais** são o grupo mais superior de linfonodos na axila e drenam todos os outros grupos da região. Além disso, recebem vasos linfáticos que acompanham a veia cefálica, assim como vasos que drenam a região superior da glândula mamária.

Vasos eferentes do grupo apical convergem para formar o tronco subclávio, que normalmente se une ao sistema venoso na junção entre as veias subclávias direita e esquerda com a veia jugular interna, no pescoço. No lado esquerdo, o tronco subclávio geralmente se une ao ducto torácico na base do pescoço.

Processo axilar da glândula mamária

Apesar de a glândula mamária ficar na fáscia superficial que recobre a parede torácica, sua região superolateral se estende ao longo da margem do músculo peitoral maior, em direção à axila. Em alguns casos, passa em torno da margem do músculo para penetrar na fáscia profunda e entrar na axila (Figura 7.58). O processo axilar raramente chega até a altura do ápice da axila.

BRAÇO

O braço é a região do membro superior entre o ombro e o cotovelo (Figura 7.59). A face superior do braço se

Na clínica

Câncer de mama

A drenagem linfática da parte lateral da mama passa pelos linfonodos da axila. Distúrbios significativos da drenagem linfática normal do membro superior podem ocorrer se a mastectomia ou esvaziamento ganglionar axilar cirúrgico foi realizado para o câncer de mama. Além disso, alguns pacientes passam por radioterapia na axila para prevenir a progressão de doença metastática, mas um efeito colateral dela é a destruição de minúsculos vasos linfáticos junto com as células cancerígenas.

Se a drenagem linfática do membro superior for danificada, as dimensões do membro superiores aumentam e pode ocorrer edema com cacifo (linfedema).

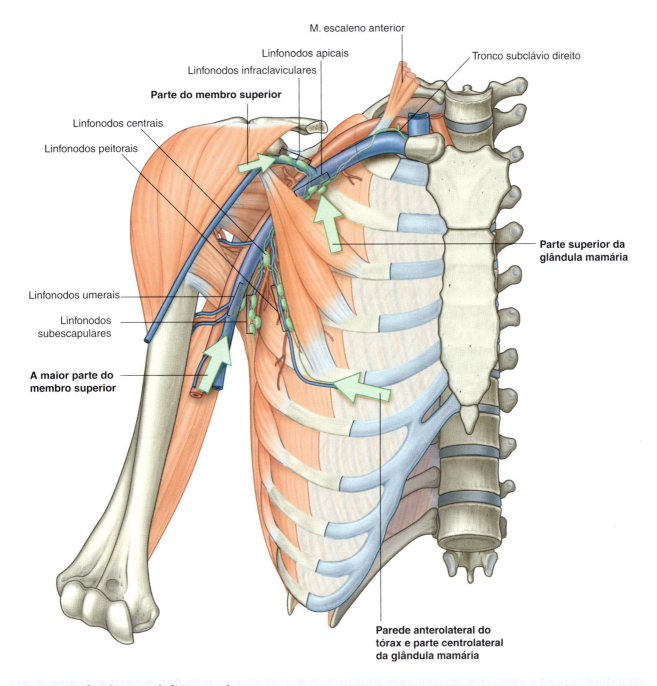

Figura 7.57 Linfonodos e vasos linfáticos na axila.

comunica medialmente com a axila. Inferiormente, muitas estruturas importantes passam entre o braço e o antebraço pela fossa cubital, que é posicionada anteriormente à articulação do cotovelo.

O braço é dividido em dois compartimentos por septos intermusculares medial e lateral, que passam de cada lado do úmero para a camada externa de fáscia profunda que envolve o membro (Figura 7.59).

O compartimento anterior do braço contém músculos que predominantemente flexionam a articulação do cotovelo, enquanto o compartimento posterior contém músculos que estendem a articulação. Grandes nervos e vasos suprem e atravessam cada compartimento.

Ossos

O suporte esquelético do braço é o úmero (Figura 7.60). A maior parte dos grandes músculos do braço se insere nas extremidades proximais dos dois ossos do antebraço, o rádio e a ulna, e flexionam e estendem o antebraço na articulação do cotovelo. Além disso, os músculos predominantemente situados no antebraço que movem a mão se originam na extremidade distal do úmero.

Gray Anatomia Clínica para Estudantes

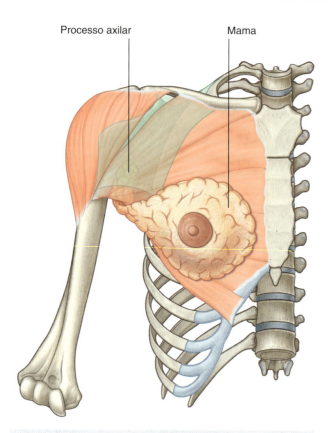

Figura 7.58 Processo axilar da mama.

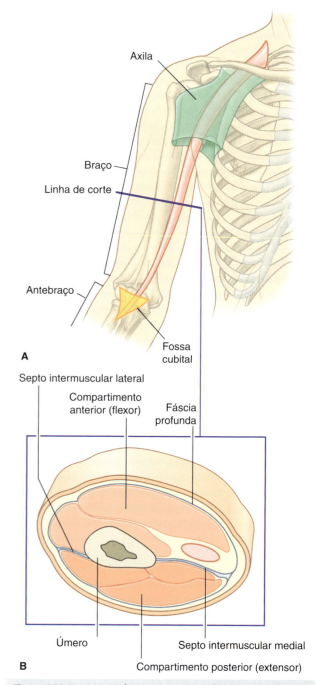

Figura 7.59 Braço. **A.** Relações proximais e distais. **B.** Corte transverso pelo meio do braço.

Corpo e parte distal do úmero

No corte transversal, o corpo do úmero é quase triangular, com:

- Margens anterior, lateral e medial, e
- Faces anterolateral, anteromedial e posterior (Figura 7.60).

A face posterior do úmero é marcada, em seu aspecto superior, por uma aspereza linear, para a inserção da cabeça lateral do músculo tríceps braquial, começando imediatamente inferior ao colo cirúrgico e passando diagonalmente pelo osso até a **tuberosidade para o músculo deltoide**.

A parte média da face superior e da face anterolateral adjacente são marcadas pelo raso **sulco radial**, que desce diagonalmente e paralelamente à margem posterior da tuberosidade para o músculo deltoide. O nervo radial e a artéria braquial profunda ficam nesse sulco.

Aproximadamente na metade do corpo, a margem medial é marcada por um espessamento alongado e estreito, para a inserção do músculo coracobraquial.

Septos intermusculares, que separam o compartimento anterior do compartimento posterior, inserem-se nas margens medial e lateral (Figura 7.61).

Distalmente, o osso se torna achatado, e essas margens se expandem como a **crista supraepicondilar lateral** e **crista supraepicondilar medial**. A lateral é mais pronunciada do que a medial, e é mais áspera, para a inserção de músculos encontrados no compartimento posterior do antebraço.

A parte distal do úmero, que é achatada no plano anteroposterior, tem um côndilo, dois epicôndilos e três fossas, como a seguir (Figura 7.61).

Côndilo

As duas partes articulares do côndilo, o **capítulo** e a **tróclea**, se articulam com os dois ossos do antebraço.

Capítulo 7 • Membro Superior

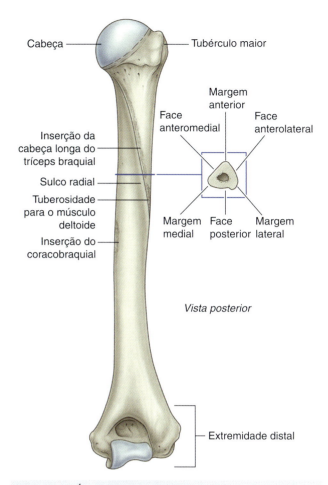

Figura 7.60 Úmero. Vista posterior.

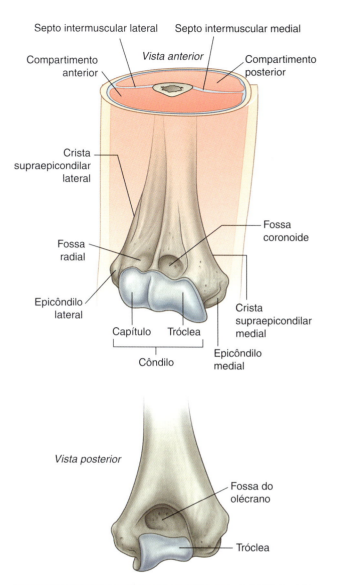

Figura 7.61 Extremidade distal do úmero.

O **capítulo** se articula com o rádio. Lateral em posição e semiesférico em formato, projeta-se anteriormente e um pouco inferiormente, e não é observado a partir da vista posterior do úmero.

A **tróclea** se articula com a ulna. Tem formato de polia e posição mais medial do que o capítulo. Sua margem medial é mais pronunciada do que sua margem lateral e, diferentemente do capítulo, estende-se para a face posterior do osso.

Epicôndilos

Os dois epicôndilos são adjacentes, e um pouco superiores, à tróclea e ao capítulo (Figura 7.61).

O **epicôndilo medial**, uma grande protuberância óssea, é o maior acidente anatômico palpável na face medial do cotovelo e se projeta medialmente na parte distal do úmero. Em sua superfície, existe uma grande depressão oval, para a inserção de músculos do compartimento anterior do antebraço. O nervo ulnar passa do braço para o antebraço, contornando a face posterior do epicôndilo medial, e pode ser palpado contra o osso nesse local.

O **epicôndilo lateral** é muito menos pronunciado do que o medial. É lateral ao capítulo e tem uma grande impressão irregular para a inserção de músculos do compartimento posterior do antebraço.

Fossas

Existem três fossas acima da tróclea e do capítulo, na parte distal do úmero (Figura 7.61).

A **fossa radial** é a menos distinta das fossas, e ocorre em local imediatamente superior ao capítulo, na face anterior do úmero.

A **fossa coronoide** é adjacente à fossa radial e superior à tróclea.

A maior fossa, a **fossa do olécrano**, ocorre em local imediatamente superior à tróclea na face posterior da parte distal do úmero.

Essas três fossas acomodam projeções dos ossos no antebraço durante movimentos da articulação do cotovelo.

591

Gray Anatomia Clínica para Estudantes

Extremidade proximal do rádio

A extremidade proximal do rádio consiste em uma cabeça, um colo e a tuberosidade do rádio (Figura 7.62 A, B).

A **cabeça** do rádio é uma estrutura espessa, em forma de disco, orientada no plano horizontal. A face superior, circular, é côncava para se articular com o capítulo do úmero. A espessa margem do disco é alargada medialmente, onde se articula com a incisura radial na extremidade proximal da ulna.

O **colo** do rádio é uma estrutura cilíndrica curta e estreita entre a cabeça do rádio, mais larga, e a tuberosidade do rádio (no corpo do rádio).

A **tuberosidade do rádio** é uma grande projeção romba na face medial do rádio, imediatamente inferior ao colo. Muito de sua superfície é áspero, para a inserção do tendão do músculo bíceps braquial. A linha oblíqua do rádio continua diagonalmente cruzando o corpo do osso a partir da margem inferior da tuberosidade do rádio.

Extremidade proximal da ulna

A extremidade proximal da ulna é muito maior do que a extremidade proximal do rádio, e consiste no olécrano, no processo coronoide, na incisura troclear, na incisura radial e na tuberosidade da ulna (Figura 7.63 A, B).

O **olécrano** é uma grande projeção óssea que se estende proximalmente a partir da ulna. Sua face anterolateral é articular e contribui para a formação da incisura troclear, que se articula com a tróclea do úmero. A face superior é marcada por uma grande depressão áspera para a inserção do músculo tríceps braquial. A face posterior é lisa, de formato aproximadamente triangular e pode ser palpada com a "ponta do cotovelo".

O **processo coronoide** se projeta anteriormente a partir da extremidade proximal da ulna (Figura 7.63). Sua face superolateral é articular e participa, junto com o olécrano, na formação da **incisura troclear**. A face lateral é marcada pela **incisura radial**, para a articulação com a cabeça do rádio.

Imediatamente inferior à incisura radial, há uma fossa que possibilita que a tuberosidade do rádio mude de posição durante a pronação e supinação. A margem posterior dessa fossa é alargada para formar a **tuberosidade para o músculo supinador**. A face anterior do processo coronoide é triangular, com o ápice direcionado distalmente, e tem muitos espessamentos e regiões ásperas para a inserção de músculos. O maior desses espessamentos, a **tuberosidade da ulna**, fica no ápice da face anterior e é o local de inserção do músculo braquial.

Músculos

O compartimento anterior do braço contém três músculos – coracobraquial, braquial e bíceps braquial –, que são inervados, predominantemente, pelo nervo musculocutâneo.

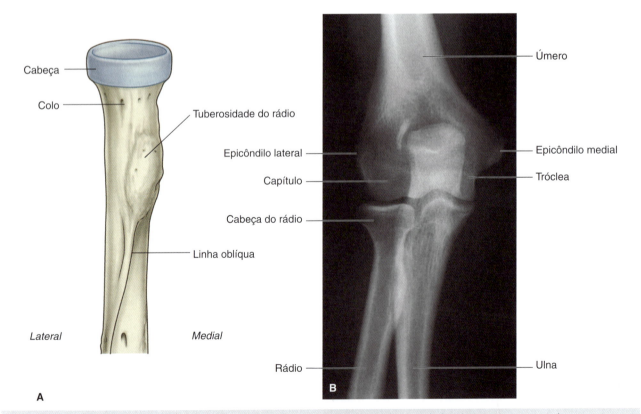

Figura 7.62 **A.** Vista anterior da parte proximal do rádio. **B.** Radiografia da articulação do cotovelo (incidência anteroposterior).

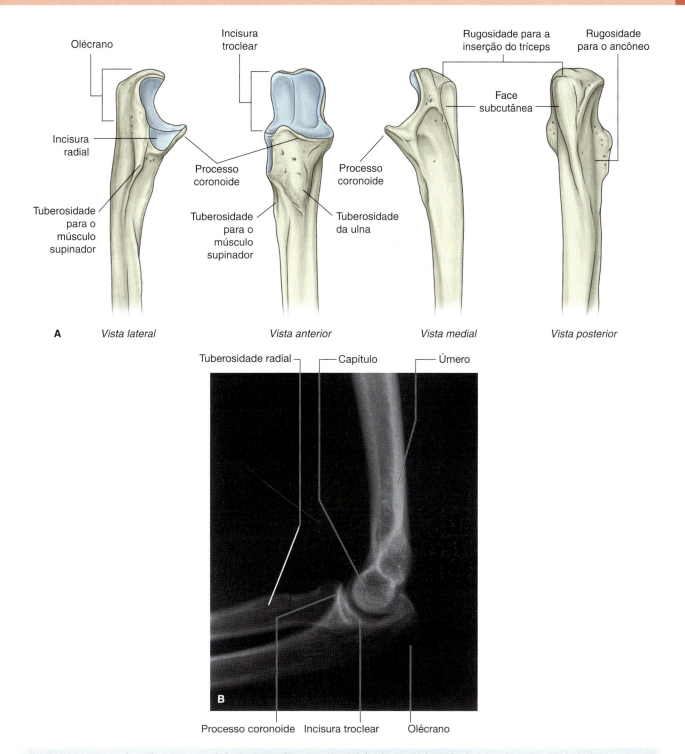

Figura 7.63 **A.** Vistas lateral, anterior, medial e posterior da parte proximal da ulna. **B.** Radiografia do cotovelo (incidência lateral).

O compartimento posterior contém um músculo – o músculo tríceps braquial – que é suprido pelo nervo radial.

Músculo coracobraquial

O **músculo coracobraquial** se estende da ponta do processo coracoide da escápula até o lado medial da metade do úmero (Figura 7.64 e Tabela 7.8); atravessa a axila e é penetrado e suprido pelo nervo musculocutâneo.

O músculo coracobraquial flexiona o braço.

Músculo bíceps braquial

O músculo **bíceps braquial** tem duas cabeças:

- A cabeça curta do músculo se origina do processo coracoide, em conjunto com o músculo coracobraquial
- A cabeça longa se origina como um tendão do tubérculo supraglenoidal da escápula (Figura 7.64 e Tabela 7.8).

Gray Anatomia Clínica para Estudantes

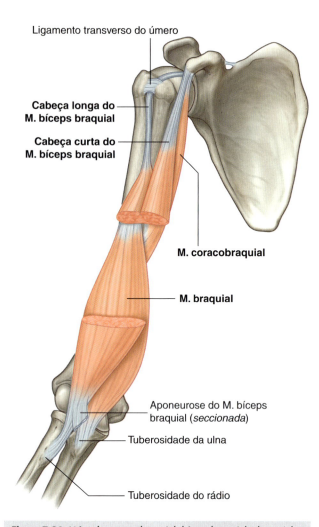

Figura 7.64 Músculos coracobraquial, bíceps braquial e braquial.

bíceps braquial) se "abre" em leque, a partir do lado medial do tendão, para se mesclar com a fáscia profunda que recobre o compartimento anterior do antebraço.

O músculo bíceps braquial é um poderoso flexor do antebraço na articulação do cotovelo; é também o mais poderoso supinador do antebraço quando o cotovelo está flexionado. Como as duas cabeças do músculo bíceps braquial cruzam a articulação do ombro, o músculo também pode flexioná-la.

O músculo bíceps braquial é suprido pelo nervo musculocutâneo. A percussão delicada do tendão do músculo bíceps braquial na altura do cotovelo é usada para testar, predominantemente, o segmento espinal C6.

Na clínica

Ruptura do tendão do músculo bíceps braquial
É relativamente incomum a ruptura de músculos e seus tendões no membro superior; no entanto, o tendão que sofre ruptura com mais frequência é o tendão da cabeça longa do músculo bíceps braquial. Isoladamente, isso tem relativamente pouco efeito no membro superior, mas provoca uma deformidade característica – durante a flexão do cotovelo, ocorre um abaulamento extremamente pronunciado do ventre muscular, que corresponde às fibras musculares se contraindo sem oposição – o "sinal de Popeye".

A ruptura do tendão distal do músculo bíceps braquial também ocorre. É importante determinar o local da ruptura: se for na junção musculotendínea, no meio do tendão ou na inserção, porque isso determinará a abordagem cirúrgica adotada para o reparo.

Músculo braquial

O **músculo braquial** se origina da metade distal da parte anterior do úmero e das partes adjacentes dos septos intermusculares, particularmente no lado medial (Figura 7.64 e Tabela 7.8). Fica profundo ao músculo bíceps braquial, é achatado posteroanteriormente e converge para formar um tendão, que se insere na tuberosidade da ulna.

O tendão da cabeça longa passa pela articulação do ombro superiormente à cabeça do úmero, e a seguir passa através do sulco intertubercular e entra no braço. Lá, o tendão se une a seu ventre muscular e, junto com o ventre muscular da cabeça curta, fica sobre o músculo braquial.

As cabeças longa e curta convergem para formar um único tendão, que se insere na tuberosidade radial.

Assim que o tendão entra no antebraço, uma lâmina plana de tecido conjuntivo (a **aponeurose do músculo**

Tabela 7.8 Músculos do compartimento anterior do braço (os segmentos espinais em negrito são os principais segmentos a inervar o músculo).

Músculo	Origem	Inserção	Inervação	Função
Coracobraquial	Ápice do processo coracoide	Espessamento linear na metade do úmero, no lado medial	Nervo musculocutâneo (**C5**, **C6**, **C7**)	Flexor do braço na articulação do ombro
Bíceps braquial	Cabeça longa – tubérculo supraglenoidal da escápula; cabeça curta – ápice do processo coracoide	Tuberosidade do rádio	Nervo musculocutâneo (**C5**, **C6**)	Poderoso flexor do antebraço no cotovelo e supinador do antebraço; flexor acessório do braço no ombro
Braquial	Parte anterior do úmero (faces medial e lateral) e septos intermusculares adjacentes	Tuberosidade da ulna	Nervo musculocutâneo (C5, **C6**); pequena contribuição do nervo radial (C7) para a parte lateral do músculo	Poderoso flexor do antebraço no cotovelo

O músculo braquial flexiona o antebraço na articulação do cotovelo.

A inervação do músculo braquial é feita, predominantemente, pelo nervo musculocutâneo. Um pequeno componente da parte lateral do músculo é inervado pelo nervo radial.

Compartimento posterior

O único músculo no compartimento posterior do braço é o **músculo tríceps braquial** (Figura 7.65 e Tabela 7.9). Ele tem três cabeças:

- A cabeça longa se origina do tubérculo infraglenoidal da escápula
- A cabeça medial se origina de uma extensa área na face superior de corpo do úmero, inferior ao sulco do nervo radial
- A cabeça lateral se origina de um espessamento linear superior ao sulco do nervo radial, no úmero.

As três cabeças convergem para formar um grande tendão, que se insere na face superior do olécrano, na ulna.

O músculo tríceps braquial estende o antebraço na articulação do cotovelo.

A inervação do músculo tríceps braquial é feita por ramos do nervo radial. Uma leve batida no tendão desse músculo testa, predominantemente, o segmento espinal C7.

Artérias e veias

Artéria braquial

A principal artéria do braço, a **artéria braquial**, é encontrada no compartimento anterior (Figura 7.66 A). Originando-se como uma continuação da artéria axilar na margem inferior do músculo redondo maior, ela termina imediatamente distal à articulação do cotovelo, onde se divide em artérias radial e ulnar.

Na parte proximal do braço, a artéria braquial fica na face medial. Na parte distal, desloca-se lateralmente para assumir uma posição a meio caminho entre o epicôndilo lateral e o epicôndilo medial do úmero. Cruza anteriormente à articulação do cotovelo, onde fica imediatamente medial ao tendão do músculo bíceps braquial. A artéria braquial é palpável em toda a sua extensão. Em regiões proximais, a artéria braquial pode ser comprimida contra a face medial do úmero.

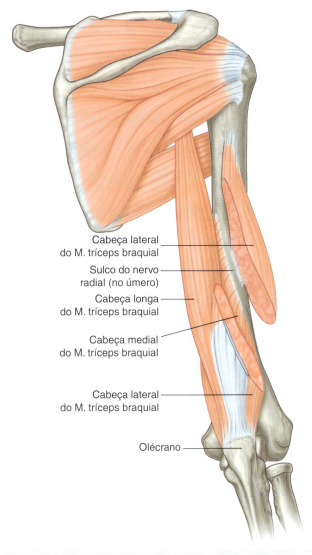

Figura 7.65 Músculo tríceps.

Ramos da artéria braquial no braço incluem os destinados aos músculos adjacentes e dois vasos ulnares colaterais, que contribuem para uma rede de artérias ao redor da articulação do cotovelo (Figura 7.66 B). Ramos adicionais são a artéria braquial profunda e artérias nutrícias do úmero, que passam por um forame na face anteromedial do corpo do úmero.

Artéria braquial profunda

A **artéria braquial profunda**, maior ramo da artéria braquial, penetra e irriga o compartimento posterior do braço (Figura 7.66 A, B). Entra no compartimento

Tabela 7.9 Músculo do compartimento posterior do braço (o segmento espinal indicado em negrito é o principal segmento a inervar o músculo).

Músculo	Origem	Inserção	Inervação	Função
Tríceps braquial	Cabeça longa – tubérculo infraglenoidal da escápula; cabeça medial – face posterior do úmero; cabeça lateral – face posterior do úmero	Olécrano	Nervo radial (C6, **C7**, C8)	Extensão do antebraço no cotovelo; a cabeça longa pode também estender e aduzir o braço no ombro

595

Gray Anatomia Clínica para Estudantes

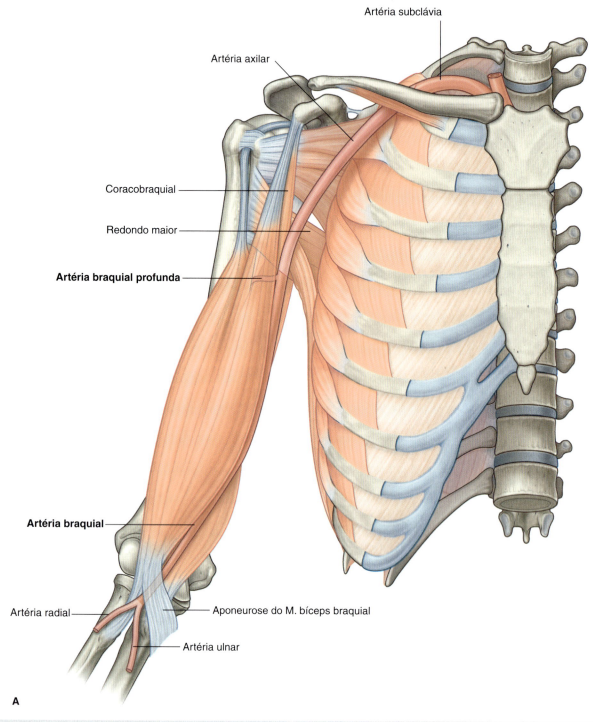

Figura 7.66 Artéria braquial. **A.** Trajeto e relações. (*continua*)

posterior, acompanhando o nervo radial através do intervalo triangular, que é formado pelo corpo do úmero, a margem inferior do músculo redondo maior e a margem lateral da cabeça longa do tríceps. Passa então ao longo do sulco do nervo radial, na face posterior do úmero, profundamente à cabeça lateral do músculo tríceps braquial.

Ramos da artéria braquial profunda irrigam músculos adjacentes e fazem anastomose com a artéria circunflexa posterior do úmero. A artéria termina como dois vasos colaterais, que contribuem para uma rede de artérias anastomóticas ao redor da articulação do cotovelo (Figura 7.66 B).

Capítulo 7 • Membro Superior

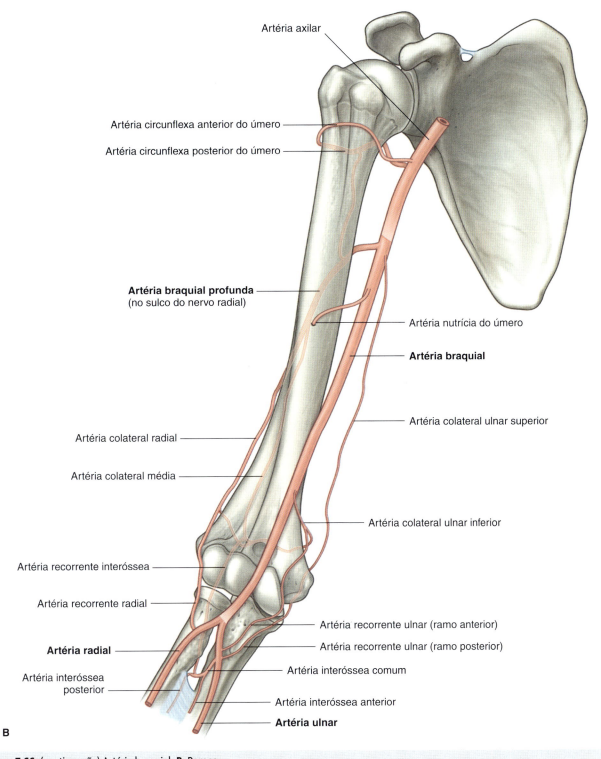

Figura 7.66 (*continuação*) Artéria braquial. **B.** Ramos.

Na clínica

Aferição da pressão arterial

A pressão arterial é um parâmetro fisiológico extremamente importante. Níveis elevados de pressão arterial (hipertensão arterial) exigem tratamento para prevenir complicações a longo prazo, como AVCs. Hipotensão arterial pode ser causada por perda de sangue extrema, infecção generalizada ou débito cardíaco reduzido (p. ex., após infarto do miocárdio). A aferição acurada da pressão arterial é essencial.

A maioria dos profissionais de saúde utiliza um esfigmomanômetro e um estetoscópio. O esfigmomanômetro tem

Gray Anatomia Clínica para Estudantes

Na clínica (continuação)

uma braçadeira que é colocada em torno da parte média do braço para comprimir a artéria braquial contra o úmero. A braçadeira é inflada até exceder a pressão arterial sistólica (maior do que 120 mmHg). O profissional de saúde coloca um estetoscópio sobre a artéria braquial na fossa cubital e ausculta o pulso. Quando a pressão na braçadeira do esfigmomanômetro é reduzida para imediatamente abaixo do nível da pressão arterial sistólica, o pulso se torna audível como um batimento regular. Conforme a pressão no esfigmomanômetro continua a cair, o batimento se torna mais evidente. Quando a pressão for menor do que aquela da pressão arterial diastólica, o batimento regular deixa de ser audível. Usando a escala simples no esfigmomanômetro, a pressão arterial do paciente pode ser determinada. A faixa normal é de 90 a 120/60 a 80 mmHg (pressão arterial sistólica/pressão arterial diastólica).

Veias

Um **par de veias braquiais** passa ao longo dos lados medial e lateral da artéria braquial, recebendo tributárias que acompanham os ramos da artéria (Figura 7.67).

Além dessas veias profundas, duas grandes veias subcutâneas, as veias basílica e cefálica, são encontradas no braço.

A veia basílica passa verticalmente na metade distal do braço, penetra a fáscia profunda para assumir uma posição medial à artéria braquial, e então se torna a veia axilar, na margem inferior do músculo redondo maior. As veias braquiais desembocam na veia basílica, ou na axilar.

A veia cefálica passa superiormente na parte anterolateral do braço e atravessa a parede anterior da axila para alcançar a veia axilar.

Nervos

Nervo musculocutâneo

O nervo musculocutâneo sai da axila e entra no braço, passando através do músculo coracobraquial (Figura 7.68). Desce diagonalmente pelo braço no plano entre os músculos bíceps braquial e braquial. Depois de dar origem a ramos motores no braço, emerge lateralmente ao tendão do músculo bíceps braquial, no cotovelo, penetra a fáscia profunda e continua como o **nervo cutâneo lateral do antebraço**. O nervo musculocutâneo fornece:

- Inervação motora para todos os músculos do compartimento anterior do braço, e
- Inervação sensitiva para a pele na face lateral do antebraço.

Nervo mediano

O nervo mediano entra no braço vindo da axila, na margem inferior do músculo redondo maior (Figura 7.68). Desce verticalmente pelo lado medial do braço no compartimento anterior e se relaciona com a artéria braquial por todo o seu percurso:

- Em regiões proximais, o nervo mediano é imediatamente lateral à artéria braquial

- Em regiões mais distais, o nervo mediano cruza para o lado medial da artéria braquial e fica anterior à articulação do cotovelo.

O nervo mediano não tem grandes ramos no braço, mas um ramo para um dos músculos do antebraço, o músculo pronador redondo, pode se originar do nervo em local imediatamente proximal à articulação do cotovelo.

Nervo ulnar

O nervo ulnar entra no braço junto com o nervo mediano e a artéria axilar (Figura 7.68). Atravessa regiões proximais em posição medial à artéria axilar. Aproximadamente na metade do comprimento do braço, o nervo ulnar penetra o septo intermuscular e entra no compartimento posterior, onde fica anterior à cabeça medial do músculo tríceps braquial. Passa posteriormente ao epicôndilo medial do úmero, e então entra no compartimento anterior do antebraço.

O nervo ulnar não tem grandes ramos no braço.

Nervo radial

O nervo radial se origina do fascículo posterior do plexo braquial e entra no braço, cruzando a margem inferior do músculo redondo maior (Figura 7.69). Quando entra no braço, fica posterior à artéria braquial. Acompanhado pela artéria braquial profunda, o nervo radial entra no compartimento posterior do braço, passando pelo intervalo triangular.

Em seu trajeto diagonal, de medial a lateral, pelo compartimento posterior, fica dentro do sulco para o nervo radial, diretamente no osso. No lado lateral do braço, passa anteriormente através do septo intermuscular lateral e entra no compartimento anterior, onde fica entre o músculo braquial e um músculo do compartimento posterior do antebraço – o músculo braquiorradial, que se insere na crista supraepicondilar lateral do úmero. O nervo radial entra no antebraço em posição anterior ao epicôndilo lateral do úmero, imediatamente profundo ao músculo braquiorradial.

Capítulo 7 • Membro Superior

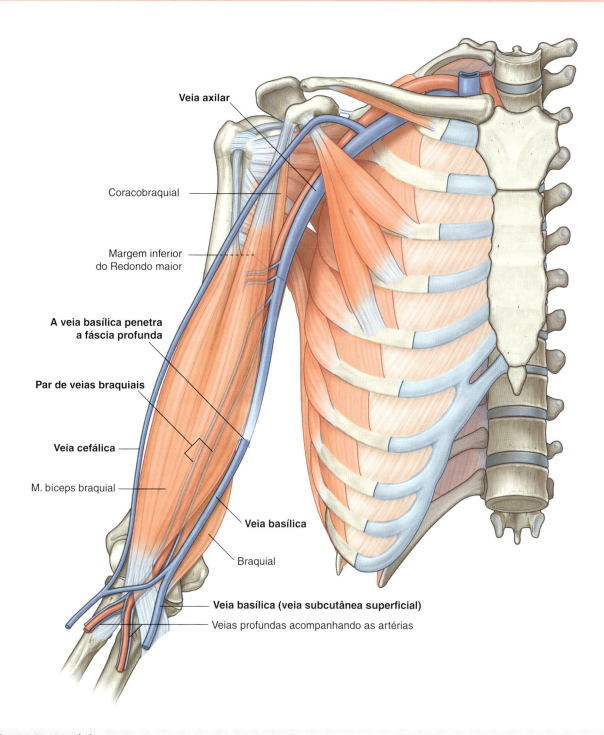

Figura 7.67 Veias do braço.

No braço, o nervo radial tem ramos musculares e cutâneos (Figura 7.69):

- Ramos musculares incluem os ramos para os músculos tríceps braquial, braquiorradial e extensor radial longo do carpo. Além disso, o nervo radial contribui para a inervação da parte lateral do músculo braquial. Um dos ramos da cabeça medial do músculo tríceps braquial emerge antes da entrada do nervo radial no compartimento posterior e desce verticalmente pelo braço em associação com o nervo ulnar
- Ramos cutâneos do nervo radial que se originam no compartimento posterior do braço são o **nervo cutâneo lateral inferior do braço** e o **nervo cutâneo posterior do antebraço**, ambos os quais penetram através da cabeça lateral do músculo tríceps braquial e de sua fáscia profunda para se tornarem subcutâneos.

599

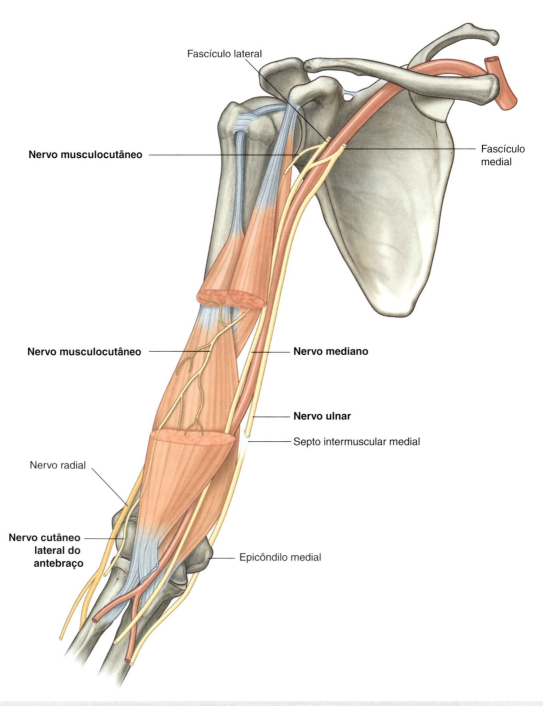

Figura 7.68 Nervos musculocutâneo, mediano e ulnar, no braço.

Capítulo 7 • Membro Superior

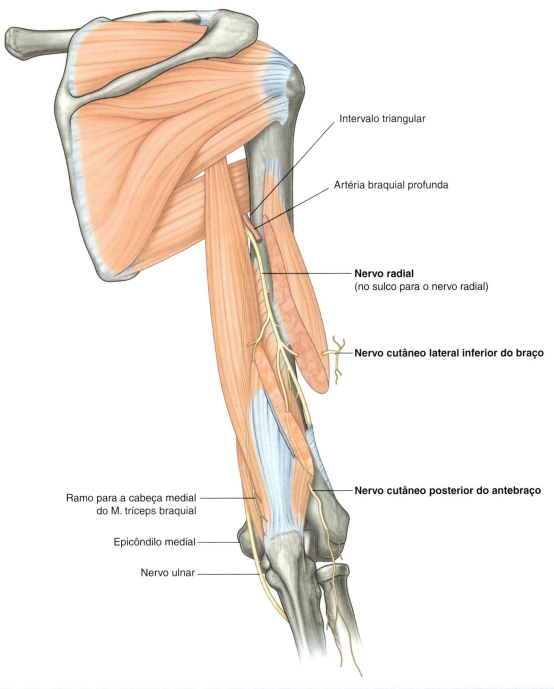

Figura 7.69 Nervo radial, no braço.

Na clínica

Lesão do nervo radial no braço

O nervo radial está intimamente relacionado à artéria braquial profunda entre as cabeças medial e lateral do músculo tríceps braquial, no sulco para o nervo radial. Se o úmero for fraturado, o nervo radial pode ser distendido ou seccionado nessa região, levando a danos permanentes e perda de função. Essa lesão é típica (Figura 7.70), e o nervo deve sempre ser testado quando se suspeita de uma fratura na parte média do corpo do úmero. Os sinais/sintomas do paciente geralmente incluem queda do punho (devido à desnervação do músculo extensor) e alterações sensitivas no dorso da mão.

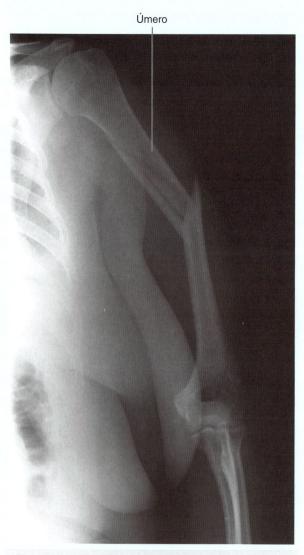

Figura 7.70 Radiografia do úmero, mostrando uma fratura no terço médio do corpo, que pode lesar o nervo radial.

Na clínica

Lesão do nervo mediano no braço

No braço e no antebraço, o nervo mediano geralmente não é danificado por traumatismo, devido à sua posição relativamente profunda. O distúrbio neurológico mais comum associado com o nervo mediano é sua compressão por baixo do retináculo dos músculos flexores no punho (síndrome do túnel do carpo).

Em ocasiões muito raras, uma faixa fibrosa emerge da face anterior do úmero, sob a qual o nervo mediano passa. Isso é um resquício embriológico do músculo coracobraquial, e é por vezes chamado de ligamento de Struthers; ocasionalmente calcifica. Essa faixa pode comprimir o nervo mediano, resultando em fraqueza dos músculos flexores no antebraço e dos músculos tenares. Estudos de condução nervosa demonstrarão o local de compressão.

ARTICULAÇÃO DO COTOVELO

O cotovelo é uma articulação complexa envolvendo três articulações separadas, que compartilham uma cavidade sinovial comum (Figura 7.71):

- As articulações entre a incisura troclear da ulna e a tróclea do úmero, e entre a cabeça do rádio e o capítulo do úmero, são primariamente envolvidas com a flexão e extensão (semelhante ao movimento em dobradiça) do antebraço e do braço e, juntas, são as principais articulações do cotovelo
- A articulação entre a cabeça do rádio e a incisura radial da ulna, a articulação radioulnar proximal, é envolvida com a pronação e supinação do antebraço.

As faces articulares dos ossos são recobertas por cartilagem hialina.

A membrana sinovial se origina das margens da cartilagem articular e recobre a fossa radial, a fossa coronoide, a fossa do olécrano, a face profunda da cápsula articular e a face medial da tróclea (Figura 7.72).

A membrana sinovial é separada da membrana fibrosa da cápsula articular por coxins adiposos nas regiões sobre a fossa coronoide, a fossa do olécrano e a fossa radial. Esses coxins adiposos acomodam os processos ósseos a eles relacionados durante a extensão e flexão do cotovelo. As inserções dos músculos braquial e tríceps braquial na cápsula articular que recobre essas regiões tracionam os coxins gordurosos para fora do caminho quando os processos ósseos adjacentes são movidos para dentro das fossas.

A membrana fibrosa da cápsula articular recobre a membrana sinovial, encerra a articulação e fixa o epicôndilo medial às margens das fossas do olécrano,

Capítulo 7 • Membro Superior

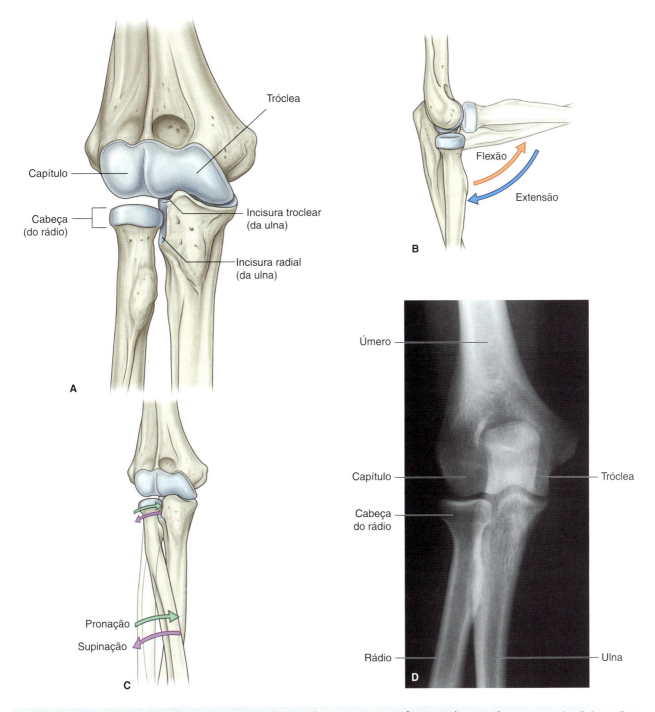

Figura 7.71 Componentes e movimentos da articulação do cotovelo. **A.** Ossos e superfícies articulares. **B.** Flexão e extensão. **C.** Pronação e supinação. **D.** Radiografia de uma articulação do cotovelo normal (incidência anteroposterior).

coronoide e radial do úmero (Figura 7.73). Também liga o processo coronoide ao olécrano da ulna. No lado lateral, a margem inferior livre da cápsula articular passa em torno do colo do rádio, de uma inserção anterior ao processo coronoide da ulna até uma inserção posterior na base do olécrano.

A membrana fibrosa da cápsula articular é espessada medial e lateralmente para formar ligamentos colaterais que sustentam os movimentos de flexão e extensão do cotovelo (Figura 7.73).

Além disso, a face externa da cápsula articular é reforçada lateralmente, onde envolve a cabeça do rádio com

603

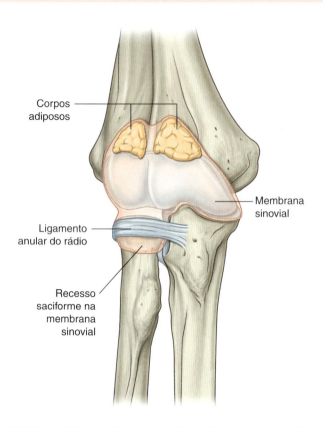

Figura 7.72 Membrana sinovial da articulação do cotovelo (vista anterior).

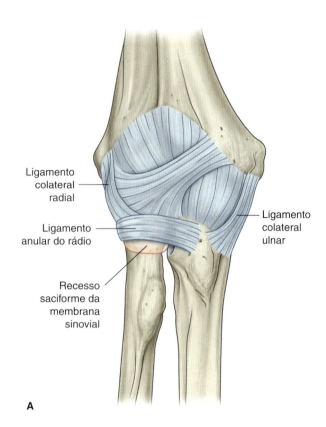

A

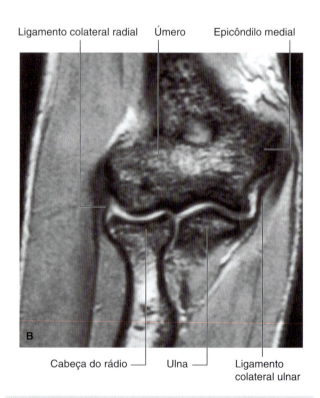

Figura 7.73 Articulação do cotovelo. **A.** Cápsula articular e ligamentos do cotovelo direito. **B.** Ressonância magnética do cotovelo em corte coronal.

um forte **ligamento anular do rádio**. Embora esse ligamento se misture com a membrana fibrosa na maioria das regiões, são separados posteriormente. O ligamento anular do rádio também se mistura com o **ligamento colateral radial**.

O ligamento anular do rádio e a parte da cápsula articular relacionada a ele permitem que a cabeça do rádio deslize sobre a incisura radial da ulna e dê a volta em torno do capítulo durante a pronação e supinação do antebraço.

A face profunda da membrana fibrosa da cápsula articular e o ligamento anular do rádio relacionado a ela, que se articula com os lados da cabeça do rádio, são recobertos por cartilagem. Um bolso de membrana sinovial (recesso saciforme) se projeta a partir da margem inferior livre da cápsula articular e facilita a rotação da cabeça do rádio durante a pronação e supinação.

A irrigação da articulação do cotovelo é feita por uma rede de vasos anastomóticos derivados dos ramos colaterais e recorrentes das artérias braquial, braquial profunda, radial e ulnar.

A articulação do cotovelo é suprida predominantemente por ramos dos nervos radial e musculocutâneo, mas pode haver alguma inervação por ramos dos nervos ulnar e mediano.

Na clínica

Fratura supracondilar do úmero

Lesões no cotovelo, em crianças, podem resultar em uma fratura transversa na parte distal do úmero, acima do nível dos epicôndilos. Essa fratura é chamada de supracondilar. O fragmento distal e suas partes moles são tracionadas posteriormente pelo músculo tríceps. Esse deslocamento posterior efetivamente estira a artéria braquial sobre o fragmento proximal da fratura, irregular. Em crianças, essa é uma lesão relativamente devastadora: os músculos do compartimento anterior do antebraço ficam isquêmicos e formam contraturas graves, reduzindo significativamente a função do compartimento anterior e dos músculos flexores (contratura isquêmica de Volkmann).

Na clínica

Luxação do cotovelo

A luxação do cotovelo é um distúrbio típico de crianças com menos de 5 anos. É comumente causada por tração súbita na mão da criança, geralmente quando ela é puxada para cima com o braço estendido. A cabeça do rádio, ainda não completamente desenvolvida, e a frouxidão do ligamento anular do rádio possibilitam a subluxação (deslocamento) da cabeça do rádio da sua bainha de tecido. É uma lesão extremamente dolorosa, mas pode ser tratada por simples supinação e compressão da articulação do cotovelo pelo médico. Quando a cabeça do rádio é recolocada em sua posição normal, a dor passa imediatamente, e a criança pode continuar com suas atividades normais.

Na clínica

Fratura do olécrano

Fraturas do olécrano podem resultar de um golpe direto no olécrano ou de uma queda com o braço esticado (Figura 7.74). O músculo tríceps braquial se insere no olécrano e lesões podem causar a avulsão do músculo.

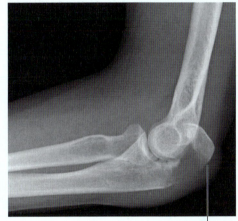

Olécrano

Figura 7.74 Radiografia de um cotovelo mostrando uma fratura do olécrano envolvendo a inserção do músculo tríceps braquial.

Na clínica

Alterações no desenvolvimento da articulação do cotovelo

A articulação do cotovelo pode ser lesionada de muitas maneiras; os tipos de lesão dependem da idade. Quando se suspeita de uma fratura ou trauma de partes moles, são obtidas radiografias simples, com incidências lateral e anteroposterior. Em um adulto, é geralmente fácil interpretar a radiografia, mas, em crianças, fatores adicionais precisam ser considerados.

Conforme o cotovelo se desenvolve em crianças, numerosos centros secundários de ossificação aparecem logo antes e durante a puberdade. É fácil erroneamente interpretá-las como fraturas. Além disso, é também possível que as epífises e apófises sejam "arrancadas" ou danificadas. Portanto, quando se interpreta uma radiografia de cotovelo de uma criança, o médico precisa saber a idade da criança (Figura 7.75). A fusão ocorre perto da puberdade. O conhecimento das epífises e apófises normais, e de sua relação com os ossos, assegura o diagnóstico correto. As idades aproximadas de aparecimento dos centros de ossificação secundária em torno da articulação são:

- Capítulo – 1 ano
- Cabeça do rádio – 5 anos
- Epicôndilo medial – 5 anos
- Tróclea – 11 anos
- Olécrano – 12 anos; e
- Epicôndilo lateral – 13 anos.

Gray Anatomia Clínica para Estudantes

Na clínica (continuação)

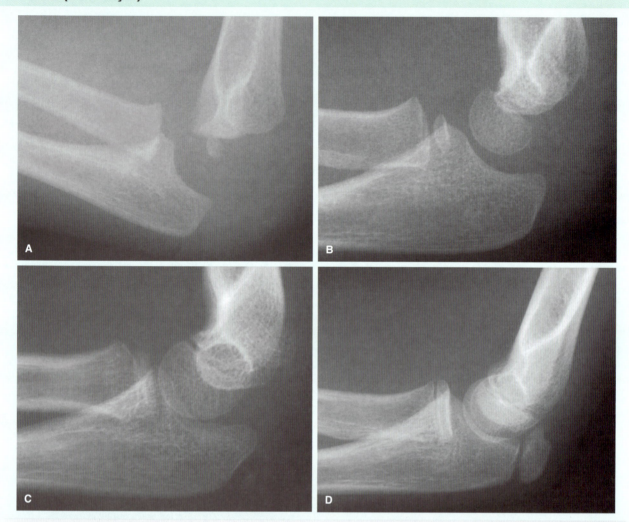

Figura 7.75 Radiografias da articulação do cotovelo em desenvolvimento. **A.** Aos 2 anos de idade. **B.** Aos 5 anos de idade. **C.** Aos 5 a 6 anos de idade. **D.** Aos 12 anos de idade.

Na clínica

Fratura da cabeça do rádio

A fratura da cabeça do rádio é uma lesão comum e pode causar morbidade apreciável. É uma das lesões típicas que ocorrem durante uma queda com o braço esticado. Durante a queda, a força é transmitida para a cabeça do rádio, que quebra e é fraturada. Essas fraturas tipicamente resultam em perda da extensão total, e uma potencial reconstrução cirúrgica exigirá longos períodos de fisioterapia para conseguir amplitude total de movimentos na articulação do cotovelo.

Uma radiografia lateral da cabeça do rádio tipicamente demonstra o fenômeno secundário da fratura. Quando o osso é fraturado, líquido preenche a cavidade sinovial, elevando o pequeno corpo adiposo nas fossas coronóidea e do olécrano. Esses corpos adiposos aparecem como áreas radiotransparentes – o "sinal do coxim adiposo". Esse achado radiológico é útil porque fraturas da cabeça do rádio não são sempre visíveis. Se houver história clínica apropriada, aumento da sensibilidade em torno da cabeça do rádio e sinal do coxim positivo, uma fratura pode ser presumida clinicamente, mesmo que não se possam identificar fraturas na radiografia, e o tratamento apropriado pode ser instituído.

Na clínica

Epicondilite ("cotovelo de tenista" e "cotovelo do golfista")

Não é incomum que pessoas que praticam esportes como golfe e tênis desenvolvam distensão por esforço repetitivo das origens dos músculos flexores e extensores do antebraço. A dor é tipicamente em torno dos epicôndilos e geralmente melhora com repouso e fisioterapia. Pode também ser tratada com injeção do plasma do próprio paciente, rico em plaquetas, no tendão, para promover regeneração e reparo. Se a dor e a inflamação persistirem, a divisão cirúrgica da origem do músculo extensor ou do flexor do osso pode ser necessária. Tipicamente, em tenistas essa dor ocorre no epicôndilo lateral e na origem do músculo extensor comum, enquanto em jogadores de golfe a dor ocorre no epicôndilo medial e na origem do músculo flexor comum.

Na clínica

Artrite do cotovelo

Osteoartrite é extremamente comum e é geralmente mais intensa no membro dominante. Ocasionalmente, um cotovelo artrítico apresenta alteração degenerativa tão intensa que pequenos fragmentos ósseos são encontrados na cavidade articular. Dado o espaço relativamente pequeno da articulação, esses fragmentos provocam redução substancial da flexão e da extensão, e tipicamente se alojam nas fossas do olécrano e coronóidea.

FOSSA CUBITAL

A fossa cubital é uma importante área de transição entre o braço e o antebraço. É localizada anteriormente à articulação do cotovelo e é uma depressão triangular formada entre dois músculos do antebraço:

- O músculo braquiorradial, originando-se da crista supraepicondilar lateral do úmero, e
- O músculo pronador redondo, originando-se do epicôndilo medial do úmero (Figura 7.77 A).

A base do triângulo é uma linha horizontal imaginária entre os epicôndilos medial e lateral. O assoalho da fossa é formado principalmente pelo músculo braquial.

Os principais conteúdos da fossa cubital, de lateral a medial, são:

- O tendão do músculo bíceps braquial
- A artéria braquial
- O nervo mediano (Figura 7.77 B).

A artéria braquial normalmente se bifurca nas artérias radial e ulnar no ápice da fossa (Figura 7.77 B), embora essa bifurcação possa ocorrer muito mais superiormente

Na clínica

Lesão do nervo ulnar no cotovelo

Posteriormente ao epicôndilo medial do úmero, o nervo ulnar fica fixado em um túnel osteofibroso (o túnel ulnar) por um retináculo. Pacientes mais idosos podem desenvolver alterações degenerativas nesse túnel, o que comprime o nervo ulnar quando o cotovelo é flexionado. A ação repetitiva de flexão e extensão pode causar dano nervoso local, resultando em prejuízo da função do nervo ulnar. Músculos acessórios e neurite localizada nessa região secundária a traumatismo direto também podem lesionar o nervo ulnar (Figura 7.76).

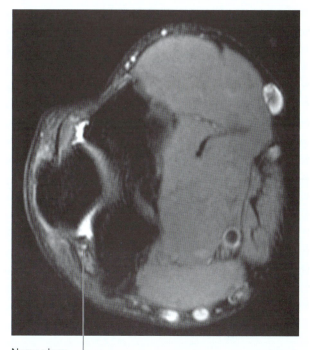

Figura 7.76 RM do cotovelo esquerdo mostrando edema do nervo ulnar no túnel ulnar posterior ao epicôndilo medial, compatível com compressão nervosa.

no braço, até mesmo na axila. Quando afere a pressão arterial de um paciente, o clínico coloca o estetoscópio sobre a artéria braquial na fossa cubital.

O nervo mediano fica imediatamente medial à artéria braquial e sai da fossa passando entre as cabeças ulnar e umeral do músculo pronador redondo (Figura 7.77 C).

A artéria braquial e o nervo mediano são recobertos e protegidos anteriormente, na parte distal da fossa cubital, pela aponeurose do músculo bíceps braquial (Figura 7.77 B). Essa membrana plana de tecido conjuntivo passa entre o lado medial do tendão do músculo bíceps braquial e a fáscia profunda do antebraço. A margem medial aguda da aponeurose do músculo bíceps braquial frequentemente pode ser palpada.

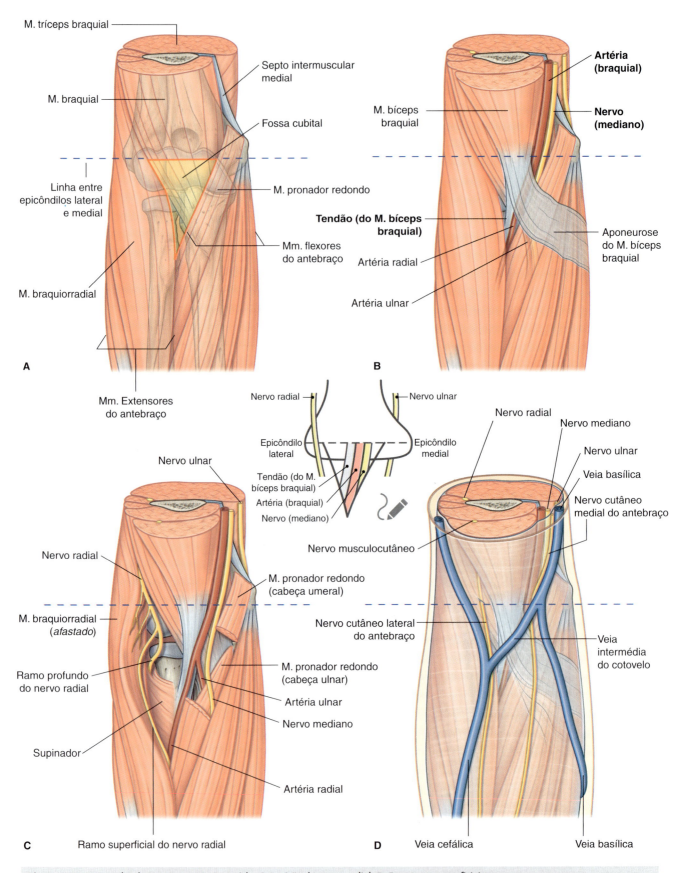

Figura 7.77 Fossa cubital. **A.** Margens. **B.** Conteúdo. **C.** Posição do nervo radial. **D.** Estruturas superficiais.

O nervo radial fica imediatamente abaixo da margem do músculo braquiorradial, que forma a margem lateral da fossa (Figura 7.77 C). Nessa posição, o nervo radial se divide em ramos superficial e profundo:

- O ramo superficial continua dentro do antebraço, imediatamente profundo ao músculo braquiorradial
- O ramo profundo passa entre as duas cabeças do músculo supinador (Figura 7.92) para alcançar o compartimento posterior do antebraço.

O nervo ulnar não passa pela fossa cubital, em vez disso, passa posteriormente ao epicôndilo medial.

O teto da fossa cubital é formado por fáscia superficial e pele. A estrutura mais importante dentro do teto é a veia intermédia do cotovelo (Figura 7.77 D), que cruza o teto diagonalmente e liga a veia cefálica, no lado lateral do membro superior, à veia basílica, no lado medial. A aponeurose do músculo bíceps braquial separa a veia intermédia do cotovelo da artéria braquial e do nervo mediano. Outras estruturas do teto são nervos cutâneos – os nervos cutâneos medial e lateral do antebraço.

ANTEBRAÇO

O antebraço é a parte do membro superior que se estende entre as articulações do cotovelo e do punho. Proximalmente, a maioria das principais estruturas passam entre o braço e o antebraço, atravessando, ou se relacionando com a fossa cubital, que é anterior à articulação do cotovelo (Figura 7.79). A exceção é o nervo ulnar, que passa posteriormente ao epicôndilo medial do úmero.

Distalmente, estruturas passam entre o antebraço e a mão, atravessando, ou anteriormente ao túnel do carpo (Figura 7.79). A principal exceção é a artéria radial, que passa dorsalmente em torno do punho para entrar na mão posteriormente.

A estrutura óssea do antebraço consiste em dois ossos paralelos, o rádio e a ulna (Figuras 7.79 e 7.80 B). O rádio é lateral em posição e é pequeno proximalmente, onde se articula com o úmero, e grande distalmente, onde forma a articulação do punho com os ossos carpais da mão.

A ulna é medial no antebraço, e suas dimensões proximal e distal são o reverso das dimensões do rádio: a ulna é grande proximalmente e pequena distalmente. As articulações proximal e distal entre o rádio e a ulna permitem que a extremidade distal do rádio deslize sobre a extremidade adjacente da ulna, resultando em pronação e supinação da mão.

Assim como o braço, o antebraço é dividido em compartimentos anterior e posterior (Figura 7.79). No antebraço, esses compartimentos são separados por:

- Um septo intermuscular lateral, que passa da margem anterior do rádio até a fáscia profunda que encerra o membro
- Uma membrana interóssea, que liga as margens adjacentes do rádio e da ulna ao longo da maior parte de seus comprimentos; e
- A fixação da fáscia profunda ao longo da margem posterior da ulna.

Os músculos no compartimento anterior do antebraço flexionam o punho e os dedos e fazem pronação da mão.

Na clínica

Criação de uma fístula para hemodiálise

Muitos pacientes em todo o planeta necessitam de diálise renal, devido a insuficiência renal. O sangue do paciente é filtrado e depurado pela máquina de diálise. O sangue, portanto, tem que ser tirado do paciente, passado pelo dispositivo de filtro e então retornado. Esse processo de diálise ocorre por muitas horas e demanda considerável fluxo sanguíneo, cerca de 250 a 500 mℓ por minuto. Para possibilitar que volumes tão grandes de sangue sejam removidos e então retornados ao corpo, o sangue é tirado de vasos com fluxo alto. Como nenhuma veia nos membros periféricos tem um fluxo tão alto, um procedimento cirúrgico é necessário para criar esse sistema. Na maioria dos pacientes, a artéria radial é anastomosada com a veia cefálica (Figura 7.78) no punho, ou a artéria braquial é anastomosada com a veia cefálica no cotovelo. Alguns cirurgiões colocam um enxerto arterial entre os vasos.

Depois de 6 semanas, as veias aumentam de calibre em resposta ao fluxo arterial, tornando-se competentes para receber canulação direta ou diálise.

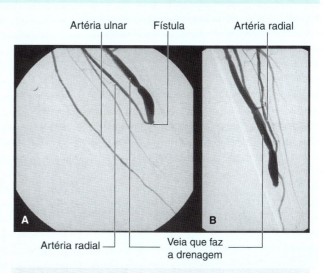

Figura 7.78 Arteriografia por subtração digital do antebraço mostrando uma fístula radiocefálica criada cirurgicamente. **A.** Incidência anteroposterior. **B.** Incidência lateral.

Gray Anatomia Clínica para Estudantes

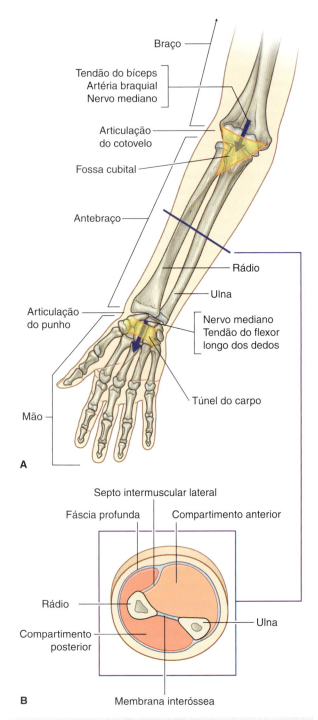

Figura 7.79 Antebraço. **A.** Relações proximais e distais do antebraço. **B.** Corte transverso da parte média do antebraço.

Os músculos no compartimento posterior estendem o punho e os dedos e fazem supinação da mão. Grandes nervos e vasos provêm ou passam por cada compartimento.

Ossos

Corpo e extremidade distal do rádio

O corpo do rádio é delgado proximalmente, onde é contínuo com a tuberosidade radial e o colo, e muito mais amplo distalmente, onde se expande para formar a extremidade distal (Figura 7.80).

Em toda a sua extensão, o corpo do rádio é triangular no corte transversal, com:

- Três margens (anterior, posterior e interóssea) e
- Três faces (anterior, posterior e lateral).

A **margem anterior** começa no lado medial do osso como uma continuação da tuberosidade radial. No terço superior do osso, cruza o corpo diagonalmente, de medial a lateral, como a linha oblíqua do rádio. A **margem posterior** é distinta somente no terço médio do osso. A **margem interóssea** é aguda e é o local de fixação da membrana interóssea, que liga o rádio à ulna.

As faces anterior e posterior do rádio são geralmente lisas, enquanto uma rugosidade oval, para a inserção do pronador redondo, marca aproximadamente o meio da face lateral do rádio.

Vista anteriormente, a extremidade distal do rádio é larga e levemente achatada anteroposteriormente (Figura 7.80). Consequentemente, o rádio tem faces anterior e posterior extensas, e faces medial e lateral estreitas. Sua face anterior é lisa e sem estruturas dignas de nota, exceto por uma afiada crista proeminente que forma sua margem lateral.

A **face posterior** do rádio é caracterizada por um grande **tubérculo dorsal**, que atua como uma polia para o tendão de um dos músculos extensores do polegar (extensor longo do polegar). A face medial apresenta um proeminente processo articular para a extremidade distal da ulna (Figura 7.80). A **face lateral** do rádio tem formato de losango e se estende distalmente como o **processo estiloide do rádio**.

A extremidade distal do osso apresenta dois processos articulares com os ossos carpais (o escafoide e o semilunar).

Corpo e extremidade distal da ulna

O corpo da ulna é largo superiormente, onde é contínuo com a grande extremidade proximal, e estreito distalmente, para formar uma pequena cabeça distal (Figura 7.81). Assim como o rádio, o corpo da ulna é triangular no corte transversal e tem:

- Três margens (anterior, posterior e interóssea) e
- Três faces (anterior, posterior e medial).

A **margem anterior** é lisa e arredondada. A **margem posterior** é aguda e palpável por toda a sua extensão. A **margem interóssea** também é aguda, e é o local de inserção da membrana interóssea, que une a ulna e o rádio.

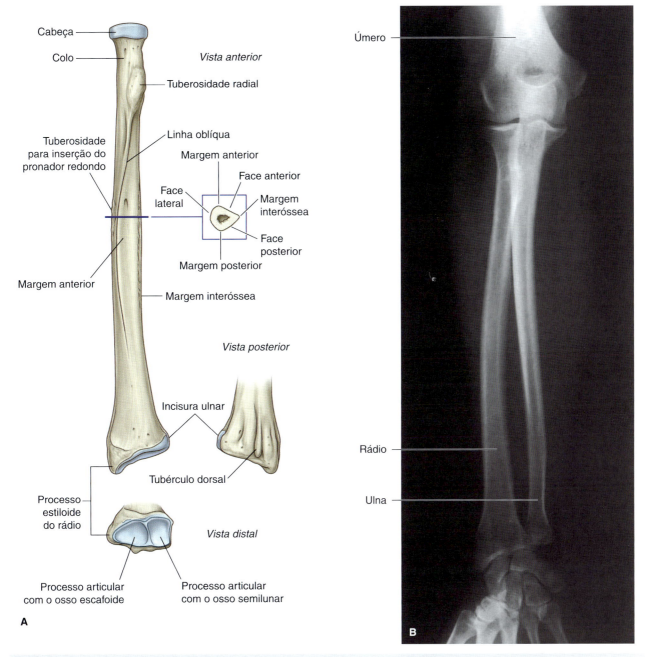

Figura 7.80 Rádio. **A.** Corpo e extremidade distal do rádio direito. **B.** Radiografia do antebraço (incidência anteroposterior).

A **face anterior** da ulna é lisa, exceto distalmente, onde há uma rugosidade linear proeminente para a inserção do músculo pronador quadrado. A **face medial** é lisa e sem estruturas dignas de nota. A **face posterior** é marcada por linhas que separam diferentes regiões de inserções musculares no osso.

A extremidade distal da ulna é pequena e caracterizada por uma cabeça arredondada e pelo **processo estiloide ulnar** (Figura 7.81). A parte anterolateral distal da cabeça é recoberta por cartilagem articular. O processo estiloide ulnar se origina do aspecto posteromedial da ulna e se projeta distalmente.

Articulações

Articulação radioulnar distal

A articulação radioulnar distal ocorre entre a face articular da cabeça da ulna e a incisura ulnar na extremidade do rádio, e um disco articular fibroso, que separa a articulação radioulnar da articulação do punho (Figura 7.82).

O disco articular, com formato triangular, fica fixado por seu ápice a uma depressão áspera na ulna, entre o processo estiloide e a face articular da cabeça, e por sua base à margem angular do rádio entre a incisura ulnar e a face articular para os ossos carpais.

Gray Anatomia Clínica para Estudantes

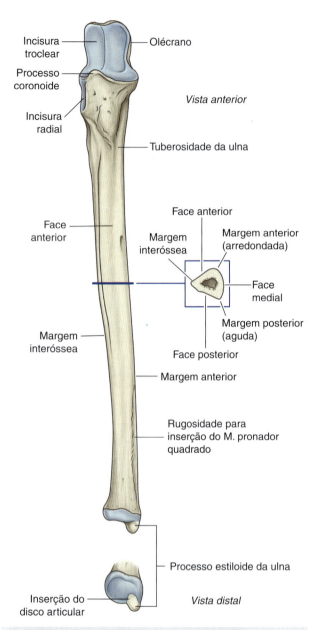

Figura 7.81 Corpo e extremidade distal da ulna.

Na clínica

Fraturas do rádio e da ulna

O rádio e a ulna ficam unidos ao úmero, proximalmente, e aos ossos carpais, distalmente, por uma série complexa de ligamentos. Embora os ossos sejam separados, eles se comportam como um só. Quando uma lesão grave ocorre no antebraço, geralmente envolve ambos os ossos, resultando ou em fratura dos dois ossos ou, mais comumente, uma fratura de um osso e luxação do outro. Comumente, o mecanismo da lesão e a idade do paciente determinam qual desses é mais provável.

Há três lesões clássicas no rádio e ulna:

- Fratura de Monteggia é uma fratura no terço proximal da ulna e luxação anterior da cabeça do rádio no cotovelo
- Fratura de Galeazzi é uma fratura no terço distal do rádio associada à subluxação (luxação parcial) da cabeça da ulna na articulação do punho
- Fratura de Colles é uma fratura e luxação posterior da extremidade distal do rádio.

Quando uma fratura de rádio ou de ulna é demonstrada radiologicamente, outras imagens do cotovelo e do punho devem ser obtidas para excluir luxações.

A membrana sinovial é fixada às margens da articulação radioulnar distal e é recoberta em sua superfície externa por uma cápsula fibrosa articular.

A articulação radioulnar permite que a extremidade distal do rádio se mova anteromedialmente sobre a ulna.

Membrana interóssea

A membrana interóssea é uma fina lâmina fibrosa que liga as margens medial e lateral do rádio e da ulna, respectivamente (Figura 7.82). Fibras colágenas dentro da lâmina passam predominantemente em local inferior, do rádio até a ulna.

A membrana interóssea tem uma margem superior livre, que fica situada em local imediatamente inferior à tuberosidade radial, e uma pequena abertura circular em seu terço distal. Vasos passam entre os compartimentos anterior e posterior acima da margem superior e através da abertura inferior.

A membrana interóssea liga o rádio à ulna sem restringir a pronação e supinação e fornece local de inserção para músculos nos compartimentos anterior e posterior. A orientação das fibras na membrana é também compatível com seu papel em transferir forças do rádio à ulna e, portanto, no final das contas, da mão ao úmero.

Pronação e supinação

Pronação e supinação da mão ocorrem inteiramente no antebraço e envolvem rotação do rádio no cotovelo e movimento da extremidade distal do rádio sobre a ulna (Figura 7.83).

No cotovelo, a face articular superior da cabeça do rádio gira no capítulo; ao mesmo tempo, a face articular no lado da cabeça desliza contra a incisura radial da ulna e áreas adjacentes da cápsula articular e ligamento anular do rádio. Na articulação radioulnar distal, a incisura ulnar do rádio desliza anteriormente sobre a superfície convexa da cabeça da ulna. Durante esses movimentos, os ossos são mantidos juntos:

- Pelo ligamento anular do rádio, na articulação radioulnar proximal
- Pela membrana interóssea, ao longo dos comprimentos do rádio e da ulna; e
- Pelo disco articular, na articulação radioulnar distal (Figura 7.83).

Capítulo 7 • Membro Superior

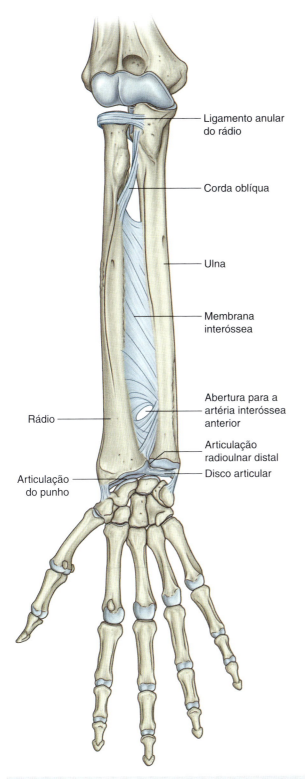

Figura 7.82 Articulação radioulnar distal e a membrana interóssea.

Como a mão se articula predominantemente com o rádio, a translocação da extremidade distal do rádio medialmente, sobre a ulna, move a mão da posição palmar anterior (em supinação) para a posição palmar posterior (em pronação).

Dois músculos fazem supinação e dois músculos fazem pronação da mão (Figura 7.83).

Músculos envolvidos na pronação e na supinação

Bíceps braquial. O músculo bíceps braquial, o maior dos quatro músculos que fazem supinação e pronação da mão, é um poderoso supinador, assim como um flexor da articulação do cotovelo. É mais eficiente como supinador quando o antebraço está flexionado.

Supinador. O segundo dos músculos envolvidos com a supinação é o músculo **supinador**. Localizado no compartimento posterior do antebraço, tem uma ampla origem: da crista do músculo supinador, na ulna, e do epicôndilo lateral, do úmero, e dos ligamentos associados com a articulação do cotovelo.

O músculo supinador se curva ao redor da face posterior e da face lateral do terço superior do rádio para se inserir no corpo desse osso, superiormente à linha oblíqua.

O tendão do músculo bíceps braquial e o músculo supinador se enrolam em torno da extremidade proximal do rádio quando a mão está em pronação (Figura 7.83). Quando eles se contraem, desenrolam-se do osso, produzindo a supinação da mão.

Pronadores redondo e quadrado. A pronação resulta da ação dos músculos **pronadores redondo** e **quadrado** (Figura 7.83). Ambos ficam no compartimento anterior do antebraço:

- O pronador redondo corre do epicôndilo medial do úmero até a face lateral do rádio, aproximadamente no meio do comprimento de seu corpo
- O pronador quadrado se estende entre as faces anteriores das extremidades distais do rádio e da ulna
- Quando esses músculos se contraem, tracionam a extremidade distal do rádio sobre a ulna, resultando na pronação da mão (Figura 7.83).

Ancôneo. Além da flexão em dobradiça e extensão na articulação do cotovelo, alguma abdução da extremidade distal da ulna também ocorre e mantém a posição da palma da mão sobre um eixo central durante a pronação (Figura 7.84). O músculo envolvido nesse movimento é o **músculo ancôneo**, um músculo triangular no compartimento posterior do antebraço que corre do epicôndilo lateral até a face lateral da extremidade proximal da ulna.

COMPARTIMENTO ANTERIOR DO ANTEBRAÇO

Músculos

Músculos no compartimento anterior (flexor) do antebraço ocorrem em camadas: superficial, média e profunda. Geralmente, esses músculos estão associados com:

- Movimentos da articulação do punho
- Flexão dos dedos, incluindo o polegar; e
- Pronação.

613

Gray Anatomia Clínica para Estudantes

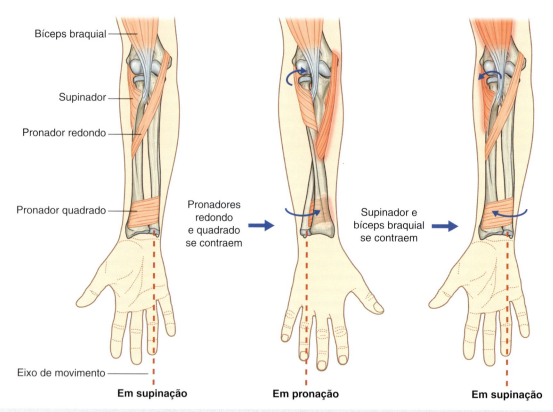

Figura 7.83 Pronação e supinação.

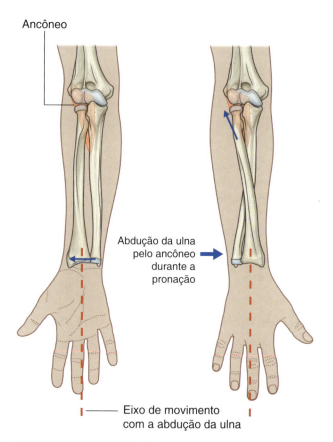

Figura 7.84 Abdução da extremidade distal da ulna pelo ancôneo durante a pronação.

Todos os músculos no compartimento anterior do antebraço são supridos pelo nervo mediano, exceto pelo músculo flexor ulnar do carpo e pela metade medial do músculo flexor profundo dos dedos, que são inervados pelo nervo ulnar.

Camada superficial

Os quatro músculos na camada superficial – flexor ulnar do carpo, palmar longo, flexor radial do carpo e pronador redondo – têm uma origem comum, do epicôndilo medial do úmero, e, exceto pelo músculo pronador redondo, estendem-se distalmente do antebraço em direção à mão (Figura 7.85 e Tabela 7.10).

Músculo flexor ulnar do carpo

O músculo **flexor ulnar do carpo** é o mais medial dos músculos na camada superficial dos flexores, possuindo uma longa origem linear, no olécrano e na margem posterior da ulna, além de uma origem no epicôndilo medial do úmero (Figura 7.85 A, B).

O nervo ulnar entra no compartimento anterior do antebraço, passando pelo espaço triangular entre as cabeças umeral e ulnar do músculo flexor ulnar do carpo (Figura 7.85 B). As fibras musculares convergem em um tendão que passa distalmente e se insere no osso pisiforme do punho. Desse ponto, a força é transferida para o osso

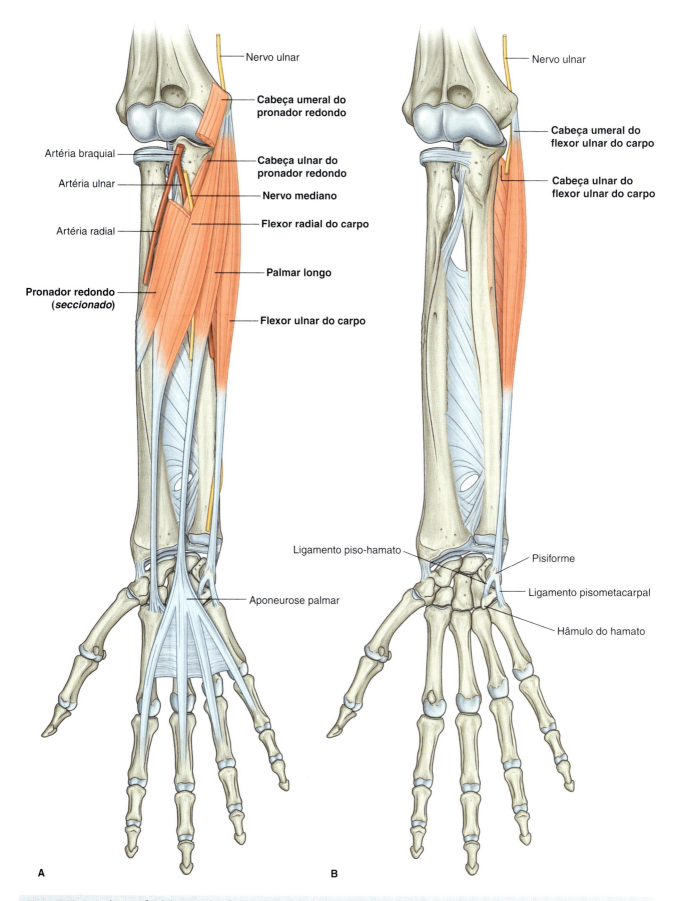

Figura 7.85 Camada superficial de músculos do antebraço. **A.** Músculos superficiais (retináculo dos flexores não mostrado). **B.** Músculo flexor ulnar do carpo.

Tabela 7.10 Camada superficial de músculos no compartimento anterior do antebraço (segmentos espinais indicados em negrito são os principais segmentos a inervar o músculo).

Músculo	Origem	Inserção	Inervação	Função
Flexor ulnar do carpo	Cabeça umeral – epicôndilo medial do úmero; cabeça ulnar – olécrano e margem posterior da ulna	Osso pisiforme e, via ligamentos piso-hamato e pisometacarpal, no hamato e na base do metacarpal V	Nervo ulnar (C7, **C8**, **T1**)	Flexiona e aduz a articulação do punho
Palmar longo	Epicôndilo medial do úmero	Aponeurose palmar	Nervo mediano (**C7**, **C8**)	Flexiona a articulação do punho; como a aponeurose palmar ancora a pele da mão, a contração do músculo resiste contra forças de cisalhamento na preensão
Flexor radial do carpo	Epicôndilo medial do úmero	Base dos metacarpais II e III	Nervo mediano (**C6**, **C7**)	Flexiona e abduz o punho
Pronador redondo	Cabeça umeral – epicôndilo medial e crista supraepicondilar adjacente; cabeça ulnar – lado medial do processo coronoide	Rugosidade na face lateral do rádio, na metade do comprimento do corpo	Nervo mediano (**C6**, **C7**)	Pronação

hamato, do punho, e para a base do metacarpal V, pelos **ligamentos piso-hamato** e **pisometacarpal**.

O músculo flexor ulnar do carpo é um poderoso flexor e adutor do punho, e é suprido pelo nervo ulnar (Tabela 7.10).

Músculo palmar longo

O músculo **palmar longo**, que é ausente em aproximadamente 15% da população, fica entre o músculo flexor ulnar do carpo e o músculo flexor radial do carpo (Figura 7.85 A). É um músculo fusiforme com um longo tendão, que passa para dentro da mão e se insere no retináculo dos músculos flexores e em uma espessa camada de fáscia, a aponeurose palmar, que fica subjacente e é fixada à pele da palma da mão e dos dedos.

Além de seu papel como flexor acessório da articulação do punho, o músculo palmar longo também faz oposição contra forças de cisalhamento na pele da palma da mão durante a preensão (Tabela 7.10).

Músculo flexor radial do carpo

O músculo **flexor radial do carpo** é lateral ao músculopalmar longo e tem um grande e proeminente tendão na metade distal do antebraço (Figura 7.85 A e Tabela 7.10). Diferentemente do tendão do músculo flexor ulnar do carpo, que forma a margem medial do antebraço distal, o tendão do músculo flexor radial do carpo é posicionado imediatamente lateral à linha média. Nessa posição, o tendão pode ser facilmente palpado, tornando-o um importante acidente anatômico para se encontrar o pulso na artéria radial, que fica imediatamente lateral a ele.

O tendão do músculo flexor radial do carpo atravessa um compartimento formado por osso e fáscia no lado lateral da face anterior do punho, e se insere nas faces anteriores das bases dos metacarpais II e III.

O músculo flexor radial do carpo é um poderoso flexor do punho e faz sua abdução.

Músculo pronador redondo

O músculo **pronador redondo** se origina do epicôndilo medial, da crista supraepicondilar do úmero e de uma pequena região linear na margem medial do processo coronoide da ulna (Figura 7.85 A). O nervo mediano com frequência sai da fossa cubital, passando entre as cabeças umeral e ulnar desse músculo. O músculo pronador redondo cruza o antebraço e se fixa a uma área mais áspera da face lateral do rádio, aproximadamente na metade de seu comprimento.

O músculo pronador redondo forma a margem medial da fossa cubital e rotaciona o rádio sobre a ulna durante a pronação (Tabela 7.10).

Camada média

Músculo flexor superficial dos dedos

O músculo na camada média do compartimento anterior do antebraço é o **flexor superficial dos dedos** (Figura 7.86). Esse grande músculo tem duas cabeças:

- A cabeça umeroulnar, que se origina principalmente do epicôndilo medial do úmero e da margem medial adjacente do processo coronoide da ulna; e
- A cabeça radial, que se origina da linha oblíqua anterior do rádio.

O nervo mediano e a artéria ulnar passam profundamente ao flexor superficial dos dedos, entre as duas cabeças.

Capítulo 7 • Membro Superior

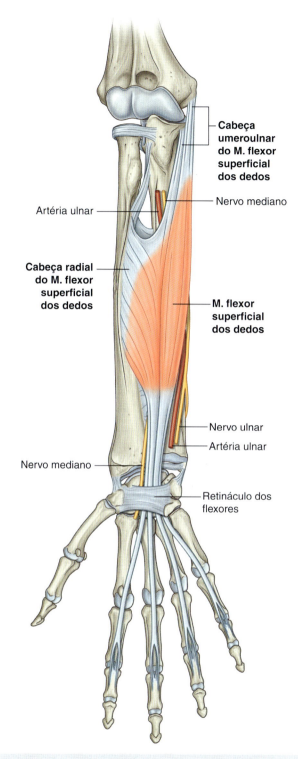

Figura 7.86 Camada média de músculos no antebraço.

Na parte distal do antebraço, o músculo flexor superficial dos dedos forma quatro tendões, que passam pelo túnel do carpo, no punho, e entram nos quatro dedos. Os tendões para os dedos anular e médio são superficiais aos tendões para os dedos indicador e mínimo.

No antebraço, túnel do carpo e regiões proximais dos quatro dedos, os tendões do músculo flexor superficial dos dedos são anteriores aos tendões do flexor profundo dos dedos.

Próximo à base da falange proximal de cada dedo, o tendão do músculo flexor superficial dos dedos se divide em duas partes para passar posteriormente em torno de cada lado do tendão do músculo flexor profundo dos dedos e finalmente se inserir nas margens da falange média (Figura 7.86).

O músculo flexor superficial dos dedos flexiona a articulação metacarpofalângica e a articulação interfalângica proximal de cada dedo; também flexiona a articulação do punho (Tabela 7.11).

Camada profunda

Há três músculos profundos no compartimento anterior do antebraço: flexor profundo dos dedos, flexor longo do polegar e pronador quadrado (Figura 7.87).

Músculo flexor profundo dos dedos

O músculo **flexor profundo dos dedos** se origina das faces anterior e medial da ulna e da metade adjacente da face anterior da membrana interóssea (Figura 7.87). Dá origem a quatro tendões, que passam pelo túnel do carpo e entram nos quatro dedos mediais. Pela maior parte de seu trajeto, seus tendões são profundos aos tendões do músculo flexor superficial dos dedos.

Defronte à falange proximal de cada dedo, cada tendão do músculo flexor profundo dos dedos passa por uma fenda formada no tendão do músculo superficial dos dedos e passa distalmente, para se inserir na face anterior da base da falange distal.

Na palma, os músculos lumbricais se originam dos lados dos tendões do músculo flexor profundo dos dedos (Figura 7.108).

A inervação das metades medial e lateral do músculo flexor profundo dos dedos varia da seguinte forma:

- A metade lateral (associada aos dedos indicador e médio) é suprida pelo nervo interósseo anterior (ramo do nervo mediano)

Tabela 7.11 Camada média de músculos no compartimento anterior do antebraço (o segmento espinal indicado em negrito é o principal segmento a inervar o músculo).

Músculo	Origem	Inserção	Inervação	Função
Flexor superficial dos dedos	Cabeça umeroulnar – epicôndilo medial do úmero e margem adjacente do processo coronoide; cabeça radial – linha oblíqua do rádio	Quatro tendões, que se inserem nas faces palmares das falanges médias dos dedos indicador, médio, anular e mínimo	Nervo mediano (C8, T1)	Flexiona as articulações interfalângicas proximais dos dedos indicador, médio, anular e mínimo; pode também flexionar articulações metacarpofalângicas dos mesmos dedos e a articulação do punho

617

Gray Anatomia Clínica para Estudantes

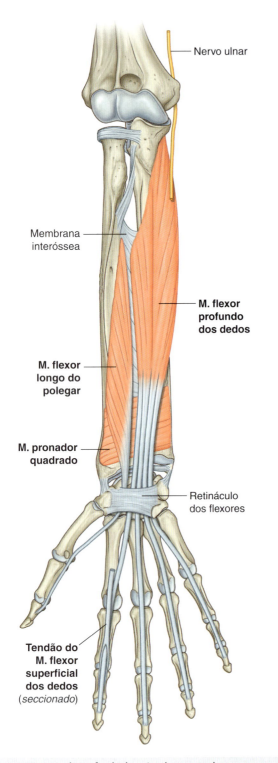

Figura 7.87 Camada profunda de músculos no antebraço.

- A metade medial (a parte associada com os dedos anular e mínimo) é suprida pelo nervo ulnar.

O músculo flexor profundo dos dedos flexiona as articulações metacarpofalângicas e as articulações interfalângicas proximais e distais dos quatro dedos. Como os tendões cruzam o punho, também podem flexioná-lo (Tabela 7.12).

Músculo flexor longo do polegar

O músculo **flexor longo do polegar** se origina da face anterior do rádio e metade adjacente da face anterior da membrana interóssea (Figura 7.87). É um músculo forte e forma um único grande tendão que passa pelo túnel do carpo, lateralmente aos tendões dos músculos flexores superficial e profundo dos dedos, e entra no polegar, onde se insere na base da falange distal.

O músculo flexor longo do polegar flexiona o polegar e é suprido pelo nervo interósseo anterior (ramo do nervo mediano) (Tabela 7.12).

Músculo pronador quadrado

O músculo **pronador quadrado** é achatado, de formato quadrangular e está localizado na parte distal do antebraço (Figura 7.87). Origina-se de uma crista linear na face anterior da extremidade inferior da ulna e passa lateralmente para se inserir na face anterior plana do rádio. Fica profundo a, e é atravessado por, tendões dos músculos flexores profundo dos dedos e longo do polegar.

O músculo pronador quadrado traciona a extremidade distal do rádio anteriormente sobre a ulna durante a pronação e é suprido pelo nervo interósseo anterior (ramo do nervo mediano) (Tabela 7.12).

Artérias e veias

As maiores artérias no antebraço ficam no compartimento anterior, passam distalmente para irrigar a mão, e dão origem a vasos que irrigam o compartimento posterior (Figura 7.88).

A artéria braquial entra no antebraço vinda do braço, passando pela fossa cubital. No ápice dessa fossa, divide-se em dois grandes ramos, as artérias radial e ulnar.

Artéria radial

A artéria radial se origina da artéria braquial aproximadamente na altura do colo do rádio e passa ao longo do aspecto lateral do antebraço (Figura 7.88). Ela é:

- Imediatamente profunda ao músculo braquiorradial, na metade proximal do antebraço
- Relacionada, em seu lado lateral, com o ramo superficial do nervo radial, no terço médio do antebraço; e
- Medial ao tendão do músculo braquiorradial e recoberta apenas pela fáscia profunda, fáscia superficial e pele, na parte distal do antebraço.

Na parte distal do antebraço, a artéria radial fica imediatamente lateral ao grande tendão do músculo flexor radial do carpo e diretamente anterior ao músculo pronador quadrado e à extremidade distal do rádio (Figura 7.88). Nesse local, a artéria radial pode ser localizada usando-se o músculo flexor radial dos dedos como ponto

Tabela 7.12 Camada profunda de músculos no compartimento anterior do antebraço (os segmentos espinais indicados em negrito são os principais segmentos a inervar o músculo).

Músculo	Origem	Inserção	Inervação	Função
Flexor profundo dos dedos	Faces anterior e medial da ulna e metade medial anterior da membrana interóssea	Quatro tendões, que se inserem nas faces palmares das falanges distais dos dedos indicador, médio, anular e mínimo	Metade lateral pelo nervo mediano (nervo interósseo anterior); metade medial pelo nervo ulnar (**C8**, T1)	Flexiona as articulações interfalângicas dos dedos indicador, médio, anular e mínimo; pode também flexionar articulações metacarpofalângicas dos mesmos dedos e a articulação do punho
Flexor longo do polegar	Face anterior do rádio e metade radial da membrana interóssea	Face palmar da base da falange distal do polegar	Nervo mediano (nervo interósseo anterior) (C7, **C8**)	Flexiona a articulação interfalângica do polegar; pode também flexionar articulação metacarpofalângica do polegar
Pronador quadrado	Crista linear na face anterior distal da ulna	Face anterior distal do rádio	Nervo mediano (nervo interósseo anterior) (C7, **C8**)	Pronação

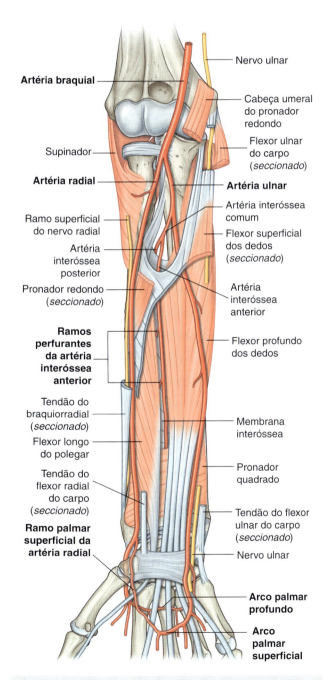

Figura 7.88 Artérias do compartimento anterior do antebraço.

de referência. O pulso radial pode ser sentido palpando-se gentilmente a artéria radial contra os músculos e ossos subjacentes.

A artéria radial sai do antebraço, passa em torno do lado lateral do punho e penetra o aspecto posterolateral da mão, entre as bases dos metacarpais I e II (Figura 7.88). Ramos da artéria radial na mão frequentemente são responsáveis pela irrigação do polegar e do lado lateral do dedo indicador.

Ramos da artéria radial que se originam no antebraço incluem:

- Uma **artéria recorrente radial**, que contribui para uma rede anastomótica ao redor da articulação do cotovelo e para numerosos vasos que irrigam músculos no lado lateral do antebraço (Figura 7.66 B)
- Um pequeno **ramo palmar do carpo**, que contribui para uma rede anastomótica de vasos que irrigam os ossos e as articulações do carpo
- Um ramo um pouco maior, o **ramo palmar superficial**, que entra na mão passando através dos músculos tenares, ou imediatamente superficial a eles, na base do polegar (Figura 7.88) e se anastomosa com o arco palmar superficial formado pela artéria ulnar.

Artéria ulnar

A artéria ulnar é maior do que a artéria radial e desce pelo lado medial do antebraço (Figura 7.88). Sai da fossa cubital, passando profundamente ao pronador redondo, e então passa pelo antebraço no plano fascial entre os músculos flexor ulnar do carpo e flexor profundo dos dedos.

Na parte distal do antebraço, a artéria ulnar frequentemente fica escondida sob a margem anterolateral do tendão do flexor ulnar do carpo, e, portanto, não é facilmente palpável.

Nas regiões distais do antebraço, o nervo ulnar é imediatamente medial à artéria ulnar.

A artéria ulnar sai do antebraço, entra na mão, passando lateralmente ao osso pisiforme e superficialmente ao retináculo dos flexores do punho, e se arqueia

Gray Anatomia Clínica para Estudantes

sobre a palma da mão (Figura 7.88). Com frequência, é a principal fonte de irrigação dos três e meio dedos mediais.

Ramos da artéria ulnar que emergem no antebraço incluem:

- A **artéria ulnar recorrente**, com **ramos anterior** e **posterior**, que contribuem para uma rede anastomótica de vasos ao redor da articulação do cotovelo (Figura 7.66 B)
- Numerosas artérias musculares, que irrigam os músculos ao redor
- A **artéria interóssea comum**, que se divide em artérias interósseas anterior e posterior (Figura 7.88); e
- Duas pequenas artérias do carpo (**ramo dorsal do carpo** e **ramo palmar do carpo**), que irrigam o punho.

A **artéria interóssea posterior** passa dorsalmente sobre a margem proximal da membrana interóssea para entrar no compartimento posterior do antebraço.

A **artéria interóssea anterior** passa distalmente ao longo do aspecto anterior da membrana interóssea e irriga músculos do compartimento profundo do antebraço, do rádio e da ulna. Tem numerosos ramos, que perfuram a membrana interóssea para irrigar músculos profundos do compartimento posterior; também tem um pequeno ramo, que contribui para a rede vascular em torno dos ossos e articulações do carpo. Perfurando a membrana interóssea na parte distal do antebraço, a artéria interóssea anterior termina se unindo à artéria interóssea posterior.

Veias

Veias profundas do compartimento anterior geralmente acompanham as artérias e acabam por drenar para as veias braquiais, associadas com a artéria braquial na fossa cubital.

Nervos

Os nervos do compartimento anterior do antebraço são os nervos mediano e ulnar e o ramo superficial do nervo radial (Figura 7.89).

Na clínica

Transecção da artéria radial ou ulnar

Pacientes adultos podem sofrer transecção da artéria ulnar ou da artéria radial porque esses vasos são relativamente subcutâneos. Um meio típico de lesão é quando a mão é forçada através de uma janela de vidro. Felizmente, a irrigação dupla da mão permite que o cirurgião oclua uma das artérias sem consequências significativas.

Nervo mediano

O nervo mediano supre todos os músculos no compartimento anterior do antebraço, exceto o flexor ulnar do carpo e a parte medial do flexor profundo dos dedos (dedos anular e mínimo). Sai da fossa cubital, passando entre as duas cabeças do músculo pronador redondo e passando entre as cabeças umeroulnar e radial do músculo flexor superficial dos dedos (Figura 7.89).

O nervo mediano continua em um trajeto linear reto, descendo distalmente pelo antebraço na fáscia da face

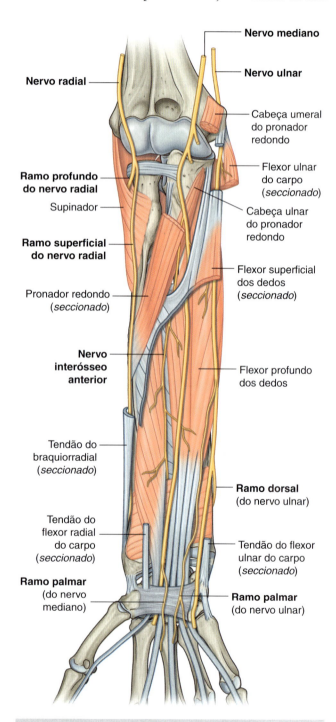

Figura 7.89 Nervos da parte anterior do antebraço.

620

profunda do músculo flexor superficial dos dedos. Em local imediatamente proximal ao punho, move-se em torno da face lateral do músculo e se torna mais superficial entre os tendões do músculo palmar longo e músculo flexor radial do carpo. Sai do antebraço e entra na palma da mão, passando pelo túnel do carpo profundamente ao retináculo dos músculos flexores.

A maioria dos ramos para os músculos nas camadas superficial e média do antebraço se originam medialmente do nervo, em local imediatamente distal à articulação do cotovelo:

- O maior ramo do nervo mediano no antebraço é o **nervo interósseo anterior**, que se origina entre as duas cabeças do músculo pronador redondo, desce distalmente pelo antebraço acompanhando a artéria interóssea anterior, supre os músculos na camada profunda (flexor longo do polegar, metade lateral do flexor profundo dos dedos e pronador quadrado) e termina como ramos articulares para as articulações do antebraço distal e punho
- Um pequeno **ramo palmar** se origina do nervo mediano na parte distal do antebraço, imediatamente proximal ao retináculo dos flexores (Figura 7.89), entra superficialmente na mão e supre a pele sobre a base e o centro da palma. Esse ramo é poupado na síndrome do túnel do carpo porque entra na mão superficialmente ao retináculo dos músculos flexores do punho.

Nervo ulnar

O nervo ulnar atravessa o antebraço e entra na mão, onde a maioria de seus ramos emerge. No antebraço, o nervo ulnar supre somente o músculo flexor ulnar do carpo e a parte medial (dedos anular e mínimo) do músculo flexor profundo dos dedos (Figura 7.89).

O nervo ulnar entra no compartimento anterior do antebraço, passando posteriormente em torno do epicôndilo medial do úmero e entre as cabeças umeral e ulnar do músculo flexor ulnar do carpo. Depois de descer pelo lado medial do antebraço, no plano entre o flexor ulnar do carpo e o flexor profundo dos dedos, fica sob a margem lateral do tendão do flexor ulnar do carpo, proximalmente ao punho.

A artéria ulnar é lateral ao nervo ulnar nos dois terços distais do antebraço, e tanto a artéria ulnar quanto o nervo ulnar entram na mão passando superficialmente ao retináculo dos flexores e em local imediatamente lateral ao osso pisiforme (Figura 7.89).

No antebraço, o nervo ulnar dá origem a:

- **Ramos musculares** para o músculo flexor ulnar do carpo e para a metade medial do músculo flexor profundo dos dedos, que emergem logo após o nervo ulnar entrar no antebraço, e

- Dois pequenos ramos cutâneos – o **ramo palmar** se origina na metade do antebraço e entra na mão para suprir a pele na metade medial da palma; o **ramo dorsal**, maior, origina-se do nervo ulnar na parte distal do antebraço e passa posteriormente em local profundo ao tendão do músculo flexor ulnar do carpo, suprindo a pele na face posteromedial do dorso da mão e a maior parte da pele nas faces posteriores dos um e meio dedos mediais.

Nervo radial

O nervo radial se bifurca em ramos profundo e superficial, sob a margem do músculo braquiorradial, na margem lateral da fossa cubital (Figura 7.89):

- O **ramo profundo** é predominantemente motor e passa entre as camadas superficial e profunda do músculo supinador para alcançar e suprir músculos no compartimento posterior do antebraço
- O **ramo superficial** do nervo radial é sensitivo. Desce pela face anterolateral do antebraço profundamente ao músculo braquiorradial e em associação com a artéria radial. Em local equivalente a aproximadamente dois terços do comprimento do antebraço, o ramo superficial do nervo radial passa lateral e posteriormente em torno da face radial do antebraço profundamente ao tendão do músculo braquiorradial. O nervo entra na mão, onde supre a pele na face posterolateral.

COMPARTIMENTO POSTERIOR DO ANTEBRAÇO

Músculos

Músculos no compartimento posterior do antebraço ocorrem em duas camadas: uma superficial e uma profunda. Os músculos estão associados com:

- Movimento da articulação do punho
- Extensão dos dedos e do polegar; e
- Supinação.

Todos os músculos no compartimento posterior do antebraço são supridos pelo nervo radial.

Camada superficial

Os sete músculos na camada superficial são braquiorradial, extensor radial longo do carpo, extensor radial curto do carpo, extensor dos dedos, extensor do dedo mínimo, extensor ulnar do carpo e ancôneo (Figura 7.90). Todos têm uma origem comum na crista supraepicondilar e epicôndilo lateral do úmero e, com exceção do braquial e do ancôneo, estendem-se como tendões para dentro da mão.

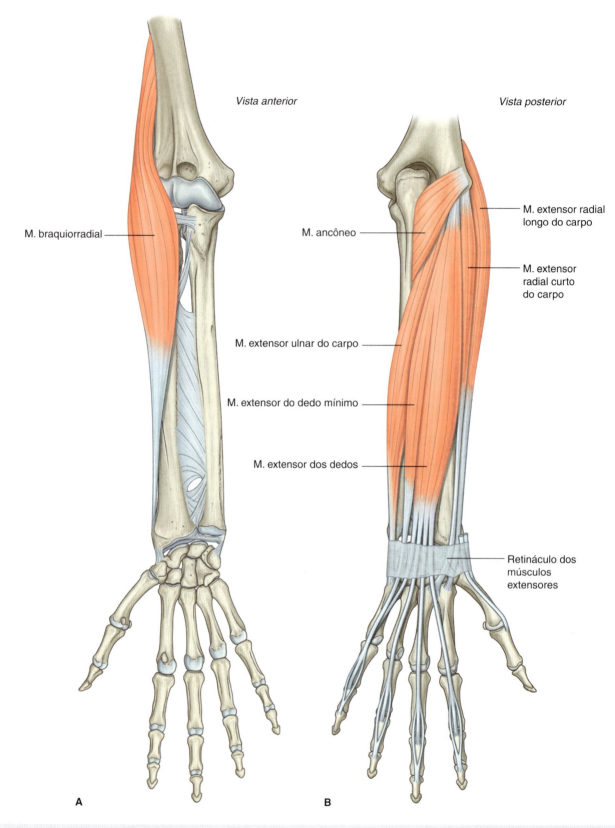

Figura 7.90 Camada superficial de músculos no compartimento posterior do antebraço. **A.** Músculo braquiorradial (vista anterior). **B.** Músculos superficiais (vista posterior).

Músculo braquiorradial

O músculo **braquiorradial** origina-se da parte proximal da crista supraepicondilar do úmero e passa pelo antebraço para se inserir na lateral da extremidade distal do rádio, imediatamente proximal ao processo estiloide do rádio (Figura 7.90).

Em posição anatômica, o músculo braquiorradial é parte da massa muscular na face anterolateral do antebraço e forma o limite lateral da fossa cubital.

Como o músculo braquiorradial é anterior à articulação do cotovelo, age como flexor acessório dessa articulação, mesmo estando no compartimento posterior do antebraço. Sua ação é mais eficiente quando o antebraço está semipronado, e então o músculo forma um abaulamento proeminente, especialmente agindo contra resistência.

O nervo radial emerge do compartimento posterior do braço imediatamente profundo ao braquiorradial, na parte distal do antebraço, e o supre. Lateralmente à fossa cubital, o músculo braquiorradial fica sobre o nervo radial e sua bifurcação em ramos profundo e superficial. Em regiões mais distais, o músculo braquiorradial fica sobre o ramo superficial do nervo radial e da artéria radial (Tabela 7.13).

Músculo extensor radial longo do carpo

O músculo **extensor radial longo do carpo** se origina da parte distal da crista supraepicondilar e do epicôndilo lateral do úmero; seu tendão se insere na face dorsal da base do metacarpal II (Figura 7.90). Em regiões proximais, fica profundo ao músculo braquiorradial.

O músculo extensor radial longo do carpo estende e abduz o punho, e é suprido pelo nervo radial antes de se dividir em ramos superficial e profundo (Tabela 7.13).

Músculo extensor radial curto do carpo

O músculo **extensor radial curto do carpo** se origina do epicôndilo lateral do úmero, e seu tendão se insere nas faces dorsais adjacentes das bases dos metacarpais II e III (Figura 7.90). Ao longo de grande parte se seu trajeto, o músculo extensor radial curto do carpo fica profundo ao músculo extensor radial longo do carpo.

O músculo extensor radial curto do carpo estende e faz abdução do punho, e é suprido pelo ramo profundo do nervo radial antes de o nervo passar entre as duas cabeças do músculo supinador (Tabela 7.13).

Tabela 7.13 Camada superficial de músculos no compartimento posterior do antebraço (os segmentos espinais indicados em negrito são os principais segmentos a inervar o músculo).

Músculo	Origem	Inserção	Inervação	Função
Braquiorradial	Parte proximal da crista supraepicondilar lateral do úmero e septo intermuscular adjacente	Face lateral da extremidade distal do rádio	Nervo radial (C5, **C6**), antes da divisão em ramos superficial e profundo	Flexor acessório da articulação do cotovelo quando o antebraço está semipronado
Extensor radial longo do carpo	Parte distal da crista supraepicondilar lateral do úmero e septo intermuscular adjacente	Face dorsal da base do metacarpal II	Nervo radial (**C6**, C7), antes da divisão em ramos superficial e profundo	Extensão e abdução do punho
Extensor radial curto do carpo	Epicôndilo lateral do úmero e septo intermuscular adjacente	Face dorsal e base dos metacarpais II e III	Ramo profundo do nervo radial (**C7**, C8), antes de penetrar no músculo supinador	Extensão e abdução do punho
Extensor dos dedos	Epicôndilo lateral do úmero e septo intermuscular e fáscia profunda adjacentes	Quatro tendões, que se inserem nas faces dorsais das bases das falanges médias e distais dos dedos indicador, médio, anular e mínimo	Nervo interósseo posterior (**C7**, C8)	Extensão dos dedos indicador, médio, anular e mínimo; pode também estender o punho
Extensor do dedo mínimo	Epicôndilo lateral do úmero e septo intermuscular adjacente, junto com o músculo extensor dos dedos	Dorso da falange proximal do dedo mínimo	Nervo interósseo posterior (**C7**, C8)	Extensão do dedo mínimo
Extensor ulnar do carpo	Epicôndilo lateral do úmero e margem posterior da ulna	Tubérculo na base da face medial do metacarpal V	Nervo interósseo posterior (**C7**, C8)	Extensão e adução do punho
Ancôneo	Epicôndilo lateral do úmero	Olécrano e face posterior proximal da ulna	Nervo radial (**C6**, **C7**, C9) (via ramo para a cabeça medial do músculo tríceps braquial)	Abdução da ulna em pronação; extensor acessório da articulação do cotovelo

Músculo extensor dos dedos

O músculo **extensor dos dedos** é o maior extensor dos quatro dedos (indicador, médio, anular e mínimo). Origina-se do epicôndilo lateral do úmero e forma quatro tendões, cada um dos quais entra em um dedo (Figura 7.90).

No dorso da mão, tendões adjacentes do músculo extensor dos dedos são interconectados. Nos dedos, cada tendão se insere, por meio de uma aponeurose triangular de tecido conjuntivo (o capuz do extensor), na base das faces dorsais das falanges média e distal.

O músculo extensor dos dedos é suprido pelo nervo interósseo posterior, que é a continuação do ramo profundo do nervo radial após emergir do músculo supinador (Tabela 7.13).

Músculo extensor do dedo mínimo

O músculo **extensor do dedo mínimo** é um extensor acessório do dedo médio e fica medial ao músculo extensor dos dedos no antebraço (Figura 7.90). Origina-se do epicôndilo lateral do úmero e se insere, junto com o tendão do músculo extensor dos dedos, no capuz do músculo extensor do dedo mínimo.

O músculo extensor do dedo mínimo é suprido pelo nervo interósseo posterior (Tabela 7.13).

Músculo ancôneo

O **músculo ancôneo** é o mais medial dos extensores superficiais e tem formato triangular. Origina-se do epicôndilo lateral do úmero e tem uma inserção ampla na face posterolateral do olécrano e da face da ulna relacionada com ela.

O músculo ancôneo abduz a ulna durante a pronação para manter o centro da palma sobre o mesmo ponto quando a mão é invertida. É também considerado um extensor acessório da articulação do cotovelo.

O músculo ancôneo é suprido pelo ramo do nervo radial que supre a cabeça medial do músculo tríceps braquial (Tabela 7.13).

Camada profunda

A camada profunda do compartimento posterior do antebraço consiste em cinco músculos: supinador, abdutor longo do polegar, extensor curto do polegar, extensor longo do polegar e extensor do indicador (Figura 7.91).

Exceto o músculo supinador, todos os músculos da camada profunda se originam das faces posteriores do rádio, da ulna e da membrana interóssea, entram no polegar e nos dedos:

- Três desses músculos – o abdutor longo do polegar, o extensor curto do polegar e o extensor longo do polegar – emergem entre os tendões do músculo extensor dos dedos e do músculo extensor radial curto do carpo, da camada superficial, e entram no polegar
- Dois desses três músculos (o abdutor longo do polegar e o extensor curto do polegar) formam uma protuberância muscular distinta na parte distal da face posterolateral do antebraço.

Todos os músculos da camada profunda são supridos pelo nervo interósseo posterior, a continuação do ramo profundo do nervo radial.

Músculo supinador

O músculo **supinador** tem duas camadas, que se inserem juntas na face proximal do rádio (Figura 7.91):

- A camada mais superficial (umeral) se origina principalmente do epicôndilo lateral do úmero e do ligamento anular relacionado a ele, e do ligamento colateral radial da articulação do cotovelo
- A camada profunda (ulnar) se origina principalmente da crista do músculo supinador na face posterolateral da ulna.

A partir dos seus locais de origem, as duas camadas se enrolam em torno das partes laterais da cabeça, do colo e da parte proximal do corpo do rádio para se inserir na face lateral do rádio, superiormente à linha oblíqua anterior e à inserção do músculo pronador redondo.

O músculo supinador faz a supinação do antebraço e da mão.

O ramo profundo do nervo radial supre o músculo supinador e segue para o compartimento posterior do antebraço, passando entre suas duas cabeças (Tabela 7.14).

Músculo abdutor longo do polegar

O músculo **abdutor longo do polegar** se origina das partes proximais das faces posteriores do rádio e da ulna, e da membrana interóssea entre elas (Figura 7.91). Na parte distal do antebraço, emerge entre o músculo extensor dos dedos e o músculo extensor radial curto do carpo para formar um tendão que entra no polegar e se insere no lado lateral da base do metacarpal I. O tendão contribui para a margem lateral da tabaqueira anatômica, no punho.

A principal função do músculo abdutor longo do polegar é fazer a abdução do polegar na articulação entre o metacarpal I e o osso trapézio (Tabela 7.14).

Músculo extensor curto do polegar

O músculo **extensor curto do polegar** emerge distalmente à origem do músculo abdutor longo do polegar da face posterior do rádio e da membrana interóssea adjacente (Figura 7.91). Junto com o músculo abdutor longo do polegar, emerge entre o músculo extensor dos dedos

Capítulo 7 • Membro Superior

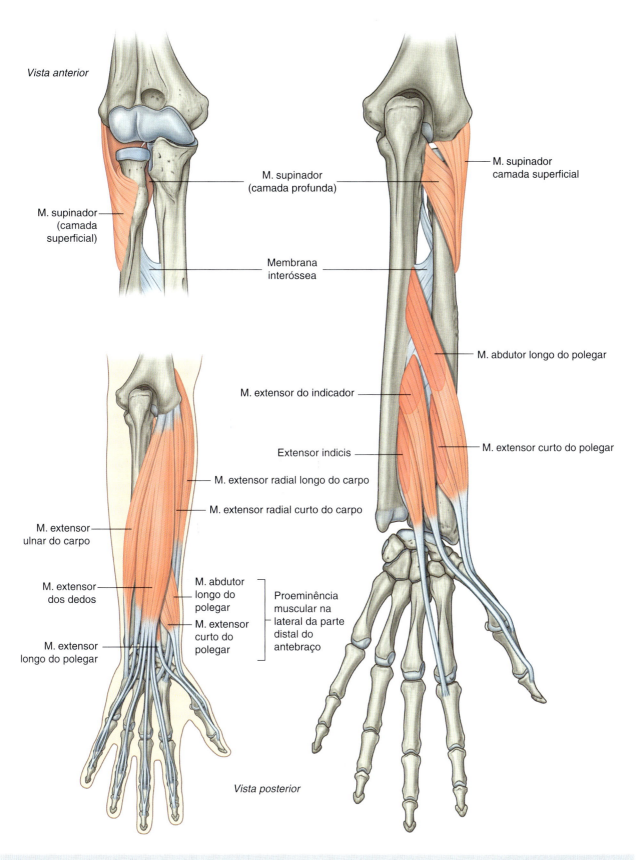

Figura 7.91 Camada profunda de músculos no compartimento posterior do antebraço.

625

Tabela 7.14 Camada profunda de músculos no compartimento posterior do antebraço (os segmentos espinais indicados em negrito são responsáveis pela inervação do músculo).

Músculo	Origem	Inserção	Inervação	Função
Supinador	Camada superficial – epicôndilo lateral do úmero, ligamentos colateral radial e anular; camada profunda – crista do supinador, na ulna	Face lateral do rádio, superiormente à linha oblíqua anterior	Nervo interósseo posterior (**C6**, C7)	Supinação
Abdutor longo do polegar	Faces posteriores da ulna e do rádio (distalmente às inserções do supinador e do anconeo) e da membrana interóssea	Face lateral da base do metacarpal I	Nervo interósseo posterior (**C7**, C8)	Abdução da articulação carpometacarpal do polegar; extensor acessório do polegar
Extensor curto do polegar	Face posterior do rádio (distalmente ao abdutor longo do polegar) e membrana interóssea adjacente	Face dorsal da base da falange proximal do polegar	Nervo interósseo posterior (**C7**, C8)	Estende a articulação metacarpofalângica do polegar; pode também estender a articulação carpometacarpal do polegar
Extensor longo do polegar	Face posterior da ulna (distalmente ao abdutor longo do polegar) e membrana interóssea adjacente	Face dorsal da base da falange distal do polegar	Nervo interósseo posterior (**C7**, C8)	Estende a articulação interfalângica do polegar; pode também estender as articulações carpometacarpal e metacarpofalângica do polegar
Extensor do indicador	Face posterior da ulna (distalmente ao extensor longo do polegar) e membrana interóssea adjacente	Capuz do extensor do dedo indicador	Nervo interósseo posterior (**C7**, C8)	Estende o dedo indicador

e o músculo extensor radial curto do carpo para formar uma proeminência na face posterolateral da parte distal do antebraço. O tendão do músculo extensor curto do polegar entra no polegar e se insere na face dorsal da base da falange proximal. No punho, o tendão contribui para a margem lateral da tabaqueira anatômica.

O músculo extensor breve do polegar estende as articulações metacarpofalângica e carpometacarpal do polegar (Tabela 7.14).

Músculo extensor longo do polegar

O músculo **extensor longo do polegar** se origina da face posterior da ulna e da membrana interóssea adjacente e se insere por meio de um longo tendão na face distal da falange distal do polegar (Figura 7.91). Como os músculos abdutor longo e extensor curto do polegar, o tendão desse músculo emerge entre o músculo extensor dos dedos e o músculo extensor radial curto do carpo. No entanto, é separado dos outros dois músculos profundos do polegar, passando medialmente em torno do tubérculo dorsal, na extremidade dorsal do rádio. O tendão forma a margem medial da tabaqueira anatômica, no punho.

O músculo extensor longo do polegar estende todas as articulações do polegar (Tabela 7.14).

Músculo extensor do indicador

O músculo **extensor do indicador** é um extensor acessório do dedo indicador. Origina-se distalmente ao músculo extensor longo do polegar da face posterior da ulna e membrana interóssea adjacente (Figura 7.91). Seu tendão entra na mão e se insere no capuz do extensor do dedo indicador, junto com o tendão do músculo extensor dos dedos (Tabela 7.14).

Artérias e veias

A irrigação sanguínea do compartimento posterior do antebraço ocorre predominantemente por meio de ramos das artérias radial, interóssea posterior e interóssea anterior (Figura 7.92).

Artéria interóssea posterior

A artéria interóssea posterior se origina no compartimento anterior do ramo interósseo comum da artéria ulnar e passa posteriormente sobre a margem proximal da membrana interóssea, entrando no compartimento posterior do antebraço. Contribui com um ramo, a **artéria recorrente interóssea** (Figura 7.66 B), para a rede vascular em torno da articulação do cotovelo, e então passa entre os músculos supinador e abdutor longo do polegar parra irrigar os extensores superficiais. Depois de receber a parte terminal da artéria interóssea anterior, a artéria interóssea posterior termina se unindo ao arco dorsal do carpo do punho.

Artéria interóssea anterior

A artéria interóssea anterior, também um ramo do ramo interósseo comum da artéria ulnar, fica situada no compartimento anterior do antebraço, na membrana

Capítulo 7 • Membro Superior

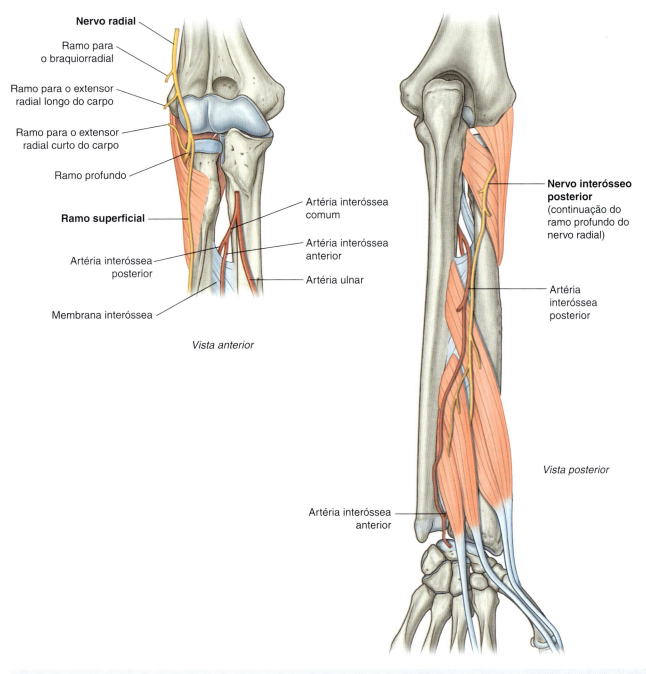

Figura 7.92 Artéria interóssea posterior e nervo radial no compartimento posterior do antebraço.

interóssea. Tem numerosos ramos perfurantes que passam diretamente através da membrana interóssea para irrigar músculos profundos do compartimento posterior. A extremidade terminal da artéria interóssea anterior passa posteriormente por uma abertura na membrana interóssea, nas regiões distais do antebraço, para se unir à artéria interóssea posterior.

Artéria radial

A artéria radial tem ramos musculares, que contribuem com a irrigação dos músculos extensores no lado radial do antebraço.

Veias

Veias profundas do compartimento posterior geralmente acompanham as artérias. Elas acabam por drenar para veias braquiais, associadas com a artéria braquial na fossa cubital.

Nervos

Nervo radial

O nervo do compartimento posterior do antebraço é o nervo radial (Figura 7.92). A maioria dos músculos é inervada pelo ramo profundo, que se origina do nervo

627

Gray Anatomia Clínica para Estudantes

radial na parede lateral da fossa cubital, profundamente ao músculo braquiorradial, e se torna o **nervo interósseo posterior** após emergir dentre as camadas superficial e profunda do músculo supinador, no compartimento posterior do antebraço.

Na parede lateral da fossa cubital, e antes de se dividir em **ramos superficial** e **profundo**, o nervo radial supre os músculos braquiorradial e extensor radial longo do carpo.

O ramo profundo inerva o músculo extensor radial curto do carpo, passa então entre as duas camadas do músculo supinador e segue o plano de separação entre elas dorsal e lateralmente, ao redor da parte proximal do corpo do rádio até a parte posterior do antebraço. Inerva o músculo supinador e então emerge, como o nervo interósseo posterior, do músculo, para ficar entre as camadas superficial e profunda de músculos.

O nervo interósseo posterior supre os músculos remanescentes no compartimento posterior e termina como ramos articulares, que passam profundamente ao músculo extensor longo do polegar para alcançar o punho.

MÃO

A mão (Figura 7.93) é a região do membro superior distal à articulação do punho. É subdividida em três partes:

- O punho (carpo)
- Os ossos metacarpais; e
- Os dedos (incluindo o polegar).

Os cinco dedos consistem no polegar, lateralmente posicionado e, medialmente ao polegar, os quatro dedos – indicador, médio, anular e mínimo.

Na posição normal de repouso, os dedos formam uma arcada fletida, sendo o dedo mínimo o mais flexionado e o dedo indicador, o menos flexionado. Na posição anatômica, os dedos ficam estendidos.

A mão tem uma face anterior (**palma**) e uma face dorsal (**dorso da mão**).

A abdução e a adução dos dedos são definidas em relação ao eixo longo do dedo médio (Figura 7.93). Na posição anatômica, o eixo longo do polegar fica a 90° em relação aos outros dedos, fazendo com que seu coxim aponte medialmente; como consequência, os movimentos do polegar são definidos perpendicularmente aos movimentos dos outros dedos da mão.

A mão é uma ferramenta mecânica e sensorial. Muitas das estruturas do membro superior são construídas para facilitar o posicionamento da mão no espaço.

Ossos

Há três grupos de ossos na mão:

- Os oito **ossos carpais** são os ossos do punho
- Os cinco metacarpais (I a V)

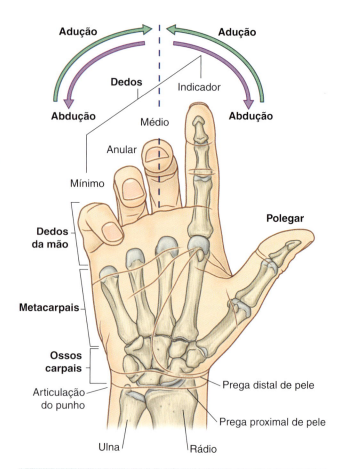

Figura 7.93 Mão direita. Os dedos estão em uma arcada normal de repouso, em que ficam fletidos. Na posição anatômica, os dedos ficam retos e em adução.

- As **falanges** são os ossos dos dedos – o polegar tem apenas duas; os outros dedos têm três (Figura 7.94).

Os ossos carpais e metacarpais dos dedos indicador, médio, anular e mínimo (metacarpais II a V) tendem a funcionar como uma unidade e formam grande parte da estrutura óssea da palma. O metacarpal do polegar funciona independentemente e tem flexibilidade aumentada na articulação carpometacarpal, possibilitando a oposição do polegar aos outros dedos.

Ossos carpais

Os pequenos ossos carpais do punho são organizados em duas fileiras, uma proximal e uma distal, cada uma consistindo em quatro ossos (Figura 7.94).

Fileira proximal

De lateral a medial, e quando vistos anteriormente, a fileira proximal de ossos consiste:

- No **escafoide**, com formato de canoa
- No **semilunar**, que tem formato de lua crescente
- O osso **piramidal**, com três lados; e
- O **pisiforme**, em forma de ervilha.

Capítulo 7 • Membro Superior

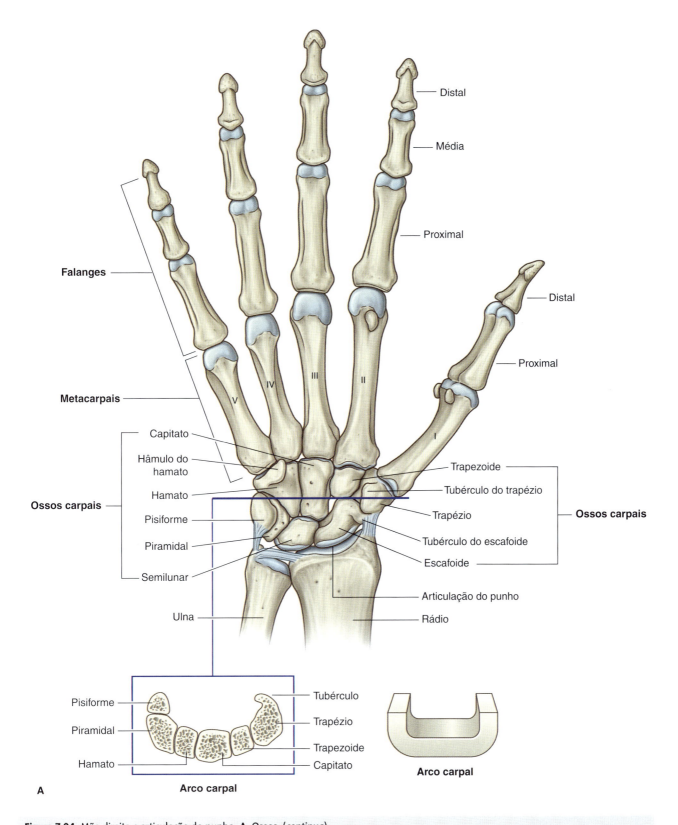

Figura 7.94 Mão direita e articulação do punho. **A.** Ossos. (*continua*)

629

Gray Anatomia Clínica para Estudantes

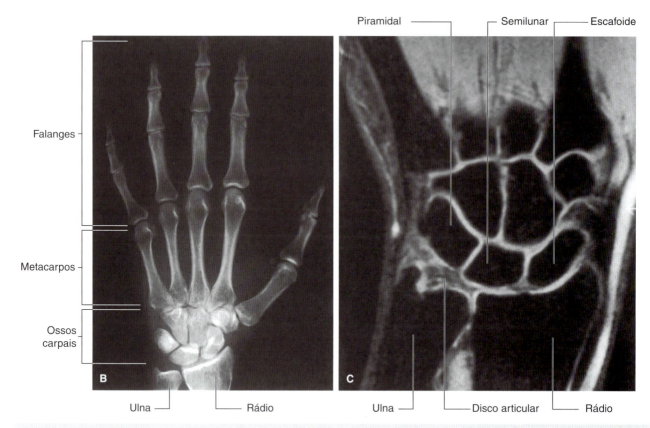

Figura 7.94 (*continuação*) Mão e punho direitos. **B.** Radiografia de mão e articulação do punho normais (incidência anteroposterior). **C.** Ressonância magnética de uma articulação do punho normal, corte coronal.

O **pisiforme** é um osso sesamoide, dentro do tendão do músculo flexor ulnar do carpo, e se articula com a face anterior do **piramidal**.

O **escafoide** tem um **tubérculo** proeminente, em sua face palmar lateral, que fica direcionado anteriormente.

Fileira distal

De lateral a medial, e quando vistos anteriormente, a fileira distal de ossos carpais consiste:

- No **trapézio**, irregular e com quatro lados
- No **trapezoide**, com quatro lados
- No **capitato**, que tem uma cabeça; e
- No **hamato**, que apresenta um hâmulo (Figura 7.94).

O **trapézio** se articula com o osso metacarpal do polegar e tem um **tubérculo** distinto em sua face palmar, que se projeta anteriormente.

O maior dos ossos carpais, o **capitato**, se articula com a base do metacarpal III.

O **hamato**, que fica posicionado imediatamente lateral e distal ao pisiforme, tem um gancho proeminente (**hâmulo do hamato**) em sua face palmar, que também se projeta anteriormente.

Superfícies articulares

Os ossos carpais têm numerosas superfícies articulares (Figura 7.94). Todos se articulam entre si, e os ossos carpais na fileira distal se articulam com os metacarpais dos dedos. Com a exceção do metacarpal do polegar, todos os movimentos dos ossos metacarpais sobre os ossos carpais são limitados.

As extensas faces proximais do escafoide e do semilunar se articulam com o rádio para formar a articulação do punho.

Arco carpal

Os ossos carpais não ficam em um plano único; eles formam um arco, com a base direcionada anteriormente (Figura 7.94). O lado lateral dessa base é formado pelos tubérculos do escafoide e do trapézio. O lado medial é formado pelo pisiforme e pelo hâmulo do hamato.

O retináculo dos flexores se insere nos lados medial e lateral da base e se estende entre eles, para formar a parede anterior do chamado túnel do carpo. Os lados e teto do túnel do carpo são formados pelo arco dos ossos carpais.

Metacarpais

Cada um dos cinco metacarpais é relacionado a um dedo:

- O metacarpal I é relacionado ao polegar

- Os metacarpais II a V são relacionados aos dedos indicador, médio, anular e mínimo, respectivamente (Figura 7.94).

Cada metacarpal consiste em uma **base**, um **corpo** e, distalmente, uma **cabeça**.

Todas as bases dos metacarpais se articulam com os ossos carpais; além disso, as bases dos ossos metacarpais dos dedos se articulam entre si.

Todas as cabeças dos metacarpais se articulam com as falanges proximais dos dedos. As cabeças formam os "nós dos dedos", na face dorsal da mão, quando os dedos estão flexionados.

Falanges

As falanges são os ossos dos dedos (Figura 7.94):

- O polegar tem duas – uma **falange proximal** e uma **distal**
- Os outros dedos têm três – uma **falange proximal**, uma **média** e uma **distal**.

Cada falange tem uma **base**, um **corpo** e, distalmente, uma **cabeça**.

A base de cada falange proximal se articula com a cabeça do osso metacarpal relacionado a ela.

A cabeça de cada falange distal não se articula e é achatada em uma tuberosidade palmar em formato de lua crescente, que fica sob o coxim palmar na extremidade do dedo.

Articulações
Articulação do punho

A articulação do punho é uma articulação sinovial entre a extremidade distal do rádio e o disco articular que recobre a extremidade distal da ulna, e o escafoide, semilunar e piramidal (Figura 7.94). Juntas, as superfícies articulares dos carpais formam um oval com contorno convexo, que se articula com a superfície côncava correspondente do rádio e do disco articular.

A articulação do punho permite movimentos em torno de dois eixos. A mão pode sofrer abdução, adução, ser flexionada e estendida no punho.

Como o processo estiloide do rádio se estende mais distalmente do que o processo estiloide da ulna, a mão pode sofrer uma maior adução do que sofrer abdução.

A cápsula da articulação do punho é reforçada pelos ligamentos **radiocarpal palmar, ulnocarpal palmar** e **radiocarpal dorsal**. Além deles, **ligamentos colaterais radial** e **ulnar da articulação do punho** se estendem pela distância entre os processos estiloides do rádio e da ulna e os ossos carpais adjacentes. Esses ligamentos reforçam os lados medial e lateral da articulação do punho e dão sustentação a eles durante a flexão e a extensão.

Articulações carpais

As articulações sinoviais entre os ossos carpais dividem uma cavidade articular comum. A cápsula articular das articulações é reforçada por numerosos ligamentos.

Embora o movimento nas **articulações carpais** (**articulações intercarpais**) seja limitado, as articulações contribuem para o posicionamento da mão na abdução, adução, flexão e, particularmente, extensão.

Articulações carpometacarpais

Há cinco articulações carpometacarpais entre os metacarpais e a fileira distal de ossos carpais relacionada a eles (Figura 7.94).

A articulação selar, entre o metacarpal I e o trapézio, confere grande amplitude de mobilidade ao polegar, que não é uma característica dos outros dedos. Os movimentos dessa articulação carpometacarpal são flexão, extensão, abdução, adução, rotação e circundução.

As articulações carpometacarpais entre os metacarpais II a V e os ossos carpais são muito menos móveis do que a articulação carpometacarpal do polegar, possibilitando somente limitados deslizamentos. Os movimentos das articulações aumentam medialmente; portanto, o metacarpal V desliza mais do que os outros. Isso pode ser mais bem observado na face dorsal da mão em punho.

Articulações metacarpofalângicas

As articulações entre as cabeças distais dos metacarpais e as falanges proximais dos dedos são articulações condilares, que permitem flexão, extensão, abdução, adução circundução e rotação limitada (Figura 7.94). A cápsula de cada articulação é reforçada pelos **ligamentos palmares** e pelos **ligamentos colaterais** medial e lateral.

Ligamentos metacarpais transversos profundos

Os três **ligamentos metacarpais transversos profundos** (Figura 7.95) são faixas espessas de tecido conjuntivo que ligam os ligamentos palmares das articulações metacarpofalângicas dos dedos entre si. São importantes porque, unindo as cabeças dos ossos metacarpais, eles restringem o movimento desses ossos um em relação ao outro. Como resultado, eles ajudam a formar uma estrutura esquelética unificada para a palma da mão.

Significativamente, um ligamento metacarpal transverso não ocorre entre o ligamento palmar da articulação metacarpofalângica do polegar e o ligamento palmar do dedo indicador. A ausência desse ligamento e a existência de uma articulação selar entre o metacarpal I e o trapézio são responsáveis pela mobilidade aumentada do polegar em relação aos outros dedos da mão.

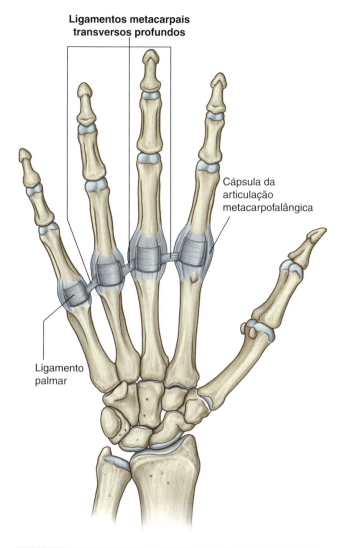

Figura 7.95 Ligamentos metacarpais transversos profundos, mão direita.

Articulações interfalângicas da mão

As **articulações interfalângicas da mão** são articulações do tipo gínglimo, que permitem principalmente flexão e extensão. São reforçadas pelos **ligamentos colaterais** medial e lateral e pelos **ligamentos palmares**.

Túnel do carpo e estruturas do punho

O túnel do carpo é formado anteriormente, no punho, por um arco profundo formado pelos ossos carpais e pelo retináculo dos flexores (Figura 7.94).

A base do arco carpal é formada medialmente pelo pisiforme e pelo hâmulo do hamato, e lateralmente pelos tubérculos do escafoide e do trapézio.

O retináculo dos flexores é um espesso ligamento de tecido conjuntivo que se estende sobre o espaço entre os lados medial e lateral da base do arco e converte o arco carpal no túnel do carpo.

Na clínica

Fratura do escafoide e necrose avascular da parte proximal do escafoide

A lesão carpal mais comum é uma fratura cruzando o colo do osso escafoide (Figura 7.96). Outras lesões são incomuns. Em aproximadamente 10% dos indivíduos, o osso escafoide tem uma única fonte de sangue, a artéria radial, que entra pela parte distal do osso para irrigar a parte proximal. Quando uma fratura ocorre no colo do escafoide, a parte proximal acaba sofrendo necrose avascular. É impossível predizer quais pacientes têm esse tipo de irrigação.

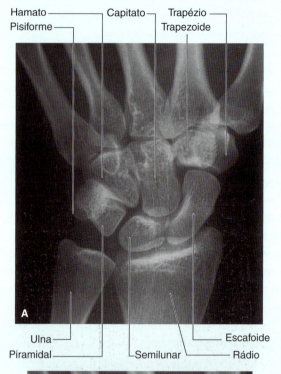
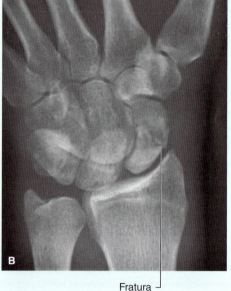

Figura 7.96 Radiografias de punho (incidência posteroanterior). **A.** Normal. **B.** Fratura do escafoide.

Na clínica

Doença de Kienböck

A interrupção da irrigação do semilunar pode causar necrose avascular desse osso, conhecida como doença de Kienböck (Figura 7.97). Isso causa dor e rigidez, e artrite a longo prazo.

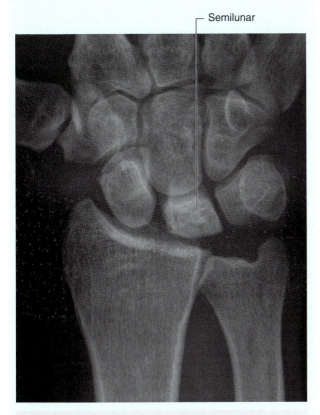

Figura 7.97 Radiografia do punho mostrando esclerose no semilunar consistente com necrose avascular (doença de Kienböck).

Na clínica

Artéria mediana

Uma grande artéria mediana é uma variante anatômica encontrada em alguns indivíduos, em que uma artéria persistente corre ao longo do nervo mediano em um ou ambos antebraços, passando pelo túnel do carpo. Esses indivíduos correm risco de exsanguinação por cortes profundos no punho.

Na clínica

Síndrome do túnel do carpo

A síndrome do túnel do carpo é causada por compressão do nervo mediano no túnel do carpo. A etiologia dessa condição é, com frequência, obscura, embora, em certos casos, a lesão ao nervo seja um efeito direto de pressão aumentada no nervo mediano causado por excesso de uso, edema dos tendões e bainhas dos tendões (p. ex., artrite reumatoide) e cistos nas articulações carpais. Acredita-se que a pressão aumentada no túnel do carpo cause congestão venosa, com consequentes edema do nervo e dano anóxico ao endotélio capilar do próprio nervo mediano.

Os pacientes tipicamente se queixam de dor e sensação de formigamento na distribuição do nervo mediano. Fraqueza e perda de massa muscular dos músculos tenares também podem ocorrer. A percussão delicada do nervo mediano (na região do retináculo dos músculos flexores) imediatamente provoca esses sintomas (sinal de Tinel).

O tratamento inicial visa reduzir a inflamação e remover lesões repetitivas que produzem os sintomas. Se isso não levar à melhora, estudos de condução nervosa são necessários para confirmar o encarceramento do nervo, o que pode necessitar de descompressão cirúrgica do retináculo dos flexores.

Os quatro tendões do músculo flexor profundo dos dedos, os quatro tendões do músculo flexor superficial dos dedos e o tendão do músculo flexor longo do polegar passam pelo túnel do carpo, assim como o nervo mediano (Figura 7.98).

O retináculo dos músculos flexores segura os tendões contra o plano ósseo no punho e impede que eles se "arqueiem".

O movimento livre dos tendões no túnel do carpo é facilitado por bainhas sinoviais, que envolvem os tendões. Todos os tendões do músculo flexor profundo dos dedos e do músculo flexor superficial dos dedos são cercados por uma única bainha sinovial; uma bainha separada recobre o tendão do músculo flexor longo do polegar. O nervo mediano é anterior aos tendões no túnel do carpo.

O tendão do músculo flexor radial do carpo é cercado por uma bainha sinovial e passa por um compartimento tubular formado pela inserção da parte lateral do retináculo dos músculos flexores nas margens de um sulco no lado medial do tubérculo do trapézio.

A artéria ulnar, o nervo ulnar e o tendão do músculo palmar longo entram na mão anteriormente ao retináculo dos músculos flexores e, portanto, não passam pelo túnel do carpo (Figura 7.98). O tendão do músculo palmar longo não é cercado por uma bainha sinovial.

A artéria radial passa dorsalmente em torno do lado lateral do punho e fica adjacente à face externa do escafoide.

Os tendões dos músculos extensores entram na mão nas faces medial, lateral e posterior do punho, em seis compartimentos definidos por um retináculo dos músculos extensores e recobertos por bainhas sinoviais (Figura 7.98):

- Os tendões dos músculos extensores dos dedos e do dedo indicador dividem um compartimento e uma bainha sinovial na face posterior do punho
- Os tendões dos músculos extensores ulnar do carpo e do dedo mínimo têm compartimentos e bainhas separados no lado medial do punho

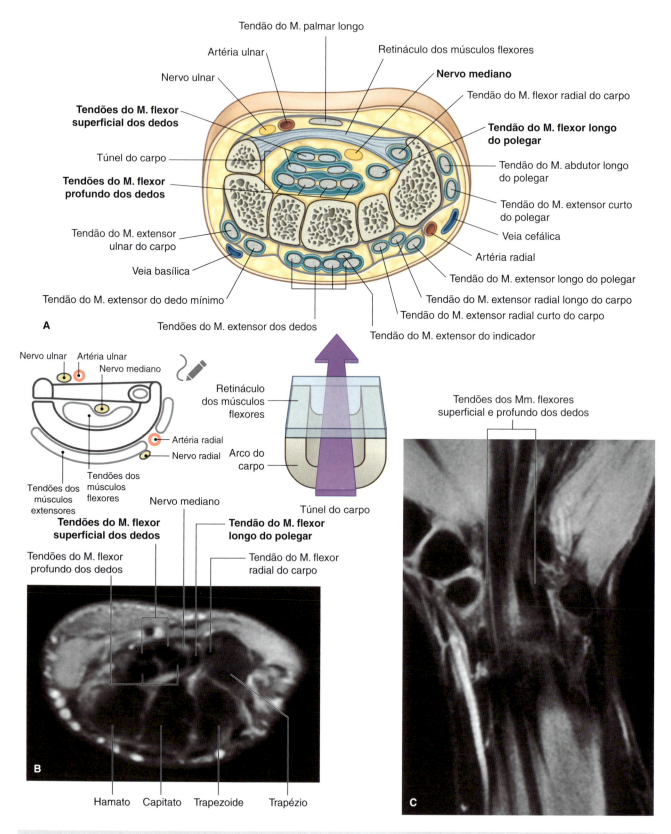

Figura 7.98 Túnel do carpo. **A.** Estrutura e relações. **B.** Ressonância magnética de um punho normal no plano axial. **C.** Ressonância magnética de um punho normal no plano coronal.

- Os tendões do músculo abdutor longo e do músculo extensor curto do polegar, dos músculos extensores radiais longo e curto do carpo e do músculo extensor longo do polegar passam por três compartimentos na face lateral do punho.

Aponeurose palmar

A **aponeurose palmar** é uma condensação triangular da fáscia profunda que recobre a palmal e é ancorada à pele em regiões distais (Figura 7.99).

O ápice do triângulo é contínuo com o tendão do músculo palmar longo, quando presente; quando não, é ancorado ao retináculo dos flexores. Desse ponto, fibras se irradiam para extensões nas bases dos dedos que se projetam para cada um dos dedos indicador, médio, anular e mínimo e, em menor extensão, o polegar.

Fibras transversais interconectam os feixes arranjados mais longitudinalmente, que continuam para os dedos.

Vasos, nervos e tendões dos flexores longos ficam profundos na aponeurose palmar.

Na clínica

Contratura de Dupuytren
A fáscia palmar pode se tornar anormalmente espessada em alguns indivíduos, fazendo com que os dedos progressivamente adotem uma posição fixa fletida. Isso resulta em perda de destreza e função, e nos casos graves pode exigir remoção cirúrgica do tecido anormal.

Músculo palmar curto

O **palmar curto**, um pequeno músculo intrínseco da mão, é subcutâneo, tem formato quadrangular e fica sobre os músculos hipotenares, a artéria ulnar e o ramo superficial do nervo ulnar no lado medial da palma (Figura 7.99). Origina-se da aponeurose palmar e do retináculo dos músculos flexores e se insere na derme da pele da margem medial da mão.

O músculo palmar curto aprofunda a concavidade da palma, tracionando a pele sobre a eminência hipotenar e formando uma crista distinta. Isso pode ser para melhorar a preensão.

O músculo palmar curto é suprido pelo ramo superficial do nervo ulnar.

Tabaqueira anatômica

A "tabaqueira anatômica" é o nome dado à depressão triangular formada na face posterolateral do punho e do metacarpal I pelos tendões dos músculos extensores que entram no polegar (Figura 7.100). Historicamente, rapé (tabaco moído) era colocado nessa depressão para depois ser inalado, daí o nome. A base do triângulo fica no punho, e o ápice é direcionado ao polegar. A depressão é mais aparente quando o polegar está estendido:

- A margem lateral é formada pelos tendões do músculo abdutor longo e do músculo extensor curto do polegar
- A margem medial é formada pelo tendão do músculo extensor longo do polegar
- O assoalho da depressão é formado pelos ossos escafoide e trapézio, e as extremidades distais dos tendões dos músculos extensores radiais longo e curto do carpo.

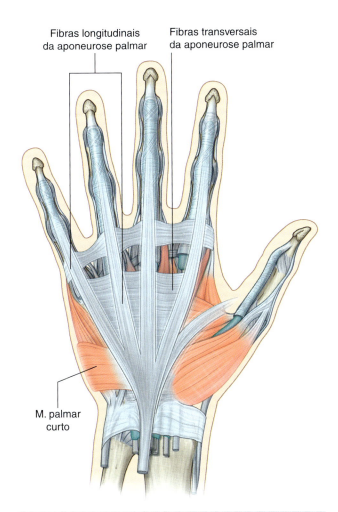

Figura 7.99 Aponeurose palmar, mão direita.

Na clínica

Tabaqueira anatômica
A tabaqueira anatômica é uma região clínica importante. Quando a mão está em desvio ulnar, o escafoide se torna palpável nela. Essa posição possibilita que o médico palpe o osso a procura de fraturas. O pulso da artéria radial também pode ser palpado na tabaqueira anatômica.

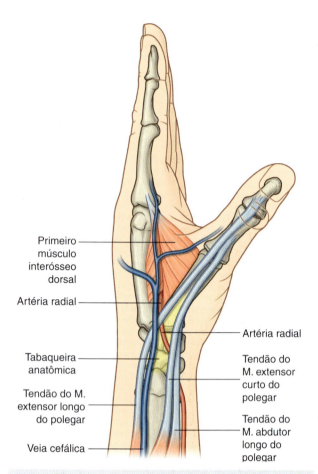

Figura 7.100 Tabaqueira anatômica, mão esquerda.

A artéria radial passa obliquamente pela tabaqueira anatômica, profundamente aos tendões dos extensores do polegar, e fica adjacente aos ossos escafoide e trapézio.

Partes terminais do ramo superficial do nervo radial passam subcutaneamente sobre a tabaqueira, assim como a origem da veia cefálica do arco venoso dorsal da mão.

Bainhas fibrosas dos dedos

Depois de sair do túnel do carpo, os tendões dos músculos flexores superficial e profundo dos dedos cruzam a palma e entram nas bainhas fibrosas na face palmar dos dedos (Figura 7.101). Essas bainhas fibrosas:

- Começam proximalmente, anteriormente às articulações metacarpofalângicas, e se estendem até as falanges distais
- São formadas por arcos fibrosos e ligamentos cruciformes, que são fixados posteriormente às margens das falanges e aos ligamentos palmares associados com as articulações metacarpofalângicas e interfalângicas; e
- Seguram os tendões contra o plano ósseo e impede que os tendões se arqueiem quando os dedos são flexionados.

Dentro de cada túnel, os tendões são cercados por uma bainha sinovial. As bainhas sinoviais do polegar e do dedo mínimo são contínuas com as bainhas associadas aos tendões do túnel do carpo (Figura 7.101).

Capuzes dos extensores

Os tendões dos músculos extensores longos dos dedos e do polegar passam para a face dorsal dos dedos e se expandem sobre as falanges proximais para formarem complexos "**capuzes dos extensores**" ou "**expansões digitais dorsais**" (Figura 7.103 A). Os tendões do músculo extensor do dedo mínimo, do músculo extensor do indicador e do músculo extensor curto do polegar se juntam a essas expansões.

Cada expansão digital dorsal tem formato triangular, com:

- O ápice inserido na falange distal
- A região central inserida na falange média (dedos indicador, médio, anular e mínimo) ou na falange proximal (polegar); e
- Cada ângulo da base dobrado em torno dos lados da articulação metacarpofalângica – nos dedos indicador, médio, anular e mínimo, os ângulos das expansões digitais dorsais se inserem principalmente nos ligamentos metacarpais transversos; no polegar, o capuz é inserido, a cada lado, em músculos.

Além de outras inserções, muitos dos músculos intrínsecos da mão se inserem na margem livre da expansão digital dorsal, a cada lado. Graças a essas inserções nas expansões digitais dorsais, esses músculos intrínsecos são responsáveis por movimentos complexos e delicados dos dedos, que não poderiam ser realizados somente com os tendões dos músculos flexores e dos extensores.

Nos dedos indicador, médio, anular e mínimo, os músculos lumbricais, interósseos e abdutor do dedo mínimo se inserem nos capuzes dos extensores. No polegar, os músculos abdutor do polegar e abdutor curto do polegar se inserem na expansão digital dorsal e ficam ancorados nela.

Como a força dos pequenos músculos intrínsecos da mão é aplicada na expansão digital dorsal, distalmente ao fulcro das articulações metacarpofalângicas, os músculos as flexionam (Figura 7.103 B). Simultaneamente, a força é transferida dorsalmente pelo capuz para estender as articulações interfalângicas. Essa habilidade de flexionar as articulações metacarpofalângicas e, ao mesmo tempo, estender as interfalângicas é inteiramente devido aos músculos intrínsecos da mão trabalhando através dos capuzes dos extensores. Esse tipo de movimento de precisão é usado ao se riscar para cima quando se escreve a letra *t* (Figura 7.103 C).

Capítulo 7 • Membro Superior

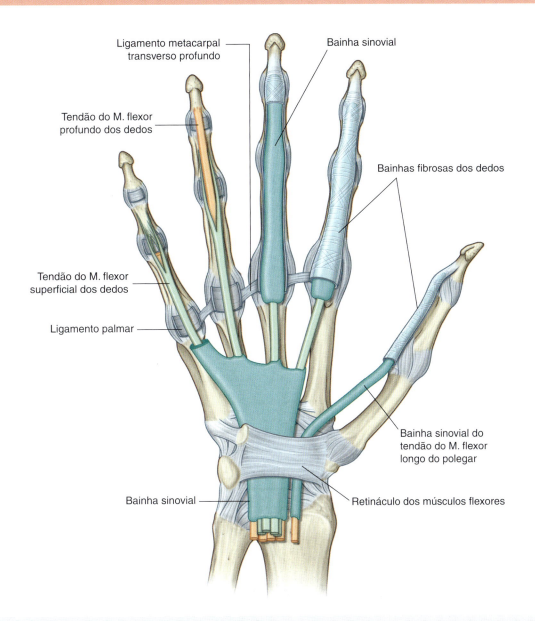

Figura 7.101 Bainhas fibrosas dos dedos e bainhas sinoviais da mão direita.

Na clínica

Síndrome de De Quervain

A síndrome de De Quervain é um distúrbio inflamatório que ocorre no primeiro compartimento extensor dorsal e envolve os tendões do músculo extensor curto e do músculo abdutor longo do polegar e sua bainha comum (Figura 7.102). Pacientes tipicamente sentem muita dor no punho, que impede flexão/extensão e abdução apropriadas do polegar. A causa desse distúrbio é, com frequência, excesso de uso. Por exemplo, a síndrome é comum em jovens mães que levantam constantemente seus filhos pequenos. Outras causas incluem distúrbios inflamatórios como a artrite reumatoide.

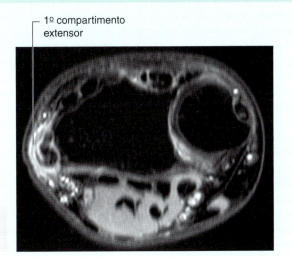

Figura 7.102 RM do punho mostrando líquido e inflamação associados com o primeiro compartimento extensor, consistente com tenossinovite de De Quervain.

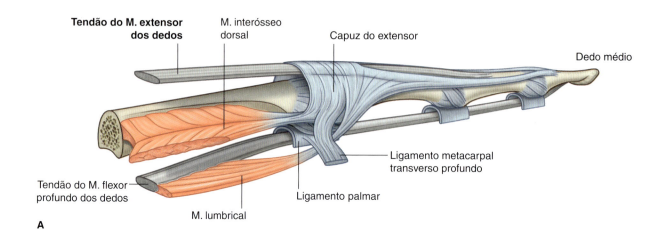

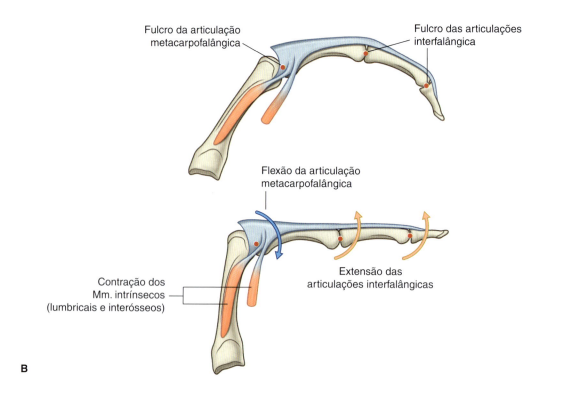

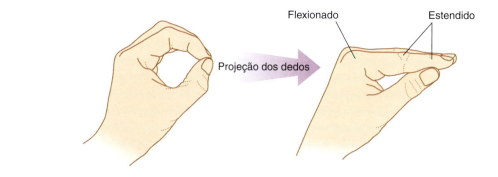

Figura 7.103 Capuz do extensor. A e **B**. Dedo médio, mão esquerda. **C**. Função dos capuzes dos extensores e dos músculos intrínsecos.

Na clínica

Tenossinovite

A tenossinovite é a inflamação de um tendão e de sua bainha. Essa condição pode ser causada por excesso de uso; no entanto, também está associada a outros distúrbios, como artrite reumatoide e patologias do tecido conjuntivo. Se a inflamação se tornar grave e ocorrer fibrose, o tendão não corre livremente dentro da bainha e, tipicamente, é necessário usar mais força para estender e flexionar completamente os dedos das mãos, produzindo um fenômeno de "gatilho".

Músculos

Os músculos intrínsecos da mão são o músculo palmar curto (Figura 7.99), os músculos interósseos, o músculo adutor do polegar e os músculos tenares, hipotenares e lumbricais (Figuras 7.104 a 7.108). Ao contrário dos músculos extrínsecos, que se originam no antebraço, inserem-se na mão e atuam na preensão vigorosa, os músculos intrínsecos estão localizados na mão e executam principalmente movimentos de precisão com os dedos e o polegar.

Na clínica

Dedo em gatilho

O dedo em gatilho é um distúrbio comum em adolescentes e adultos, e é tipicamente caracterizado por estalido na movimentação de um dedo da mão e, ocasionalmente, travamento, do(s) tendão(ões) do(s) músculos flexor(es) da mão. O dedo em gatilho pode estar associado a disfunção significativa e dor. De modo geral, está relacionado a fibrose e compressão da bainha do tendão flexor no nível da articulação metacarpofalângica.

Todos os músculos intrínsecos da mão são supridos pelo ramo profundo do nervo ulnar, exceto três músculos tenares e dois lumbricais laterais, que são supridos pelo nervo mediano. Os músculos intrínsecos são predominantemente inervados pelos segmentos espinais T1, com uma contribuição de C8.

Os músculos interósseos estão localizados entre os metacarpais e se inserem neles (Figuras 7.105). Inserem-se na falange proximal de cada dedo e na expansão digital dorsal e são divididos em dois grupos: músculos

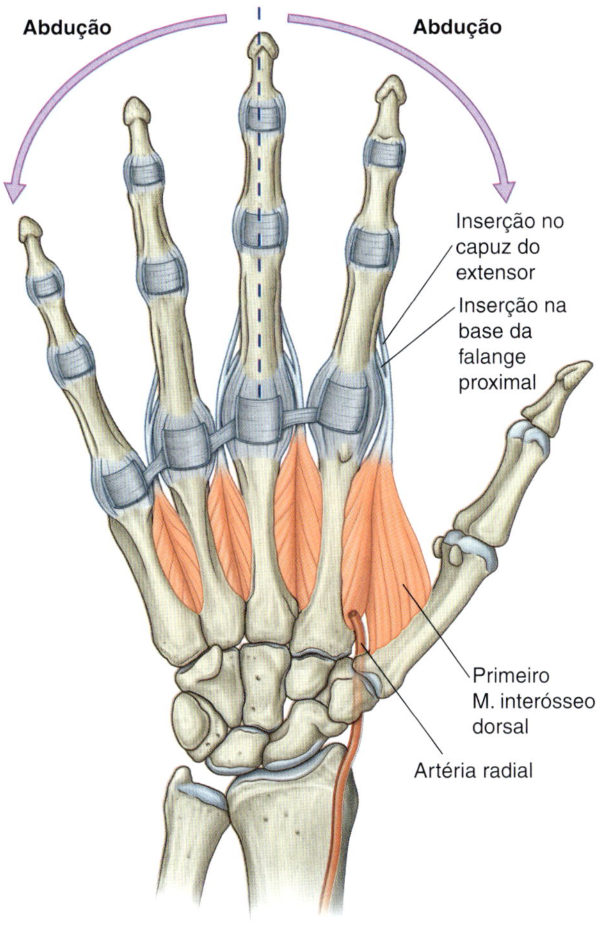

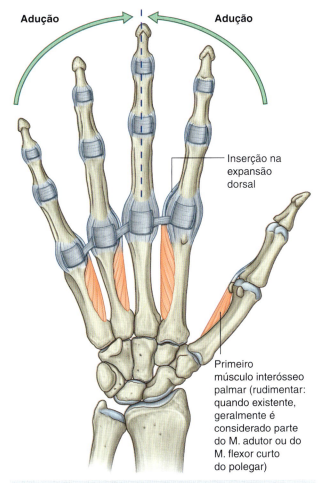

Figura 7.104 Músculos interósseos dorsais (vista palmar), mão direita.

Figura 7.105 Músculos interósseos palmares (vista palmar), mão direita.

Gray Anatomia Clínica para Estudantes

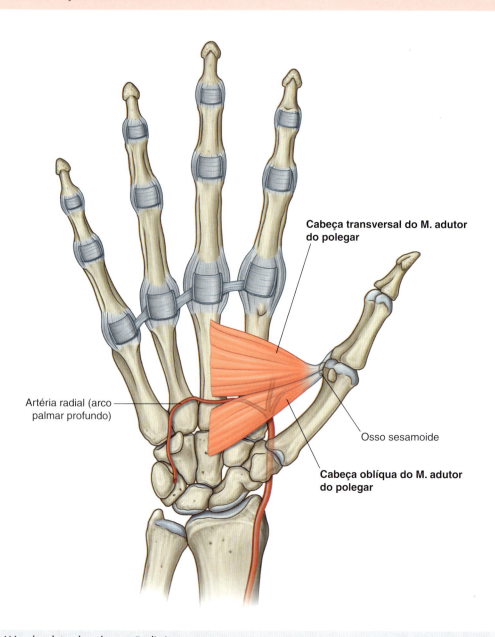

Figura 7.106 Músculo adutor do polegar, mão direita.

interósseos dorsais e interósseos palmares. Todos os músculos interósseos são supridos pelo ramo profundo do nervo ulnar. Coletivamente, os músculos interósseos fazem a abdução e a adução dos dedos e contribuem para os complexos movimentos de flexão e extensão gerados pelas expansões digitais dorsais.

Músculos interósseos dorsais

Os **músculos interósseos dorsais** são os mais dorsalmente situados de todos os músculos intrínsecos e podem ser palpados através da pele no dorso da mão (Figura 7.104). Há quatro músculos dorsais interósseos bipenados entre os corpos dos ossos metacarpais adjacentes, inserindo-se neles (Figura 7.104). Cada músculo se insere na base da falange proximal e na expansão digital dorsal do dedo a que está relacionado.

Os tendões dos músculos interósseos dorsais passam dorsalmente até os ligamentos metacarpais transversos profundos:

- O primeiro músculo interósseo dorsal é o maior, e se insere na lateral do dedo indicador
- O segundo e o terceiro interósseos dorsais inserem-se nos lados lateral e medial, respectivamente, do dedo médio
- O quarto músculo interósseo dorsal se insere no lado medial do dedo anular.

Além de gerar movimentos de flexão e extensão dos dedos por meio de suas inserções nos capuzes dos extensores, os interósseos dorsais são os principais abdutores dos dedos indicador, médio e anular nas articulações metacarpofalângicas (Tabela 7.15).

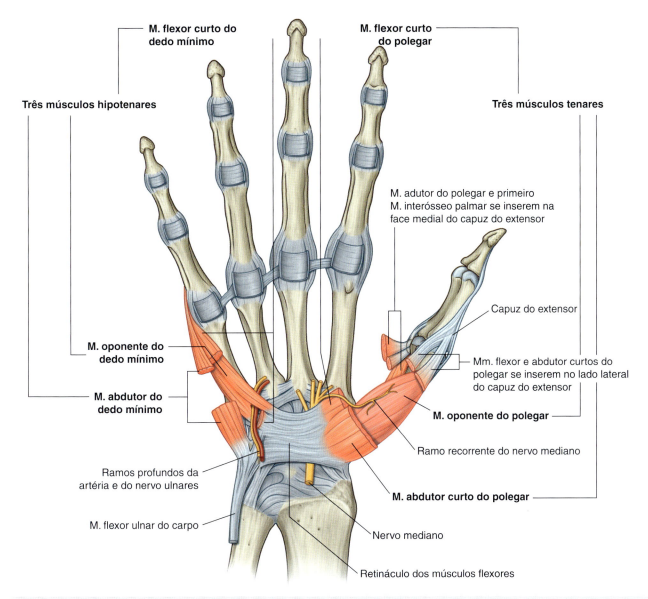

Figura 7.107 Músculos tenares e hipotenares, mão direita.

O dedo médio pode sofrer abdução medial e lateralmente em relação ao eixo longo do dedo médio e, consequentemente, tem um músculo dorsal interósseo a cada lado. O polegar e o dedo mínimo têm seus próprios abdutores nos grupos musculares tenar e hipotenar, respectivamente, e, portanto, não têm músculos interósseos dorsais.

A artéria radial passa entre as duas cabeças do primeiro músculo interósseo dorsal, quando ele sai da tabaqueira anatômica, na face posterolateral do punho, e penetra na parte profunda da palma.

Músculos interósseos palmares

Os três (ou quatro) **músculos interósseos palmares** são anteriores aos músculos interósseos dorsais e são músculos unipenados que se originam dos metacarpais dos dedos a que cada um está relacionado (Figura 7.105).

O primeiro músculo interósseo palmar é rudimentar, e geralmente é considerado parte do músculo adutor ou do músculo flexor curto do polegar. Quando presente, origina-se do lado medial da face palmar do metacarpal I e se insere na base da falange proximal do polegar e em sua expansão digital dorsal. Um osso sesamoide frequentemente ocorre no tendão inserido na base da falange.

O segundo músculo interósseo palmar se origina da face medial do metacarpal II e se insere no lado medial do capuz do extensor do dedo indicador.

O terceiro e o quarto músculos interósseos palmares se originam das faces laterais dos metacarpais IV e V, e se inserem nos laterais dos respectivos capuzes extensores.

Assim como os tendões dos músculos interósseos dorsais, os tendões dos músculos interósseos palmares passam dorsalmente até os ligamentos metacarpais transversos profundos.

641

Gray Anatomia Clínica para Estudantes

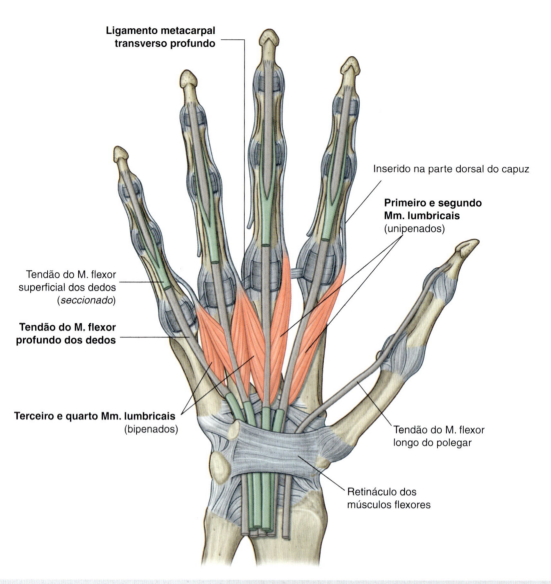

Figura 7.108 Músculos lumbricais, mão direita.

Tabela 7.15 Músculos intrínsecos da mão (os segmentos espinais indicados em negrito são responsáveis pela inervação do músculo).

Músculo	Origem	Inserção	Inervação	Função
Palmar curto	Aponeurose palmar e retináculo dos flexores	Derme da pele na margem medial da mão	Ramo superficial do nervo ulnar (C8, **T1**)	Melhora a preensão
Interósseos dorsais (quatro músculos)	Lados adjacentes dos metacarpais	Capuzes dos extensores e base das falanges proximais dos dedos indicador, médio e anular	Ramo profundo do nervo ulnar (C8, **T1**)	Abdução dos dedos indicador, médio e anular nas articulações metacarpofalângicas
Interósseos palmares (três ou quatro músculos)	Lados dos metacarpais	Capuzes dos extensores dos dedos polegar, indicador, anular e mínimo, e falange proximal do polegar	Ramo profundo do nervo ulnar (C8, **T1**)	Adução dos dedos polegar, indicador, anular e mínimo nas articulações metacarpofalângicas
Adutor do polegar	Cabeça transversal – metacarpo III; cabeça oblíqua – capitato e bases dos metacarpais II e III	Base da falange proximal e capuz do extensor do polegar	Ramo profundo do nervo ulnar (C8, **T1**)	Adução do polegar
Lumbricais (quatro músculos)	Tendões do M. flexor profundo dos dedos	Capuzes dos extensores dos dedos indicador, anular, médio e mínimo	Os dois mediais pelo ramo profundo do nervo ulnar; os dois laterais por ramos digitais do nervo mediano	Flexiona as articulações metacarpofalângicas enquanto estende as articulações interfalângicas

(continua)

Tabela 7.15 Músculos intrínsecos da mão (os segmentos espinais indicados em negrito são responsáveis pela inervação do músculo). (*continuação*)

Músculo	Origem	Inserção	Inervação	Função
MÚSCULOS TENARES				
Oponente do polegar	Tubérculo do trapézio e retináculo dos músculos flexores	Margem lateral e face palmar adjacente do metacarpal I	Ramo recorrente do nervo mediano (C8, **T1**)	Rotação medial do polegar
Abdutor curto do polegar	Tubérculos do escafoide e do trapézio e retináculo dos músculos flexores adjacente	Falange proximal e capuz do extensor do polegar	Ramo recorrente do nervo mediano (C8, **T1**)	Abdução do polegar na articulação metacarpofalângica
Flexor curto do polegar	Tubérculo do trapézio e retináculo dos músculos flexores	Falange proximal do polegar	Ramo recorrente do nervo mediano (C8, **T1**)	Flexão do polegar na articulação metacarpofalângica
MÚSCULOS HIPOTENARES				
Oponente do dedo mínimo	Hâmulo do hamato e retináculo dos músculos flexores	Face medial do metacarpal V	Ramo profundo do nervo ulnar (C8, **T1**)	Rotação lateral do metacarpal V
Abdutor do dedo mínimo	Pisiforme, ligamento piso-hamato e tendão do M. flexor ulnar do carpo	Falange proximal do dedo mínimo	Ramo profundo do nervo ulnar (C8, **T1**)	Abdução do dedo mínimo na articulação metacarpofalângica
Flexor curto do dedo mínimo	Hâmulo do hamato e retináculo dos músculos flexores	Falange proximal do dedo mínimo	Ramo profundo do nervo ulnar (C8, **T1**)	Flexão do dedo mínimo na articulação metacarpofalângica

Os músculos interósseos palmares fazem adução dos dedos polegar, indicador, anular e mínimo em relação ao eixo longo através do dedo médio. O movimento ocorre na articulação metacarpofalângica. Como os músculos se inserem nos capuzes dos extensores, produzem também complexos movimentos de flexão e extensão dos dedos (Tabela 7.15).

Músculo adutor do polegar

O **músculo adutor do polegar** é grande, tem formato triangular, está localizado anteriormente ao plano dos músculos interósseos e cruza a palma da mão (Figura 7.106). Origina-se como duas cabeças:

- Uma **cabeça transversa**, da face anterior do corpo do metacarpal III, e
- Uma **cabeça oblíqua**, do capitato e das bases adjacentes dos metacarpais II e III.

As duas cabeças convergem lateralmente para formar um tendão, que frequentemente contém um osso sesamoide e que se insere tanto na face medial da base da falange proximal do polegar quanto em sua expansão digital dorsal.

A artéria radial passa anterior e medialmente entre as duas cabeças do músculo para entrar no plano profundo da palma e formar o arco palmar profundo.

O músculo adutor do polegar faz adução vigorosa do polegar e faz a oposição desse dedo aos outros dedos da mão durante a preensão (Tabela 7.15).

Músculos tenares

Os três músculos tenares (o oponente, o flexor curto e o abdutor curto do polegar) estão associados com a oposição do polegar aos dedos e com movimentos delicados desse dedo (Figura 7.107) e são responsáveis pelo abaulamento proeminente (**eminência tenar**) na face lateral da palma, na base do polegar.

Os músculos tenares são supridos pelo ramo recorrente do nervo mediano.

Músculo oponente do polegar

O músculo **oponente do polegar** é o maior dos músculos tenares e fica profundo aos outros dois (Figura 7.107). Originando-se do tubérculo do trapézio e parte adjacente do retináculo dos flexores, insere-se ao longo de toda a margem lateral e partes adjacentes da face palmar do metacarpo I.

O oponente do polegar faz a rotação e a flexão do metacarpo I sobre o trapézio, trazendo o coxim do polegar em uma posição voltada para os coxins dos outros dedos (Tabela 7.15).

Músculo abdutor curto do polegar

O músculo **abdutor curto do polegar** fica sobre o oponente do polegar e é proximal ao flexor curto do polegar (Figura 7.107). Origina-se dos tubérculos do escafoide e do trapézio, e da parte adjacente do retináculo dos flexores, e se insere na lateral da base da falange proximal e em sua expansão digital dorsal.

O músculo abdutor curto do polegar faz a abdução do polegar, principalmente na articulação metacarpofalângica. Sua ação é mais aparente quando o polegar está abduzido ao máximo, e a falange proximal é movimentada para fora da linha do eixo longo do osso metacarpal (Tabela 7.15).

Músculo flexor curto do polegar

O músculo **flexor curto do polegar** é distal ao músculo abdutor curto (Figura 7.107). Origina-se principalmente do tubérculo do trapézio e parte adjacente do retináculo dos músculos flexores, mas pode também ter inserções profundas a outros ossos carpais e ligamentos associados. Insere-se no lado lateral da base da falange proximal do polegar. O tendão geralmente contém um osso sesamoide.

O músculo flexor curto do polegar flexiona a articulação metacarpofalângica do polegar (Tabela 7.15).

Músculos hipotenares

Os músculos hipotenares (oponente, abdutor e flexor curto do dedo mínimo) contribuem para o abaulamento (**eminência hipotenar**) no lado medial da palma, na base do dedo mínimo (Figura 7.107). Os músculos hipotenares são similares aos músculos tenares em nome e em organização.

Diferentemente dos músculos tenares, no entanto, os músculos hipotenares são inervados pelo ramo profundo do nervo ulnar, e não pelo ramo recorrente do nervo mediano.

Músculo oponente do dedo mínimo

O músculo **oponente do dedo mínimo** fica profundo aos outros dois músculos hipotenares (Figura 7.107). Origina-se do hâmulo do hamato e da parte adjacente do retináculo dos flexores, e se insere na margem medial e face palmar do metacarpo V. Sua base é penetrada por ramos profundos do nervo e da artéria ulnares.

O oponente do dedo mínimo faz a rotação do metacarpal V em direção à palma; no entanto, por causa do formato simples da articulação carpometacarpal e do ligamento metacarpal transverso profundo, que fixa a cabeça do metacarpal V ao ligamento do dedo anular, o movimento é muito menos aparente do que o movimento do polegar (Tabela 7.15).

Músculo abdutor do dedo mínimo

O músculo **abdutor do dedo mínimo** fica sobre o músculo oponente do dedo mínimo (Figura 7.107). Origina-se do osso pisiforme, do ligamento piso-hamato e do tendão do flexor ulnar do carpo, e se se insere na face medial da base da falange proximal do dedo mínimo e em sua expansão digital dorsal.

O músculo abdutor do dedo mínimo é o principal abdutor do dedo mínimo (Tabela 7.15).

Músculo flexor curto do dedo mínimo

O músculo **flexor curto do dedo mínimo** é lateral ao músculo abdutor do dedo mínimo (Figura 7.107). Origina-se do hâmulo do osso hamato e da parte adjacente do retináculo dos músculos flexores, e se insere, junto com o músculo abdutor do dedo mínimo, na face medial da base da falange proximal do dedo mínimo.

O músculo flexor do dedo mínimo flexiona a articulação metacarpofalângica.

Músculos lumbricais

Existem quatro músculos lumbricais, cada um dos quais é associado com um dos dedos. Os músculos se originam dos tendões do flexor profundo dos dedos, na palma:

- Os dois músculos lumbricais mediais são bipenados e se originam dos tendões do músculo flexor profundo dos dedos associados com os dedos médio e anular, e anular e mínimo, respectivamente
- Os dois músculos lumbricais laterais são unipenados, originando-se dos tendões do músculo flexor profundo dos dedos associados com os dedos indicador e médio, respectivamente.

Os músculos lumbricais passam dorsalmente em torno da lateral de cada dedo e se inserem em sua expansão digital dorsal (Figura 7.108). Os tendões dos músculos são anteriores aos ligamentos metacarpais transversos profundos.

Os músculos lumbricais são peculiares porque ligam tendões flexores com tendões extensores. Através de sua inserção nos capuzes dos extensores, participam da flexão das articulações metacarpofalângicas e da flexão das articulações interfalângicas.

Os dois músculos lumbricais mediais são supridos pelo ramo profundo do nervo ulnar; os dois músculos lumbricais laterais são supridos pelos ramos digitais do nervo mediano (Tabela 7.15).

Artérias e veias

A irrigação da mão é feita pelas artérias radial e ulnar, que formam dois arcos vasculares interconectados (superficial e profundo) na palma (Figura 7.109). Vasos destinados aos dedos, músculos e articulações se originam dos dois arcos e das artérias que os originaram:

- A artéria radial contribui substancialmente para a irrigação do polegar e da lateral do dedo indicador
- Os outros dedos e o lado medial do dedo indicador são irrigados principalmente pela artéria ulnar.

Artéria ulnar e arco palmar superficial

A **artéria ulnar** e o nervo ulnar entram na mão na face medial do punho (Figura 7.110). O vaso fica entre o músculo palmar curto e o retináculo dos músculos flexores, lateral ao nervo ulnar e ao osso pisiforme. Distalmente, a artéria ulnar é medial ao hâmulo do osso hamato, e a seguir se curva lateralmente cruzando a palma, formando

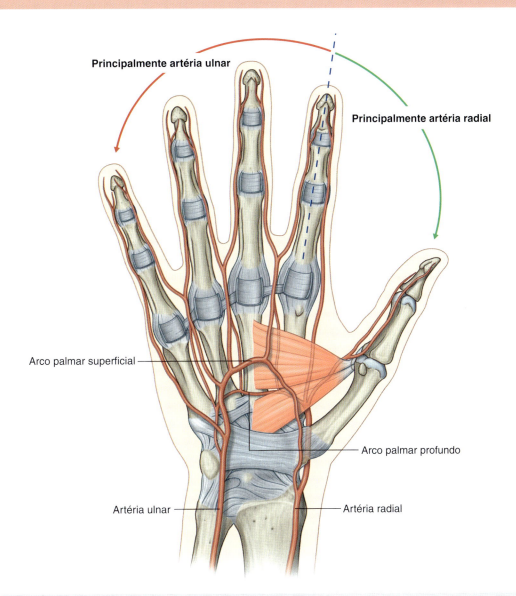

Figura 7.109 Irrigação arterial da mão direita.

o **arco palmar superficial**, que é superficial aos tendões dos músculos flexores longos dos dedos e imediatamente profundo à aponeurose palmar. Na lateral da palma, o arco se comunica com um ramo palmar da artéria radial.

Um ramo da artéria ulnar na mão é o **ramo palmar profundo** (Figuras 7.109 e 7.110), que emerge do aspecto medial da artéria ulnar, em local imediatamente distal ao pisiforme, e penetra a origem dos músculos hipotenares. Curva-se medialmente em torno do hâmulo do hamato para alcançar o plano profundo da palma e para fazer anastomose com o arco palmar profundo derivado da artéria radial.

Ramos do arco palmar superficial incluem:

- Uma artéria digital palmar, para a face medial do dedo mínimo, e
- Três grandes **artérias digitais comuns palmares**, que acabam por ser a principal fonte de sangue para a lateral do dedo mínimo, ambos os lados dos dedos anular e médio, e lado medial do dedo indicador (Figura 7.110); são unidas por artérias metacarpais palmares do arco palmar profundo antes de se bifurcarem nas **artérias digitais palmares próprias**, que entram nos dedos.

Artéria radial e arco palmar profundo

A **artéria radial** se curva em torno do lado lateral do punho e passa sobre o assoalho da tabaqueira anatômica, entrando no plano profundo da palma e penetrando anteriormente pelo dorso da mão (Figuras 7.109 e 7.111). Passa entre as duas cabeças do primeiro músculo interósseo dorsal e, a seguir, entre as duas cabeças do músculo adutor do polegar para alcançar o plano profundo da palma e formar o arco palmar profundo.

O **arco palmar profundo** passa medialmente pela palma entre os ossos metacarpais e os tendões dos músculos flexores longos dos dedos. Na parte medial da palma,

Gray Anatomia Clínica para Estudantes

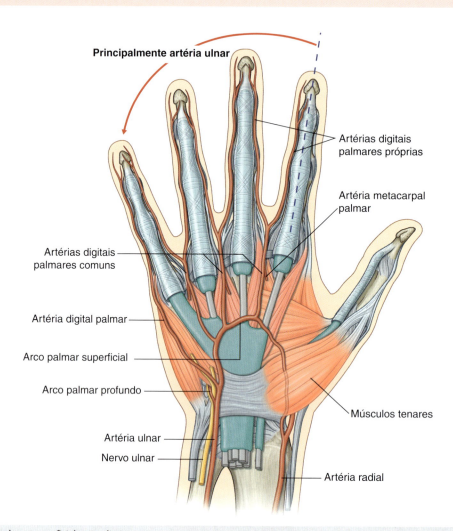

Figura 7.110 Arco palmar superficial, mão direita.

comunica-se com o ramo palmar profundo da artéria ulnar (Figuras 7.109 e 7.111).

Antes de penetrar no dorso da mão, a artéria radial dá origem a dois vasos:

- Um **ramo carpal dorsal**, que segue medialmente como a **rede carpal dorsal**, através do punho, e dá origem a **três artérias metacarpais dorsais**, que subsequentemente se dividem para se tornar pequenas artérias digitais dorsais, que entram nos dedos, e
- A **primeira artéria metacarpal dorsal**, que irriga os lados adjacentes do dedo indicador e do polegar.

Dois vasos, a **artéria principal do polegar** e a **artéria radial do indicador**, emergem da artéria radial no plano entre o primeiro músculo interósseo dorsal e o músculo adutor do polegar. A artéria principal do polegar é a principal fonte de sangue para o polegar, e a artéria radial do indicador irriga a lateral do dedo indicador.

O arco palmar profundo dá origem a:

- Três **artérias metacarpais palmares**, que se unem às artérias digitais palmares comuns, do arco palmar superficial, e

- Três **ramos perfurantes**, que passam posteriormente entre as cabeças da origem dos interósseos dorsais para fazer anastomose com as artérias metacarpais dorsais do arco carpal dorsal.

Veias

A mão contém, como ocorre em todo o membro superior, redes interconectadas de veias profundas e superficiais. As veias profundas seguem as artérias; as veias superficiais drenam para uma rede venosa dorsal, no dorso da mão, sobre os ossos metacarpais (Figura 7.112).

Na clínica

Teste de Allen

Para testar a adequação das anastomoses entre as artérias radial e ulnar, as duas artérias no punho são comprimidas ao mesmo tempo e, depois, libera-se a compressão de uma ou da outra, para determinar o padrão de perfusão da mão. Se houver poucas conexões entre os arcos palmares superficial e profundo, apenas o polegar e o lado lateral do dedo indicador serão perfundidos (ficarão vermelhos) quando for liberada compressão apenas na artéria radial.

Capítulo 7 • Membro Superior

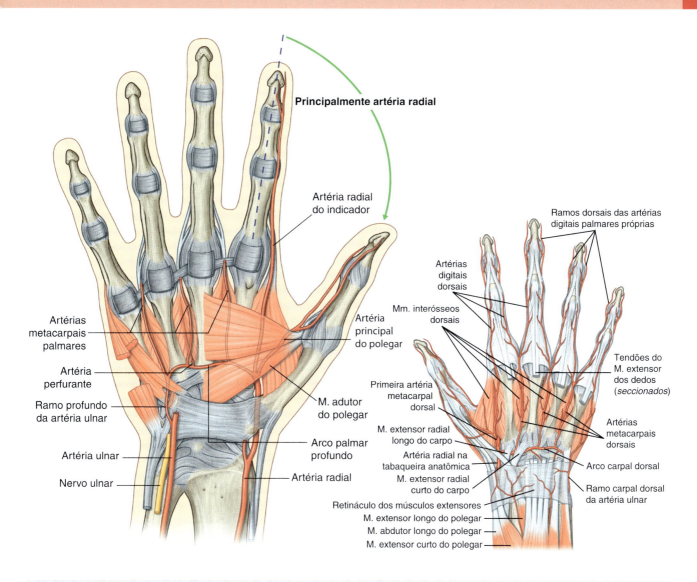

Figura 7.111 Arco palmar profundo, mão direita.

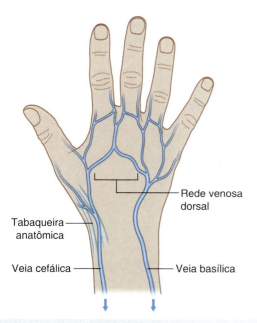

Figura 7.112 Arco venoso dorsal da mão direita.

A veia cefálica se origina do lado lateral da rede venosa dorsal e passa sobre a tabaqueira anatômica para entrar no antebraço.

A veia basílica se origina do lado medial da rede venosa dorsal e entra no aspecto dorsomedial do antebraço.

Na clínica

Venipuntura

Em muitos pacientes, um acesso venoso é necessário para obtenção de amostras de sangue para exames laboratoriais e administração de soluções e fármacos. Os locais ideais para acesso venoso são, tipicamente, a fossa cubital e a veia cefálica adjacente à tabaqueira anatômica. As veias são distendidas pela colocação de um torniquete. Um torniquete deve ser aplicado por tempo suficiente para que as veias se tornem proeminentes. Para coleta de sangue para exames de sangue rotineiros, a veia antecubital é, geralmente, o local preferido, porque, embora nem sempre seja visível, é facilmente palpável. A veia cefálica é geralmente o local preferido para a colocação de cânulas intravenosas temporárias.

647

Gray Anatomia Clínica para Estudantes

Nervos

A mão é inervada pelos nervos ulnar, mediano e radial (Figuras 7.113 a 7.115).

Todos contribuem para a inervação cutânea, ou sensitiva geral. O nervo ulnar inerva todos os músculos intrínsecos da mão, exceto os três músculos tenares e os dois lumbricais laterais, que são inervados pelo nervo mediano. O nervo radial inerva apenas a pele na face dorsolateral da mão.

Nervo ulnar

O nervo ulnar entra na mão lateralmente ao pisiforme e posteromedialmente à artéria ulnar (Figura 7.113). Em local imediatamente distal ao pisiforme, divide-se em um ramo profundo, principalmente motor, e um ramo superficial, principalmente sensitivo.

O **ramo profundo** do nervo ulnar acompanha o ramo profundo da artéria ulnar (Figura 7.113); penetra e supre os músculos hipotenares para alcançar a parte profunda da palma e se arqueia lateralmente através da palma, profundamente aos músculos flexores longos dos dedos, e supre os músculos interósseos, o músculo adutor do polegar e os dois músculos lumbricais mediais. Além disso, o ramo profundo do nervo ulnar contribui com pequenos ramos articulares para a articulação do punho.

Quando o ramo profundo do nervo ulnar cruza a palma, fica em um túnel osteofibroso (canal de Guyon) entre o hâmulo do hamato e os tendões dos músculos flexores. Ocasionalmente, pequenas evaginações de membrana sinovial das membranas do carpo comprimem o nervo dentro desse canal, provocando sinais/sintomas sensitivos e motores.

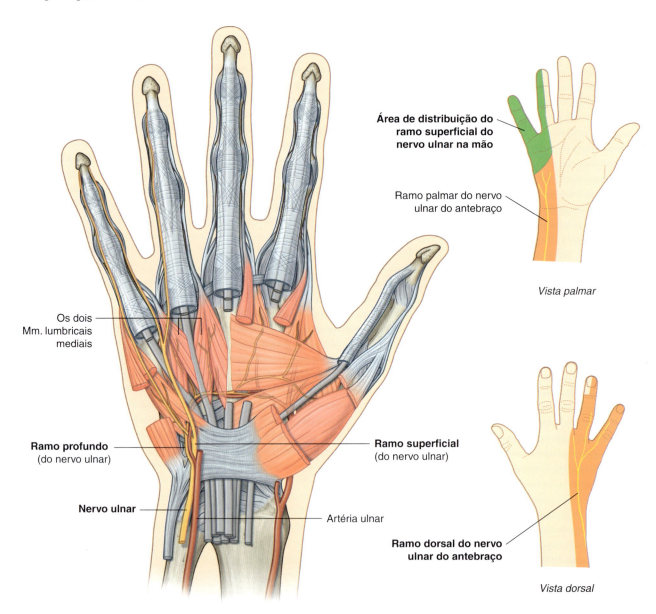

Figura 7.113 Nervo ulnar na mão direita.

648

Na clínica

Lesão do nervo ulnar

O nervo ulnar é mais comumente lesionado em dois locais: o cotovelo e o punho:

- No cotovelo, o nervo fica posterior ao epicôndilo medial
- No punho, o nervo ulnar passa superficialmente ao retináculo dos flexores e fica lateral ao osso pisiforme.

Lesões do nervo ulnar são caracterizadas por "mão em garra", em que as articulações metacarpofalângicas dos dedos ficam hiperestendidas e as articulações interfalângicas ficam flexionadas, porque a função da maior parte dos músculos intrínsecos da mão é perdida (Figura 7.114).

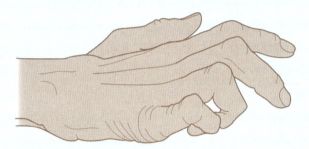

Figura 7.114 Aspecto típico de "mão em garra" devido a lesão do nervo ulnar.

A "garra" é mais pronunciada nos dedos mediais porque a função de todos os músculos intrínsecos desses dedos é perdida, enquanto, nos dois dedos laterais, os músculos lumbricais são supridos pelo nervo mediano. A função do músculo adutor do polegar também é perdida.

Nas lesões do nervo ulnar no cotovelo, a função dos músculos flexor ulnar do carpo e flexor profundo dos dedos, para os dois dedos mediais, também é perdida. A mão em garra, sobretudo dos dedos mínimo e anular, é pior em lesões do nervo ulnar no punho do que no cotovelo, porque a interrupção do nervo no cotovelo paralisa a metade ulnar do músculo flexor profundo dos dedos, o que leva à falta de flexão nas articulações interfalângicas distais desses dedos.

Lesões no nervo ulnar no cotovelo ou no punho resultam em perda da inervação sensitiva na parte palmar dos um dedo e meio mediais.

Danos ao nervo ulnar no punho ou em um local proximal ao punho podem ser distinguidos avaliando-se a função do **ramo dorsal** (cutâneo) do nervo ulnar que se origina em regiões distais do antebraço. Esse ramo inerva a pele no dorso da mão, no lado medial.

O ramo superficial do nervo ulnar supre o músculo palmar curto e continua cruzando a palma para inervar a pele na face palmar do dedo mínimo e da metade medial do dedo anular (Figura 7.113).

Nervo mediano

O nervo mediano é o nervo sensitivo mais importante na mão porque inerva a pele no polegar, os dedos indicador e médio e a lateral do dedo anular (Figura 7.115). O sistema nervoso, utilizando o tato, reúne informações sobre o ambiente vindas dessa área, particularmente da pele no polegar e do dedo indicador. Além disso, informações sensitivas dos três dedos e meio laterais permitem que os dedos sejam posicionados com força apropriada durante a pegada de precisão.

O nervo mediano também inerva os músculos tenares, que são responsáveis pela oposição do polegar aos outros dedos.

O nervo mediano entra na mão passando pelo túnel do carpo e se divide em um ramo recorrente e ramos digitais palmares (Figura 7.115).

O **ramo recorrente** do nervo mediano inerva os três músculos tenares. Originando-se do lado lateral do nervo mediano próximo à margem distal do retináculo dos flexores, curva-se em torno dessa margem e passa proximalmente sobre o músculo flexor curto do polegar. O ramo recorrente então passa entre o flexor e o abdutor curtos do polegar para terminar no oponente do polegar.

Os **nervos digitais palmares** cruzam a palma profundamente à aponeurose palmar e ao arco palmar superficial e entram nos dedos. Eles inervam a pele nas faces palmares dos três dedos e meio laterais, e regiões cutâneas sobre os aspectos dorsais das falanges distais (leito ungueal) dos mesmos dedos. Além da pele, os nervos digitais inervam os dois músculos lumbricais laterais.

Ramo superficial do nervo radial

A única parte do nervo radial que entra na mão é seu ramo superficial (Figura 7.116). Penetra a mão, passando sobre a tabaqueira anatômica no lado dorsolateral do punho. Ramos terminais do nervo podem ser palpados ou "rolados" contra o tendão do músculo extensor longo do polegar enquanto cruzam a tabaqueira anatômica.

O ramo superficial do nervo radial inerva a pele sobre o aspecto dorsolateral da palma e os aspectos dorsais dos três dedos e meio laterais, de distalmente até aproximadamente as articulações interfalângeas terminais.

Gray Anatomia Clínica para Estudantes

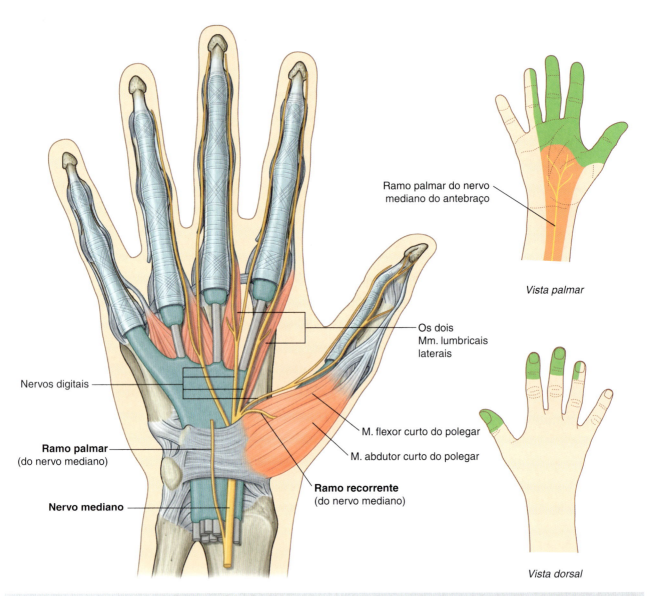

Figura 7.115 Nervo mediano na mão direita.

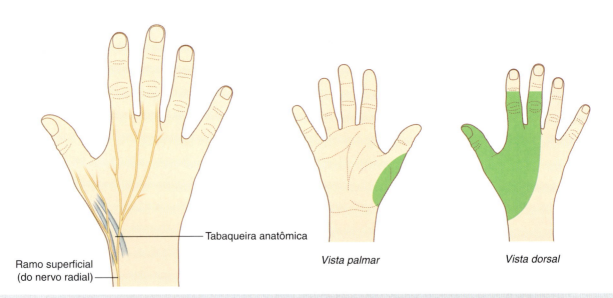

Figura 7.116 Nervo radial na mão direita.

Na clínica

Lesão do nervo radial

Na altura da articulação do cotovelo, o nervo radial se divide em seus dois ramos terminais – o ramo superficial e o ramo profundo.

A lesão mais comum do nervo radial é dano ao nervo no sulco do nervo radial, no úmero, o que provoca paralisia global dos músculos do compartimento posterior, resultando em "punho caído". O dano ao nervo radial pode resultar de fratura do corpo do úmero, já que o nervo radial faz uma espiral em torno dele no sulco radial. A lesão típica provoca redução da sensibilidade na distribuição cutânea, predominantemente na face posterior da mão. A secção do nervo interósseo posterior (continuação do ramo profundo do nervo radial) pode paralisar os músculos do compartimento posterior do antebraço, mas a inervação é variável. Tipicamente, o paciente não consegue estender os dedos.

Os ramos distais do ramo superficial do nervo radial podem ser facilmente palpados como "cordões" que passam sobre o tendão do extensor longo do polegar, na tabaqueira anatômica. Dano a esses ramos tem poucas consequências, pois eles suprem apenas uma pequena área de pele.

Anatomia de superfície

Anatomia de superfície do membro superior

Tendões, músculos e ossos são acidentes anatômicos no membro superior usados para localizar grandes artérias, veias e nervos. Pedir que o paciente mobilize seus membros superiores de modo específico é essencial para a realização de exames neurológicos:

- Tendões são usados para testar reflexos associados com segmentos espinais específicos
- Vasos são usados clinicamente como portas de entrada no sistema circulatório (para coleta de sangue e administração de fármacos e nutrientes) e para a aferição da pressão sanguínea e dos pulsos
- Nervos podem ser encarcerados ou sofrer danos em regiões onde ficam relacionados a ossos ou atravessam espaços confinados.

Acidentes anatômicos ósseos e músculos da região escapular posterior

A margem medial, o ângulo inferior e parte da margem lateral da escápula podem ser palpados em um paciente, assim como a espinha da escápula e o acrômio. A margem e o ângulo superiores da escápula são profundos a partes moles e não são facilmente palpáveis. Os músculos supraespinal e infraespinal podem ser palpados acima e abaixo da espinha da escápula, respectivamente (Figura 7.117).

O músculo trapézio é responsável pelo contorno liso da lateral do pescoço e da parte superior do ombro.

Os músculos deltoides formam a eminência muscular inferior ao acrômio e em torno da articulação do ombro. O nervo axilar passa, posteriormente, em torno do colo cirúrgico do úmero, profundamente ao músculo deltoide.

O músculo latíssimo do dorso forma a maior parte da massa muscular subjacente à prega cutânea axilar posterior, que se estende obliquamente para cima, do tronco ao braço. O músculo redondo maior passa do ângulo inferior da escápula para a parte superior do úmero e contribui para a formação dessa prega lateralmente.

Visualização da axila e localização de seu conteúdo e suas estruturas relacionadas

A axila, sua abertura para o braço e suas paredes podem ser estabelecidas utilizando-se pregas cutâneas e acidentes anatômicos ósseos palpáveis (Figura 7.118):

- A margem anterior da entrada da axila é a clavícula, que pode ser palpada ao longo de todo o seu comprimento. O limite lateral da entrada da axila pode ser aproximado pela ponta do processo coracoide, que é palpável imediatamente abaixo do terço lateral da clavícula, profundamente à margem medial do músculo deltoide
- A margem inferior da parede anterior da axila é a prega cutânea axilar anterior, que fica sobre a margem inferior do músculo peitoral maior
- A margem inferior da parede posterior da axila é a prega cutânea axilar posterior, que fica sobre as margens dos músculos redondo maior, lateralmente, e latíssimo do dorso, medialmente
- A parede medial da axila é a parte superior do músculo serrátil anterior, que recobre a parede torácica. O nervo torácico longo passa verticalmente para sair da axila e desce pela face lateral do músculo serrátil anterior em uma posição imediatamente anterior à prega cutânea axilar posterior
- O limite lateral da axila é o úmero
- O assoalho da axila é o domo de pele entre as pregas cutâneas axilares anterior e posterior.

Grandes vasos, nervos e linfáticos passam entre o membro superior e o tronco através da axila.

A artéria axilar, a veia axilar e componentes do plexo braquial passam pela axila e entram no braço em um trajeto lateral ao domo de pele que forma o assoalho. Esse

Gray Anatomia Clínica para Estudantes

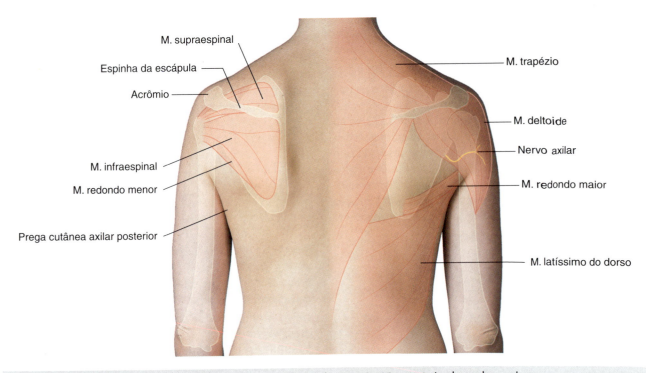

Figura 7.117 Acidentes anatômicos ósseos e músculos da região escapular posterior. Vista posterior dos ombros e dorso.

feixe neurovascular pode ser palpado colocando-se a mão sobre o domo de pele e pressionando-se lateralmente contra o úmero.

A veia cefálica tem seu trajeto na fáscia superficial, na fenda entre o músculo deltoide e o músculo peitoral maior, e penetra a fáscia profunda no trígono clavipeitoral para se unir à veia axilar.

Localização da artéria braquial no braço

A artéria braquial fica na parte medial do braço, na fenda entre os músculos bíceps braquial e tríceps braquial (Figura 7.119). O nervo mediano acompanha a artéria braquial, enquanto o nervo ulnar se desvia posteriormente desse vaso em regiões distais.

O tendão do músculo tríceps braquial e a posição do nervo radial

O músculo tríceps braquial forma a massa de partes moles posterior ao úmero, e o seu tendão se insere no olécrano da ulna, que é facilmente palpável e forma a protuberância óssea da "ponta" do cotovelo (Figura 7.120).

O músculo braquiorradial também é visível como um abaulamento muscular na lateral do braço. É particularmente proeminente quando o antebraço está em semipronação, flexionado no cotovelo contra resistência, e visto anteriormente.

O nervo radial na parte distal do braço emerge de trás do úmero para ficar profundo ao músculo braquiorradial.

Fossa cubital (vista anterior)

A fossa cubital é anterior à articulação do cotovelo e contém o tendão do bíceps braquial, a artéria braquial e o nervo mediano (Figura 7.121).

A base da fossa cubital é uma linha imaginária traçada entre os epicôndilos medial e lateral do úmero, facilmente palpáveis. As margens lateral e medial são formadas pelos músculos braquiorradial e pronador redondo, respectivamente; a margem do músculo braquiorradial pode ser encontrada pedindo-se ao indivíduo que flexione o braço, em semipronação, contra resistência. A margem do músculo pronador redondo pode ser estimada por uma linha oblíqua estendendo-se entre o epicôndilo medial e o ponto médio do comprimento da face lateral do antebraço. A localização aproximada do ápice da fossa cubital é onde essa linha cruza a margem do músculo braquiorradial.

O conteúdo da fossa cubital, de lateral a medial, são o tendão do músculo bíceps braquial, a artéria braquial e o nervo mediano. O tendão do músculo bíceps braquial é facilmente palpável. Com frequência, as veias cefálica, basílica e cubital mediana são visíveis na fáscia subcutânea que recobre a fossa cubital.

O nervo ulnar passa por trás do epicôndilo medial do úmero, e nessa fossa pode ser "rolado" contra o osso.

O nervo radial entra no antebraço profundamente à margem do músculo braquiorradial, anteriormente à articulação do cotovelo.

Capítulo 7 • Membro Superior

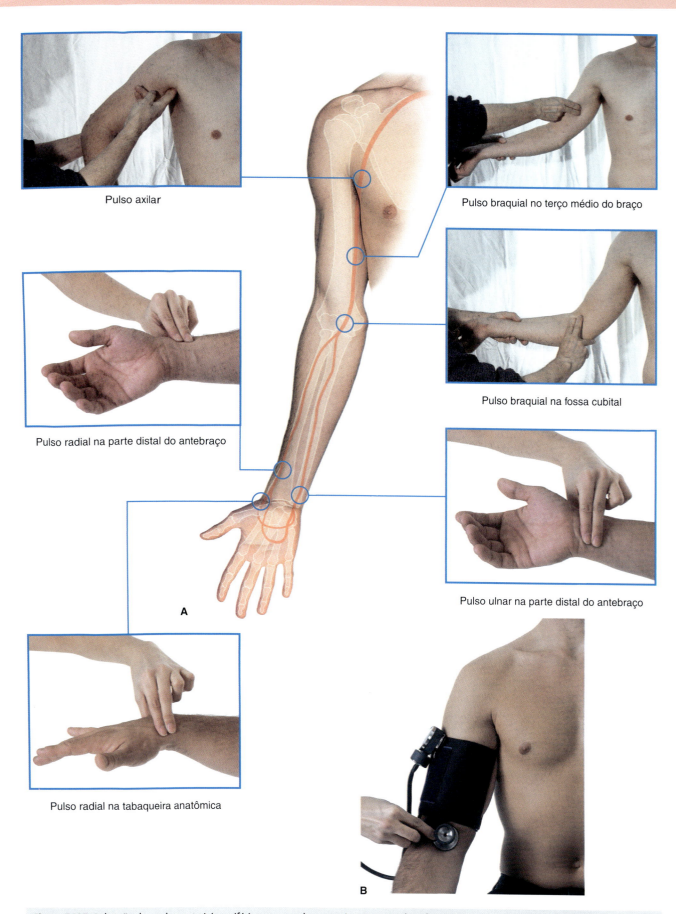

Figura 7.127 Palpação dos pulsos arteriais periféricos no membro superior. **A.** Locais de palpação. **B.** Colocação da braçadeira do esfigmomanômetro e do estetoscópio para aferição da pressão arterial.

Casos clínicos

Caso 1

ESCÁPULA ALADA

Uma mulher de 57 anos de idade foi mastectomizada por causa de câncer de mama. A descrição cirúrgica mostrou que todo o tecido mamário tinha sido removido, incluindo o processo axilar. O cirurgião também fez o esvaziamento de todos os linfonodos da axila, junto com a gordura que os envolve. A paciente teve uma recuperação sem intercorrências.

Na primeira consulta de acompanhamento, o marido da paciente contou ao cirurgião que ela tinha desenvolvido uma espícula óssea nas costas. O cirurgião ficou intrigado e pediu que a paciente mostrasse essa "espícula". Ao exame, verificou-se que era o ângulo inferior da escápula. A elevação dos braços acentuava essa estrutura.

A margem medial da escápula estava acentuada e havia alguma perda do volume do músculo serrátil anterior, que se insere no ápice da escápula.

O nervo para esse músculo estava lesado.

Durante a cirurgia na axila, o nervo torácico longo foi lesionado no local em que desce pela parede lateral do tórax, na face externa do músculo serrátil anterior, profundamente à pele e à fáscia subcutânea.

Como o nervo foi transeccionado, é improvável que a paciente melhore, mas ela estava satisfeita com uma explicação adequada para a espícula.

Caso 2

COMPLICAÇÃO DE FRATURA DA COSTELA I

Uma mulher de 25 anos de idade se envolveu em um acidente automobilístico, sendo jogada da sua motocicleta. Quando foi admitida na sala de emergência, estava inconsciente. Vários exames foram realizados, incluindo radiografia de tórax. O médico assistente notou uma fratura complexa da primeira costela esquerda.

Muitas estruturas importantes que suprem o membro superior passam sobre a costela I.

É importante testar os nervos que suprem o braço e a mão, embora isso seja extremamente difícil quando o paciente está inconsciente. No entanto, alguns reflexos musculares podem ser determinados usando-se um martelo de percussão. Também pode ser possível testar os reflexos de dor em pacientes com alteração do nível de consciência. A palpação dos pulsos das artérias axilar, braquial, radial e ulnar é necessária porque a fratura da primeira costela pode romper ou "desnudar" a artéria subclávia, que passa sobre ela.

Um dreno no tórax foi imediatamente inserido porque o pulmão havia colapsado. A primeira costela, fraturada, danificou as pleuras visceral e parietal, possibilitando o escape de ar do pulmão lacerado para a cavidade pleural. O pulmão colapsou, e a cavidade pleural foi preenchida com ar, o que prejudicou a função pulmonar.

Um tubo foi inserido entre as costelas, e o ar foi aspirado para reinsuflar o pulmão.

A costela I é uma estrutura profunda na base do pescoço. Não é incomum que as costelas sejam fraturadas após pequenas lesões, incluindo as esportivas. No entanto, a costela I, localizada na base do pescoço, é envolvida por músculos e partes moles que proporcionam considerável proteção. Assim, um paciente com fratura da costela I foi submetido a uma força considerável, o que geralmente ocorre em uma lesão por desaceleração. Deve-se sempre procurar outras lesões no paciente, e deve-se ter alto nível de suspeita para lesões na região profunda do pescoço e no mediastino.

Caso 3

COMO EXAMINAR A MÃO

Uma residente foi solicitada a fazer o exame clínico da mão de um paciente. Ela examinou o seguinte:

Sistema musculoesquelético

O sistema musculoesquelético inclui os ossos, as articulações, os músculos e os tendões. A residente procurou anomalias e atrofia muscular. Conhecendo as áreas de atrofia, identificam-se os nervos que as suprem. Ela palpou os ossos individualmente, e palpou o escafoide com o punho em desvio ulnar. Examinou os movimentos das articulações, porque elas podem ser restringidas por doença articular ou incapacidade de contração muscular.

Circulação

A palpação dos pulsos arteriais ulnar e radial é necessária. A residente verificou se havia enchimento capilar para determinar a perfusão da mão.

Exame dos nervos

Os três principais nervos da mão devem ser testados.

Nervo mediano

O nervo mediano supre a pele na região palmar dos três dedos laterais e de metade do quarto dedo, na parte dorsal das falanges distais, em metade das falanges médias dos mesmos dedos e em uma área variável do lado radial da palma da mão. Dano ao nervo mediano resulta em atrofia da eminência tenar, ausência de abdução do polegar e ausência de oposição do polegar.

Nervo ulnar

O nervo ulnar supre a pele nas faces anterior e posterior do dedo médio e no lado ulnar do dedo anular, a pele sobre a eminência hipotenar e uma faixa semelhante de pele posteriormente. Algumas vezes, o nervo ulnar supre a pele do dedo anular e do lado ulnar do dedo médio.

A paralisia do nervo ulnar resulta em atrofia da eminência hipotenar, ausência de flexão das articulações interfalângicas distais dos dedos mínimo e anular e ausência de abdução e adução dos dedos. A adução do polegar também é afetada.

Nervo radial

O nervo radial supre uma pequena área de pele sobre a face lateral do metacarpal e o dorso do primeiro espaço membranáceo interdigital (entre os metacarpais).

O nervo radial também é responsável por extensão do punho e das articulações metacarpofalângicas e interfalângicas e dos dedos.

Uma avaliação muito simples deve incluir testes para o nervo mediano (oposição do polegar), para o nervo ulnar (abdução e adução dos dedos) e para o nervo radial (extensão do punho e dos dedos) e palpação do dorso do primeiro espaço interdigital.

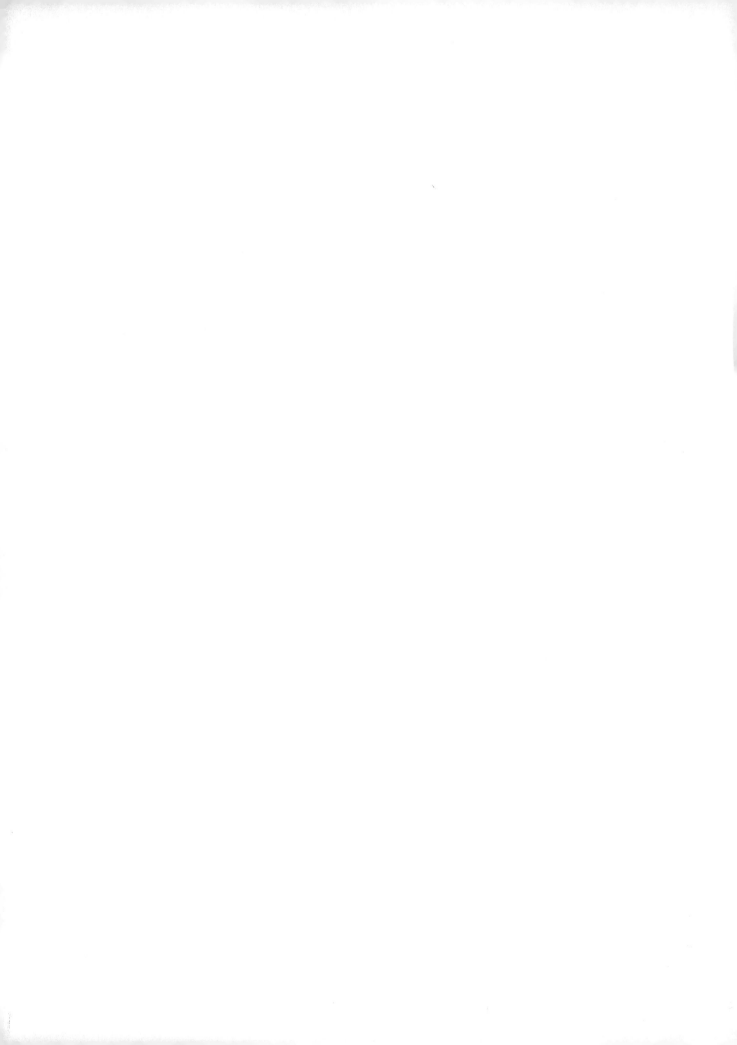

Cabeça e Pescoço

8

Revisão conceitual, 665

Descrição geral, 665
    Cabeça, 665
    Pescoço, 666
Funções, 667
    Proteção, 667
    Contém as partes superiores dos sistemas digestório e respiratório, 668
    Comunicação, 668
    Posicionamento da cabeça, 668
    Conecta as partes superiores e inferiores dos sistemas respiratório e digestório, 668
Partes componentes, 668
    Crânio, 668
    Vértebras cervicais, 670
    Osso hioide, 670
    Palato mole, 670
    Músculos, 670
Relação com outras regiões, 670
    Tórax, 670
    Membros superiores, 671
Principais características, 671
    Níveis vertebrais C III/C IV e C V/C VI, 671
    Vias respiratórias no pescoço, 673
    Nervos cranianos, 674
    Nervos cervicais, 674
    Separação funcional das vias digestória e respiratória, 674
    Trígonos cervicais, 676

Anatomia regional, 679

Crânio, 679
    Vista anterior, 679
    Vista lateral, 681
    Vista posterior, 683
    Vista superior, 683
    Vista inferior, 683
Cavidade craniana, 687
    Teto, 687
    Assoalho, 688

Meninges, 695
  Parte encefálica da dura-máter, 695
  Aracnoide-máter, 698
  Pia-máter, 698
  Disposição das meninges e espaços, 698
Encéfalo e sua irrigação, 701
  Encéfalo, 701
  Irrigação arterial, 701
  Drenagem venosa, 702
Nervos cranianos, 710
  Nervo olfatório [I], 715
  Nervo óptico [II], 717
  Nervo oculomotor [III], 717
  Nervo troclear [NC IV], 717
  Nervo trigêmeo [V], 717
  Nervo oftálmico [V$_1$], 718
  Nervo maxilar [V$_2$], 719
  Nervo mandibular [V$_3$], 719
  Nervo abducente [NC VI], 719
  Nervo facial [NC VII], 719
  Nervo vestibulococlear [NC VIII], 720
  Nervo glossofaríngeo [NC IX], 720
  Nervo vago [NC X], 720
  Nervo acessório [NC XI], 720
  Nervo hipoglosso [NC XII], 724
Face, 724
  Músculos, 724
  Glândula parótida, 730
  Inervação, 731
  Vasos, 735
Couro cabeludo, 739
  Camadas, 739
  Inervação, 740
  Vasos, 741
  Drenagem linfática, 743
Órbita, 743
  Órbita óssea, 743
  Pálpebras, 744
  Aparelho lacrimal, 747
  Fissuras e forames, 749
  Especializações da fáscia, 751
  Músculos, 752
  Vasos, 755
  Inervação, 758
  Bulbo do olho, 761

Orelha, 767
  Orelha externa, 767
  Orelha média, 770
  Orelha interna, 776
Fossas temporal e infratemporal, 781
  Estrutura óssea, 784
  Articulações temporomandibulares, 786
  Músculo masseter, 788
  Fossa temporal, 788
  Fossa infratemporal, 790
Fossa pterigopalatina, 801
  Estrutura óssea, 801
  Passagens, 802
  Conteúdo, 802
Pescoço, 807
  Fáscia, 808
  Drenagem venosa superficial, 810
  Veias jugulares externas, 810
  Trígono cervical anterior, 810
  Trígono cervical lateral, 824
  Raiz do pescoço, 833
Faringe, 840
  Estrutura esquelética, 841
  Parede da faringe, 842
  Fáscia, 846
  Espaços na parede da faringe e estruturas que os atravessam, 846
  Parte nasal da faringe, 846
  Orofaringe, 848
  Parte laríngea da faringe, 848
  Tonsilas, 848
  Vasos, 849
  Nervos, 849
Laringe, 851
  Cartilagens da laringe, 852
  Ligamentos extrínsecos, 854
  Ligamentos intrínsecos, 855
  Articulações da laringe, 856
  Cavidade da laringe, 857
  Músculos intrínsecos, 859
  Função da laringe, 861
  Vasos, 863
  Nervos, 865
Cavidades nasais, 866
  Parede lateral, 866
  Regiões, 868

  Inervação e irrigação sanguínea, 868
  Estrutura esquelética, 869
  Nariz externo, 869
  Seios paranasais, 869
  Paredes, teto e assoalho, 873
  Narinas, 876
  Cóanos, 876
  Passagens, 877
  Vasos, 878
  Inervação, 879
Cavidade oral, 882
  Múltiplos nervos suprem a cavidade oral, 882
  Estrutura esquelética, 883
  Paredes | As bochechas, 886
  Assoalho, 887
  Língua, 888
  Glândulas salivares, 895
  Teto – palato, 898
  Rima da boca e lábios, 905
  Istmo das fauces, 906
  Dentes e gengivas, 906

Anatomia de superfície, 911

  Anatomia de superfície da cabeça e do pescoço, 911
  Posições anatômicas na cabeça e principais pontos de referência, 911
  Visualização de estruturas nos níveis vertebrais C III/C IV e C VI, 912
  Como delinear os trígonos cervicais anterior e lateral, 912
  Como localizar o ligamento cricotireóideo mediano, 912
  Como encontrar a glândula tireoide, 914
  Estimativa da posição da artéria meníngea média, 915
  Principais estruturas da face, 915
  O olho e o aparelho lacrimal, 916
  Orelha externa, 917
  Pontos de palpação dos pulsos arteriais, 917

Casos clínicos, 919

Capítulo 8 • Cabeça e Pescoço

Revisão conceitual

DESCRIÇÃO GERAL

A cabeça e o pescoço são áreas do corpo anatomicamente complexas.

Cabeça

Principais compartimentos

A cabeça tem por vários compartimentos, formados por ossos e partes moles. Eles são:

- A cavidade craniana
- Duas orelhas
- Duas órbitas
- Duas cavidades nasais; e
- Uma cavidade oral (Figura 8.1).

A **cavidade craniana** é o maior compartimento e contém o encéfalo e suas membranas associadas (meninges).

A maior parte do aparelho auditivo de cada lado está contida dentro de um dos ossos que formam o assoalho da cavidade craniana. As orelhas externas se projetam lateralmente partindo dessas regiões.

As duas **órbitas** contêm os olhos. Elas são câmaras em formato de cone que ficam imediatamente inferiores às partes anteriores da cavidade craniana, e o ápice de cada cone é voltado no sentido posteromedial. As paredes das órbitas são ossos, e a base de cada câmara cônica pode ser aberta e fechada pelas pálpebras.

As **cavidades nasais** são as partes superiores do sistema respiratório e ficam entre as órbitas. Elas têm paredes, assoalho e teto, que são predominantemente compostos de osso e cartilagem. As aberturas anteriores das cavidades nasais são as **narinas**, e as aberturas posteriores, os **cóanos**.

Contínuas às cavidades nasais, estão extensões cheias de ar (**seios paranasais**), que se projetam lateral, superior e posteriormente para dentro dos ossos ao redor. A maior, o **seio maxilar**, é inferior às órbitas.

A **cavidade oral** é inferior às cavidades nasais e separada delas pelos **palatos duro** e **mole**. O assoalho da cavidade oral é formado completamente por partes moles.

A abertura anterior da cavidade oral é a **boca**, e a abertura posterior é o **istmo das fauces**. Ao contrário das narinas e dos cóanos, que ficam abertos continuamente, tanto a boca quanto o istmo das fauces podem ser abertos e fechados pelas partes moles circundantes.

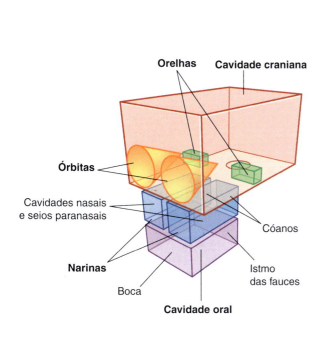
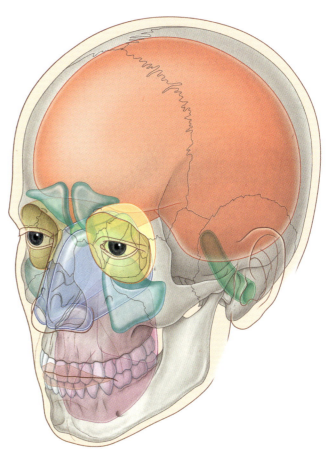

Figura 8.1 Principais compartimentos da cabeça e do pescoço.

Outras regiões definidas anatomicamente

Além dos principais compartimentos da cabeça, duas outras regiões definidas anatomicamente (fossa infratemporal e fossa pterigopalatina) de cada lado da cabeça são áreas de transição de um compartimento para o outro (Figura 8.2). A face e o couro cabeludo também são áreas da cabeça anatomicamente definidas e estão relacionadas com superfícies externas.

A **fossa infratemporal** é uma área entre a parte posterior (ramo) da mandíbula e uma região plana de osso (lâmina lateral do processo pterigoide) imediatamente posterior à maxila. Essa fossa, limitada por osso e partes moles, é o conduto para um dos maiores nervos cranianos – o nervo mandibular (o ramo mandibular do nervo trigêmeo [V_3]), que passa entre as cavidades craniana e oral.

A **fossa pterigopalatina**, de cada lado, fica imediatamente posterior à maxila. Essa pequena fossa se comunica com a cavidade craniana, a fossa infratemporal, a órbita, a cavidade nasal e a cavidade oral. O nervo maxilar (o ramo maxilar do nervo trigêmeo [V_2]) é uma importante estrutura que atravessa a fossa pterigopalatina.

A **face** é a parte anterior da cabeça e contém um grupo peculiar de músculos que move a pele em relação aos ossos subjacentes e controla as aberturas anteriores das órbitas e da cavidade oral (Figura 8.3).

O **couro cabeludo** cobre as áreas superior, posterior e lateral da cabeça (Figura 8.3).

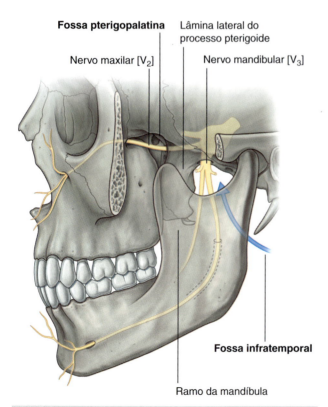

Figura 8.2 Áreas de transição de um compartimento da cabeça para outro.

Pescoço

O pescoço se estende da cabeça até os ombros e o tórax (Figura 8.4). Seu limite superior fica ao longo das margens inferiores da mandíbula e de partes ósseas na parte posterior do crânio. A parte posterior do pescoço é mais alta do que a parte anterior, para conectar as vísceras cervicais às aberturas posteriores das cavidades nasais e oral.

O limite inferior do pescoço se estende da parte superior do esterno, ao longo da clavícula, indo para o acrômio, uma projeção óssea da escápula, adjacente. Posteriormente, o limite inferior do pescoço é menos bem definido, mas pode ser aproximado por uma linha entre o acrômio e o processo espinhoso da vértebra cervical VII, que é proeminente e facilmente palpável. A borda inferior do pescoço encerra a **base do pescoço**.

Compartimentos

O pescoço tem quatro compartimentos principais (Figura 8.5), que são envolvidos por um colar musculofascial externo:

- O compartimento vertebral contém as vértebras cervicais e os músculos posturais associados a elas
- O compartimento visceral contém glândulas importantes (tireoide, paratireoides e timo) e partes dos sistemas respiratório e digestório que passam entre a cabeça e o tórax
- Os dois compartimentos vasculares, um de cada lado, contêm os principais vasos sanguíneos e o nervo vago.

Laringe e faringe

O pescoço contém duas estruturas associadas com os sistemas digestório e respiratório – a laringe e a faringe.

A **laringe** (Figura 8.6) é a parte superior das vias respiratórias inferiores e fixa-se inferiormente à parte superior da traqueia e, superiormente, por uma membrana flexível, ao osso hioide, que, por sua vez, fixa-se ao assoalho da cavidade oral. Muitas cartilagens formam uma estrutura de sustentação para a laringe, que tem um canal central oco. As dimensões desse canal central podem ser ajustadas por estruturas de tecido mole associadas à parede da laringe. Destas, as mais importantes são duas pregas vocais laterais, que se projetam uma em direção à outra, partindo de lados adjacentes da cavidade da laringe. A abertura superior da laringe (**ádito da laringe**) fica inclinada posteriormente e é contínua com a faringe.

A **faringe** (Figura 8.6) é uma câmara com formato de semicilindro, com paredes formadas por músculo e fáscia. Acima, as paredes são fixadas à base do crânio e abaixo, às margens do esôfago. De cada lado, as paredes são fixadas às margens laterais das cavidades nasais, da cavidade oral e da laringe. As duas cavidades nasais, a cavidade oral e a laringe, portanto, abrem na parte anterior da faringe, e o esôfago abre inferiormente.

Capítulo 8 • Cabeça e Pescoço

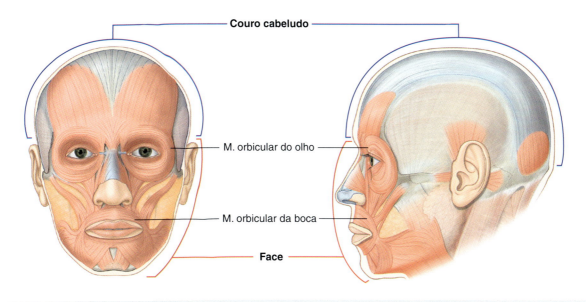

Figura 8.3 Músculos da face.

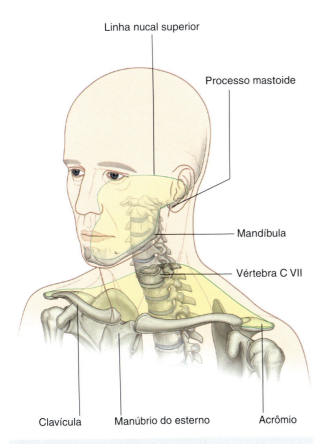

Figura 8.4 Limites do pescoço.

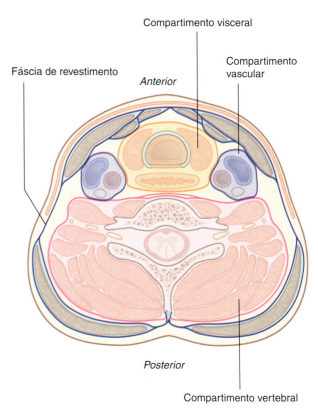

Figura 8.5 Principais compartimentos do pescoço.

A parte da faringe posterior às cavidades nasais é a **nasofaringe (parte nasal da faringe** segundo a Terminologia Anatômica). As partes posteriores à cavidade oral e à laringe são a **orofaringe (parte oral da faringe** segundo a Terminologia Anatômica) e a **laringofaringe (parte laríngea da faringe** segundo a Terminologia Anatômica), respectivamente.

FUNÇÕES

Proteção

A cabeça abriga e protege o encéfalo e todos os sistemas receptores associados aos sentidos especiais – as cavidades nasais, à olfação; as órbitas, à visão; as orelhas, à audição e ao equilíbrio; e a cavidade oral, à gustação.

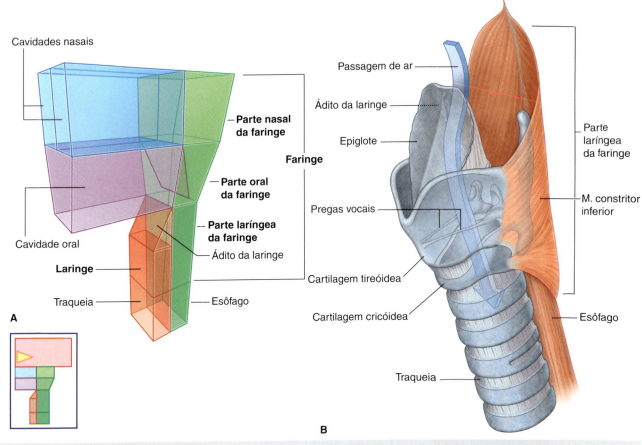

Figura 8.6 Estruturas especializadas do pescoço. **A.** Visão conceitual. **B.** Visão anatômica.

Contém as partes superiores dos sistemas digestório e respiratório

A cabeça contém as partes superiores dos sistemas respiratório e digestório – as cavidades nasais e oral –, que contêm características estruturais para modificar o ar ou o alimento que passam em cada um.

Comunicação

A cabeça e o pescoço estão envolvidos na comunicação. Sons produzidos na laringe são modificados na faringe e na cavidade oral para produzir a fala. Além disso, os músculos da mímica ajustam os contornos da face para comunicar sinais não verbais.

Posicionamento da cabeça

O pescoço sustenta e posiciona a cabeça. É importante observar que ele permite que um indivíduo posicione os sistemas sensoriais em sua cabeça em resposta a estímulos ambientais sem movimentar o corpo inteiro.

Conecta as partes superiores e inferiores dos sistemas respiratório e digestório

O pescoço contém estruturas especializadas (faringe e laringe) que conectam as partes superiores dos sistemas digestório e respiratório (cavidades nasais e oral), na cabeça, com o esôfago e a traqueia, que surgem em um ponto relativamente baixo do pescoço e passam ao tórax.

PARTES COMPONENTES

Crânio

Os muitos ossos da cabeça formam, coletivamente, o crânio (Figura 8.7 A). A maioria deles é interconectada por **suturas**, que são articulações fibrosas fixas (Figura 8.7 B).

No feto e no recém-nascido, grandes espaços membranáceos e não ossificados (**fontículos**) entre os ossos do crânio, particularmente entre os grandes ossos planos que cobrem o topo da cavidade craniana, possibilitam:

- Que a cabeça seja deformada durante sua passagem pelo canal vaginal e
- O crescimento pós-natal.

A maioria dos fontículos fecha durante o primeiro ano de vida. A ossificação completa dos ligamentos finos de tecido conjuntivo que separam os ossos na linha da sutura começa no final da segunda década, e normalmente se completa na quinta década de vida.

Capítulo 8 • Cabeça e Pescoço

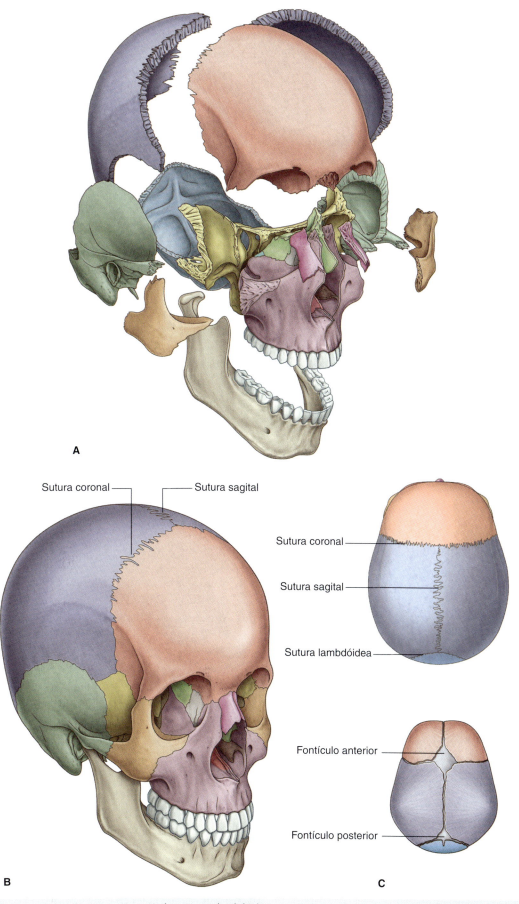

Figura 8.7 Crânio. **A.** Ossos. **B.** Suturas. **C.** Fontículos e sutura lambdóidea.

Há apenas três pares de articulações sinoviais na cabeça. O maior são as articulações temporomandibulares entre a mandíbula e o osso temporal. Os outros dois pares são entre os três pequenos ossos da orelha média, o martelo, a bigorna e o estribo.

Vértebras cervicais

As sete vértebras cervicais formam o arcabouço ósseo do pescoço.

Vértebras cervicais (Figura 8.8 A) são caracterizadas por terem:

- Corpos vertebrais pequenos
- Processos espinhosos bífidos; e
- Processos transversos que contêm um forame (**forame transversário**).

Juntos, os forames transversários das vértebras cervicais formam um trajeto longitudinal de cada lado da coluna vertebral cervical para a passagem de vasos sanguíneos (artéria e veias vertebrais) entre a base do pescoço e a cavidade craniana.

Tipicamente, o processo transverso de uma vértebra cervical também tem **tubérculos anterior** e **posterior** para a ancoragem de músculos. Os tubérculos anteriores têm a mesma origem embrionária das costelas da região torácica. Ocasionalmente, costelas cervicais se desenvolvem a partir dos elementos embrionários desses tubérculos, particularmente em associação com as vértebras cervicais inferiores.

As duas vértebras cervicais superiores (C I e C II) são modificadas para a movimentação da cabeça (Figura 8.8 B-E; ver Capítulo 2).

Osso hioide

O osso hioide é pequeno, em formato de U (Figura 8.9 A), orientado no plano horizontal imediatamente acima da laringe, onde pode ser palpado e movido lateralmente:

- O **corpo do osso hioide** é anterior e forma a base do U
- Os dois braços do U (**cornos maiores**) se projetam posteriormente das extremidades laterais do corpo.

O osso hioide não se articula diretamente com nenhum outro elemento esquelético da cabeça e do pescoço.

O osso hioide é um ponto de inserção forte e altamente móvel para muitos músculos e estruturas de partes moles na cabeça e no pescoço. Significativamente, ele fica na interface entre três compartimentos dinâmicos:

- Superiormente, fixa-se ao assoalho da cavidade oral
- Inferiormente, fixa-se à laringe
- Posteriormente, fixa-se à faringe (Figura 8.9 B).

Palato mole

O palato mole é uma estrutura de tecido mole, em formato de aba, "articulada" com a parte posterior do palato duro (Figura 8.10 A), o que deixa livre sua margem posterior. Ele pode ser elevado e deprimido por músculos (Figura 8.10 B).

O palato mole e as estruturas a ele associadas podem ser vistos claramente pela boca aberta.

Músculos

Os músculos esqueléticos da cabeça e do pescoço podem ser agrupados com base na função, na inervação e na origem embrionária.

Na cabeça

Os grupos musculares da cabeça incluem:

- Músculos extraoculares (movem a órbita e fazem abrir a pálpebra superior)
- Músculos da orelha média (ajustam o movimento dos ossos da orelha média)
- Músculos da mímica (movem a face)
- Músculos da mastigação (movem a mandíbula e a articulação temporomandibular)
- Músculos do palato mole (elevam e deprimem o palato); e
- Músculos da língua (movem e mudam o formato da língua).

No pescoço

No pescoço, os principais grupos musculares são:

- Músculos da faringe (fazem a constrição e elevam a faringe)
- Músculos da laringe (ajustam as dimensões da passagem de ar)
- Músculos infra-hióideos (posicionam a laringe e o osso hioide)
- Músculos contidos pela fáscia de revestimento (movem a cabeça e os membros superiores); e
- Músculos posturais no compartimento muscular do pescoço (posicionam o pescoço e a cabeça).

RELAÇÃO COM OUTRAS REGIÕES

Tórax

A **abertura superior** do tórax abre-se diretamente na base do pescoço (Figura 8.11).

Estruturas que comunicam a cabeça e o tórax atravessam a abertura superior do tórax e do compartimento visceral do pescoço. Na base do pescoço, a traqueia é imediatamente anterior ao esôfago, que é diretamente anterior à coluna vertebral. Há grandes veias, artérias e nervos anteriores e laterais à traqueia.

Capítulo 8 • Cabeça e Pescoço

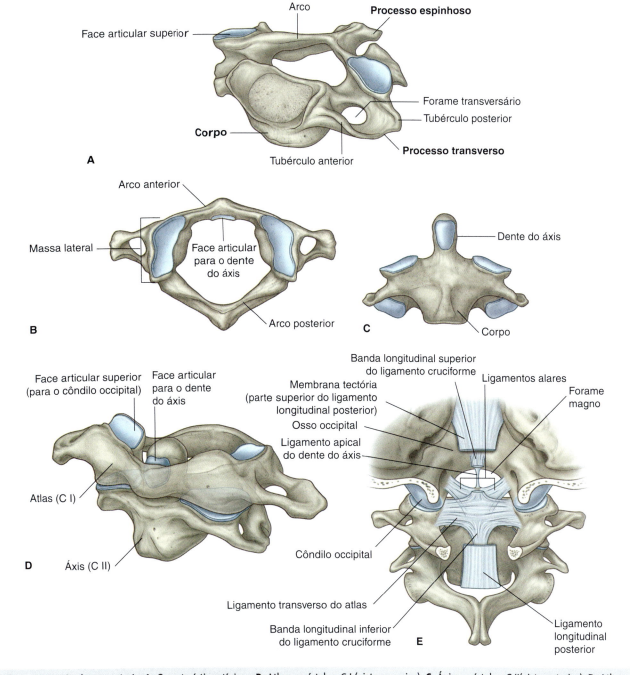

Figura 8.8 Vértebras cervicais. **A.** Características típicas. **B.** Atlas – vértebra C I (vista superior). **C.** Áxis – vértebra C II (vista anterior). **D.** Atlas e áxis (vista anterolateral). **E.** Articulação atlantoccipital (vista posterior).

Membros superiores

Existe um ápice da axila (acesso ao membro superior) de cada lado da abertura superior do tórax na base do pescoço (Figura 8.11):

- Estruturas como vasos sanguíneos passam por cima da costela I quando atravessam o ápice da axila e o tórax
- Componentes cervicais do plexo braquial passam diretamente do pescoço através dos ápices das axilas para chegar ao membro superior.

PRINCIPAIS CARACTERÍSTICAS

Níveis vertebrais C III/C IV e C V/C VI

No pescoço, os dois níveis vertebrais mais importantes (Figura 8.12) são:

- Entre C III e C IV, aproximadamente na borda superior da cartilagem tireóidea da laringe (que pode ser palpada) e onde a principal artéria de cada lado do pescoço (a **artéria carótida comum**) se bifurca em artérias carótidas interna e externa, e

671

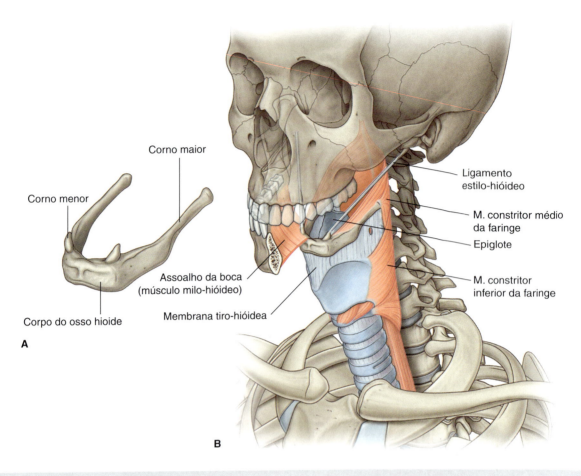

Figura 8.9 Hioide. **A.** Osso. **B.** Inserções.

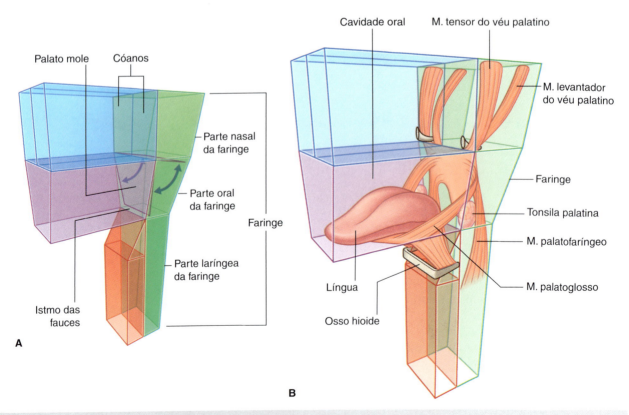

Figura 8.10 Palato mole. **A.** Posição. **B.** Músculos.

Capítulo 8 • Cabeça e Pescoço

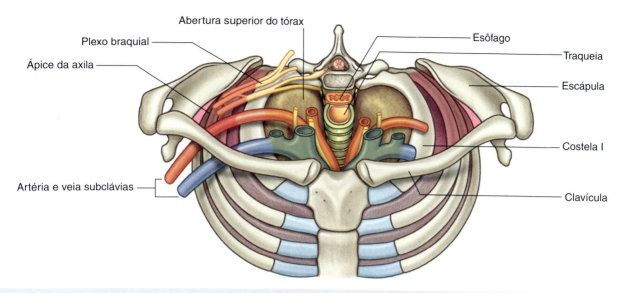

Figura 8.11 Abertura superior do tórax e entradas das axilas.

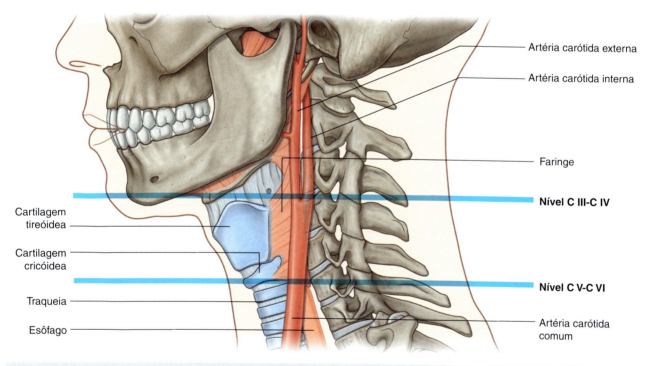

Figura 8.12 Níveis vertebrais importantes – C III/C IV e C V/C VI.

- Entre C V e C VI, que marca o limite inferior da faringe e da laringe, e o limite superior da traqueia e do esôfago – a endentação entre a cartilagem cricóidea da laringe e o primeiro anel traqueal pode ser palpada.

A artéria carótida interna não se ramifica no pescoço e ascende ao crânio para irrigar grande parte do encéfalo. Ela também irriga o olho e a órbita. Outras regiões da cabeça e do pescoço são irrigadas por ramos da artéria carótida externa.

Vias respiratórias no pescoço

A laringe (Figura 8.13) e a traqueia são anteriores ao sistema digestório no pescoço e podem ser acessadas diretamente quando partes superiores do sistema estão bloqueadas. Uma **cricotireotomia** usa a via mais fácil de acesso através do ligamento **cricotireóideo mediano** (membrana cricovocal, membrana cricotireóidea) entre as cartilagens cricóidea e tireóidea da laringe. O ligamento pode ser palpado na linha mediana, e normalmente há

673

Gray Anatomia Clínica para Estudantes

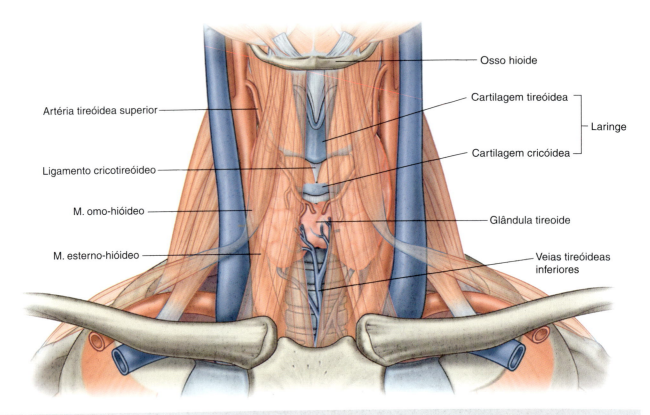

Figura 8.13 Laringe e estruturas associadas a ela no pescoço.

apenas pequenos vasos sanguíneos, tecido conjuntivo e pele (embora ocasionalmente possa haver um pequeno lobo da glândula tireoide – lobo piramidal) sobre ele. Em um nível inferior, a via respiratória pode ser acessada cirurgicamente através da parede anterior da traqueia por **traqueostomia**. Essa via de entrada é complicada porque grandes veias e parte da glândula tireoide ficam sobre a região.

Nervos cranianos

Há doze pares de nervos cranianos, e a característica que os define é que eles saem da cavidade craniana através de forames ou fissuras.

Todos os nervos cranianos inervam estruturas na cabeça ou no pescoço. Além disso, o **nervo vago [NC X]** desce pelo pescoço para dentro do tórax e do abdome, onde supre as vísceras.

Fibras parassimpáticas na cabeça são levadas para fora do encéfalo como parte de quatro nervos cranianos – o nervo oculomotor [NC III], o nervo facial [NC VII], o nervo glossofaríngeo [NC IX] e o nervo vago [NC X] (Figura 8.14). Fibras parassimpáticas no nervo oculomotor [NC III], no nervo facial [NC VII] e no nervo glossofaríngeo destinadas aos tecidos-alvo na cabeça saem desses nervos, e são distribuídas com ramos do nervo trigêmeo [NC V].

O nervo vago [NC X] sai da cabeça e do pescoço para levar fibras parassimpáticas para as vísceras abdominais e torácicas.

Nervos cervicais

Há oito nervos cervicais (C1 a C8):

- C1 a C7 emergem do canal vertebral sobre suas respectivas vértebras
- C8 emerge entre as vértebras C VII e T I (Figura 8.15 A).

Os ramos anteriores de C1 a C4 formam o **plexo cervical**. Os principais ramos desse plexo inervam os músculos infra-hióideos, o diafragma (nervo frênico), a pele nas partes anterior e laterais do pescoço, a pele da parte superior da parede torácica anterior e a pele das partes inferiores da cabeça (Figura 8.15 B).

Os ramos anteriores de C5 a C8, juntamente com um grande componente do ramo anterior de T1, formam o **plexo braquial**, que inerva o membro superior.

Separação funcional das vias digestória e respiratória

A faringe é uma câmara comum aos sistemas digestório e respiratório. Consequentemente, a respiração pode ocorrer pela boca e pelo nariz, e material oriundo da cavidade

Capítulo 8 • Cabeça e Pescoço

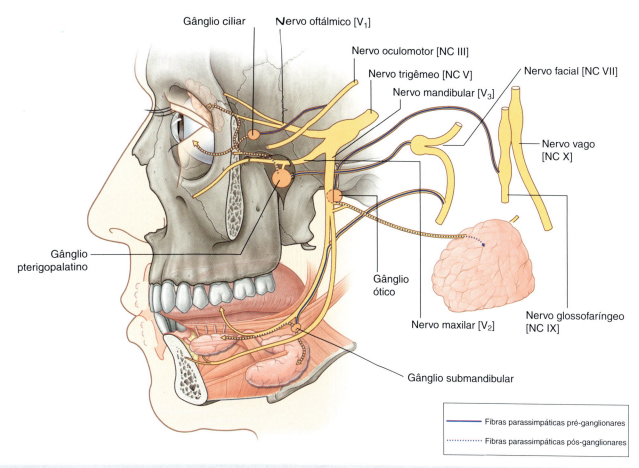

Figura 8.14 Nervos cranianos e inervação parassimpática.

oral pode entrar tanto no esôfago quanto na laringe. É importante notar que:

- As vias respiratórias inferiores podem ser acessadas pela cavidade oral por intubação
- Sistema digestório (esôfago) pode ser acessado pela cavidade nasal por tubos de alimentação.

Normalmente, o palato mole, a epiglote e estruturas de tecido mole na laringe agem como válvulas para prevenir que alimentos e líquidos entrem nas partes inferiores do sistema respiratório (Figura 8.16 A).

Durante a respiração normal, a via respiratória fica aberta, e o ar passa livremente através das cavidades nasais (ou da cavidade oral), faringe, laringe e traqueia (Figura 8.16 A). O lúmen do esôfago normalmente fica fechado porque, ao contrário da via respiratória, ele não tem estruturas de sustentação que o mantenham aberto.

Quando a cavidade oral está cheia de líquido ou alimento sólido, o palato mole se move para baixo para fechar o istmo das fauces, possibilitando o processamento dos mesmos na cavidade oral durante a respiração (Figura 8.16 C).

Durante a deglutição, o palato mole e partes da laringe agem como válvulas que asseguram o movimento adequado do alimento da cavidade oral para o esôfago (Figura 8.16 D).

O palato mole se eleva para abrir o istmo das fauces e, ao mesmo tempo, separar a parte nasal da faringe da parte oral. Isso evita que alimento e líquido se movimentem para cima, entrando na nasofaringe e nas cavidades nasais.

A epiglote da laringe fecha o ádito da laringe e grande parte da cavidade da laringe fica ocluída pela oposição das pregas vocais e dobras de tecido mole superiores a elas. Além disso, a laringe é puxada para cima e para a frente para facilitar a movimentação de alimento e fluido por cima e ao redor da laringe fechada, adentrando o esôfago.

Em recém-nascidos, a laringe fica em posição alta no pescoço, e a epiglote fica acima do nível do palato mole (Figura 8.16 E). Recém-nascidos e lactentes conseguem, portanto, mamar e respirar ao mesmo tempo. O líquido flui ao redor da laringe sem perigo de entrar na via respiratória. Durante o segundo ano de vida, a laringe desce para a posição cervical mais baixa característica dos adultos.

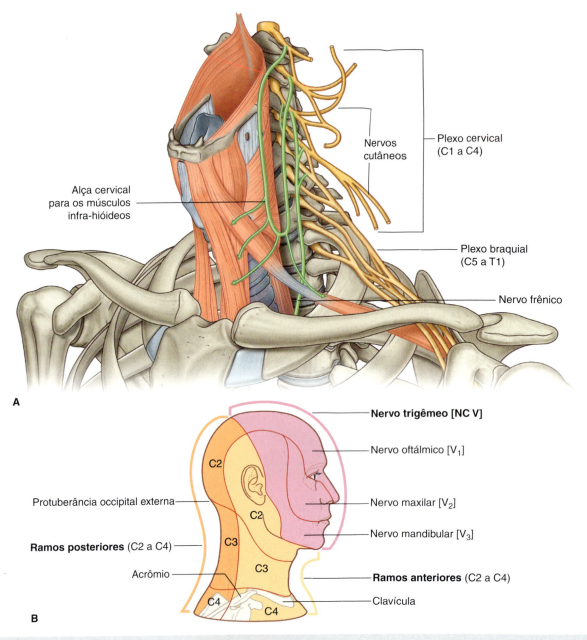

Figura 8.15 Nervos cervicais. **A.** Estrutura. **B.** Dermátomos.

Trígonos cervicais

Os dois músculos (trapézio e esternocleidomastóideo) que formam parte do colar cervical exterior dividem o pescoço em trígonos anterior e posterior de cada lado (Figura 8.17).

Os limites de cada trígono anterior são:

- A linha mediana vertical do pescoço
- A margem inferior da mandíbula; e
- A margem anterior do músculo esternocleidomastóideo.

O trígono posterior é limitado por:

- Terço médio da clavícula
- Margem anterior do trapézio; e
- Margem posterior do músculo esternocleidomastóideo.

Importantes estruturas que passam entre a cabeça e o tórax podem ser acessadas pelo trígono anterior.

O trígono posterior fica parcialmente sobre a entrada da axila e está associado a estruturas (nervos e vasos) que passam para dentro e para fora do membro superior.

Capítulo 8 • Cabeça e Pescoço

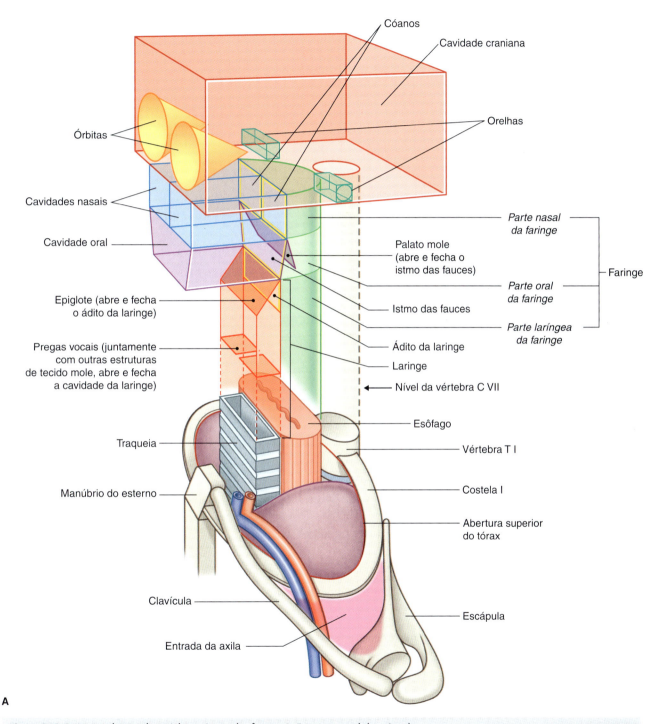

Figura 8.16 Faringe, palato mole, epiglote e istmo das fauces. **A.** Estrutura geral. (*continua*)

677

Gray Anatomia Clínica para Estudantes

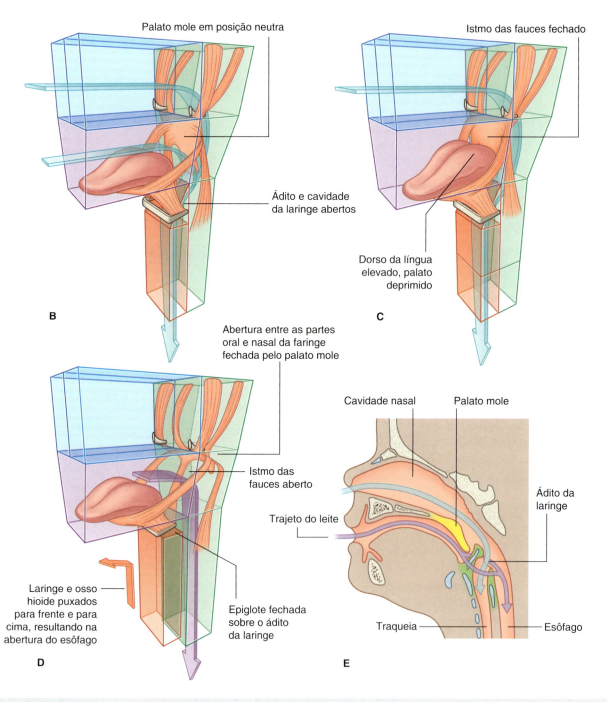

Figura 8.16 (*continuação*) **B.** Respiração normal. **C.** Respiração com alimento sólido ou líquido na cavidade oral. **D.** Deglutição. **E.** Em um recém-nascido.

Capítulo 8 • Cabeça e Pescoço

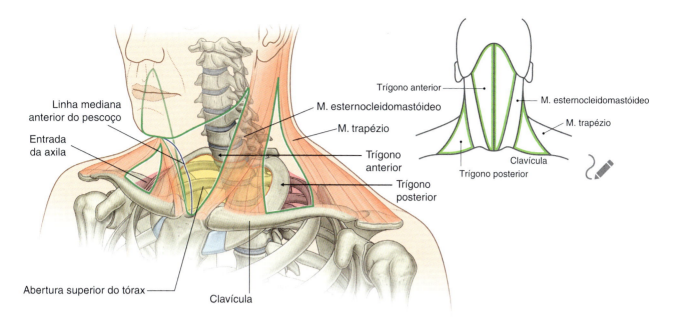

Figura 8.17 Trígonos anterior e posterior do pescoço.

Anatomia regional

CRÂNIO

A cabeça tem 22 ossos, não contando os ossículos da audição. Com exceção da mandíbula, os ossos se ligam por suturas, são imóveis e formam o **crânio**.

O crânio pode ser subdividido em:

- Uma parte superior em formato de domo (a **calvária**), que cobre a cavidade craniana contendo o encéfalo
- Uma base que consiste no assoalho da cavidade craniana; e
- Uma parte inferior e anterior – o **esqueleto facial** (**viscerocrânio**).

A calvária é formada, principalmente, pelos ossos pareados temporais e parietais e por partes dos ossos singulares frontal, esfenoide e occipital.

A base do crânio é formada principalmente por partes dos ossos esfenoide, temporal e occipital.

O esqueleto facial é formado pelos pares de ossos nasais, palatinos, lacrimais, zigomáticos, maxilas e conchas nasais inferiores e pelo osso singular vômer.

A mandíbula não é parte do crânio nem parte do esqueleto facial.

Vista anterior

A vista anterior do crânio inclui a **fronte**, superiormente, e, inferiormente, as órbitas, a **região nasal**, a parte da face entre a órbita e a maxila, a maxila e a mandíbula (Figura 8.18).

Osso frontal

A fronte consiste no **osso frontal**, que também forma a parte superior da borda de cada órbita (Figura 8.18).

Imediatamente superior à borda da órbita, de cada lado, estão os salientes **arcos superciliares**. Eles são mais pronunciados nos homens do que nas mulheres. Entre esses arcos está uma pequena depressão (a **glabela**).

Claramente visível na parte medial da margem superior de cada órbita está o **forame supraorbital** (**incisura supraorbital**, Tabela 8.1).

Medialmente, o osso frontal se projeta inferiormente formando parte da margem medial da órbita.

Lateralmente, o **processo zigomático** do osso frontal se projeta inferiormente formando a parte superior da margem lateral da órbita. Esse processo se articula com o **processo frontal** do osso zigomático.

Ossos nasais e zigomáticos

A parte inferior da margem lateral da órbita, assim como a parte lateral da margem inferior, é formada pelo **osso zigomático**.

Na região nasal, os ossos nasais se articulam na linha mediana e com o osso frontal superiormente. O centro da **sutura frontonasal** formada pela articulação dos ossos nasais com o osso frontal é chamado de násio.

Lateralmente, cada osso nasal se articula com o **processo frontal** de cada maxila.

Inferiormente, a **abertura piriforme** (orifício em forma de coração ou pera entre o nariz externo e a cavidade nasal) é limitada superiormente pelos ossos nasais e lateral e inferiormente por cada maxila.

679

Gray Anatomia Clínica para Estudantes

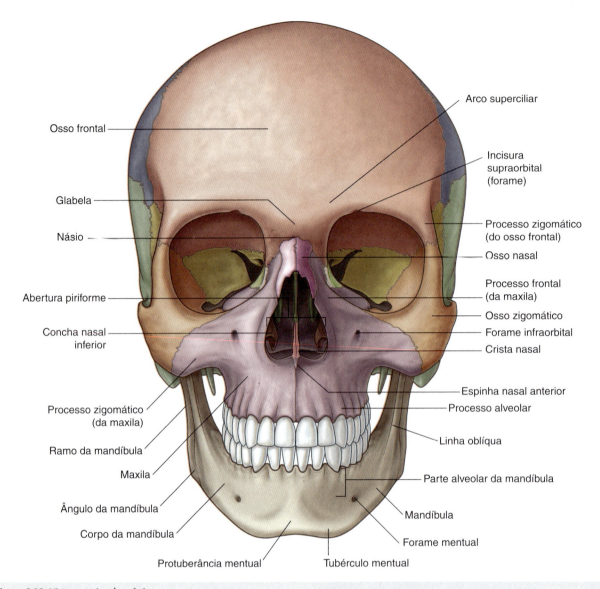

Figura 8.18 Vista anterior do crânio.

Visíveis através da abertura piriforme estão as **cristas nasais**, fundidas entre si, formando a parte inferior do **septo nasal** e terminando anteriormente como as **espinhas nasais anteriores** e o par de **conchas nasais inferiores**.

Maxilas

A parte da face entre a órbita e os dentes superiores é formada pelo par de maxilas.

Superiormente, cada maxila contribui para a formação das bordas inferior e medial da órbita.

Lateralmente, o **processo zigomático** de cada maxila se articula com o osso zigomático; medialmente, o processo frontal de cada maxila se articula com o osso frontal.

Inferiormente, a parte de cada maxila lateral à abertura da cavidade nasal constitui o **corpo da maxila**.

Na superfície anterior do corpo da maxila, imediatamente inferior à borda da órbita, encontra-se o **forame infraorbital** (Tabela 8.1).

Inferiormente, cada maxila termina como o **processo alveolar**, que contém os dentes e forma o maxilar superior.

Mandíbula

A mandíbula é a estrutura mais inferior da vista anterior do crânio. Consiste no **corpo da mandíbula** anteriormente e no **ramo da mandíbula** posteriormente. Estes se unem posteriormente, formando o **ângulo da mandíbula**. Todas essas partes da mandíbula são ao menos parcialmente visíveis na vista anterior.

O corpo da mandíbula é arbitrariamente dividido em duas partes:

- A parte mais inferior é a **base da mandíbula**
- A parte mais superior é a **parte alveolar da mandíbula**.

680

Tabela 8.1 Forames externos do crânio.	
Forame	**Estruturas que passam pelo forame**
VISTA ANTERIOR	
Forame supraorbital	Nervo e vasos supraorbitais
Forame infraorbital	Nervo e vasos infraorbitais
Forame mentual	Nervo e vasos mentuais
VISTA LATERAL	
Forame zigomaticofacial	Nervo zigomaticofacial
VISTA SUPERIOR	
Forame parietal	Veias emissárias
VISTA INFERIOR	
Forames incisivos	Nervo nasopalatino; vasos esfenopalatinos
Forame palatino maior	Nervo e vasos palatinos maiores
Forames palatinos menores	Nervos e vasos palatinos menores
Canal pterigóideo	Nervo e vasos pterigóideos
Forame oval	Nervo mandibular [V$_3$]; nervo petroso menor
Forame espinhoso	Artéria meníngea média
Forame lacerado	Preenchido por cartilagem
Canal carótico	Artéria carótida e plexo nervoso internos
Forame magno	Continuação do encéfalo com a medula espinal; artérias e plexos nervosos vertebrais; artéria espinal anterior; artéria espinal posterior; raízes do nervo acessório [NC XI]; meninges
Canal condilar	Veias emissárias
Canal do hipoglosso	Nervo hipoglosso [NC XII] e vasos
Forame jugular	Veia jugular interna; seio petroso inferior; nervo glossofaríngeo [NC IX]; nervo vago [NC X]; nervo acessório [NC XI]
Forame estilomastóideo	Nervo facial [NC VII]

A parte alveolar da mandíbula contém os dentes e é reabsorvida quando os dentes são removidos. A base da mandíbula apresenta uma protuberância (a **protuberância mentual**) na linha média de sua superfície anterior, onde os dois lados da mandíbula se unem. Em posições imediatamente laterais à protuberância mentual, em ambos os lados, há duas calotas levemente mais pronunciadas (**tubérculos mentuais**).

Lateralmente, um **forame mentual** (Tabela 8.1) pode ser visto na linha mediana entre a margem superior da parte alveolar da mandíbula e a margem inferior da base da mandíbula. Continuando além desse forame, há uma crista (a **linha oblíqua**) que se estende da frente do ramo até o corpo da mandíbula. A linha oblíqua é um ponto de inserção dos músculos que deprimem o lábio inferior.

Vista lateral

A vista lateral do crânio consiste na parede lateral do crânio, ou seja, as porções laterais da calvária e do esqueleto facial, e metade da maxila inferior (Figura 8.19):

- A parte lateral da calvária é formada pelos ossos frontal, parietal, occipital, esfenoide e temporal
- A parte visível do esqueleto facial é formada pelos ossos nasal e zigomático e pela maxila
- A parte inferior da vista lateral é ocupada pela mandíbula.

Parte lateral da calvária

A parte lateral da calvária começa anteriormente com o osso frontal. Nas regiões superiores, o osso frontal se articula com o osso parietal na **sutura coronal**. O osso parietal, por sua vez, se articula com o osso occipital na **sutura lambdóidea**.

Nas partes inferiores da porção lateral da calvária, o osso frontal se articula com a **asa maior do osso esfenoide** (Figura 8.19), a qual também se articula com o osso parietal, na **sutura esfenoparietal**, e com a margem anterior do osso temporal, na **sutura esfenoescamosa**.

A região onde os ossos frontal, parietal, esfenoide e temporal estão em estreita proximidade recebe o nome de **ptério**. As consequências clínicas de uma fratura craniana nessa área podem ser muito sérias. A cobertura óssea nessa parte é particularmente fina e recobre a divisão anterior da artéria meníngea média; uma fratura pode causar uma laceração, resultando em hematoma extradural.

A última articulação da parte inferior da porção lateral da calvária é entre o osso temporal e o osso occipital, na **sutura occipitomastóidea**.

Osso temporal

O osso temporal (Figura 8.19) forma grande parte da parede lateral do crânio e é composto das seguintes partes:

- A **parte escamosa** tem a aparência de uma lâmina achatada, forma as partes anterior e superior do osso temporal, contribui para a formação da parede lateral do crânio e se articula anteriormente com a asa maior do osso esfenoide na sutura esfenoescamosa e com o osso parietal superiormente, na sutura escamosa
- O **processo zigomático** é uma projeção óssea da superfície inferior da parte escamosa do osso temporal que inicialmente se projeta lateralmente e depois se curva na direção anterior para se articular com o processo temporal do osso zigomático, formando o **arco zigomático**
- Imediatamente abaixo da origem do processo zigomático, na parte escamosa do osso temporal, fica a **parte**

Gray Anatomia Clínica para Estudantes

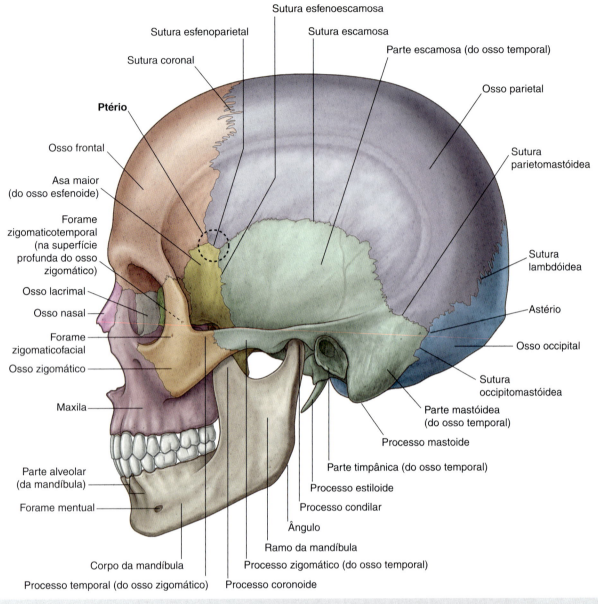

Figura 8.19 Vista lateral do crânio.

timpânica do osso temporal, que contém, claramente visível em sua superfície, o **poro acústico externo**, o qual, por sua vez, leva ao **meato acústico externo** (canal auricular)

- A parte petromastóidea, que é em geral dividida em **parte petrosa** e **parte mastóidea** quando descrita.

A parte mastóidea é a mais posterior do osso temporal e é a única fração visível da parte petromastóidea do osso temporal na vista lateral do crânio. Anteriormente, é contínua com a parte escamosa do osso temporal; superiormente, articula-se com o osso parietal, formando a **sutura parietomastóidea**, e, inferiormente, com o osso occipital, na sutura occipitomastóidea. Essas duas suturas são contínuas, e a sutura parietomastóidea é contínua com a sutura escamosa.

Inferiormente, uma grande proeminência óssea (o **processo mastoide**) se projeta da borda inferior da parte mastóidea do osso temporal. Esta é uma inserção de vários músculos.

Medialmente ao processo mastoide, o **processo estiloide** se projeta da borda inferior do osso temporal.

Parte visível do esqueleto facial

Os ossos do viscerocrânio visíveis na vista lateral do crânio incluem os ossos nasal e zigomático e a maxila (Figura 8.19), da seguinte forma:

- Um osso nasal anteriormente
- A maxila com seu processo alveolar contendo dentes; anteriormente, ela se articula com o osso nasal; superiormente, contribui para a formação das bordas

medial e inferior da órbita; medialmente, seu processo frontal se articula com o osso frontal; lateralmente, seu processo zigomático se articula com o osso zigomático

- O osso zigomático, um osso de formato irregular com uma superfície lateral arredondada que forma a proeminência da face, é o centro visual nessa vista – medialmente, ele contribui para a formação da borda inferior da órbita com sua articulação com o processo zigomático da maxila; superiormente, seu processo frontal se articula com o processo zigomático do osso frontal, contribuindo para a formação da borda lateral da órbita; lateralmente, proeminentemente visível nessa vista do crânio, o horizontal processo temporal do osso zigomático se projeta para trás e se articula com o processo zigomático do osso temporal, formando o arco zigomático.

Geralmente, um pequeno forame (o **forame zigomaticofacial**; Tabela 8.1) pode ser visto na superfície lateral do osso zigomático. Um **forame zigomaticotemporal** pode ser encontrado na superfície interna medial do osso.

Mandíbula

A última estrutura óssea visível na vista lateral do crânio é a mandíbula. Situada na parte inferior e anterior dessa vista, ela consiste no corpo anterior da mandíbula, um ramo posterior da mandíbula, e no ângulo da mandíbula, onde a margem inferior da mandíbula se encontra com a margem posterior do ramo (Figura 8.19).

Os dentes estão na parte alveolar do corpo da mandíbula, e a protuberância mental se destaca nessa vista.

O forame mental está na superfície lateral do corpo, e na parte superior do ramo os **processos condilar** e **coronoide** se projetam para cima.

O processo condilar participa da articulação da mandíbula com o osso temporal, e o processo coronoide é o ponto de inserção do músculo temporal.

Vista posterior

Os ossos occipital, parietal e temporal são observados na vista posterior do crânio.

Osso occipital

Centralmente, a **parte escamosa** ou plana do **osso occipital** é a principal estrutura dessa vista do crânio (Figura 8.20). Ela se articula superiormente com os dois ossos parietais na sutura lambdóidea e lateralmente com os ossos temporais nas suturas occipitomastóideas. Podem ser observadas pequenas ilhas de osso (**ossos suturais**) ao longo da sutura lambdóidea.

Vários pontos de referência ósseos são visíveis no osso occipital. Há uma projeção na linha mediana (a **protuberância occipital externa**) com linhas curvas que se estendem lateralmente a partir dela (**linhas nucais superiores**). O ponto mais proeminente da protuberância occipital externa é o **ínio**. Aproximadamente 2,5 cm abaixo das linhas nucais inferiores, duas outras linhas (as **linhas nucais inferiores**) se curvam lateralmente. Estendendo-se inferiormente a partir da protuberância occipital inferior está a **crista occipital externa**.

Ossos temporais

Os ossos temporais são visíveis na vista posterior do crânio, sendo seus processos mastoides as estruturas mais proeminentes (Figura 8.20). Na borda inferomedial de cada processo mastoide, encontra-se uma incisura (a **incisura mastóidea**), que é um ponto de inserção do ventre posterior do músculo digástrico.

Vista superior

O osso frontal, os ossos parietais e o osso occipital são observados na vista superior do crânio (Figura 8.21). Eles formam a parte superior da **calvária** (calota craniana).

De anterior para posterior:

- O osso frontal (ímpar) se articula com os dois ossos parietais na sutura coronal
- Os dois ossos parietais se articulam entre si na linha mediana, formando a sutura sagital
- Os ossos parietais se articulam com o osso occipital (ímpar) na sutura lambdóidea

A junção entre a sutura sagital e a sutura coronal é o **bregma**, e a junção das suturas sagital e lambdóidea é o lambda.

Os únicos forames visíveis nessa vista do crânio podem ser os dois forames parietais, que ficam na parte posterior de cada osso parietal, ao lado da sutura sagital (Figura 8.21).

Os ossos que formam a calvária (Figura 8.22) têm uma estrutura singular, consistindo em densas lâminas externa e interna de osso compacto, separadas por uma camada de osso esponjoso (a **díploe**).

Vista inferior

A base externa do crânio se destaca na vista inferior do crânio, e se estende desde os dentes incisivos centrais, anteriormente, às linhas nucais superiores, posteriormente, e aos processos mastoides dos ossos temporais e arcos zigomáticos, lateralmente (Figura 8.23).

Para finalidades descritivas, a base do crânio costuma ser dividida em:

- Uma parte anterior, que inclui os dentes e o palato duro
- Uma parte média, que se estende de trás do palato duro até a margem anterior do forame magno; e
- Uma parte posterior, que se estende da borda anterior do forame magno às linhas nucais superiores.

Gray Anatomia Clínica para Estudantes

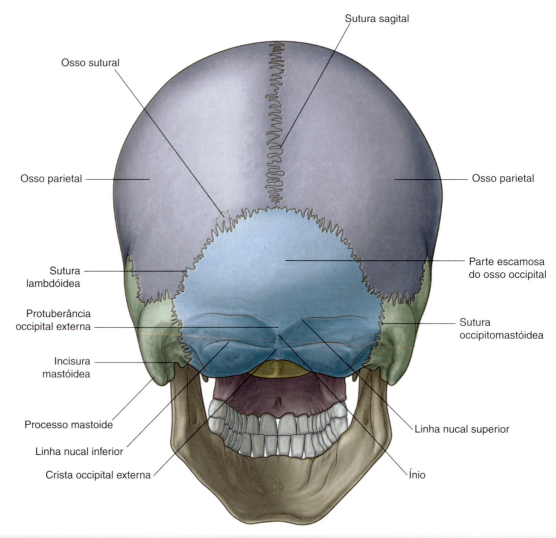

Figura 8.20 Vista posterior do crânio.

Parte anterior

As principais estruturas da parte anterior da base do crânio são os dentes e o palato duro.

Os dentes se projetam dos **processos alveolares** das duas maxilas. Esses processos estão arranjados em um arco alveolar em formato de U que contorna o palato duro por três lados (Figura 8.23).

O **palato duro** é composto dos **processos palatinos** de cada maxila, anteriormente, e pelas **lâminas horizontais** de cada **osso palatino**, posteriormente.

Os processos palatinos de cada maxila se encontram na linha mediana na **sutura palatina mediana**; as duas maxilas e os dois ossos palatinos se encontram na **sutura palatina transversa**, e as lâminas de cada osso palatino se unem na linha mediana, na **sutura palatina mediana**.

Várias características adicionais também são visíveis no palato duro:

- A **fossa incisiva** na linha mediana anterior, imediatamente posterior aos dentes, em cujas paredes ficam os **forames incisivos** (aberturas dos **canais incisivos**, que são passagens do palato duro para a cavidade nasal)
- Os **forames palatinos maiores**, perto da margem posterolateral de cada lado do palato duro, que levam aos **canais palatinos menores**
- Uma projeção pontiaguda (a **espinha nasal posterior**) na linha mediana da borda posterior livre do palato duro.

Parte média

A parte média do crânio é complexa:

- Formando a metade anterior, estão os ossos vômer e esfenoide
- Formando a metade posterior, estão o osso occipital e os dois ossos temporais.

Metade anterior

Vômer

O pequeno vômer fica localizado anteriormente, na linha mediana, pousando sobre o osso esfenoide (Figura 8.23).

684

Capítulo 8 • Cabeça e Pescoço

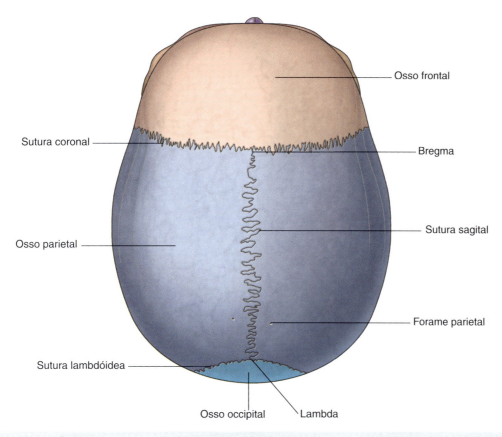

Figura 8.21 Vista superior do crânio.

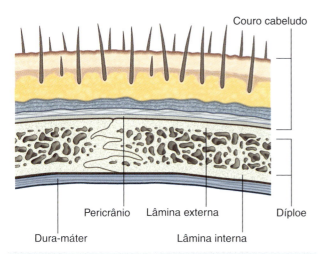

Figura 8.22 Calvária.

Ele contribui para a formação do septo nasal ósseo, separando os dois cóanos.

Esfenoide

A maior parte da região anterior da parte média da base do crânio consiste no osso esfenoide.

O osso esfenoide é composto de um **corpo** localizado centralmente, um par de **asas maiores** e um de **asas menores** que se projetam lateralmente do corpo, e dois **processos pterigoides** que se projetam inferiormente, imediatamente laterais a cada cóano.

Três partes do osso esfenoide, o corpo, as asas maiores e os processos pterigoides, são visíveis na vista inferior do crânio (Figura 8.23). A asa menor do esfenoide não é visível por esse ângulo.

Corpo

O corpo do esfenoide é um cubo de osso localizado centralmente, contendo dois grandes seios aéreos separados por um septo.

Ele se articula anteriormente com os ossos vômer, etmoide e palatinos, posterolateralmente com os ossos temporais e posteriormente com o osso occipital.

Processos pterigoides

Os processos pterigoides se estendem caudalmente a partir da junção do corpo e das asas maiores do esfenoide (Figura 8.23). Cada um desses processos consiste em uma fina **lâmina medial** e uma **lâmina lateral** mais grossa, separadas pela **fossa pterigóidea**.

Cada lâmina medial dos processos pterigoides termina inferiormente com uma projeção em formato de gancho, o **hâmulo pterigóideo**, e se divide, superiormente, para formar a pequena e rasa fossa escafóidea.

Imediatamente superior à fossa escafóidea, na base da lâmina medial do processo pterigoide, encontra-se o **canal pterigóideo**, que se dirige anteriormente, vindo das imediações da margem anterior do forame lacerado.

Gray Anatomia Clínica para Estudantes

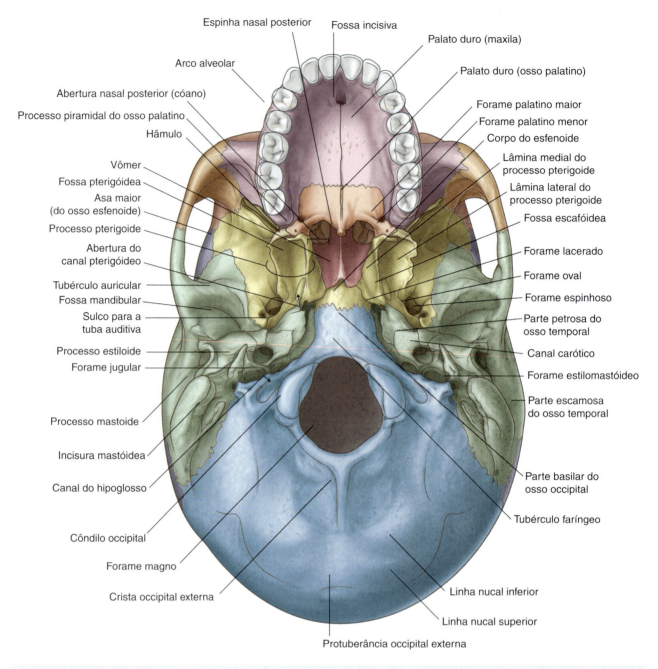

Figura 8.23 Vista inferior do crânio.

Asa maior do esfenoide

A asa maior do esfenoide (Figura 8.23) é lateral à lâmina lateral do processo pterigoide, e ela não só forma uma parte da base do crânio, mas também continua lateralmente, formando parte da parede lateral do crânio. Ela se articula lateral e posteriormente com partes do osso temporal.

As estruturas importantes que podem ser observadas em uma vista inferior do crânio na superfície da asa maior são o forame oval e o forame espinhoso na borda posterolateral, projetando-se para fora a partir da margem superior da lâmina lateral do processo pterigoide.

Metade posterior

Na metade posterior da parte média da base do crânio, encontram-se o osso occipital e os dois ossos temporais (Figura 8.23).

Osso occipital

O osso occipital, ou, mais especificamente, sua **parte basilar**, situa-se na linha mediana, imediatamente posterior ao corpo do esfenoide. Ele se estende posteriormente até o **forame magno** e é limitado lateralmente pelos ossos temporais.

Proeminente na parte basilar do osso occipital, encontra-se o **tubérculo faríngeo**, uma protuberância óssea para a fixação de partes da faringe à base do crânio (Figura 8.23).

Osso temporal

Em posição imediatamente lateral à parte basilar do osso occipital, observa-se a parte petrosa da região petromastóidea de cada osso temporal.

A parte petrosa do osso temporal, cuneiforme e com **ápice** anteromedial, situa-se entre a asa maior do esfenoide, anteriormente, e a parte basilar do osso occipital, posteriormente. O ápice forma um dos limites do **forame lacerado**, uma abertura irregular preenchida, em vida, por cartilagem (Figura 8.23).

Os outros limites do forame lacerado são a parte basilar do osso occipital, medialmente, e o corpo do esfenoide, anteriormente.

Posterolateralmente, a partir do forame lacerado, ao longo da parte petrosa do osso temporal, encontra-se a grande abertura circular do **canal carótico**.

Entre a parte petrosa do osso temporal e a asa maior do esfenoide, existe um sulco para a parte cartilagínea da **tuba auditiva**. Esse sulco continua poserolateralmente até formar um canal ósseo na parte petrosa do osso temporal, também para a tuba auditiva.

Imediatamente lateral à asa maior do esfenoide, encontra-se a parte escamosa do osso temporal, que participa da articulação temporomandibular (ATM). Ele contém a **fossa mandibular**, que é uma concavidade onde a cabeça da mandíbula se articula com a base do crânio. Uma característica importante da ATM é o proeminente **tubérculo articular**, que é a projeção caudal da borda anterior da fossa mandibular.

Parte posterior

A parte posterior da base do crânio se estende da margem anterior do forame magno até as linhas nucais superiores (Figura 8.23); consiste em partes do osso occipital, centralmente, e nos ossos temporais, lateralmente.

Osso occipital

O osso occipital é o maior elemento ósseo dessa parte da base do crânio (Figura 8.23). Possui quatro partes organizadas ao redor do forame magno, que é uma estrutura proeminente dessa parte da base do crânio e por meio do qual o encéfalo e a medula espinal são contínuos.

As partes do osso occipital são a parte escamosa, que é posterior ao forame magno, as **partes laterais**, que são laterais ao forame magno, e a **parte basilar**, que é anterior ao forame magno (Figura 8.23).

A parte escamosa e a parte lateral são componentes da parte posterior da base do crânio.

A característica mais visível da parte escamosa do osso occipital, quando se examina a vista inferior do crânio, é uma crista óssea (a crista occipital externa), que se estende caudalmente da protuberância occipital externa em direção ao forame magno. As linhas nucais inferiores se curvam lateralmente a partir do ponto médio da crista.

Em posição imediatamente lateral ao forame magno, observam-se partes laterais dos ossos occipitais, que contêm numerosas características estruturais importantes.

Em cada borda anterolateral do forame magno, estão os **côndilos occipitais** (Figura 8.23). Essas duas estruturas se articulam com o atlas (vértebra C I). Posteriormente a cada côndilo, há uma depressão (a **fossa condilar**) contendo um **canal condilar**, e anterior e superiormente a cada côndilo há o **canal do hipoglosso**. Lateralmente a cada canal do hipoglosso, existe um forame jugular, grande e irregular, formado pela oposição da **incisura jugular** do osso occipital com a **incisura jugular** do osso temporal.

Osso temporal

Na parte posterolateral da base do crânio, observa-se o osso temporal. As partes do osso temporal visíveis são a parte mastóidea, da região petromastóidea, e o processo estiloide (Figura 8.23).

A margem lateral da parte mastóidea é identificada pelo processo mastoide, em forma de concha, se projetando de sua superfície inferior. Essa estrutura óssea proeminente é o ponto de inserção de vários músculos. Na parte medial do processo mastoide, encontra-se a profunda incisura mastoide, que também é ponto de inserção para um músculo.

Anteromedialmente ao processo mastoide, observa-se o processo estiloide, em forma de agulha, projetando-se a partir da borda inferior do osso temporal. O processo estiloide é também um ponto de fixação de numerosos músculos e ligamentos.

Finalmente, entre o processo estiloide e o processo mastoide do osso temporal, pode-se observar o forame estilomastóideo.

CAVIDADE CRANIANA

A cavidade craniana é o espaço dentro do crânio que contém o encéfalo, as meninges, as partes proximais dos nervos cranianos, os vasos sanguíneos e os seios venosos cranianos.

Teto

A calvária protege a parte superior do encéfalo. Consiste no osso frontal, anteriormente, nos ossos parietais, lateralmente, e no osso occipital, posteriormente (Figura 8.24).

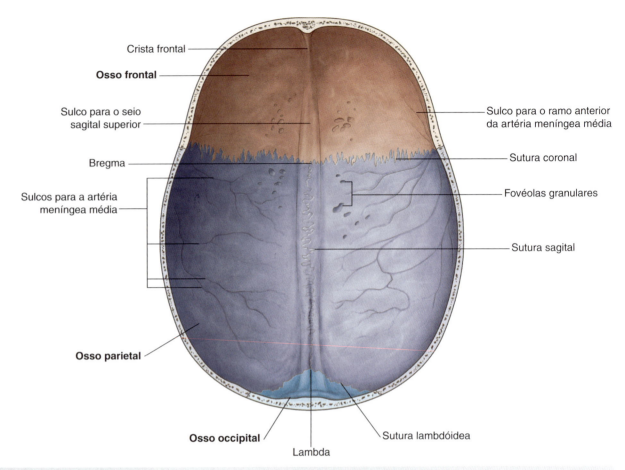

Figura 8.24 Teto da cavidade craniana.

As suturas visíveis internamente incluem:

- A sutura coronal, entre os ossos frontal e parietais
- A sutura sagital, entre os dois ossos parietais; e
- A sutura lambdóidea, entre os ossos parietais e o osso occipital.

As junções visíveis dessas suturas são o bregma, onde se encontram as suturas coronal e sagital, e o lambda, no encontro entre as suturas lambdóidea e sagital.

Outras marcas na face interna da calvária incluem cristas ósseas e numerosos sulcos e depressões.

De anterior para posterior, estruturas vistas no teto ósseo da cavidade craniana são:

- Uma crista medial emergindo da superfície do osso frontal (**crista frontal**), que é um ponto de fixação da **foice do cérebro** (uma especialização da dura-máter que separa parcialmente os dois hemisférios cerebrais)
- O começo do **sulco para o seio sagital superior**, no ponto superior do fim da crista frontal, que se alarga e se aprofunda posteriormente e marca a posição do seio sagital superior (uma estrutura venosa intradural)
- Um pequeno número de sulcos e depressões (as **fovéolas granulares**), que marcam a localização das granulações aracnóideas (estruturas proeminentes prontamente identificáveis quando um encéfalo com suas meninges é examinado; as granulações aracnóideas estão envolvidas na reabsorção de líquido cerebrospinal); e
- Sulcos menores criados pelos vários vasos meníngeos, nas laterais do teto da cavidade craniana.

Assoalho

O assoalho da cavidade craniana é dividido em fossas cranianas anterior, média e posterior.

Fossa anterior do crânio

Partes dos ossos frontal, etmoide e esfenoide formam a fossa anterior do crânio (Figura 8.25). Seu assoalho é composto de:

- Osso frontal nas direções anterior e lateral
- Osso etmoide na linha mediana; e
- Duas partes do osso esfenoide posteriormente, o corpo (medialmente) e as asas menores (lateralmente).

A fossa anterior do crânio situa-se acima da cavidade nasal e das órbitas e é preenchida pelos lobos frontais dos hemisférios cerebrais.

Capítulo 8 • Cabeça e Pescoço

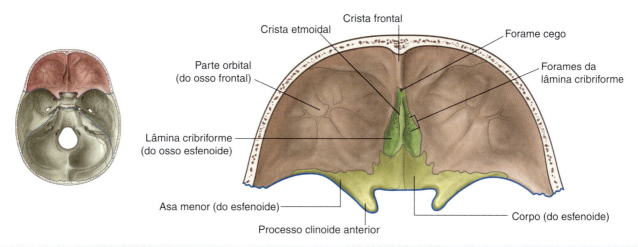

Figura 8.25 Fossa anterior do crânio.

Anteriormente, uma pequena crista de osso cuneiforme emerge da linha mediana do osso frontal. Este é um ponto de fixação para a foice do cérebro. Imediatamente posterior à crista frontal, fica o **forame cego** (Tabela 8.2). Esse forame, entre os ossos frontal e etmoide, pode transmitir veias emissárias conectando a cavidade nasal com o seio sagital superior.

Posteriormente à crista frontal, há uma proeminente cunha de osso projetando-se superiormente do etmoide (a **crista etmoidal**). Este é outro ponto de fixação da foice do cérebro, que é a extensão vertical da dura-máter, separando parcialmente os dois hemisférios cerebrais.

Lateralmente à crista etmoidal, fica a **lâmina cribriforme** do osso etmoide (Figura 8.25). É uma estrutura parecida com uma peneira, que permite que pequenas fibras nervosas olfatórias passem por seus forames saindo da mucosa nasal e indo ao bulbo olfatório. Os nervos olfatórios são coletivamente denominados nervo olfatório (NC I).

Em cada lado do etmoide, o assoalho da fossa anterior do crânio é formado por placas relativamente finas do osso frontal (a **parte orbital** do osso frontal), que também formam o assoalho da órbita abaixo. Posteriormente a ambos os ossos frontal e etmoide, o resto do assoalho da fossa anterior do crânio é formado pelo corpo e pelas asas menores do esfenoide. Na linha mediana, o corpo se estende anteriormente entre as partes orbitais do osso frontal para alcançar o osso etmoide; posteriormente, estende-se até a fossa média do crânio.

Tabela 8.2 Forames internos do crânio.

Forame	Estruturas que atravessam o forame
FOSSA ANTERIOR DO CRÂNIO	
Forame cego	Veias emissárias para a cavidade nasal
Forames olfatórios na lâmina cribriforme	Nervo olfatório [NC I]
FOSSA MÉDIA DO CRÂNIO	
Canal óptico	Nervo óptico [NC II]; artéria oftálmica
Fissura orbital superior	Nervo oculomotor [NC III]; nervo troclear [NC IV]; divisão oftálmica do nervo trigêmeo [V_1]; nervo abducente [NC VI]; veias oftálmicas
Forame redondo	Divisão maxilar do nervo trigêmeo [V_2]
Forame oval	Divisão mandibular do nervo trigêmeo [V_3]; nervo petroso menor
Forame espinhoso	Artéria meníngea média
Hiato do canal do nervo petroso maior	Nervo petroso maior
Hiato do canal do nervo petroso menor	Nervo petroso menor
FOSSA POSTERIOR DO CRÂNIO	
Forame magno	Término do tronco encefálico/início da medula espinal; artérias vertebrais; raízes espinais do nervo acessório; meninges
Meato acústico interno	Nervo facial [NC VII]; nervo vestibulococlear [NC VIII]; artéria do labirinto
Forame jugular	Nervo glossofaríngeo [NC IX]; nervo vago [NC X]; nervo acessório [NC XI]; seio petroso inferior; seio sigmóideo (formando a veia jugular interna)
Canal do hipoglosso	Nervo hipoglosso [NC XII]; ramo meníngeo da artéria faríngea ascendente
Canal condilar	Veia emissária

A fronteira medial entre as fossas anterior e média do crânio é a margem anterior do sulco pré-quiasmático, um sulco liso localizado entre os canais ópticos no corpo do esfenoide.

Asas menores do esfenoide

As duas asas menores do esfenoide se projetam lateralmente a partir do corpo do esfenoide e formam um limite distinto entre as partes laterais das fossas cranianas anterior e medial.

Salientando-se na parte anterior da fossa média do crânio, cada asa menor do esfenoide termina lateralmente em uma extremidade aguda, na junção do osso frontal com a asa maior do esfenoide, perto da margem lateral superior da fissura orbital superior que é formada entre as asas maiores e menores.

Medialmente, cada asa menor se alarga, arqueia posteriormente, e termina como o arredondado **processo clinoide anterior** (Figura 8.25). Esses processos servem como o ponto de fixação anterior do **tentório do cerebelo**, que é uma camada de dura-máter que separa a parte posterior dos hemisférios cerebrais do cerebelo. Imediatamente anterior a cada processo clinoide existe uma abertura circular na asa menor do esfenoide (o **canal óptico**), através da qual passam a artéria oftálmica e o nervo óptico [NC II] ao saírem a cavidade craniana para entrarem na órbita. Os canais ópticos são em geral incluídos na fossa média do crânio.

Fossa média do crânio

A fossa média do crânio consiste em partes dos ossos esfenoide e temporal (Figura 8.26).

O limite medial entre as fossas anterior e média do crânio é a margem anterior do sulco pré-quiasmático, um sulco liso que se localiza entre os canais ópticos no corpo do esfenoide.

As margens posteriores da fossa média do crânio são formadas pela face anterior (na altura da borda superior) da parte petrosa da região petromastóidea do osso temporal.

Esfenoide

O assoalho, na linha mediana da fossa, é elevado e formado pelo corpo do esfenoide. Lateralmente, existem grandes depressões formadas, de cada lado, pela asa maior do esfenoide e pela parte escamosa do osso temporal. Essas depressões contêm os lobos temporais do telencéfalo.

Sela turca

Imediatamente posterior ao sulco pré-quiasmático, está o restante do corpo do esfenoide, peculiarmente modificado (a **sela turca**), que consiste em uma área central profunda (a **fossa hipofisial**) contendo a glândula hipófise em paredes ósseas verticais, anterior e posteriormente (Figura 8.26).

A parede anterior da sela turca é vertical e tem uma pequena elevação (o **tubérculo da sela**) visível em sua parte superior, na margem posterior do sulco pré-quiasmático.

Projeções laterais saindo dos cantos do tubérculo da sela turca (os **processos clinoides médios**) podem estar evidentes.

A parede posterior da sela turca é o **dorso da sela**, uma grande crista de osso que se projeta cranial e ventralmente. No ápice dessa crista, as margens laterais contêm projeções arredondadas (os **processos clinoides**

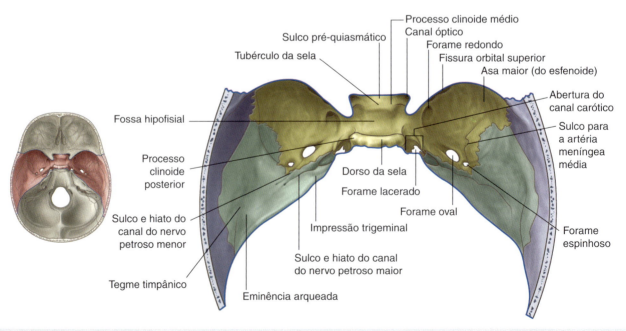

Figura 8.26 Fossa média do crânio.

posteriores), que, como os processos clinoides anteriores, são pontos de fixação para o tentório do cerebelo.

Fissuras e forames

Lateralmente ao corpo do esfenoide, o assoalho da fossa média é formado pela asa maior do esfenoide (Figura 8.26).

Um espaço diagonal, a **fissura orbital superior**, separa a asa maior do esfenoide da asa menor e é uma ampla passagem entre a fossa média e a órbita. Atravessam a fissura os nervos oculomotor [NC III], troclear [NC IV], oftálmico [V_1] e abducente [NC VI] e as veias oftálmicas.

Posteriormente à extremidade medial da fissura orbital superior, no assoalho da fossa média, há um forame que se projeta em direção anterior (o **forame redondo**), através do qual o nervo maxilar [V_2] passa da fossa média para a fossa pterigopalatina.

Posterolateralmente ao **forame redondo**, há uma grande abertura oval (o **forame oval**), que permite que estruturas passem entre a fossa infratemporal (extracraniana) e a fossa média do crânio. O nervo mandibular [V_3], o nervo petroso menor (carreando fibras do plexo timpânico, que se originaram no nervo glossofaríngeo [NC IX]) e, ocasionalmente, um pequeno vaso (a artéria meníngea média acessória) atravessam esse forame.

Posterolateralmente ao forame oval, encontra-se o pequeno forame espinhoso (Figura 8.26). Essa abertura também conecta a fossa infratemporal com a fossa média do crânio. A artéria meníngea média e as veias associadas a ela atravessam esse forame, e, uma vez na cavidade, o sulco para a artéria meníngea média, que cruza o assoalho e a parede lateral da fossa média do crânio, marca o seu trajeto claramente.

Posteromedialmente ao forame oval, está a **abertura interna** do **canal carótico**. Diretamente inferior a essa abertura, observa-se um forame irregular (o **forame lacerado**) (Figura 8.26). Claramente observado na vista inferior do crânio, o forame lacerado é fechado ao longo da vida por um tampão cartilagíneo, e nenhuma estrutura o atravessa completamente.

Osso temporal

O limite posterior da fossa média é formado pela superfície anterior da parte petrosa do osso temporal.

Medialmente, há uma discreta depressão (**impressão trigeminal**) na face anterior da parte petrosa do osso temporal (Figura 8.26), que marca a localização do gânglio sensitivo do nervo trigêmeo [NC V].

Lateralmente à impressão trigeminal e na face anterior da parte petrosa do osso temporal, há um pequeno sulco linear que passa em uma direção superolateral e termina em um forame (o **sulco** e o **hiato do canal para o nervo petroso maior**). O nervo petroso maior é um ramo do nervo facial [NC VII].

Anterolateralmente ao sulco do nervo petroso maior, há o **sulco** e o **hiato do canal para o nervo petroso menor**, um ramo do plexo timpânico que carrega fibras originárias do nervo glossofaríngeo [NC IX] (Figura 8.26).

Acima e lateralmente às pequenas aberturas para os nervos petrosos maior e menor, perto da crista superior da parte petrosa do osso temporal, encontra-se uma projeção óssea arredondada (a **eminência arqueada**), produzida pelo canal semicircular anterior da orelha interna logo abaixo.

Imediatamente anterior e lateralmente à eminência arqueada, a superfície anterior da parte petrosa do osso temporal é discretamente deprimida. Essa região é o **tegme timpânico**, e marca o delgado teto ósseo da cavidade da orelha média.

Fossa posterior do crânio

A fossa posterior do crânio consiste principalmente em partes dos ossos temporal e occipital, com pequenas contribuições dos ossos esfenoide e parietal (Figura 8.27). É a maior e mais profunda das três fossas do crânio e contém o tronco encefálico (mesencéfalo, ponte e bulbo) e o cerebelo.

Limites

Os limites mediais anteriores da fossa posterior do crânio são o dorso da sela e o **clivo** (Figura 8.27). O clivo é uma inclinação óssea que se estende cranialmente a partir do forame magno. É formado por contribuições do corpo do esfenoide e da parte basilar do osso occipital.

Lateralmente, os limites anteriores da fossa posterior do crânio são as margens superiores da parte petrosa do osso temporal.

Posteriormente, o principal limite é a parte escamosa do osso occipital no nível do sulco do seio transverso. Lateralmente, a região petromastóidea do osso temporal e pequenas partes dos ossos occipital e parietal fazem o limite posterior da fossa.

Forame magno

Centralmente, na parte mais profunda da fossa posterior, encontra-se o maior forame do crânio: o forame magno, delimitado pela parte basilar do osso occipital, anteriormente, pelas partes laterais do osso occipital, lateralmente, e pela parte escamosa do osso occipital, posteriormente.

A medula espinal passa superiormente através do forame magno, continuando como tronco encefálico.

Também atravessando o forame magno, estão as artérias vertebrais, as meninges e a raiz espinal do nervo acessório [NC X].

Sulcos e forames

O clivo tem inclinação para cima, a partir do forame magno. Lateralmente ao clivo, está o **sulco para o seio petroso inferior** entre a parte basilar do osso occipital e a parte petrosa do osso temporal (Figura 8.27).

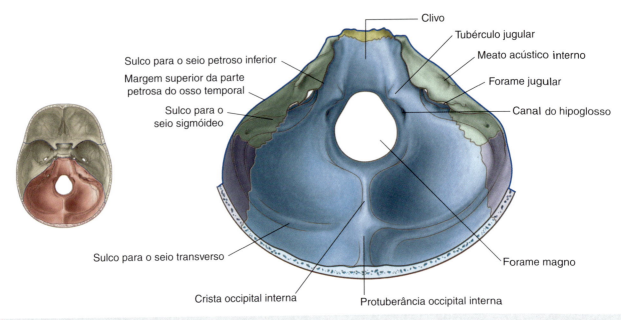

Figura 8.27 Fossa posterior do crânio.

Lateralmente, na região superior da face posterior da parte petrosa do osso temporal, há um forame de contorno oval (o **meato acústico interno**). Os nervos facial [NC VII] e vestibulococlear [NC VIII] e a artéria do labirinto o atravessam.

Inferiormente ao meato acústico interno, o osso temporal é separado do osso occipital pelo grande forame jugular (Figura 8.27). Chegando a esse forame, a partir da face medial, há o sulco para o seio petroso inferior e, a partir da face lateral, há o **sulco do seio sigmóideo**.

O seio sigmóideo entra no forame jugular e é contínuo com a veia jugular interna. O seio petroso inferior desemboca na veia jugular interna, na área do forame jugular.

Também atravessando o forame jugular estão os nervos glossofaríngeo [NC IX], vago [NC X] e acessório [NC XI].

Medialmente ao forame jugular, encontra-se uma grande protuberância arredondada do osso occipital (o **tubérculo jugular**). Imediatamente inferior a este e superior ao forame magno, está o **canal do hipoglosso**, através do qual o nervo hipoglosso [NC XII] sai da fossa posterior, e um ramo meníngeo da artéria faríngea ascendente entra na fossa posterior.

Em posição imediatamente posterolateral ao canal do hipoglosso, o pequeno **canal condilar**, quando presente, transmite uma veia emissária.

Parte escamosa do osso occipital

A parte escamosa do osso occipital tem várias características proeminentes (Figura 8.27):

- Percorrendo a linha mediana cranialmente a partir do forame magno, está a crista occipital interna
- Nos dois lados da crista occipital interna, o assoalho da fossa posterior do crânio é côncavo para acomodar os hemisférios cerebelares
- A crista occipital interna termina superiormente em uma proeminência óssea (a protuberância occipital interna)
- Estendendo-se lateralmente da protuberância occipital interna, estão os sulcos produzidos pelos seios transversos, que continuam lateralmente, finalmente se unindo aos sulcos para os seios sigmóideos – os dois sulcos, então, voltam-se inferiormente para os forames jugulares.

Os seios transverso e sigmóideo são seios venosos da dura-máter.

Forames e fissuras por onde as principais estruturas entram e saem da cavidade craniana

Os forames e fissuras por onde as principais estruturas entram e saem da cavidade craniana estão resumidos na Figura 8.28.

Na clínica

Craniossinostose

Alguns recém-nascidos apresentam fusões ossificadas (sinostoses) de uma ou mais das suturas cranianas. Isso pode resultar em um formato irregular da cabeça, porque o padrão e a direção do crescimento do crânio são alterados. Na maioria dos casos, a causa é desconhecida; em uma minoria, a craniossinostose é causada por uma síndrome genética.

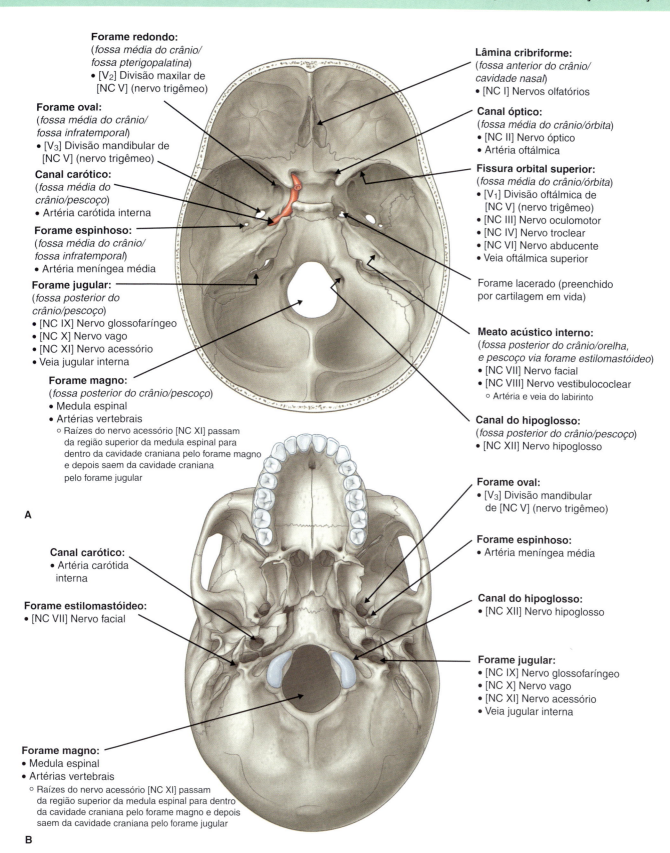

Figura 8.28 Resumo dos forames e fissuras por onde as principais estruturas entram e saem da cavidade craniana. **A.** Assoalho da cavidade craniana. Indica também as regiões que se comunicam por cada forame ou fissura. **B.** Vista inferior do crânio.

Gray Anatomia Clínica para Estudantes

Na clínica

Exames de imagem da cabeça

Radiografia

Até recentemente, o exame de imagem padrão da cabeça era a radiografia simples. As radiografias são feitas em três incidências padrão – posteroanterior (PA), lateral (perfil) e Towne (anteroposterior axial, com a cabeça na posição anatômica). Incidências adicionais são obtidas para avaliar os forames na base do crânio e os ossos da face. Atualmente, as radiografias do crânio são usadas em casos de traumatismo, mas tal uso tem diminuído. As fraturas cranianas são relativamente fáceis de serem identificadas (Figura 8.29). O paciente é avaliado, e o tratamento se baseia nas complicações neurológicas subjacentes ou em potencial.

Tomografia computadorizada

Desde o desenvolvimento da tomografia computadorizada (TC), a TC cerebral tem sido amplamente usada para exames neurorradiológicos. Ela é ideal para detectar lesões cranianas porque o encéfalo e seus revestimentos podem ser rapidamente examinados, e acúmulos de sangue são facilmente detectáveis. A modificação do algoritmo matemático do conjunto de dados possibilita a avaliação dos ossos.

Na angiografia com TC, é utilizado contraste intravenoso; ela pode ser indicada para demonstrar a posição e o tamanho de um aneurisma intracerebral antes do tratamento endovascular.

Ressonância magnética

Nenhum exame de imagem ultrapassa a ressonância magnética (RM) em sua capacidade de resolução de contraste. O encéfalo e seus revestimentos, o líquido cerebrospinal (LCS) e a coluna vertebral podem ser fácil e rapidamente examinados. Sequências mais modernas de imagens possibilitam a supressão do LCS para definir lesões periventriculares.

Ultrassonografia

Atualmente, é possível realizar ultrassonografias (US) com Doppler intracranianas, possibilitando a detecção de embolização encefálica por uma placa carotídea.

A US extracraniana é extremamente importante no estadiamento de tumores e para avaliar massas cervicais e a bifurcação da carótida (Figura 8.30).

A ultrassonografia (US) é útil em lactentes porque eles apresentam janelas acústicas através dos fontículos.

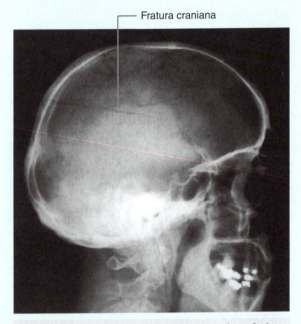

Figura 8.29 Fratura craniana vista em uma radiografia (paciente em decúbito dorsal).

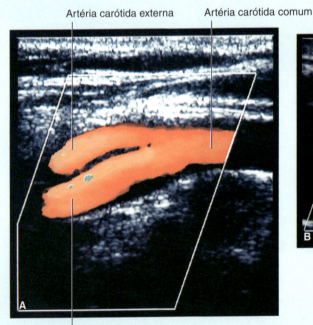

Figura 8.30 Ultrassonografias. A. Bifurcação da carótida normal. B. Estenose da artéria carótida interna.

Capítulo 8 • Cabeça e Pescoço

Na clínica

Fraturas da calvária

A calvária é uma estrutura extraordinariamente forte, porque protege o nosso órgão mais vital, o encéfalo. Seu formato é muito importante, e sua biomecânica previne a ocorrência de fraturas. Do ponto de vista clínico, as fraturas cranianas alertam os profissionais para a natureza e a força de uma lesão e para as complicações em potencial. A própria fratura geralmente traz poucas consequências (ao contrário, por exemplo, de uma fratura da tíbia). É de fundamental importância minimizar a extensão da lesão cerebral primária e tratar potenciais complicações secundárias, e não se concentrar na fratura. As fraturas do crânio que têm significância particular incluem as fraturas com afundamento, as fraturas compostas e as fraturas do ptério.

Fraturas com afundamento

Em uma fratura do crânio com afundamento, um fragmento ósseo fica projetado abaixo da convexidade normal do crânio. Isso pode levar a lesão arterial e venosa secundária com formação de hematoma. Além disso, esse tipo de fratura também pode resultar em uma lesão cerebral primária.

Fraturas compostas

Em uma fratura composta, além da fratura do osso, há também o rompimento da pele, o que pode permitir a entrada de uma infecção. Tipicamente, essas fraturas se associam a lacerações do couro cabeludo e geralmente podem ser tratadas com antibióticos.

As complicações importantes das fraturas compostas incluem a meningite, que pode ser fatal.

Um tipo mais sutil de fratura composta ocorre envolvendo os seios aéreos. Esta pode não ser percebida em uma primeira inspeção, mas é causa potencial importante de morbidade e deve ser considerada nos pacientes que desenvolvem infecções intracranianas secundariamente a traumatismo.

Fraturas do ptério

O ptério é um ponto clínico importante na face lateral do crânio. Nele, o osso frontal, o osso parietal, a asa maior do esfenoide e o osso temporal se encontram. É importante observar que a artéria meníngea média se encontra profundamente a essa estrutura. Uma lesão nesse ponto do crânio é extremamente grave, porque a lesão desse vaso pode provocar um hematoma extradural significativo, o que pode ser fatal.

MENINGES

O encéfalo, bem como a medula espinal, é envolto por três camadas de membranas (as **meninges**, Figura 8.31 A) – uma camada externa firme (a **dura-máter**), uma camada média delicada (a **aracnoide-máter**) e uma camada interna firmemente aderida à superfície do encéfalo (a **pia-máter**).

A parte encefálica das meninges é contínua com parte espinal das meninges e são semelhantes, com uma distinção importante – a parte encefálica da dura-máter consiste em duas camadas, mas apenas uma delas atravessa o forame magno para envolver a medula espinal (Figura 8.31 B).

Parte encefálica da dura-máter

A parte encefálica da dura-máter é um revestimento externo, espesso e rijo, do encéfalo. Consiste em uma camada periosteal externa e uma camada meníngea interna (Figura 8.31 A):

- A **camada periosteal**, externa, é firmemente fixada ao crânio, representa o periósteo da cavidade craniana, contém as artérias meníngeas e é contínua com o periósteo da superfície externa do crânio no forame magno e em outros forames intracranianos (Figura 8.31 B)
- A **camada meníngea**, interna, está em íntimo contato com a aracnoide-máter e é contínua com a parte espinal da dura-máter, atravessando o forame magno.

As duas camadas de dura-máter estão separadas em diversas regiões, formando dois tipos peculiares de estruturas (Figura 8.31 A):

- Septos durais, que se projetam para dentro e separam incompletamente partes do encéfalo, e
- Estruturas venosas intracranianas.

Septos durais

Os septos da dura-máter se projetam na cavidade do crânio e a subdividem parcialmente. São a foice do cérebro, o tentório do cerebelo, a foice do cerebelo e o diafragma da sela.

Foice do cérebro

A foice do cérebro (Figura 8.32) é uma estrutura em forma de meia-lua que se projeta caudalmente, entre os dois hemisférios cerebrais, a partir da dura-máter que reveste internamente a calvária. Fixa-se anteriormente à crista etmoidal do osso etmoide e à crista frontal do osso frontal. Posteriormente, fixa-se e se mescla ao tentório do cerebelo.

Tentório do cerebelo

O tentório do cerebelo (Figura 8.32) é uma projeção horizontal da dura-máter que reveste e separa o cerebelo, na fossa posterior, das partes posteriores dos hemisférios cerebrais. Fixa-se posteriormente ao osso occipital, ao longo dos sulcos para os seios transversos. Lateralmente, fixa-se à margem superior da parte petrosa do osso temporal, terminando anteriormente nos processos clinoides anterior e posterior.

Gray Anatomia Clínica para Estudantes

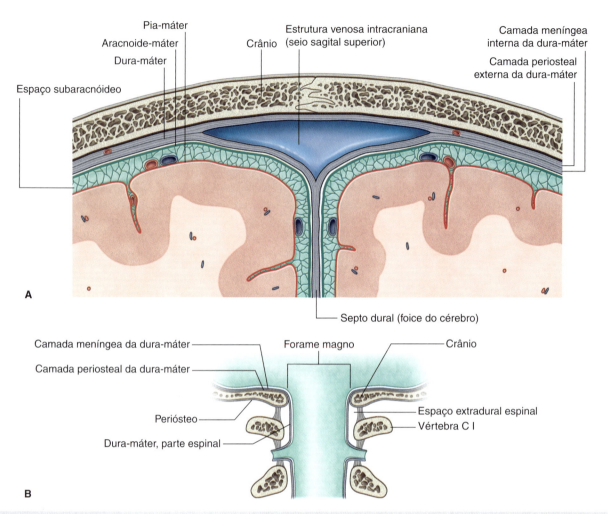

Figura 8.31 Meninges encefálicas. **A.** Vista coronal superior. **B.** Continuidade com as meninges espinais.

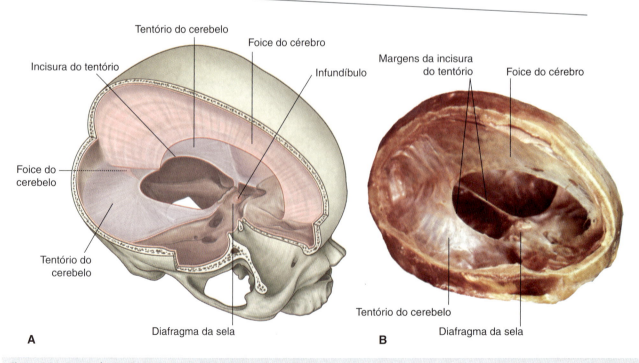

Figura 8.32 Septos durais. **A.** Diagrama. **B.** Dissecção.

Capítulo 8 • Cabeça e Pescoço

As margens anterior e medial do tentório do cerebelo são livres, formando uma abertura oval na linha mediana (a **incisura do tentório**), por meio da qual passa o mesencéfalo.

Foice do cerebelo

A foice do cerebelo (Figura 8.32) é uma pequena projeção de dura-máter na linha mediana, na fossa posterior do crânio. Fixa-se posteriormente à crista occipital do osso occipital e, superiormente, ao tentório do cerebelo. Sua margem anterior é livre e fica entre os dois hemisférios cerebelares.

Diafragma da sela

A última projeção de dura-máter é o diafragma da sela (Figura 8.32). Essa pequena prateleira de dura-máter cobre a fossa hipofisial, na sela turca do osso esfenoide. Há uma abertura no centro do diafragma da sela, através da qual passam o **infundíbulo**, conectando a hipófise com a base do encéfalo, e vasos sanguíneos.

Irrigação arterial

A irrigação arterial da dura-máter (Figura 8.33) percorre a camada periosteal externa da dura-máter e consiste em:

- **Ramos meníngeos anteriores**, na fossa anterior do crânio
- Artérias meníngeas média e acessória, na fossa média do crânio; e
- **Artéria meníngea posterior** e outros ramos meníngeos, na fossa posterior do crânio.

Todas são pequenas artérias, exceto a artéria meníngea média, que é muito maior e irriga a maior parte da dura-máter.

Os ramos meníngeos anteriores são ramos das **artérias etmoidais**.

A artéria meníngea média é um ramo da **artéria maxilar**; penetra na fossa média do crânio através do forame espinhoso e se divide em ramos anterior e posterior:

- O ramo anterior (frontal) passa em uma direção quase vertical, chegando ao vértice do crânio e atravessando o ptério em seu trajeto
- O ramo posterior (parietal) passa em uma direção posterossuperior, irrigando essa região da fossa craniana média.

A artéria meníngea acessória geralmente é um pequeno ramo da artéria maxilar; entra na fossa média pelo forame oval e irriga as áreas mediais a ele.

A artéria meníngea posterior e outros ramos meníngeos que irrigam a dura-máter na fossa posterior se originam em diversas fontes (Figura 8.33):

- A artéria meníngea posterior, ramo terminal da **artéria faríngea ascendente**, entra na fossa posterior pelo forame jugular

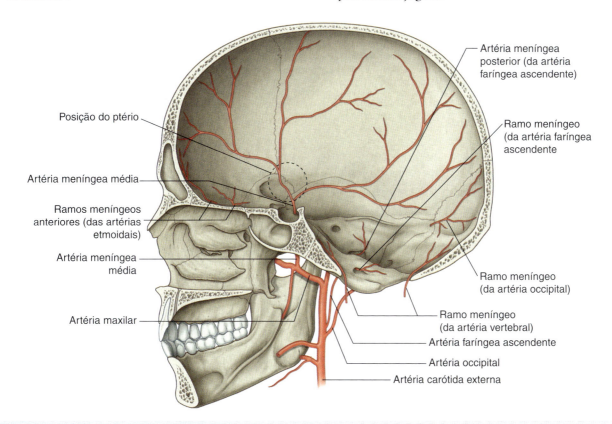

Figura 8.33 Irrigação arterial da dura-máter.

- Um ramo meníngeo da artéria faríngea ascendente entra na fossa posterior pelo canal do hipoglosso
- Ramos meníngeos da **artéria occipital** penetram na fossa posterior através do forame jugular e do forame mastoide
- Um ramo meníngeo da **artéria vertebral** se origina quando ela penetra na fossa posterior do crânio, através do forame magno.

Inervação

A inervação da dura-máter (Figura 8.33) é realizada por pequenos ramos meníngeos das três divisões do nervo trigêmeo [V_1, V_2 e V_3], pelo nervo vago [NC X] e pelo primeiro, segundo e, às vezes, terceiro nervo cervical. (Um possível envolvimento do nervo glossofaríngeo [NC IX] e do nervo hipoglosso [NC XII] na fossa posterior do crânio também já foi relatado.)

Na fossa anterior do crânio, ramos meníngeos dos nervos etmoidais, que são ramos do nervo oftálmico [V_1], suprem o assoalho e a parte anterior da foice do cérebro.

Além disso, um ramo meníngeo do nervo oftálmico [V_1] curva-se em direção posterior, inervando o tentório do cerebelo e a parte posterior da foice do cérebro.

A fossa média do crânio é suprida medialmente por ramos meníngeos do nervo maxilar [V_2] e, lateralmente, ao longo da área de irrigação da artéria meníngea média, por ramos meníngeos do nervo mandibular [V_3].

A fossa posterior do crânio recebe inervação de ramos meníngeos do primeiro, segundo e, algumas vezes, terceiro nervo cervical, que entram na fossa através do forame magno, do canal do hipoglosso e do forame jugular. Ramos meníngeos do nervo vago [X] também já foram descritos suprindo essa área. (Um possível envolvimento do nervo glossofaríngeo [NC IX] e do nervo hipoglosso [NC XII] na fossa posterior do crânio também já foi relatado.)

Aracnoide-máter

A aracnoide-máter é uma membrana delgada avascular que recobre a superfície interna da dura-máter sem aderir a ela (Figura 8.35). A partir de sua superfície interna, prolongamentos ou trabéculas finas estendem-se para baixo, atravessam o espaço subaracnóideo e ficam contínuos com a pia-máter.

Ao contrário da pia-máter, a aracnoide-máter não penetra nos sulcos e fissuras do encéfalo, exceto na fissura longitudinal, entre os dois hemisférios cerebrais.

Pia-máter

A pia-máter é uma membrana fina e delicada que reveste intimamente a superfície do encéfalo (Figura 8.34). Segue os contornos do encéfalo, entrando em sulcos e fissuras em sua superfície, e se aplica intimamente às raízes dos nervos cranianos em suas origens.

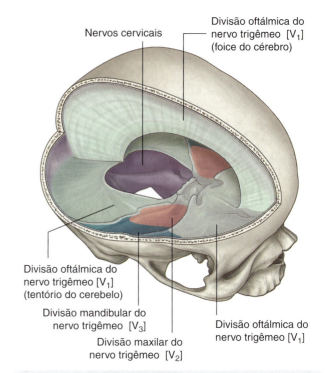

Figura 8.34 Inervação da dura-máter.

Disposição das meninges e espaços

As meninges se dispõem de maneira peculiar, criando espaços reais e virtuais na cavidade do crânio (Figura 8.35).

Há um espaço virtual relacionado com a dura-máter e existe um espaço real entre a aracnoide-máter e a pia-máter.

Espaço extradural

O espaço virtual entre a dura-máter e o osso é o **espaço extradural** (ou epidural) (Figura 8.35). Normalmente, a camada externa periosteal da dura-máter fica firmemente afixada aos ossos que cercam a cavidade craniana.

Esse espaço virtual pode se tornar um espaço real cheio de líquido quando um evento traumático resulta em hemorragia vascular. O sangramento no espaço extradural por ruptura de uma artéria meníngea ou, com menos frequência, por laceração de um seio venoso dural resulta em hematoma extradural.

Espaço subdural

Anatomicamente, um espaço subdural verdadeiro não existe. O acúmulo de sangue nessa região (hematoma subdural) devido a lesão representa uma dissecção da camada de células da margem da dura-máter, que é o revestimento mais interno da dura-máter. Células da margem dural são achatadas, cercadas por espaços extracelulares preenchidos com material amorfo. Apesar de muito raras, ocasionalmente são encontradas junções celulares entre essas células e a aracnoide-máter subjacente. O sangramento causado pela laceração de uma veia cerebral que

Capítulo 8 • Cabeça e Pescoço

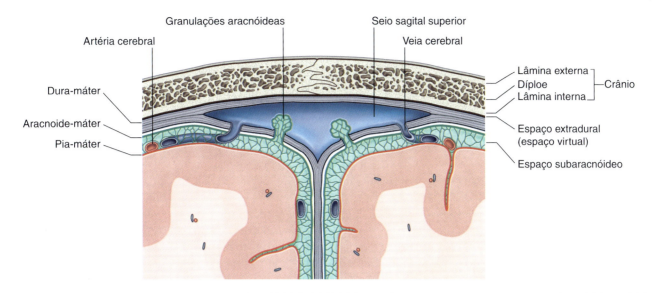

Figura 8.35 Disposição das meninges e dos espaços.

atravessa a dura-máter para penetrar em um seio venoso dural pode resultar em um hematoma subdural.

Espaço subaracnóideo

Profundamente à aracnoide-máter, está o único espaço cheio de líquido de ocorrência natural associado às meninges, o **espaço subaracnóideo** (Figura 8.35). Ele existe porque a aracnoide-máter está unida à superfície interna da dura-máter e não segue o contorno do encéfalo, mas a pia-máter, estando contra a superfície do encéfalo, segue de perto os sulcos e as fissuras de sua superfície. Cria-se, portanto, o estreito espaço subaracnóideo entre essas duas membranas (Figura 8.35).

O espaço subaracnóideo envolve o encéfalo e a medula espinal e, em certos locais, aumenta de volume em áreas expandidas (**cisternas subaracnóideas**), que contêm líquido cerebrospinal (LCS) e vasos.

O LCS é produzido pelo plexo corióideo, primariamente nos ventrículos encefálicos. É um líquido claro, incolor e acelular que circula pelo espaço subaracnóideo ao redor do encéfalo e da medula espinal.

O LCS retorna ao sistema venoso através das **vilosidades aracnóideas**. Estas se projetam como grumos (**granulações aracnóideas**) no seio sagital superior, que é um seio venoso da dura-máter, e em suas extensões, as **lacunas laterais** (Figura 8.35).

Na clínica

Hidrocefalia

Hidrocefalia é uma dilatação do sistema ventricular cerebral e deve-se à obstrução do fluxo do LCS, à superprodução de LCS ou à falha na reabsorção do LCS.

O LCS é secretado por células epiteliais do plexo corióideo nos ventrículos laterais e no terceiro e no quarto ventrículos do cérebro. À medida que é produzido, passa dos ventrículos laterais, através dos forames interventriculares (os forames de Monro), para o terceiro ventrículo. De lá, atravessa o aqueduto do mesencéfalo (aqueduto de Sylvius) e vai para o quarto ventrículo, passando daí ao espaço subaracnóideo através do forame medial ou dos dois forames laterais (forame de Magendie e forames de Luschka).

O LCS envolve a medula espinal inferiormente e o encéfalo superiormente, sendo absorvido através das granulações aracnóideas nas paredes dos seios venosos da dura-máter. Nos adultos, quase meio litro de LCS é produzido por dia.

Nos adultos, a causa mais comum de hidrocefalia é uma interrupção da absorção normal de LCS pelas granulações aracnóideas. Isso ocorre quando o sangue entra no espaço subaracnóideo por causa de uma hemorragia subaracnóidea, passa sobre o encéfalo e interfere na absorção do LCS. Para impedir hidrocefalia grave, pode ser necessário colocar um pequeno cateter passando pelo encéfalo até chegar ao sistema ventricular, para aliviar a pressão.

Outras causas de hidrocefalia incluem obstrução congênita do aqueduto do mesencéfalo e vários tumores (p. ex., um tumor mesencefálico) que obstruam o aqueduto. Causas raras incluem tumores do plexo corióideo, que secreta LCS.

Nas crianças, a hidrocefalia é sempre dramática em seus estágios mais avançados. Ela aumenta o formato e as dimen-

Gray Anatomia Clínica para Estudantes

Na clínica (continuação)

sões do ventrículo e, como resultado, o encéfalo aumenta de volume. Como as suturas cranianas não estão fundidas, a cabeça se expande. O aumento de volume craniano na fase intrauterina pode impossibilitar o parto normal, tornando-se necessária uma cesariana.

Tanto a TC quanto a RM possibilitam que o radiologista determine o ponto de obstrução e, na maioria dos casos, a sua causa. Deve-se fazer uma distinção entre aumento de volume ventricular por hidrocefalia e aquele determinado por alguma das várias outras causas possíveis (p. ex., atrofia cerebral).

Na clínica

Extravasamento de líquido cerebrospinal
Extravasamento de LCS do espaço subaracnóideo pode ocorrer depois de qualquer procedimento no encéfalo, na medula espinal e nas meninges, ou em seu entorno. Esses procedimentos incluem cirurgia na coluna lombar, injeção epidural e aspiração de LCS.

Na "síndrome de extravasamento de líquido cerebrospinal", o LCS extravasa do espaço subaracnóideo e atravessa a dura-máter sem motivo aparente. As consequências disso incluem tontura, náuseas, cansaço e gosto metálico na boca.

Na clínica

Meningite
A meningite é uma infecção rara das leptomeninges (as **leptomeninges** são a aracnoide-máter e a pia-máter). A infecção das meninges tipicamente ocorre por via hematogênica, embora, em alguns casos, ocorra por propagação direta (p. ex., traumatismo) ou das cavidades nasais através da lâmina cribriforme do osso etmoide.

Alguns tipos de inflamações bacterianas das meninges são tão virulentos que a inflamação incontrolável e a sepse com irritação cerebral fazem com que o paciente rapidamente entre em coma e morra.

A meningite geralmente é tratável com antibióticos.

Alguns tipos de bactérias que causam meningite também causam outros efeitos; por exemplo, podem ocorrer hemorragias subcutâneas (equimoses) na meningite meningocócica.

A típica história da meningite inicialmente não é específica. O paciente pode apresentar cefaleia leve, febre, mal-estar e náuseas. Com a progressão da infecção, podem ocorrer fotofobia (intolerância à luz) e equimoses. A manobra de elevação do membro inferior esticado provoca desconforto intenso e dor na nuca (sinal de Kernig), justificando imediata internação em um serviço de emergência.

O tratamento imediato consiste em administração intravenosa de altas doses de antibióticos e cuidados de manutenção.

Na clínica

Tumores do encéfalo
A determinação da estrutura anatômica de onde um tumor surgiu é de grande importância, sobretudo quando surge dentro da abóbada craniana. Uma interpretação errada da localização de uma lesão e de seu lugar de origem pode ter consequências devastadoras para o paciente.

Ao se analisar qualquer lesão no encéfalo, é importante definir se ela é intra-axial (dentro do encéfalo) ou extra-axial (fora do encéfalo).

Os tumores extra-axiais típicos incluem meningiomas (tumores de meninge) e neuromas do acústico. Os menigiomas geralmente surgem nas meninges, sendo que os preferidos incluem a foice do cérebro e a região ao seu redor, a margem livre do tentório do cerebelo e a margem anterior da fossa média do crânio. Neuromas do acústico ocorrem, tipicamente, no nervo vestibulococlear [NC VIII] e em seus arredores, e no ângulo pontocerebelar.

Lesões intra-axiais podem ser primárias ou secundárias. As secundárias são, sem dúvida, as mais comuns, e, na maioria dos casos, são metástases tumorais.

Lesões tumorais metastáticas são tipicamente encontradas em pacientes com carcinoma de mama ou de pulmão, mas muitas outras malignidades podem gerar metástases cerebrais.

Lesões encefálicas primárias são raras e vão desde tumores benignos a lesões extremamente agressivas com mau prognóstico. Esses tumores surgem de diferentes linhagens celulares e incluem gliomas, oligodendrocitomas e tumores do plexo corióideo. Tumores encefálicos primários podem ocorrer em qualquer idade, apesar de existir um pequeno pico de incidência nos primeiros anos de vida, seguido por um pico mais tardio no início da meia-idade.

ENCÉFALO E SUA IRRIGAÇÃO

Encéfalo

O encéfalo é componente da parte central do sistema nervoso (denominado sistema nervoso central na prática clínica).

Durante o seu desenvolvimento, pode ser dividido em cinco partes contínuas (Figuras 8.36 e 8.37). De rostral (ou cranial) a caudal, são:

- O **telencéfalo**, que se torna os hemisférios cerebrais. A superfície desses hemisférios consiste em elevações (giros) e depressões (sulcos), e eles são parcialmente separados por uma fissura longitudinal profunda. O telencéfalo preenche a cavidade craniana acima do tentório do cerebelo e é subdividido em lobos, com base em sua posição
- O **diencéfalo**, que nos adultos fica encoberto pelos hemisférios cerebrais, consiste no tálamo, no hipotálamo e em outras estruturas a eles relacionadas. Classicamente, é considerado a parte mais rostral do tronco encefálico (No entanto, no uso comum atual, o termo tronco encefálico geralmente se refere a mesencéfalo, ponte e bulbo.)
- O **mesencéfalo**, que é a primeira parte do tronco encefálico visível em um encéfalo adulto intacto, situa-se na junção entre as fossas cranianas posterior e média
- O **metencéfalo**, que dá origem ao cerebelo (que consiste em dois hemisférios laterais e uma parte medial na fossa posterior do crânio, abaixo do tentório do cerebelo) e à ponte (anterior ao cerebelo), é uma parte mais abaulada do tronco encefálico na parte mais anterior da fossa posterior do crânio, contra o clivo e o dorso da sela
- O **mielencéfalo**, parte mais caudal do tronco encefálico, termina no forame magno ou nas radículas mais superiores do primeiro nervo cervical, e a ele estão fixados os nervos cranianos VI a XII.

Irrigação arterial

O encéfalo recebe sua irrigação arterial de dois pares de vasos, as **artérias vertebrais** e as **artérias carótidas internas** (Figura 8.38), que se interconectam na cavidade craniana, produzindo o **círculo arterial do cérebro** (ou de Willis).

As duas artérias vertebrais entram na cavidade craniana pelo forame magno e, em um ponto imediatamente inferior à ponte, fundem-se para formar a **artéria basilar**.

As duas artérias carótidas internas entram na cavidade craniana através dos canais caróticos, a cada lado.

Artérias vertebrais

Cada artéria vertebral se origina na primeira parte de cada **artéria subclávia** (Figura 8.38), na parte inferior

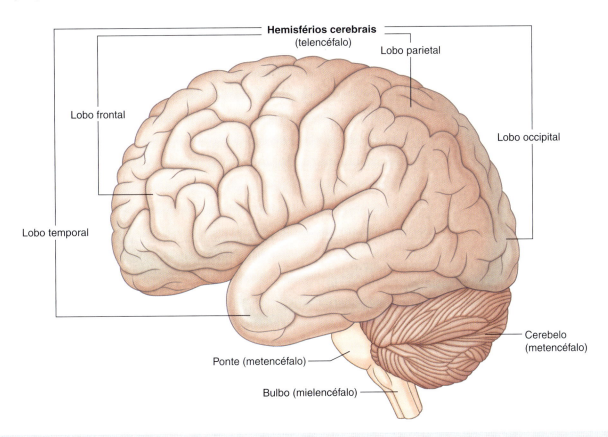

Figura 8.36 Vista lateral do encéfalo.

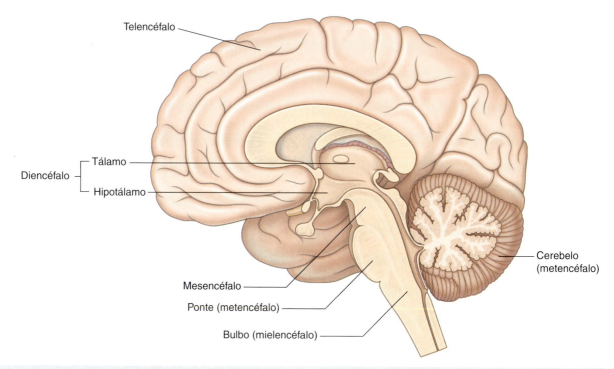

Figura 8.37 Corte sagital do encéfalo.

do pescoço, e passa superiormente pelos forames transversários das seis vértebras cervicais. Ao entrar na cavidade craniana pelo forame magno, cada artéria vertebral emite um pequeno ramo meníngeo.

Continuando, a artéria vertebral dá origem a três ramos adicionais antes de se unir ao vaso correspondente do outro lado, para formar a artéria basilar (Figuras 8.38 e 8.39):

- O primeiro é uma artéria cerebelar inferior posterior
- Um segundo ramo é a **artéria espinal posterior**, que passa posteriormente em torno do bulbo e então desce pela face posterior da medula espinal, na área de fixação das raízes posteriores – há duas artérias cerebrais posteriores, uma de cada lado (apesar de as artérias espinais posteriores poderem se originar diretamente das artérias vertebrais, é mais comum elas surgirem das artérias cerebelares posteriores inferiores)
- Um terceiro ramo se une ao seu correspondente do outro lado para formar a **artéria espinal anterior**, única, que então desce pela fissura mediana anterior da medula espinal.

A artéria basilar tem um trajeto de direção rostral ao longo da parte anterior da ponte (Figura 8.39). Seus ramos, no sentido caudal para rostral, incluem as **artérias cerebelares inferiores anteriores**, várias pequenas **artérias pontinas** e as **artérias cerebelares superiores**. A artéria basilar termina em bifurcação, dando origem a duas **artérias cerebrais posteriores**.

Artérias carótidas internas

As duas artérias carótidas internas se originam como um dos dois ramos terminais das artérias carótidas comuns (Figura 8.38). Elas prosseguem superiormente até a base do crânio, onde entram no canal carótico.

Entrando na cavidade craniana, cada artéria carótida interna dá origem a uma **artéria oftálmica**, uma **artéria comunicante posterior**, uma **artéria cerebral média** e uma **artéria cerebral posterior** (Figura 8.39).

Círculo arterial do cérebro

O círculo arterial do cérebro (círculo de Willis) é formado pela interconexão dos sistemas vertebrobasilar e da carótida interna (Figura 8.38). Essa interconexão anastomótica é efetuada por:

- Uma artéria comunicante anterior, que liga as artérias cerebrais anteriores esquerda e direita entre si, e
- Duas artérias comunicantes posteriores, uma a cada lado, ligando a artéria carótida interna à artéria cerebral posterior (Figuras 8.38 e 8.39).

Drenagem venosa

A drenagem venosa do encéfalo começa internamente, com redes de pequenos canais venosos levando a veias cerebrais maiores, veias cerebelares e veias que drenam o tronco encefálico. Finalmente, desembocam nos **seios venosos durais**, que são espaços revestidos por endotélio entre as camadas periosteal externa e meníngea interna da dura-máter e levam às **veias jugulares internas**.

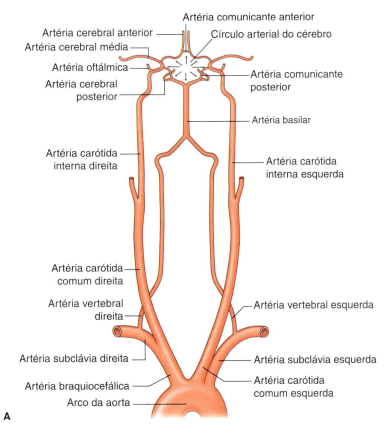

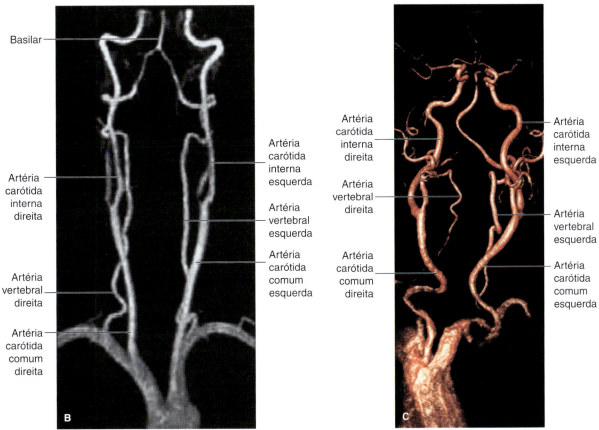

Figura 8.38 Irrigação arterial do encéfalo. **A.** Diagrama. **B.** Angiografia por ressonância magnética mostrando artérias carótidas e vertebrais normais. **C.** TC contrastada dos ramos da artéria carótida.

Gray Anatomia Clínica para Estudantes

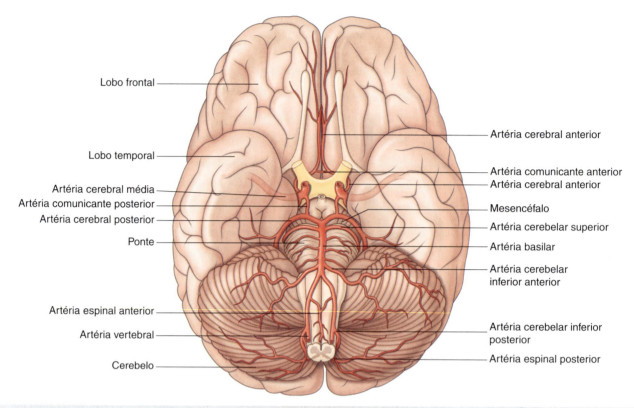

Figura 8.39 Artérias da base do encéfalo.

Na clínica

Acidente vascular cerebral

Um acidente vascular cerebral (AVC) ou acidente vascular encefálico (AVE) é definido como uma interrupção do fluxo de sangue para o cérebro ou para o tronco encefálico que resulta em um déficit na função neurológica que dure mais do que 24 horas. Déficits neurológicos que desaparecem em 24 horas são conhecidos como acidentes isquêmicos transitórios (AIT). Com base em sua etiologia, AVCs podem ser classificados como isquêmicos ou hemorrágicos. Acidentes isquêmicos são subdivididos entre os causados por fenômenos trombóticos e os causados por fenômenos embólicos. O AVC isquêmico é o tipo mais comum e, com frequência, é causado por êmbolos originados em placas ateroscleróticas nas artérias carótidas, que migram e bloqueiam vasos intracranianos menores. AVCs hemorrágicos são causados pela ruptura de vasos sanguíneos.

Os fatores de risco do AVC são os mesmos das doenças cardiovasculares, como diabetes melito, hipertensão arterial e tabagismo. Em pacientes mais jovens, distúrbios de coagulação, uso de contraceptivos orais e abuso de substâncias ilícitas (como cocaína) são causas adicionais.

Os sintomas e sinais de um AVC dependem da localização déficit de perfusão. Apresentações comuns incluem hemiparesia ou hemiparestesia de início súbito, déficit de campo visual, disartria, ataxia e queda no nível de consciência.

O AVC é uma emergência neurológica. É, portanto, importante estabelecer o diagnóstico o mais cedo possível, para que o tratamento, de urgência e potencialmente salvador, possa ser administrado. Potentes trombolíticos (anticoagulantes) podem restabelecer o fluxo sanguíneo encefálico e melhoram o prognóstico do paciente se administrados nas primeiras 3 a 4,5 horas após o aparecimento dos sinais/sintomas.

Após a anamnese inicial e o exame neurológico, todos os pacientes com suspeita de AVC devem ser submetidos a tomografia computadorizada (TC). Esse exame de imagem identifica AVCs hemorrágicos, para os quais a terapia trombolítica é contraindicada, e descarta diagnósticos diferenciais, como tumores malignos. Nos AVCs isquêmicos, a TC realizada nas fases iniciais pode parecer normal ou mostrar uma área relativamente mais escura, de baixa densidade, que corresponde à região com perfusão anormal. A parte afetada, por causa do edema subjacente, também perde seu padrão normal de sulcos (Figura 8.40 A). Se for prescrita trombólise, uma TC de seguimento é rotineiramente realizada após 24 horas para avaliar possíveis complicações, como hemorragia intracraniana.

Exames adicionais para AVCs incluem testes hematológicos e bioquímicos, para identificar causas como hipoglicemia ou distúrbios de coagulação. Um exame toxicológico pode ser útil para identificar intoxicações que podem mimetizar um AVC.

A extensão total do dano neurológico pode ser avaliada em subsequentes imagens de ressonância magnética (RM), que têm melhor resolução para tecidos moles do que a TC. A RM também é útil para identificar acidentes que podem ser

Capítulo 8 • Cabeça e Pescoço

Na clínica (*continuação*)

pequenos demais para serem detectados por TC. Na RM, são utilizados algoritmos complicados, que criam uma série de imagens, também conhecidas como sequências. Várias sequências podem ser obtidas para avaliar diferentes propriedades anatômicas e fisiológicas do encéfalo. Um AVC, seja agudo ou crônico, aparece como uma região mais clara em uma sequência sensível a líquido (ponderada em T_2) (Figura 8.40 B). Para identificar se um AVC foi agudo, outras sequências são obtidas, conhecidas como imagens ponderadas em difusão (DWI) (Figura 8.40 C) e mapas de coeficiente aparente de difusão ADC) (Figura 8.40 C). Elas avaliam a difusão de moléculas de água no encéfalo. Se a região de anormalidade aparecer clara na sequência DWI e escura no mapa ADC, é conhecida como difusão restrita, compatível com um AVC agudo. Essas mudanças podem persistir por até 1 semana após a lesão inicial.

Exames de imagem das artérias carótidas e vertebrais também são realizados para avaliar possíveis mudanças ateroscleróticas tratáveis e estenoses. Isso pode ser feito por meio de ultrassonografia (US), TC ou, com menos frequência, RM.

O tratamento de um AVC é multidisciplinar. Tratamento de suporte, para estabilizar o paciente, é uma prioridade. Especialistas em AVCs, fonoaudiólogos, terapeutas ocupacionais e fisioterapeutas têm papéis fundamentais na reabilitação do paciente. Uso crônico de drogas antiplaquetárias, como ácido acetilsalicílico (AAS), e modificação de fatores de risco para doenças cardiovasculares são importantes na prevenção secundária de AVCs.

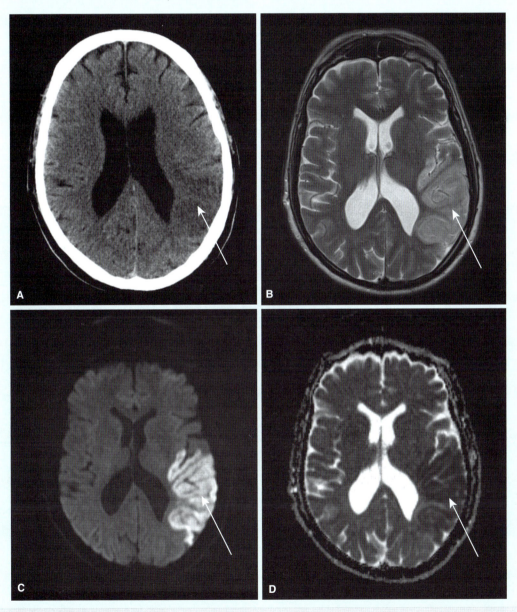

Figura 8.40 Diferentes modalidades de exames de imagem usadas para avaliar um AVC (setas). **A.** TC. **B.** TC ponderada em T_2. **C.** Sequência DWI. **D.** Mapa ADC.

Na clínica

Endarterectomia

Endarterectomia é um procedimento cirúrgico para remover placas de ateroma das artérias.

Placas de ateroma ocorrem na camada subendotelial de vasos e consistem em macrófagos cheios de lipídios e restos de colesterol. A placa em desenvolvimento eventualmente acumula tecido conjuntivo fibroso e se calcifica. Placas comumente aparecem em bifurcações de vasos, limitando o fluxo de sangue, e podem embolizar para órgãos distais.

Na endarterectomia, a placa é removida e o vaso é desocluído.

Na clínica

Aneurismas intracerebrais

Os aneurismas cerebrais se originam de vasos no círculo arterial do cérebro (círculo de Willis) ou em torno dele. Ocorrem tipicamente na artéria comunicante anterior, na artéria comunicante posterior, nos ramos da artéria cerebral média, na extremidade distal da artéria basilar (Figura 8.41), na artéria cerebelar inferior posterior ou em torno delas.

Quando os aneurismas aumentam de volume, têm um risco significativo de ruptura. Tipicamente, os pacientes não têm ideia de que esteja ocorrendo algo errado. Quando o aneurisma se rompe, o paciente se queixa de uma cefaleia de início abrupto, que provoca rigidez na nuca e pode induzir vômitos. Em alguns pacientes, segue-se a morte, mas muitos chegam ao hospital, onde se estabelece o diagnóstico. Uma TC inicial revela sangue no espaço subaracnóideo, que pode se associar a sangramento intracerebral. A conduta subsequente em geral inclui angiografia cerebral, que possibilita ao radiologista determinar o local, as dimensões e a origem do aneurisma.

Geralmente, os pacientes passam por cirurgia complexa para ligar o colo do aneurisma. Recentemente, a intervenção radiológica tem substituído o manejo de alguns aneurismas em locais específicos. Isso envolve canulação da artéria femoral e colocação de um longo cateter, passando pela aorta, indo até a artéria carótida e, daí, para a circulação cerebral. A ponta do cateter é colocada no aneurisma e provida de microespirais (Figura 8.2) que vedam a ruptura.

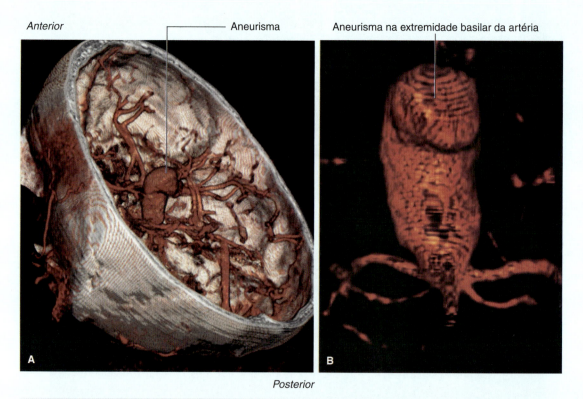

Figura 8.41 Aneurisma da extremidade da artéria basilar. **A.** TC craniana tridimensional. **B.** Vista ampliada do aneurisma.

Na clínica (continuação)

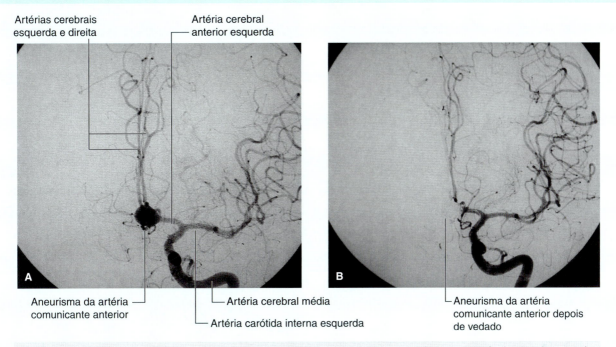

Figura 8.42 Aneurisma da artéria comunicante anterior. **A.** Angiografia da carótida esquerda. **B.** Angiografia da carótida esquerda após embolização.

Também desembocam nos seios venosos as **veias diploicas**, que correm entre as lâminas interna e externa do osso compacto no teto da cavidade do crânio, e as **veias emissárias**, que passam de fora da cavidade do crânio para os seios venosos durais (Figura 8.43).

As veias emissárias são importantes clinicamente porque podem ser um conduto através do qual infecções penetram na cavidade craniana, uma vez que não possuem válvulas.

Seios venosos da dura-máter

Os seios venosos da dura-máter incluem o sagital superior, o sagital inferior, o reto, o transverso, o sigmóideo e o occipital, a confluência dos seios e os seios cavernoso, esfenoparietal, petroso superior, petroso inferior e basilar (Figura 8.44, Tabela 8.3).

Seio sagital superior

O seio sagital superior situa-se na margem superior da foice do cérebro (Figura 8.44). Começa anteriormente no forame cego, onde pode receber uma pequena veia emissária da cavidade nasal, e termina posteriormente, na confluência dos seios, geralmente se curvando para a direita para desembocar no seio transverso direito. O seio sagital superior se comunica com extensões laterais (lacunas laterais) do seio contendo numerosas granulações aracnóideas.

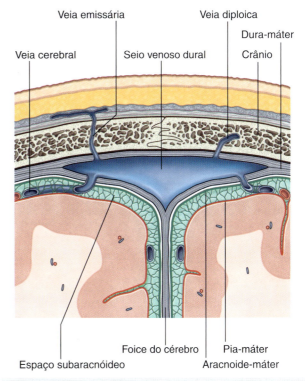

Figura 8.43 Seios venosos durais.

O seio sagital superior geralmente recebe veias cerebrais da superfície superior dos hemisférios cerebrais, veias diploicas e emissárias e veias da foice do cérebro.

Gray Anatomia Clínica para Estudantes

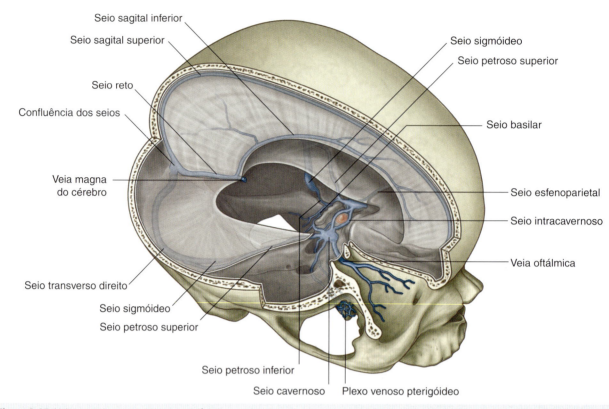

Figura 8.44 Veias, meninges e seios venosos durais.

Tabela 8.3 Seios venosos durais.

Seio	Localização	Recebe
Sagital superior	Margem superior da foice do cérebro	Veias cerebrais superiores, veias diploicas e veias emissárias e LCS
Sagital inferior	Margem inferior da foice do cérebro	Algumas veias cerebrais e veias da foice do cérebro
Reto	Junção da foice do cérebro e com o tentório do cerebelo	Seio sagital inferior, veia magna, veias cerebrais posteriores, veias cerebelares superiores e veias da foice do cérebro
Occipital	Na foice do cerebelo contra o osso occipital	Comunica-se inferiormente com o plexo venoso vertebral
Confluência dos seios	Espaço dilatado na protuberância occipital interna	Seios sagital superior, reto e occipital
Transversos (direito e esquerdo)	Extensões horizontais da confluência dos seios ao longo das inserções posterior e lateral do tentório do cerebelo	Drenagem da confluência dos seios (direita – seios transverso e geralmente sagital superior; esquerda – seios transverso e geralmente reto); também seio petroso superior e veias cerebral inferior, cerebelar, diploicas e emissárias
Sigmóideos (direito e esquerdo)	Continuação dos seios transversos até a veia jugular interna; sulco parietal, ossos temporal e occipital	Seios transversos e veias cerebrais, cerebelares, diploicas e emissárias
Cavernosos (par)	Parte lateral do corpo do esfenoide	Veias cerebrais e oftálmica, seios esfenoparietais e veias emissárias do plexo pterigóideo
Intercavernoso	Cruzando a sela turca	Interconecta os seios cavernosos
Esfenoparietais (par)	Superfície inferior da asa menor do esfenoide	Veias diploicas e meníngeas
Petrosos superiores (par)	Margem superior da parte petrosa do osso temporal	Seios cavernosos, veias cerebrais e veias cerebelares
Petrosos inferiores (par)	Sulco entre a parte petrosa do osso temporal e o osso occipital, terminando na veia jugular interna	Seios cavernosos, veias cerebelares e veias da orelha interna e do tronco encefálico
Basilar	Clivo, imediatamente posterior à sela turca do esfenoide	Conecta os seis petrosos inferiores de ambos os lados e se comunica com o plexo venoso vertebral

Seios sagital inferior e reto

O seio sagital inferior se localiza na margem inferior da foice do cérebro (Figura 8.44). Recebe algumas veias cerebrais e veias da foice do cérebro e termina posteriormente, na margem anterior do tentório do cerebelo, onde se une à veia magna do cérebro e, juntamente com ela, forma o seio reto (Figura 8.44).

O seio reto continua posteriormente ao longo da junção da foice do cérebro com o tentório do cerebelo e termina na confluência dos seios, geralmente se curvando para a esquerda e desembocando no seio transverso esquerdo.

O seio reto geralmente recebe sangue do seio sagital inferior, das veias cerebrais (da parte posterior dos hemisférios cerebrais), da veia magna do cérebro (que drena áreas profundas dos hemisférios cerebrais), das veias cerebelares superiores e das veias da foice do cérebro.

Confluência dos seios e seios transverso e sigmóideo

Os seios sagital superior e reto, além do seio occipital (na foice do cerebelo), desembocam na confluência dos seios, que é um espaço dilatado na protuberância occipital interna (Figura 8.44) e é drenado pelos seios transversos direito e esquerdo.

Os dois seios transversos estendem-se na horizontal a partir da confluência dos seios, onde o tentório do cerebelo se une às paredes lateral e posterior da cavidade craniana.

O seio transverso direito geralmente recebe sangue do seio sagital superior, e o seio transverso esquerdo geralmente recebe sangue do seio reto.

Os seios transversos também recebem sangue do seio petroso superior, das veias das partes inferiores dos hemisférios cerebrais e do cerebelo e das veias diploicas e emissárias.

Quando os seios deixam a superfície do osso occipital, tornam-se os seios sigmóideos (Figura 8.44), que mudam de trajeto em direção inferior, sulcando os ossos parietal, temporal e occipital antes de terminar no começo das veias jugulares internas. Os seios sigmóideos também recebem sangue das veias cerebrais, cerebelares, diploicas e emissárias.

Seios cavernosos

Os dois seios cavernosos situam-se contra a face lateral do corpo do esfenoide, a cada lado da sela turca (Figuras 8.45 e 8.46). São de grande importância clínica devido às suas conexões e às estruturas que passam através deles.

Os seios cavernosos recebem sangue não apenas das veias cerebrais, mas também das veias oftálmicas (das órbitas) e das veias emissárias (do plexo venoso

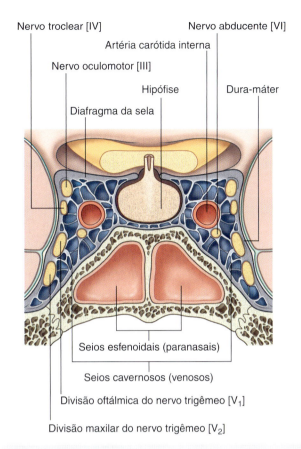

Figura 8.45 Seios cavernosos.

pterigóideo, na fossa infratemporal). Essas conexões proporcionam vias para as infecções passarem dos pontos extracranianos para localizações intracranianas. Ademais, como há algumas estruturas que atravessam os seios cavernosos e estão localizadas nas paredes desses seios, são vulneráveis a lesões por inflamação.

As estruturas que atravessam cada seio cavernoso são:

- A artéria carótida interna e
- O nervo abducente [NC VI].

As estruturas na parede lateral de cada seio cavernoso são, de superior para inferior:

- O nervo oculomotor [NC III]
- O nervo troclear [NC IV]
- O nervo oftálmico [V_1]; e
- O nervo maxilar [V_2].

Conectando os seios cavernosos direito e esquerdo, estão os seios intercavernosos, nos lados anterior e posterior ao infundíbulo da hipófise (Figura 8.44).

Os seios esfenoparietais drenam para as extremidades anteriores de cada seio cavernoso. Esses pequenos seios estão ao longo da face inferior das asas menores do esfenoide e recebem sangue das veias diploicas e meníngeas.

Gray Anatomia Clínica para Estudantes

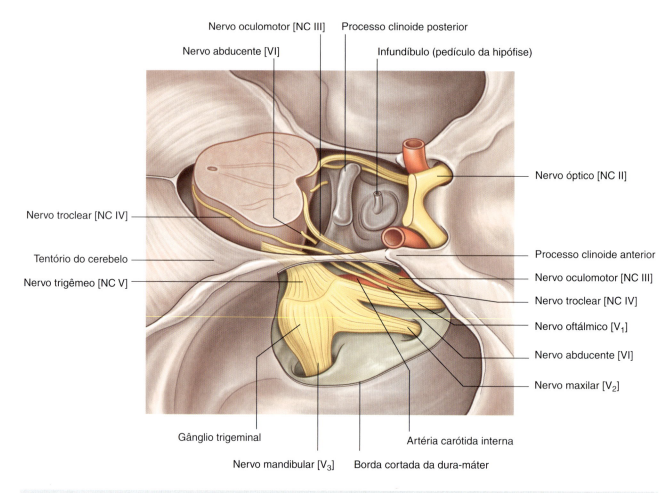

Figura 8.46 Vista lateral do seio cavernoso direito, com a camada meningeal da dura-máter removida para mostrar o conteúdo.

Seios petrosos superior e inferior

Os seios petrosos superiores drenam os seios cavernosos para os seios transversos. Cada seio petroso superior começa na extremidade posterior do seio cavernoso, passa posterolateralmente ao longo da margem superior da parte petrosa de cada osso temporal e liga-se ao seio transverso (Figura 8.44). Os seios petrosos superiores também recebem veias cerebrais e cerebelares.

Os seios petrosos inferiores também começam nas extremidades posteriores dos seios cavernosos. Esses seios bilaterais passam posteroinferiormente em um sulco entre a parte petrosa do osso temporal e a parte basilar do osso occipital, terminando nas veias jugulares internas. Eles auxiliam na drenagem dos seios cavernosos e recebem sangue das veias cerebelares e das veias da orelha interna e do tronco encefálico.

Os seios basilares ligam os seios petrosos inferiores entre si e ao plexo venoso vertebral. Situam-se no clivo, imediatamente posteriores à sela turca do osso esfenoide (Figura 8.44).

NERVOS CRANIANOS

Os 12 pares de nervos cranianos pertencem ao sistema nervoso periférico (SNP) e atravessam os forames e as fissuras na cavidade do crânio. Todos os nervos, exceto um, o nervo acessório [XI], originam-se do encéfalo.

Além de contar com componentes somáticos e viscerais semelhantes aos dos nervos espinais, alguns nervos cranianos também contêm componentes sensitivos e motores especiais (Tabelas 8.4 e 8.5).

Os componentes sensitivos especiais associam-se à mastigação, à visão, à olfação, ao equilíbrio e à gustação.

Os componentes motores especiais incluem os que inervam músculos esqueléticos embriologicamente derivados de arcos faríngeos e não de somitos.

Na embriologia humana, seis arcos faríngeos são descritos, mas o quinto arco faríngeo não se desenvolve. Cada um dos arcos faríngeos que de fato se desenvolve se associa ao desenvolvimento de um nervo craniano ou um de seus ramos. Estes conduzem fibras eferentes que inervam a musculatura derivada do arco faríngeo.

Capítulo 8 • Cabeça e Pescoço

Na clínica

Couro cabeludo e meninges
Resumo das relações e importâncias clínicas do couro cabeludo e das meninges (Figura 8.47).

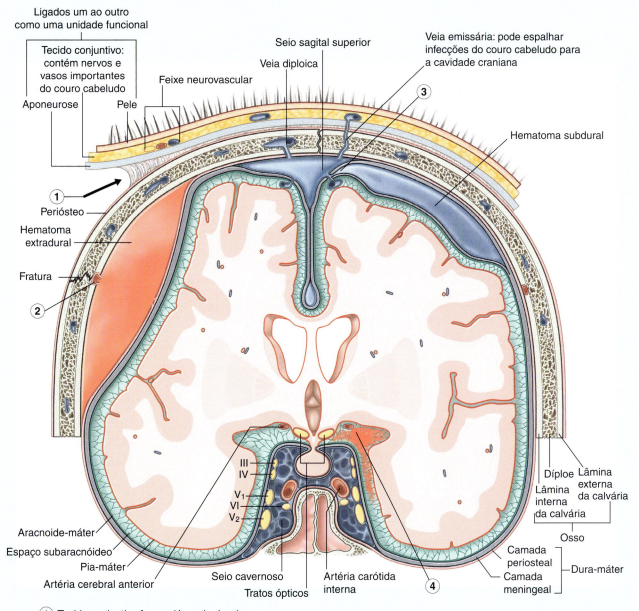

1. Tecido conjuntivo frouxo (área de risco)
   - Em lesões com escalpelamento, essa é a camada em que a separação ocorre
   - Infecções podem facilmente se espalhar por essa camada
   - Concussão (lesão não penetrante por traumatismo ou força mecânica) pode resultar em hemorragia nessa camada (o sangue pode se espalhar para a face, resultando em "olhos roxos").
2. Ruptura da artéria meníngea média (ramos) por fratura da lâmina interna da calvária resulta em um hematoma extradural. Sob pressão, o sangue progressivamente separa a dura-máter do osso.
3. Laceração da veia cerebral onde cruza a dura-máter para penetrar no seio venoso craniano pode resultar em um hematoma subdural. A laceração separa uma fina camada da parte encefálica da dura-máter do resto da camada, que continua preso à camada periosteal. Como resultado, o hematoma é coberto por uma membrana interna limitante, derivada de parte da parte encefálica da dura-máter.
4. Aneurisma
   - Aneurismas dos vasos do círculo arterial do cérebro, quando rotos, causam hemorragia diretamente no espaço subaracnóideo e se misturam com o líquido cerebrospinal.

Figura 8.47 Couro cabeludo e meninges.

Na clínica

Traumatismo cranioencefálico

TCE é uma lesão comum e causa significativa de morbidade e morte. Pode ocorrer isoladamente, mas muitas vezes o paciente tem outras lesões; deve sempre haver a suspeita em pacientes com politraumatismo. Entre os pacientes politraumatizados, 50% morrem de TCE.

No momento da lesão inicial ocorrem dois processos:

- Em primeiro lugar, a lesão cerebral primária pode envolver dano axonal e celular primário, que resulta das forças de cisalhamento da desaceleração no interior do encéfalo. Essas lesões geralmente não são reparáveis. Outras lesões cerebrais primárias incluem hemorragia intracerebral e lesões penetrantes, que podem destruir diretamente as substâncias cinzenta e branca
- As lesões secundárias são sequelas do traumatismo inicial. Elas incluem laceração do couro cabeludo, fratura da calvária, ruptura de artérias e veias intracerebrais, edema intracerebral e infecção. Na maioria dos casos, isso pode ser tratado se o diagnóstico for precoce, e o tratamento rápido e eficaz melhorará significativamente a recuperação e o prognóstico do paciente.

Na clínica

Tipos de hemorragia intracraniana

Hemorragia cerebral primária

As muitas causas de uma hemorragia cerebral primária incluem ruptura de aneurisma, hipertensão (hematoma intracerebral secundário a hipertensão arterial) e sangramento após infarto cerebral.

Hemorragia extradural

Uma hemorragia extradural (Figura 8.48) é causada por lesão arterial e decorre de laceração dos ramos da artéria meníngea média, o que tipicamente ocorre na região do ptério. O sangue fica coletado entre a camada periosteal da dura-máter e a calvária e, sob pressão arterial, lentamente se expande.

A história típica é a de um golpe na cabeça (muitas vezes durante atividade esportiva) que produz uma pequena perda de consciência. Após a lesão, o paciente geralmente readquire a consciência e tem um intervalo lúcido por um período de horas. Depois disso, segue-se uma rápida sonolência e perda da consciência, o que pode levar à morte.

Hematoma subdural

Um hematoma subdural (Figura 8.49) resulta de sangramento venoso, geralmente por laceração de veias cerebrais onde estas penetram no seio sagital superior. A lesão e o vazamento de sangue resultante separam a fina camada de células da margem dural do resto da dura-máter enquanto o hematoma se desenvolve.

Os pacientes com maior risco de desenvolver um hematoma subdural são os jovens e os idosos. O aumento do espaço do LCS em pacientes com atrofia cerebral resulta em um estresse maior do que o normal sobre as veias cerebrais que entram no seio sagital. A história clínica geralmente inclui uma lesão trivial, seguida por uma perda de consciência insidiosa ou por alteração da personalidade.

Hemorragia subaracnóidea

A hemorragia subaracnóidea (Figura 8.50) pode ocorrer nos pacientes que sofreram trauma cerebral significativo, mas tipicamente decorre de uma ruptura de aneurisma intracerebral originado nos vasos que formam o círculo arterial do cérebro (círculo de Willis) e em torno dele.

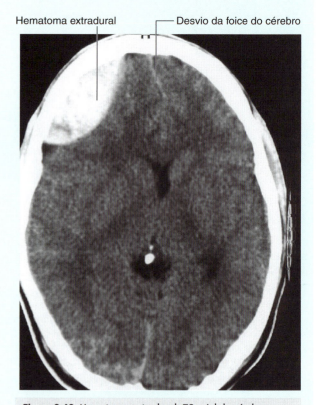

Figura 8.48 Hematoma extradural. TC axial do cérebro.

Na clínica (*continuação*)

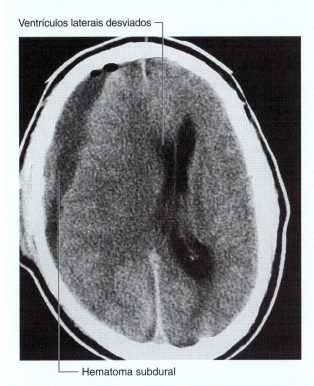

Figura 8.49 Hematoma subdural crônico (baixa densidade). TC axial do cérebro.

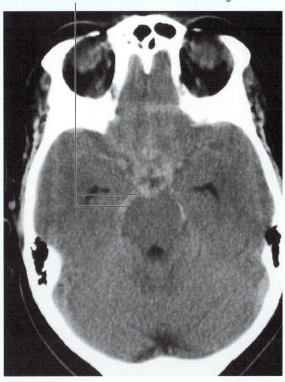

Figura 8.50 Hemorragia subaracnóidea. TC axial do cérebro.

Na clínica

Tuberculose do sistema nervoso central

A tuberculose (TB) pode invadir o sistema nervoso central, incluindo o encéfalo, a medula espinal e as meninges (Figura 8.51). Sintomas de TB encefálica incluem dor de cabeça, rigidez no pescoço, emagrecimento e febre. Sintomas de TB medular incluem fraqueza de membros inferiores e incontinência fecal e urinária. A meningite pode causar estado mental alterado, febre e convulsões. O tratamento geralmente requer um coquetel de drogas por 1 ano, mas o tratamento para TB encefálica pode necessitar de 2 anos.

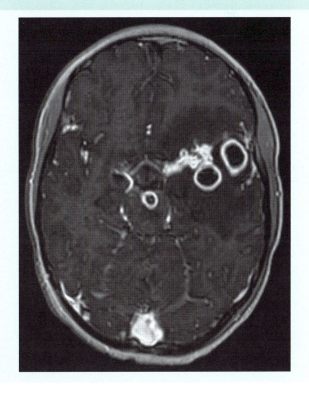

Figura 8.51 RM do encéfalo mostra lesões por tuberculose, com hiperatenuação nas periferias, no lobo temporal e no pedúnculo cerebral.

Na clínica

Concussão

A concussão é o tipo mais comum de lesão cerebral. Tipicamente resulta de uma rápida desaceleração da cabeça ou de uma rotação do encéfalo dentro da cavidade craniana. Sintomas gerais de concussão podem incluir amnésia pós-traumática, confusão, perda de consciência, dor de cabeça, tontura, vômitos, perda de coordenação motora e sensibilidade à luz. O diagnóstico de concussão é baseado no evento, no estado neurológico atual e no estado de nível de consciência do paciente.

Na clínica

Veias emissárias

As veias emissárias conectam veias extracranianas com veias intracranianas e são clinicamente importantes porque podem ser um conduto por meio do qual infecções podem entrar na cavidade craniana. As veias emissárias não têm válvulas, assim como a maioria das veias na cabeça e no pescoço.

Na clínica

Avaliação clínica de pacientes com traumatismo craniano

A avaliação clínica dos pacientes com traumatismo craniano sempre parece relativamente direta. Na realidade, geralmente está longe disso.

Os pacientes se apresentam com amplo espectro de modos de lesão, que vão desde uma simples queda até o politraumatismo complexo. A idade do paciente e sua capacidade de se comunicar sobre as lesões são fatores importantes.

As circunstâncias em que a lesão possa ter ocorrido devem ser documentadas, porque alguns traumatismos cranianos decorrem de agressão e pode ser preciso que o médico apresente evidências, se questionado juridicamente.

Pode ser difícil determinar a intensidade de um traumatismo craniano porque algumas lesões ocorrem em decorrência de intoxicação por álcool ou em associação a ela.

Mesmo quando o diagnóstico tiver sido feito e a conduta correta tiver sido instituída, as circunstâncias em que a lesão ocorreu e o ambiente ao qual o paciente retornará depois do tratamento precisam ser revistos para impedir mais lesões (p. ex., uma pessoa idosa que tropeça no tapete solto ou em uma escada).

Um exame clínico minucioso inclui todos os sistemas, mas com um foco especial sobre as partes central e periférica do sistema nervoso. O nível de consciência também pode ser avaliado e documentado precisamente usando a escala de coma de Glasgow, que permite aos médicos determinar um valor numérico no nível de consciência para que qualquer deterioração ou melhora possa ser medida e quantificada.

Escala de coma de Glasgow

A escala de coma de Glasgow foi proposta em 1974 e agora é amplamente aceita em todo o mundo. Há um escore total de 15 pontos, de tal modo que 15/15 indica que o paciente está alerta e inteiramente orientado, enquanto 3/15 indica um coma grave e profundo. A pontuação compreende a melhor resposta motora (total de seis pontos), melhor resposta verbal (total de cinco pontos) e melhor resposta dos movimentos oculares (total de quatro pontos).

Na clínica

Tratamento de traumatismo craniano

O tratamento de lesão cerebral primária é extremamente limitado. A ruptura axonal e a morte celular, em geral, são irrecuperáveis. Sempre que o cérebro é lesionado, como a maioria dos tecidos, ele incha. Como o cérebro está encarcerado em um espaço fixo (o crânio), o edema compromete a função cerebral e tem dois outros efeitos importantes:

- Primeiro, o edema comprime a irrigação no crânio, resultando em um aumento dramático da pressão arterial
- Segundo, o edema cerebral pode ser difuso, finalmente esprimendo o cérebro e o tronco encefálico através do forame magno (**herniação cerebral**). Essa compressão e a ruptura do tronco encefálico podem levar a uma perda da função cardiorrespiratória básica, seguida de morte. O edema cerebral focal pode fazer com que um lado do cérebro hernie abaixo da foice do cérebro (herniação falcina).

Medidas simples para prevenir o edema incluem hiperventilação (que altera o equilíbrio acidobásico intracerebral e diminui o edema) e corticosteroides intravenosos (embora sua ação costume ser tardia).

O hematoma extracerebral pode ser removido cirurgicamente.

O prognóstico para pacientes com traumatismo craniano depende de como se trata a lesão secundária. Mesmo com uma lesão primária grave, os pacientes podem se recuperar e ter uma vida normal.

Na clínica

Pressão intracraniana aumentada e *coning*

O crânio é um compartimento ósseo fechado, e o encéfalo e líquido cerebrospinal são mantidos fisiologicamente dentro de uma estreita faixa de pressão intracraniana. Qualquer lesão que ocupe espaço, como um hematoma, uma lesão que leve a edema cerebral ou um tumor encefálico, pode aumentar a pressão intracraniana e comprimir o encéfalo. Em casos graves, o encéfalo pode ser apertado para baixo pelo forame magno, assumindo a forma de um cone, o que é denominado herniação cerebral. Isso pode comprimir o tronco encefálico e a medula espinal cervical superior, o que pode ser fatal.

Herniação congênita das tonsilas cerebelares pelo forame magno pode também ocorrer se a fossa posterior for muito pequena, uma condição conhecida como malformação de Chiari I (Figura 8.52). Com frequência, isso não causa problemas na infância, e os sintomas começam a aparecer apenas na idade adulta.

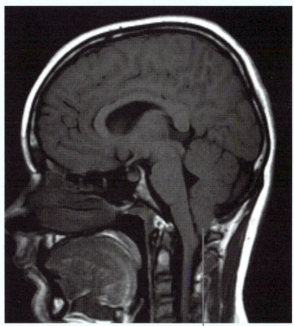

Tonsila cerebelar descente

Figura 8.52 A RM do encéfalo revela uma malformação de Chiari I incidental, com herniação das tonsilas cerebelares pelo forame magno assumindo a forma de um cone (*coning*).

Tabela 8.4 Componentes funcionais dos nervos cranianos.

Componente funcional	Abreviatura	Função geral	Nervos cranianos que contêm componente
Aferente somático geral	ASG	Percepção de tato, dor, temperatura	Nervo trigêmeo [NC V]; nervo facial [NC VII]; nervo glossofaríngeo [NC IX]; nervo vago [NC X]
Aferente visceral geral	AVG	Aferência sensitiva das vísceras	Nervos glossofaríngeo [NC IX]; nervo vago [NC X]
Aferente especial*	AE	Olfação, gustação, visão, audição e equilíbrio	Nervo olfatório [NC I]; nervo óptico [NC II]; nervo facial [NC VII]; nervo vestibulococlear [NC VIII]; nervo glossofaríngeo [NC IX]; nervo vago [NC X]
Eferente somático geral	ESG	Inervação motora para músculos esqueléticos (voluntários)	Nervo oculomotor [NC III]; nervo troclear [NC IV]; nervo abducente [NC VI]; nervo hipoglosso [NC XII]
Eferente visceral geral	EVG	Inervação motora para músculo liso, músculo cardíaco e glândulas	Nervo oculomotor [NC III]; nervo facial [NC VII]; nervo glossofaríngeo [NC IX]; nervo vago [NC X]
Eferente branquial**	EB	Inervação motora para músculos esqueléticos derivados do mesoderma dos arcos faríngeos	Nervo trigêmeo [NC V]; nervo facial [NC VII]; nervo glossofaríngeo [NC IX]; nervo vago [NC X]; nervo acessório [NC XI]

Outra terminologia usada ao descrever componentes funcionais:
*Sensitiva especial ou aferente visceral especial (AVE) – olfação, gustação; e aferente somática especial (ASE) – visão, audição, equilíbrio.
**Eferente visceral especial (EVE) ou motora branquial.

A inervação da musculatura derivada dos cinco arcos faríngeos que se desenvolvem é a seguinte:

- Primeiro arco – nervo trigêmeo [V_3]
- Segundo arco – nervo facial [VII]
- Terceiro arco – nervo glossofaríngeo [IX]
- Quarto arco – arco laríngeo superior do nervo vago [X]
- Sexto arco – arco laríngeo recorrente do nervo vago [X]
- Arcos posteriores – nervo acessório [XI].

Nervo olfatório [I]

O **nervo olfatório [I]** carrega fibras aferentes especiais (AE) relacionadas com a olfação. Seus neurônios sensitivos possuem:

- Processos periféricos que atuam como receptores na mucosa nasal e
- Processos centrais que conduzem a informação para o encéfalo.

Tabela 8.5 Nervos cranianos (ver abreviaturas na Tabela 8.4).

Nervo	COMPONENTE Aferente	Eferente	Saída do crânio	Função
Nervo olfatório [NC I]	AE		Lâmina cribriforme do osso etmoide	Olfação
Nervo óptico [NC II]	AE		Canal óptico	Visão
Nervo oculomotor [NC III]		ESG, EVG	Fissura orbital superior	ESG – inerva os músculos levantador da pálpebra superior, reto superior, reto inferior, reto medial e oblíquo inferior EVG – inerva o esfíncter da pupila para constrição pupilar; músculos ciliares para acomodação da lente para visão de perto
Nervo troclear [NC IV]		ESG	Fissura orbital superior	Inerva o músculo oblíquo superior
Nervo trigêmeo [NC V]	ASG	EB	Fissura orbital superior – divisão oftálmica [V_1] Forame redondo – nervo maxilar [V_2] Forame oval – divisão mandibular [V_3]	ASG – sensibilidade de: divisão oftálmica [V_1] – olhos, conjuntivas, conteúdo da órbita, cavidade nasal, seio frontal, seio etmoidal, pálpebra superior, dorso do nariz, parte anterior do couro cabeludo; nervo maxilar [V_2] – dura-máter nas fossas cranianas anterior e média, parte nasal da faringe, palato, cavidade nasal, dentes superiores, seio maxilar, pele que cobre a asa do nariz, pálpebra inferior, face, lábio superior; divisão mandibular [V_3] – pele da orelha, meato acústico externo, fossa temporal, dois terços anteriores da língua, dentes inferiores, células aéreas do processo mastoide, mucosas da face, mandíbula, dura-máter da fossa média do crânio EB – supre os músculos temporal, masseter, pterigóideos medial e lateral, tensor do tímpano, tensor do véu palatino, ventre anterior do M. digástrico e milo-hióideo
Nervo abducente [NC VI]		ESG	Fissura orbital superior	Inerva o músculo reto lateral
Nervo facial [NC VII]	ASG, AE	EVG, EB	Forame estilomastóideo (o nervo sai da cavidade craniana através do meato acústico interno e dá origem a ramos no canal facial do osso temporal antes de sair pelo forame estilomastóideo; esses ramos saem do crânio através de outras fissuras e canais)	ASG – sensibilidade de parte do meato acústico externo e das partes mais profundas da aurícula AE – gustação dos dois terços anteriores da língua EVG – inerva glândula lacrimal, glândulas salivares submandibulares e sublinguais e mucosas da cavidade nasal, palato mole e duro
Nervo vestibulococlear [NC VIII]	AE		(O nervo sai da cavidade craniana através do meato acústico interno.)	Divisão vestibular – equilíbrio Divisão coclear – audição
Nervo glossofaríngeo [NC IX]	ASG, AVG, AE	EVG, EB	Forame jugular	AVG – sensorial do corpo e seio carótico ASG – terço posterior da língua, tonsilas palatinas, orofaringe e mucosa da orelha média, tuba auditiva e células mastóideas AE – gustação do terço posterior da língua EVG – inerva a glândula salivar parótida EB – inerva o músculo estilofaríngeo
Nervo vago [NC X]	ASG, AVG, AE	EVG, EG	Forame jugular	ASG – sensibilidade da laringe, laringofaringe, partes mais profundas da aurícula, parte do meato acústico externo e dura-máter na fossa posterior do crânio AVG – sensibilidade dos quimiorreceptores do corpo aórtico e dos barorreceptores do arco aórtico, esôfago, brônquios, pulmões, coração e vísceras abdominais oriundas dos intestinos anterior e médio AE – gustação da epiglote e da faringe EVG – supre músculos lisos e glândulas na faringe, laringe, vísceras torácicas e vísceras abdominais oriundas dos intestinos anterior e médio EB – supre um músculo da língua (palatoglosso), músculos do palato mole (exceto o M. tensor do véu palatino), da faringe (exceto o M. estilofaríngeo) e da laringe
Nervo acessório [NC XI]		EB	Forame jugular	Supre os músculos esternocleidomastóideo e trapézio [para classificação como EB, ver Diogo R. *et al.* Nature 2015;520:466-473]
Nervo hipoglosso [NC XII]		ESG	Canal do hipoglosso	Supre os músculos hioglosso, genioglosso e estiloglosso e todos os músculos intrínsecos da língua

Os receptores estão no teto e nas partes superiores da cavidade nasal, e os processos centrais, depois de se unirem em pequenos feixes, entram na cavidade do crânio, atravessando a lâmina cribriforme do osso etmoide (Figura 8.53). Terminam fazendo sinapse com neurônios secundários nos bulbos olfatórios (Figura 8.54).

Nervo óptico [II]

O **nervo óptico [II]** carrega fibras AE para a visão. Essas fibras conduzem informação de fotorreceptores da retina ao encéfalo. Os processos neuronais deixam os receptores da retina, unem-se em pequenos feixes e percorrem os nervos ópticos até outros componentes do sistema visual no encéfalo. Os nervos ópticos entram na cavidade craniana pelos canais ópticos (Figura 8.53).

Nervo oculomotor [III]

O **nervo oculomotor [III]** apresenta dois tipos de fibras:

- Fibras eferentes somáticas gerais (ESG), que inervam a maior parte dos músculos extrínsecos do olho, e
- Fibras eferentes viscerais gerais (EVG), que participam da parte parassimpática da divisão autônoma do sistema nervoso periférico.

O nervo oculomotor [III] sai da superfície anterior do tronco encefálico, entre o mesencéfalo e a ponte (Figura 8.54), entra na margem anterior do tentório do cerebelo, continua anteriormente, percorrendo a parede lateral do seio cavernoso (Figuras 8.53 e 8.54; ver Figura 8.45), e sai da cavidade craniana através da fissura orbital superior.

Na órbita, as fibras ESG do nervo oculomotor inervam os músculos levantador da pálpebra superior, reto superior, reto inferior, reto medial e oblíquo inferior.

As fibras EVG são parassimpáticas pré-ganglionares que fazem sinapse no gânglio ciliar e finalmente inervam o músculo do esfíncter da pupila, responsável pela constrição pupilar, e os músculos ciliares, responsáveis pela acomodação do cristalino para a visão próxima.

Nervo troclear [NC IV]

O **nervo troclear [NC IV]** é um nervo craniano formado por fibras ESG que inervam o músculo oblíquo superior, um dos músculos extrínsecos do olho. Origina-se no mesencéfalo e é o único nervo craniano a sair da superfície posterior do tronco encefálico (Figura 8.54). Depois de se curvar em torno do mesencéfalo, entra na superfície inferior da margem livre do tentório do cerebelo, continua em direção anterior na parede lateral do seio cavernoso (Figuras 8.53 e 8.54; ver Figura 8.45) e entra na órbita através da fissura orbital superior.

Nervo trigêmeo [V]

O **nervo trigêmeo [V]** é o principal nervo sensitivo geral da cabeça e que inerva músculos que movimentam

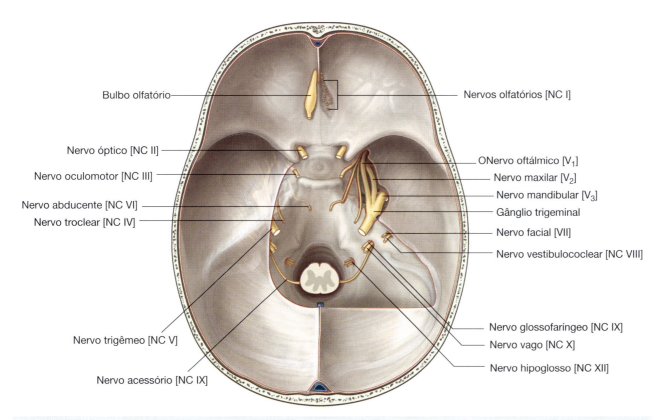

Figura 8.53 Nervos cranianos saindo da cavidade craniana.

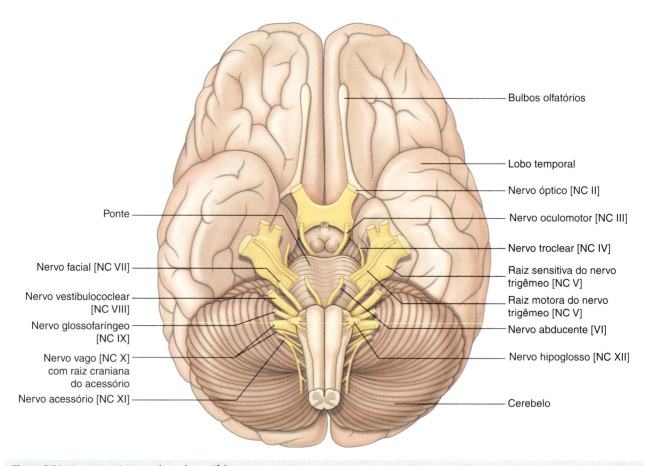

Figura 8.54 Nervos cranianos na base do encéfalo.

a mandíbula. Possui fibras aferentes somáticas gerais (ASG) e eferentes branquiais (EB):

- As fibras ASG captam informações sensitivas da face, metade anterior do couro cabeludo, mucosas das cavidades oral e nasal e dos seios paranasais, da nasofaringe, parte da orelha e do meato acústico externo, parte da membrana timpânica, do conteúdo da órbita, da conjuntiva e da dura-máter nas fossas cranianas anterior e média
- As fibras EB inervam os músculos da mastigação, o tensor do tímpano, o tensor do véu palatino, o milohióideo e o ventre anterior do digástrico.

O nervo trigêmeo sai da superfície anterolateral da ponte com uma grande raiz sensitiva e uma pequena raiz motora (Figura 8.54). Essas raízes continuam em direção anterior para fora da fossa posterior do crânio e entram na fossa média do crânio, passando sobre o ápice medial da parte petrosa do osso temporal (Figura 8.53).

Na fossa média, a raiz sensitiva se expande em um **gânglio trigeminal** (Figura 8.53), que contém os corpos celulares dos neurônios sensitivos do nervo trigêmeo e é comparável a um gânglio espinal. O gânglio está em uma depressão (a depressão trigeminal) na superfície anterior da parte petrosa do osso temporal, em uma cavidade dural (a **cavidade trigeminal**). Nesse ponto, a raiz motora fica abaixo e se separa completamente da raiz sensitiva.

Originando-se na margem anterior do gânglio trigeminal, há três divisões terminais do nervo trigêmeo, que, em ordem descendente, são:

- O nervo oftálmico (divisão oftálmica [V_1])
- O nervo maxilar (divisão maxilar [V_2]); e
- O nervo mandibular (divisão mandibular [V_3]).

Nervo oftálmico [V_1]

O nervo oftálmico [V_1] segue anteriormente, na dura-máter da parede lateral do seio cavernoso (ver Figura 8.45), sai da cavidade craniana e entra na órbita pela fissura orbital superior (Figura 8.53).

O nervo oftálmico [V_1] apresenta ramos sensitivos dos olhos, da conjuntiva e do conteúdo das órbitas, inclusive da glândula lacrimal. Também recebe ramos sensitivos da cavidade nasal, do seio frontal, das células etmoidais, da foice do cérebro, da dura-máter na fossa anterior do crânio e nas partes superiores do tentório do cerebelo, da pálpebra superior, do dorso do nariz e da parte anterior do couro cabeludo.

Nervo maxilar [V₂]

O nervo maxilar [V₂] tem trajeto anterior na dura-máter da parede lateral do seio cavernoso, em localização imediatamente ao nervo oftálmico [V₁] (Figura 8.45), sai da cavidade craniana pelo forame redondo (Figura 8.53) e entra na fossa pterigopalatina.

O nervo maxilar [V₂] recebe ramos sensitivos da dura-máter na fossa média do crânio, da nasofaringe, do palato, da cavidade nasal, dos dentes superiores, do seio maxilar e da pele cobrindo o lado do nariz, a pálpebra inferior, a face e o lábio superior.

Nervo mandibular [V₃]

O nervo mandibular [V₃] surge da margem inferior do gânglio trigeminal e sai do crânio pelo forame oval (Figura 8.53) e entra na fossa infratemporal.

A raiz motora do nervo trigêmeo também passa pelo forame oval e se une ao componente sensitivo do nervo mandibular [V₃] fora do crânio. Assim, o nervo mandibular [V₃] é a única divisão do nervo trigêmeo que contém um componente motor.

Fora do crânio, as fibras motoras inervam os quatro músculos da mastigação (temporal, masseter e pterigóideos medial e lateral), bem como o músculo tensor do tímpano, o músculo tensor do véu palatino, o ventre anterior do músculo digástrico e o músculo milo-hióideo.

O nervo mandibular [V₃] também recebe ramos sensitivos da pele da parte inferior da face, do lábio inferior, da parte anterior da orelha externa, de parte do meato acústico externo e da região temporal, dos dois terços anteriores da língua, dos dentes inferiores, das células aéreas do processo mastoide, das mucosas da face, da mandíbula e da dura-máter na fossa média do crânio.

Nervo abducente [NC VI]

O **nervo abducente [NC VI]** carreia fibras ESG para suprir o músculo reto lateral, na órbita. Origina-se no tronco encefálico entre a ponte e o bulbo e vai em direção anterior, penetrando a dura-máter que cobre o clivo (Figuras 8.53 e 8.54). Continuando em seu trajeto ascendente em um canal dural, atravessa a margem superior da parte petrosa do osso temporal, entra no seio cavernoso e o atravessa (Figura 8.45) em localização imediatamente inferolateral à artéria carótida interna e entra na órbita pela fissura orbital superior.

Nervo facial [NC VII]

O **nervo facial [NC VII]** possui fibras ASG, AE, EVG e EB:

- As fibras ASG dão aferência sensitiva de parte do meato acústico externo e das partes mais profundas da aurícula
- As fibras AE destinam-se à gustação dos dois terços anteriores da língua
- As fibras EVG fazem parte da divisão autônoma parassimpática do SNP e estimulam a atividade secretora da glândula lacrimal, das glândulas salivares submandibular e sublingual e das mucosas da cavidade nasal e do palato duro e mole
- As fibras EB inervam os músculos da face (músculos da mímica) e do couro cabeludo derivados do segundo arco faríngeo, e o músculo estapédio, o ventre posterior do músculo digástrico e o músculo estilo-hióideo.

O nervo facial [NC VI] se fixa à superfície lateral do tronco encefálico, entre a ponte e o bulbo (Figura 8.54). Consiste em uma grande raiz motora e uma raiz sensitiva menor (o **nervo intermédio**):

- O nervo intermédio contém fibras AE para a gustação, fibras EVG parassimpáticas e fibras ASG
- A raiz motora maior contém fibras EB.

As raízes motora e sensitiva cruzam a fossa posterior do crânio e saem da cavidade craniana através do meato acústico interno (Figura 8.53). Após entrar no canal facial na parte petrosa do osso temporal, as duas raízes se fundem e formam o nervo facial [NC VII]. Perto desse ponto, o nervo aumenta de volume e se torna o **gânglio geniculado**, que é similar a um gânglio espinal, que contém corpos celulares de neurônios sensitivos.

No gânglio geniculado, o nervo facial [NC VII] muda de direção e fornece o **nervo petroso maior**, que carreia principalmente fibras parassimpáticas pré-ganglionares (EVG) (Tabela 8.6).

Tabela 8.6 Gânglios parassimpáticos da cabeça.

Gânglio	Nervo craniano que origina as fibras pré-ganglionares	Ramo que leva as fibras pré-ganglionares até o gânglio	Função
Ciliar	Nervo oculomotor [III]	Ramo até o gânglio ciliar	Inervação dos músculos esfíncter da pupila, para constrição pupilar, e ciliares, para acomodação do cristalino para visão de perto
Pterigopalatino	Nervo facial [VII]	Nervo petroso maior	Inervação da glândula lacrimal e de glândulas mucosas da cavidade nasal, seio maxilar e palato
Ótico	Nervo glossofaríngeo [IX]	Nervo petroso menor	Inervação da glândula parótida
Submandibular	Nervo facial [VII	Corda do tímpano para o nervo lingual	Inervação das glândulas submandibulares e sublinguais

O nervo facial [NC VII] continua ao longo do canal ósseo, emitindo o **nervo para o músculo estapédio** e a **corda do tímpano** antes de sair do crânio pelo forame estilomastóideo.

O nervo corda do tímpano carreia fibras para a gustação (AE) dos dois terços anteriores da língua e fibras parassimpáticas pré-ganglionares (EVG) destinadas ao gânglio submandibular (Tabela 8.6).

Nervo vestibulococlear [NC VIII]

O nervo vestibulococlear [NC VIII] carreia fibras AE para a audição e o equilíbrio e consiste em duas divisões:

- Um componente vestibular para o equilíbrio e
- Um componente coclear para a audição.

O nervo vestibulococlear [NC VIII] fixa-se à face lateral do tronco encefálico, entre a ponte e a medula, depois de emergir do meato acústico interno e cruzar a fossa posterior do crânio. As duas divisões se combinam em um único nervo, visível na fossa posterior do crânio na substância da parte petrosa do osso temporal.

Nervo glossofaríngeo [NC IX]

O nervo glossofaríngeo [NC IX] possui fibras AVG, ASG, AE, EVG e EB:

- As fibras AVG dão aferência sensitiva do corpo e do seio carótico
- As fibras ASG dão aferência sensitiva do terço posterior da língua, das tonsilas palatinas, da parte oral da faringe e da mucosa da orelha média, da tuba auditiva e das células aéreas do processo mastoide
- As fibras AE são para a gustação do terço posterior da língua
- As fibras EVG são parte da divisão autônoma parassimpática do SNP e estimulam a atividade secretora na glândula parótida
- As fibras EB inervam o músculo derivado do terceiro arco faríngeo (o músculo estilofaríngeo).

O nervo glossofaríngeo [IX] se origina como várias radículas na superfície anterolateral da parte alta do bulbo (Figura 8.54). As radículas atravessam a fossa posterior do crânio e entram no forame jugular (Figura 8.53). Lá, antes de saírem, as radículas se unem para formar o nervo glossofaríngeo.

Dentro do forame jugular ou imediatamente fora dele, estão dois gânglios (os **gânglios superior** e **inferior**), que contêm os corpos celulares dos neurônios sensitivos do nervo glossofaríngeo [NC IX].

Nervo timpânico

O **nervo timpânico** é um ramo do nervo glossofaríngeo [NC IX] que se origina dentro do forame jugular ou imediatamente fora dele. Esse ramo entra novamente no osso temporal, penetra a cavidade da orelha média e participa da formação do **plexo timpânico**. Dentro da cavidade da orelha média, fornece a inervação sensitiva da mucosa da cavidade, da tuba auditiva e das células aéreas do processo mastoide.

O nervo timpânico também contribui com fibras EVG, que partem do plexo timpânico no **nervo petroso menor** – um pequeno nervo que sai do osso temporal, entra na fossa média do crânio e desce através do forame oval para sair da cavidade craniana carreando fibras parassimpáticas pré-ganglionares para o gânglio ótico (Tabela 8.6).

Nervo vago [NC X]

O nervo vago [X] apresenta fibras ASG, AVG, AE, EVG e EB:

- As fibras ASG dão aferência sensitiva da laringe, laringofaringe, partes mais profundas da aurícula, parte do meato acústico externo e da dura-máter na fossa posterior do crânio
- As fibras AVG dão aferência sensitiva dos quimiorreceptores do corpo aórtico e barorreceptores do arco aórtico e do esôfago, brônquios, pulmões, coração e vísceras abdominais dos intestinos anterior e médio
- As fibras AE são para a gustação ao redor da epiglote e na faringe
- As fibras EVG fazem parte da divisão autônoma parassimpática do SNP e estimulam a musculatura lisa e as glândulas na faringe, laringe, vísceras torácicas e vísceras abdominais dos intestinos anterior e médio
- As fibras EB inervam um músculo da língua (palatoglosso), os músculos do palato mole (exceto o tensor do véu palatino), da faringe (exceto o estilofaríngeo) e da laringe.

O nervo vago se origina como grupos de radículas na face anterolateral do bulbo em localização imediatamente inferior às radículas que se originam para formar o nervo glossofaríngeo [NC IX] (Figura 8.54). As radículas atravessam a fossa posterior do crânio e entram no forame jugular (Figura 8.53). Lá, e antes de saírem, as radículas se fundem para formar o nervo vago [NC X]. Dentro do forame jugular ou imediatamente fora dele, há dois gânglios, os **gânglios superior** (jugular) e **inferior** (nodoso), que contêm os corpos celulares dos neurônios sensitivos no nervo vago [NC X].

Nervo acessório [NC XI]

O nervo acessório [NC XI] tem fibras EB e supre os músculos esternocleidomastóideo e trapézio (ver Diogo R *et al.* Nature 2015;520;466-477). É um nervo craniano peculiar porque suas raízes se originam em neurônios motores nos cinco segmentos superiores da medula espinal cervical. Essas fibras saem da face lateral da medula espinal e,

Na clínica

Lesões de nervos cranianos

Nervo craniano	Achados clínicos	Exemplo de lesão
Nervo olfatório [NC I]	Perda do olfato (anosmia)	Lesão da lâmina cribriforme; ausência congênita
Nervo óptico [NC II]	Cegueira/anormalidades no campo visual, perda da constrição pupilar	Traumatismo direto da órbita; ruptura da via óptica
Nervo oculomotor [NC III]	Pupila dilatada (midríase), ptose, perda do reflexo pupilar, olho move-se inferior e lateralmente (para baixo e para fora)	Pressão de um aneurisma na artéria comunicante posterior, na cerebral posterior ou na cerebelar superior; pressão do unco do cérebro herniado (falso sinal localizatório); massa ou trombose no seio cavernoso
Nervo troclear [NC IV]	Incapacidade de olhar para baixo quando o olho é abduzido (para baixo e para dentro)	Ao longo do trajeto do nervo em torno do tronco encefálico; fratura da órbita
Nervo trigêmeo [NC V]	Perda da sensibilidade tátil e dolorosa na região inervada pelas três divisões do nervo na face; perda da função motora dos músculos da mastigação no lado da lesão	Tipicamente, na região do gânglio trigeminal, embora massas locais em torno dos forames através dos quais passam as divisões possam produzir sintomas
Nervo abducente [NC VI]	Incapacidade para o movimento lateral do olho	Lesão cerebral ou do seio cavernoso estendendo-se à órbita
Nervo facial [NC VII]	Paralisia dos músculos faciais Sensibilidade gustatória anormal nos dois terços anteriores da língua e conjuntivas secas Paralisia dos músculos faciais contralaterais abaixo do olho	Lesão de ramos na glândula parótida Lesão do osso temporal; inflamação viral do nervo Lesão do tronco encefálico
Nervo vestibulococlear [NC VIII]	Perda auditiva unilateral progressiva e tinido	Tumor no ângulo pontocerebelar
Nervo glossofaríngeo [NC IX]	Perda da gustação no terço posterior da língua e da sensibilidade no palato mole	Lesão no tronco encefálico; traumatismo cervical penetrante
Nervo vago [NC X]	Desvio do palato mole com desvio da úvula para o lado normal; paralisia da prega vocal	Lesão no tronco encefálico, traumatismo cervical penetrante
Nervo acessório [NC XI]	Paralisia dos músculos esternocleidomastóideo e trapézio	Lesão penetrante no trígono cervical posterior
Nervo hipoglosso [NC XII]	Atrofia dos músculos ipsilaterais da língua e desvio para o lado afetado; distúrbios de fala	Lesão penetrante no pescoço e patologia na base do crânio

Na clínica

Visão geral dos nervos cranianos

Reflexos dos nervos cranianos

Reflexo corneano (piscar)
- Aferente – Nervo trigêmeo (NC V)
- Eferente – Nervo facial (NC VII)

Reflexo emético
- Aferente – Nervo glossofaríngeo (NC IX)
- Eferente – Nervo vago (NC X)

Reflexo pupilar (luz)
- Aferente – Nervo óptico (NC II)
- Eferente – Nervo oculomotor (NC III)

Gray Anatomia Clínica para Estudantes

Na clínica (*continuação*)

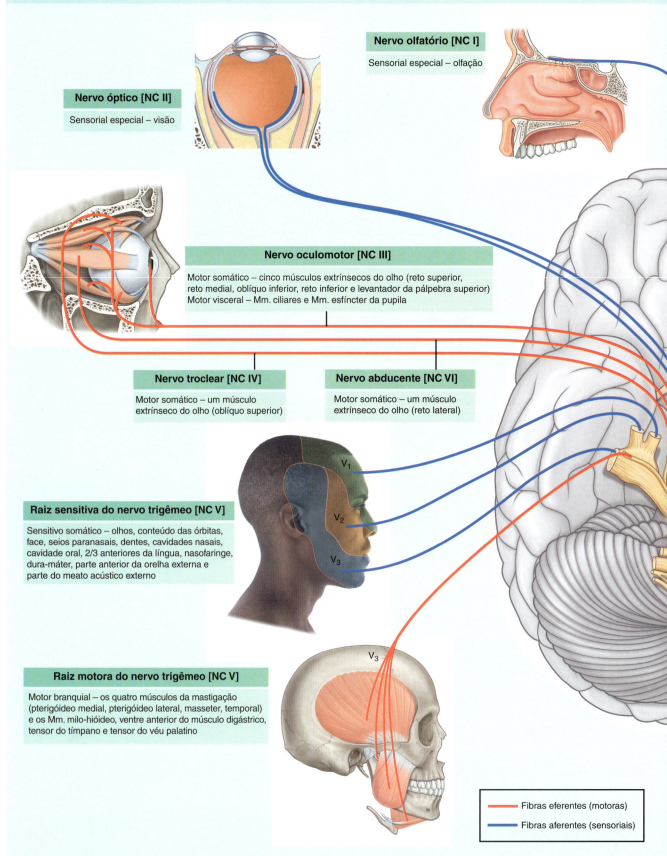

Figura 8.55 Visão geral dos nervos cranianos.

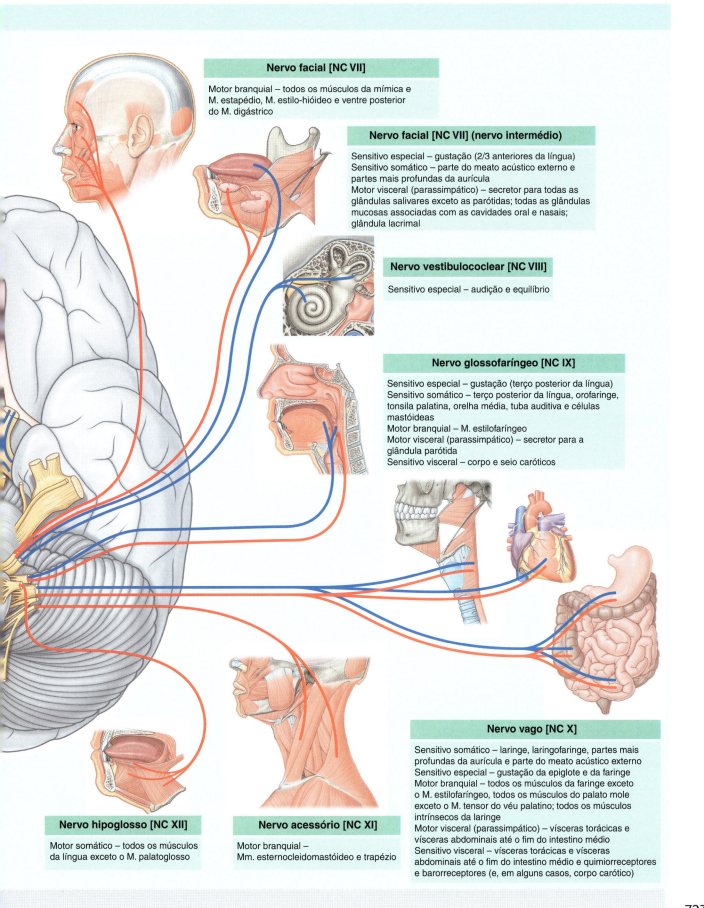

Gray Anatomia Clínica para Estudantes

unindo-se ao subirem, entram na cavidade craniana pelo forame magno (Figura 8.54). O nervo acessório [NC XI] continua através da fossa posterior do crânio e sai através do forame jugular (Figura 8.53); desce então no pescoço para suprir os músculos esternocleidomastóideo e trapézio a partir de suas partes profundas.

Raiz craniana do nervo acessório

Algumas descrições do nervo acessório [NC XI] se referem a algumas radículas que se originam da parte caudal do bulbo, na face anterolateral, em local imediatamente inferior às radículas que se originam para formar o nervo vago [NC X], como raiz "craniana" do nervo acessório (Figura 8.54). Saindo do bulbo, a raiz craniana acompanha a raiz "espinal" do nervo acessório [NC XI] para o forame jugular, ponto em que as raízes cranianas se unem ao nervo vago [NC X]. Como parte do nervo vago [NC X], são distribuídas para a musculatura faríngea suprida pelo nervo vago e são, portanto, descritas como parte dele.

Nervo hipoglosso [NC XII]

O nervo hipoglosso [NC XII] carreia fibras ESG para suprir todos os músculos intrínsecos e a maioria dos músculos extrínsecos da língua. Origina-se como várias radículas provenientes da face anterior do bulbo (Figura 8.54), passa lateralmente através da fossa posterior do crânio e sai pelo canal do hipoglosso (Figura 8.53). Inerva os músculos hioglosso, estiloglosso e genioglosso e todos os músculos intrínsecos da língua.

FACE

Um encontro presencial é um importante contato inicial entre indivíduos. Parte desse intercâmbio vem do uso das expressões faciais para transmitir emoções. De fato, um médico pode obter informações importantes sobre a saúde geral de um indivíduo observando sua face.

Desse modo, o conhecimento da organização única das variadas estruturas entre os arcos superciliares superiormente, a margem inferior da mandíbula inferiormente e até as orelhas de cada lado, a área definida como face, é particularmente útil na prática da medicina.

Músculos

Os músculos da face (Figura 8.56) se desenvolvem a partir do segundo arco faríngeo e são inervados por ramos do nervo facial [NC VII]. Estão na fáscia superficial, com origem nos ossos ou na fáscia e inserções na pele.

Como esses músculos controlam as expressões da face, são também chamados de músculos "da mímica". Além disso, atuam como esfíncteres e dilatadores dos orifícios da face (p. ex., órbitas, nariz e boca). Essa disposição organizacional em grupos funcionais proporciona uma abordagem lógica para compreender esses músculos (Tabela 8.7).

Grupo orbital

Dois músculos estão associados com o grupo orbital – o orbicular do olho e o corrugador do supercílio.

Músculo orbicular do olho

O músculo **orbicular do olho** é grande e circunda inteiramente a órbita, estendendo-se a cada pálpebra (Figura 8.57). Fecha a pálpebra. Tem duas partes principais:

- A **parte orbitária**, mais externa, é um anel amplo que contorna o ádito orbital e se estende além das margens orbitárias
- A **parte palpebral**, mais interna, está contida nas pálpebras e consiste em fibras musculares que se originam no canto medial do olho e fazem um arco por cada pálpebra, fixando-se lateralmente.

As partes orbitária e palpebral têm papéis específicos a desempenhar durante o fechamento da pálpebra. A parte palpebral fecha o olho delicadamente, enquanto a parte orbital fecha o olho com mais força e produz um certo franzimento da fronte.

Uma pequena parte lacrimal adicional do músculo orbicular do olho é profunda, tem posição medial e se fixa ao osso posteriormente ao saco lacrimal do aparelho lacrimal, na órbita.

Músculo corrugador do supercílio

O segundo músculo no grupo orbital é muito menor, o músculo **corrugador do supercílio** (Figura 8.57), que é profundo às sobrancelhas e ao orbicular dos olhos e fica ativo quando se franze o cenho. Origina-se na extremidade medial do arco superciliar, subindo e indo em direção lateral para inserir-se na pele da metade medial da sobrancelha. Traciona as sobrancelhas para a linha média, produzindo rugas verticais acima do nariz.

Grupo nasal

Três músculos estão associados com o grupo nasal – o nasal, o prócero e o abaixador do septo nasal (Figura 8.58).

Músculo nasal

O maior e mais bem desenvolvido músculo do grupo nasal é o **nasal**, ativo quando as narinas estão dilatadas (Figura 8.58). Consiste em uma parte transversa (o compressor da narina) e uma parte alar (o dilatador da narina):

- A **parte transversa** no músculo nasal comprime as narinas – origina-se na maxila e suas fibras seguem para cima e medialmente para se inserirem,

724

Capítulo 8 • Cabeça e Pescoço

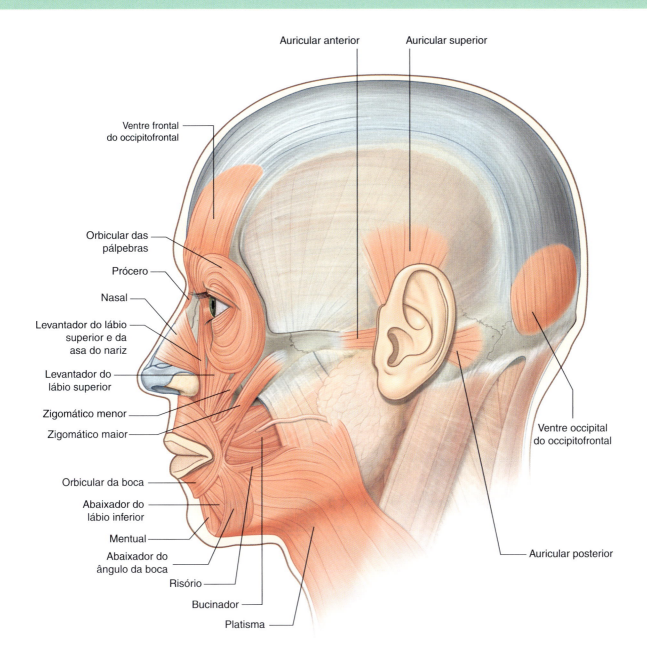

Figura 8.56 Músculos faciais.

juntamente com fibras do mesmo músculo do lado oposto, em uma aponeurose transversa no dorso do nariz

- A **parte alar** do músculo nasal traciona as cartilagens alares para baixo e lateralmente, abrindo as narinas – origina-se da maxila, abaixo e medialmente à parte transversa, e se insere na cartilagem alar.

Músculo prócero

O músculo **prócero** é pequeno e superficial ao osso nasal e fica ativo quando um indivíduo franze o cenho (Figura 8.58). Origina-se do osso nasal e parte superior da cartilagem nasal lateral e se insere na pele sobre a parte inferior da fronte, na glabela. Pode ser contínuo com o ventre frontal do músculo occipitofrontal do couro cabeludo.

O prócero traciona a margem medial das sobrancelhas para baixo, produzindo rugas transversas na raiz do nariz.

Músculo abaixador do septo nasal

O último músculo do grupo nasal é o **abaixador do septo nasal**, outro músculo que auxilia na dilatação das narinas (Figura 8.58). Suas fibras originam-se da maxila acima do dente incisivo central e sobem para se inserirem na parte inferior do septo nasal.

725

Tabela 8.7 Músculos da face.

Músculo	Origem	Inserção	Inervação	Função
GRUPO ORBITAL				
Orbicular do olho				
-- Parte palpebral	Ligamento palpebral medial	Rafe lateral palpebral	Nervo facial [VII]	Fecha as pálpebras delicadamente
-- Parte orbital	Parte nasal do osso frontal; processo frontal da maxila; ligamento palpebral medial	Fibras formam uma elipse ininterrupta ao redor da órbita	Nervo facial [VII]	Fecha as pálpebras com força
Corrugador dos supercílios	Parte medial do arco superciliar	Pele da metade medial da sobrancelha	Nervo facial [VII]	Puxa as sobrancelhas medial e caudalmente
GRUPO NASAL				
Nasal				
-- Parte transversa	Maxila, imediatamente lateral ao nariz	Aponeurose cobre o dorso do nariz, fibras musculares do outro lado	Nervo facial [VII]	Comprime a abertura nasal
-- Parte alar	Maxila, sobre o incisivo lateral	Cartilagem alar do nariz	Nervo facial [VII]	Traciona a cartilagem para baixo e lateralmente, dilatando a narina
Prócero	Osso nasal e parte superior da cartilagem lateral do nariz	Pele da parte inferior da fronte, entre as sobrancelhas	Nervo facial [VII]	Traciona para baixo o ângulo medial das sobrancelhas, produzindo rugas transversas sobre a raiz do nariz
Abaixador do septo nasal	Maxila, acima do incisivo central	Parte móvel do septo nasal	Nervo facial [VII]	Traciona inferiormente o nariz
GRUPO ORAL				
Abaixador do ângulo da boca	Linha oblíqua da mandíbula abaixo dos caninos, pré-molares e primeiros molares	Pele no ângulo da boca e se funde ao orbicular dos lábios	Nervo facial [VII]	Traciona o ângulo da boca para baixo e lateralmente
Abaixador do lábio inferior	Parte anterior da linha oblíqua da mandíbula	Lábio inferior na linha média; se funde ao músculo do lado oposto	Nervo facial [VII]	Traciona o lábio inferior para baixo e lateralmente
Mentual	Mandíbula, inferior aos incisivos	Pele do mento	Nervo facial [VII]	Eleva e faz protrusão do lábio inferior à medida que enruga a pele do mento
Risório	Fáscia sobre o músculo masseter	Pele no ângulo da boca	Nervo facial [VII]	Retrai o ângulo da boca
Zigomático maior	Parte posterior da face lateral do osso zigomático	Pele no ângulo da boca	Nervo facial [VII]	Traciona o ângulo da boca para cima e lateralmente
Zigomático menor	Parte anterior da face lateral do osso zigomático	Lábio superior, imediatamente medial ao ângulo da boca	Nervo facial [VII]	Traciona o lábio superior para cima
Levantador do lábio superior	Margem infraorbital da maxila	Pele da metade lateral e superior do lábio superior	Nervo facial [VII]	Eleva o lábio superior; ajuda a formar o sulco nasolabial
Levantador do lábio superior e da asa do nariz	Processo frontal da maxila	Cartilagem alar do nariz e lábio superior	Nervo facial [VII]	Eleva o lábio superior e dilata a narina
Levantador do ângulo da boca	Maxila, abaixo do forame infraorbital	Pele no ângulo da boca	Nervo facial [VII]	Eleva o ângulo da boca; ajuda a formar o sulco nasolabial
Orbicular da boca	Dos músculos na área; maxila e mandíbula na linha média	Forma elipse ao redor da boca	Nervo facial [VII]	Fecha os lábios; faz protrusão dos lábios
Bucinador	Partes posteriores da maxila e da mandíbula; rafe pterigomandibular	Une-se ao orbicular dos lábios e entra nos lábios	Nervo facial [VII]	Comprime as bochechas contra os dentes; comprime as bochechas distendidas
OUTROS MÚSCULOS OU GRUPOS				
Auricular anterior	Parte anterior da fáscia temporal	Na hélice da orelha	Nervo facial [VII]	Traciona a orelha para cima e para a frente
Auricular superior	Aponeurose epicrânica no lado da cabeça	Parte superior da orelha	Nervo facial [VII]	Eleva a orelha
Auricular posterior	Processo mastoide do osso temporal	Convexidade da concha da orelha	Nervo facial [VII]	Traciona a orelha para cima e para trás
Occipitofrontal				
-- Ventre frontal	Pele das sobrancelhas	Na aponeurose epicrânica	Nervo facial [VII]	Franze a fronte; eleva as sobrancelhas
-- Ventre occipital	Parte lateral da linha nucal superior do osso occipital e processo mastoide do osso temporal	Na aponeurose epicrânica	Nervo facial [VII]	Traciona o couro cabeludo para trás

Capítulo 8 • Cabeça e Pescoço

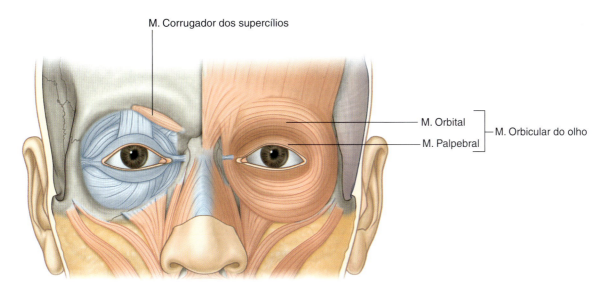

Figura 8.57 Grupo orbital de músculos faciais.

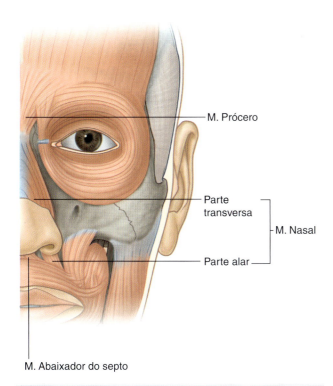

Figura 8.58 Grupo nasal de músculos faciais.

O abaixador do septo nasal traciona o nariz inferiormente, auxiliando a parte alar do nasal na abertura das narinas.

Grupo oral

Os músculos do grupo oral movimentam os lábios e a bochecha. Eles incluem os músculos orbicular da boca e bucinador, além de um grupo inferior e superior de músculos (Figura 8.59). Muitos desses músculos se intersectam na região imediatamente lateral ao ângulo da boca a cada lado, em uma estrutura chamada de modíolo.

Músculo orbicular da boca

O **músculo orbicular da boca** é complexo, consistindo em fibras que circundam completamente a boca (Figura 8.59). Sua função fica aparente quando se "franzem" os lábios, como ocorre durante um assovio. Algumas de suas fibras se originam perto da linha mediana da maxila superiormente e da mandíbula inferiormente, enquanto outras fibras são derivadas do músculo bucinador, na bochecha, e dos numerosos outros músculos que atuam sobre os lábios. Insere-se na pele e na mucosa dos lábios, e em si mesmo.

A contração do músculo orbicular da boca estreita a boca e fecha os lábios.

Músculo bucinador

O músculo bucinador forma o componente muscular da bochecha e é usado todas as vezes que o ar expande a bochecha e é expelido forçosamente (Figuras 8.59 e 8.60). Fica no espaço entre a mandíbula e a maxila, profundamente aos outros músculos faciais na área.

O músculo bucinador se origina da parte posterior da maxila e da mandíbula, oposto aos dentes molares, e na **rafe pterigomandibular**, que é uma faixa tendínea entre o hâmulo pterigóideo superiormente e a mandíbula inferiormente e é ponto de fixação para os músculos bucinador e constritor superior da faringe.

As fibras do músculo bucinador passam em direção ao ângulo da boca, inserindo-se nos lábios, misturando-se com fibras do orbicular da boca de maneira única. As fibras centrais do músculo bucinador cruzam de tal modo que as fibras inferiores entram no lábio superior, e as superiores,

727

Gray Anatomia Clínica para Estudantes

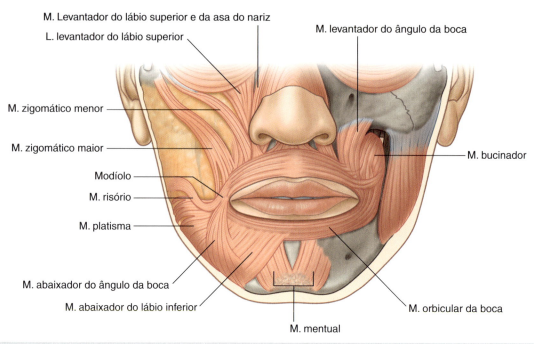

Figura 8.59 Grupo oral de músculos faciais.

Na clínica

Lifting facial e toxina botulínica

O *lifting* facial (ritidectomia) visa tracionar e retrair a pele da metade inferior da face e do pescoço para rejuvenescimento facial. Os locais de incisão devem ser escolhidos com cuidado, para garantir que não ocorrerá distorção da face ou da pele e para evitar a perda da pilificação. As incisões mais comuns são na região temporal a cada lado, estendendo-se para as hélices das orelhas, passando por trás do trago, em torno dos lóbulos das orelhas externas e então para a região occipital.

A toxina botulínica é produzida pela bactéria *Clostridium botulinum*, que bloqueia junções neuromusculares, resultando em relaxamento muscular. É usado em muitas terapias, como para estrabismo, em que é injetado nos músculos extrínsecos do olho. Sua injeção também é usada para tratar contrações involuntárias nas pálpebras (blefaroespasmo), espasticidade muscular e distúrbios de bexiga hiperativa, além de relaxar os músculos faciais para minimizar linhas e rugas, e para tratar pacientes com sudorese excessiva (hiperidrose).

---

no lábio inferior (Figura 8.60). As fibras mais altas e as mais baixas do músculo bucinador não se cruzam, e entram nos lábios superior e inferior, respectivamente.

A contração do músculo bucinador pressiona a bochecha contra os dentes. Isso mantém a bochecha retesada e auxilia na mastigação, impedindo que o alimento se acumule entre os dentes e a bochecha. Também auxilia na expulsão forçada do ar das bochechas.

Grupo inferior de músculos orais

O grupo inferior consiste nos músculos abaixador do ângulo da boca, abaixador do lábio inferior e mentual (Figura 8.59):

- O músculo **abaixador do ângulo da boca** fica ativo durante o franzimento do cenho. Origina-se ao logo da face lateral da mandíbula, abaixo dos dentes canino, pré-molar e primeiro molar e se insere na pele na parte superior do músculo orbicular da boca, perto do ângulo da boca. Abaixa o ângulo da boca
- O músculo **abaixador do lábio inferior** origina-se da parte anterior da mandíbula, profundamente ao músculo abaixador do ângulo da boca. Suas fibras se estendem superior e medialmente, algumas se fundindo com fibras do mesmo músculo no lado oposto e com fibras do músculo orbicular da boca antes de se inserir no lábio inferior. Abaixa e move lateralmente o lábio inferior
- O músculo **mentual** ajuda a posicionar o lábio quando se bebe de uma xícara ou quando se faz "beicinho". É o músculo mais profundo do grupo inferior, originando-se da mandíbula em local imediatamente inferior aos dentes incisivos, passando suas fibras em direção descendente e medialmente para se inserir na pele do mento. Eleva e faz protrusão do lábio inferior enquanto enruga a pele do mento.

Capítulo 8 • Cabeça e Pescoço

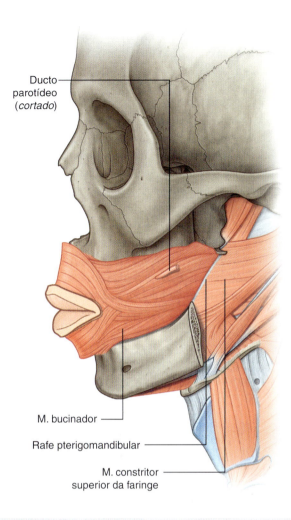

Figura 8.60 Músculo bucinador.

Grupo superior de músculos orais

O grupo superior de músculos orais consistem nos músculos risório, zigomático maior, zigomático menor, levantador do lábio superior, levantador do lábio superior e da asa do nariz e levantador do ângulo da boca (Figura 8.59):

■ O músculo **risório** ajuda a produzir o sorriso (Figura 8.59). É um músculo fino e superficial que se estende lateralmente do ângulo da boca em direção levemente ascendente. A contração de suas fibras puxa o ângulo da boca lateralmente para cima
■ O **zigomático maior** e o **zigomático menor** ajudam a produzir o sorriso (Figura 8.59). O zigomático maior é um músculo superficial que se origina profundamente ao orbicular do olho, ao longo da parte posterior da face lateral do osso zigomático, e passa caudal e anteriormente, misturando-se com o orbicular da boca e se inserindo na pele do ângulo da boca. O zigomático menor surge do osso zigomático anteriormente à origem do zigomático maior, tem trajeto paralelo ao do zigomático maior e se insere no lábio superior, medialmente ao ângulo da boca. Ambos os músculos zigomáticos elevam e movem lateralmente o ângulo da boca
■ O **levantador do lábio superior** aprofunda o sulco entre o nariz e o ângulo da boca na expressão de tristeza. Origina-se da maxila, em local imediatamente superior ao forame infraorbital, e suas fibras vão em direção descendente e medial, misturando-se com o orbicular da boca e inserindo-se na pele do lábio superior
■ O **levantador do lábio superior e da asa do nariz** é medial ao levantador do lábio superior, surge da maxila próximo ao nariz e se insere na cartilagem alar do nariz e na pele do lábio superior. Pode ajudar na dilatação das narinas
■ O **levantador do ângulo da boca** situa-se mais profundamente e é coberto pelos dois outros levantadores e pelos músculos zigomáticos (Figura 8.59). Origina-se da maxila, imediatamente inferior ao forame infraorbital, e se insere na pele do ângulo da boca. Eleva o ângulo da boca e pode ajudar a aprofundar o sulco entre o nariz e o ângulo da boca em expressão de tristeza.

Outros músculos ou grupos musculares

Vários outros músculos ou grupos de músculos fora da área definida como face, mas derivados do segundo arco faríngeo e inervados pelo nervo facial [VII], são considerados músculos da mímica. Eles incluem o platisma, os auriculares e o occipitofrontal (Figura 8.56).

Platisma

O **platisma** é uma lâmina fina e grande de músculo na fáscia superficial do pescoço. Origina-se abaixo da clavícula, na parte superior do tórax, e sobe pelo pescoço até a mandíbula. Nesse ponto, as fibras mais mediais inserem-se na mandíbula, enquanto as fibras laterais se unem aos músculos ao redor da boca.

O platisma tensiona a pele do pescoço e pode mover o lábio inferior e os ângulos da boca para baixo.

Músculos auriculares

Três desses músculos, os "outros músculos da mímica", associam-se à orelha – são os **músculos auriculares** anterior, superior e posterior (Figura 8.61):

■ O músculo anterior é anterolateral e traciona a orelha para cima e para a frente
■ O músculo superior é superior e eleva a orelha
■ O músculo posterior é posterior e retrai e eleva a orelha.

Occipitofrontal

O **occipitofrontal** é o último músculo dessa categoria de "outros músculos da mímica" e se associa ao couro cabeludo (Figura 8.56). Consiste em um ventre frontal,

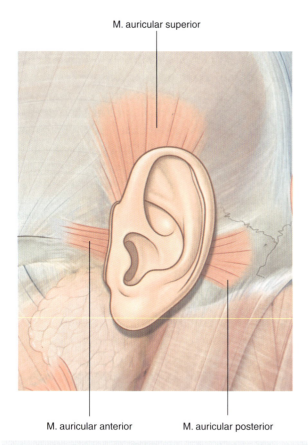

Figura 8.61 Músculos auriculares.

anteriormente, e um ventre occipital, posteriormente. Um tendão aponeurótico conecta os dois:

- O ventre frontal cobre a fronte e fixa-se à pele das sobrancelhas
- O ventre occipital origina-se da parte posterior do crânio e é menor que o ventre frontal.

Os músculos occipitofrontais movimentam o couro cabeludo e enrugam a fronte.

Glândula parótida

As **glândulas parótidas** são as maiores de três pares de glândulas salivares principais na cabeça, e numerosas estruturas as atravessam. São anteriores e inferiores à metade inferior da orelha, e superficiais, posteriores e profundas ao ramo da mandíbula (Figura 8.62). Estendem-se inferiormente até a margem inferior da mandíbula e superiormente até o arco zigomático. Posteriormente, cobrem a parte inferior do músculo esternocleidomastóideo e continuam anteriormente até o meio do caminho pelo músculo masseter.

O **ducto parotídeo** deixa a margem anterior da parótida a meio caminho entre o arco zigomático e o ângulo da boca (Figura 8.62); cruza a face em direção transversa e, depois de atravessar a margem anterior do músculo masseter, "mergulha" profundamente no corpo adiposo da bochecha e perfura o músculo bucinador. O ducto parotídeo se abre no vestíbulo da boca perto do segundo dente molar superior.

Relações importantes

Várias estruturas importantes entram e atravessam ou passam em locais imediatamente profundos à glândula parótida, entre elas estão o nervo facial [NC VII], a artéria carótida externa e seus ramos e a veia retromandibular e suas tributárias (Figura 8.62).

Nervo facial

O nervo facial [NC VII] sai do crânio através do forame estilomastóideo e passa para a massa profunda da glândula parótida, onde geralmente se divide em troncos superior e inferior. Estes atravessam a substância da glândula parótida, onde podem ocorrer mais ramificações e conexões dos nervos.

Cinco grupos terminais dos ramos do nervo facial [NC VII] – os ramos **temporal, zigomático, bucal, marginal da mandíbula** e **cervical** – emergem das margens superior, anterior e inferior da glândula parótida (Figura 8.62).

A proximidade do nervo facial [NC VII] e a glândula parótida significa que a remoção cirúrgica da glândula é uma dissecção difícil se for necessário preservar todos os ramos do nervo facial [NC VII].

Artéria carótida externa e seus ramos

A artéria carótida externa entra na margem inferior da glândula parótida ou passa profundamente a ela (Figura 8.62). Ao continuar em uma direção superior, emite a **artéria auricular posterior** antes de se dividir em seus ramos terminais (as **artérias maxilar** e **temporal superficial**), perto da margem inferior da orelha:

- A artéria maxilar passa horizontalmente, profunda à mandíbula
- A artéria superficial temporal continua em direção superior e emerge da margem superior da glândula depois de dar origem à **artéria facial transversa**.

Veia retromandibular e suas tributárias

A veia retromandibular é formada na substância da parótida, quando as **veias temporal superficial** e **maxilar** se unem (Figura 8.62), e segue inferiormente, na substância da parótida. Geralmente, divide-se em ramos anterior e posterior, imediatamente abaixo da margem inferior da glândula.

Irrigação arterial

A glândula parótida é irrigado por numerosas artérias que a atravessam.

Capítulo 8 • Cabeça e Pescoço

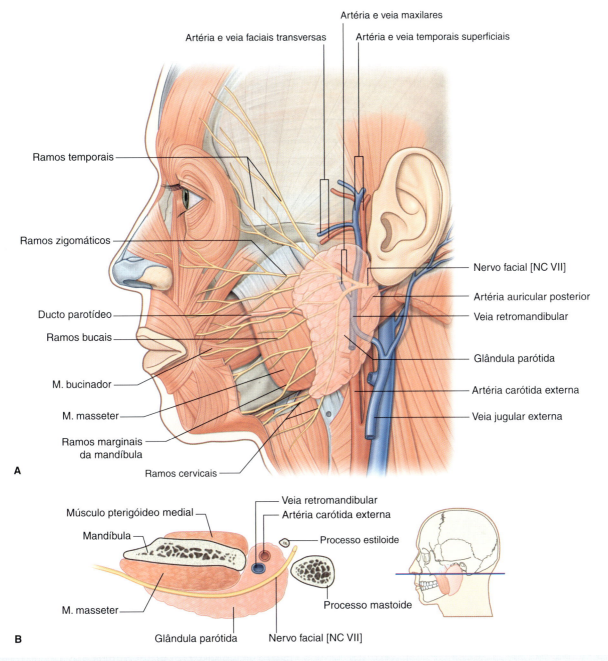

Figura 8.62 Glândula parótida. **A.** Vista lateral. **B.** Corte transversal.

Inervação

A inervação sensitiva da parótida é proporcionada pelo **nervo auriculotemporal**, que é um ramo do nervo mandibular [V_3]. Essa divisão do nervo trigêmeo sai do crânio através do forame oval.

O nervo auriculotemporal também possui fibras secretomotoras para a parótida. Essas fibras parassimpáticas pósganglionares têm sua origem no gânglio ótico, ao nervo mandibular [V_3] e que se situa imediatamente inferior ao forame oval. As fibras parassimpáticas pré-ganglionares para o gânglio ótico provêm do nervo glossofaríngeo [NC IX].

Inervação

Durante o desenvolvimento, um nervo craniano se associa a cada um dos arcos faríngeos. Como a face é derivada primariamente do primeiro e do segundo arcos faríngeos, a inervação das estruturas faciais vizinhas varia da seguinte forma:

- O nervo trigêmeo [NC V] supre estruturas faciais derivadas do primeiro arco
- O nervo facial [NC VII] supre estruturas faciais derivadas do segundo arco.

Na clínica

Glândula parótida

A glândula parótida é a maior dos pares de glândulas salivares e está contida em um compartimento derivado da fáscia cervical profunda.

A glândula parótida produz saliva aquosa e amilase salivar, que são necessárias para formar o bolo alimentar, para a digestão oral e para facilitar a passagem do bolo para a parte alta do sistema digestório.

Tumores da glândula parótida

Os tumores mais comuns da glândula parótida (Figura 8.63) são benignos e tipicamente envolvem a parte superficial da glândula. Incluem o adenoma pleomórfico e o adenolinfoma. Sua importância está relacionada com sua posição anatômica. A relação de qualquer tumor com os ramos do nervo facial [NC VII] deve ser definida, porque a ressecção do tumor pode danificar o nervo.

Cálculos da glândula parótida

Não é incomum que se desenvolvam cálculos na glândula parótida. Eles ocorrem tipicamente na confluência principal dos ductos e no interior do seu ducto principal. O paciente geralmente se queixa de dor intensa quando saliva e tende a evitar alimentos que produzam esse sintoma. A dor pode ser facilmente reproduzida na clínica, esguichando suco de limão na boca do paciente.

A cirurgia depende da localização do cálculo. Se estiver na parte anterior do ducto, uma incisão simples na mucosa bucal com esfincterotomia pode permitir a remoção. Se estiver mais longe no ducto principal, poderá ser necessária a excisão completa da glândula.

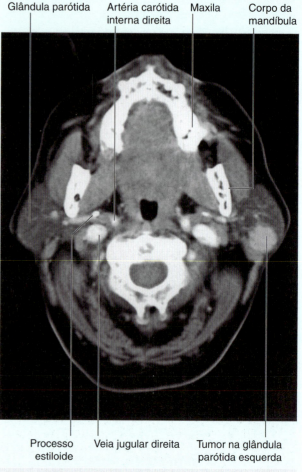

Figura 8.63 Tumor na glândula parótida. TC axial.

Inervação sensitiva

Como a face é derivada, durante o desenvolvimento, de muitas estruturas originadas do primeiro arco faríngeo, a sua inervação cutânea é feita por ramos do nervo trigêmeo [V].

O nervo trigêmeo [NC V] apresenta três grandes divisões – os nervos oftálmico [V_1], maxilar [V_2] e mandibular [V_3] – antes de deixar a fossa média do crânio (Figura 8.64). Cada uma dessas divisões sai da cavidade craniana para inervar uma parte da face, de modo que a maior parte da pele que cobre a face é suprida por ramos do nervo trigêmeo [NC V]. A exceção é uma pequena área cobrindo o ângulo e a margem inferior do ramo da mandíbula e partes da orelha, onde a inervação é feita pelos nervos facial [NC VII] e vago [NC X] e por nervos cervicais.

Nervo oftálmico [V_1]

O nervo oftálmico [V_1] sai do crânio através da fissura orbital superior e entra na órbita. Seus ramos (Figura 8.64) que inervam a face incluem:

- Os **nervos supraorbital** e **supratroclear**, que saem da órbita superiormente e inervam a pálpebra superior, a fronte e o couro cabeludo
- O **nervo infratroclear**, que sai da órbita no ângulo medial do olho para inervar a metade medial da pálpebra superior, a pele na área do ângulo medial e a região lateral do nariz
- O **nervo lacrimal**, que sai da órbita no ângulo lateral do olho para suprir a metade lateral da pálpebra superior e a pele na área do ângulo lateral; e
- O **nervo nasal externo**, que inerva a parte anterior do nariz (Figura 8.65).

Capítulo 8 • Cabeça e Pescoço

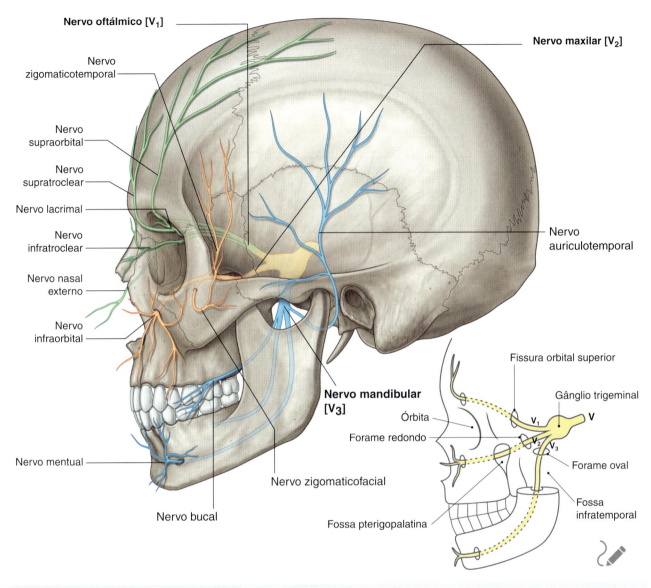

Figura 8.64 Nervo trigêmeo [NC V] saindo do crânio.

Nervo maxilar [V$_2$]

O nervo maxilar [V$_2$] sai do crânio através do forame redondo. Seus ramos (Figura 8.64) que inervam a face incluem:

- Um pequeno **ramo zigomaticotemporal**, que sai do osso zigomático e inerva uma pequena área da região temporal anterior, acima do arco zigomático
- Um pequeno **ramo zigomaticofacial**, que sai do osso zigomático e inerva uma pequena área de pele sobre o osso zigomático; e
- Um grande **nervo infraorbital**, que sai da maxila pelo forame infraorbital e imediatamente se divide em múltiplos ramos para inervar a pálpebra inferior, a bochecha, a região lateral do nariz e o lábio superior (Figura 8.65).

Nervo mandibular [V$_3$]

O nervo mandibular [V$_3$] sai do crânio pelo forame oval. Seus ramos (Figura 8.65) que inervam a face incluem:

- O **nervo auriculotemporal**, que entra na face em posição imediatamente posterior à articulação temporomandibular, atravessa a parótida e sobe imediatamente anterior à orelha para inervar o meato acústico externo, a superfície da membrana timpânica (tímpano) e uma grande área da região temporal
- O **nervo bucal**, que está na superfície do músculo bucinador, inervando a bochecha; e
- O **nervo mentual**, que sai da mandíbula pelo forame mentual e imediatamente se divide em múltiplos ramos para inervar a pele e a mucosa do lábio inferior e a pele do mento (Figura 8.65).

733

Gray Anatomia Clínica para Estudantes

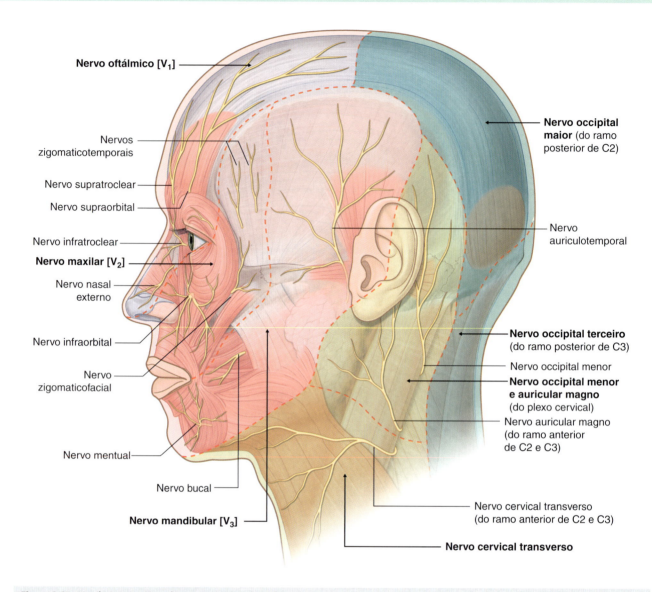

Figura 8.65 Distribuição cutânea do nervo trigêmeo [NC V].

Inervação motora

Os músculos da face, bem como os associados à orelha e ao couro cabeludo, são derivados do segundo arco faríngeo. O nervo craniano associado a esse arco é o nervo facial [NC VII]; portanto, ramos do nervo facial [NC VII] inervam todos esses músculos.

O nervo facial [NC VII] sai da fossa posterior do crânio através do meato acústico interno. Atravessa o osso temporal, originando vários ramos, e emerge na base do crânio através do forame estilomastóideo (Figura 8.66). Nesse ponto, emite o **nervo auricular posterior**. Esse ramo sobe, passa atrás da orelha e inerva o ventre occipital do músculo occipitofrontal do couro cabeludo e o músculo auricular posterior da orelha.

O tronco principal do nervo facial [NC VII] então fornece outro ramo, que supre o ventre posterior do músculo digástrico e o músculo estilo-hióideo. Nesse ponto, o nervo facial [NC VII] entra na parte profunda da glândula parótida (Figura 8.66 B). Também emite o ramo auricular posterior para os músculos auriculares e para a parte occipital do músculo fronto-occipital.

Uma vez na glândula parótida, o tronco principal do nervo facial [NC VII] geralmente se divide em ramos superior (temporofacial) e inferior (cervicofacial). À medida que esses ramos atravessam a massa da glândula parótida, podem se ramificar ainda mais ou se tornar parte de uma rede anastomótica (o plexo parotídeo).

Quaisquer que sejam os tipos de interconexões que ocorram, cinco grupos terminais de ramos do nervo facial [NC VII] – temporais, zigomáticos, bucais, marginal da mandíbula e cervical – emergem da glândula parótida (Figura 8.66 A).

Capítulo 8 • Cabeça e Pescoço

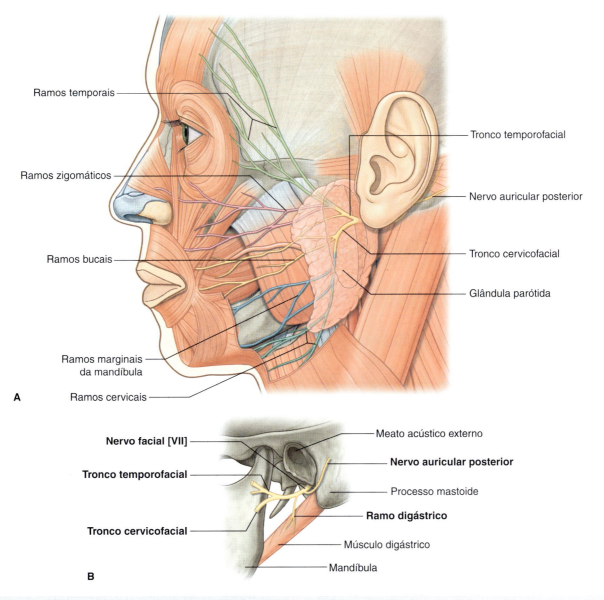

Figura 8.66 Nervo facial [VII] na face. **A.** Ramos terminais. **B.** Ramos antes de entrar na glândula parótida.

Embora haja variações na forma de distribuição dos cinco grupos terminais de ramos, o padrão básico é o seguinte:

- Ramos temporais saem da margem superior da glândula parótida para inervar músculos nas regiões temporal, frontal e supraorbital
- Ramos zigomáticos emergem da margem anterossuperior da glândula parótida para inervar os músculos nas regiões infraorbital, lateral do nariz e labial superior
- Ramos bucais emergem da margem anterior da glândula parótida para inervar músculos na bochecha, no lábio superior e no ângulo da boca
- Ramos marginais da mandíbula emergem da margem anteroinferior da glândula parótida para inervar músculos do lábio inferior e mento
- Ramos cervicais emergem da margem inferior da glândula parótida para inervar o platisma.

Vasos

A face é irrigada primariamente por ramos da artéria carótida externa, embora haja uma pequena contribuição de um ramo da artéria carótida interna.

De forma semelhante, a maior parte do retorno venoso se faz em direção à veia jugular interna, embora algumas conexões importantes da face resultem em retorno venoso através de uma via intracraniana clinicamente relevante, envolvendo o seio cavernoso.

Artérias

Artéria facial

A artéria facial é o maior vaso que irriga a face (Figura 8.67). Ramifica-se da face anterior da artéria carótida externa, atravessa as estruturas profundas do pescoço e aparece na margem inferior da mandíbula depois de

735

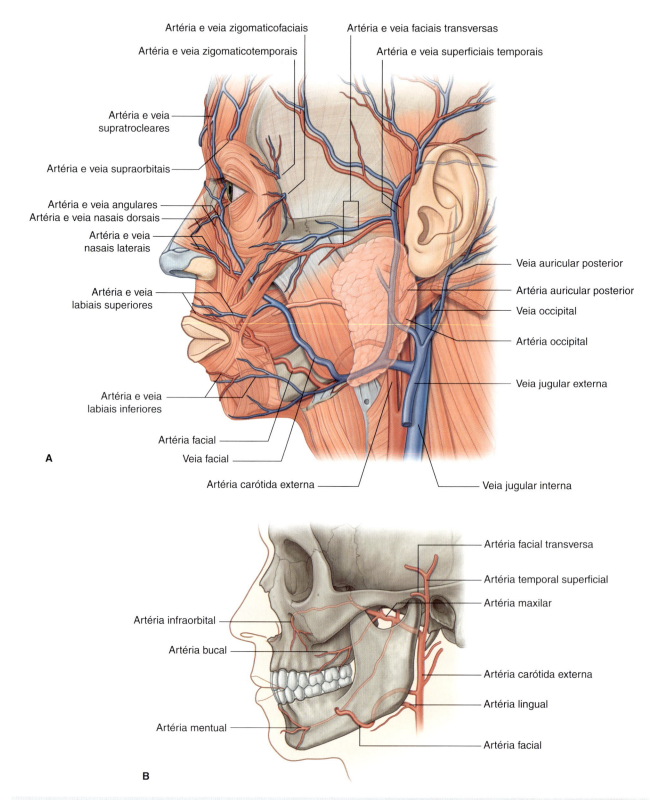

Figura 8.67 Vasos da face. **A.** Vista lateral. **B.** Ramos da artéria maxilar.

passar posteriormente à glândula submandibular. Curvando-se em torno da margem inferior da mandíbula em posição imediatamente anterior ao masseter, onde seu pulso pode ser sentido, a artéria facial então entra na face. A partir desse ponto, essa artéria ocorre ascendente e medialmente em um trajeto tortuoso. Passa ao lado do nariz e termina como **artéria angular**, no ângulo medial do olho.

Ao longo de seu trajeto, a artéria facial é profunda ao platisma, ao risório e aos zigomáticos maior e menor, e superficial ao bucinador e ao levantador do ângulo da boca, podendo passar superficialmente ao levantador do lábio superior ou através dele.

Ramos da artéria facial incluem os ramos labiais superior e inferior e o ramo nasal lateral (Figura 8.67).

Os ramos labiais se originam perto do ângulo da boca:

- O **ramo labial inferior** irriga o lábio inferior
- O **ramo labial superior** irriga o lábio superior e emite um ramo para o septo nasal.

Perto da linha média, os ramos labiais superior e inferior anastomosam-se com as artérias correspondentes do lado oposto da face, o que permite uma conexão importante entre as artérias faciais e as artérias carótidas externas do lado oposto.

O **ramo nasal lateral** é um pequeno ramo que se origina da artéria facial quando esta passa ao logo da região lateral do nariz. Irriga a superfície lateral e o dorso do nariz.

Artéria facial transversa

Outra contribuinte para a irrigação da face é a artéria facial transversa (Figura 8.67), que é um ramo da artéria temporal superficial (o menor dos dois ramos terminais da artéria carótida externa).

A artéria facial transversa se origina da artéria temporal superficial dentro da massa da parótida, atravessa a glândula e cruza a face em direção transversa. Localizada na superfície do músculo masseter, situa-se entre o arco zigomático e o ducto parotídeo.

Ramos da artéria maxilar

A artéria maxilar, o maior dos dois ramos terminais da artéria carótida externa, fornece vários pequenos ramos que contribuem para a irrigação da face:

- A **artéria infraorbital** entra na face através do forame infraorbital e irriga a pálpebra inferior, o lábio superior e a área entre essas estruturas
- A **artéria bucal** entra na face na parte superficial do músculo bucinador e irriga estruturas nessa área
- A **artéria mentual** entra na face pelo forame mentual e irriga o mento.

Ramos da artéria oftálmica

Três pequenas artérias da artéria carótida interna também contribuem para a irrigação arterial da face. Esses vasos se originam da **artéria oftálmica**, um ramo da artéria carótida interna, depois que ela entra na órbita:

- As **artérias zigomaticofacial e zigomaticotemporal** vêm do ramo lacrimal da artéria oftálmica (Figura 8.67), entram na face pelos forames zigomaticofacial e zigomaticotemporal e irrigam a área da face sobre o osso zigomático
- A **artéria dorsal do nariz**, um ramo terminal da artéria oftálmica, sai da órbita no ângulo medial e irriga o dorso do nariz
- As **artérias supraorbital** e **supratroclear** irrigam o couro cabeludo anterior.

Veias

Veia facial

A veia facial é a maior veia que drena a face (Figura 8.67). Seu ponto de origem fica perto do ângulo medial da órbita onde se chama **veia angular**; tem formação vinda das **veias supratroclear** e **supraorbital**, que se comunicam com as veias oftálmicas na órbita e continuam inferiormente. Essa veia (angular) se torna a veia facial quando prossegue inferiormente e assume uma posição imediatamente posterior à artéria facial. A veia facial desce pela face com a artéria facial até atingir a margem inferior da mandíbula. Aqui, a artéria e a veia se separam, e a veia facial passa superficialmente à glândula submandibular para entrar na veia jugular interna.

Em todo o seu trajeto, a veia facial recebe tributárias de veias que drenam as pálpebras, parte do nariz externo, os lábios, a face e o mento e que acompanham os vários ramos da artéria facial.

Veia facial transversa

A veia facial transversa é uma pequena veia que acompanha a artéria facial transversa em seu caminho pela face (Figura 8.67). Desemboca na veia temporal superficial, na substância da parótida.

Conexões venosas intracranianas

Ao atravessar a face, a veia facial tem numerosas conexões com canais venosos que entram em regiões mais profundas da cabeça (Figura 8.68):

- Próximo ao ângulo medial da órbita, comunica-se com as veias oftálmicas
- Na área da bochecha, comunica-se com veias que entram no forame infraorbital
- Comunica-se também com veias que entram nas regiões mais profundas da face (ou seja, a veia facial profunda se conecta com o plexo pterigóideo de veias).

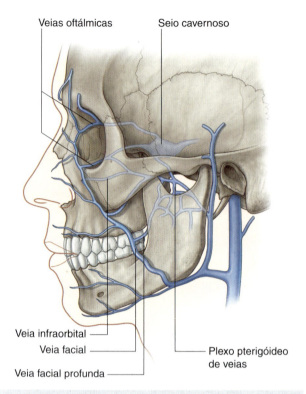

Figura 8.68 Conexões venosas intracranianas.

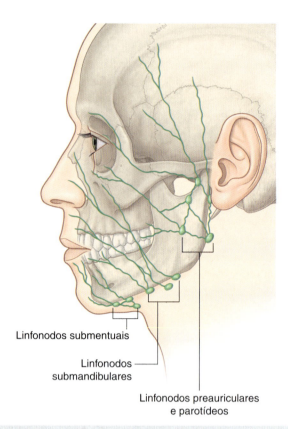

Figura 8.69 Drenagem linfática da face.

Todos esses canais venosos têm interconexões com o seio cavernoso intracraniano através de veias emissárias que se conectam com veias intracranianas e extracranianas. Não há válvulas na veia facial ou em quaisquer outros canais venosos na cabeça, de modo que o sangue pode se mover em qualquer direção. Devido às interconexões entre as veias, as infecções da face, principalmente acima da boca (ou seja, a "área de risco"), devem ser tratadas com muito cuidado para impedir a disseminação de material infeccioso em uma direção intracraniana.

Drenagem linfática

A drenagem linfática da face ocorre principalmente em direção a três grupos de linfonodos (Figura 8.69):

- **Linfonodos submentuais** inferiores e posteriores ao mento, que drenam os vasos linfáticos da parte medial do lábio inferior e mento, bilateralmente
- **Linfonodos submandibulares** superficiais à glândula submandibular e inferiores ao corpo da mandíbula, que drenam os vasos linfáticos do ângulo medial da órbita, a maior parte do nariz externo, a parte medial da bochecha, o lábio superior e a parte lateral do lábio inferior que segue o trajeto da artéria facial
- Linfonodos **pré-auriculares** e **parotídeos** anteriores à orelha, que drenam os vasos linfáticos da maior parte das pálpebras, uma parte do nariz externo e da parte lateral da bochecha.

Na clínica

Paralisia do nervo facial [VII] (paralisia de Bell)
A complexidade do nervo facial [VII] é demonstrada pelos diferentes processos patológicos e locais em que esses processos ocorrem.

O nervo facial [VII] é formado a partir dos núcleos do tronco encefálico que emergem na junção entre a ponte e o bulbo. Entra no meato acústico interno, passa ao gânglio geniculado (que dá origem a mais ramos) e emerge da base do crânio depois de um trajeto complexo dentro do osso temporal, saindo pelo forame estilomastóideo. Penetra a parótida e dá origem a cinco grupos terminais de ramos destinados aos músculos da face e muitos ramos adicionais que inervam os músculos mais profundos ou mais posteriores. Uma série de lesões pode afetar o nervo ao longo do seu trajeto, e é possível, com boa vivência clínica, determinar o local exato da lesão com relação ao trajeto do nervo.

Lesões centrais
Uma lesão primária do tronco encefálico afetando o núcleo motor do nervo facial [VII] levaria à fraqueza ipsilateral (do mesmo lado) em toda a face. No entanto, porque a parte superior do núcleo recebe informação motora dos hemisférios cerebrais direito e esquerdo, uma lesão acima do núcleo levaria à fraqueza na parte inferior da face contralateral. Nesse exemplo, a inervação motora da parte superior da face é poupada porque a parte superior do núcleo recebe infor-

Na clínica (*continuação*)

mação de ambos os hemisférios. Preservação ou perda das funções especiais são determinadas pela extensão da lesão.

Lesões no gânglio geniculado e em torno dele
Tipicamente, as lesões no gânglio geniculado e em torno dele são acompanhadas de perda da função motora de todo o lado ipsilateral (mesmo lado) da face. A gustação dos dois terços anteriores da língua, o lacrimejamento e uma parte da salivação provavelmente também serão afetados, porque a lesão é proximal aos ramos petroso maior e corda do tímpano do nervo.

Lesões no forame estilomastóideo e em torno dele
As lesões no forame estilomastóideo e em torno dele são a anormalidade mais comum do nervo facial [NC VII] e geralmente resultam de uma inflamação viral do nervo dentro do canal ósseo, antes de sair pelo forame estilomastóideo. Tipicamente, o paciente apresenta perda ipsilateral da função motora de todo o lado da face. Isso não somente produz um aspecto incomum, mas também complica a mastigação. O lacrimejamento e a gustação podem não ser afetados se a lesão continuar distal aos ramos petroso maior e corda do tímpano, que se originam profundamente no osso temporal.

Na clínica

Neuralgia do trigêmeo
A neuralgia do trigêmeo (*tic douloureux*) é um distúrbio sensitivo complexo da raiz sensitiva do nervo trigêmeo. Geralmente, a dor se manifesta na região dos nervos mandibular [V_3] e maxilar [V_2], sendo tipicamente de início súbito, de natureza lancinante, podendo ser desencadeada pelo toque de uma região sensível da pele.

A etiologia da neuralgia trigeminal não é cconhecida, embora vasos anômalos situados adjacentes à via sensitiva dos nervos maxilar [V_2] e mandibular [V_3] possam estar envolvidos.

Se os sintomas persistirem e não responderem ao tratamento clínico, pode ser necessária a exploração cirúrgica do nervo trigêmeo (o que não se faz sem risco) para remover quaisquer vasos aberrantes.

COURO CABELUDO

O couro cabeludo é a parte da cabeça que se estende dos arcos superciliares, anteriormente, para a protuberância occipital externa e linhas nucais superiores, posteriormente. Lateralmente, continua inferiormente até o arco zigomático.

O couro cabeludo é uma estrutura com múltiplas camadas:

- Pele
- Tecido conjuntivo denso
- Camada aponeurótica
- Tecido conjuntivo frouxo; e
- Pericrânio (Figura 8.70).

Camadas

O exame das camadas do couro cabeludo revela que as três primeiras camadas são firmemente unidas, formando uma só unidade. Essa unidade é algumas vezes denominada couro cabeludo propriamente dito, e é o tecido lacerado em lesões graves de escalpelamento.

Pele
A pele é a camada mais externa do couro cabeludo (Figuras 8.70 e 8.71). É estruturalmente semelhante à pele de todo o corpo, sendo a diferença o fato de que há cabelos presentes em grande parte de sua extensão.

Tecido conjuntivo denso
Profundamente à pele está o tecido conjuntivo denso. Essa camada ancora a terceira camada e contém as artérias, as veias e os nervos que suprem o couro cabeludo. Quando o couro cabeludo é cortado, o tecido conjuntivo denso em torno dos vasos tende a mantê-los abertos, o que resulta em sangramento profuso.

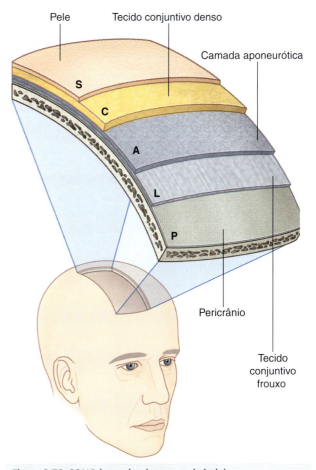

Figura 8.70 SCALP (camadas do couro cabeludo).

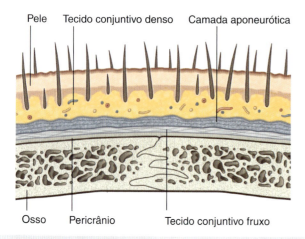

Figura 8.71 Camadas do couro cabeludo.

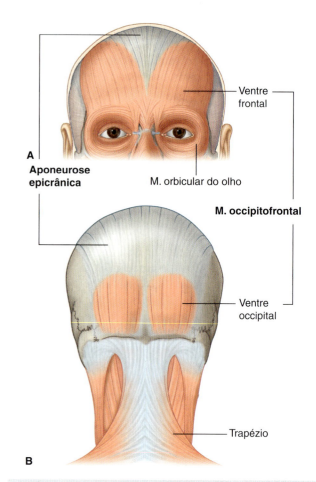

Figura 8.72 Músculo occipitofrontal. **A.** Ventre frontal. **B.** Ventre occipital.

Camada aponeurótica

A camada aponeurótica é a mais profunda das três primeiras camadas. Firmemente fixada à pele pelo tecido conjuntivo denso da segunda camada, essa camada consiste no músculo occipitofrontal, que tem um ventre frontal anteriormente, um ventre occipital posteriormente e um tendão achatado – a **aponeurose epicrânica (gálea aponeurótica)** – unindo os dois (Figura 8.72).

O ventre frontal do occipitofrontal começa anteriormente, onde se fixa à pele das sobrancelhas. Vai em direção ascendente e atravessa a fronte para tornar-se contínuo com o tendão aponeurótico.

Posteriormente, cada ventre occipital do occipitofrontal origina-se da parte lateral da linha nucal superior do osso occipital e do processo mastoide do osso temporal. Também segue superiormente, para fixar-se ao tendão aponeurótico.

Os músculos occipitofrontais movimentam o couro cabeludo, franzem a fronte e elevam as sobrancelhas. O ventre frontal é inervado por ramos temporais do nervo facial [VII], e o ventre posterior, pelo ramo auricular posterior também ramo do nervo facial.

Tecido conjuntivo frouxo

Uma camada de tecido conjuntivo frouxo separa a camada aponeurótica do pericrânio e facilita o movimento do couro cabeludo propriamente dito sobre a calvária (Figuras 8.70 e 8.72). Devido à sua consistência, as infecções tendem a se localizar e a se propagar pelo tecido conjuntivo frouxo (ver também "Na clínica").

Pericrânio

O pericrânio é a camada mais profunda do couro cabeludo e é o periósteo da superfície externa da calvária. Fixa-se aos ossos da calvária, mas é removível, exceto nas regiões das suturas.

Inervação

A inervação sensitiva do couro cabeludo provém de duas fontes principais, os nervos cranianos ou os nervos cervicais, dependendo de a área ser anterior ou posterior às orelhas e ao vértice da cabeça (Figura 8.73). O músculo occipitofrontal é inervado por ramos do nervo facial [VII].

Anterior às orelhas e ao vértice

Ramos do nervo trigêmeo [V] inervam o couro cabeludo anteriormente às orelhas e ao vértice da cabeça (Figura 8.73). Esses ramos são os nervos supratroclear, supraorbital, zigomaticotemporal e auriculotemporal:

- O **nervo supratroclear** sai da órbita, atravessa o músculo frontal, continua superiormente pela fronte, inervando-a medialmente
- O **nervo supraorbital** sai da órbita pela incisura ou forame supraorbital, atravessa o músculo frontal e continua superiormente pelo couro cabeludo até o vértice da cabeça
- O **nervo zigomaticotemporal** sai do crânio por um forame no osso zigomático e inerva o couro cabeludo de uma pequena região anterior da têmpora

Capítulo 8 • Cabeça e Pescoço

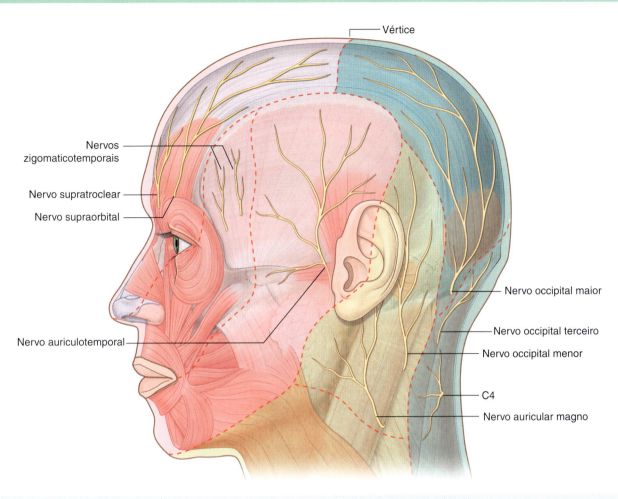

Figura 8.73 Inervação do couro cabeludo.

- O **nervo auriculotemporal** sai do crânio profundamente à glândula parótida, passa imediatamente anterior à orelha, continua superiormente anterior à orelha até quase chegar ao vértice da cabeça e inerva o couro cabeludo sobre a região temporal anterior e anterior à orelha até próximo ao vértice.

Posterior às orelhas e ao vértice

Posteriormente às orelhas e ao vértice, a inervação sensitiva do couro cabeludo é realizada por nervos cervicais, especificamente ramos dos níveis C2 e C3 da medula espinal (Figura 8.73). Esses ramos são o auricular magno, o occipital menor, o occipital maior e o occipital terceiro:

- O **nervo auricular magno** é um ramo do plexo cervical, originado dos ramos anteriores dos nervos espinais C2 e C3, que sobe pela superfície do músculo esternocleidomastóideo e inerva uma pequena área do couro cabeludo imediatamente posterior à orelha
- O **nervo occipital menor** também é um ramo do plexo cervical, origina-se do ramo anterior do nervo espinal C2, ascende pela margem posterior do músculo esternocleidomastóideo e inerva uma área do couro cabeludo posterior e superior à orelha

- O **nervo occipital maior** vem do ramo posterior do nervo espinal C2, emerge em posição imediatamente inferior ao músculo oblíquo inferior da cabeça, sobe superficialmente ao trígono suboccipital e depois se espalha, inervando uma grande área da parte posterior do couro cabeludo posterior até o vértice
- O **nervo occipital terceiro** é um ramo do ramo posterior do nervo espinal C3 que penetra nos músculos semiespinal da cabeça e trapézio e inerva uma pequena área da parte inferior do couro cabeludo.

Vasos

Artérias

As artérias que irrigam o couro cabeludo (Figura 8.74) são ramos da artéria carótida externa ou da artéria oftálmica, que é um ramo da artéria carótida interna.

Ramos da artéria oftálmica

As artérias supratroclear e supraorbital irrigam as partes anterior e superior do couro cabeludo. Elas se originam da artéria oftálmica enquanto esta se encontra na órbita, continuam através da órbita e saem na fronte, associadas aos nervos supratroclear e supraorbital. Como os nervos,

741

Gray Anatomia Clínica para Estudantes

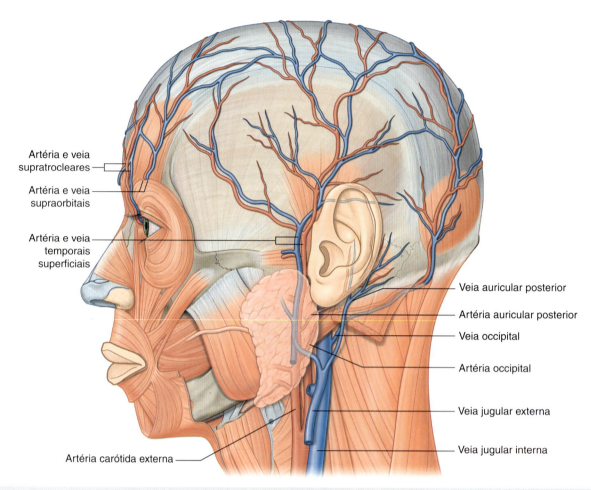

Figura 8.74 Vasos do couro cabeludo.

as artérias sobem e atravessam a fronte para irrigar o couro cabeludo, até o vértice da cabeça.

Ramos da artéria carótida externa

Três ramos da artéria carótida externa irrigam a maior parte do couro cabeludo – as artérias temporal superficial, auricular posterior e occipital irrigam as partes lateral e posterior do couro cabeludo (Figura 8.74):

- O menor ramo (a **artéria auricular posterior**) sai da face posterior da artéria carótida externa, passa pelas estruturas mais profundas e emerge para irrigar uma área do couro cabeludo posterior à orelha
- Também originada da parte posterior da artéria carótida externa, a **artéria occipital** sobe em direção posterior, atravessa várias camadas de musculatura do dorso e emerge para irrigar uma grande parte da região posterior do couro cabeludo
- O terceiro ramo arterial que irriga o couro cabeludo é a **artéria temporal superficial**, um ramo terminal da artéria carótida externa que passa superior e imediatamente anterior à orelha, divide-se em ramos anterior e posterior e irriga quase inteiramente a parte lateral do couro cabeludo.

Veias

As veias que drenam o couro cabeludo seguem um padrão semelhante ao das artérias:

- As **veias supratroclear** e **supraorbital** drenam a parte anterior do couro cabeludo, desde os arcos superciliares até o vértice da cabeça (Figura 8.74), passam inferiormente aos arcos superciliares, comunicam-se com as veias oftálmicas na órbita e continuam inferiormente, participando da formação da veia angular, que é a tributária superior da veia facial
- A **veia temporal superficial** drena toda a área lateral do couro cabeludo antes de passar inferiormente, unindo-se à formação da veia retromandibular
- A **veia auricular posterior** drena a área do couro cabeludo posterior à orelha e finalmente desemboca em uma tributária da veia retromandibular
- A **veia occipital** drena a região posterior do couro cabeludo, desde a protuberância occipital externa e das linhas nucais superiores até o vértice da cabeça; mais profundamente, atravessa a musculatura na parte posterior do pescoço, unindo-se à formação do plexo de veias no trígono suboccipital.

Na clínica

Laceração do couro cabeludo

O couro cabeludo tem uma irrigação sanguínea extremamente rica proveniente das artérias carótidas externas, de modo que as lacerações tendem a sangrar abundantemente. É importante observar que o sangramento no couro cabeludo é predominantemente arterial por duas razões. Primeira, na posição ortostática, a pressão venosa é extremamente baixa. Segunda, os vasos não se retraem quando lacerados porque o tecido conjuntivo em que se encontram impede a retração.

Drenagem linfática

A drenagem linfática do couro cabeludo, em geral, segue o padrão de distribuição arterial.

Os vasos linfáticos na região occipital inicialmente drenam para os linfonodos occipitais, perto da inserção do músculo trapézio na base do crânio (Figura 8.75).

Mais à frente na via, os linfonodos occipitais drenam para os linfonodos cervicais profundos superiores. Também há uma certa drenagem direta para os linfonodos cervicais profundos superiores a partir dessa parte do couro cabeludo.

Os vasos linfáticos da parte superior do couro cabeludo drenam em duas direções:

- Posteriormente ao vértice da cabeça, eles drenam para os **linfonodos mastóideos** (retroauriculares/auriculares posteriores), posteriores à orelha, perto do processo mastoide do osso temporal, e vasos eferentes desses linfonodos drenam para os linfonodos cervicais profundos superiores
- Anteriormente ao vértice da cabeça, drenam para os linfonodos preauriculares e parotídeos, anteriores à orelha, na superfície da parótida.

Finalmente, pode haver uma certa drenagem linfática da fronte para os linfonodos submandibulares por meio de vasos eferentes que seguem a artéria facial.

ÓRBITA

As órbitas são estruturas bilaterais na metade superior da face, abaixo da fossa anterior do crânio e anteriores à fossa média do crânio, que contém o bulbo do olho, o nervo óptico, os músculos extrínsecos do olho, o aparelho lacrimal, o tecido adiposo, a fáscia e os nervos e vasos que suprem essas estruturas.

Órbita óssea

Sete ossos contribuem para a estrutura de cada órbita (Figura 8.76). São a maxila, o zigomático, o frontal, o etmoide, o lacrimal, o esfenoide e o palatino. Em conjunto, eles dão à órbita óssea a forma de uma pirâmide, com a base ampla abrindo-se anteriormente na face e o ápice estendendo-se em direção posteromedial.

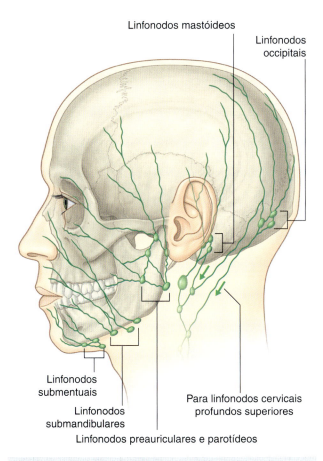

Figura 8.75 Drenagem linfática do couro cabeludo.

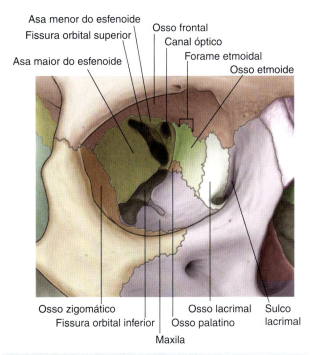

Figura 8.76 Ossos da órbita.

Completando a configuração de pirâmide estão as paredes medial, lateral, superior e inferior.

O ápice da órbita óssea é o forame óptico, e a base (margem orbital) é formada:

- Superiormente pelo osso frontal
- Medialmente pelo processo frontal da maxila
- Inferiormente pelo processo zigomático da maxila e pelo osso zigomático; e
- Lateralmente pelo osso zigomático, pelo processo frontal do osso zigomático e pelo processo zigomático do osso frontal.

Teto

O **teto** (**parede superior**) da órbita óssea é composto da parte orbital do osso frontal, com uma pequena contribuição do osso esfenoide (Figura 8.76). Essa delgada lâmina de osso separa o conteúdo da órbita do encéfalo na fossa anterior do crânio.

Características únicas da parede superior incluem:

- Anteromedialmente, a fóvea troclear, para a fixação de uma polia através da qual o músculo superior oblíquo passa, e a possibilidade de intrusão de parte do seio frontal
- Anterolateralmente, uma depressão (a fossa lacrimal) para a parte orbitária da glândula lacrimal.

Posteriormente, a asa menor do osso esfenoide completa o teto.

Parede medial

As **paredes mediais** das órbitas ósseas são paralelas entre si, e cada uma consiste em quatro ossos – a maxila, o lacrimal, o etmoide e o esfenoide (Figura 8.76).

A maior contribuição para a formação da parede medial é dada pela lâmina orbital do osso etmoide. Essa parte do osso contém coleções de células etmoidais, que são claramente visíveis em um crânio seco.

Igualmente visível na junção entre o teto e a parede medial, geralmente associados à sutura frontoetmoidal, estão os **forames etmoidais anterior** e **posterior**. Os nervos e vasos etmoidais anteriores e posteriores saem da órbita através dessas aberturas.

Anteriormente ao osso etmoide, está o pequeno osso lacrimal, e, completando a parte anterior da parede medial, encontra-se o processo frontal da maxila. Esses dois ossos participam da formação do **sulco lacrimal**, que contém o saco lacrimal, limitado pela **crista lacrimal posterior** (parte do osso lacrimal) e pela **crista lacrimal anterior** (parte da maxila).

Posteriormente ao osso etmoide, a parede medial é completada por uma pequena parte do osso esfenoide, que forma uma parte da parede medial do canal óptico.

Assoalho

O **assoalho** (**parede inferior**) da órbita óssea, que também é o teto do seio maxilar, consiste principalmente na face orbital da maxila (Figura 8.76), com pequenas contribuições dos ossos zigomático e palatino.

Começando posteriormente e continuando ao longo do limite lateral do assoalho da órbita óssea, encontra-se a fissura orbital inferior. Além da extremidade anterior da fissura, o osso zigomático completa o assoalho da órbita óssea.

Posteriormente, o processo orbital do osso palatino faz uma pequena contribuição ao assoalho da órbita óssea, perto da junção dos ossos maxila, etmoide e esfenoide.

Parede lateral

A **parede lateral** da órbita óssea é formada por dois ossos – anteriormente, o osso zigomático; posteriormente, a asa maior do osso esfenoide (Figura 8.76). A fissura orbital superior fica entre a asa maior do esfenoide e a asa menor do esfenoide, que formam parte do teto.

Pálpebras

As pálpebras superior e inferior são estruturas anteriores que, quando fechadas, protegem a superfície do bulbo do olho.

O espaço entre as pálpebras quando estão abertas é a **rima das pálpebras**.

As camadas das pálpebras, de anterior para posterior, consistem em pele, tecido subcutâneo, músculo estriado, septo orbital, tarso e túnica conjuntiva (Figura 8.71).

As pálpebras superior e inferior são basicamente semelhantes em estrutura, exceto pelo acréscimo de dois músculos na pálpebra superior.

Na clínica

Fratura da órbita

Fraturas da órbita não são incomuns e podem envolver as margens orbitais com extensões para a maxila, osso frontal e osso zigomático. Essas fraturas, com frequência, são parte de fraturas faciais complexas. Fraturas dentro da órbita frequentemente ocorrem no assoalho e na parede medial; no entanto, fraturas nas paredes superior e lateral também ocorrem. Fraturas do assoalho orbital inferior são um dos tipos mais comuns de lesão. Essas fraturas podem puxar o músculo oblíquo e os tecidos associados a ele para dentro da linha de fratura. Quando isso ocorre, os pacientes podem não conseguir olhar para cima (diplopia vertical para cima) com o olho afetado. Fraturas da parede medial caracteristicamente mostram ar dentro da órbita nas radiografias. Isso se deve à fratura do labirinto etmoidal, permitindo continuidade direta entre a órbita e os seios paranasais etmoidais. Ocasionalmente, pacientes têm uma sensação de enchimento dentro da órbita quando assoam o nariz.

Pele e tecido subcutâneo

A pele das pálpebras não é particularmente substancial e apenas uma fina camada de tecido conjuntivo separa a pele da camada de músculos estriados subjacente (Figura 8.77). A fina camada de tecido conjuntivo e sua disposição frouxa são responsáveis pelo acúmulo de líquido (sangue) quando ocorre um trauma.

Músculo orbicular dos olhos

As fibras musculares encontradas após a pele e o tecido cutâneo, percorrendo a pálpebra em um sentido anteroposterior, pertencem à **parte palpebral** do **orbicular dos olhos** (Figura 8.77). Esse músculo é parte do músculo orbicular dos olhos, que consiste principalmente em duas partes – uma **parte orbital**, que cerca a órbita, e a parte palpebral, que fica nas pálpebras. O orbicular dos olhos é inervado pelo nervo facial [VII] e fecha as pálpebras.

A parte palpebral é delgada e ancorada medialmente pelo **ligamento palpebral medial** (Figura 8.78), que se fixa à crista lacrimal anterior e lateralmente se mistura com fibras do músculo da pálpebra inferior no **ligamento palpebral lateral** (Figura 8.78).

Uma terceira parte do músculo orbicular dos olhos que pode ser identificada consiste em fibras na margem medial, que passam profundamente, fixando-se à crista lacrimal posterior. Essas fibras formam a parte lacrimal do orbicular dos olhos e podem estar envolvidas na drenagem das lágrimas.

Septo orbital

Profundamente à parte palpebral do orbicular dos olhos, existe uma extensão do periósteo para as pálpebras superior e inferior, a partir da margem da órbita (Figura 8.79). É o **septo orbital**, que se estende descendo pela pálpebra superior e subindo pela pálpebra inferior, sendo contínuo com o periósteo dentro e fora da órbita (Figura 8.79). O septo orbital se insere no tendão do músculo levantador da pálpebra superior, na pálpebra superior, e fixa-se ao tarso, na pálpebra inferior.

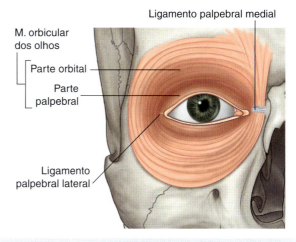

Figura 8.78 Músculo orbicular dos olhos.

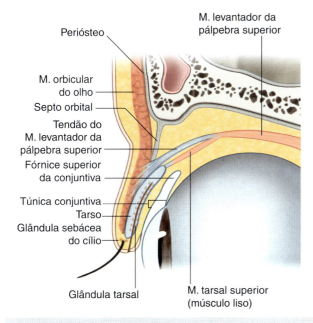

Figura 8.77 Pálpebras.

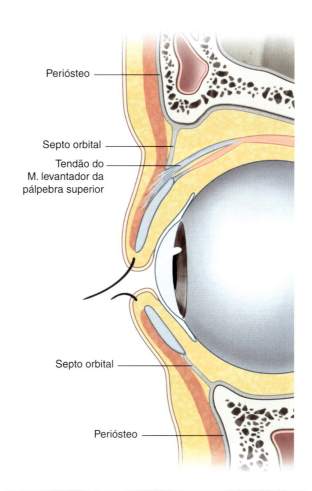

Figura 8.79 Septo orbital.

Tarso e levantador da pálpebra superior

Proporcionando maior sustentação para cada pálpebra, encontra-se o tarso (Figura 8.80). Existe um grande **tarso superior** na pálpebra superior e um **tarso inferior**, menor, na pálpebra inferior (Figura 8.80). Essas lâminas de tecido conjuntivo denso se fixam, medialmente, à crista lacrimal anterior da maxila, pelo ligamento palpebral medial, e, lateralmente, ao tubérculo orbital do osso zigomático, pelo ligamento palpebral lateral.

Embora os tarsos nas pálpebras superior e inferior, em geral, tenham estrutura e função semelhantes, há uma diferença característica. Associado ao tarso na pálpebra superior, está o **músculo levantador da pálpebra superior** (Figura 8.80), que eleva a pálpebra. Tem sua origem na parte posterior do teto da órbita, imediatamente superior ao forame óptico, sendo sua inserção na superfície anterior do tarso superior, com a possibilidade de algumas fibras se fixarem à pele da pálpebra superior. É inervado pelo nervo oculomotor [III].

Em companhia do músculo levantador da pálpebra superior, há uma coleção de fibras musculares lisas que passam da superfície inferior do levantador à margem superior do tarso superior (Figura 8.77). Inervado por fibras simpáticas pós-ganglionares do gânglio cervical superior, esse é o **músculo tarsal superior**.

A perda de função do músculo levantador da pálpebra superior resulta em ptose ou queda da pálpebra superior.

Túnica conjuntiva

A estrutura da pálpebra se completa por uma membrana fina (a **conjuntiva**), que cobre a superfície posterior de cada pálpebra (Figura 8.77). Essa membrana cobre toda a extensão da superfície posterior de cada pálpebra antes de se refletir na superfície externa (**esclera**) do bulbo do olho, onde se fixa, na junção entre a esclera e a córnea. Com essa membrana, forma-se o **saco da conjuntiva** quando as pálpebras se fecham, e as extensões superior e inferior desse saco são, respectivamente, os **fórnices superior** e **inferior da conjuntiva** (Figura 8.77).

Glândulas

Implantadas nas lâminas tarsais, estão as glândulas tarsais (Figura 8.77), que desembocam na margem livre de cada pálpebra. São glândulas sebáceas modificadas que secretam uma substância oleosa que aumenta a viscosidade das lágrimas e diminui a taxa de evaporação da superfície do bulbo do olho. O bloqueio e a inflamação da glândula tarsal são um **calázio**, que se instala na superfície interna da pálpebra.

As glândulas tarsais não são as únicas glândulas associadas às pálpebras. Associadas aos folículos dos cílios, há glândulas sebáceas e glândulas sudoríparas (Figura 8.77). O bloqueio e a inflamação dessas glândulas são um **hordéolo** (**terçol**), que se situa na margem da pálpebra.

Vasos

A irrigação arterial das pálpebras vem de muitos vasos da região (Figura 8.81). Eles incluem:

- As artérias supratroclear, supraorbital, lacrimal e dorsal do nariz, provenientes da artéria oftálmica
- A artéria angular, proveniente da artéria facial
- A artéria facial transversa, proveniente da artéria temporal superficial
- Ramos da própria artéria temporal superficial.

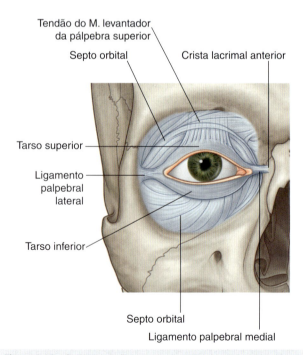

Figura 8.80 Lâminas tarsais.

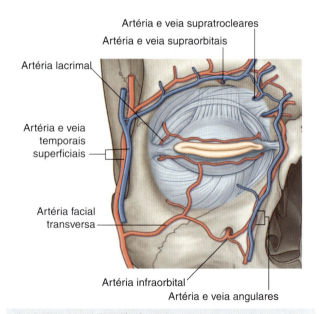

Figura 8.81 Vasos das pálpebras.

A drenagem venosa segue um padrão externo por meio de veias associadas às várias artérias e a um padrão interno, que entra na órbita através de conexões com as veias oftálmicas.

A drenagem linfática ocorre, principalmente, para os linfonodos parotídeos, com uma certa drenagem do ângulo medial do olho para vasos linfáticos associados às artérias angular e facial, em direção aos linfonodos submandibulares.

Inervação

A inervação da pálpebra tem componentes sensitivo e motor.

Os nervos sensitivos são todos ramos do nervo trigêmeo [NC V] (Figura 8.82). Os ramos palpebrais originam-se de:

- Ramos supraorbital, supratroclear, infratroclear e lacrimal do nervo oftálmico [V_1] e
- Ramo infraorbital do nervo maxilar [V_2].

A inervação motora provém:

- Do nervo facial [NC VII], que inerva a parte palpebral do músculo orbicular dos olhos
- Do nervo oculomotor [NC III], que supre o músculo levantador da pálpebra superior; e
- De fibras simpáticas, que inervam o músculo tarsal superior.

A perda de inervação do orbicular dos olhos pelo nervo facial [NC VII] causa incapacidade de fechar as pálpebras firmemente e queda da pálpebra inferior, resultando em lacrimejamento.

A perda de inervação do levantador da pálpebra superior pelo nervo oculomotor [NC III] causa incapacidade de abrir a pálpebra superior voluntariamente, produzindo uma ptose completa.

A perda de inervação do músculo tarsal superior pelas fibras simpáticas causa ptose parcial constante.

Aparelho lacrimal

O aparelho lacrimal está envolvido na produção, no movimento e na drenagem de líquido da superfície do bulbo do olho. É composto de **glândula lacrimal** e seus ductos, os **canalículos lacrimais**, o **saco lacrimal** e o **ducto lacrimonasal**.

Na clínica

Síndrome de Horner

A síndrome de Horner é causada por qualquer lesão que resulte em perda da função simpática na cabeça. É caracterizada por três manifestações típicas:

- Constrição pupilar (miose), devido à paralisia do músculo dilatador da pupila
- Ptose (queda da pálpebra superior) parcial, devido à paralisia do músculo tarsal superior; e
- Ausência de sudorese no lado ipsilateral da face e do pescoço, devido à ausência de inervação das glândulas sudoríparas.

Alterações secundárias também incluem:

- Vasodilatação ipsilateral, devido à perda do controle simpático normal dos vasos sanguíneos subcutâneos e
- Enoftalmia (afundamento do bulbo do olho na órbita) – provavelmente consequente a paralisia do músculo orbicular embora seja um sinal incomum da síndrome de Horner.

O músculo orbital se estende pela fissura orbital inferior e ajuda a manter a posição correta do conteúdo orbital.

A causa mais comum da síndrome de Horner é um tumor que erode o gânglio cervicotorácico, o que é típico de tumor apical de pulmão.

Síndrome de Horner cirurgicamente induzida

A indução cirúrgica de síndrome de Horner pode ser necessária para pacientes que sofrem de hiperidrose grave (sudorese intensa). Essa condição, frequentemente debilitante, pode chegar a ser tão grave que os pacientes ficam confinados em seus lares, por medo ou vergonha. O tratamento é relativamente direto. O paciente é anestesiado e um tubo endotraqueal bifurcado é colocado nos brônquios principais direito e esquerdo. Uma pequena incisão é feita no espaço intercostal do lado apropriado, e um pneumotórax é cirurgicamente induzido. O paciente é ventilado pelo pulmão contralateral.

Usando um endoscópio, o ápice da cavidade torácica pode ser visto por dentro, e o gânglio cervicotorácico pode ser prontamente identificado. Técnicas obliterativas incluem termocoagulação e excisão cirúrgica. Depois que o gânglio foi destruído, o endoscópio é removido, o pulmão é reinflado e a pequena incisão é suturada.

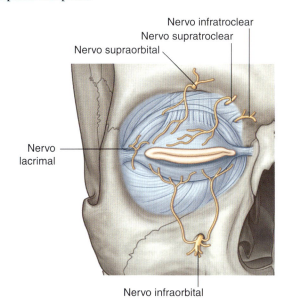

Figura 8.82 Inervação das pálpebras.

Gray Anatomia Clínica para Estudantes

A glândula lacrimal é anterior, na região superolateral da órbita (Figura 8.83), e é dividida em duas partes pelo levantador da pálpebra superior (Figura 8.84):

- A **parte orbital**, maior, localiza-se em uma depressão, a fossa lacrimal, no osso frontal
- A **parte palpebral**, menor, é inferior ao levantador da pálpebra superior, na parte superolateral da pálpebra.

Numerosos ductos derramam secreções glandulares na parte lateral do fórnice superior da conjuntiva.

O líquido é continuamente secretado pela glândula lacrimal e movimentado pela superfície do bulbo do olho quando as pálpebras piscam.

O fluido acumula-se medialmente no **lago lacrimal**, de onde é drenado pelos canalículos lacrimais, cada um associado a uma pálpebra (Figura 8.83). O **ponto lacrimal** é a abertura através da qual o líquido entra em cada canalículo.

Passando medialmente, os canalículos lacrimais finalmente se unem, entrando no saco lacrimal entre as cristas lacrimais anterior e posterior, posteriormente ao ligamento palpebral medial e anteriormente à parte lacrimal do músculo orbicular dos olhos (Figuras 8.85 e 8.86). Quando o músculo orbicular dos olhos se contrai durante o ato de "piscar", a pequena parte lacrimal do músculo comprime o saco lacrimal, forçando o líquido para o ducto lacrimonasal, que drena para o meato inferior da cavidade nasal. Quando o músculo relaxa, o saco lacrimal se expande, puxando líquido para si através dos canalículos do saco da conjuntiva.

Inervação

A inervação da glândula lacrimal envolve três diferentes componentes (Figura 8.87).

Inervação sensitiva

Os neurônios sensitivos da glândula lacrimal retornam ao SNC pelo ramo lacrimal do nervo oftálmico [V_1].

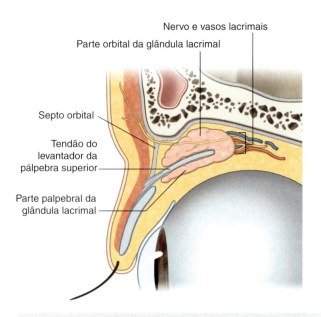

Figura 8.84 Glândula lacrimal e levantador da pálpebra superior.

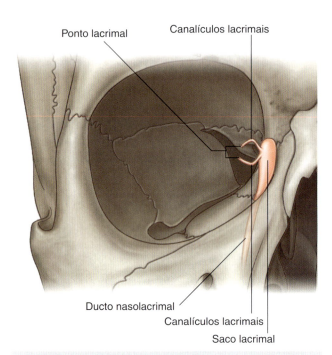

Figura 8.85 Formação do saco lacrimal.

Inervação secretomotora (parassimpática)

As fibras secretomotoras da parte parassimpática da divisão autônoma da parte periférica do sistema nervoso estimulam a secreção de líquido pela glândula lacrimal. Esses neurônios parassimpáticos pré-ganglionares saem do SNC no nervo facial [NC VII], entram no nervo petroso maior (um ramo do nervo facial [NC VII]) e continuam com esse nervo até ele se tornar o **nervo do canal pterigóideo** (Figura 8.87).

O nervo do canal pterigóideo finalmente entra no gânglio pterigopalatino, onde os neurônios parassimpáticos

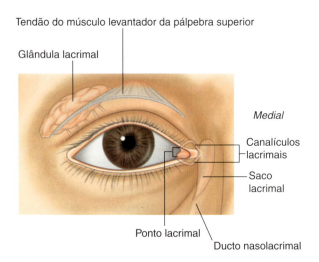

Figura 8.83 Glândula lacrimal, vista anterior.

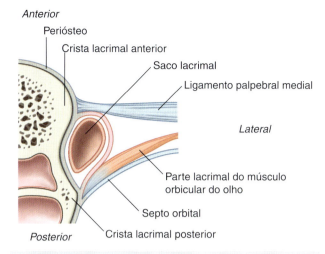

Figura 8.86 Posição do saco lacrimal.

pré-ganglionares trocam sinapse com os pós-ganglionares. Os neurônios pós-ganglionares unem-se ao nervo maxilar [V_2] e continuam com ele até a origem do nervo zigomático, onde continuam até que ele forneça o nervo zigomático temporal, que finalmente distribui fibras parassimpáticas pós-ganglionares em um pequeno ramo que se une ao nervo lacrimal. O nervo lacrimal, então, passa à glândula lacrimal.

Inervação simpática

A inervação simpática da glândula lacrimal segue um trajeto semelhante ao da inervação parassimpática. As fibras simpáticas pós-ganglionares, originadas no gânglio cervical superior, têm trajeto ao longo do plexo que cerca a artéria carótida interna (Figura 8.87). Elas deixam esse plexo como nervo petroso profundo e unem-se às fibras parassimpáticas do nervo do canal pterigóideo.

Atravessando o gânglio pterigopalatino, as fibras simpáticas seguem, deste ponto em diante, a mesma via que as fibras parassimpáticas para a glândula lacrimal.

Vasos

A irrigação arterial para a glândula lacrimal ocorre por ramos da artéria oftálmica, e a drenagem venosa é realizada por intermédio das veias oftálmicas.

Fissuras e forames

Numerosas estruturas entram e saem da órbita através de várias aberturas (Figura 8.88).

Canal óptico

Quando a órbita óssea é vista de uma posição anterolateral, a abertura circular no ápice da órbita é o canal óptico, que se abre para a fossa média do crânio e é limitado, medialmente, pelo corpo do esfenoide e, lateralmente, pela asa menor do esfenoide. Atravessando o canal óptico, estão o nervo óptico e a artéria oftálmica (Figura 8.89).

Fissura orbital superior

Imediatamente lateral ao canal óptico, há um espaço de formato triangular entre o teto e a parede lateral da órbita óssea. Esta é a fissura orbital superior, que permite que estruturas passem entre a órbita e a fossa média do crânio (Figura 8.88).

Atravessando a fissura orbital superior, estão os ramos superior e inferior do nervo oculomotor [III], o nervo troclear [IV], o nervo abducente [VI], os ramos lacrimal, frontal e nasociliar do nervo oftálmico [V_1] e a veia oftálmica superior (Figura 8.89).

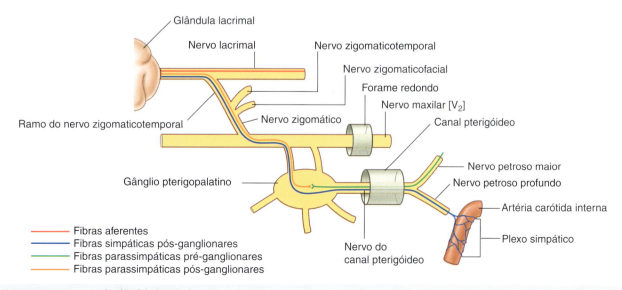

Figura 8.87 Inervação da glândula lacrimal.

Fissura orbital inferior

Uma abertura longitudinal, a fissura orbital inferior, separando a parede lateral do assoalho da órbita (Figura 8.88). Seus limites são a asa maior do esfenoide e os ossos maxilar, palatino e zigomático. Essa longa fissura possibilita comunicação entre:

- A órbita e a fossa pterigopalatina posteriormente
- A órbita e a fossa infratemporal medialmente; e
- A órbita e a fossa temporal posterolateralmente.

Atravessando a fissura orbital inferior, estão os nervos maxilar [V_2] e seu ramo zigomático, os vasos infraorbitais e uma veia comunicando-se com o plexo pterigóideo de veias.

Forame infraorbital

Começando posteriormente e atravessando cerca de dois terços da fissura orbital inferior, encontra-se um sulco (o **sulco infraorbital**), que continua anteriormente através do assoalho da órbita (Figura 8.88). Esse sulco se liga com o **canal infraorbital**, que se abre para a face no **forame infraorbital**.

O nervo infraorbital, um ramo do nervo maxilar [V_2] e vasos passam por essa estrutura para saírem na face.

Outras aberturas

Associadas à parede medial da órbita óssea existem várias aberturas menores (Figura 8.88).

Os **forames etmoidais anterior** e **posterior** estão na junção entre as paredes superior e medial. Essas aberturas proporcionam comunicações da órbita com o osso etmoide e dão passagem para os nervos e vasos etmoidais anteriores e posteriores.

Completando as aberturas na parede medial, há um canal na parte inferior da parede, anteriormente. A depressão para o saco lacrimal, formada pelo osso lacrimal e pelo processo frontal da maxila, fica claramente visível. Essa depressão é contínua com o canal nasolacrimal, que leva ao meato inferior da cavidade nasal. O ducto nasolacrimal, uma parte do aparelho lacrimal, fica contido no canal nasolacrimal.

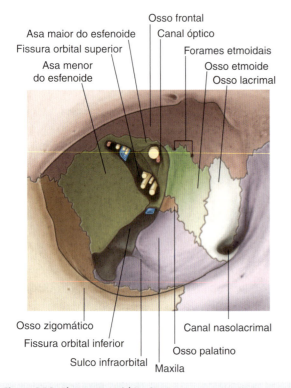

Figura 8.88 Aberturas na órbita óssea.

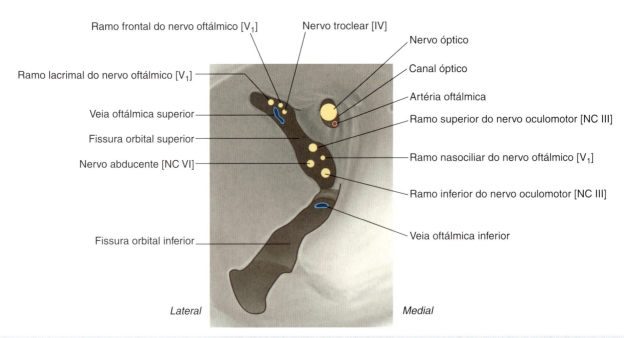

Figura 8.89 Canal óptico e fissura orbital superior.

Especializações da fáscia

Periórbita

O periósteo que reveste os ossos que formam a órbita é a **periórbita** (Figura 8.90 A).

É contínua nas margens da órbita com o periósteo na face externa do crânio e envia extensões para as pálpebras superior e inferior (os **septos orbitais**).

Nas várias aberturas onde a órbita se comunica com a cavidade craniana, a periórbita é contínua com a camada periosteal da dura-máter. Na parte posterior da órbita, a periórbita se espessa em torno do canal óptico e da parte central da fissura orbital superior. Esse é o ponto de origem dos quatro músculos retos: o **anel tendíneo comum**.

Bainha do bulbo do olho

A **bainha do bulbo do olho** é uma camada de fáscia que encerra uma parte importante do bulbo (Figuras 8.91 e 8.92):

- Posteriormente, fixa-se firmemente à esclera (a parte branca do bulbo) em torno do ponto de entrada do nervo óptico no bulbo
- Anteriormente, fixa-se firmemente à esclera perto da margem da córnea (a parte transparente do bulbo)
- Além disso, à medida que os músculos se aproximam do bulbo do olho, a fáscia que reveste cada músculo se mistura com a bainha fascial do bulbo, enquanto os músculos atravessam e depois continuam até seu ponto de inserção.

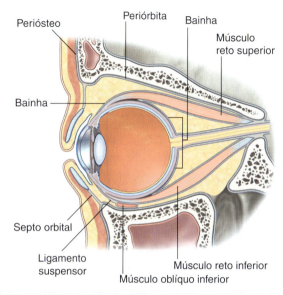

Figura 8.91 Bainha do bulbo do olho.

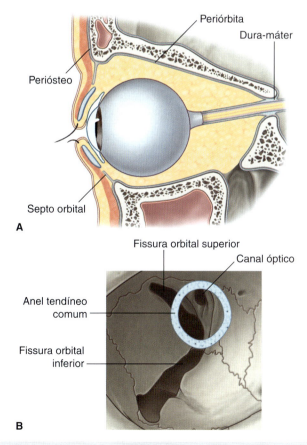

Figura 8.90 Periórbita. **A.** Vista lateral. **B.** Anel tendíneo comum.

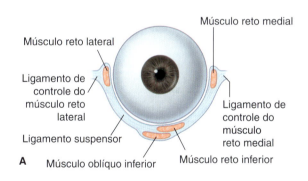

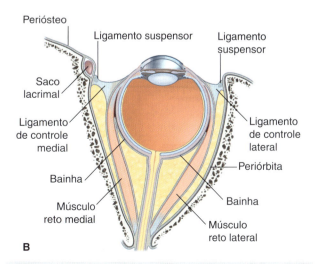

Figura 8.92 Ligamentos de controle. **A.** Vista anterior. **B.** Vista superior.

Uma parte inferior especializada da bainha do bulbo do olho é o **ligamento suspensor do bulbo** (Figuras 8.91 e 8.92), que o sustenta. Essa estrutura "em forma de tipoia" é composta da bainha do bulbo e de contribuições dos dois músculos intrínsecos inferiores, bem como dos músculos extrínsecos retos medial e lateral.

Ligamentos de controle dos músculos retos medial e lateral

Uma outra especialização da fáscia na órbita são os ligamentos de controle (Figura 8.92). São expansões da fáscia que reveste os músculos retos medial e lateral, que se fixam às paredes média e lateral da órbita óssea:

- O ligamento de controle medial é uma extensão da fáscia que cobre o músculo reto medial e fixa-se imediatamente posterior à crista lacrimal posterior do osso lacrimal
- O ligamento de controle lateral é uma extensão da fáscia que cobre o músculo reto lateral e fixa-se ao tubérculo orbital do osso zigomático.

Funcionalmente, o posicionamento desses ligamentos parece restringir os músculos retos medial e lateral, por isso sua denominação.

Músculos

Há dois grupos de músculos na órbita:

- **Músculos extrínsecos do olho** (**músculos extraoculares**), envolvidos em movimentos do bulbo ou elevação das pálpebras superiores, e
- Músculos intrínsecos, dentro do bulbo do olho, que controlam a forma da lente e o diâmetro da pupila.

Os músculos extrínsecos incluem o levantador da pálpebra superior, o reto inferior, o reto medial, o reto lateral, o oblíquo superior e o oblíquo inferior.

Os músculos intrínsecos incluem o músculo ciliar, o esfíncter da pupila e o dilatador da pupila.

Músculos extrínsecos

Dos sete músculos no grupo extrínseco, um levanta as pálpebras, enquanto os outros seis movimentam o próprio bulbo do olho (Tabela 8.8).

Os movimentos do bulbo do olho, em três dimensões (Figura 8.93), são:

- Elevação – direcionando a pupila superiormente
- Depressão – direcionando a pupila inferiormente
- Abdução – direcionando a pupila lateralmente
- Adução – direcionando a pupila medialmente
- Rotação interna – rodando e direcionando a pupila medialmente (ou em direção ao nariz); e
- Rotação externa – rodando e direcionando a pupila lateralmente (ou em direção à têmpora).

O eixo de cada órbita é direcionado um pouco lateralmente de trás para a frente, mas cada bulbo do olho fica em direção anterior (Figura 8.94). Portanto, a tração de alguns músculos tem efeitos múltiplos sobre o movimento do bulbo, enquanto a de outros tem um efeito único.

Levantador da pálpebra superior

O levantador da pálpebra superior eleva a pálpebra superior (Tabela 8.8). É o músculo mais superior na órbita, originando-se do teto, imediatamente anterior ao canal óptico, na superfície inferior da asa menor do esfenoide (Figura 8.95 B). Seu principal ponto de inserção é na

Tabela 8.8 Músculos extrínsecos (extraoculares) do bulbo do olho.

Músculo	Origem	Inserção	Inervação	Função
Levantador da pálpebra superior	Asa menor do esfenoide, anteriormente ao canal óptico	Superfície anterior do tarso; algumas fibras para a pele e fórnice superior da conjuntiva	Nervo oculomotor [NC III] – ramo superior	Elevação da pálpebra superior
Reto superior	Parte superior do anel tendíneo comum	Metade anterior do bulbo do olho, superiormente	Nervo oculomotor [NC III] – ramo superior	Elevação, abdução e rotação medial do bulbo do olho
Reto inferior	Parte inferior do anel tendíneo comum	Metade anterior do bulbo do olho, inferiormente	Nervo oculomotor [NC III] – ramo inferior	Depressão, adução e rotação lateral do bulbo do olho
Reto medial	Parte medial do anel tendíneo comum	Metade anterior do bulbo do olho, medialmente	Nervo oculomotor [NC III] – ramo inferior	Adução do bulbo do olho
Reto lateral	Parte lateral do anel tendíneo comum	Metade anterior do bulbo do olho, lateralmente	Nervo abducente [NC VI]	Abdução do bulbo do olho
Oblíquo superior	Corpo do esfenoide, superior e medialmente ao canal óptico	Quadrante posterior externo do bulbo do olho	Nervo troclear [IV]	Depressão, abdução e rotação interna do bulbo do olho
Oblíquo inferior	Assoalho medial da órbita; maxila, lateralmente ao sulco nasolacrimal	Quadrante posterior externo do bulbo do olho	Nervo oculomotor [NC III] – ramo inferior	Elevação, abdução e rotação externa do bulbo do olho

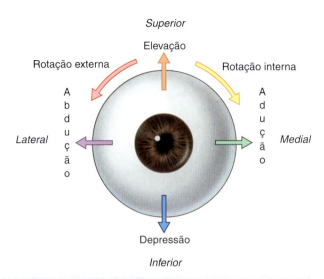

Figura 8.93 Movimentos do bulbo do olho.

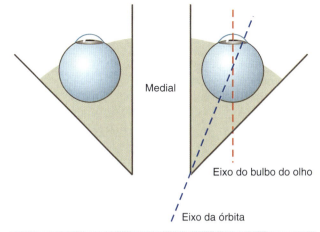

Figura 8.94 Eixos do bulbo do olho e da órbita.

superfície anterior do tarso superior, mas algumas fibras também se fixam à pele do tarso superior e ao fórnice superior da conjuntiva.

A inervação é realizada pelo ramo superior do nervo oculomotor [III].

A contração do levantador da pálpebra superior determina a elevação da pálpebra superior.

Uma característica peculiar do levantador da pálpebra superior é que uma coleção de fibras musculares lisas passa de sua superfície inferior para a margem superior do tarso superior (Figura 8.77). Esse grupo de fibras musculares lisas (o músculo tarsal superior) ajuda a manter a elevação das pálpebras e é inervado por fibras simpáticas pós-ganglionares do gânglio cervical superior.

A perda de função do nervo oculomotor [III] resulta em ptose completa da pálpebra superior, enquanto a perda da inervação simpática para o músculo tarsal superior resulta em ptose parcial.

Músculos retos

Quatro músculos retos ocupam as posições medial, lateral, inferior e superior ao passarem de suas origens posteriormente para seus pontos de fixação na metade anterior do bulbo do olho (Figura 8.89 e Tabela 8.8). Eles se originam como um grupo de um anel tendíneo comum no ápice da órbita e formam um cone de músculos quando passam para a sua inserção anterior, no bulbo do olho.

Músculos reto superior e inferior

Os músculos retos superior e inferior têm ações complicadas porque o ápice da órbita, onde os músculos se originam, é medial ao eixo central do bulbo do olho quando se olha diretamente para a frente:

- O **reto superior** se origina da parte superior do anel tendíneo comum, acima do canal óptico

- O **reto inferior** se origina da parte inferior do anel tendíneo comum, abaixo do canal óptico (Figura 8.96).

Conforme esses músculos passam adiante na órbita para se inserirem na metade anterior do bulbo, eles também se dirigem lateralmente (Figura 8.95). Devido a essas orientações:

- A contração do reto superior eleva, aduz e rotaciona internamente o bulbo do olho (Figura 8.97 A)
- A contração do reto inferior deprime, aduz e rotaciona externamente o bulbo do olho (Figura 8.97 A).

O **ramo superior** do nervo oculomotor [III] inerva o reto superior, e o seu **ramo inferior** inerva o reto inferior.

Para isolar a função dos músculos retos superior e inferior e para testá-los, pede-se ao paciente para seguir o dedo do médico lateralmente e depois para cima ou para baixo (Figura 8.97 B). O primeiro movimento traz o eixo do bulbo do olho para alinhamento com o maior eixo dos músculos retos superior e inferior. Movendo o dedo para cima, testa-se o músculo reto superior; movendo-o para baixo, o reto inferior (Figura 8.97 B).

Músculos retos medial e lateral

A orientação e ações dos músculos retos medial e lateral são mais diretas do que as dos músculos retos superior e inferior.

O **reto medial** se origina da parte medial do anel tendíneo comum, medialmente ao canal óptico e abaixo dele, enquanto o **reto lateral** se origina da parte lateral do anel tendíneo comum quando este faz ponte com a fissura orbital superior (Figura 8.96).

Os músculos retos medial e lateral estendem-se para a frente e inserem-se na metade anterior do bulbo do olho (Figura 8.95). A contração de cada reto medial aduz, enquanto a contração de cada reto lateral abduz o bulbo do olho.

Gray Anatomia Clínica para Estudantes

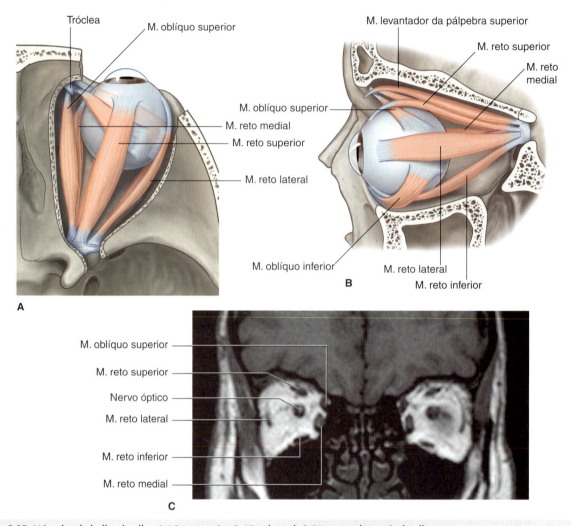

Figura 8.95 Músculos do bulbo do olho. **A.** Vista superior. **B.** Vista lateral. **C.** RM coronal através do olho.

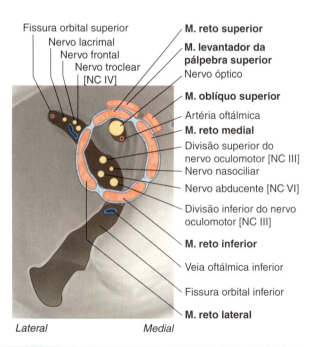

Figura 8.96 Origens dos músculos no bulbo do olho, vista coronal.

O ramo inferior do nervo oculomotor [III] inerva o reto medial, e o nervo abducente [IV] inerva o reto lateral.

Para isolar a função dos músculos retos medial e lateral e testá-los, pede-se ao paciente para seguir o dedo do médico medial e lateralmente, respectivamente, no plano horizontal.

Músculos oblíquos

Os músculos oblíquos encontram-se nas partes superior e inferior da órbita, não se originam do anel tendíneo comum, são angulares aos músculos retos em suas inserções no bulbo do olho e, diferentemente dos músculos retos, fixam-se à metade posterior do bulbo do olho.

Músculo oblíquo superior

O músculo oblíquo superior origina-se do corpo do esfenoide, superior e medialmente ao canal óptico e medialmente à origem do levantador da pálpebra superior (Figuras 8.95 e 8.96). Passa à frente, ao longo da margem medial do teto da órbita, até atingir uma polia fibrocartilagínea (a **tróclea**), que se fixa à fóvea troclear do osso frontal.

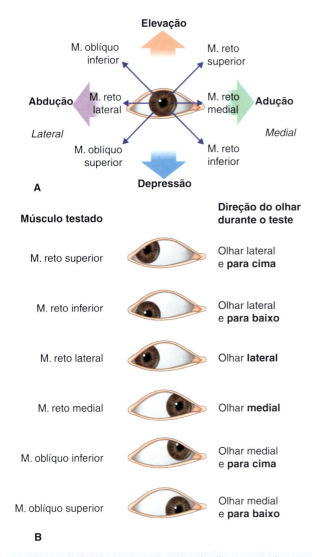

Figura 8.97 Ações de músculos do bulbo do olho. **A.** Ação de músculos individuais (ação anatômica). **B.** Movimento do olho quando se testa um músculo específico (teste clínico).

O tendão do músculo oblíquo superior atravessa a tróclea e se desvia lateralmente para cruzar o bulbo do olho em direção posterolateral. Continua profundamente ao músculo reto superior e se insere no quadrante posterior lateral do bulbo do olho.

A contração do músculo oblíquo superior, portanto, direciona a pupila para baixo e para fora (Figura 8.97 A).

O nervo troclear [NC IV] supre o músculo oblíquo superior ao longo de sua face superior.

Para isolar a função do músculo oblíquo superior e testá-lo, pede-se ao paciente que siga o dedo do médico medialmente, a fim de alinhar o eixo do tendão do músculo com o eixo do bulbo do olho, e depois que olhe para baixo, o que testa o músculo.

Músculo oblíquo inferior

O músculo oblíquo inferior é o único músculo extrínseco que não se origina na parte posterior da órbita. Origina-se do lado medial do assoalho da órbita, imediatamente posterior à margem orbitária, e se insere na face orbital da maxila, imediatamente lateral ao sulco nasolacrimal (Figura 8.95).

O músculo oblíquo inferior atravessa o assoalho da órbita em uma direção posterolateral, entre o músculo reto inferior e o assoalho da órbita, antes de se inserir no quadrante posterior lateral, imediatamente sob o músculo reto lateral.

A contração do músculo oblíquo inferior direciona a pupila para cima e para fora (Figura 8.97 A).

O ramo inferior do nervo oculomotor supre o músculo oblíquo inferior.

Para isolar a função do músculo oblíquo inferior e testá-lo, pede-se ao paciente que siga o dedo do médico medialmente, para alinhar o eixo do tendão do músculo com o eixo do bulbo, e depois que olhe para cima, o que testa o músculo (Figura 8.97 B).

Músculos extrínsecos e movimentos do bulbo do olho

Seis dos sete músculos extrínsecos do bulbo do olho estão diretamente envolvidos nos movimentos do bulbo do olho.

Para cada um dos músculos retos, o medial, o lateral, o inferior e o superior, e para os oblíquos superior e inferior, pode ser descrita uma ação específica ou um grupo de ações (Tabela 8.8). No entanto, esses músculos não atuam isoladamente. Funcionam como equipe no movimento coordenado do bulbo do olho, para posicionar a pupila conforme necessário.

Por exemplo, embora o músculo reto lateral seja o principal responsável pelo movimento do bulbo do olho lateralmente, é auxiliado nessa ação pelos músculos oblíquos superior e inferior.

Vasos

Artérias

A irrigação arterial para estruturas na órbita, incluindo o bulbo do olho, é realizada pela artéria oftálmica (Figura 8.99). Esse vaso é um ramo da artéria carótida interna, que sai imediatamente depois que a artéria carótida interna deixa o seio cavernoso. A artéria oftálmica entra na órbita através do canal óptico, juntamente com o nervo óptico.

Na órbita, a artéria oftálmica inicialmente se situa inferior e lateralmente ao nervo óptico (Figura 8.99). Quando segue anteriormente na órbita, atravessa superiormente ao nervo óptico e prossegue pelo lado medial da órbita.

Na órbita, a artéria oftálmica fornece numerosos ramos, que são os seguintes:

- A **artéria lacrimal**, que se origina da artéria oftálmica na parte lateral do nervo óptico e se dirige à região

Na clínica

Exame do olho

O exame do olho inclui avaliação das capacidades visuais, da musculatura intrínseca e sua função e dos processos patológicos que possam afetar o olho, isoladamente ou como parte do processo sistêmico.

O exame ocular inclui testes para acuidade visual, astigmatismo, campos visuais e interpretação de cores (para excluir daltonismo) em várias circunstâncias. O médico também avalia a retina, o nervo óptico e seus revestimentos, a lente e a córnea.

Os músculos extrínsecos funcionam sinergicamente para proporcionar movimento ocular apropriado e conjugado:

- Reto lateral – nervo abducente [VI]
- Oblíquo superior – nervo troclear [IV]; e
- Restante – nervo oculomotor [III].

O olho pode ser afetado em doenças sistêmicas. O diabetes melito tipicamente afeta o olho e pode causar catarata, doença macular e hemorragia da retina, e todas comprometem a visão.

Ocasionalmente, ocorre paralisia unilateral dos músculos extrínsecos, que se deve a lesão no tronco encefálico ou direta no nervo, o que pode se associar a compressão tumoral ou trauma. A paralisia de um músculo é facilmente demonstrada quando o paciente tenta movimentar o olho na direção associada à ação normal daquele músculo. Tipicamente, o paciente se queixa de visão dupla (diplopia).

Perda da inervação dos músculos em torno do olho

A perda da inervação do orbicular das pálpebras pelo nervo facial [NC VII] causa incapacidade de fechar firmemente as pálpebras, provocando a queda da pálpebra inferior e lacrimejamento. Isso resulta em ressecamento da túnica conjuntiva, que pode ulcerar, causando assim infecção secundária.

A perda da inervação do músculo levantador da pálpebra superior por lesão do nervo oculomotor [INC II] causa incapacidade da pálpebra superior de elevar-se, provocando ptose. Geralmente, a lesão do nervo oculomotor [NC III] é causada por traumatismo cranioencefálico (TCE) grave.

A perda da inervação do músculo tarsal superior por fibras simpáticas causa ptose parcial constante. Qualquer lesão ao longo do tronco simpático pode induzir isso. Uma doença maligna pulmonar apical deve sempre ser suspeita, porque a ptose pode fazer parte da síndrome de Horner (ver seção Na clínica).

Na clínica

O "teste do H"

A função de todos os músculos extrínsecos e seus nervos [NC III, IV, VI] para o movimento do bulbo do olho em ambas as órbitas pode ser facilmente testada ao mesmo tempo pedindo-se ao paciente que siga, sem mover a cabeça, um objeto, como a ponta de uma caneta ou um dedo, movendo-se no desenho de um H – começando pela linha média entre os dois olhos (Figura 8.98).

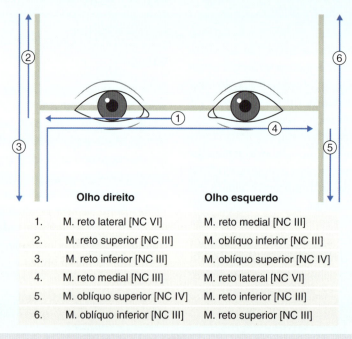

Figura 8.98 O "teste do H".

Capítulo 8 • Cabeça e Pescoço

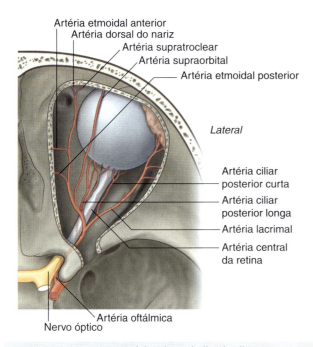

Figura 8.99 Irrigação arterial da órbita e bulbo do olho.

- A **artéria dorsal nasal**, que é um dos dois ramos terminais da artéria oftálmica, deixa a órbita para irrigar a superfície superior do nariz; e
- A **artéria supratroclear**, que é o outro ramo terminal da artéria oftálmica e sai da órbita com o nervo supratroclear, irrigando a fronte ao atravessá-la e assumir uma direção superior.

Veias

Há dois canais venosos na órbita, as veias oftálmicas superior e inferior (Figura 8.100).

A **veia oftálmica superior** começa na área anterior da órbita como as veias de conexão provenientes da veia supraorbital e da veia angular, que se unem. Passa pela parte superior da órbita, recebendo tributárias de veias que acompanham os ramos da artéria oftálmica e veias que drenam a parte posterior do bulbo do olho. Posteriormente, deixa a órbita pela fissura orbital superior e entra no seio cavernoso.

A **veia oftálmica inferior** é menor do que a veia oftálmica superior, começa anteriormente e passa pela parte inferior da órbita. Recebe várias tributárias de músculos e da parte posterior do bulbo ao passar pela órbita.

A veia oftálmica inferior deixa a órbita posteriormente:

- Unindo-se com a veia oftálmica superior
- Atravessando a fissura orbital superior sozinha e unindo-se ao seio cavernoso; ou
- Atravessando a fissura orbital inferior e unindo-se ao plexo venoso pterigóideo, na fossa infratemporal.

Como as veias oftálmicas se comunicam com o seio cavernoso, atuam como a via pela qual infecções podem se propagar de fora para dentro da cavidade craniana.

anterior na parte lateral da órbita, irrigando a glândula lacrimal, os músculos, o ramo ciliar anterior para o bulbo do olho e as partes laterais da pálpebra
- A **artéria central da retina**, que entra no nervo óptico, prossegue descendo pelo centro do nervo até a retina e é claramente vista quando se analisa a retina com um oftalmoscópio – a oclusão desse vaso ou da artéria que lhe dá origem leva à cegueira
- As **artérias ciliares posteriores longas** e **curtas**, que são ramos que entram no bulbo do olho posteriormente, e penetram a esclera e irrigam estruturas dentro do bulbo do olho
- As **artérias musculares**, que são ramos que irrigam os músculos intrínsecos do olho
- A **artéria supraorbital**, que geralmente se origina da artéria oftálmica imediatamente depois de ela ter atravessado o nervo óptico, prossegue anteriormente e sai da órbita pelo forame supraorbital com o nervo supraorbital – irriga a fronte e o couro cabeludo, quando atravessa essas áreas, até o vértice do crânio
- A **artéria etmoidal posterior**, que sai da órbita pelo forame etmoidal posterior para irrigar as células etmoidais e a cavidade nasal
- A **artéria etmoidal anterior**, que sai da órbita pelo forame etmoidal anterior, entra na cavidade craniana, fornecendo o ramo meníngeo anterior, e continua entrando na cavidade nasal e irrigando o septo e a parede lateral e terminando como artéria dorsal do nariz
- As **artérias palpebrais mediais**, que são pequenos ramos que irrigam a área medial das pálpebras superior e inferior

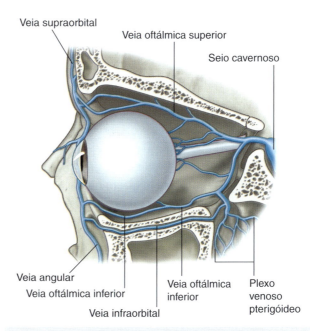

Figura 8.100 Drenagem venosa da órbita e bulbo do olho.

757

Inervação

Muitos nervos entram na órbita e suprem estruturas em suas paredes ósseas. Eles incluem o nervo óptico [NC II], o nervo oculomotor [NC III], o nervo troclear [NC IV], o nervo abducente [NC VI] e nervos autônomos. Outros nervos, como o nervo oftálmico [V$_3$], suprem estruturas orbitais e depois se dirigem para fora da órbita para suprir outras regiões.

Nervo óptico

O nervo óptico [NC II] não é um nervo craniano verdadeiro, mas extensão do encéfalo que carrega fibras aferentes da retina do bulbo do olho para os centros visuais do encéfalo. É envolvido pelas meninges cranianas, inclusive pelo espaço subaracnóideo, que se estendem anteriormente até o bulbo do olho.

Qualquer elevação da pressão intracraniana (PIC), portanto, resulta em aumento da pressão no espaço subaracnóideo ao redor do nervo óptico. Isso pode impedir o retorno venoso ao longo das veias da retina, causando edema do disco óptico (papiledema), que pode ser visto quando a retina é examinada com um oftalmoscópio.

O nervo óptico sai da órbita através do canal óptico (Figura 8.101). É acompanhado, no canal óptico, pela artéria oftálmica.

Nervo oculomotor

O nervo oculomotor [NC III] deixa a superfície anterior do tronco encefálico entre o mesencéfalo e a ponte. Segue anteriormente, na parede lateral do seio cavernoso.

Imediatamente antes de entrar na órbita, o nervo oculomotor [NC III] divide-se em ramos superior e inferior (Figura 8.102). Esses ramos entram na órbita através da fissura orbital superior, situada no anel tendíneo comum (Figura 8.101).

Dentro da órbita, o pequeno ramo superior sobe na parte lateral do nervo óptico para inervar os músculos reto superior e levantador da pálpebra superior (Figura 8.102).

O grande ramo inferior divide-se em três ramos:

- Um que passa abaixo do nervo óptico quando este segue pelo lado medial da órbita para inervar o músculo reto medial;
- O segundo, descendente, que inerva o músculo reto inferior; e
- O terceiro desce e tem um trajeto em direção anterior, ao longo do assoalho da órbita, para inervar o músculo oblíquo inferior (Figura 8.102).

À medida que o terceiro ramo desce, ele fornece o **ramo para o gânglio ciliar**. Essa é a raiz parassimpática para o gânglio ciliar e apresenta fibras parassimpáticas pré-ganglionares que farão sinapse no gânglio ciliar com fibras parassimpáticas pós-ganglionares. As fibras pós-ganglionares são distribuídas ao bulbo do olho por nervos ciliares curtos e inervam o esfíncter da pupila e os músculos ciliares.

Nervo troclear

O nervo troclear [NC IV] se origina da superfície posterior do mesencéfalo e passa em torno dele para entrar na margem do tentório do cerebelo. Continua em uma via intradural, atingindo e passando pela parede lateral do seio cavernoso, imediatamente abaixo do nervo oculomotor [NC III].

Imediatamente antes de entrar na órbita, o nervo troclear sobe, passando pelo nervo oculomotor [NC III] e

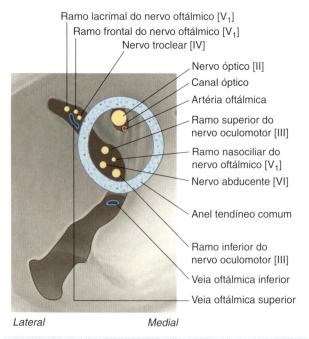

Figura 8.101 Inervação da órbita e bulbo do olho.

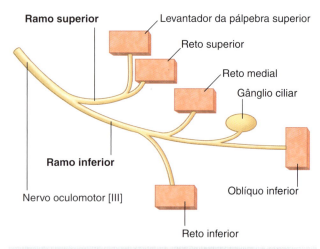

Figura 8.102 Nervo oculomotor [III] e suas divisões.

entra na órbita através da fissura orbital superior, acima do anel tendíneo comum (Figura 8.101). Na órbita, o nervo troclear [NC IV] sobe e se desvia medialmente, cruzando acima do músculo levantador da pálpebra superior, para entrar na margem superior do músculo oblíquo superior (Figura 8.103).

Nervo abducente

O nervo abducente [NC VI] se origina do tronco encefálico entre a ponte e o bulbo. Entra na dura-máter que reveste o clivo e continua em um canal dural até chegar ao seio cavernoso.

O nervo abducente entra no seio cavernoso e corre através do seio lateral, indo até a artéria carótida interna. Passa lateralmente ao seio e entra na órbita através da fissura orbital superior, dentro do anel tendíneo comum (Figura 8.101). Uma vez na órbita, sai lateralmente, para inervar o músculo reto lateral.

Fibras simpáticas pós-ganglionares

As fibras simpáticas pré-ganglionares se originam dos segmentos superiores da medula espinal torácica, especialmente de T1. Entram na cadeia simpática pelos ramos comunicantes brancos e sobem até o **gânglio cervical superior**, onde fazem sinapse com as fibras simpáticas pós-ganglionares.

As fibras pós-ganglionares distribuem-se ao longo da artéria carótida interna e seus ramos.

As fibras simpáticas pós-ganglionares destinadas à órbita trafegam com a artéria oftálmica. Uma vez na órbita, as fibras se distribuem para o bulbo do olho:

- Por meio do gânglio ciliar, sem fazer sinapse e unindo-se a nervos ciliares curtos, que vêm do gânglio para o bulbo do olho
- Por meio dos nervos ciliares longos, para chegar ao bulbo do olho.

No bulbo, as fibras simpáticas pós-ganglionares inervam o músculo dilatador da pupila.

Nervo oftálmico [V_1]

O nervo oftálmico [V_1] é a menor e mais superior das três divisões do nervo trigêmeo. Esse nervo, puramente sensitivo, recebe aferências de estruturas na órbita e de ramos adicionais na face e no couro cabeludo.

Deixando o gânglio trigeminal, o nervo oftálmico [V_1] vai para a frente da parede lateral do seio cavernoso, inferiormente aos nervos troclear [IV] e oculomotor [III]. Imediatamente antes de entrar na órbita, divide-se em três ramos – nervos nasociliar, lacrimal e frontal (Figura 8.104). Esses ramos entram na órbita pela fissura orbital superior com os nervos frontal e lacrimal fora do anel tendíneo comum, e o nervo nasociliar, dentro dele (Figura 8.101).

Nervo lacrimal

O nervo lacrimal é o menor dos três ramos do nervo oftálmico [V_1]. Uma vez na órbita, vai para a frente ao longo da margem superior do músculo reto lateral (Figura 8.105).

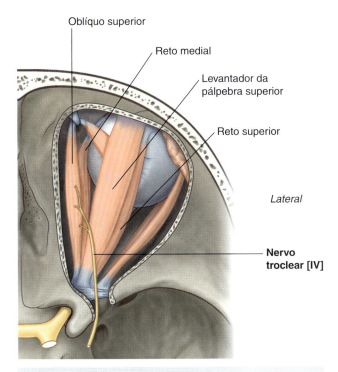

Figura 8.103 Nervo troclear [IV] na órbita.

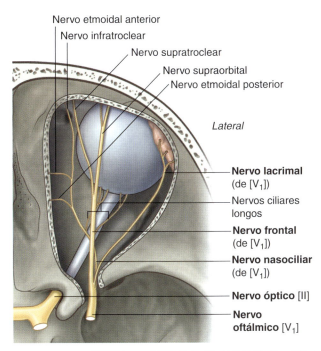

Figura 8.104 Nervo oftálmico [V_1] e suas divisões.

Gray Anatomia Clínica para Estudantes

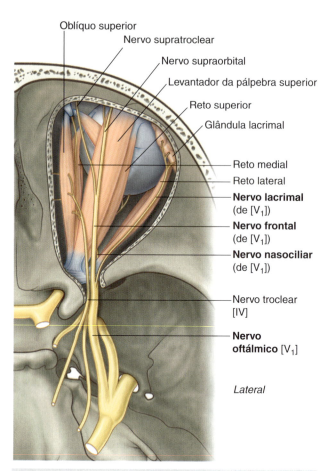

Figura 8.105 Relação do nervo oftálmico [V$_1$] e suas divisões com os músculos do bulbo do olho.

Recebe um ramo do nervo zigomaticotemporal, que carrega fibras pós-ganglionares parassimpáticas e simpáticas, para distribuição à glândula lacrimal.

Chegando à parte anterolateral da órbita, o nervo lacrimal inerva a glândula lacrimal, a conjuntiva e a parte lateral da pálpebra superior.

Nervo frontal

O nervo frontal é maior ramo do nervo oftálmico [V$_1$] e recebe aferência sensitiva de áreas fora da órbita. Saindo da fissura orbital superior, esse ramo vai para a frente entre o levantador da pálpebra superior e a periórbita no teto da órbita (Figura 8.101). A cerca de meio caminho na órbita, divide-se em seus dois ramos terminais – os nervos supraorbital e supratroclear (Figuras 8.104 e 8.105):

- O **nervo supratroclear** continua em uma direção anteromedial, passando acima da tróclea. Sai da órbita medialmente ao forame supraorbital e inerva a conjuntiva e a pele da pálpebra superior e da parte medial inferior da fronte
- O **nervo supraorbital** é o maior dos dois ramos e continua em direção anterior, passando entre o músculo levantador da pálpebra superior e a periórbita que recobre o teto da órbita (Figura 8.105). Sai da órbita através da incisura supraorbital e sobe pela fronte e couro cabeludo, inervando a pálpebra superior, a conjuntiva e a fronte, chegando posteriormente até a parte média do couro cabeludo.

Nervo nasociliar

O nervo nasociliar tem tamanho intermediário entre os nervos frontal e lacrimal, e geralmente é o primeiro ramo do nervo oftálmico (Figura 8.104). Está situado mais profundamente na órbita, onde entra através do anel tendíneo comum, entre os ramos superior e inferior do nervo oculomotor [III] (ver Figura 8.101).

Uma vez na órbita, o nervo nasociliar cruza a superfície superior do nervo óptico quando este passa em uma direção medial abaixo do músculo reto superior (Figuras 8.104 e 8.106). Seu primeiro ramo, o **ramo comunicante para o gânglio ciliar (raiz sensitiva para o gânglio ciliar)**, destaca-se logo no início do seu curso pela órbita.

O nervo nasociliar continua para a frente ao longo da parede medial da órbita, entre os músculos oblíquo

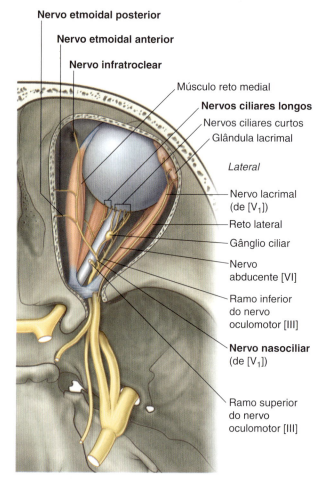

Figura 8.106 Trajeto do nervo nasociliar (de [V$_1$]) no bulbo do olho.

superior e reto medial, fornecendo vários ramos. Estes incluem:

- Os **nervos ciliares longos**, que são sensitivos para o bulbo do olho, mas também podem conter fibras simpáticas para a dilatação pupilar
- O **nervo etmoidal posterior**, que sai da órbita pelo forame etmoidal posterior para inervar as células etmoidais posteriores e o seio esfenoide
- O **nervo infratroclear**, que se distribui para a parte medial das pálpebras superior e inferior, o saco lacrimal e a pele da metade superior do nariz; e
- O **nervo etmoidal anterior**, que sai da órbita através do forame etmoidal anterior para inervar a fossa anterior do crânio, a cavidade nasal e a pele da metade inferior do nariz (Figura 8.106).

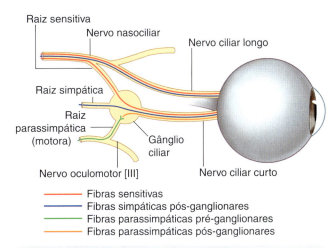

Figura 8.107 Gânglio ciliar.

Gânglio ciliar

O gânglio ciliar é um gânglio parassimpático do nervo oculomotor [NC III]. Associa-se ao ramo nasociliar do nervo oftálmico [V_1] e é o local onde os neurônios parassimpáticos pré-ganglionares e pós-ganglionares fazem sinapse, bem como de onde fibras dessa parte da divisão autônoma do SNP seguem para o bulbo do olho. O gânglio ciliar também é atravessado por fibras simpáticas pós-ganglionares e fibras sensitivas destinadas ao bulbo do olho.

O gânglio ciliar é um gânglio muito pequeno, na parte posterior da órbita, imediatamente lateral ao nervo óptico e entre este e o músculo reto lateral (Figura 8.106). Geralmente, é descrito como recebendo pelo menos dois, e possivelmente três, ramos ou raízes de outros nervos na órbita.

Raiz parassimpática

Quando o ramo inferior do nervo oculomotor [III] passa na área do gânglio ciliar, envia um ramo para o gânglio (a raiz parassimpática). O ramo parassimpático carrega fibras parassimpáticas pré-ganglionares, que entram no gânglio e fazem sinapse com fibras pós-ganglionares parassimpáticas (Figura 8.107).

As fibras parassimpáticas pós-ganglionares deixam o gânglio através de nervos ciliares curtos, que entram na região posterior do bulbo do olho, em torno do nervo óptico.

No bulbo, as fibras parassimpáticas inervam:

- O **músculo esfíncter da pupila**, responsável pela constrição pupilar, e
- O **músculo ciliar**, responsável pela acomodação da lente do olho para a visão de perto.

Raiz sensitiva

Um segundo ramo (a raiz sensitiva) vem do nervo nasociliar para o gânglio (Figura 8.107). Esse ramo entra na parte posterossuperior do gânglio e traz fibras sensitivas, que atravessam o gânglio e continuam ao longo dos nervos ciliares curtos para o bulbo do olho. Essas fibras são responsáveis pela inervação sensitiva de todas as partes do bulbo do olho.

Raiz simpática

O terceiro ramo para o gânglio ciliar é o mais variável. Esse ramo, quando presente, é a raiz simpática e contém fibras simpáticas pós-ganglionares do gânglio cervical superior (Figura 8.107). Essas fibras sobem com a artéria carótida interna, saem do plexo que cerca a artéria no seio cavernoso e entram na órbita pelo anel tendíneo comum. Lá, entram na parte posterior do gânglio ciliar, atravessam-no e continuam ao longo dos nervos ciliares curtos até o bulbo do olho; no entanto, as fibras simpáticas podem também tomar caminhos alternativos até seu destino.

As fibras simpáticas para o bulbo do olho podem não entrar no gânglio como um ramo separado. Podem sair do plexo associado à artéria carótida interna no seio cavernoso, juntar-se ao nervo oftálmico [V_1] e ir até o gânglio ciliar na raiz sensitiva do nervo nasociliar. Além disso, as fibras simpáticas carregadas no nervo nasociliar podem não entrar no gânglio e ir diretamente até o bulbo do olho pelos nervos ciliares longos (Figura 8.107). Qualquer que seja o seu trajeto, as fibras simpáticas pós-ganglionares chegam ao bulbo do olho e inervam o músculo dilatador da pupila.

Bulbo do olho

O bulbo do olho ocupa a parte anterior da órbita. Sua forma esférica é interrompida anteriormente, onde sofre um abaulamento. Essa projeção anterior representa cerca de um sexto da área total do bulbo e é a córnea transparente (Figura 8.108).

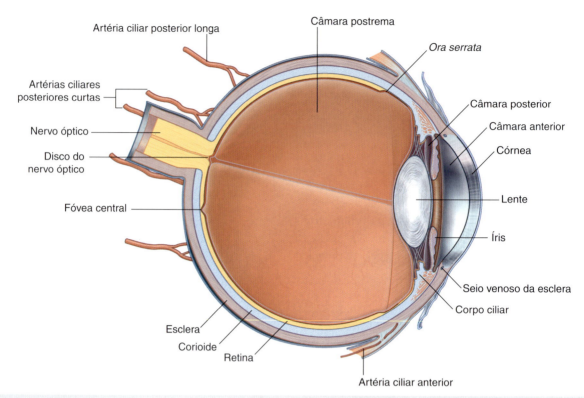

Figura 8.108 Bulbo do olho.

Posteriormente à córnea, e de anterior para posterior, estão a câmara anterior, a íris e a pupila, a câmara posterior, a lente, a câmara postrema (vítrea) e a retina.

Câmaras anterior e posterior

A **câmara anterior** é a área diretamente posterior à córnea e anterior à parte colorida dos olhos (**íris**). A abertura central na íris é a **pupila**. Posterior à íris e anterior ao cristalino, está a **câmara posterior**, menor.

As câmaras anterior e posterior são contínuas uma com a outra através da pupila. Ficam cheias de um líquido (**humor aquoso**), que é secretado na câmara posterior, flui para a câmara anterior através da pupila e é absorvido no **seio venoso da esclera** (canal de Schlemm), que é um canal venoso circular na junção entre a córnea e a íris (Figura 8.108).

O humor aquoso fornece nutrientes à córnea e à lente (conhecida como cristalino na prática clínica), avasculares, e mantém a pressão intraocular. Se o ciclo normal de sua produção e absorção for comprometido, de modo que o volume de líquido aumente, ocorrerá elevação da pressão intraocular. Essa condição (glaucoma) provoca vários distúrbios visuais.

Lente e corpo vítreo

A **lente** (cristalino) separa o quinto anterior do bulbo do olho dos quatro quintos posteriores (Figura 8.108). É um disco transparente, elástico e biconvexo fixado circunferencialmente aos músculos associados à camada média do bulbo do olho. Essa inserção lateral possibilita que a lente modifique sua capacidade de refração para manter a acuidade visual. O termo clínico para a opacidade lente é catarata.

Os quatro quintos posteriores do bulbo do olho, da lente à retina, são ocupados pela câmara postrema (vítrea) (Figura 8.108). Esse compartimento é preenchido por uma substância transparente gelatinosa – o **corpo vítreo** (**humor vítreo**). Ao contrário do humor aquoso, essa substância não pode ser substituída.

Túnicas do bulbo do olho

Em torno dos componentes internos do bulbo do olho, estão as suas túnicas (camadas). Elas consistem em: uma camada fibrosa externa, uma camada vascular média e uma camada nervosa interna (retiniana) (Figura 8.101):

- A camada fibrosa (externa) consiste na esclera, posteriormente, e na córnea, anteriormente
- A camada vascular (média) consiste na **corioide**, posteriormente, e é contínua com o corpo ciliar e a íris, anteriormente
- A camada nervosa (interna) consiste na parte óptica da **retina**, posteriormente, e na retina não visual, que reveste a superfície interna do corpo ciliar e da íris, anteriormente.

Vasos

Irrigação arterial

A irrigação arterial para o bulbo do olho vem de várias fontes:

- As artérias ciliares posteriores curtas são ramos da artéria oftálmica que penetram a esclera em torno do nervo óptico e entram na camada corioide (Figura 8.108)
- As artérias ciliares posteriores longas, geralmente duas, entram na esclera nas partes medial e lateral do nervo óptico e prosseguem anteriormente na camada corioide para anastomosarem-se com as artérias ciliares anteriores
- As artérias ciliares anteriores são ramos das artérias que irrigam os músculos (Figura 8.108) – à medida que os músculos se inserem na esclera, essas artérias a penetram para se anastomosarem com as artérias ciliares posteriores longas, na camada corioide
- A artéria central da retina atravessa o nervo óptico e entra na área da retina no disco óptico.

Drenagem venosa

A drenagem venosa do bulbo do olho está relacionada principalmente com a drenagem da camada corioide. Quatro grandes veias (as **veias vorticosas**) estão envolvidas nesse processo. Elas saem da esclera de cada um dos quadrantes posteriores do bulbo e entram nas veias oftálmicas superior e inferior. Também há uma veia central da retina acompanhando a artéria central da retina.

Túnica fibrosa do bulbo do olho

A túnica fibrosa do bulbo consiste em dois componentes – a esclera, que reveste as partes posterior e lateral do bulbo do olho (cerca de cinco sextos da superfície), e a córnea, que reveste a parte anterior (cerca de um sexto da superfície) (Figura 8.108).

Esclera

A esclera é uma camada opaca de tecido conjuntivo denso que pode ser vista anteriormente, através de seu revestimento conjuntivo, como o "branco do olho". É penetrada por numerosos vasos e nervos, inclusive o nervo óptico, posteriormente, e proporciona inserção para os vários músculos envolvidos nos movimentos do bulbo do olho.

A fáscia do bulbo do olho (túnica fibrosa do bulbo) reveste a esclera externamente, desde a entrada do nervo óptico até a junção corneoescleral. Internamente, a esclera se fixa frouxamente à corioide da túnica vascular.

Córnea

Continuamente com a esclera anteriormente, há a córnea, transparente. Cobre o sexto anterior da superfície do bulbo do olho e, sendo transparente, possibilita a entrada de luz.

Túnica vascular do bulbo do olho

A túnica vascular do bulbo do olho consiste em três partes contínuas – de anterior a posterior, a corioide, o corpo ciliar e a íris (Figura 8.108).

Corioide

A corioide é posterior e representa aproximadamente dois terços da camada vascular. É uma camada fina, altamente vascularizada, pigmentada, consistindo em vasos menores adjacentes à retina e vasos maiores, mais perifericamente. Fixa-se firmemente à retina internamente e frouxamente à esclera, externamente.

Corpo ciliar

Estendendo-se da margem anterior da corioide, está o corpo ciliar (Figura 8.108). Essa estrutura triangular, entre a corioide e a íris, forma um anel completo em torno do bulbo do olho. Seus componentes incluem o músculo ciliar e os processos ciliares (Figura 8.110).

O **músculo ciliar** consiste em fibras musculares lisas dispostas longitudinal, circular e radialmente. Controladas pelo parassimpático que se dirige à órbita pelo nervo oculomotor [NC III], essas fibras musculares, contraindo-se, diminuem o tamanho do anel formado pelo corpo ciliar.

Os **processos ciliares** são cristas longitudinais que se projetam da superfície interna do corpo ciliar (Figura 8.110). Saindo deles, há as **fibras zonulares**, fixadas à lente do bulbo do olho, que a suspendem em sua posição apropriada e formam coletivamente o **ligamento suspensor do bulbo**.

> **Na clínica**
>
> **Glaucoma**
> A pressão intraocular ficará elevada se o ciclo normal de produção e a absorção do humor aquoso forem alterados, de modo que o volume de líquido aumente. Essa patologia é o glaucoma, e pode provocar vários distúrbios visuais, inclusive cegueira, que decorre da compressão da retina e de sua irrigação.

> **Na clínica**
>
> **Catarata**
> Com o aumento da idade e em certos estados patológicos, a lente do olho se torna opaca. O aumento da opacidade resulta em um comprometimento visual progressivo. Uma cirurgia comum é a excisão da lente turva, substituindo-a por uma artificial.

Na clínica

Oftalmoscopia

A visualização direta da câmara postrema (vítrea) do olho é possível na maioria das situações clínicas. É obtida usando-se um oftalmoscópio, que é uma pequena lanterna operada por bateria e com uma lente minúscula, que permite a visualização direta da câmara postrema e da parede posterior do olho através da pupila e da lente. Algumas vezes, é necessário aplicar uma droga diretamente no olho para dilatar a pupila, melhorando a visualização.

O nervo óptico, observado como disco óptico, é facilmente visto. Os quatro ramos típicos da artéria central da retina e a fóvea também são visíveis.

Usando oftalmoscopia, o médico pode diagnosticar doenças do nervo óptico, anomalias vasculares e alterações dentro da retina (Figura 8.109).

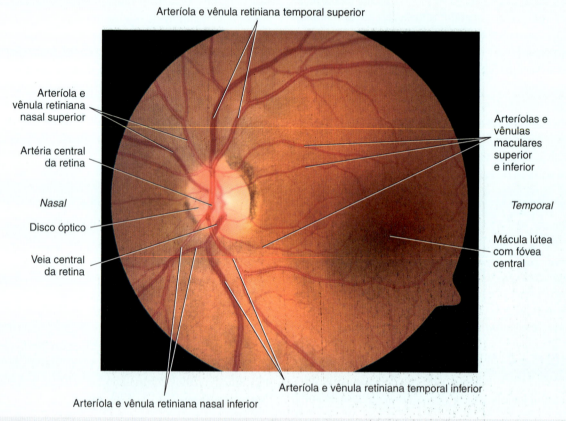

Figura 8.109 Imagem oftalmoscópica da câmara posterior do olho direito.

A contração do músculo ciliar diminui o tamanho do anel formado pelo corpo ciliar, o que reduz a tensão no ligamento suspensor do cristalino. A lente, portanto, fica mais arredondada (relaxada), resultando em acomodação da lente para a visão de perto.

Os processos ciliares também contribuem para a formação do humor aquoso.

Íris

A íris completa a camada vascular do bulbo do olho anteriormente (Figura 8.108). Essa estrutura circular, que se projeta do corpo ciliar, é a parte colorida do olho, com uma abertura central (pupila). Controlando o diâmetro da pupila, há fibras musculares lisas (esfíncter da pupila) e células mioepiteliais (dilatador da pupila) dentro da íris (Figura 8.110):

- Fibras dispostas em padrão circular compõem o músculo **esfíncter da pupila** (Tabela 8.9), que é inervado pelo parassimpático – a contração de suas fibras diminui ou contrai a abertura da pupila
- Fibras contráteis dispostas em padrão radial compõem o músculo **dilatador da pupila**, que é inervado pelo simpático – a contração de suas fibras aumenta ou dilata a abertura da pupila.

Túnica interna do bulbo do olho

A túnica interna do bulbo do olho é a retina (Figura 8.108), que consiste em duas partes. Posterior e lateralmente, situa-se a **parte óptica da retina**, que é sensível à luz, e, anteriormente, encontra-se a **parte cega**, que reveste a superfície interna do corpo ciliar e da íris. A junção entre essas partes é uma linha irregular (a *ora serrata*).

Parte óptica da retina

A parte óptica da retina consiste em duas camadas, uma externa pigmentada e uma interna neural:

- A **camada pigmentada** adere firmemente à corioide e continua anteriormente sobre a superfície interna do corpo ciliar e da íris
- A **camada neural**, que pode ainda ser subdividida em seus vários componentes neurais, está inserida apenas na camada pigmentada, em torno do nervo óptico e na *ora serrata*.

É a camada neural que se destaca, no caso de um descolamento da retina.

Muitas estruturas são claramente visíveis na superfície posterior da camada neural da retina.

O **disco óptico** é onde o nervo óptico deixa a retina (Figura 8.109). É mais claro do que a retina ao seu redor, e ramos da artéria central da retina distribuem-se desse ponto para fora, para irrigar a retina. Como não há células receptoras sensíveis à luz no disco óptico, ele é chamado de ponto cego da retina.

Lateralmente ao disco óptico, há uma pequena área com coloração amarelada denominada **mácula lútea**, com sua depressão central, a **fóvea central** (Figura 8.109). Essa é a área mais delgada da retina, e sua sensibilidade visual é mais alta do que a de outras partes da retina porque apresenta menos **bastonetes** (células receptoras de luz que funcionam na penumbra e não são sensíveis à cor) e mais **cones** (células receptoras de luz que respondem à luz clara e são sensíveis à cor).

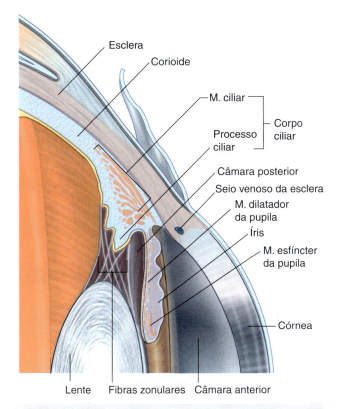

Figura 8.110 Corpo ciliar.

Tabela 8.9 Músculos intrínsecos do olho.

Músculo	Localização	Inervação	Função
Ciliar	Fibras musculares no corpo ciliar	Parassimpática do nervo oculomotor [NC III]	Constrição do corpo ciliar, relaxa a tensão na lente, tornando-a mais arredondada
Esfíncter da pupila	Fibras dispostas circularmente na íris	Parassimpática do nervo oculomotor [NC III]	Constrição da pupila
Dilatador da pupila	Fibras dispostas radialmente na íris	Simpática do gânglio cervical superior (T1)	Dilatação da pupila

Na clínica

Tomografia de coerência óptica

A tomografia de coerência óptica (do inglês, *optical coherence tomography* – OCT) (Figura 8.111) é um procedimento usado para se obter imagens da superfície de materiais translúcidos ou opacos. É similar à ultrassonografia, com a diferença de que usa luz em vez de som para produzir imagens em cortes. É especialmente útil no diagnóstico e tratamento de doenças do nervo óptico e da retina.

Membrana epirretiniana

Uma membrana epirretiniana (Figura 8.112) é uma lâmina fina de matéria fibrosa que se desenvolve na superfície da retina, na área da mácula lútea, e pode causar problemas visuais. Se estes forem significativos, pode ser necessária a remoção cirúrgica da membrana.

Gray Anatomia Clínica para Estudantes

Na clínica (*continuação*)

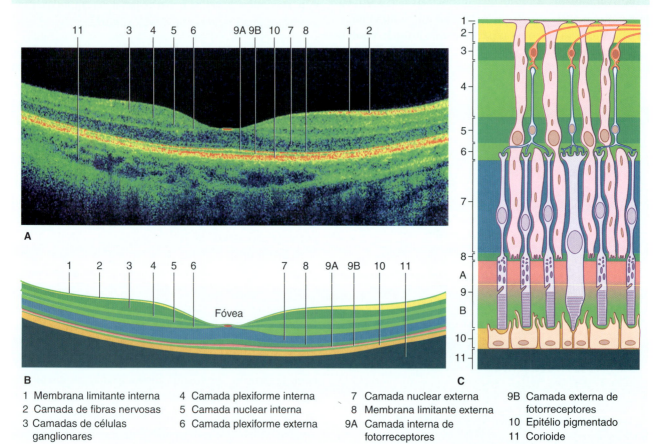

1 Membrana limitante interna
2 Camada de fibras nervosas
3 Camadas de células ganglionares
4 Camada plexiforme interna
5 Camada nuclear interna
6 Camada plexiforme externa
7 Camada nuclear externa
8 Membrana limitante externa
9A Camada interna de fotorreceptores
9B Camada externa de fotorreceptores
10 Epitélio pigmentado
11 Corioide

Figura 8.111 Camadas da retina no olho saudável. **A.** OCT de um olho saudável. **B.** Esquema indicando as camadas da retina na OCT de um olho saudável. **C.** Diagrama ilustrando as camadas da retina.

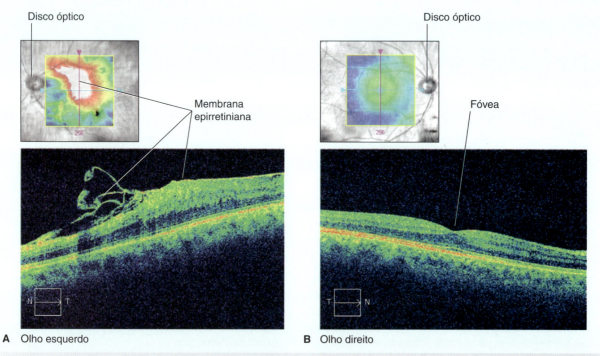

A Olho esquerdo
B Olho direito

Figura 8.112 Tomografia de coerência óptica (OCT). **A.** Olho doente. **B.** Olho saudável.

ORELHA

A orelha é o órgão da audição e do equilíbrio. Possui três partes (Figura 8.113):

- A primeira parte é a **orelha externa**, que consiste na parte fixada à lateral da cabeça e no conduto que leva ao interior
- A segunda parte é a **orelha média** – uma cavidade na parte petrosa do osso temporal limitada lateralmente e separada do canal externo, por uma membrana, e conectada internamente à faringe por uma estreita tuba
- A terceira parte é a **orelha interna**, que consiste em uma série de cavidades dentro da parte petrosa do osso temporal, entre a orelha média, lateralmente, e o meato acústico interno, medialmente.

A orelha interna converte os sinais mecânicos recebidos da orelha média, que inicialmente eram som capturado pela orelha externa, em sinais elétricos, para transferir informações para o encéfalo. A orelha interna também contém receptores para detectar movimento e posição.

Orelha externa

A orelha externa consiste em duas partes. A parte que se projeta do lado da cabeça é a orelha propriamente dita, e o canal que penetra o osso temporal é o **meato acústico externo**.

Orelha

A orelha (antes conhecida como pavilhão) se situa nos lados da cabeça e auxilia na captura do som. Consiste em cartilagem coberta por pele e disposta em um padrão de várias elevações e depressões (Figura 8.114).

A grande margem externa da orelha é a **hélice**. Termina inferiormente no lóbulo carnudo da orelha, a única parte da orelha não sustentada por cartilagem.

O centro oco da orelha é a **concha da orelha**. O meato acústico externo parte da parte profunda dessa área.

Imediatamente anterior à abertura do meato acústico externo, em frente à concha, há uma elevação (o **trago**). Oposto ao trago, e acima do **lóbulo**, há outra elevação (o **antitrago**). Uma margem menor, curva, paralela e anterior à hélice é a **antélice**.

Músculos

Numerosos músculos intrínsecos e extrínsecos associam-se à orelha:

- Os músculos intrínsecos passam entre as partes cartilagíneas da orelha e podem mudar a sua forma
- Os músculos extrínsecos, os auriculares anterior, superior e posterior, passam do couro cabeludo ou crânio à orelha e também podem desempenhar um papel no seu posicionamento (ver Figura 8.56).

Ambos os grupos de músculos são inervados pelo nervo facial [VII].

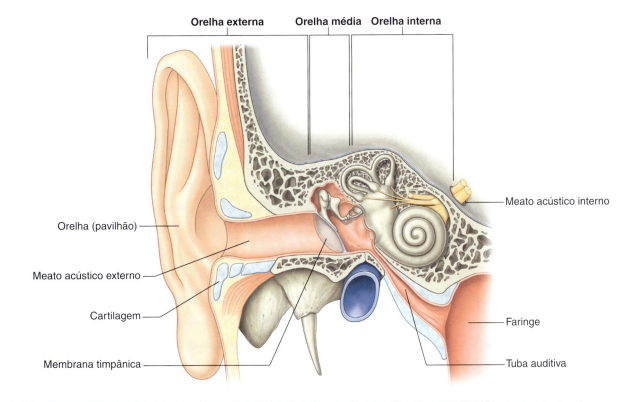

Figura 8.113 Orelha direita.

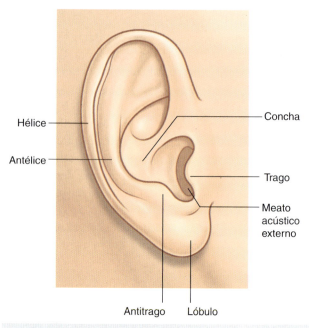

Figura 8.114 Orelha.

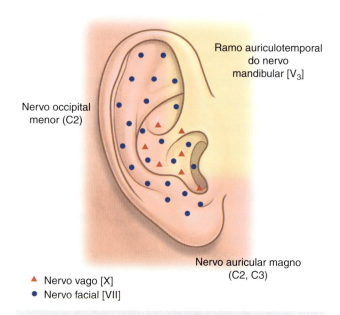

Figura 8.115 Inervação sensitiva da orelha.

Inervação

A inervação sensitiva da orelha vem de muitas fontes (Figura 8.115):

- As superfícies externas da orelha são inervadas pelos nervos auricular magno (parte anterior e posteroinferior) e occipital menor (parte posterossuperior), do plexo cervical, e o ramo auriculotemporal, do nervo mandibular [V_3] (parte anterossuperior)
- As partes mais profundas da orelha são inervadas pelo nervo vago [X] (o ramo auricular) e pelo nervo facial [VII] (que emite um ramo para o ramo auricular do nervo vago [X]).

Vasos

A irrigação arterial para a orelha vem de diversas fontes. A artéria carótida externa fornece a artéria auricular posterior, a artéria temporal superficial fornece os ramos auriculares anteriores, e a artéria occipital fornece o ramo auricular.

A drenagem venosa ocorre por meio de vasos que seguem as artérias.

A drenagem linfática da orelha segue anteriormente para entrar nos linfonodos parotídeos e, posteriormente, para os linfonodos mastóideos, ou ainda para os linfonodos cervicais profundos superiores.

Meato acústico externo

O meato acústico externo se estende da parte mais profunda da concha à **membrana timpânica** (tímpano), com uma distância de aproximadamente 2,5 cm (Figura 8.116). Suas paredes consistem em cartilagem e osso.

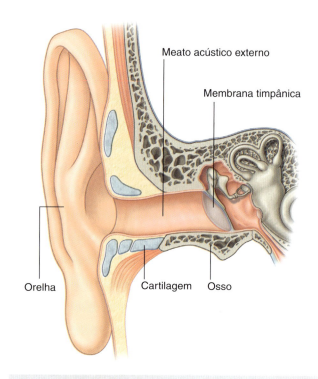

Figura 8.116 Meato acústico externo.

O terço lateral é formado por extensões cartilagíneas de algumas das cartilagens auriculares, e os dois terços mediais são um túnel no osso temporal.

O meato acústico externo é recoberto por pele em todo o seu comprimento, uma parte da qual contém pelos e glândulas sudoríparas modificadas que produzem **cerume** (cera de ouvido). Seu diâmetro varia e é mais largo lateralmente e estreito medialmente.

O meato acústico externo não segue um trajeto reto. A partir da abertura externa, sobe em uma direção anterior, depois se desvia um pouco na direção posterior, ainda subindo, e, por fim, desvia-se novamente em uma direção anterior, com uma leve descida. Para finalidade de exame, a observação do meato acústico externo e da membrana timpânica pode ser melhorada puxando-se a orelha superior e posteriormente e um pouco lateralmente.

Inervação

A inervação sensitiva do meato acústico externo é proveniente de vários dos nervos cranianos. A principal aferência sensitiva segue por ramos do nervo auriculotemporal, um ramo do nervo mandibular [V_3] (paredes anterior e superior) e do ramo auricular do nervo vago [X] (paredes posterior e inferior). Aferências sensitivas menores seguem por um ramo do nervo facial [VII] para o ramo auricular do nervo vago [X].

Membrana timpânica

A membrana timpânica separa o meato acústico externo da orelha média (Figuras 8.117 e 8.118), que se inclina medialmente, de cima para baixo e de posterior para anterior. Consiste em um centro de tecido conjuntivo revestido por pele no exterior e membrana mucosa no interior.

Em torno da periferia da membrana timpânica, um **anel fibrocartilagíneo** fixa a membrana à parte timpânica do osso temporal. Em seu centro, produz-se uma concavidade pela fixação, em sua superfície interna, da extremidade inferior do **cabo do martelo**, parte do osso martelo da orelha média. Esse ponto de fixação é a **proeminência malear**.

Anteroinferiormente à proeminência malear, geralmente é visível um reflexo brilhante de luz, denominado cone de luz, quando se examina a membrana timpânica com um otoscópio.

Superiormente à proeminência malear e em direção anterior, ocorre a fixação do restante do cabo do martelo (Figura 8.118). Na extensão mais superior dessa linha de inserção, um pequeno abaulamento na membrana marca a posição do **processo lateral** do martelo quando este se projeta contra a superfície interna da membrana timpânica. Afastando-se dessa elevação, na superfície interna da membrana, aparecem as **pregas maleares anterior** e **posterior**. Superiormente a essas pregas, a membrana timpânica é fina e frouxa (a **parte flácida**), enquanto o restante da membrana é espesso e retesado (a **parte tensa**).

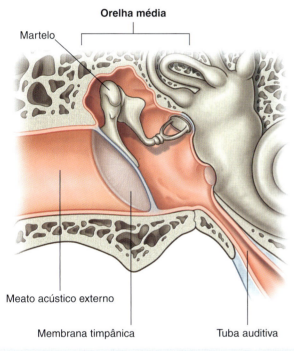

Figura 8.117 Orelha média.

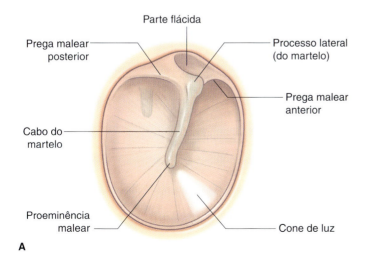
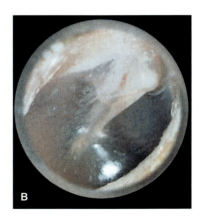

Figura 8.118 Membrana timpânica (orelha direita). **A.** Diagrama. **B.** Vista otoscópica.

Gray Anatomia Clínica para Estudantes

Inervação

A inervação das superfícies externa e interna da membrana timpânica é feita por vários nervos cranianos:

- A inervação sensitiva da pele na superfície exterior da membrana é feita principalmente pelo nervo auriculotemporal, um ramo do nervo mandibular [V_3], com participação adicional do ramo auricular do nervo vago [X], uma pequena contribuição de um ramo do nervo facial [VII] que vai até o ramo auricular do nervo vago [X] e, possivelmente, uma contribuição do nervo glossofaríngeo [IX]

Na clínica

Otite média

A tuba auditiva liga a orelha média à faringe e equilibra a pressão entre as orelhas média e externa. Resfriados e alergias, especialmente em crianças, podem resultar em edema da cobertura da tuba auditiva, o que pode prejudicar a drenagem normal de fluido da orelha média. O líquido então se acumula atrás da membrana timpânica, fornecendo um ambiente atrativo para vírus e bactérias crescerem e causarem otite média. Sem tratamento, a otite média pode levar a perfuração da membrana timpânica, perda da audição, meningite e abscesso cerebral.

Na clínica

Exame da orelha

A orelha compreende três componentes – as orelhas externa, média e interna.

O exame clínico é realizado para avaliar a audição e o equilíbrio. Um exame mais profundo envolve o uso de um otoscópio ou de outras técnicas para obtenção de imagem.

Orelha externa

A orelha externa é facilmente examinada. O meato acústico externo e a membrana timpânica exigem um exame otoscópico (Figura 8.118 B). Um otoscópio é um aparelho por meio do qual se pode emitir luz e ampliar a imagem, possibilitando o exame doo meato acústico externo e da membrana timpânica.

O exame começa segurando-se a região posterossuperior da orelha e retraindo-a delicadamente, para retificar o meato acústico externo. A membrana timpânica normal é relativamente transparente e tem uma coloração cinza avermelhada. O cabo do martelo é visível perto do centro da membrana. No canto inferior, sempre se demonstra um cone de luz.

Orelhas média e interna

A orelha média é investigada por TC e RM para visualizar o martelo, a bigorna e o estribo. Pode-se determinar a relação entre ossos na cavidade timpânica (na orelha média) e identificar possíveis massas.

A orelha interna também é avaliada por TC e RM.

- A inervação sensitiva da membrana mucosa na superfície interna da membrana timpânica é feita inteiramente pelo nervo glossofaríngeo [IX].

Orelha média

A orelha média é um espaço cheio de ar revestido por mucosa no osso temporal, entre a membrana timpânica, lateralmente, e a parede lateral da orelha interna, medialmente. É descrita como consistindo em duas partes (Figura 8.119):

- A **cavidade timpânica**, imediatamente adjacente à membrana timpânica, e
- O recesso epitimpânico, superiormente.

Na clínica

Otite externa

A otite externa, também chamada de otite do nadador, é uma condição dolorosa resultante de uma infecção no meato acústico externo. Ocorre frequentemente em nadadores.

Na clínica

Ouvido de surfista

Ouvido de surfista, que é prevalente entre indivíduos que surfam ou nadam em água fria, é o nome dado ao desenvolvimento de uma exostose na parte óssea do meato acústico externo. Essa exostose acaba estreitando o meato e reduzindo a audição na orelha afetada.

Na clínica

Perfuração da membrana timpânica

Embora a perfuração da membrana timpânica (tímpano) possa ter muitas causas, traumatismo e infecção são as mais comuns.

Rupturas da membrana timpânica tendem a cicatrizar espontaneamente, mas intervenção cirúrgica pode ser necessária, caso a lesão seja grande.

Ocasionalmente, é necessário entrar na orelha média através da membrana timpânica. Como o nervo corda do tímpano corre no terço superior da membrana timpânica, incisões sempre são feitas abaixo desse nível. A irrigação arterial mais rica da parte posterior da membrana timpânica determina que o acesso cirúrgico padrão seja na parte posteroinferior.

Otite média (infecção da orelha média) é comum e pode levar à perfuração da membrana timpânica. A infecção pode, geralmente, ser tratada com antibióticos. Se a infecção persistir, a mudança inflamatória crônica pode danificar a cadeia de ossículos da audição e outras estruturas dentro da orelha média e causar surdez.

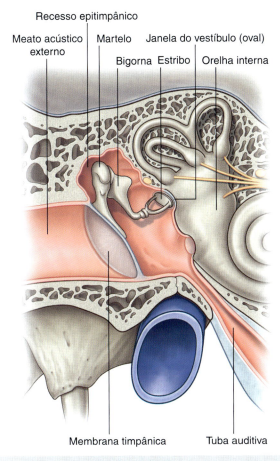

Figura 8.119 Partes da orelha média.

A orelha média se comunica com a região mastóidea posteriormente e com a parte nasal da faringe (através da tuba autidiva) anteriormente. Sua função básica é transmitir vibrações da membrana timpânica através da cavidade da orelha média até a orelha interna. Isso é realizado por meio de três ossículos, interconectados porém móveis, que fazem a ponte do espaço entre a membrana timpânica e a orelha interna. Esses ossículos são o martelo (conectado à membrana timpânica), a bigorna (ligada ao martelo por uma articulação sinovial) e o estribo (unido à bigorna por uma articulação sinovial e à parede lateral da orelha interna, na janela do vestíbulo).

Limites

A orelha média tem um teto e um assoalho e paredes anterior, posterior, medial e lateral (Figura 8.120).

Parede tegmental

A parede tegmental (teto) da orelha média consiste em uma fina camada de osso que separa a orelha média da fossa média do crânio. Essa camada de osso é o tegme timpânico, na face anterior da parte petrosa do osso temporal.

Parede jugular

A parede jugular (assoalho) da orelha média consiste em uma camada fina de osso que a separa da veia jugular interna. Ocasionalmente, o assoalho fica espessado por causa de células mastóideas.

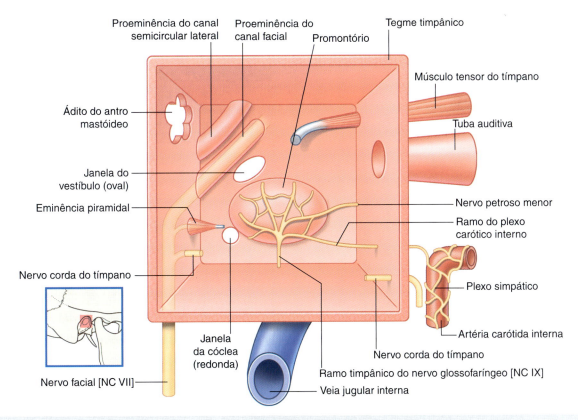

Figura 8.120 Limites da orelha média.

Perto da margem medial do assoalho, há uma pequena abertura, através da qual o ramo timpânico do nervo glossofaríngeo [NC IX] entra na orelha média.

Parede membranácea

A parede membranácea (lateral) da orelha média consiste quase inteiramente na membrana timpânica, porém, como a membrana não se estende superiormente ao recesso epitimpânico, a parte alta dessa parede é a parede lateral óssea do recesso.

Parede mastóidea

A parede mastóidea (posterior) da orelha média é apenas parcialmente completa. A parte inferior dessa parede consiste em uma partição óssea entre a cavidade timpânica e as células aéreas do processo mastoide. Superiormente, o recesso epitimpânico é contínuo com o **ádito do antro mastóideo** (Figuras 8.120 e 8.121).

Associam-se à parede mastóidea:

- A eminência piramidal, uma pequena elevação através da qual o tendão do músculo estapédio entra na orelha média, e
- A abertura através da qual o nervo corda do tímpano, um ramo do nervo facial [NC VII], entra na orelha média.

Parede carótica

A parede carótica (anterior) da orelha média é apenas parcialmente completa. A parte inferior consiste em uma camada fina de osso que separa a cavidade timpânica da artéria carótida interna. Superiormente, a parede é deficiente por causa de:

- Uma grande abertura para a entrada da tuba auditiva na orelha média e
- Uma abertura menor para o canal que contém o músculo tensor do tímpano.

O forame para a saída do nervo corda do tímpano da orelha média também se associa a essa parede (Figura 8.120).

Parede labiríntica

A parede labiríntica (medial) da orelha média também é a parede lateral da orelha interna. Uma estrutura proeminente nessa parede é um abaulamento arredondado (o **promontório**), produzido pela espiral basal da **cóclea**, que é uma estrutura da orelha interna envolvida com a audição (Figura 8.120).

Associado à mucosa que cobre o promontório, existe um plexo de nervos (o **plexo timpânico**), que consiste principalmente em contribuições do ramo timpânico do nervo glossofaríngeo [NC IX] e ramos do plexo associado

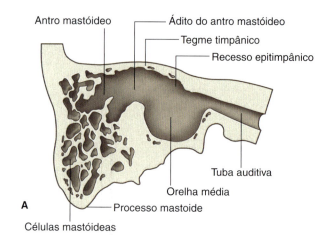

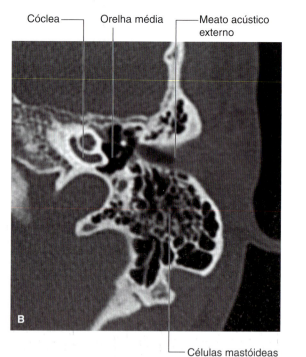

Figura 8.121 Antro mastóideo e osso adjacente. **A.** Diagrama. **B.** TC de alta resolução da orelha esquerda (parte petrosa do osso temporal).

à carótida interna. Inerva a mucosa da orelha média, a região mastóidea e a tuba auditiva.

Além disso, um ramo do plexo timpânico (o nervo petroso menor) deixa o promontório e a orelha média, passa pela face anterior da parte petrosa do osso temporal e deixa a fossa média do crânio através do forame oval, entrando no gânglio ótico. Outras estruturas associadas à parede labiríntica são as duas aberturas, as janelas do vestíbulo e da cóclea (conhecidas na prática clínica como janelas oval e redonda) e duas elevações proeminentes (Figura 8.120):

- A **janela do vestíbulo** é posterossuperior ao promontório. É o ponto de fixação para a **base do estribo**, que termina a cadeia de ossículos que transferem as

vibrações iniciadas pela membrana timpânica para a cóclea da orelha interna
- A **janela da cóclea** é posteroinferior ao promontório
- Posterior e superiormente à janela do vestíbulo na parede medial, destaca-se a **proeminência do canal do facial**, que é uma crista de osso produzida pelo nervo facial [VII] em seu canal quando ele atravessa o osso temporal
- Imediatamente acima e posteriormente à proeminência do canal do facial, há uma crista de osso mais ampla (**proeminência do canal semicircular lateral**) produzida pelo canal semicircular lateral, que é uma estrutura envolvida na detecção de movimento.

Antro mastóideo

Posteriormente ao recesso epitimpânico da orelha média, encontra-se o ádito do antro mastóideo, que é a abertura para o antro mastóideo (Figura 8.121).

O **antro mastóideo** é uma cavidade contínua com as coleções de espaços cheios de ar (as **células mastóideas**) em toda a parte mastóidea do osso temporal, incluindo o processo mastoide. O antro mastóideo é separado da fossa média do crânio acima apenas pelo delgado tegme timpânico.

A mucosa que reveste as células aéreas mastóideas é contínua com a mucosa em toda a orelha média, portanto infecções na orelha média podem facilmente se propagar para o antro mastóideo.

Tuba auditiva

A tuba auditiva conecta a orelha média à nasofaringe (Figura 8.122) e iguala a pressão em ambos os lados da membrana timpânica. Sua abertura na orelha média está na parede anterior e, daí, estende-se para a frente medialmente e para baixo, entrando na parte nasal da faringe em posição imediatamente posterior ao meato inferior da cavidade nasal. Consiste em:

- Uma **parte óssea** (o terço mais próximo da orelha média) e
- Uma **parte cartilagínea** (os dois terços restantes).

A abertura da parte óssea é claramente visível na superfície inferior do crânio, na junção das partes escamosa e petrosa do osso temporal, imediatamente posterior ao forame oval e ao forame espinhoso.

Vasos

A irrigação arterial para a tuba auditiva é oriunda de várias fontes. Os ramos se originam na **artéria faríngea ascendente** (um ramo da artéria carótida externa) e de dois ramos da artéria maxilar (a artéria meníngea média e a artéria do canal pterigóideo).

A drenagem venosa da tuba ocorre em direção ao plexo pterigóideo de veias, na fossa infratemporal.

Inervação

A principal inervação da mucosa que reveste a tuba auditiva é proveniente do plexo timpânico, já que é contínua com a mucosa que reveste a cavidade timpânica, a superfície interna da membrana timpânica e o antro mastóideo com suas células mastóideas. Esse plexo recebe sua principal contribuição do nervo timpânico, um ramo do nervo glossofaríngeo [NC IX].

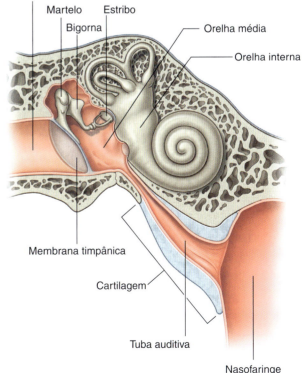

Figura 8.122 Tuba auditiva.

Na clínica

Mastoidite

A infecção no interior do antro mastóideo e nas células mastóideas geralmente é secundária à infecção na orelha média. As células mastóideas fornecem excelente meio de cultura para a infecção. Osteomielite (infecção do osso) também pode se desenvolver, propagando-se para a fossa média do crânio.

É necessária a drenagem do pus existente nas células mastóideas, e existem numerosas abordagens para fazê-lo. Ao realizar esse tipo de cirurgia, é extremamente importante que se tome cuidado para não lesar a parede mastóidea da orelha média, para impedir a lesão do nervo facial [NC VII]. Qualquer solução de continuidade na lâmina interna da calvária possibilita a entrada de bactérias na cavidade craniana e a ocorrência de meningite.

Ossículos da audição

Os ossículos da audição na orelha média consistem no martelo, na bigorna e no estribo. Formam uma cadeia óssea em toda a orelha média, desde a membrana timpânica até a janela do vestíbulo da orelha interna (Figura 8.123).

Os músculos associados aos ossículos da audição modulam o movimento destes durante a transmissão de vibrações.

Martelo

O martelo é o maior dos ossículos da audição e fixa-se à membrana timpânica. Partes identificáveis incluem a **cabeça do martelo**, o **colo do martelo**, os **processos anterior** e **lateral** e o **cabo do martelo** (Figura 8.123). A cabeça do martelo é a parte superior arredondada, no recesso epitimpânico. Sua superfície se articula com a bigorna.

Inferiormente à cabeça do martelo, está o colo do martelo e, abaixo dele, os processos anterior e lateral:

- O processo anterior está inserido na parede anterior da orelha média por um ligamento
- O processo lateral está inserido nas pregas anterior e posterior da membrana timpânica.

A extensão caudal do martelo, abaixo dos processos anterior e lateral, é o cabo do martelo, que se fixa à membrana timpânica.

Bigorna

O segundo osso na série de ossículos da audição é a bigorna. Consiste em **corpo da bigorna** e **ramos longo** e **curto** (Figura 8.123):

- O corpo da bigorna se articula com a cabeça do martelo e situa-se no recesso epitimpânico
- O ramo longo estende-se para baixo a partir do corpo, paralelamente ao cabo do martelo, e termina curvando-se medialmente para se articular com o estribo
- O ramo curto se estende posteriormente, sendo fixado por um ligamento à parede superoposterior da orelha média.

Estribo

O estribo é o osso mais medial na cadeia óssea e se insere na janela oval. Consiste em **cabeça do estribo**, **ramos anterior** e **posterior** e **base do estribo** (Figura 8.123):

- A cabeça do estribo está direcionada lateralmente e articula-se com o processo longo da bigorna
- Os dois ramos se separam um do outro e se fixam à base oval
- A base do estribo se encaixa na janela do vestíbulo, na parede labiríntica da orelha média.

Músculos associados aos ossículos

Dois músculos estão associados aos ossículos da orelha média – o tensor do tímpano e o estapédio (Figura 8.124 e Tabela 8.10).

Tensor do tímpano

O músculo tensor do tímpano se situa em um canal ósseo acima da tuba auditiva. Origina-se da parte cartilagínea da tuba auditiva, da asa maior do esfenoide e de seu próprio canal ósseo, e atravessa seu canal em direção posterior, terminando em um tendão cilíndrico que se insere na parte superior do cabo do martelo.

A inervação do músculo tensor do tímpano é realizada por um ramo do nervo mandibular [V_3].

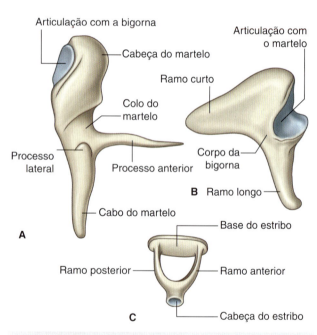

Figura 8.123 Ossículos da audição. **A.** Martelo. **B.** Bigorna. **C.** Estribo.

Tabela 8.10 Músculos na orelha média.

Músculo	Origem	Inserção	Inervação	Função
Tensor do tímpano	Parte cartilagínea da tuba auditiva, asa maior do esfenoide, seu próprio canal ósseo	Parte superior do cabo do martelo	Ramo do nervo mandibular [V_3]	Sua contração puxa o cabo do martelo medialmente, tensionando a membrana timpânica
Estapédio	Fixado ao interior da eminência piramidal	Colo do estribo	Ramo do nervo facial [NC VII]	Sua contração puxa o estribo posteriormente, evitando oscilação excessiva

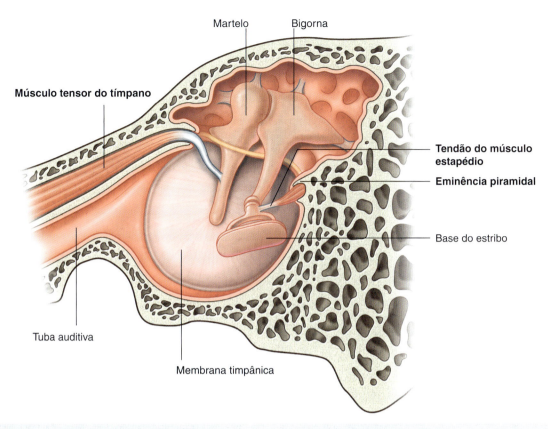

Figura 8.124 Músculos associados aos ossículos da audição.

A contração do músculo tensor do tímpano puxa o cabo do martelo medialmente, o que tensiona a membrana timpânica, reduzindo a força das vibrações em resposta a ruídos intensos.

Músculo estapédio

O músculo estapédio é muito pequeno e se origina na eminência piramidal, que é uma pequena projeção na parede mastóidea da orelha média (Figura 8.124). Seu tendão emerge do ápice da eminência piramidal e passa em direção ventral para se fixar à superfície posterior do colo do estribo.

O músculo estapédio é inervado por um ramo do nervo facial [NC VII].

A contração do músculo estapédio, geralmente em resposta a ruídos intensos, puxa o estribo posteriormente e impede oscilação excessiva.

Vasos

Numerosas artérias irrigam as estruturas da orelha média:

- Os dois maiores ramos são o **ramo timpânico** da artéria maxilar e o **ramo mastóideo** da artéria occipital ou da auricular posterior
- Ramos menores vêm da artéria meníngea média, da artéria faríngea ascendente, da artéria do canal pterigóideo e de ramos timpânicos da artéria carótida interna.

A drenagem venosa da orelha média retorna ao plexo venoso pterigóideo e ao seio petroso superior.

Inervação

O plexo timpânico inerva a mucosa que reveste as paredes e o conteúdo da orelha média, que inclui o antro mastóideo e a tuba auditiva. É formado pelo **nervo timpânico**, um ramo do nervo glossofaríngeo [NC IX], e ramos do plexo carótico interno. O plexo timpânico fica na membrana mucosa que recobre o promontório, que é a proeminência arredondada na parede labiríntica da orelha média (Figura 8.125).

Quando o nervo glossofaríngeo [NC IX] sai do crânio pelo forame jugular, emite o nervo timpânico. Esse ramo retorna ao crânio através de um pequeno forame e atravessa o osso, em direção à orelha média.

Uma vez na orelha média, o nervo timpânico forma o **plexo timpânico**, juntamente com ramos do plexo de nervos que cerca a artéria carótida interna (**nervos caroticotimpânicos**) na mucosa que reveste o promontório. Os ramos do plexo timpânico inervam as mucosas da orelha média, incluindo a tuba auditiva e o antro mastóideo.

O plexo timpânico também fornece um ramo maior (o nervo petroso menor), que conduz as fibras parassimpáticas pré-ganglionares para o gânglio ótico (Figura 8.125).

Gray Anatomia Clínica para Estudantes

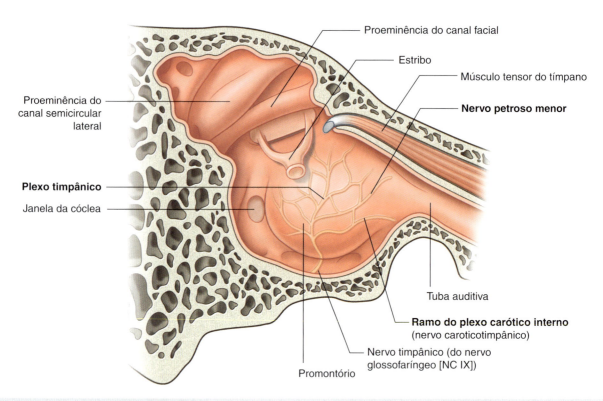

Figura 8.125 Inervação da orelha média.

O nervo petroso menor deixa a área do promontório, sai da orelha média, segue pela parte petrosa do osso temporal e sai para a face anterior da parte petrosa do osso temporal através de um hiato imediatamente inferior ao hiato do canal do nervo petroso maior (Figura 8.126). Continua diagonalmente pela face anterior do osso temporal antes de sair da fossa média do crânio através do forame oval. Uma vez fora do crânio, entra no gânglio ótico.

Orelha interna

A orelha interna consiste em uma série de cavidades ósseas (o **labirinto ósseo**) e ductos e sacos membranáceos (o **labirinto membranáceo**) nessas cavidades. Todas essas estruturas estão na parte petrosa do osso temporal entre a orelha média, lateralmente, e o meato acústico interno, medialmente (Figuras 8.127 e 8.128).

O labirinto ósseo consiste em **vestíbulo**, três **canais semicirculares** e **cóclea** (Figura 8.128). Essas cavidades ósseas são revestidas por periósteo e contêm um líquido claro (a **perilinfa**).

Suspenso na perilinfa, mas não preenchendo todos os espaços do labirinto ósseo, está o labirinto membranáceo, que consiste nos **ductos semicirculares**, no **ducto coclear** e em duas dilatações ou sacos (o **utrículo** e o **sáculo**). Esses espaços membranáceos são preenchidos por **endolinfa**.

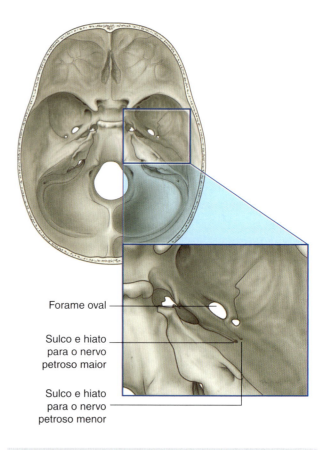

Figura 8.126 Sulcos e hiatos para os nervos petrosos maior e menor.

776

Capítulo 8 • Cabeça e Pescoço

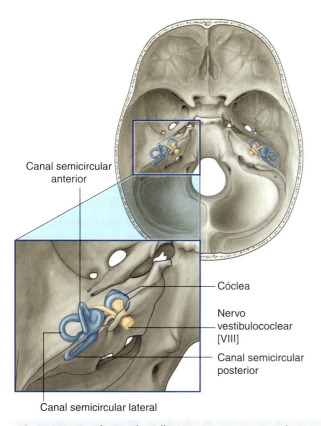

As estruturas na orelha interna transmitem informações para o encéfalo sobre equilíbrio e audição:

- O ducto coclear é o órgão da audição
- Os ductos semicirculares, o utrículo e o sáculo são os órgãos do equilíbrio.

O nervo responsável por essas funções é o nervo vestibulococlear [NC VIII], que se divide em partes vestibular (equilíbrio) e coclear (audição) depois de entrar no meato acústico interno (Figura 8.128).

Labirinto ósseo

O vestíbulo, que contém a janela do vestíbulo em sua parede lateral, é a parte central do labirinto ósseo (Figura 8.129). Comunica-se anteriormente com a cóclea e posterossuperiormente com os canais semicirculares.

Um canal estreito (o **aqueduto do vestíbulo**) sai do vestíbulo e atravessa o osso temporal para se abrir na face posterior da parte petrosa do osso temporal.

Canais semicirculares

Projetando-se em direção posterossuperior no vestíbulo, estão os **canais semicirculares anterior**, **posterior** e **lateral** (Figura 8.129). Cada um desses canais forma dois

Figura 8.127 Localização da orelha interna no osso temporal.

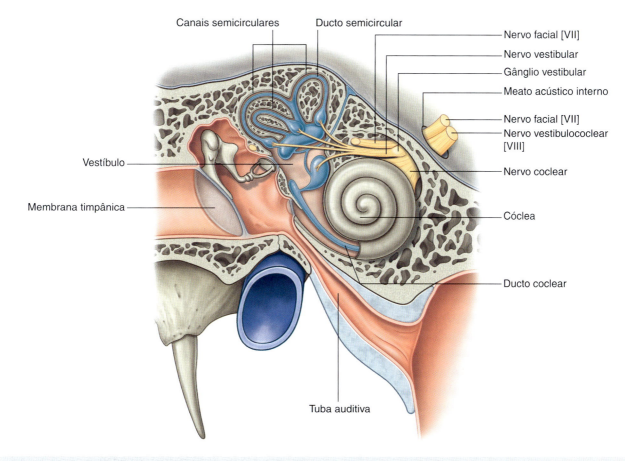

Figura 8.128 Orelha interna.

777

Gray Anatomia Clínica para Estudantes

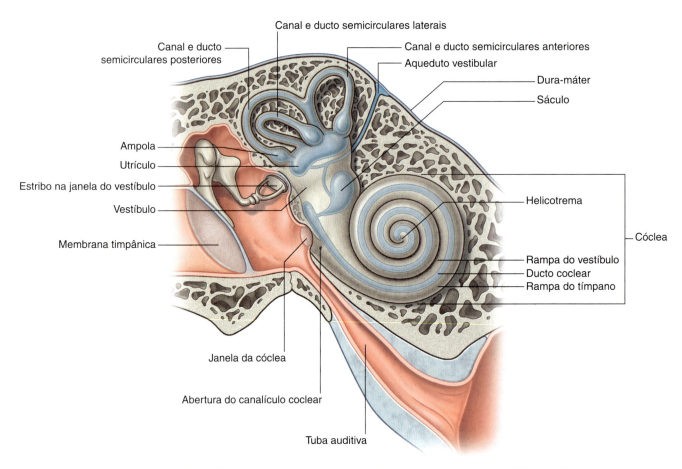

Figura 8.129 Labirinto ósseo.

terços de um círculo, conectado, em ambas as extremidades, ao vestíbulo, sendo que uma das extremidades se dilata para formar a **ampola**. Os canais são orientados de modo que cada um fica em ângulo reto com os outros dois.

Cóclea

Projetando-se em direção anterior, a partir do vestíbulo, está a cóclea, que é uma estrutura óssea que se torce de duas vezes e meia a duas vezes e três quartos em torno de uma coluna central óssea (o **modíolo**). Essa disposição forma uma estrutura em forma de cone, com uma **base da cóclea**, voltada posteromedialmente, e um ápice, voltado anterolateralmente (Figura 8.130). Isso posiciona a base larga do modíolo porto do meato acústico interno, onde é penetrado por ramos da parte coclear do nervo vestibulococlear [VIII].

Estendendo-se lateralmente, em todo o comprimento do modíolo, há uma lâmina fina (a **lâmina do modíolo** ou **lâmina espiral**). Circulando o modíolo e mantido em posição central por sua fixação à lâmina do modíolo, encontra-se o ducto coclear, que é um componente do labirinto membranáceo.

Fixado perifericamente à parede externa da cóclea, o ducto coclear cria dois canais (a **rampa do vestíbulo** e a

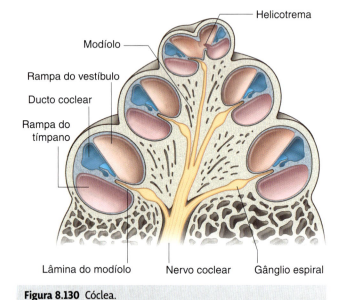

Figura 8.130 Cóclea.

rampa do tímpano), que se estendem por toda a cóclea e são contínuos entre si no ápice através de uma fenda estreita (o **helicotrema**):

- A rampa do vestíbulo é contínua com o vestíbulo

- A rama do tímpano é separada da orelha média pela membrana timpânica secundária, que recobre a janela da cóclea (Figura 8.131).

Finalmente, perto da janela da cóclea, observa-se um pequeno canal (o **canalículo da cóclea**) que atravessa o osso temporal e se abre em sua face inferior, na fossa posterior do crânio. Isso proporciona uma ligação entre a cóclea, contendo perilinfa, e o espaço subaracnóideo (Figura 8.131).

Labirinto membranáceo

O labirinto membranáceo é um sistema de ductos e sacos contínuos dentro do labirinto ósseo. É preenchido por endolinfa e separado do perióteo que recobre as paredes do labirinto ósseo por perilinfa.

Consistindo em duas dilatações ou sacos (o utrículo e o sáculo) e quatro ductos (os três ductos semicirculares e o ducto coclear), o labirinto membranáceo tem funções peculiares relacionadas com o equilíbrio e a audição:

- O utrículo, o sáculo e os três ductos semicirculares fazem parte do aparelho vestibular (ou seja, órgãos do equilíbrio)
- O ducto coclear é o órgão da audição.

A organização geral das partes do labirinto membranáceo (Figura 8.131) coloca:

- O ducto coclear na cóclea do labirinto ósseo, anteriormente
- Os três ductos semicirculares dentro dos três canais semicirculares do labirinto ósseo, posteriormente; e
- O sáculo e o utrículo dentro do vestíbulo do labirinto ósseo, entre a cóclea e os canais semicirculares.

Órgãos do equilíbrio

Cinco dos seis componentes do labirinto membranáceo estão relacionados com o equilíbrio. São os dois sacos (o utrículo e o sáculo) e os três ductos semicirculares (o anterior, o posterior e o lateral).

Utrículo, sáculo e ducto endolinfático

O utrículo é o maior dos dois sacos. Tem forma oval, alongada e irregular e situa-se na parte posterossuperior do vestíbulo.

Os três ductos semicirculares desembocam no utrículo. Cada ducto semicircular tem forma semelhante à de seu canal ósseo, incluindo uma terminação dilatada que forma a ampola. A diferença está no diâmetro, menor nos ductos.

O sáculo é uma estrutura menor, arredondada, contida na parte anterior e inferior do vestíbulo do labirinto ósseo (Figura 8.131). O ducto coclear desemboca nele.

O ducto utriculossacular estabelece continuidade entre todos os componentes do labirinto membranáceo e conecta o utrículo ao sáculo. A ramificação desse pequeno ducto é o **ducto endolinfático**, que entra no aqueduto do vestíbulo (um canal através do osso temporal), emergindo na face posterior da parte petrosa do osso temporal, na fossa posterior do crânio. Lá, o ducto endolinfático se expande como **saco endolinfático**, uma bolsa extradural responsável pela reabsorção da endolinfa.

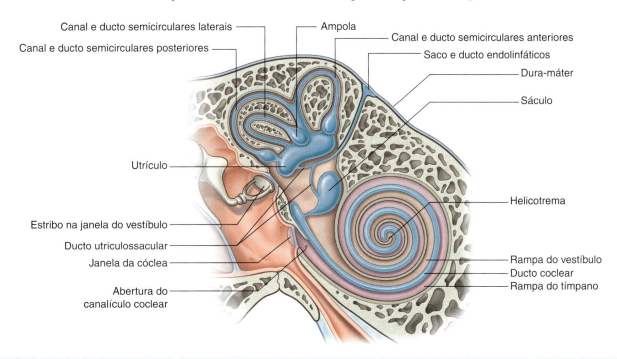

Figura 8.131 Labirinto membranáceo.

Receptores sensitivos

Funcionalmente, os receptores sensitivos para o equilíbrio estão organizados em estruturas peculiares que se localizam em cada um dos componentes do aparelho vestibular. No utrículo e no sáculo, o órgão sensitivo é a **mácula do utrículo** e a **mácula do sáculo**, respectivamente, e na ampola de cada um dos três ductos semicirculares, a **crista ampular**.

O utrículo responde à aceleração centrífuga e vertical, enquanto o sáculo responde à aceleração linear. Em contraste, os receptores nos três ductos semicirculares respondem ao movimento em qualquer direção.

Órgão da audição

Ducto coclear

O ducto coclear assume uma posição central na cóclea do labirinto ósseo, dividindo-o em dois canais (a rampa do vestíbulo e a rampa do tímpano). É mantido nessa posição por estar fixado centralmente à lâmina do modíolo, que é uma lâmina fina de osso que se estende do modíolo (o centro ósseo da cóclea) à parede externa da cóclea (Figura 8.132).

Assim, o ducto coclear (com formato triangular) tem:

- Uma parede externa contra a cóclea óssea, que consiste em periósteo espessado e revestido por epitélio (o **limbo espiral**)

- Um teto (a **membrana vestibular**), que separa a endolinfa, do ducto coclear, da perilinfa, da rampa vestibular, e consiste em uma membrana com centro de tecido conjuntivo revestida, a cada lado, por epitélio; e

- Um assoalho, que separa a endolinfa, do ducto coclear, da perilinfa, da rampa timpânica, e consiste na margem livre da lâmina do modíolo e em uma membrana (a **membrana basilar**), que se estende dessa margem livre a uma extensão do limbo espiral que cobre a parede externa da cóclea.

O **órgão espiral** é o órgão da audição. Repousa sobre a membrana basilar, projetando-se para o ducto coclear (fechado e preenchido por endolinfa) (Figura 8.132).

Vasos

A irrigação arterial para a orelha interna divide-se em vasos que irrigam o labirinto ósseo e vasos que irrigam o labirinto membranáceo.

O labirinto ósseo é irrigado pelas mesmas artérias que irrigam as partes do osso temporal ao seu redor – que incluem um ramo timpânico anterior da artéria maxilar, um ramo estilomastóideo da artéria auricular posterior e um ramo petroso da artéria meníngea média.

O labirinto membranáceo é irrigado pela **artéria do labirinto**, que se origina da artéria cerebelar anterior inferior ou é um ramo direto da artéria basilar – qualquer que seja a sua origem, entra no meato acústico interno com os nervos facial [NC VII] e glossofaríngeo [NC IX] e finalmente se divide em:

- Um **ramo coclear**, que atravessa o modíolo e irriga o ducto coclear, e
- Um ou dois **ramos vestibulares**, que irrigam o aparelho vestibular.

A drenagem venosa do labirinto membranáceo é realizada pelas veias vestibulares e veias cocleares, que seguem as artérias. Elas se unem para formar a **veia do labirinto**, que finalmente desemboca no seio petroso inferior ou no seio sigmóideo.

Inervação

O nervo vestibulococlear [NC VIII] conduz fibras aferentes especiais para audição (componente coclear) e equilíbrio (componente vestibular). Entra na superfície lateral do tronco encefálico, entre a ponte e o bulbo, depois de sair do osso temporal através do meato acústico interno e atravessar a fossa posterior do crânio.

Dentro do osso temporal, na extremidade distal do meato acústico interno, o nervo vestibulococlear divide-se para formar:

- O nervo coclear e
- O nervo vestibular.

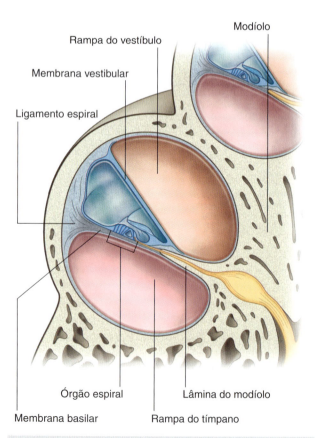

Figura 8.132 Labirinto membranáceo, corte transversal.

O nervo vestibular se dilata para formar o **gânglio vestibular**, antes de se dividir em **partes superior** e **inferior**, que se distribuem para os três ductos semicirculares e para o utrículo e o sáculo (Figura 8.128).

O nervo coclear entra na base da cóclea e passa sobre o modíolo. As células ganglionares do nervo coclear estão no **gânglio espiral** na base da lâmina do modíolo quando ela se enrola em torno dele. Ramos do nervo coclear atravessam a lâmina do modíolo para inervar os receptores no órgão espiral.

Nervo facial [NC VII] no osso temporal

O nervo facial [NC VII] está estreitamente associado ao nervo vestibulococlear [NC VIII] ao entrar no meato acústico interno do osso temporal. Passando pelo osso temporal, seu trajeto e o de vários de seus ramos estão diretamente relacionados com as orelhas interna e média.

O nervo facial [NC VII] entra no meato acústico interno na parte petrosa do osso temporal (Figura 8.133 A), e o nervo vestibulococlear e a artéria do labirinto o acompanham.

Na extremidade distal do meato acústico interno, o nervo facial [NC VII] entra no canal facial e continua lateralmente, entre as orelhas interna e média. Nesse ponto, o nervo facial [NC VII] se dilata e se curva posterior e lateralmente. O aumento de volume constitui o **gânglio geniculado**, sensitivo. À medida que o canal facial continua, o nervo facial [NC VII] muda de direção pronunciadamente, descendo e assumindo um trajeto quase em direção vertical, e sai do crânio pelo forame estilomastóideo (Figura 8.133 A).

Ramos

Nervo petroso maior. No gânglio geniculado, o nervo facial [NC VII] dá origem ao nervo petroso maior (Figura 8.133 A). Este é o primeiro ramo do nervo facial [NC VII]. O nervo petroso maior sai do gânglio geniculado, segue uma direção anteromedial através do osso temporal e emerge do hiato do canal do nervo petroso maior, na face anterior da parte petrosa do osso temporal (Figura 8.126). O nervo petroso maior carreia fibras parassimpáticas pré-ganglionares para o gânglio pterigopalatino.

Continuando além da curvatura, a posição do nervo facial [NC VII] é demonstrada sobre a parede medial da orelha média por um abaulamento (Figura 8.125).

Nervo para o músculo estapédio e corda do tímpano. Perto do início de sua descida vertical, o nervo facial [NC VII] fornece um pequeno ramo, o nervo para o músculo estapédio (Figura 8.133), que supre o músculo estapédio e, imediatamente antes de sair do crânio, emite o nervo corda do tímpano.

O nervo corda do tímpano não sai imediatamente do osso temporal, mas sobe até entrar na orelha média através de sua parede posterior, passando perto da face superior da membrana timpânica, entre o martelo e a bigorna (Figura 8.133 B). Deixa então a orelha média através de um canal que leva à **fissura petrotimpânica** e sai do crânio através dela para juntar-se ao nervo lingual, na fossa infratemporal.

Transmissão do som

Uma onda sonora entra no meato acústico externo e se choca contra a membrana timpânica, movendo-a medialmente (Figura 8.134). Como o cabo do martelo está fixado a essa membrana, ele também se movimenta medialmente, o que faz com que sua cabeça se mova lateralmente. Como as cabeças do martelo e da bigorna são articuladas, a cabeça da bigorna também se move lateralmente, empurrando o processo longo da bigorna medialmente. O processo longo se articula com o estribo, e seu movimento faz com que o estribo se movimente medialmente. Por sua vez, como a base do estribo está fixada à janela do vestíbulo (oval), esta também se move medialmente.

Essa ação completa a transferência de uma onda de grande amplitude e baixa força, movimentando-se pelo ar, que faz a membrana timpânica vibrar, em uma vibração de pequena amplitude e alta força na janela oval, o que gera uma onda na rampa do vestíbulo da cóclea, preenchida por líquido.

A onda estabelecida na perilinfa da rampa do vestíbulo se move pela cóclea e causa um abaulamento para fora da membrana timpânica secundária, que cobre a janela da cóclea na extremidade inferior da rampa timpânica (Figura 8.134). Isso faz com que a membrana basilar vibre, o que, por sua vez, leva à estimulação das células receptoras no órgão espiral.

As células receptoras enviam impulsos de volta ao encéfalo por meio da parte coclear do nervo vestibulococlear [VIII], onde são interpretados como som.

Se os sons forem muito intensos, causando movimento excessivo da membrana timpânica, uma contração do músculo tensor do tímpano (fixado ao martelo) e/ou do músculo estapédio (fixado ao estribo) abafa as vibrações dos ossículos e diminui a força das vibrações que chegam à janela do vestíbulo.

FOSSAS TEMPORAL E INFRATEMPORAL

As fossas temporal e infratemporal são espaços interconectados na parte lateral da cabeça (Figura 8.135). Seus limites são formados por ossos e partes moles.

A fossa temporal é superior à fossa infratemporal, acima do arco zigomático, e se comunica com a fossa infratemporal abaixo por intermédio do espaço entre o arco zigomático e a superfície mais medial do crânio.

Gray Anatomia Clínica para Estudantes

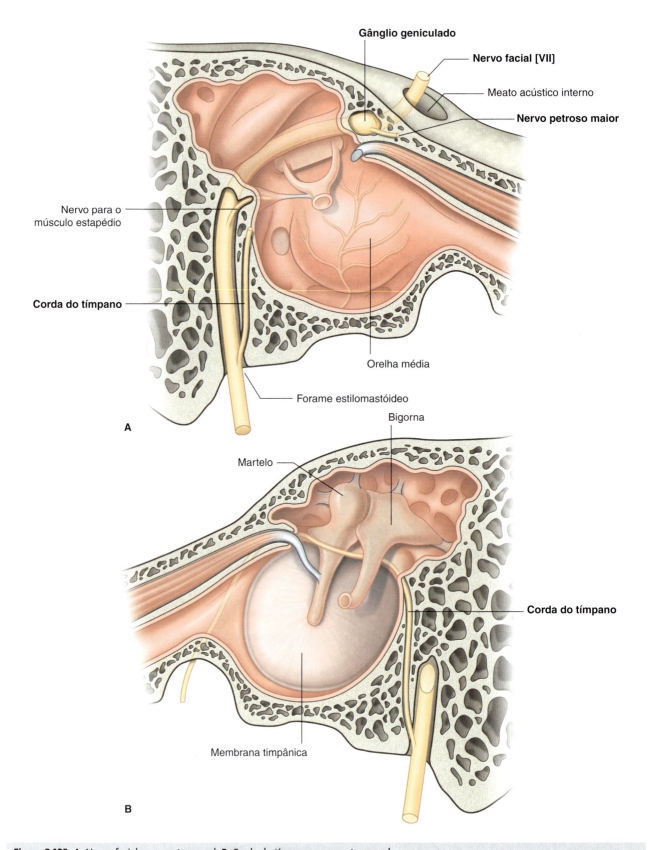

Figura 8.133 **A.** Nervo facial no osso temporal. **B.** Corda do tímpano no osso temporal.

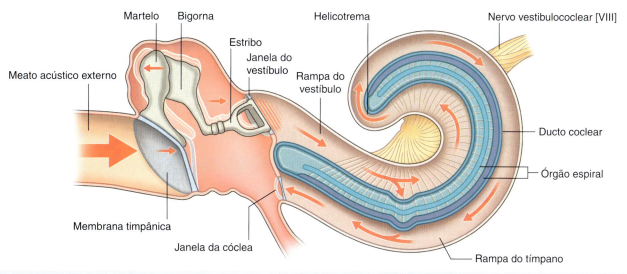

Figura 8.134 Transmissão do som.

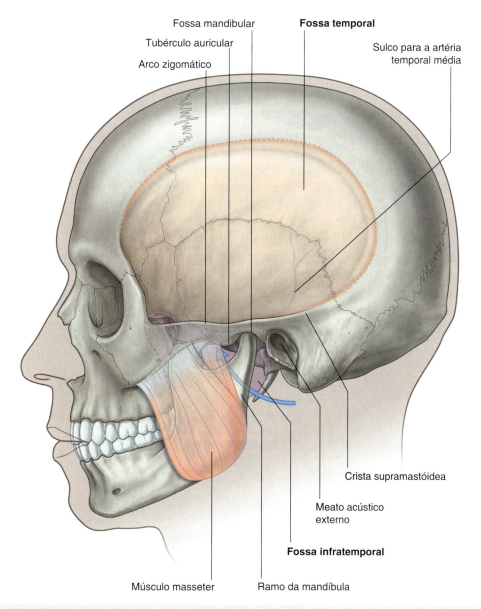

Figura 8.135 Fossas temporal e infratemporal.

Gray Anatomia Clínica para Estudantes

A fossa infratemporal é um espaço em forma de cunha, profundo ao músculo masseter e ao ramo da mandíbula subjacente. É atravessada por estruturas que têm um percurso entre a cavidade craniana, o pescoço, a fossa pterigopalatina, o assoalho da cavidade oral, o assoalho da órbita, a fossa temporal e as regiões superficiais da cabeça.

Dos quatro músculos da mastigação (masseter, temporal, pterigóideo medial e pterigóideo lateral) que movimentam a mandíbula na articulação temporomandibular, um (masseter) é lateral à fossa infratemporal, dois (pterigóideos medial e lateral) estão na fossa infratemporal e um preenche a fossa temporal.

Estrutura óssea

Os ossos que contribuem significativamente para os limites das fossas temporal e infratemporal incluem o temporal, o zigomático e o esfenoide, além da maxila e da mandíbula (Figuras 8.136 e 8.137).

Partes dos ossos frontal e parietal também estão envolvidas.

Osso temporal

A parte escamosa do osso temporal forma parte da estrutura óssea das fossas temporal e infratemporal.

A parte timpânica do osso temporal forma o ângulo posteromedial do teto da fossa infratemporal e se articula com a cabeça da mandíbula para formar a articulação temporomandibular.

A face lateral da parte escamosa do osso temporal é marcada por duas características de superfície na parede medial da fossa temporal:

- Uma **crista supramastóidea** orientada transversalmente, que se estende posteriormente da base do processo zigomático e marca a margem posteroinferior da fossa temporal, e
- Um **sulco para a artéria temporal média** orientado verticalmente, acolhendo um ramo da artéria temporal superficial.

Duas estruturas que participam da formação da articulação temporomandibular na parte inferior da raiz do processo zigomático são o tubérculo articular e a fossa

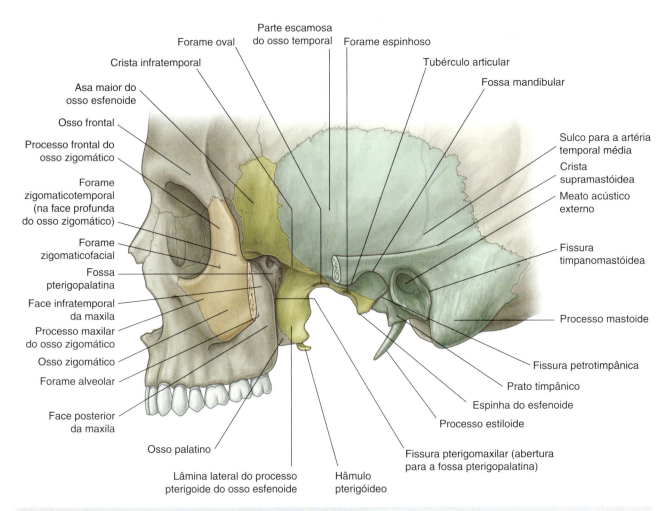

Figura 8.136 Estruturas ósseas relacionadas às fossas temporal e infratemporal.

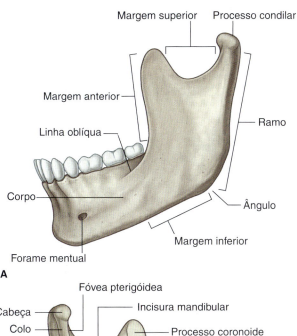

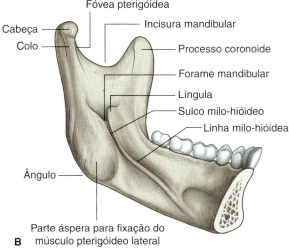

Figura 8.137 Mandíbula. **A.** Vista lateral do lado esquerdo. **B.** Vista medial do lado esquerdo.

mandibular. Ambos se alongam de medial para lateral. Posteriormente à fossa medial, está o meato acústico externo. A parte timpânica do osso temporal é uma lâmina óssea chata e côncava que se curva inferiormente, a partir da parte posterior da fossa mandibular, e forma parte da parede do meato acústico externo.

Quando em vista inferior, há uma **fissura timpanoescamosa** entre as partes timpânica e escamosa do osso temporal. Medialmente, uma pequena tira de osso da parte petrosa do osso temporal se insinua para dentro da fissura e forma a **fissura pterotimpânica** entre ela e a parte timpânica (Figura 8.136).

O nervo corda do tímpano sai do crânio e entra na fossa infratemporal por meio da extremidade medial da fissura petrotimpânica.

Osso esfenoide

As regiões do osso esfenoide que formam uma parte da estrutura óssea da fossa infratemporal são a lâmina lateral do processo pterigoide e a asa maior (Figura 8.136). Esta também forma parte da parede medial da fossa temporal.

As asas maiores estendem-se, uma a cada lado, a partir do corpo do esfenoide. Elas se projetam lateralmente do corpo e se curvam superiormente. As superfícies inferior e lateral formam o teto da fossa infratemporal e a parede medial da fossa temporal, respectivamente.

O limite pronunciadamente angulado entre as faces lateral e inferior da asa maior é a **crista infratemporal** (Figura 8.136). Duas aberturas (o forame oval e o forame espinhoso) atravessam a base da asa maior e permitem que o nervo mandibular [V_3] e a artéria meníngea média, respectivamente, passem entre o plexo venoso pterigóideo na fossa infratemporal e o seio cavernoso na fossa média do crânio.

Projetando-se verticalmente para baixo a partir da asa maior, e em posição imediatamente medial ao forame espinhoso, observa-se a **espinha do esfenoide**, que tem formato irregular e é o ponto de fixação para a extremidade cranial do ligamento esfenomandibular.

A lâmina lateral do processo pterigoide é uma lâmina de osso orientada verticalmente que se projeta posterolateralmente do processo pterigoide. Suas faces lateral e medial são os locais de inserção dos músculos pterigóideos lateral e medial, respectivamente.

Maxila

A face posterior da maxila contribui para a formação da parede anterior da fossa infratemporal (Figura 8.136). Essa face é marcada por um forame para o nervo e os vasos alveolares superiores posteriores. A margem superior constitui a margem inferior da fissura orbital inferior.

Osso zigomático

O osso zigomático tem forma quadrangular e constitui a proeminência óssea palpável da face:

- Um **processo maxilar** estende-se anteromedialmente para se articular com o processo zigomático da maxila
- Um **processo frontal** estende-se superiormente para se articular com o processo zigomático do osso frontal
- Um **processo temporal** estende-se posteriormente para se articular com o processo zigomático do osso temporal e completar o arco zigomático.

Um pequeno forame zigomaticofacial na superfície lateral do osso zigomático permite a passagem do nervo e vasos zigomaticofaciais para a bochecha.

Uma delgada lâmina de osso se estende posteromedialmente a partir do processo frontal e contribui para formar a parede lateral da órbita, de um lado, e a parede anterior da fossa temporal, do outro. Um forame zigomaticotemporal na face dessa lâmina voltada para a fossa temporal, onde ela se fixa no processo frontal, é para o nervo zigomaticotemporal.

Ramo da mandíbula

O **ramo da mandíbula**, com forma quadrangular, apresenta as faces medial e lateral e os processos condilar e coronoide (Figura 8.137).

A face lateral do ramo da mandíbula, em geral, é lisa, exceto pela presença de algumas cristas orientadas obliquamente. A maior parte dessa face serve para inserção do músculo masseter.

As margens posterior e inferior do ramo se intersectam para formar o **ângulo da mandíbula**, e a margem superior forma a **incisura da mandíbula**. A margem anterior é aguda e contínua abaixo com a **linha oblíqua** no corpo da mandíbula.

O **processo coronoide** se estende superiormente, a partir da junção das margens anterior e superior do ramo. É um processo triangular, plano, onde se insere o músculo temporal.

O **processo condilar** se estende superiormente das margens posterior e superior do ramo. Consiste em:

- **Cabeça da mandíbula**, que se expande medialmente e participa da formação da articulação temporomandibular
- **Colo da mandíbula**, que tem uma depressão rasa (a **fóvea pterigóidea**) em sua superfície anterior para a inserção do músculo pterigóideo lateral.

A face medial do ramo da mandíbula é a parede lateral da fossa infratemporal (Figura 8.137 B). Sua característica mais marcante é o **forame da mandíbula**, que é a abertura superior do canal mandibular. O nervo e os vasos alveolares inferiores penetram esse forame.

Em posição imediatamente anterossuperior ao forame da mandíbula, encontra-se uma elevação triangular (a **língula**) onde se insere a extremidade mandibular do ligamento esfenomandibular.

Um sulco alongado (o **sulco milo-hióideo**) se estende anterioinferiormente, a partir do forame mandibular. O **nervo milo-hióideo** fica nesse sulco.

Posteroinferiormente ao sulco milo-hióideo e ao forame mandibular, a face medial da mandíbula é áspera para a inserção do músculo pterigóideo medial.

Articulações temporomandibulares

As duas articulações temporomandibulares permitem a abertura e o fechamento da boca e movimentos complexos de mastigação ou laterolaterais da mandíbula.

Cada articulação é do tipo sinovial e formada entre a cabeça da mandíbula e a fossa articular e o tubérculo articular do osso temporal (Figura 8.138 A).

Diferentemente da maioria das articulações sinoviais, em que as superfícies articulares dos ossos são revestidas por uma camada de cartilagem hialina, o revestimento da articulação temporomandibular é feito por fibrocartilagem. Além disso, a articulação é completamente dividida por um **disco articular** fibroso em duas partes:

- A parte inferior da articulação permite principalmente o movimento de dobradiça, com depressão e elevação da mandíbula

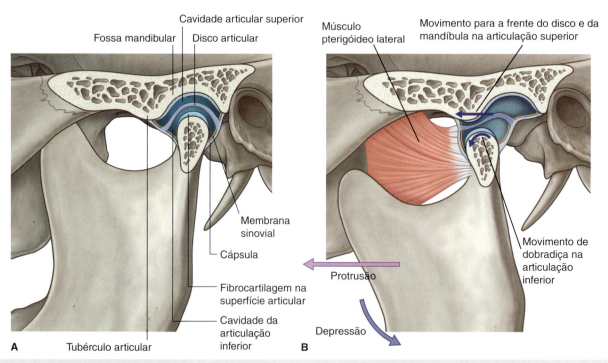

Figura 8.138 Articulação temporomandibular. **A.** Boca fechada. **B.** Boca aberta.

- A parte superior da articulação permite que a cabeça da mandíbula se projete para a frente (protrusão), sobre o tubérculo articular, e para trás (retração), para a fossa mandibular.

A abertura da boca envolve depressão e protrusão (Figura 8.138 B).

O movimento para a frente, ou protrusivo, permite a depressão maior da mandíbula, impedindo o movimento posterior do ângulo da mandíbula em direção às estruturas do pescoço.

Cápsula articular

A **membrana sinovial** da cápsula articular reveste todas as superfícies não articulares dos compartimentos superior e inferior da articulação, e se fixa às margens do disco articular.

A **membrana fibrosa** da cápsula articular encerra o complexo da articulação temporomandibular e está fixada:

- Superiormente, ao longo da margem anterior do tubérculo articular
- Lateral e medialmente, ao longo das margens da fossa articular
- Posteriormente à região da sutura timpanoescamosa; e
- Inferiormente, em torno da parte superior do colo da mandíbula.

O disco articular se fixa em torno de sua periferia, na superfície interna da membrana fibrosa.

Ligamentos extracapsulares

Três ligamentos extracapsulares estão associados à ligação temporomandibular – o lateral, o esfenomandibular e o estilomandibular (Figura 8.139):

- O **ligamento lateral** (ou temporomandibular) é o mais próximo da articulação, imediatamente lateral à cápsula, e corre diagonalmente para trás, a partir da margem do tubérculo articular, em direção à mandíbula
- O **ligamento esfenomandibular** é medial à articulação e corre da espinha do osso esfenoide, na base do crânio, até a língula, na face medial do ramo da mandíbula
- O **ligamento estilomandibular** passa do processo estiloide do osso temporal para a margem posterior do ramo e do ângulo da mandíbula.

Movimentos da mandíbula

O movimento de mastigação, ou moagem, ocorre quando os movimentos na articulação temporomandibular, de um lado, são coordenados com o conjunto recíproco de movimentos na articulação do lado oposto. Os movimentos da mandíbula incluem depressão, elevação, protrusão e retração (Figura 8.140):

- A depressão é gerada pelos músculos digástrico, genioióideo e miloióideo em ambos os lados e, normalmente, é auxiliada pela gravidade. Como envolve o movimento da cabeça da mandíbula para a frente, em direção ao tubérculo articular, os músculos pterigóideos laterais também estão envolvidos

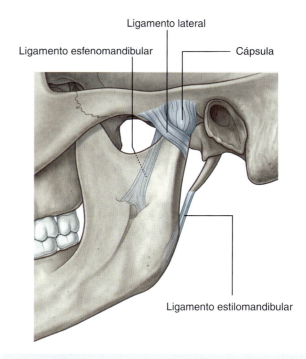

Figura 8.139 Ligamentos associados à articulação temporomandibular.

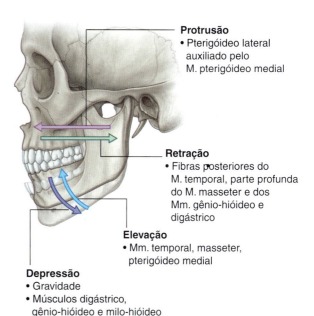

Figura 8.140 Movimentos da articulação temporomandibular.

- A elevação é um movimento muito potente gerado pelos músculos temporal, masseter e pterigóideo medial, e envolve o movimento da cabeça da mandíbula para a fossa mandibular
- A prostração é obtida principalmente pelo músculo pterigóideo lateral, com uma certa assistência do pterigóideo medial
- A retração é executada pelos músculos gênio-hióideo e digástrico e pelas fibras posteriores e profundas dos músculos temporal e masseter, respectivamente.

Exceto pelo músculo gênio-hióideo, que é inervado pelo nervo espinal C1, todos os músculos que movimentam as articulações temporomandibulares são inervados por ramos do nervo mandibular [V_3] que se originam na fossa infratemporal.

Músculo masseter

O músculo **masseter** é um potente músculo da mastigação que eleva a mandíbula (Figura 8.141 e Tabela 8.11). Situa-se sobre a face lateral do ramo da mandíbula.

O músculo masseter tem forma quadrangular e se insere superiormente no arco zigomático e, inferiormente, na maior parte da face lateral do ramo da mandíbula.

A **parte superficial** do masseter se origina do processo maxilar do osso zigomático e dos dois terços anteriores do processo zigomático da maxila. Insere-se no ângulo da mandíbula e na parte posterior da face lateral do ramo da mandíbula relacionada a ele.

A **parte profunda** do masseter se origina na superfície medial do arco zigomático e na parte posterior da sua margem inferior, e se insere na parte central e superior do ramo da mandíbula, na altura do processo coronoide.

O masseter é inervado pelo nervo massetérico, que sai do nervo mandibular [V_3], e irrigado pela artéria massetérica, que sai da artéria maxilar.

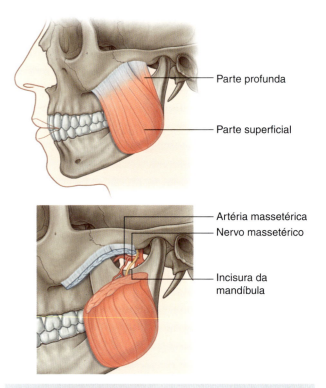

Figura 8.141 Músculo masseter.

O nervo e a artéria massetéricos se originam na fossa infratemporal e passam lateralmente sobre a margem da incisura mandibular, entrando na face profunda do músculo masseter.

Fossa temporal

A fossa temporal é um espaço estreito, em forma de leque, que cobre a superfície lateral do crânio (Figura 8.142 A):

- Sua margem superior é definida por um par de linhas temporais que se arqueiam pelo crânio a partir do

Tabela 8.11 Músculos da mastigação.

Músculo	Origem	Inserção	Inervação	Função
Masseter	Arco zigomático e processo maxilar do osso zigomático	Face lateral do ramo da mandíbula	Nervo massetérico do tronco anterior do nervo mandibular [V_3]	Elevação da mandíbula
Temporal	Osso da fossa temporal e fáscia temporal	Processo coronoide da mandíbula e margem anterior do ramo da mandíbula, quase até o último dente molar	Nervos temporais profundos do tronco anterior do nervo mandibular [V_3]	Elevação e retração da mandíbula
Pterigóideo medial	Cabeça profunda – face medial da lâmina lateral do processo pterigoide e do processo piramidal do osso palatino. Cabeça superficial – tuberosidade da maxila e processo piramidal do osso palatino	Face medial da mandíbula, perto do ângulo	Nervo pterigóideo medial, saindo do nervo mandibular [V_3]	Elevação e movimentos laterais da mandíbula
Pterigóideo lateral	Cabeça superior – teto da fossa infratemporal. Cabeça inferior – face lateral da lâmina lateral do processo pterigoide	Cápsula da articulação temporomandibular, na região de fixação do disco articular, e fóvea pterigóidea, no colo da mandíbula	Nervo pterigóideo lateral, saindo diretamente do tronco anterior do nervo mandibular [V_3] ou do ramo bucal	Protrusão e movimentos laterais da mandíbula

processo zigomático do osso frontal, indo à crista supramastóidea do osso temporal
- É limitada lateralmente pela **fáscia temporal**, uma lâmina de tecido conjuntivo rija, em forma de leque, que recobre o músculo temporal, e fixada, por sua margem superior, à linha temporal superior e, por sua margem inferior, ao arco zigomático
- Anteriormente, é limitada pela face posterior do processo frontal do osso zigomático e pela face posterior do processo zigomático do osso frontal, que separam a fossa temporal da órbita à frente
- Sua margem inferior é marcada pelo arco zigomático lateralmente e pela crista infratemporal da asa maior do esfenoide, medialmente (Figura 8.142 B) – entre essas duas estruturas, o assoalho da fossa temporal se abre medialmente para a fossa infratemporal e lateralmente para a região contendo o músculo masseter.

Conteúdo

A principal estrutura na fossa temporal é o músculo temporal.

Também atravessando a fossa, estão os ramos zigomaticotemporais do nervo maxilar [V_2], que entram na região pelos forames na face do osso zigomático voltada para a fossa temporal.

Músculo temporal

O **músculo temporal** é um grande músculo em forma de leque que preenche grande parte da fossa temporal (Figura 8.143). Origina-se das superfícies ósseas da fossa superiormente à linha temporal inferior e fixa-se lateralmente à superfície da fáscia temporal. As fibras mais anteriores são orientadas verticalmente, enquanto as fibras mais posteriores são orientadas horizontalmente. As fibras convergem inferiormente para formar um tendão, que passa entre o arco zigomático e a crista infratemporal da asa maior do esfenoide, para inserir-se no processo coronoide da mandíbula.

O músculo temporal se insere na face anterior do processo coronoide e ao longo da margem anterior do ramo da mandíbula, quase até o último dente molar.

O músculo temporal é um potente levantador da mandíbula. Como esse movimento envolve translocação posterior da cabeça da mandíbula, do tubérculo articular do osso temporal e de volta à fossa mandibular, o temporal também retrai a mandíbula, ou a puxa posteriormente. Ademais, o temporal participa dos movimentos laterais da mandíbula.

O temporal é inervado por nervos temporais profundos, que se originam do nervo mandibular [V_3] na fossa infratemporal, e depois entram na fossa temporal.

A irrigação do músculo temporal é feita pelas artérias temporais profundas, que têm um percurso paralelo ao dos nervos, e a artéria temporal média, que penetra a fáscia temporal na extremidade posterior do arco zigomático.

Nervos temporais profundos

Os nervos temporais profundos, geralmente dois, originam-se do tronco anterior do nervo mandibular [V_3] na

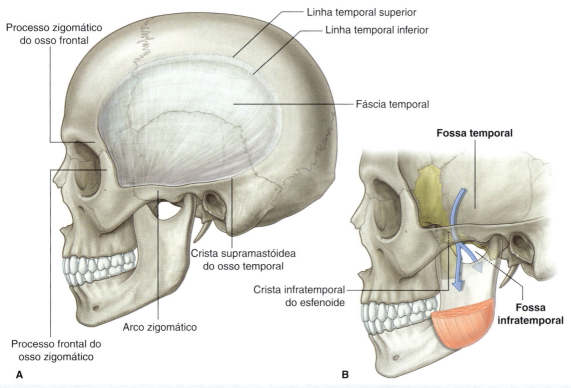

Figura 8.142 Fossa temporal. **A.** Vista lateral. **B.** Vista lateral, mostrando a fossa infratemporal.

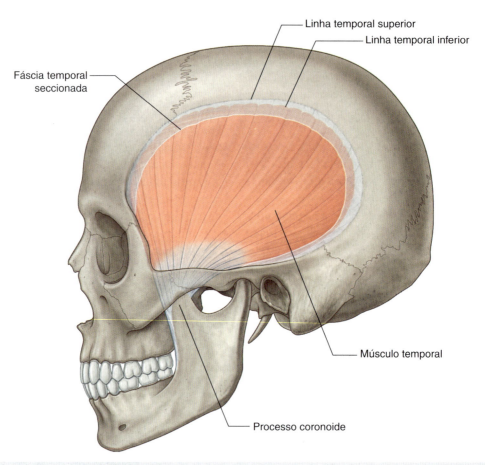

Figura 8.143 Músculo temporal. Vista lateral.

fossa infratemporal (Figura 8.144). Eles passam superiormente e em torno da crista infratemporal da asa maior do esfenoide para entrar na fossa temporal, profundamente ao músculo temporal, inervando-o.

Nervo zigomaticotemporal

O nervo zigomaticotemporal é um ramo do nervo zigomático (Figura 8.87). O nervo zigomático é um ramo do nervo maxilar [V_2] que se origina na fossa pterigopalatina e passa para o interior da órbita.

O nervo zigomaticotemporal entra na fossa temporal por um ou mais forames pequenos na superfície da fossa temporal do osso zigomático.

Ramos do nervo zigomaticotemporal passam superiormente entre o osso e o músculo temporal para penetrar a fáscia temporal e inervar a pele da têmpora (Figura 8.144).

Artérias temporais profundas

Normalmente dois, esses vasos se originam da artéria maxilar na fossa infratemporal e seguem com os nervos temporais profundos em torno da crista infratemporal da asa maior do esfenoide, para irrigar o músculo temporal (Figura 8.144). Elas se anastomosam com ramos da artéria temporal média.

Artéria temporal média

A artéria temporal média se origina da artéria temporal superficial, logo acima da raiz do arco zigomático, entre essa estrutura e a orelha interna (Figura 8.144). Ela penetra a fáscia temporal, passa sob a margem do músculo temporal e faz um trajeto superior, na face profunda do músculo temporal.

A artéria temporal média irriga o músculo temporal e se anastomosa com ramos das artérias temporais profundas.

Fossa infratemporal

A fossa infratemporal, com formato de cunha, está situada inferiormente à fossa temporal e fica entre o ramo da mandíbula, lateralmente, e a parede da faringe, medialmente. Possui um teto, uma parede lateral, uma parede medial e uma parede anterior, sendo aberta para o pescoço pósteroinferiormente (Figura 8.145):

- O **teto** é formado pelas faces inferiores da asa maior do esfenoide e do osso temporal, contém o forame espinhoso, o forame oval e a fissura petrotimpânica. Lateralmente à crista infratemporal da asa maior do esfenoide, é aberto à fossa temporal, superior
- A **parede lateral** é a face medial do ramo da mandíbula, que contém a abertura para o canal mandibular

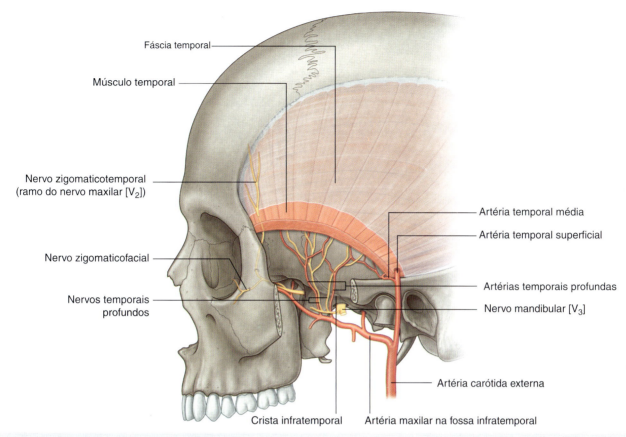

Figura 8.144 Nervos e artérias da fossa temporal.

- A **parede medial** é formada anteriormente pela lâmina lateral do processo pterigoide e, mais posteriormente, pela faringe e pelos dois músculos do palato mole (os músculos tensor e levantador do véu palatino), e contém a fissura pterigomaxilar, anteriormente posicionada, que permite que estruturas passem entre as fossas infratemporal e pterigopalatina
- A **parede anterior** é formada por parte da face posterior da maxila e contém o forame alveolar. As partes superiores abrem-se como a fissura orbital inferior, comunicando-se com a órbita.

Conteúdo

Os principais conteúdos da fossa infratemporal incluem o ligamento esfenomandibular, os músculos pterigóideos medial e lateral (Tabela 8.11), a artéria maxilar, o nervo mandibular [V_3], ramos do nervo facial [NC VII] e do nervo glossofaríngeo [IX] e o plexo venoso pterigóideo.

Ligamento esfenomandibular

O ligamento esfenomandibular é um ligamento extracapsular da articulação temporomandibular. Insere-se superiormente à espinha do osso esfenoide e se expande inferiormente para se inserir na língula da mandíbula e na margem posterior do forame mandibular (Figura 8.146).

Músculo pterigóideo medial

O músculo **pterigóideo medial** é quadrangular e apresenta cabeças superficial e profunda (Figura 8.146):

- A **cabeça profunda** fixa-se, superiormente, à face medial da lâmina lateral do processo pterigoide e à face do processo piramidal do osso palatino associada a ela, e desce obliquamente, medial ao ligamento esfenomandibular, para se inserir à face medial, mais áspera, do ramo da mandíbula, próximo ao ângulo da mandíbula
- A **cabeça superficial** se origina da tuberosidade da maxila e do processo piramidal do osso palatino adjacente e se une à cabeça profunda para se inserir na mandíbula.

O movimento principal do músculo pterigóideo medial é elevar a mandíbula. Como ele passa obliquamente para trás ao se inserir na mandíbula, ele também assiste o músculo pterigóideo lateral a protrair a mandíbula.

O músculo pterigóideo medial é suprido pelo nervo pterigóideo medial, que sai do nervo mandibular [V_3].

Músculo pterigóideo lateral

O músculo pterigóideo lateral é um triangular, espesso e, como o músculo pterigóideo medial, tem duas cabeças (Figura 8.147):

- A **cabeça superior** se origina do teto da fossa infratemporal (face inferior da asa maior do esfenoide e da

Gray Anatomia Clínica para Estudantes

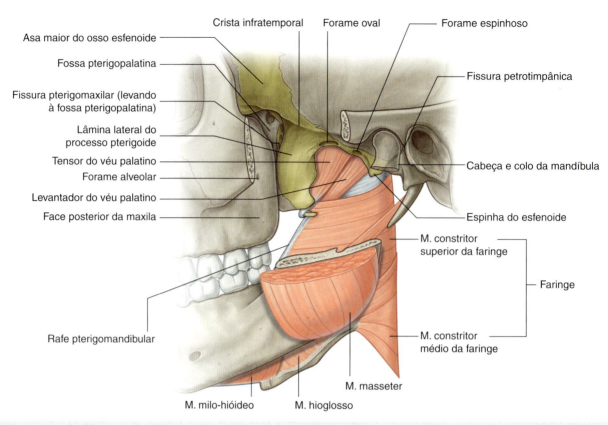

Figura 8.145 Limites da fossa infratemporal.

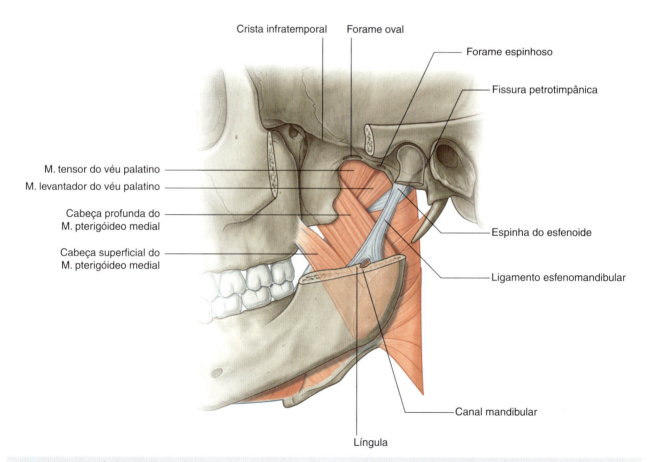

Figura 8.146 Músculo pterigóideo medial.

crista infratemporal), lateralmente ao forame oval e ao forame espinhoso

- A **cabeça inferior** é maior do que a superior e se origina da face lateral da lâmina lateral do processo pterigoide. Sua parte inferior se insinua entre as inserções craniais das duas cabeças do músculo pterigóideo medial.

As fibras de ambas as cabeças do músculo pterigóideo lateral convergem para se inserir na fóvea pterigóidea do colo da mandíbula e na cápsula da articulação temporomandibular, na região em que ela se prende internamente ao disco articular.

Ao contrário do músculo pterigóideo medial, cujas fibras tendem a se orientar verticalmente, as fibras do músculo pterigóideo lateral têm orientação quase horizontal. Como resultado, quando o músculo pterigóideo lateral se contrai, traciona o disco articular e a cabeça da mandíbula para a frente, em direção ao tubérculo articular, e é, portanto, o principal protrusor da mandíbula.

O músculo pterigóideo lateral é suprido pelo nervo pterigóideo lateral, que sai do nervo mandibular [V_3].

Quando os músculos pterigóideos lateral e medial se contraem em apenas um lado, o mento se move para o lado oposto. Quando o movimento oposto das duas articulações temporomandibulares é coordenado, o movimento de mastigação ocorre.

Nervo mandibular [V_3]

O nervo mandibular [V_3] é a maior das três divisões do nervo trigêmeo [NC V].

Ao contrário dos nervos oftálmico [V_1] e maxilar [V_2], que são puramente sensitivos, o nervo mandibular [V_3] é motor e sensitivo.

Além de conduzir a sensibilidade geral dos dentes e da gengiva da mandíbula, dos dois terços anteriores da língua, da mucosa no assoalho da cavidade oral, do lábio inferior, da pele sobre a têmpora e a parte inferior da face e da parte craniana da dura-máter, o nervo mandibular [V_3] também carreia inervação motora para a maioria dos músculos que movem a mandíbula, um dos músculos (tensor do tímpano) na orelha média e um dos músculos do palato mole (tensor do véu palatino).

Todos os ramos do nervo mandibular [V_3] se originam na fossa infratemporal.

Como nos nervos oftálmico [V_1] e maxilar [V_2], a parte sensitiva do nervo mandibular [V_3] se origina do gânglio trigeminal na fossa média do crânio (Figura 8.148):

- A parte sensitiva do nervo mandibular [V_3] cai verticalmente pelo forame oval e entra na fossa infratemporal entre o músculo tensor do véu palatino e a cabeça superior do músculo pterigóideo lateral

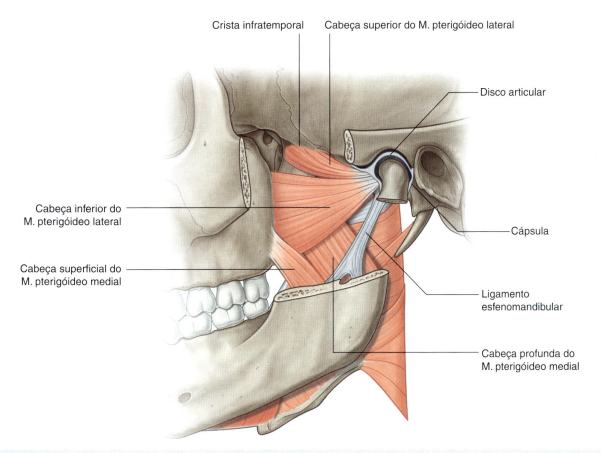

Figura 8.147 Músculo pterigóideo lateral.

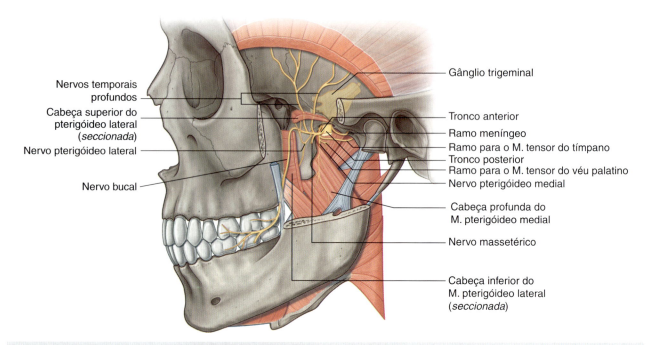

Figura 8.148 Nervo mandibular [V₃] – tronco anterior. Ramo meníngeo e nervo pterigóideo medial.

- A pequena raiz motora do nervo trigêmeo [NC V] passa medialmente ao gânglio trigeminal na cavidade craniana, e então passa pelo forame oval e imediatamente se une à parte sensitiva do nervo mandibular [V₃].

Ramos

Logo depois das raízes sensitiva e motora se unirem, o nervo mandibular [V₃] dá origem a um pequeno ramo meníngeo e ao nervo pterigóideo medial, e então se divide em troncos anterior e posterior (Figura 8.148):

- Ramos do tronco anterior são os nervos bucal, massetérico, temporal e o nervo para o pterigóideo lateral, todos, com exceção do nervo bucal (que é predominantemente sensitivo), motores
- Ramos do tronco posterior são os nervos auriculotemporal, lingual e alveolar inferior, todos sensitivos, exceto um pequeno nervo (nervo para o miloióideo) que se ramifica do nervo alveolar inferior.

Ramo meníngeo

O ramo meníngeo se origina do lado medial do nervo mandibular [V₃] e sobe para sair da fossa infratemporal junto com a artéria meníngea média e reentrar na cavidade craniana pelo forame espinhoso (Figura 8.148). É sensitivo para a dura-máter, principalmente a da fossa média do crânio, e inerva as células mastóideas que se comunicam com a orelha média.

Nervo pterigóideo medial

O nervo pterigóideo medial também se origina medialmente do nervo mandibular [V₃] (Figura 8.148). Ele desce para adentrar e suprir a face profunda do músculo pterigóideo medial. Perto de sua origem do nervo mandibular [V₃], tem dois ramos:

- Um deles inerva o tensor do véu palatino
- O outro sobe para inervar o músculo tensor do tímpano, que ocupa um pequeno canal ósseo superior e paralelo à tuba auditiva no osso temporal.

Nervo bucal

O nervo bucal é um ramo do tronco anterior do nervo mandibular [V₃] (Figura 8.148). É predominantemente um nervo sensitivo, mas também carreia inervação motora para o músculo pterigóideo lateral e para parte do músculo temporal.

O nervo bucal passa lateralmente, entre as cabeças superior e inferior do músculo pterigóideo lateral, e então desce em torno da margem anterior da inserção do músculo temporal na margem anterior do ramo da mandíbula, frequentemente passando por dentro do tendão do músculo. Continua em direção à bochecha, lateralmente ao músculo bucinador, para fornecer nervos sensitivos gerais à pele e mucosa oral adjacente e à gengiva bucal dos molares inferiores.

Nervo massetérico

O nervo massetérico é um ramo do tronco anterior do nervo mandibular [V₃] (Figura 8.148; ver também Figura 8.141). Passa lateralmente sobre o músculo pterigóideo lateral e através da incisura mandibular para adentrar e suprir o músculo masseter.

Nervos temporais profundos

Os nervos temporais profundos, geralmente dois, se originam do tronco anterior do nervo mandibular [V_3] (Figura 8.148; ver também Figura 8.144). Passam lateralmente sobre o músculo pterigóideo lateral e se curvam ao redor da crista infratemporal para ascender à fossa temporal e inervar o músculo temporal a partir da sua face profunda.

Nervo pterigóideo lateral

O nervo pterigóideo lateral pode se originar diretamente como um ramo do tronco anterior do nervo mandibular [V_3] ou do seu ramo bucal (Figura 8.148). Saindo de sua origem, passa diretamente à face profunda do músculo pterigóideo lateral.

Nervo auriculotemporal

O nervo auriculotemporal é o primeiro ramo do tronco posterior do nervo mandibular [V_3] e se origina como duas raízes, que passam posteriormente ao redor da artéria meníngea média, no trecho em que esta sobe da artéria maxilar para o forame espinhoso (Figura 8.149).

O nervo auriculotemporal passa primeiro entre o músculo tensor do véu palatino e a cabeça superior do músculo pterigóideo superior, e então entre o ligamento esfenomandibular e o colo da mandíbula. Curva-se lateralmente, passando em torno do colo da mandíbula, e então sobe profundamente à glândula parótida, entre a articulação temporomandibular e a orelha.

Os ramos terminais do nervo auriculotemporal carregam sensibilidade geral de uma grande área da têmpora. Além disso, o nervo auriculotemporal contribui com a inervação sensitiva da orelha externa, do meato acústico externo, da membrana timpânica e da articulação temporomandibular. Também leva fibras parassimpáticas pós-ganglionares do nervo glossofaríngeo [IX] à glândula parótida.

Nervo lingual

O **nervo lingual** é um importante ramo sensitivo do tronco posterior do nervo mandibular [V_3] (Figura 8.149 A, B). Conduz sensibilidade dos dois terços anteriores da língua, da mucosa do assoalho da cavidade oral e da gengiva lingual associada aos dentes inferiores.

O nervo lingual une-se, superiormente na fossa infratemporal, ao nervo corda do tímpano do nervo facial [NC VII] (Figura 8.149 C), que conduz:

- Gustação dos dois terços anteriores da língua e
- Fibras parassimpáticas para todas as glândulas salivares inferiores ao nível da boca.

O nervo lingual primeiro desce entre o músculo tensor do véu palatino e o músculo pterigóideo lateral, onde se une ao nervo corda do tímpano, e então desce pela face lateral do músculo pterigóideo medial para entrar na cavidade oral.

O nervo lingual entra na cavidade oral entre a inserção posterior do músculo milo-hióideo à linha milo-hióidea e a inserção do músculo constritor superior da faringe à rafe pterigomandibular. Ao entrar no assoalho da cavidade oral, o nervo passa por um sulco raso na face medial da mandíbula, imediatamente inferior ao último dente molar. Nessa posição, é palpável através da mucosa oral e existe risco de lesá-lo durante intervenções cirúrgicas nos dentes molares e nas gengivas (Figura 8.149C).

O nervo lingual penetra a língua na superfície lateral do músculo hioglosso, onde se fixa ao **gânglio submandibular**. É nesse gânglio que as fibras parassimpáticas pré-ganglionares carregadas da fossa infratemporal até o assoalho da cavidade oral pelo nervo lingual fazem sinapse com fibras parassimpáticas pós-ganglionares (Figura 8.150).

Nervo alveolar inferior

O **nervo alveolar inferior**, assim como o nervo lingual, é um importante ramo sensitivo do tronco posterior do nervo mandibular [V_3] (Figura 8.149 A-C). Além de inervar todos os dentes inferiores e a maior parte da gengiva associada a eles, inerva também a mucosa e a pele do lábio inferior e a pele do mento. Tem um ramo motor, que inerva o músculo milo-hióideo e o ventre anterior do músculo digástrico.

O nervo alveolar inferior se origina profundamente ao músculo pterigóideo lateral, saindo do tronco posterior do nervo mandibular [V_3] em associação com o nervo lingual. Desce na superfície lateral do músculo pterigóideo medial, passa entre o ligamento esfenomandibular e o ramo da mandíbula, e então entra no canal mandibular pelo forame mandibular. Imediatamente antes disso, dá origem ao **nervo milo-hióideo** (Figura 8.149 C), que se situa no sulco milo-hióideo inferior ao forame e continua anteriormente abaixo do assoalho da cavidade oral para inervar o músculo milo-hióideo e o ventre anterior do músculo digástrico.

O nervo alveolar inferior passa anteriormente dentro do canal mandibular da mandíbula. O canal mandibular e seu conteúdo são inferiores às raízes dos dentes molares, e as raízes podem, às vezes, se curvar em volta do canal, dificultando a extração desses dentes.

O nervo alveolar inferior fornece ramos para os três dentes molares, para o segundo dente pré-molar e para a gengiva labial associada a eles, e então se divide em seus dois ramos terminais:

- O **nervo incisivo**, que continua no canal mandibular para inervar o primeiro pré-molar, os incisivos e os caninos, com suas genginvas

Gray Anatomia Clínica para Estudantes

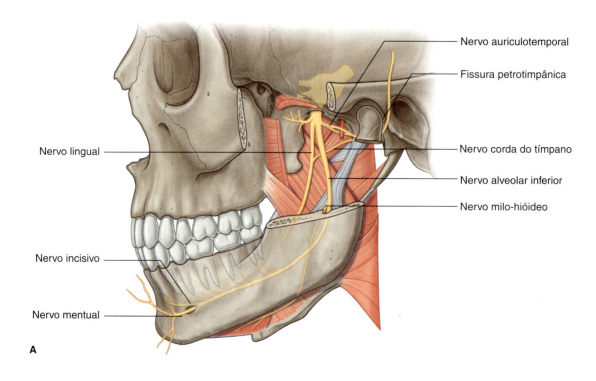

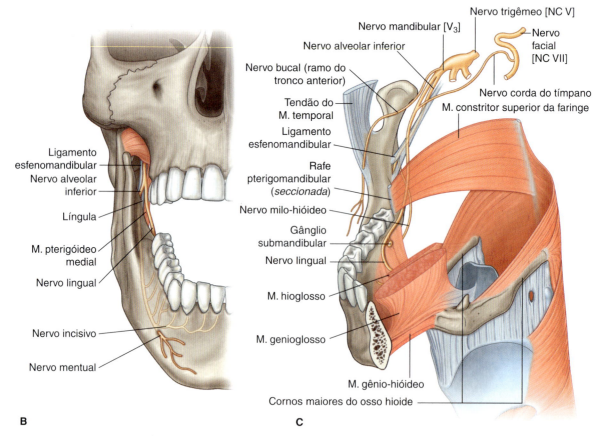

Figura 8.149 Nervo mandibular [V_3] – tronco posterior. **A.** Vista lateral. **B.** Vista anterior. **C.** Vista anteromedial.

Capítulo 8 • Cabeça e Pescoço

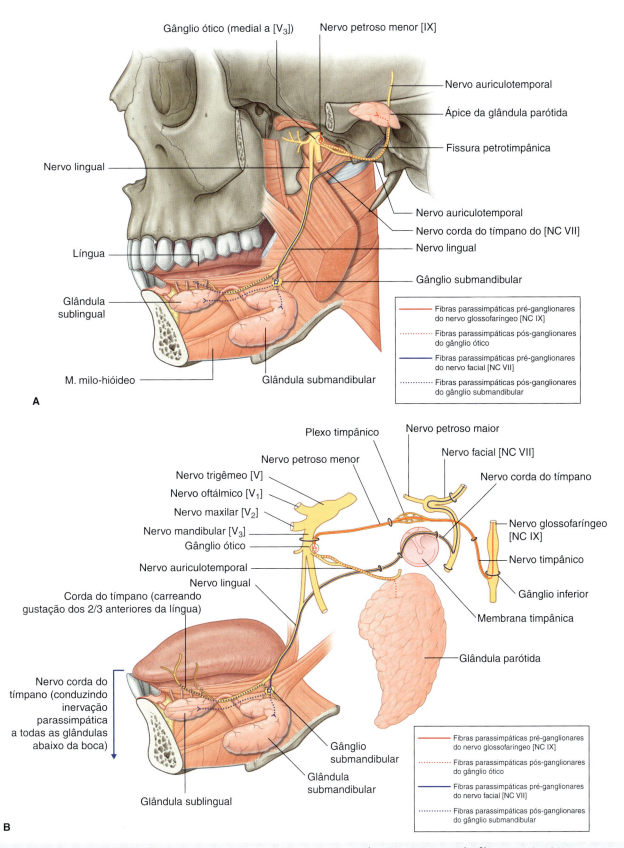

Figura 8.150 Nervo corda do tímpano e nervo petroso menor. **A.** Percurso após sair do crânio. **B.** Percurso das fibras parassimpáticas.

797

- O **nervo mentual**, que sai da mandíbula pelo forame mentual e inerva o lábio inferior e o mento (Figura 8.149 A, B). O nervo mentual é palpável e, por vezes, visível através da mucosa oral adjacente às raízes dos dentes pré-molares.

Corda do tímpano e nervo petroso menor

Ramos de dois nervos cranianos unem-se a ramos do nervo mandibular [V_3] na fossa infratemporal (Figura 8.150). São eles o ramo corda do tímpano do nervo facial [NC VII] e o nervo petroso menor, um ramo do plexo timpânico na orelha média, que teve sua origem de um ramo do nervo glossofaríngeo [NC IX] (Figura 8.125).

Corda do tímpano

A corda do tímpano (Figura 8.150) carreia gustação dos dois terços anteriores da língua e inervação parassimpática a todas as glândulas salivares abaixo do nível da boca.

A corda do tímpano se origina do nervo facial [NC VII] no osso temporal e em associação com a parede mastóidea da orelha média. Passa anteriormente por um pequeno canal e entra na parte lateral da orelha média. Em seu trajeto anterossuperior através da orelha média, é separado da membrana timpânica pelo cabo do martelo. Sai da orelha média pela extremidade medial da fissura petrotimpânica, entra na fossa infratemporal, desce medialmente à espinha do esfenoide e ao músculo pterigóideo lateral e une-se ao nervo lingual.

Fibras parassimpáticas pré-ganglionares conduzidas pela corda do tímpano fazem sinapse com fibras parassimpáticas pós-ganglionares no gânglio submandibular, que está fixado ao nervo lingual no assoalho da cavidade oral (Figura 8.150).

Fibras parassimpáticas pós-ganglionares saem do gânglio submandibular e:

- Reentram no nervo lingual para seguir seus ramos terminais e chegar aos tecidos-alvo ou
- Passam diretamente do gânglio submandibular às glândulas (Figura 8.150).

As fibras para gustação (AE) não passam pelo gânglio e são distribuídas pelos ramos terminais do nervo lingual.

Na clínica

Lesão do nervo lingual

Uma lesão no nervo lingual, proximal ao ponto onde o nervo corda do tímpano se une a ele na fossa infratemporal, causará perda da sensibilidade geral dos dois terços anteriores da língua, da mucosa oral, das gengivas, do lábio inferior e do mento.

Se a lesão no nervo lingual for distal a esse ponto, a secreção das glândulas salivares abaixo da boca e a gustação dos dois terços anteriores da língua também serão perdidos.

Nervo petroso menor

O nervo petroso menor conduz principalmente fibras parassimpáticas destinadas à glândula parótida (Figura 8.150). As fibras parassimpáticas pré-ganglionares estão no nervo glossofaríngeo [IX] quando ele sai do forame jugular na base do crânio. Saindo do nervo glossofaríngeo [IX], dentro ou imediatamente fora do forame jugular, está o nervo timpânico (Figura 8.150 B).

O nervo timpânico reentra no osso temporal por um pequeno forame na crista óssea que separa o forame jugular do canal carótico e sobe por um pequeno canal ósseo (canalículo timpânico inferior) até o promontório, na parede labiríntica (medial) da orelha média. Lá, ele participa da formação do plexo timpânico. O nervo petroso menor é um ramo desse plexo (Figura 8.150 B).

O nervo petroso menor contém principalmente fibras parassimpáticas pré-ganglionares. Ele sai da orelha média e entra na fossa média do crânio por uma pequena abertura na face anterior da parte petrosa do osso temporal, imediatamente lateral e inferior à abertura para o nervo petroso maior, um ramo do nervo facial [NC VII]. O nervo petroso menor então passa medialmente e desce pelo forame oval junto com o nervo mandibular [V_3].

Na fossa infratemporal, as fibras parassimpáticas preganglionares fazem sinapse com os corpos celulares de fibras parassimpáticas pós-ganglionares no gânglio ótico, localizado no lado medial do nervo mandibular [V_3] e em torno da origem do nervo pterigóideo medial. Fibras parassimpáticas pós-ganglionares saem do gânglio ótico e juntam-se ao nervo auriculotemporal, que as conduz até a glândula parótida.

Na clínica

Anestesia dentária

A anestesia do nervo alveolar inferior é amplamente praticada pela maioria dos dentistas. Esse nervo é um dos maiores ramos do nervo mandibular [V_3], conduz ramos sensitivos dos dentes e da mandíbula e recebe informação sensitiva da pele da maior parte da mandíbula.

O nervo alveolar inferior passa por dentro do canal mandibular, atravessa o corpo da mandíbula e finalmente emerge pelo forame mentual no mento.

Procedimentos dentários exigem infiltração perineuronal do nervo alveolar inferior por anestésico local. Para anestesiar esse nervo, a agulha é colocada lateralmente ao arco palatoglosso (istmo das fauces) na cavidade oral e empurrada ao longo da margem medial do terço inferior do ramo da mandíbula, para que o anestésico possa ser depositado nessa região.

É possível também anestesiar os nervos infraorbital e bucal, dependendo de onde a anestesia seja necessária.

Artéria maxilar

A artéria maxilar é o maior ramo da artéria carótida externa e uma importante fonte de irrigação arterial para a cavidade nasal, a parede lateral e o teto da cavidade oral, todos os dentes e a dura-máter na cavidade craniana. Atravessa e irriga a fossa infratemporal e então entra na fossa pterigopalatina, onde dá origem a seus ramos terminais (Figura 8.151).

A artéria maxilar se origina dentro da substância da glândula parótida e então passa adiante, entre o colo da mandíbula e o ligamento esfenomandibular, para dentro da fossa infratemporal. Sobe obliquamente por ela para entrar na fossa pterigopalatina, atravessando a fissura pterigomaxilar. Essa parte do vaso pode passar lateral ou medialmente à cabeça inferior do músculo pterigóideo lateral. Quando passa medialmente, a artéria maxilar então dá uma volta, lateralmente, entre as cabeças superior e inferior do músculo pterigóideo lateral para acessar a **fissura pterigomaxilar**.

Ramos

Ramos da artéria maxilar são os seguintes (Figura 8.151):

- A primeira parte da artéria maxilar (entre o colo da mandíbula e o ligamento esfenomandibular) dá origem a dois grandes ramos (as artérias meníngea média e alveolar inferior) e a alguns ramos menores (auricular profundo, timpânico anterior e meníngeo acessório)
- A segunda parte (relacionada ao músculo pterigóideo lateral) dá origem aos ramos temporal profundo, massetérico, bucal e pterigóideo, que têm o mesmo trajeto que os ramos do nervo mandibular [V_3]
- A terceira parte da artéria maxilar fica na fossa pterigopalatina (Figura 8.158).

Artéria meníngea média

A artéria meníngea média ascende verticalmente da artéria maxilar e passa pelo forame espinhoso para entrar na cavidade craniana (Figura 8.151). Na fossa infratemporal, passa superiormente entre o ligamento esfenomandibular, no lado medial, e o músculo pterigóideo lateral, no lado lateral. Em um local imediatamente inferior ao forame espinhoso, ela passa entre as duas raízes do nervo auriculotemporal em suas origens no nervo mandibular [V_3] (Figura 8.151).

A artéria meníngea média é o maior dos vasos meníngeos e irriga a maior parte da dura-máter, os ossos e suas medulas ósseas das paredes da cavidade craniana.

Dentro da cavidade craniana, a artéria meníngea média e seus ramos percorrem um trajeto na camada periosteal (externa) da dura-máter, que fica firmemente aderida às paredes ósseas. Como grandes ramos da artéria meníngea média passam superiormente, subindo pelas paredes da cavidade craniana, elas podem ser lesionadas por golpes laterais na cabeça. Quando os vasos são lacerados, o sangue que vaza, sob pressão arterial, gradualmente separa a dura-máter de sua aderência ao osso, resultando em hematoma extradural.

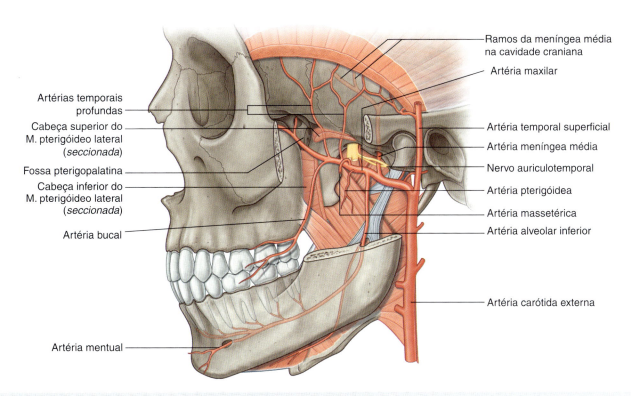

Figura 8.151 Artéria maxilar.

Gray Anatomia Clínica para Estudantes

Artéria alveolar inferior

A artéria alveolar inferior desce da artéria maxilar para entrar no forame e no canal mandibulares junto com o nervo alveolar inferior (Figura 8.151). É distribuída com o nervo alveolar inferior, irriga todos os dentes inferiores e contribui com a irrigação das gengivas bucais, do mento e do lábio inferior.

Antes de entrar na mandíbula, a artéria alveolar inferior dá origem a um pequeno ramo milo-hióideo, que acompanha o nervo milo-hióideo.

Artérias auricular profunda, timpânica anterior e meníngea acessória

As artérias auricular profunda, timpânica anterior e meníngea acessória são pequenos ramos da primeira parte da artéria maxilar e contribuem para a irrigação do meato acústico externo, da face profunda da membrana timpânica e da dura-máter craniana, respectivamente.

O ramo meníngeo acessório também oferece pequenos ramos aos músculos à sua volta na fossa infratemporal, antes de ascender pelo forame oval até a cavidade craniana para irrigar a dura-máter.

Ramos da segunda parte

Artérias temporais profundas, geralmente duas, se originam da segunda parte da artéria maxilar e caminham junto com os nervos temporais profundos para irrigar o músculo temporal na fossa temporal (Figura 8.151).

Numerosas artérias pterigóideas também se originam da segunda parte da artéria maxilar e irrigam os músculos pterigóideos.

A artéria massetérica, também vinda da segunda parte da artéria maxilar, acompanha o nervo massetérico lateralmente pela incisura mandibular para irrigar o músculo masseter.

A artéria bucal é distribuída com o nervo bucal e irriga pele, músculo e mucosa oral da bochecha.

Plexo pterigóideo

O **plexo pterigóideo** é uma rede de veias entre os músculos pterigóideos medial e lateral e entre o músculo pterigóideo lateral e o músculo temporal (Figura 8.152).

Veias que drenam regiões irrigadas por artérias que se ramificam da artéria maxilar na fossa infratemporal e na fossa pterigopalatina se conectam com o plexo pterigóideo. Essas veias tributárias incluem as que drenam a cavidade nasal, o teto e a parede lateral da cavidade oral, todos os dentes, os músculos da fossa infratemporal, os seios paranasais e a nasofaringe. Além disso, a veia oftálmica inferior, da órbita, pode passar pela fissura orbital inferior e desembocar no plexo pterigóideo.

Significativamente, pequenas veias emissárias frequentemente ligam o plexo pterigóideo na fossa infratemporal ao seio cavernoso na cavidade craniana. Essas veias emissárias, que atravessam o forame oval, pela cartilagem que preenche o forame lacerado e pela lâmina lateral do processo pterigoide na base do crânio, são um caminho pelo qual as infecções podem se espalhar para a cavidade craniana vindo de estruturas, como os dentes, que são drenadas pelo plexo pterigóideo. E, como as veias da cabeça e do pescoço não têm válvulas, anestésicos inadvertidamente injetados sob pressão em veias do plexo

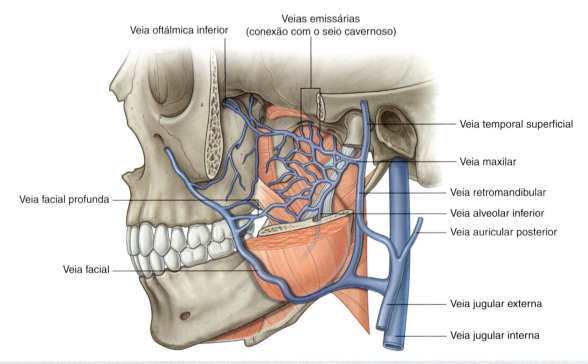

Figura 8.152 Plexo venoso pterigóideo.

800

pterigóideo podem refluir para tecidos ou para a cavidade craniana.

O plexo pterigóideo se conecta:

- Posteriormente, por uma curta veia maxilar, com a veia retromandibular no pescoço, e
- Anteriormente, por uma veia facial profunda, com a veia facial na face.

FOSSA PTERIGOPALATINA

A fossa pterigopalatina é um espaço em forma de gota invertida entre ossos da região lateral do crânio, imediatamente posterior à maxila (Figura 8.153).

Embora de tamanho pequeno, a fossa pterigopalatina se comunica, por meio de fissuras e forames em suas paredes, com:

- A fossa média do crânio
- A fossa infratemporal
- O assoalho da órbita
- A parede lateral da cavidade nasal
- A orofaringe; e
- O teto da cavidade oral.

Por causa de sua localização estratégica, a fossa pterigopalatina é um grande local de distribuição para o nervo maxilar [V_2] e para a parte terminal da artéria maxilar. Também contém o gânglio pterigopalatino, onde fibras parassimpáticas pré-ganglionares originárias do nervo facial [VII] fazem sinapse com fibras parassimpáticas pós-ganglionares, e estas, junto com fibras simpáticas originadas no nível T1 da medula espinal, se unem a ramos do nervo maxilar [V_2].

Todos os dentes superiores recebem inervação e irrigação sanguínea pelo nervo maxilar [V_2] e pela parte terminal da artéria maxilar, respectivamente, que passam pela fossa pterigopalatina.

Estrutura óssea

As paredes da fossa pterigopalatina são formadas por partes dos ossos palatino, maxila e esfenoide (Figura 8.153):

- A parede anterior é formada pela face posterior da maxila
- A parede medial é formada pela face lateral do osso palatino
- A parede posterior e o teto são formados por partes do osso esfenoide.

Osso esfenoide

A parte do osso esfenoide que contribui para a formação da fossa pterigopalatina é a face anterossuperior do processo pterigoide (Figura 8.154). Abrindo-se nessa superfície, há dois forames:

- O nervo maxilar [V_2] passa pelo mais lateral e superior – o **forame redondo** – que se comunica posteriormente com a fossa média do crânio (Figura 8.154 B)
- O nervo petroso maior do nervo facial [NC VII] e as fibras simpáticas do plexo carótico interno se unem para formar o nervo do canal pterigóideo, que passa à frente para a fossa pterigopalatina pelo forame mais medial e inferior – a **abertura anterior do canal pterigóideo**.

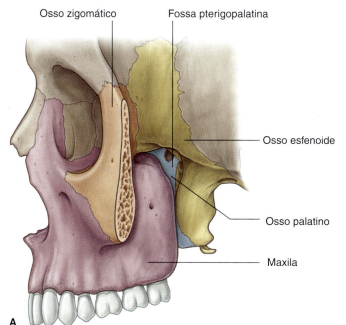
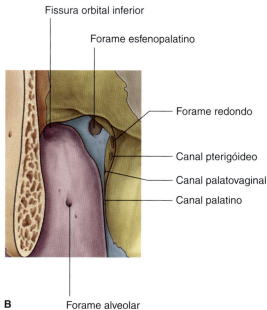

Figura 8.153 Fossa pterigopalatina. **A.** Vista anterolateral. **B.** Vista lateral.

801

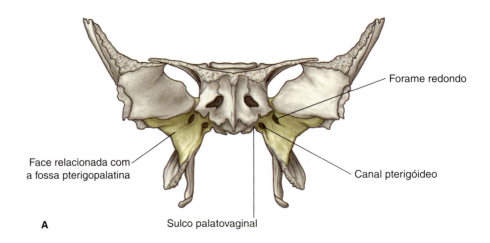

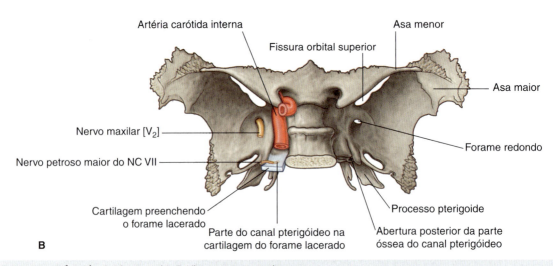

Figura 8.154 Osso esfenoide. **A.** Vista anterior. **B.** Vista posterossuperior.

Canal pterigóideo

O **canal pterigóideo** (Figura 8.154 A) é um canal ósseo que atravessa horizontalmente a raiz do processo pterigoide do osso esfenoide. Abre-se anteriormente na fossa pterigopalatina. Posteriormente, continua pela cartilagem, preenchendo o forame lacerado, e se abre na fossa média do crânio, imediatamente anterior e inferior à artéria carótida interna, quando este vaso entra na cavidade craniana pelo canal carótico (Figura 8.154 B).

Passagens

Sete forames e fissuras proporcionam aberturas através das quais estruturas entram e saem da fossa pterigopalatina (Figura 8.155):

- O forame redondo e o canal pterigóideo comunicam-se com a fossa média do crânio e abrem-se na parede posterior
- Um pequeno **canal palatovaginal** se abre na parede posterior e leva à parte nasal da faringe
- O canal palatino leva ao teto da cavidade oral (palato duro) e se abre inferiormente

- O forame esfenopalatino se abre na parede lateral da cavidade nasal e fica na parede medial
- A região lateral da fossa pterigopalatina é contínua com a fossa infratemporal devido a um grande espaço (a **fissura pterigomaxilar**) entre a face posterior da maxila e o processo pterigoide do osso esfenoide
- A região superior da parede da fossa se abre no assoalho da órbita pela fissura orbital inferior.

Conteúdo

O nervo maxilar [V_2] e a parte terminal da artéria maxilar entram e se ramificam dentro da fossa pterigopalatina. Além disso, o nervo do canal pterigóideo entra na fossa, carregando:

- Fibras parassimpáticas pré-ganglionares do ramo petroso maior do nervo facial [VII] e
- Fibras simpáticas pós-ganglionares do ramo petroso profundo do plexo carótico.

As fibras parassimpáticas pré-ganglionares fazem sinapse no gânglio pterigopalatino, e tanto as fibras

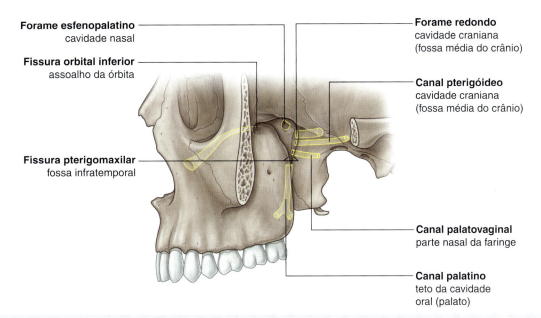

Figura 8.155 Passagens da fossa pterigopalatina.

simpáticas quanto as fibras parassimpáticas pós-ganglionares passam junto com ramos do nervo maxilar [V_2] para as regiões adjacentes, saindo da fossa.

Além de nervos e artérias, veias e vasos linfáticos também passam pela fossa pterigopalatina.

Nervo maxilar [V_2]

O nervo maxilar [V_2] é puramente sensitivo. Origina-se do gânglio trigeminal na cavidade craniana, sai da fossa média do crânio e entra na fossa pterigopalatina pelo forame redondo (Figura 8.156). Passa anteriormente pela fossa e sai, como o nervo infraorbital, pela fissura orbital inferior.

Passando pela fossa pterigopalatina, o nervo maxilar [V_2] dá origem ao nervo zigomático, ao nervo alveolar superior posterior e a dois ramos ganglionares (Figura 8.156). Estes últimos se originam de sua face inferior e passam pelo gânglio pterigopalatino.

Fibras parassimpáticas pós-ganglionares, saindo do gânglio pterigopalatino, juntam-se aos ramos sensitivos do nervo maxilar [V_2] no gânglio pterigopalatino,

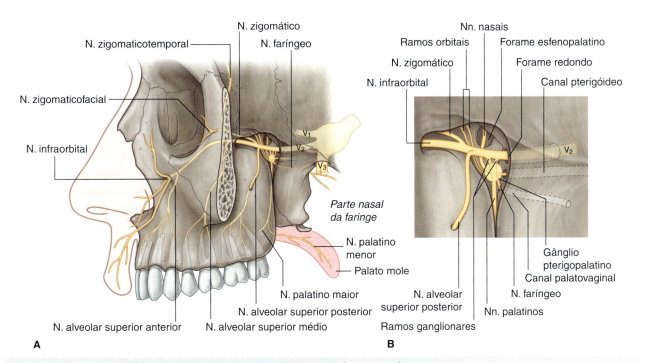

Figura 8.156 Nervo maxilar [V_2]. **A.** Ramos terminais. **B.** Em relação ao gânglio pterigopalatino.

assim como fibras simpáticas pós-ganglionares do plexo carótico. Os três tipos de fibras saem do gânglio como os ramos orbitais, palatinos, nasais e faríngeos.

Ramos

Ramos orbitais. Os **ramos orbitais** são pequenos e passam pela fissura orbital inferior para contribuir com a inervação da parede da órbita e dos seios esfenoidal e etmoidal.

Nervos palatinos maior e menor. Os **nervos palatinos maior** e **menor** (Figura 8.156) passam inferiormente do gânglio pterigopalatino, entram e atravessam o canal palatino e entram na superfície oral do palato, pelos forames palatinos maior e menor.

O nervo palatino maior passa adiante no teto da cavidade oral para inervar a mucosa e as glândulas do palato duro e da gengiva adjacente, chegando quase até os dentes incisivos.

No canal palatino, o nervo palatino maior dá origem aos **nervos nasais inferiores posteriores**, que passam medialmente por pequenos forames na lâmina perpendicular do osso palatino e contribuem com a inervação da parede nasal lateral.

Depois de passar pelo forame palatino menor, o nervo palatino menor passa posteriormente para inervar o palato mole.

Nervos nasais. Os nervos nasais (Figura 8.156), aproximadamente sete, passam medialmente pelo forame esfenopalatino para entrar na cavidade nasal. A maioria passa anteriormente para inervar a parede lateral da cavidade nasal, mas alguns atravessam o teto para inervar a parede medial.

Um dos nervos que atravessam o teto (o **nervo nasopalatino**) é o maior dos nervos nasais e passa anteriormente, descendo pelo septo nasal, pelo canal incisivo e pela fossa incisiva no palato duro, para entrar no teto da cavidade oral e inervar a mucosa, a gengiva e as glândulas adjacentes aos dentes incisivos.

Nervo faríngeo. O **nervo faríngeo** (Figura 8.156) passa posteriormente do gânglio pterigopalatino e sai da fossa pelo canal palatovaginal, de onde então sai para inervar a mucosa e as glândulas da nasofaringe.

Nervo zigomático. O **nervo zigomático** (Figura 8.156) se origina diretamente do nervo maxilar [V_2] na fossa pterigopalatina, de onde então sai para entrar na órbita pela fissura orbital inferior. Passa à frente na parede lateral da órbita e se divide em ramos zigomaticotemporal e zigomaticofacial:

- O **ramo zigomaticotemporal** continua adiante na base da parede lateral da órbita, passa por um pequeno canal ósseo no osso zigomático para entrar na fossa temporal por um pequeno forame na margem lateral da órbita na face posterior do processo frontal do osso zigomático e passa superficialmente para inervar a pele da têmpora
- O **ramo zigomaticofacial** também continua adiante na base da parede lateral da órbita e sai por um pequeno canal ósseo, na margem da órbita, que se abre em múltiplos pequenos forames na face anterolateral do osso zigomático, e seus ramos inervam a pele adjacente.

Nervo alveolar superior posterior. O **nervo alveolar superior posterior** (Figura 8.156) se origina do nervo maxilar [V_2] na fossa pterigopalatina e passa lateralmente para fora da fossa pela fissura pterigomaxilar, entrando na fossa infratemporal. Continua lateral e inferiormente para entrar na face posterior da maxila por um pequeno forame alveolar, aproximadamente na metade da distância entre o último dente molar e a fissura orbital inferior. Passa, então, inferiormente, imediatamente profundo à mucosa do seio maxilar, para se unir ao **plexo dental superior**.

O nervo alveolar superior posterior inerva os dentes molares e a gengiva bucal adjacente e contribui com a inervação do seio maxilar.

Nervo infraorbital. O nervo infraorbital (Figura 8.156) é a continuação anterior do nervo maxilar [V_2] que sai da fossa pterigopalatina pela fissura orbital inferior. Fica no sulco infraorbital enquanto atravessa o assoalho da órbita, e então continua adiante pelo canal infraorbital.

Dentro do sulco e do canal infraorbitais, o nervo infraorbital dá origem aos **nervos alveolares superiores médio** e **anterior**, respectivamente, que acabam por se juntar ao **plexo alveolar superior** para inervar os dentes superiores:

- O nervo alveolar superior médio também inerva o seio maxilar
- O nervo alveolar superior anterior também dá origem a um pequeno ramo nasal, que passa medialmente pela parede lateral da cavidade nasal para inervar partes do assoalho e das paredes nasais.

O nervo infraorbital sai do canal infraorbital pelo forame infraorbital, inferior à margem inferior, e se divide em ramos nasais, palpebrais e labiais superiores:

- Ramos nasais inervam a pele que recobre a parte lateral do nariz externo e parte do septo nasal
- Ramos palpebrais inervam a pele da pálpebra inferior
- Ramos labiais superiores inervam a pele que recobre a bochecha e o lábio superior, e a mucosa oral relacionada.

Nervo do canal pterigóideo e gânglio pterigopalatino

O nervo do canal pterigóideo (Figura 8.157) é formado na fossa média do crânio pela união dos nervos:

- Petroso maior (ramo do nervo facial [NC VII]) e
- Petroso profundo (ramo do plexo carótico interno).

Capítulo 8 • Cabeça e Pescoço

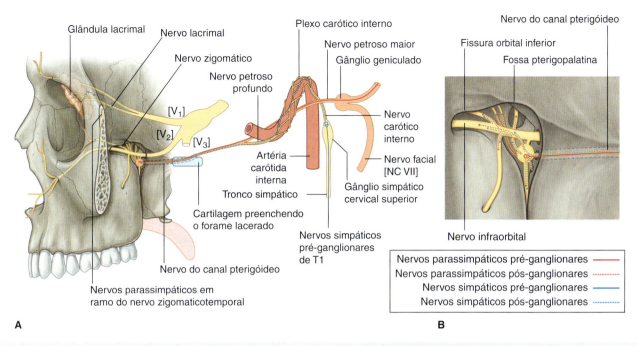

Figura 8.157 Nervo do canal pterigóideo. **A.** Visão geral. **B.** Relação com o gânglio pterigopalatino.

O nervo do canal pterigóideo entra na fossa pterigopalatina e se junta ao gânglio pterigopalatino. Carrega principalmente fibras parassimpáticas pré-ganglionares e simpáticas pós-ganglioares.

Nervo petroso maior

O nervo petroso maior, que se origina do gânglio geniculado do nervo facial [NC VII] no osso temporal, sai dele por um pequeno canal que se abre em uma fissura da face anterior da parte petrosa do osso temporal. Passa anteromedialmente pela margem posterior da fossa média do crânio e então inferiormente à artéria carótida interna para alcançar a face superior da cartilagem que preenche o forame lacerado.

Quando o nervo passa por baixo da artéria carótida interna, junta-se ao nervo petroso profundo para formar o nervo do canal pterigóideo.

O nervo petroso maior carreia inervação parassimpática para todas as glândulas acima da boca, incluindo:

- Glândulas mucosas na cavidade nasal
- Glândulas salivares na metade superior da cavidade oral; e
- A glândula lacrimal na órbita.

O nervo petroso maior também carreia algumas fibras para a gustação (AE) do palato mole no nervo palatino menor.

Nervo petroso profundo

O **nervo petroso profundo** é formado por fibras simpáticas pós-ganglionares que se originam no **gânglio simpático cervical superior** no pescoço e saem dele como o **nervo carótico interno**.

As fibras pré-ganglionares que fazem sinapse no gânglio são do nervo espinal T1.

O nervo carótico interno forma o plexo carótico interno em torno da artéria carótida interna enquanto ela passa pelo crânio e para dentro da cavidade craniana. Algumas fibras do plexo convergem para formar o nervo petroso profundo, que sai do plexo carótico interno na fossa média do crânio e se une ao ramo petroso maior do nervo facial [VII].

O nervo petroso profundo carreia fibras simpáticas pós-ganglionares, destinadas, principalmente, a vasos sanguíneos.

Gânglio pterigopalatino

O nervo do canal pterigóideo entra na face superior da cartilagem que preenche o forame lacerado e passa anteriormente pela cartilagem para entrar no canal pterigóideo na raiz do processo pterigoide do osso esfenoide. Ele atravessa o canal e entra na fossa pterigopalatina, onde se une ao gânglio pterigopalatino formado em torno dos ramos do nervo maxilar [V_2] (Figura 8.157).

O **gânglio pterigopalatino** é o maior dos quatro gânglios parassimpáticos da cabeça e é formado pelos corpos celulares dos neurônios pós-ganglionares associados às fibras parassimpáticas pré-ganglionares do nervo facial [NC VII], carreadas pelo nervo petroso maior e pelo nervo do canal pterigóideo.

As fibras parassimpáticas pós-ganglionares que se originam no gânglio pterigopalatino, junto com fibras simpáticas pós-ganglionares que passam pelo gânglio, juntam-se a fibras dos ramos ganglionares do nervo maxilar [V_2] para formar ramos orbitais, palatinos, nasais e faríngeos, que saem do gânglio.

Outras fibras pós-ganglionares, parassimpáticas e simpáticas, passam superiormente pelos ramos ganglionares do nervo maxilar [V_2] para entrar no tronco principal do nervo maxilar e ser distribuídas com os nervos zigomático, alveolar superior posterior e infraorbital. Destes, as fibras pós-ganglionares que passam para a órbita com o nervo zigomático são particularmente importantes, porque suprem a glândula lacrimal.

Inervação da glândula lacrimal

Aproximadamente na metade da parede da órbita, as fibras pós-ganglionares, parassimpáticas e simpáticas, saem do ramo zigomaticotemporal do nervo zigomático e formam um nervo autônomo especial que sobe pela parede lateral da órbita para se unir ao nervo lacrimal (Figura 8.157; ver também Figura 8.87).

O nervo lacrimal é um importante ramo sensitivo do nervo oftálmico [V_1], que passa adiante na órbita na margem entre a parede lateral e o teto.

As fibras pós-ganglionares passam com o nervo lacrimal para a glândula lacrimal.

Uma lesão em qualquer ponto das fibras parassimpáticas que saem do encéfalo como parte do nervo facial [NC VII] e acabam sendo levadas à glândula lacrimal com ramos do nervo oftálmico [V_1] resulta em "olhos secos" e, por fim, perda da visão unilateral.

Artéria maxilar

A artéria maxilar é um grande ramo da artéria carótida externa no pescoço. Origina-se adjacente ao colo da mandíbula, passa adiante pela fossa infratemporal e entra na fossa pterigopalatina pela fissura pterigomaxilar (Figura 8.158). Coletivamente, esses ramos irrigam grande parte da cavidade nasal, o teto da cavidade oral e todos os dentes superiores. Além disso, contribuem para a irrigação dos seios paranasais, da orofaringe e do assoalho da órbita.

Ramos

Artéria alveolar superior posterior. A **artéria alveolar superior posterior** (Figura 8.158) se origina da artéria maxilar quando esta passa pela fissura pterigomaxilar. Encontra com o nervo alveolar superior posterior e o acompanha pelo forame alveolar na face infratemporal da maxila, irrigando os dentes molares e pré-molares, suas gengivas e o seio maxilar.

Artéria infraorbital. A artéria infraorbital (Figura 8.158) passa adiante com o nervo infraorbital e sai da fossa pterigopalatina pela fissura orbital inferior. Junto com o nervo infraorbital, estende-se no sulco e no canal infraorbitais e emerge pelo forame infraorbital para irrigar partes da face.

Dentro do canal infraorbital, a artéria infraorbital dá origem a:

- Ramos que contribuem para a irrigação sanguínea de estruturas próximas ao assoalho da órbita – os músculos reto inferior e oblíquo inferior e o saco lacrimal, e
- **Artérias alveolares superiores anteriores** (Figura 8.158), que irrigam os dentes incisivos e caninos e o seio maxilar.

Artéria palatina maior. A **artéria palatina maior** (Figura 8.158) passa inferiormente, junto com os nervos

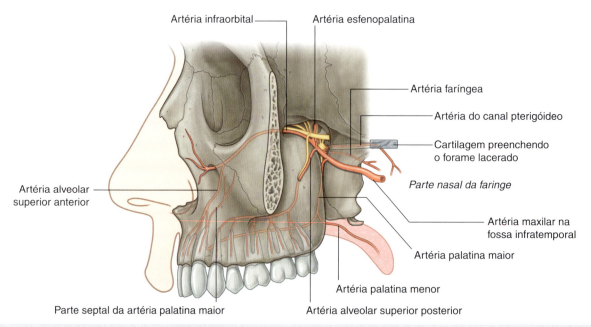

Figura 8.158 Artéria maxilar na fossa pterigopalatina.

palatinos, no canal palatino. Dá origem a um **ramo palatino menor** (Figura 8.158), que passa pelo forame palatino menor para irrigar o palato mole, e então continua pelo forame palatino maior para irrigar o palato duro. Esse vaso passa adiante na face inferior do palato para entrar na fossa incisiva e passar superiormente pelo canal incisivo, irrigando a região anterior da parede septal da cavidade nasal.

Ramo faríngeo. O **ramo faríngeo** (Figura 8.158) da artéria maxilar tem um trajeto posterior e sai da fossa pterigopalatina pelo canal palatovaginal, junto com o nervo faríngeo. Irriga a região posterior do teto da cavidade nasal, o seio esfenoidal e a tuba auditiva.

Artéria esfenopalatina. A **artéria esfenopalatina** (Figura 8.158) é o ramo terminal da artéria maxilar. Sai da fossa pterigopalatina medialmente, pelo forame esfenopalatino, e acompanha os nervos nasais, dando origem a:

- Artérias nasais laterais posteriores, que irrigam a parede lateral da cavidade nasal e contribuem para a irrigação dos seios paranasais, e
- Ramos septais posteriores, que têm um trajeto medial pelo teto para irrigar o septo nasal – o maior desses ramos passa anteriormente e desce pelo septo para se anastomosar com a extremidade da artéria palatina maior.

Artéria do canal pterigóideo. A **artéria do canal pterigóideo** passa posteriormente para o canal pterigóideo. Irriga os tecidos ao seu redor e termina, depois de passar inferiormente pela cartilagem que preenche o forame lacerado, na mucosa da nasofaringe.

Veias

As veias que drenam áreas irrigadas por ramos da parte terminal da artéria maxilar geralmente têm o mesmo trajeto que esses ramos, voltando à fossa pterigopalatina.

As veias coalescem na fossa pterigopalatina e passam lateralmente pela fissura pterigomaxilar para se unir ao plexo venoso pterigóideo na fossa infratemporal (Figura 8.159).

A veia infraorbital, que drena a região inferior da órbita, pode passar diretamente à fossa infratemporal pela parte lateral da fissura orbital inferior, desviando-se da fossa pterigopalatina.

PESCOÇO

O pescoço é um tubo que conecta a cabeça ao tronco. Estende-se, anteriormente, da borda inferior da mandíbula até a face superior do manúbrio do esterno, e, posteriormente, da linha nucal superior no osso occipital do crânio até o disco intervertebral entre as vértebras C VII e

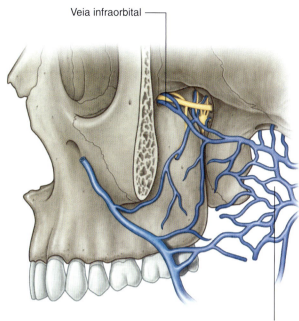

Figura 8.159 Veias da fossa pterigopalatina.

T I. Quatro compartimentos promovem uma organização longitudinal (Figura 8.160):

- O compartimento visceral é anterior e contém partes dos sistemas digestório e respiratório, e várias glândulas endócrinas
- O compartimento vertebral é posterior e contém as vértebras cervicais, a medula espinal, os nervos cervicais e os músculos associados à coluna vertebral
- Os dois compartimentos vasculares, um a cada lado, são laterais e contêm os grandes vasos sanguíneos e o nervo vago [NC X].

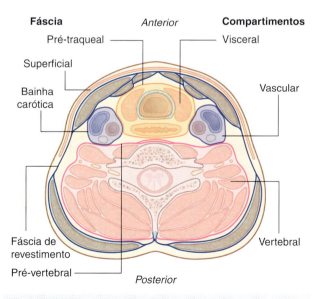

Figura 8.160 Compartimentos do pescoço.

Todos esses compartimentos estão contidos em peculiares camadas de fáscia cervical.

Para finalidades descritivas, o pescoço é dividido em trígonos cervicais anterior e posterior (Figura 8.161):

- Os limites do **trígono anterior** são a margem anterior do músculo esternocleidomastóideo, a margem inferior da mandíbula e a linha média do pescoço
- Os limites do **trígono posterior** são a margem posterior do músculo esternocleidomastóideo, a margem anterior do músculo trapézio e o terço médio da clavícula.

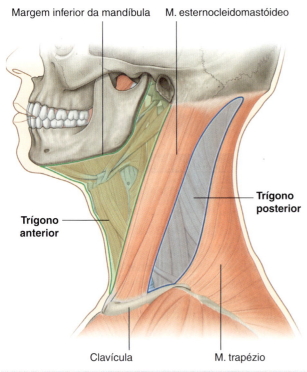

Figura 8.161 Trígonos anterior e posterior do pescoço.

Fáscia

A fáscia do pescoço tem algumas características únicas.

A **camada superficial** no pescoço contém uma fina camada de músculo (o **platisma**), que começa no tórax, corre cranialmente para se inserir na mandíbula e se misturar aos músculos da face, é inervado pelo ramo cervical do nervo facial [NC VII] e só é achado nesse local.

Profundamente a essa camada superficial, a fáscia cervical é organizada em várias camadas distintas (Figura 8.160). São elas:

- Uma lâmina superficial (fáscia de revestimento), que circunda todas as estruturas no pescoço
- Uma lâmina pré-vertebral, que envolve a coluna vertebral e os músculos profundos associados ao dorso
- Uma lâmina pré-traqueal, que envolve as vísceras do pescoço; e
- A bainha carótica, que recebe uma contribuição das outras três camadas fasciais e reveste os dois grandes feixes neurovasculares em cada lado do pescoço.

Lâmina superficial

A **lâmina superficial** envolve inteiramente o pescoço e envolve os músculos trapézio e esternocleidomastóideo (Figura 8.162).

Fixando-se posteriormente aos ligamentos nucais e ao processo espinhoso da vértebra C VII, essa camada fascial se divide ao passar anteriormente para encobrir o músculo trapézio, se reúne em uma única camada para formar o teto do trígono posterior, divide-se novamente para encapsular o músculo esternocleidomastóideo, e se reúne mais uma vez para se unir a seu par do lado oposto.

Anteriormente, a lâmina superficial se funde à fáscia que envolve os músculos infra-hióideos.

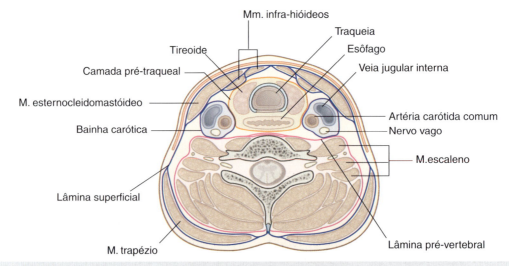

Figura 8.162 Fáscia do pescoço, corte transversal.

A lâmina superficial está fixada:

- Superiormente, à protuberância occipital externa e à linha nucal superior
- Lateralmente, ao processo mastoide e ao arco zigomático; e
- Inferiormente, à espinha da escápula, ao acrômio, à clavícula e ao manúbrio do esterno.

As veias jugulares externa e anterior, e os nervos occipital menor, auricular magno, cervical transverso e supraclavicular, todos ramos do plexo cervical, penetram a lâmina superficial.

Lâmina pré-vertebral

A lâmina pré-vertebral é uma camada cilíndrica de fáscia que envolve a coluna vertebral e os músculos associados a ela (Figura 8.162). Músculos nesse grupo incluem os músculos pré-vertebrais, os músculos escalenos anterior, médio e posterior e os músculos profundos do dorso.

A fáscia pré-vertebral é fixada posteriormente ao longo do comprimento do ligamento nucal e superiormente forma uma linha circular contínua, prendendo-se à base do crânio. O círculo começa:

- Anteriormente, quando a fáscia de prende à parte basilar do osso occipital, à área do forame jugular e ao canal carótico
- Continua lateralmente, fixando-se ao processo mastoide; e
- Continua posteriormente ao longo da linha nucal superior, terminando na protuberância occipital externa, onde se funde ao seu par do lado oposto.

Anteriormente, a fáscia pré-vertebral fica presa às superfícies anteriores dos processos transversos e corpos das vértebras C I a C VII.

A lâmina pré-vertebral que passa entre os pontos de fixação nos processos transversos é única. Nesse local, ela se divide em duas camadas, criando um espaço fascial longitudinal, que contém tecido conjuntivo frouxo e que se estende da base do crânio até o tórax (Figuras 8.162 e 8.163).

Existe outra especialização da lâmina pré-vertebral na região inferior do pescoço. Em uma posição anterolateral, estende-se dos músculos escalenos anterior e médio para envolver o plexo braquial e a artéria subclávia enquanto essas estruturas passam para a axila. Essa extensão fascial é a **bainha axilar**.

Lâmina pré-traqueal

A **camada pré-traqueal** consiste em uma coleção das fáscias que envolvem a traqueia, o esôfago e a glândula tireoide (Figura 8.162). Anteriormente, consiste em uma fáscia pré-traqueal que cruza o pescoço e envolve os músculos infra-hióideos, e cobre a traqueia e a glândula tireoide. A fáscia pré-traqueal começa superiormente no osso hioide e termina inferiormente na parte superior da cavidade torácica. Lateralmente, essa fáscia envolve a glândula tireoide e, mais posteriormente, é contínua com a fáscia que cerca o esôfago.

A parte da lâmina pré-traqueal situada posteriormente à faringe é chamada de fáscia bucofaríngea e separa a faringe da camada pré-vertebral (Figura 8.163).

A fáscia bucofaríngea começa superiormente na base do crânio e se funde com a fáscia que cobre o esôfago, que então continua inferiormente para a cavidade torácica.

Bainha carótica

Cada **bainha carótica** é uma coluna de fáscia que envolve a artéria carótida comum, a artéria carótida interna, a veia jugular interna e o nervo vago enquanto essas estruturas passam pelo pescoço (Figura 8.162).

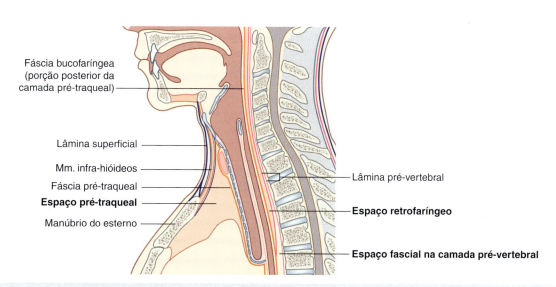

Figura 8.163 Fáscia do pescoço, corte sagital.

Recebe contribuições das lâminas superficial, pré-vertebral e pré-traqueal, mas o tamanho de cada contribuição varia.

Compartimentos fasciais

O arranjo em várias camadas da fáscia cervical organiza o pescoço em quatro compartimentos longitudinais (Figura 8.160):

- O primeiro compartimento é o maior, inclui os outros três e consiste na área revestida pela lâmina superficial
- O segundo compartimento consiste na coluna vertebral e nos músculos associados a ela, e é a área contida pela lâmina pré-vertebral
- O terceiro compartimento (o compartimento visceral) contém a faringe, a traqueia, o esôfago e a glândula tireoide, que são recobertos pela lâmina pré-traqueal
- Finalmente, há um compartimento (a bainha carótica) que consiste nas estruturas neurovasculares que passam da base do crânio para a cavidade torácica, e a bainha que recobre essas estruturas recebe contribuições das outras fáscias cervicais.

Espaços fasciais

Entre as camadas fasciais do pescoço, há espaços que podem fornecer um conduto para a propagação de infecções do pescoço ao mediastino.

Três espaços podem estar envolvidos nesse processo (Figura 8.163):

- O primeiro é o **espaço pré-traqueal**, entre a lâmina superficial da fáscia cervical que reveste a superfície posterior dos músculos infraióideos e a fáscia pré-traqueal (que recobre a superfície anterior da traqueia e a glândula tireoide), que passa entre o pescoço e a parte anterior do mediastino superior
- O segundo é o **espaço retrofaríngeo**, entre a fáscia bucofaríngea (na superfície posterior da faringe e do esôfago) e a fáscia pré-vertebral (na superfície anterior dos processos transversos e corpos das vértebras cervicais), que se estende da base do crânio até a parte superior do mediastino posterior
- O **terceiro espaço** está dentro da lâmina pré-vertebral que recobre a superfície anterior dos processos transversos e corpos das vértebras cervicais. Essa camada se divide em duas lâminas para criar um espaço fascial que começa na base do crânio e se estende pelo mediastino posterior até o diafragma.

Drenagem venosa superficial

As veias jugulares externas e anteriores são as responsáveis pela drenagem superficial do pescoço (Figura 8.164).

Veias jugulares externas

A veia jugular externa é formada posteriormente ao ângulo da mandíbula, quando a **veia auricular posterior** e a **veia retromandibular** se unem:

- A veia auricular posterior drena o couro cabeludo atrás e acima da orelha
- A veia retromandibular é formada quando as **veias temporal superficial** e **maxilar** se unem na substância da glândula parótida e desce até o ângulo da mandíbula, onde se divide em uma divisão anterior e outra posterior (Figura 8.164) – a divisão posterior se une à veia auricular para formar a veia jugular externa, e a divisão anterior se une à **veia facial** para formar a veia facial comum, que passa profundamente e se torna uma tributária da veia jugular interna.

Uma vez formada, a veia jugular externa passa diretamente para baixo do pescoço na fáscia superficial, ficando superficial ao músculo esternocleidomastóideo por todo o seu percurso, cruzando-o diagonalmente em sua descida.

Chegando à parte inferior do pescoço, imediatamente superior à clavícula e imediatamente posterior ao músculo esternocleidomastóideo, a veia jugular externa perfura a lâmina superficial da fáscia cervical, passa profundamente à clavícula e entra na **veia subclávia**.

Tributárias recebidas pela veia jugular externa em seu percurso incluem a **veia jugular externa posterior** (que drena áreas superficiais da nuca) e as veias **cervical transversa e supraescapular** (que drenam a região escapular posterior).

Veias jugulares anteriores

As **veias jugulares anteriores**, embora variáveis e inconsistentes, são normalmente descritas como drenando a região anterior do pescoço (Figura 8.164). Esse par de vasos, que começam como pequenas veias, se juntam na altura do osso hioide ou imediatamente superior a ele. Uma vez formada, cada veia jugular anterior desce a cada lado da linha média do pescoço.

Inferiormente, próximo à inserção medial do músculo esternocleidomastóideo, cada veia jugular anterior perfura a lâmina superficial da fáscia cervical para entrar na veia subclávia. Ocasionalmente, a veia jugular anterior penetra na veia jugular externa imediatamente antes de a veia jugular externa entrar na veia subclávia.

Frequentemente, as veias jugulares anteriores direita e esquerda se comunicam entre si, sendo conectadas por um **arco venoso jugular** na região da incisura supraesternal.

Trígono cervical anterior

O trígono cervical anterior é delineado pela margem anterior do músculo esternocleidomastóideo, lateralmente, a margem inferior da mandíbula, superiormente, e a linha média do pescoço, medialmente (Figura 8.166). É ainda subdividido em vários trígonos menores, que são:

- O **trígono submandibular**, delineado pela margem inferior da mandíbula, superiormente, e os ventres anterior e posterior do músculo digástrico, inferiormente

- O **trígono submentual**, delineado pelo osso hioide, inferiormente, pelo ventre anterior do músculo digástrico, lateralmente, e pela linha média

- O **trígono muscular**, delineado pelo osso hioide, superiormente, ventre superior do músculo omo-hióideo e margem anterior do músculo esternocleidomastóideo, lateralmente e pela linha média

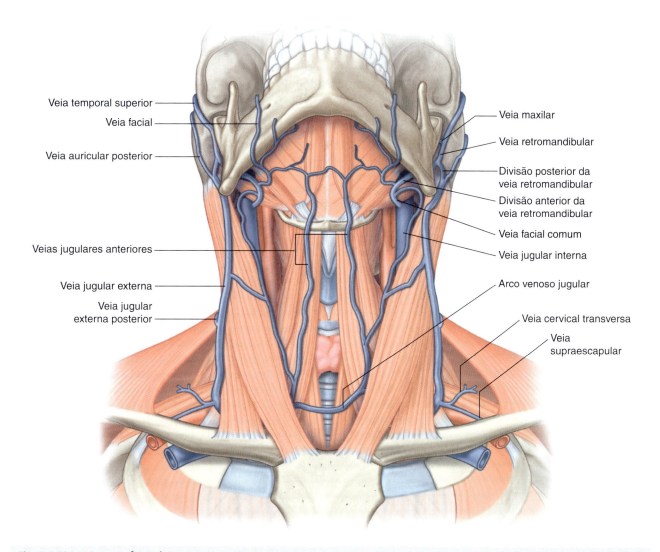

Figura 8.164 Veias superficiais do pescoço.

Na clínica

Acesso venoso central

Na maioria dos casos, acesso a veias periféricas do braço e da perna é suficiente para administrar intravenosa de fármacos e soluções e para obter sangue para análise; no entanto, em certas circunstâncias, é necessário colocar cateteres maiores em veias centrais, como para diálise, nutrição parenteral ou administração de drogas, que têm a tendência de provocar flebite.

A "punção às cegas" das veias subclávia e jugular para obter acesso venoso central costumava ser a prática padrão. No entanto, a punção da veia subclávia não ocorre sem complicações. Quando essa veia passa inferiormente, posterior à clavícula, ela passa sobre o ápice do pulmão. Uma introdução errada da agulha dentro ou através dessa estrutura pode puncionar a pleura apical, provocando um pneumotórax.

Uma punção da veia jugular interna (Figura 8.165) traz menos riscos, mas o hematoma local e a lesão à artéria carótida novamente são complicações importantes.

A prática atual consiste em identificar os grandes vasos usando ultrassonografia e obter acesso venoso central sob visualização direta, para evitar qualquer complicação significativa.

Gray Anatomia Clínica para Estudantes

Na clínica (continuação)

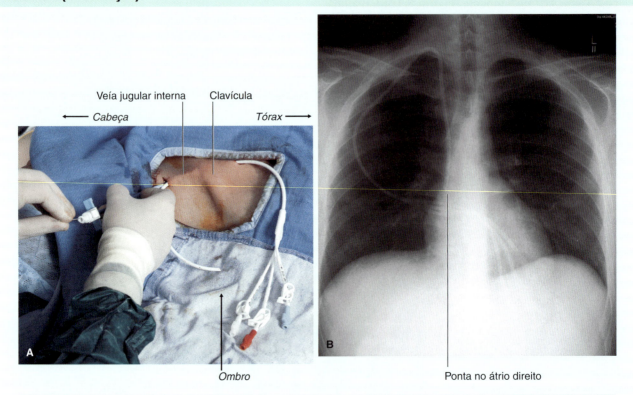

Figura 8.165 Colocação de um cateter venoso central no pescoço. **A.** Procedimento clínico. **B.** Radiografia do tórax mostrando que a ponta do cateter está na origem do átrio direito.

- O **trígono carótico**, delineado pelo ventre superior do músculo omo-hióideo, anteroinferiormente, músculo estilo-hióideo e ventre posterior do músculo digástrico, superiormente, e margem anterior do músculo esternocleidomastóideo, posteriormente.

Cada um desses trígonos contém numerosas estruturas que podem ser identificadas dentro de um trígono específico, passando para um trígono de uma área exterior, originando-se no trígono e passando a outro ou passando por vários trígonos enquanto passa pela região.

Uma discussão do trígono cervical anterior deve, portanto, combinar uma abordagem sistemática, descrevendo os músculos, vasos e nervos na área, com uma abordagem regional, descrevendo o conteúdo de cada trígono.

Músculos

Os músculos no trígono cervical anterior (Tabela 8.12) podem ser agrupados de acordo com sua localização relativa ao osso hioide:

- Músculos superiores ao hioide são classificados como **músculos supra-hióideos**, e incluem o estilo-hióideo, o digástrico, o milo-hióideo e o gênio-hióideo

- Músculos inferiores ao hioide são os **músculos infra-hióideos**, e incluem o omo-hióideo, o esternotireóideo, o tireo-hióideo e o esterno-hióideo.

Músculos supra-hióideos

Os quatro pares de músculos supra-hióideos estão relacionados com os trígonos submentual e submandibular (Figura 8.166). Passam em uma direção superior, a partir do osso hioide para o crânio ou mandíbula, e elevam o hioide, como ocorre durante a deglutição.

Músculo estilo-hióideo

O músculo **estilo-hióideo** se origina da base do processo estiloide e passa anteroinferiormente para se inserir à área lateral do corpo do osso hioide (Figura 8.167). Durante a deglutição, traciona o osso hioide posterossuperiormente, e é inervado pelo nervo facial [NC VII].

Músculo digástrico

O **músculo digástrico** tem dois ventres conectados por um tendão, que se fixa ao corpo do osso hioide (Figura 8.167):

- O **ventre posterior** se origina na incisura mastóidea, no lado medial do processo mastoide do osso temporal

Capítulo 8 • Cabeça e Pescoço

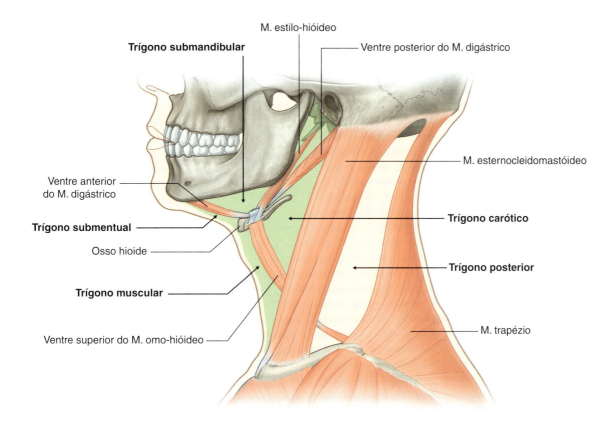

Figura 8.166 Margens e subdivisões do trígono cervical anterior.

Tabela 8.12 Trígono cervical anterior (músculos supra-hióideos e infra-hióideos).

Músculo	Origem	Inserção	Inervação	Função
Estilo-hióideo	Base do processo estiloide	Área lateral do corpo do osso hioide	Nervo facial [NC VII]	Traciona o osso hioide para cima, no sentido posterossuperior
Digástrico – Ventre anterior	Fossa digástrica, na parte inferior interna da mandíbula	Inserção do tendão entre os dois ventres no corpo do osso hioide	Nervo milo-hióideo do ramo alveolar inferior do nervo mandibular [V3]	Abre a boca por abaixamento da mandíbula; eleva o osso hioide
– Vente posterior	Incisura mastóidea no lado medial do processo mastoide do osso temporal	Mesma que o ventre anterior	Nervo facial [NC VII]	Traciona o osso hioide para cima e para trás
Milo-hióideo	Linha milo-hióidea na mandíbula	Corpo do osso hioide e fibras do músculo no lado oposto	Nervo milo-hióideo, ramo do nervo alveolar inferior, que é ramo do nervo mandibular [V3]	Sustentação e elevação do assoalho da boca; elevação do hioide
Gênio-hióideo	Espinha geniana inferior na face interna da mandíbula	Face anterior do corpo do osso hioide	Ramo proveniente do ramo anterior de C1 (conduzido pelo nervo hipoglosso [NC XII])	Mandíbula fixa eleva e traciona o osso hioide para a frente; osso hioide fixo traciona a mandíbula para baixo e posteriormente
Esterno-hióideo	Parte posterior da articulação esternoclavicular e manúbrio do esterno adjacente	Corpo do osso hioide medialmente à inserção do músculo omo-hióideo	Ramos anteriores de C1 a C3 através da alça cervical	Deprime o osso hioide depois da deglutição
Omo-hióideo	Margem superior da escápula medialmente à incisura da escápula	Margem inferior do corpo do osso hioide, imediatamente lateral à inserção do M. esterno-hióideo	Ramos anteriores de C1 a C3 através da alça cervical	Deprime e fixa o osso hioide
Tireo-hióideo	Linha oblíqua da cartilagem tireóidea	Corno maior e parte adjacente do corpo do osso hioide	Fibras do ramo anterior de C1 conduzidas pelo nervo hipoglosso [NC XII]	Deprime o osso hioide, mas, quando este está fixo, eleva a laringe
Esternotireóideo	Face posterior do manúbrio do esterno	Linha oblíqua da cartilagem tireóidea	Ramos anteriores de C1 a C3 através da alça cervical	Traciona a laringe (cartilagem tireóidea) para baixo

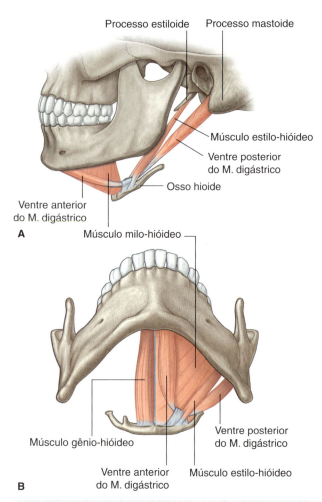

Figura 8.167 Músculos supra-hióideos. **A.** Vista lateral. **B.** Vista inferior.

- O **ventre anterior** se origina na fossa digástrica, no lado inferior da mandíbula.

O tendão entre os dois ventres musculares, que é fixado ao corpo do osso hioide, é o ponto de inserção de ambos os ventres. Devido a essa disposição, o músculo tem múltiplas ações, dependendo de qual osso fica fixo durante a contração:

- Quando a mandíbula fica fixa, o músculo digástrico eleva o osso hioide
- Quando o osso hioide fica fixo, o músculo digástrico abre a boca, abaixando a mandíbula.

O músculo digástrico é suprido por dois nervos cranianos diferentes.

O ventre posterior do músculo digástrico é suprido pelo nervo facial [NC VII], enquanto o ventre anterior do músculo é inervado pela divisão mandibular [V_3] do nervo trigêmeo [NC V].

Músculo milo-hióideo

O **músculo milo-hióideo** é superior ao ventre anterior do digástrico e, com seu correspondente do lado oposto, forma o assoalho da boca (Figura 8.167). Origina-se da linha milo-hióidea na face medial do corpo da mandíbula e se insere no osso hioide, além de se misturar com o músculo milo-hióideo do lado oposto.

O músculo milo-hióideo sustenta e eleva o assoalho da boca e eleva o osso hioide. É inervado pela divisão mandibular [V_3] do nervo trigêmeo [NC V].

Músculo gênio-hióideo

O **músculo gênio-hióideo** é superior ao assoalho da cavidade oral e não é, geralmente, considerado um músculo do trígono cervical anterior; no entanto, pode ser visto como um músculo supra-hióideo. É o último músculo do grupo supra-hióideo (Figura 8.167); é estreito, superior à parte medial de cada músculo milo-hióideo. Os músculos de cada lado ficam próximos entre si na linha média.

O músculo gênio-hióideo se origina da espinha geniana inferior e vai em direção posterior e caudal para se inserir no corpo do osso hioide.

Tem duas funções, dependendo de qual osso esteja fixo:

- Fixação da mandíbula eleva e traciona o osso hioide em direção anterior
- Fixação do osso hioide traciona a mandíbula em direção caudal e medial.

O músculo gênio-hióideo é inervado por um ramo do ramo anterior de C1 conduzido pelo nervo hipoglosso [XII].

Músculos infra-hióideos

Os quatro músculos infra-hióideos estão relacionados com o trígono muscular (Figura 8.166). Fixam o osso hioide a estruturas inferiores e o deprimem. Também fornecem um ponto de inserção estável para os músculos supra-hióideos.

Músculo esterno-hióideo

O músculo esterno-hióideo é longo e fino, originando-se na região posterior da articulação esternoclavicular e do manúbrio do esterno adjacente (Figura 8.168). Sobe para inserir-se no corpo do osso hioide e o deprime e é inervado pelos ramos anteriores de C1 a C3 pela alça cervical.

Músculo omo-hióideo

Lateralmente ao músculo esterno-hióideo, encontra-se o músculo omo-hióideo (Figura 8.168). Esse músculo consiste em dois ventres com um tendão intermediário nos trígonos cervicais posterior e anterior:

- O **ventre inferior** começa na margem superior da escápula, medial à incisura da escápula, e vai em direção anterior e cranial pelo trígono posterior, terminando no tendão intermediário
- O **ventre superior** começa no tendão intermediário e sobe para se inserir ao corpo do osso hioide em posição

Capítulo 8 • Cabeça e Pescoço

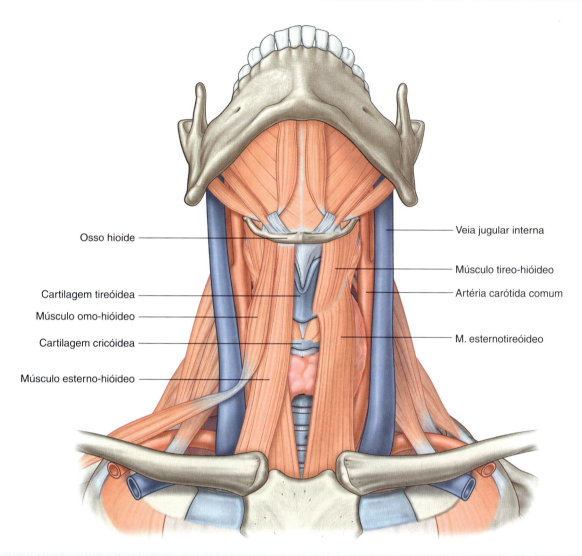

Figura 8.168 Músculos infra-hióideos.

imediatamente lateral à inserção do músculo esterno-hióideo
- O tendão intermediário está inserido na clavícula, próximo a sua extremidade medial, por uma alça fascial.

O músculo omo-hióideo deprime e fixa o osso hioide. É inervado pelos ramos anteriores de C1 a C3 por meio da alça cervical.

Músculo tireo-hióideo

O músculo tireo-hióideo é profundo às partes superiores dos músculos omo-hióideo e esterno-hióideo (Figura 8.168). Originando-se na linha oblíqua da artilagem tireóidea, sobe para inserir-se no corno maior e região adjacente do corpo do osso hioide.

O músculo tireo-hióideo tem funções variáveis, dependendo de qual osso fica fixo. Geralmente, deprime o hioide, mas, quando este fica fixo, levanta a laringe (p. ex., quando são cantadas notas agudas). É suprido por fibras do ramo anterior de C1 que são conduzidas pelo nervo hipoglosso [NC XII].

Músculo esternotireóideo

Situado sob o músculo esterno-hióideo e em continuidade com o músculo tireo-hióideo, o músculo esternotireóideo é o último músculo no grupo infra-hióideo (Figura 8.168). Surge da face posterior do manúbrio do esterno e sobe para se inserir na linha oblíqua da cartilagem tireóidea.

O músculo esternotireóideo "puxa" a laringe (cartilagem tireóidea) para baixo e é inervado pelos ramos anteriores de C1 a C3 por meio da alça cervical.

Vasos

Passando pelo trígono cervical anterior, estão as artérias carótidas comuns e seus ramos, as artérias carótidas interna e externa. Esses vasos irrigam todas as estruturas da cabeça e do pescoço.

Associadas a esse sistema arterial, estão as veias jugulares e suas tributárias. Esses vasos recebem sangue de todas as estruturas da cabeça e do pescoço.

Sistema carótico

Artérias carótidas comuns

As **artérias carótidas comuns** são o início do sistema carótico (Figura 8.169):

- A **artéria carótida comum direita** se origina do tronco braquiocefálico, em posição imediatamente posterior à articulação esternoclavicular direita, e fica internamente no pescoço em todo o seu trajeto
- A **artéria carótida comum esquerda** se inicia no tórax como um ramo direto do arco da aorta e passa superiormente para entrar no pescoço perto da articulação esternoclavicular esquerda.

Tanto a artéria carótida comum direita como a esquerda sobem pelo pescoço, em situação imediatamente lateral à traqueia e ao esôfago, dentro de um compartimento fascial (a bainha carótica). Não fornecem ramos enquanto atravessam o pescoço.

Perto da margem superior da cartilagem tireóidea, cada artéria carótida comum se divide em dois ramos terminais – as **artérias carótidas externa** e **interna** (Figura 8.170).

A parte superior de cada artéria carótida comum e sua divisão em artérias carótidas externa e interna ocorrem no trígono carótico (Figura 8.170), que é uma subdivisão do trígono anterior do pescoço (Figura 8.166).

Na bifurcação da carótida, a artéria carótida comum e o começo da artéria carótida interna estão dilatados. Essa dilatação é o **seio carótico**, e contém receptores que monitoram alterações da pressão arterial e são supridos por um ramo do nervo glossofaríngeo [NC IX].

Outro acúmulo de receptores na área da bifurcação da carótida é responsável por detectar alterações na química do sangue, primariamente o conteúdo de oxigênio. Esse é o **corpo carótico**, suprido por ramos dos nervos glossofaríngeo [NC IX] e vago [NC X].

Artérias carótidas internas

Depois de sua origem, a artéria carótida interna sobe para a base do crânio (Figura 8.171). Não se ramifica no pescoço e entra na cavidade craniana pelo canal carótico na parte petrosa do osso temporal.

A artéria carótida interna irriga os hemisférios cerebrais, os olhos e o conteúdo das órbitas, além da fronte.

Artérias carótidas externas

A artéria carótida externa fornece ramos imediatamente após a bifurcação das artérias carótidas comuns (Figura 8.171 e Tabela 8.13) do seguinte modo:

- A **artéria tireóidea superior** é o primeiro ramo – origina-se da face anterior, na bifurcação ou perto dela, e assume um trajeto caudal e anterior, para alcançar o lobo superior da glândula tireoide
- A **artéria faríngea ascendente** é o segundo e menor dos ramos – surge da região posterior da artéria carótida externa e sobe entre a artéria carótida interna e a faringe
- A **artéria lingual** se origina da superfície anterior da artéria carótida externa, imediatamente superior à artéria tireóidea superior, ao nível do osso hioide, passa profundamente ao nervo hipoglosso [NC XII], e assume um trajeto entre o constritor médio da faringe e os músculos hioglossos
- A **artéria facial** é o terceiro ramo anterior da artéria carótida externa – surge imediatamente acima da artéria lingual, passa profundamente ao estiloióideo e ao ventre posterior do músculo digástrico, continua profundamente, entre a glândula submandibular e a mandíbula, e emerge sobre a margem da mandíbula, imediatamente anterior ao músculo masseter, para entrar na face
- A **artéria occipital** surge da superfície posterior da artéria carótida externa, próxima do nível de origem

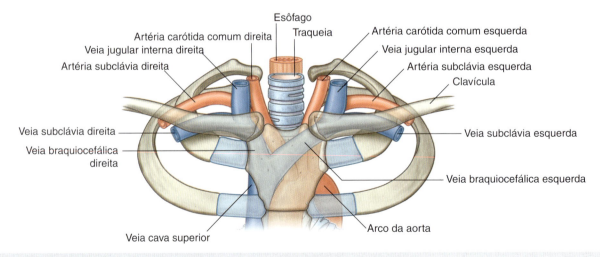

Figura 8.169 Origem das artérias carótidas comuns.

Capítulo 8 • Cabeça e Pescoço

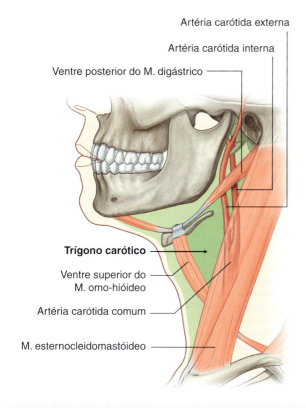

Figura 8.170 Trígono carótico.

da artéria facial, passa por cima e posteriormente, profunda ao ventre posterior do músculo digástrico, e emerge na região posterior do couro cabeludo

- A **artéria auricular posterior** é um pequeno ramo que surge da região posterior da artéria carótida externa e assume um trajeto superior e posterior
- A **artéria temporal superficial** é um dos ramos terminais e aparenta ser uma continuação cranial da artéria carótida externa – iniciando posterior ao colo da mandíbula, passa anteriormente à orelha, cruza o processo zigomático do osso temporal e nesse ponto se divide em ramos posterior e anterior
- A **artéria maxilar** é o maior dos dois ramos terminais da artéria carótida externa – surgindo posteriormente ao colo da mandíbula, passa através da glândula parótida, continua medialmente ao colo da mandíbula para entrar na fossa infratemporal. Atravessa essa fossa e entra na fossa pterigopalatina.

Veias

Recebendo sangue do crânio, do encéfalo, da face superficial e de partes do pescoço, a **veia jugular interna** se inicia como uma continuação dilatada do **seio sigmóideo**, que é um seio venoso dural. Essa parte inicial é chamada

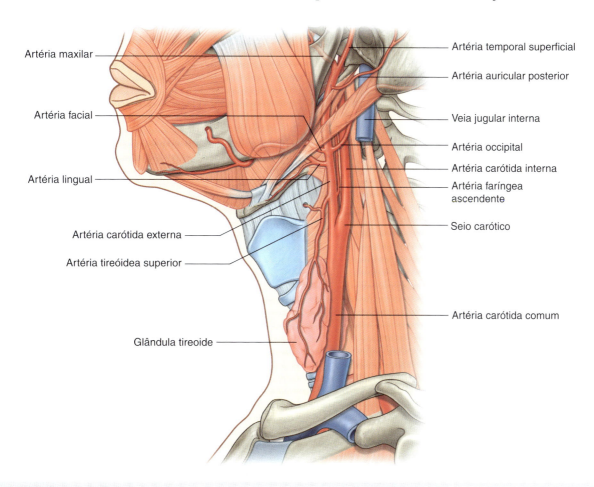

Figura 8.171 Sistema carótico.

Gray Anatomia Clínica para Estudantes

Tabela 8.13 Ramos da artéria carótida externa.

Ramo	Irriga
Artéria tireóidea superior	Músculo tireo-hióideo, estruturas internas da laringe, músculos esternocleidomastóideo e cricotireóideo, glândula tireoide
Artéria faríngea ascendente	Músculos constritores da faringe e estilofaríngeo, palato, tonsila palatina, tuba auditiva, meninges na fossa posterior do crânio
Artéria lingual	Músculos da língua, tonsila palatina, palato mole, epiglote, assoalho da boca, glândula sublingual
Artéria facial	Todas as estruturas na face, da margem inferior da mandíbula, anteriormente ao músculo masseter, ao canto medial do olho, palato mole, tonsila palatina, tuba auditiva e glândula submandibular
Artéria occipital	Músculo esternocleidomastóideo, meninges na fossa posterior do crânio, células mastóideas, músculos profundos do dorso, couro cabeludo posterior
Artéria auricular posterior	Glândula parótida e músculos adjacentes, orelha externa e couro cabeludo posterior à orelha, estruturas das orelhas média e interna
Artéria temporal superficial	Glândula parótida e seu ducto, músculo masseter, face lateral, parte anterior da orelha externa, músculo temporal, fossas temporal e parietal
Artéria maxilar	Meato acústico externo, faces lateral e medial da membrana timpânica, articulação temporomandibular, dura-máter na parede lateral do crânio e lâmina interna da calvária, gânglio trigeminal e dura-máter adjacente, músculo milo-hióideo, dentes inferiores, pele do mento, músculo temporal, lâmina externa da calvária na fossa temporal, estruturas na fossa infratemporal, seio maxilar, dentes superiores e sua gengiva, pele infraorbital, palato, teto da faringe, cavidade nasal

de **bulbo superior da veia jugular**, e recebe outro seio venoso dural (o **seio petroso inferior**) logo após se formar. Sai do crânio pelo forame jugular, associada aos nervos glossofaríngeo [NC IX], vago [NC X] e acessório [NC XI], e entra na bainha carótica.

A veia jugular interna atravessa o pescoço dentro da bainha carótica; inicialmente posterior à artéria carótida interna, assume uma posição mais lateral conforme desce. Continua lateral à artéria carótida comum pelo resto do pescoço, com o nervo vago [NC X] posterior e parcialmente entre os dois vasos.

As duas veias jugulares internas se unem às veias subclávias, em um ponto posterior à extremidade esternal da clavícula, para formar as **veias braquiocefálicas** direita e esquerda.

Tributárias das veias jugulares internas incluem o seio petroso inferior e as veias **facial, lingual, faríngea, occipital, tireóidea superior** e **tireóidea média**.

Nervos

Numerosos nervos cranianos e periféricos:

- Passam através do trígono cervical anterior e continuam até seu destino
- Emitem ramos para estruturas que estão dentro do trígono cervical anterior ou que formam seus limites; e

> **Na clínica**
>
> **Pulso venoso jugular**
> O pulso venoso jugular é um sinal clínico importante, que possibilita ao médico avaliar a pressão venosa e a amplitude da circulação venosa, e é um reflexo do funcionamento do lado direito do coração.

- Enquanto estão dentro do trígono cervical anterior, emitem ramos para estruturas ao redor.

Os nervos cranianos que se incluem nessas categorias são o facial [NC VII], o glossofaríngeo [NC IX], o vago [NC X], o acessório [NC XI] e o hipoglosso [NC XII].

Ramos de nervos espinais que se incluem nessas categorias são o nervo cervical transverso, do plexo cervical, e as raízes superior e inferior da alça cervical.

Nervo facial [NC VII]

Depois de emergir do forame estilomastóideo, o nervo facial [NC VII] emite ramos que inervam dois músculos associados ao trígono cervical posterior:

- O ventre posterior do músculo digástrico e
- O músculo estiloióideo.

O nervo facial [NC VII] também supre o músculo platisma, que recobre o trígono anterior e parte do trígono posterior do pescoço.

Nervo glossofaríngeo [NC IX]

O nervo glossofaríngeo [NC IX] sai da cavidade craniana pelo forame jugular. Começa sua descida entre a artéria carótida interna e a veia jugular interna, ficando profundo ao processo estiloide e os músculos a ele associados. Ao completar sua descida, o nervo glossofaríngeo [NC IX] passa à frente, entre as artérias carótidas interna e externa, e se curva em torno da margem lateral do músculo estilofaríngeo (Figura 8.172). Continua em uma direção anterior, profundamente ao músculo hioglosso, para alcançar a base da língua e a área da tonsila palatina.

Capítulo 8 • Cabeça e Pescoço

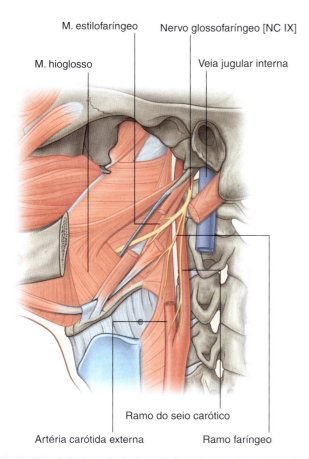

Figura 8.172 Nervo glossofaríngeo [NC IX] no trígono cervical anterior.

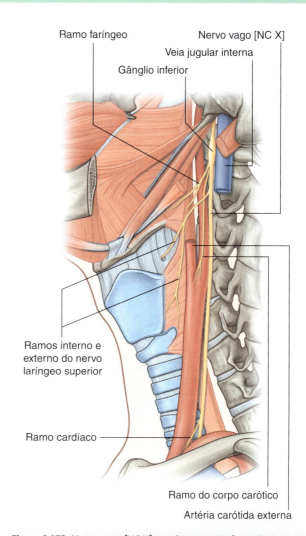

Figura 8.173 Nervo vago [NC X] no trígono cervical anterior.

Enquanto o nervo glossofaríngeo [NC IX] atravessa o trígono cervical anterior, inerva o músculo estilofaríngeo, emite um ramo para o seio carótico e fornece ramos sensitivos para a faringe.

Nervo vago [NC X]

O nervo vago [NC X] sai da cavidade craniana pelo forame jugular, entre os nervos glossofaríngeo [NC IX] e acessório [NC XI].

Fora do crânio, o nervo vago [NC X] entra na bainha carótica e desce pelo pescoço envolto nessa estrutura, ficando medial à veia jugular interna e posterior às artérias carótidas interna e comum (Figura 8.173).

Ramos do nervo vago [NC X] em seu trajeto pelo trígono cervical anterior incluem um ramo motor para a faringe, um ramo para o corpo carótico, o nervo laríngeo superior (que se divide em ramos laríngeos externo e interno) e, possivelmente, um ramo cardíaco.

Nervo acessório [NC XI]

O nervo acessório [NC XI] é o mais posterior dos três nervos cranianos que saem da cavidade craniana pelo forame jugular. Começa sua descida medialmente à veia jugular interna, emergindo entre a veia jugular interna e a artéria carótida interna, para cruzar a parte lateral da veia jugular interna quando ela passa para baixo e para trás, inserindo-se na margem anterior do músculo esternocleidomastóideo ou por baixo dela (Figura 8.174).

O nervo acessório não emite ramos enquanto passa pelo trígono cervical anterior.

Nervo hipoglosso [NC XII]

O nervo hipoglosso [NC XII] sai da cavidade craniana pelo canal do hipoglosso e fica medial à veia jugular e à artéria carótida interna imediatamente fora do crânio. Durante sua descida, passa por fora, entre a veia jugular interna e a artéria carótida interna (Figura 8.175). Nesse ponto, passa à frente, curvando-se em torno da artéria occipital, passando pelas regiões laterais das artérias carótidas interna e externa e da artéria lingual, e então continua posteriormente ao ventre posterior do músculo digástrico e ao músculo estilo-hióideo. Passa sobre a superfície do músculo hioglosso e penetra profundamente o músculo milo-hióideo.

819

Gray Anatomia Clínica para Estudantes

O nervo hipoglosso [NC XII], que supre a língua, não emite ramos enquanto atravessa o trígono cervical anterior.

Nervo cervical transverso

O nervo cervical transverso é um ramo do plexo cervical que surge dos ramos cervicais dos nervos C2 e C3. Emerge de um ponto abaixo da margem posterior do músculo esternocleidomastóideo, próximo ao seu centro, e dá uma volta nele para cruzar sua face anterior em direção transversa (Figura 8.176). Continua pelo pescoço e proporciona inervação cutânea a essa área.

Alça cervical

A alça cervical é um laço de fibras nervosas dos nervos cervicais C1 a C3 que inerva os "músculos em fita" no trígono cervical anterior (Figura 8.177). Começa quando ramos do nervo cervical C1 se unem ao nervo hipoglosso [NC XII] logo após saírem do crânio.

Conforme o nervo hipoglosso [NC XII] completa sua descida e começa a passar à frente pelas artérias carótidas interna e externa, algumas de suas fibras se desprendem e descem entre a veia jugular interna e as artérias carótidas interna e depois comum. Essas fibras nervosas formam a **raiz superior** da alça cervical e inervam o ventre superior do músculo omo-hióideo e a parte superior dos músculos esterno-hióideo e esternotireóideo.

Completando o laço, há um ramo direto do plexo cervical contendo fibras dos segundo e terceiro nervos cervicais (C2 e C3) (Figura 8.177). Essa é a **raiz inferior** da alça cervical. Desce medial ou lateralmente à veia jugular interna antes de se curvar medialmente para se unir à raiz superior. Nesse local, a alça cervical emite

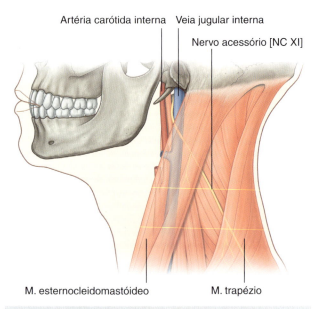

Figura 8.174 Nervo acessório [NC X] no trígono cervical posterior.

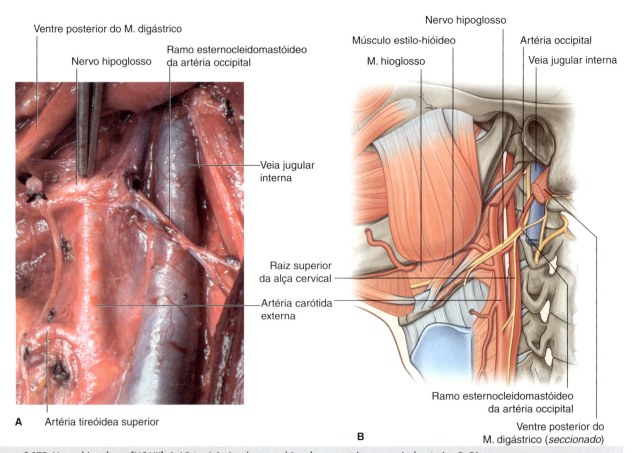

Figura 8.175 Nervo hipoglosso [NC XII]. **A.** Vista cirúrgica do nervo hipoglosso no trígono cervical anterior. **B.** Diagrama.

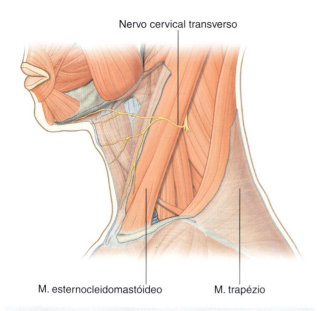

Figura 8.176 Nervo cervical transverso no trígono cervical anterior.

ramos que inervam o ventre inferior do omoióideo e as partes inferiores dos músculos esterno-hióideo e esternotireóideo.

Elementos dos sistemas digestório e respiratório

O esôfago, a traqueia, a faringe e a laringe ficam no pescoço e estão relacionados com o trígono anterior.

Esôfago

O esôfago é parte do sistema gastrintestinal e tem um curto percurso pelo pescoço. Começa no nível da vértebra C VI, onde é contínuo com a faringe acima, e continua inferiormente para passar pelo ádito torácico. Fica diretamente anterior à coluna vertebral (Figura 8.178 B).

Traqueia

A traqueia é parte das vias respiratórias inferiores e, como o esôfago, começa no nível da vértebra C VI, onde é contínua com a laringe acima (Figura 8.178 B). A traqueia

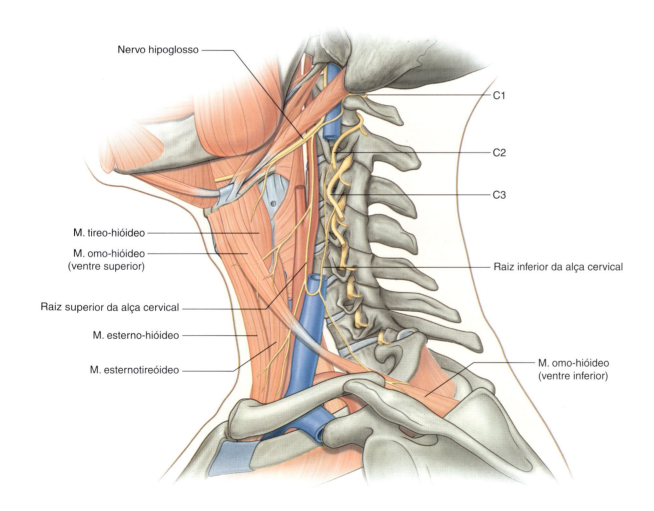

Figura 8.177 Alça cervical.

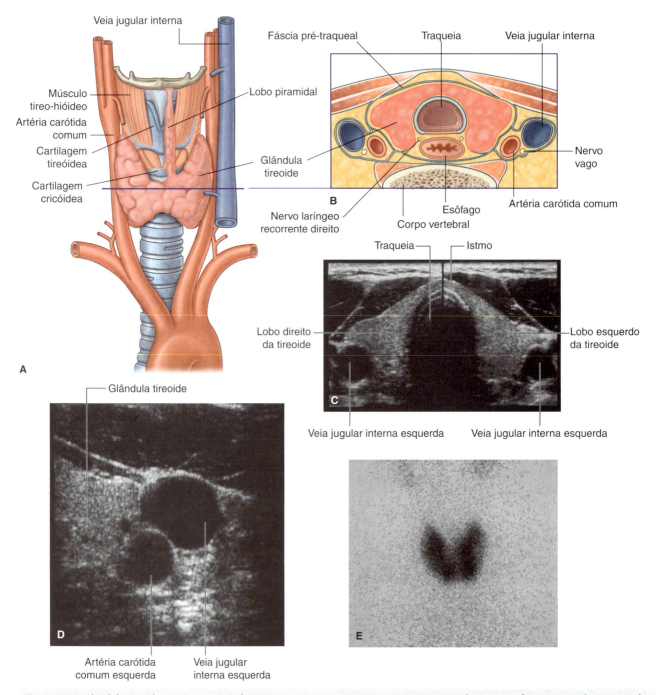

Figura 8.178 Glândula tireoide no trígono cervical anterior. **A.** Vista anterior. **B.** Corte transverso. **C.** Ultrassonografia – vista axial composta do pescoço. **D.** Ultrassonografia – vista axial do pescoço. **E.** Cintilografia – captação normal de pertecnetato pela tireoide no pescoço.

fica diretamente anterior ao esôfago e passa inferiormente na linha média para entrar no tórax.

Faringe e laringe

A faringe é um trajeto comum para ar e alimento, e conecta os compartimentos respiratório e digestório da cabeça com compartimentos similares na parte inferior do pescoço.

A laringe é a extremidade superior da via respiratória inferior. É contínua à traqueia abaixo e à faringe posterossuperiormente.

Glândulas tireoide e paratireoides

As glândulas tireoide e paratireoides são glândulas endócrinas posicionadas anteriormente no pescoço.

Ambas se iniciam como protrusões faríngeas e migram caudalmente até suas posições finais durante o desenvolvimento embrionário.

A glândula tireoide é grande e singular; as glândulas paratireoides, geralmente em número de quatro, são pequenas e se encontram na face posterior da tireoide.

Glândula tireoide

A glândula tireoide é anterior no pescoço, caudal e lateral à cartilagem tireóidea (Figura 8.178). Consiste em dois **lobos** laterais (que cobrem as superfícies anterolaterais da traqueia, da cartilagem cricóidea e a parte inferior da cartilagem tireóidea) com um **istmo** que conecta os lobos laterais e cruza as faces anteriores da segunda e terceira cartilagens traqueais.

Localizando-se profundamente aos músculos esterno-hióideo, esternotireóideo e omo-hióideo, a glândula tireoide fica no compartimento visceral do pescoço. Esse compartimento também inclui a faringe, a traqueia e o esôfago, e é cercado pelas camadas pré-traqueais da fáscia.

A glândula tireoide se destaca como uma protuberância mediana do assoalho da faringe, próximo à base da língua. O forame cego da língua indica o seu local de origem, e o ducto tireoglossal marca o seu caminho de migração até sua localização final no adulto. O ducto tireoglossal normalmente desaparece no começo do desenvolvimento, mas resquícios podem persistir como um cisto ou como uma conexão ao forame ceco (p. ex., uma fístula).

Pode haver tecido funcional da glândula tireoide:

- Associado à língua (uma tireoide lingual)
- Em qualquer ponto do seu trajeto de migração; ou
- Estendendo-se cranialmente da glândula, ao longo do caminho do ducto tireoglossal (um lobo piramidal).

Irrigação arterial

Duas artérias principais irrigam a glândula tireoide.

Artéria tireóidea superior. A artéria tireóidea superior é o primeiro ramo da artéria carótida externa (Figura 8.179). Desce, passando ao longo da margem lateral do músculo tiroióideo, para alcançar o polo superior do lobo lateral da glândula. Lá, divide-se em ramos glandulares anterior e posterior:

- O **ramo glandular anterior** passa ao longo da borda superior da glândula tireoide e se anastomosa com seu correspondente do lado oposto pelo istmo (Figura 8.179)
- O **ramo glandular posterior** penetra a superfície posterior da glândula e pode se anastomosar com a artéria tireóidea inferior (Figura 8.180).

Artéria tireóidea inferior. A **artéria tireóidea inferior** é um ramo do **tronco tireocervical**, que se origina da primeira parte da artéria subclávia (Figuras 8.179 e 8.180). Sobe ao longo da margem medial do músculo escaleno anterior, passa posteriormente à bainha carótica e alcança o polo inferior do lobo lateral da glândula tireoide.

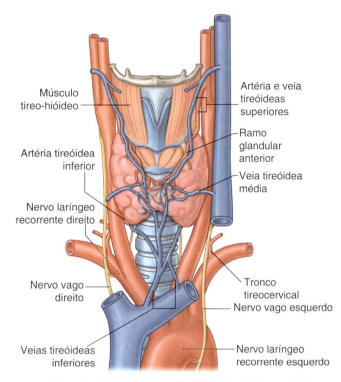

Figura 8.179 Vasos da tireoide: vista anterior.

Na glândula, a artéria tireóidea inferior se divide em:

- Ramo inferior, que irriga a parte inferior da glândula tireoide e se anastomosa com o ramo posterior da artéria tireóidea superior, e
- Um ramo ascendente, que irriga as glândulas paratireoides.

Ocasionalmente, uma pequena **artéria tireóidea ima** origina-se do tronco braquiocefálico ou do arco da aorta e ascende na superfície anterior da traqueia para irrigar a glândula tireoide.

Drenagem venosa e linfática

Três veias drenam a glândula tireoide (Figura 8.179):

- A **veia tireóidea superior** drena primariamente a área irrigada pela artéria tireóidea superior
- As **veias tireóideas média** e **inferior** drenam o resto da glândula.

As veias tireóideas superior e média desembocam na veia jugular interna, e a veia tireóidea inferior drena para as veias braquiocefálicas.

A drenagem linfática da glândula tireoide é em direção a linfonodos próximos à traqueia (linfonodos paratraqueais) e a linfonodos cervicais profundos, inferiores ao músculo omo-hióideo e ao longo da veia jugular interna.

Nervos laríngeos inferiores ou recorrentes

A tireoide está estreitamente relacionada com os nervos laríngeos recorrentes. Após se ramificar do nervo vago

Gray Anatomia Clínica para Estudantes

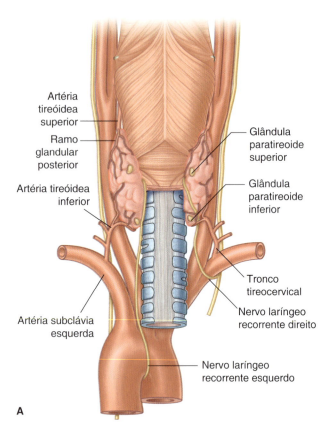

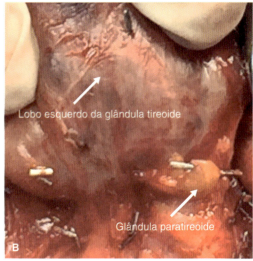

Figura 8.180 Artérias tireóideas superior e inferior, nervos laríngeos recorrentes direito e esquerdo e glândulas tireoide e paratireoides. **A.** Vista posterior. **B.** Vista cirúrgica (anterolateral) da glândula paratireoide com o lobo esquerdo da tireoide retraído.

[NC X] e dar a volta na artéria subclávia (na direita) e no arco aórtico (na esquerda), os **nervos laríngeos recorrentes** ascendem em um sulco entre a traqueia e o esôfago (Figura 8.180). Passam profundamente à superfície posteromedial dos lobos laterais da tireoide e entram na laringe, passando profundamente à margem inferior do músculo constritor inferior da laringe.

Junto com os ramos das artérias tireóideas inferiores, os nervos laríngeos recorrentes estão claramente relacionados aos ligamentos, um de cada lado, que fixam a glândula tireoide à traqueia e à cartilagem cricóidea da laringe, podendo até passar através deles. Essa relação precisa ser considerada durante a remoção ou manipulação cirúrgica da tireoide.

Glândulas paratireoides

As glândulas paratireoides são dois pares de estruturas pequenas, ovoides e amareladas na parte profunda dos lobos laterais da tireoide. São denominadas como superiores e inferiores (Figura 8.180). No entanto, sua posição é bastante variável e podem estar em qualquer lugar, desde a bifurcação da carótida, superiormente, até o mediastino, inferiormente.

Derivadas da terceira (glândulas paratireoides inferiores) e da quarta (glândulas paratireoides superiores) bolsas faríngeas, essas estruturas pares migram para suas posições finais no adulto e recebem seus nomes de acordo com essas posições.

As artérias que irrigam as glândulas paratireoides são as artérias tireóideas inferiores, e a drenagem venosa e linfática segue o que foi descrito para a glândula tireoide.

Localização de estruturas em diferentes regiões do trígono cervical anterior

A localização regional das estruturas mais importantes do trígono cervical anterior está resumida na Tabela 8.14. Estruturas podem ser identificadas como estando dentro de uma subdivisão específica, passando para uma subdivisão específica a partir de uma outra área, originando-se em uma subdivisão e passando para outra subdivisão ou passando por várias subdivisões em seu trajeto pela região.

Trígono cervical lateral

O trígono cervical lateral está em continuidade direta com o membro superior (Figura 8.183). É limitado:

- Anteriormente, pela margem posterior do músculo esternocleidomastóideo
- Posteriormente, pela margem anterior do músculo trapézio
- Caudalmente, pelo terço médio da clavícula; e
- Cranialmente, pela parte do osso occipital imediatamente posterior ao processo mastoide, onde as inserções do trapézio e do esternocleidomastóideo se unem.

O teto do trígono lateral consiste na lâmina superficial da fáscia cervical, que envolve os músculos esternocleidomastóideo e trapézio quando passa por essa região.

O assoalho muscular do trígono lateral é coberto pela lâmina pré-vertebral da fáscia cervical; de superior a inferior, consiste nos músculos esplênio da cabeça, levantador da escápula e escalenos posterior, médio e anterior.

Capítulo 8 • Cabeça e Pescoço

Tabela 8.14 Subdivisões do trígono cervical anterior – uma abordagem regional.

Subdivisão	Limites	Conteúdo
Trígono submentual (ímpar)	Sínfise da mandíbula; ventre anterior do músculo digástrico; corpo do osso hioide	Linfonodos submentuais; tributárias que formam a veia jugular anterior
Trígono submandibular (ímpar)	Margem inferior da mandíbula; ventre anterior do músculo digástrico; ventre posterior do músculo digástrico	Glândula submandibular; linfonodos submandibulares; nervo hipoglosso [NC XII]; nervo milo-hióideo; artéria e veia faciais
Trígono carótico (par)	Ventre posterior do músculo digástrico, ventre superior do músculo omo-hióideo, margem anterior do músculo esternocleidomastóideo	Tributárias para a veia facial; ramo cervical do nervo facial [NC VII]; artéria carótida comum; artérias carótidas externa e interna; artérias tireóideas superiores, faríngeas ascendentes, lingual, facial e occipital; veia jugular interna; nervos vago [NC X], acessório [NC XI] e hipoglosso [NC XII]; raízes superior e inferior da alça cervical; nervo cervical transverso
Trígono muscular (par)	Linha média do pescoço; ventre superior do músculo omo-hióideo; margem anterior do músculo esternocleidomastóideo	Músculos esterno-hióideo, omo-hióideo, esternotireóideo e tireo-hióideo; glândulas tireoide e paratireoides; faringe

Na clínica

Glândula tireoide

A tireoide se desenvolve de uma pequena região de tecido próxima à base da língua. Esse tecido desce como o ducto tireoglosso do forame cego, na região posterior da língua, para passar adjacente à parte superior do meio do osso hioide. O tecido tireóideo continua migrando inferiormente e, por fim, chega à sua posição na face anterior da traqueia, na raiz do pescoço.

Consequentemente, a migração de tecido tireóideo pode ser interrompida em qualquer lugar de seu trajeto embriológico de descida. Tecido tireóideo ectópico é uma condição relativamente rara; o que mais frequentemente se observa é a alteração cística que se origina do ducto tireoglosso. O sinal mais comum de um cisto de ducto tireoglosso é uma massa na linha mediana. A ultrassonografia revela sua natureza e posição, e o tratamento é excisão cirúrgica. O ducto inteiro e uma pequena parte do anterior do osso hioide devem ser removidos para prevenir recorrência.

Na clínica

Tireoidectomia

A tireoidectomia é um procedimento cirúrgico relativamente comum. Na maioria dos casos, envolve excisão da maior parte da glândula. Esse procedimento é geralmente executado para doenças como bócio multinodular e câncer de tireoide.

Dada a localização da tireoide, existe a possibilidade de lesar outras estruturas quando durante a tireoidectomia, como as glândulas paratireoides e o nervo laríngeo recorrente (Figura 8.181). Uma avaliação das pregas vocais é necessária, antes e depois da cirurgia, porque os nervos laríngeos recorrentes têm uma estrita relação com os ligamentos que fixam a glândula à laringe, e podem ser facilmente traumatizados durante cirurgias.

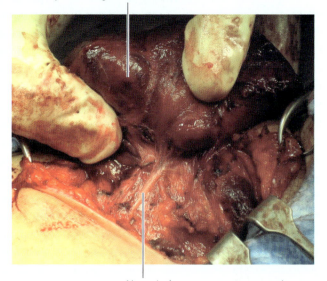

Figura 8.181 Vista cirúrgica do lobo esquerdo de uma tireoide aumentada (bócio) retraída para mostrar a proximidade com o nervo laríngeo recorrente.

Lobo esquerdo da glândula tireoide

Nervo laríngeo recorrente esquerdo

825

Na clínica

Patologia da tireoide

A patologia da tireoide é extremamente complexa. Essencialmente, deve ser avaliada sob dois pontos de vista. Primeiro, a tireoide pode ficar difusa ou focalmente aumentada de volume, com numerosas causas. Segundo, a tireoide pode secretar o hormônio tiroxina a menos ou a mais.

Um dos distúrbios mais comuns da glândula tireoide é o **bócio multinodular**, que é um aumento de volume e nodular da tireoide, com áreas de hipertrofia glandular e formação de cisto coloide. A maioria dos pacientes é eutireóidea (ou seja, têm níveis plasmáticos normais de tiroxina). A manifestação clínica típica é uma massa no pescoço, que pode ser tratada clinicamente ou exigir excisão cirúrgica, se a massa for grande o suficiente para afetar a vida do paciente ou causar distúrbios respiratórios.

Nódulos isolados na tireoide podem ser nódulos dominantes em uma glândula multinodular, ou talvez um tumor isolado de tireoide. Tumores isolados podem ou não secretar tiroxina, dependendo de sua morfologia celular. O tratamento é, geralmente, por excisão.

Doenças imunológicas podem afetar a glândula tireoide e hiperestimulá-la a produzir excesso de tiroxina. Essas doenças podem ser associadas com outras manifestações extratireóideas, como exoftalmia, mixedema pré-tibial e alterações ungueais. Outras causas de aumento da tireoide incluem tireoidite viral. Tireoidites podem causar atrofia da tireoide, levando à hipossecreção de tiroxina (**mixedema**).

Na clínica

Glândulas paratireoides ectópicas

As glândulas paratireoides se desenvolvem da terceira e quarta bolsas faríngeas e migram para suas posições no adulto durante o desenvolvimento. A posição das glândulas pode ser altamente variável, por vezes situadas superiormente no pescoço, por vezes no tórax. Tumores podem se desenvolver em quaisquer dessas localizações (Figura 8.182).

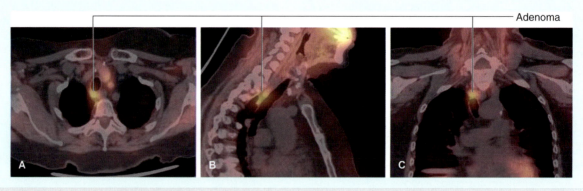

Figura 8.182 Adenoma de paratireoide ectópica no mediastino superior. SPECT TC. **A.** Corte transverso. **B.** Corte sagital. **C.** Corte coronal.

Músculos

Numerosos músculos participam da formação dos limites e do assoalho do trígono cervical lateral (Tabela 8.15).

Além disso, o músculo **omo-hióideo** atravessa a parte inferior do trígono lateral antes de desaparecer sob o músculo esternocleidomastóideo e emergir no trígono anterior (Figura 8.184). Está encerrado na lâmina superficial da fáscia cervical e cruza o trígono lateral de lateral a medial, continuando em direção superior. Origina-se na margem superior da escápula, imediatamente medial à incisura escapular, e acaba por se inserir na margem inferior do corpo do osso hioide. Tem dois ventres unidos por um tendão, que fica ancorado à clavícula por uma polia fascial:

- O **ventre superior** fica no trígono anterior

- O **ventre inferior** cruza o trígono lateral, subdividindo-o em um pequeno **trígono omoclavicular** ou **subclávio**, inferiormente, e um muito maior **trígono occipital**, superiormente.

O músculo omo-hióideo é inervado por ramos da alça cervical (ramos anteriores de C1 a C3) e deprime o osso hioide.

Vasos

Veia jugular externa

Uma das estruturas mais superficiais a atravessar o trígono cervical lateral é a veia jugular externa (Figura 8.185). Essa grande veia se forma próximo ao ângulo da mandíbula, quando os ramos posteriores das veias

Capítulo 8 • Cabeça e Pescoço

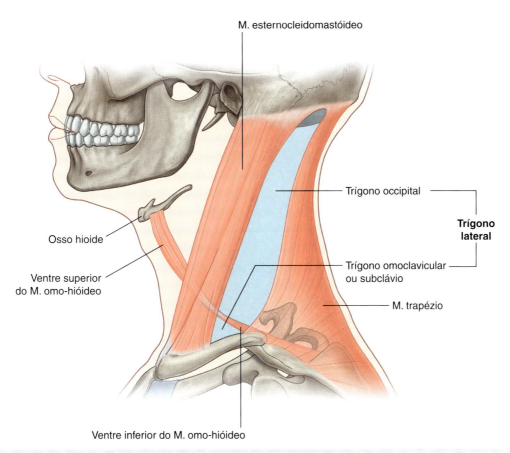

Figura 8.183 Limites do trígono cervical lateral.

Tabela 8.15 Músculos associados ao trígono cervical lateral; parênteses indicam possível envolvimento.

Músculo	Origem	Inserção	Inervação	Função
Esternocleidomastóideo – Cabeça esternal	Parte superior da face anterior do manúbrio do esterno	Metade lateral da linha nucal superior	Nervo acessório [NC XI] e ramos dos ramos anteriores de C2 a C3 (C4)	Individualmente – inclina a cabeça em direção ao ombro do mesmo lado, rodando a cabeça para voltar a face para o lado oposto; atuando em conjunto – move a cabeça para a frente
– Cabeça clavicular	Face superior do terço medial da clavícula	Face lateral do processo mastoide		
Trapézio	Linha nucal superior; protuberância occipital externa; ligamentos nucais, processos espinhosos das vértebras C VII a T XII	Terço lateral da clavícula; acrômio; espinha da escápula	Motora – nervo acessório [NC X]; propriocepção – C3 e C4	Auxilia na rotação da escápula durante abdução do úmero acima da horizontal; fibras superiores – elevação; fibras médias – adução; fibras inferiores – depressão da escápula
Esplênio da cabeça	Metade inferior dos ligamentos nucais, processos espinhosos das vértebras C VII a T IV	Processo mastoide; crânio abaixo do terço lateral da linha nucal superior	Ramos posteriores dos nervos cervicais médios	Em conjunto – movem a cabeça para trás; individualmente – movem e rodam a cabeça para um lado (viram a face para o mesmo lado)
Levantador da escápula	Processos transversos de C I a C IV	Parte superior da margem medial da escápula	C3, C4; e nervo escapular dorsal (C4, C5)	Eleva a escápula
Escaleno posterior	Tubérculos posteriores dos processos transversos das vértebras C IV a C VI	Face superior da segunda costela	Ramos anteriores de C5 a C7	Elevação da segunda costela

(continua) 827

Tabela 8.15 Músculos associados ao trígono cervical lateral; parênteses indicam possível envolvimento. (*continuação*)

Músculo	Origem	Inserção	Inervação	Função
Escaleno médio	Processos transversos das vértebras C II a C VII	Face superior da primeira costela, posteriormente ao sulco para a artéria subclávia	Ramos anteriores de C3 a C7	Elevação da primeira costela
Escaleno anterior	Tubérculos anteriores dos processos transversos das vértebras C III a C VI	Tubérculo escaleno e face superior da primeira costela	Ramos anteriores de C4 a C7	Elevação da primeira costela
Omo-hióideo	Margem superior da escápula, medial à incisura escapular	Margem inferior do corpo do osso hioide	Alça cervical; ramos anteriores de C1 a C3	Deprime o osso hioide

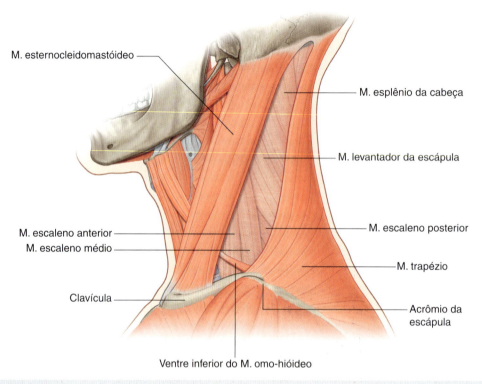

Figura 8.184 Músculos do trígono cervical lateral.

retromandibular e auricular posterior se unem, e desce pelo pescoço na fáscia superficial.

Depois de cruzar o músculo esternocleidomastóideo, a veia jugular externa entra no trígono lateral e continua sua descida vertical.

Na parte inferior do trígono lateral, a veia jugular externa penetra a lâmina superficial da fáscia cervical e desemboca na veia subclávia.

Tributárias da veia jugular externa em seu trajeto pelo trígono cervical lateral incluem as veias cervical transversa, supraescapular e jugular anterior.

Artéria subclávia e seus ramos

Várias artérias se encontram dentro dos limites do trígono cervical lateral. A maior é a terceira parte da artéria subclávia em seu trajeto pela base do trígono (Figura 8.186).

A **primeira parte da artéria subclávia** ascende até a margem medial do músculo escaleno anterior, vinda do tronco braquiocefálico, do lado direito, ou diretamente do arco da aorta, do lado esquerdo. Tem numerosos ramos.

A **segunda parte da artéria subclávia** passa lateralmente entre os músculos escalenos anterior e médio, e um ramo pode se originar dela.

A **terceira parte da artéria subclávia** emerge entre os músculos escalenos anterior e médio para cruzar a base posterior do trígono lateral (Figura 8.186). Estende-se da margem lateral do músculo escaleno anterior à margem lateral da primeira costela, onde se torna a **artéria axilar** e continua em direção ao membro superior.

Um único ramo (a **artéria dorsal da escápula**) pode emergir da terceira parte da artéria subclávia. Esse ramo passa posterolateralmente para alcançar o ângulo superior

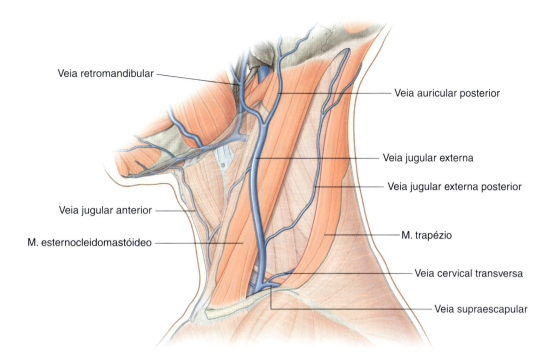

Figura 8.185 Veia jugular externa no trígono cervical lateral.

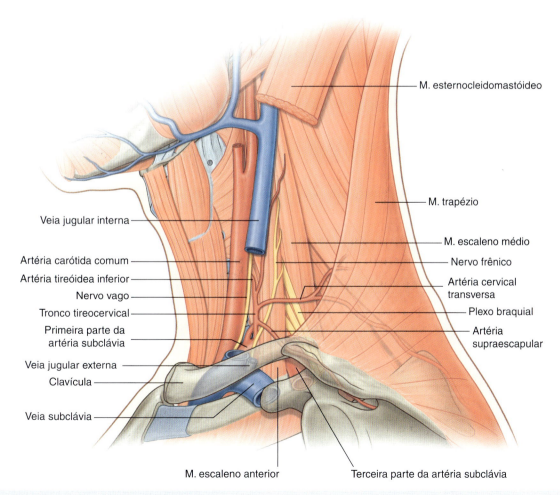

Figura 8.186 Artérias no trígono cervical lateral.

829

da escápula, onde desce ao longo da margem medial da escápula, posteriormente aos músculos romboides.

Artérias cervical transversa e supraescapular

Duas outras pequenas artérias também cruzam a base do trígono cervical lateral: a artéria cervical transversa e a artéria supraescapular (Figura 8.186). Ambas são ramos do tronco tireocervical, que emerge da primeira parte da artéria subclávia.

Depois de se ramificar do tronco tireocervical, a **artéria cervical transversa** passa lateralmente e um pouco posteriormente pela base do trígono lateral, anteriormente ao músculo escaleno anterior e ao plexo braquial. Chegando à face profunda do músculo trapézio, ela se divide em ramos superficial e profundo:

- O **ramo superficial** continua na superfície profunda do músculo trapézio
- O **ramo profundo** continua na face profunda dos músculos romboides, perto da margem medial da escápula.

A **artéria supraescapular**, também um ramo do tronco tireocervical, passa lateralmente, em direção levemente caudal pela parte inferior do trígono lateral, e termina posteriormente à clavícula (Figura 8.186). Aproximando-se da escápula, passa por cima do ligamento transverso superior da escápula e distribui ramos na face posterior do osso.

Veias

Veias acompanham todas as artérias previamente descritas.

A **veia subclávia** é uma continuação da veia axilar e começa na borda lateral da primeira costela. À medida que cruza a base do trígono lateral, a veia jugular externa e, possivelmente, as veias supraescapular e cervical transversa desembocam nela (Figura 8.185). Termina unindo-se à veia jugular interna para formar a veia braquiocefálica, próximo à articulação esternoclavicular. No trígono lateral, é anterior e levemente inferior à artéria subclávia, e passa anteriormente ao músculo escaleno.

As veias cervical transversa e supraescapular acompanham as artérias de nome semelhante. Essas veias se tornam tributárias da veia jugular externa ou da parte inicial da veia subclávia.

Nervos

Vários nervos atravessam ou estão contidos no trígono lateral, como o nervo acessório [NC XI], ramos do plexo cervical, componentes que formam o plexo braquial e ramos do plexo braquial.

Nervo acessório

O nervo acessório [NC XI] sai da cavidade craniana pelo forame jugular. Desce pelo pescoço em direção posterior até alcançar a margem anterior do músculo esternocleidomastóideo, inervando-o, antes de passar inferiormente ou através dele. Continua sua descida e entra no trígono lateral (Figura 8.187). Cruza o trígono lateral, ainda em uma direção obliquamente caudal, dentro da lâmina superficial da fáscia cervical, enquanto este cruza entre os músculos esternocleidomastóideo e trapézio. Quando o nervo acessório [NC XI] chega à margem anterior do músculo trapézio, continua em sua face profunda, suprindo-o. A localização superficial do nervo acessório em seu trajeto pelo trígono lateral o torna suscetível a lesões.

Plexo cervical

O plexo cervical é formado pelos ramos anteriores dos nervos cervicais C1 a C4 (Figura 8.188).

O plexo cervical se forma na substância dos músculos que compõem o assoalho do trígono lateral dentro da lâmina pré-vertebral da fáscia cervical e consiste em:

- Ramos musculares (ou profundos) e
- Ramos cutâneos (ou superficiais).

Os ramos cutâneos são visíveis no trígono lateral emergindo de baixo da margem posterior do músculo esternocleidomastóideo (Figura 8.187).

Ramos musculares. Ramos musculares (profundos) do plexo cervical se distribuem a vários grupos de músculos. Um ramo importante é o **nervo frênico**, que proporciona inervação sensitiva e motora ao diafragma (Figura 8.188). Origina-se do ramo anterior dos nervos cervicais C3 a C5 (algumas vezes C2). Contornando a margem lateral superior do músculo escaleno anterior, o nervo continua inferiormente pela face lateral do escaleno anterior, dentro da fáscia pré-vertebral, para entrar no tórax (Figura 8.189). Conforme o nervo desce pelo pescoço, é "amarrado" ao músculo escaleno anterior pelas artérias cervical transversa e supraescapular.

Vários ramos musculares do plexo cervical inervam músculos pré-vertebrais e vertebrais laterais, incluindo o reto anterior da cabeça, o reto lateral da cabeça, o longo do pescoço e o longo da cabeça (Figura 8.189 e Tabela 8.16).

O plexo cervical também contribui para a formação das raízes superior e inferior da alça cervical (Figura 8.188). Esse laço de nervos recebe contribuições dos ramos anteriores dos nervos cervicais C1 a C3 e inerva os músculos infra-hióideos.

Ramos cutâneos

Ramos cutâneos (superficiais) do plexo cervical são visíveis no trígono lateral quando saem da margem posterior do músculo esternocleidomastóideo (Figuras 8.187 e 8.188):

- O **nervo occipital menor** consiste em contribuições do nervo cervical C2 (Figura 8.188). Ascende ao longo da margem posterior do músculo esternocleidomastóideo

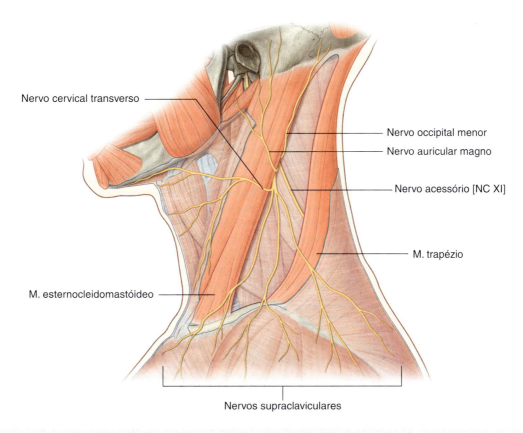

Figura 8.187 Nervo acessório e ramos cutâneos do plexo cervical no trígono cervical lateral.

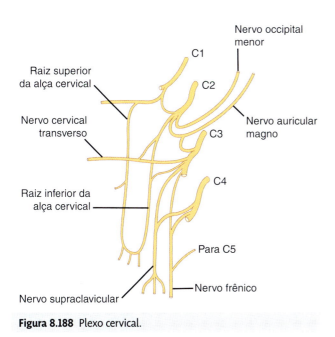

Figura 8.188 Plexo cervical.

e é distribuído para a pele do pescoço e do couro cabeludo posterior à orelha

- O **nervo auricular magno** consiste em ramos dos nervos cervicais C2 e C3. Emerge da margem posterior do músculo esternocleidomastóideo e ascende por ele até a base da orelha, inervando a pele da região parótida, da orelha e da região mastóidea
- O **nervo cervical transverso** consiste em ramos dos nervos cervicais C2 e C3. Passa em torno da parte média do músculo esternocleidomastóideo e continua horizontalmente por ele para inervar as partes lateral e anterior do pescoço
- Os **nervos supraclaviculares** são um grupo de nervos cutâneos vindos dos nervos cervicais C3 e C4 que, depois de emergir da margem posterior do músculo esternocleidomastóideo, descem e inervam a pele sobre a clavícula e o ombro, indo até o nível da segunda costela.

Plexo braquial

O plexo braquial se forma dos ramos anteriores dos nervos cervicais C5 a C8 e nervo torácico T1. As contribuições de cada um desses nervos, que ficam entre os músculos escalenos anterior e médio, são as **raízes** do plexo braquial. Conforme as raízes emergem desses músculos, elas formam o próximo componente do plexo braquial (os **troncos**) da seguinte forma:

- Os ramos anteriores de C5 e C6 formam o tronco superior
- O ramo anterior de C7 forma o tronco médio; e

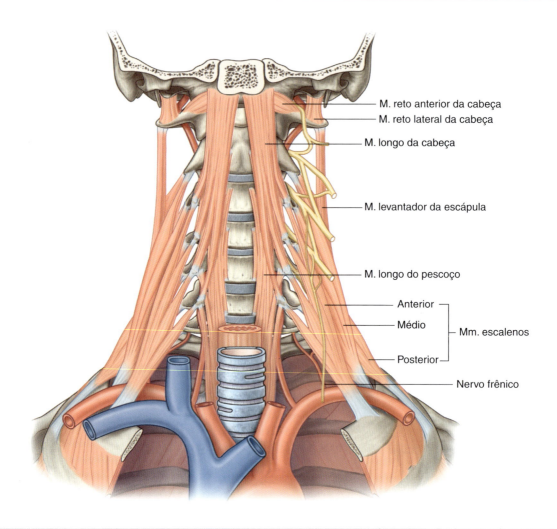

Figura 8.189 Músculos pré-vertebrais e vertebrais laterais inervados pelo plexo cervical.

Tabela 8.16 Músculos pré-vertebrais e vertebrais laterais.

Músculo	Origem	Inserção	Inervação	Função
Reto anterior da cabeça	Face anterior da parte lateral do atlas e seu processo transverso	Face inferior da parte basilar do osso occipital	Ramos dos ramos anteriores de C1, C2	Flexiona a cabeça na articulação atlanto-occipital
Reto lateral da cabeça	Face superior do processo transverso do atlas	Face inferior do processo jugular do osso occipital	Ramos dos ramos anteriores de C1, C2	Flexiona a cabeça lateralmente para o mesmo lado
Longo do pescoço – Parte oblíqua superior	Tubérculos anteriores dos processos transversos das vértebras C III a C V	Tubérculo do arco anterior do atlas	Ramos dos ramos anteriores de C2 a C6	Flexiona o pescoço anterior e lateralmente e uma pequena rotação para o lado oposto
– Parte oblíqua inferior	Face anterior dos corpos das vértebras T I, T II e, talvez, T III	Tubérculos anteriores dos processos transversos das vértebras C V e C VI		
– Parte vertical	Face anterior dos corpos de T I a T III e C V a C VII	Face anterior dos corpos das vértebras C II a C IV		
Longo da cabeça	Rampas tendíneas para processos transversos das vértebras C III a C VI	Face inferior da parte basilar do osso occipital	Ramos dos ramos anteriores de C1 a C3	Flexiona a cabeça

- Os ramos anteriores de C8 e T1 formam o tronco inferior.

Os troncos cruzam a base do trígono lateral (Figura 8.186). Vários ramos do plexo braquial podem ser visíveis no trígono lateral (Figura 7.54), como:

- O **nervo dorsal da escápula**, para os músculos romboides
- O **nervo torácico longo**, para o músculo serrátil anterior
- O nervo para o músculo subclávio; e
- O **nervo supraescapular**, para os músculos supraespinal e infraespinal.

Raiz do pescoço

A raiz do pescoço (Figura 8.190) é a área imediatamente superior à abertura torácica e às entradas das axilas. É limitada por:

- Topo do manúbrio do esterno e margem superior da clavícula, anteriormente; e
- Topo da vértebra torácica T I e margem superior da escápula até o processo coracoide, posteriormente.

Contém estruturas que passam entre o pescoço, o tórax e o membro superior. Há também uma extensão da cavidade torácica se projetando na raiz do pescoço (Figura 8.190). Trata-se de uma projeção cranial da cavidade pleural, em ambos os lados, e inclui a parte cervical da pleura parietal (cúpula) e a parte apical do lobo superior de ambos os pulmões.

Anteriormente, a cavidade pleural se estende acima do topo do manúbrio do esterno e da margem superior da primeira costela, enquanto posteriormente, devido à inclinação para baixo da abertura torácica, a cavidade pleural permanece abaixo do topo da vértebra T I.

Vasos

Artérias subclávias

As artérias subclávias de ambos os lados se arqueiam para cima e para fora do tórax, para entrar na raiz do pescoço (Figura 8.191).

A **artéria subclávia direita** começa posteriormente à articulação esternoclavicular, como um dos dois ramos terminais do tronco braquiocefálico. Curva-se superior e lateralmente, para passar anteriormente à extensão da cavidade pleural na raiz do pescoço, e posteriormente ao músculo escaleno anterior. Continuando lateralmente pela primeira costela, torna-se a **artéria axilar** quando cruza sua margem lateral.

A **artéria subclávia esquerda** começa mais inferiormente no tórax do que a direita, como um ramo direto do arco da aorta. Situada posteriormente à artéria carótida comum esquerda e lateralmente à traqueia, sobe e curva-se lateralmente, passando anteriormente à extensão da cavidade pleural e posteriormente ao músculo escaleno anterior. Continua lateralmente sobre a primeira costela e torna-se a artéria axilar quando cruza sua margem lateral.

Ambas as artérias subclávias são divididas em três partes pelo músculo escaleno anterior (Figura 8.191):

- A primeira parte se estende da origem da artéria até o músculo escaleno anterior
- A segunda parte é a parte posterior ao músculo escaleno anterior
- A terceira parte é lateral ao músculo escaleno anterior, antes de a artéria alcançar a margem lateral da primeira costela.

Todos os ramos das artérias subclávias direita e esquerda se originam da primeira parte delas, exceto no caso de um ramo (o tronco costocervical) no lado direito (Figura 8.191). Os ramos incluem a artéria vertebral, o tronco tireocervical, a artéria torácica interna e o tronco costocervical.

Artéria vertebral

A **artéria vertebral** é o primeiro ramo da artéria subclávia quando esta entra na raiz do pescoço (Figura 8.191). É um ramo grande, que se origina da primeira parte da artéria subclávia, medialmente ao músculo escaleno anterior, e sobe, entrando no forame do processo transverso da vértebra C VI. Continuando superiormente, a artéria vertebral passa pelos forames das vértebras C V a C I. Na margem superior da vértebra C I, a artéria se curva medialmente e cruza o arco posterior dela, de onde passa pelo forame magno e entra na fossa posterior do crânio.

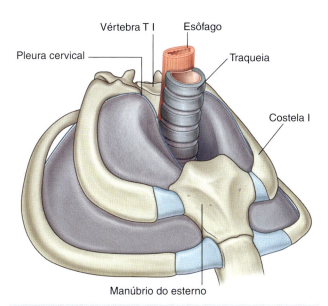

Figura 8.190 Raiz do pescoço.

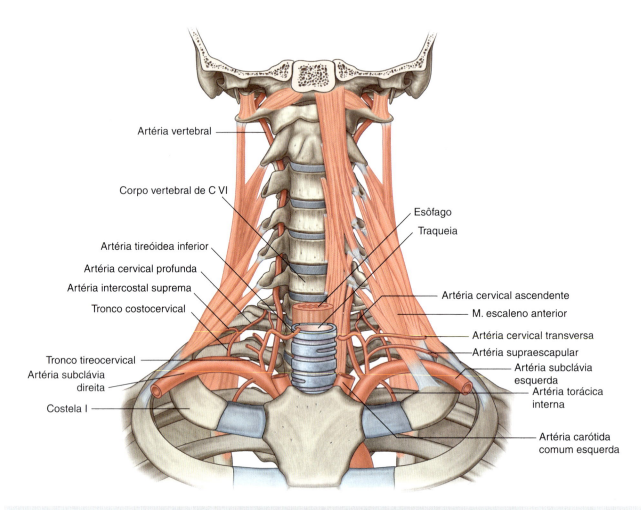

Figura 8.191 Vasos da raiz do pescoço.

Tronco tireocervical

O segundo ramo da artéria subclávia é o **tronco tireocervical** (Figura 8.191). Origina-se da primeira parte da artéria subclávia, medialmente ao músculo escaleno anterior, e se divide em três ramos – as artérias tireóidea inferior, cervical transversa e supraescapular.

Artéria tireóidea inferior. A artéria tireóidea inferior (Figura 8.191) é a continuação superior do tronco tireocervical. Ela sobe, anteriormente ao músculo escaleno anterior, e finalmente se curva medialmente, cruzando posteriormente à bainha carótica e seu conteúdo e anteriormente à artéria vertebral. Chegando à face posterior da tireoide, irriga a glândula.

Quando a artéria tireóidea inferior se curva medialmente, emite um ramo importante (a **artéria cervical ascendente**), que continua para subir pela face anterior dos músculos pré-vertebrais, irrigando-os e emitindo ramos para a medula espinal.

Artéria cervical transversa. O ramo médio do tronco tireocervical é a **artéria cervical transversa** (Figura 8.191). Esse ramo passa lateralmente, cruzando a face anterior do músculo escaleno anterior e o nervo frênico, e cruza a base do trígono cervical lateral. Continua até a face profunda do músculo trapézio, onde se divide em ramos superficial e profundo:

- O **ramo superficial** continua na superfície profunda do músculo trapézio
- O **ramo profundo** continua para a face profunda dos músculos romboides, próximo à margem medial da escápula.

Artéria supraescapular. O tronco mais caudal do tronco tireocervical é a **artéria supraescapular** (Figura 8.191). Esse ramo passa lateralmente, cruzando anteriormente ao músculo escaleno anterior, ao músculo frênico, à terceira parte da artéria subclávia e aos troncos do plexo braquial. Na margem superior da escápula, cruza sobre o ligamento transverso superior da escápula e entra na fossa supraespinal.

Artéria torácica interna

O terceiro ramo da artéria subclávia é a **artéria torácica interna** (Figura 8.191). Essa artéria se ramifica da parte inferior da artéria subclávia e tem trajeto inferior.

Passa posterior à clavícula e às grandes veias da região e anterior à cavidade pleural. Entra na cavidade torácica posteriormente às costelas e anteriormente ao músculo transverso do tórax e continua seu trajeto inferior, emitindo numerosos ramos.

Tronco costocervical

O ramo final da artéria subclávia na raiz do pescoço é o **tronco costocervical** (Figura 8.191). Origina-se em uma posição levemente diferente, dependendo do lado:

- No esquerdo, origina-se da primeira parte da artéria subclávia, imediatamente medial ao músculo escaleno anterior
- No direito, origina-se da segunda parte da artéria subclávia.

Em ambos os lados, o tronco costocervical sobe e passa posteriormente sobre o domo da cavidade pleural, e continua em direção posterior por trás do músculo escaleno anterior. Finalmente, divide-se em dois ramos – as artérias cervical profunda e intercostal suprema:

- A **artéria cervical profunda** sobe até a nuca e se anastomosa com o ramo descendente da artéria occipital
- A **artéria intercostal suprema** desce anteriormente à primeira costela e se divide para formar as artérias intercostais posteriores para os dois primeiros espaços intercostais.

Veias

Numerosas veias passam pela raiz do pescoço. Pequenas veias acompanham cada uma das artérias descritas acima, e grandes veias formam grandes canais de drenagem.

As **veias subclávias** começam na margem lateral da primeira costela como continuações das **veias axilares**. Passando medialmente em cada lado, imediatamente anterior aos músculos escalenos anteriores, cada veia subclávia se une à veia jugular interna para formar as veias braquiocefálicas.

A única tributária da veia subclávia é a veia jugular externa.

As veias que acompanham as numerosas artérias nessa região desembocam em outras veias.

Nervos

Vários nervos e componentes do sistema nervoso passam pela raiz do pescoço.

Nervos frênicos

Os nervos frênicos são ramos do plexo cervical e se originam a cada lado quando contribuições dos ramos anteriores dos nervos cervicais C3 e C5 se unem. Passando ao redor da margem lateral superior de cada músculo escaleno anterior, os nervos frênicos continuam inferiormente cruzando a face anterior de cada músculo escaleno anterior dentro da camada pré-vertebral da fáscia cervical (Figura 8.192). Saindo da margem inferior do músculo escaleno anterior, cada nervo frênico passa entre a veia e a artéria subclávias para entrar no tórax e continuar até o diafragma.

Nervos vagos [X]

Os nervos vagos [X] descem pelo pescoço dentro da bainha carótica, posterior e imediatamente entre a artéria carótida comum e a veia jugular interna.

Na parte inferior do pescoço, os nervos vagos [X] emitem ramos cardíacos, que continuam caudal e medialmente, passando posteriores às artérias subclávias, para desaparecer no tórax.

Na raiz do pescoço, cada nervo vago [X] passa anteriormente à artéria subclávia e posteriormente à veia subclávia ao entrar no tórax (Figura 8.192).

Nervos laríngeos recorrentes

Os nervos laríngeos recorrentes direito e esquerdo ficam visíveis quando se originam na raiz do pescoço (nervo laríngeo recorrente direito) ou passam por ela (nervo laríngeo recorrente esquerdo).

O **nervo laríngeo recorrente direito** é um ramo do nervo vago [NC X] direito e surge assim que este alcança a margem inferior da primeira parte da artéria subclávia na raiz do pescoço. Passa em torno da artéria subclávia, cranial e medialmente, em um sulco entre a traqueia e o esôfago em seu trajeto em direção à laringe.

O **nervo laríngeo recorrente esquerdo** é um ramo do nervo vago [X] esquerdo e surge quando este cruza o arco da aorta no mediastino superior. Passa por baixo e atrás do arco da aorta, e sobe ao lado da traqueia em direção à laringe (Figura 8.192).

Parte simpática da divisão autônoma do sistema nervoso

Vários componentes da parte simpática são visíveis quando passam pela raiz do pescoço (Figura 8.193). São eles:

- A parte cervical do tronco simpático
- Os gânglios associados com a parte cervical do tronco simpático; e
- Nervos cardíacos se ramificando da parte cervical do tronco simpático.

Os troncos simpáticos são duas cordas paralelas que correm da base do crânio até o cóccix. Em seu trajeto, são pontuados por gânglios, que são coleções de células neuronais fora do SNC.

Gray Anatomia Clínica para Estudantes

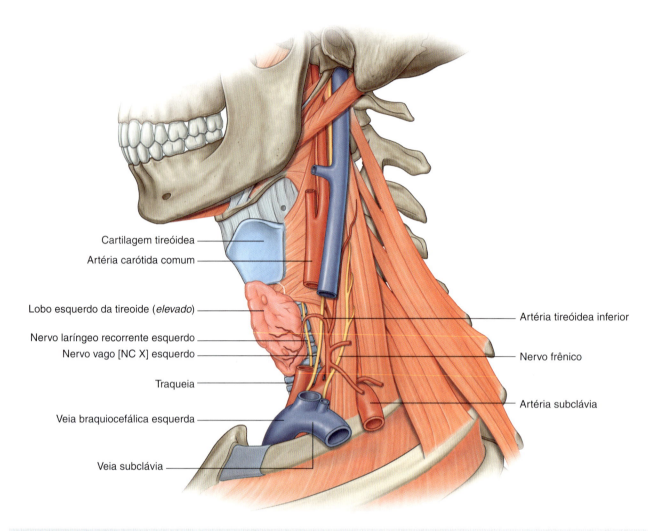

Figura 8.192 Nervos na raiz do pescoço.

Na clínica

Paralisia do nervo laríngeo recorrente

Danos nos nervos laríngeos recorrentes direito ou esquerdo podem levar, inicialmente, a uma voz rouca e, finalmente, a capacidade de falar. Paralisia do nervo laríngeo recorrente pode ocorrer por lesão do nervo em qualquer ponto de seu trajeto. Além disso, a interrupção do nervo vago antes da origem dos nervos laríngeos recorrentes também provoca alterações da voz.

Câncer de pulmão no ápice do pulmão direito pode afetar o nervo laríngeo recorrente direito, enquanto cânceres que infiltram a área entre a artéria pulmonar e a aorta, conhecida clinicamente como "janela aortopulmonar", podem afetar o nervo laríngeo recorrente esquerdo. Cirurgias na tireoide também podem traumatizar os nervos laríngeos recorrentes.

Parte cervical do tronco simpático

A **parte cervical do tronco simpático** é anterior ao músculo longo do pescoço e longo da cabeça e posterior à artéria carótida comum (na bainha carótica) e à artéria carótida interna. É conectada a cada nervo espinal cervical por um ramo comunicante cinzento (Figura 8.194). Não há ramos comunicantes brancos na região cervical.

Gânglios

Três gânglios são geralmente descritos ao longo do trajeto do tronco simpático na região cervical, e nesses gânglios fibras simpáticas pré-ganglionares ascendentes, de níveis torácicos superiores, fazem sinapse com fibras simpáticas pós-ganglionares. Estas são distribuídas em ramos que saem desses gânglios.

Gânglio cervical superior. O **gânglio cervical superior** é muito grande e marca a extensão superior do tronco simpático na região das vértebras C I e C II (Figuras 8.193 e 8.194). Seus ramos passam para:

- Artérias carótidas interna e externa, formando plexos ao redor desses vasos
- Nervos espinais cervicais C1 a C4 por meio de ramos comunicantes cinzentos
- A faringe; e
- O coração, como nervos cardíacos superiores.

Capítulo 8 • Cabeça e Pescoço

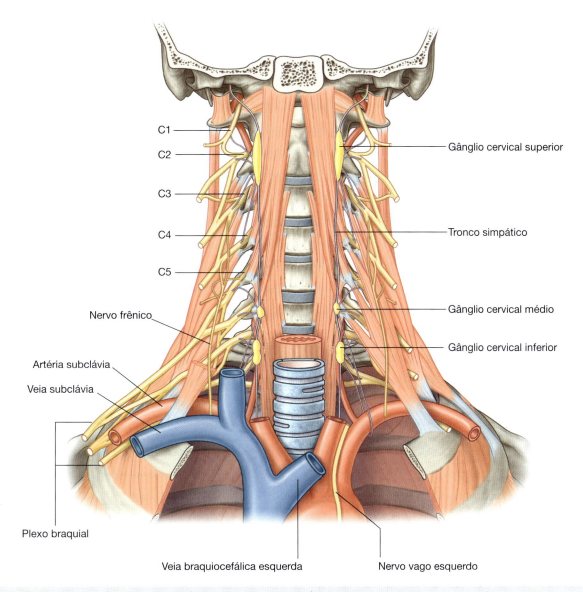

Figura 8.193 Componentes da parte simpática do sistema nervoso na raiz do pescoço.

Gânglio cervical médio. Um segundo gânglio, inferior ao gânglio cervical superior no curso do tronco simpático (o **gânglio cervical médio**), é encontrado na região do nível da vértebra C VI (Figuras 8.193 e 8.194). Ramos que saem desse gânglio passam para:

- Nervos espinais cervicais C5 e C6 através de ramos comunicantes cinzentos e
- O coração, como nervos cardíacos médios.

Gânglio cervical inferior. Na extremidade inferior da parte cervical do tronco simpático, fica outro gânglio (o gânglio cervical inferior), que se torna muito grande quando se combina com o primeiro gânglio torácico e forma o **gânglio cervicotorácico (gânglio estrelado)**. O gânglio cervical inferior (Figuras 8.193 e 8.194) é anterior ao colo da primeira costela e ao processo transverso da vértebra C VII, e posterior à primeira parte da artéria subclávia e à origem da artéria vertebral.

Ramos originários desse ramo passam para:

- Nervos espinais C7 a T1, através de ramos comunicantes cinzentos
- A artéria vertebral, formando um plexo associado a esse vaso; e
- O coração, como nervos cardíacos inferiores.

Esse gânglio pode também receber ramos comunicantes brancos do nervo espinal T1, e, ocasionalmente, de T2.

Drenagem linfática
Ducto torácico

O **ducto torácico** é um grande canal linfático que começa no abdome, passa superiormente pelo tórax e termina

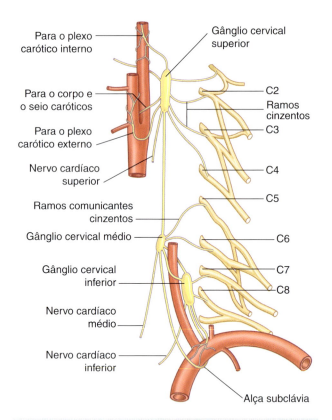

Figura 8.194 Parte cervical do tronco simpático.

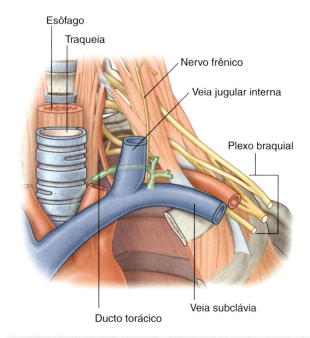

Figura 8.195 Ducto torácico na raiz do pescoço.

nos canais venosos do pescoço. Passa pela linha média da cavidade torácica com:

- A aorta torácica à sua esquerda
- A veia ázigos à sua direita; e
- O esôfago à sua frente.

Aproximadamente na altura da vértebra T V, o ducto torácico passa à esquerda e continua a ascender imediatamente à esquerda do esôfago. Passa pelo mediastino superior e entra na raiz do pescoço à esquerda do esôfago (Figura 8.195). Arqueando-se lateralmente, passa posteriormente à bainha carótica e curva-se inferiormente à frente do tronco tireocervical, do nervo frênico e da artéria vertebral.

O ducto torácico termina na junção entre as veias jugular interna e subclávia, do lado esquerdo (Figura 8.195). Próximo à sua junção com o sistema venoso, desembocam nele:

- O **tronco jugular esquerdo**, que drena a linfa do lado esquerdo da cabeça e do pescoço
- O **tronco subclávio esquerdo**, que drena a linfa do membro superior esquerdo; e
- Ocasionalmente, o **tronco broncomediastinal esquerdo**, que drena a linfa das estruturas torácicas à esquerda (Figura 8.196).

Uma confluência similar de três troncos linfáticos ocorre no lado direito do corpo. Desembocando na junção entre as veias jugular interna e subclávia, do lado direito, há:

- O **tronco jugular direito**, da cabeça e do pescoço
- O **tronco subclávio direito**, do membro superior direito; e
- Ocasionalmente, o **tronco broncomediastinal direito**, carregando linfa das estruturas da metade direita da cavidade torácica e dos espaços intercostais superiores direitos (Figura 8.196).

Há variação em como esses troncos entram nas veias. Eles podem se combinar em um único ducto linfático direito para entrar no sistema venoso ou entrar como três troncos separados.

Sistema linfático no pescoço

Uma descrição da organização do sistema linfático no pescoço torna-se um resumo do sistema linfático na cabeça e no pescoço. É impossível separar as duas regiões. Os componentes desse sistema incluem linfonodos superficiais em torno da cabeça, linfonodos cervicais superficiais acompanhando a veia jugular externa e linfonodos cervicais profundos formando uma cadeia que acompanha a veia jugular interna (Figura 8.197).

O padrão básico de drenagem é que os vasos linfáticos superficiais drenem para os linfonodos superficiais. Alguns drenam para os linfonodos cervicais superficiais em seu trajeto para os linfonodos cervicais profundos, e outros drenam diretamente para os linfonodos cervicais profundos.

Capítulo 8 • Cabeça e Pescoço

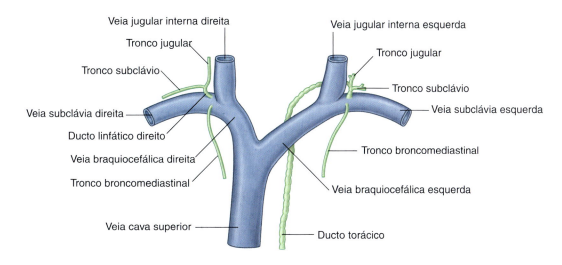

Figura 8.196 Terminação dos troncos linfáticos na raiz do pescoço.

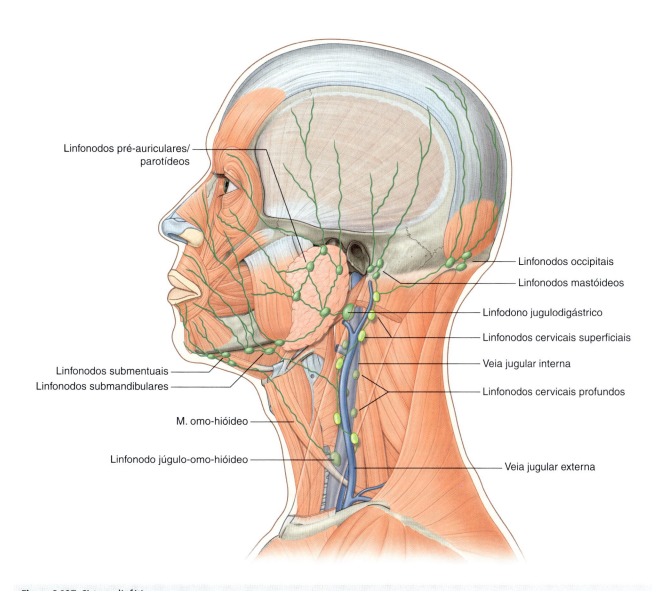

Figura 8.197 Sistema linfático no pescoço.

839

Linfonodos superficiais

Cinco grupos de linfonodos superficiais formam um anel em torno da cabeça e são primariamente responsáveis pela drenagem linfática da face e do couro cabeludo. Seu padrão de drenagem é similar ao da área de distribuição das artérias próximas à sua localização.

Começando posteriormente, esses grupos (Figura 8.197) são:

- **Linfonodos occipitais**, próximos à inserção do músculo trapézio ao crânio e associados à artéria occipital – drenagem linfática do couro cabeludo posterior e do pescoço
- **Linfonodos mastóideos** (**retroauriculares/auriculares posteriores**), posteriores à orelha, próximos à inserção do músculo esternocleidomastóideo e associados à artéria auricular posterior – drenagem linfática da metade posterolateral do couro cabeludo
- **Linfonodos pré-auriculares** e **parotídeos**, anteriores à orelha e associados às artérias temporal superficial e facial transversa – drenagem linfática da superfície anterior da aurícula, da parte anterolateral do couro cabeludo, da metade superior da face, das pálpebras e das bochechas
- **Linfonodos submandibulares**, inferiores ao corpo da mandíbula e associados à artéria facial – drenagem linfática de estruturas ao longo do trajeto da artéria facial até a altura da fronte, bem como as gengivas, os dentes e a língua
- **Linfonodos submentuais**, inferiores e posteriores ao mento – drenagem linfática da parte central do lábio inferior, do mento, do assoalho da boca, da ponta da língua e dos dentes incisivos inferiores.

O fluxo linfático desses linfonodos superficiais passa em várias direções:

- A drenagem dos linfonodos occipitais e mastóideos passa para os linfonodos cervicais superficiais ao longo da veia jugular externa
- A drenagem dos linfonodos pré-auriculares e parotídeos, submandibulares e submentuais passa para os linfonodos cervicais profundos.

Linfonodos superficiais cervicais laterais

Os **linfonodos superficiais cervicais laterais** são uma coleção de linfonodos que acompanham a veia jugular externa na face superficial do músculo esternocleidomastóideo (Figura 8.197). Recebem primariamente a drenagem das regiões posterior e posterolateral do couro cabeludo, vinda dos linfonodos occipitais e mastóideos, e emite vasos linfáticos na direção dos linfonodos cervicais profundos.

Linfonodos cervicais profundos

Os **linfonodos cervicais profundos** são uma coleção de linfonodos formando uma corrente que acompanha a veia jugular interna (Figura 8.197). São divididos em grupos superior e inferior pelo tendão intermédio do músculo omo-hióideo, onde este cruza a artéria carótida comum e a veia jugular interna.

O linfonodo mais superior no grupo superior dos cervicais profundos é o **linfonodo jugulodigástrico** (Figura 8.197). Esse grande linfonodo fica onde o ventre posterior do músculo digástrico cruza com a veia jugular interna e recebe drenagem linfática das tonsilas e da região ao seu redor.

Outro grande linfonodo, geralmente associado ao grupo inferior por se localizar no tendão intermédio do músculo omo-hióideo ou imediatamente inferior a ele, é o **linfonodo júgulo-omo-hióideo** (Figura 8.197). Recebe drenagem linfática da língua.

Os linfonodos cervicais profundos acabam por receber toda a drenagem linfática da cabeça e do pescoço, seja diretamente ou por meio de grupos regionais de linfonodos.

Dos linfonodos cervicais profundos, vasos linfáticos formam os troncos jugulares direito e esquerdo, que desembocam no ducto linfático direito, no lado direito, ou no ducto torácico, do lado esquerdo.

FARINGE

A faringe é um semicilindro musculofascial que liga as cavidades oral e nasais, na cabeça, à laringe e ao esôfago, no pescoço (Figura 8.198). A cavidade faríngea é um caminho comum para ar e alimento.

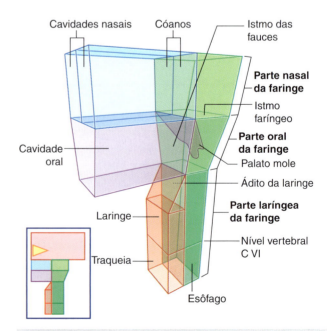

Figura 8.198 Faringe.

A faringe é fixada superiormente à base do crânio e contínua inferiormente, aproximadamente na altura da vértebra C VI, com o esôfago. As paredes da faringe são fixadas anteriormente às margens das cavidades nasais, da cavidade oral e da laringe. Com base nessas relações anteriores, a faringe é subdividida em três regiões, a nasofaringe, a orofaringe e a laringofaringe:

- As aberturas posteriores (cóanos) das cavidades nasais se abrem na nasofaringe
- A abertura posterior da cavidade oral (istmo das fauces) se abre na orofaringe
- A abertura superior da laringe (ádito da laringe) se abre na laringofaringe.

Além dessas aberturas, a cavidade faríngea relaciona-se anteriormente ao terço posterior da língua e à parte posterior da laringe. As tubas auditivas abrem-se nas paredes laterais da nasofaringe.

Tonsilas linguais, faríngeas e palatinas ficam na superfície profunda das paredes faríngeas.

A faringe é separada da coluna vertebral, posicionada posteriormente, por um estreito espaço retrofaríngeo, preenchido por tecido conjuntivo frouxo.

Apesar de o palato mole ser geralmente considerado parte do teto da cavidade oral, também se relaciona com a faringe. O palato mole é fixado à margem posterior do palato duro e funciona como uma válvula que pode:

- Oscilar para cima (se elevar) para fechar o istmo da faringe e vedar a ligação da nasofaringe com a orofaringe e
- Oscilar para baixo (se deprimir) para fechar o istmo das fauces e vedar a ligação da cavidade oral com a orofaringe.

Estrutura esquelética

As margens superior e anterior da parede faríngea são fixadas a ossos, cartilagens e ligamentos. Os dois lados da parede faríngea são conectados posteriormente na linha média por um ligamento tendíneo vertical (a rafe faríngea). Essa estrutura de tecido conjuntivo desce do tubérculo faríngeo na base do crânio até o nível da vértebra C VI, onde se mistura ao tecido conjuntivo da parede posterior do esôfago.

Há uma linha de formato irregular similar a um C, indicando a inserção da parede faríngea na base do crânio (Figura 8.200). A parte aberta do C está voltada para as cavidades nasais. Cada braço do C começa na margem posterior da lâmina medial do processo pterigoide do osso esfenoide, imediatamente inferior à parte cartilagínea da tuba auditiva. A linha cruza inferiormente a ela, e então passa para a parte petrosa do osso temporal, ficando imediatamente medial à região áspera para a inserção do músculo levantador do véu palatino do palato mole.

Na clínica

Drenagem linfática clínica da cabeça e do pescoço

O aumento de volume dos linfonodos do pescoço (linfadenopatia cervical) é uma manifestação comum de processos patológicos que ocorrem na cabeça e no pescoço. É também uma manifestação comum de doenças sistêmicas, como linfoma, sarcoidose e algumas infecções virais, bacterianas e fúngicas. Também são a sede de metástases dos carcinomas da cavidade oral, da faringe, da laringe e das glândulas salivares e da tireoide.

A avaliação dos linfonodos cervicais é extremamente importante na determinação da natureza e da etiologia do processo patológico primário responsável pelo seu aumento.

O exame clínico inclui avaliação geral da saúde, particularmente em relação aos sintomas da cabeça e do pescoço. O exame dos próprios linfonodos frequentemente dá ao clínico uma pista da natureza do processo patológico:

- Linfonodos de consistência moles, dolorosos à palpação e inflamados sugerem um processo inflamatório agudo, provavelmente infeccioso
- Linfonodos grandes, firmes, múltiplos e com consistência elástica frequentemente sugerem um diagnóstico de neoplasia.

O exame deve também incluir avaliação cuidadosa de outras regiões de linfonodos, como as axilas, o retroperitônio e as regiões inguinais.

Exames complementares podem incluir endoscopia do sistema digestório, radiografia de tórax e TC.

A maioria dos linfonodos cervicais é facilmente palpável e pode ser acessível para biopsias. A biopsia pode ser realizada usando-se ultrassonografia (US) como guia, e boas amostras de linfonodos podem ser obtidas.

A drenagem linfática do pescoço é razoavelmente complexa, do ponto de vista clínico. Um sistema relativamente simples de "níveis" para situar os linfonodos aumentados foi elaborado e é extremamente útil na avaliação de comprometimento linfonodal de tumores primários na cabeça e no pescoço. Tratamento dos tumores malignos da cabeça e pescoço pode incluir cirurgia, radioterapia e quimioterapia. Os níveis são os seguintes (Figura 8.199):

- Nível I – da linha média do trígono submental até o nível da glândula submandibular
- Nível II – da base do crânio até o nível do osso hioide, anteriormente à margem posterior do músculo esternocleidomastóideo
- Nível III – da parte inferior do osso hioide até o arco inferior da cartilagem cricóidea, anteriormente à margem posterior do músculo esternocleidomastóideo, até a linha mediana
- Nível IV – da parte inferior da cartilagem cricóidea até o topo do manúbrio do esterno, anterior à margem posterior do músculo esternocleidomastóideo
- Nível V – posterior ao músculo esternocleidomastóideo e anterior ao músculo trapézio, acima do nível da clavícula

Na clínica (*continuação*)

- Nível VI – abaixo do osso hioide e acima da incisura jugular na linha média
- Nível VII – abaixo do nível da incisura jugular.

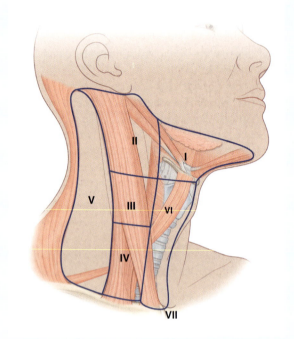

Figura 8.199 Regiões do pescoço (níveis) que são usadas clinicamente para a avaliação dos linfonodos.

A partir desse ponto, a linha se curva medialmente sobre o osso occipital e se une à linha do outro lado, em uma elevação óssea medial proeminente (o tubérculo faríngeo).

Linha vertical anterior para inserção das paredes laterais da faringe

A linha vertical de inserção das paredes laterais da faringe a estruturas relacionadas às cavidades nasais e oral e à laringe é descontínua, separada em três partes (Figura 8.201).

Primeira parte

Em cada lado, a linha anterior de inserção da parede lateral da faringe começa superiormente, na margem posterior da lâmina pterigoide medial do osso esfenoide, imediatamente inferior ao local onde a tuba auditiva encosta nessa lâmina. Continua inferiormente, ao longo da margem da lâmina medial do processo pterigoide, até o hâmulo pterigóideo. Desse ponto, a linha desce ao longo da rafe pterigomandibular à mandíbula, onde essa parte da linha termina.

A **rafe pterigomandibular** é um ligamento de tecido conjuntivo semelhante a uma corda que se estende pela distância entre a ponta do hâmulo pterigóideo e uma parte áspera triangular imediatamente posterior ao terceiro molar na mandíbula. Une um músculo da parede lateral da faringe (constritor superior) a um músculo da parede lateral da cavidade oral (bucinador).

Segunda parte

A segunda parte da linha de inserção da parede lateral da faringe é relacionada ao osso hioide. Começa na parte inferior do ligamento estilo-hióideo, que conecta a ponta do processo estiloide do osso temporal ao corno menor do osso hioide. A linha continua até o corno menor então se curva e corre posteriormente ao longo de toda a superfície superior do corno maior do hioide, onde termina.

Terceira parte

A mais inferior e terceira parte da linha de inserção da parede lateral da faringe começa superiormente no tubérculo superior da cartilagem tireóidea e desce ao longo da linha oblíqua até o tubérculo inferior.

Do tubérculo inferior, a linha de inserção continua sobre o músculo cricotireóideo, seguindo um espessamento tendíneo da fáscia, até a cartilagem cricóidea, onde termina.

Parede da faringe

A parede da faringe é formada por músculos esqueléticos e por fáscia. Espaços entre os músculos são reforçados pela fáscia e fornecem vias de passagem através da parede a estruturas.

Músculos

Os músculos da faringe são organizados em dois grupos, com base na orientação das fibras musculares.

Os músculos constritores têm fibras orientadas em uma direção circular, em relação à parede da faringe, enquanto os músculos longitudinais têm fibras musculares orientadas verticalmente.

Músculos constritores da faringe

Os três músculos constritores, a cada lado, são grandes contribuintes à estrutura da parede da faringe (Figura 8.202 e Tabela 8.17), e seus nomes indicam suas posições – **músculos constritores superior**, **médio** e **inferior da faringe**. Posteriormente, os músculos de cada lado são unidos pela rafe faríngea. Anteriormente, esses músculos inserem-se a ossos, cartilagens e ligamentos relacionados às margens laterais das cavidades oral e nasais e da laringe.

Os músculos constritores se sobrepõem uns aos outros de uma maneira que lembra as paredes de três vasos de flores, empilhados um sobre o outro. Os músculos constritores inferiores ficam por cima das margens inferiores

Capítulo 8 • Cabeça e Pescoço

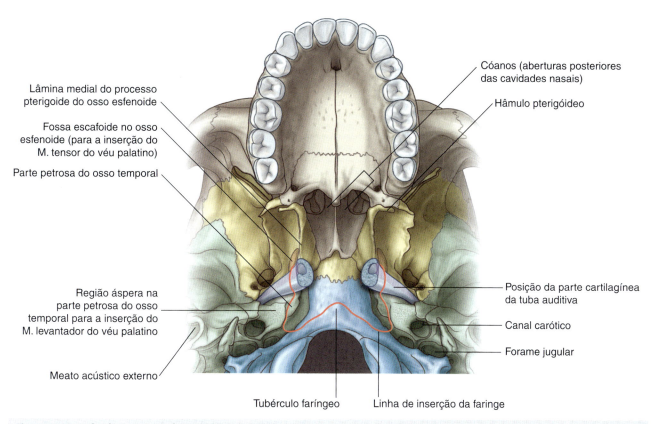

Figura 8.200 Linha de inserção da faringe à base do crânio.

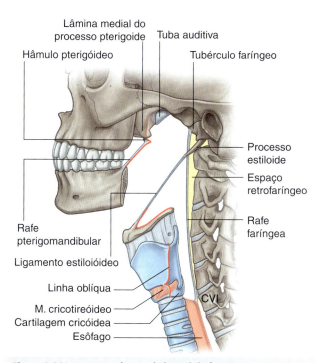

Figura 8.201 Inserções da parede lateral da faringe.

dos músculos constritores médios, e, da mesma forma, os músculos constritores médios ficam por cima dos músculos constritores superiores.

Coletivamente, os músculos estreitam a cavidade da faringe.

Quando os músculos constritores se contraem sequencialmente, no sentido craniocaudal, como na deglutição, movimentam o bolo alimentar da faringe para o esôfago.

Todos os nervos constritores são inervados pelo ramo faríngeo do nervo vago [NC X].

Músculos constritores superiores da faringe

Os músculos constritores superiores da faringe, juntos, cercam a parte superior da cavidade faríngea (Figura 8.202).

Cada músculo se insere anteriormente ao hâmulo pterigóideo, à rafe pterigomandibular e ao osso adjacente da mandíbula. Dessas inserções, o músculo se espalha posteriormente e se une a seu correspondente do outro lado na rafe faríngea.

Um feixe especial de músculo (o **músculo palatofaríngeo**) se origina da superfície anterolateral do palato mole e circunda a parte interior da parede da faringe, misturando-se à parte interior do constritor superior.

Quando o músculo constritor superior da faringe contrai durante a deglutição, forma uma crista proeminente na parede da faringe que captura a margem elevada do palato mole, que então veda o istmo faríngeo entre as partes nasal e oral da faringe.

Músculos constritores médios da faringe

Os músculos constritores médios da faringe se inserem na parte inferior do ligamento estilo-hióideo, ao corno

Gray Anatomia Clínica para Estudantes

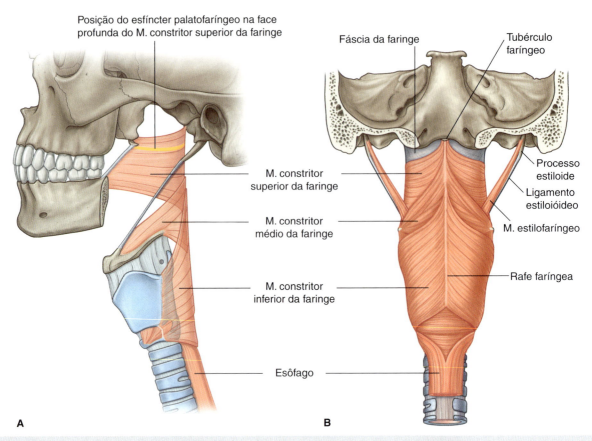

Figura 8.202 Músculos constritores da faringe. **A.** Vista lateral. **B.** Vista posterior.

Tabela 8.17 Músculos constritores da faringe.

Músculo	Inserção posterior	Inserção anterior	Inervação	Função
Constritor superior da faringe	Rafe faríngea	Rafe pterigomandibular e osso adjacente, na mandíbula, e hâmulo pterigóideo	Nervo vago [NC X]	Constrição da faringe
Constritor médio da faringe	Rafe faríngea	Margem superior do corno maior do osso hioide e margens adjacentes do corno menor e ligamento estiloióideo	Nervo vago [NC X]	Constrição da faringe
Constritor inferior da faringe	Rafe faríngea	Cartilagem cricóidea, linha oblíqua da cartilagem tireóidea e um ligamento que se estende entre essas inserções e cruza o músculo cricotireóideo	Nervo vago [NC X]	Constrição da faringe

menor do osso hioide e a toda a superfície do corno maior do hioide (Figura 8.202).

Assim como os músculos constritores superiores da faringe, os músculos constritores médios da faringe se espalham posteriormente e se fixam à rafe faríngea.

A parte posterior dos músculos constritores médios da faringe é sobrejacente aos músculos constritores superiores da faringe.

Músculos constritores inferiores da faringe

Os músculos constritores inferiores da faringe inserem-se anteriormente à linha oblíqua da cartilagem tireóidea, à cartilagem cricóidea e a um ligamento que se estende por entre essas duas inserções e cruza o músculo cricotireóideo (Figura 8.202).

Assim como os outros músculos constritores, os músculos constritores inferiores da faringe se espalham posteriormente e se fixam à rafe faríngea.

A parte posterior dos músculos constritores inferiores da faringe fica por cima dos músculos constritores médios da faringe. Inferiormente, as fibras musculares se misturam com o esôfago e se fixam a ele.

As partes dos músculos constritores inferiores da faringe que se inserem na cartilagem cricóidea circundam a parte mais estreita da cavidade da faringe.

Músculos longitudinais

Os três músculos longitudinais da parede da faringe (Figura 8.203 e Tabela 8.18) são nomeados de acordo com suas origens – **estilofaríngeo**, do processo estiloide do

Capítulo 8 • Cabeça e Pescoço

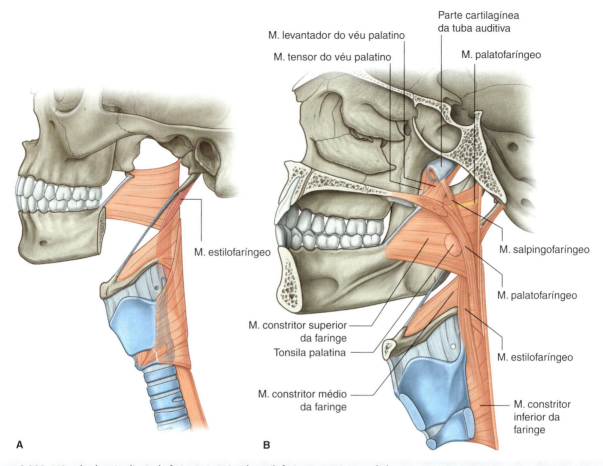

Figura 8.203 Músculos longitudinais da faringe. A. Músculo estilofaríngeo. B. Vista medial.

osso temporal, **salpingofaríngeo**, da parte cartilagínea da tuba auditiva, e **palatofaríngeo**, do palato mole. De suas origens, esses músculos descem e se inserem na parede da faringe.

Os músculos longitudinais elevam a parede da faringe, ou, durante a deglutição, tracionam a parede da faringe para cima sobre o bolo alimentar sendo movido através da faringe para o esôfago.

Músculo estilofaríngeo

O músculo estilofaríngeo, de formato cilíndrico (Figura 8.203 A), se origina na base da face medial do processo estiloide do osso temporal e desce entre os músculos constritores superior e médio para se espalhar e se misturar com a superfície profunda da parede da faringe. É suprido pelo nervo glossofaríngeo [NC IX].

Músculo salpingofaríngeo

O músculo salpingofaríngeo (Figura 8.203 B) é pequeno e se origina da parte inferior da tuba auditiva, descendo e se misturando à superfície profunda da parede da faringe. É suprido pelo nervo vago [NC X].

Músculo palatofaríngeo

O músculo palatofaríngeo (Figura 8.203 B), além de ser um músculo da faringe, é também um músculo do palato mole. Insere-se à superfície superior da aponeurose palatina e passa posterior e inferiormente para se misturar com a superfície profunda da parede da faringe.

Tabela 8.18 Músculos longitudinais da faringe.

Músculo	Origem	Inserção	Inervação	Função
Estilofaríngeo	Lado medial da base do processo estiloide	Parede da faringe	Nervo glossofaríngeo [NC IX]	Elevação da faringe
Salpingofaríngeo	Parte inferior da extremidade faríngea da tuba auditiva	Parede da faringe	Nervo vago [NC X]	Elevação da faringe
Palatofaríngeo	Superfície superior da aponeurose palatina	Parede da faringe	Nervo vago [NC X]	Elevação da faringe; fechamento do istmo das fauces

O músculo palatofaríngeo forma uma dobra importante na mucosa que o recobre (o **arco palatofaríngeo**). Esse arco é visível pela cavidade oral, e é o acidente anatômico para se encontrar a **tonsila palatina**, que é imediatamente anterior a ele na parede da orofaringe.

Além de elevar a faringe, o músculo palatofaríngeo participa no fechamento do istmo das fauces, deprimindo o palato e movendo a dobra palatofaríngea em direção medial.

O músculo palatofaríngeo é suprido pelo nervo vago [NC X].

Fáscia

A fáscia da faringe é separada em duas camadas, que recobrem os músculos da faringe entre elas:

- Uma fina camada (**fáscia bucofaríngea**) recobre o exterior da parte muscular da parede e é um componente da lâmina pré-traqueal da fáscia cervical
- Uma camada bem mais espessa (**fáscia faringobasilar**) recobre a superfície interior.

A fáscia reforça a parede da faringe onde não há músculo. Isso fica particularmente evidente acima do nível do constritor superior, onde a parede da faringe é formada quase inteiramente por fáscia (Figura 8.203). Essa parte da parede é reforçada exteriormente por músculos do palato mole (tensor e levantador do véu palatino).

Espaços na parede da faringe e estruturas que os atravessam

Espaços entre os músculos da parede da faringe fornecem importantes vias para músculos e tecidos neurovasculares (Figura 8.204).

Acima da margem do constritor superior, a parede da faringe é deficiente em músculo e completada por fáscia faríngea.

Os músculos tensor e levantador do véu palatino, do palato mole, inicialmente descem da base do crânio e são laterais à fáscia faríngea. Nessa posição, eles reforçam a parede da faringe:

- O levantador do véu palatino passa pela fáscia faríngea inferiormente à tuba auditiva e entra no palato mole
- O tendão do tensor do véu palatino se curva medialmente em torno do hâmulo pterigóideo e passa pela origem do músculo bucinador para entrar no palato mole.

Uma das maiores e mais importantes aberturas na parede da faringe fica entre os músculos constritores superior e médio da faringe e a margem posterior do músculo milo-hióideo, que forma o assoalho da boca (Figura 8.204). Esse espaço em forma de triângulo (**trígono orofaríngeo**) não só permite que o estilofaríngeo se una

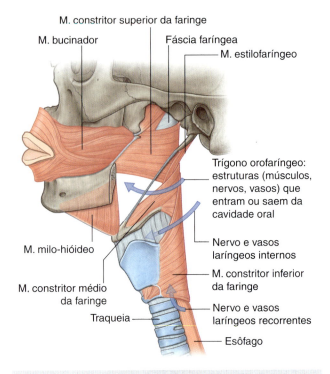

Figura 8.204 Espaços entre músculos na parede da faringe.

à parede da faringe, mas também que músculos, nervos e vasos passem entre regiões laterais à parede da faringe e à cavidade oral, particularmente a língua.

O espaço entre os músculos constritores médio e inferior da faringe possibilita que os vasos e nervos laríngeos internos acessem a abertura na membrana tireo-hióidea para entrar na laringe.

Os nervos laríngeos recorrentes e os vasos laríngeos inferiores que os acompanham entram na laringe posteriormente ao corno inferior da cartilagem tireóidea, posteriormente à margem inferior do músculo constritor inferior da faringe.

Parte nasal da faringe

A parte nasal da faringe (conhecida como nasofaringe na prática clínica) fica por trás das aberturas posteriores das cavidades nasais (cóanos) e acima do nível do palato mole (Figura 8.205). Seu teto é formado pela inclinação da base do crânio e consiste na parte posterior do corpo do osso esfenoide e na parte basal do osso occipital. O teto e as paredes laterais da parte nasal da faringe formam um domo no topo da cavidade da faringe, que permanece sempre aberto.

A cavidade da parte nasal da faringe é contínua, abaixo, com a cavidade da parte oral da faringe no istmo das fauces. A posição do istmo das fauces é marcada na parede da faringe por uma dobra mucosa, causada pelo esfíncter palatofaríngeo subjacente, que é parte do músculo constritor superior da faringe.

Capítulo 8 • Cabeça e Pescoço

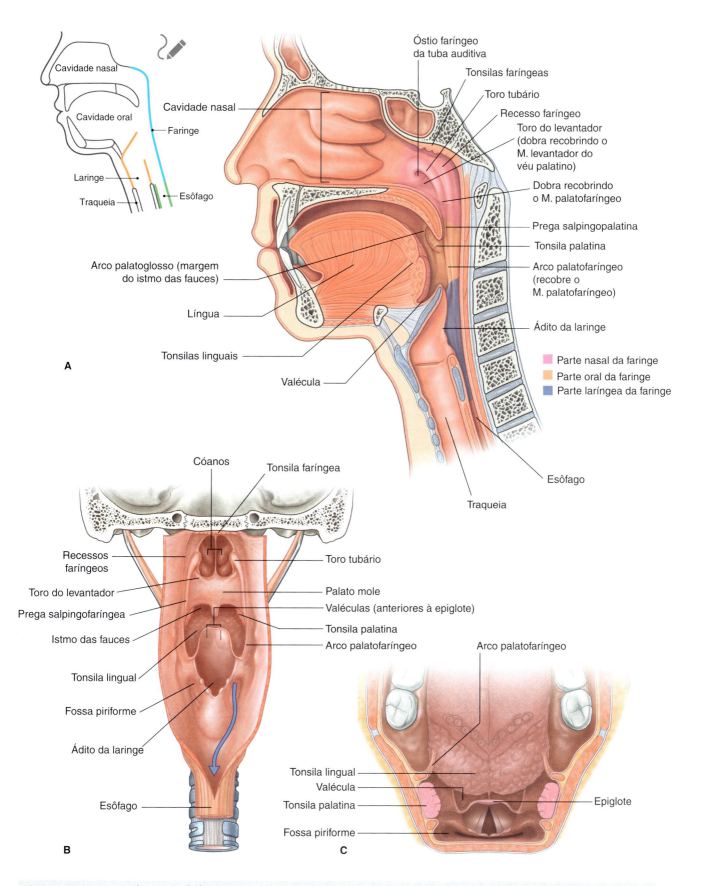

Figura 8.205 Estruturas da mucosa da faringe. **A.** Vista lateral. **B.** Vista posterior com a parede da faringe aberta. **C.** Corte transversal.

847

A elevação do palato mole e a constrição do esfíncter palatofaríngeo fecham o istmo das fauces durante a deglutição e separam a nasofaringe da orofaringe.

Há tecido linfoide abundante (a **tonsila faríngea**) na mucosa que recobre o teto da nasofaringe. O aumento de volume dessa tonsila, conhecido como adenoide, pode ocluir a parte nasal da faringe, fazendo com que a respiração só seja possível pela cavidade oral (Figura 8.205 A).

As estruturas mais proeminentes em cada parede lateral da nasofaringe são:

- A abertura faríngea da tuba auditiva (óstio das fauces) e
- Elevações na mucosa e dobras cobrindo a extremidade da tuba auditiva e os músculos adjacentes.

A abertura da tuba auditiva é posterior e levemente superior ao nível do palato duro, e lateral ao palato mole (Figura 8.205 A).

Como o óstio faríngeo da tuba auditiva se projeta na nasofaringe de uma direção posterolateral, sua borda posterior forma uma elevação ou abaulamento na parede da faringe. Posterior a essa elevação (**toro tubário**), há um recesso profundo (**recesso faríngeo**) (Figura 8.205 A).

Dobras da mucosa relacionadas à tuba auditiva incluem:

- A pequena e vertical **prega salpingofaríngea**, que desce da elevação da tuba e fica sobre o músculo salpingofaríngeo, e
- Uma grande dobra ou elevação (**toro do levantador**), que parece emergir em uma posição imediatamente inferior ao óstio faríngeo, continua medialmente na superfície superior do palato mole e cobre o músculo levantador do véu palatino.

Orofaringe

A orofaringe é posterior à cavidade oral, inferior ao nível do palato mole (que para alguns já faz parte da orofaringe) e superior à margem superior da epiglote (Figura 8.205). Os arcos palatoglossos, um a cada lado, que recobrem os músculos palatoglossos, marcam o limite entre a cavidade oral e a orofaringe. A abertura arqueada entre os dois arcos é o istmo das fauces. Em localização imediatamente posterior e medial a esses arcos, há outro par de arcos, os arcos palatofaríngeos, um a cada lado, que recobrem os músculos palatofaríngeos.

A parede anterior da orofaringe inferior ao istmo das fauces é formada pela parte superior do terço posterior da parte faríngea da língua. Grandes coleções de tecido linfoide (as tonsilas linguais) ficam na mucosa que recobre essa parte da língua. Um par de bolsas mucosas (**valéculas**), uma a cada lado da linha média, entre a base da língua e a epiglote, são depressões formadas entre uma prega mucosa medial e duas pregas laterais que fixam a língua à epiglote.

As tonsilas palatinas ficam nas paredes laterais da orofaringe. A cada lado, há uma grande coleção de tecido linfoide, de formato ovoide, na mucosa que recobre o músculo constritor superior e entre os arcos palatoglosso e palatofaríngeo.

Quando há conteúdo na cavidade oral, o istmo das fauces fica fechado pela depressão do palato mole, elevação da parte de trás da língua e movimento em direção medial dos arcos palatoglosso e palatofaríngeo. Isso permite que uma pessoa respire enquanto mastiga ou segure algum material na cavidade oral.

Durante a deglutição, o istmo das fauces é aberto, o palato é elevado, a cavidade da laringe é fechada, e a comida ou líquido é levado ao esôfago. Pessoas não podem respirar e engolir ao mesmo tempo porque a via respiratória fica fechada em dois pontos, o istmo das fauces e a laringe.

Parte laríngea da faringe

A laringofaringe se estende da margem superior da epiglote até a extremidade superior do esôfago, no nível da vértebra C VI (Figura 8.205).

O ádito da laringe se abre na parede anterior da parte laríngea da faringe. Inferiormente a ele, a parede anterior é a face posterior da laringe.

Há mais um par de recessos mucosos (**fossas piriformes**) entre a parte central da laringe e a lâmina mais lateral da cartilagem tireóidea. As fossas piriformes formam canais que direcionam sólidos e líquidos da cavidade oral ao redor do saliente ádito da laringe e para o esôfago.

Tonsilas

Agrupamentos de tecido linfoide na mucosa da faringe ao redor das aberturas das cavidades nasais e oral (anel de Weldeyer) são parte do sistema de defesa do corpo. As maiores dessas coleções formam massas distintas (**tonsilas**). Ocorrem, principalmente, em três áreas (Figura 8.205):

- A tonsila faríngea, conhecida como adenoide quando aumentada, fica na linha média do teto da parte nasal da faringe
- As tonsilas palatinas ficam a cada lado da orofaringe, entre os arcos palatoglosso e palatofaríngeo, imediatamente posteriores ao istmo das fauces (as tonsilas palatinas são visíveis pela boca aberta de um paciente quando a língua é deprimida)
- As tonsilas linguais referem-se coletivamente a numerosos nódulos linfoides no terço posterior da língua.

Pequenos nódulos linfoides também ocorrem na tuba auditiva perto de seu ádito faríngeo e na superfície superior do palato mole.

Vasos

Artérias

Muitos vasos irrigam a parede da faringe (Figura 8.206).

Artérias que irrigam as partes superiores da faringe incluem:

- A artéria faríngea ascendente
- Os ramos palatino e tonsilar ascendentes da artéria facial; e
- Numerosos ramos das artérias maxilar e lingual.

Todos esses vasos se originam da artéria carótida externa.

Artérias que irrigam as partes inferiores da faringe incluem ramos faríngeos da artéria tireóidea inferior, que se origina do tronco tireocervical da artéria subclávia.

A principal irrigação da tonsila palatina vem do ramo tonsilar da artéria facial, que penetra o músculo constritor superior.

Veias

As veias da faringe formam um plexo, que drena superiormente para o plexo pterigóideo na fossa infratemporal, e inferiormente nas veias facial e jugular interna (Figura 8.207).

Drenagem linfática

Vasos linfáticos da faringe drenam para os linfonodos cervicais profundos e incluem os **linfonodos retrofaríngeos** (entre a nasofaringe e a coluna vertebral), **paratraqueeais** e **infra-hióideos**.

A tonsila palatina é drenada através da parede da faringe para os linfonodos jugulodigástricos, na região onde a veia facial drena para a veia jugular interna (e inferiormente ao ventre posterior do músculo digástrico).

Nervos

A inervação motora e sensitiva (exceto pela região nasal) da faringe é feita principalmente por ramos dos nervos

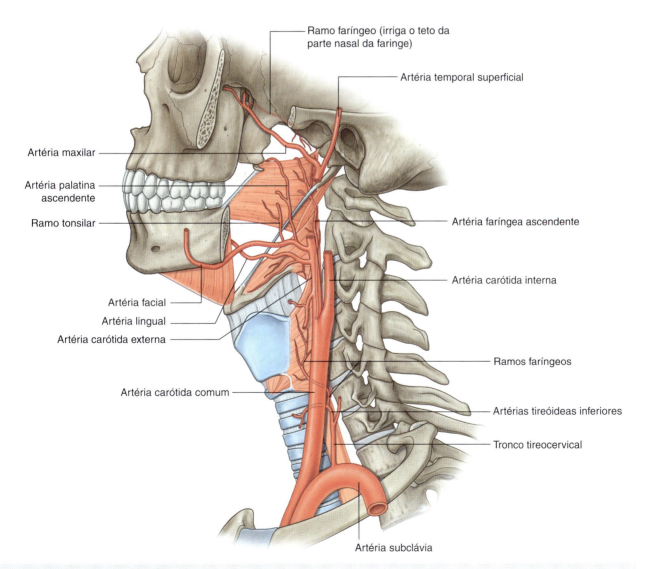

Figura 8.206 Irrigação arterial da faringe.

Gray Anatomia Clínica para Estudantes

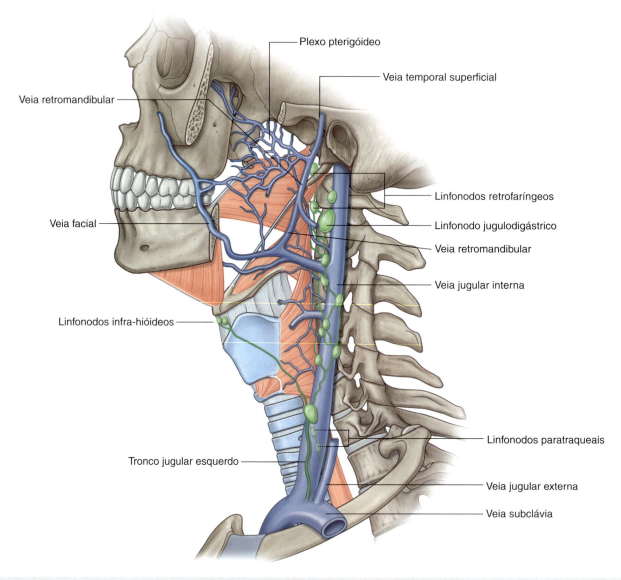

Figura 8.207 Drenagem venosa e linfática da faringe.

vago [NC X] e glossofaríngeo [NC IX], que formam um plexo na fáscia externa da parede da faringe (Figura 8.208 A).

O **plexo faríngeo** é formado por:

- Ramo faríngeo do nervo vago [NC X]
- Ramos do **nervo laríngeo externo**, do **ramo laríngeo superior** do nervo vago [NC X]
- Ramos faríngeos do nervo glossofaríngeo [NC IX].

O **ramo faríngeo do nervo vago [NC X]** se origina da parte superior de seu **gânglio inferior**, acima da origem do nervo laríngeo superior, e é o principal nervo motor da faringe.

Todos os músculos da faringe são supridos pelo nervo vago [NC X] principalmente por meio do plexo faríngeo, exceto pelo músculo estilofaríngeo, que é suprido diretamente por um ramo do nervo glossofaríngeo [IX] (Figura 8.208 B).

Cada subdivisão da faringe tem uma inervação sensitiva diferente:

- A parte nasal da faringe é suprida por um ramo faríngeo do nervo maxilar [V_2] que se origina na fossa pterigopalatina e passa pelo canal palatovaginal no osso esfenoide para chegar ao teto da faringe
- A parte oral da faringe é suprida pelo nervo glossofaríngeo [NC IX] por intermédio do plexo faríngeo
- A parte laríngea da faringe é suprida pelo nervo vago [NC X] pelo ramo interno do nervo laríngeo superior.

Nervo glossofaríngeo [NC IX]

O nervo glossofaríngeo [NC IX] relaciona-se com a faringe durante a maior parte de seu trajeto fora da cavidade craniana.

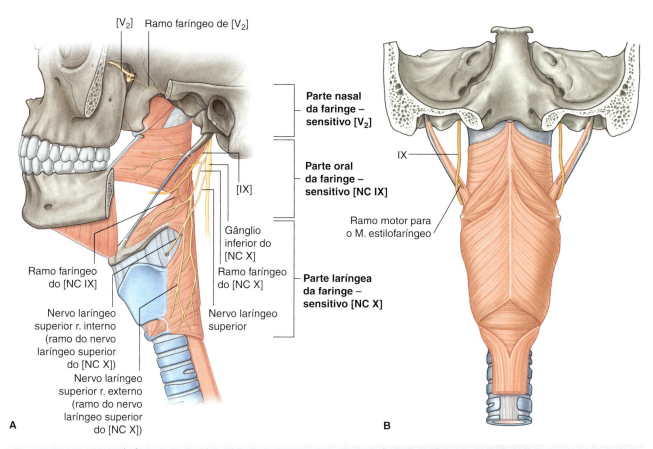

Figura 8.208 Inervação da faringe. **A.** Vista lateral. **B.** Vista posterior mostrando inervação do músculo estilofaríngeo.

Depois de sair do crânio pelo forame jugular, o nervo glossofaríngeo [NC IX] desce na face posterior do músculo estilofaríngeo (Figura 8.208 B), passa para a face lateral dele, e então passa anteriormente pelo espaço (trígono orofaríngeo) entre os músculos constritor superior da faringe, constritor médio da faringe e milo-hióideo, para finalmente chegar à parte posterior da língua.

Quando o nervo glossofaríngeo [NC IX] passa sob a margem livre do músculo constritor superior da faringe, fica imediatamente inferior à tonsila palatina, na face profunda do músculo constritor superior da faringe.

Ramos faríngeos para o plexo faríngeo e um ramo motor para o músculo estilofaríngeo estão entre os ramos que se originam do nervo glossofaríngeo [NC IX] no pescoço. Como a inervação sensitiva da orofaringe é feita pelo nervo glossofaríngeo [NC IX], esse nervo carreia inervação sensitiva da tonsila palatina, e é também o ramo aferente do reflexo emético (ver "Na clínica").

LARINGE

A laringe é uma estrutura musculoligamentosa oca, com uma estrutura cartilagínea, localizada na parte alta do sistema respiratório.

A cavidade da laringe é contínua, abaixo, com a traqueia, e acima se abre na faringe, imediatamente posterior e levemente inferior à língua e à abertura posterior (istmo das fauces) da cavidade oral (Figura 8.209 A, B).

A laringe é uma válvula (ou esfíncter) para fechar o sistema respiratório inferior e produzir som. É composta de:

- Três grandes cartilagens singulares (cricóidea, tireóidea e epiglótica)
- Três pares de cartilagens menores (aritenóidea, corniculada e cuneiforme); e
- Uma membrana fibroelástica e numerosos músculos intrínsecos.

A laringe fica suspensa do osso hioide, acima, e se fixa à traqueia abaixo por membranas e ligamentos. É altamente móvel no pescoço, podendo ir para cima, para baixo, para a frente e para trás pela ação de músculos extrínsecos que se inserem à própria laringe ou ao osso hioide.

Durante a deglutição, os drásticos movimentos craniais e anteriores da laringe facilitam o fechamento do ádito da laringe e a abertura do esôfago.

A inervação motora e sensitiva da laringe é fornecida pelo nervo vago [NC X].

Gray Anatomia Clínica para Estudantes

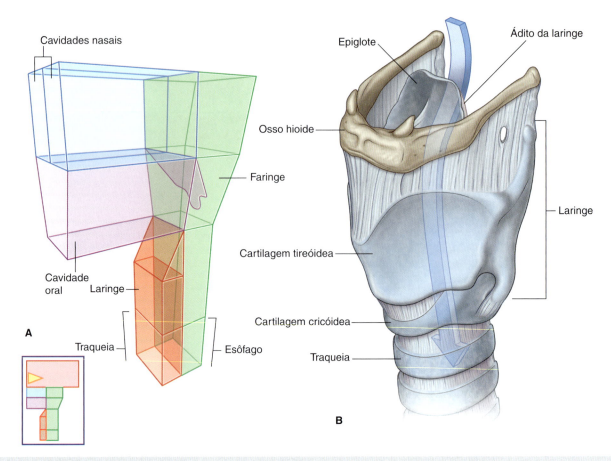

Figura 8.209 Laringe. **A.** Relação com outras cavidades. **B.** Vista lateral.

Cartilagens da laringe

Cartilagem cricóidea

A cartilagem cricóidea é a mais inferior das cartilagens laríngeas e circunda completamente a via respiratória (Figura 8.210). Tem o formato de um anel de sinete, com uma ampla **lâmina da cartilagem cricóidea** posterior à via respiratória, e um **arco da cartilagem cricóidea** muito mais estreito, anteriormente.

A face posterior da lâmina é caracterizada por duas depressões ovais rasas separadas por uma crista vertical. O esôfago é fixado à crista, e as depressões destinam-se à fixação dos músculos cricoaritenóideos posteriores.

A cartilagem cricóidea tem duas faces articulares a cada lado, para se articular com as outras cartilagens laríngeas:

- Uma face fica na inclinada superfície superolateral da lâmina e se articula com a base de uma cartilagem aritenóidea
- A outra face fica na face lateral da lâmina, próxima a sua base, e faz articulação com a superfície medial do corno inferior da cartilagem tireóidea.

Cartilagem tireóidea

A cartilagem tireóidea (Figura 8.211) é a maior das cartilagens laríngeas. É formada por lâminas direita e esquerda, que são amplamente separadas posteriormente, mas convergem e se unem anteriormente. O ponto mais superior do local de fusão entre as duas lâminas largas projeta-se para a frente como a **proeminência laríngea** (pomo de Adão). O ângulo entre as duas lâminas é mais agudo em homens (90°) do que em mulheres (120°), tornando a proeminência laríngea mais aparente em homens do que em mulheres.

Imediatamente superior à proeminência laríngea, a **incisura tireóidea superior** separa as duas lâminas enquanto elas divergem lateralmente. Tanto a incisura tireóidea superior quanto a proeminência laríngea são marcos palpáveis no pescoço. Há também uma **incisura tireóidea inferior**, menos distinta, na linha média da base da cartilagem tireóidea.

A margem posterior de cada lâmina da cartilagem tireóidea é alongada, para formar um **corno superior** e um **corno inferior**:

- A superfície medial do corno inferior tem uma face articular com a cartilagem cricóidea

Capítulo 8 • Cabeça e Pescoço

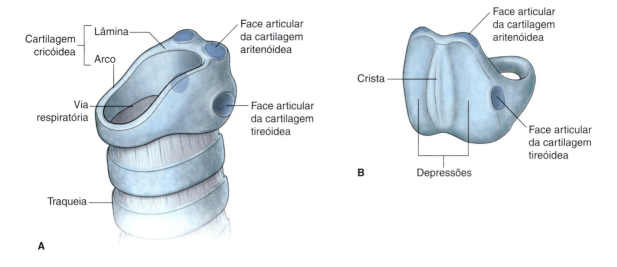

Figura 8.210 Cartilagem cricóidea. **A.** Vista anterolateral. **B.** Vista posterior.

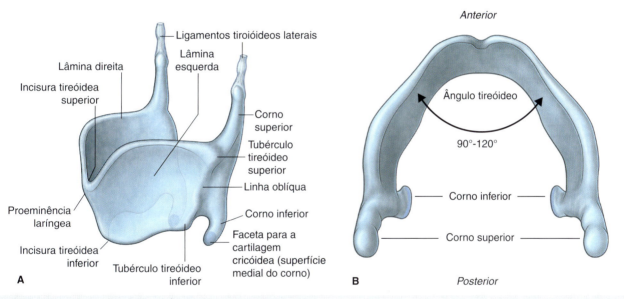

Figura 8.211 Cartilagem tireóidea. **A.** Vista anterolateral. **B.** Vista superior.

- O corno superior é conectado, por um **ligamento tireo-hióideo lateral**, à extremidade posterior do corno maior do osso hioide.

A superfície lateral de cada lâmina da cartilagem tireóidea é marcada por uma crista (a **linha oblíqua**), que se curva anteriormente da base do corno superior até quase a metade do caminho ao longo da margem inferior da lâmina.

As extremidades da linha oblíqua são expandidas para formar os **tubérculos tireóideos superior** e **inferior**. A linha oblíqua é um local de inserção para músculos extrínsecos da laringe (esternotireóideo, tireo-hióideo e constritor inferior da faringe).

Epiglote

A epiglote é uma cartilagem em forma de folha, fixada por sua base à parte posterior da cartilagem tireóidea na região do ângulo (Figura 8.212), de onde se projeta posterossuperiormente. A fixação é feita pelo **ligamento tiroepiglótico** na linha média, aproximadamente no meio do caminho entre a proeminência laríngea e a incisura tireóidea inferior. A margem superior da epiglote fica atrás da parte faríngea da língua.

A metade inferior da superfície posterior da epiglote é levemente elevada, formando o tubérculo epiglótico.

853

Gray Anatomia Clínica para Estudantes

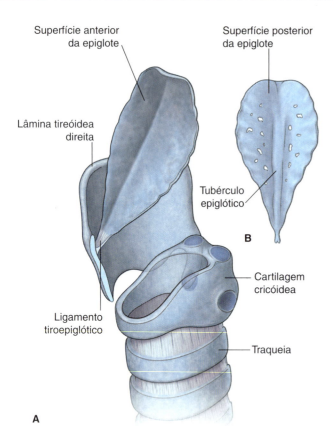

- O ápice se articula com uma cartilagem corniculada
- A **face medial** de cada cartilagem está voltada para a outra
- A **face anterolateral** tem duas depressões, separadas por uma crista, para a inserção de músculos (vocais) e ligamentos (ligamento vestibular)
- A **face posterior** fica recoberta pelo músculo aritenóideo transverso (Figura 8.223).

O ângulo anterior da base é alongado em um **processo vocal**, ao qual o ligamento vocal se fixa. O ângulo lateral é similarmente alongado em um processo muscular, para a inserção dos músculos cricoaritenóideos posterior e lateral.

Cartilagens corniculadas

As cartilagens corniculadas (Figura 8.214) são duas pequenas cartilagens cônicas cujas bases se articulam com os ápices das cartilagens aritenóideas. Seus ápices se projetam posteromedialmente um em direção ao outro.

Cartilagens cuneiformes

Essas duas pequenas cartilagens em forma de clava (Figura 8.214) estão localizadas anteriormente às cartilagens corniculadas e ficam suspensas na parte da membrana fibroelástica da laringe que fixa as cartilagens aritenóideas à margem lateral da epiglote.

Figura 8.212 Epiglote. **A.** Vista anterolateral. **B.** Superfície posterior.

Cartilagens aritenóideas

As duas cartilagens aritenóideas têm formato piramidal com três faces, uma **base da cartilagem aritenóidea** e um **ápice da cartilagem aritenóidea** (Figura 8.213):

- A base é côncava e se articula com a face articular inclinada na face superolateral da lâmina da cartilagem cricóidea

Ligamentos extrínsecos

Membrana tireo-hióidea

A membrana tireo-hióidea é um ligamento fibroelástico resistente, que se estende entre a margem superior da cartilagem tireóidea, abaixo, e o osso hioide, acima (Figura 8.215). Fixa-se à margem superior da lâmina da cartilagem tireóidea e às margens adjacentes dos cornos

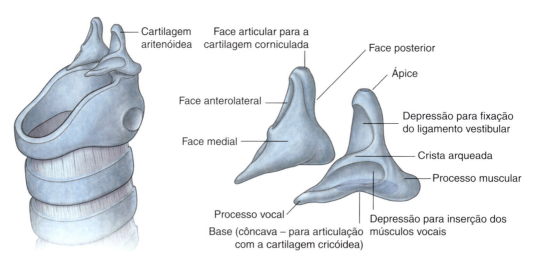

Figura 8.213 Cartilagens aritenóideas.

Capítulo 8 • Cabeça e Pescoço

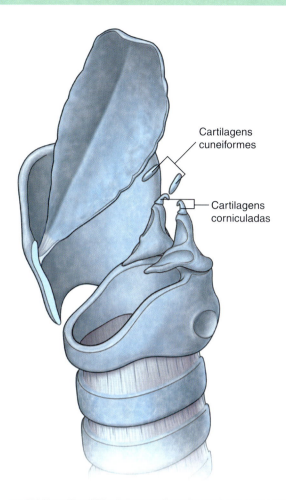

Figura 8.214 Cartilagens cuneiformes e corniculadas.

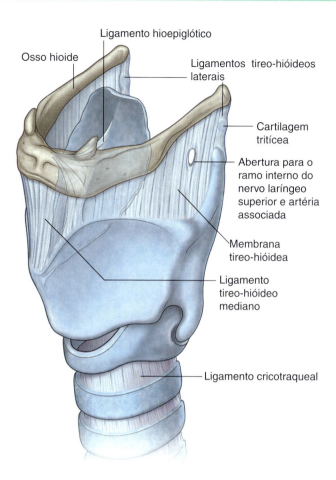

Figura 8.215 Ligamentos extrínsecos da laringe.

superiores, e ascende medialmente aos cornos maiores e posteriormente ao corpo do osso hioide para se fixar às margens superiores dessas estruturas.

Uma abertura na parte lateral da membrana tireo-hióidea a cada lado destina-se à artéria laríngea, ao ramo interno do nervo laríngeo superior, e à drenagem linfática.

As bordas posteriores da membrana tireo-hióidea são espessadas para formar os **ligamentos tireo-hióideos laterais**. A membrana é também espessada anteriormente, na linha média, para formar o **ligamento tireo-hióideo mediano**.

Ocasionalmente, existe uma pequena cartilagem (**cartilagem tritícea**) em cada ligamento tireo-hióideo lateral.

Ligamento hioepiglótico

O ligamento hioepiglótico (Figura 8.215) estende-se da linha média da epiglote, anterossuperiormente, até o corpo do osso hioide.

Ligamento cricotraqueal

O ligamento cricotraqueal (Figura 8.215) corre da margem inferior da cartilagem cricóidea até a adjacente margem superior da primeira cartilagem traqueal.

Ligamentos intrínsecos

Membrana fibroelástica da laringe

A membrana fibroelástica da laringe conecta as cartilagens laríngeas e completa a estrutura arquitetônica da cavidade da laringe. É composta de duas partes – um cone elástico inferior e uma membrana quadrangular superior.

Cone elástico (membrana cricovocal, membrana cricotireóidea, ligamento cricotireóideo)

O cone elástico (Figura 8.216) é fixado ao arco da cartilagem cricóidea e se estende superiormente até terminar em uma margem superior livre, no espaço cercado pela cartilagem tireo-hióidea. A cada lado, essa margem superior livre se fixa:

- Anteriormente, à cartilagem tireo-hióidea, e
- Posteriormente, aos processos vocais das cartilagens aritenóideas.

A margem livre entre esses dois pontos de ancoragem é espessada para formar o **ligamento vocal**, que fica por baixo da **prega vocal** (conhecida na prática clínica como **corda vocal verdadeira**) da laringe.

855

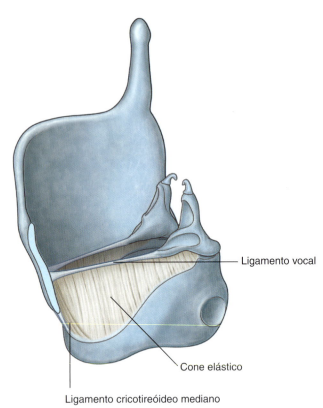

Figura 8.216 Ligamento cricotireóideo.

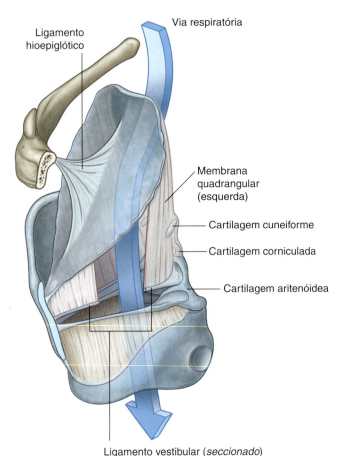

Figura 8.217 Membrana quadrangular.

O cone elástico também é espessado anteriormente na linha média, para formar um distinto **ligamento cricotireóideo mediano**, que se estende pela distância entre o arco da cartilagem cricóidea e a incisura tireo-hióidea inferior e a superfície profunda da cartilagem tireo-hióidea adjacente, até a fixação dos ligamentos vocais.

Em emergências, quando as vias respiratórias estão bloqueadas acima do nível das pregas vocais, o ligamento cricotireóideo mediano pode ser perfurado para restabelecer a passagem de ar. Exceto por pequenos vasos e a existência ocasional de um lobo piramidal da tireoide, normalmente há poucas estruturas entre o ligamento cricotireóideo mediano e a pele.

Membrana quadrangular

A membrana quadrangular, a cada lado, corre entre a margem lateral da epiglote e a face anterolateral da cartilagem aritenóidea do mesmo lado (Figura 8.217). Fixa-se também à cartilagem corniculada, que se articula com o ápice da cartilagem aritenóidea.

Cada membrana quadrangular tem uma margem superior livre, entre o topo da epiglote e a cartilagem corniculada, e uma margem inferior livre. Esta é espessada para formar o **ligamento vestibular** sob a **prega vestibular** (conhecida na prática clínica como **corda vocal falsa**) da laringe.

O ligamento vestibular fixa-se posteriormente à depressão superior na face anterolateral da cartilagem aritenóidea e anteriormente ao ângulo tireo-hióideo, imediatamente acima da fixação do ligamento vocal.

A cada lado, o ligamento vestibular da membrana quadrangular é separado do ligamento vocal do ligamento cricotireóideo abaixo por um espaço. Como o ligamento vestibular se liga à face anterolateral da cartilagem aritenóidea, e o ligamento vocal se liga ao processo vocal da mesma cartilagem, o ligamento vestibular fica lateral ao ligamento vocal quando visto por cima (Figura 8.218).

Articulações da laringe

Articulações cricotireóideas

As articulações entre os cornos inferiores da cartilagem tireo-hióidea e a cartilagem cricóidea e entre a cartilagem cricóidea e as cartilagens aritenóideas são sinoviais. Cada uma é cercada por uma cápsula e reforçada por ligamentos associados. A articulação cricotireóidea possibilita que a cartilagem tireo-hióidea se mova para a frente e se incline para baixo na cartilagem cricóidea (Figura 8.219).

Como os ligamentos vocais passam entre a parte posterior do ângulo tireo-hióideo e as cartilagens aritenóideas sobre a lâmina da cartilagem cricóidea, o movimento

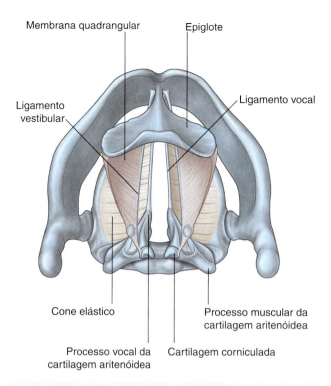

Figura 8.218 Membrana fibroelástica da laringe (vista superior).

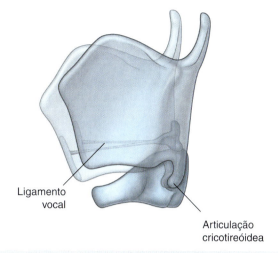

Figura 8.219 Movimentos das articulações cricotireóideas.

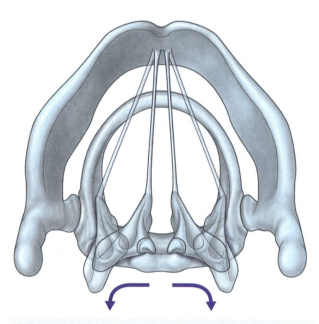

Figura 8.220 Movimentos das articulações cricoaritenóideas.

para a frente e a rotação inferior da cartilagem tireo-hióidea na cartilagem cricóidea acabam por estender e tensionar os ligamentos vocais.

Articulações cricoaritenóideas

As articulações cricoaritenóideas entre facetas articulares na face superolateral da cartilagem cricóidea e nas bases das cartilagens aritenóideas possibilitam que estas deslizem, aproximando-se ou afastando-se e que rotacionem, de maneira que os processos vocais girem em direção à linha média ou na direção oposta a ela. Esses movimentos abduzem ou aduzem os ligamentos vocais (Figura 8.220).

Cavidade da laringe

A cavidade central da laringe (Figura 8.221) é tubular e revestida por mucosa. Seu suporte estrutural é fornecido pela membrana fibroelástica da laringe e pelas cartilagens laríngeas às quais se fixa.

A abertura superior da cavidade (ádito da laringe) está voltada para a região anterior da faringe, imediatamente inferior e posterior à língua (Figura 8.221 A):

- Sua margem anterior é formada por mucosa recobrindo a margem superior da epiglote
- Suas margens laterais são formadas por dobras mucosas (**pregas ariepiglóticas**) que circundam as margens superiores das membranas quadrangulares e os tecidos moles adjacentes, e dois tubérculos na margem mais posterolateral do ádito da laringe a cada lado marcam as posições das cartilagens cuneiformes e corniculadas subjacentes
- Sua margem posterior, na linha média, é formada por uma prega mucosa que forma uma depressão (**incisura interaritenóidea**) entre os dois tubérculos corniculados.

A abertura inferior da cavidade da laringe é contínua com o lúmen da traqueia, completamente cercada pela cartilagem cricóidea e horizontal em posição, diferentemente do ádito da laringe, que é oblíquo, voltado posterossuperiormente na faringe. Além disso, a abertura inferior fica sempre aberta, enquanto o ádito da laringe pode ser fechado pelo movimento da epiglote.

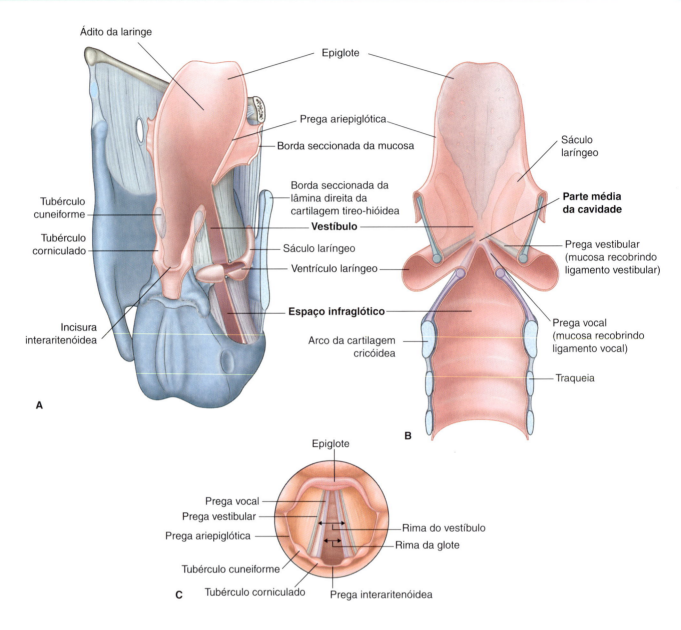
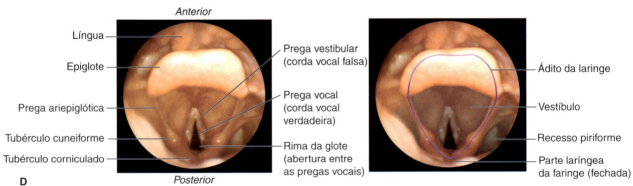

Figura 8.221 Cavidade da laringe. **A.** Vista posterolateral. **B.** Corte transversal. **C.** Vista superior pelo ádito da laringe. **D.** Fotografias anotadas da laringe, vista superior.

Divisão em três regiões principais

Dois pares de dobras mucosas, as pregas vestibulares e vocais, que se projetam medialmente das paredes laterais da cavidade da laringe, constringem-na e a dividem em três grandes regiões – o vestíbulo, uma câmara média e a cavidade infraglótica (Figura 8.221 B):

- O **vestíbulo** é a câmara superior da cavidade da laringe, entre o ádito da laringe e as pregas vestibulares, que contém os ligamentos vestibulares e as partes moles a eles associadas
- A parte média da cavidade da laringe é muito estreita, e fica entre as pregas vestibulares, acima, e as pregas vocais, abaixo
- O **espaço infraglótico** é a câmara mais inferior da cavidade da laringe, e fica entre as pregas vocais (que contêm os ligamentos vocais e partes moles a eles relacionadas) e a abertura inferior da laringe.

Ventrículos e sáculos da laringe

A cada lado, a mucosa da cavidade média se projeta lateralmente pelo espaço entre os ligamentos vestibulares e vocais para produzir um espaço expandido (o **ventrículo laríngeo**) (Figura 8.221 A). Uma extensão tubular alongada de cada ventrículo (sáculo laríngeo) projeta-se anterossuperiormente entre a prega vestibular e a cartilagem tireo-hióidea e pode alcançar a altura de seu topo. Nas paredes desses sáculos laríngeos, existem numerosas glândulas mucosas, e o muco secretado nos sáculos lubrifica as pregas vocais.

Rima do vestíbulo e rima da glote

Quando vista por cima (Figura 8.221 C, D), há uma abertura triangular (a **rima do vestíbulo**) entre as duas pregas vestibulares adjacentes na entrada da câmara média da cavidade da laringe. O ápice da abertura é anterior, e sua base é formada pela parede posterior da cavidade da laringe.

Inferiormente às pregas vestibulares, as pregas vocais (denominadas, na prática clínica, cordas vocais verdadeiras) e as partes adjacentes cobertas por mucosa das cartilagens aritenóideas formam as paredes laterais de uma abertura triangular similar, porém mais estreita (a **rima da glote**, entre as duas pregas vocais adjacentes). Essa abertura separa a câmara média, acima, da cavidade infraglótica, abaixo. A base dessa abertura triangular é formada pela prega de mucosa (**prega interaritenóidea**) na parte inferior da incisura interaritenóidea.

Ambas as rimas da glote e do vestíbulo podem ser abertas ou fechadas pelo movimento das cartilagens aritenóideas e as membranas fibroelásticas a elas associadas.

Músculos intrínsecos

Os músculos intrínsecos da laringe (Tabela 8.19) ajustam a tensão nos ligamentos vocais, abrem e fecham a rima da glote, controlam as dimensões internas do vestíbulo, fecham a rima do vestíbulo e facilitam o fechamento do ádito da laringe. Fazem isso principalmente por:

- Agirem nas articulações cricotireóideas e cricoaritenóideas
- Ajustarem a distância entre a epiglote e as cartilagens aritenóideas
- Tracionarem os ligamentos vocais diretamente; e
- Tracionarem partes moles associadas à membrana quadrangular e aos ligamentos vestibulares em direção medial.

Músculos cricotireóideos

Os **músculos cricotireóideos**, em formato de leque, inserem-se à face anterolateral do arco da cartilagem cricóidea e se expandem superior e posteriormente para se fixarem à cartilagem tireo-hióidea (Figura 8.222).

Cada músculo tem uma parte oblíqua e uma parte reta:

- A **parte oblíqua** corre em direção posterior a partir do arco da cartilagem cricóidea até o corno inferior da cartilagem tireóidea
- A **parte reta** corre mais verticalmente, a partir do arco da cartilagem cricóidea até a margem posteroinferior da lâmina da cartilagem tireo-hióidea.

Os músculos cricotireóideos movimentam as articulações cricotireóideas. Eles tracionam a cartilagem tireo-hióidea para a frente e a rotacionam para baixo, em relação à cartilagem cricóidea. Essas ações estendem as pregas vocais.

Os músculos cricotireóideos são os únicos músculos intrínsecos da laringe inervados pelos ramos laríngeos superiores do nervo vago [NC X]. Todos os outros músculos intrínsecos são inervados pelos ramos laríngeos recorrentes do nervo vago [NC X].

Músculos cricoaritenóideos posteriores

O **músculo cricoaritenóideo posterior** é par (Figura 8.223). As fibras de cada músculo se originam de uma depressão grande e rasa na face posterior da lâmina da cartilagem cricóidea e correm superior e lateralmente para convergir nos processos musculares da cartilagem aritenóidea.

Os músculos cricoaritenóideos posteriores abduzem e rotacionam externamente (lateralmente) as cartilagens aritenóideas, abrindo assim a rima da glote. Esses músculos são os principais abdutores das pregas vocais e são supridos pelos ramos laríngeos recorrentes do nervo vago [NC X].

Gray Anatomia Clínica para Estudantes

Tabela 8.19 Músculos intrínsecos da laringe.

Músculo	Origem	Inserção	Inervação	Função
Cricotireoide Cricotireóideo	Parte anterolateral do arco da cartilagem cricóidea	Parte oblíqua – corno inferior da cartilagem tireóidea; parte reta – margem inferior da cartilagem tireóidea	Ramo externo do nervo laríngeo superior vindo do nervo vago [NC X]	Rotação anterior e inferior da cartilagem tireoide na articulação cricotireóidea
Cricoaritenóideo posterior	Depressão oval na face posterior da lâmina da cartilagem cricóidea	Face posterior do processo muscular da cartilagem aritenóidea	Ramo laríngeo recorrente do nervo vago [NC X]	Abdução e rotação externa da cartilagem aritenóidea. Os músculos cricoaritenóideos posteriores são os principais abdutores das pregas vocais. Em outras palavras, são os principais responsáveis pela abertura da rima da glote
Cricoaritenóideo lateral	Face superior do arco da cartilagem cricóidea	Face anterior do processo muscular da cartilagem aritenóidea	Ramo laríngeo recorrente do nervo vago [NC X]	Rotação interna da cartilagem aritenóidea e adução das pregas vocais
Aritenóideo transverso	Margem lateral da face posterior da cartilagem aritenóidea	Margem lateral da face posterior da cartilagem aritenóidea oposta	Ramo laríngeo recorrente do nervo vago [NC X]	Adução das cartilagens aritenóideas
Aritenóideo oblíquo	Face posterior do processo muscular da cartilagem aritenóidea	Face posterior do ápice da cartilagem aritenóidea adjacente; estende-se em uma prega ariepiglótica	Ramo laríngeo recorrente do nervo vago [NC X]	Esfíncter do ádito da laringe
Tireoaritenóideo	Ângulo tireóideo e ligamento cricotireóideo adjacente	Face anterolateral da cartilagem aritenóidea; algumas fibras continuam em pregas ariepiglóticas até a margem lateral da epiglote	Ramo laríngeo recorrente do nervo vago [NC X]	Esfíncter do vestíbulo e do ádito da laringe
Vocal	Face lateral do processo vocal da cartilagem aritenóidea	Ligamento vocal e ângulo tireóideo	Ramo laríngeo recorrente do nervo vago [NC X]	Ajusta a tensão nas pregas vocais

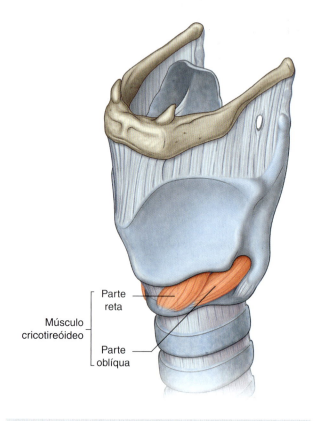

Figura 8.222 Músculo cricotireoide.

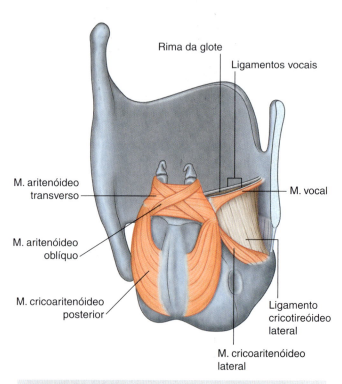

Figura 8.223 Músculos cricoaritenóideos, aritenóideos oblíquos e transversos e vocais.

Músculos cricoaritenóideos laterais

O **músculo cricoaritenóideo lateral** de cada lado se origina da face superior do arco da cartilagem cricóidea e corre posterior e superiormente para se inserir no processo muscular da cartilagem aritenóidea (Figura 8.223).

Os músculos cricoaritenóideos laterais rotacionam as cartilagens aritenóideas, movimento que resulta em pregas vocais aduzidas (fechadas).

Esses músculos são inervados pelos ramos laríngeos (inferiores) recorrentes do nervo vago [NC X].

Músculo aritenóideo transverso

O singular **músculo aritenóideo transverso** se estende pela distância entre margens laterais adjacentes das cartilagens aritenóideas e cobre suas faces posteriores (Figura 8.223). Aduz as cartilagens aritenóideas e é suprido pelos ramos laríngeos recorrentes do nervo vago [NC X].

Músculos aritenóideos oblíquos

Cada um dos dois **músculos aritenóideos oblíquos** corre da face posterior do processo muscular de uma cartilagem aritenóidea até o ápice da cartilagem aritenóidea do outro lado (Figura 8.223). Algumas fibras do músculo continuam lateralmente ao redor da margem da cartilagem aritenóidea e entram na prega ariepiglótica, onde continuam como a **parte ariepiglótica** desse músculo (Figura 8.224).

Os músculos aritenóideos oblíquos podem estreitar o ádito da laringe, fazendo a constrição da distância entre as cartilagens aritenóideas e a epiglote. São supridos pelos ramos laríngeos recorrentes do nervo vago [X].

Músculos vocais

Os **músculos vocais** são alongados e estão posicionados lateralmente e correndo em paralelo com cada ligamento vocal (Figura 8.223). As fibras em cada músculo são fixadas, posteriormente, à face lateral do processo vocal e depressão adjacente na face anterolateral da cartilagem aritenóidea e, anteriormente, ao longo do comprimento do ligamento vocal até o ângulo tireo-hióideo.

Os músculos vocais ajustam a tensão nas pregas vocais e são supridos pelos ramos laríngeos recorrentes do nervo vago [NC X].

Músculos tireoaritenóideos

Os dois **músculos tireoaritenóideos** são largos e planos, posicionados lateralmente à membrana fibroelástica da laringe e aos ventrículos e sáculos laríngeos (Figura 8.224). Cada músculo corre em uma linha vertical de origem na metade inferior do ângulo tireo-hióideo e na face externa adjacente do ligamento cricotireóideo até a face anterolateral da cartilagem aritenóidea. Algumas fibras continuam para dentro da prega ariepiglótica e alcançam a margem da epiglote. Essas fibras são a **parte tireoepiglótica** do músculo.

Como os músculos tireoaritenóideos são largos e laterais à membrana quadrangular, eles agem como um esfíncter do vestíbulo tracionando partes moles mediais ao músculo em direção medial. Esses músculos também estreitam o ádito da laringe, puxando as cartilagens aritenóideas para a frente e, ao mesmo tempo, tracionando a epiglote em direção às cartilagens aritenóideas.

Os músculos tireoaritenóideos são supridos pelos ramos laríngeos recorrentes do nervo vago [NC X].

Função da laringe

A laringe é um esfíncter elaborado para o sistema respiratório inferior e fornece um mecanismo para a produção de sons. Ajustes nas dimensões da cavidade central da laringe resultam em mudanças na dimensão da rima da glote, da rima do vestíbulo, do vestíbulo e do ádito da laringe (Figura 8.225). Essas mudanças resultam de ações musculares e mecanismos da laringe.

Respiração

Durante a respiração silenciosa, o ádito da laringe, o vestíbulo, a rima do vestíbulo e a rima da glote estão abertos. As cartilagens aritenóideas estão abduzidas, e a rima da glote tem formato triangular (Figura 8.225 A). Durante a inspiração forçada (Figura 8.225 B), as cartilagens aritenóideas são rotacionadas lateralmente, sobretudo pela

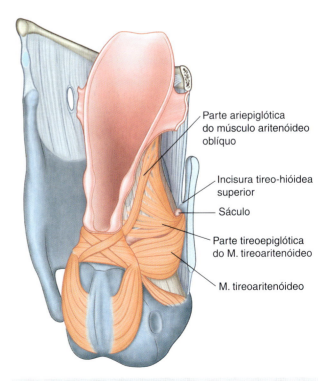

Figura 8.224 Músculo tireoaritenóideo.

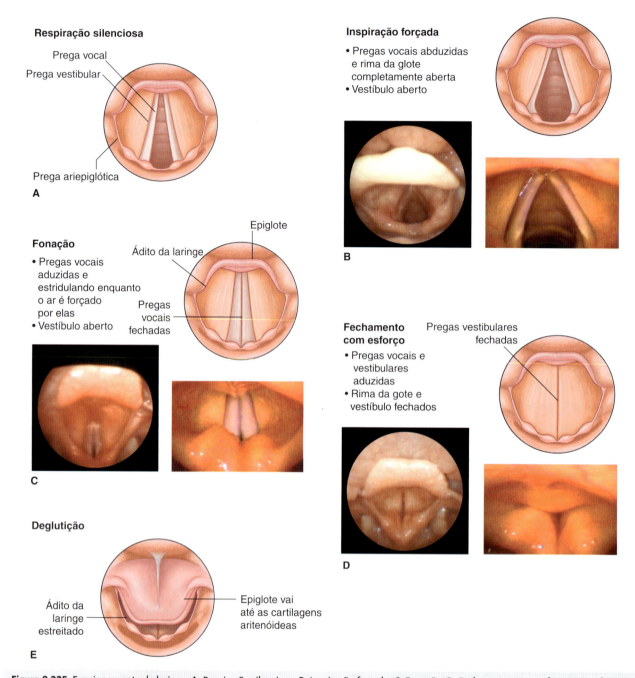

Figura 8.225 Funcionamento da laringe. **A.** Respiração silenciosa. **B.** Inspiração forçada. **C.** Fonação. **D.** Fechamento com esforço. **E.** Deglutição.

ação dos músculos cricoaritenóideos posteriores. Como resultado, as pregas vocais são abduzidas, e a rima da glote se alarga até adquirir formato romboide, o que acaba por aumentar o diâmetro da passagem para o ar.

Fonação

Durante a fonação, as cartilagens aritenóideas e pregas vocais estão aduzidas, e o ar é forçado pela rima da glote, fechada (Figura 8.225 C). Essa ação faz com que as pregas vocais vibrem umas contra as outras e produzam sons, que podem então ser modificados pelas partes superiores da via respiratória e cavidade oral. A tensão nas pregas vocais pode ser ajustada pelos músculos vocais e cricotireoides.

Fechamento com esforço

O fechamento com esforço da laringe (Figura 8.225 D) ocorre quando o ar fica retido na cavidade torácica para estabilizar o tronco, como durante o levantamento de peso ou como parte do mecanismo para aumentar a pressão intra-abdominal. Durante o fechamento com esforço, a rima da glote fica completamente fechada, assim como a rima e partes inferiores do vestíbulo. O resultado é um fechamento completo e estrito da via respiratória.

Deglutição

Durante a deglutição, a rima da glote, a rima do vestíbulo e o vestíbulo ficam fechados, e o ádito da laringe é estreitado. Além disso, a laringe se move para cima e para a frente, o que faz com que a epiglote oscile para baixo em direção às cartilagens aritenóideas e acabe por estreitar ou fechar o ádito da laringe (Figura 8.225 E). O movimento para cima e para a frente da laringe também abre o esôfago, que fica fixado à parte posterior da lâmina da cartilagem cricóidea. Todas essas ações impedem a entrada de alimentos sólidos e líquidos na via respiratória e facilitam sua movimentação pelas fossas piriformes e para o esôfago.

Na clínica

Cricotireotomia

Em situações de emergência, quando as vias respiratórias estão bloqueadas acima do nível das pregas vocais, o ligamento cricotireóideo mediano pode ser perfurado e um pequeno tubo inserido pela incisão para restabelecer uma via respiratória. Exceto por pequenos vasos e por um possível lobo piramidal da glândula tireoide, geralmente há poucas estruturas entre o ligamento cricotireóideo mediano e a pele.

Na clínica

Traqueostomia

Traqueostomia é um procedimento cirúrgico em que um orifício é feito na traqueia e um tubo é inserido para possibilitar a ventilação.

Uma traqueostomia é tipicamente realizada quando há obstrução da laringe como resultado de inalação de um corpo estranho, edema substancial secundário a reação anafilática ou traumatismo grave de cabeça e pescoço.

A situação típica em que uma traqueostomia seria realizada é na atmosfera calma de uma sala de operação. Uma pequena incisão transversa é feita no terço inferior do pescoço, anteriormente. Os músculos da alça são desviados lateralmente e a traqueia pode ser facilmente visualizada. Ocasionalmente, é necessário dividir o istmo da glândula tireoide. Uma incisão é feita no segundo e no terceiro anéis traqueais e um pequeno tubo de traqueostomia é inserido.

Após o tubo da traqueostomia ficar no lugar pelo período necessário, basta retirá-la. O orifício através do qual ele foi introduzido acaba fechando sem qualquer intervenção.

Pacientes com traqueostomias duradouras não conseguem vocalizar porque não passa ar por suas pregas vocais.

Na clínica

Laringoscopia

Uma laringoscopia é um procedimento médico usado para inspecionar a laringe. As funções da laringoscopia incluem a avaliação de pacientes com dificuldade de engolir, exame das pregas vocais e exame da laringe à procura de tumores e massas.

A laringe é tipicamente visualizada usando-se dois métodos. A laringoscopia indireta envolve a passagem de um pequeno espelho montado em um cabo (semelhante a um espelho de dentista) na orofaringe, que possibilita a visualização indireta da laringe. A laringoscopia direta pode ser realizada utilizando-se um equipamento com uma ponta de metal curvada que segura a língua e a epiglote para a frente, possibilitando a inspeção direta da laringe. Esse procedimento só pode ser realizado em pacientes inconscientes ou cujos reflexos faríngeos não estão intactos. Outros métodos de inspeção incluem a passagem de endoscópios de fibra óptica pela cavidade oral ou pela cavidade nasal.

Vasos

Artérias

A principal fonte de irrigação da laringe são as artérias laríngeas superior e inferior (Figura 8.226):

- A **artéria laríngea superior** se origina próxima à margem superior da cartilagem tireóidea a partir do ramo tireóideo superior da artéria carótida externa e acompanha o ramo interno do nervo laríngeo superior pela membrana tireóidea para chegar à laringe
- A **artéria laríngea inferior** se origina do ramo tireóideo inferior do tronco tireocervical da artéria subclávia na base do pescoço e, junto com o nervo laríngeo recorrente, ascende no sulco entre o esôfago e a traqueia – entra na laringe passando profundamente à margem do músculo constritor inferior da faringe.

Veias

As veias que drenam a laringe acompanham as artérias:

- **Veias laríngeas superiores** drenam para as veias tireóideas superiores, que, por sua vez, drenam para as veias jugulares internas (Figura 8.227)
- **Veias laríngeas inferiores** drenam para as veias tireóideas inferiores, que drenam para a veia braquiocefálica esquerda.

Drenagem linfática

A drenagem linfática difere nas regiões acima e abaixo das pregas vocais:

- Acima das pregas vocais, os vasos linfáticos seguem a artéria laríngea superior e terminam em linfonodos

Gray Anatomia Clínica para Estudantes

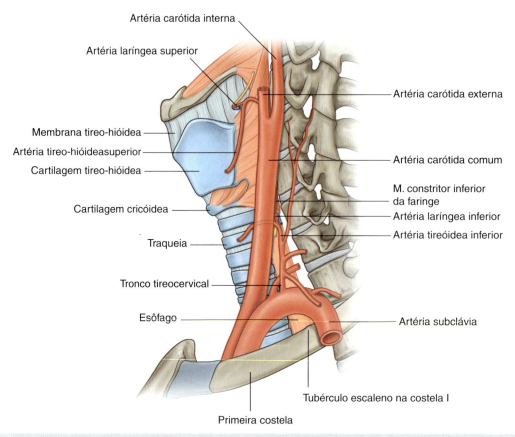

Figura 8.226 Irrigação arterial da laringe, vista lateral esquerda.

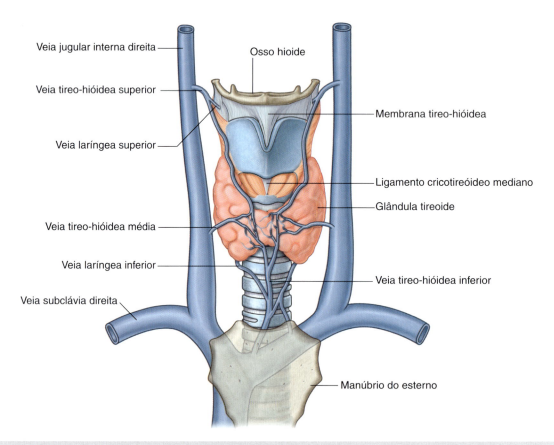

Figura 8.227 Drenagem venosa da laringe, vista anterior.

cervicais profundos associados com a bifurcação da artéria carótida comum
- Abaixo das pregas vocais, os vasos linfáticos drenam para os linfonodos profundos associados à artéria tireo-hióidea inferior ou ao ligamento cricotireóideo ou parte superior da traqueia.

Nervos

A inervação sensitiva e motora da laringe é feita por dois ramos dos nervos vagos [NC X] – os nervos laríngeos superiores e os nervos laríngeos inferiores ou recorrentes (Figura 8.228).

Nervos laríngeos superiores

Os **nervos laríngeos superiores** se originam dos gânglios vagais inferiores, no alto do pescoço (Figura 8.228). A cada lado, o nervo desce medialmente à artéria carótida interna e se divide em ramos interno e externo imediatamente acima do nível do corno superior do osso hioide:

- O ramo externo (**nervo laríngeo externo**) desce ao longo da parede lateral da faringe para inervar e penetrar o músculo constritor inferior da faringe, e termina inervando o músculo cricotireoide
- O ramo interno (**nervo laríngeo interno**) passa anteroinferiormente para penetrar a membrana tireo-hióidea – é principalmente sensitivo e inerva a cavidade da laringe até o nível das pregas vocais.

Nervos laríngeos recorrentes

Os nervos laríngeos recorrentes são (Figura 8.228):

- Sensitivos para a cavidade da laringe abaixo do nível das pregas vocais e
- Motores para todos os músculos intrínsecos da laringe, exceto o cricotireoide.

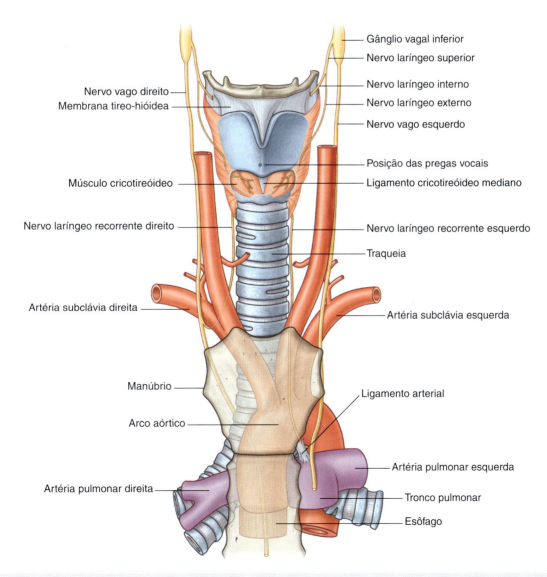

Figura 8.228 Inervação da laringe.

Gray Anatomia Clínica para Estudantes

O nervo laríngeo recorrente esquerdo se origina no tórax, enquanto o nervo laríngeo recorrente direito se origina na raiz do pescoço. Ambos geralmente ascendem o pescoço pelo sulco entre o esôfago e a traqueia e entram na laringe profundamente à margem do músculo constritor inferior da faringe. Podem passar medial ou lateralmente ao ligamento lateral da glândula tireoide ou através dele, que fixa a glândula à traqueia e à parte inferior da cartilagem cricóidea a cada lado.

CAVIDADES NASAIS

As duas cavidades nasais são as partes mais superiores do sistema respiratório e contêm os receptores olfatórios. São espaços alongados cuneiformes, com uma larga base inferior e um estreito ápice superior (Figuras 8.229 e 8.230), e são mantidas abertas por uma estrutura feita principalmente de osso e cartilagem.

As regiões anteriores das cavidades, menores, são contidas pelo nariz externo, enquanto as regiões posteriores, maiores, são mais centrais dentro do crânio. As aberturas anteriores das cavidades nasais são as narinas, que se abrem na face inferior do nariz. As aberturas posteriores são os cóanos, que se abrem na nasofaringe.

As cavidades nasais são separadas:

- Uma da outra por um septo nasal medial
- Da cavidade oral abaixo pelo palato duro; e
- Da cavidade craniana acima por partes dos ossos frontal, etmoide e esfenoide.

Lateralmente às cavidades nasais, ficam as órbitas.

Cada cavidade nasal tem um assoalho, um teto, uma parede medial e uma parede lateral (Figura 8.230 A).

Parede lateral

A parede lateral é caracterizada por três prateleiras curvas de osso (conchas), que ficam uma acima da outra e se projetam medial e inferiormente pela cavidade nasal

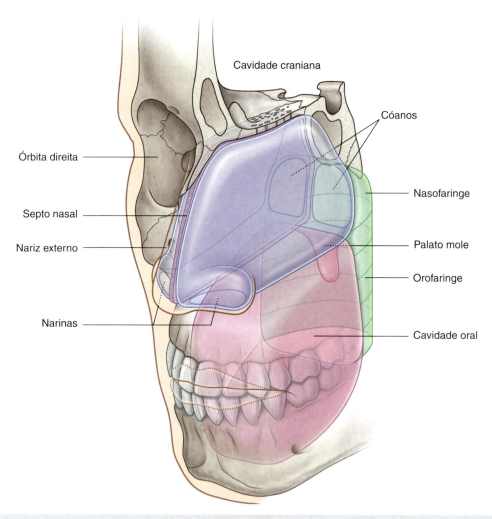

Figura 8.229 Cavidades nasais (vista anterolateral). Relação com outras cavidades.

Capítulo 8 • Cabeça e Pescoço

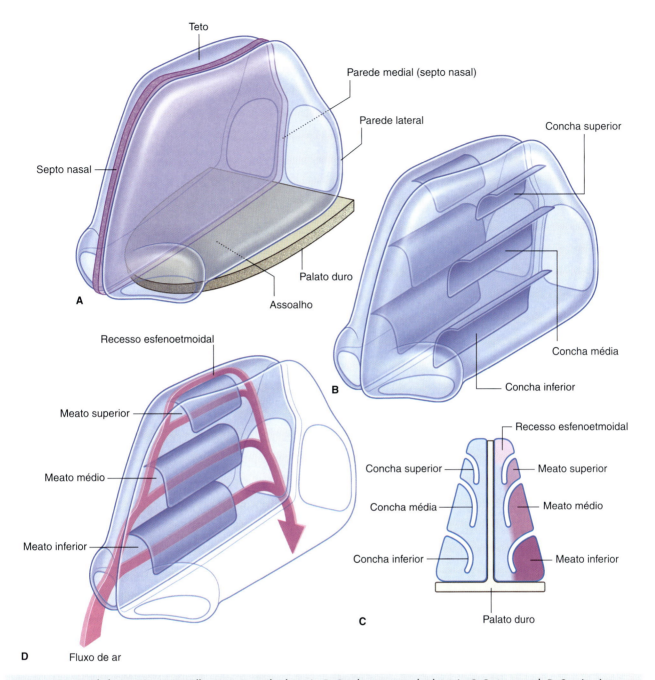

Figura 8.230 Cavidades nasais. **A.** Assoalho, teto e paredes laterais. **B.** Conchas nas paredes laterais. **C.** Corte coronal. **D.** Canais aéreos na cavidade nasal direita.

(Figura 8.230 B). As margens medial, anterior e posterior das conchas ficam livres.

As conchas dividem cada cavidade nasal em quatro canais de ar Figura 8.230 C, D):

- Um meato nasal inferior entre a concha inferior e o assoalho nasal
- Um **meato nasal médio** entre a concha inferior e a **concha média**
- Um meato nasal superior entre a concha média e a concha superior; e

- Um **recesso esfenoetmoidal** entre a concha superior e o teto nasal.

Essas conchas aumentam a superfície de contato entre tecidos da parede lateral e o ar respirado.

As aberturas dos seios paranasais, que são extensões da cavidade nasal erodidas nos ossos em torno durante a infância e a adolescência, ficam na parede lateral e no teto das cavidades nasais (Figura 8.231). Além disso, a parede lateral também contém a abertura do ducto nasolacrimal, que drena lágrimas do olho para a cavidade nasal.

867

Gray Anatomia Clínica para Estudantes

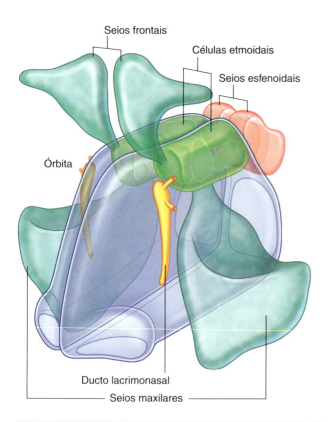

Figura 8.231 Seios paranasais e ducto lacrimonasal.

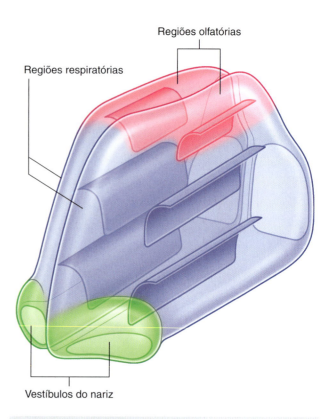

Figura 8.232 Regiões das cavidades nasais.

Regiões

Cada cavidade nasal consiste em três regiões gerais – o vestíbulo do nariz, a região respiratória e a região olfatória (Figura 8.232):

- O **vestíbulo do nariz** é um pequeno espaço dilatado imediatamente interno à narina, que é recoberto por pele e contém folículos pilosos
- A **região respiratória** é a maior parte da cavidade nasal, tem farta irrigação vascular e inervação e é recoberta por epitélio respiratório, composto principalmente de células ciliadas e mucosas
- A **região olfatória** é pequena, fica no ápice de cada cavidade nasal, é recoberta por epitélio olfatório e contém os receptores olfatórios.

Além de abrigar os receptores para o sentido da olfação, as cavidades nasais ajustam a temperatura e a umidade do ar respirado por meio da ação de uma rica irrigação sanguínea, e capturam e removem matéria particulada da via respiratória pela filtragem do ar nos vestíbulos e pela captura de material estranho no muco abundante. O muco geralmente é movido na direção posterior por cílios nas células epiteliais das cavidades nasais e deglutido.

Inervação e irrigação sanguínea

A inervação das cavidades nasais é feita por três nervos cranianos:

- A olfação é carreada pelo nervo olfatório [I]
- A sensibilidade geral é carregada pelo nervo trigêmeo [V], a região anterior pelo nervo oftálmico [V_1] e a região posterior, pelo nervo maxilar [V_2]
- Todas as glândulas são inervadas por fibras parassimpáticas do nervo facial [NC VII] (nervo petroso maior), que se unem a ramos do nervo maxilar [V_2] na fossa pterigopalatina.

As fibras simpáticas são basicamente derivadas do nível espinal T1. Elas fazem sinapse principalmente no gânglio cervical simpático superior, e fibras pós-ganglionares chegam às cavidades nasais acompanhando vasos sanguíneos ou unindo-se a ramos do nervo maxilar [V_2] na fossa pterigopalatina.

A irrigação arterial das cavidades nasais é feita por:

- Ramos terminais das artérias maxilar e facial, que se originam da artéria carótida externa, e
- Ramos etmoidais da artéria oftálmica, que se origina da artéria carótida interna.

Estrutura esquelética

Ossos que contribuem para a estrutura esquelética das cavidades nasais incluem:

- Os ossos ímpares etmoide, esfenoide, frontal e vômer e
- Os ossos pares nasais, maxilares, palatinos e lacrimais, além das conchas nasais inferiores.

De todos os ossos associados com as cavidades nasais, o etmoide é o mais importante.

Osso etmoide

O osso etmoide, ímpar, é um dos ossos mais complexos do crânio. Contribui para a formação do teto, da parede lateral e da parede medial de ambas as cavidades nasais, além de conter as células etmoidais (seios etmoidais).

O osso etmoide tem o formato aproximado de um cubo (Figura 8.233 A) e é composto de dois **labirintos etmoidais** retangulares, com formato de caixa, unidos superiormente pela linha média por uma lâmina óssea perfurada (a **lâmina cribriforme**). Uma segunda lâmina de osso (a **lâmina perpendicular**) desce verticalmente no plano sagital mediano a partir da lâmina cribriforme para formar parte do septo nasal.

Cada labirinto etmoidal é composto de duas delicadas lâminas ósseas, que contêm entre elas as células etmoidais:

- A lâmina óssea lateral (a **lâmina orbital**) é plana e forma parte da parede medial da órbita
- A lâmina óssea medial forma a parte superior da parede lateral da cavidade nasal e é caracterizada por dois processos e uma protuberância (Figura 8.233 B) – os dois processos são conchas curvas de osso (as conchas superior e média), que se projetam na cavidade nasal e se curvam para baixo, terminando em margens mediais livres, e, inferiormente à origem da concha média, uma célula etmoidal média forma uma protuberância proeminente (a **bolha etmoidal**) na parede medial do labirinto.

Estendendo-se anterossuperiormente de logo abaixo da bolha está um sulco (o **infundíbulo etmoidal**), que continua cranialmente e se estreita para formar um canal que penetra o labirinto etmoidal e se abre no seio frontal. Esse canal destina-se ao ducto frontonasal, que drena o seio frontal.

A face superior do labirinto etmoidal se articula com o osso frontal, que geralmente completa o teto das células etmoidais, enquanto a face anterior se articula com os processos frontais da maxila e com o osso lacrimal. A face inferior se articula com a margem medial superior da maxila.

Uma projeção delicada, com formato irregular (o **processo uncinado**), na parte anterior da face inferior do labirinto etmoidal se estende posterioinferiormente por uma grande falha (**hiato maxilar**) na parede medial da maxila para se articular com a concha inferior.

A lâmina cribriforme fica no ápice das cavidades nasais, preenche a **incisura etmoidal** no osso frontal (Figura 8.233) e separa as cavidades nasais abaixo da cavidade craniana acima. Pequenas perfurações no osso permitem que fibras do nervo olfatório [NC I] passem entre as duas regiões.

Um grande processo triangular (a **crista etmoidal**) na linha média na face superior da lâmina cribriforme ancora uma dobra (foice do cérebro) da dura-máter na cavidade craniana.

A lâmina perpendicular do osso etmoide é quadrangular em formato, desce na linha média da lâmina cribriforme e forma a parte superior do septo nasal mediano (Figura 8.233). Ela se articula com:

- A crista esfenoidal no corpo do osso esfenoide, posteriormente
- A espinha nasal no osso frontal e com o local de articulação na linha média entre os dois ossos nasais, anteriormente; e
- A cartilagem septal inferior e anteriormente, e com o vômer, posteriormente.

Nariz externo

A parte externa do nariz estende a cavidade nasal na frente da face e posiciona as narinas para que se voltem para baixo (Figura 8.234). Tem formato piramidal, com seu ápice na posição anterior. O ângulo superior do nariz, entre as aberturas das órbitas, é contínuo com a fronte.

Assim como as regiões posteriores, as partes anteriores das cavidades nasais dentro do nariz são mantidas abertas por uma estrutura esquelética, composta parcialmente de ossos e principalmente cartilagem:

- As partes ósseas estão onde o nariz é contínuo com o crânio – nesses pontos, os ossos nasais e as partes das maxilas e do osso frontal oferecem o suporte
- Anteriormente, e a cada lado, o apoio é dado pelos **processos laterais** das cartilagens septais, uma **cartilagem alar maior** e três ou quatro **cartilagens alares menores** e uma única cartilagem septal na linha média, que forma a parte anterior do septo nasal.

Seios paranasais

Há quatro seios paranasais – as células etmoidais e os seios esfenoidal, maxilar e frontal (Figura 8.235 A, B). Cada um é nomeado de acordo com o osso em que é encontrado.

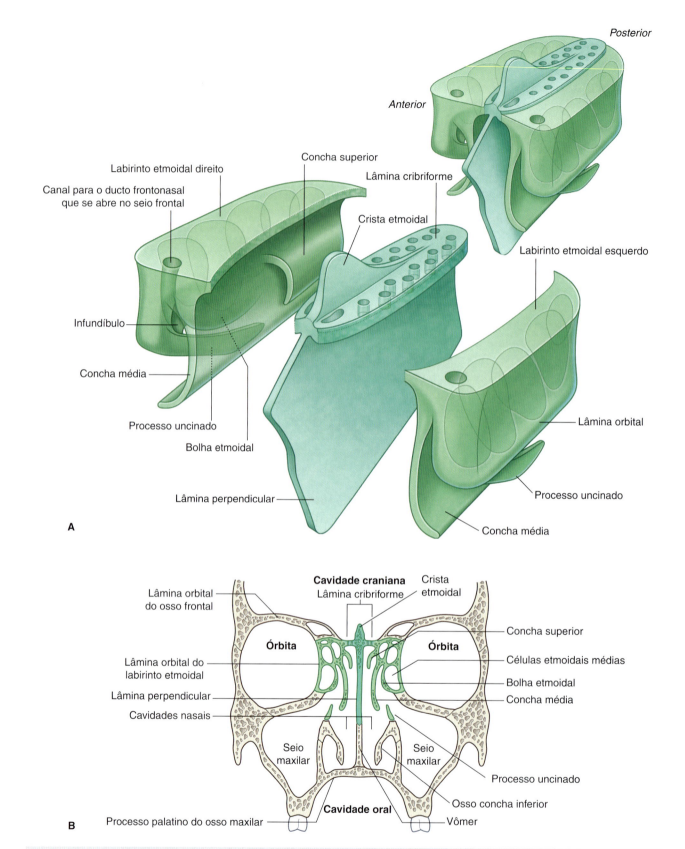

Figura 8.233 Osso etmoide. A. Forma geral. B. Corte coronal através do crânio.

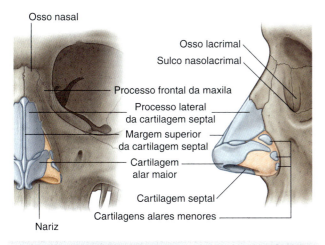

Figura 8.234 Parte externa do nariz.

Os seios paranasais se desenvolvem como protrusões das cavidades nasais e se erodem para dentro dos ossos ao redor. Todos os seios paranasais:

- São revestidos por mucosa respiratória, que é ciliada e secretora de muco
- Abrem-se para as cavidades nasais; e
- São inervados por ramos do nervo trigêmeo [V].

Seios frontais

Os seios frontais, um a cada lado, são variáveis em tamanho e são os seios mais superiores (Figura 8.235 A-C). Cada um tem formato triangular e encontra-se na parte do osso frontal abaixo da fronte. A base de cada seio triangular é orientada verticalmente na linha média do osso, acima da raiz do nariz, e o ápice fica lateral, aproximadamente um terço da distância até a margem superior da órbita.

Cada seio frontal drena para a parede lateral do meato médio pelo ducto frontonasal, que penetra o labirinto etmoidal e continua como infundíbulo etmoidal na extremidade frontal do **hiato semilunar**.

Os seios frontais são inervados por ramos do nervo supraorbital, originário do nervo oftálmico [V_1]. Sua irrigação arterial vem de ramos das artérias etmoidais anteriores.

Células etmoidais

As células etmoidais, a cada lado, preenchem o labirinto etmoidal (Figura 8.235 A, B). Cada aglomerado de células é separado da órbita pela fina lâmina orbital do labirinto etmoidal e da cavidade nasal pela parede medial do labirinto etmoidal.

As células etmoidais são formadas por um número variável de câmaras aéreas, que são divididas em células etmoidais anteriores, médias e posteriores com base na localização de suas aberturas na parede lateral da cavidade nasal:

- As células etmoidais anteriores se abrem no infundíbulo etmoidal ou no ducto frontonasal
- As células etmoidais médias se abrem na bolha etmoidal ou na parede lateral imediatamente acima dessa estrutura
- As células etmoidais posteriores se abrem na parede lateral do meato nasal superior.

Como as células etmoidais frequentemente invadem ossos que estão além dos limites do labirinto etmoidal, suas paredes podem ser completadas pelos ossos frontal, maxilar, lacrimal, esfenoide ou palatino.

As células etmoides são inervadas por:

- **Ramos etmoidais anterior** e **posterior** do nervo nasociliar, originário do nervo oftálmico [V_1], e
- Nervo maxilar [V_2] através de ramos orbitais do gânglio pterigopalatino.

As células etmoidais recebem seu suprimento arterial de ramos das artérias etmoidais anterior e posterior.

Seios maxilares

Os seios maxilares, um a cada lado, são os maiores dos seios paranasais, e preenchem completamente os corpos das maxilas (Figura 8.235 A, B). Cada um tem formato piramidal, com o ápice direcionado lateralmente e a base profunda à parede lateral da cavidade nasal adjacente. A parede medial, ou base do seio maxilar, é formada pela maxila e por partes dos ossos concha inferior e palatino, que ficam sobre o hiato maxilar.

A abertura do seio maxilar fica próxima ao topo da base, no centro do hiato semilunar, o que faz um sulco na parede lateral do meato nasal médio.

As relações do seio maxilar são:

- A face superolateral (teto) se relaciona acima com a órbita
- A face anterolateral se relaciona abaixo com as raízes dos dentes molares e premolares superiores, e à frente com a face
- A parede posterior se relaciona por trás com a fossa infratemporal.

Os seios maxilares são inervados por ramos infraorbitais e alveolares do nervo maxilar [V_2] e recebem sua irrigação arterial de ramos infraorbitais e alveolares superiores das artérias maxilares.

Seios esfenoidais

Os seios esfenoidais, um a cada lado dentro do osso esfenoide, abrem-se no teto da cavidade nasal através de aberturas na parede posterior do recesso esfenoetmoidal

Gray Anatomia Clínica para Estudantes

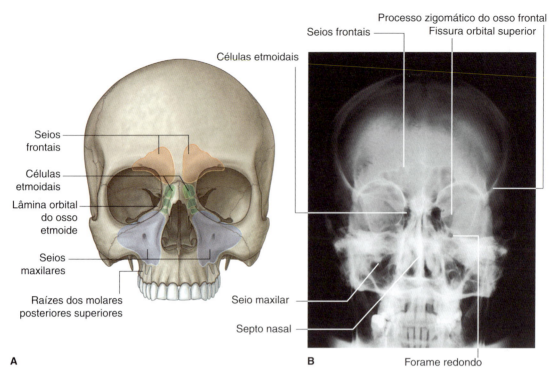

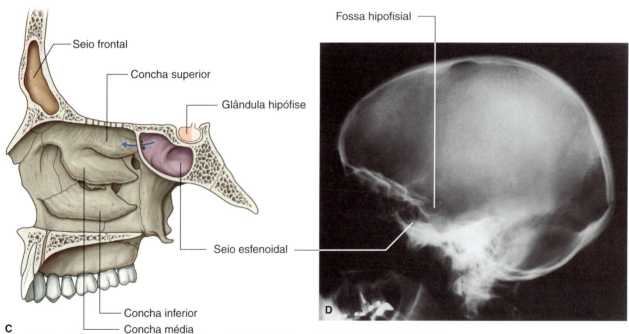

Figura 8.235 Seios paranasais. **A.** Vista anterior. **B.** Radiografia anteroposterior do crânio. **C.** Vista paramediana da cavidade nasal direita. **D.** Radiografia lateral de crânio.

(Figura 8.235 C, D). As aberturas ficam altas nas paredes anteriores dos seios esfenoides.

Os seios esfenoides se relacionam:

- Acima, com a cavidade craniana, particularmente com a glândula hipófise e o quiasma óptico
- Lateralmente, com a cavidade craniana, particularmente com os seios cavernosos; e
- Abaixo e à frente, com as cavidades nasais.

Como apenas finas conchas ósseas separam os seios esfenoidais das cavidades nasais abaixo e fossa hipofisial acima, a hipófise pode ser cirurgicamente abordada pelo teto da cavidade nasal, passando antes através da parte anteroinferior do osso esfenoide e dos seios esfenoidais, e então pelo topo do osso esfenoide e para a fossa hipofisial.

A inervação dos seios esfenoidais é feita por:

- Ramo etmoidal posterior do nervo oftálmico [V_1] e

- Nervo maxilar [V_2], através de ramos orbitais do gânglio pterigopalatino.

Os seios esfenoidais são irrigados por ramos das artérias faríngeas, originárias das artérias maxilares.

Paredes, teto e assoalho

Parede medial

A parede medial de cada cavidade nasal é a superfície recoberta por mucosa do fino septo nasal, que se orienta verticalmente no plano sagital mediano e separa as cavidades nasais direita e esquerda uma da outra.

O septo nasal (Figura 8.236) consiste em:

- A cartilagem nasal septal, anteriormente
- Posteriormente, principalmente o vômer e a lâmina perpendicular do osso etmoide
- Pequenas contribuições dos ossos nasais no ponto da linha média em que se encontram e da espinha nasal do osso frontal; e
- Contribuições das cristas nasais dos ossos maxilar e palatino, rostro do osso esfenoide e crista incisiva da maxila.

> **Na clínica**
>
> **Desvio de septo nasal**
> O septo nasal fica tipicamente situado na linha média; no entanto, um desvio do septo para um lado ou para o outro não é incomum, e em muitos casos é secundário a um trauma direto. Desvios septais extremos podem resultar em oclusão nasal. O desvio pode ser corrigido cirurgicamente.

Assoalho

O assoalho de cada cavidade nasal (Figura 8.237) é liso, côncavo e muito mais largo do que o teto. Consiste em:

- Partes moles do nariz externo e
- A face superior do processo palatino da maxila e a lâmina horizontal do osso palatino, que, juntos, formam o palato duro.

As narinas se abrem anteriormente no assoalho, e a abertura superior do canal incisivo é profunda à mucosa imediatamente lateral ao septo nasal próximo à frente do palato duro.

Teto

O teto da cavidade nasal é estreito e mais alto em regiões onde é formado pela lâmina cribriforme do osso etmoide (Figura 8.238).

Anteriormente à lâmina cribriforme, o teto se inclina inferiormente até as narinas e é formado por:

- Espinha nasal do osso frontal e dos ossos nasais e
- Processos laterais da cartilagem septal e cartilagens alares maiores do nariz externo.

Posteriormente, o teto de cada cavidade se inclina inferiormente até os cóanos e é formado por:

- Face anterior do osso esfenoide
- Asa do vômer e processo esfenoidal adjacente do osso palatino; e
- Processo vaginal da lâmina medial do processo pterigoide.

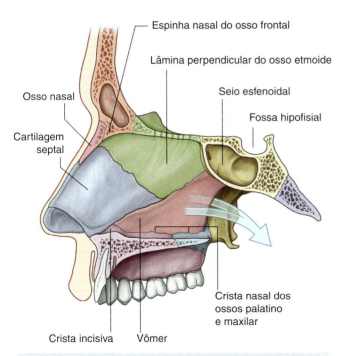

Figura 8.236 Parede medial da cavidade nasal – septo nasal.

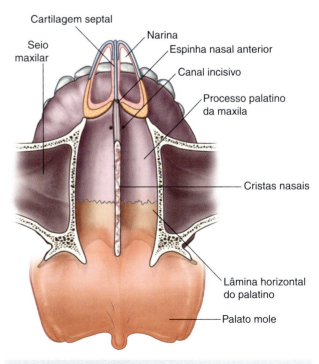

Figura 8.237 Assoalho da cavidade nasal (vista superior).

Gray Anatomia Clínica para Estudantes

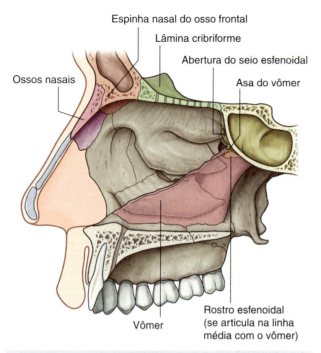

Figura 8.238 Teto da cavidade nasal.

Sob a mucosa, o teto é perfurado superiormente pelas aberturas na lâmina cribriforme e, anteriormente a essas aberturas, por um forame separado para o nervo e os vasos etmoidais anteriores.

A abertura entre o seio esfenoidal e o recesso esfenoetmoidal fica na inclinação posterior do teto.

Parede lateral

A parede lateral de cada cavidade nasal é complexa e formada por ossos, cartilagens e partes moles.

O suporte ósseo para a parede lateral (Figura 8.239 A) é dado por:

- Labirinto etmoidal, concha superior, concha média e processo uncinado
- Lâmina perpendicular do osso palatino
- Lâmina pterigoide medial do osso esfenoide
- Faces mediais dos ossos lacrimais e da maxila; e
- Osso concha inferior.

No nariz externo, a parede lateral da cavidade é suportada por cartilagem (processo lateral da cartilagem septal e cartilagens alares maior e menores) e por partes moles. A superfície da parede lateral é irregular em seu contorno e interrompida pelas três conchas nasais.

As conchas inferior, média e superior (Figura 8.239 B) se estendem medialmente pela cavidade nasal, separando-a em quatro canais aéreos, os meatos inferior, médio e superior e o recesso esfenoetmoidal. As conchas não se estendem frontalmente no nariz externo. A extremidade anterior de cada concha se curva inferiormente para formar uma margem que fica sobre o meato relacionado.

Imediatamente inferior à fixação da concha média, e anterior ao ponto médio da concha, a parede lateral do meato médio se eleva para formar a bolha etmoidal, com aparência de domo (Figura 8.239 C), que é constituída pelas células etmoidais subjacentes, que expandem a parede medial do labirinto etmoidal.

Inferiormente à bolha etmoidal, fica uma calha curva (o hiato semilunar), formada pela mucosa que recobre a parede lateral, passando por cima de uma falha na parede óssea entre a bolha etmoidal acima e o processo uncinado abaixo.

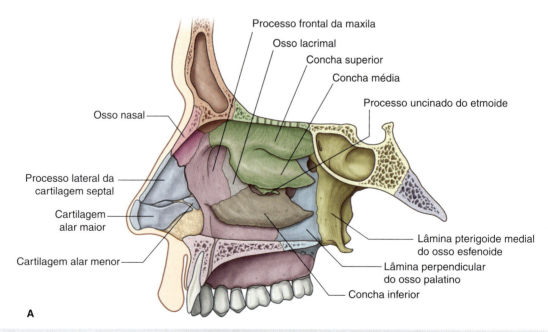

Figura 8.239 Parede lateral da cavidade nasal. **A.** Ossos. (*continua*)

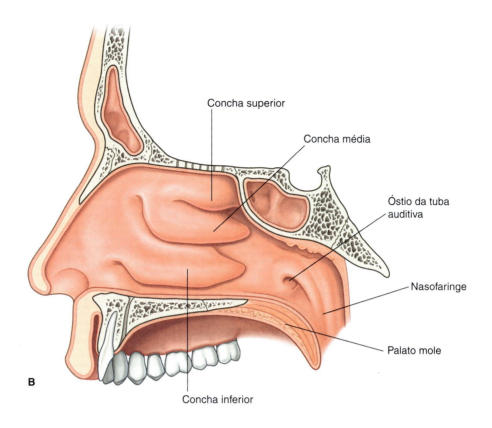
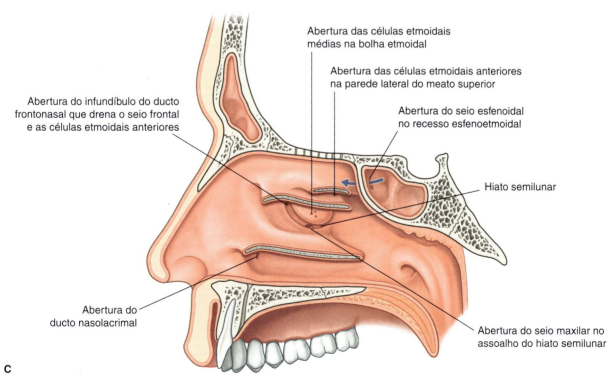

Figura 8.239 (*continuação*) **B.** Recoberto por mucosa. **C.** Conchas removidas em suas fixações à parede lateral.

Gray Anatomia Clínica para Estudantes

A extremidade anterior do hiato semilunar forma um canal (o infundíbulo etmoidal) que se curva para cima e continua como ducto frontonasal através da parte anterior do labirinto etmoidal para se abrir no seio frontal.

O ducto nasolacrimal e a maioria dos seios paranasais se abrem na parede lateral da cavidade nasal (Figura 8.239 C):

- O ducto nasolacrimal se abre na parede lateral do meato nasal inferior, sob a margem anterior da concha inferior – drena lágrimas do saco da conjuntiva do olho para a cavidade nasal e se origina na extremidade inferior do saco lacrimal na parede anteromedial da órbita
- O seio frontal drena através do ducto frontonasal e do infundíbulo etmoidal até a extremidade anterior do hiato semilunar na parede lateral do meato nasal médio – as células etmoidais anteriores drenam para o ducto frontonasal ou o infundíbulo etmoidal (em alguns casos, o seio frontal drena diretamente para a extremidade anterior do meato nasal médio e o ducto frontonasal termina em fundo cego nas células etmoidais anteriores)
- As células etmoidais médias abrem na bolha etmoidal ou imediatamente acima dela
- As células etmoidais posteriores geralmente se abrem para a parede lateral do meato nasal superior
- O grande seio maxilar se abre no meato semilunar, geralmente imediatamente inferior ao centro da bolha etmoidal – essa abertura é próxima do teto do seio maxilar.

O único seio paranasal que não drena para a parede lateral da cavidade nasal é o seio esfenoidal, que geralmente se abre na inclinação do teto posterior da cavidade nasal.

Narinas

As narinas são aberturas ovais na parte inferior do nariz externo, e são as aberturas anteriores das cavidades nasais (Figura 8.240 A). São mantidas abertas pelas cartilagens alares e septal ao seu redor e pela espinha nasal inferior e margens adjacentes da maxila.

Apesar de as narinas ficarem continuamente abertas, elas podem ser alargadas ainda mais pela ação dos músculos da mímica (nasal, depressor do septo nasal e levantador do lábio superior e da asa do nariz) (Figura 8.240 B).

Cóanos

Os cóanos são aberturas de formato oval entre as cavidades nasais e a nasofaringe (Figura 8.241). Diferentemente das narinas, que têm bordas flexíveis de cartilagem e partes moles, os cóanos são aberturas rígidas completamente cercadas por ossos, e suas margens são formadas:

- Inferiormente, pela margem posterior da lâmina horizontal do osso palatino
- Lateralmente, pela margem posterior da lâmina medial do processo pterigoide; e
- Medialmente, pela margem posterior do vômer.

O teto dos cóanos é formado:

- Anteriormente, pela asa do vômer e pelo processo vaginal da lâmina medial do processo pterigoide, e
- Posteriormente, pelo corpo do osso esfenoide.

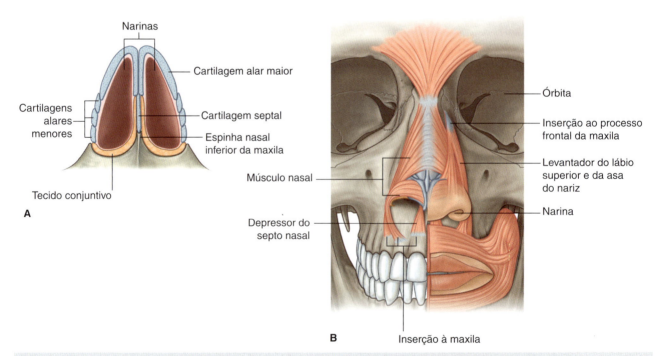

Figura 8.240 Narinas. **A.** Vista inferior. **B.** Músculos associados.

Capítulo 8 • Cabeça e Pescoço

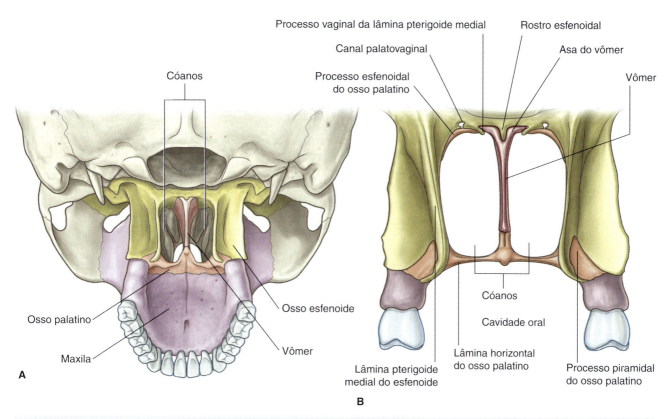

Figura 8.241 Cóanos (vista posterior). **A.** Visão geral. **B.** Vista aumentada.

Passagens

Há muitos trajetos pelos quais nervos e vasos entram e saem das partes moles que recobrem cada cavidade nasal (Figura 8.242), e esses incluem a lâmina cribriforme, o forame esfenopalatino, o canal incisivo e pequenos forames na parede lateral e em torno da margem das narinas.

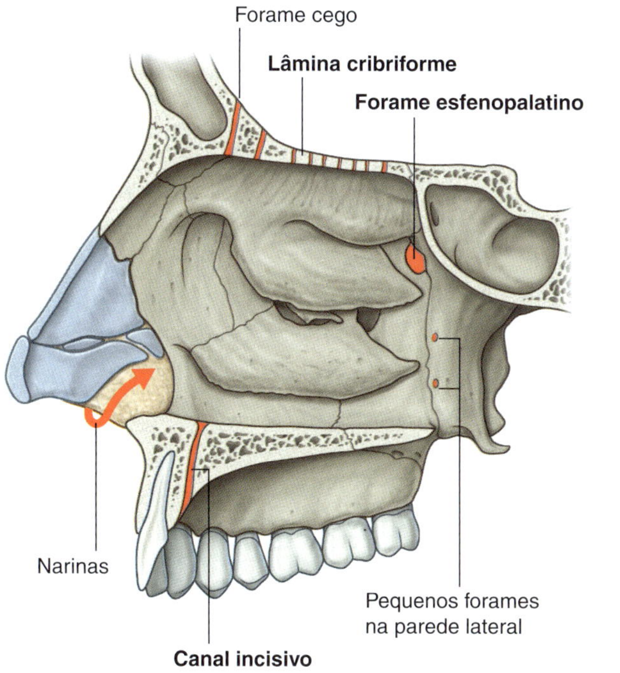

Lâmina cribriforme

As fibras do nervo olfatório [I] saem da cavidade nasal e entram na cavidade craniana através de perfurações na lâmina cribriforme. Além disso, pequenos forames entre a lâmina cribriforme e o osso ao redor permitem que o nervo etmoidal anterior, um ramo do nervo oftálmico [V$_1$], e os vasos que o acompanham passem da órbita para a cavidade craniana e então para baixo na cavidade nasal.

Além disso, há uma conexão, em alguns indivíduos, entre as veias nasais e o seio sagital superior da cavidade craniana por um forame proeminente (o forame cego) na linha média entre a crista etmoidal e o osso frontal.

Forame esfenopalatino

Uma das mais importantes rotas por onde nervos e vasos entram e saem da cavidade nasal é o forame esfenopalatino, na parede posterolateral do meato nasal superior. Esse forame fica imediatamente superior à fixação da extremidade posterior da concha nasal média e é formado pela incisura esfenopalatina no osso palatino e pelo corpo do osso esfenoide.

Figura 8.242 Passagens nas cavidades nasais.

877

Gray Anatomia Clínica para Estudantes

O forame esfenopalatino é uma via de comunicação entre a cavidade nasal e a fossa pterigopalatina. Importantes estruturas que passam pelo forame são:

- O ramo esfenopalatino da artéria maxilar
- O ramo nasopalatino do nervo maxilar [V_2]; e
- Os ramos nasais superiores do nervo maxilar [V_2].

Canal incisivo

Outra via pela qual estruturas entram e saem da cavidade nasal é o **canal incisivo**, no assoalho de cada cavidade nasal. Esse canal é imediatamente lateral ao septo nasal e posterossuperior à raiz do incisivo central na maxila. Os dois canais incisivos, um a cada lado, abrem-se em uma única fossa ímpar no teto da cavidade oral e transmitem:

- O nervo nasopalatino da cavidade nasal para a cavidade oral e
- A extremidade terminal da artéria palatina maior da cavidade oral para a cavidade nasal.

Pequenos forames na parede lateral

Outros caminhos que permitem que vasos e nervos entrem e saiam da cavidade nasal incluem as narinas e os pequenos forames na parede lateral:

- Ramos nasais internos do nervo infraorbital, originário do nervo maxilar [V_2], e ramos alares da artéria nasal, originária da artéria facial, dão a volta em torno da margem da narina para entrar na parede lateral da cavidade nasal pela face
- Ramos nasais inferiores, vindos do ramo palatino maior do nervo maxilar [V_2], entram na parede lateral da cavidade nasal do canal palatino, passando por pequenos forames na parede lateral.

Vasos

As cavidades nasais têm um rico suprimento vascular para alterar a umidade e a temperatura do ar respirado. De fato, a submucosa da região respiratória, particularmente a relacionada com as conchas e o septo, é frequentemente descrita como "erétil" ou "cavernosa" porque o tecido aumenta ou diminui de volume dependendo da quantidade de sangue fluindo para o sistema.

Artérias

Artérias que irrigam a cavidade nasal incluem vasos que se originam das artérias carótidas tanto interna quanto externa (Figura 8.243):

- Vasos que se originam de ramos da artéria carótida externa incluem as artérias esfenopalatina, palatina maior, labial superior e nasal lateral
- Vasos que se originam de ramos da artéria carótida interna são as artérias etmoidais anterior e posterior.

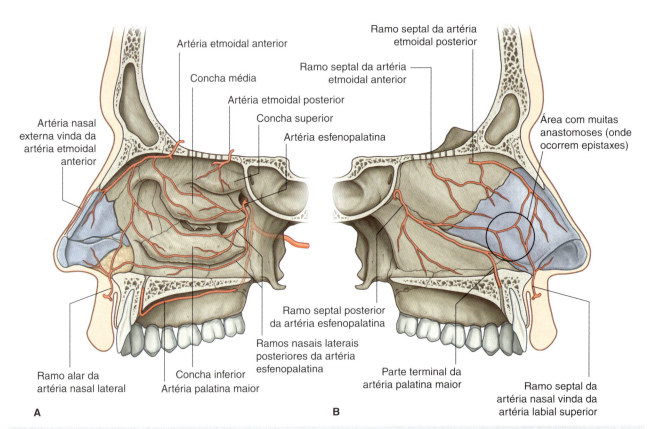

Figura 8.243 Irrigação arterial das cavidades nasais. **A.** Parede lateral da cavidade nasal direita. **B.** Septo (parede medial da cavidade nasal direita).

Artéria esfenopalatina

O maior vaso irrigando a cavidade nasal é a **artéria esfenopalatina** (Figura 8.243), que é o ramo terminal da artéria maxilar na fossa pterigopalatina. Sai da fossa e entra na cavidade nasal, passando medialmente pelo forame esfenopalatino até a parede lateral da cavidade nasal.

Ramos nasais laterais posteriores irrigam uma grande parte da parede lateral e se anastomosam anteriormente com ramos das artérias etmoidais anterior e posterior e com ramos nasais laterais da artéria facial.

Ramos septais posteriores da artéria esfenopalatina passam sobre o teto da cavidade e entram no septo nasal, onde contribuem com a irrigação da parede medial. Um desses últimos ramos continua adiante, descendo pelo septo nasal para se anastomosar com a extremidade terminal da artéria palatina maior e ramos septais da artéria labial superior.

Artéria palatina maior

O ramo terminal da **artéria palatina maior** entra na parte anterior do assoalho da cavidade nasal, passando pelo canal incisivo no teto da cavidade oral (Figura 8.243).

Assim como a artéria esfenopalatina, a artéria palatina maior surge na fossa pterigopalatina como um ramo da artéria maxilar. Passa primeiro ao teto da cavidade oral, descendo pelo canal palatino e pelo forame palatino maior até a parte posterior do palato, então passando adiante sob a superfície do palato, e subindo pela fossa e pelo canal incisivos até alcançar o assoalho da cavidade nasal. A artéria palatina maior irriga as regiões anteriores da parede medial e o assoalho adjacente da cavidade nasal e se anastomosa com o ramo septal da artéria esfenopalatina.

Artérias superior labial e nasal lateral

A artéria superior labial e a artéria nasal lateral se originam da artéria facial na parte anterior da face.

A **artéria superior labial** se origina da artéria facial próxima à comissura dos lábios e passa medialmente no lábio, irrigando-o e dando origem a ramos que irrigam o nariz e a cavidade nasal. Um ramo alar irriga a região ao redor do aspecto lateral da narina e um ramo septal passa para a cavidade nasal e irriga as regiões anteriores do septo nasal.

Artérias etmoidais anterior e posterior

As artérias etmoidais anterior e posterior (Figura 8.243) se originam na órbita, vindas da artéria oftálmica, que se origina na cavidade craniana como um grande ramo da artéria carótida interna. Passam por canais na parede medial da órbita, entre o labirinto etmoidal e o osso frontal, irrigam os seios paranasais adjacentes e então entram na cavidade craniana em posição imediatamente lateral e superior à lâmina cribriforme.

A **artéria etmoidal posterior** desce para a cavidade nasal pela lâmina cribriforme e tem ramos que vão para as partes superiores das paredes medial e lateral.

A **artéria etmoidal anterior** passa adiante, com a companhia do nervo etmoidal anterior, em um sulco na lâmina cribriforme, e entra na cavidade nasal, descendo por um forame estreito imediatamente lateral à crista etmoidal. Dá origem a ramos que inervam as paredes medial (septal) e lateral da cavidade nasal, continua adiante na face profunda do osso nasal e acaba passando entre o osso nasal e a cartilagem nasal lateral para emergir no nariz externo como o ramo nasal externo para irrigar a pele e os tecidos adjacentes.

Vasos que irrigam as cavidades nasais formam muitas anastomoses uns com os outros. Isso fica particularmente evidente na região anterior da parede medial, onde há anastomoses entre ramos das artérias palatina maior, esfenopalatina, labial superior e etmoidal anterior, e onde os vasos ficam relativamente próximos à superfície (Figura 8.243 B). Essa área é um dos principais locais de ocorrência de epistaxes.

Veias

As veias que drenam as cavidades nasais geralmente seguem as artérias (Figura 8.244):

- Veias que passam com ramos que inicialmente se originaram da artéria maxilar drenam para o plexo venoso pterigóideo na fossa infratemporal
- Veias de regiões anteriores das cavidades nasais unem-se à veia facial.

Em alguns indivíduos, uma veia nasal adicional passa superiormente por uma abertura medial (o forame cego) no osso frontal, anterior à crista etmoidal, e se une à extremidade anterior do seio sagital superior. Como essa veia nasal conecta um seio venoso intracraniano com veias extracranianas, é classificada como veia emissária. Veias emissárias em geral são rotas por onde as infecções podem sair de regiões periféricas para dentro da cavidade craniana.

Veias que acompanham as artérias etmoidais anterior e posterior são tributárias da veia oftálmica superior, que é uma das maiores veias emissárias e que drena para o seio cavernoso a cada lado da fossa hipofisial.

Inervação

Os nervos que suprem as cavidades nasais (Figura 8.245) são:

- O nervo olfatório [NC I], para a olfação, e
- Ramos dos nervos oftálmico [V$_1$] e maxilar [V$_2$], para sensibilidade geral.

Gray Anatomia Clínica para Estudantes

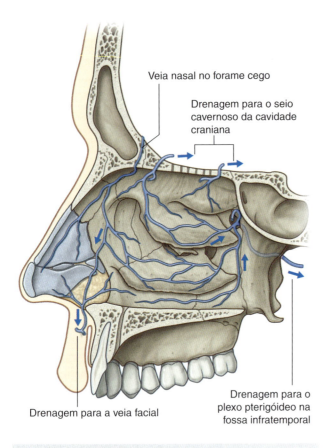

Figura 8.244 Drenagem venosa das cavidades nasais.

A inervação secretomotora das glândulas mucosas nas cavidades nasais e seios paranasais é feita por fibras parassimpáticas do nervo facial [NC VII], que geralmente se unem a ramos do nervo maxilar [V_2] na fossa pterigopalatina.

Nervo olfatório [NC I]

O nervo olfatório [NC I] é composto de axônios de receptores no epitélio olfatório do topo de cada cavidade nasal. Ramos desses axônios passam superiormente pelas perfurações na lâmina cribriforme para fazer sinapse com neurônios no bulbo olfatório do encéfalo.

Ramos do nervo oftálmico [V_1]

Ramos do nervo oftálmico [V_1] que inervam a cavidade nasal são os nervos etmoidais anterior e posterior, que se originam do nervo nasociliar, na órbita.

Nervos etmoidais anterior e posterior

O nervo etmoidal anterior (Figura 8.245) acompanha a artéria etmoidal anterior e sai da órbita por um canal entre o labirinto etmoidal e o osso frontal. Passa através de células etmoidais adjacentes e pelo seio frontal, irrigando-os, e então entra na cavidade craniana em local imediatamente lateral e superior à lâmina cribriforme. Continua adiante em um sulco na lâmina cribriforme e entra na

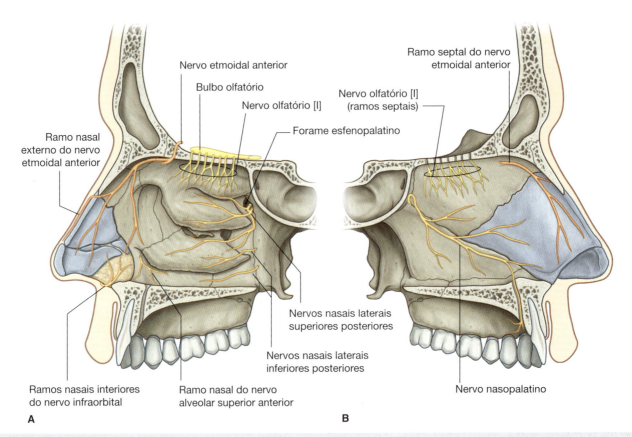

Figura 8.245 Inervação das cavidades nasais. **A.** Parede lateral da cavidade nasal direita. **B.** Parede medial da cavidade nasal direita.

cavidade nasal, descendo por um forame estreito imediatamente lateral à crista etmoidal. Emite ramos para as paredes medial e lateral da cavidade nasal e continua adiante na superfície profunda do osso nasal. Passa para a superfície externa do nariz e para a cartilagem nasal lateral e, então, termina como o **nervo nasal externo**, que supre a pele ao redor das narinas, no vestíbulo nasal e no ápice do nariz.

Assim como o nervo etmoidal anterior, o nervo etmoidal posterior sai da órbita por um canal similar na parede medial da órbita. Termina inervando a mucosa das células etmoidais e do seio esfenoidal e, geralmente, não se estende para dentro da cavidade nasal própria.

Ramos do nervo maxilar [V_2]

Muitos ramos nasais do nervo maxilar [V_2] inervam a cavidade nasal. Muitos desses ramos nasais (Figura 8.245) se originam na fossa pterigopalatina, que é imediatamente lateral à parede lateral da cavidade nasal, e saem da fossa para entrar na cavidade nasal, passando medialmente pelo forame esfenopalatino ou por forames menores na parede lateral:

- Alguns desses nervos (**nervos nasais laterais superiores posteriores**) passam à frente e inervam a parede lateral da cavidade nasal
- Outros (**nervos nasais mediais superiores posteriores**) cruzam o teto até o septo nasal e irrigam ambas as regiões
- O maior desses nervos é o **nervo nasopalatino**, que passa à frente, desce pela parede medial da cavidade nasal para passar pelo canal incisivo até o teto da cavidade oral e termina inervando a mucosa oral posterior aos dentes incisivos
- Outros nervos nasais (**nervos nasais inferiores posteriores**) originam-se do nervo palatino maior, descendo da fossa pterigopalatina no canal palatino, imediatamente lateral à cavidade nasal, e passam por pequenos forames ósseos para inervar a parede lateral da cavidade nasal
- Um pequeno nervo nasal também se origina do ramo alveolar superior anterior do nervo infraorbital e passa medialmente pela maxila para inervar a parede lateral próximo à extremidade anterior da concha inferior.

Inervação parassimpática

A inervação secretomotora das glândulas na mucosa da cavidade nasal e dos seios paranasais é feita por fibras parassimpáticas pré-ganglionares carregadas no ramo petroso maior do nervo facial [NC VII]. Essas fibras entram na fossa pterigopalatina e fazem sinapse no gânglio pterigopalatino (Figura 8.157). Fibras parassimpáticas pós-ganglionares então se unem a ramos do nervo maxilar [V_2] para sair da fossa e finalmente chegar às glândulas-alvo.

Inervação simpática

A inervação simpática, principalmente envolvida na regulação do fluxo sanguíneo da mucosa nasal, vem do nível espinal T1. Fibras simpáticas pré-ganglionares entram no tronco simpático e ascendem para fazer sinapse no gânglio simpático cervical superior. Fibras simpáticas pós-ganglionares passam para a artéria carótida interna, entram na cavidade craniana e então deixam a artéria carótida interna para formar o nervo petroso profundo, que se une ao nervo petroso maior do nervo facial [NC VII] e entra na fossa pterigopalatina (ver Figuras 8.156 e 8.157).

Assim como as fibras parassimpáticas, as fibras simpáticas seguem ramos do nervo maxilar [V_2] para dentro da cavidade nasal.

Sistema linfático

A linfa das regiões anteriores das cavidades nasais é drenada adiante para a face, passando ao redor das margens das narinas (Figura 8.246). Esses vasos linfáticos acabam por se conectar aos linfonodos submandibulares.

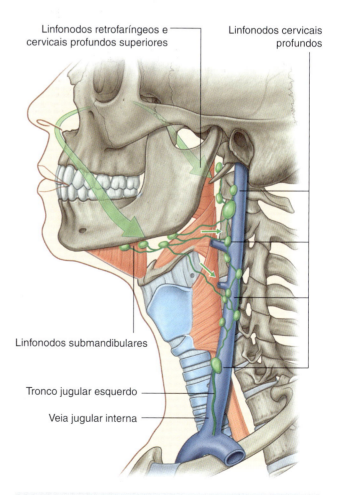

Figura 8.246 Drenagem linfática das cavidades nasais.

Gray Anatomia Clínica para Estudantes

A linfa das regiões posteriores da cavidade nasal e dos seios paranasais é drenada para os linfonodos cervicais profundos superiores. Um pouco dessa linfa passa primeiro pelos linfonodos retrofaríngeos.

CAVIDADE ORAL

A cavidade oral é inferior às cavidades nasais (Figura 8.247 A). Tem um teto e um assoalho e paredes laterais, abre-se na face pela rima da boca e é contínua com a cavidade da faringe no istmo das fauces.

O teto da cavidade oral consiste nos palatos duro e mole. O assoalho é formado principalmente por partes moles, que incluem um diafragma muscular e a língua. As paredes laterais (bochechas) são musculares e se unem anteriormente aos lábios que circundam a **rima da boca** (a abertura anterior da cavidade oral).

A abertura posterior da cavidade oral é o istmo das fauces, que se abre para a parte oral da faringe.

A cavidade oral é separada em duas regiões pelas arcadas dentais superior e inferior, consistindo nos dentes e no osso alveolar que os suporta (Figura 8.247 B):

- O **vestíbulo oral**, externo, tem formato de ferradura e fica entre as arcadas dentárias e as superfícies profundas das bochechas e dos lábios – a rima da boca se abre nele, que pode ser aberto ou fechado por músculos da mímica e por movimentos da mandíbula
- Uma **cavidade oral propriamente dita**, mais interna, fica encerrada pelas arcadas dentais.

O grau de separação entre as arcadas superior e inferior é estabelecido pela elevação ou depressão da mandíbula na articulação temporomandibular.

O istmo das fauces na parte posterior da cavidade própria da boca pode ser aberto ou fechado pelas partes moles ao seu redor, que incluem o palato mole e a língua.

A cavidade oral tem múltiplas funções:

- É a entrada do sistema digestório, envolvida com o processamento inicial do alimento, o que é auxiliado pelas secreções das glândulas salivares
- Manipula o som produzido pela laringe, e um dos resultados disso é a fonação.

É usada para a respiração porque se abre para a faringe, que é um caminho comum para o ar e o alimento. Por essa razão, a cavidade oral pode ser usada por médicos para acessar a via respiratória inferior, e dentistas usam "contenções de borracha" para prevenir que *debris*, como fragmentos de dentes, passem pelo istmo das fauces e pela faringe para entrar no esôfago ou na via respiratória inferior.

Múltiplos nervos suprem a cavidade oral

A inervação para sensibilidade geral é feita predominantemente por ramos do nervo trigêmeo [NC V]:

- As partes superiores da cavidade, incluindo o palato e os dentes superiores, são inervadas por ramos do nervo maxilar [V_2]

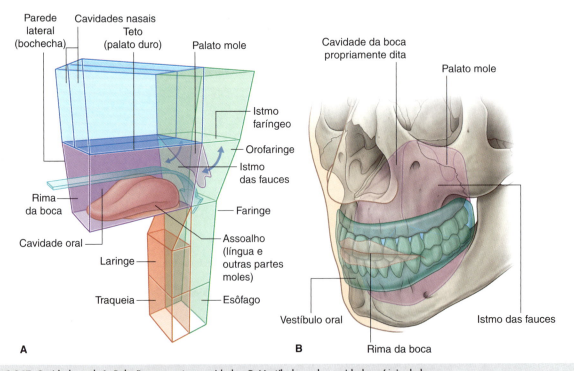

Figura 8.247 Cavidade oral. **A.** Relação com outras cavidades. **B.** Vestíbulo oral e cavidade própria da boca.

- As partes inferiores, incluindo os dentes e a parte oral da língua, são inervadas por ramos do nervo mandibular [V$_3$].
- A gustação (aferentes especiais [AE]) da parte oral, ou dois terços anteriores, da língua é carregada por ramos do nervo facial [NC VII], que se unem aos ramos do nervo trigêmeo [NC V] e são distribuídos com ele
- Fibras parassimpáticas para as glândulas da cavidade oral são também levadas por ramos do nervo facial [NC VII] e distribuídas com ramos do nervo trigêmeo [NC V]
- Fibras simpáticas na cavidade oral vêm, originalmente, do nível espinal T1, fazem sinapse no gânglio simpático cervical superior e são finalmente distribuídas para a cavidade oral junto com ramos do nervo trigêmeo [NC V] ou diretamente acompanhando vasos sanguíneos.

Todos os músculos da língua são supridos pelo nervo hipoglosso [NC XII], exceto o palatoglosso, que é suprido pelo nervo vago [NC X].

Todos os músculos do palato mole são supridos pelo nervo vago [NC X], exceto o músculo tensor do véu palatino, que é suprido por um ramo do nervo mandibular [V$_3$]. O músculo que forma o assoalho da cavidade oral (milo-hióideo) é também suprido pelo nervo mandibular [V$_3$].

Estrutura esquelética

Os ossos que contribuem para a estrutura esquelética da cavidade oral, ou que estão relacionados com a anatomia de estruturas da cavidade oral, são:

- Os ossos pares maxilas, palatinos e temporais e
- Os ossos singulares mandíbula, esfenoide e hioide.

Além disso, as partes cartilagíneas das tubas auditivas na parte inferior da base do crânio estão relacionadas às inserções dos músculos do palato mole.

Maxilas

As duas maxilas contribuem substancialmente para a formação do teto da cavidade oral. As partes envolvidas são os processos alveolar e palatino (Figura 8.248 A).

O processo palatino é uma lâmina horizontal que se projeta da face medial de cada maxila. Origina-se em local imediatamente superior à parte medial do processo alveolar e se estende até a linha média, onde se une, por meio de uma sutura, ao processo palatino contralateral. Juntos, os dois processos palatinos formam os dois terços anteriores do palato duro.

Na linha média da face inferior do palato duro, na extremidade anterior da sutura intermaxilar, há uma única pequena fossa (fossa incisiva) imediatamente posterior aos dentes incisivos. Dois canais incisivos, um a cada lado, estendem-se posterossuperiormente, a partir do teto dessa fossa, para se abrir no assoalho da cavidade nasal. Os canais e fossas permitem a passagem dos vasos palatinos maiores e dos nervos nasopalatinos.

Ossos palatinos

As partes de cada osso palatino, com formato de L, que contribuem para a formação do teto da cavidade oral são a lâmina horizontal e o processo piramidal (Figura 8.248 A).

A lâmina horizontal se projeta medialmente a partir da parte inferior do osso palatino. É unida, por suturas, a sua correspondente contralateral, na linha média, e, no mesmo lado, com o processo palatino da maxila, anteriormente.

Uma única **espinha nasal posterior** é formada na linha média, onde as duas lâminas horizontais se unem, e se projeta para trás a partir da margem do palato duro. As margens posteriores das lâminas horizontais e da espinha nasal posterior estão associadas à fixação do palato mole.

O forame palatino maior, formado principalmente pela lâmina horizontal do osso palatino e completado, lateralmente, pela parte adjacente da maxila, abre-se na parte posterolateral da lâmina horizontal. Esse forame é a abertura inferior do canal palatino, que continua superiormente até a fossa pterigopalatina e transmite o nervo palatino maior e vasos para o palato.

Também se abrindo no osso palatino, há o forame palatino menor. É a abertura inferior do curto canal palatino menor que se ramifica do canal palatino e transmite o nervo palatino menor e vasos para o palato mole.

O processo piramidal se projeta posteriormente e preenche o espaço entre as extremidades inferiores das lâminas medial e lateral do processo pterigoide do osso esfenoide.

Osso esfenoide

Os processos pterigoides e as espinhas do osso esfenoide estão associados a estruturas relacionadas com o palato mole, que forma parte do teto da cavidade oral (Figura 8.248 A).

Os processos pterigoides descem, um a cada lado, da parte lateral do corpo do osso esfenoide. Cada processo tem uma lâmina medial e uma lateral. Essas duas lâminas verticais se projetam da parte posterior do processo. O espaço em forma de V, criado inferiormente entre as duas lâminas, é preenchido pelo processo piramidal do osso palatino.

Projetando-se posterolateralmente, a partir da margem inferior da lâmina medial do processo pterigoide, encontra-se uma estrutura alongada em forma de gancho (o hâmulo pterigóideo). O hâmulo fica imediatamente atrás do arco alveolar e inferior à margem posterior do palato duro. É:

- Uma "polia" para um dos músculos (tensor do véu palatino) do palato mole e

Gray Anatomia Clínica para Estudantes

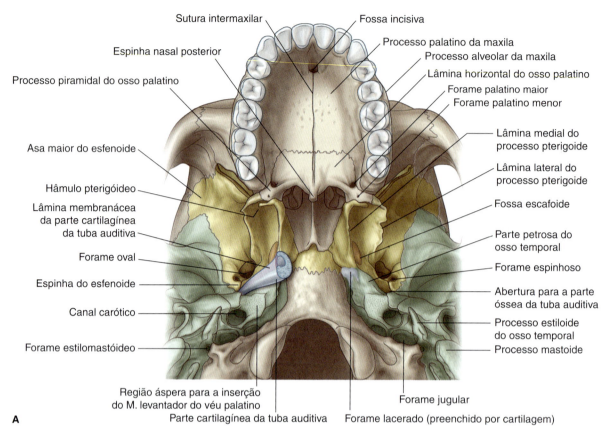

A

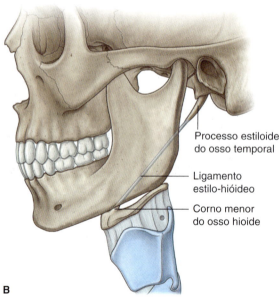

B

Figura 8.248 Base e partes laterais do crânio. **A.** Estruturas na base do crânio relacionadas a estruturas associadas com a cavidade oral. **B.** Processo estiloide do osso temporal.

- O local de inserção para a extremidade superior da rafe mandibular, que é fixada à mandíbula, abaixo, e une os constritores superiores da faringe e o músculo bucinador da bochecha.

Na raiz da lâmina medial do processo pterigoide, na base do crânio, há uma pequena fossa em forma de canoa (**fossa escafoide**), que começa imediatamente medial ao forame oval e desce anterior e medialmente à raiz da lâmina medial do processo pterigoide (Figura 8.248 A). É o local de inserção de um dos músculos do palato mole (tensor do véu palatino).

As espinhas do esfenoide, uma a cada lado, são projeções verticais das faces inferiores das asas maiores do osso esfenoide (Figura 8.248 A). Cada espinha é imediatamente posteromedial ao forame espinhoso.

A parte medial da espinha é o local de inserção da parte mais lateral do músculo tensor do véu palatino, do palato mole.

Osso temporal

O processo estiloide e a parte inferior da parte petrosa do osso temporal são o local de inserção de músculos associados à língua e ao palato mole, respectivamente.

O processo estiloide se projeta anteroinferiormente a partir da face inferior do osso temporal. Pode chegar a ter 2,5 cm de comprimento e aponta na direção do corno menor do osso hioide, ao qual é unido pelo ligamento estiloióideo (Figura 8.248 B). A raiz do processo estiloide é imediatamente anterior ao forame estilomastóideo e lateral ao forame jugular. O músculo estiloglosso, da língua, se insere na face anterolateral do processo estiloide.

A parte inferior do osso temporal tem uma área mais áspera, de formato triangular, em local imediatamente anteromedial à abertura do canal carótico (Figura 8.248 A). O músculo levantador do véu palatino, do palato mole, se insere nessa área.

Parte cartilagínea da tuba auditiva

A parte cartilagínea da tuba auditiva tem formato de trompete e fica em um sulco entre a margem anterior da parte petrosa do osso temporal e a margem posterior da asa maior do osso esfenoide (Figura 8.248 A).

As paredes medial e lateral da parte cartilagínea da tuba auditiva são formadas principalmente por cartilagem, enquanto a parede inferolateral é mais fibrosa e é conhecida como **lâmina membranácea**.

O ápice da parte cartilagínea se conecta lateralmente à abertura da parte óssea, no osso temporal.

A extremidade medial, mais larga, da parte cartilagínea é imediatamente posterior à margem superior da lâmina medial do processo pterigoide e se abre na nasofaringe.

A parte cartilagínea da tuba auditiva é lateral à inserção do músculo levantador do véu palatino e medial à espinha do esfenoide. O músculo tensor do véu palatino tem sua inserção, em parte, na lâmina membranácea.

Mandíbula

A mandíbula, antes denominada maxilar inferior (Figura 8.249), consiste em um corpo com partes direita e esquerda, que se fundem anteriormente, na linha média (a **sínfise da mandíbula**), e dois ramos. O local da fusão é visível na superfície externa do osso, como uma pequena crista vertical medial.

A face superior do corpo da mandíbula sustenta o arco alveolar (Figura 8.249 B), que ancora os dentes inferiores, e tem, a cada lado de sua superfície externa, um pequeno forame mental (Figura 8.249 B).

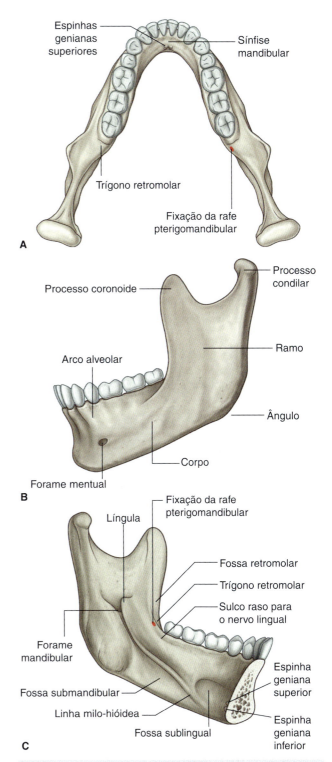

Figura 8.249 Mandíbula. **A.** Vista superior. **B.** Vista lateral. **C.** Vista medial.

Posteriormente à sínfise da mandíbula, na face interior da mandíbula, há dois pares de pequenas espinhas, um imediatamente acima do outro. São as **espinhas genianas superior** e **inferior** (Figura 8.249 A, C), e são locais de inserção para um par de músculos que passam para dentro da língua e para um par de músculos que ligam a mandíbula ao osso hioide.

Estendendo-se da linha média e originando-se inferiormente às espinhas genianas, há uma linha ou crista elevada (a **linha milo-hióidea**) (Figura 8.249 C) que corre posterior e superiormente ao longo da face interna, a cada lado do corpo da mandíbula, e termina imediatamente abaixo do último dente molar.

Acima do terço anterior da linha milo-hióidea, há uma depressão rasa (a **fossa sublingual**) (Figura 8.249 C), e abaixo dos dois terços posteriores há outra depressão (a **fossa submandibular**) (Figura 8.249 C).

Entre o último dente molar e a linha milo-hióidea há um sulco raso que abriga o nervo lingual.

Imediatamente posterior ao último dente molar, na face medial superior do corpo da mandíbula, encontra-se uma pequena depressão triangular (**trígono retromolar**) (Figura 8.249 A, C). A rafe pterigomandibular se fixa em um local imediatamente medial ao ápice desse triangulo e se estende de lá até a ponta do hâmulo pterigóideo acima.

O ramo da mandíbula, um a cada lado, tem formato quadrangular e fica orientado no plano sagital. Em sua superfície medial, há um grande **forame mandibular** para a transmissão do nervo e dos vasos alveolares inferiores.

Osso hioide

O osso hioide é pequeno, em formato de U e está localizado no pescoço, entre a laringe e a mandíbula. Tem um corpo anterior e dois cornos maiores, um a cada lado, que se projetam posterior e superiormente a partir do corpo (Figura 8.250). Há dois pequenos cornos menores, com formato cônico, na face superior, onde os cornos maiores se unem ao corpo. Os ligamentos estilo-hióideos se fixam aos ápices dos cornos menores.

O osso hioide é uma estrutura muito importante no pescoço porque liga o assoalho da cavidade oral, à frente, com a faringe, atrás, e com a laringe, abaixo.

Paredes | As bochechas

As paredes da cavidade oral são formadas pelas bochechas.

Cada bochecha consiste em fáscia e uma camada de músculo esquelético recobertos pela pele, externamente, e pela mucosa oral, internamente. A fina camada de músculo esquelético dentro das bochechas é formada, principalmente, pelo músculo bucinador.

Músculo bucinador

O músculo bucinador é um dos músculos da mímica (Figura 8.251). Fica no mesmo plano que o músculo constritor superior da faringe. De fato, a margem posterior do músculo bucinador é ligada à margem anterior do músculo superior constritor pela rafe pterigomandibular, que corre entre o ápice do hâmulo pterigóideo do osso esfenoide, acima, e uma área de osso mais áspero imediatamente atrás do último dente molar na mandíbula, abaixo.

Os músculos bucinador e constritor superior, portanto, dão continuidade entre as paredes das cavidades oral e faríngea.

O músculo bucinador, além de se originar da rafe pterigomandibular, também se origina diretamente da parte alveolar da mandíbula e do processo alveolar da maxila.

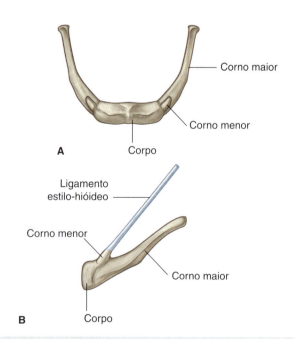

Figura 8.250 Osso hioide. **A.** Vista anterior. **B.** Vista lateral.

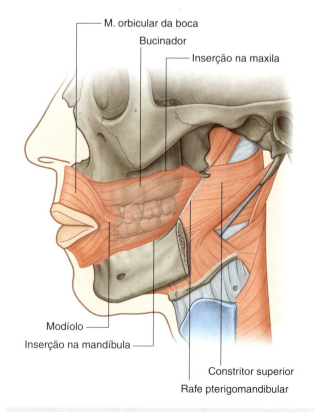

Figura 8.251 Músculo bucinador.

De suas três origens, as fibras musculares do bucinador correm anteriormente para se misturar com as fibras do músculo orbicular da boca e para se inserir no modíolo, que é um pequeno nódulo de tecido conjuntivo, com formato de botão, na interface entre os músculos dos lábios e da bochecha, a cada lado.

O músculo bucinador segura as bochechas contra os arcos alveolares e mantém o alimento entre os dentes durante a mastigação.

O músculo bucinador é suprido pelo ramo bucal do nervo facial [NC VII]. A sensibilidade geral da pele e da mucosa oral das bochechas é suprida pelo ramo bucal do nervo mandibular [V_3].

Assoalho

O assoalho da cavidade oral propriamente dita é formado, principalmente, por três estruturas:

- Um diafragma muscular, que preenche o espaço em forma de U entre os lados esquerdo e direito do corpo da mandíbula e é composto pelo par de músculos milo-hióideos
- Dois músculos gênio-hióideos, em formato de cordão, acima do diafragma, correndo da mandíbula, à frente, até o osso hioide, atrás; e
- A língua, que é superior aos músculos gênio-hióideos.

Também presentes no assoalho da cavidade oral propriamente dita estão as glândulas salivares e seus ductos. As maiores dessas glândulas, a cada lado, são a glândula sublingual e a parte oral da glândula submandibular.

Músculos milo-hióideos

Os dois delgados músculos milo-hióideos (Tabela 8.20), um a cada lado, formam em conjunto o diafragma muscular que define o limite inferior do assoalho da cavidade oral (Figura 8.252 A). Cada um tem formato triangular, com o ápice voltado anteriormente.

A margem lateral de cada músculo triangular se fixa à linha milo-hióidea, na face medial do corpo da mandíbula. De lá, as fibras musculares correm levemente para baixo até a margem medial na linha média, onde se unem às fibras do músculo correspondente contralateral por meio de uma rafe. A rafe se estende da parte posterior da sínfise mandibular, à frente, até o corpo do osso hioide, posteriormente.

A margem posterior de cada músculo milo-hióideo é livre, exceto por uma pequena inserção medial ao osso hioide.

Os músculos milo-hióideos:

- Contribuem para a sustentação estrutural do assoalho da cavidade oral
- Participam da elevação e da tração do osso hioide para a frente, e da laringe fixada a ele, durante os estágios iniciais da deglutição; e
- Quando o osso hioide está fixado em sua posição, deprimem a mandíbula e abrem a boca.

Assim como os músculos da mastigação, os músculos milo-hióideos são supridos pelo nervo mandibular [V_3]. O ramo específico que os supre é o nervo milo-hióideo, ramo do nervo alveolar inferior.

Músculos gênio-hióideos

Os músculos gênio-hióideos (Tabela 8.20) são um par de músculos, com formato de cordão, que correm um a cada lado da linha média, partindo das espinhas genianas inferiores na face posterior da sínfise mandibular e indo até a face anterior do corpo do osso hioide (Figura 8.252 B, C). São imediatamente superiores aos músculos milo-hióideos no assoalho da boca e inferiores aos músculos genioglossos, que formam parte da raiz da língua.

Os músculos gênio-hióideos:

- Principalmente, tracionam o osso hioide e a laringe fixada a ele, para cima e para a frente, durante a deglutição
- Como passam posteroinferiormente à mandíbula até o osso hioide, quando este está fixado em sua posição, podem agir como os músculos milo-hióideos para deprimir a mandíbula e abrir a boca.

Diferentemente dos outros músculos que movem a mandíbula na articulação temporomandibular, os músculos gênio-hióideos são supridos por um ramo do nervo cervical C1, que "pega carona" com o nervo hipoglosso [NC XII] para sair do pescoço e ir até o assoalho da cavidade oral.

Tabela 8.20 Músculos no assoalho da cavidade oral.

Músculo	Origem	Inserção	Inervação	Função
Milo-hióideo	Linha milo-hióidea da mandíbula	Rafe fibrosa mediana e parte adjacente do osso hioide	Nervo milo-hióideo do ramo alveolar inferior do nervo mandibular [V_3]	Sustenta e eleva o assoalho da cavidade oral; deprime a mandíbula quando o hioide está fixo; eleva e traciona o hioide para frente quando a mandíbula está fixa
Gênio-hióideo	Espinhas genianas inferiores da mandíbula	Corpo do osso hioide	C1	Eleva e traciona o osso hioide para a frente; deprime a mandíbula quando o hioide está fixo

Passagem para o assoalho da cavidade oral

Além de definir o limite inferior do assoalho da cavidade oral, a margem posterior livre do músculo milo-hióideo, a cada lado, forma uma das três margens de uma grande abertura triangular (**trígono orofaríngeo**), que é uma importante rota por onde estruturas na parte superior do pescoço e na fossa infratemporal da cabeça entram e saem de estruturas no assoalho da cavidade oral (Figura 8.253). Os outros dois músculos que completam as margens da abertura são os músculos constritores superior e médio da faringe.

A maioria das estruturas que passam pelo trígono são associadas com a língua e incluem músculos (hioglosso, estiloglosso), vasos (artéria e veia linguais), nervos (lingual, hipoglosso [XII], glossofaríngeo [IX]) e vasos linfáticos.

Uma grande glândula salivar (a glândula submandibular) contorna a margem posterior do músculo milo-hióideo e, portanto, também passa pelo trígono orofaríngeo.

Língua

A língua é uma estrutura muscular que forma parte do assoalho da cavidade oral e parte da parede anterior da orofaringe (Figura 8.254 A). Sua parte anterior fica na cavidade oral e tem formato aproximadamente triangular, com **ápice da língua** rombo. O ápice fica direcionado anteriormente e se localiza imediatamente atrás dos dentes incisivos. A **raiz da língua** se insere na mandíbula e no osso hioide.

A face superior dos dois terços anteriores (ou orais) da língua se curva inferiormente e se orienta em um plano mais vertical. As faces orais e faríngeas são separadas por um **sulco terminal da língua**, em formato de V, que

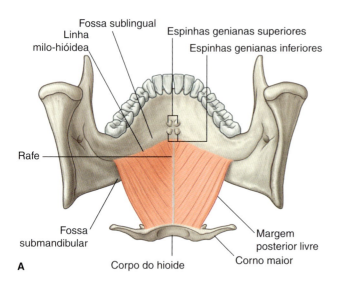
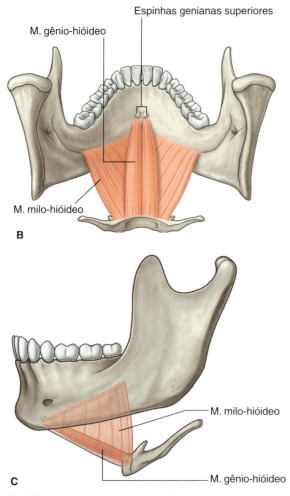

Figura 8.252 A. Músculos milo-hióideos. **B.** Músculos gênio-hióideos. **C.** Vista lateral.

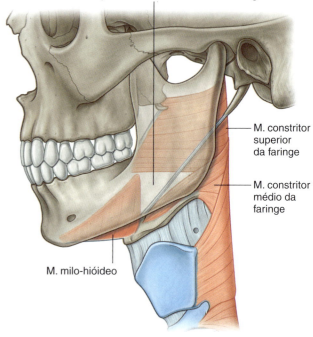

Figura 8.253 Passagem para o assoalho da cavidade oral.

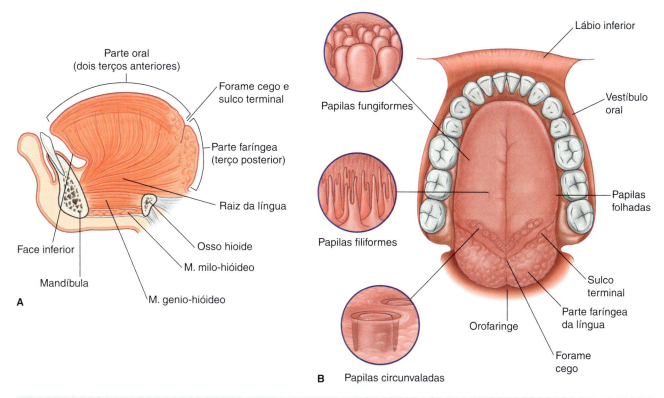

Figura 8.254 Língua. **A.** Corte sagital paramediano. **B.** Vista superior.

marca o lugar, no embrião, onde o epitélio se invaginou para formar a glândula tireoide. Em algumas pessoas, um ducto tireoglosso persiste após o período embrionário e conecta o forame cego na língua com a glândula tireoide no pescoço.

Papilas

A face superior da parte oral da língua é recoberta por centenas de papilas (Figura 8.254 B):

- As **papilas filiformes** são pequenas projeções em forma de cone da mucosa que terminam em uma ou mais pontas
- As **papilas fungiformes** são mais arredondadas em seu formato e maiores do que as papilas filiformes e tendem a se concentrar ao longo das margens da língua
- As maiores papilas são as **papilas circunvaladas**, que são invaginações de formato cilíndrico e fundo cego na superfície da língua – há apenas de 8 a 12 papilas circunvaladas em uma única linha em formato de V imediatamente anterior ao sulco terminal da língua
- As **papilas folhadas** são pregas lineares de mucosa nos lados da língua, próximas ao sulco terminal da língua.

As papilas, em geral, aumentam a superfície de contato entre a superfície da língua e o conteúdo da cavidade oral. Todas, com exceção da filiforme, têm receptores gustativos em suas superfícies.

Face inferior da língua

A face inferior da parte oral da língua não tem papilas, mas tem inúmeras pregas mucosas lineares (Figura 8.265). Uma única prega mediana (o **frênulo da língua**) é contínua com a mucosa que recobre o assoalho da cavidade oral e fica acima da margem inferior de um septo sagital medial, que, internamente, separa os lados direito e esquerdo da língua. A cada lado do frênulo há uma veia lingual, e, lateralmente a cada veia, há uma **prega franjada** áspera.

Face faríngea

A mucosa que recobre a face faríngea da língua tem contorno irregular por causa dos muitos pequenos nódulos de tecido linfoide na submucosa. Esses nódulos são, coletivamente, a **tonsila lingual**.

Não há papilas na face faríngea.

Músculos

A maior parte da língua é composta de músculos (Figura 8.254 e Tabela 8.21).

A língua é completamente dividida em metades esquerda e direita por um septo sagital mediano composto de tecido conjuntivo. Isso significa que todos os músculos da língua são pares. Há músculos linguais intrínsecos e extrínsecos.

Tabela 8.21 Músculos da língua.

Músculo	Origem	Inserção	Inervação	Função
Intrínsecos				
Longitudinal superior (imediatamente profundo à superfície da língua)	Tecido conjuntivo submucoso na parte posterior da língua e do septo mediano da língua	Fibras musculares passam anteriormente e obliquamente para o tecido conjuntivo submucoso e mucosa nas margens da língua	Nervo hipoglosso [NC XII]	Encurta a língua; enrola o ápice e os lados da língua
Longitudinal inferior (entre os músculos genioglosso e hioglosso)	Raiz da língua (algumas fibras do hioide)	Ápice da língua	Nervo hipoglosso [NC XII]	Encurta a língua; desenrola o ápice e o vira pra baixo
Transverso	Septo mediano da língua	Tecido conjuntivo submucoso nas margens laterais da língua	Nervo hipoglosso [NC XII]	Estreita e alonga a língua
Vertical	Tecido conjuntivo submucoso no dorso da língua	Tecido conjuntivo das regiões mais ventrais da língua	Nervo hipoglosso [NC XII]	Achata e alarga a língua
Extrínsecos				
Genioglosso	Espinhas geniosas superiores	Corpo do hioide; toda a extensão da língua	Nervo hipoglosso [NC XII]	Protrui a língua; deprime o centro da língua
Hioglosso	Corno maior e partes adjacentes do corpo do osso hioide	Face lateral da língua	Nervo hipoglosso [NC XII]	Deprime a língua
Estiloglosso	Processo estiloide (face anterolateral)	Face lateral da língua	Nervo hipoglosso [NC XII]	Eleva e retrai a língua
Palatoglosso	Face inferior da aponeurose palatina	Margem lateral da língua	Nervo vago [NC X] (através do ramo faríngeo do plexo faríngeo)	Deprime o palato; move o arco palatoglosso medialmente; eleva a parte posterior da língua

Com exceção do músculo palatoglosso, que é suprido pelo nervo vago [NC X], todos os músculos da língua são supridos pelo nervo hipoglosso [NC XII].

Músculos intrínsecos

Os músculos intrínsecos da língua (Figura 8.255) se originam e se inserem na substância da língua; são divididos em **músculos longitudinais superiores**, **longitudinais inferiores**, **transversos** e **verticais**, e modificam o formato da língua:

- Alongando-a e a encurtando
- Enrolando e desenrolando seu ápice e suas margens; e
- Achatando e arredondando sua superfície.

Trabalhando em pares ou um lado a cada vez, os músculos intrínsecos da língua contribuem para os movimentos precisos da língua necessários para a fala, a alimentação e a deglutição.

Músculos extrínsecos

Músculos extrínsecos da língua (Figura 8.255 e Tabela 8.21) se originam de estruturas fora da língua e se inserem nela. Há quatro grandes músculos extrínsecos a cada lado: o genioglosso, o hioglosso, o estiloglosso e o palatoglosso, que projetam, retraem, deprimem e elevam a língua.

Músculo genioglosso

Os **músculos genioglossos**, espessos e em formato de leque, fazem uma contribuição substancial para a estrutura da língua. Ocorrem a cada lado do septo medial que separa as metades esquerda e direita da língua.

Os músculos genioglossos se originam das espinhas geniosas superiores, na face posterior da sínfise mandibular, imediatamente superiores à origem dos músculos genioióideos das espinhas geniosas inferiores (Figura 8.256). Desse pequeno lugar de origem, cada músculo de expande posterior e superiormente. As fibras mais inferiores se inserem no osso hioide; as restantes se espalham superiormente para se misturar com os músculos intrínsecos ao longo de, praticamente, toda a extensão da língua.

Os músculos genioglossos:

- Deprimem a parte central da língua e
- Projetam a parte anterior da língua para fora da rima da boca (ou seja, "põem a língua para fora").

Assim como a maioria dos músculos da língua, os músculos genioglossos são supridos pelos nervos hipoglossos [NC XII].

Pedir que um paciente "ponha a língua para fora" pode ser usado como um teste dos nervos hipoglossos

Capítulo 8 • Cabeça e Pescoço

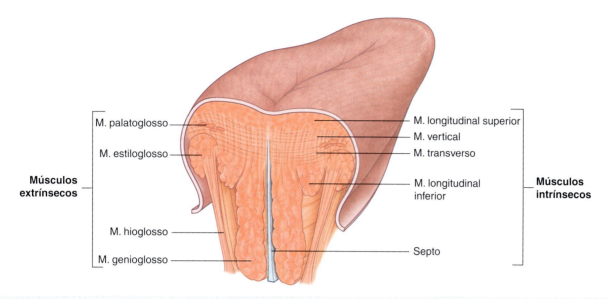

Figura 8.255 Músculos da língua.

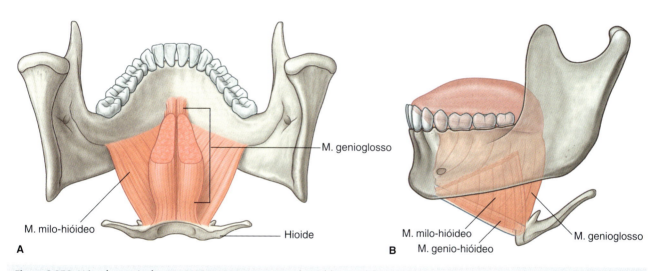

Figura 8.256 Músculos genioglossos. **A.** Vista posterior. **B.** Vista lateral (esquerda).

[NC XII]. Se estiver funcionando normalmente, a língua é projetada para fora da boca de maneira homogênea, na linha mediana. Se o nervo de um lado não estiver completamente funcional, o ápice da língua se desvia para esse lado.

Músculo hioglosso

Os músculos hioglossos são delgados, têm formato quadrangular e são laterais aos músculos genioglossos (Figura 8.257).

Cada músculo hioglosso se origina de todo o comprimento do corno maior e das partes adjacentes do corpo do osso hioide. Em sua origem, o músculo hioglosso é lateral à inserção do músculo constritor médio da faringe. Passa superior e anteriormente pelo espaço (trígono orofaríngeo) entre os músculos constritor superior da faringe, constritor médio da faringe e o milo-hióideo para se inserir na língua, lateralmente ao músculo genioglosso e medialmente ao músculo estiloglosso.

O músculo hioglosso deprime a língua e é suprido pelo nervo hipoglosso [NC XII].

Um importante ponto de referência. O músculo hioglosso é um importante ponto de referência no assoalho da cavidade oral:

- A artéria lingual, vinda da artéria carótida externa no pescoço, entra na língua profundamente ao hioglosso, entre ele e o genioglosso
- O nervo hipoglosso [NC XII] e o nervo lingual (ramo do nervo mandibular [V_3]), do pescoço e da fossa infratemporal da cabeça, respectivamente, entram na língua na face externa do hioglosso.

Gray Anatomia Clínica para Estudantes

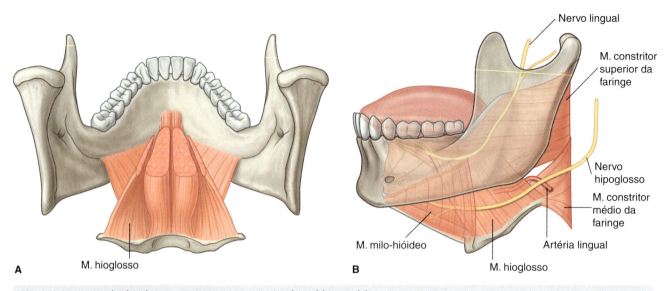

Figura 8.257 Músculos hioglossos. A. Vista posterior. B. Vista lateral (esquerda).

Músculo estiloglosso

Os músculos estiloglossos se originam da face anterior do processo estiloide dos ossos temporais. De lá, cada músculo passa inferior e medialmente pelo trígono orofaríngeo para entrar na face lateral da língua, onde se mistura com a margem superior do hioglosso e com os músculos intrínsecos (Figura 8.258).

Os músculos estiloglossos retraem a língua e tracionam a parte posterior da língua superiormente; são supridos pelos nervos hipoglossos [NC XII].

Músculo palatoglosso

Os músculos palatoglossos fazem parte do palato mole e da língua. Cada um se origina da face inferior da aponeurose palatina e passa anteroinferiormente à lateral da língua (Figura 8.259).

Os músculos palatoglossos:

- Elevam a parte posterior da língua
- Movem os arcos palatoglossos da mucosa em direção medial; e
- Deprimem o palato mole.

Esses movimentos facilitam o fechamento do istmo das fauces e, como resultado, a separação da cavidade oral da orofaringe.

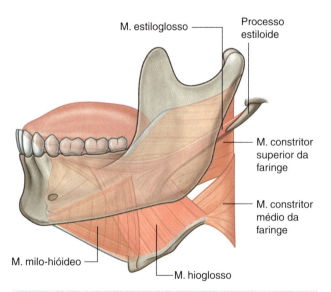

Figura 8.258 Músculos estiloglossos.

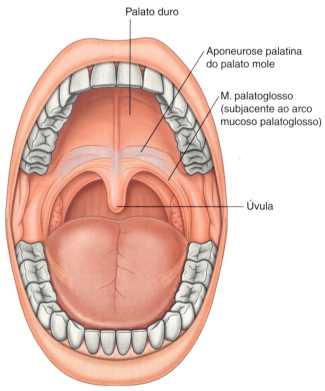

Figura 8.259 Músculos palatoglossos.

Ao contrário dos outros músculos da língua, mas similar à maioria dos outros músculos do palato mole, os músculos palatoglossos são supridos pelos nervos vagos [NC X].

Vasos

Artérias

A principal artéria da língua é a **artéria lingual** (Figura 8.260).

A cada lado, a artéria lingual se origina da artéria carótida externa no pescoço, adjacente ao ápice do corno maior do osso hioide. Forma uma curva para cima e então volta para baixo e para a frente para passar profundamente ao músculo hioglosso, acompanhando-o pelo trígono orofaríngeo para entrar no assoalho da cavidade oral.

A artéria lingual então adota um trajeto anterior no plano entre os músculos hioglosso e genioglosso até o ápice da língua.

Além da língua, a artéria lingual irriga a glândula sublingual, a gengiva e a mucosa oral no assoalho da cavidade oral.

Veias

A veia é drenada pelas veias linguais dorsal e profunda (Figura 8.260).

As **veias linguais profundas** são visíveis através da mucosa na face inferior da língua. Apesar de acompanharem as artérias linguais em partes anteriores da língua, ficam separadas delas posteriormente pelos músculos hioglossos. A cada lado, as veias linguais profundas acompanham o nervo hipoglosso [NC XII] na face externa do músculo hioglosso e saem do assoalho da cavidade oral pelo trígono orofaríngeo. Desembocam na veia jugular interna do pescoço.

A **veia lingual dorsal** segue a artéria lingual entre os músculos hioglosso e genioglosso e, assim como a veia lingual profunda, drena para a veia jugular interna no pescoço.

Inervação

A inervação da língua é complexa e envolve muitos nervos (Figuras 8.260 e 8.261).

Nervo glossofaríngeo [NC IX]

A gustação (AE) e a sensibilidade geral da parte faríngea da língua são levadas pelo nervo glossofaríngeo [NC IX].

O nervo glossofaríngeo [NC IX] sai do crânio pelo forame jugular e desce ao longo da face posterior do músculo estilofaríngeo. Passa em torno da face lateral do estilofaríngeo e então pela parte posterior do trígono orofaríngeo. O nervo então passa adiante da parede da orofaringe, imediatamente abaixo do polo inferior da tonsila palatina, e entra

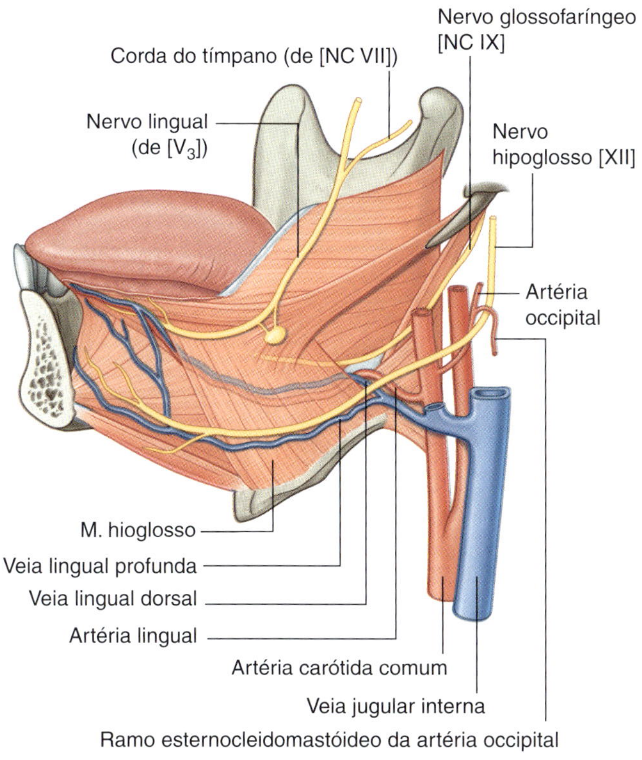

Figura 8.260 Artérias, veias e nervos da língua.

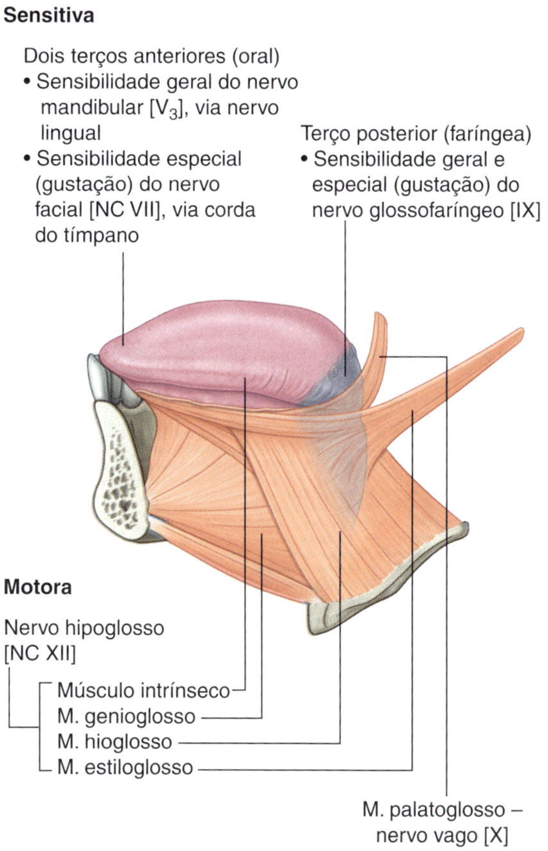

Figura 8.261 Inervação da língua.

na parte faríngea da língua profundamente aos músculos estiloglosso e hioglosso. Além da gustação e da sensibilidade geral do terço posterior da língua, ramos se arrastam anteriormente ao sulco terminal para carregar gustação (AE) e sensibilidade geral para as papilas circunvaladas.

Nervo lingual

A inervação sensitiva geral dos dois terços anteriores, ou parte oral, da língua é carregada pelo **nervo lingual**, que é um grande ramo do nervo mandibular [V$_3$]. Origina-se na fossa infratemporal e passa anteriormente para dentro do assoalho da cavidade oral através do trígono orofaríngeo (Figura 8.262). Em sua passagem, o nervo fica imediatamente inferior à inserção do constritor superior na mandíbula e continua adiante na face medial da mandíbula, adjacente ao último dente molar e profundo à gengiva. Nessa posição, pode ser palpado contra o osso, colocando-se um dedo na cavidade oral.

O nervo lingual então continua anteromedialmente pelo assoalho da cavidade oral, dá a volta por baixo do ducto submandibular e sobe para dentro da língua na face externa superior do músculo hioglosso.

Além da sensibilidade geral da parte oral da língua, o nervo lingual também carrega a sensibilidade geral da mucosa do assoalho da cavidade oral e da gengiva associada aos dentes inferiores. O nervo lingual também carreia fibras parassimpáticas e gustativas da parte oral da língua, que são parte do nervo facial [NC VII].

Nervo facial [NC VII]

A gustação (AE) da parte oral da língua é carregada para o sistema nervoso central pelo nervo facial [NC VII]. Fibras aferentes especiais (AE) do nervo facial [NC VII] saem da língua e da cavidade oral como parte do nervo lingual e então entram no nervo corda do tímpano, que é um ramo do nervo facial [NC VII] que se une ao nervo lingual na fossa infratemporal (Figura 8.262).

Nervo hipoglosso [NC XII]

Todos os músculos da língua são inervados pelo nervo hipoglosso [NC XII], exceto o músculo palatoglosso, que é inervado pelo nervo vago [NC X].

O nervo hipoglosso [NC XII] sai do crânio pelo canal do hipoglosso e desce quase verticalmente no pescoço até um nível imediatamente abaixo do ângulo da mandíbula (Figura 8.263). Lá, angula-se agudamente para a frente em torno do ramo esternocleidomastóideo da artéria occipital, cruza a artéria carótida externa e continua adiante, atravessando o laço da artéria lingual, para alcançar a face externa do terço inferior do músculo hioglosso.

O nervo hipoglosso [NC XII] acompanha o músculo hioglosso pelo trígono orofaríngeo para alcançar a língua.

Na parte superior do pescoço, um ramo do ramo anterior de C1 se une ao nervo hipoglosso [NC XII]. A maioria dessas fibras de C1 saem do nervo hipoglosso [NC XII] como a raiz superior da alça cervical (Figura 8.263). Próximo à margem posterior do músculo hioglosso, as fibras remanescentes saem do nervo hipoglosso [NC XII] e formam dois nervos:

- O ramo tireo-hióideo, que permanece no pescoço para inervar o músculo tireo-hióideo, e
- O ramo genio-hióideo, que passa para o assoalho da cavidade oral para suprir o músculo genio-hióideo

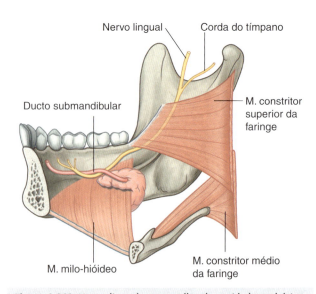

Figura 8.262 Nervo lingual no assoalho da cavidade oral (vista medial).

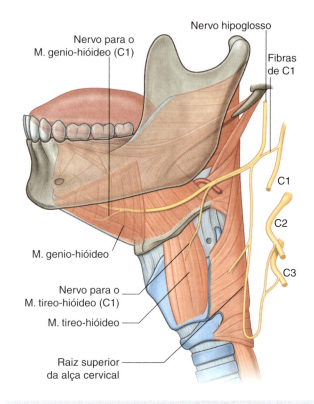

Figura 8.263 Nervo hipoglosso e fibras de C1.

Drenagem linfática

Todos os vasos linfáticos da língua acabam drenando para a cadeia cervical profunda de linfonodos ao longo da veia jugular interna:

- A parte faríngea da língua é drenada através da parede da faringe diretamente para, principalmente, o linfonodo jugulodigástrico da cadeia cervical profunda
- A parte oral da língua é drenada diretamente para os linfonodos cervicais profundos ou indiretamente para eles, passando antes pelo músculo milo-hióideo e pelos linfonodos submentuais e submandibulares.

Os linfonodos submentuais são inferiores ao músculo milo-hióideo e ficam entre os músculos digástrico, enquanto os submandibulares ficam abaixo do assoalho da cavidade oral, ao longo da parte interior das margens inferiores da mandíbula.

A ponta da língua é drenada pelo músculo milo-hióideo para os linfonodos submentuais e, então, principalmente para o linfonodo júgulo-omo-hióideo da cadeia cervical profunda.

Glândulas salivares

As glândulas salivares se abrem e secretam na cavidade oral. A maioria são pequenas glândulas na camada mucosa ou submucosa do epitélio oral, que recobre a língua, o palato, as bochechas e os lábios, e se abrem diretamente na cavidade oral ou através de pequenos ductos. Além dessas pequenas glândulas, há outras muito maiores, que incluem os pares de glândulas parótidas, submandibulares e sublinguais.

Glândula parótida

A glândula parótida, a cada lado, fica completamente fora dos limites da cavidade oral, em uma depressão rasa de formato triangular (Figura 8.264) formada por:

- Músculo esternocleidomastóideo, posteriormente
- Ramo da mandíbula, anteriormente; e
- Base da depressão, superiormente, constituída pelo meato acústico externo e pela parte posterior do arco zigomático.

A glândula geralmente se estende anteriormente sobre o músculo masseter e inferiormente sobre o ventre posterior do músculo digástrico.

O ducto parotídeo passa anteriormente, cruzando a face externa do músculo masseter, e então se volta medialmente para penetrar o músculo bucinador da bochecha e se abrir na cavidade oral, em local adjacente à coroa do segundo dente molar superior.

A glândula parótida envolve a artéria carótida externa, a veia retromandibular e a origem da parte extracraniana do nervo facial [NC VII].

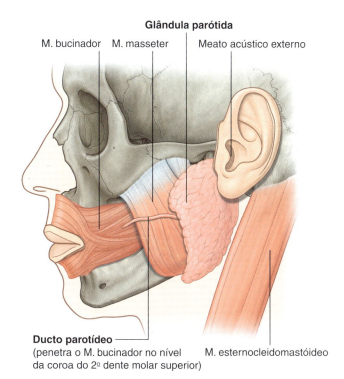

Figura 8.264 Glândula parótida.

Glândulas submandibulares

As alongadas **glândulas submandibulares** são menores do que as parótidas, mas maiores do que as sublinguais. Cada uma tem formato de gancho (Figura 8.265 A, B):

- O braço maior do gancho fica direcionado anteriormente, no plano horizontal abaixo do músculo milo-hióideo, e, portanto, fora dos limites da cavidade oral – essa parte superficial maior da glândula está diretamente encostada em uma rasa impressão no lado medial da mandíbula (fossa submandibular) inferior à linha milo-hióidea
- O braço menor do gancho (ou parte profunda) dá a volta em torno da margem posterior do músculo milo-hióideo para entrar e ficar dentro do assoalho da cavidade oral, onde é lateral à raiz da língua, na face lateral do músculo hioglosso.

O **ducto submandibular** emerge do lado medial da parte profunda da glândula na cavidade oral e passa adiante para se abrir no topo de um pequeno **carúnculo sublingual** ao lado da base do frênulo da língua (Figura 8.265 C, D).

O nervo lingual dá a volta em torno do ducto submandibular, cruzando primeiro o lado lateral e depois o lado medial do ducto, durante sua descida anteromedial pelo assoalho da cavidade oral e depois para a língua.

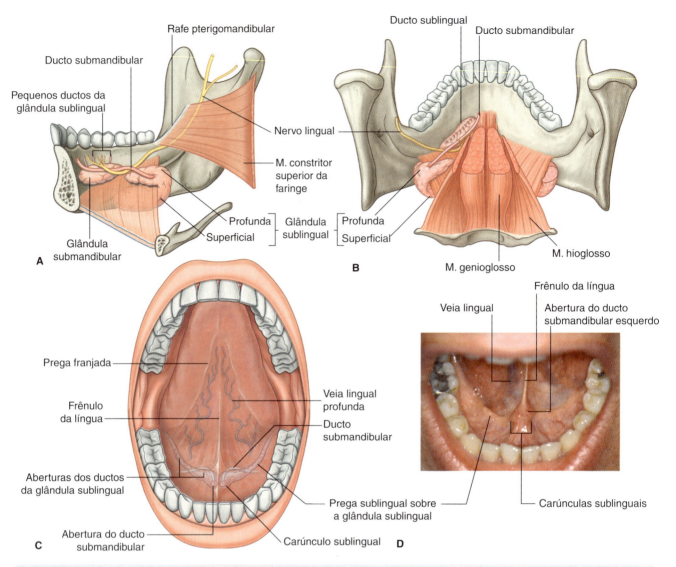

Figura 8.265 Glândulas submandibulares e sublinguais. **A.** Vista medial. **B.** Vista posterior. **C.** Vista anterior. **D.** Vista anterossuperior.

Glândulas sublinguais

As glândulas sublinguais são as menores dos três grandes pares de glândulas salivares. Cada uma tem o formato de uma amêndoa e fica imediatamente lateral ao ducto submandibular, associando-se ao nervo lingual no assoalho da cavidade oral (Figura 8.265).

Cada glândula sublingual fica diretamente contra a face medial da mandíbula, onde ela forma um sulco raso (fóvea sublingual), superior ao terço anterior da linha milo-hióidea.

A margem superior da glândula sublingual forma uma dobra alongada de mucosa (**prega submucosa**), que se estende da parte posterolateral do assoalho da cavidade oral até a carúncula sublingual ao lado da base do frênulo da língua, na linha média anterior (Figura 8.265 D).

A glândula sublingual drena seu conteúdo na cavidade oral através de numerosos pequenos ductos que se abrem na crista da prega sublingual. Ocasionalmente, a parte mais anterior da glândula é drenada por um ducto maior que se abre junto com o ducto submandibular na carúncula sublingual.

Vasos

Os vasos que irrigam a glândula parótida se originam da artéria carótida externa e de seus ramos adjacentes à glândula. As glândulas submandibulares e sublinguais são irrigadas por ramos das artérias faciais e linguais.

Veias da glândula parótida drenam para a veia jugular externa, e as da submandibular e sublingual drenam para as veias lingual e facial.

Vasos linfáticos da glândula parótida drenam para linfonodos que estão na glândula ou sobre ela. Os linfonodos parotídeos então drenam para linfonodos cervicais superficiais e profundos.

Os vasos linfáticos das glândulas submandibular e lingual drenam principalmente para linfonodos submandibulares, e então para linfonodos cervicais profundos, particularmente o linfonodo júgulo-omo-hióideo.

Inervação

Parassimpática

A inervação parassimpática de todas as glândulas salivares na cavidade oral é feita por ramos do nervo facial [NC VII], que se unem a ramos dos nervos maxilar [V_2] e mandibular [V_3] para alcançar suas localizações finais.

A glândula parótida, que fica inteiramente fora da cavidade oral, recebe sua inervação parassimpática de fibras que inicialmente foram carregadas pelo nervo glossofaríngeo [NC IX] e depois se uniram a um ramo do nervo mandibular [V_3] na fossa infratemporal (Figura 8.266).

Nervo petroso maior

Todas as glândulas salivares acima do nível da rima da boca, assim como as glândulas mucosas no nariz e a glândula lacrimal na órbita, são inervadas por fibras parassimpáticas carregadas no ramo petroso maior do nervo facial [NC VII] (Figura 8.266). Fibras parassimpáticas pré-ganglionares carreadas nesse nervo entram na fossa pterigopalatina e fazem sinapse com fibras parassimpáticas pós-ganglionares no gânglio pterigopalatino formado ao redor de ramos do nervo maxilar [V_2]. Fibras parassimpáticas pós-ganglionares se unem a ramos sensitivos gerais do nervo maxilar, como os nervos palatinos, destinados ao teto da cavidade oral, para alcançar suas glândulas-alvo.

Corda do tímpano

Todas as glândulas abaixo do nível da rima da boca, o que inclui as pequenas glândulas no assoalho da cavidade oral, no lábio inferior e na língua, e as glândulas maiores submandibulares e sublinguais, são inervadas por fibras parassimpáticas carreadas no ramo corda do tímpano do nervo facial [NC VII] (Figura 8.266).

O nervo corda do tímpano se une ao ramo lingual do nervo mandibular [V_3] na fossa infratemporal e o acompanha para entrar na cavidade oral. Na face externa do músculo hioglosso, fibras parassimpáticas pré-ganglionares saem da parte inferior do nervo lingual para fazer sinapse com fibras parassimpáticas pós-ganglionares no

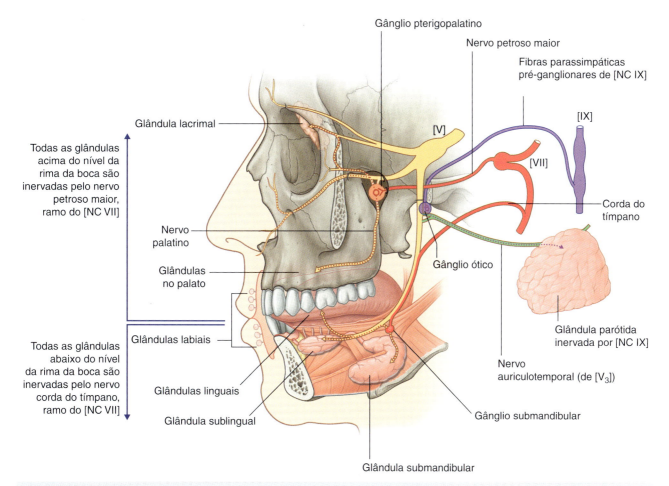

Figura 8.266 Resumo da inervação parassimpática (secretomotora) das glândulas da cabeça.

gânglio submandibular, que parece estar pendurado no nervo lingual (Figura 8.267). Fibras parassimpáticas pós-ganglionares saem do gânglio e passam diretamente para as glândulas submandibulares e sublinguais, enquanto outras voltam ao nervo lingual e acompanham seus ramos até suas glândulas-alvo.

Simpática

A inervação simpática para as glândulas salivares vem do nível espinal T1. Fibras simpáticas pré-ganglionares entram no tronco simpático e ascendem para fazer sinapse no gânglio simpático cervical superior (Figura 8.268). Fibras pós-ganglionares acompanham os nervos e vasos sanguíneos adjacentes para alcançar suas glândulas.

Teto – palato

O teto da cavidade oral consiste no palato, que tem duas partes – um palato duro anterior e um palato mole posterior (Figura 8.269).

Palato duro

O palato duro separa a cavidade oral das cavidades nasais. Consiste em uma lâmina óssea recoberta, acima e por baixo, por mucosa:

- Acima, é recoberto pela mucosa respiratória e forma o teto das cavidades nasais
- Abaixo, é recoberto por uma camada de mucosa oral firmemente aderida e forma grande parte do teto da cavidade oral (Figura 8.269).

Os processos palatinos das maxilas formam os três quartos anteriores do palato duro. As lâminas horizontais dos

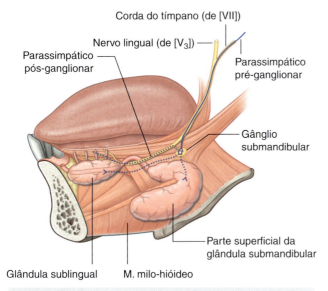

Figura 8.267 Trajeto das fibras parassimpáticas carreadas pelo nervo corda do tímpano.

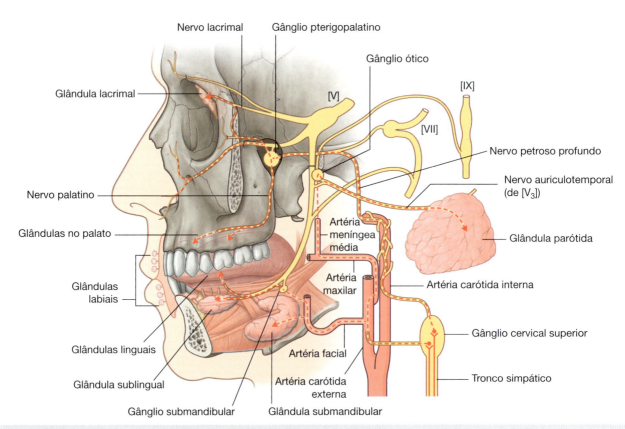

Figura 8.268 Resumo da inervação simpática das glândulas da cabeça.

Capítulo 8 • Cabeça e Pescoço

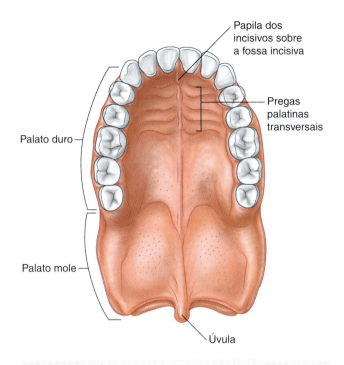

Figura 8.269 Palato.

Palato mole

O palato mole (Figura 8.269) continua posteriormente ao palato duro e age como uma válvula, que pode ser:

- Deprimida para ajudar no fechamento do istmo das fauces e
- Elevada para separar a nasofaringe da orofaringe.

O palato mole é formado e movimentado por quatro músculos e recoberto por mucosa, contínua com a mucosa da faringe e das cavidades nasais e oral.

A pequena projeção muscular em forma de gota que fica pendurada da margem posterior livre do palato mole é a **úvula**.

Músculos do palato mole

Cinco músculos (Tabela 8.22), a cada lado, contribuem para a formação e a movimentação do palato mole. Dois desses, o músculo tensor do véu palatino e o músculo levantador do véu palatino, descem para o palato vindos da base do crânio. Dois outros, o músculo palatoglosso e o músculo palatofaríngeo, ascendem até o palato, vindos da língua e da faringe, respectivamente. O último músculo, o músculo da úvula, associa-se à úvula.

Todos os músculos do palato são supridos pelo nervo vago [NC X], exceto o músculo tensor do véu palatino, que é inervado pelo nervo mandibular [V_3] (via nervo pterigóideo medial).

Músculo tensor do véu palatino e aponeurose palatina

O **músculo tensor do véu palatino** é composto de duas partes – uma parte muscular vertical e uma parte fibrosa mais horizontal, que forma a aponeurose palatina (Figura 8.270 A).

ossos palatinos formam o quarto posterior. Na cavidade oral, o arco alveolar superior limita o palato duro anterior e lateralmente. Posteriormente, o palato duro é contínuo com o palato mole.

A mucosa do palato duro na cavidade oral possui numerosas **pregas palatinas transversas** e uma crista longitudinal mediana (**rafe palatina**), que termina anteriormente em uma pequena elevação oval (**papila incisiva**). A papila incisiva (Figura 8.269) fica sobre a fossa incisiva formada entre as lâminas horizontais da maxila, imediatamente atrás dos dentes incisivos.

Tabela 8.22 Músculos do palato mole.

Músculo	Origem	Inserção	Inervação	Função
Tensor do véu palatino	Fossa escafoide do osso esfenoide; parte fibrosa da tuba auditiva, espinha do esfenoide	Aponeurose palatina	Nervo mandibular [V_3] através do ramo para o músculo pterigóideo medial	Tensiona o palato mole; abre a tuba auditiva
Levantador do véu palatino	Parte petrosa do osso temporal anterior à abertura do canal carótico	Face superior da aponeurose palatina	Nervo vago [X] através do ramo faríngeo para o plexo faríngeo	O único músculo a elevar o palato mole acima da posição neutra
Palatofaríngeo	Face superior da aponeurose palatina	Parede da faringe	Nervo vago [X] através do ramo faríngeo para o plexo faríngeo	Deprime o palato mole; move o arco palatofaríngeo medialmente; eleva a faringe
Palatoglosso	Face inferior da aponeurose palatina	Margem lateral da língua	Nervo vago [X] através do ramo faríngeo para o plexo faríngeo	Deprime o palato; move o arco palatoglosso medialmente; eleva a parte posterior da língua
Músculo da úvula	Espinha nasal posterior do palato duro	Tecido conjuntivo da úvula	Nervo vago [X] através do ramo faríngeo para o plexo faríngeo	Eleva e retrai a úvula; espessa a região central do palato mole

899

Gray Anatomia Clínica para Estudantes

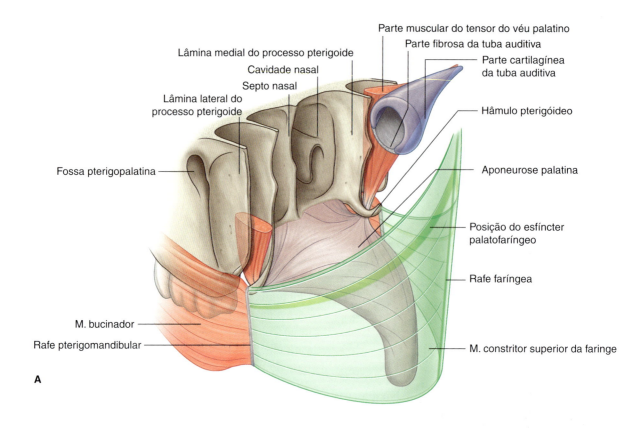

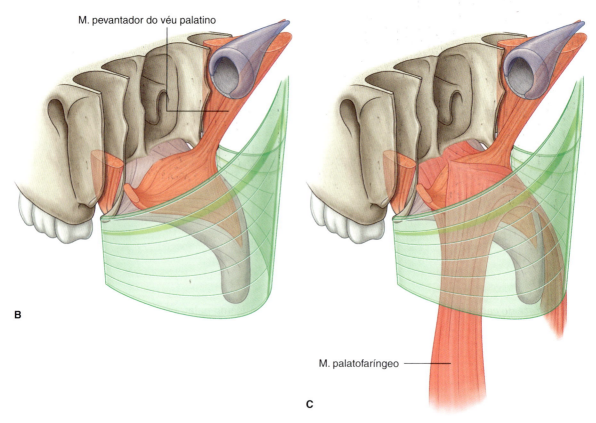

Figura 8.270 A. Músculos tensores do véu palatino e a aponeurose palatina. **B.** Músculos levantadores do véu palatino. **C.** Músculos palatofaríngeos.

900

A parte vertical do músculo tensor do véu palatino é delgada e tem formato triangular, com sua base fixada ao crânio e seu ápice apontando inferiormente. A base se insere ao longo de uma linha oblíqua que começa medialmente, na fossa escafoide, próxima à raiz do processo pterigoide do osso esfenoide, e continua lateralmente, ao longo da parte membranácea da tuba auditiva até a espinha do osso esfenoide.

O músculo tensor do véu palatino desce verticalmente ao longo da face lateral da lâmina medial do processo pterigoide e da parede da faringe até o hâmulo pterigóideo, onde as fibras convergem para formar um pequeno tendão (Figura 8.270 A).

O tendão faz uma curva de 90° medialmente em torno do hâmulo pterigóideo, penetrando a origem do músculo bucinador, e se expande como um leque para formar a parte fibrosa horizontal do músculo. Essa parte fibrosa é contínua, por meio da linha média, com a de seu músculo correspondente contralateral, formando a aponeurose palatina.

A **aponeurose palatina** se insere anteriormente à margem do palato duro, mas não se insere posteriormente, e acaba em uma margem livre. Essa extensa aponeurose é o principal elemento estrutural do palato mole, no qual os outros músculos se inserem.

O tensor do véu palatino:

- Tensiona (torna mais firme) o palato mole para que os outros músculos que nele se inserem possam funcionar com mais eficiência; e
- Abre a tuba auditiva quando o palato se movimenta durante o bocejo e a deglutição, em decorrência de sua inserção superior na parte membranácea da tuba auditiva.

O músculo tensor do véu palatino é inervado pelo nervo para o pterigóideo medial, do nervo mandibular [V$_3$].

M. levantador do véu palatino

O músculo levantador do véu palatino se origina da base do crânio e desce até a face superior da aponeurose palatina (Figura 8.270 B). No crânio, ele se origina de uma área áspera na parte petrosa do osso temporal, imediatamente anterior à abertura do canal carótico. Algumas fibras também se originam das partes adjacentes da tuba auditiva.

O músculo levantador do véu palatino passa anteroinferiormente através da fáscia da parede da faringe, medialmente à tuba auditiva e se insere na aponeurose palatina (Figura 8.270 B). Suas fibras se interlaçam na linha média com as do levantador do véu palatino do outro lado.

Ao contrário dos músculos tensores do véu palatino, os músculos levantadores do véu palatino não passam em torno de cada hâmulo pterigóideo, mas correm diretamente da base do crânio para a face superior da aponeurose palatina. Assim, eles são os únicos músculos que podem elevar o palato acima de sua posição neutra e fechar o istmo da faringe, entre a nasofaringe e a orofaringe.

O músculo levantador do véu palatino é suprido pelo nervo vago [NC X] via ramo faríngeo para o plexo faríngeo. Clinicamente, o músculo levantador do véu palatino pode ser testado pedindo-se ao paciente que diga "ah". Se o músculo de cada lado estiver funcionando normalmente, o palato se eleva homogeneamente na linha média; se um lado não está funcionando, o palato se desvia para longe do lado anormal.

Músculo palatofaríngeo

O músculo palatofaríngeo se origina da face superior da aponeurose palatina e passa posterolateralmente sobre sua margem para descer e se tornar um dos músculos longitudinais da parede da faringe (Figura 8.270 C). Fixa-se à aponeurose palatina por duas lamelas planas, separadas pelo músculo levantador do véu palatino. A mais anterior e lateral dessas lamelas se insere na margem posterior do palato duro, além da aponeurose palatina.

Os dois músculos palatofaríngeos, um a cada lado, ficam sob os **arcos palatofaríngeos** na parede da orofaringe. Os arcos palatofaríngeos são posteriores e mediais aos **arcos palatoglossos**, quando vistos anteriormente pela cavidade oral (Figura 8.271).

A cada lado, a tonsila palatina fica entre os arcos palatofaríngeo e palatoglosso, na parede lateral da orofaringe (Figura 8.271 A).

Os músculos palatofaríngeos:

- Deprimem o palato e movem os arcos palatofaríngeos medialmente, como cortinas – ambas essas ações ajudam a fechar o istmo das fauces, e
- Elevam a faringe durante a deglutição.

O palatofaríngeo é inervado pelo nervo vago [X] através do ramo faríngeo para o plexo faríngeo.

Palatoglosso

O músculo palatoglosso se insere na superfície inferior (oral) da aponeurose palatina e passa inferior e anteriormente para a superfície lateral da língua (Figura 8.272).

O músculo palatoglosso fica sob uma prega de mucosa que se arqueia do palato mole até a língua. Esses arcos palatoglossos, um a cada lado, são laterais e anteriores aos arcos palatofaríngeos que definem as margens laterais do istmo das fauces (Figura 8.271 A).

A tonsila palatina fica entre os arcos palatoglosso e palatofaríngeo, na parede lateral da orofaringe (Figuras 8.271 e 8.272).

O palatoglosso deprime o palato, move os arcos palatoglossos medialmente como cortinas e eleva a parte posterior da língua. Essas ações ajudam a fechar o istmo das fauces.

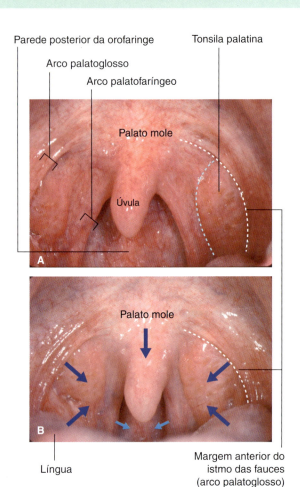

Fechamento do istmo das fauces
• Movimento medial e caudal dos arcos palatoglossos
• Movimento medial e caudal dos arcos palatofaríngeos
• Movimento cranial da língua
• Movimento caudal e anterior do palato mole

Figura 8.271 Boca aberta com palato mole. **A.** Istmo das fauces aberto. **B.** Istmo das fauces fechado.

O palatoglosso é inervado pelo nervo vago [X] através do ramo faríngeo para o plexo faríngeo.

Músculo da úvula

O músculo da úvula se origina da espinha nasal posterior, na margem posterior do palato mole, e passa em direção diretamente posterior pelo aspecto dorsal da aponeurose palatina para se inserir no tecido conjuntivo sob a mucosa da úvula (Figura 8.272). Passa entre as duas lamelas do palatofaríngeo, superiormente à inserção do levantador do véu palatino. Ao longo da linha média, o músculo da úvula se mistura com seu parceiro do outro lado.

O músculo da úvula a eleva e a retrai. Essa ação espessa a parte central do palato mole e ajuda os músculos levantadores do véu palatino a fecharem o istmo da faringe, entre a nasofaringe e a orofaringe.

O músculo da úvula é inervado pelo nervo vago [X] através do ramo faríngeo para o plexo faríngeo.

Vasos

Artérias

As artérias do palato incluem o ramo palatino maior, da artéria maxilar, o ramo palatino ascendente, da artéria facial, e o ramo palatino, da artéria faríngea ascendente. As artérias maxilar, facial e faríngea ascendente são ramos que surgem no pescoço a partir da artéria carótida externa (Figura 8.273).

Artéria palatina ascendente e ramo palatino

A **artéria palatina ascendente**, da artéria facial, sobe ao longo da face externa da faringe. O ramo palatino dá a volta medialmente sobre o topo do músculo constritor superior da faringe para penetrar a fáscia faríngea junto com o músculo levantador do véu palatino, seguindo-o até o palato mole.

O **ramo palatino** da artéria faríngea ascendente segue o mesmo trajeto que o ramo palatino da artéria palatina ascendente da artéria facial e pode substituir esse vaso.

Artéria palatina maior

A **artéria palatina maior** se origina da artéria maxilar na fossa pterigopalatina. Desce para dentro do canal palatino, onde dá origem a um pequeno **ramo palatino menor**, e então continua pelo forame palatino maior até a face inferior do palato duro (Figura 8.274). A artéria palatina maior passa adiante do palato duro e então sai superiormente, pelo canal incisivo, para entrar na parede medial da cavidade nasal, onde termina. A artéria palatina maior é a maior artéria do palato duro, e também irriga a gengiva palatal. O ramo palatino menor passa pelo forame palatino menor, imediatamente posterior ao forame palatino maior, e contribui com a irrigação vascular do palato mole.

Veias

Veias do palato geralmente seguem as artérias e acabam por drenar no plexo venoso pterigóideo, na fossa infratemporal (Figura 8.275) ou em uma rede de veias associadas com a tonsila palatina, que drenam para o plexo venoso pterigóideo ou diretamente na veia facial.

Drenagem linfática

Vasos linfáticos do palato drenam para linfonodos cervicais profundos (Figura 8.275).

Inervação

O palato é inervado pelos nervos palatinos maior e menor e pelo nervo nasopalatino (Figuras 8.274 e 8.276).

Capítulo 8 • Cabeça e Pescoço

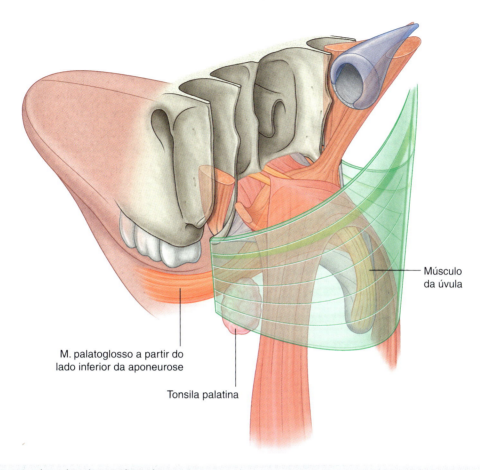

Figura 8.272 Músculos palatoglosso e da úvula.

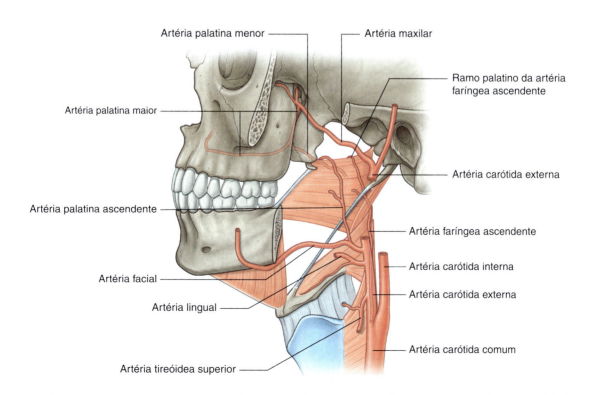

Figura 8.273 Artérias do palato.

903

Gray Anatomia Clínica para Estudantes

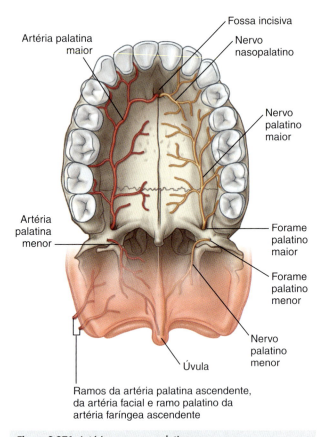

Figura 8.274 Artérias e nervos palatinos.

As fibras sensitivas gerais conduzidas por todos esses nervos se originam na fossa pterigopalatina do nervo maxilar [V_2].

As fibras parassimpáticas (para as glândulas) e sensitivas especiais (gustação do palato mole) de um ramo do nervo facial [VII] se unem aos nervos na fossa pterigopalatina, assim como as fibras simpáticas (principalmente, para vasos sanguíneos) originalmente derivadas do nível espinal T1.

Nervos palatinos maior e menor

Os nervos palatinos maior e menor descem pela fossa pterigopalatina e pelo canal palatino para alcançar o palato (Figura 8.276):

- O nervo palatino maior passa pelo forame palatino maior e se vira anteriormente para inervar o palato duro e a gengiva até o primeiro dente pré-molar
- O nervo palatino menor passa posteromedialmente para inervar o palato mole.

Nervo nasopalatino

O nervo nasopalatino também se origina na fossa pterigopalatina, mas passa medialmente para a cavidade nasal. Continua medialmente pelo teto da cavidade até alcançar a parede medial, e então anteriormente e obliquamente

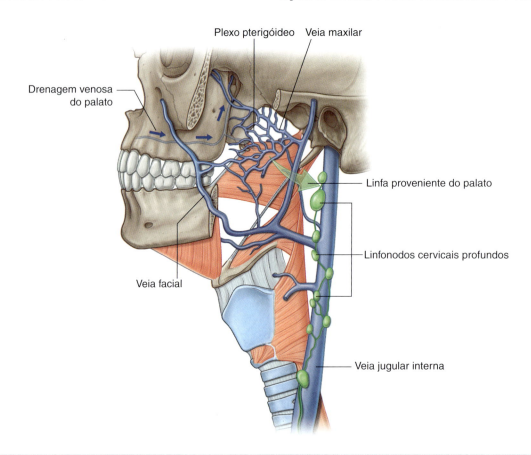

Figura 8.275 Drenagens venosa e linfática do palato.

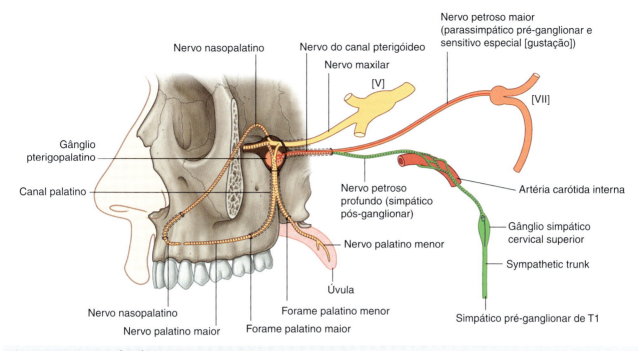

Figura 8.276 Inervação do palato.

desce a parede para alcançar o canal incisivo na parte anterior do assoalho. Desce por esse canal e fossa para alcançar a face inferior do palato duro (Figura 8.276).

O nervo nasopalatino inerva a gengiva e a mucosa adjacentes aos dentes incisivos e caninos.

Rima da boca e lábios

A rima da boca é a abertura em fenda entre os lábios que comunica o vestíbulo da boca com o exterior (Figura 8.277). Pode ser aberta ou fechada e ter seu formato alterado pelos movimentos dos músculos da mímica, associados aos lábios e às regiões em torno, e por movimentos da mandíbula.

Os **lábios** são inteiramente compostos de partes moles (Figura 8.277 B). São revestidos internamente por mucosa oral e cobertos externamente por pele. Externamente, há uma área de transição da pele mais espessa que recobre a face para a pele mais delgada que recobre as margens dos lábios e continua como mucosa oral nas superfícies profundas dos lábios.

Vasos sanguíneos estão mais próximos da superfície em áreas onde a pele é fina e, como consequência, há uma zona vermelha que recobre as margens dos lábios.

O lábio superior tem um sulco vertical em sua superfície externa (o **filtro**), entre duas cristas elevadas de pele (Figura 8.277 A). O filtro e as cristas são formados,

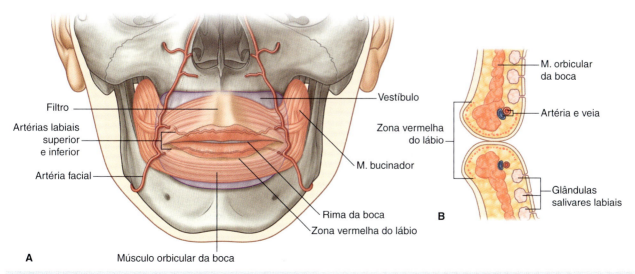

Figura 8.277 Rima da boca e lábios. **A.** Vista anterior. **B.** Corte sagital.

embriologicamente, pela fissão dos processos nasais mediais.

Na face inferior de ambos os lábios, uma prega de mucosa (o **frênulo do lábio**) liga o lábio à gengiva adjacente.

Os lábios encerram o músculo orbicular da boca, tecidos neurovasculares e glândulas labiais (Figura 8.277 B). As pequenas glândulas labiais, em formato de ervilha, ficam entre o tecido muscular e a mucosa oral, e se abrem para o vestíbulo oral.

Muitos músculos da mímica controla o formato e o tamanho da rima da boca. O mais importante deles é o músculo orbicular da boca, que circunda o orifício e age como um esfíncter. Muitos outros músculos da mímica se misturam ao orbicular da boca ou a outros tecidos dos lábios e abrem ou ajustam os contornos da rima da boca, são eles: bucinador, levantador do lábio superior, zigomáticos maior e menor, levantador do ângulo da boca, depressor do lábio inferior, depressor do ângulo da boca e platisma.

Istmo das fauces

O istmo das fauces é a abertura entre a cavidade oral e a orofaringe (Figura 8.271). É formado:

- Lateralmente, pelos arcos palatoglossos
- Superiormente, pelo palato mole; e
- Inferiormente, pelo sulco terminal da língua que divide sua superfície em partes oral (dois terços anteriores) e parte faríngea (terço posterior).

O istmo das fauces pode ser fechado pela elevação da parte posterior da língua, pela depressão do palato e pelo movimento medial dos arcos palatoglossos.

O movimento medial dos arcos palatofaríngeos, mediais e posteriores aos arcos palatoglossos, também está envolvido no fechamento do istmo das fauces. Com esse fechamento, alimento ou líquido podem ficar na cavidade oral durante a respiração.

Dentes e gengivas

Os **dentes** estão inseridos em alvéolos em dois elevados arcos ósseos na mandíbula, abaixo, e na maxila, acima (arcos alveolares). Se os dentes forem removidos, o osso alveolar é reabsorvido e os arcos desaparecem.

As **gengivas** são regiões especializadas da mucosa oral que circundam os dentes e cobrem as regiões adjacentes do osso alveolar.

Os diferentes tipos de dentes são distinguidos com base em sua morfologia, posição e função (Figura 8.278 A).

Os adultos têm 32 dentes, 16 nas maxilas e 16 na mandíbula. A cada lado, tanto no arco maxilar quanto no arco mandibular, há dois incisivos, um canino, dois pré-molares e três molares:

- Os **dentes incisivos** são os "dentes da frente", e têm uma raiz e uma coroa, em forma de cinzel, que "corta"
- Os **dentes caninos** são posteriores aos incisivos e são os dentes mais longos, têm uma coroa com uma única cúspide pontiaguda e "agarram"
- Os **dentes pré-molares** (bicúspides) têm uma coroa com duas cúspides pontiagudas, uma no lado vestibular (bochecha) do dente e a outra no lado lingual ou palatal; geralmente contam com uma raiz (mas os dois primeiros pré-molares superiores, próximos aos caninos, podem ter duas) e "moem"
- Os **dentes molares** ficam atrás dos dentes pré-molares, têm três raízes e coroas com três a cinco cúspides e "moem".

Dois conjuntos sucessivos de dentes se desenvolvem em humanos, os dentes decíduos ("dentes de leite") (Figura 8.278 B) e os dentes permanentes. Os dentes decíduos emergem das gengivas dos 6 meses aos 2 anos de idade. Os dentes permanentes começam a emergir e a substituir os dentes decíduos em torno dos 6 anos, e podem continuar a emergir até a idade adulta.

Os 20 dentes decíduos consistem em dois incisivos, um canino e dois molares a cada lado das maxilas e da mandíbula. Esses dentes são substituídos pelo incisivo, pelo canino e pelos pré-molares permanentes. Os dentes molares permanentes emergem posteriormente aos molares decíduos e precisam que os arcos alveolares se alonguem anteriormente para os acomodar.

Vasos
Artérias

Todos os dentes são irrigados por ramos que se ramificam, direta ou indiretamente, da artéria maxilar (Figura 8.279).

Artéria alveolar inferior

Todos os dentes inferiores são irrigados pela **artéria alveolar inferior**, que se origina da artéria maxilar na fossa infratemporal. O vaso entra no canal mandibular da mandíbula, passa anteriormente dentro do osso, fornecendo vasos para os dentes mais posteriores, e se divide em frente ao primeiro pré-molar em **ramos incisivo** e **mentual**. O ramo mentual sai pelo forame mentual para irrigar o mento, enquanto o ramo incisivo continua no osso para irrigar os dentes anteriores e as estruturas adjacentes.

Artérias alveolares anterior e posterior

Todos os dentes superiores são irrigados pelas artérias alveolares anterior e posterior.

A **artéria alveolar superior posterior** se origina da artéria maxilar imediatamente após ela entrar na fossa pterigopalatina e sai dessa fossa pela fissura pterigomaxilar. Desce na face posterolateral da maxila, ramifica-se e entra em pequenos canais ósseos para irrigar os dentes molares e pré-molares.

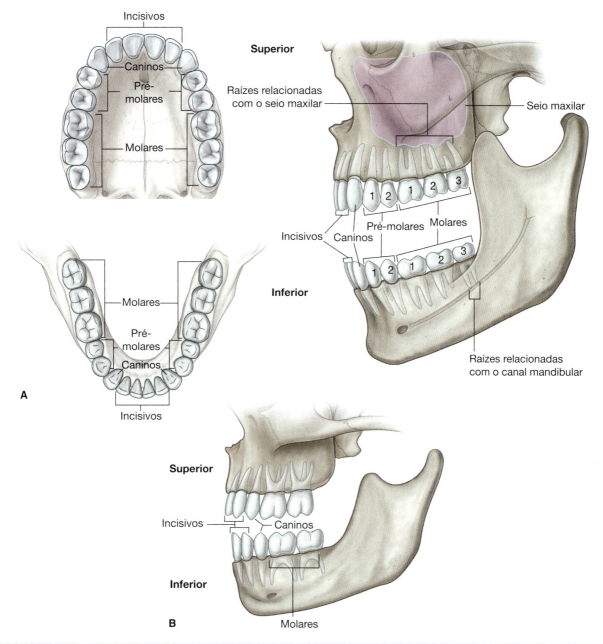

Figura 8.278 Dentes. **A.** Dentes permanentes superiores e inferiores. **B.** Dentes decíduos.

A **artéria alveolar superior anterior** se origina da artéria infraorbital, que sai da artéria maxilar na fossa pterigopalatina. A artéria infraorbital sai da fossa pterigopalatina pela fissura orbital inferior e entra no sulco e no canal orbitais inferiores até o assoalho da órbita. A artéria alveolar superior anterior se origina dela no canal infraorbital atravessa o osso e se ramifica para irrigar os dentes incisivos e caninos.

Irrigação das gengivas

As gengivas são irrigadas por múltiplos vasos, e a fonte depende de em qual lado do dente a gengiva está – o lado voltado para o vestíbulo oral ou bochecha (face vestibular) ou o lado voltado para a língua ou o palato (face lingual ou palatal):

- A gengiva vestibular dos dentes inferiores é irrigada por ramos da artéria alveolar inferior, enquanto o lado lingual é irrigado por ramos da artéria lingual da língua
- A gengiva vestibular dos dentes superiores é irrigada por ramos das artérias alveolares superiores anterior e posterior
- A gengiva palatal é irrigada por ramos das artérias nasopalatina (dentes incisivos e caninos) e palatina maior (dentes pré-molares e molares).

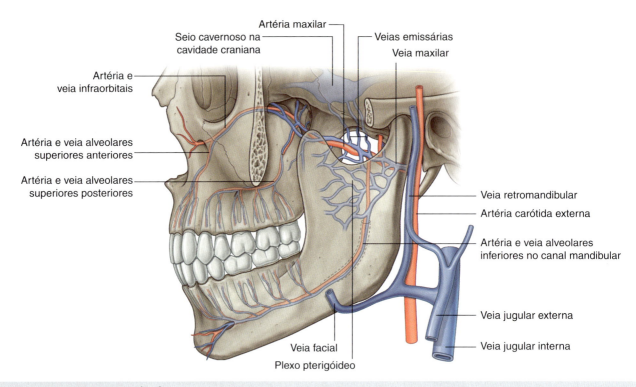

Figura 8.279 Artérias e veias dos dentes.

Veias

As veias dos dentes superiores e inferiores geralmente seguem o caminho das artérias (Figura 8.279).

Veias alveolares inferiores, dos dentes inferiores, e veias alveolares superiores, dos dentes superiores, drenam principalmente para o plexo pterigóideo de veias na fossa infratemporal, apesar de alguma drenagem dos dentes anteriores poder acontecer por meio de tributárias da veia facial.

O plexo pterigóideo drena principalmente para a veia maxilar e, finalmente, para a veia retromandibular e para o sistema jugular de veias. Além disso, pequenos vasos comunicantes passam superiormente, formam o plexo e atravessam pequenos forames emissários na base do crânio para chegarem ao seio cavernoso na cavidade craniana. Infecções que se originam nos dentes podem entrar na cavidade craniana por meio dessas pequenas veias emissárias.

A drenagem venosa dos dentes pode também acontecer por vasos que atravessam o forame mentual para se conectar com a veia facial.

As veias da gengiva também seguem as artérias, e finalmente acabam por drenar para a veia facial ou para o plexo pterigóideo de veias.

Drenagem linfática

Vasos linfáticos dos dentes e das gengivas drenam principalmente para os linfonodos submandibulares, submentuais e cervicais profundos (Figura 8.280).

Inervação

Todos os nervos que inervam os dentes e as gengivas são ramos do nervo trigêmeo [V] (Figuras 8.281 e 8.282).

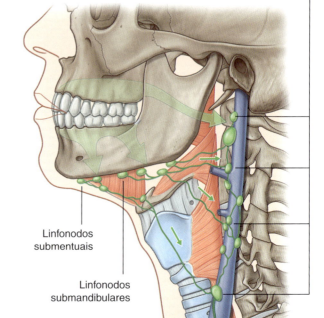

Figura 8.280 Drenagem linfática dos dentes e das gengivas.

Capítulo 8 • Cabeça e Pescoço

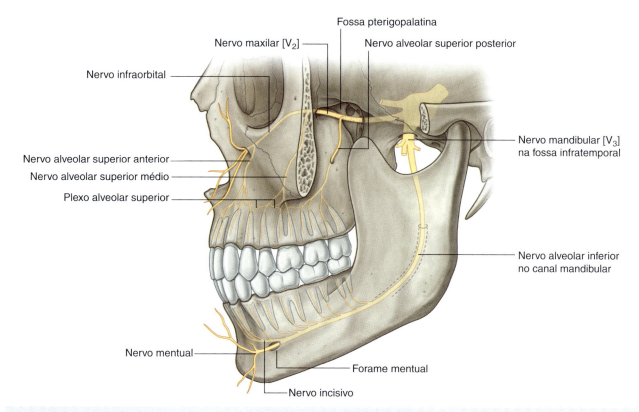

Figura 8.281 Inervação dos dentes.

Nervo alveolar inferior

Os dentes inferiores são todos supridos por ramos do nervo alveolar inferior, que se origina, na fossa infratemporal, do nervo mandibular [V_3] (Figuras 8.281 e 8.282). O nervo alveolar inferior e os vasos que o acompanham entram no forame mandibular na face medial do ramo da mandíbula e adotam um trajeto anterior através do osso pelo canal mandibular. Ramos para os dentes posteriores se originam diretamente do nervo alveolar inferior.

Em posição adjacente ao primeiro dente pré-molar, o nervo alveolar inferior se divide em ramos incisivo e mentual:

- O **ramo incisivo** inerva o primeiro pré-molar, o canino e o incisivo junto com a gengiva vestibular associada a eles
- O **nervo mentual** sai da mandíbula pelo forame mentual e inerva o mento e o lábio inferior.

Nervos alveolares superiores anterior, médio e posterior

Todos os dentes superiores são supridos pelos nervos alveolares superiores anterior, médio e posterior, que se originam direta ou indiretamente do nervo maxilar [V_2] (Figuras 8.281 e 8.282).

O nervo alveolar superior posterior se origina diretamente do nervo maxilar [V_2] na fossa pterigopalatina, sai dela pela fissura pterigolaxilar e desce na face posterolateral da maxila. Ele entra nesse osso por um pequeno forame aproximadamente na metade da distância entre a fissura pterigomaxilar e o último dente molar e passa pelo osso na parede do seio maxilar. O nervo alveolar superior posterior então supre o dente molar através do plexo alveolar superior, formado pelos nervos alveolares superiores posterior, médio e anterior.

Os nervos alveolares superiores médio e anterior se originam do ramo infraorbital do nervo maxilar [V_2], no assoalho da órbita:

- O nervo alveolar superior médio sai do nervo infraorbital no sulco infraorbital, passa pelo osso na parede lateral do seio maxilar e inerva os dentes pré-molares através do plexo alveolar superior
- O nervo alveolar superior anterior se origina do nervo infraorbital no canal infraorbital, passa pela maxila na parede anterior do seio maxilar e, via plexo alveolar superior, supre os dentes caninos e incisivos.

Inervação das gengivas

Assim como os dentes, as gengivas são supridas por nervos oriundos do nervo trigêmeo [NC V] (Figura 8.282):

- A gengiva associada com os dentes superiores é inervada por ramos derivados do nervo maxilar [V_2]
- A gengiva associada com os dentes inferiores é inervada por ramos do nervo mandibular [V_3].

Gray Anatomia Clínica para Estudantes

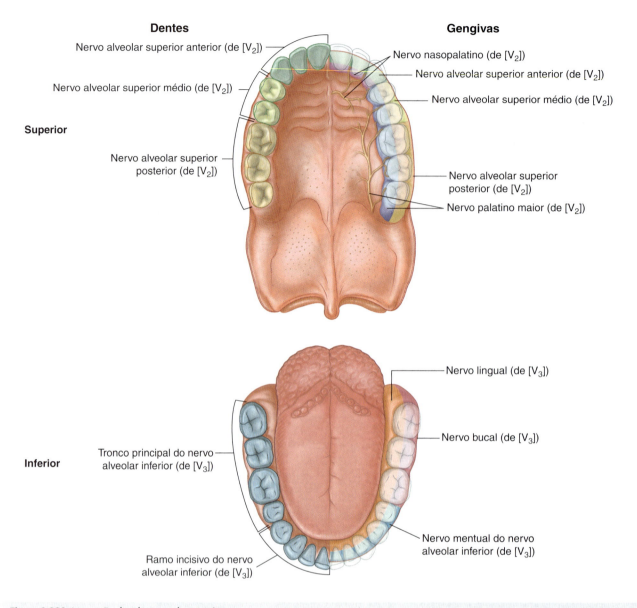

Figura 8.282 Inervação dos dentes e das gengivas.

A gengiva na face vestibular dos dentes superiores é inervada pelos nervos alveolares anterior, médio e superior, que também inervam os dentes adjacentes. A gengiva da face palatal dos mesmos dentes é inervada pelos nervos nasopalatino e palatino maior:

- O nervo nasopalatino inerva a gengiva associada aos dentes incisivos e caninos
- O nervo palatino maior inerva a gengiva associada com os outros dentes.

A gengiva associada à face vestibular dos dentes incisivos, caninos e pré-molares inferiores é suprida pelo ramo mentual do nervo alveolar inferior. A gengiva do lado vestibular dos dentes molares é inervada pelo nervo bucal, que se origina na fossa infratemporal a partir do nervo mandibular [V_3]. A gengiva adjacente à face lingual de todos os dentes inferiores é suprida pelo nervo lingual.

Na clínica

Câncer de cabeça e pescoço

A maioria dos cânceres da cavidade oral, orofaringe, nasofaringe, laringe, seios da face e glândulas salivares surgem das células epiteliais que as revestem, resultando em células escamosas de carcinoma. A maioria está relacionada a danos causados pelo fumo e pelo uso de álcool. Certos vírus também estão relacionados a cânceres na cabeça e pescoço, incluindo papilomavírus humano (HPV) e Epstein-Barr vírus (EBV)

Anatomia de superfície

Anatomia de superfície da cabeça e do pescoço

Os pontos de referência esqueléticos na cabeça e no pescoço são usados para localizar importantes vasos sanguíneos, glândulas e músculos, e para localizar pontos de acesso às vias respiratórias.

O exame neurológico dos nervos cranianos e cervicais superiores é realizado analisando-se sua função na cabeça e no pescoço.

Além disso, informações sobre o estado geral da saúde do corpo podem com frequência ser obtidos pela avaliação das características da superfície, as cavidades oral e dos olhos e as características da fala.

Posições anatômicas na cabeça e principais pontos de referência

A cabeça está na posição anatômica quando as margens ósseas inferiores das órbitas e as margens superiores dos meatos acústicos externos estiverem no mesmo plano (plano de Frankfurt).

Além do meato acústico externo e da margem óssea da órbita, outras estruturas que são palpáveis incluem a cabeça da mandíbula, o arco zigomático, o osso zigomático, o processo mastoide e a protuberância occipital externa (Figura 8.283).

A cabeça da mandíbula é anterior à orelha externa e posterior e inferior à extremidade posterior do arco zigomático. É mais facilmente encontrada abrindo-se e fechando-se a mandíbula enquanto se palpa a cabeça da mandíbula, movendo-se para a frente sobre o tubérculo articular, e então para trás, na fossa mandibular, respectivamente.

O arco zigomático se estende anteriormente de uma região da articulação temporomandibular para se unir ao osso zigomático, o que forma uma proeminência óssea lateral à margem inferior da abertura anterior da órbita.

O processo mastoide é uma grande protuberância óssea facilmente palpável, posterior à parte inferior do meato acústico externo. A extremidade superior do músculo esternocleidomastóideo se insere ao processo mastoide.

A protuberância occipital externa é palpável na linha média posterior, onde o contorno do crânio se curva agudamente para a frente. Esse ponto de referência marca, superficialmente, o ponto onde a nuca se une à cabeça.

Outra estrutura clinicamente útil da cabeça é o vértice. É o ponto mais alto da cabeça, na posição anatômica, e marca o ponto aproximado no couro cabeludo onde há a transição de inervação cervical para craniana. Anteriormente ao vértice, o couro cabeludo e a face são inervados pelo nervo trigêmeo [NC V]. Posteriormente ao vértice, o couro cabeludo é suprido por ramos dos nervos espinais cervicais.

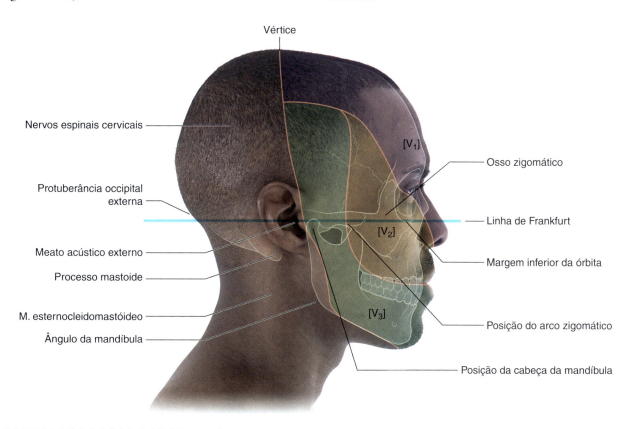

Figura 8.283 Posição anatômica da cabeça e principais pontos de referência. Vista lateral da cabeça e do pescoço de um homem.

Visualização de estruturas nos níveis vertebrais C III/C IV e C VI

Dois níveis vertebrais no pescoço são associados com importantes estruturas anatômicas (Figura 8.284).

O disco entre as vértebras C III e C IV fica no mesmo plano horizontal que a bifurcação da artéria carótida comum em artérias carótidas interna e externa. Esse nível fica aproximadamente na margem superior da cartilagem tireóidea.

O nível vertebral C VI marca a transição da faringe para o esôfago e da laringe para a traqueia. O nível vertebral C VI, portanto, assinala as extremidades superiores do esôfago e da traqueia e fica aproximadamente na altura da margem inferior da cartilagem cricóidea.

Como delinear os trígonos cervicais anterior e lateral

Os limites dos trígonos anterior e lateral de cada lado do pescoço são facilmente determinados utilizando-se acidentes anatômicos ósseos e musculares facilmente visíveis (Figura 8.285).

A base de cada trígono anterior é a margem inferior da mandíbula, a margem anterior é a linha média do pescoço, e a margem posterior é a margem anterior do músculo esternocleidomastóideo. O ápice de cada trígono anterior aponta inferiormente e fica na incisura supraesternal.

Os trígonos anteriores são associados a estruturas como as vias respiratórias e o sistema digestório e nervos e vasos que passam entre o tórax e a cabeça. São também associados às glândulas tireoide e paratireoides.

A base de cada trígono lateral é o terço médio da clavícula. A margem medial é a margem posterior do músculo esternocleidomastóideo, e a margem lateral é a margem anterior do músculo trapézio. O ápice aponta superiormente, e é imediatamente posteroinferior ao processo mastoide.

Os trígonos laterais são associados a nervos e vasos que entram e saem dos membros superiores.

Como localizar o ligamento cricotireóideo mediano

Uma importante estrutura a se localizar no pescoço é o ligamento cricotireóideo mediano (Figura 8.286), porque a penetração artificial dessa membrana em situações de emergência pode fornecer acesso às vias respiratórias inferiores, quando as superiores, acima do nível das pregas vocais, estiverem bloqueadas.

O ligamento pode ser facilmente encontrado usando-se estruturas palpáveis da laringe como pontos de referência.

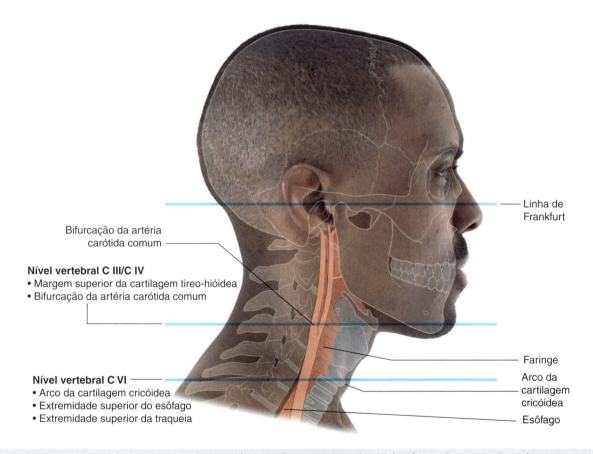

Figura 8.284 Visualização de estruturas nos níveis vertebrais C III/C IV e C VI. Vista lateral da cabeça e do pescoço de um homem.

Capítulo 8 • Cabeça e Pescoço

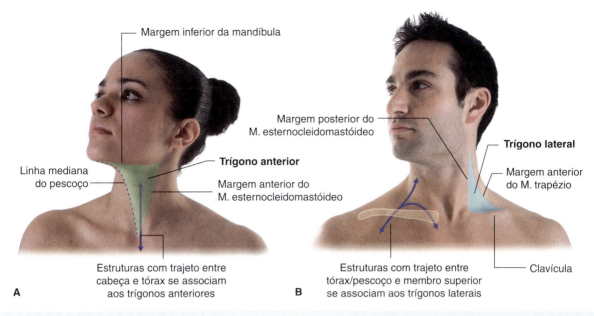

Figura 8.285 Como contornar os trígonos cervicais anterior e lateral. **A.** Vista anterolateral, em mulher. O trígono anterior esquerdo está indicado. **B.** Vista anterior, em homem, do trígono lateral.

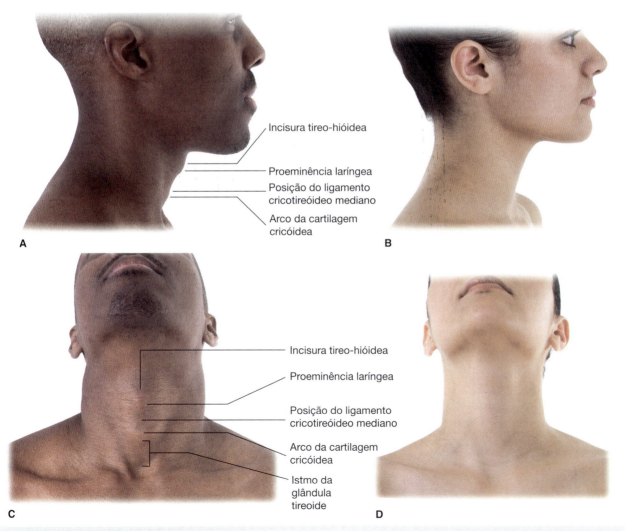

Figura 8.286 Como localizar o ligamento cricotireóideo mediano. **A.** Homem, vista lateral da cabeça e do pescoço. **B.** Mulher, vista lateral da cabeça e do pescoço. **C.** Homem, vista anterior do pescoço com o mento elevado. **D.** Mulher, vista anterior do pescoço com o mento elevado.

Gray Anatomia Clínica para Estudantes

Usando um dedo para gentilmente sentir as estruturas laríngeas na linha mediana, primeiro encontra-se a incisura tireóidea na margem superior da cartilagem tireo-hióidea, e então move-se o dedo inferiormente sobre a proeminência laríngea e para baixo, sobre a face anterior do ângulo tireo-hióideo. Quando o dedo cruza a margem inferior da cartilagem tireo-hióidea na linha mediana, sente-se uma depressão macia, antes que o dedo deslize para o arco da cartilagem cricóidea, que é duro.

A depressão macia entre a margem inferior da cartilagem tireo-hióidea e o arco da cartilagem cricóidea é a posição do ligamento cricotireóideo mediano.

Um tubo inserido através do ligamento cricotireóideo mediano entra na via respiratória em posição imediatamente inferior à posição das pregas vocais, na laringe.

Estruturas que podem ocorrer na linha mediana, ou cruzá-la, entre a pele e o ligamento cricotireóideo, incluem um lobo piramidal da tireoide e pequenos vasos, respectivamente.

Inferiormente à cartilagem cricóidea, a cartilagem superior da laringe pode, às vezes, ser palpada acima do istmo da glândula tireoide que cruza a traqueia anteriormente.

Os acidentes anatômicos usados para se encontrar o ligamento cricotireóideo são similares em homens e mulheres; no entanto, como as lâminas das cartilagens tireoides se encontram em um ângulo mais agudo em homens, as estruturas são mais proeminentes em homens do que em mulheres.

Como encontrar a glândula tireoide

Os lobos direito e esquerdo da glândula tireoide estão nos trígonos cervicais anteriores, na parte inferior do pescoço, a cada lado das vias respiratórias e do sistema digestório e inferiores à posição da linha oblíqua da cartilagem tireo-hióidea (Figura 8.287). De fato, os músculos esternotireóideos, que se inserem superiormente nas linhas oblíquas, ficam anteriores aos lobos da glândula tireoide e impedem que eles se desloquem cranialmente no pescoço.

Os lobos da glândula tireoide podem ser palpados mais facilmente encontrando-se a proeminência tireo-hióidea e o arco da cartilagem cricóidea, e então palpando-se posterolateralmente à laringe.

O istmo da glândula tireoide cruza anteriormente à extremidade superior da traqueia e pode ser facilmente palpado na linha mediana, inferiormente ao arco da cartilagem cricóidea.

O istmo da glândula tireoide dificulta a palpação das cartilagens da traqueia no pescoço. O istmo da glândula tireoide e os vasos associados, encontrados na linha mediana e cruzando-a, dificultam o acesso anterior (através da traqueia) da via respiratória na traqueostomia (procedimento cirúrgico que consiste em introdução de tubo de metal ou de plástico na via respiratória para viabilizar a ventilação de um paciente).

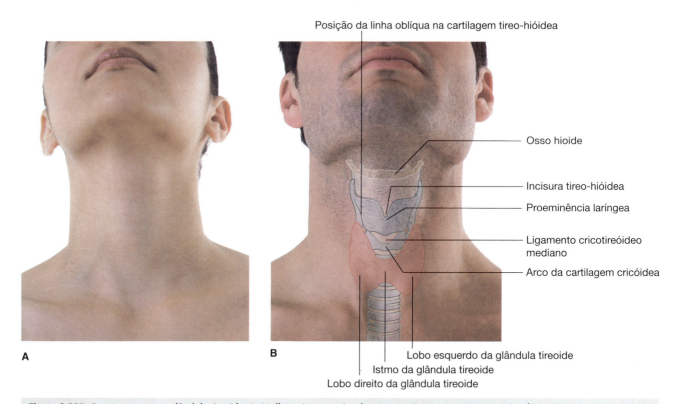

Figura 8.287 Como encontrar a glândula tireoide. **A.** Mulher, vista anterior do pescoço. **B.** Homem, vista anterior do pescoço.

Estimativa da posição da artéria meníngea média

A artéria meníngea média (Figura 8.288) é um ramo da artéria maxilar na fossa infratemporal. Entra no crânio pelo forame espinhoso e fica dentro da dura-máter que recobre a cavidade craniana.

Em golpes na parte lateral da cabeça, a artéria meníngea média pode ser rompida, levando a hemorragia extradural e, finalmente, morte, se não tratada.

O ramo anterior da artéria meníngea média é a parte do vaso que é lacerada com mais frequência. Esse ramo fica na região temporal da cabeça, aproximadamente na metade da distância entre a margem superior da órbita e a parte superior da orelha externa na região do ptério. O ptério é uma pequena área circular em torno da região onde os ossos esfenoide, frontal, parietal e temporal se encontram.

Golpes na parte lateral da cabeça podem fraturar a lâmina interna da calvária e lacerar a artéria meníngea média na camada externa da dura-máter, que fica fixada ao crânio. Sangue sob pressão arterial extravasa do vaso e gradualmente separa a dura-máter do osso, formando um hematoma extradural progressivamente maior.

Principais estruturas da face

As principais estruturas da face são aquelas relacionadas às aberturas anteriores da órbita, cavidades nasais e cavidade oral (Figura 8.289).

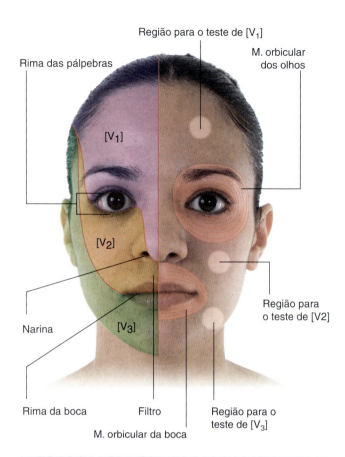

Figura 8.289 Principais estruturas da face. Vista anterior da cabeça e do pescoço de uma mulher.

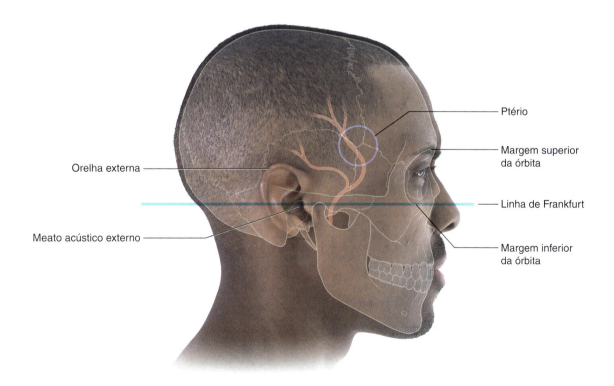

Figura 8.288 Estimativa da posição da artéria meníngea média. Vista lateral da cabeça e do pescoço de um homem.

Gray Anatomia Clínica para Estudantes

As rimas das pálpebras ficam entre as pálpebras superiores e inferiores, e podem ser abertas e fechadas. A rima da boca é o espaço entre os lábios superior e inferior, e também pode ser aberta ou fechada.

Os músculos esfíncteres das rimas da boca e das pálpebras são os músculos orbicular da boca e orbicular do olho, respectivamente. São supridos pelo nervo facial [NC VII].

As narinas são as aberturas anteriores das cavidades nasais, e permanecem abertas.

O sulco na linha mediana entre o nariz externo e o lábio superior é o filtro.

A inervação sensitiva da face é conduzida pelo nervo trigêmeo [NC V]. As três divisões do nervo são representadas na face e podem ser testadas tocando-se a fronte (nervo oftálmico [V_1]), a parte anterior da bochecha (nervo maxilar [V_2]) e a pele sobre a parte anterior do corpo da mandíbula (nervo mandibular [V_3]).

O olho e o aparelho lacrimal

As principais estruturas do olho incluem a esclera, a córnea, a íris e a pupila (Figura 8.290). A córnea é contínua com a esclera e é a região circular transparente da cobertura do olho através da qual a pupila e a íris são visualizadas. A esclera não é transparente, e normalmente é branca.

As pálpebras superior e inferior de cada olho encerram entre elas a rima das pálpebras. As pálpebras se juntam nas comissuras medial e lateral, a cada lado de cada olho.

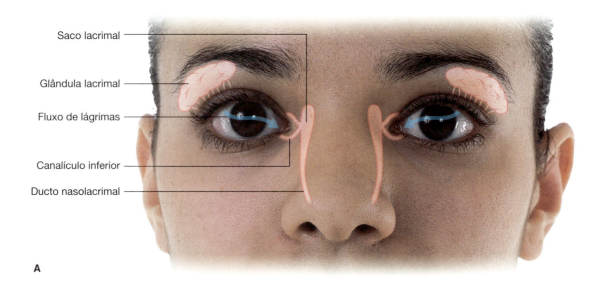

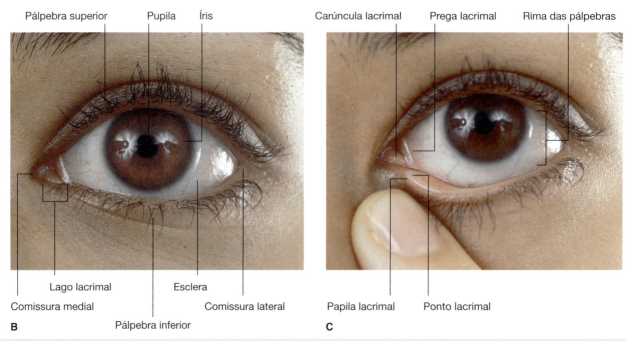

Figura 8.290 Olho e aparelho lacrimal. **A.** Face de uma mulher. O aparelho lacrimal e o fluxo de lágrimas estão indicados. **B.** Olho esquerdo e estruturas ao redor. **C.** Olho esquerdo e estruturas ao redor, com pálpebra inferior tracionada para revelar a papila lacrimal e o ponto lacrimal.

No lado medial da rima das pálpebras, e lateral à comissura palpebral medial, há uma pequena estrutura triangular de partes moles (o lago lacrimal).

A elevação de tecido no lado medial do lago lacrimal é o carúnculo lacrimal, e a margem lateral sobre a esclera é a prega lacrimal.

O aparelho lacrimal consiste na glândula lacrimal e no sistema de ductos e canais que coletam as lágrimas e as drenam para a cavidade nasal. As lágrimas hidratam e mantêm a transparência da córnea.

A glândula lacrimal está associada à pálpebra superior e fica em uma pequena depressão no teto lateral da órbita, imediatamente posterior à margem da órbita. Os múltiplos pequenos ductos da glândula se abrem na margem superior do saco da conjuntiva, que é o delgado espaço entre a face profunda da pálpebra e a córnea.

As lágrimas são arrastadas medialmente sobre o olho pelo ato de piscar e são coletadas em pequenas aberturas (pontos lacrimais), uma em cada pálpebra superior e inferior, próxima ao lago lacrimal.

Cada ponto fica em uma pequena elevação de tecido (papila lacrimal), e é a abertura de um pequeno canal (canalículo lacrimal) que se conecta com o saco lacrimal.

O saco lacrimal fica na fossa lacrimal, no lado medial da órbita. Do saco lacrimal, as lágrimas são drenadas através do ducto nasolacrimal até a cavidade nasal.

Orelha externa

A orelha externa (Figura 8.291) consiste na orelha (pavilhão) e no meato acústico externo. A orelha propriamente dita é sustentada por cartilagem e recoberta por pele. O meato acústico externo fica próximo à margem anterior da orelha.

A orelha se caracteriza por muitas depressões, eminências e pregas. A margem externa dobrada é a hélice, que termina inferiormente como o lóbulo. Uma prega menor (a antélice) é paralela ao contorno da hélice e desta é separada por uma depressão (a fossa escafoide).

O trago é uma pequena eminência anteroinferior ao meato acústico inferior. Opostamente ao trago, no final da antélice, há outra eminência (o antitrago). A depressão entre o trago e o antitrago é a incisura intertrágica.

A depressão mais profunda (a concha) tem o suporte angular da antélice e conduz ao meato acústico externo. Outras depressões incluem a fossa triangular e a cimba da concha.

Pontos de palpação dos pulsos arteriais

Pulsos arteriais podem ser palpados em quatro locais da cabeça e do pescoço (Figura 8.292):

- Pulso carotídeo – a artéria carótida comum ou externa pode ser palpada no trígono cervical anterior. É um dos pulsos arteriais mais fortes do corpo. É possível palpar a artéria carótida comum, posterolateralmente à laringe, ou a artéria carótida externa, imediatamente lateral à faringe no ponto médio entre a margem superior da cartilagem tireóidea, abaixo, até o corno maior do osso hioide, acima

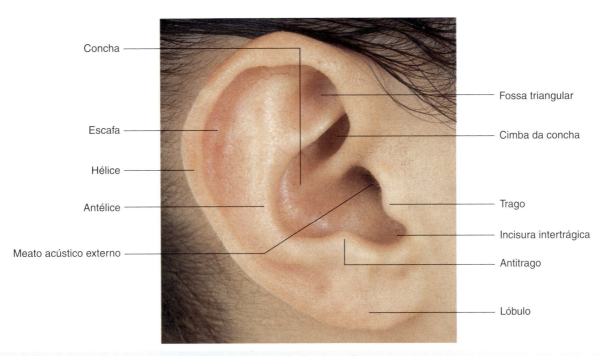

Figura 8.291 Orelha externa. Vista lateral da orelha externa esquerda de uma mulher.

Gray Anatomia Clínica para Estudantes

- Pulso facial – a artéria facial pode ser palpada quando cruza a margem inferior da mandíbula, imediatamente adjacente à margem anterior do músculo masseter
- Pulso temporal – a artéria temporal superficial pode ser palpada anteriormente à orelha e imediatamente posterossuperior à posição da articulação temporomandibular
- Pulso temporal – o ramo anterior da artéria temporal superficial pode ser palpado posteriormente ao processo zigomático do osso frontal, quando passa lateralmente à fáscia temporal e entra nas regiões anterolaterais do couro cabeludo. Em alguns indivíduos, as pulsações da artéria temporal superficial podem ser vistas através da pele.

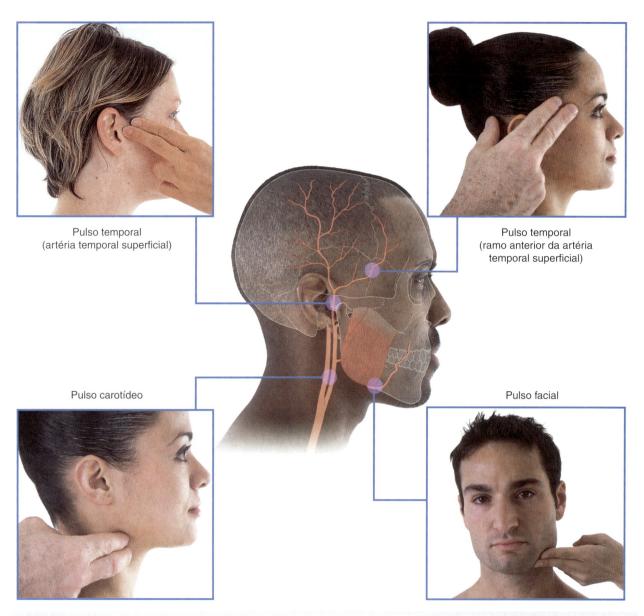

Figura 8.292 Onde encontrar os pulsos arteriais na cabeça e no pescoço.

Casos clínicos

Caso 1

BÓCIO MULTINODULAR

Uma mulher de 50 anos e sobrepeso procura o médico por causa de rouquidão e respiração ruidosa. Também estava preocupada com o aumento das dimensões do pescoço. No exame, apresentava pulso lento (45 bpm [bpm]). Também apresentava uma massa irregular nodosa na parte anteroinferior do pescoço, desviando a traqueia para a direita.

O diagnóstico clínico de bócio multinodular e hipotireoidismo foi feito.

O aumento de volume da glândula tireoide se deve ao aumento da secreção do hormônio tireoestimulante (TSH), que geralmente é secundário à diminuição da produção dos hormônios da tireoide. A tireoide passa por períodos de atividade e regressão, o que pode levar à formação de nódulos, alguns dos quais são sólidos e outros são parcialmente císticos (cistos coloides). Esse grupo de nódulos é unido por áreas de fibrose no interior da glândula. Outras causas do bócio multinodular incluem deficiência de iodo e, em certas circunstâncias, drogas que interferem com o metabolismo e a produção de tiroxina. A manifestação clínica típica é um aumento de volume indolor da glândula tireoide. Pode ser liso ou nodular e, ocasionalmente, estender-se para o mediastino superior (bócio retroesternal).

A traqueia estava desviada.

O aumento de volume da glândula tireoide por um bócio multinodular pode não ser simétrico. Nesse caso, houve aumento de volume significativamente assimétrico no lobo esquerdo da tireoide, desviando a traqueia para a direita.

A paciente apresentava disfonia e respiração ruidosa.

Se o aumento de volume da glândula tireoide for significativo, pode comprimir a traqueia, estreitando-a a ponto de ser possível ouvir um estridor durante a inspiração.

Outras possíveis causas para a disfonia incluem paralisia da prega vocal devido à compressão do nervo laríngeo recorrente esquerdo pelo bócio. É preocupante a possibilidade de alteração maligna dentro do bócio, invadindo diretamente o nervo laríngeo recorrente. Felizmente, a alteração maligna é rara na glândula tireoide.

Quando os pacientes têm produção relativamente baixa de tiroxina, de tal modo que seu metabolismo é reduzido, tornam-se suscetíveis a infecções, incluindo infecções da orofaringe e do sistema respiratório superior.

No exame, a glândula tireoide se movimentava durante a deglutição.

Caracteristicamente, uma glândula tireoide aumentada se apresenta como uma massa cervical que se origina em um ou em ambos os lados da traqueia. A glândula tireoide aumentada se movimenta com a deglutição porque está fixada à laringe pela lâmina pré-traqueal.

A paciente está com hipotireoidismo.

Hipotireoidismo se refere ao estado clínico e bioquímico em que a glândula tireoide está hipoativa (hipertireoidismo se refere a glândula tireoide hiperativa). Alguns pacientes apresentam com massas tireóideas e sem anormalidades clínicas ou bioquímicas – são eutireóideos.

O hormônio tiroxina controla o metabolismo basal, e, portanto, baixos níveis dele afetam a frequência de pulso em repouso e podem produzir outras alterações, como ganho de peso e, em alguns casos, depressão.

A paciente insistiu em fazer a cirurgia.

Depois da discussão sobre os riscos e complicações, foi realizada uma tireoidectomia subtotal. Após o procedimento, a paciente se queixou de formigamento nas mãos e nos pés e em torno da boca e de espasmo carpopedal. Esses sintomas são típicos de tetania e causados por baixos níveis de cálcio no sangue.

A etiologia do baixo nível de cálcio no plasma foi o traumatismo e a contusão das quatro glândulas paratireoides que não foram retiradas pela cirurgia. O traumatismo da remoção de uma glândula tireoide muito grande provocou alterações na glândula paratireoide, que deixou de funcionar apropriadamente. A secreção do paratormônio diminuiu rapidamente nas 24 horas seguintes, resultando em aumento da excitabilidade dos nervos periféricos, manifestada por espasmo carpopedal e parestesias orofaciais. Os espasmos musculares também podem ser desencadeados por percussão do nervo facial [NC VII], no ponto em que ele emerge da glândula parótida, provocando contração dos músculos faciais (sinal de Chvostek).

A paciente se recuperou dos sintomas de hipocalcemia nas 24 horas seguintes.

No retorno à clínica, a paciente passou a fazer uso de suplemento oral de tiroxina, necessário após a remoção da glândula tireoide.

A paciente também se queixava de rouquidão.

A etiologia da rouquidão foi a lesão do nervo laríngeo recorrente, que se situa perto da glândula tireoide. Pode ser lesado em procedimentos cirúrgicos difíceis, e isso pode provocar espasmo unilateral da prega vocal ipsilateral e rouquidão.

Desde a tireoidectomia e a instituição do tratamento com tiroxina, a paciente perdeu peso e não tem mais queixas.

Caso 2

HEMATOMA EXTRADURAL

Um homem de 33 anos estava jogando críquete em seu time domingueiro local. Quando o novo jogador arremessou a bola curta, ela quicou mais alto do que ele imaginava e atingiu o rosto desse homem no lado da cabeça. O paciente imediatamente caiu ao chão inconsciente, mas depois de 30 segundos foi ajudado a levantar-se e sentiu-se bem. Ele apresentava uma equimose na região temporal. Decidiu não continuar a jogar e foi assistir à partida nas laterais do campo. Durante a hora seguinte, tornou-se muito sonolento e, finalmente, não podia ser acordado. Foi levado urgentemente ao hospital.

Quando foi admitido ao hospital, a respiração do paciente era superficial e irregular, e foi necessário entubá-lo. Uma radiografia simples de crânio mostrou fratura na região do ptério. Não havia outra anormalidade, a não ser discreta contusão de partes moles na fossa temporal esquerda. Foi realizada uma TC.

A TC mostrou uma área lentiforme de alta densidade na fossa esquerda do crânio.

Fez-se o diagnóstico de hemorragia extradural.

Fraturas na região do ptério são extremamente perigosas. Uma divisão da artéria meníngea média passa profundamente a essa estrutura e fica sujeita a laceração e ruptura, especialmente em conjunto com uma lesão do crânio nessa região. Nesse caso, a artéria meníngea média foi lacerada e começou a sangrar, produzindo um grande coágulo extradural.

A pressão arterial do paciente começou a aumentar.

O volume no interior do crânio é fixo, e claramente o que entra precisa sair (p. ex., sangue, líquido cerebrospinal). Se houver uma lesão expansiva, como um hematoma extradural, não é possível descompressão. À medida que a lesão se expande, o encéfalo é comprimido, e a pressão intracraniana aumenta. Essa pressão comprime vasos, reduzindo assim a pressão de perfusão cerebral. Para combater isso, os mecanismos homeostáticos do corpo aumentam a pressão arterial, para superar o aumento da pressão intracraniana. Infelizmente, a elevação da pressão intracraniana é complicada pelo edema que ocorre durante a lesão inicial e depois dela.

Foi realizado um procedimento cirúrgico de emergência.

Foi realizada trepanação (perfuração da calvária com broca neurocirúrgica) na região do hematoma e ele foi drenado. O pequeno ramo da artéria meníngea média foi ligado, e o paciente passou alguns dias na unidade de terapia intensiva. Felizmente, não houve intercorrências, e ele se recuperou bem.

Caso 3

COMPLICAÇÃO DE FRATURA DA ÓRBITA

Um homem de 35 anos esteve envolvido em uma briga e recebeu um soco na órbita esquerda. Foi ao pronto-socorro com visão dupla.

A visão dupla era em apenas um plano.

Quando se pedia ao paciente, durante o exame físico, para olhar para cima, o olho direito não conseguia se mover superiormente quando aduzido. Havia discreta limitação dos movimentos gerais do olho. A avaliação do músculo reto lateral (nervo abducente [NC VI]), do músculo oblíquo superior (nervo troclear [NC IV]) e do restante dos músculos extrínsecos do olho (nervo oculomotor [NC III]) não apresentava nada digno de nota.

O paciente foi submetido a uma TC.

Uma revisão cuidadosa da TC revelou retração inferior do músculo oblíquo inferior do bulbo do olho junto com um fragmento de osso, na fratura. Isso produziu um efeito de aprisionamento, e, portanto, quando se pedia ao paciente para olhar para cima, o olho direito o fazia, mas o esquerdo não conseguia devido ao músculo oblíquo inferior "preso".

O paciente foi submetido a exploração cirúrgica para elevar o pequeno fragmento ósseo e retornar o músculo oblíquo inferior do bulbo do olho a sua posição apropriada. No acompanhamento, o paciente não apresentou complicações.

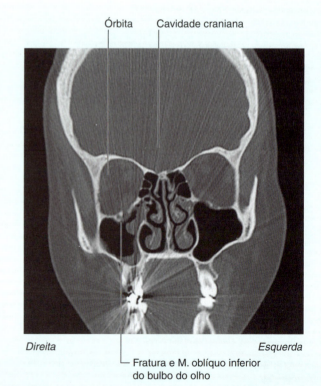

Figura 8.293 TC coronal demonstrando fratura da órbita.

Índice Alfabético

A

Abdome, 52, 103, 185, 202, 324, 418
- anatomia de superfície do, 308
- divisões topográficas do, 202
- drenagem linfática da parede anterolateral do, 212
- inervação da parede anterolateral do, 210
- irrigação da parede anterolateral do, 211
Abdução, 415
- do bulbo do olho, 752
- dos dedos, 495
Abertura(s)
- anterior do canal pterigóideo, 801
- do seio coronário, 148
- dos canais incisivos, 684
- inferior
- - da pelve, 319, 321, 323, 343
- - do tórax, 100, 101, 187, 190
- interna do canal carótico, 691
- na órbita óssea, 750
- na parede da pelve, 342
- piriforme, 679
- posteriores, 665
- superior
- - da pelve, 187, 192, 321, 340
- - do tórax, 100, 101, 103, 670
- torácica superior, 540
Abordagem
- regional, 2
- sistêmica, 2
Abscesso(s)
- do músculo psoas, 282
- nas fossas isquioanais, 389
Acesso
- cirúrgico ao tórax, 123
- vascular para o membro inferior, 442
- venoso
- - central, 811
- - subclávio/axilar, 579
Acetábulo, 333, 427, 431
- incisura do, 427
Acidente(s)
- anatômico(s)
- - não vertebrais úteis, 92
- - ósseos, 651
- vascular cerebral, 704
Acrômio, 548
Adenoide, 848
Ádito
- da laringe, 666
- do antro mastóideo, 772
Adução, 415
- do bulbo do olho, 752
- dos dedos, 495
Adutores, canal dos, 442
Adventícia, 22
Aferentes
- sensitivos somáticos, 29
- somáticos gerais, 29
- viscerais, 161
- - dos nervos vagos, 171
Aferição da pressão arterial, 597
Alça cervical, 820
Alterações no desenvolvimento da articulação do cotovelo, 605
Ampola, 364, 778
- de Vater, 250, 256
- hepatopancreática, 250
- retal, 349
Anastomose(s), 23
- portocava, 198
- portossistêmica, 270
Anatomia, 2
- de superfície
- - da cabeça e do pescoço, 911
- - da mama em mulheres, 176

- - da pelve e do períneo, 403
- - do abdome, 308
- - do dorso, 91
- - do membro
- - - inferior, 521
- - - superior, 651
- de superfície do tórax, 176
- regional, 202
- segmentar do fígado, 255
Anel
- de Weldeyer, 848
- fibrocartilagíneo, 769
- fibroso, 67, 152
- inguinal
- - profundo, 215, 309
- - superficial, 215, 308, 309
- tendíneo comum, 751
- traqueal, 133
Anestesia
- dentária, 798
- extradural, 88
Aneurisma(s)
- da artéria poplítea, 480
- intracerebrais, 706
Angiografia por subtração, 5
Ângulo
- da costela, 113
- da mandíbula, 680, 786
- do esterno, 176
- inferior da escápula, 93
- lateral da escápula, 548
Anomalias congênitas do sistema digestório, 242
Antebraço, 537, 609
- compartimento
- - anterior do, 613
- - posterior do, 621, 627
Antélice, 767
Anterior, 4
Antitrago, 767
Antro mastóideo, 773
Aorta, 84
- parte abdominal da, 258, 295
- parte ascendente da, 161, 165
- parte descendente da, 165
Aparelho lacrimal, 747, 916
Apêndice(s), 237
- adiposos, 237
- vermiforme, 238
Apendicite, 44, 240
Ápice, 61
- anteromedial, 687
- da axila, 103
- da bexiga urinária, 352
- da cartilagem aritenóidea, 854
- da língua, 888
- do cóccix, 93
- do coração, 144
- do diafragma, 130
Aponeurose
- do músculo, 594
- epicrânica, 740
- palatina, 901
- palmar, 635
- plantar, 508, 514
- toracolombar, 77
Aqueduto do vestíbulo, 777
Aracnoide-máter, 86, 695, 698
Arcabouço esquelético, 111
Arco(s)
- anterior, 59
- carpal, 630
- da aorta, 162, 165
- - com seus três grandes ramos, 164
- e seus ramos, 165
- e suas anomalias, 167
- da cartilagem cricóidea, 852
- do pé, 508

- longitudinal do pé, 419, 508
- palatofaríngeo, 846, 901
- palatoglossos, 901
- palmar
- - profundo, 645, 658
- - superficial, 644, 645, 658
- plantar, 516
- - profundo, 516
- posterior, 59
- púbico, 328
- superciliares, 679
- tendíneo, 344
- transverso do pé, 419, 508
- venoso jugular, 810
- vertebral, 49, 50, 58
- zigomático, 911
Áreas
- de transição, 414
- - no membro superior, 536
- intercondilares, 454
Aréola, 108
Artéria(s)
- alveolar
- - inferior, 800, 806, 906
- - superior
- - - anterior, 907
- - - posterior, 806, 906
- angular, 737
- arqueada, 518
- auricular
- - posterior, 730, 817, 818
- - profunda, 800
- axilar, 574, 828, 833
- basilar, 701
- braquial, 595, 607, 618
- - profunda, 564, 595
- bronquial(is), 135
- - direita, 135
- - esquerda superior, 135
- carótida
- - comum, 671, 816
- - - direita, 816
- - - esquerda, 165
- - externa, 730, 816
- - interna, 701, 702, 816
- cecais anterior e posterior, 263
- central da retina, 757, 763
- cerebelares
- - inferiores anteriores, 702
- - superiores, 702
- cerebral
- - média, 702
- - posterior, 702
- cervical
- - ascendente, 83, 834
- - profunda, 83, 835
- - transversa, 830, 834
- ciliares posteriores, 757
- - curtas, 763
- - longas, 763
- circunflexa
- - anterior do úmero, 577
- - da escápula, 564, 576
- - femoral
- - - lateral, 465
- - - medial, 465
- - fibular, 489
- - posterior do úmero, 564, 577, 578
- cólica
- - direita, 260, 263
- - esquerda, 263, 264
- - média, 260, 261
- coronária, 154
- - direita, 154
- - esquerda, 155
- - - dominante, 155
- - terminologia clínica das, 155

921

- - cremastéricas, 401
- - da parede do tórax, 121
- - de Adamkiewicz, 83, 84
- - descendente anterior, 155
- - digitais
- - - comuns palmares, 645
- - - palmares próprias, 645
- - do bulbo
- - - do pênis, 399
- - - do vestíbulo, 400
- - do canal pterigóideo, 807
- - do labirinto, 780
- - dorsal
- - - da escápula, 577, 828
- - - do clitóris, 400
- - - do nariz, 737, 757
- - - do pênis, 399
- - epigástrica
- - - superficial, 464
- - - superior, 121
- - esfenopalatina, 807, 879
- - espinal
- - - anterior, 83, 84, 702
- - - posterior, 83, 84, 702
- - - segmentar, 83, 84
- - esplênica, 259
- - etmoidal(is), 697
- - - anterior, 879
- - - posterior, 757, 879
- - extra-hilares, 288
- - facial, 735, 818
- - - transversa, 737
- - faríngea ascendente, 697, 773, 816, 818, 849
- - femoral, 438, 464
- - - profunda, 464
- - fibular, 489
- - frênicas
- - - inferiores, 125, 296, 297
- - - superiores, 125, 173
- - gástrica(s)
- - - curtas, 259
- - - direita, 260
- - - esquerda, 259
- - gastroduodenal, 260
- - gastromental esquerda, 259
- - glútea
- - - inferior, 381, 438, 450
- - - superior, 381, 438, 450
- - hepática
- - - comum, 259
- - - própria, 260
- - ileais, 260
- - ileocólica, 260, 263
- - ilíaca(s)
- - - comuns, 258, 296
- - - - direita e esquerda, 295
- - - interna, 380
- - iliolombar, 380
- - infraorbital, 737, 806
- - intercostal(is)
- - - anteriores, 121
- - - posteriores, 83, 120, 173
- - - - esquerda, 84
- - - suprema, 120
- - interóssea
- - - anterior, 620, 626
- - - comum, 620
- - - posterior, 620, 626
- - jejunais, 260
- - lacrimal, 755
- - laríngea superior, 863
- - lingual, 816, 818, 893
- - lombares, 296, 297
- - maleolar anterior
- - - lateral, 494
- - - medial, 494
- - marginal, 240, 267
- - - esquerda, 155
- - maxilar, 730, 799, 806, 817, 818
- - mediana, 633
- - medulares segmentares, 83, 84
- - meníngea
- - - acessória, 697, 800
- - - média, 697, 799
- - - posterior, 697
- - mesentérica
- - - inferior, 198, 258, 263, 271, 296
- - - superior, 258, 260, 271, 296
- - metacarpais
- - - dorsais, 646
- - - palmares, 646
- - musculofrênica, 121
- - nasal lateral, 879
- - obturatória, 381, 438, 466
- - occipital, 698 816 818
- - oftálmica, 702, 737
- - ováricas, 381
- - palatina
- - - ascendente, 902
- - - maior, 806, 879, 902
- - pancreaticoduodenal inferior, 260
- - perfurantes, 465
- - perineal, 399
- - plantar
- - - lateral, 516
- - - medial, 517
- - pontinas, 702
- - poplítea, 480, 488
- - principal do polegar, 646
- - profunda do pênis, 399
- - pudenda
- - - externa, 400
- - - - profunda, 464
- - - - superficial, 464
- - - interna, 381, 398, 420
- - pulmonares, 134
- - - direita, 134
- - - esquerda, 135
- - que irrigam o couro cabeludo, 741
- - radial, 618, 627, 645
- - - do indicador, 646
- - radicular
- - - anterior, 84
- - - maior, 83, 85
- - - posterior, 84
- - recorrente
- - - interóssea, 626
- - - radial, 619
- - renal, 286, 296, 297
- - - direita, 288
- - - esquerda, 286
- - retal(is)
- - - inferiores, 399
- - - mediana, 381
- - - superior, 263, 265
- - sacral
- - - lateral, 83, 381
- - - mediana, 296, 297, 383
- - sigmóideas, 263, 265
- - subclávia, 83, 566, 575, 701, 828, 833
- - - direita, 833
- - - esquerda, 166, 833
- - subcostal, 173
- - subescapular, 576
- - superior labial, 879
- - supraescapular, 564, 830, 834
- - suprarrenais médias, 296, 297
- - tarsais, 517
- - temporal(is)
- - - média, 790
- - - profundas, 790
- - - superficial, 730, 742, 818
- - testiculares, 296, 297, 401
- - tibial
- - - anterior, 489, 493
- - - posterior, 489, 516
- - timpânica anterior, 800
- - tireóidea
- - - ima, 165, 823
- - - inferior, 823, 834
- - - superior, 816, 818, 823
- - torácica
- - - interna, 121, 834
- - - lateral, 576
- - - superior, 575
- - toracoacromial, 575
- - toracodorsal, 576
- - ulnar, 616, 619, 644
- - - recorrente, 620
- - umbilical, 381
- - uterina, 328, 381
- - vaginal, 381
- - vertebral, 83, 701, 833
- - vesical
- - - inferior, 381
- - - superior, 381
- - zigomaticofacial, 737
- - zigomaticotemporal, 737
- Articulação(ões), 15, 67
- - acromioclavicular, 551
- - atlantoaxiais, 61
- - atlantooccipital, 60
- - bicondilares, 17
- - calcaneocubóidea, 504
- - carpais, 631
- - carpometacarpais, 631
- - cartilagíneas, 18
- - com a cabeça da costela, 116
- - com as costelas, 111
- - costotransversárias, 116
- - costovertebrais, 115
- - cricoaritenóideas, 857
- - cricotireóideas, 856
- - da laringe, 856
- - da perna, 416
- - do cotovelo, 536, 602
- - do joelho, 415, 469
- - - irrigação da, 475
- - do ombro, 536, 552
- - do punho, 536, 538, 631
- - do quadril, 429, 432
- - do tornozelo talocrural, 500
- - elipsóideas, 17
- - entre arcos vertebrais, 68
- - entre as vértebras no dorso, 67
- - esferóideas, 17
- - esternoclavicular, 551
- - esternocostais, 116
- - fibrosas, 15, 17, 18
- - intercarpais, 631
- - intercondrais, 116
- - interfalângicas, 506, 632
- - intertarsais, 501
- - lombossacrais, 337
- - manubriesternal, 116
- - metacarpofalângicas, 539, 631
- - metatarsofalângicas, 505
- - planas, 17
- - radioulnar distal, 611
- - sacroilíacas, 337, 338
- - selares, 17, 539
- - sinoviais, 15, 16, 17, 67
- - talocalcânea, 502
- - talocalcaneonavicular, 502
- - talocrural, 415
- - tarsometatarsais, 505
- - temporomandibulares, 670, 786
- - tibiofibular, 477
- - transversa do tarso, 502
- - trocóideas, 17
- - umeroulnar, 537
- - uncovertebrais, 68
- - xifosternal, 116
- Artrite do cotovelo, 607
- Artrodese, 72
- Artroscopia, 19, 479
- Árvore bronquial, 133
- Asa(s)
- - do ílio, 321
- - maior do osso esfenoide, 681, 686
- - menor do osso esfenoide, 690
- - do sacro, 337
- Assoalho
- - da axila, 573
- - da cavidade
- - - craniana, 688
- - - oral, 887
- - da pelve, 321, 323, 343
- - de cada cavidade nasal, 873

922

Índice Alfabético

- do canal inguinal, 217
- muscular do trígono lateral, 824
Aterosclerose, 23
Atlas, 58, 59
- fratura do, 86
Átrio
- de paredes delgadas, 147
- direito, 104, 148
- esquerdo, 150
- propriamente dito, 148
Atrofia muscular, 21
Aumento esplênico, 258
Aurícula
- direita, 148
- cardíaca, 158
Ausência de curvaturas laterais, 91
Avaliação clínica de pacientes com traumatismo craniano, 714
Axila, 535, 565
- ápice da, 103
- assoalho da, 573
- parede
- - lateral da, 571
- - medial da, 570
- - posterior da, 571
Áxis, 58, 59, 60
- fratura do, 86

B

Baço, 253, 313
Bainha(s)
- axilar, 809
- carótica, 809
- do bulbo do olho, 751
- do músculo reto do abdome, 209
- femoral, 442
- fibrosas dos dedos do pé, 509, 636
Bandas de Ladd, 243
Base
- da bexiga, 352
- da cartilagem aritenóidea, 854
- da cóclea, 778
- da mandíbula, 680
- do coração, 144, 146
- do diafragma, 130
- do estribo, 774
- do pescoço, 666
Bastonetes, 765
Bexiga urinária, 193, 319, 352, 353
- ápice da, 352
- base da, 352
- câncer de, 354
Bigorna, 774
- corpo da, 774
Biopsia de medula óssea, 335, 336
Bloqueio de nervo
- intercostal, 124
- pudendo, 374
Boca, 665
Bochechas, 886
Bócio multinodular, 826, 919
Bolha etmoidal, 869
Bolsa(s)
- de Hartmann, 256
- omental, 196, 224
- peritoneal protrusa, 219
- subacromial, 554
- - inflamação da, 558
- subtendínea do músculo subescapular, 553
- suprapatelar, 473
Braço, 535, 588
- compartimento
- - anterior do, 592
- - posterior do, 595
Bregma, 683
Broncoscopia, 138
Brônquio(s)
- lobares, 134
- principal, 134
Bulbo(s)
- do olho, 761
- - bainha do, 751
- - fáscia do, 763

- irrigação arterial para o, 763
- do vestíbulo, 391, 406
- superior da veia jugular, 818

C

Cabeça, 52, 663, 665
- anatomia de superfície da, 911
- da fíbula, 455
- da mandíbula, 786
- do epidídimo, 360
- do estribo, 774
- do fêmur, 427
- do martelo, 774
- do pâncreas, 248
- do rádio, 592
- e pescoço
- - câncer de, 910
- - drenagem linfática da, 841
- longa do músculo tríceps braquial, 562, 573
- umeroulnar, 616
Cabo do martelo, 769, 774
Cadeia simpática paravertebral, 377
Calázio, 746
Calcâneo, 496, 497
- tuberosidade do, 497
Cálculos
- biliares, 256
- da glândula parótida, 732
- do sistema urinário, 290
- vesicais, 353
Cálice maior, 286
Calvária, 679, 683, 687
- fratura da, 695
Camada(s)
- adiposa superficial da fáscia superficial, 204
- aponeurótica, 740
- do couro cabeludo, 739
- membranácea
- - da tela subcutâneo do períneo, 205
- - de fáscia, 396
- meníngea, 695
- periosteal, 695
- pigmentada, 765
- pré-traqueal, 809
- profunda do compartimento posterior do antebraço, 624
Câmaras
- anterior e posterior, 762
- cardíacas, 147
Canal(is)
- anal, 241, 319, 323, 349
- arterial, 157, 166
- carótico, 687, 693
- condilar, 687, 692
- do hipoglosso, 687, 692, 693
- do pudendo, 397
- dos adutores, 442
- incisivo, 878
- infraorbital, 750
- inguinal, 197, 213, 215
- - assoalho do, 217
- - parede posterior do, 215
- obturatório, 325, 342, 433
- óptico, 690, 693, 749, 750
- palatovaginal, 802
- pterigóideo, 685, 802
- sacral, 337
- semicirculares, 776, 777
- vertebral, 51, 58, 59, 66
Canalículo(s)
- da cóclea, 779
- lacrimais, 747
Câncer
- de bexiga, 354
- de cabeça e pescoço, 910
- de mama, 110, 588
- de ovário, 365
- de próstata, 362
- de pulmão, 139
- do esôfago, 172
- do pâncreas, 252
- do sistema urinário, 291
Capitato, 630

Capítulo, 590, 591
Cápsula
- adiposa, 285
- articular, 16, 787
Capuzes extensores, 510, 636
Carcinoma
- da cabeça do pâncreas, 315
- de células transicionais, 291
- de mama, 108
- do colo, 351
- - do útero, 367
- do estômago, 236
- do reto, 351
- do útero, 367
Cárdia, 228
Cartilagem(ns), 11
- alares menores, 869
- aritenóideas, 854
- - ápice da, 854
- - base da, 854
- corniculadas, 854
- cricóidea, 852
- cuneiformes, 854
- da laringe, 852
- elástica, 11
- hialina, 11, 16
- septais, 869
- tireóidea, 852
- tritícea, 855
Catarata, 762, 763
Cateterismo
- cardíaco, 156
- suprapúbico, 354
- uretral, 357
Caudal, 4
Cavidade(s)
- abdominal, 189, 202
- abdominopélvica, 223
- craniana, 665, 687
- - assoalho da, 688
- da laringe, 857
- da pelve, 325
- - verdadeira, 324
- da túnica vaginal, 215
- glenoidal, 548
- nasal(is), 665, 866
- - assoalho de cada, 873
- - inervação das, 868
- - irrigação arterial das, 868
- - parede
- - - lateral de cada, 874
- - - medial de cada, 873
- oral, 665, 675, 882
- - assoalho da, 887
- - propriamente dita, 882
- pélvica, 319, 324, 325
- pericárdica, 141
- peritoneal, 187, 202, 223
- pleurais, 102, 127, 179
- timpânica, 770
- torácica, 99
- trigeminal, 718
Ceco, 196, 237
Células
- etmoidais, 871
- - médias, 876
- mastóideas, 773
Centro tendíneo do diafragma, 103, 142
Cerume, 768
Cicatrização, 21
Cifoplastia, 63
Cifose, 64
Circulação colateral, 23
Círculo arterial do cérebro, 701, 702
Circundação, 415
Cirrose hepática, 269
Cirurgia
- da obesidade, 277
- de *by-pass* gástrico, 278
- laparoendoscópica por incisão única, 204
- laparoscópica, 204
- torácica minimamente invasiva, 123
Cisternas subaracnóideas, 699

923

Cistoscopia, 293
Claudicação intermitente, 467
Clavícula, 536, 548
- fratura da, 556
Clitóris, 391
- corpo do, 391
- raiz do, 391
Clivo, 691
Cóanos, 665, 876
Coarctação da aorta, 166
Cóccix, 62, 337
- ápice do, 93
- extremidade do, 94
Cóclea, 776, 778
- base da, 778
Colangiopancreatografia retrógrada endoscópica, 256
Colecistectomia, 256
Colecistite, 256
Coleta de medula óssea do esterno, 118
Colo
- anatômico, 549
- ascendente, 237
- cirúrgico, 550
- da fíbula, 456
- da vesícula biliar, 248
- do fêmur, 429
- do intestino grosso, 239
- do martelo, 774
- do pâncreas, 250
- do rádio, 592
- do útero, 364, 405
- vesical, 353
Colonografia por tomografia computadorizada, 234
Colostomia, 246
Coluna(s)
- anais, 351
- anterior, 71
- renais, 286
- vertebral longa, 53
Comissura, 149
- dos lábios, 394
Compartimento
- anterior
- - da coxa, 451, 456
- - da perna, 492
- - do antebraço, 613
- - do braço, 592
- fasciais, 810
- lateral da perna, 490
- medial da coxa, 456, 459
- posterior
- - da coxa, 456, 483
- - do antebraço, 621, 627
- - do braço, 595
Complexo estimulante do coração, 158, 159
Complicação de fratura da órbita, 920
Componentes
- do canal inguinal, 217
- esqueléticos do dorso, 54
- motores viscerais, 34
- - parassimpáticos, 34
- - simpáticos, 34
Comunicação, 668
- interatrial, 157
- interventricular, 157
Concha
- da orelha, 767
- inferior, 867
- média, 867
Concussão, 714
Condições prostáticas, 362
Côndilo(s), 590
- da tíbia, 454
- lateral, 453
- medial, 452, 453
- occipitais, 687
Conduto, 99
- ileal, 246
Cone
- arterial, 148
- elástico, 855
- medular, 82

Conexões venosas intracranianas, 737
Confluência dos seios e seios transverso e sigmóideo, 709
Conjuntiva, 746
Constrição pupilar, 761
Conteúdo da fossa poplítea, 480
Contrastes, 5
Contratura de Dupuytren, 635
Coração, 132, 143
- ápice do, 144
- base do, 144, 146
- face do, 144
- - anterior do, 143, 146
- - diafragmática do, 144, 145, 146
- margem
- - direita e esquerda do, 144
- - inferior do, 144
- - obtusa do, 145
- orientação do, 143
Corda
- do tímpano, 720, 781, 798, 897
- vocal falsa, 856
Cordão espermático, 217
Corioide, 762, 763
Córnea, 763
Cornos, 337
Coroa da glande, 395
Corpo(s)
- adiposo(s), 16
- - pararrenal, 286
- - carótico, 816
- - cavernosos, 391
- - ciliar, 763
- da bigorna, 774
- da fíbula, 456, 482
- da mandíbula, 680
- da maxila, 680
- da tíbia, 455
- - face medial do, 455
- da ulna, 610
- da vesícula biliar, 248
- do clitóris, 391
- do esfenoide, 685
- do esterno, 115
- - extremidade inferior do, 115
- - margem laterais do, 115
- do fêmur, 429, 452
- do osso hioide, 670
- do pâncreas, 250
- do períneo, 331, 347
- do rádio, 610
- do úmero, 590
- esponjoso, 356, 407
- vertebral, 49, 50, 56, 58, 59, 111
- - de C III, 56
- - de L II, 57
- vítreo, 762
Córtex
- externo, 286
- renal, 286
Costela, 56, 100, 112, 113, 176, 279
- ângulo da, 113
- cervicais, 118
- fratura da, 118, 579
- - complicação de, 660
- I, 113
- II, 114
- X, 114
- XI, 114
- XII, 114
Cotovelo
- articulação do, 536, 602
- artrite do, 607
- de tenista, 607
- do golfista, 607
Couro cabeludo, 666, 739
- drenagem linfática do, 743
- e meninges, 711
Coxa, 418, 451
- compartimento
- - anterior da, 451, 456
- - medial da, 456, 459
- - posterior da, 456, 483

Coxim gorduroso infrapatelar, 472
Cranial, 4
Crânio, 668, 679
Craniossinostose, 692
Cricotireotomia, 673, 863
Criação de uma fístula para hemodiálise, 609
Crista
- etmoidal, 689, 869
- frontal, 688
- ilíaca, 93, 425
- infratemporal, 785
- intertrocantérica, 429
- lacrimal
- - anterior, 744
- - posterior, 744
- medial, 482
- occipital externa, 683
- supraepicondilar
- - lateral, 590
- - medial, 590
- supramastóidea, 784
- terminal, 148
- uretral, 355
Cúpula, 282
- pleural, 127
- vaginal, 366
Curvaturas primárias e secundárias no plano sagital, 92

D

Deambulação, 415
Dedo em gatilho, 639
Defecação, 346
Defeito(s)
- cardíacos congênitos, 157
- no septo interatrial, 157
Definição
- da projeção de superfície do abdome, 308
- das regiões de superfície de dor referida do intestino, 311
Deformidade em giba, 64
Deglutição, 167, 863
Dente(s), 906
- caninos, 906
- do áxis, 60
- drenagem linfática dos, 908
- incisivos, 906
Depressão, 787
- do bulbo do olho, 752
- sacral, 93
Dermatomiótomo, 28
Dermátomos, 29, 32
- do membro
- - inferior, 421
- - superior, 543
- do tórax, 105
- supridos pelos ramos posteriores dos nervos espinais, 54
Derrame
- pericárdico, 143
- pleural, 129
Desenvolvimento do intestino
- anterior, 193
- médio, 196
- posterior, 196
Desvio de septo nasal, 873
Determinação da idade esquelética, 13
Dextrocardia, 167
Diafragma, 101, 124, 190, 281
- ápice do, 130
- base do, 130
- da pelve, 321, 323, 343
- da sela, 697
- drenagem venosa do, 125
- inervação do, 107, 125, 282
- irrigação sanguínea para o, 282
Diálise, 224
- peritoneal, 224, 225
Diencéfalo, 701
Díploe, 683
Discectomia, 72
Discite, 85
Disco(s)

Índice Alfabético

- articulares, 16, 786
- intervertebrais, 67
- óptico, 765
Disfunção erétil, 394
Disposição das meninges e espaços, 698
Dissecção aórtica, 166
Disseminação peritoneal de doenças, 225
Distal, 4
Distribuição das vísceras abdominais no adulto, 193
Distúrbios do manguito rotador, 558
Divertículo
- da face anterior do intestino anterior, 196
- de Meckel, 236
Divisão(ões)
- anterior e divisão posterior, 580
- autônoma do SNP, 32
- topográficas do abdome, 202
Doença(s)
- arterial coronária, 156
- articular(es), 69
- - degenerativa, 19, 478
- de Kienböck, 633
- diverticular, 245
- esplênicas, 258
- valvar, 152
- - aórtica, 152
- - do lado direito do coração, 152
- - mitral, 152
- vascular periférica, 467
Dor referida, 42
Dorsal, 4
Dorsalgia, 68, 91
Dorsiflexão e flexão plantar no tornozelo, 416
Dorso, 45, 47, 540
- anatomia de superfície do, 91
- da sela, 690
- do pé, 495
- inervação do, 54
Drenagem
- de tórax, 124
- linfática, 24
- - da cabeça e do pescoço, 841
- - da face, 738
- - da mama, 109
- - da parede
- - - anterolateral do abdome, 212
- - - - do tórax, 122
- - - abdominal do sistema digestório, 271
- - da região glútea, 450
- - das vísceras pélvicas, 385
- - do couro cabeludo, 743
- - do períneo, 402
- - do pulmão, 137
- - dos dentes e das gengivas, 908
- superficial do pescoço, 810
- venosa
- - da laringe, 864
- - da mama, 109
- - da parede
- - - anterolateral do abdome, 211
- - - torácica, 121
- - do diafragma, 125
- - do encéfalo, 702
- - do sistema digestório, 198, 265
- - e linfática, 171
Ducto(s)
- cístico da vesícula biliar, 252
- coclear, 776, 780
- colédoco, 252
- deferentes, 358, 360
- ejaculatório, 361
- endolinfático, 779
- hepático(s)
- - comum, 252
- - direito e esquerdo, 252
- lacrimonasal, 747
- lactíferos, 108
- linfáticos, 25
- nasolacrimal, 876
- pancreático, 250
- parotídeo, 730
- principal e o ducto acessório, 250
- semicirculares, 776

- submandibular, 895
- torácico, 122, 164, 174, 300, 837, 838
- - no mediastino
- - - posterior, 174
- - - superior, 170
Dúctulos eferentes, 358, 360
Duodeno, 229
Duodeno, irrigação do, 230
Dura-máter, 695
- inervação da, 698
- irrigação arterial da, 697

E

Elemento costal fundido, 49
Elevação do bulbo do olho, 752
Embolia pulmonar, 184
Eminência
- arqueada, 691
- hipotenar, 644
- iliopúbica, 426
- intercondilar, 454
- tenar, 540, 643
Emissão e ejaculação de sêmen, 393
Encéfalo, 26, 49, 701
- drenagem venosa do, 702
Endarterectomia, 706
Endolinfa, 776
Endoprótese expansível, 297
Entrada axilar, 103, 540, 565
Epicondilite, 607
Epicôndilo, 591
- lateral, 452, 591
- medial, 452, 591
Epidídimo, 360
- cabeça do, 360
- verdadeiro, 360
Epiglote, 675, 853
- da laringe, 675
Episiotomia, 347
Ereção, 329, 391
Escafoide, fratura do, 632
Escala de coma de Glasgow, 714
Escápula, 548
- alada, 571, 660
- ângulo
- - inferior da, 93
- - lateral da, 548
- face costal da, 549
- incisura da, 549
Esclera, 746, 763
Escoliose, 64
Escroto, 394, 407
Esfenoide, 685, 690
- corpo do, 685
- espinha do, 785, 884
Esfíncter externo da uretra, 355
Esôfago, 99, 132, 164, 167, 170, 202, 821
- câncer do, 172
- inervação do, 171
Espaço(s)
- entre o ligamento inguinal e o osso do quadril, 435
- extradural, 698
- fasciais, 810
- intercostais, 117
- na parede da faringe, 846
- posteriores entre os arcos vertebrais, 62
- pré-traqueal, 810
- profundo do períneo, 346, 386
- quadrangular, 563, 573
- retrofaríngeo, 810
- retromamário, 108
- subaracnóideo, 86, 699
- - extremidade inferior do, 94
- subdural, 698
- triangular, 563, 573
Especializações da fáscia periórbita, 751
Espinha
- bífida, 63
- do esfenoide, 785, 884
- genianas superior e inferior, 885
- ilíaca
- - anterior

- - - inferior, 333, 335
- - - superior, 333
- - anterossuperior, 425
- - posterior
- - - inferior, 335
- - - superior, 333
- - posterossuperior, 426
- isquiática, 323, 329, 333, 336, 341, 445
- nasal(is)
- - anteriores, 680
- - posterior, 883
Espiral basal da cóclea, 772
Esplenomegalia, 258
Espondilolistese, 71
Esqueleto
- cardíaco, 152, 153
- facial viscerocrânio, 679
Estabilidade articular, 554
Estadiamento do tumor, 110
Esterno, 114
- ângulo do, 176
- corpo do, 115
Esternotomia mediana, 123
Estimativa da posição da artéria meníngea média, 915
Estômago, 228, 229
Estrangulamento da hérnia, 221
Estribo, 772, 774
- base do, 774
- cabeça do, 774
Estrutura(s)
- do punho, 632
- importantes que passam entre o abdome e o tórax, 103
- intraperitoneais, 190
- na região superficial do períneo, 390
- que passam através ou ao redor do diafragma, 281
- renal, 286
- retroperitoneais, 190
Estudos urológicos com contraste, 10
Exame
- da articulação do joelho, 478
- da orelha, 770
- da parede intestinal e de massas extrínsecas, 234
- de imagem, 4
- - da cabeça, 694
- - da irrigação do membro superior, 579
- - do ovário, 365
- do lúmen intestinal, 233
- do olho, 756
- gastrintestinais com contraste, 9
- neurológico das pernas, 488
Expansões digitais dorsais, 636
Extensão, 48, 415
- cervical da cavidade pleural, 127
- do joelho, 416
- pélvicas do plexo pré-vertebral, 377
Extravasamento de líquido cerebrospinal, 700
Extremidade
- distal
- - da fíbula, 482
- - da ulna, 610
- - do fêmur, 452
- - do rádio, 610
- do cóccix, 94
- inferior
- - da medula espinal, 94
- - do corpo do esterno, 115
- - do espaço subaracnóideo, 94
- proximal
- - da fíbula, 455
- - da tíbia, 452
- - da ulna, 592
- - do rádio, 592

F

Face, 666, 724
- anterior do coração, 143, 146
- articular, 470
- - calcânea posterior, 497
- - talar
- - - anterior e posterior, 498
- - - média, 498

925

- costal
-- da escápula, 549
-- do pulmão, 130
- diafragmática
-- do coração, 144, 145, 146
-- do fígado, 246
- do coração, 144
- drenagem linfática da, 738
- faríngea, 889
- inferior da língua, 889
- lateral da tíbia, 455
- medial do corpo da tíbia, 455
- mediastinal do pulmão, 130
-- direito, 132
- principais estruturas da, 915
- pulmonar esquerda, 144
- semilunar, 427
- visceral do fígado, 246
Falange, 416, 500, 628, 631
- proximal e distal, 631
Faringe, 666, 822, 840
Fáscia, 20
- bucofaríngea, 846
- clavipeitoral, 569
- cremastérica, 215
- da cavidade pélvica, 367
- de Camper, 204
- de Colles, 205, 396
- de Scarpa, 205
- do assoalho da pelve e do períneo, 331
- do bulbo do olho, 763
- do pescoço, 808
- endotorácica, 21, 118
- espermática
-- externa, 215
-- interna, 217
- extraperitoneal, 21, 210
- lata, 205, 441
- parietal da pelve, 209
- profunda, 20, 441
- prostática, 368
- superficial, 20
-- da parede do abdome, 204
-- do trígono urogenital, 395
- temporal, 789
- transversal, 209
Fascículo
- atrioventricular, 159
- lateral, 581
- medial, 581
- posterior, 581
Fascite plantar, 514
Fechamento com esforço da laringe, 862
Fêmur, 452
- cabeça do, 427
- colo do, 429
- corpo do, 429, 452
- extremidade distal do, 452
- fratura do
-- colo do, 430
-- corpo do, 431
- parte proximal do, 427
Fibra(s)
- aferentes viscerais, 378
-- gerais, 33
- de Purkinje, 160
- eferentes viscerais, 271, 290
-- gerais, 33
- motoras somáticas, 29
- parassimpáticas, 41, 378
-- pós-ganglionares, 803
-- pré-ganglionares, 802
--- dos nervos cranianos, 40
--- sacrais, 39
- pós-ganglionar, 277
- pré-ganglionares, 36, 37, 33, 105
- sensitivas viscerais, 41
- simpáticas, 41, 161, 377
-- pós-ganglionares, 759
- zonulares, 763
Fibrocartilagem, 11
Fíbula, 416, 481
- cabeça da, 455

- colo da, 456
- corpo da, 456, 482
- extremidade
-- distal da, 482
-- proximal da, 455
Fígado, 246
- anatomia segmentar do, 255
- face
-- diafragmática do, 246
-- visceral do, 246
Filamento terminal, 82
Filtro, 905
- de veia cava inferior, 300
Fímbrias, 364
Fissura(s)
- horizontal, 132
- mediana anterior, 82
- oblíqua, 132, 133
- orbital
-- inferior, 750
-- superior, 691, 693, 749, 750
- petrotimpânica, 781
- pterigomaxilar, 799, 802
- pterotimpânica, 785
- pulmonares, 179
- timpanoescamosa, 785
Fissuras da cavidade craniana, 692
Flexão, 48, 415, 416
- lateral, 48
Flexibilidade da parede torácica e da abertura inferior do tórax, 107
Flexura
- direita do colo flexura hepática, 237
- duodenojejunal, 230
- esplênica, 237
- esquerda do colo, 237
-- do intestino grosso, 268
- perineal, 344
Foice
- do cerebelo, 697
- do cérebro, 688, 695
Fonação, 862
Fontículos, 668
Forame(s), 59
- cego, 689
- da cavidade craniana, 692
- da mandíbula, 786
- das veias mínimas do coração, 148
- esfenopalatino, 877
- espinhoso, 693
- estilomastóideo, 693
- etmoidais anterior e posterior, 744, 750
- incisivos, 684
- infraorbital, 680, 750
- internos do crânio, 689
- intervertebral, 54, 56, 57, 61, 62
- isquiático
-- maior, 341, 342, 433
-- menor, 325, 341, 343, 344, 435
- jugular, 693
- lacerado, 687, 691
- magno, 686, 691, 693
- mandibular, 886
- mentual, 681
- obturado, 333
- omental, 196, 224, 252
- oval, 148, 691, 693
- redondo, 691, 693, 801
- sacrais posteriores, 337
- supraorbital, 679
- transversário, 58, 59, 670
- vertebral, 111
- zigomaticofacial, 683
- zigomaticotemporal, 683
Fórnice da vagina, 366
Fossa(s), 591
- anterior do crânio, 688
- condilar, 687
- coronoide, 591
- cubital, 535, 607, 652
- da vesícula biliar e na porta do fígado, 247
- do acetábulo, 427
- do maléolo lateral, 482
- do olécrano, 591

- escafoide, 884
- hipofisial, 690
- ilíaca, 333
- incisiva, 684
- infraespinal, 548
- infratemporal, 666, 784, 790
- intercondilar, 452
- isquioanais, 386
-- do trígono anal, 389
- mandibular, 687
- média do crânio, 690
- navicular, 356
- oval, 148
- piriformes, 848
- poplítea, 413, 477, 480, 522
- posterior do crânio, 691
- pterigóidea, 685
- pterigopalatina, 666, 801, 803
- radial, 591
- subescapular, 549
- sublingual, 886
- submandibular, 886
- supraespinal, 548
- temporal, 781, 788
- trocantérica, 429
Fóvea, 429
- central, 765
- costal
-- do processo transverso, 60
-- inferior, 60, 111
-- superior, 60, 111, 112
Fratura(s)
- com afundamento, 695
- compostas, 695
- cuneiformes por osteoporose, 63
- da cabeça do rádio, 606
- da calvária, 695
- da clavícula, 556
- da costela, 579
-- complicação de, 660
- da órbita, 744
-- complicação de, 920
- da parte
-- interarticular, 71
-- proximal do úmero, 551
- da pelve, 427
- da ulna, 612
- de costelas, 118
- de tornozelo, 503
- do atlas e do áxis, 86
- do colo do fêmur, 430
- do corpo do fêmur, 431
- do escafoide, 632
- do olécrano, 605
- do ptério, 695
- do rádio, 612
- do tálus, 501
- epifisiais, 15
- intertrocantéricas, 431
- ósseas, 14
- pélvica, 337
- supracondilar do úmero, 605
- vertebrais, 71
Frênulo
- da glande, 395
- da língua, 889
- do clitóris, 394
- do lábio, 906
- dos lábios menores, 394
Fronte, 679
Função motora dos nervos mediano e ulnar na mão, 657
Fundo
- da vesícula biliar, 248
- de saco de Douglas, 368
- uterino, 363
Funículo espermático, 197, 217, 358
Fusão
- de vértebras, 72
- secundária do duodeno à parede do corpo, 196

G

Gálea aponeurótica, 740
Gânglio, 33, 175

Índice Alfabético

- aorticorrenais, 304
- celíacos, 304
- cervical
-- inferior, 837
-- médio, 837
-- superior, 37, 759, 836
- cervicotorácico, 837
- ciliar, 760, 761
- espinal, 89
- espiral, 781
- estrelado, 837
- geniculado, 719, 781
- ímpar, 377
- inferior, 720
- mesentéricos
-- inferiores, 304
-- superiores, 304
- pré-vertebrais, 302
- pterigopalatino, 804, 805
- submandibular, 795
- superior, 720
-- jugular, 720
- trigeminal, 718
- vestibular, 781
Gastrostomia, 245
Gengivas, 906
- inervação das, 909
- irrigação das, 907
Genitália externa
- características superficiais da, 394
- raiz da, 319
Gínglimos, 17, 539
Glabela, 679
Glande
- do clitóris, 391
- do pênis, 391
Glândula(s)
- bulbouretrais, 362
- de Bartholin, 392
- de Skene, 355, 394
- lacrimal, 747
-- inervação da, 748, 806
- mamárias, 108
- paratireoides, 822, 824
-- ectópicas, 826
--- no timo, 164
- parótida, 730, 732, 734, 895
-- cálculos da, 732
- salivares, 895
- sebáceas, 746
- sublinguais, 896
- submandibulares, 895
- suprarrenais, 294
-- inervação das, 294
- tireoide, 822, 823, 825, 914
- vestibulares maiores, 363, 392
Glaucoma, 763
Gordura e fáscia renal, 285
Granulações aracnóideas, 699
Grupo
- apendicular, 73
- inferior de músculos orais, 728
- intermediário de músculos do dorso, 75
- orbital, 724
- profundo de músculos do dorso, 77
- superficial de músculos do dorso, 73
- superior de músculos orais, 729
Gubernáculo, 197

H

Hálux valgo, 506
Hâmulo
- do hamato, 630
- pterigóideo, 685
Hélice, 767
Hematoma
- extradural, 799, 920
- subdural, 712
Hematúria, 290
Hemodiálise, 224
Hemorragia
- cerebral primária, 712
- extradural, 712

- intracraniana, 712
- subaracnóidea, 712
Hemorroidas, 389
Hérnia
- da cavidade abdominopélvica, 223
- de Bochdalek, 283
- de Morgagni, 283
- de Spiegel, 223
- diafragmáticas, 283
- do atleta, 222
- femorais, 222
- hiatal, 284
- incisionais, 222
- inguinais, 218, 221
-- diretas, 219, 221
-- indiretas, 218, 221
- paraumbilicais, 222
- umbilicais, 222
Herniação
- cerebral, 714
- de discos intervertebrais, 68
Herpes-zóster, 91
Hiato
- dos adutores, 462
- safeno, 441
- semilunar, 871
- urogenital, 344, 386
Hidrocefalia, 699
Hilo
- do pulmão, 128, 130, 131
- esplênico, 253
- renal, 286
Hímen, 394
Hiperextensão e abdução do polegar, 654
Hiperplasia prostática benigna, 362
Hipertensão portal, 200
Hipoglosso, canal do, 687, 692, 693
Histerectomia, 365
Hordéolo terçol, 746
Humor
- aquoso, 762
- vítreo, 762

I

Icterícia, 257
- hepática, 257
- pós-hepática, 257
- pré-hepática, 257
Identificação
- de estruturas
-- ao redor do joelho, 522
-- no trígono
--- anal, 405
--- urogenital
---- das mulheres, 405
---- de homens, 406
- de processos espinhosos de vértebras específicas, 92
- dos principais músculos, 94
- dos tendões ao redor do tornozelo e do pé, 524
Íleo, 230
- irrigação do, 232
Ileostomia, 246
Ílio, 333, 335, 425
- asa do, 321
Imagens ponderadas por difusão, 8
Implantação do blastocisto, 363
Impressão trigeminal, 691
Incisões, 21
- cirúrgicas, 203
Incisura(s)
- clavicular do manúbrio do esterno, 551
- da escápula, 549
- da mandíbula, 786
- do acetábulo, 427
- do tentório, 697
- etmoidal, 869
- fibular, 482
- interaritenóidea, 857
- isquiáticas maior e menor, 321
- jugular, 114, 176
-- do osso occipital, 687
- mastóidea, 683

- radial, 592
- supraescapular, 549
- supraesternal, 114
- tireóidea
-- inferior, 852
-- superior, 852
- troclear, 592
- vertebral
-- inferior, 49, 58
-- superior, 49, 58
Inervação
- cardíaca do sistema nervoso periférico, 160
- da dura-máter, 698
- da glândula lacrimal, 748, 806
- da língua, 893
- da mama, 109
- da parede
-- anterolateral do abdome, 210
-- do tórax, 122
- da pleura visceral, 137
- das cavidades nasais, 868
- das gengivas, 909
- das glândulas suprarrenais, 294
- das vísceras abdominais, 271
- do diafragma, 107, 125, 282
- do dorso, 54
- do esôfago, 171
- do peritônio, 223
- do pulmão, 137
- dos seios esfenoidais, 872
- parassimpática
-- do sistema
-- digestório, 274
-- parassimpático, 160
-- dos níveis espinais S2 a S4, 329
- periférica simpática, 36, 37
- por nervos cervicais e torácicos superiores, 541
- sensitiva
-- da orelha, 768
-- da parótida, 731
-- do couro cabeludo, 740
-- do meato acústico externo, 769
-- visceral aferente, 40
- simpática
-- das regiões abdominal e pélvica e das glândulas suprarrenais, 38
-- das vísceras cervicais e torácicas, 38
-- do estômago, 277
-- do sistema simpático, 160
-- para as glândulas salivares, 898
- ureteral, 290
Infarto do miocárdio, 156, 182
Infecção vesical, 356
Inferior, 4
Inflamação da bolsa subacromial, 558
Infundíbulo, 364, 697
- da vesícula biliar, 256
- etmoidal, 869
Ínio, 683
Injeções intramusculares, 449
Inserção posterior de uma costela, 107
Interpretação de imagens, 9
Intervalo triangular, 564, 573
Intestino
- anterior, 196, 258
-- desenvolvimento do, 193
- delgado, 229
- grosso, 237
-- colo do, 239
-- irrigação do colo ascendente do, 240
- médio, 258
-- desenvolvimento do, 196
- posterior, 258
-- desenvolvimento do, 196
- primitivo, 193
Intumescência
- cervical, 82
- lombossacral, 82
Iodo, 5
Íris, 762, 764
Irrigação, 125
- arterial, 171
-- da dura-máter, 697

927

- - da laringe, 864
- - da mama, 109
- - da orelha, 768
- - das cavidades nasais, 868
- - das pálpebras, 746
- - do sistema digestório, 266
- - para o bulbo do olho, 763
- da articulação do joelho, 475
- da parede
- - anterolateral do abdome, 211
- - torácica, 120
- das gengivas, 907
- do colo ascendente do intestino grosso, 240
- do duodeno, 230
- do íleo, 232
- do jejuno, 230
- sanguínea para o diafragma, 282
Isquemia
- crítica do membro, 467
- crônica
- - agudizada, 467
- - na perna, 467
Ísquio, 335, 336, 425
Istmo, 364, 823
- das fauces, 665, 906

J

Janela
- aortopulmonar, 170
- da cóclea, 773
- do vestíbulo, 772
Jejuno, 230
- irrigação do, 230
Jejunostomia, 245
Joelho
- articulação do, 415, 469
- flexão e extensão do, 416
Junção
- craniocervical, 71
- ureteropélvica, 289

L

Lábio(s), 905
- comissura posterior dos, 394
- glenoidal, 553
- maiores do pudendo, 394
- menores do pudendo, 394
Labirinto
- membranáceo, 776, 779
- ósseo, 776, 777
Laceração do couro cabeludo, 743
Lácteos, 24
Lago lacrimal, 748
Lâmina(s), 49
- cribriforme, 689, 693, 869, 877
- da cartilagem cricóidea, 852
- do modíolo, 778
- espiral, 778
- membranácea, 885
- orbital, 869
- parietal do pericárdio seroso, 141
- perpendicular, 869
- pré-traqueal, 809
- pré-vertebral, 809
- superficial, 808, 809
Laminectomia, 72
Laqueadura tubária, 366
Laringe, 666, 822, 851
- articulação da, 856
- cavidade da, 857
- drenagem venosa da, 864
- fechamento com esforço da, 862
- função da, 861
- irrigação arterial da, 864
Laringofaringe, 667
Laringoscopia, 863
Lateral, 4
Lente, 762
Leptomeninges, 700
Lesão(ões)
- centrais, 738
- da medula espinal na região cervical, 96

- de menisco, 472
- do nervo
- - fibular comum, 494
- - lingual, 798
- - mediano no braço, 602
- - radial, 651
- - - no braço, 602
- - ulnar, 649
- - - no cotovelo, 607
- e estiramentos musculares, 22
- iatrogênicas dos ureteres, 352
- metastáticas no fígado, 316
- musculares no membro inferior, 464
- na articulação do joelho, 529
- nervosas que afetam músculos superficiais do dorso, 82
- no forame estilomastóideo, 739
- no gânglio geniculado, 739
- no plexo braquial, 588
- nos ligamentos
- - colaterais, 476
- - cruzados, 477
- nos músculos isquiotibiais, 464
Lifting facial, 728
Ligamento(s), 69, 226
- acromioclavicular, 551
- alares, 59, 61
- amarelos, 69, 71
- anococcígeo, 344
- anterolaeral do joelho, 479
- anular do rádio, 604
- apical do dente, 59
- arqueado
- - lateral, 191, 281
- - medial, 191, 281
- - mediano, 125, 192, 281
- arterial, 166
- associados, 207
- - à articulação do joelho, 473
- bifurcado, 503
- calcaneocubóideo, 503
- - plantar, 504
- calcaneonavicular plantar, 504
- colaterais, 474, 631
- - fibular, 474
- - lateral, 505, 506, 632
- - medial, 501, 505, 506, 632
- - radial, 604, 631
- - tibial, 474
- - ulnar da articulação do punho, 631
- coracoclavicular, 552
- coracoumeral, 554
- coronários anterior e posterior, 247
- costotransversário
- - lateral, 116
- - medial, 116
- - superior, 116
- cricotireóideo, 855
- - mediano, 673, 856, 912
- cricotraqueal, 855
- cruzado(s), 474
- - anterior, 474
- - da articulação do joelho, 476
- - posterior, 452
- da cabeça do fêmur, 431
- da parede da pelve, 340
- da patela, 455, 457, 459, 474
- de controle dos músculos retos medial e lateral, 752
- de Cooper, 207
- de Treitz, 242
- denticulado, 87
- esfenomandibular, 791
- esternoclaviculares anterior e posterior, 551
- esternopericárdicos, 142
- extracapsulares, 787
- extrínsecos, 854
- falciforme, 247
- fundiforme do pênis, 206, 391
- glenoumerais, 554
- hepatoduodenal, 247
- hepatogástrico, 247
- - medial, 226

- hioepiglótico, 855
- iliofemoral, 432
- iliolombares, 61
- inguinal, 207
- interespinais, 69, 70
- intrínsecos, 855
- isquiofemoral, 433
- lacunar, 207
- largo, 368
- lateral, 787
- longitudinal
- - anterior, 69
- - posterior, 69
- metacarpais transversos profundos, 631
- metatarsais transversos profundos, 505
- nucal, 69, 70
- palmares, 631, 632
- palpebral
- - lateral, 745
- - medial, 745
- pectíneo, 207
- peritoneais, 228
- piso-hamato, 616
- pisometacarpal, 616
- plantar, 505, 506
- - longo, 505
- poplíteo oblíquo, 473
- próprio do ovário, 371
- púbico
- - inferior, 338, 346
- - superior, 338
- pubocervical, 367
- pubofemoral, 432
- puboprostáticos, 353
- pubovesicais, 353
- pulmonar, 130
- radiocarpal
- - dorsal, 631
- - palmar, 631
- redondo
- - do fígado, 200
- - do útero, 217
- sacroespinal, 321, 340, 341
- sacroilíaco
- - anterior, 337
- - interósseo, 337
- - posterior, 338
- sacrotuberal, 321, 340
- supraespinal, 69, 70
- suspensor(es)
- - da mama, 108
- - do bulbo, 752
- - do ovário, 371, 383
- - do pênis, 391
- talocalcâneos, 502
- talofibular anterior, 501
- talonavicular, 503
- tibiofibulares anterior e posterior, 483
- tireo-hióideo
- - lateral, 853, 855
- - mediano, 855
- tiroepiglótico, 853
- transverso
- - do acetábulo, 431
- - do atlas, 60
- trapezoide, 552
- triangulares direito e esquerdo, 247
- ulnocarpal palmar, 631
- umbilical medial, 381
- uterossacral, 367, 368
- vestibular, 856
- vocal, 855
Limbo
- da fossa oval, 148
- espiral, 780
Linfa, 24
- das vísceras, 271
- dos ovários, 386
Linfadenectomia retroperitoneal, 302
Linfáticos coronários, 158
Linfonodo(s), 25, 26
- aórticos laterais, 299
- - lombares, 288, 298, 402

Índice Alfabético

- auriculares posteriores, 840
- axilares, 109, 122, 212
- braquiocefálicos, 122
- cervicais profundos, 840
- ilíacos externos, 402, 440
- inguinais
- - profundos, 402, 440
- - superficiais, 402, 440
- júgulo-omo-hióideo, 840
- jugulodigástrico, 840
- lombares, 299
- mastóideos, 743
- - retroauriculares, 840
- occipitais, 840
- parotídeos, 840
- peitorais anteriores, 588
- poplíteos, 440
- pré-aórticos, 299
- pré-auriculares, 840
- retrofaríngeos, 849
- submandibulares, 840
- submentuais, 738, 840
- superficiais, 840
- - cervicais laterais, 840
- umerais laterais, 588
Língua, 888
- ápice da, 888
- face inferior da, 889
- inervação da, 893
- raiz da, 888
Língula, 786
- do pulmão esquerdo, 133
Linha(s)
- anocutânea, 351
- arqueada, 210, 333
- áspera, 452
- e centro de gravidade, 414
- glútea
- - anterior, 426
- - inferior, 426
- - posterior, 426
- intertrocantérica, 429
- milo-hióidea, 886
- nucais
- - inferiores, 683
- - superiores, 683
- oblíqua, 681, 786, 853
- para o músculo sóleo, 455
- pectinada, 351
- pectínea, 429
- supracondilares medial e lateral, 452
- trapezóidea, 548
- vertical anterior para inserção das paredes laterais da faringe, 842
Lobo(s)
- direito do fígado, 247
- esquerdo do fígado, 247
- pulmonares, 179
Localização
- da artéria braquial no braço, 652
- da artéria dorsal do pé, 525
- de estruturas em diferentes regiões do trígono cervical anterior, 824
- do disco intervertebral, 56, 57
Locomoção, 415
Lordose, 65
Lúnulas das válvulas semilunares, 150
Luxação(ões)
- anterior da cabeça do úmero, 579
- da articulação
- - acromioclavicular, 556
- - do ombro, 557
- - esternoclavicular, 556
- do cotovelo, 605

M

Má rotação do intestino médio, 242
Mácula
- do sáculo, 780
- do utrículo, 780
- lútea, 765
Maléolo medial, 482
Mama, 103, 108

- câncer de, 110, 588
- direita, 104
- drenagem
- - linfática da, 109
- - venosa da, 109
- em mulheres anatomia de superfície da, 176
- inervação da, 109
- irrigação arterial da, 109
- nos homens, 110
Mandíbula, 680, 683, 885
- ângulo da, 680, 786
- base da, 680
- cabeça da, 786
- corpo da, 680
- incisura da, 786
- parte alveolar da, 680
Manúbrio do esterno, 100, 114
- incisura clavicular do, 551
Mão, 628
- aspecto normal da, 656
- como examinar a, 661
- como ferramenta mecânica, 536
- como instrumento sensitivo, 536
Margem(ns)
- anterior do pulmão, 130
- direita e esquerda do coração, 144
- do períneo, 386, 403
- inferior
- - do coração, 144
- - do pulmão, 130
- interóssea, 455
- laterais do corpo do esterno, 115
- obtusa do coração, 145
- posterior do pulmão, 130
Martelo, 774
- cabeça do, 774
- colo do, 774
- processo lateral do, 769
Massa
- lateral(is), 59
- - interconectadas por um arco anterior e um arco posterior, 60
Masseter, parte profunda do, 788
Mastectomia, 110
Mastoidite, 773
Maxila(s), 680, 785, 883
- corpo da, 680
- processo frontal de cada, 679
Meato
- acústico
- - externo, 767, 768
- - interno, 692, 693
- nasal médio, 867
Mecanismo
- de "trava" do joelho, 476
- de estabilização, 474
Medial, 4
Mediastino, 99, 102, 130, 140
- anterior, 140
- do testículo, 358
- inferior, 140
- médio, 141
- posterior, 170, 171
- superior, 140, 162
Medicina nuclear, 8, 10, 294
Medidas pélvicas em obstetrícia, 344
Medula
- espinal, 27, 49, 51, 82
- - curta, 53
- - extremidade inferior da, 94
- óssea, 336
Membrana(s)
- cricotireóidea, 855
- cricovocal, 855
- do períneo, 323, 346, 362, 386
- epirretiniana, 765
- fibroelástica da laringe, 855
- fibrosa, 16, 432, 787
- - da articulação do joelho, 473
- - da cápsula articular, 554, 602, 603
- intercostal
- - externa, 119
- - interna, 119

- interóssea, 612
- - da perna, 483
- quadrangular, 856
- sinovial, 432, 602, 787
- - da articulação do joelho, 471
- suprapleural, 127
- tectória, 59, 69
- timpânica, 768, 769
- vestibular, 780
Membro(s), 53
- inferior, 193, 324, 411, 413
- - anatomia de superfície do, 521
- - dermátomos do, 421
- superior, 103, 533, 535, 671
- - anatomia de superfície do, 651
- - dermátomos do, 543
Meninges, 27, 51, 86, 695
- encefálicas, 696
Meningite, 700
Meningocele, 63
Menisco(s), 470
- lateral, 470
- medial, 470
Mesencéfalo, 701
Mesentérios, 189, 226, 227
Mesoapêndice, 238
Mesocolo
- sigmoide, 226, 228
- transverso, 226, 227
Mesométrio, 371
Mesovário, 363
Metacarpais, 630
Metencéfalo, 701
Métodos
- avançados de imagem, 236
- de imagens dos pulmões, 138
Mielomeningocele, 63
Miocárdio, 150
Miótomos, 30, 32
Mixedema, 826
Modíolo, 778
Monte do púbis, 394
Movimento(s), 48
- da articulação do quadril, 415
- da mandíbula, 787
- da mão na articulação do punho, 539
- da parede torácica e do diafragma durante a respiração, 125
- do antebraço, 538
- do braço na articulação do ombro, 538
- do bulbo do olho, 752
- do dorso, 48
- do joelho e do tornozelo, 416
- livre dos tendões no túnel do carpo, 633
Mudanças na pressão intra-abdominal, 188
Múltiplos nervos suprem a cavidade oral, 882
Musculatura
- anterolateral, 206
- do dorso, 73
Músculo(s)
- abaixador do
- - ângulo da boca, 728
- - lábio inferior, 728
- - septo nasal, 725
- abdutor
- - curto do polegar, 643
- - do dedo mínimo, 512, 643, 644
- - do hálux, 511, 512
- - longo do polegar, 624, 626
- adutor
- - curto, 459, 461
- - do hálux, 514, 515
- - do polegar, 642, 643
- - longo, 459, 460
- - magno, 459, 461, 462
- ancôneo, 613, 623
- aritenóideo(s)
- - oblíquos, 861
- - transverso, 861
- articular do joelho, 458
- associados aos ossículos, 774
- auriculares, 729
- bíceps

929

- - braquial, 574, 593, 594, 613
- - femoral, 462, 463
- - braquial, 594
- - braquiorradial, 623
- - bucinador, 727, 886
- - bulboesponjoso, 393
- - cabeça longa do músculo tríceps braquial, 562
- - cardíaco, 21
- - ciliar, 761, 763
- - compressores da uretra, 346, 349
- - constritor, 842
- - - da faringe, 842, 844
- - - - inferior, 844
- - - - médio, 843, 844
- - - - superior, 843, 844
- - contidos pela fáscia de revestimento, 670
- - coracobraquial, 574, 593
- - corrugador do supercílio, 724
- - cremaster, 215
- - cricotireóideos, 859
- - - laterais, 861
- - - posterior, 859
- - da coxa e da pera, 418
- - da face, 724, 726
- - da faringe, 670, 842
- - da laringe, 670
- - da língua, 670
- - da mastigação, 670
- - da mímica, 670, 724
- - da orelha média, 670
- - da parede
- - - da pelve, 341
- - - do abdome, 207
- - - do tórax, 118
- - da perna, 418
- - da região
- - - escapular posterior, 651
- - - glútea, 376, 416, 420, 443
- - - peitoral, 110, 111
- - - superficial do períneo, 393
- - da úvula, 902
- - das paredes da pelve, 342
- - deltoide, 554, 559
- - digástrico, 812
- - dilatador da pupila, 764
- - do braço, 540
- - do compartimento
- - - anterior da coxa, 456
- - - posterior
- - - - da coxa, 422
- - - - da perna, 422, 484, 486
- - do diafragma da pelve, 345
- - do dorso, 48, 50, 73
- - - grupo intermediário de, 75
- - - grupo profundo de, 77
- - - grupo superficial de, 73
- - do grupo oral, 727
- - do ombro, 540
- - do palato mole, 670, 899
- - e fáscia da região peitoral, 110
- - envolvidos na pronação e na supinação, 613
- - eretores da espinha, 50, 78, 95
- - escaleno
- - - anterior, 828
- - - médio, 828
- - - posterior, 827
- - esfíncter
- - - anal externo, 389
- - - da pupila, 761, 764
- - - externo da uretra, 346, 349
- - - interno da uretra, 355
- - - uretrovaginal, 346, 349
- - espinal, 50, 78
- - - da cabeça, 79
- - - do pescoço, 79
- - - do tórax, 79
- - espinotransversais, 78
- - esplênio, 50
- - - da cabeça, 78, 827
- - - do pescoço, 78
- - esqueléticos, 21
- - - da cabeça e do pescoço, 670
- - estapédio, 775

- esterno-hióideo, 814
- esternocleidomastóideo, 676, 827
- esternotireóideo, 815
- estilo-hióideo, 812
- estilofaríngeo, 845
- estiloglosso, 892
- extensor
- - curto
- - - do hálux, 511
- - - do polegar, 624, 626
- - - dos dedos, 511
- - - do dedo mínimo, 623, 624
- - - do indicador, 626
- - - dos dedos, 623, 624
- - longo
- - - do hálux, 493
- - - do polegar, 626
- - - dos dedos, 493
- - radial
- - - curto do carpo, 623
- - - longo do carpo, 623
- - - ulnar do carpo, 623
- - extraoculares, 670
- - extrínsecos, 752
- - - da língua, 890
- - - do dorso, 50
- - - do olho músculos extraoculares, 752
- - e movimentos do bulbo do olho, 755
- fibular
- - curto, 491
- - longo, 490, 491
- - terceiro, 493
- flexor
- - curto do hálux, 513, 514
- - - do polegar, 643, 644
- - - dos dedos, 512
- - - do dedo mínimo, 514, 515, 643, 644
- - - do quadril, 416
- - longo
- - - do hálux, 487
- - - do polegar, 618, 619
- - - dos dedos, 487
- - profundo dos dedos, 617, 619
- - radial do carpo, 616
- - superficial dos dedos, 616
- - ulnar do carpo, 614
- gastrocnêmio, 484
- gêmeo
- - inferior, 444, 445
- - superior, 444, 445
- gênio-hióideo, 814, 887
- genioglosso, 890
- glúteo
- - máximo, 444, 446
- - médio, 376, 444, 446
- - mínimo, 376, 444, 446
- grácil, 459
- hioglosso, 891
- hipaxiais, 28
- hipotenares, 643, 644
- ilíaco, 279, 280, 456, 457
- iliococcígeo, 344
- iliocostal, 50, 78
- - do pescoço, 79
- - parte lombar do, 79
- - parte torácica do, 79
- iliopsoas, 281, 456
- infra-hióideos, 670, 812, 814
- infraespinal, 562
- intercostais, 119
- - externos, 118, 119
- - internos, 118, 119
- - íntimos, 118, 120
- - interespinais, 80, 81
- interósseos, 639
- - dorsais, 515, 516, 640, 642
- - palmares, 641, 642
- - plantares, 516
- intertransversários, 81
- intrínsecos
- - da laringe, 859
- - da língua, 890
- - da mão, 639

- - do dorso, 50
- - do pé, 510
- - isquiocavernosos, 392
- - isquiococcígeos, 321, 345
- - latíssimo do dorso, 50, 74, 76, 95, 572, 573
- levantador(es)
- - da asa do nariz, 729
- - da escápula, 75, 76, 559, 827
- - da pálpebra superior, 746, 752
- - das costelas, 80, 81, 118
- - do ângulo da boca, 729
- - do ânus, 321, 344
- - do lábio superior, 729
- - do véu palatino, 901
- - liso, 21
- - longitudinais, 844
- longo
- - da cabeça, 832
- - do pescoço, 832
- - longuíssimo, 50
- - da cabeça, 79
- - do pescoço, 79
- - do tórax, 79
- - lumbricais, 513, 642, 644
- - masseter, 788
- - mentual, 728
- - milo-hióideo, 814, 887
- - multifidos, 79, 80
- - na órbita, 752
- - na orelha média, 774
- - nasal, 724
- - no compartimento
- - - anterior, 613
- - - - da perna, 492
- - - lateral da perna, 490
- - - medial, 422
- - - posterior, 483
- - - - da coxa, 462
- - - - do antebraço, 621
- - no espaço profundo do períneo, 349
- - nos trígonos urogenital e anal do períneo, 331
- - oblíquo, 754
- - - externo do abdome, 206, 207
- - - inferior
- - - - da cabeça, 80, 81
- - - - do bulbo do olho, 755
- - - interno do abdome, 207
- - - superior
- - - - da cabeça, 80, 81
- - - - do bulbo do olho, 754
- - obturador
- - - externo, 459, 462
- - - interno, 321, 341, 444, 445
- - occipitais, 81
- - occipitofrontal, 729
- - omo-hióideo, 814, 826, 828
- - oponente
- - - do dedo mínimo, 643, 644
- - - do polegar, 643
- - orais
- - - grupo inferior de, 728
- - - grupo superior de, 729
- - orbicular
- - - da boca, 727
- - - do olho, 724, 745
- - palatofaríngeo, 843, 845, 901
- - palatoglosso, 892, 901
- - palmar
- - - curto, 635, 642
- - - longo, 616
- - papilar
- - - anterior, 149, 151
- - - posterior, 151
- - - septal, 149
- - pectíneos, 148, 459, 460
- - peitoral
- - - maior, 111, 567, 568
- - - menor, 111, 567, 569
- - piramidal, 207, 209
- - piriforme, 321, 341, 444
- - planos, 206
- - plantar, 484, 485
- - platisma, 729

Índice Alfabético

- poplíteo, 487
- posturais no compartimento muscular do pescoço, 670
- pré-vertebrais, 832
- prócero, 725
- pronador
- - quadrado, 613, 618, 619
- - redondo, 613, 616
- psoas
- - maior, 279, 456, 457
- - menor, 279
- pterigóideo
- - lateral, 788, 791, 793
- - medial, 788, 791, 793
- puboanal, 344
- pubococcígeo, 344
- puboprostático, 344
- pubovaginal, 344
- quadrado
- - do lombo, 279, 280
- - femoral, 444, 446
- - plantar, 512, 513
- quadríceps femoral, 457
- redondo
- - maior, 562, 572, 573
- - menor, 562
- reto, 753
- - anterior da cabeça, 832
- - do abdome, 207, 209
- - - bainha do, 209
- - femoral, 457, 459
- - inferior, 753
- - lateral
- - - da cabeça, 832
- - - do bulbo do olho, 753
- - medial do bulbo do olho, 753
- - posterior
- - - maior da cabeça, 80, 81
- - - menor da cabeça, 80, 81
- - superior, 753
- risório, 729
- romboide
- - maior, 75, 76, 95, 559
- - menor, 75, 76, 95, 559
- rotadores, 79
- - do lombo, 80
- - do pescoço, 80
- - do tórax, 80
- salpingofaríngeo, 845
- sartório, 457, 459
- segmentares, 80
- - do dorso, 81
- semiespinais, 79
- - da cabeça, 80
- - do pescoço, 80
- - do tórax, 80
- semimembranáceo, 463
- semitendíneo, 463
- serrátil, 77
- - anterior, 570
- - posterior
- - - inferior, 50, 76, 77, 118
- - - superior, 50, 76, 77, 118
- sóleo, 484, 486
- subclávio, 111, 567, 568
- subcostais, 118, 120
- subescapular, 571, 572, 587
- suboccipitais, 80, 81
- supinador, 613, 624, 626
- supra-hióideos, 812
- supraespinal, 562
- suspensor do duodeno, 242
- tarsal superior, 746
- temporal, 788, 789
- tenares, 643
- tensor
- - da fáscia lata, 376, 444, 447
- - do tímpano, 774
- - do véu palatino, 899, 901
- tibial
- - anterior, 492, 493
- - posterior, 487
- tireo-hióideo, 815

- tireoaritenóideos, 861
- transverso
- - do abdome, 207
- - do tórax, 118, 120
- - profundo do períneo, 346, 347, 349
- - superficiais do períneo, 393
- transversoespinais, 79
- trapézio, 73, 76, 554, 558, 676, 827
- tríceps braquial, 572, 595
- vasto, 457
- - intermédio, 457, 458
- - lateral, 457, 458
- - medial, 457
- vertebrais laterais, 832
- verticais, 209
- vocais, 861
- zigomático
- - maior, 729
- - menor, 720

N

Narinas, 665, 876
Nariz externo, 869
Nasofaringe parte nasal da faringe, 667
Necrose avascular, 15
- da parte proximal do escafoide, 632
Nefrolitíase, 290
Nefrostomia, 292
Nervo(s), 372, 435
- abducente, 716, 719, 721, 722, 759
- acessório, 710, 716, 720, 721, 723, 819, 830
- alveolar, 804, 909
- - inferior, 795, 909
- - superior
- - - médio, 909
- - - posterior, 804
- anococcígeo, 377
- auricular
- - magno, 741, 831
- - posterior, 734
- auriculotemporal, 731, 733, 741, 795
- axilar, 544, 564, 587
- bucal, 794
- carótico interno, 805
- caroticotimpânicos, 775
- cavernosos, 377
- cervical(is), 674
- - transverso, 820, 831
- ciliares longos, 761
- coclear, 780
- cranianos, 49, 674, 710, 716, 721
- cutâneo
- - lateral
- - - da coxa, 305, 436, 437
- - - - L2 e L3, 307
- - - do antebraço, 581, 598
- - - inferior do braço, 599
- - - superior do braço, 587
- - medial
- - - do antebraço, 582
- - - do braço, 582
- - perfurante, 377, 436, 438, 447, 449
- - posterior
- - - da coxa, 376, 436, 437, 448
- - - do antebraço, 599
- - - do braço, 588
- - digital(is)
- - - dorsais, 520
- - - palmares, 649
- - - plantar
- - - - comum, 519
- - - - próprio, 519
- - do canal pterigóideo, 748, 804
- - do compartimento anterior do antebraço, 620
- - do mediastino superior, 168
- - do pericárdio, 142
- - dorsal
- - - da escápula, 581, 833
- - - do pênis ou do clitóris, 397
- - espinais, 49, 51, 54, 89
- - - lombares e sacrais, 420
- - - nomenclatura dos, 90
- - esplâncnico(s), 38, 272, 300

- - imo, 176, 281
- - lombares, 273
- - maior, 176, 273, 281
- - menor, 176, 281
- - pélvicos, 39, 273, 275, 373, 377
- - sacrais, 273
- - torácicos, 273
- - etmoidais anterior e posterior, 880
- - facial, 674, 716, 719, 723, 730, 734, 818, 894
- - - no osso temporal, 781
- - faríngeo, 804
- - femoral, 305, 436, 467
- - - L2 a L4, 307
- - fibular
- - - comum, 437, 469, 480
- - - profundo, 494, 519
- - - superficial, 491, 520
- - frênico(s), 99, 107, 164, 168, 282, 830, 835
- - - direito, 169
- - - esquerdo, 169
- - frontal, 760
- - gêmeo
- - - inferior, 376
- - - superior, 376
- - genitofemoral, 307, 437
- - glossofaríngeo, 674, 716, 720, 723, 818, 850, 893
- - glúteo, 437
- - - inferior, 376, 437, 449
- - - superior, 437, 447
- - hipogástricos, 377
- - hipoglosso, 716, 723, 724, 819, 894
- - ilio-hipogástrico, 211, 306
- - ilioinguinal, 211, 306, 307, 437
- - incisivo, 795
- - infraorbital, 804
- - intercostal(is), 123, 210
- - - bloqueio de, 124
- - - torácicos, 196
- - intercostobraquial, 571, 582
- - intermédio, 719
- - interósseo
- - - anterior, 621
- - - posterior, 628
- - isquiático, 374, 420, 437, 447, 448, 469, 521
- - lacrimal, 759
- - laríngeo
- - - externo, 850, 865
- - - inferiores, 823
- - - recorrente, 170, 823, 824, 835, 865
- - - - direito, 835
- - - - esquerdo, 168, 835, 866
- - - superiores, 865
- - lingual, 795, 894
- - mandibular, 719, 733, 793
- - massetérico, 794
- - maxilar, 719, 733, 803
- - mediano, 584, 598, 616, 620, 649, 661
- - mentual, 798, 909
- - milo-hióideo, 786, 795
- - musculocutâneo, 581, 586, 598
- - nasais, 804
- - - externo, 881
- - - inferiores posteriores, 804
- - - laterais superiores posteriores, 881
- - nasociliar, 760
- - nasopalatino, 804, 904
- - obturatório, 305, 377, 437, 468
- - - L2 a L4, 307
- - occipital
- - - maior, 741
- - - menor, 830
- - oculomotor, 674, 716, 717, 721, 722, 758
- - oftálmico, 718, 732, 759
- - olfatório, 715, 716, 721, 722, 880
- - óptico, 716, 717, 722, 758
- - palatinos maior e menor, 804, 904
- - para o músculo
- - - estapédio, 720, 781
- - - obturador interno, 376, 436, 437, 448
- - - piriforme, 377
- - - quadrado femoral, 376, 436, 448
- - - - L4 a S1, 437

931

- peitoral
- - lateral, 581
- - medial, 581
- perineal, 397
- petroso
- - maior, 691, 719, 781, 805, 897
- - menor, 691, 719, 798
- - profundo, 805
- plantar
- - lateral, 519
- - medial, 518
- pterigoideo
- - lateral, 795
- - medial, 794
- pudendo, 329, 374, 397, 420, 449
- - bloqueio do, 374
- radial, 544, 587, 588, 598, 609, 621, 627, 652, 661
- relacionados a ossos, 329, 423, 544
- retal inferior, 397
- safeno, 467, 521
- somáticos, 397
- subclávio, 581
- subcostal, 122, 211
- subescapular
- - inferior, 571, 587
- - superior, 571, 587
- supraclaviculares, 831
- supraescapular, 564, 581
- supraorbital, 732, 760
- supratroclear, 732, 740, 760
- sural, 490, 521
- temporais profundos, 789, 795
- tibial, 437, 469, 480, 489, 490, 518
- timpânico, 720, 775
- torácico longo, 581
- toracodorsal, 587
- - do plexo braquial, 74
- trigêmeo, 716, 717, 731, 732
- troclear, 716, 717, 721, 722, 758
- ulnar, 546, 583, 598, 614, 621, 648, 661
- vago, 40, 164, 167, 170, 275, 674, 716, 720, 723, 819, 835
- - direito, 168
- - esquerdo, 168
- vestibular, 780
- vestibulococlear, 716, 720, 721, 723, 780
- viscerais, 397
- zigomático, 804
- zigomaticotemporal, 790
Neuralgia do trigêmeo, 739
Neuroma de Morton, 520
Neurônios
- motores, 28
- - viscerais, 33
- sensitivos, 28
- - somáticos, 29
- - viscerais, 33
Nível(is) vertebrais
- C III/C IV e C V/C VI, 671
- LI, 197
- lombares, 310
- TIV/TV, 104, 105
Nó
- atrioventricular, 158, 159
- sinoatrial, 158, 159
Nódulos das válvulas semilunares, 150
Núcleo pulposo, 67

O

Obstrução
- da veia porta do fígado ou dos canais vasculares no fígado, 200
- intestinal, 243
Oftalmoscopia, 764
Olécrano, 592
- fratura do, 605
Olho, 916
Ombro, 535, 548
- articulação do, 536, 552
Omento, 336
- maior, 196, 226, 227
- menor, 226

Ora serrata, 765
Órbita(s), 665, 679, 743
- fratura da, 744
- óssea, 743
- - paredes mediais das, 744
Orelha, 740, 741, 767
- externa, 767, 770, 917
- interna, 767, 770, 776
- irrigação arterial da, 768
- média, 770
Organização
- das principais estruturas do tornozelo, 506
- de estruturas no canal vertebral, 87
Órgão(s)
- da audição, 780
- do equilíbrio, 779
- espiral, 780
- parte abdominal do esôfago, 228
Orientação
- da pelve, 338, 403
- do coração, 143
- do períneo, 403
- do polegar, 547
Origem anômala dos grandes vasos, 167
Orofaringe, 848
- parte oral da faringe, 667
Ossículos da audição, 774
Osso(s), 11
- acessórios, 12
- capitato, 630
- carpais, 628
- cuboide, 499
- cuneiformes, 499
- curtos, 11
- da coxa, 452
- da pelve, 333
- da perna, 416
- do braço, 589
- do pé, 416, 419
- do quadril, 279, 333, 335
- do viscerocrânio, 682
- dos membros superiores, 539
- escafoide, 628, 630
- esfenoide, 785, 801, 883
- - asa maior do, 681, 686
- - asa menor do, 690
- etmoide, 688, 689, 869, 870
- frontal, 679, 688
- hamato, 630
- hioide, 670, 886
- - corpo do, 670
- irregulares, 11
- lacrimal, 744
- longos, 11
- metatarsais, 416, 499
- nasais, 679
- occipital, 683, 686, 687, 687
- palatinos, 883
- partes componentes, 48
- piramidal, 628, 630
- pisiforme, 628
- planos, 11
- semilunar, 628
- sesamoides, 11, 12
- suturais, 683
- tarsal(is), 416, 495, 496, 499
- - intermediário, 498
- temporal, 681, 683, 687, 691, 784, 885
- trapézio, 630
- trapezoide, 630
- zigomático, 679, 683, 785
- - processo frontal do, 679
Osteoartrite, 478
Osteófito talar, 499
Osteomielite, 531
Osteoporose, 66
Óstio(s)
- atrioventricular
- - direito, 148
- - esquerdo, 150
- da vagina, 366, 405
- externo, 366
- interno, 366

- pilórico, 228
Ostomias, 245
Otite
- externa, 770
- média, 770
Ouvido de surfista, 770
Ovário(s), 363
- câncer de, 365

P

Padrão
- de nove regiões, 203
- de quatro quadrantes, 202
Palato
- duro, 684, 898
- mole, 670, 675, 899
Pálpebras, 744
- irrigação arterial das, 746
Pâncreas, 248
- anular, 252
- cabeça do, 248
- câncer do, 252
- colo do, 250
- corpo do, 250
Panturrilha, 484
Papila(s)
- filiformes, 889
- folhadas, 889
- incisiva, 899
- maior do duodeno, 250
- mamária, 108
- renal, 286
Par de veias braquiais, 598
Paralisia
- de Bell, 738
- diafragmática, 126
- do nervo facial, 738
- do nervo laríngeo recorrente, 836
- muscular, 21
Paraplegia, 86
Parede
- anterior
- - da axila, 566
- - do abdome, 196
- - anterior do canal inguinal, 215
- - anterolateral do abdome, 196
- - drenagem venosa da, 211
- carótica, 772
- da faringe, 842
- da pelve, 321, 340
- do abdome, 188, 189, 204
- - fáscia superficial da, 204
- jugular, 771
- labiríntica, 772
- lateral
- - da axila, 571
- - da órbita óssea, 744
- - de cada cavidade nasal, 874
- mastóidea, 772
- medial(is)
- - da axila, 570
- - das órbitas ósseas, 744
- - de cada cavidade nasal, 873
- membranácea, 772
- posterior
- - da axila, 571
- - do abdome, 278
- - do canal inguinal, 215
- tegmental, 771
- torácica, 100, 107, 111, 540
- - drenagem venosa da, 121
- - irrigação da, 120
Parte(s)
- abdominal da aorta, 258, 295
- alar do músculo nasal, 725
- alveolar da mandíbula, 680
- anterior do osso temporal, 681
- ascendente da aorta, 161, 165
- cartilagínea da tuba auditiva, 885
- cega da retina, 765
- cervical do tronco simpático, 836
- descendente da aorta, 165
- distal do úmero, 590

Índice Alfabético

- encefálica da dura-máter, 695
- escamosa do osso
- - occipital, 683, 692
- - temporal, 681
- espinal da dura-máter, 86
- laríngea da faringe, 667, 848
- lateral da calvária, 681
- nasal da faringe, 846
- óptica da retina, 765
- orbital do osso frontal, 689
- orbitária, 724
- plana do osso occipital, 683
- posterior da base do crânio, 687
- profunda do masseter, 788
- prostática da uretra, 355
- proximal
- - do fêmur, 427
- - do úmero, 549
- simpática
- - da divisão autônoma do sistema nervoso, 835
- - e parassimpática do SNP, 32
- somática do sistema nervoso, 27
- superficial do masseter, 788
- superior do osso temporal, 681
- terminal da artéria pudenda interna, 399
- torácica da aorta, 165, 166, 173
- transversa no músculo nasal, 724
- visceral do sistema nervoso, 32
- visível do esqueleto facial, 682
Passagem(ns)
- para o assoalho da cavidade oral, 888
- para o membro inferior, 433
Pata de ganso, 459
Patela, 452
Patologia da tireoide, 826
Pé, 495
- caído, 494
- torto, 521
Pécten do púbis linha pectínea, 336
Pedículo, 49, 56, 57, 58
Pele, 20
- das pálpebras, 745
- do couro cabeludo, 739
Pelve, 193, 317, 333, 420, 52
- anatomia de superfície da, 403
- assoalho da, 321, 323, 343
- cavidade da, 325
- de homens e de mulheres, 338
- diafragma da, 321, 323, 343
- falsa, 319
- fáscia parietal da, 209
- fratura da, 427
- maior, 319
- menor, 319, 340
- orientação da, 338, 403
- óssea, 424
- paredes da, 321, 340
- renal, 286
- verdadeira, 319, 340
- - cavidade da, 324
Pênis, 391, 395
- raiz do, 391, 407
Pequenos lábios, 394
Perda da inervação dos músculos em torno do olho, 756
Perfuração
- da membrana timpânica, 770
- intestinal, 225
Pericárdio, 141
- fibroso, 141
- seroso, 141, 142
Pericardite, 143
- constritiva, 143
Pericrânio, 740
Perilinfa, 776
Períneo, 317, 324, 328, 343, 386, 420
- anatomia de superfície da, 403
- corpo do, 331, 347
- drenagem linfática do, 402
- margem do, 386, 403
- orientação do, 403
Peritônio, 190, 193, 210, 223, 224, 368
- do mesovário, 371

- inervação do, 223
- parietal, 190
- visceral, 190, 372
Perna, 413, 480
- articulação da 416
- compartimento
- - anterior da, 492
- - lateral da, 490
Persistência do canal arterial, 157
Pescoço, 103, 540, 663, 666, 807
- anatomia de superfície da, 911
- base do, 666
- drenagem superficial do, 810
- fáscia do, 808
- raiz do, 833
Pia-máter, 51, 87, 698
Pielografia intravenosa, 5
Pilar(es)
- do clitóris ou do pênis, 391
- do diafragma, 281
- do pênis, 407
- lateral, 215
- medial, 215
Plano(s)
- anatômicos, 2
- frontais coronais, 2
- intertubercular, 203
- sagitais, 4
- - mediano, 4
- subcostal, 203
- superficial e profundo, 4
- transversos, horizontais ou axiais, 4
Planta do pé, 511
Platisma, 808
Pleura, 102, 127
- parietal, 127, 128
- visceral, 127, 128
- - inervação da, 137
Plexo
- alveolar superior, 804
- aórtico, 273
- braquial, 579, 674, 831
- - raiz do, 831
- cardíaco, 160
- celíaco, 273
- cervical, 674, 830
- coccígeo, 372, 377
- dental superior, 804
- e gânglios pré-vertebrais do abdome, 302
- esofágico, 172
- faríngeo, 850
- hipogástrico
- - inferior, 329, 377
- - superior, 273, 377
- lombar, 304, 436
- mioentérico, 276
- nervosos, 42
- - mioentérico, 41
- - submucoso, 41
- pélvicos, 377
- pré-vertebral, 201
- - abdominal, 273
- prostático, 377
- pterigóideo, 800
- retal, 377
- sacral, 372
- somáticos, 42, 372
- subendocárdico de células de condução, 160
- submucoso, 276
- timpânico, 720, 772, 775
- uterovaginal, 377
- vesical, 377
- viscerais, 377
Pneumotórax, 130
Polegar, orientação do, 547
Polidrâmnio, 252
Ponta do sacro, 403
Pontos
- de McBurney, 311
- de palpação dos pulsos arteriais, 917
- lacrimal, 748
- mais alto da crista ilíaca, 93
- para a palpação dos pulsos arteriais, 526, 658

Poro acústico externo, 682
Porta do fígado, 247
Posição(ões)
- anatômica, 2
- - na cabeça e principais pontos de referência, 911
- aproximada do arco arterial plantar, 525
- da artéria femoral no trígono femoral, 522
- da protuberância occipital externa, 93
- do retináculo dos músculos flexores e do ramo recorrente do nervo mediano, 656
- do túnel do tarso, 523
Posicionamento
- da cabeça, 668
- da mão, 536
Posterior, 4
Prega(s)
- alar, 472
- ariepiglóticas, 857
- franjada, 889
- interaritenóidea, 859
- maleares anterior e posterior, 769
- palatinas transversas, 899
- retouterina, 368
- salpingofaríngea, 848
- sinovial infrapatelar, 472
- submucosa, 896
- umbilical mediana, 381
- vestibular, 856
Prepúcio do clitóris, 394
Pressão intracraniana aumentada, 715
Primeira parte da artéria subclávia, 828
Principais flexores do quadril, 420
Procedimento(s)
- cirúrgicos no dorso, 72
- disabsortivos, 277
- misto, 278
- predominantemente restritivos, 278
Processo(s)
- alveolares, 680, 684
- articular
- - inferior, 49, 58
- - superior, 49, 58, 111
- axilar
- - da glândula mamária, 588
- - lateral da mama, 110
- ciliares, 763
- clinoide, 690
- - anterior, 690
- - médios, 690
- condilar, 683, 786
- coracoide, 549, 592, 786, 683
- espinhoso, 49, 56, 58, 59, 60
- - da vértebra
- - - C II, 93
- - - C VII, 56, 93
- - - L IV, 57, 93, 94
- - - L V, 94
- - - S II, 93, 94
- - - T I, 93
- - - T III, 93
- - - T XII, 93, 94
- - transversário, 59
- estiloide, 682
- - do rádio, 610
- - ulnar, 611
- frontal, 785
- - de cada maxila, 679
- - do osso zigomático, 679
- lateral
- - do martelo, 769
- - do tálus, 497
- mastoide, 682, 911
- maxilar, 785
- palatinos, 684
- posterior do tálus, 497
- pterigoides, 685
- temporal, 785
- transverso, 49, 56, 57, 58, 59, 60, 111
- uncinado, 869
- vaginal, 197
- vocal, 854
- xifoide, 115
- zigomático, 680

933

- - do osso frontal, 679
Proeminência
- laríngea, 852
- malear, 769
Promontório, 321, 337, 772
Pronação, 612, 613
Propriocepção, 29
Próstata, 328, 361
- câncer de, 362
Prostatectomia
- e disfunção erétil, 378
- robótica, 379
Proteção, 667
- de órgãos vitais, 99
- do sistema nervoso, 48
Próteses articulares, 20
Protuberância
- mentual, 681
- occipital externa, 683, 911
Proximal, 4
Ptério, 681
- fratura do, 695
Púbis, 335, 336, 425, 426
Pudendo, canal do, 397
Pulmão(ões), 102, 131, 179
- câncer de, 139
- direito, 132
- - face mediastinal do, 132
- drenagem linfática do, 137
- esquerdo, 133
- face
- - costal do, 130
- - mediastinal do, 130
- inervação do, 137
- margem
- - anterior do, 130
- - inferior do, 130
- - posterior do, 130
- raiz do, 128, 130
Pulso(s)
- axilar, 658
- braquial na fossa cubital, 658
- carotídeo, 917
- facial, 918
- femoral, 526
- pedioso, 526
- poplíteo, 526
- radial na parte distal do antebraço, 658
- temporal, 918
- tibial posterior, 526
- ulnar na parte distal do antebraço: a, 658
- venoso jugular, 818
Punção lombar de líquido cerebrospinal, 88
Punho, articulação do, 536, 538, 631
Pupila, 762

Q

Quadril, articulação do, 429, 432
Quilo, 24
Quilomícrons, 24

R

Radículas anteriores e posteriores, 89
Rádio
- cabeça do, 592
- colo do, 592
- corpo do, 610
- extremidade
- - distal do, 610
- - proximal do, 592
- fratura do, 612
- processo estiloide do, 610
- tuberosidade do, 592
Radiografia, 694
- de abdome, 9
- do tórax, 9, 146
- simples, 4, 9, 479
Rafe
- do pênis, 395
- palatina, 899
- pterigomandibular, 727, 842
Raiz(ízes)

- craniana do nervo acessório, 724
- da espinha da escápula, 93
- da genitália externa, 319
- da língua, 888
- do clitóris, 391
- do pênis, 391, 407
- do pescoço, 833
- do plexo braquial, 831
- do pulmão, 128, 130
- inferior da alça cervical, 820
- lateral do nervo mediano, 581, 582
- motora do nervo trigêmeo, 722
- parassimpática, 273, 761
- posterior, 89
- sensitiva, 761
- - do nervo trigêmeo, 722
- simpática, 761
- superior da alça cervical, 820
Ramo(s), 305
- anteriores da parte abdominal da aorta, 258
- apendiculares, 263
- ascendente, 465
- atrial, 154
- bronquiais, 173
- bucal, 730
- calcâneo medial do nervo sural, 490
- calcâneos mediais, 518
- cecais, 263
- cervical, 730
- circunflexo superficial do ílio, 464
- coclear, 780
- cólicos, 263
- comunicantes
- - brancos, 36, 175
- - cinzentos, 36, 175, 579
- - - de gânglios do tronco simpático, 373
- cutâneo(s), 830
- - anterior, 123, 306
- - lateral, 123, 306
- - do nervo femoral, 307
- - da aorta torácica, 173
- da artéria
- - carótida externa, 742
- - espinal segmentar, 83
- - maxilar, 697, 737
- - oftálmica, 737, 741
- - pudenda interna, 399
- - da mandíbula, 680, 786
- - da parte abdominal da aorta, 295
- - das raízes, 581
- descendente, 465
- diagonais, 155
- do fascículo
- - lateral, 581
- - medial, 581
- - posterior, 586
- do nervo
- - maxilar, 881
- - oftálmico, 880
- do plexo
- - braquial, 585
- - coccígeo, 375
- - lombar, 305
- - lombossacral associados ao membro inferior, 436
- - sacral, 373, 374, 375
- do tronco
- - anterior, 794
- - costocervical, 120
- dorsal cutâneo do nervo ulnar, 649
- dos gânglios, 175
- esofágicos, 173, 259
- - da artéria gástrica esquerda, 228
- esquerdo, 160
- etmoidais anterior, 871
- faríngeo, 807
- - do nervo vago, 850
- femoral, 307, 436
- fibular
- - comum do nervo isquiático, 423
- - comunicante, 492
- genital, 307
- genitofemoral, 305, 436

- glandular
- - anterior, 823
- - posterior, 823
- glúteo
- - inferior, 436
- - superior, 436
- ileais, 263
- ílio-hipogástrico, 305
- ilioinguinal, 305, 436
- incisivo, 906
- interventricular anterior, 155
- isquiático, 436
- isquiopúbico, 426
- labial
- - inferior, 737
- - superior, 737
- laríngeo recorrente do nervo vago esquerdo, 164
- marginal
- - da mandíbula, 730
- - direito, 154
- mastóideo, 775
- mediastinais, 173
- meníngeo(s), 794
- - anteriores, 697
- mentual, 906
- musculares, 830
- nasal lateral, 737
- - posteriores, 879
- obturatório, 436
- orbitais, 804
- palatino, 902
- - menor, 807, 902
- palmar
- - do carpo, 619
- - profundo, 645
- - para o gânglio ciliar, 758
- perfurante, 489
- pericárdicos, 173
- posterior, 89, 297
- - da artéria intercostal posterior
- - - direita, 84
- - - esquerda, 84
- - do nervo nasociliar, 871
- profundo do nervo
- - plantar lateral, 519
- - ulnar, 648
- púbico superior, 336
- recorrente do nervo mediano, 649
- septais posteriores, 879
- superficial
- - do nervo plantar lateral, 519
- - do nervo radial, 649
- - e profundo, 628
- superior do nervo oculomotor, 753
- temporal, 730, 735
- timpânico da artéria maxilar, 775
- viscerais, 295
- zigomático, 730
- zigomaticofacial, 804
- zigomaticotemporal, 733, 804
Rampa
- do tímpano, 778
- do vestíbulo, 778
Receptores sensitivos, 780
Recesso(s)
- costodiafragmático, 102, 129
- costomediastinais, 129
- esfenoetmoidal, 867
- faríngeo, 848
- hepatorrenal do peritônio, 246
- pleurais, 128, 179
- retouterino, 368
- retovaginal, 367
- retovesical, 372
- subfrênico do peritônio, 246
- subpoplíteo, 472
- vesicouterino, 368
Reflexo(s)
- corneano, 721
- cremastérico, 217
- dos nervos cranianos, 721
- emético, 721
- pupilar, 721

Índice Alfabético

Reflexões periféricas, 128
Região(ões)
- anterossuperior do tronco, 105
- axilar, 104
- cervicais do dorso, 52
- do membro inferior, 414
- escapular posterior, 561
- glútea, 413, 443, 521
- - drenagem linfática da, 450
- inguinal, 196, 213
- nasal, 679
- peitoral, 103, 108
- posterior do abdome, 278
- superficial do períneo, 390
Regras de Ottawa do tornozelo, 503
Relações com outras regiões, 52
Respiração, 99, 126, 167, 187, 861
Ressonância magnética, 7, 10, 236, 479, 694
Retináculo, 506
- dos extensores, 507
- - superior, 507
- dos flexores, 507
- fibular, 507
- - superior, 507
Reto, 241, 319, 328, 349
- superior, 753
Revascularização do miocárdio, 156
Rim(ns), 283, 313
- pélvico, 410
Rima
- da boca e lábios, 882, 905
- da glote, 859
- das pálpebras, 744
- do vestíbulo, 859
Rotação, 48
- externa do bulbo do olho, 752
- interna do bulbo do olho, 752
Rouquidão, 170
Ruptura
- do tendão
- - do calcâneo de Aquiles, 486
- - do tendão do músculo bíceps braquial, 594
- esofágica, 172
- esplênica, 258
- traumática do diafragma, 314
- uretral, 396

S

Saco
- da conjuntiva, 746
- endolinfático, 779
- lacrimal, 744, 747
Sacro, 61, 336
- asas do, 337
Sáculo, 776, 779
- da laringe, 859
Segmento(s)
- broncopulmonar, 134
- espinal(is), 89
- - sacrais, 328
- final do colo do intestino grosso, 240
Segunda parte da artéria subclávia, 828
Segurança nos exames de imagem, 10
Seio(s)
- basilares, 710
- carótico, 816
- cavernosos, 709
- coronário, 158
- das veias cavas, 148
- direito, esquerdo e posterior, 152
- do tarso, 498
- esfenoidais, 871, 872
- - inervação dos, 872
- frontais, 871, 876
- maxilar, 665, 871
- não coronário, 152
- paranasais, 665, 869
- petrosos
- - inferiores, 710, 818
- - superiores, 710
- prostático, 355
- renal, 286
- sagital

- - inferior, 709
- - superior, 707
- sigmóideo, 817
- venoso(s)
- - da dura-máter, 707
- - dural, 702, 708, 818
Sela turca, 690
Separação funcional das vias digestória e respiratória, 674
Septos
- atrioventriculares, 147
- durais, 695, 696
- interatriais, 147, 148
- interventricular, 147, 149
- nasal, 680
- orbital, 745, 751
Shunts
- venosos esquerda-direita, 104, 105, 198
- ventrículo-peritoneais, 224
Sinal
- de Levine, 157
- de Trendelenburg, 446
- do coxim adiposo, 606
Sinartroses, 15
Sincondroses, 18
Sindesmoses, 18
Síndrome
- compartimental, 456
- da cauda equina, 96
- de De Quervain, 637
- de extravasamento de líquido cerebrospinal, 700
- de Horner, 747
- - cirurgicamente induzida, 747
- do espaço quadrangular, 564
- do túnel do carpo, 633
Sínfise(s), 18
- da mandíbula, 885
- entre corpos vertebrais, 67
- entre os corpos vertebrais, 67
- púbica, 321, 336, 338, 403
Sintomas clássicos do infarto do miocárdio, 157
Sistema(s)
- ázigo de veias, 125, 173
- carótico, 816
- circulatório, 22
- digestório, 197, 349, 668
- - alto e baixo, 233
- - anomalias congênitas do, 242
- - drenagem
- - - linfática da parte abdominal do, 271
- - - venosa do, 198, 265
- - inervação parassimpática do, 274
- - irrigação arterial do, 266
- do corpo sistema esquelético, 10
- entérico, 41, 276
- genital(is), 319, 358
- - das mulheres, 362
- linfático, 298
- - no pescoço, 838
- muscular, 21
- musculoesquelético, 661
- nervoso, 26
- - central, 26
- - entérico, 271
- - na região posterior do abdome, 300
- parassimpático, 39
- - inervação parassimpática do, 160
- respiratório, 668
- simpático, 35, 105
- urinário, 293, 351
- - cálculos do, 290
- - câncer do, 291
Situs inversus totalis, 167
Somitos, 28
Sons
- cardíacos, 177
- pulmonares, 180
Stent da parte abdominal da aorta, 297
Subdivisões
- do mediastino, 102
- funcionais do SNC, 27
Substância
- branca, 26

- cinzenta, 26, 83
Sulco(s)
- coronário, 145
- da costela, 113, 117
- do calcâneo, 498
- do coração, 146
- do seio sigmóideo, 692
- do tálus, 497
- do tendão do músculo flexor longo do hálux, 497
- externos, 145
- infraorbital, 750
- intertubercular, 549
- interventricular
- - anterior, 147
- - posterior, 147, 155
- lacrimal, 744
- milo-hióideo, 786
- obturatório, 336, 433
- para o seio petroso inferior, 691
- paracólicos direito e esquerdo, 239
- radial, 590
- terminal
- - da língua, 888
- - do coração, 148
Superior, 4
Supinação, 612, 613
Suprimento
- arterial do diafragma, 125
- neurovascular segmentar da parede torácica, 105
Suspensão de sulfato de bário, 5
Sustentação
- do peso corporal, 413
- funções, 47
- por ligamentos e músculos, 508
Sustentáculo do tálus, 498
Sutura, 18, 668
- coronal, 681, 688
- esfenoescamosa, 681
- esfenoparietal, 681
- frontonasal, 679
- lambdóidea, 681, 688
- occipitomastóidea, 681
- palatina mediana, 684
- parietomastóidea, 682
- sagital, 688

T

Tabaqueira anatômica, 635, 654
Tálus, 496, 496
- fratura do, 501
- processo
- - lateral do, 497
- - posterior do, 497
Tecido(s)
- conjuntivo
- - denso, 739
- - frouxo, 740
- eréteis, 391
Técnicas de imagem, 4
Tegme timpânico, 691
Telencéfalo, 701
Tendão(ões), 16
- do calcâneo, 484
- - de Aquiles, 486
- do(s) músculo(s)
- - bíceps braquial, 594
- - do manguito rotador, 554
- - extensores, 633
- - flexor
- - - radial do carpo, 616, 653
- - - ulnar do carpo, 654
- - palmar longo, 654
- - tríceps braquial, 652
- - e localização de grandes vasos e nervos na parte distal do antebraço, 653
Tenossinovite, 639
Tentório
- do cerebelo, 690, 695
- incisura do, 697
Terceira parte da artéria subclávia, 828
Terceiro espaço, 810
Termos para descrever localização, 4
Teste(s)

935

- da gaveta
-- anterior, 478
-- posterior, 479
- da mudança de eixo, 478
- de Allen, 646
- de Lachman, 478
- do H, 756
- para instabilidade
-- anterior, 478
-- posterior, 479
Testículo(s), 358
- ectópico, 361
Teto, 216, 687, 790
- da cavidade
-- nasal, 873
-- oral, 898
- da fossa poplítea, 480
- do períneo, 386
- do trígono lateral, 824
- parede superior, 744
Tetralogia de Fallot, 157
Tetraplegia, 86
Tíbia, 416, 481
- côndilos da, 454
- corpo da, 455
- extremidade proximal da, 452
- face lateral da, 455
- tuberosidade da, 454, 455
Tic douloureux, 739
Timo, 162, 164
Tireoidectomia, 825
Tomografia
- computadorizada, 6, 10, 236, 694
-- por emissão de fóton único, 9
-- pulmonar de alta resolução, 138
- de coerência óptica, 765
- por emissão de prótons, 9
Tonsila(s), 848
- faríngea, 848
- lingual, 848, 889
- palatina, 846, 848, 901
Toque retal, 351
Toracostomia, 124
Toracotomia lateral, 123
Tórax, 52, 97, 99, 108, 192, 670
- anatomia de superfície do, 176
- dermátomos do, 105
- drenagem linfática da parede do, 122
- inervação da parede do, 122
- instável, 118
Torção de ovário, 410
Tornozelo
- fratura de, 503
- talocrural articulação do, 500
Toro tubário, 848
Toxina botulínica, 728
Trabéculas
- aracnóideas, 86
- cárneas, 149, 151
- septomarginal, 149
Trago, 767
Trajeto da uretra, 331
Transecção da artéria radial ou ulnar, 620
Transição epitelial entre a parte abdominal do esôfago e o estômago a junção esofagogástrica, 233
Transmissão do som, 781
Transplante(s)
- de medula óssea, 14
- renal, 292
Traqueia, 133, 164, 167, 821
Traqueostomia, 674, 863
Tratamento de traumatismo craniano, 714
Trato iliotibial, 441
Trauma, 166
Traumatismo
- cranioencefálico, 712
- das artérias do membro superior, 579
Triângulo de Hesselbach, 219
Tributárias da veia esplênica, 267
Trígono
- anal, 324, 389
- anterior, 808

- carótico, 812, 825
- cervical, 676
-- anterior, 810, 912
-- lateral, 824, 912
- clavipeitoral, 547
- da bexiga, 353
- femoral, 413, 442
- fibroso
-- direito, 152
-- esquerdo, 153
- lateral assoalho muscular do, 824
- muscular, 825
- occipital, 826
- omoclavicular, 826
- orofaríngeo, 846, 888
- retromolar, 886
- subclávio, 826
- submandibular, 811, 825
- submentual, 811, 825
- urogenital, 324, 328, 386, 389, 390
-- fáscia superficial do, 395
Trocanter
- maior, 429
- menor, 429, 457
Tróclea, 590, 591, 754
- fibular, 498
Trombose
- crônica da veia cava inferior, 315
- venosa profunda, 300, 440
Tronco(s)
- anterior, 381
- braquiocefálico, 165
- broncomediastinal(is), 122
-- direito, 300
-- esquerdo, 300
- celíaco, 197, 258, 271, 295, 296
- costocervical, 83, 835
- inferior do plexo braquial, 566
- jugular
-- direito, 300
-- esquerdo, 174, 300, 838
- linfáticos, 25
- lombossacral, 436
- posterior, 380
- pulmonar, 160, 161
- simpático, 175, 271, 300
-- paravertebral, 37
- subclávio
-- direito, 300
-- esquerdo, 174, 300
- tireocervical, 83, 823, 834
- vagal
-- anterior, 172, 228, 275
-- posterior, 275
Tuba
- auditiva, 687, 773
-- parte cartilagínea da, 885
- uterinas, 364
Túber isquiático, 321, 333, 336, 426
Tubérculo(s), 113
- anterior e posterior, 670
- articular, 687
- calcâneo, 497
- conoide, 548
- da sela, 690
- do adutor do fêmur, 452
- do músculo escaleno anterior, 114
- dorsal, 610
- faríngeo, 687
- ilíaco, 335, 426
- infraglenoidal, 548
- intercondilar
-- lateral, 454
-- medial, 454
- jugular, 692
- maior e menor, 549
- mentuais, 681
- posterior de C I, 56
- púbico, 333, 336
- quadrado, 429
- supraglenoidal, 548
- tireóideos superior e inferior, 853
Tuberculose do sistema nervoso central, 713

Túberes isquiáticos, 403
Tuberosidade
- da tíbia, 454, 455
- da ulna, 592
- do calcâneo, 497
- do rádio, 592
- para o músculo
-- deltoide, 549, 590
-- supinador, 592
Tubo digestório primitivo, 193
Tumor(es)
- da glândula parótida, 732
- de células renais, 291
- de Pancoast, 170
- do encéfalo, 700
- testiculares, 360
Tumorações na região inguinal, 221
Túnel
- do carpo, 536, 632
- do tarso, 506
Túnica(s)
- albugínea, 358
- conjuntiva, 746
- dartos, 205
- do bulbo do olho, 762
-- fibrosa, 763
-- interna, 764
-- vascular, 763
- externa, 22
- íntima, 22
- média, 22
- vaginal, 358
-- cavidade da, 215

U

Úlcera duodenal, 233
Ulna
- corpo da, 610
- extremidade
-- distal da, 610
-- proximal da, 592
- fratura da, 612
- tuberosidade da, 592
Ultrassonografia, 6, 294, 694
- com Doppler, 6
Úmero, 536, 589
- corpo do, 590
- fratura da parte proximal do, 551
- parte proximal do, 549
Unco do corpo, 59
Ureteres, 289, 351
- na cavidade pélvica, 328
Uretra, 355
- feminina, 355
- masculina, 355
-- parte esponjosa da, 355
-- parte membranácea da, 355
-- parte prostática da, 355
Urografia
- excretora, 5, 294
- intravenosa, 294
Útero, 328, 363
- colo do, 364, 405
Utrículo, 776, 779
- prostático, 355
Úvula, 899

V

Vagina, 366
Valéculas, 848
Valva(s)
- atrioventricular
-- direita, 149, 177
-- esquerda, 151, 179
- da aorta, 152, 179
- do forame oval, 150
- do tronco pulmonar, 150, 152, 179
- mitral, 151, 179
- pulmonar, 150
- tricúspide, 149, 152
Válvula(s)
- anais, 351

Índice Alfabético

- anterior, 150, 152
- da veia cava inferior, 148
- do seio coronário, 148
- não coronária, 152
- posterior, 150, 152
- semilunares, 150
- septal, 150
Variação(ões)
- no número de vértebras, 65
- no padrão de distribuição das artérias coronárias, 155
Varicocele, 409
Vascularização coronária, 153
Vasculatura
- cardíaca, 153
- renal, 286
- suprarrenal, 294
- ureteral, 290
Vasectomia, 361
Vasos
- apendiculares, 238
- do pericárdio, 142
- gastromentais direito e esquerdo, 226
- intercostais posteriores e anteriores, 105
- linfáticos, 24, 300
- - da glândula parótida, 896
- pericardiofrênicos, 142
- retos, 261
Veia(s), 22, 85
- angular, 737
- auricular posterior, 810
- axilar, 578, 835
- ázigo, 121, 132, 173
- basílica, 547
- braquiocefálica, 105, 121, 818
- - direita, 162, 164
- - esquerda, 162, 121, 164
- bronquiais, 135
- cardíaca, 158
- - anteriores, 158
- - magna, 158
- - parva, 158
- cava
- - inferior, 132, 162, 165, 294, 297
- - superior, 132, 162, 165
- cefálica, 547, 578
- cervical transversa, 830
- císticas, 267
- cólica esquerda, 268
- da coxa, 466
- de Tebésio, 158
- diploicas, 707
- do labirinto, 780
- dorsal profunda, 385
- - do pênis ou do clitóris, 401
- emissárias, 714
- esplênica, 267
- facial, 737, 810, 818
- - transversa, 737
- faríngea, 818
- femoral, 439
- frênicas inferiores, 298
- gástricas
- - curtas, 267
- - direita e esquerda, 267
- gastromental
- - direita, 268
- - esquerda, 268
- glúteas inferior e superior, 450

- hemiázigo, 105, 174
- - acessória, 105, 165, 174
- - superior, 165, 174
- hepáticas, 198, 298
- ilíaca
- - comuns, 298
- - interna, 401
- infraorbital, 807
- intercostal superior
- - direita, 121, 173
- - esquerda, 162, 164, 174
- interventricular posterior, 158
- jugular
- - anterior, 810
- - bulbos, superior da, 818
- - externa, 810, 826
- - - posterior, 810
- - interna, 817
- lingual(is), 818
- - dorsal, 893
- - profundas, 893
- lombares, 298
- - ascendentes, 298
- - - esquerda, 174
- mediana do cotovelo, 547
- mesentérica
- - inferior, 268
- - superior, 268
- occipital, 818
- oftálmica
- - inferior, 757
- - superior, 757
- paraumbilicais, 267
- pélvicas, 383
- poplítea, 480
- porta do fígado, 198, 265
- profundas do compartimento
- - anterior, 620
- - posterior, 627
- pudendas internas, 401
- pulmonar, 135
- - inferior, 135
- - superior, 135
- renais, 298
- - esquerda e direita, 288
- retromandibular, 730, 810
- sacrais medianas, 385
- safena
- - magna, 424, 439, 466, 518
- - parva, 440
- subclávia, 810, 830, 835
- subcostal
- - direita, 173
- - esquerda, 174
- superficiais, 424, 425, 546
- - do membro inferior, 526
- supraescapular, 830
- supraorbital, 737, 742
- suprarrenal
- - direita, 294, 298
- - esquerda, 294
- supratroclear, 737, 742
- temporal
- - maxilar, 730, 810
- - superficial, 730, 742, 810
- testicular ou ovárica direita, 298
- tireóidea
- - inferior, 823
- - média, 818, 823

- - superior, 818, 823
- torácicas internas, 121
- varicosas, 23, 439
- ventricular
- - direitas anteriores, 158
- - esquerda posterior, 158
- vorticosas, 763
Venipuntura, 647
Ventral, 4
Ventrículo(s), 26
- direito, 148
- esquerdo, 150
- laríngeo, 859
Vértebras, 55
- cervicais, 55, 58, 670
- e câncer, 66
- lombares, 61, 278
- proeminente, 56
- regionais, 59
- sacrais, 55
- T XI, 112
- T XII, 112
- típicas, 48, 58
- torácica, 55, 61, 111
- - típica, 111
Vertebroplastia, 63
Vértice da axila, 103
Vesícula
- biliar, 248
- - colo da, 248
- - corpo da, 248
- - ducto cístico da, 252
- - infundíbulo da, 256
- seminal, 361
Vestíbulo, 394, 776, 859
- bulbos do, 391, 406
- da aorta, 151, 152
- do nariz, 868
- oral, 882
Vias
- biliares, 252
- da dor referida, 304
- respiratórias no pescoço, 673
Vilosidades aracnóideas, 699
Vísceras, 283
- abdominais, 190, 201, 202, 223, 271
- - inervação das, 271
- pélvicas, 324, 349
- - drenagem linfática das, 385
Vista lateral do crânio, 681
Visualização
- da axila e localização de seu conteúdo e suas estruturas, 651
- da posição dos vasos sanguíneos principais, 310
- das estruturas no nível da vértebra l i, 310
- das extremidades inferiores da medula espinal e do espaço subaracnóideo, 94
- das margens do coração, 177
- das posições dos arcos palmares superficial e profundo, 657
- de estruturas
- - no mediastino superior, 177
- - no nível das vértebras T IV/T V, 176
- - nos níveis vertebrais C III/C IV e C VI, 912
Vólvulo, 243
- do intestino médio, 242
Vômer, 684
Vulva, 394